Patrick Schäfer

Allgemeinpharmazie

Patrick Schäfer

Allgemeinpharmazie

Ein Lehrbuch für Praktisches Jahr, Weiterbildung und Apothekenpraxis

Herausgegeben von Patrick Schäfer, Stuttgart

Mit 212 Abbildungen und 310 Tabellen

Mit Beiträgen von
Silke Bauer • Christine Bender-Leitzig • Gerold Frick • Ulrich Gehring • Andrea Gerdemann • Kai Girwert • Ralf Goebel • Nina Griese-Mammen • Walter E. Haefeli • Kirsten Hagel • Dorothee Hempel • Isabel Justus • Andreas Kaapke • Detlef Klauck • Ulrike König • Anette Lampert • Sabine Luik • Eric Martin • Thomas Messner • Uta Müller • Danny Neidel • Ernst Pallenbach • Katja Renner • Sigrun Rich • Ina Richling • Constanze Schäfer • Patrick Schäfer • Birgit Schindler • Helmut Schlager • Christian Schulz • Martin Schulz • Hanna M. Seidling • Dietmar Trenk • Ines Winterhagen • Andreas S. Ziegler

WVG Wissenschaftliche Verlagsgesellschaft Stuttgart

Zuschriften an
lektorat@dav-medien.de

Anschrift des Herausgebers
Patrick Schäfer
Landesapothekerkammer Baden-Württemberg
Villastr. 1
70190 Stuttgart

Hinweise:

Im Sinne einer besseren Lesbarkeit wird auf die gleichzeitige Verwendung männlicher und weiblicher Sprachformen verzichtet. Alle Formen schließen Personen jeglichen Geschlechts ein.

Alle Links zu externen Inhalten wurden zum Zeitpunkt der Drucklegung gewissenhaft überprüft. Wir bitten jedoch um Ihr Verständnis, dass die Wissenschaftliche Verlagsgesellschaft keinen Einfluss auf die dauerhafte Verfügbarkeit externer online-Ressourcen hat und demzufolge keinen zeitlich unbegrenzten Zugang zu diesen Inhalten gewährleisten kann!

Bibliografische Information der Deutschen Nationalbibliothek
Die Deutsche Nationalbibliothek verzeichnet diese Publikation in der Deutschen Nationalbibliografie; detaillierte bibliografische Daten sind im Internet unter https://portal.dnb.de abrufbar.

2. Auflage 2021
ISBN 978-3-8047-4120-1 (Print)
ISBN 978-3-8047-4281-9 (E-Book, PDF)
ISBN 978-3-8047-4282-6 (E-Book, EPUB)

Birkenwaldstraße 44
70191 Stuttgart
www.wissenschaftliche-verlagsgesellschaft.de
Printed in Germany

Satz: primustype Hurler GmbH, Notzingen
Indexer: Walter Greulich, Publishing am more
Druck und Bindung: aprinta druck GmbH, Wemding
Umschlaggestaltung: deblik, Berlin
Umschlagabbildung: Sergio Marcos/Stocksy/stock.adobe.com

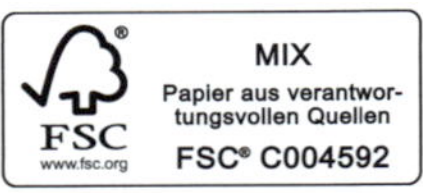

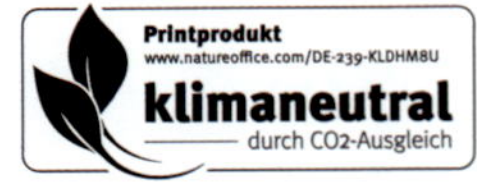

Vorwort

Vor vier Jahren haben sich engagierte Apothekerinnen und Apotheker sowie weitere Expertinnen und Experten aufgemacht, ein praxisnahes Buch zu gestalten, das junge Kolleginnen und Kollegen durch ihre Aus- und Weiterbildung begleiten soll. Ich freue mich sehr, dass uns dies gelungen ist und wir nun gemeinsam eine 2. Auflage der „Allgemeinpharmazie" vorlegen können.

In dieser neuen Auflage haben wir das bewährte Konzept der praxisnahen Gestaltung der Inhalte weiterentwickelt. Der „Fall aus der Praxis" sowie wiederkehrende Elemente wie Merke- und Cave-Kästen erleichtern nach wie vor das Erarbeiten des Lernstoffs. Alle Kapitel wurden grundlegend überarbeitet und aktualisiert. Durch zusätzliche Abbildungen ist es uns gelungen, die Inhalte noch anschaulicher darzustellen. Ergänzend wurden in dieser Auflage neue Kapitel zu wichtigen pharmazeutischen Themen, wie beispielsweise Impfen, Hyperlipidämie oder UAW-Management aufgenommen. Die Praxistipps zur Anwendung von Darreichungsformen wurden im Kapitel „Beratungsintensive Arzneiformen" zusammengeführt.

Auch das Erscheinungsbild der 2. Auflage kommt in einem frischeren Gewand daher. Die „Allgemeinpharmazie" ist das erste Buch, das im neuen Lehrbuch-Design der Wissenschaftlichen Verlagsgesellschaft erscheint. Meines Erachtens eine sehr gelungene Weiterentwicklung.

Mein herzlicher Dank gilt allen Autorinnen und Autoren, die auch dieses Mal viel Zeit und Engagement in dieses Buchprojekt eingebracht haben. Der Wissenschaftlichen Verlagsgesellschaft Stuttgart danke ich in besonderem Maße für das mir entgegengebrachte Vertrauen und die damit verbundene Möglichkeit, eine 2. Auflage herausgeben zu können. In diesem Zusammenhang möchte ich speziell Dr. Andreas Ziegler und Luise Keller sehr herzlich für ihre Unterstützung danken.

Auch den Leserinnen und Lesern der 1. Auflage danke ich, denn nur durch ihr konstruktives Feedback konnten wir die Allgemeinpharmazie weiterentwickeln.

Auch für die 2. Auflage gilt: Wir freuen uns auf Ihre Rückmeldungen unter lektorat@dav-medien.de.

Stuttgart, im Sommer 2021 Patrick Schäfer

Vorwort zur 1. Auflage

Bei der Konzeption dieses Buchs war es unser Ziel, ein Buch zu gestalten, das das theoretische Wissen der universitären Ausbildung in die tägliche Praxis in der Apotheke transferiert. Hierzu haben 34 Autorinnen und Autoren ihre Erfahrung aus der Berufspraxis unter Berücksichtigung der evidenzbasierten Pharmazie eingebracht. Das Buch „Allgemeinpharmazie" bietet umfangreiches Wissen für die Ausbildung von Pharmazeuten im Praktikum und die Weiterbildung von approbierten Apothekern. Es dient damit als Begleiter durch das Praktische Jahr und ist für Weiterzubildende im Gebiet Allgemeinpharmazie zugleich ein Basislehrbuch, welches die Kenntnisse, Erfahrungen und Fertigkeiten, die während der praktischen und theoretischen Weiterbildung erworben werden, ergänzt. Für die Vorbereitung auf das 3. Staatsexamen und auf die Prüfung zum Fachapotheker für Allgemeinpharmazie ist es bestens geeignet. Darüber hinaus kann es auch als Nachschlagewerk für den Apothekenalltag genutzt werden. Neben Aspekten zum Aufbau der pharmazeutischen Kompetenz, werden auch für die Apothekenpraxis wichtige Management-Kompetenzen und persönliche Kompetenzen vermittelt.

Die praxisnahe Ausrichtung des Buchs wird durch Beispiele aus dem Apothekenalltag unterstrichen. So findet sich in jedem Kapitel zur pharmazeutischen Beratung ein typischer „Fall aus der Praxis". Zudem erleichtern wiederkehrende Elemente wie Merke- und Cave-Kästen das Erarbeiten des Lernstoffs. Jedes Kapitel wird mit Tipps für PhiPs und Tipps für Weiterzubildende abgerundet. Hinweise zum Pharmaziepraktikum und zur Weiterbildung wurden in Kapitel 44 zusammengefasst.

Ohne die tatkräftige Hilfe und Unterstützung zahlreicher Kolleginnen und Kollegen wäre die Realisierung dieses Projekts nicht möglich gewesen. Ich danke sehr Dr. Daniela Bussick, Dr. Ralf Goebel, Dr. Nina Griese-Mammen, Isa Güthler, Denise Kohler, Dorothea Nitzsche, Renate Pieper, Dr. Sigrun Rich und Dr. Constanze Schäfer. Ein herzlicher Dank gilt allen Autorinnen und Autoren, die viel Zeit und Engagement in dieses Buchprojekt eingebracht haben. Besonders danke ich dem Geschäftsführer der Landesapothekerkammer Baden-Württemberg, Dr. Karsten Diers, der mich bei der Arbeit an diesem Buch immer unterstützt hat.

Der Wissenschaftlichen Verlagsgesellschaft Stuttgart danke ich in besonderem Maße für das mir entgegengebrachte Vertrauen und die damit verbundene Möglichkeit, dieses Buchprojekt zu realisieren. In diesem Zusammenhang möchte ich speziell Antje Piening und Luise Keller meinen herzlichen Dank aussprechen. Ihr Einsatz und ihre Unterstützung haben ganz wesentlich zum Entstehen dieses Fachbuchs beigetragen.

Ich bin überzeugt, dass das Buch Pharmazeuten im Praktikum beim Erwerb ihrer pharmazeutischen Kompetenz eine wertvolle Hilfe sein wird und dass auch bereits approbierte Apotheker in der Lage sein werden, ihr Fachwissen mithilfe des Buchs zu vertiefen.

Ich freue mich über Rückmeldungen und konstruktive Kritik unter lektorat@dav-medien.de.

Stuttgart, im Herbst 2016 Patrick Schäfer

Inhaltsverzeichnis

Abkürzungsverzeichnis

A

AAD	antibiotikaassoziierte Diarrhö
AAppO	Approbationsordnung für Apotheker
AATB	Arbeitsgruppe Arzneimittel-, Apotheken-, Transfusions- und Betäubungsmittelwesen
ABDA	Bundesvereinigung Deutscher Apothekerverbände e. V.
ABP	arzneimittelbezogene Probleme
AC	Antracyclin + Phosphamid
ACE	Angiotensin-Konversionsenzym
ADHS	Aufmerksamkeitsdefizit-Hyperaktivitätsstörung
ADS	Aufmerksamkeitsdefizit-Syndrom
AKS	akutes Koronarsyndrom
AMG	Arzneimittelgesetz
AMK	Arzneimittelkommission der Deutschen Apotheker
AMNOG	Arzneimittelmarktneuordnungsgesetz
AMTS	Arzneimitteltherapiesicherheit
AMVV	Arzneimittelverschreibungsverordnung
ApBetrO	Apothekenbetriebsordnung
ARB	Angiotensin-II-Rezeptor-Antagonisten, Angiotensin-Rezeptor-Blocker, Sartane
AWMF	Arbeitsgemeinschaft der Wissenschaftlichen Medizinischen Fachgesellschaften
ÄZQ	Bundesärztekammer und Kassenärztliche Bundesvereinigung

B

BAK	Bundesapothekerkammer
BÄK	Bundesärztekammer
BE	Broteinheit
BfArM	Bundesinstitut für Arzneimittel und Medizinprodukte
BMP	bundeseinheitlicher Medikationsplan
BOPST	Bundesopiumstelle
BOT	Basalinsulin-unterstützte orale Therapie
BPH	Prostatahyperplasie
BPO	Benzoylperoxid
BtM	Betäubungsmittel
BtMBinHV	Betäubungsmittel-Binnenhandelsverordnung
BtMG	Betäubungsmittelgesetz
BtMVV	Betäubungsmittel-Verschreibungsverordnung

C

CDAD, CDD	Clostridium-difficile-assoziierte Diarrhö
CDI	Clostridium-difficile-Infektion
CGRP	Calcitonin Gene-Related Peptide
CMR	kanzerogen – mutagen – reproduktionstoxisch
COMT	Catechol-O-Methyltransferase
COPD	chronic obstructive pulmonary disease, chronisch-obstruktive Lungenerkrankung
CRP	C-reaktives Protein
CSII	kontinuierliche, subkutane Insulininfusion
CT	konventionelle Insulintherapie
CYP	Cytochrom P450

D

d	Tag
DAC	Deutscher Arzneimittel-Codex
DAV	Deutscher Apothekerverband e. V.
dl	Deziliter, 100 ml
DMARD	disease modifying antirheumatic drugs
DMP	Dextromethorphan
DOAK	direkte orale Antikoagulanzien
DPP-4	Dipeptidyl-Peptidase 4

E

EBM	evidenzbasierte Medizin
ED	Einzeldosis
EEG	Elektroenzephalografie
eGFR	estimated GFR, geschätzte glomeruläre Filtrationsrate
EGFR	epidermal growth factor receptor, epidermaler Wachstumsfaktor-Rezeptor
EMA	European Medicines Acency
EULAR	European League Against Rheumatism
FDA	U. S. Food and Drug Administration

F

FeV	Fahrerlaubnis-Verordnung
FEV_1	Einsekundenkapazität
FH	autosomal-dominante familiäre Hypercholesterolämie
FORTA	Fit fOR The Aged
FS	Fertigspritze

G

G-BA	Gemeinsamer Bundesausschuss
GHS	global harmonisiertes System zur Einstufung und Kennzeichnung von Chemikalien
GFR	glomeruläre Filtrationsrate
GHS	Global harmonisiertes System zur Einstufung und Kennzeichnung von Chemikalien
GKV	gesetzliche Krankenversicherung
GL	Glinide
GÜG	Grundstoffüberwachungsgesetz

H

HCT	Hydrochlorothiazid
HDL	high density lipoprotein, Lipoprotein mit hoher Dichte
HWZ	Halbwertszeit

I

ICS	inhalative Cortico/Glucosteroide
ICT	intensivierte konventionelle Therapie
IL	Interleukin
INN	internationaler Freiname
INR	International Normalized Ratio
IPS	idiopathisches Parkinson-Syndrom

K

KG	Körpergewicht
KHK	koronare Herzkrankheit
KOF	Körperoberfläche
KOK	kombiniertes orales Kontrazeptivum

L

LABA	langwirksame β_2-Sympathomimetika
LADA	latent autoimmune diabetes in the adult; verzögert auftretender, autoimmunbedingter Diabetes beim Erwachsenen

LAK	Landesapothekerkammer
LAMA	langwirksame Parasympatholytika, langwirksame Anticholinergika
LDL	low density lipoprotein, Lipoprotein mit geringer Dichte
LE	Lungenembolie
LeiKa	Leistungskatalog der Beratungs- und Serviceangebote in Apotheken
LGG	Lactobacillus rhamnosus GG
LH	luteinisierendes Hormon
LM	Lebensmittel
LNG	Levonorgestrel
Lsg.	Lösung

M

MA	Medikationsanalyse
mACH-Rezeptor	muskarinischer Acetylcholinrezeptor
MAI	Medication-Appropriateness-Index
MAO	Monoaminoxidase
MDR	Medical Device Regulation
MI	Motivational Interviewing
mind.	mindestens
MP	Medikationsplan
MPBetreibV	Medizinprodukte-Betreiberverordnung
MPH	Methylphenidat
MRA	Mineralocorticoidrezeptor-Antagonisten, Aldosteron-Antagonisten
MRSA	multiresistenter Staphylococcus aureus
MRT	Magnetresonanztomografie
MTX	Methotrexat

N

NCCN®	National Comprehensive Cancer Network®
NMH	niedermolekulare Heparine
NMS	New Medicine Service
NNH	number needed to harm
NNT	number needed to treat
NOAK	neue orale Antikoagulanzien, siehe DOAK
NRF	Neues Rezeptur-Formularium
NSAR	nichtsteroidales Antirheumatikum, NSAID, nonsteroidal antiinflammatory drug, nichtsteroidale antiinflammatorisch wirkende Substanzen
NYHA	New York Heart Association

O

OGTT	oraler Glucosetoleranztest

P

PASI	Psoriasis Area and Severity Index
pAVK	periphere arterielle Verschlusskrankheit
PDE	Phosphodiesterase
PhiP	Pharmazeut im Praktikum
PMS	prämenstruelles Syndrom
PPSB	Prothrombin-Komplex-Konzentrat
PSP	Projektstrukturplan
PPI	Protonenpumpen-Inhibitor/Hemmer
PUVA	Psoralen + UVA

Q

QM	Qualitätsmanagement
QMS	Qualitätsmanagementsystem

R

RA	rheumatoide Arthritis
RAAS	Renin-Angiotensin-Aldosteron-System
RCT	randomized controlled trail, randomisierte, kontrollierte Studie
RKI	Robert Koch-Institut
RT	Raumtemperatur
RV	Rotaviren
Rx	Verschreibungspflicht

S

SAMA	kurzwirksame Parasympatholytika
Sartane	Angiotensin-II-Rezeptor-Subtyp-1-Antagonist, Angiotensin-II-Rezeptor-Antagonist/Blocker, AT_1-Blocker, ARB
SCIT	subkutane Immuntherapie
SERM	selektive Estrogen-Rezeptor-Modulatoren
SH	Sulfonylharnstoff
SIT	spezifische Immuntherapie
SJS	Steven-Johnsons-Syndrom
SLIT	sublinguale Immuntherapie
SOP	Standardarbeitsanweisung
SSNRI	selektive Serotonin-Noradrenalin-Wiederaufnahme-Hemmer
SSRI	selektive Serotonin-Reuptake-Inhibitoren, selektive Serotonin-Wiederaufnahme-Hemmer, selektive Serotonin-Rückaufnahme-Inhibitoren
SSW	Schwangerschaftswoche
STIKO	Ständige Impfkommission

T

TAH	Thrombozytenaggregationshemmung
TD	Tagesdosis
TEN	toxische epidermale Nekrolyse
TFG	Transfusionsgesetz
TIX	therapeutischer Index
TNF	Tumornekrosefaktor
TOP	Tagesordnungspunkt
TTS	transdermales therapeutisches System
TVT	tiefe Venenthrombose

U

UAW	unerwünschte Arzneimittelwirkungen
UDI	Unique Device Identifier
UFH	unfraktioniertes Heparin
uLABA	ultralang wirksame β_2-Sympathomimetika
UMC	Uppsala Monitoring Centre
UPA	Ulipristalacetat

V

VKA	Vitamin-K-Antagonisten
VTE	venöse Thromboembolie
VZÄ	Vollzeitäquivalent
VZV	Varizella-Zoster-Virus

W

WIPIG	Wissenschaftliches Institut für Prävention im Gesundheitswesen

Z

ZAK®	zugelassene Arzneimittel für Kinder
ZNS	Zentralnervensystem

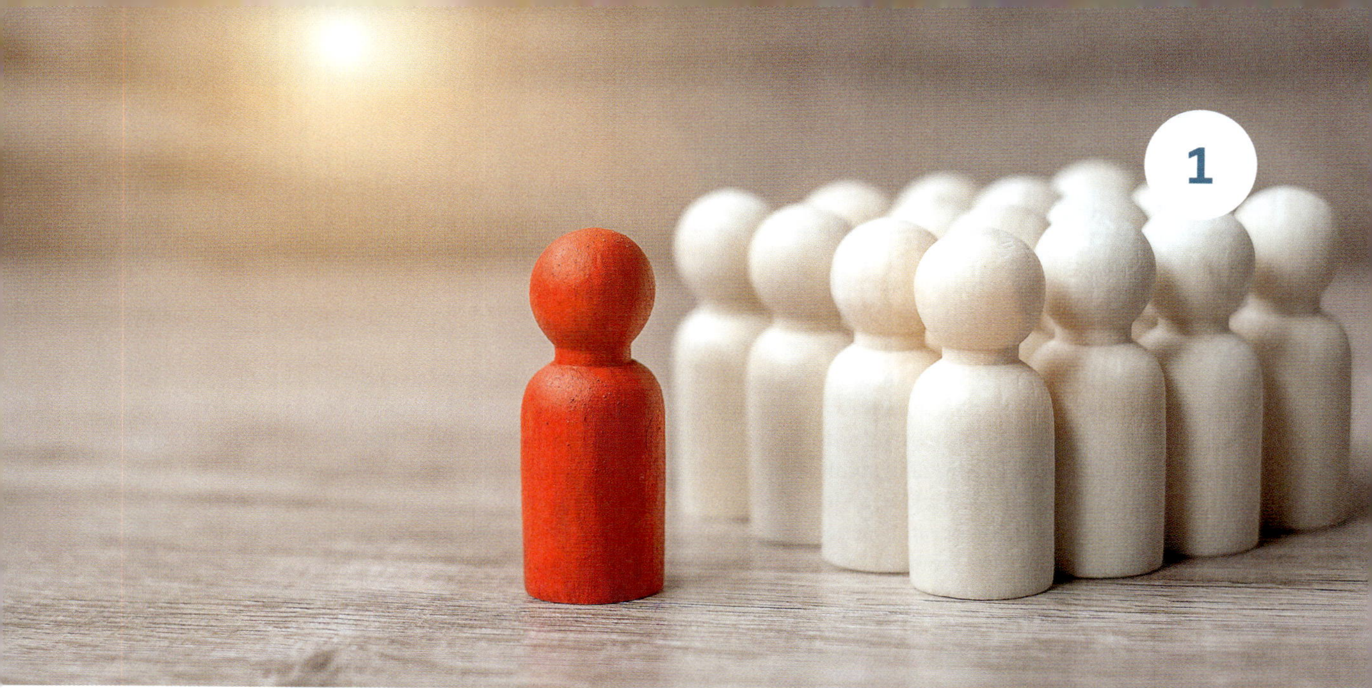

Pharmazeutische Beratung

Patrick Schäfer

Im folgenden Kapitel werden die Grundlagen einer guten pharmazeutischen Beratung anhand der Leitlinien der Bundesapothekerkammer vorgestellt.

1.1 Grundlagen

① Die Apotheke ist die niederschwelligste, kompetente Anlaufstelle für Menschen mit Fragen zu ihrer Gesundheit. Dadurch nimmt das pharmazeutische Personal eine wichtige Funktion als Lotse in unserem Gesundheitssystem wahr. Die pharmazeutische Beratung, unabhängig ob zu einer ärztlichen Verordnung oder im Rahmen der Selbstmedikation, zählt somit zu den wichtigsten pharmazeutischen Tätigkeiten. Jedem Kunden in der Apotheke muss ein Beratungsangebot gemacht werden. Nur so kann eine gute Arzneimitteltherapie gewährleistet werden. Dies unterstreicht eine Untersuchung der Bundesvereinigung Deutscher Apothekerverbände e. V. (ABDA). Die Studie zeigte, dass bei jedem fünften Selbstmedikationswunsch ein oder mehrere arzneimittelbezogene Probleme (ABP) auftraten. Bei konkreten Präparatewünschen, die in dieser Studie drei Viertel der Selbstmedikationswünsche ausmachten, traten 80 % aller ABP auf. Dies macht deutlich, dass der Patient in der Regel nicht beurteilen kann, ob das von ihm gewünschte Arzneimittel, insbesondere aufgrund möglicher Kontraindikationen, Wechsel- oder Nebenwirkungen, für ihn geeignet ist. Daher sind Produkterfahrungen oder konkrete Produktwünsche immer zu hinterfragen. Dies ist auch bei vermeintlich gut verträglichen Arzneistoffen wichtig. So kann sich hinter dem Kundenwunsch „Maaloxan® 100 Stück“ eine schwerwiegende Ulkuserkrankung verbergen. Aber auch im Bereich der ärztlichen Verordnung ist eine pharmazeutische Beratung unerlässlich. In einer weiteren Untersuchung der ABDA zeigten sich bei fast jedem fünften Patienten mit einem Rezept und bei jedem neunten verordneten Arzneimittel ein ABP.

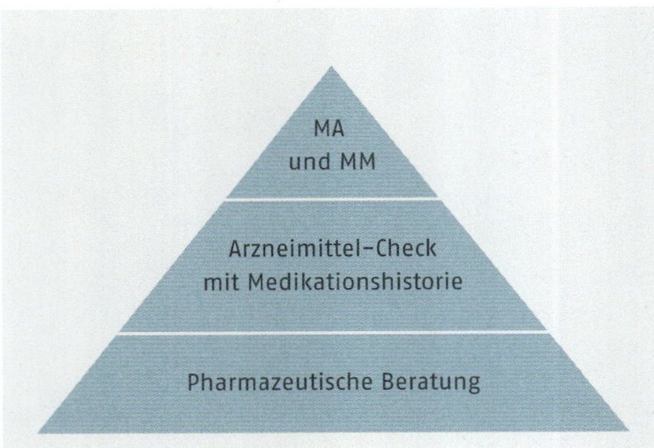

Abb. 1.1 Abgestuftes Beratungs- und Dienstleistungsangebot der Apotheke. MA Medikationsanalyse, MM Medikationsmanagement

Gemäß der Apothekenbetriebsordnung (ApBetrO) ist der Apotheker zur Information und Beratung des Patienten verpflichtet.

§ 20 ApBetrO – Information und Beratung

② Bei der Information und Beratung über Arzneimittel müssen insbesondere Aspekte der Arzneimittelsicherheit berücksichtigt werden. Die Beratung muss die notwendigen Informationen über die sachgerechte Anwendung des Arzneimittels umfassen, soweit erforderlich auch über eventuelle Nebenwirkungen oder Wechselwirkungen, die sich aus den Angaben auf der Verschreibung sowie den Angaben des Patienten oder Kunden ergeben, und über die sachgerechte Aufbewahrung oder Entsorgung des Arzneimittels. Bei der Abgabe von Arzneimitteln an einen Patienten oder anderen Kunden ist durch Nachfrage auch festzustellen, inwieweit dieser gegebenenfalls weiteren Informations- und Beratungsbedarf hat und eine entsprechende Beratung anzubieten. Hinsichtlich der **Selbstmedikation** wird ergänzend vorgeschrieben:
„Im Falle der Selbstmedikation ist auch festzustellen, ob das gewünschte Arzneimittel zur Anwendung bei der vorgesehenen Person geeignet erscheint oder in welchen Fällen anzuraten ist, gegebenenfalls einen Arzt aufzusuchen.“

 **Definition**

Arzneimittelbezogene Probleme (**ABP**) sind Ereignisse oder Umstände bei der Arzneimitteltherapie, die tatsächlich oder potenziell das Erreichen angestrebter Therapieziele verhindern (Grundsatzpapier der ABDA zur Medikationsanalyse und zum Medikationsmanagement).

Beispiele für ABP (▸ Kap. 23):

- Interaktionen (▸ Kap. 24),
- Nebenwirkungen (▸ Kap. 25),
- Anwendungsfehler (▸ Kap. 26),
- nicht geeigneter Arzneimittelwunsch des Patienten im Rahmen der Selbstmedikation,
- unzweckmäßige Dosierung.

Im Rahmen des pharmazeutischen Beratungsgesprächs lassen sich viele Probleme, die die Arzneimitteltherapiesicherheit gefährden, direkt mit dem Patienten oder ggf. nach Rücksprache mit dem behandelnden Arzt lösen.

Grundsätzlich sind folgende Beratungssituationen zu unterscheiden (Abb. 1.1):

- Beratung im Rahmen der Selbstmedikation,

Tab. 1.1 Die goldenen Fragen und ihr Informationsgewinn. Nach Schaefer und Müller-Jaeger 1997

Frage	Information
Für wen ist das Arzneimittel?	Identifizierung der erkrankten Person
Wofür nehmen Sie das Arzneimittel ein?	Erkrankung, Beschwerden, Leidensdruck, Informationsstand, Indikations-Check
Wie nehmen Sie das Arzneimittel ein?	Dosierungs-Check, Adhärenz, Fertigkeiten, Tagesablauf
Wie vertragen Sie das Arzneimittel?	UAW, Lebensqualität, Adhärenz
Welches Arzneimittel haben Sie für diese Beschwerden früher eingenommen?	Erfahrungen des Patienten zur bisherigen Arzneimitteltherapie
Welche weiteren Arzneimittel nehmen Sie ein?	Interaktions-Check, Kontraindikationen

- pharmazeutische Beratung zu einer ärztlichen Verordnung,
- Medikationsanalyse (▸ Kap. 23),
- Medikationsmanagement (▸ Kap. 23).

Die pharmazeutische Beratung stellt den Patienten und seine Erkrankung in den Fokus. Die Beratung ist nicht auf Arzneimittel, sondern auf den Patienten fokussiert.

Ziel der pharmazeutischen Beratung

③ Das Ziel der pharmazeutischen Beratung in der Apotheke bei der Abgabe eines Arzneimittels ist das Erkennen, Lösen und Vermeiden von bestimmten arzneimittelbezogenen Problemen (ABP).

1.2 Fragetechnik

④ Die Kommunikation zwischen Menschen ist ein äußerst komplexer Vorgang. Die richtige Kommunikation ist neben den fachlichen Kenntnissen entscheidend für den Beratungserfolg. Wenn Patient und Apotheker aneinander vorbeireden, ist die Arzneimitteltherapiesicherheit gefährdet. Das Thema Kommunikation wird in einem separaten Kapitel näher beleuchtet (▸ Kap. 47). An dieser Stelle soll nur kurz auf die Fragetechniken eingegangen werden. Fragen sind entscheidend für den Beratungserfolg. Der Beratende benötigt zahlreiche Informationen, um z. B. eine geeignete Arzneimittelauswahl zu treffen. Es werden folgende Fragetechniken unterschieden:

- **Geschlossene Fragen**: Diese Art der Fragen werden in der Regel mit ja oder nein beantwortet. Der Fragende erfährt mit dieser Fragetechnik relativ wenig über den Patienten und seine Beschwerden.
  Beispiel: Kennen Sie das gewünschte Arzneimittel?
- **Offene Fragen**: Offene Fragen beginnen in der Regel mit einem Fragewort, z. B. „Wie? Wann? Weshalb?" Die offenen Fragen animieren den Kunden zu berichten und seine Beschwerden oder Erfahrungen näher zu beschreiben. Aus den Antworten des Kunden können wertvolle Informationen für die Arzneimittelauswahl und die Beratung im Sinne einer sicheren Arzneimitteltherapie gezogen werden.
  Beispiel: Welche Arzneimittel nehmen Sie ein?

Im Rahmen eines Beratungsgesprächs sollen bevorzugt offene Fragen gestellt werden (Tab. 1.1).

Analog der Leitlinien der Bundesapothekerkammer wurden für dieses Lehrbuch Beratungsschemata entwickelt, die in jedem Kapitel zur pharmazeutischen Beratung zu finden sind (Abb. 1.3).

1.3 Beratung in der Selbstmedikation

Die Patientenwünsche und Beratungssituationen in der öffentlichen Apotheke sind sehr vielfältig. Jede Beratung muss auf die aktuelle Situation des Patienten abgestimmt sein. Dennoch sollte eine gute pharmazeutische Beratung nach einer einheitlichen Struktur bzw. nach einem Leitfaden mit dem Ziel ablaufen, die bestmögliche Arzneimittelauswahl für den Patienten zu treffen.

⑤ **Fragen – Entscheiden – Informieren**. Dies sind die Grundpfeiler der pharmazeutischen Beratung. Zunächst sollen durch Befragen des Kunden Informationen zu den Beschwerden strukturiert erfasst werden. Aufgrund der ermittelten Fakten kann nun der Beratende entscheiden, ob eine und ggf. welche Arzneimitteltherapie angezeigt ist. Abgerundet wird das Beratungsgespräch mit für den Kunden relevanten Informationen zur Arzneimittelanwendung.

Bei der pharmazeutischen Beratung im Rahmen der Selbstmedikation sind grundsätzlich zwei verschiedene Ausgangssituationen zu berücksichtigen:
- Symptomschilderung,
- Präparatewunsch.

Die beiden Beratungssituationen unterscheiden sich dadurch, dass bei der Symptomschilderung der Patient seine Beschwerden und/oder seine Eigendiagnose direkt vorträgt. Hingegen verlangt der Patient bei einem Präparatewunsch ein konkretes Arzneimittel. Diese vermeintlich sehr unterschiedlichen Beratungssituationen sollten jedoch in einem strukturierten Beratungsgespräch gleich behandelt werden.

Fragen: Zunächst sollte die Eigendiagnose oder der Arzneimittelwunsch hinterfragt werden.

Entscheiden: Mit den erhaltenen Informationen des Patienten kann der Beratende entscheiden, ob die Grenzen der Selbstmedikation überschritten sind oder ob eine Selbstmedikation möglich ist. Ist eine Selbstmedikation möglich, kann vom Beratenden das geeignete Arzneimittel ausgewählt werden.

Informieren: Anschließend müssen dem Patienten individuell auf die konkrete Beratungssituation bezogen Informationen zum Arzneimittel gegeben werden. Besonders wichtig sind hierbei Informationen zur Dosierung, zur korrekten Arzneimittelanwendung sowie zur Behandlungsdauer. Neben möglichen nichtmedikamentösen Maßnahmen sollte immer der Hinweis folgen einen Arzt aufzusuchen, wenn sich die Beschwerden nicht innerhalb eines definierten Zeitraums gebessert haben.

Als Grundgerüst einer pharmazeutischen Beratung eignet sich die BAK-Leitlinie „Information und Beratung des Patienten bei der Abgabe von Arzneimitteln – Selbstmedikation". Diese Leitlinie fasst die wichtigsten Schritte einer Beratung zusammen (Abb. 1.2).

Merke

Die jeweilige Beratungssituation entscheidet, wie viele und welche Fragen gestellt werden müssen. In der Regel ist es nicht erforderlich, alle in der Leitlinie aufgeführten Fragen zu stellen. In den meisten Situationen wird durch wenige offene Fragen deutlich, ob eine Selbstmedikation möglich ist (Abb. 1.3).

1.3.1 Grenzen der Selbstmedikation

Zentrale Aufgabe des Beratenden ist zu klären, ob die Grenzen der Selbstmedikation im individuellen Fall überschritten werden. Sind die Grenzen überschritten, ist an den Arzt zu verweisen. Anderenfalls ist eine Selbstmedikation möglich. In einigen Situationen ist es sinnvoll, trotz Arztverweis, dem Patienten zur Überbrückung der Zeit bis zum Arztbesuch ein OTC-Arzneimittel mitzugeben.

Arzneimittel sind generell als besonders beratungsbedürftige Waren anzusehen. Auch apothekenpflichte Arzneimittel haben neben ihrem Nutzen Risiken, die durch den Beratenden gegeneinander abgewogen werden müssen. Daher sieht der Gesetzgeber im Sinne der Risikominimierung eine Beratung und Abgabe nur durch entsprechend qualifiziertes pharmazeutisches Personal vor. Für apothekenpflichtige Waren besteht ein Selbstbedienungsverbot, um Anlass zu einem Beratungsgespräch zu geben.

Für Arzneimittel gibt es in der Regel Anwendungsbeschränkungen. Diese führen u. a. zur Überschreitung der Grenzen der Selbstmedikation und zu einem Arztverweis. In Tab. 1.2 sind beispielhaft mögliche Grenzen der Selbstmedikation aufgeführt.

1.4 Pharmazeutische Beratung zu einer ärztlichen Verordnung

Bei der pharmazeutischen Beratung zu einer ärztlichen Verordnung werden grundsätzlich 2 Situationen unterschieden:
- Erstverordnungen,
- Wiederholungsverordnungen.

Bei beiden Situationen ist es die Aufgabe des Beratenden, ABP zu erkennen und zu lösen. Die Beratung im Rahmen einer Erstverordnung ist umfangreicher als bei einer Wiederholungsverordnung. Vor allem im Hinblick auf die Prüfung der Medikation und die Information des Patienten, kann im Rahmen der Wiederholungsverordnung auf die vorangegangenen Beratungen aufgebaut werden.

Tab. 1.2 Mögliche Grenzen der Selbstmedikation

Grenzen der Selbstmedikation	Beispiel
Alter des Patienten	Naratriptan (Formigran®): im Rahmen der Selbstmedikation nicht bei Patienten über 65 Jahren anwenden
Dosierung	Ibuprofen (z. B. Aktren® forte) ist in einer Einzelgabe über 400 mg verschreibungspflichtig
Patientengruppe	Pseudoephedrinhydrochlorid (z. B. Aspirin® complex): kontraindiziert bei Schwangeren oder Stillenden, Warnhinweis für Leistungssportler: der Inhaltsstoff steht auf der WADA-Dopingliste
Anwendungsdauer	Loperamidhydrochlorid (z. B. Imodium® akut): Eine über 2 Tage hinausgehende Behandlung mit Loperamidhydrochlorid darf nur unter ärztlicher Verordnung und Verlaufsbeobachtung erfolgen.
Dauer der Beschwerden bzw. anhaltende oder sich verschlimmernde Beschwerden	Pentoxyverin (z. B. Silomat® Tropfen): Tropfen dürfen in der Regel nicht länger als 2 Wochen eingenommen werden. Wenn der Husten länger als 2 Wochen anhält, ist eine diagnostische Abklärung erforderlich.
Interaktionen	Johanniskrautextrakt (z. B. Laif® 900 Balance): Die gleichzeitige Anwendung mit SSRI sollte nur nach sorgfältiger Nutzen-Risiko-Abwägung erfolgen.
Indikation	Unklare Symptomschilderung, beispielsweise bei Hauterscheinungen
Kontraindikation	Diclofenac (z. B. Voltaren® Dolo 25 mg) ist u. a. bei bekannter Herzinsuffizienz (NYHA II – IV) kontraindiziert.
Mögliche unerwünschte Wirkung des Arzneimittels	Patientenwunsch Bisacodyl (z. B. Dulcolax®): Verdacht auf opioidbedingte Obstipation
Arzneimittelmissbrauch	Dextromethorphan (DMP, z. B. Silomat® DMP Kapseln): Der in apothekenpflichtigen Mono- und Kombipräparaten enthaltene Wirkstoff DMP wurde in den letzten 6 Jahren am häufigsten mit dem Verdacht auf Missbrauch an die Arzneimittelkommission der Deutschen Apotheker (AMK) gemeldet. Die AMK bittet um besondere Aufmerksamkeit bei der Abgabe DMP-haltiger Arzneimittel und erneuert die Empfehlung, DMP möglichst nicht an Jugendliche abzugeben. Auch die Abgabe an junge Erwachsene ist kritisch zu hinterfragen (AMK-Meldung 46/19).

Cave

Auch bei einer Wiederholungsverordnung ist eine pharmazeutische Beratung essenziell.

⑤ Gemäß der ApBetrO sollte im Rahmen der Information und Beratung durch den Beratenden zu einem verordneten Arzneimittel insbesondere auf die Sicherstellung der korrekten Arzneimittelanwendung und -lagerung sowie ggf. auf relevante Interaktionen und Nebenwirkungen des abgegebenen Arzneimittels eingegangen werden. Je nach Beratungssituation spielen aber weitere Aspekte, z. B. ob die Darreichungsform geeignet ist, eine wichtige Rolle. Dies sollte dann im Beratungsgespräch thematisiert werden. Anhand der Leitlinie der Bundesapothekerkammer werden im Folgenden wichtige Gesichtspunkte der Beratung zu einer ärztlichen Verordnung vorgestellt.

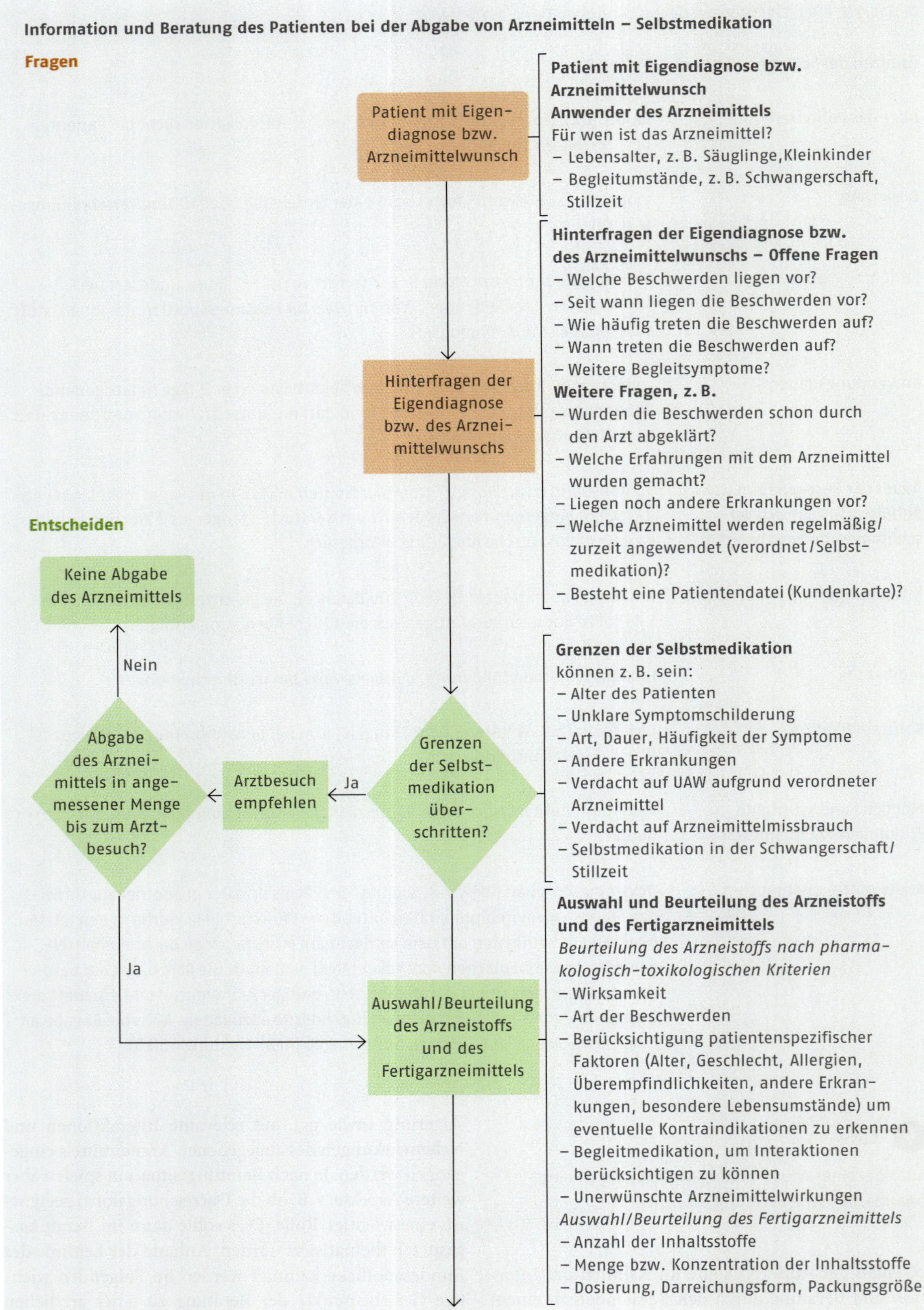

o Abb. 1.2 Leitlinie der Bundesapothekerkammer zur Qualitätssicherung. Information und Beratung des Patienten bei der Abgabe von Arzneimitteln – Selbstmedikation (Stand 13.11.2019)

Information und Beratung des Patienten bei der Abgabe von Arzneimitteln – Selbstmedikation (Fortsetzung)

Informieren

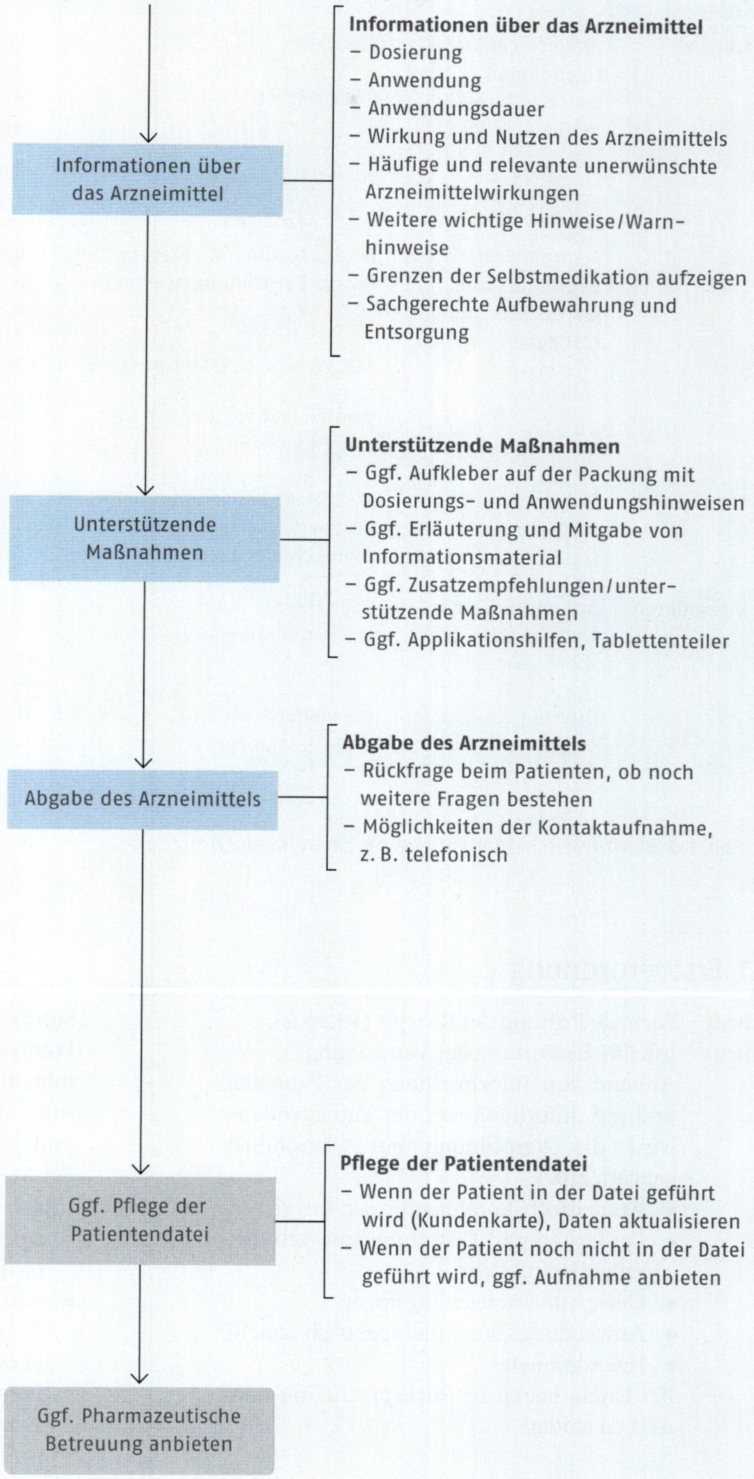

Informationen über das Arzneimittel

Informationen über das Arzneimittel
- Dosierung
- Anwendung
- Anwendungsdauer
- Wirkung und Nutzen des Arzneimittels
- Häufige und relevante unerwünschte Arzneimittelwirkungen
- Weitere wichtige Hinweise/Warnhinweise
- Grenzen der Selbstmedikation aufzeigen
- Sachgerechte Aufbewahrung und Entsorgung

↓

Unterstützende Maßnahmen

Unterstützende Maßnahmen
- Ggf. Aufkleber auf der Packung mit Dosierungs- und Anwendungshinweisen
- Ggf. Erläuterung und Mitgabe von Informationsmaterial
- Ggf. Zusatzempfehlungen/unterstützende Maßnahmen
- Ggf. Applikationshilfen, Tablettenteiler

↓

Abgabe des Arzneimittels

Abgabe des Arzneimittels
- Rückfrage beim Patienten, ob noch weitere Fragen bestehen
- Möglichkeiten der Kontaktaufnahme, z. B. telefonisch

↓

Ggf. Pflege der Patientendatei

Pflege der Patientendatei
- Wenn der Patient in der Datei geführt wird (Kundenkarte), Daten aktualisieren
- Wenn der Patient noch nicht in der Datei geführt wird, ggf. Aufnahme anbieten

↓

Ggf. Pharmazeutische Betreuung anbieten

Abb. 1.2 Leitlinie der Bundesapothekerkammer zur Qualitätssicherung. Information und Beratung des Patienten bei der Abgabe von Arzneimitteln – Selbstmedikation (Stand 13.11.2019; Fortsetzung)

1

Kunde, 35 Jahre, spricht Sie an:
„Ich habe starke Kopfschmerzen, das ist bestimmt eine Migräne. Ich hätte gerne eine Packung Formigran®."

Fragen	Hinterfragen der Eigendiagnose oder des Arzneimittelwunschs	Für wen?	Für ihn selbst
		Beschwerden?	Dumpfe, drückende Kopfschmerzen, beidseitig, keine Übelkeit
		Wie oft?	Selten, die Kopfschmerzen hat er seit heute Vormittag
	Auswahl bzw. Beurteilung des Arzneistoffs und des Fertigarzneimittels	Ist das gewünschte Arzneimittel für die Behandlung geeignet?	Nein, die Symptome sprechen nicht für eine Migräne, sondern für Spannungskopfschmerzen
		Gibt es weitere Erkrankungen?	Nein
		Werden weitere Arzneimittel eingenommen?	Nein
Entscheiden	Selbstmedikation möglich?	Sind Grenzen der Selbstmedikation überschritten oder gab es schon eine ärztliche Behandlung?	Nein
Informieren	Information zum Arzneimittel und zur Abgabe	Empfehlung: Ibuprofen 400 mg, bis zu 3× tgl. 1 Tablette, Arzneimittel bis zur Symptomfreiheit, aber nur über wenige Tage anwenden	
	Grenzen der Selbstmedikation	Bei keiner Besserung, Verschlechterung oder bei Beschwerden, die länger als drei Tage andauern, den Arzt aufsuchen	

Abb. 1.3 Beratungsschema: Patient mit Eigendiagnose Migräne

1.4.1 Erstverordnung

1. Schritt Formale Prüfung des Rezepts (▸ Kap. 2).

2. Schritt Inhaltliche Prüfung der Verordnung.
Anhand von Informationen des Patienten und ggf. Informationen der Patientendatei wird die Verordnung auf Plausibilität geprüft, z. B.
- Arzneistoff/-kombination schlüssig?
- Dosierung und Dosierungsintervall therapeutisch üblich?
- Geeignete Darreichungsform?
- Anwendungsdauer therapeutisch üblich?
- Interaktionen.

Bei Unklarheiten ist Rücksprache mit dem Arzt zu halten!

3. Schritt Rabattverträge – Prüfung auf generische Substitution.
Wenn der Therapieerfolg oder die Arzneimitteltherapiesicherheit gefährdet sind, sollte keine generische Substitution erfolgen und pharmazeutische Bedenken angemeldet werden (▸ Kap. 22).

4. Schritt Information zum Arzneimittel:
- ggf. Dosierung, Anwendung und Therapiedauer,
- falls erforderlich sollte die Wirkung des Arzneimittels erläutert werden, z. B. bei verzögertem Wirkeintritt,
- Förderung der Adhärenz: Nutzen des Arzneimittels erläutern,
- ggf. Hinweis auf häufige und relevante unerwünschte Arzneimittelwirkungen (UAW) inkl. Verhaltensregeln beim Auftreten der UAW.

5. Schritt Abschluss des Beratungsgesprächs und Abgabe mit evtl. erforderlichen weiteren Hinweisen, z. B.
- Lagerung,
- Beeinträchtigung der Fahrtüchtigkeit,
- spezielle Verhaltensregeln, z. B. Sonnenlicht meiden,
- Reinigung von Applikationsformen,
- Entsorgung.

1.4.2 Wiederholungsverordnung

Bei der Wiederholungsverordnung kann auf die vorangegangenen Beratungsgespräche und die Kenntnisse des Patienten aufgebaut werden. Die Kenntnisse des Patienten sollten aber stets hinterfragt und überprüft werden, um die Arzneimitteltherapiesicherheit zu gewährleisten.

1. Schritt Formale Prüfung des Rezepts (▸ Kap. 2).

2. Schritt Inhaltliche Prüfung der Verordnung: Die inhaltliche Prüfung der Verordnung ist analog der Erstverordnung auch bei der Wiederholungsverordnung durchzuführen, da hier die möglicherweise veränderte Krankheitssituation des Patienten zu berücksichtigen ist. Insbesondere ein Interaktions-Check ist bei Einnahme von zusätzlichen Arzneimitteln erforderlich.
Bei Unklarheiten ist Rücksprache mit dem Arzt zu halten!

3. Schritt Rabattverträge – Prüfung auf generische Substitution: siehe Erstverordnung.

4. Schritt Information zum Arzneimittel: Hierbei kann auf den Kenntnisstand des Patienten aufgebaut werden. Die korrekte Dosierung, Anwendung und ggf. Behandlungsdauer ist zu überprüfen.
Der Patient ist zur Verträglichkeit der Therapie zu befragen, ob beispielsweise UAW aufgetreten sind. Hier können unter Umständen dem Arzt und/oder dem Patienten Maßnahmen zur Verminderung oder Vermeidung der unerwünschten Arzneimittelwirkungen vorgeschlagen werden.

5. Schritt Abschluss des Beratungsgesprächs und Abgabe mit evtl. erforderlichen weiteren Hinweisen, z. B. ist zu hinterfragen, ob die Hinweise und Verhaltensregeln umgesetzt werden oder ob beim Patienten Unklarheiten bestehen.

1.4.3 Unterstützende Maßnahmen

Der Beratende kann durch weitere einfache, aber sehr sinnvolle Maßnahmen den Therapieerfolg und die Arzneimitteltherapiesicherheit unterstützen. Beispiele hierfür sind:
- Aufbringen der Dosierung auf die Arzneimittelverpackung, z. B. mithilfe eines entsprechenden Etiketts,
- schriftliche Information zur Erkrankung; hier bieten sich von der Apotheke erstellte Informationsblätter an,
- Angebot von weiteren Informationsmöglichkeiten, z. B. Patientenratgebern, Internetseiten, Selbsthilfeorganisationen,
- Zusatzempfehlungen, z. B. Ernährungshinweise, spezielle Verhaltensregeln,
- Applikationshilfen, z. B. Spacer, orale Dosierspritzen zur Dosierung von Säften, Applikationshilfen zur Anwendung von Augentropfen,
- bei zu teilenden Arzneiformen ein Tablettenteiler,
- Hilfsmittel zur Förderung der Adhärenz, z. B. Dosette.

1.4.4 Exkurs: Zuständigkeiten des pharmazeutischen Personals

Der Apothekenleiter muss festlegen, welche Zuständigkeit nichtapprobierte Mitarbeiter, z. B. pharmazeutisch-technische Assistenten (PTA), in der Beratung haben. Diese Zuständigkeiten sind im Rahmen des Qualitätsmanagements (QM) schriftlich festzuhalten. Weiterhin ist festzulegen, in welchen Fällen ein Apotheker hinzuzuziehen ist. Gemäß ApBetrO ist das Apothekenpersonal nur entsprechend seiner Ausbildung und seinen Kenntnissen einzusetzen.

Beispiele für Fälle, in denen es erforderlich sein kann, einen Apotheker hinzuzuziehen:
- nicht ausreichende Fach- und Sachkenntnisse,
- detektierte Kontraindikationen,
- vorliegende Interaktionen (hier sollte festgelegt werden, bei welchen Interaktionsmeldungen ein Apotheker hinzuzuziehen ist),
- Probleme des Patienten mit dem Arzneimittel oder der Arzneimitteltherapie wie beispielsweise UAW,
- Verdacht auf Arzneimittelmissbrauch oder -abhängigkeit,
- Rücksprachen mit den Verordnern,
- bei Meldungen an die Arzneimittelkommission der Deutschen Apotheker (AMK) oder an die zuständigen Überwachungsbehörden.

Cave

Mit dem **PTA-Reformgesetz** (Inkrafttreten: 01.01.2023) ist ein Wegfall der Aufsichtspflicht des Apothekers über PTA unter bestimmten Voraussetzungen möglich:

- mindestens 3 Jahre Berufserfahrung,
- mindestens ein Jahr Berufstätigkeit im Verantwortungsbereich des Apothekenleiters,
- staatliche Prüfung mindestens mit gut – sonst Verlängerung der mindestens dreijährigen Berufserfahrung auf 5 Jahre,
- Nachweis einer regelmäßigen Fortbildung bzw. Fortbildungszertifikat einer Apothekerkammer.

Der Apothekenleiter kann bei Erfüllung der oben genannten Kriterien PTA von der Beaufsichtigung durch einen Apotheker befreiten. Diese Befugnis ist im Rahmen des QM zu dokumentieren. Die Befreiung gilt jedoch nicht für alle pharmazeutischen Tätigkeiten. Die Sterilherstellung, die Abgabe von Einzelimporten, teratogenen Arzneimitteln sowie Betäubungsmitteln sind davon ausgenommen und zu beaufsichtigen. Der PTA arbeitet aber auch bei Befreiung von der Aufsichtspflicht immer unter Verantwortung des anwesenden Apothekers. PTA, die nicht von der Aufsichtspflicht befreit sind, müssen durch den anwesenden Apotheker beaufsichtigt werden.

Wichtiges in Kürze

① Die pharmazeutische Beratung ist ein wichtiger Aspekt bei der Optimierung der Arzneimitteltherapiesicherheit. Daher ist jedem Kunden ein Beratungsangebot zu machen.

② Nach der ApBetrO fokussiert die Information und Beratung bei der Abgabe eines verordneten Arzneimittels auf die Sicherstellung der korrekten Arzneimittelanwendung und -lagerung sowie ggf. auf relevante Interaktionen und Nebenwirkungen des abgegebenen Arzneimittels.

③ Das Ziel der pharmazeutischen Beratung in der Apotheke bei der Abgabe eines Arzneimittels ist das Erkennen, Lösen und Vermeiden von bestimmten ABP.

④ Das Stellen von offenen Fragen ist entscheidend für eine erfolgreiche pharmazeutische Beratung.

⑤ Fragen – Entscheiden – Informieren. Das sind die Grundpfeiler der pharmazeutischen Beratung im Rahmen der Selbstmedikation.

Weiterführende Literatur

ABDA – Bundesvereinigung Deutscher Apothekerverbände. Grundsatzpapier zur Medikationsanalyse und zum Medikationsmanagement, 2014

Berger K, Griese N. Sicherheit bei der Arzneimittelanwendung, Pharmazeutische Beratung: Der Patient im Mittelpunkt. Pharm Unserer Zeit, (41) 4: 276–282, 2012

Bundesapothekerkammer (BAK). Kommentar zur Leitlinie der Bundesapothekerkammer zur Qualitätssicherung – Information und Beratung des Patienten bei der Abgabe von Arzneimitteln – Selbstmedikation (Stand 13.11.2019). www.abda.de (Zugriff 06.04.2021)

Bundesapothekerkammer (BAK). Kommentar zur Leitlinie der Bundesapothekerkammer zur Qualitätssicherung – Information und Beratung des Patienten bei der Abgabe von Arzneimitteln auf ärztliche Verordnung (Stand 13.11.2019). www.abda.de (Zugriff 06.04.2021)

Bundesapothekerkammer (BAK). Leitlinie der Bundesapothekerkammer zur Qualitätssicherung – Information und Beratung des Patienten bei der Abgabe von Arzneimitteln – Selbstmedikation (Stand 13.11.2019). www.abda.de (Zugriff 06.04.2021)

Bundesapothekerkammer (BAK). Leitlinie der Bundesapothekerkammer zur Qualitätssicherung – Information und Beratung des Patienten bei der Abgabe von Arzneimitteln auf ärztliche Verordnung (Stand 13.11.2019). www.abda.de (Zugriff 06.04.2021)

Jaehde U, Radziwill R, Kloft C (Hrsg). Klinische Pharmazie – Grundlagen und Anwendung. 4. Aufl., Wissenschaftliche Verlagsgesellschaft, Stuttgart 2017

Lennecke K. CheckAp Kundengespräch. 3. Aufl., Deutscher Apotheker Verlag, Stuttgart 2015

Schaefer M, Müller-Jaeger A. Workshop zur Einführung von Pharmaceutical Care: Instrument und Methoden. Mainz 1997

Schulz M. Selbstmedikation: Beratung bei der Selbstbehandlung. Pharm Unserer Zeit, (41) 4: 294–301, 2012

Tipps für PhiPs

Machen Sie sich mit der grundlegenden Struktur der pharmazeutischen Beratung vertraut und üben Sie die leitliniengerechte pharmazeutische Beratung im Rahmen Ihres Praktikums. Dies kann mithilfe der folgenden BAK-Arbeitsbögen erfolgen:
→ Arbeitsbogen Nr. 6 „Arzneimittelberatung – Selbstmedikation"
→ Arbeitsbogen Nr. 11 „Arzneimittelberatung – ärztliche Verordnung"

Tipps für Weiterzubildende

Aufgrund Ihrer Berufserfahrung sind Ihnen die Grundlagen der pharmazeutischen Beratung geläufig. Dennoch empfiehlt es sich, die eigene Beratung von Zeit zu Zeit mithilfe dieses Kapitels zu hinterfragen und zu optimieren. Das Thema kann von Ihnen als Weiterzubildender auch für das pharmazeutische Personal Ihrer Apotheke aufgearbeitet und im Rahmen einer Mitarbeiterschulung vermittelt werden. Eine solche Mitarbeiterschulung kann als praktische Aufgabe Nr. 16 dokumentiert werden.
→ Praktische Tätigkeit Nr. 16 „Planung, Durchführung, Dokumentation und Reflexion einer Teambesprechung"

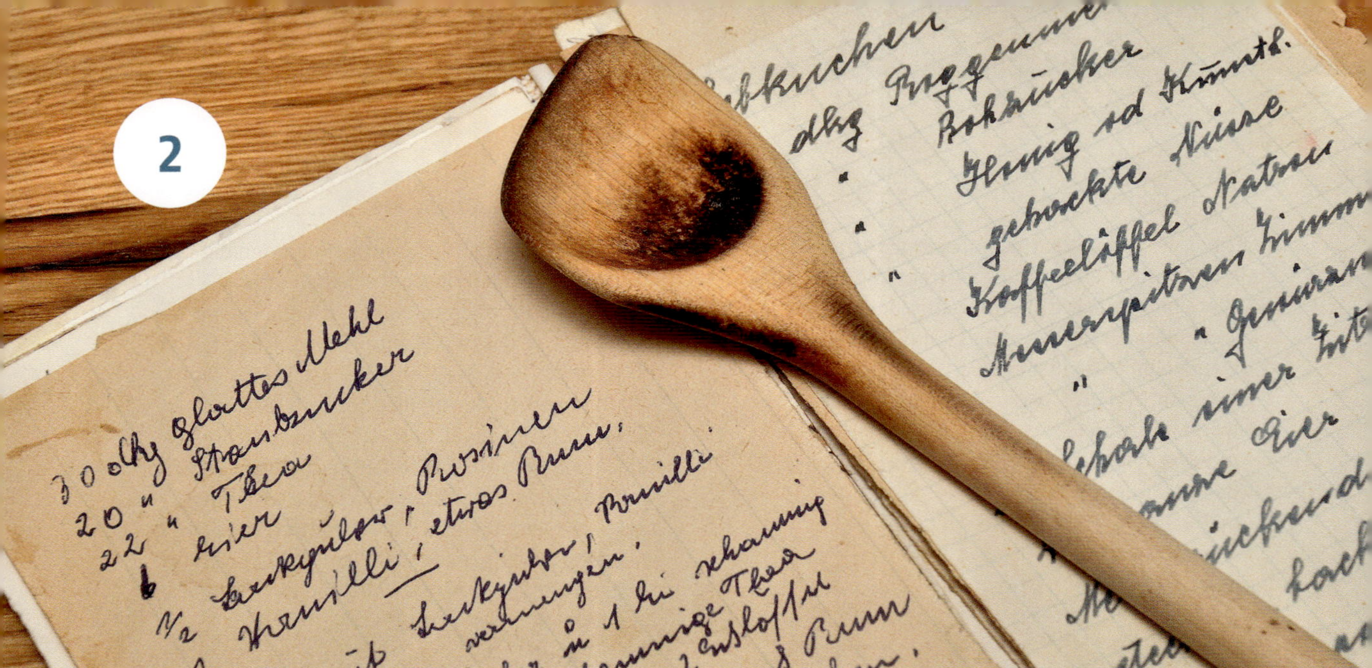

Das Rezept

Patrick Schäfer

Das Rezept, die ärztliche Verordnung, ist das Bindeglied zwischen Diagnose und Therapie des Arztes und der pharmazeutischen Beratung durch den Apotheker. Im folgenden Kapitel werden die wichtigsten Rezeptarten vorgestellt.

2.1 Rechtliche Grundlagen

① Formal gesehen ist die Verordnung oder Verschreibung, umgangssprachlich auch als Rezept bezeichnet, eine Urkunde. Wer dieses Dokument verändert oder unerlaubt ausstellt, begeht Urkundenfälschung. Die rechtliche Grundlage für die Ausstellung von Rezepten ist die Arzneimittelverschreibungsverordnung (AMVV). Neben dieser Rechtsverordnung sind aber noch zahlreiche andere Bestimmungen zu beachten. Dazu zählen u. a. die Apothekenbetriebsordnung (ApBetrO) oder im Bereich des Kassenrezepts Vereinbarungen zwischen dem Spitzenverband Bund der Krankenkassen e. V. und dem Deutschen Apothekerverband e. V. Für die Ausstellung und Belieferung der anderen Rezeptarten greifen wiederum gesonderte Bestimmungen oder Verordnungen, wie beispielsweise die Betäubungsmittel-Verschreibungsverordnung für die Verschreibung von Betäubungsmitteln (BtM).

② Wer darf was verordnen? Diese Frage stellt sich häufig in der Apothekenpraxis. In der AMVV ist geregelt, dass der Name und die Berufsbezeichnung der verschreibenden Person auf der Verordnung anzugeben sind. Dabei ist zu beachten, dass ein Arzt nur im Rahmen seiner Approbation verschreiben darf. Das heißt, dass der Arzt nur in dem Bereich der medizinischen Wissenschaft verschreiben darf, in der er ausgebildet ist. Konkret sind folgende Grundsätze zu beachten:

Humanmediziner dürfen verschreibungspflichtige Humanarzneimittel verordnen. Sie dürfen jedoch keine Tierarzneimittel verordnen.

Zahnmediziner dürfen verschreibungspflichtige Humanarzneimittel verordnen, die zur Therapie und Behandlung von Erkrankungen des Mundes, der Zähne und des Kiefers erforderlich sind. Dazu zählen insbesondere Analgetika oder Antibiotika. Ein Zahnarzt darf daher beispielsweise kein Antidiabetikum, die Antibabypille oder Tierarzneimittel verordnen.

Tiermediziner sind fachlich für die Therapie und Behandlung von Tieren ausgebildet. Daher können Tierärzte spezielle Tierarzneimittel oder Humanarzneimittel, die im Rahmen der Umwidmung für ein Tier verwendet werden sollen, verordnen. Hierbei sind die speziellen Regeln des Arzneimittelgesetzes zu beachten. Tierarztrezepte für menschliche Patienten dürfen nicht beliefert werden.

Sonderfall **Heilpraktiker**: Die AMVV sieht für folgende Stoffe Ausnahmen von der Verschreibungspflicht vor: Dexamethasonhydrogenphosphat und Epinephrin dürfen in bestimmten Mengen, Konzentrationen und Darreichungsformen für die einmalige parenterale Anwendung für die Notfallbehandlung schwerer anaphylaktischer Reaktionen sowie Lidocain und Procain zur Neuraltherapie (intrakutane Anwendung) abgegeben werden. Diese Arzneimittel sollen jedoch nur nach Vorlage der „Erlaubnis zur berufsmäßigen Ausübung der Heilkunde ohne Bestallung“ und des Personalausweises sowie unter Nennung des Anwendungsgrunds an Heilpraktiker abgegeben werden.

Sonderfall **Hebammen**: Gemäß AMVV dürfen an Hebammen und Entbindungspfleger einige blutungs- oder wehenhemmende Mittel auch ohne ärztliche Verordnung für den Praxisbedarf abgegeben werden. Hierzu zählen Methylergometrin, Oxytocin, Fenoterol und Lidocain in bestimmten Dosierungen, Mengen sowie Zubereitungen. In der ABDA-Datenbank oder der Lauer-Taxe sind diese Arzneimittel als verschreibungspflichtig mit Ausnahmeregelung gekennzeichnet. Auch in diesem Fall ist es notwendig, sich über die Identität der Hebammen und Entbindungspfleger vorher Gewissheit zu verschaffen.

2

2.2 Rezeptarten

2.2.1 Kassenrezept

③ Das Kassenrezept, auch als „rosa Rezept“ oder Muster 16 bezeichnet, wird bei Verschreibungen für Versicherte der gesetzlichen Krankenversicherung verwendet. Daher sind dies die weitaus am häufigsten in Apotheken vorgelegten Rezepte. Mit dem vorgeschriebenen Muster-16-Formular können Arzneimittel zulasten der gesetzlichen Krankenversicherung verordnet werden.

Felder und Bereiche des Muster-16-Rezepts

Im Folgenden werden die wesentlichen Funktionen der Felder und Bereiche des Muster-16-Arzneiverordnungsblatts (rosa Rezept, ○ Abb. 2.1) erläutert. Die fett gekennzeichneten Punkte sind die **Pflichtangaben** für die Verordnung von Arzneimitteln gemäß AMVV.

1. **Name, Vorname, Berufsbezeichnung und Anschrift des verschreibenden Arztes oder Zahnarztes einschließlich einer Telefonnummer zur Kontaktaufnahme** (Vertragsarztstempel oder entsprechender Aufdruck).
2. **Ausstellungsdatum** des Rezepts.
3. **Name**, Vorname, Adresse und **Geburtsdatum** der Person, für die das Arzneimittel bestimmt ist.
4. Verordnungsfeld – hier dürfen maximal drei Präparate oder eine Rezeptur angegeben sein.
   - **Bezeichnung des Fertigarzneimittels oder des Wirkstoffs einschließlich der Stärke. Bei einem Arzneimittel, das in der Apotheke hergestellt werden soll, die Zusammensetzung nach Art und Menge oder die Bezeichnung des Fertigarzneimittels, von dem Teilmengen abgegeben werden sollen.**

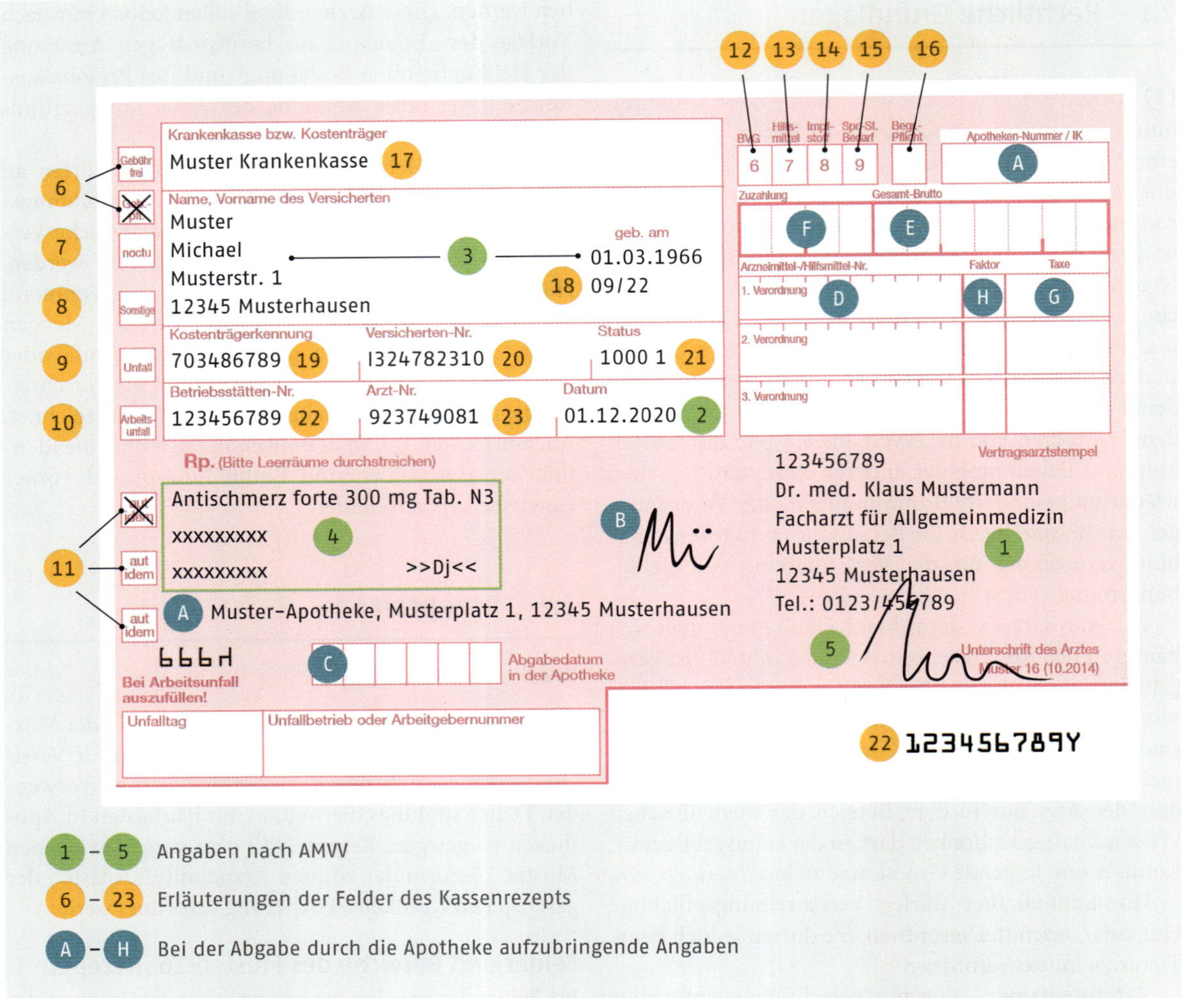

Abb. 2.1 Kassenrezept (Muster 16). 1–5 Angaben nach AMVV, 6–23 Erläuterungen der Felder des Kassenrezepts, A–F bei der Abgabe durch die Apotheke anzubringende Angaben

- **Darreichungsform, sofern die Bezeichnung des Arzneimittels nicht eindeutig ist.**
- **Abzugebende Menge des verschriebenen Arzneimittels.** Diese soll eindeutig als Normgröße (N1, N2, N3) oder als Stückzahl angegeben werden. Wiederholungsrezept: Anzahl der Wiederholungen (▸ Kap. 2.2.7).
- **Gebrauchsanweisung bei Arzneimitteln, die in der Apotheke hergestellt werden** (Rezeptur). Dies ist nicht erforderlich, wenn das in der Apotheke hergestellte Arzneimittel durch die Apotheke unmittelbar an die verschreibende Person abgegeben wird.
- **Dosierung.** Dies gilt nicht, wenn dem Patienten ein Medikationsplan, der das verschriebene Arzneimittel berücksichtigt oder eine entsprechende schriftliche Dosierungsanweisung des Verordners vorliegt und wenn der Verordner dies auf der Verschreibung kenntlich gemacht hat. Hierfür ist die Angabe „Dj“ (kurz für „Dosierungsanweisung vorhanden: ja“) auf der Verordnung ausreichend. In Fällen, in denen das Arzneimittel unmittelbar an den Verordner abgegeben wird, ist die Angabe der Dosierung ebenfalls nicht erforderlich.
- Für die nach AMVV vorgesehene **Gültigkeitsdauer** der Verschreibung gibt es auf dem Muster-16-Formblatt kein vorgesehenes Feld. Gemäß der AMVV sind Rezepte 3 Monate gültig. Jedoch ist die Gültigkeit von Kassenrezepten in den Arznei- und Hilfsmittellieferverträgen auf 28 Tage beschränkt. Danach erstattet die gesetzliche Krankenversicherung die Kosten nicht mehr. Ein vor mehr als einem Monat ausgestelltes Kassenrezept

kann bis zum Ablauf der Dreimonatsfrist wie ein Privatrezept behandelt werden.

5 **Die eigenhändige Unterschrift des verschreibenden Arztes.**

6 Grundsätzlich wird vom Verordner das Feld „Gebührenpflichtig“ angekreuzt, ausgenommen:
   a. Patienten unter 18 Jahren,
   b. wenn Arznei-, Verbands- und Hilfsmittel bei Schwangerschaftsbeschwerden oder im Zusammenhang mit der Entbindung verordnet werden,
   c. bei Verordnung zulasten des Unfallversicherungsträgers (BG-Fall),
   d. bei Versicherten, die eine Befreiung von der Zuzahlungspflicht nachweisen,
   e. bei Versicherten der Bundeswehr,
   f. bei Versicherten nach Bundesversorgungsgesetz.

7 Noctu: Ist der Arzt der Auffassung, dass die Verordnung vom Patienten innerhalb des Notdiensts (zwischen 20:00 und 06:00 Uhr, an Sonn- und Feiertagen sowie am 24. Dezember, wenn dieser Tag auf einen Werktag fällt, bis 6 Uhr und ab 14 Uhr) eingelöst werden soll, kann der Arzt das Feld noctu ankreuzen. Der Patient muss dann die Notdienstgebühr von 2,50 € nicht selbst tragen. Diese kann von der Apotheke mit der Krankenkasse abgerechnet werden.

8 Sonstige: Bei einer Verordnung zulasten eines sonstigen Kostenträgers, z. B. Sozialamt, Polizei, Bundeswehr, wird dieses Feld vom Verordner gekennzeichnet.

9 Unfall: Wird vom Arzt bei einem Haus-, Sport- oder Verkehrsunfall (kein Arbeitsunfall) angekreuzt; die Krankenkasse kann dann ggf. Kosten gegenüber Dritten geltend machen.

10 Arbeitsunfall: wird vom Arzt bei einem Arbeitsunfall angekreuzt.

11 Aut idem: Aut idem angekreuzt bedeutet, dass der Arzt den Austausch gemäß Rabattvertrag ausschließt. Das Feld wird genau genommen in diesem Fall nicht angekreuzt, sondern durchgestrichen.

12 BVG: Bei Verordnungen für Anspruchsberechtigte nach dem Bundesentschädigungsgesetz (BEG) oder dem Bundesversorgungsgesetz (BVG) ist dieses Feld durch den Verordner zu kennzeichnen. Dies ist beispielsweise bei Kriegsopfern, ehemaligen Kriegsgefangenen oder Wehrdienstbeschädigten der Fall. Diese Patienten sind von der Rezeptgebühr befreit.

13 Hilfsmittel: Bei der Verordnung von Hilfsmitteln ist dieses Feld gekennzeichnet. Hierbei ist die Angabe der Diagnose auf dem Rezept erforderlich. Der Empfang des Hilfsmittels muss vom Patienten auf der Rückseite des Rezepts mit Datum und Unterschrift bestätigt werden.

14 Impfstoff: Bei der Verordnung von Impfstoffen ist dieses Feld gekennzeichnet.

15 Sprechstundenbedarf: Bei der Verordnung von Sprechstundenbedarf ist dieses Feld gekennzeichnet.

16 Das Feld Begründungspflicht ist zurzeit nicht besetzt und wird zur Kennzeichnung von zahnärztlichen Verordnungen verwendet (eingedruckte 1).

17 Krankenkasse oder Kostenträger.

18 Gültigkeit der Versichertenkarte.

19 Kostenträgerkennung – Kassennummer: Hierdurch kann jede Krankenkasse eindeutig identifiziert werden.

20 Versichertennummer.

21 Status des Versicherten: Hierüber codiert die GKV u. a. die Versichertenart (Rentner) oder kasseninterne Stichprobenzuordnungen (u. a. für den Risikostrukturausgleich).

22 Durch die 9-stellige Betriebsstättennummer (BSNR) wird der Ort der Leistungserbringung (Arztpraxis) eindeutig identifiziert. Sie ist vom Arzt unabhängig. Gemeinschaftspraxen mit mehreren Ärzten haben dieselbe BSNR.

23 Die lebenslange Arztnummer (LANR) ist eine 9-stellige personengebundene Nummer, die an jeden Arzt vergeben wird, der an der vertragsärztlichen Versorgung teilnimmt.

Praxistipp: Isotretinoin-Verordnung

Verordnungen der Wirkstoffen Acitretin, Alitretinoin und Isotretinoin für Frauen im gebärfähigen Alter dürfen nur innerhalb von 7 Tagen inklusive dem Ausstellungstag der Verordnung beliefert werden. Weiterhin darf für Frauen im gebärfähigen Alter nur ein Bedarf für 30 Tage verordnet werden. Eine Fortsetzung der Therapie erfordert eine erneute Verschreibung. Diese Sonderregelungen gelten bei Verordnungen für männliche Patienten nicht. Für diese gelten die normalen Regelungen der AMVV.

Angaben der Apotheke auf dem Kassenrezept

Von der Apotheke sind bei der Abgabe folgende Angaben auf das Kassenrezept aufzudrucken:

A Der Name, die Anschrift und IK (Institutionskennzeichen) der Apotheke.

B Das Namenszeichen des Abgebenden. Es muss in jedem Fall ein Apotheker oder eine andere berechtigte Person die Verordnung abzeichnen. Der Apothekenleiter kann die Abzeichnungsbefugnis auch an eine PTA übertragen, sodass diese ebenfalls berechtigt ist, GKV-Verordnungen abzuzeichnen. Sie muss diese aber unmittelbar nach der Abgabe einem Apotheker vorzeigen. Ab 01.01.2023 kann der Apothekenleiter unter bestimmten Bedingungen (▸ Kap. 1.4.4) PTA von der Aufsichtspflicht befreien.

Die Abzeichnungsbefugnis kann nicht auf einen Pharmazeuten im Praktikum übertragen werden.

- **C** Das Datum der Abgabe.
- **D** Die Pharmazentralnummer (PZN) der jeweils abgegebenen Arzneimittel.
- **E** Gesamt-Brutto (Summe der Taxfelder inkl. Zuzahlund ggf. Notdienstgebühr und Beschaffungskosten).
- **F** In diesem Feld wird die Summe aller Zuzahlungen der Verordnung eingetragen.
- **G** Im Feld Taxe werden die einzelnen Preise der verordneten Arzneimittel angegeben. Sollte der Arzneimittelpreis eines Arzneimittels unterhalb der Zuzahlungsgrenze sein, wird hier die Zahl „0" aufgedruckt.
- **H** Faktor: Hier wird in der Regel die Anzahl der abgegebenen Packungen pro Arzneimittel angegeben. Außerdem wird dieses Feld genutzt, um den Faktor, z. B. für die Nichtverfügbarkeit, aufzudrucken.

④ Enthält eine Verordnung einen für den Abgebenden erkennbaren Irrtum, sind Angaben unleserlich oder fehlen, kann der Apotheker nach den Vorgaben der AMVV und der Apothekenbetriebsordnung den Fehler „heilen", d. h. er kann nach Rücksprache mit dem Arzt die Angaben auf dem Rezept korrigieren. Der Apotheker hat jede Änderung auf der Verschreibung zu vermerken und zu unterschreiben. Eine fehlende Arztunterschrift kann nicht geheilt werden. In diesem Fall muss das Rezept in die Arztpraxis zurück und kann nicht beliefert werden.

Fehlt das Geburtsdatum des Patienten, das Ausstellungsdatum, die Darreichungsform, die Gebrauchsanweisung (Rezeptur), die Dosierung oder sind diese Angaben unvollständig, kann der Apotheker, wenn ein dringender Fall vorliegt und eine Rücksprache mit dem Arzt nicht möglich ist, die Verschreibung entsprechend ergänzen. Den fehlenden Vornamen des Arztes, dessen Telefonnummer oder der Hinweis auf einen Medikationsplan bzw. eine schriftliche Dosierungsanweisung kann der Apotheker auch ohne Rücksprache mit dem Arzt ergänzen, wenn die Angaben zweifelsfrei bekannt sind.

Merke

Gemäß der ApBetrO kann der Apotheker im **Notdienst** ein anderes, mit dem verschriebenen Arzneimittel nach Anwendungsgebiet und nach Art und Menge der wirksamen Bestandteile identisches sowie in der Darreichungsform und pharmazeutischen Qualität vergleichbares Arzneimittel abgeben, wenn das verschriebene Arzneimittel nicht verfügbar ist. Hierzu muss ein dringender Fall vorliegen, der die unverzügliche Anwendung des Arzneimittels erforderlich macht.

2.2.2 Privatrezept

⑤ Für Privatrezepte gibt es (im Gegensatz zu den in der Versorgung gesetzlich versicherten Patienten) keine Formvorgaben. Ein Privatrezept kann genaugenommen auf einem weißen Papier ausgestellt werden. Jedoch müssen alle Angaben gemäß AMVV vorhanden sein. Die Pflichtangaben sind die in ▸ Kap. 2.2.1 aufgeführten Punkte 1–5.

Apotheken haben die Möglichkeit, bei Versicherten der privaten Krankenversicherung, Beihilfeempfängern und Selbstzahlern, verschriebene Arzneimittel gegen wirkstoffgleiche Arzneimittel zu ersetzen. Dies setzt voraus, dass der Verordner das **aut idem** nicht ausgeschlossen hat und der Patient mit dem Austausch einverstanden ist. Das abgegeben Arzneimittel muss dabei dem verordneten wirkstoffgleich und in Wirkstärke und Packungsgröße identisch sein. Darüber hinaus muss das Arzneimittel für das gleiche Anwendungsgebiet zugelassen sein und die gleiche oder austauschbare Darreichungsform haben. Im Rahmen der Rabattverträge gibt es analoge Möglichkeiten auch im GKV-Bereich.

Aufgrund der besseren elektronischen Verarbeitung setzen sich zunehmend die blauen Rezeptvorlagen als Formular für ein Privatrezept durch (○ Abb. 2.2). Dieses Formular entspricht in Größe und Aufmachung dem Kassenrezept (Muster 16).

Privatrezepte haben, anders als die Kassenrezepte, keine Kostenerstattungsfunktion. Sie dienen lediglich als Bezugsberechtigung für verschreibungspflichtige Arzneimittel. Die Apotheke versieht vor der Abgabe das Privatrezept mit dem Preis, der PZN, dem Namen und der Anschrift der Apotheke, dem Datum der Abgabe und dem Namenszeichen des Apothekers.

Cave

Da die Rezepte nach der Belieferung nicht in der Apotheke zur Abrechnung verbleiben, sondern dem Patienten mitgegeben werden, muss beachtet werden, dass in jedem Fall ein Apotheker oder eine andere berechtigte Person die Verordnung abzeichnet. Hat der Apothekenleiter die Abzeichnungsbefugnis an eine PTA übertragen, so muss diese vor der Abgabe der Arzneimittel die Verordnung einem Apotheker vorlegen.
Ab 01.01.2023 kann der Apothekenleiter unter bestimmten Voraussetzungen (▸ Kap. 1.4.4) PTA von der Aufsichtspflicht befreien. Ist dies erfolgt, entfällt die Pflicht zur Vorlage.

Der Patient kann das quittierte Rezept bei seiner privaten Krankenversicherung oder der Beihilfe zur Erstattung der Kosten einreichen.

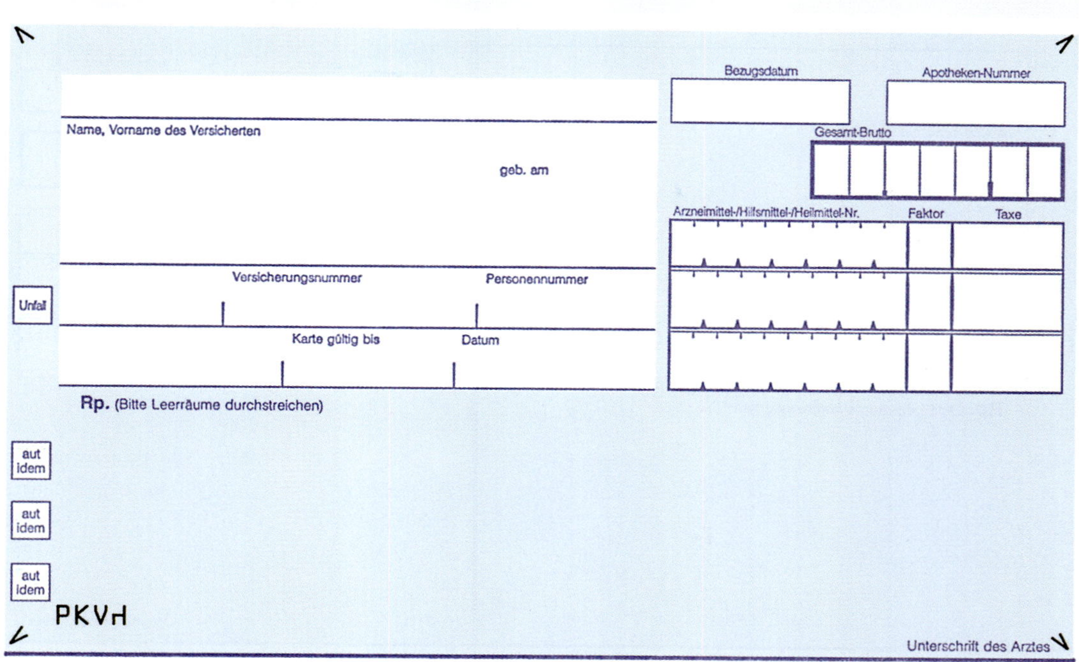
Bezugsdatum
Apotheken-Nummer
Name, Vorname des Versicherten
geb. am
Gesamt-Brutto
Arzneimittel-/Hilfsmittel-/Heilmittel-Nr.
Faktor
Taxe
Versicherungsnummer
Personennummer
Unfall
Karte gültig bis
Datum
Rp. (Bitte Leerräume durchstreichen)
aut idem
aut idem
aut idem
PKVH
Unterschrift des Arztes

Abb. 2.2 Privatrezept

Praxistipp: Rezepte aus dem Ausland

Ärztliche oder zahnärztliche Verordnungen aus Mitgliedstaaten der EU, EWR und der Schweiz dürfen von deutschen Apotheken beliefert werden, sofern die Verschreibung den Vorgaben der AMVV entspricht. Diese Rezepte sind wie Privatrezepte zu behandeln. Bei Verordnungen von Betäubungsmitteln, Thalidomid, Lenalidomid und Pomalidomid gilt diese Regelung nicht. Verordnungen von verschreibungspflichtigen Arzneimitteln von Ärzten aus anderen Staaten dürfen nicht beliefert werden.

2.2.3 Grünes Rezept

Mit der Gesundheitsreform 2004 sind nicht verschreibungspflichtige Arzneimittel bis auf wenige Ausnahmen von der Erstattung durch die gesetzlichen Krankenkassen ausgeschlossen worden. Ausnahmen sind Verordnungen für Kinder unter 12 Jahren und für Jugendliche mit Entwicklungsstörungen bis zum vollendeten 18. Lebensjahr. Weiterhin werden Verordnungen für Patienten, die an einer schwerwiegenden Erkrankung leiden und zur Behandlung nicht verschreibungspflichtige Arzneimittel benötigen, erstattet. Ein Beispiel ist ASS als Thrombozytenaggregationshemmer bei koronarer Herzkrankheit. Auf der Homepage des Gemeinsamen Bundesauschusses (www.g-ba.de) ist die Ausnahmeliste mit Indikationen und OTC-Arzneimitteln, die zulasten der GKV verordnet werden können, einzusehen (OTC-Ausnahmeliste).

Aufgrund des Ausschlusses der OTC-Arzneimittel aus der Erstattungsfähigkeit der GKV wurde 2004 das grüne Rezept eingeführt (Abb. 2.3).

⑥ Das grüne Rezept bietet dem Arzt die Möglichkeit, seinem Patienten nicht verschreibungspflichtige Arzneimittel zu empfehlen. Die Kosten für diese Arzneimittel muss der Patient jedoch selbst tragen.

Formvorgaben für die Verordnung von nicht verschreibungspflichtigen Arzneimitteln auf grünem Rezept gibt es nicht. In der Regel wird das grüne Rezept als Merkzettel für den Patienten mit der Empfehlung des Arztes verwendet.

Seit 2015 wird auf dem grünen Rezept jedoch auf die mögliche Kostenübernahme durch manche gesetzliche Krankenkassen hingewiesen. Auf den neuen Vordru-

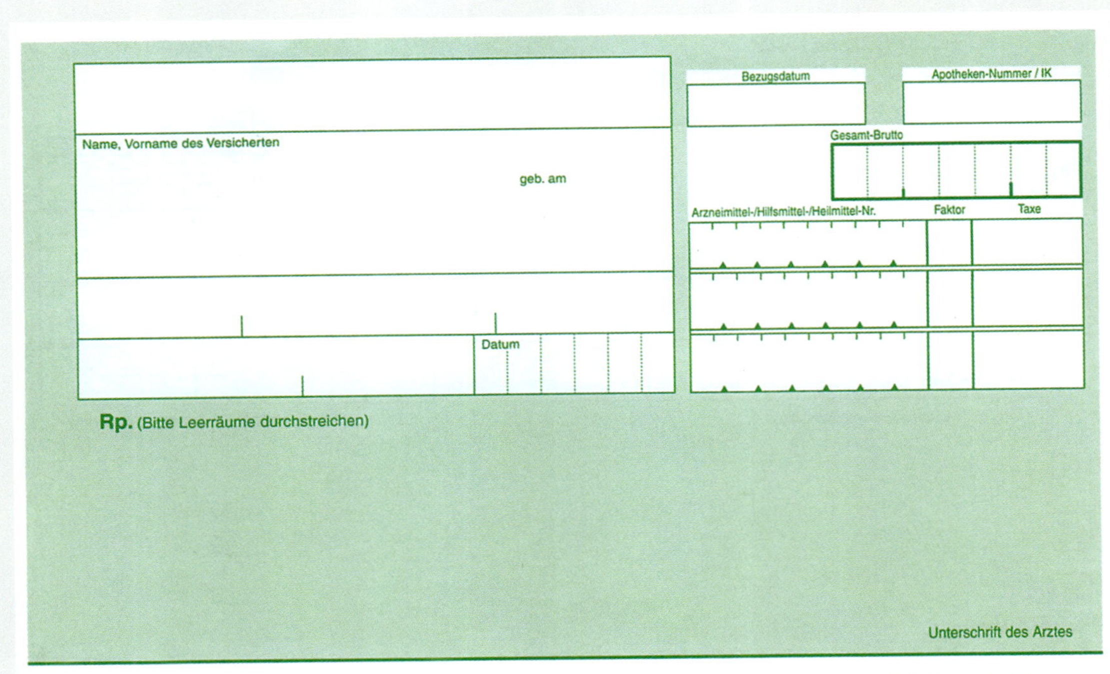

Abb. 2.3 Grünes Rezept

cken findet sich nun der Satz: „Dieses Rezept können Sie bei vielen gesetzlichen Krankenkassen zur Voll- oder Teilerstattung als Satzungsleistung einreichen." Der alte Hinweis (Dieses Rezept können Sie nicht zur Erstattung bei Ihrer gesetzlichen Krankenkasse einreichen.) entfällt.

Die gesetzlichen Krankenkassen haben seit 2012 die Möglichkeit, nicht verschreibungspflichtige Arzneimittel zu erstatten. Zahlreiche Kassen machen seither von dieser Möglichkeit Gebrauch und erstatten auf freiwilliger Basis die Kosten für OTC-Arzneimittel, insbesondere aus dem Bereich der besonderen Therapierichtungen. Die Varianz der Kostenerstattung ist jedoch unter den Kassen sehr groß. Manche Kassen erstatten die Kosten nur bis zu einer jährlichen Obergrenze, manche verlangen eine Selbstbeteiligung des Patienten. Daher sollte sich jeder Versicherte bei seiner Kasse über die Erstattungsmöglichkeiten erkundigen.

2.2.4 BtM-Rezept

⑦ Für einige Arzneistoffe oder Zubereitungen, die sogenannten Betäubungsmittel (BtM), bestehen besondere Verschreibungsvorschriften. Betäubungsmittel sind Stoffe oder Zubereitungen, die in den Anlagen I bis III des Betäubungsmittelgesetzes aufgeführt sind. Der Begriff Betäubungsmittel ist historisch bedingt. Früher waren Betäubungsmittel in der Regel Arzneistoffe zur Betäubung starker Schmerzen. Heute sind aber auch andere Substanzen wie Halluzinogene, Schlafmittel oder Amphetamine unter die Regelungen des Betäubungsmittelgesetzes gestellt. Die Gemeinsamkeit aller BtM-Substanzen ist ein gewisses Abhängigkeitspotenzial. Die betäubungsmittelrechtlichen Vorschriften sollen die Bevölkerung vor der missbräuchlichen Verwendung der BtM-Substanzen schützen. Leitliniengerecht eingesetzt, nehmen die in Anlage III aufgeführten verkehrs- und verschreibungsfähigen Wirkstoffe und Zubereitungen einen wichtigen Stellenwert in der Therapie von Erkrankungen ein.

Das gelb-orange BtM-Rezept (Abb. 2.4) besteht aus drei Teilen:

- Teil I: für den Verbleib in der Apotheke – letztes Blatt des BtM-Rezeptsatzes,
- Teil II: für die Apotheke zur Verrechnung mit dem Kostenträger bestimmt – erstes Blatt des BtM-Rezeptsatzes,
- Teil III: für den verschreibenden Arzt – mittleres Blatt des BtM-Rezeptsatzes.

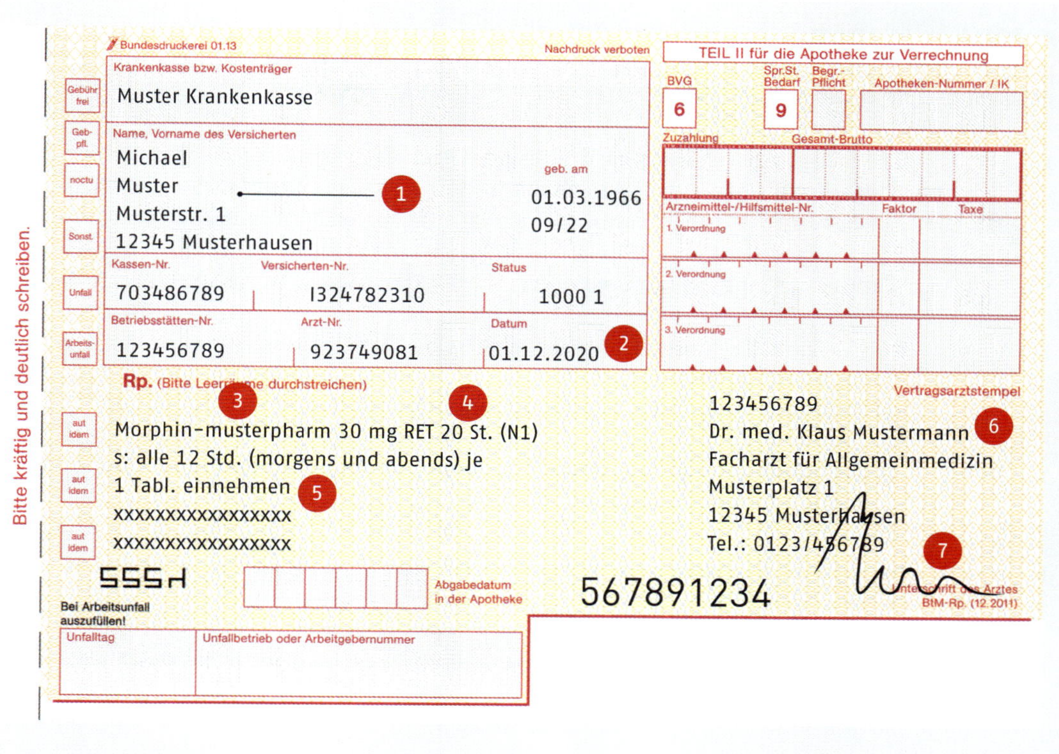

Bundesdruckerei 01.13
Nachdruck verboten

Krankenkasse bzw. Kostenträger
Muster Krankenkasse

Gebühr frei
Geb.-pfl.
noctu
Sonst.
Unfall
Arbeits-unfall

Name, Vorname des Versicherten
Michael
Muster
Musterstr. 1
12345 Musterhausen
geb. am
01.03.1966
09/22

Kassen-Nr.	Versicherten-Nr.	Status
703486789	1324782310	1000 1

Betriebsstätten-Nr.	Arzt-Nr.	Datum
123456789	923749081	01.12.2020

Rp. (Bitte Leerräume durchstreichen)

aut idem
aut idem
aut idem

Morphin-musterpharm 30 mg RET 20 St. (N1)
s: alle 12 Std. (morgens und abends) je
1 Tabl. einnehmen
xxxxxxxxxxxxxxxx
xxxxxxxxxxxxxxxx

555H

Abgabedatum in der Apotheke

567891234

Bei Arbeitsunfall auszufüllen!

Unfalltag	Unfallbetrieb oder Arbeitgebernummer

TEIL II für die Apotheke zur Verrechnung

BVG	Spr.St. Bedarf	Begr.-Pflicht	Apotheken-Nummer / IK
6	9		

Zuzahlung
Gesamt-Brutto

Arzneimittel-/Hilfsmittel-Nr.	Faktor	Taxe
1. Verordnung		
2. Verordnung		
3. Verordnung		

Vertragsarztstempel
123456789
Dr. med. Klaus Mustermann
Facharzt für Allgemeinmedizin
Musterplatz 1
12345 Musterhausen
Tel.: 0123/456789

Unterschrift des Arztes
BtM-Rp. (12.2011)

Bitte kräftig und deutlich schreiben.

Abb. 2.4 BtM-Rezept

Die BtM-Rezeptsätze können Ärzte, Zahnärzte oder Tierärzte vom BfArM (Abteilung Bundesopiumstelle) beziehen.

Gemäß der Betäubungsmittel-Verschreibungsverordnung (BtMVV) muss ein BtM-Rezept folgende Angaben enthalten:

1. Name, Vorname, Anschrift des Patienten,
2. Ausstellungsdatum,
3. eindeutige Arzneimittelbezeichnung,
4. Menge des verschriebenen Arzneimittels in Gramm oder Milliliter, Stückzahl der abgeteilten Form; zu beachten ist, dass die Angaben N1, N2, N3 oder 1 OP keine Stückzahl- oder Mengenangaben sind,
5. Gebrauchsanweisung mit Einzel- und Tagesgabe oder der Hinweis auf eine schriftliche Gebrauchsanweisung des Arztes,
6. Name des verschreibenden Arztes, seine Berufsbezeichnung und Anschrift einschließlich Telefonnummer,
7. Unterschrift des verschreibenden Arztes, Zahnarztes oder Tierarztes, im Vertretungsfall darüber hinaus der Vermerk i. V.,
   - weitere Angaben wie die Buchstaben „A“, „S“, „Z“, „T“, „K“ oder „N“ (Tab. 2.1),
   - bei Praxisbedarf: anstelle der Angaben nach Nummer 1 und 5 – Vermerk Praxisbedarf.

Die Bedeutung der einzelnen Felder auf dem BtM-Rezept, wie beispielsweise gebührenfrei, noctu oder aut idem, entsprechen denen des Kassenrezepts (▸ Kap. 2.2.1). Eine Besonderheit des BtM-Rezepts ist die aufgedruckte BtM-Nummer. Mit dieser BtM-Rezeptnummer lässt sich jedes BtM-Rezept dem jeweils verordnenden Arzt zuordnen.

Neben einem oder 2 Betäubungsmitteln darf auf einem BtM-Rezept auch ein Nicht-BtM (z. B. ein Abführmittel) verschrieben werden. Jedoch darf ein Nicht-BtM nicht alleine auf einem BtM-Rezept verordnet werden.

Von der Apotheke sind bei der Abgabe die gleichen Angaben wie beim Kassenrezept aufzudrucken.

Notfallverschreibung

In bestimmten Notfallsituationen, wie beispielsweise im Notdienst oder bei Hausbesuchen, kann es zu Situationen kommen, in denen der Arzt ein Betäubungsmittel dringend verordnen muss und kein BtM-Rezeptformular zur Verfügung hat. In solchen Fällen kann der Arzt eine Notfallverschreibung ausstellen. In der Regel verwendet der Verschreibende dann ein Kassen- oder Privatrezept und kennzeichnet dieses mit „Notfallverschreibung“. Alle o. g. erforderlichen Angaben muss auch die Notfallverschreibung enthalten. Wird die Ver-

Tab. 2.1 Buchstabenkennungen auf dem BtM-Rezept

Abkürzung	Beschreibung
A	Innerhalb von 30 Tagen darf der Arzt für einen Patienten max. 2 Betäubungsmittel bis zur Höchstmenge verschreiben. Bei Überschreitung der Höchstmenge und/oder der Verordnung von mehr als 2 Betäubungsmitteln liegt eine Ausnahme-Verordnung vor. Diese ist mit **A** zu kennzeichnen.
S	Eine Verschreibung von Arzneimitteln zur Substitutionstherapie ist mit **S** zu kennzeichnen.
Z	Wird für einen Substitutionspatienten neben seinem Sichtbezug zusätzlich eine für 2–5 Tage ausreichende Menge des Substitutionsmittels zur eigenverantwortlichen Einnahme verordnet, muss auf dem BtM-Rezept neben dem **S** noch ein **Z** aufgebracht werden.
T	Take-Home-Rezepte über den eigenverantwortlichen Bedarf von Substitutionspatienten müssen neben **S** zusätzlich mit einem **T** gekennzeichnet werden.
K	Der Buchstabe **K** ist auf nachgereichten BtM-Rezepten für den Bedarf von Kauffahrteischiffen aufzubringen.
N	Hat der Arzt im Rahmen einer Notfallverordnung (z. B. Hausbesuch) für das Verschreiben eines BtM ein Kassen- oder Privatrezept verwendet (s. u.), muss das unverzüglich nachgereichte BtM-Rezept mit dem Buchstaben **N** gekennzeichnet werden.

ordnung in der Apotheke eingereicht, muss der Apotheker unverzüglich nach Vorlage den Arzt möglichst vor der Abgabe des BtM über die Belieferung informieren. Der Arzt muss unverzüglich ein BtM-Rezept mit der Kennung „N“ nachreichen. Die Notfallverschreibung und das nachgereichte BtM-Rezept müssen in der Apotheke verbunden werden. Die Abrechnung mit der Krankenkasse erfolgt mit dem Teil II des „N“ gekennzeichneten BtM-Rezepts.

Cave

Die Notfallverschreibung muss am Ausstellungstag oder spätestens einen Tag danach in der Apotheke eingelöst werden. Notfallverschreibungen, die vor mehr als einem Tag ausgestellt wurden, dürfen nicht beliefert werden.

Cannabis-Verordnungen

Das sogenannte „Cannabisgesetz“ ermöglicht Ärzten seit 2017, Patienten mit schwerwiegenden Erkrankungen und fehlenden Therapieoptionen Cannabis auch in Form getrockneter Blüten oder als Extrakt als Betäubungsmittel zu verordnen. Dafür wurde Cannabis zu medizinischen Zwecken durch Änderung des Betäubungsmittelgesetzes (BtMG) von Anlage I in Anlage III überführt und ist damit verkehrs- und verschreibungsfähig. Vor dieser Änderungen galt dies nur für Zubereitungen aus Cannabis, die als Fertigarzneimittel zugelassen sind, sowie Betäubungsmittel mit Dronabinol und Nabilon. Die Kosten für die Therapie werden nach Genehmigung durch die gesetzlichen Krankenkassen übernommen.

Eine Verordnung über Cannabis muss den Vorgaben des § 9 BtMVV entsprechen (▸ Kap. 2.2.4). Jedoch sind folgende Besonderheiten bei einer Cannabis-Verschreibung zu beachten:

- Arzneimittelbezeichnung: Die Angabe „Cannabisblüten“ oder „Cannabis flos“ als Arzneimittelbezeichnung für Cannabisblüten ist nicht ausreichend, da es für die medizinische Anwendung verschiedene Sorten gibt. Diese unterscheiden sich je nach Sorte hinsichtlich ihres Gehalts der Hauptwirkstoffe Δ^9-Tetrahydrocannabinol (THC) und Cannabidiol (CBD) beträchtlich. Daher muss die Angabe „Cannabisblüten“ durch die Sorte spezifiziert sein. Die Angabe der Sorte (z. B. Bedrocan, Bedrobinal Penelope, Pedanios) macht die Verschreibung eindeutig.
- Gebrauchsanweisung mit Einzel- und Tagesgabe oder falls dem Patienten eine schriftliche Gebrauchsanweisung übergeben wurde, ein Hinweis auf diese schriftliche Gebrauchsanweisung. Sollte der Arzt „gemäß schriftlicher Anweisung“ verordnen, muss die schriftliche Anweisung der Apotheke bekannt sein. Dies sollte dem Apotheker vom Patienten vorgelegt werden. Ist dies nicht der Fall, muss der Apotheker die Verordnung als „nicht plausibel“ bewerten

und das Rezepturarzneimittel darf nach ApBetrO bis zur Klärung des Sachverhalts nicht hergestellt werden.

Verschreibungen von Cannabisblüten und -extrakten sowie Donabinol durch Zahn- und Tierärzte sind nicht zulässig.

Die in den Cannabisblüten enthaltenen Inhaltsstoffe müssen erst durch Erhitzen in die pharmakologisch wirksamen Formen umgewandelt werden. Der Arzt muss entscheiden, ob der Patient die Cannabisblüten durch Inhalation oder in oraler Form anwenden soll. Als pharmazeutisch geeignete Darreichungsformen kommen lediglich die Inhalation per Verdampfer oder die Zubereitung eines Tees infrage. Das Rauchen in Kombination mit Tabak oder das Einbacken in Kekse sind aus Gründen der Arzneimitteltherapiesicherheit keine geeigneten Anwendungsformen. Zur Inhalation und für die Teezubereitung verordnete Cannabisblüten müssen in der Apotheke gemahlen und gesiebt und entweder mit einer Dosierhilfe oder vorportioniert abgegeben werden. Eine Abgabe von unverarbeiteten Cannabisblüten ist nur in Ausnahmefällen möglich. Es muss dafür sichergestellt sein, dass das Mahlen und die Dosierung durch den Patienten sicher erfolgen können.

In Kapitel ▸Kap. 34 wird näher auf den Umgang mit BtM eingegangen.

Korrekturmöglichkeiten

Auch bei BtM-Rezepten können fehlende oder erkennbare Irrtümer in dringenden Fällen wie folgt korrigiert werden:

Korrekturen durch den Arzt: Bemerkt der Arzt einen Schreibfehler oder eine falsche Angabe, noch bevor das Rezept die Praxis verlassen hat, kann er dies korrigieren. Die Korrektur muss er mit seiner Unterschrift bestätigen. Dies muss auf allen drei Teilen des BtM-Rezepts erkennbar sein.

Korrekturen in der Apotheke: Wird durch den Apotheker ein Irrtum auf der Verschreibung erkannt oder ist die Verschreibung unleserlich oder fehlerhaft, kann der Apotheker nach Rücksprache mit dem Arzt die fehlerhaften Angaben korrigieren. Die Korrekturen sind auf Teil I und II zu vermerken. Der Arzt muss auf Teil III die Änderung ebenfalls vornehmen. Eine fehlende Unterschrift kann nicht geheilt werden.

2.2.5 T-Rezept

⑧ Für die Arzneistoffe Lenalidomid, Pomalidomid und Thalidomid gibt es gesonderte Verschreibungsregelungen. Neben den allgemeinen Regelungen nach AMVV müssen die zusätzlichen Bedingungen nach § 3a AMVV berücksichtigt werden. Die bei bestimmten Krebserkrankungen, z. B. dem multiplen Myelom, eingesetzten Arzneistoffe besitzen eine teratogene Wirkung. Daher sind für die Therapie und bei der Verordnung dieser Substanzen besondere Sicherheitsvorschriften zu beachten. Sie können ausschließlich mit dem vorgeschriebenen Formular, dem T-Rezept, verordnet werden (○ Abb. 2.5). Eine Notfallverschreibung analog den Regelungen der BtMVV ist bei lenalidomid-, pomalidomid- und thalidomidhaltigen Arzneimitteln nicht möglich.

Das T-Rezept besteht aus 2 Teilen. Beide Teile müssen in der Apotheke vorgelegt werden. Teil I dient zur Abrechnung mit dem Kostenträger. Teil II wird von der Apotheke wöchentlich an das BfArM zur Auswertung geschickt.

Folgende Angaben müssen bei der Verschreibung gemacht werden:

1. Name und Geburtsdatum des Patienten.
2. Datum der Ausfertigung. Zu beachten ist, dass die Gültigkeit des T-Rezepts bis zu 6 Tage nach dem Verschreibungsdatum beträgt.
3. Der Arzt hat durch Ankreuzen zu bestätigen: Alle Sicherheitsbestimmungen wurden eingehalten und dem Patienten wurde das medizinische Informationsmaterial ausgehändigt.
4. Weiterhin hat der Arzt durch Ankreuzen zu bestätigen, ob die Behandlung innerhalb (in-label) oder außerhalb (off-label) der zugelassenen Anwendungsbereiche erfolgt.
5. Bezeichnung, Darreichungsform und Menge des Fertigarzneimittels inkl. der Stärke sowie die Dosierung. Bei der Verordnung lenalidomid-, pomalidomid- und thalidomidhaltiger Arzneimittel sind Höchstmengen zu beachten. Die Höchstmenge darf je Verschreibung für Frauen im gebärfähigen Alter den Bedarf für 4 Wochen, ansonsten den Bedarf für 12 Wochen nicht übersteigen. Die Verschreibungshöchstmenge ist vom Apotheker in jedem Einzelfall anhand der ihm zur Belieferung vorgelegten ordnungsgemäßen ärztlichen Verordnung zu überprüfen.
6. Name, Vorname, Berufsbezeichnung, Anschrift und Telefonnummer des verschreibenden Arztes.
7. Unterschrift des Arztes.

Auf T-Rezepten kann nur ein Arzneimittel und ausschließlich ein lenalidomid-, pomalidomid- oder thalidomidhaltiges Arzneimittel verordnet werden. Die Apotheke ist, wie bei allen Verordnungen, verpflichtet, auch T-Rezepte vor der Abgabe sorgfältig zu prüfen. T-Rezepte dürfen insbesondere dann nicht beliefert werden, wenn auf dem T-Rezept die Bestätigungen fehlen, dass die Sicherheitsbestimmungen eingehalten wurden und dass dem Patienten das entsprechende Informationsmaterial ausgehändigt wurde. Diese Bestätigungen müssen auf jedem T-Rezept erfolgen, so auch

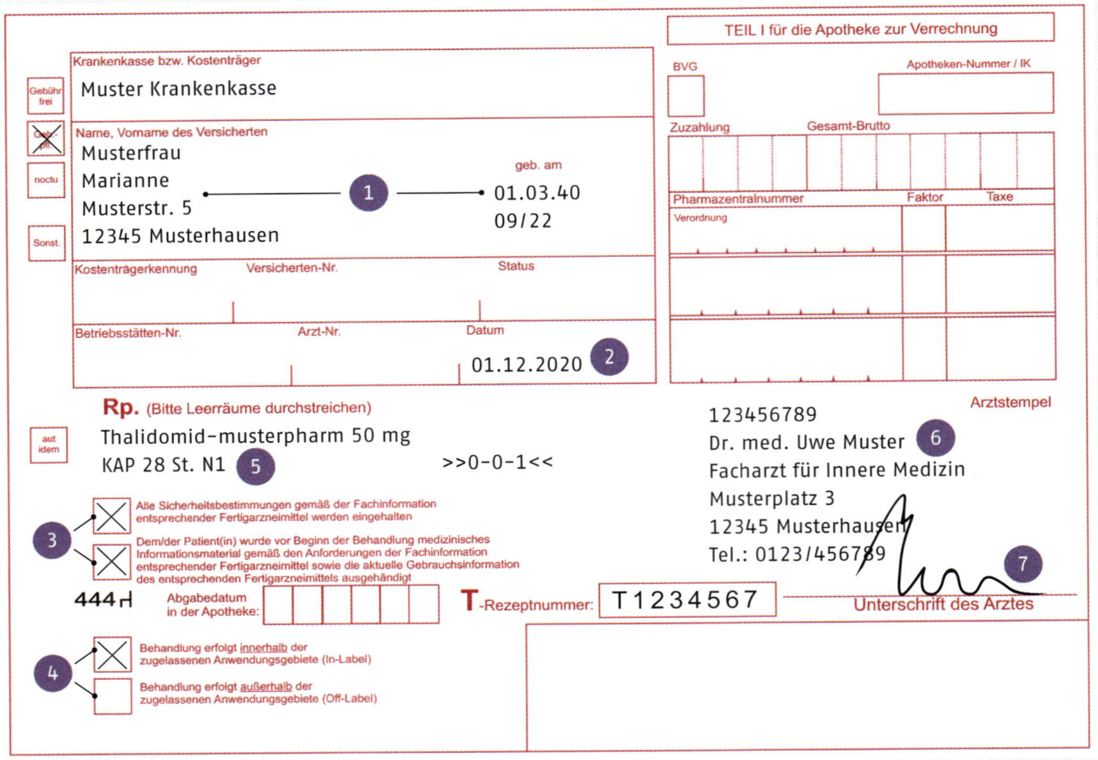

TEIL I für die Apotheke zur Verrechnung

Gebühr frei | noctu | Sonst.

Krankenkasse bzw. Kostenträger
Muster Krankenkasse

Name, Vorname des Versicherten
Musterfrau
Marianne
Musterstr. 5
12345 Musterhausen

geb. am
01.03.40
09/22

Kostenträgerkennung | Versicherten-Nr. | Status

Betriebsstätten-Nr. | Arzt-Nr. | Datum
01.12.2020

BVG | Apotheken-Nummer / IK
Zuzahlung | Gesamt-Brutto
Pharmazentralnummer | Faktor | Taxe
Verordnung

aut idem

Rp. (Bitte Leerräume durchstreichen)
Thalidomid-musterpharm 50 mg
KAP 28 St. N1
>>0-0-1<<

Arztstempel
123456789
Dr. med. Uwe Muster
Facharzt für Innere Medizin
Musterplatz 3
12345 Musterhausen
Tel.: 0123/456789

Alle Sicherheitsbestimmungen gemäß der Fachinformation entsprechender Fertigarzneimittel werden eingehalten

Dem/der Patient(in) wurde vor Beginn der Behandlung medizinisches Informationsmaterial gemäß den Anforderungen der Fachinformation entsprechender Fertigarzneimittel sowie die aktuelle Gebrauchsinformation des entsprechenden Fertigarzneimittels ausgehändigt

444 H | Abgabedatum in der Apotheke: | T-Rezeptnummer: T1234567 | Unterschrift des Arztes

Behandlung erfolgt innerhalb der zugelassenen Anwendungsgebiete (In-Label)

Behandlung erfolgt außerhalb der zugelassenen Anwendungsgebiete (Off-Label)

Abb. 2.5 T-Rezept

auf Folgeverordnungen. Fehlende Kreuze können durch den Apotheker auch nach telefonischer Rücksprache **nicht** gesetzt werden.

Von der Apotheke sind bei der Abgabe dieselben Angaben wie beim Kassenrezept aufzudrucken. Zusätzlich bittet das BfArM die Apotheke, auf der Rückseite des Teils II des T-Rezepts den Apothekenstempel anzubringen.

Cave

Sowohl das BfArM als auch die Krankenkassen überprüfen die Korrektheit der T-Rezeptverschreibungen sehr genau. Um Retaxationen oder strafrechtliche Konsequenzen zu vermeiden, sollten T-Rezepte genau geprüft werden. In Zweifelsfällen ist immer mit dem Arzt Rücksprache zu halten. Die notwendigen Korrekturen sollten vom Arzt vorgenommen werden. Da es sich um hochpreisige Arzneimittel handelt, sind Retaxationen wirtschaftlich schwerwiegend.

2.2.6 Entlassrezept

Damit Patienten nach einem Klinikaufenthalt sofort die entsprechende Anschlussmedikation erhalten können, ohne zuvor einen niedergelassenen Arzt aufsuchen zu müssen, können Klinikärzte bei der Entlassung ein Entlassrezept ausstellen. Die Möglichkeit, Patienten bei der Entlassung vor Feiertagen oder Wochenenden Arzneimittel für die Überbrückung mitzugeben, besteht weiterhin.

Bei der Ausstellung und Belieferung von Entlassrezepten sind einige Besonderheiten zu beachten. Durch den Aufdruck „Entlassmanagement" im Feld für die Versichertendaten unterscheidet sich diese Rezeptart vom „normalen" rosa Kassenrezept. Entlassrezepte können ausschließlich Ärzte mit abgeschlossener Facharztweiterbildung ausstellen.

Darüber hinaus gelten zahlreiche Sonderregelungen:

1. Status: Im Feld Status ist vom Klinikarzt die Ziffer „4" an der letzten Stelle aufzubringen.
2. Betriebsstätten-Nr.: Die Klinik erhält auf Antrag bei der Kassenärztlichen Vereinigung eine Betriebsstättennummer (BSNR) für das Entlassmanagement. Die BSNR beginnt mit „75".

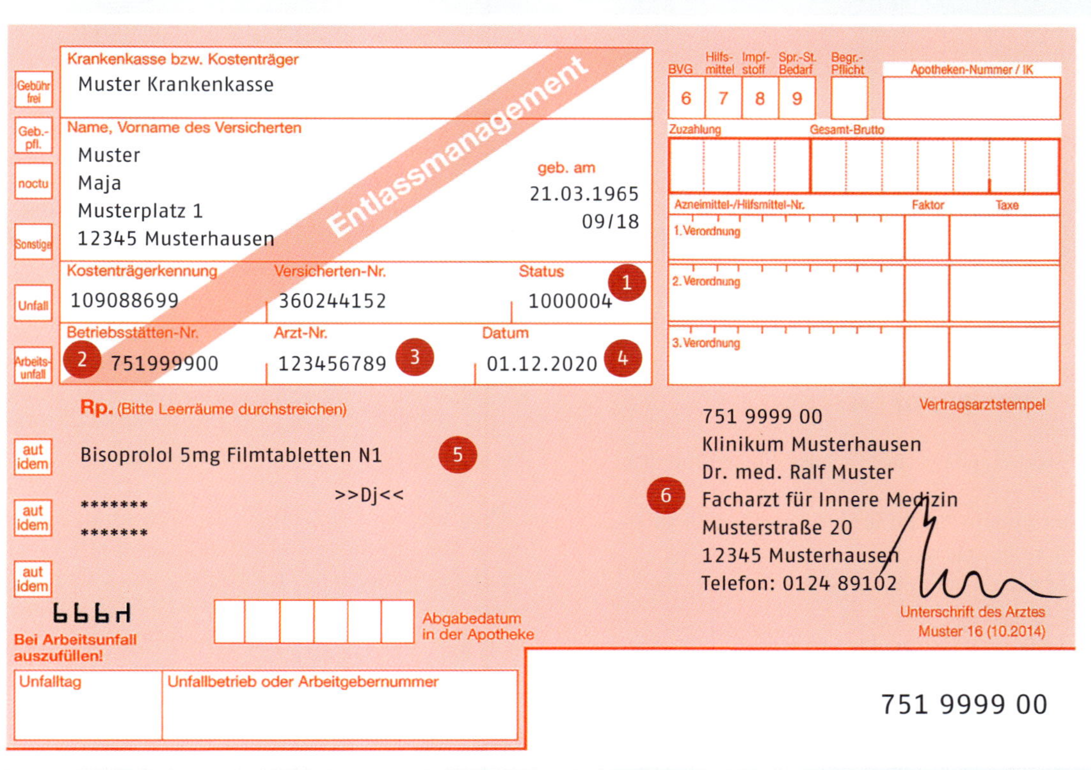

Gebühr frei
Geb.-pfl.
noctu
Sonstige
Unfall
Arbeitsunfall

Krankenkasse bzw. Kostenträger
Muster Krankenkasse

Name, Vorname des Versicherten
Muster
Maja
Musterplatz 1
12345 Musterhausen
geb. am
21.03.1965
09/18

Entlassmanagement

Kostenträgerkennung	Versicherten-Nr.	Status
109088699	360244152	1000004 (1)

Betriebsstätten-Nr.	Arzt-Nr.	Datum
(2) 751999900	123456789 (3)	01.12.2020 (4)

BVG | Hilfsmittel 7 | Impfstoff 8 | Spr.-St. Bedarf 9 | Begr.-Pflicht
6 7 8 9
Apotheken-Nummer / IK
Zuzahlung
Gesamt-Brutto
Arzneimittel-/Hilfsmittel-Nr. | Faktor | Taxe
1. Verordnung
2. Verordnung
3. Verordnung

Rp. (Bitte Leerräume durchstreichen)

aut idem
Bisoprolol 5mg Filmtabletten N1 (5)
aut idem
****
****
>>Dj<<
aut idem

6664

Bei Arbeitsunfall auszufüllen!
Abgabedatum in der Apotheke

Vertragsarztstempel
751 9999 00
Klinikum Musterhausen
Dr. med. Ralf Muster
(6) Facharzt für Innere Medizin
Musterstraße 20
12345 Musterhausen
Telefon: 0124 89102
Unterschrift des Arztes
Muster 16 (10.2014)

Unfalltag | Unfallbetrieb oder Arbeitgebernummer

751 9999 00

Abb. 2.6 Entlassrezept

3 Arzt-Nr.: Hier wird die Krankenhausarztnummer aufgedruckt.

4 Datum: Entlassdatum des Patienten. Die Verordnung ist drei Werktage, inklusive des Ausstellungstages, gültig. Ein am Freitag ausgestelltes Entlassrezept kann bis zum folgenden Montag eingelöst werden. Auch bei BtM- und T-Rezepten gilt die verkürzte Gültigkeit.

5 Packungsgröße: Es dürfen nur Arzneimittel mit der kleinsten Packungsgrößenkennzeichnung N1 verordnet und abgegeben werden.

6 Arztstempel bzw. -aufdruck und Unterschrift: Neben der BSNR, Straße, PLZ, Ort und Telefonnummer muss der Vor- und Nachname sowie die Facharztbezeichnung des Arztes aufgebracht werden. Im Ausnahmefall kann bei fehlender Facharztweiterbildung das Entlassrezept unter fachärztlicher Aufsicht/Anleitung ausgestellt werden. Dann muss der verschreibende Arzt mit „i. V." unter Angabe des Vor- und Nachnamens und der Berufsbezeichnung, unterzeichnen.

Auch BtM- oder T-Rezepte können als Entlassrezepte ausgestellt werden. Hierbei sind neben den o. g. Sonderregelungen die Vorgaben der BtMVV bzw. der AMVV zu beachten.

2.2.7 Wiederholungsrezept

Seit März 2020 ist es Ärzten möglich, für verschreibungspflichtige Humanarzneimittel Wiederholungsrezepte ausstellen, um für chronisch kranke Patienten dasselbe Medikament bis zu vier Mal nacheinander zu verordnen. Die Verordnung ist für die wiederholende Abgabe vom Verordner entsprechend zu kennzeichnen. Weiterhin ist die Anzahl der Wiederholungen (maximal 3) sowie ggf. die Gültigkeitsdauer auf der Verordnung anzugeben. Dies ist zurzeit jedoch nur bei Privatrezepten möglich. Über die Regelungen bei GKV-Versicherten sind die Verhandlungen zwischen der Kassenärztlichen Bundesvereinigung (KBV), dem Deutschen Apothekerverband (DAV) und dem Spitzenverband der Gesetzlichen Krankenversicherung (GKV) noch nicht abgeschlossen. Derzeit sieht das Gesetz vor, dass solche Rezepte bis zu einem Jahr nach Ausstellungsdatum zulasten der Krankenkasse durch Apotheken beliefert werden können. Die Details zur Abrechnung mit den Kassen sind ebenfalls noch zu klären.

Die wiederholte Abgabe von verschreibungspflichtigen Tierarzneimitteln auf dieselbe Verschreibung ist nicht möglich.

Gültigkeit von Rezepten

Gültigkeit nach Ausstellungsdatum der unterschiedlichen Rezeptformen:

- Kassenrezept: 28 Tage zulasten der GKV, 3 Monate als Privatrezept,
- Privatrezept: 3 Monate,
- grünes Rezept: unbegrenzt gültig (bei nicht verschreibungspflichtigen Arzneimitteln),
- BtM-Rezept: 7 Tage (Tag der Ausstellung zählt nicht mit),
- T-Rezept: 6 Tage (Tag der Ausstellung zählt nicht mit),
- Isotretinoin-Verordnung: 6 Tage (Tag der Ausstellung zählt nicht mit),
- Entlassrezept: 3 Werktage inkl. Ausstellungsdatum,
- Wiederholungsrezept (Privatrezept): 3 Monate oder entsprechend festgelegte Gültigkeitsdauer auf dem Rezept,
- Hilfsmittelrezepte: in der Regel 28 Tage zulasten der GKV (abweichende Regelungen je nach Liefervertrag möglich),
- Tierarzneimittelrezept: 3 Monate oder entsprechend festgelegte Gültigkeitsdauer auf dem Rezept.

2.3 Exkurs: Rezeptfälschung

Leider tritt hin und wieder der Fall ein, dass nicht berechtigte Personen versuchen, mithilfe von gefälschten Rezepten verschreibungspflichtige Arzneimittel zu erhalten. Es kommen in der Regel Kassenrezept- und Privatrezeptfälschungen vor. Aufgrund der hohen Sicherheitsanforderungen kommen Fälschungen im Bereich der BtM-Rezepte sehr selten vor. Jedoch werden bei Einbrüchen in Arztpraxen Rezeptformulare gestohlen, um dann mithilfe dieser gestohlenen Formulare in missbräuchlicher Absicht verschreibungspflichtige Arzneimittel zu erhalten.

Der Apotheker muss daher jede Verordnung auch auf mögliche Fälschungen prüfen. Insbesondere Arzneimittel mit ZNS-Wirkung oder Substanzen, die missbräuchlich zu Dopingzwecken verwendet werden, sind bei Rezeptfälschern besonders beliebt. Bei Verordnungen über folgende Substanzgruppen sollte der Apotheker bei der Abgabe besonders wachsam bezüglich möglicher Fälschungen sein: Benzodiazepine, opioide Analgetika, Psychopharmaka, missbräuchlich verwendete Wirkstoffe zu Dopingzwecken (Somatropin, Erythropoetin, Testosteron, Tamoxifen, Clomifen und Clenbuterol).

Welche Punkte könnten ein Hinweis auf eine Fälschung sein?

- Schreibfehler oder Formfehler auf der Verordnung,
- unterschiedliche Schriften auf der Verordnung,
- unübliche Bezeichnungen (z. B. eine Schachtel, ein Päckchen),
- größere Mengen eines auffälligen Wirkstoffs,
- Patient ist unbekannt,
- der verordnende Arzt ist aus einer anderen Stadt,
- Zeitpunkt der Rezepteinlösung, die eine Rücksprache mit den verordnenden Arzt erschwert (Freitagnachmittag, Samstag oder im Notdienst).

Sollten Sie an der Echtheit der Verordnung zweifeln, muss die Echtheit durch Rücksprache mit dem Arzt verifiziert werden. Die Belieferung eines als Fälschung erkannten Rezepts ist unzulässig. Die Abgabe des Arzneimittels ist dann zu verweigern.

2.4 Rezeptsprache

Traditionell wird von Ärzten bei der Verordnung eine bestimmte Rezeptsprache verwendet. Häufig werden hierbei lateinische Ausdrücke abgekürzt. Diese Form des Rezeptierens wird immer weniger verwendet. Jedoch sind einige Begriffe und Abkürzungen nach wie vor gebräuchlich. Die Übersichten in ◘ Tab. 2.2, ◘ Tab. 2.3 und ◘ Tab. 2.4 stellen die wichtigsten Abkürzungen und Begriffe zusammen.

Tab. 2.2 Abkürzungen auf Rezepten und ihre Bedeutung

Abkürzung	Latein	Deutsch
āā, ana	ana partes aequales	Zu gleichen Teilen
āā ad	ana partes aequales ad	Zu gleichen Teilen bis …
ad us. ext.	ad usum externum	Zum äußerlichen Gebrauch
alb.	albus	Weiß
amp.	ampulla	Ampulle
anhydr.	anhydricus	Wasserfrei
aq. dem.	aqua demineralisata	Entmineralisiertes Wasser
aq. dest.	aqua destillata	Destilliertes Wasser
aq. purif.	aqua purificata	Gereinigtes Wasser
aut id.	aut idem	Oder das Gleichwertige
aut simil.	aut simile	Oder Ähnliches
bidest.	bidestillatus	Doppelt destilliert
c.	cum	Mit
–	cave	Vermeide, Vorsicht
conc., concis.	concisus	Zerschnitten, geschnitten
conc.	concentratus	Konzentriert
dil., dilut.	dilutus, dilutio	Verdünnt, Verdünnung
div. i. part. aeq.	divide in partes aequales	Teile in gleiche Teile
d.s.	da, signa	Gib und bezeichne
d.t.d.	dentur tales doses	Solche Mengen sollen gegeben werden
emuls.	emulsio	Emulsion
flav.	flavus	Gelb
gtt.	gutta, guttae	Tropfen
I.E.	–	Internationale Einheiten
i.m.	–	Intramuskulär (in den Muskel)
i.v.	–	Intravenös (in die Vene)
liq	liquor, liquidus	Flüssigkeit, flüssig
m.d.s.	misce, da, signa	Stelle her, gib ab und beschrifte
m.f. …	misce, fiat …	Mische, damit entstehe
–	mollis, molle	Weich
N	–	Normgröße
–	noctu	Nachts
OP	–	Originalpackung
pulv.	pulvis, pulveratus	Pulver, gepulvert
q.s.	quantum satis	Soviel wie nötig
Rp.	recipe	Nimm
s.	signa	Bezeichne
sol.	Solutio, solutus	Lösung, gelöst
supp.	suppositorium	Zäpfchen
tabl.	tabulettae	Tablette
tot.	totus	Ganz
ungt.	unguentum	Salbe

Tab. 2.3 Abkürzungen von Darreichungsformen im ABDA-Artikelstamm

Abkürzung	Darreichungsform
ATR	Augentropfen
AUS	Augensalbe
CRE	Creme
DOS	Dosieraerosol
ESU	Erwachsenensuppositorien
FTA	Filmtabletten
INF	Infusionslösung
KAP	Kapseln
KKS	Kleinkindersuppositorien
KSU	Kindersuppositorien
LOT	Lotion
NSA	Nasensalbe
RKA	Retardkapseln
RET	Retardtabletten
TMR	Tabletten, magensaftresistente
TSA	Trockensaft
VTA	Vaginaltabletten
ZAM	Zylinderampullen

Wichtiges in Kürze

① Die rechtliche Grundlage für die Ausstellung von Rezepten ist die Arzneimittelverschreibungsverordnung (AMVV). Neben dieser Rechtsverordnung sind aber noch zahlreiche andere Bestimmungen zu beachten.

② Ein Arzt darf nur im Rahmen seiner Approbation verschreiben. Das heißt, dass der Arzt nur in dem Bereich der medizinischen Wissenschaft verschreiben darf, in der er ausgebildet ist.

③ Es können nur mit dem Muster-16-Formular, dem sogenannten „rosa Rezept", Arzneimittel zulasten der gesetzlichen Krankenversicherung verordnet werden.

④ Wurden wichtige Angaben vom Arzt nicht gemacht bzw. ein Rezept falsch ausgestellt, kann der Apotheker unter Beachtung der Vorgaben der AMVV und der ApBetrO den Fehler heilen, d. h. er kann nach Rücksprache mit dem Arzt bestimmte Angaben auf dem Rezept korrigieren.

⑤ Für Privatrezepte gibt es im Gegensatz zu den in der Versorgung von gesetzlich versicherten Patienten keine Formvorgaben. Ein Privatrezept kann genau genommen auf einem weißen Papier ausgestellt werden. Jedoch müssen alle Angaben gemäß AMVV vorhanden sein.

⑥ Das grüne Rezept bietet dem Arzt die Möglichkeit, seinem Patienten nicht verschreibungspflichtige Arzneimittel zu empfehlen. Die Kosten für diese Arzneimittel muss der Patient in der Regel jedoch selbst tragen.

⑦ Für einige Arzneistoffe oder Zubereitungen, die sogenannten Betäubungsmittel, bestehen besondere Verschreibungsvorschriften. Hierbei ist die BtMVV zu beachten.

⑧ Für die teratogenen Arzneistoffe Lenalidomid, Pomalidomid und Thalidomid, die bei bestimmten Krebserkrankungen eingesetzt werden, bestehen besondere Sicherheitsvorschriften. Sie können ausschließlich mit dem vorgeschriebenen Formular, dem T-Rezept, verordnet werden.

Tab. 2.4 Normgrößen nach Packungsgrößenverordnung

N	Beschreibung
N1	Packungen zur Akuttherapie oder zur Therapieeinstellung für eine Behandlungsdauer von 10 Tagen (Abweichung ± 20 % möglich)
N2	Packungen zur Dauertherapie, die einer besonderen ärztlichen Begleitung bedürfen für eine Behandlungsdauer von 30 Tagen (Abweichung ± 10 % möglich)
N3	Packungen für die Dauertherapie für eine Behandlung von 100 Tagen (Abweichung ± 5 % möglich)

Weiterführende Literatur

ABDA Bundesvereinigung Deutscher Apothekerverbände e. V. www.abda.de → Für Apotheker → FAQs und Checklisten →FAQ Cannabisgesetz (Mitgliederbereich, Zugriff: 06.04.2021)

Apothekenbetriebsordnung in der Fassung der Bekanntmachung vom 26. September 1995 (BGBl. I S. 1195), zuletzt geändert durch Artikel 2 der Verordnung vom 21. Oktober 2020 (BGBl. I S. 2260)

Arzneimittelverschreibungsverordnung vom 21. Dezember 2005 (BGBl. I S. 3632), zuletzt geändert durch Artikel 1 der Verordnung vom 16. Februar 2016 (BGBl. I S. 237)

Betäubungsmittel-Verschreibungsverordnung vom 20. Januar 1998 (BGBl. I S. 74, 80), zuletzt geändert durch Artikel 2 der Verordnung vom 2. Juli 2018 (BGBl. I S. 1078)

Bundesinstitut für Arzneimittel und Medizinprodukte (BfArM). Leitfaden für Ärzte und Apotheker zur Verordnung und Abgabe von Isotretinoin. www.bfarm.de (Zugriff 06.04.2021)

Bundesinstitut für Arzneimittel und Medizinprodukte (BfArM). www.bfarm.de → Bundesopiumstelle → T-Register (Zugriff 06.04.2021)

Deutsches Apothekenportal. www.deutschesapothekenportal.de (Zugriff 06.04.2021)

Friedrich T. Zwischen Systemversagen und Pragmatismus – Neue Rezept-Formalien in der Arzneimittelverschreibungsverordnung. Dtsch Apoth Ztg, 29: 24–27, 2015

Kassenärztliche Vereinigung Nordrhein. www.kvno.de → Praxis → Beratung → Pharmakotherapieberatung → Arzneimittel → Ausfüllhilfe: Kassenrezept (Muster 16, Zugriff 06.04.2021)

Häußermann K, Böhmer P. Betäubungsmittel in der Apothekenpraxis. 3. Aufl., Deutscher Apotheker Verlag, Stuttgart 2019

Landesapothekerkammer Baden Württemberg. www.lak-bw.de → Informationen zu gefälschten Rezepten (Mitgliederbereich, Zugriff 06.04.2021)

Weber C. Bunte Vielfalt – Rezepte im Apothekenalltag. PTAheute, 7: 18–21, 2012

Wessinger S, Mecking B. Vademecum für Pharmazeuten. 19. Aufl., Deutscher Apotheker Verlag, Stuttgart 2017

2

Tipps für PhiPs

Für Ihre Berufspraxis sind die Kenntnis der unterschiedlichen Rezeptarten und deren Anforderungen sehr wichtig. Daher empfiehlt es sich, sich zu Beginn Ihres Praktikums in der öffentlichen Apotheke intensiv mit den Inhalten des Kapitels auseinanderzusetzen und verschiedene Rezepte zu Übungszwecken auf ihre Vollständigkeit und Gültigkeit zu überprüfen. Auf die unterschiedlichen Arzneimittellieferverträge mit den gesetzlichen Krankenkassen wird in diesem Kapitel nicht näher eingegangen. Dieses Thema kann während des Praktikums in Ausbildungsgesprächen mit Ihrem ausbildenden Apotheker vertieft werden.

→ Arbeitsbogen Nr. 20 „Das Rezept – Rechtliche Grundlagen und Abrechnung"

Die Versorgung mit Hilfsmitteln kann mithilfe des BAK-Arbeitsbogens Nr. 19 erarbeitet werden.

→ Arbeitsbogen Nr. 19 „Hilfsmittelversorgung und -beratung"

Tipps für Weiterzubildende

Für Sie als Weiterzubildende dient dieses Kapitel zur Wiederholung. Es kann aber auch als Basis für eine interne Schulung von PhiPs oder PTA-Praktikanten zum Thema Rezept dienen. Im Rahmen der Ausbildung können Sie sich aktiv einbringen und dadurch Ihre persönlichen Kompetenzen im Bereich Mitarbeiterführung und Kommunikation ausbauen. Dies kann als praktische Tätigkeit Nr. 17 dokumentiert werden.

→ Praktische Tätigkeit Nr. 17 „Planung und Durchführung einer Teamfortbildung"

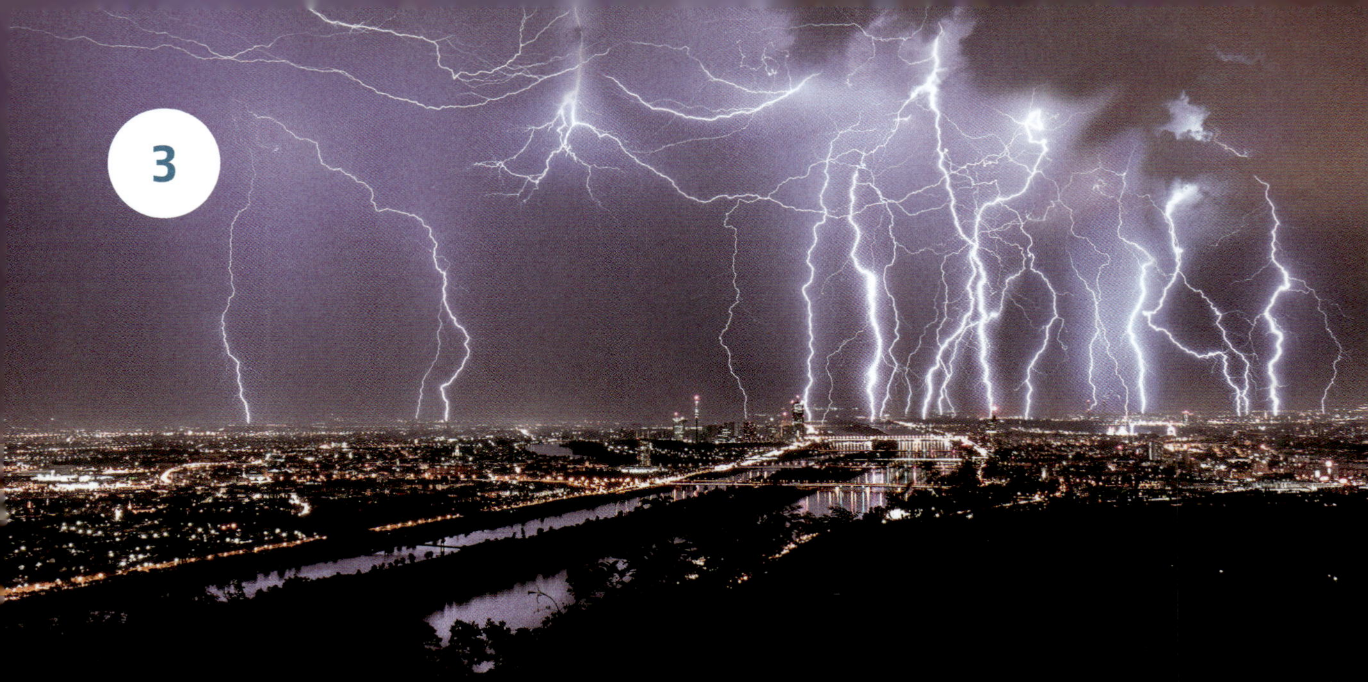

Schmerzen

Dr. Ines Winterhagen

Zahlreiche Kunden suchen die Apotheke auf, weil sie unter Schmerzen verschiedenster Art leiden. Hierzu zählen Kopf-, Zahn- oder Ohrenschmerz genauso wie Regel-, Muskel-, Gelenk- oder Rückenschmerz und nicht zuletzt auch massiver Tumorschmerz. Im folgenden Kapitel wird dargelegt, wie Sie in der Apotheke im Beratungsgespräch konkret die jeweiligen Symptome erfassen, um den Kunden entweder mit adäquaten Arzneimitteln im Rahmen der Selbstmedikation zu versorgen oder ggf. rechtzeitig an einen Arzt zu verweisen.

3.1 Grundlagen

3.1.1 Schmerzentstehung

Schmerzen entstehen durch mechanische, thermische, chemische oder elektrische Reize. Für das Schmerzempfinden sind die Nozizeptoren in der Haut, den Sehnen, im Bindegewebe, der Skelettmuskulatur und den Wänden der Hohlorgane (z. B. Gastrointestinaltrakt, Blase) verantwortlich. Die Schmerzwahrnehmung selbst erfolgt im ZNS. Hier wird der Schmerzreiz als Schmerzempfindung bewusst wahrgenommen und seine Lokalisation, Dauer und Intensität bewertet. Schmerzen werden emotional bei Angst, Stress und Depressionen verstärkt, hingegen bei Ablenkung oder Entspannung als schwächer empfunden.

3.1.2 Schmerzeinteilung

Schmerzen werden nach den folgenden verschiedenen Kriterien eingeteilt.

Einteilung der Schmerzen nach Zeitdauer

Akute Schmerzen (max. 3 Monate) sind in der Regel von kurzer Dauer und klingen nach einigen Stunden oder Tagen wieder ab, wenn ihre Ursachen behoben sind. Sie haben eine eindeutige Warn- und Schutzfunktion für den Körper. Beispiele für akute Schmerzen sind Schnittwunden, Prellungen, Verbrennungen oder Zahnschmerzen. Von **chronischen Schmerzen** spricht man, wenn über einen Zeitraum von mehr als 3 Monaten entweder anhaltende bzw. immer wiederkehrende oder sich ständig steigernde Schmerzen bestehen. Chronische Schmerzen haben im Gegensatz zu akuten Schmerzen ihre Schutz- und Warnfunktion weitgehend verloren. Sie werden zu einem eigenen Krankheitssymptom. Es kommt zur Bildung eines Schmerzgedächtnisses. Beispiele für chronische Schmerzen sind chronischer Rücken-, Kopf- oder Tumorschmerz sowie Arthrose.

Einteilung der Schmerzen nach Schmerzarten bzw. -qualitäten

Der **Nozizeptorschmerz** (z. B. Wundschmerz nach Verbrennung, Quetschung oder Schnitt, Schmerzen bei Entzündungsprozessen) entsteht über Erregung der Schmerzrezeptoren durch eine drohende oder eingetretene Verletzung des Körpergewebes. Betrifft das schmerzauslösende Trauma Körperstrukturen wie Knochen, Gelenke, Muskeln oder Haut, so spricht man vom somatischen Schmerz. Liegen die Nozizeptoren hingegen innerhalb der inneren Organe, handelt es sich um sogenannten viszeralen Schmerz (z. B. Gallenkolik, Ulkusschmerz, Blinddarmentzündung). Dieser wird als kolikartig, dumpf-drückend empfunden. **Neuropathischer Schmerz** (z. B. Gürtelrose, diabetische Polyneuropathie) wird durch Veränderungen an den schmerzleitenden Nervenfasern verursacht. Die Schmerzen werden meist als brennend oder einschießend beschrieben. **Funktioneller Schmerz** ist Ausdruck psychischer Beeinträchtigung. Er tritt häufig an verschiedenen Körperstellen auf und bewirkt bei den Betroffenen eine verstärkte Aufmerksamkeit gegenüber dem Schmerz. Aus funktionellem Schmerz kann durch Schonhaltung und erhöhter Muskelspannung ein **psychosomatischer Schmerz** werden.

Merke

Schmerzen selbst sind keine Krankheit, sondern ein subjektives Symptom, ein Alarmsignal, das den Körper vor schädigenden Einflüssen schützen soll. Die Unterscheidung zwischen nozizeptivem und neuropathischem Schmerz ist eine der wichtigsten Voraussetzungen für die Wahl des Analgetikums.

3

3.1.3 Schmerzerfassung

① Vor jeder Schmerztherapie muss die Ursache der Schmerzen durch Befragen des Kunden abgeklärt werden. Neuropathischer Schmerz benötigt beispielsweise andere Analgetika als Nozizeptorschmerz. Im Beratungsgespräch sind folgende Fragen zu stellen:

- Wo haben Sie Ihre Schmerzen (Bestimmen der Lokalisation: z. B. Kopf, Hals, Rücken)?
- Wie stark sind Ihre Schmerzen (Erfassen der Schmerzstärke)?
- Seit wann haben Sie die Schmerzen (Erfassen der Schmerzursache, Beginn, Dauer, Verlauf)?
- Unter welchen Bedingungen verstärken sich Ihre Schmerzen (Frage nach den Modalitäten: Bewegung bzw. Ruhe, Stress)?
- Wie fühlen sich Ihre Schmerzen an? Eher brennend, dumpf-drückend oder pochend (Erfassen der Schmerzart bzw. -qualität: Nozizeptorschmerz (viszeral, somatisch), neuropathischer Schmerz)?
- Bestehen schmerzbedingte Beeinträchtigungen (Frage nach zusätzlichem Bedarf)?

Weiterhin ist die bisherige Behandlung der Schmerzen sowie die aktuelle Dosis der Analgetika zu erfragen (auf Schmerzmittelabusus achten). Zudem sind Begleiterkrankungen (z. B. Asthma, Diabetes) abzuklären und konstitutionelle Besonderheiten des Patienten (Alter, Geschlecht) zu berücksichtigen.

Tab. 3.1 Abgrenzung der Symptome bei den drei häufigsten primären Kopfschmerzarten

Steckbrief	Spannungskopfschmerz	Migräne	Clusterkopfschmerz
Charakter	Dumpf-drückend	Pochend, pulsierend; hämmernd	Stechend, schneidend, bohrend, vernichtend; plötzlich, schnell zunehmend
Lokalisation	Überwiegend beidseitig, über den ganzen Kopf ausbreitend	Meist einseitig, kann jedoch die Seite wechseln und beidseitig werden	Streng einseitig, meist hinter dem Auge
Dauer	30 Minuten bis 7 Tage	4 Stunden bis 3 Tage	Bis mehrere Stunden anhaltend
Begleitsymptome	Ggf. leichter Schwindel	Übelkeit, Erbrechen, Lichtempfindlichkeit, Sehstörungen	Tränenfluss, verengte Pupillen, Gesichtsrötung, hängendes Augenlid

3.1.4 Schmerzbehandlung

②, ③ In erster Linie sollte die Schmerzursache beseitigt werden. Dies ist jedoch bei zahlreichen Schmerzen nicht erreichbar. Daher steht die symptomatische Pharmakotherapie häufig im Vordergrund. Bei Analgetika sind Nichtopioide und Opioide zu unterscheiden. Daneben werden zur Therapie des neuropathischen Schmerzes Koanalgetika, z. B. Antidepressiva und Neuroleptika, eingesetzt.

④ Die Schmerztherapie sollte sich bevorzugt nach der Symptomatik des Patienten und nicht mehr strikt nach dem WHO-Stufenschema richten, wonach eine stufenweise Anpassung der Schmerzmittel vorgesehen ist (▸Kap. 3.5). Nichtmedikamentöse Maßnahmen erfolgen oft als Begleittherapie zur medikamentösen Schmerzbehandlung, können aber auch einzeln angewendet werden.

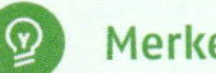

Merke

⑤ Die Art des Kopfschmerzes entscheidet über die Therapie. Für verschiedene Kopfschmerzformen existieren unterschiedliche Behandlungsleitlinien. Deshalb ist für eine rationale Behandlung zunächst eine exakte Hinterfragung der Eigendiagnose des Kunden erforderlich.

3.2 Kopfschmerz

3.2.1 Symptomerfassung und Grenzen der Selbstmedikation

In der Apotheke machen Kopfschmerz- und Migränepatienten einen großen Teil der Kundenkontakte aus. Kopfschmerztabletten werden oft ohne vorherigen Arztbesuch verlangt. Sie erfordern eine sorgfältige Beratung, die Kontraindikationen, Nebenwirkungen und Wechselwirkungen umfasst. Doch zuallererst müssen wichtige Symptome abgeklärt werden, um herauszufinden, um welche Art von Kopfschmerz es sich tatsächlich handelt und ebenfalls um schwerwiegende Krankheitsbilder abzugrenzen, die sich nicht für eine Selbstmedikation eignen (○Abb. 3.1, ○Abb. 3.2, □Tab. 3.1).

Tritt heftiger Kopfschmerz erstmalig auf, kehrt er häufig wieder oder wird er von hohem Fieber und einem steifen Nacken, Bewusstseinsstörungen oder Sprachausfällen begleitet, ist unbedingt ein Arzt aufzusuchen. Auch wenn sich die Beschwerden nicht durch Selbstmedikation lindern lassen oder länger als 3 Tage bestehen, wird ein Arztbesuch erforderlich.

3.2.2 Spannungskopfschmerz

Der Spannungskopfschmerz (SK) ist die häufigste primäre Kopfschmerzart. Die Schmerzen werden als dumpf-drückend, beengend und nicht pulsierend empfunden. Sie treten meist beidseitig auf in geringer bis mäßiger Intensität; die Beschwerden verstärken sich nicht bei normaler körperlicher Aktivität. Zudem besteht keine Übelkeit bzw. kein Erbrechen, Fotophobie oder Phonophobie können auftreten, nicht aber beide Symptome zusammen.

Nach der Häufigkeit des Auftretens ist zwischen 2 Subtypen des episodischen Spannungskopfschmerzes (eSK) zu unterscheiden: einerseits der sporadisch auftretende eSK (< 12 Tage im Jahr) und andererseits der häufig auftretende eSK (mind. 1-mal, maximal 14-mal pro Monat). Davon abzugrenzen ist der chronische Spannungskopfschmerz (mind. 15 Tage pro Monat, > 3 Monate).

3

Kundin, Anfang 50, verlangt zweimal Formigran® und einmal Ibu-Lysinat			
Fragen	Hinterfragen der Eigendiagnose oder des Arzneimittelwunschs	Für wen?	Für sie selbst
		Beschwerden?	Im Moment keine, sie hat häufig Migräne; dann starker, pochender, meist linksseitiger Kopfschmerz, manchmal auch Übelkeit und Sehstörungen
		Wie oft?	Je nach Wetterlage, meist 2–3-mal pro Monat
	Auswahl bzw. Beurteilung des Arzneistoffs und des Fertigarzneimittels	Ist das gewünschte Arzneimittel für die Behandlung geeignet?	Ja
		Gibt es weitere Erkrankungen?	Nein
		Werden weitere Arzneimittel eingenommen?	Nein
Entscheiden	Selbstmedikation möglich?	Sind Grenzen der Selbstmedikation überschritten oder gab es schon eine ärztliche Behandlung?	Migräne ist vom Arzt diagnostiziert und durch Symptomerfassung bestätigt, Selbstmedikation ist möglich.
Informieren	Information zum Arzneimittel und zur Abgabe	Anwendung Formigran®: maximal 2 Tabletten pro Migräneanfall, zweite Tablette frühestens nach 4 Stunden und nur bei Wiederauftreten des Kopfschmerzes nach vorausgegangener Besserung, Einnahme unzerkaut mit einem Glas Wasser; möglichst schnell nach Beginn des Kopfschmerzes, aber noch nicht während der Aura. Hinweis: Migräneprophylaxe in Erwägung ziehen, mögliche NW: Hitzegefühl oder vorübergehendes Kribbeln in den Extremitäten	
	Grenzen der Selbstmedikation	Bei Attacken, die länger als 24 h andauern, atypischen Beschwerden (z. B. Tinnitus), 4 oder mehr Attacken pro Monat, Schmerzen und Engegefühl in der Brust den Arzt aufsuchen	

Abb. 3.1 Beratungsschema: Patientin mit Eigendiagnose Kopfschmerzen

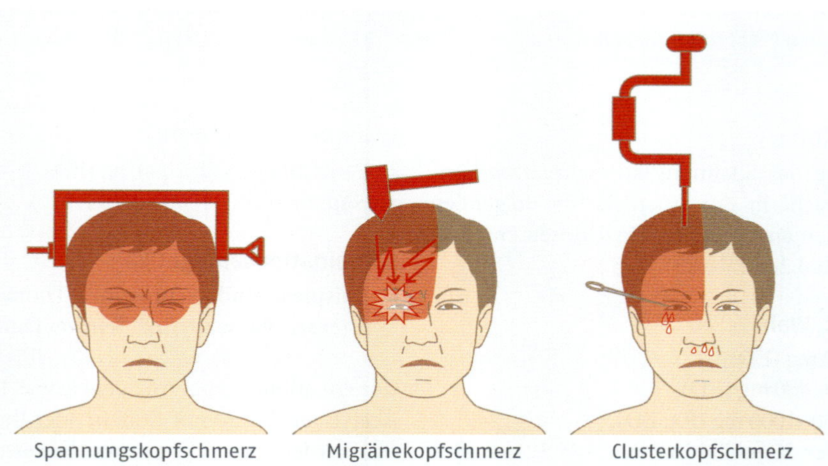

Abb. 3.2 Symptomatik der drei häufigsten Kopfschmerzarten

Tab. 3.2 Arzneistoffprofil: nichtsteroidale Antirheumatika (NSAR)

Arzneistoff, Handelsname (Bsp.)	Dosierung, Bemerkungen
Acetylsalicylsäure (Aspirin®, Godamed®)	Schmerzen/Fieber: Erwachsene: bis zu 3 × tgl. 500–1000 mg, max. 3000 mg; analgetisch/antipyretisch 2–3 g/d; antiphlogistisch 3 g/d
Ibuprofen (Dolormin®, Nurofen®)	Schmerzen/Fieber: Erwachsene bis zu 3 × tgl. 200–400 mg, max. 800–1200 mg; Rx bei Rheuma, Erwachsene: ED max. 800 mg, max. 2400 mg; bessere Magenverträglichkeit als andere NSAR
Diclofenac (Voltaren®, Diclac®)	Leichte bis mittelstarke Schmerzen: Erwachsene: 25 mg (ED), max. 75 mg, Selbstmedikation nur bei leichten bis mäßig starken Schmerzen; Rx bei entzündlich-rheumatischen Gelenkerkrankungen, schmerzhaften Schwellungen und Entzündungen sowie beim akuten Gichtanfall: Erwachsene: tgl. 50–150 mg (nicht retardiert 2–3 ED, retardiert 1 ED)
Naproxen (Aleve®)	Leichte bis mäßig starke Schmerzen, Fieber: Initialdosis 1–2 Filmtabletten, nach 8–12 h ggf. 1 weitere Filmtablette; max. 3 Filmtabletten tgl. (entsprechend 660 mg Naproxen-Natrium); Rx bei entzündlich-rheumatischen Gelenkerkrankungen, schmerzhaften Schwellungen und Entzündungen, Reizzuständen bei Arthrose sowie beim akuten Gichtanfall: tgl. 500–1250 mg (1–3 ED)

Besonderheiten

- **NW:** Magenschmerz, Ulkusneigung, Blutungen, Auslösen von Asthmaanfällen, Verlängerung der Blutungszeit (in analgetischer Dosierung vor allem bei ASS relevant), kardiovaskuläre Komplikationen (Herzinsuffizienz, KHK), Blutdruckerhöhung, Verschluss des Ductus arteriosus botalli bzw. Wehenhemmung,
- **KI:** Ulzera, schwere Leber- und Niereninsuffizienz, schwere Herzinsuffizienz; (Anwendungsbeschränkung bei KHK und Hypertonie), Störung der Blutbildung, Asthma,
- **WW:** orale Antikoagulanzien: verstärkte Antikoagulation, Antihypertensiva: verminderte Blutdrucksenkung, ACE-Hemmer, einige Diuretika: zusätzliche Verschlechterung der Nierenfunktion, Glucocorticoide: erhöhte Ulkus- und Blutungsneigung,
- **Sonstiges:** ASS soll bei Kindern und Jugendlichen mit fieberhaften Erkrankungen nur auf ärztliche Anweisung angewendet werden, nicht bei viralen Erkrankungen. Naproxen eignet sich aufgrund seiner analgetischen Wirkdauer von bis zu 12 Stunden besonders zur Behandlung länger anhaltender Schmerzen. Das Natriumsalz – enthalten in den Präparaten zur Selbstmedikation – ist schnell löslich, die Wirkung tritt rasch ein.

Selbstmedikation

Zur Akuttherapie des Spannungskopfschmerzes können leitliniengerecht in der Apotheke die folgenden Wirkstoffe mit den angegebenen Einzeldosen empfohlen werden (Tab. 3.2, Tab. 3.3).

Präparate der 1. Wahl

- ASS 500–1000 mg (ED),
- Ibuprofen 200–400 mg (ED),
- Metamizol 500–1000 mg (Rx, ED),
- 2 Tabletten der Kombination aus ASS (250 mg) + Paracetamol (250 mg) + Coffein (50–65 mg).

Präparate der 2. Wahl

- Paracetamol 500–1000 mg (ED),
- Naproxen 500–1000 mg (Rx, ED).

Kombinationsanalgetika

- **Beispiele sind** Neuralgin®, Thomapyrin® classic/-intensiv, Thomapyrin® Tension Duo.

Kombinationen von Analgetika wie Paracetamol und Acetylsalicylsäure mit Coffein oder Ibuprofen mit Coffein werden inzwischen positiv bewertet. Umfangreiche evidenzbasierte Studien haben ergeben, dass diese Kombinationen zu einer Verstärkung der analgetischen

Tab. 3.3 Arzneistoffprofil: Paracetamol

Arzneistoff, Handelsname (Bsp.)	Dosierung, Bemerkungen
Paracetamol (ben-u-ron®)	Schmerzen/Fieber: Erwachsene: 500–1000 mg (ED), max. 4000 mg; gut geeignet bei Fieber und leichten bis mittelstarken, akuten Schmerzen, aber keine entzündungshemmende Wirkung; gut verträglich: geringe GIT-Beschwerden, keine Gerinnungshemmung, wahrscheinlich kein kardiales Risiko; in adäquater Dosierung Mittel der 1. Wahl bei Niereninsuffizienz neben Metamizol

Besonderheiten

- **NW:** hepato- und nephrotoxisch bei Überdosierung/Organinsuffizienz, Erhöhung der Transaminasen, hämatolytische Anämie bei Glucose-6-phosphat-Dehydrogenase-Mangel,
- **KI:** schwere Leber-/Nierenfunktionsstörung; Glucose-6-phosphat-Dehydrogenase-Mangel,
- **WW:** Alkohol, Enzyminhibitoren (z. B. Carbamazepin, Phenytoin, Rifampicin): erhöhte Lebertoxizität,
- **Cave:** Dosierungen über 10 g gelten als akut lebertoxisch; daher sind derzeit Packungen, die über 10 g Paracetamol enthalten, rezeptpflichtig.

3

Wirkung führen. Somit kann die Dosis der Einzelwirkstoffe im Vergleich zur Monotherapie reduziert werden. Im Vergleich zu Monopräparaten erhöht die Kombination nicht das Risiko für Organschäden an Nieren, Leber und Gastrointestinaltrakt. Zudem gibt es keine Beweise für die Behauptung, dass Fixkombinationen durch die psychostimulierende Wirkung des Coffeins ein Suchtpotenzial zukommt. Vielmehr konnte festgestellt werden, dass Patienten, die über einen längeren Zeitraum überhöhte Mengen von Kopfschmerz- und Migränepräparaten einnehmen, ein höheres Risiko für die Entwicklung von arzneimittelinduziertem Kopfschmerz besitzen. Das Risiko besteht unabhängig davon, ob es sich um Mono- oder Kombinationspräparate handelt.

Insbesondere bei Patienten mit Herz-Kreislauf-Erkrankungen, gastrointestinalen Erkrankungen oder eingeschränkter Nierenfunktion sollen NSAR nur unter ärztlicher Kontrolle eingesetzt werden. Daher ist die Erfragung von bestehenden Grunderkrankungen im Rahmen der Beratung in der Apotheke essenziell. Die Kunden müssen vor allem über die gastrointestinalen Nebenwirkungen aufgeklärt werden. Bei akuten Schmerzen nehmen viele Betroffene mehr Tabletten als nötig. Dies erhöht meist das Schadenspotenzial am GIT. Hier gilt es unbedingt zu warnen. Bei Patienten mit kardiovaskulären und renalen Risikofaktoren empfiehlt sich die Anwendung von NSAR mit dem besten Sicherheitsprofil in der niedrigst wirksamen Dosierung über den kürzesten möglichen Zeitraum. Auch in der Selbstmedikation sind Ibuprofen (≤ 1200 mg/d) und Naproxen (≤ 500 mg/d) Diclofenac aufgrund dessen höherer Kardiotoxizität vorzuziehen. Generell ist Zurückhaltung geboten bei unkontrolliertem Bluthochdruck, Herzinsuffizienz (NYHA II–III), bestehender ischämischer Herzerkrankung, peripherer arterieller Verschlusskrankheit oder zerebrovaskulärer Erkrankung.

Klinische Studien weisen zudem auf ein erhöhtes Risiko für arterielle thrombotische Ereignisse (z. B. Herzinfarkt oder Schlaganfall) hin, das mit der Anwendung von NSAR assoziiert ist, insbesondere unter Langzeitanwendung und bei einer hohen Dosis (Diclofenac: 150 mg tgl. bzw. Ibuprofen: 2400 mg tgl.). Die Patienten sollten während einer NSAR-Behandlung unbedingt auf Symptome wie Brustschmerz, Kurzatmigkeit, Schwäche oder undeutliche Sprache achten und im Fall solcher Anzeichen sofort einen Arzt kontaktieren.

Eine Hemmung der Nierenfunktion kann bei Volumenmangel sofort nach den ersten eingenommenen Tabletten eintreten. Gerade bei älteren Patienten ist auf ausreichende Flüssigkeitszufuhr zu achten. Paracetamol und Metamizol (▸ Kap. 3.5.1) beeinträchtigen am wenigsten die Nierenfunktion und akkumulieren auch nicht bei Niereninsuffizienz.

Merke

In der Apotheke sollte immer auf **Risiken** hingewiesen werden: bei Ibuprofen auf eine Minderung der ASS-Kardioprotektion (bei nicht ausreichendem Einnahmeabstand), bei Asthmatikern auf eine Symptomverstärkung und generell bei allen Patienten auf eine mögliche Magenschädigung. Für ältere Patienten muss die Dosis der Analgetika angepasst werden. Die Schmerztherapie beginnt hier mit geringeren Dosierungen und erfordert eine engmaschige Überwachung von Nebenwirkungen und Komplikationen. Bei Nierenerkrankungen, mittlerer und schwerer Herzinsuffizienz (NYHA III und IV) sowie bei instabiler KHK auf COX-Hemmer verzichten, stattdessen Paracetamol oder Metamizol wählen.

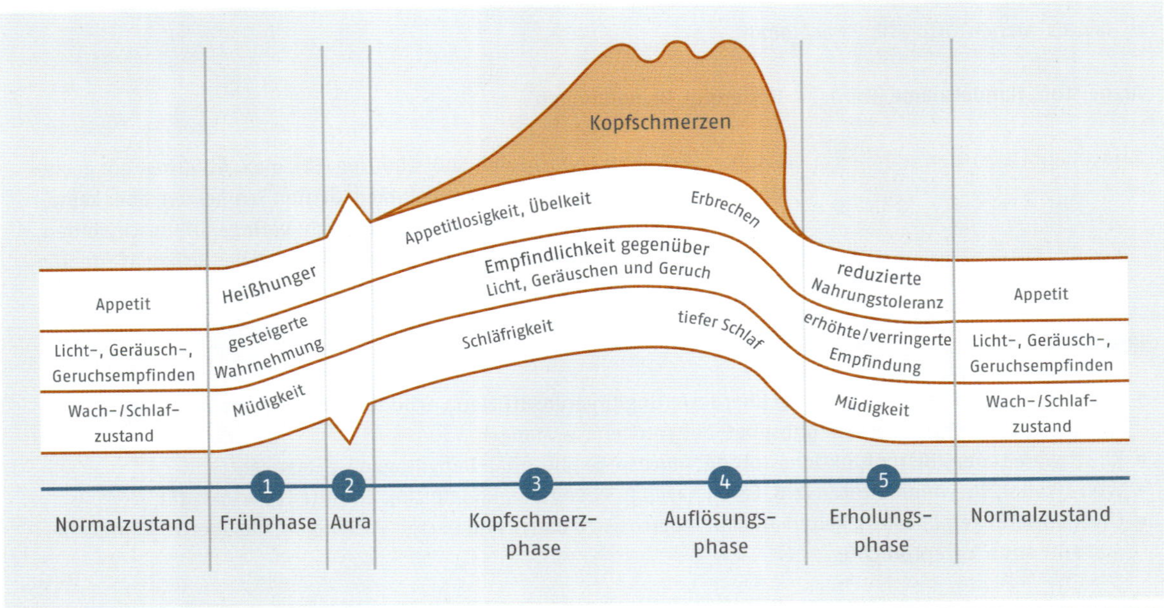

Abb. 3.3 Verlauf einer Migräneattacke

Zusatzempfehlungen

- Progressive Muskelentspannung nach Jacobsen,
- regelmäßiges Ausdauertraining (2–3-mal wöchentlich), z. B. Joggen, Schwimmen oder Radfahren,
- Stressbewältigung,
- Physiotherapie, manuelle Therapie,
- Training der Halswirbelsäulen- und Schultermuskulatur, Dehnübungen und Massage.

 **Merke**

Für die Selbstmedikation ist nur leichter bis mittelschwerer akuter Kopfschmerz geeignet. Triptane sind bei Spannungskopfschmerz unwirksam. Analgetika sollten nicht regelmäßig eingenommen werden, um arzneimittelinduzierten Kopfschmerz zu verhindern.

3.2.3 Migräne

Die wesentlichen Symptome der Migräne sind heftiger, pulsierender und pochender, häufig halbseitiger, attackenweiser Kopfschmerz, der begleitet ist von Appetitlosigkeit, Übelkeit, Erbrechen, Lichtscheu bzw. Lärmempfindlichkeit (Abb. 3.3). Die Schmerzen nehmen bei körperlicher Belastung zu. Sie beginnen oft im Nacken und breiten sich über die Kopf- und Schläfenregion bis ins Gesicht aus. Bei Migräne mit Aura treten vor dem Kopfschmerz neurologische Reiz- oder Ausfallsymptome wie Lichtblitze, Sehstörungen und Gesichtsfelddefekte auf. Häufige Auslöser von Migräneattacken sind Hormonschwankungen, Stress und Alkohol.

Selbstmedikation und Grenzen der Selbstmedikation

Migränekopfschmerzen gehören zu den intensivsten Beratungsthemen in der Apotheke. Bei der Aufklärung zu rezeptfreien Migräne-Medikamenten nimmt das pharmazeutische Personal eine Schlüsselrolle ein.

Doch in folgenden Fällen sollten Patienten den Arzt aufsuchen:

- bei Erstauftreten von Migräneattacken, damit eine Abgrenzung zu anderen Erkrankungen erfolgen kann,
- bei Symptomen, die auf schwere neurologische Erkrankungen hindeuten wie einseitige Bewegungseinschränkung, Doppeltsehen, Bewusstseinsstörungen oder auch Kopfschmerz nur auf der Rückseite des Kopfs,
- bei regelmäßigen und schweren Migräneattacken, bei denen normale Schmerzmittel nicht helfen. Hier ist eine (ärztlich verordnete) Migräneprophylaxe sinnvoll.

Nichtsteroidale Antirheumatika (NSAR)

Für die Akuttherapie von leichtem und mittelgradigem Migräneschmerz können folgende Wirkstoffe empfohlen werden:

- ASS 1000 mg (ED),
- Ibuprofen 200–400 mg (bis 600 mg Rx, ED),

- alternativ: 2 Tabletten der Kombination aus ASS (250 mg) + Paracetamol (200–250 mg) + Coffein (50 mg),
- Metamizol 1000 mg (Rx, ED),
- Diclofenac-Kalium 50/100 mg (Rx),
- bei KI gegen NSAR: Paracetamol 1000 mg (ED),
- für (mittel)schwere Migräne mit bekanntem bzw. fehlendem Ansprechen auf NSAR: Naratriptan 2,5 mg, Almotriptan 12,5 mg oder Sumatriptan 50 mg, weitere Triptane (Rx).

Welche Arzneiform ist geeignet?

Damit die Wirkstoffe schneller resorbiert werden, ist die Einnahme von Brause- oder Kautabletten anzuraten bzw. sind Granulate oder Schmelztabletten zu empfehlen. Der Zusatz von Lysinat sorgt ebenfalls für einen schnelleren Wirkeintritt. Bei Übelkeit und Erbrechen können Paracetamol-Zäpfchen zum Einsatz kommen.

Vor Abgabe geeigneter Analgetika in der Selbstmedikation muss im Beratungsgespräch abgeklärt werden, ob der Patient überhaupt an einer Migräne oder einer anderen Kopfschmerzart leidet. Zunächst sind charakteristische Symptome abzufragen, auch wenn die Migräne lange bekannt ist und von einem Arzt bereits diagnostiziert wurde. Denn Migränepatienten können auch unter Spannungskopfschmerz leiden, hier sind Triptane unwirksam. Gemäß den Leitlinien kann dann ASS 1000 mg oder Ibuprofen 400 mg oder Paracetamol 1000 mg bzw. eine Kombination aus ASS, Paracetamol und Coffein empfohlen werden. Sprechen mittelschwere Migräneattacken nicht ausreichend auf NSAR oder Paracetamol an, kommen Triptane zum Einsatz. Bei bestehender Übelkeit ist dem Patienten 15 Minuten vor Analgetikagabe die Einnahme eines Antiemetikums anzuraten. Dimenhydrinat (z. B. Vomex®) ist einen Therapieversuch wert, wenn keine Möglichkeit zum Arztbesuch besteht. Besser wirksam bei einer akuten Migräneattacke sind jedoch die verschreibungspflichtigen Prokinetika Metoclopramid (ggf. als Suppositorien) oder Domperidon (Motilium®), welche nicht nur ein Erbrechen des Schmerzmittels verhindern, sondern zugleich dessen Resorption fördern.

Triptane

Bei starken Migräneattacken oder solchen, die nicht auf Analgetika oder NSAR ansprechen, können Triptane eingesetzt werden. Für die Selbstmedikation stehen zurzeit drei apothekenpflichtige Wirkstoffe zur Verfügung: Naratriptan (Formigran®) mit längerem Wirkeintritt für mittelschwere, langandauernde Attacken und Almotriptan (Dolortriptan®) sowie Sumatriptan (z. B. Sumatriptan-Hexal®) mit schneller Wirkung für kurze, starke Migräneanfälle (Tab. 3.4). Unter Sumatriptan treten vergleichsweise häufiger Nebenwirkungen und Wiederkehrkopfschmerzen auf.

Neben den drei OTC-Präparaten kann der Arzt andere Triptane verordnen. In den Leitlinien wird keinem Triptan ein Vorzug gegeben. Patienten können individuell auf verschiedene Triptane reagieren. Deshalb sollte bei Nichtansprechen oder Unverträglichkeit auf ein anderes Triptan umgestiegen werden. Die subkutane Selbstanwendung von Sumatriptan (z. B. Imigran® Inject Pen) sorgt für einen schnellen Wirkeintritt. Eletriptan und Rizatriptan sind die wirksamsten oralen Triptane. Bei starker Übelkeit bietet sich die Triptan-Applikation in Form von Nasensprays (z. B. Imigran® nasal, AscoTop® nasal) oder Schmelztabletten (z. B. (AscoTop®, Maxalt® lingua) an.

Die Leitlinie bekräftigt, dass die Kombination eines Triptans mit einem langwirkenden NSAR (z. B. Naproxen) besser wirkt als die Einzelsubstanzen, da so ein schneller Wirkeintritt durch das Triptan gewährleistet und ein Wiederauftreten der Migräneattacke durch das Analgetikum verhindert werden kann. Mutterkornalkaloide sind hinsichtlich Wirksamkeit und Nebenwirkungsprofil den Triptanen unterlegen. Sie gelten daher nicht als Mittel der Wahl.

3

Wichtige Hinweise zur Anwendung der Triptane

- Triptane sollen nicht prophylaktisch appliziert werden.
- Grundsätzlich sind Triptane nach der Aura zu jedem Zeitpunkt der Migräneattacke wirksam. Aber je frühzeitiger sie eingenommen werden, desto besser wirken sie.
- Maximal 2 Tabletten pro Migräneanfall können verabreicht werden. Die zweite Tablette ist indiziert, wenn die Beschwerden innerhalb von 24 Stunden erneut auftreten. Man spricht hier von headache recurrence. Wirkt die erste Dosis nicht, lässt sich auch durch Applikation einer weiteren Dosis während derselben Migräneattacke kein Effekt erzielen. Als Ersatz sollte dann ein Nicht-Opioid-Analgetikum eingenommen werden.

Lasmiditan

Lasmiditan ist ein selektiver 5-HT_{1F}-Rezeptor-Agonist. Im Gegensatz zu den Triptanen hat er keinen vasokonstriktorischen Effekt und kann auch bei Patienten mit kardiovaskulärem Risiko zur Behandlung einer Migräneattacke verwendet werden. Ein Nachteil dieser Substanz liegt in zentralen Nebenwirkungen wie Benommenheit, Schläfrigkeit und Schwindel, die den praktischen Einsatz einschränken. Der Indikationsbereich wird sich daher sehr wahrscheinlich auf Patienten beschränken, die Kontraindikationen für die Einnahme

Tab. 3.4 Arzneistoffprofil: Triptane

Arzneistoff, Handelsname (Bsp.)	Dosierung, Bemerkungen
Almotriptan (Almogran®, Rx; Dolortriptan®, OTC)	12,5 mg, weitere Tablette nach 2 Stunden nur bei Wiederauftreten bereits abgeklungener Beschwerden, max. 25 mg/d
Eletriptan (Relpax®, Rx)	40 mg, weitere Tablette nach 2 Stunden nur bei Wiederauftreten bereits abgeklungener Beschwerden, max. 80 mg/d
Frovatriptan (Allegro®, Rx)	2,5 mg, weitere Tablette nach 2 Stunden nur bei Wiederauftreten bereits abgeklungener Beschwerden, max. 5 mg/d
Naratriptan (Naramig®, Rx; Formigran®, OTC)	2,5 mg, weitere Tablette nach 4 Stunden nur bei Wiederauftreten bereits abgeklungener Beschwerden, max. 5 mg/d
Rizatriptan (Maxalt®, Rx)	5–10 mg, weitere Tablette nach 2 Stunden nur bei Wiederauftreten bereits abgeklungener Beschwerden, max. 20 mg/d
Sumatriptan (Imigran®, Migrapen®, Rx; Sumatriptan-Hexal®, OTC)	Oral: 50–100 mg, weitere Tablette nach 2 Stunden, max. 300 mg/d; nasal: 10–20 mg, weiterer Sprühstoß in ein Nasenloch nach 2 Stunden, max. 40 mg/d; rektal: 25 mg, weiteres Zäpfchen nach 2 Stunden, max. 50 mg/d; inject: 6 mg, weitere Injektion s. c. nach 2 Stunden, max. 12 mg/d. Die Gabe einer weiteren Dosis darf nur nach Ansprechen auf die erste Gabe erfolgen.
Zolmitriptan (AscoTop®, Rx)	Oral: 2,5–5 mg, weitere Tablette nach 2 Stunden, max. 10 mg/d; nasal: 5 mg, weiterer Sprühstoß in ein Nasenloch nach 2 Stunden, max. 10 mg/d; die Gabe einer weiteren Dosis darf nur nach Ansprechen auf die erste Gabe erfolgen

Besonderheiten

- **NW:** Kribbeln in den Extremitäten, Wärmegefühl, vorübergehendes Engegefühl im Bereich von Brust und Hals,
- **KI:** < 18 und > 65 Jahre, Herz- und Gefäßerkrankungen wie KHK, Myokardinfarkt, Schlaganfall, schwere oder nicht kontrollierbare Hypertonie (bei Naratriptan in der Selbstmedikation auch bekannte Hypertonie) oder periphere Gefäßerkrankung, schwere Leberfunktionsstörungen, Schwangerschaft/Stillzeit,
- **WW:** mit MAO-Hemmern, SSRI und SNRI: Serotoninsyndrom mit Puls- und Blutdruckanstieg, Schwitzen, Übelkeit, Erbrechen, Pupillenerweiterung oder Unruhe, Verwirrtheit und Schwindel, keine gleichzeitige Einnahme von Johanniskraut,
- **Sonstiges:** Sumatriptan-Nasenspray 10 mg und Zolmitriptan sind in Deutschland für die Behandlung von Jugendlichen ab 12 Jahren zugelassen. Gemäß Embryotox kann Sumatriptan in Schwangerschaft und Stillzeit nach Nutzen-Risiko-Abwägung eingenommen werden. Das tatsächliche Risiko für ein Serotonin-Syndrom bei gleichzeitiger Einnahme von Triptanen und SSRI/SNRI scheint gering zu sein.

von Triptanen haben. In Deutschland ist Lasmiditan bisher noch nicht verfügbar, in USA von der FDA unter dem Namen Reyvow™ zugelassen.

Gepante

Das Neuropeptid CGRP (Calcitonin Gene-Related Peptide) wird im peripheren und im zentralen Nervensystem exprimiert und ist maßgeblich an der Pathophysiologie der Migräne beteiligt. Insbesondere im Bereich des Trigeminusnervs führt es zur Schmerzauslösung in Verbindung mit neurogenen Entzündungen sowie zur Vasodilatation zerebraler Gefäße. CGRP hat sich neuerdings nicht nur als Angriffspunkt in der Migräneprophylaxe bewährt, sondern auch in der Akuttherapie. In den USA wurden die beiden niedermolekularen CGRP-Rezeptor-Antagonisten Ubrogepant (Ubrelvy™) und Rimegepant (Nurtec™) zugelassen. Sie sind die ersten Vertreter der sogenannten Gepante und werden oral appliziert. Die häufigsten Nebenwirkungen sind Übelkeit und Schläfrigkeit. Da die Gepante nicht vasokonstriktorisch wirken, könnten sie eine Option bei kardiovaskulären Vorerkrankungen sein, bei denen Triptane kontraindiziert sind. Auch zeigten die Gepante eine gute Wirksamkeit bei migränebedingter Übelkeit.

Migräneprophylaxe

Bei häufigen Migräneanfällen bzw. bei Attacken mit ausgeprägten Beschwerden oder anhaltender Aura sollte eine medikamentöse Migräneprophylaxe über 6–12 Monate angeboten werden. Sie kann die Frequenz und Schwere der Migräneschübe um mindestens 50 % reduzieren, jedoch keine lebenslange Schmerzfreiheit erzielen.

Empfehlung zur Prophylaxe bei

- mehr als drei Migräneattacken pro Monat,
- Attackendauer regelmäßig länger als 72 Stunden,
- komplizierter Migräne mit manifesten neurologischen Ausfällen,
- starkem Leidensdruck der Patienten,
- Unverträglichkeit der Akuttherapie.

Die Migräneprophylaxe wird mit anderen Präparaten als für die akute Migräneattacke durchgeführt. Die Auswahl eines Migräneprophylaktikums sollte sich am Nebenwirkungsprofil sowie an den Begleiterkrankungen und individuellen Bedürfnissen des Patienten orientieren. Die Wirkung der Betablocker Metoprolol und Propranolol, des Calciumkanalblockers Flunarizin, der Antikonvulsiva Topiramat und Valproinsäure sowie des Antidepressivums Amitriptylin sind in der Migräneprophylaxe am besten durch randomisierte Studien belegt. Valproinsäure (teratogen!) darf zur Migränebehandlung allerdings nur noch von Fachärzten für Psychiatrie oder Neurologie verordnet werden, welche über die Notwendigkeit zur konsequenten, sicheren Verhütung schriftlich aufklären müssen. Außerdem darf dieser Wirkstoff laut Entscheidung des Gemeinsamen Bundesausschusses erst angewendet werden, wenn die Behandlung mit anderen Prophylaktika nicht erfolgreich war. Bei chronischer Migräne mit oder ohne Übergebrauch von Schmerz- oder Migränemitteln finden Topiramat oder Onabotulinumtoxin A (Botox®) Anwendung.

Ein häufiges Problem der genannten Substanzen sind unerwünschte Arzneimittelwirkungen, die zu einer geringen Adhärenz führen. Mit einem günstigeren Nebenwirkungsprofil steht neuerdings eine weitere potenzielle Therapieoption zur Migräneprophylaxe zur Verfügung: Antikörper, die sich gegen das an der Schmerzbeteiligung beteiligte CGRP oder gegen den CGRP-Rezeptor richten. Die Zulassung dieser Wirkstoffe besteht für die Behandlung einer Migräne mit mindestens vier Migränetagen pro Monat. Nach dem Beschluss des Gemeinsamen Bundesausschusses ist eine Verordnung bei Patienten mit episodischer Migräne möglich, wenn mindestens 5 Substanzen aus den vier verfügbaren, zugelassenen medikamentösen pharmakologischen Gruppen wie Betablocker (Metoprolol oder Propranolol), Flunarizin, Topiramat, Valproinsäure oder Amitriptylin nicht wirksam waren, nicht vertragen wurden oder wenn gegen deren Einnahme Kontraindikationen oder Warnhinweise bestehen. Bezüglich Patienten mit chronischer Migräne wird empfohlen, dass diese zusätzlich nicht auf eine Therapie mit Onabotulinumtoxin A angesprochen haben (○ Abb. 3.4).

Zugelassen sind zurzeit drei monoklonale Antikörper: Fremanezumab und Galcanezumab richten sich gegen CGRP direkt, Erenumab blockiert den CGRP-Rezeptor (□ Tab. 3.5). Die Therapie sollte zunächst für 3 Monate erfolgen. Wenn dann kein befriedigender Behandlungseffekt besteht, wird die Therapie beendet. Bei Wirksamkeit sollte nach 6–9 Monaten ein Auslassversuch unternommen werden, um die Notwendigkeit einer weiteren Therapie zu überprüfen. Erenumab und Galcanezumab werden einmal monatlich subkutan injiziert, bei Fremanezumab reicht auch eine vierteljährliche Applikation aus, allerdings steht noch keine spezielle Dreimonatsspritze zur Verfügung. Die Wirksamkeit der drei Antikörper ist ähnlich. In Einzelfällen kann es sinnvoll sein, bei Versagen eines CGRP-Rezeptorantagonisten auf einen CGRP-Antagonisten zu wechseln und umgekehrt.

Insgesamt liegt der große Vorteil der CGRP-Antikörper in ihrem kausalen Wirkprinzip, in ihrer guten Verträglichkeit, dem fehlenden Interaktionspotenzial, einem langen Applikationsintervall und damit verbunden einer hohen Akzeptanz. Nachteilig sind ihre mäßige Ansprechrate, ihr hoher Preis und damit ihre Erstattungsfähigkeit sowie das Fehlen eines direkten Head-to-Head-Vergleichs mit konventionellen Mitteln zur Migräneprophylaxe.

Merke

Bei der Migränebehandlung gilt: Je früher Triptane oder NSAR eingenommen werden, desto besser die Schmerzlinderung. Kopfschmerz- bzw. Migräne-Präparate maximal 3 Tage hintereinander einnehmen, maximal 10 Tage pro Monat. Patienten bei Migräneprophylaktika über zum Teil abweichende Indikation in der Gebrauchsinformation hinweisen.

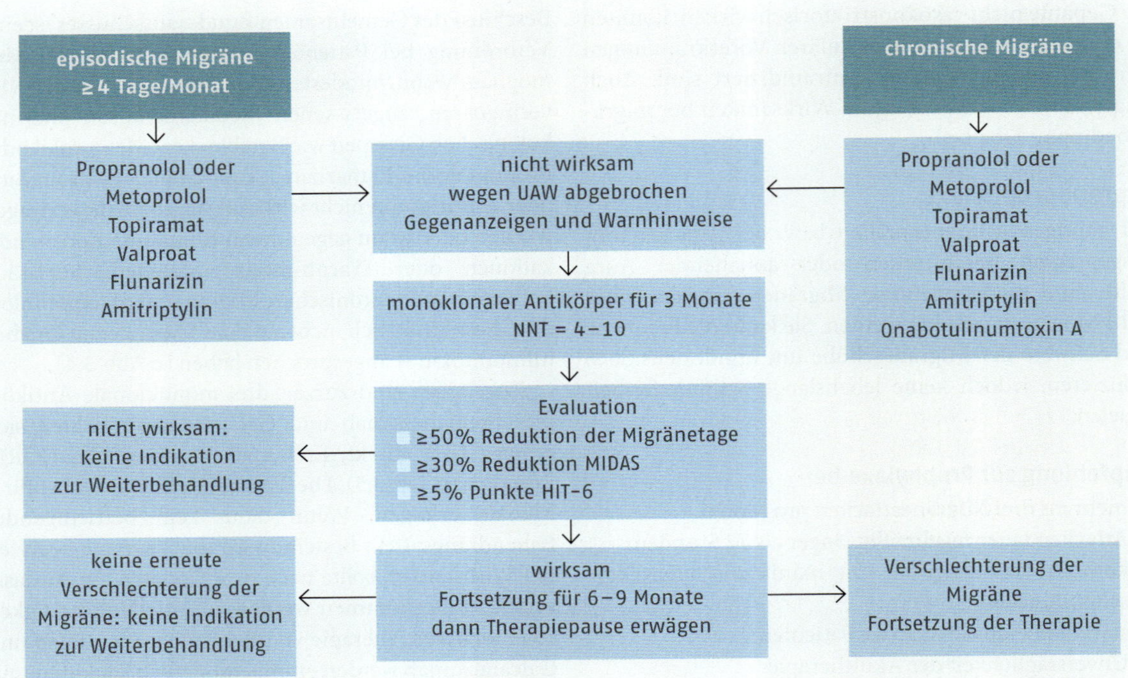

Abb. 3.4 Prophylaxe der Migräne mit monoklonalen Antikörpern. **NNT** Number needed to treat, **HIT-6** Headache Impact Test, **MIDAS** Migraine Disability Assessment

Tab. 3.5 Arzneistoffprofil: CGRP-Antagonisten

Arzneistoff, Handelsname (Bsp.)	Dosierung, Bemerkungen
Erenumab (Aimovig®) FS/Pen (70 mg/140 mg)	Alle 4 Wochen 70 (–140) mg s. c.; im Kühlschrank bei 2–8 °C lagern, alternativ 14 Tage bei 25 °C
Fremanezumab (Ajovy®) FS/Pen (225 mg)	Alle 4 Wochen 225 mg oder alle 3 Monate 675 mg s. c.; im Kühlschrank bei 2–8 °C lagern, alternativ 24 Stunden bei 25 °C
Galcanezumab (Emgality®) Pen (120 mg)	Initial 240 mg, dann 1 × monatlich 120 mg s. c.; im Kühlschrank bei 2–8 °C lagern, alternativ 7 Tage bei 30 °C

Besonderheiten

- **NW:** Erenumab: Reaktionen an der Injektionsstelle, Urtikaria, Obstipation, Muskelspasmen, Pruritus; Fremanezumab: Schmerzen, Verhärtungen und Erytheme an der Injektionsstelle, Juckreiz; Galcanezumab: Schmerzen und Reaktionen an der Injektionsstelle, Schwindel, Obstipation und Urtikaria,
- **KI:** koronare Herzerkrankung, ischämischer Insult, Subarachnoidalblutung, periphere arterielle Verschlusskrankheit, COPD, pulmonale Hypertension, Morbus Raynaud, Transplantationsempfänger, Patienten mit entzündlichen Darmerkrankungen oder Wundheilungsstörungen, Schwangerschaft/Stillzeit,
- **WW:** bisher nicht klinisch untersucht,
- **Sonstiges:** Langzeitsicherheit noch unklar: CGRP ist ein potenter Vasodilatator und spielt eine wichtige Rolle im respiratorischen Epithel und in der Darmmukosa. Aus diesem Grund wurden in den Zulassungsstudien alle Patienten mit Gefäßerkrankungen, schwerwiegenden Erkrankungen des respiratorischen Systems und des Darms ausgeschlossen, ebenso Schwangere.

Zusatzempfehlungen

- Basis-Maßnahmen: Reizabschirmung in geräuscharmem, abgedunkeltem Raum,
- Therapie-Alternativen: Minzöl (Schläfen einreiben), Pestwurz (Import!),
- regelmäßiger Ausdauersport und Entspannungsübungen,
- ausgewogenes Stressmanagement,
- ausgeglichener Schlaf-Wach-Rhythmus,
- Training der Muskulatur im Nackenbereich,
- ausreichende Trinkmenge,
- Kopfschmerztagebuch (Migräne-App) führen: Überblick über die Schmerzdauer und -intensität, Zeitpunkt bzw. Situation des Auftretens, Auflistung der eingenommenen Schmerzmittel → Hilfe für den Arzt und den Patienten, der das Tagebuch über einige Wochen führen soll,
- Magnesium zur Migräneprophylaxe im Rahmen der Selbstmedikation, Dosierung: 2 × tgl. 300 mg, langsam aufdosieren wegen abführender Wirkung,
- diätetische Lebensmittel mit hochdosiertem Vitamin B_2 oder Coenzym Q_{10}.

3.2.4 Clusterkopfschmerz

Beim Clusterkopfschmerz treten streng einseitige Attacken auf. Die Schmerzen sind hinter der Augenhöhle oder den Schläfen lokalisiert, haben einen bohrend-stechenden Charakter, sind nur kurz anhaltend, aber von sehr starker Intensität. Sie werden begleitet von autonomen Symptomen wie Augentränen, Absonderung von Nasensekret, Lidödem, Verengung der Pupillen oder Herabhängen des Augenlids. Typisch ist auch die zusätzliche Bewegungsunruhe. Zur Behandlung einer akuten Clusterattacke erfolgt die Inhalation von hundertprozentigem Sauerstoff, Gabe von Sumatriptan s. c. oder Verabreichung von nasalem Zolmitriptan. Orale Triptane oder Analgetika wirken zu langsam.

3.2.5 Arzneimittelinduzierter Dauerkopfschmerz

Chronische Kopfschmerzen durch Übergebrauch von Schmerz- oder Migränemitteln sind nach den Kriterien der International Headache Society definiert als Kopfschmerzen, die an 15 oder mehr Tagen pro Monat über einen Zeitraum von mindestens 3 Monaten bestehen und durch die regelmäßige Einnahme von symptomatischer Kopfschmerzmedikation an mindestens 10 (Kombinationsanalgetika, Triptane, Mutterkornalkaloide, Opioide) bzw. 15 Tagen (einfache Analgetika) pro Monat ausgelöst werden. Die Behandlung dieses Kopfschmerzes erfolgt in mehreren Stufen: Zunächst sollten die Patienten über die Beziehung zwischen häufiger Einnahme von symptomatischer Kopfschmerzmedikation und Chronifizierung der Kopfschmerzen aufgeklärt werden, mit dem Ziel, die Einnahme der Akutmedikation zu beschränken. In einem zweiten Schritt wird eine Prophylaxe empfohlen – bei Migräne mit Topiramat oder Onabotulinumtoxin A, bei Spannungskopfschmerz mit Amitriptylin. Bei Patienten, bei denen Edukation und medikamentöse Prophylaxe nicht ausreichend sind, erfolgt in einem dritten Schritt eine Medikamentenpause, wobei diese je nach Konstellation ambulant, tagesklinisch oder stationär durchgeführt werden sollte.

3.3 Muskel- und Gelenkschmerz

3

(6) Bei Muskel- und Gelenkschmerz gehen viele Betroffene zunächst in die Apotheke und äußern dort den Wunsch nach effektiven Schmerzmitteln. Doch nicht alle Beschwerden sind für die Behandlung in der Selbstmedikation geeignet. Hier gilt es, Patienten mit entzündlichen oder degenerativen Gelenkerkrankungen wie der rheumatoiden Arthritis und der Arthrose rechtzeitig dem Arzt zuzuführen.

3.3.1 Symptomerfassung und Grenzen der Selbstmedikation

Muskel- und Gelenkschmerz kann vielfältige Ursachen haben. Abzugrenzen sind Schmerzen, die im Rahmen einer Arthrose auftreten, von akuten stumpfen Verletzungen wie Prellungen, Zerrungen oder Verstauchungen, die oft zu Schwellungen und Schmerzen an der betroffenen Extremität führen. Neben diesen Beschwerden kann es durch Überlastung zu Reizungen und Entzündungen kommen, z. B. zu einer Sehnenscheidenentzündung oder einer Epikondylitis (Tennisarm). Schmerzhafte Muskelverspannungen entstehen meist durch Fehlhaltungen.

Die Selbstmedikation von Muskel- und Gelenkschmerz sollte nur über einen begrenzten Zeitraum erfolgen, um bei schwerwiegenden Ursachen von Schmerzen oder fortschreitenden Grunderkrankungen rechtzeitig eine adäquate ärztliche Therapie zu beginnen. Bestimmte Medikamente (z. B. Statine) können zu Schmerzen in Muskeln oder Gelenken führen, auch hier ist der Kunde an den Arzt zu verweisen.

3.3.2 Selbstmedikation

Systemische Therapie

Für die Selbstmedikation kommen aus der Gruppe der NSAR in erster Linie Diclofenac und Ibuprofen für eine kurzzeitige Therapie infrage. Sie wirken sowohl analgetisch als auch antiphlogistisch (◘ Tab. 3.2). Zu beach-

Tab. 3.6 Topische Schmerzbehandlung: nichtsteroidale Antirheumatika (NSAR)

Arzneistoff, Handelsname (Bsp.)	Bemerkungen
Diclofenac (Arthrex® Schmerzgel, Diclofenac-ratiopharm® Schmerzgel, Voltaren® Schmerzgel/forte) Ibuprofen (doc® Ibuprofen Schmerzgel, proff® Schmerzcreme)	▪ Indikationen: Sport- und Unfallverletzungen, rheumatische Beschwerden, Gelenkentzündungen, z. B. Sehnenscheidenentzündungen, Schleimbeutelentzündungen, Tennisarm, ▪ nicht auf offene oder entzündete Hautstellen auftragen, ▪ nach der Applikation gründlich die Hände waschen, ▪ bei sehr empfindlicher Haut beim Auftragen Handschuhe tragen, ▪ evtl. Salbenverband über Nacht anlegen: Präparat messerrückendick auftragen und mit geeignetem Verbandmaterial abdecken

ten sind die Höchstdosen, die ohne ärztliche Verordnung nicht überschritten werden sollten: Von Diclofenac dürfen 3-mal tgl. 25 mg eingenommen werden, von Ibuprofen 3-mal tgl. 400 mg. Die Selbstmedikation sollte maximal über 4 Tage erfolgen, bei anhaltenden Beschwerden ist ein Arztbesuch anzuraten. Im Kundengespräch sind mögliche Komorbiditäten des Patienten zu berücksichtigen und bestehende Kontraindikationen auszuschließen. Besonders zu denken ist an Niereninsuffizienz, gastrointestinale Störungen sowie kardiovaskuläre Krankheiten.

Topische Behandlung mit halbfesten Zubereitungen

Alternativ zu den oralen Analgetika stehen zur Behandlung von oberflächlichem Muskel- und Gelenkschmerz topische Präparate verschiedener NSAR zur Verfügung (Tab. 3.6). Vorteilhaft sind dabei das geringere Risiko für systemische Nebenwirkungen sowie die Anreicherung der sauren Wirkstoffe wie Diclofenac oder Ibuprofen im entzündeten Gewebe. Daher können sie vor allem bei akuten Gelenkentzündungen, z. B. Sehnenscheiden- oder Schleimbeutelentzündungen, eingesetzt werden. Als lokale Nebenwirkungen können Rötungen oder Reizungen auftreten.

Neben den lokal applizierbaren NSAR können pflanzliche Externa mit ätherischen Ölen, Arnikatinktur oder Zubereitungen aus Beinwellwurzel angewendet werden (Tab. 3.7). Diese Präparate lassen sich im Gegensatz zu topischen NSAR mit oralen NSAR kombinieren, ohne dass sich deren Nebenwirkungen potenzieren. Als weitere topische Präparate stehen durchblutungsfördernde und hautreizende Wirkstoffe zur Verfügung (Tab. 3.8). Bei empfindlicher Haut empfiehlt es sich, beim Auftragen einen Einmalhandschuh zu tragen. Ansonsten müssen nach dem Einreiben unbedingt gründlich die Hände gewaschen werden, der Kontakt mit Schleimhäuten und Augen ist zu vermeiden. Als Nebenwirkungen aller Externa können lokale Hautreaktionen, z. B. Hautrötungen, Brennen, Pruritus, Erythem oder ein Hautausschlag mit Pustel- oder Quaddelbildung, auftreten. Gelegentlich kommt es zu Überempfindlichkeitsreaktionen bzw. lokalen allergischen Reaktionen.

Merke

Topische NSAR werden vor allem auch bei Sport- und Unfallverletzungen (Prellungen, Zerrungen, Verstauchungen), Sehnenscheidenentzündungen, Überlastung (Tennisarm etc.) oder rheumatischen Beschwerden (z. B. Kniegelenksarthrose) eingesetzt. Gegen Muskelschmerzen und Muskelverspannungen helfen Präparate mit durchblutungsfördernden Wirkstoffen.

Topische Analgetika sind ein fester Bestandteil im Beratungsalltag. Allerdings ist der alleinige Einsatz dieser lokal wirksamen Präparate nur bei leichten bis mittelschweren Schmerzen indiziert. Bei lang anhaltenden, schweren und ursächlich unklaren Beschwerden ist unbedingt eine ärztliche Diagnose erforderlich.

Topische Behandlung mit NSAR-haltigen Pflastern

Als weitere topische NSAR-Präparate stehen neben Gelen, Cremes oder Salben auch wirkstoffhaltige Schmerzpflaster zur Verfügung, die ab 16 Jahren zugelassen sind. Bei akuten Nacken-, Schulter, Muskel- oder Gelenkschmerzen kann das Nurofen® 24-Stunden Schmerzpflaster zur kurzzeitigen, symptomatischen

Tab. 3.7 Topische Schmerzbehandlung: pflanzliche Externa

Arzneistoff, Handelsname (Bsp.)	Bemerkungen
Beinwellwurzel-Zubereitungen (Kytta® Schmerzsalbe f, Traumaplant®) Ätherische Öle und pflanzliche Externa, Arnikatinktur (Dolo-cyl® Öl, Arnika Tinktur Hetterich)	▪ Indikationen: Sport- und Unfallverletzungen, rheumatische Beschwerden, ▪ Beinwellwurzel-Fluidextrakt verbessert die Wundheilung, darf auch auf Schürfwunden angewendet werden; ätherische Öle und Arnikatinkturen nicht auf offene oder entzündete Hautstellen auftragen, ▪ nach der Applikation gründlich die Hände waschen, ▪ bei sehr empfindlicher Haut beim Auftragen Handschuhe tragen, ▪ evtl. Salbenverband über Nacht anlegen: Präparat messerrückendick auftragen und mit geeignetem Verbandmaterial abdecken

Tab. 3.8 Topische Schmerzbehandlung: durchblutungsfördernde Präparate

Arzneistoff, Handelsname (Bsp.)	Bemerkungen
Capsaicin (ABC® Wärmecreme Capsicum Hansaplast med) Cayennepfeffer-Dickextrakt (Finalgon® CPD Wärmecreme, Hot Thermo dura® C Creme) Nonivamid, Nicoboxil (Finalgon® Wärmecreme Duo)	▪ Indikation: Muskelschmerz bzw. -verspannungen, ▪ nicht auf offene oder entzündete Hautstellen auftragen, ▪ nach Applikation gründlich die Hände waschen, ▪ bei sehr empfindlicher Haut beim Auftragen Handschuhe tragen, ▪ keine zusätzliche Wärmeanwendung wie warmes Bad, Bestrahlung, Wärmflasche, Heizkissen; kein Saunabesuch direkt vor oder nach der Anwendung

Behandlung über maximal 5 Tage eingesetzt werden. Es enthält 200 mg Ibuprofen, welches analgetisch sowie antiinflammatorisch wirkt. Die Anwendung erfolgt einmal täglich. Voltaren Schmerzpflaster kann zur lokalen, symptomatischen Kurzzeitbehandlung (max. 7 Tage) von Schmerzen bei akuten Zerrungen, Verstauchungen oder Prellungen der Extremitäten infolge eines stumpfen Traumas, z. B. nach Sportverletzungen appliziert werden. Jedes Pflaster enthält 140 mg Diclofenac. Die Wirkstofffreigabe erfolgt über 12 Stunden, sodass bis zu 2-mal tgl. ein Pflaster verwendet werden kann. Das einzelne Pflaster ist vorsichtig aus der Pflasterhülle zu entnehmen und auf eine trockene, unverletzte Hautstelle zu kleben. Die Pflaster dürfen nicht geteilt werden, sollten nicht beim Baden oder Duschen und auch nicht unter einem Okklusivverband angewendet werden. Patienten sind darauf hinzuweisen, die behandelte Stelle während der Anwendung sowie einen Tag lang nach dem Entfernen des Pflasters nicht dem direkten Sonnenlicht oder der UV-Strahlung im Solarium auszusetzen, um das Risiko einer Lichtempfindlichkeitsreaktion zu vermindern. Wegen möglicher systemischer Nebenwirkungen sollten die wirkstoffhaltigen Pflaster nur mit Vorsicht angewendet werden bei Patienten mit Nieren-, Herz- oder Leberfunktionsstörungen sowie bei Magengeschwüren, Darmentzündungen oder hämorrhagischer Diathese in der Vorgeschichte. Der gleichzeitige Einsatz weiterer topischer oder systemischer NSAR hat zu unterbleiben. Als häufigste Nebenwirkung kommt es unter der Pflasteranwendung zu Hautreaktionen an der Applikationsstelle.

Topische Behandlung mit Wärmepflastern

Bei schmerzhaften Muskelverspannungen kann die Anwendung von Wärme die Beschwerden lindern. In der Apotheke können für die verschiedenen Körperregionen Wärmepflaster empfohlen werden. Entsprechende Präparate mit Cayennepfeffer-Dickextrakt (z. B. ABC® Wärmepflaster Capsicum Hansaplast med) sind zur äußerlichen Behandlung von Muskelschmerz zugelassen. Bei Hautreizung oder allergischer Reaktion empfiehlt sich die Anwendung von ABC® Wärmepflaster sensitiv Hansaplast med (Wirkstoff: Nonivamid). Bei der Abgabe der Pflaster sind dem Kunden wichtige Anwendungshinweise mit auf den Weg zu geben. Maximal sollte ein Pflaster pro Tag angewendet werden und 4–12 Stunden auf der Haut bleiben. Vor der Anwendung eines neuen Pflasters müssen mindestens 12 Stunden vergehen. Das Pflaster darf nur auf trockene Haut geklebt werden, der Kontakt mit Schleimhäuten und Augen ist zu vermeiden. Nach Berührung des Pflasters sollten die Hände gründlich mit Seife gewaschen werden. Das Pflaster sollte nicht gleichzeitig mit anderen topischen Arzneimitteln am gleichen Applikationsort angewendet werden. Auch zusätzliche Wärmeanwendung sollte unterbleiben. Bei entzündlichen Erkrankungen, empfindlicher oder geschädigter Haut oder auf Wunden ist das Pflaster kontraindiziert. Als Nebenwirkung können in seltenen Fällen Überempfindlichkeitsreaktionen in Form von Quaddeln, Bläschen und Juckreiz auftreten.

Erfahrungsgemäß sind Wärmeumschläge mit Wärmezellen, die Eisenpulver enthalten, hautverträglicher (z. B. ThermaCare®, doc® Therma, Thermaplast® med). Die luftdichte Verpackung darf erst unmittelbar vor Anwendung geöffnet werden. Durch den Luftsauerstoff wird das Eisenpulver oxidiert und Wärme erzeugt, welche für ca. 8 Stunden anhält. Je nach Hersteller stehen unterschiedliche Produkte für den Schulter- und Nackenbereich bzw. für den Rücken oder zur flexiblen Anwendung zur Verfügung.

Zusatzempfehlungen

- Umschläge mit Retterspitz® äußerlich,
- Bandagen,
- physikalische Maßnahmen wie Krankengymnastik oder Massage,
- nach stumpfen Verletzungen, wie Prellungen oder Muskelzerrungen, PECH-Regel beachten (**P** – Pause, **E** – Eis zum Kühlen, **C** – Compression, **H** – Hochlagern des verletzten Beins); Ruhigstellung der betroffenen Glieder,
- Massagen mit hyperämisierenden Präparaten oder Arnikamassageöl bei Muskelkater,
- Magnesium bei Wadenkrämpfen.

3.4 Rückenschmerz

Häufig klagen Kunden in der Apotheke über Rückenbeschwerden und damit einhergehende Schmerzen sowie über eine mögliche Funktionsbeeinträchtigung. Ursachen für die Symptome gibt es viele, z. B. verletzungsbedingte Schäden durch Unfälle beim Sport oder im Haushalt, körperliche Überlastungen und klimatische Einflüsse (Zugluft, Kälte, Nässe, Klimaanlagen). Oft ist auch Dauerstress der Auslöser von Verspannungen der Rückenmuskulatur.

Praktisch umgesetzt

Rückenschmerz

Ein Kunde kommt in die Apotheke und legt folgendes Rezept vor:

- Ibuprofen 600 mg 1–1–1,
- Ortoton forte 1–1–1–1,
- Pantoprazol 40 mg 1–0–0.

Wichtige Hinweise

- Nehmen Sie das Schmerzmittel nicht auf nüchternen Magen ein, halten Sie sich an einen Einnahmeabstand von ca. 6 Stunden.
- Pantoprazol wirkt als Magenschutz, damit Sie die Schmerztabletten besser vertragen. Nehmen Sie dieses Mittel morgens, 30 Minuten vor dem Frühstück auf nüchternen Magen ein.
- Das Muskelrelaxans muss nach 1–2 Tagen in der Dosierung auf maximal 3-mal tgl. 1 Tablette reduziert werden. Es kann Schwindel und Schläfrigkeit verursachen. Vorsicht beim Autofahren.
- Es ist abzuklären, ob weitere Medikamente eingenommen werden, dann muss z. B. zwischen ASS zur Blutverdünnung und Ibuprofen unbedingt ein Einnahmeabstand erfolgen.

3.4.1 Symptomerfassung und Grenzen der Selbstmedikation

Im Beratungsgespräch muss zunächst die Art des Rückenschmerzes abgeklärt werden. Dieser lässt sich in drei Gruppen unterteilen:

- **radikulärer** (von den Nervenwurzeln ausgehender) **Rückenschmerz**, z. B. Ischiasattacke,
- **nichtspezifischer Kreuzschmerz**: Grund für die Beschwerden nicht eindeutig erkennbar,
- **spezifischer Kreuzschmerz**: auf konkrete Ursachen zurückzuführen, z. B. Bandscheibenvorfall, Sturz, Trauma, Knochenbruch, Infektion oder Tumor.

⑦ Abhängig von der Schmerzdauer ist zudem akuter Kreuzschmerz (< 6 Wochen) von subakuten (> 6 Wochen < 12 Wochen) und chronischen Beschwerden (> 12 Wochen) abzugrenzen. Als oberstes Ziel gilt es, einen Chronifizierungsprozess aufzuhalten bzw. zu verhindern. Apotheker können dazu beitragen, Personen mit einem hohen Chronifizierungsrisiko frühzeitig einer ärztlichen Behandlung zuzuführen. Hierzu bedient man sich unter anderem sogenannter yellow flags, d. h. psychosozialer Faktoren, die langwierige, komplizierte und kostenintensive Krankheitsverläufe sehr wahrscheinlich machen. Zusätzlich zu den psychosozialen Risikofaktoren beeinflussen auch arbeitsplatzbezogene Faktoren das Entstehen chronischer Kreuzschmerzen, diese werden als sogenannte „blue and black flags" bezeichnet. Dabei werden von den Beschäftigten subjektiv empfundene Belastungen am Arbeitsplatz (physisch: Körperbelastungen, ungünstige Haltungen oder psychisch: Unzufriedenheit, mentaler Stress, Zeitdruck) den „blue flags" zugeordnet, während objektivierbare soziale Rahmenbedingungen seitens der Arbeitgeber in den Bereich der „black flags" fallen. Neben den psychosozialen und berufsbezogenen Risikofaktoren spielen auch ein ungesunder Lebensstil (Rauchen, Alkohol, Übergewicht, geringe körperliche Kondition) sowie iatrogene Faktoren (Überbewertung somatischer/radiologischer Befunde bei nichtspezifischen Schmerzen, lange, schwer begründbare Krankschreibung, Förderung passiver Therapiekonzepte) eine Rolle im Chronifizierungsprozess von Kreuzschmerzen.

Yellow flags Rückenschmerz (Psychosoziale Risikofaktoren)

- Depressivität, Distress (negativer Stress, vor allem berufs- bzw. arbeitsplatzbezogen),
- schmerzbezogene Kognitionen: z. B. Katastrophisieren, Hilf-/Hoffnungslosigkeit, Angst-Vermeidungs-Überzeugungen,
- passives Schmerzverhalten: z. B. ausgeprägtes Schon- und Angst-Vermeidungsverhalten,
- überaktives Schmerzverhalten: beharrliche Arbeitsamkeit, suppressives Schmerzverhalten,
- schmerzbezogene Kognitionen: Gedankenunterdrückung,
- Neigung zur Somatisierung.

Blue/Black flags Rückenschmerz (Berufsbezogene Risikofaktoren)

- Überwiegend körperliche Schwerarbeit (Tragen, Heben schwerer Lasten),
- überwiegend monotone Körperhaltung oder Vibrationsexposition,
- geringe berufliche Qualifikation,
- geringer Einfluss auf die Arbeitsgestaltung,
- geringe soziale Unterstützung,
- berufliche Unzufriedenheit,
- Verlust des Arbeitsplatzes,
- Kränkungsverhältnisse am Arbeitsplatz, chronischer Arbeitskonflikt (Mobbing).

Bei Rückenschmerz besteht immer die Gefahr komplizierter, aber nicht ohne Weiteres erkennbarer Verletzungen. Wichtig ist hier, dass auch der Apotheker Warnhinweise für schwere Verläufe und persistierende Beschwerden erkennt und rechtzeitig an den Arzt verweist. An den Kunden sind Fragen nach alarmierenden Begleitsymptomen und Vorerkrankungen (red flags) zu stellen, die als Warnsignal für eine spezifische Ursache mit dringendem Handlungsbedarf gelten.

Red flags Rückenschmerz

- Fieber,
- schlechtes Allgemeinbefinden,
- starke Lähmungserscheinungen und Taubheitsgefühle,
- bewegungsunabhängige Schmerzen,
- Hinweise auf entzündliche-rheumatische Erkrankung,
- Osteoporose,
- Immun- oder Krebserkrankung,
- vorangegangener Unfall, z. B. heftiger Sturz,
- Alter des Betroffenen < 20 Jahre,
- > 3 Tage konstant anhaltende oder zunehmende starke Schmerzen trotz Selbsthilfe.

3

3.4.2 Nichtmedikamentöse Maßnahmen

Moderne Behandlungsansätze beseitigen nicht nur akute Schmerzen, sie basieren vielmehr auf der ganzheitlichen Erfassung des Wirbelsäulenproblems und stützen sich auf drei Säulen: körperliche Bewegung, medizinische Aufklärung und Beratung sowie die medikamentöse Therapie. Für Rückenschmerz-Geplagte ist es ganz entscheidend, umfassend informiert zu sein über die Erkrankung und den richtigen Umgang damit. Schwerpunkt der Aufklärung ist die Tatsache, dass körperliche Bewegung nicht schadet, sondern vielmehr eine Linderung der Beschwerden fördert.

Merke

Bewegung ist die beste Therapie!

Gezielter Muskelaufbau kann viele Rückenprobleme langfristig beheben. Die früher häufig empfohlene Schonung bei akutem Rückenschmerz gilt nicht mehr. Alle Maßnahmen, die die Betroffenen in eine passive Rolle treiben (z. B. Bettruhe), sind für eine Genesung eher hinderlich. Bewegungstherapie – auch Krankengymnastik – sollte bei akutem Kreuzschmerz nicht verordnet werden, da sie nicht wirksamer ist als die alltägliche körperliche Aktivität des Patienten. Bei erhöhtem Chronifizierungsrisiko sowie zur Stressbewältigung können Entspannungsverfahren, v. a. progressive Muskelentspannung, angeboten werden. Für Massagen und Akupunktur gibt es keine Studien, die eine Wirksamkeit ausreichend belegen. Eine Rückenschule kann bei länger anhaltendem oder rezidivierendem nichtspezifischem Kreuzschmerz theoretische und praktische Kenntnisse zu Bewegungsabläufen für einen gesunden Rücken und rückengerechtes Verhalten im Alltag vermitteln.

3.4.3 Selbstmedikation

Systemische Therapie

Die medikamentöse Therapie nichtspezifischer Kreuzschmerzen ist eine rein symptomatische Behandlung. Sie unterstützt im akuten Stadium die nichtmedikamentösen Maßnahmen, damit die Betroffenen im Alltag aktiv bleiben oder frühzeitig ihre üblichen Aktivitäten wieder aufnehmen können.

⑧ Bei der Beratung in der Apotheke steht für die Selbstmedikation der kurzfristige Einsatz von NSAR im Vordergrund – allerdings nur in der niedrigsten wirksamen Dosis und so kurz wie möglich. Empfohlen werden können Ibuprofen (z. B. Dolormin®), Naproxen (z. B. Dolormin® GS) und Diclofenac (z. B. Voltaren® Dolo). Zu beachten ist generell das erhebliche Nebenwirkungs- und Interaktionspotenzial. Bei NSAR-Behandlung und gleichzeitig vorliegenden Risiken für gastrointestinale Komplikationen sollten prophylaktisch Protonenpumpen-Inhibitoren gegeben werden. Gemäß aktueller Leitlinie wurde der Empfehlungsgrad für Paracetamol abgeschwächt, da es in neueren Studien keine Verbesserung der Schmerzsymptomatik oder der Funktionsfähigkeit bei Patienten mit akuten oder chronischen nichtspezifischen Kreuzschmerzen ergab. In Einzelfällen kann jedoch ein kurzzeitiger Therapieversuch mit Paracetamol unternommen werden. Eine Tageshöchstdosis von 3 g sollte hierbei nicht überschritten werden, um eine eventuelle Überdosierung und Intoxikation zu vermeiden.

 Merke

Die niedrigste wirksame Dosis so kurzfristig wie möglich!

Topische Behandlung

Laut Leitlinie sollten äußerlich applizierbare NSAR und beinwellhaltige Cremes bei nichtspezifischem Rückenschmerz nicht eingesetzt werden, weil es keinen sicheren Beleg für die Wirksamkeit gibt. Bei ausdrücklichem Kundenwunsch ist eine Anwendung vertretbar. Denn viele Menschen mit Rückenschmerz empfinden die äußere Anwendung von Schmerzmitteln als sehr angenehm und sprechen subjektiv gut auf eine topische Therapie an. Die Massage fördert die Durchblutung und das Wohlbefinden der Patienten. Auch Wärmetherapie in Form von Wärmepflastern oder -cremes kann Muskelverspannungen lösen (▸Kap. 3.3). Von intravenös, intramuskulär oder subkutan applizierbaren Schmerzmitteln, Lokalanästhetika, Glucocorticoiden und Mischinfusionen ist hingegen aufgrund der Nebenwirkungen und Komplikationen allgemein abzuraten.

3.4.4 Ärztliche Therapie

COX-2-Hemmer (▸Kap. 15.2) sind in Einzelfällen einsetzbar, wenn NSAR nicht vertragen werden oder kontraindiziert sind. Gleiches gilt für **Metamizol** (▸Kap. 3.5), für das sich auch für geriatrische Patienten eine entsprechende Empfehlung in der PRISCUS- und in der FORTA-Liste findet.

Opioide werden bei ausgewählten Patienten bei fehlendem Ansprechen auf NSAR oder bestehender NSAR-Kontraindikation angewendet. Aufgrund der schlechten Steuerbarkeit der Dosierung transdermaler Opioide ist eine orale Applikationsform vorzuziehen. Nach WHO-Stufenschema kommen zunächst schwache Opioide wie Tramadol oder Tilidin zum Einsatz. Die Wirksamkeit ist regelmäßig zu überprüfen, bei akuten nichtspezifischen Kreuzschmerzen nach spätestens 4 Wochen, bei chronischen Kreuzschmerzen nach spätestens 3 Monaten (▸Kap. 3.5).

Muskelrelaxanzien: Aufgrund des ausgeprägten Nebenwirkungsprofils der Muskelrelaxanzien (z. B. Methocarbamol: Ortoton®, Orphenadrin: Norflex®, Pridinol: Myopridin®) wird in der Leitlinie von ihrer Anwendung bei nichtspezifischen Kreuzschmerzen abgeraten. Allenfalls bei unzureichender Besserung der akuten Schmerzsymptomatik durch andere empfohlene Maßnahmen ist gegebenenfalls eine zeitlich befristete (nicht länger als 2 Wochen fortlaufende) Verschreibung in Betracht zu ziehen.

Zusatzempfehlungen

- Weidenrinden-Kapseln,
- Dr. Hauschka Birken Arnika Pflegeöl, Weleda Arnika Massageöl,
- durchblutungsfördernde Bäder, z. B. Pernionin® Thermo Teilbad,
- Wärmetherapie: Wärmflaschen, Körnerkissen,
- regelmäßige körperliche Bewegung; rückenfreundlicher Ausdauersport wie Laufen, Schwimmen oder Radfahren,
- ergonomische Vorgaben am Arbeitsplatz umsetzen: optimale Schreibtischhöhe, gutes Betriebsklima, Förderung der Arbeitsplatzzufriedenheit,
- Gewichtsreduktion: jedes Kilo zu viel belastet rein mechanisch Wirbelkörper, Bandscheiben, Wirbelgelenke, Bänder und Muskeln.

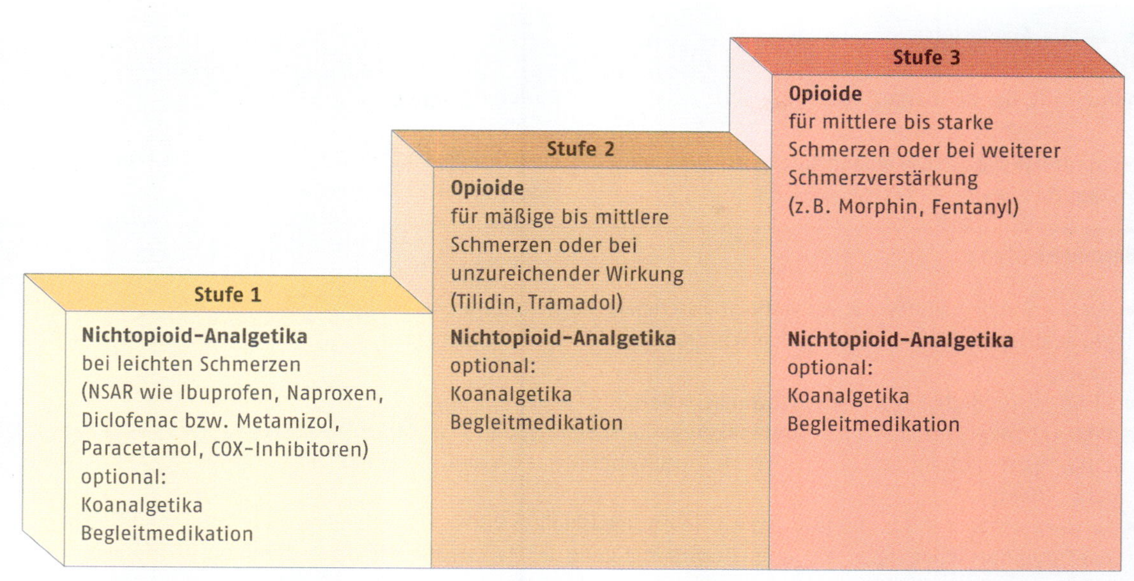

Abb. 3.5 WHO-Stufenschema der Schmerztherapie

3.5 Tumorschmerz und postoperativer Schmerz

3.5.1 Ärztliche Therapie

Nach Angaben der WHO leiden 55 % der Tumorpatienten unter Schmerzen, die entweder durch den Tumor direkt oder dessen Behandlung verursacht werden. In fortgeschrittenem Stadium sind es zwei Drittel. Damit gehören Schmerzsymptome zu den häufigsten Beschwerden, derentwegen Tumorpatienten in der Apotheke Rat und Hilfe suchen.

⑨ Opioide sind die wichtigsten Analgetika bei starken bis stärksten Schmerzen wie Verletzungen, nach operativen Eingriffen und bei Tumorschmerz, v. a. bei Knochenmetastasen. Doch nicht alle Schmerzformen sprechen auf Opioide an und Nebenwirkungen begrenzen den Einsatz.

Die Opioide binden unterschiedlich stark an die körpereigenen Opioidrezeptoren und hemmen auf unterschiedliche Weise die Weiterleitung von Schmerzen in Gehirn und Rückenmark. Neben der Gabe bei perioperativem Schmerz und Tumorschmerz sind sie eine wichtige medikamentöse Therapieoption für die zeitlich begrenzte (4–12-wöchige) Behandlung bei chronischer Arthrose, bei neuropathischem Schmerz wie diabetischer Polyneuropathie oder Postzosterneuralgie und bei chronischem Rückenschmerz. Bei der Therapie ist zu beachten, dass Opioide oftmals Tage bis Wochen bis zum Erreichen ihrer maximalen Analgesie benötigen. Um eine rasche Anflutung, aber auch einen raschen Konzentrationsabfall zu vermeiden, werden langsam und verzögert wirksame Applikationsformen eingesetzt (Retardpräparate, Pflaster).

Opioidtherapie nach WHO-Stufenplan

Zur Tumorschmerztherapie galt lange Zeit das dreiteilige WHO-Stufenschema (Abb. 3.5), demzufolge eine Behandlung mit einem Nicht-Opioid-Analgetikum beginnt, gefolgt in der nächsten Eskalationsstufe von einem schwach wirksamen Opioid (z. B. Tramadol oder Codein) und in der dritten Stufe von einem starken Opioid (z. B. Morphin oder Fentanyl). Sobald die Wirkung der aktuell genutzten Stufe nicht mehr ausreicht, wird auf der nächsthöheren Stufe behandelt. In den Stufen II und III sollte stets die Kombination eines Opioids mit einem Nichtopioid erfolgen, um synergistische Effekte zu nutzen. Insbesondere für neuropathische Schmerzen sollten zusätzliche Therapieoptionen mit Koanalgetika genutzt werden. Diese müssen allerdings langsam aufdosiert werden, bis eine ausreichende klinische Wirksamkeit erreicht ist.

Die aktuelle WHO-Tumorschmerz-Leitlinie empfiehlt jetzt eine Zentrierung weg vom strikten Stufenschema hin zur individuellen Schmerzsymptomatik und Schmerzintensität des Patienten und gibt somit mehr Raum für Flexibilität bei der Medikamentenauswahl und Dosierung. Die analgetische Behandlung kann neuerdings entweder mit Paracetamol, einem NSAR oder auch direkt mit einem Opioid starten – entweder als Monotherapie oder in Kombination. Wird ein

Tab. 3.9 Arzneistoffprofil: Metamizol

Arzneistoff, Handelsname (Bsp.)	Dosierung
Metamizol (Novalgin®, Novaminsulfon-ratiopharm®, Metamizol Hexal®)	Erwachsene: ED 500–1000 mg, 1–2 Tabletten, 20–40 Tropfen oder 1 Zäpfchen, max. 4 g/d
Besonderheiten	
▪ **NW:** Agranulozytose (Symptome initial: Halsschmerz, Rachenulzera, Schüttelfrost, Fieber, später: Sepsis), Leukopenie, Urtikaria bis anaphylaktischer Schock, selten GIT-Beschwerden, sehr selten Ulzera, Blutdruckabfall (i. v. Gabe), ▪ **KI:** vorgeschädigte Blutbildung, Schwangerschaft, ▪ **WW:** Antikoagulanzien, Thrombozytenaggregationshemmer, Glucocorticoide: verstärkte Antikoagulation, erhöhte GIT-Blutungsgefahr, Antihypertensiva: verminderte Blutdrucksenkung, Diuretika: verminderter diuretischer Effekt, ▪ **Sonstiges:** starke Wirkung, Spasmolyse, kein kardiovaskuläres Risiko, keine Hemmung der Nierenfunktion bzw. der Thrombozytenaggregation, selten Beeinträchtigung der Magenschleimhaut; **Nachteil:** nicht antiphlogistisch, bei längerer Therapie sind Blutbildkontrollen notwendig; Rote-Hand-Brief zu möglichen Leberschäden.	

Patient mit mittleren oder starken Schmerzen vorstellig, soll direkt eine Opioid-Therapie erfolgen. Unter fortlaufender Beobachtung der Schmerzstärke wird die Dosis bedarfsgerecht gesteigert.

WHO-Stufe I: nichtopioide Analgetika

NSAR haben sich als effektiv in der Akutschmerztherapie nach operativen Eingriffen, bei Rückenschmerz und Nierenkoliken erwiesen. Allerdings ist dann das Reoperationsrisiko aufgrund von Nachblutungen erhöht sowie das Risiko für Ulzera im oberen Gastrointestinaltrakt. Deshalb sollte ein NSAR perioperativ mit einem Protonenpumpen-Inhibitor kombiniert werden.

Metamizol kann oral, rektal und intravenös verabreicht werden (▫ Tab. 3.9). Es ist analgetisch wirksam bei verschiedenen chirurgischen Eingriffen mit mittelstarken bis starken Schmerzen, bei Gallen- oder Nierenkoliken und zudem das Nichtopioid der ersten Wahl bei Tumorschmerz. Metamizol kann bei gleichzeitiger Anwendung mit Acetylsalicylsäure die Thrombozytenaggregations-hemmende Wirkung von niedrig dosierter ASS vermindern. Somit besteht die Gefahr, dass die ASS-Prophylaxe nicht in ausreichendem Maße sichergestellt ist. Daher sollte Metamizol frühestens 30 Minuten nach der ASS-Gabe eingenommen werden.

WHO-Stufe II: mittelstarke Opioide

Die Opioide der Stufe II nehmen in der Tumorschmerztherapie nur eine untergeordnete Rolle ein. Ein Grund dafür ist der Ceiling-Effekt. Über eine bestimmte Dosis hinaus führt eine Dosissteigerung nicht zu einer weiteren Schmerzstillung, sondern nur zu vermehrten Nebenwirkungen. Wegen ihrer begrenzten analgetischen Potenz scheiden die Wirkstoffe der Stufe II bei starken Schmerzen aus.

Tilidin ist ein Prodrug, das erst nach seiner Demethylierung in der Leber zu Nortilidin analgetisch wirkt (KI: Leberinsuffizienz). Zur Vermeidung der durch Missbrauch provozierten Atemdepression und Sucht wird Tilidin mit dem Opioidrezeptor-Antagonisten Naloxon kombiniert (z. B. Valoron® N). Während die Retardtabletten auf rosafarbenem Kassenrezept verordnet werden können, unterliegen die Tropfen wegen ihres Missbrauchspotenzials der BtMVV, hier ist ein BtM-Rezept erforderlich. Tilidin steht nur für die orale Applikation zur Verfügung. Die Tropfen wirken etwa 2–3 Stunden, die Retardtabletten hingegen etwa 12 Stunden.

Tramadol ist das neben Tilidin am häufigsten verordnete Stufe-II-Opioid. Es ist ein Analgetikum mit kombiniert opioidagonistischer und Serotonin- und Noradrenalin-Wiederaufnahme-hemmender Wirkung. Retardiertes Tramadol wird 2-mal tgl. eingenommen, nicht retardiertes wegen der kurzen Halbwertszeit 3–6-mal. Im Gegensatz zu Tilidin kann Tramadol i. v., s. c. und rektal verabreicht werden. Tramadol ist nicht BtM-pflichtig. Es können Übelkeit und Erbrechen als serotonerge Nebeneffekte auftreten und zudem Schwindel mit erhöhtem Sturzrisiko und vermehrten Hüftfrakturen.

WHO-Stufe III: starke Opioide

Die Wirkstoffe der Stufe III gelten als starke Opioide, die durch erhöhtes Missbrauchspotenzial und/oder ein hohes Nebenwirkungsrisiko (Atemdepression, Sedierung) immer der BtMVV unterliegen (▫ Tab. 3.10).

Morphin ist nach den WHO-Guidelines zwar der Goldstandard der Opioidtherapie, wegen der kritischen pharmakologischen Eigenschaften aber nicht immer das Opioid der ersten Wahl. Bei Langzeitanwendung oder bei Patienten mit eingeschränkter Nierenfunktion können die Metaboliten akkumulieren und schwere Nebenwirkungen auslösen (starke Sedierung, Atemdepression, Delir, Krampfanfälle). Die Schmerzhemmung von Morphin hält nur 2–3 Stunden an, daher sollte bei chronischen Schmerzen retardiertes Morphin verordnet werden, um konstante Wirkspiegel zu erreichen.

Buprenorphin ist 20–50-mal stärker wirksam als Morphin. Es weist mit 10 Stunden eine lange analgetische Wirkung auf, bewirkt keine Atemdepression, eine nur moderate Obstipation und ist auch sicher bei Niereninsuffizienz.

Hydromorphon ist ein Morphinabkömmling und 5–10-fach potenter als Morphin. Die primär in der Leber gebildeten Metaboliten sind nicht wirksam, daher wird Hydromorphon bei alten Patienten bzw. bei eingeschränkter Leber- und Nierenfunktion eingesetzt.

Cave

Originalpräparat und Generika sind nicht per se bioäquivalent. Das orale osmotische System (OROS®) im Präparat Jurnista® setzt den Wirkstoff über 24 Stunden frei im Gegensatz zu 12-Stunden-Hydromorphon-Retardierung.

Oxycodon ist ein 1,5–2-fach stärkeres Opioid als Morphin. Oxycodon gibt es auch in Kombination mit dem Opioidrezeptor-Antagonisten Naloxon (Targin®), der durch Blockade der intestinalen Opioidrezeptoren die opioidinduzierte Obstipation abschwächt. Bei schwerer Niereninsuffizienz sollte die Dosis reduziert werden.

Tapentadol ist ein µ-Rezeptor-Agonist und Noradrenalin-Wiederaufnahme-Hemmer und wird v. a. bei Patienten mit „mixed-pain“, einer Kombination aus nozizeptivem und neuropathischem Schmerz, eingesetzt.

Fentanyl wird bei chronischen Schmerzen als Pflaster appliziert. Es eignet sich wegen langer Latenz bis zum Wirkeintritt und fehlender Steuerbarkeit nicht für postoperativen Schmerz. Die ausgeprägte Lipophilie von Fentanyl ermöglicht zusätzlich eine i. v., intranasale und transmukosale Gabe (Lutscher).

Methadon gilt als Reservesubstanz bei therapieresistenten Nebenwirkungen anderer Opioide. In Deutschland ist für die Schmerztherapie nur das reine Enantiomer Levomethadon (L-Polamidon®) zugelassen. Während die analgetische Wirkung nur 6–12 Stunden andauert, besitzt die Substanz eine lange Eliminations-Halbwertszeit (24–72 h). Aufgrund des Kumulationsrisikos und der somit schwierigen Dosisfindung sollte Levomethadon nur von erfahrenen Schmerztherapeuten eingesetzt werden. Für einen antitumoralen Effekt von Methadon liegen bislang keine evidenten Studien vor. Daher empfehlen die Fachgesellschaften den Wirkstoff nicht zur eigentlichen Tumortherapie. Verordnen Ärzte ihren Patienten Methadon nicht zur Schmerzbehandlung, sondern zur Tumorbekämpfung, dann erfolgt diese Therapie off-label unter der Verantwortung des Arztes. Der Apotheker muss jedoch bei Rezeptvorlage die Indikation nicht hinterfragen. Wird Methadon im Rahmen der Schmerzbehandlung eingesetzt, gelten die Regeln für eine normale BtM-Verordnung, nicht die Vorgaben der Substitutionsverordnung.

Mögliche Nebenwirkungen der Opioide sind Atemdepression, Opioidsedierung mit Stürzen und Frakturen als Folge, Übelkeit bzw. Erbrechen, spastische Obstipation, Miosis, Sucht, Miktionsbeschwerden und Harnverhalt. Auch neurologische Probleme wie Schwindel, Unruhe oder Verwirrtheit kommen vor. Während Übelkeit und Erbrechen nach einigen Tagen verschwinden, persistiert die Obstipation. Im ▸ Kap. 25 wird näher auf die opioidinduzierte Obstipation eingegangen.

Anwendungsbeschränkungen für Opioide ergeben sich aus ihren Nebenwirkungen:

- Atmung: Asthma bronchiale, Sekretstau,
- Darmträgheit: Ileus (absolute Kontraindikation),
- Hypothyreose,
- Tonuserhöhung der glatten Muskulatur: Kolik der Harnwege und der Gallenblase, Harnverhalt und Pankreatitis,
- Krampfleiden,
- Urtikaria,
- Leber- oder Niereninsuffizienz: Risiko für Akkumulation von Opioiden,
- bestimmte Schmerzformen wie Kopfschmerz oder Trigeminusneuralgien.

Die gleichzeitige Gabe von zentral dämpfenden Pharmaka und Alkohol verstärkt die sedierende und atemdepressive Wirkung der Opioide. Relevant ist zudem die Interaktion mit anticholinergen Substanzen, welche in der Komedikation mit Opioiden vermehrt zu Mundtrockenheit, Obstipation und Blasenentleerungsstörungen führt.

Bestimmung der Äquivalenzdosis

Bei der Umstellung von einem Opioid auf ein anderes wird meist die äquivalente Wirkdosis errechnet. Als Bezugsgröße wird Morphin in peroraler Darreichungsform verwendet. Als praktische Hilfe zur Kalkulierung von Äquivalenzdosen bietet die Grünenthal GmbH eine für die Betriebssysteme Android und iOS nutzbare Opioid-Rechner-App an (www.opioid-rechner.de). Die Umrechnungsfaktoren beruhen auf herstellerunabhängiger Literatur.

3

◻ **Tab. 3.10** Opioide

Arzneistoff, Handelsname (Bsp.)	Dosierung, Bemerkungen
Buprenorphin (Temgesic® Sublingualtabletten, Transtec® Pro 35/52,5/70 µg/h, Norspan® 5/10/20 µg)	Sublingual: 0,2–0,4 mg, Wiederholung alle 6–8 Stunden, Norspan®: 1 Pflaster pro Woche, Transtec®: Pflaster alle 4 Tage wechseln
Fentanyl (Durogesic® SMAT 25/50/75/100 µg/h bzw. Instanyl® NS, Effentora® Bukkaltabletten, Abstral® Sublingualtabletten)	TTS-Pflaster: kontrollierte Mengenabgabe über 72 Stunden, Abgabemenge ist proportional zur Pflastergröße, Pflaster alle 3 Tage wechseln, Abstral®/Effentora®: Anfangsdosis 100 µg, dann auftitrieren (–800 µg), Tabletten unter der Zunge bzw. in Wange platzieren, Instanyl®: zu Beginn 1 Sprühstoß (50 µg) in 1 Nasenloch, auftitrieren (–200 µg)
Hydromorphon (Jurnista® 4/8/16/32/64 mg Retardtabletten)	Dosistitration mit 4 (–8) mg 1 × tgl. beginnen, max. jeden 4. Tag Dosis steigern
Morphin (Capros®/MST® Mundipharma Retardtabletten 10/30/60/100/200 mg bzw. Oramorph® 10/30/100 mg EDB)	Ab 12 Jahre: 2 × tgl. 1 Retardtablette (Dosierungsintervall 12 h), Oramorph®: je nach Stärke 4–6 × tgl. 1 EDB; Lösung mit ausreichend Flüssigkeit einnehmen
Oxycodon + Naloxon (Targin® 5/2,5 mg, 10/5 mg, 20/10 mg, 40/20 mg)	Beginn: 2 × tgl. mit 5/2,5 (–10/5) mg, max. Dosis 80/40 mg tgl.
Tramadol (Tramal® Kapseln, Tabletten, Suppositorien, Retardtabletten, Tropfen, Ampullen)	Nicht retardiert: 3–4 × tgl. 50–100 mg (ED), max. Dosis 400 mg, retardiert: 2 × tgl. 100–200 mg, max. Dosis 400 mg
Tramadol + Paracetamol (Zaldiar® Filmtabletten, 37,5/325 mg)	Zaldiar®: initial 2 Filmtabletten, max. Dosis tgl. 8 Filmtabletten (300/2600 mg)
Tilidin + Naloxon (Valoron® N Kapseln, Tropfen, Retardtabletten)	Tropfen oder nicht retardiert: bis zu 6 × tgl. 50–100 mg, max. Dosis 600 mg; retardiert: 2 × tgl. 1 Retardtablette, max. Dosis 600 mg
Tapentadol (Palexia® 50/100/150/200/250 mg Retardtabletten)	2 × tgl. eine ED, beginnend mit 50 mg, max. Dosis 500 mg; unverdaute Tablettenmatrix kann im Stuhl wiedergefunden werden: Hinweis an Patienten, dass Wirkstoff resorbiert wurde

Verweis auf Online
Opioidrechner des Universitätsspitals Basel

Bei der Auswahl des Opioids und seiner Applikationsweise müssen Begleiterkrankungen des Patienten, Kontraindikationen für transdermale Systeme oder eine orale Einnahme, das Nebenwirkungsprofil sowie Patienten-Präferenzen berücksichtigt werden. Unretardierte Präparate werden wegen ihrer besseren Steuerbarkeit bei der Ersteinstellung und auch bei der Behandlung von Schmerzkrisen bevorzugt. Nach 1–2 Tagen erfolgt die Umstellung dosisäquivalent auf eine Retardform. Die aktuelle WHO-Leitlinie lässt neben Retardformen auch schnell freisetzende Arzneiformen für die Basis-Schmerzkontrolle mit Opioiden zu.

Transdermale Applikation als Pflaster

Aufgrund der schlechten Steuerbarkeit der Dosierung transdermaler Opioide ist eine orale Applikationsform vorzuziehen. Eine transdermale Applikation kommt nur bei stabiler Schmerzsituation mit wenigen

Schwankungen infrage. Vorteilhaft sind Opioid-Pflaster vor allem bei Schluckproblemen und intestinalen Resorptionsstörungen. Fentanyl (z. B. Durogesic® SMAT) und Buprenorphin (Transtec® Pro, Norspan®) können transdermal verabreicht werden. Die Abgabemenge ist proportional zur Pflastergröße. Zunächst entsteht ein Hautdepot, erst nach 12–24 Stunden ist mit maximaler Analgesie zu rechnen, ebenso lang hält die Wirkung nach Entfernen des Pflasters noch an. Daher ist bei Therapiebeginn an eine Überbrückung der Latenzzeit mit oralen Schmerzmitteln zu denken, nach Absetzen des Pflasters muss wegen der noch vorhandenen Restwirkung Vorsicht walten mit nachfolgend verabreichten Opioiden. Zu beachten gilt auch, dass TTS-Schmerzpflaster im fortgeschrittenen Tumorstadium Resorptionsstörungen unterliegen können – und zwar aufgrund von Kachexie (vermindertes Unterhautfettgewebe, Hyperhidrosis, veränderte Durchblutung oder Fieber). Dann sind keine konstanten Plasmaspiegel gewährleistet und folglich auch keine kontinuierliche Schmerzstillung.

Fünf allgemeine Regeln der Opioidtherapie

⑩ Für die Opioidapplikation gibt die WHO 4 Grundprinzipien auf den Weg:

- by the **mouth**: bevorzugt orale Formulierungen (oder Pflaster) statt schnell anflutender (i. v.) Applikationen,
- by the **clock**: die Basismedikation sollte nach festem Zeitplan erfolgen, um konstante Wirkspiegel rund um die Uhr zu gewährleisten und „End-of-Dose-Schmerzen" zu vermeiden,
- „for the **individual**": Rücksichtnahme auf die individuellen Bedürfnisse (z. B. Schmerzform, Komorbidität, Nebenwirkungen), Arzneistoffauswahl und -dosierung nach dem Patienten ausrichten,
- „with **attention to detail**": Heilberufe sollten den Patienten oder Angehörigen einen detaillierten Medikationsplan mitgeben, bei dem die Dosierungen und Intervalle verständlich dargestellt sind. Eine gründliche Aufklärung über Risiken und Nebenwirkungen gehört ebenfalls dazu.

Der Grundsatz by the **ladder** dient weiterhin als Orientierung, ist aber nicht mehr zwingend einzuhalten. Der Patient muss also für eine erfolgreiche Schmerztherapie nicht alle Stufen des WHO-Schemas durchlaufen, sondern kann auch direkt auf ein zunächst niedrig dosiertes Opioid der Stufe II oder auch III eingestellt werden.

Durchbruchschmerz

Viele Patienten leiden neben dem Dauerschmerz unter Schmerzattacken in Form von spontanen oder belastungsabhängigen Durchbruchschmerzen. Typisch für diese Schmerzart ist die hohe, nahezu unerträgliche Schmerzintensität, das plötzliche Einsetzen des Schmerzes und die kurze Schmerzdauer. Nach einem schnellen Anstieg erreicht der Schmerz häufig nach 3–5 Minuten sein Maximum und dauert meist weniger als eine halbe Stunde an. Die Häufigkeit von Durchbruchschmerzattacken variiert deutlich von Patient zu Patient, wobei die Episoden durchschnittlich 2–6 mal pro Tag auftreten. Bei Durchbruchschmerzen kann zusätzlich eine Bedarfsmedikation verordnet werden, die aus einer schnell freisetzenden Form des gleichen Opioids besteht, das der Patient schon nimmt. Als Einzeldosis wählt man meist ⅒–⅙ der Gesamtdosis der Retardform. Kurzwirksame Opioide (Morphin s. c., unretardierte Morphin- oder Hydromorphon-Tabletten, Buprenorphin sublingual), deren Wirkung nach 20–30 Minuten einsetzt, sind geeignet, um vorhersehbare, **belastungsabhängige Durchbruchschmerzen** zu behandeln. Allerdings ist ihre Wirkdauer von 3–4 Stunden oft länger, als die Schmerzattacken andauern. Schnell wirksame Opioide entfalten ihre Wirkung bereits nach 5–10 Minuten, ihre Wirkung hält nur 1–2 Stunden an, was sie zur Medikation der Wahl bei **spontanen Durchbruchschmerzen** macht. Alle derzeit verfügbaren schnell wirksamen Opioide sind fentanylhaltige Fertigarzneimittel, bei denen das Opioid transmukosal entweder über die Mund- oder Nasenschleimhaut resorbiert wird (z. B. Abstral®, Instanyl®). Sobald die Bedarfsmedikation häufiger als 3–4-mal tgl. eingenommen werden muss, sollte die Basistherapie erhöht werden. Bei unzureichendem analgetischem Effekt oder auftretenden Nebenwirkungen kann eine Opioidrotation sinnvoll sein, also ein Wechsel auf ein anderes Opioid. Eine Therapie mit einem neuen Opioid sollte mit 50–75 % der äquivalenten Dosis des vorherigen Opioids begonnen werden.

Koanalgetika: Ergänzende Medikamente der Schmerzbehandlung

Koanalgetika sind keine klassischen Analgetika, sondern können bei speziellen Schmerzsyndromen analgetisch wirken: Antidepressiva und Antikonvulsiva bei neuropathischem Schmerz, Glucocorticoide bei Nervenkompression oder Hirndruck, Bisphosphonate bei metastasebedingtem Knochenschmerz (◘ Tab. 3.11). Die meisten Koanalgetika erfordern eine langsame Aufdosierung. Um die Adhärenz nicht zu gefährden, sollte der Patient über den verzögerten Wirkeintritt sowie häufige Nebenwirkungen zu Therapiebeginn informiert werden. Auch ein Hinweis auf die abweichende Indikation im Beipackzettel darf im Beratungsgespräch nicht fehlen.

3

Tab. 3.11 Koanalgetika (Beispiele)

Arzneistoff, Handelsname (Bsp.)	Dosierung
Trizyklische Antidepressiva (neuropathischer Schmerz)	
Amitriptylin (Amitryptilin-neuraxpharm®)	Anfangsdosis 10–25 mg (zur Nacht), max. Dosis selten > 150 mg
Clomipramin (Anafranil®)	1 × tgl. 75 mg (abends), max. Dosis selten > 150 mg
Imipramin (Tofranil®)	Initial 2 × tgl. 25 mg, max. Dosis selten > 150 mg
Antikonvulsiva (neuropathischer Schmerz)	
Carbamazepin (Tegretal®)	Anfangsdosis 100–200 mg, max. Dosis 1200 mg
Gabapentin (Neurontin®)	Tag 1: 1 × tgl. 300 mg, Tag 2: 2 × tgl. 300 mg, Tag 3: 3 × tgl. 300 mg, dann schrittweise weiter aufdosieren, max. Dosis 3600 mg
Pregabalin (Lyrica®)	Anfangsdosis 150 mg tgl. in 2 oder 3 ED, max. Dosis 600 mg
Glucocorticoide (Hirnödem)	
Dexamethason (Fortecortin®)	Hirnödem initial: 8–10 mg (–80 mg) i. v., dann: 16–24 mg (–48 mg)/d oral, verteilt auf 3–4 ED über 4–8 Tage, maligne Tumoren initial 8–16 mg/d, bei länger dauernder Therapie 4–12 mg/d

Cannabis

Cannabinoide nehmen in der schmerz- und palliativmedizinischen Versorgung einen zunehmend wichtigen Platz ein. Die medizinischen Anwendungen in Deutschland sind Heilversuche bei schwerwiegenden Erkrankungen, bei denen die bisherige Therapie erfolglos geblieben ist und Cannabis eine Aussicht auf eine Verbesserung bietet. Dies sind die Voraussetzungen für die Kostenerstattung in der GKV. Ein Abschätzen, ob eine Cannabis-Therapie im konkreten Patientenfall eine sinnvolle und zielführende Therapieoption ist, fällt oftmals schwer. Orientierung bietet die Praxisleitlinie der Deutschen Schmerzgesellschaft mit klar definierten Empfehlungsgraden. Als primäre Einsatzgebiete werden vor allem chronische Schmerzen, Tumorschmerz, nichttumorbedingte Schmerzen, neuropathischer Schmerz, Schlafstörungen bei chronischem Schmerz und spastischer Schmerz bei multipler Sklerose gesehen. Hingegen besteht ein niedrigerer Empfehlungsgrad von medizinischem Cannabis bei Untergewicht, Appetitlosigkeit bzw. Kachexie, Morbus Crohn sowie Übelkeit und Erbrechen bei Chemotherapie.

Nicht auszuschließen sind unerwünschte Arzneimittelwirkungen wie Halluzinationen oder Verwirrtheit, Müdigkeit, Mundtrockenheit, Tachykardie und orthostatische Beschwerden mit Schwindel. Beim Abgabegespräch in der Apotheke sollten Patienten unbedingt auf eine gegebenenfalls eingeschränkte Verkehrstüchtigkeit hingewiesen werden.

Im Rahmen der Rezepturherstellung wird eine individuelle, niedrige Einstiegsdosierung langsam bis zur individuellen Zieldosis auftitriert. Bei der Verwendung von Cannabisblüten kann sich eine erhebliche Variabilität an Wirkstoffkonzentrationen ergeben – bedingt durch die Schwankungsbreite im Drogenmaterial. Besser geeignet sind Fertigarzneimittel (Canemes®, Sativex®) sowie der Rezepturwirkstoff Dronabinol. Mit Ausnahme der beiden Fertigarzneimittel muss der Patient für eine Cannabinoid-Therapie einen Antrag auf Kostenübernahme bei der GKV stellen.

Essentials bei der Behandlung von Schmerzen

- Keine Dosierung nach Bedarf in der chronischen Schmerztherapie, sondern Einnahme nach Schmerzplan; Ziel ist eine effektivere Analgesie und ein geringerer Analgetikabedarf,
- Basismedikation: langwirkende (retardierte) Präparate mit fester Dosierung, Einnahmeanleitung und Zeitangabe; Bedarfsmedikation: rasch wirkende (nicht retardierte) Präparate bei Durchbruchschmerz,
- Patienten unbedingt auf die Sedierung, die eingeschränkten motorischen Reflexe und die Verminderung der Aufmerksamkeit hinweisen (Sturzrisiko), v. a. in Kombination mit weiteren zentral dämpfenden Arzneistoffen (Sedativa, Neuropharmaka),
- Patienten sollen in der Einstellungs- und Umstellungsphase von opioidhaltigen Schmerzmitteln auf das Autofahren und das Bedienen von Maschinen verzichten.

Wichtiges in Kürze

① Vor jeder Schmerztherapie muss die Ursache der Schmerzen durch Befragung des Kunden abgeklärt werden.

② Analgetika werden in Nichtopioide (NSAR, Coxibe, Paracetamol, Metamizol) und in schwach oder stark wirksame Opioide unterschieden.

③ Koanalgetika, zu denen u. a. Antidepressiva und Antikonvulsiva zählen, sind die Mittel der Wahl bei neuropathischem Schmerz.

④ Die Schmerztherapie sollte sich nach der individuellen Symptomatik des Patienten richten und muss nicht mehr strikt nach dem WHO-Stufenschema mit einer stufenweise Anpassung der Schmerzmittel erfolgen.

⑤ Die Art des Kopfschmerzes entscheidet über die Therapie.

⑥ Nicht jeder Muskel- und Gelenkschmerz kann in der Selbstmedikation behandelt werden, schwerwiegende Ursachen oder fortschreitende Grunderkrankungen wie Arthrose gehören in die Hand des Arztes.

⑦ Bei Rückenschmerz müssen rechtzeitig Symptome erkannt werden, die einen chronischen Verlauf wahrscheinlich machen (yellow/blue/black flags) bzw. Warnhinweise, die sofort zum Arztbesuch zwingen (red flags).

⑧ NSAR sollten immer in der niedrigsten wirksamen Dosis so kurzfristig wie möglich angewendet werden.

⑨ Opioide sind die wichtigsten Schmerzmittel bei starken Schmerzen wie Verletzungen, nach operativen Eingriffen und bei Tumorschmerz.

⑩ Es gibt 4 Grundprinzipien der Opioidtherapie: by the mouth, by the clock, for the individuell, with attention to detail.

3

Weiterführende Literatur

Bundesärztekammer (BÄK) et al. S3-Nationale Versorgungsleitlinie Nichtspezifischer Kreuzschmerz. AWMF-Register Nr. nvl-007, 2016

Deutsche Gesellschaft für Neurologie (DGN). S1-Leitlinie Kopfschmerz bei Übergebrauch von Schmerz- und Migränemitteln. AWMF-Register Nr. 030/131, 2018

Deutsche Gesellschaft für Neurologie (DGN). S1-Leitlinie Therapie der Migräneattacke und Prophylaxe der Migräne. AWMF-Register Nr. 030/057, 2018 sowie Prophylaxe der Migräne mit monoklonalen Antikörpern gegen CGRP oder den CGRP-Rezeptor. Addendum vom 16.12.2019

Deutsche Gesellschaft für Neurologie (DGN). S1-Leitlinie Therapie des episodischen und chronischen Kopfschmerzes vom Spannungstyp und anderer chronischer täglicher Kopfschmerzen. AWMF-Register Nr. 030/077, 2014

Deutsche Schmerzgesellschaft. S3-Leitline Langzeitanwendung von Opioiden bei nicht tumorbedingten Schmerzen. AWMF-Register Nr. 145/003, 2020

DGS-Praxisleitlinie Cannabis in der Schmerzmedizin 2018, www.dgs-praxisleitlinien.de

DGS-Praxisleitlinie Opioidinduzierte Obstipation 2019, www.dgs-praxisleitlinien.de

Dietlmeier P. Kopfschmerzen und Migräne. Deutscher Apotheker Verlag, Stuttgart 2010

Herdegen T. Pharmako-logisch! Schmerz. Deutscher Apotheker Verlag, Stuttgart 2014

Karow T, Lang-Roth R. Allgemeine und Spezielle Pharmakologie und Toxikologie. 27. Aufl., Karow-Verlag, 2021

WHO guidelines for the pharmacological and radiotherapeutic management of cancer pain in adults and adolescents. Geneva: World Health Organization; 2018

Tipps für PhiPs

Die pharmazeutische Beratung von Schmerz-Patienten nimmt – insbesondere im Rahmen der Selbstmedikation – einen großen Stellenwert in der täglichen Beratungspraxis ein. Machen Sie sich mithilfe des BAK-Arbeitsbogens mit der Beratung zu Analgetika vertraut.
→ Arbeitsbogen Nr. 6 „Arzneimittelberatung – Selbstmedikation"

Tipps für Weiterzubildende

Dieses Kapitel können Sie vor dem Besuch des Weiterbildungsseminars A.11 „Besonderheiten bei der Pharmakotherapie von geriatrischen Patienten" durcharbeiten. Sollte Ihre Apotheke sich auf die Versorgung von Palliativpatienten spezialisiert haben, bietet sich als Vertiefung der Besuch der Zertifikatfortbildung „Palliativpharmazie" an. Diese Zertifikatsfortbildung wird auf Ihre Weiterbildung anerkannt. Der Aufbau einer Palliativversorgung ist auch ein mögliches Thema für Ihre Projektarbeit.

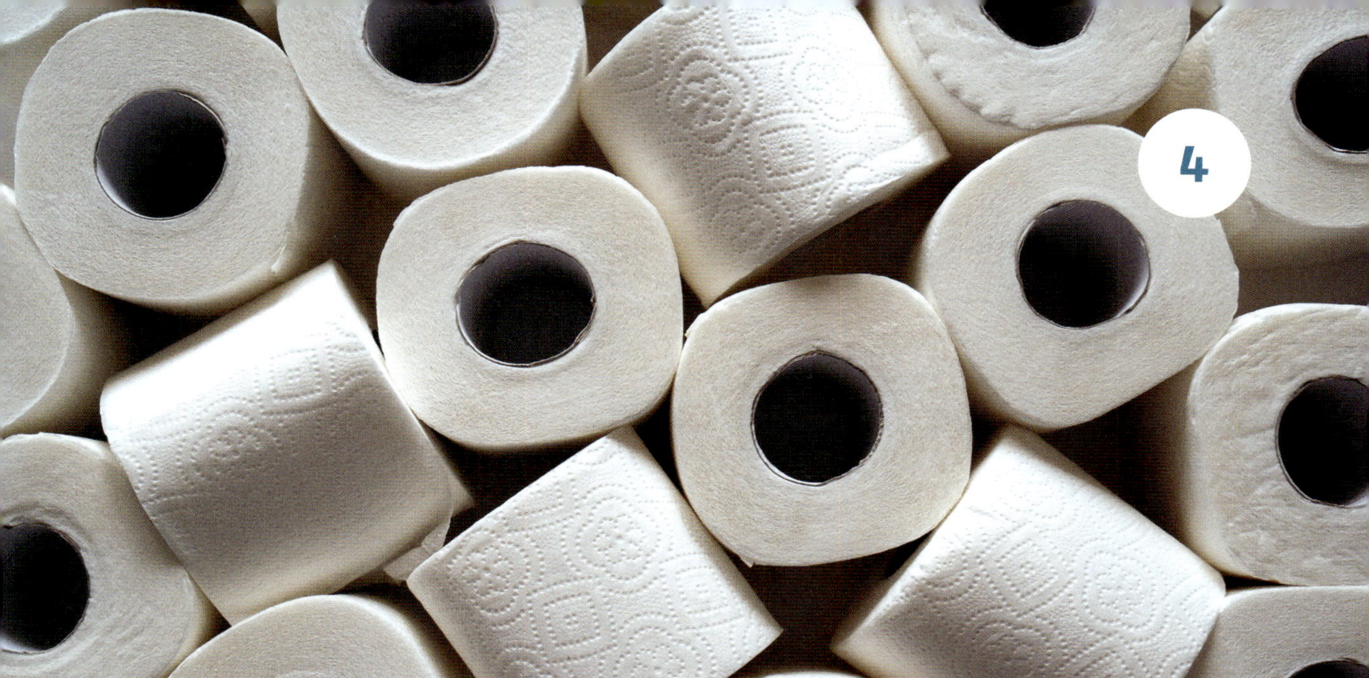

4

Erkrankungen des Gastrointestinaltrakts

Dr. Andrea Gerdemann

Magen-Darm-Beschwerden zählen zu den häufigsten Indikation in der Apothekenpraxis. Spitzenreiter bei den Verdauungsbeschwerden ist Sodbrennen gefolgt von Magenschmerzen oder Durchfall und Übelkeit und Erbrechen.
Die Beratung zu Magen-Darm-Beschwerden ist eine wichtige Aufgabe in der Apotheke, bei der es um weit mehr als um die Beratung zu Präparaten geht. Die Patienten benötigen Informationen wie man den Beschwerden vorbeugen kann, welche nichtmedikamentösen Behandlungsmöglichkeiten es gibt und wann ein Arztbesuch ratsam ist.

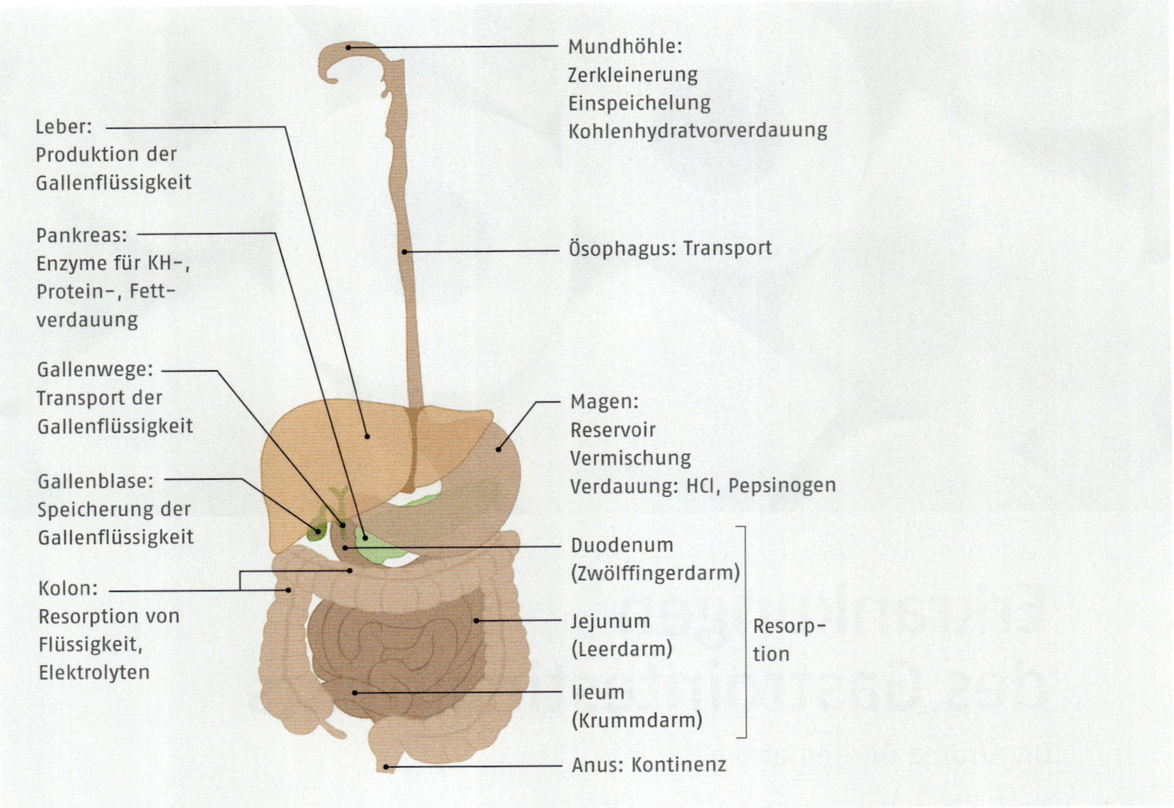

Abb. 4.1 Aufbau und Funktion des Verdauungstrakts

4.1 Grundlagen

Der Magen-Darm-Trakt des Menschen, der von der Mundhöhle bis zum Anus reicht, dient zum einen der Aufnahme von Nahrung, essenziellen Substanzen, Salzen und Wasser und zum anderen der Ausscheidung nichtresorbierter Nahrungsbestandteile und Stoffwechselendprodukte. Die aufzunehmende Nahrung muss dabei verdaut werden, d. h. Eiweiße, Kohlenhydrate und Fette werden über enzymatische Spaltung in Fragmente aufgespalten, die vom Körper dann aufgenommen werden können (Abb. 4.1).

4.2 Übelkeit und Erbrechen

① Übelkeit und Erbrechen können durch unterschiedlichste Faktoren ausgelöst werden. Sie können auf einen „verdorbenen Magen“ oder eine Infektion des Verdauungstrakts hindeuten, als Reisekinetose, im Rahmen der Schwangerschaft oder als Begleiterscheinung einer Migräne auftreten oder auch eine Reaktion auf psychischen Stress sowie die Nebenwirkung einiger Medikamente oder Therapien sein. Beide Symptome dienen dabei häufig als Selbstschutzmaßnahme des Körpers um zu verhindern, dass weitere Giftstoffe vom Körper aufgenommen bzw. bereits aufgenommene schädliche Stoffe möglichst schnell aus dem Organismus entfernt werden. Bei der Reise- oder Seekrankheit sind die Beschwerden in der Regel auf die Dauer des Reisens beschränkt; die Ursache ist nicht eindeutig geklärt, man geht aber davon aus, dass es sich um einen Konflikt von Sinneseindrücken handelt. Schwangerschaftserbrechen tritt insbesondere im ersten Trimenon der Schwangerschaft auf (▸ Kap. 21). Auch im Rahmen einer Krebsbehandlung kommt es häufig zu Übelkeit und Erbrechen als unerwünschte Arzneimittelwirkung (▸ Kap. 17). Da die Beschwerden hierbei oft sehr stark ausgeprägt sind, kommen in den meisten Fällen verschreibungspflichtige Antiemetika zum Einsatz. Ansonsten sind Übelkeit und Erbrechen typische Symptome, die häufig im Rahmen der Selbstmedikation behandelt werden können. Zum Einsatz kommen H_1-Antihistaminika der ersten Generation (Tab. 4.1), Vitamin B_6 (Pyridoxin, Tab. 21.7), Ingwerpräparate oder auch pflanzliches Kombinationspräparate.

Tab. 4.1 Arzneistoffprofil: H_1-Antihistaminika

Arzneistoff, Handelsname (Bsp.)	Dosierung, Bemerkungen
Dimenhydrinat (Superpep®, Vomex A®, Generika)	Erwachsene und Jugendliche > 14 Jahre: 1–4 × tgl. 50–100 mg, Kinder 6–14 Jahre: 1–3 × tgl. 25–50 mg, Kleinkinder ab 6 kg KG: 3–4 × tgl. 1,25 mg/kg KG
Diphenhydramin (Emesan®, Generika)	Erwachsene und Jugendliche > 12 Jahre: 1–3 × tgl. 25–50 mg, Kinder 6–12 Jahre: 1–3 × tgl. 20 mg, Kinder 1–5 Jahre: 1–2 × tgl. 20 mg, Säuglinge bis zu 1 Jahr: 3–4 × tgl. 10 mg

Besonderheiten

- **NW:** sehr häufig, insbesondere zu Behandlungsbeginn: Muskelschwäche, Schwindel, Somnolenz, Benommenheit; häufig: anticholinerge Nebenwirkungen wie Mundtrockenheit, Tachykardie, Gefühl einer verstopften Nase, Sehstörungen, Erhöhung des Augeninnendrucks, Miktionsbeschwerden, Magen-Darm-Beschwerden (z. B. Übelkeit, Schmerzen im Bereich des Magens, Erbrechen, Obstipation, Diarrhö), Stimmungsschwankungen, paradoxe Reaktionen wie Unruhe, Erregung, Schlaflosigkeit, Angstzustände oder Zittern (insbesondere bei Kindern),
- **KI:** akuter Asthma-Anfall, Engwinkelglaukom, Phäochromozytom, Porphyrie, Prostatathyperplasie mit Restharnbildung, Krampfanfälle (Epilepsie, Eklampsie), gleichzeitige Behandlung mit MAO-Hemmern, Schwangerschaft (3. Trimenon),
- **WW:** zentral dämpfende Arzneimittel (Psychopharmaka, Hypnotika, Sedativa etc.), Alkohol: gegenseitige Wirkverstärkung; anticholinerg wirkende Arzneimittel (z. B. Atropin, trizyklische Antidepressiva): Verstärkung der anticholinergen Wirkung; MAO-Hemmer: lebensbedrohliche Darmlähmung, Harnverhalten oder Erhöhung Augeninnendruck (s. KI); QT-Intervall verlängernde Arzneimittel (Antiarrhythmika Klasse IA oder III, Antibiotika, Neuroleptika, Malariamittel): Verstärkung der QT-Intervall verlängernden Wirkung; Hypokaliämie auslösende Arzneistoffe (bestimmte Diuretika): Risiko der Auslösung von Torsade de pointes-Arrhythmien; Antihypertonika: verstärkte Müdigkeit bzw. hypertensive Wirkung,
- **Sonstiges:** Dimenhydrinat und Diphenhydramin können bei Allergietests möglicherweise zu falsch negativen Testergebnissen führen; ototoxische Wirkungen können bei gleichzeitiger Aminoglykosid-Therapie u. U. maskiert werden.

4.2.1 Symptomerfassung und Grenzen der Selbstmedikation

Übelkeit und Erbrechen gehören zu den typischen Symptomen, die uns in der Apotheke im Rahmen der Selbstmedikation begegnen. Gerade bei Magen-Darm-Beschwerden suchen die Patienten häufig keinen Arzt auf. Für eine sorgfältige Beratung ist allerdings wichtig, die Grenzen der Selbstmedikation sowie Kontraindikationen, Nebenwirkungen und Interaktionen zu kennen. Im Beratungsgespräch sollten Symptome und Patientencharakteristika abgeklärt werden, um dann im Gespräch mit dem Patienten die für ihn geeignete (Selbst-)Behandlung festzulegen.

Eine Selbstmedikation sollte nur über einen begrenzten Zeitraum (einige Tage) erfolgen. Bei plötzlichem und starkem Erbrechen, hohem Fieber, krampf- oder kolikartigen Schmerzen oder Blutungen sollte ein Arzt aufgesucht werden, um evtl. schwerwiegende zugrunde liegende Ursachen abzuklären und entsprechend zu behandeln. Auch Säuglinge, Kleinkinder oder ältere (schwache) Patienten mit (starkem) Erbrechen sollten aufgrund von Flüssigkeits- und Elektrolytverlusten, die in diesen Altersgruppen bedrohlich sein können, an den behandelnden Arzt verwiesen werden.

4.2.2 Therapieoptionen

Selbstmedikation

① Für die Selbstbehandlung von Übelkeit und Erbrechen können H_1-Antihistaminika der ersten Generation wie Dimenhydrinat und Diphenhydramin, Vitamin B_6 (Pyridoxin) oder auch Ingwerpräparate angewendet werden. H_1-Antihistaminika der ersten Generation besitzen neben der antiemetischen Wirkung auch anticholinerge, zentral sedierende und lokalanästhetische Wirkung (Tab. 4.1). Als zugrunde liegender Wirkmechanismus wird eine Blockade zentraler und peripherer H_1-Rezeptoren angenommen.

Eine pflanzliche Alternative findet sich mit Ingwer (z. B. Zintona® Kapseln), Als Wirkmechanismus wird ein Antagonismus an 5-HT_3-Rezeptoren und damit eine direkte antiemetische Wirkung angenommen. Insbesondere für Kinetosen und bei postoperativer Übelkeit und Erbrechen konnte in klinischen Studien eine gute Wirksamkeit nachgewiesen werden. Erwachsene und Kinder > 6 Jahre nehmen bei Bedarf 1–2 Zintona®-Kapseln als Einzeldosis, bis zu 10 Kapseln tgl. (zur Anwendung bei Kindern < 6 Jahren liegen keine ausreichenden Erfahrungen vor). Bei prophylaktischer Anwendung (Reisekinetose) erfolgt die Einnahme 30 Minuten vor Reisebeginn. Ingwer kann als Nebenwirkung Sodbrennen auslösen und ist kontraindiziert bei Gallensteinleiden. Patienten, die blutverdünnende Medikamente einnehmen, sollten ingwerhaltige Arzneimittel nur mit Vorsicht und unter Aufsicht des Arztes einnehmen, da nicht ausgeschlossen werden kann, dass die blutgerinnungshemmende Wirkung erhöht wird.

Iberogast®, ein pflanzliches Mittel, das Extrakte 9 verschiedener Heilpflanzen (Angelikawurzel, Bittere Schleifenblume, Kamillenblüten, Kümmelfrüchte, Mariendistelfrüchte, Melissenblätter, Pfefferminzblätter, Schöllkraut und Süßholzwurzel) enthält, wird bei funktionellen und motilitätsbedingten Magen-Darm-Erkrankungen wie Reizmagen- und Reizdarmsyndrom (einschließlich Magen- und Darmspasmen) sowie zur unterstützenden symptomatischen Behandlung bei Gastritis eingesetzt. Typische Symptome hierbei sind Magenschmerz, Sodbrennen, Völlegefühl, Blähungen, Magen-Darm-Krämpfe und Übelkeit. Die Dosierung wird mit dreimal täglicher Einnahme von 10 Tropfen (Kinder von 3–5 Jahren), 15 Tropfen (Kinder von 6–12 Jahren) bzw. 20 Tropfen (Erwachsene und Jugendlichen ab 13 Jahren) vor oder zu den Mahlzeiten angegeben. Als Nebenwirkungen sind Überempfindlichkeitsreaktionen wie Hautausschlag, Juckreiz und Atembeschwerden beschrieben; Wechselwirkungen sind nicht bekannt. Iberogast® wirkt an verschiedenen Stellen des Magen-Darm-Trakts; der Hersteller spricht von einer Multi-Target-Wirkung. Folgende Wirkungen werden beschrieben: Einfluss auf die gastrointestinale Motilität, Verminderung der Sensibilität des enteralen Nervensystems, schleimhautprotektiv (säuresekretionshemmend sowie mukussekretionssteigernd), spasmolytisch, entzündungshemmend, antioxidativ und karminativ.

Iberogast® steht schon seit mehreren Jahren in der Kritik, weil das darin enthaltene Schöllkraut im Verdacht steht, leberschädigende Wirkungen zu haben. Nach einen Stufenplanverfahren des BMG, bei dem sich Bayer lange weigerte, dessen Auflagen umzusetzen, kam es Mitte 2018 zu einem Umschwenken: Bayer sagte zu, die nötigen Änderungen in der Produktinformation vorzunehmen. Insgesamt wurden drei Hinweise hinzugefügt:

1. Iberogast® darf bei bestehenden oder in der Vorgeschichte befindlichen Lebererkrankungen oder wenn gleichzeitig leberschädigende Arzneimittel eingenommen werden, nicht eingenommen werden.
2. Bei Zeichen einer Leberschädigung (z.B. Gelbfärbung der Haut oder Augen, dunkler Urin, entfärbter Stuhl, Schmerzen im Oberbauch) ist die Einnahme sofort zu beenden und ein Arzt aufzusuchen.
3. Schwangere und Stillende dürfen Iberogast® nicht einnehmen.

Seit Oktober 2020 steht dem Patienten nun mit Iberogast® Advance auch eine schöllkrautfreie Variante (Angelikawurzel und Mariendistel fehlen ebenfalls) zur Verfügung. Während Iberogast® bei akuten Beschwerden eingesetzt werden soll, ist Iberogast® ADVANCE eher für die längerfristige Anwendung gedacht.

Verschreibungspflichtige Antiemetika

② Metoclopramid wird seit den 1960er Jahren aufgrund seiner prokinetischen und antiemetischen Eigenschaften u. a. eingesetzt zur Behandlung von Übelkeit und Erbrechen in verschiedenen Situationen sowie zur Behandlung von gastrointestinalen Motilitätsstörungen. 2013 hat die Europäische Arzneimittel-Agentur (EMA) nach einer Bewertung der Wirksamkeit und Sicherheit von Arzneimitteln mit Metoclopramid Einschränkungen der Anwendung, Behandlungsdauer und Dosierung empfohlen. Für Lösungen/Tropfen mit einem Gehalt von mehr als 1 mg/ml Metoclopramid, Parenteralia mit einer Dosis von mehr als 5 mg/ml sowie rektale Darreichungsformen mit einer Einzeldosis von mehr als 20 mg wurde die Zulassung widerrufen□ Tab. 4.2. Hintergrund der Neubewertung war das bekannte Risiko für schwere kardiovaskuläre und neurologische Nebenwirkungen wie extrapyramidale Symptome und irreversible Spätdyskinesien. Das Risiko für diese unerwünschten Wirkungen steigt mit Dosis und Behandlungsdauer.

Auch für Domperidon, einem weiteren Prokinetikum, gab es im August 2014 einen Rote-Hand-Brief. Aufgrund kardialer Risiken hatte es eine Überprüfung der Nutzen-Risiko-Bewertung gegeben. Das Nutzen-Risiko-Verhältnis von Domperidon bleibt nur positiv in der Indikation Besserung der Symptome Übelkeit und Erbrechen (□ Tab. 4.2). Domperidon sollte mit der niedrigsten wirksamen Dosis über einen kürzest möglichen Zeitraum eingenommen werden, wobei die Höchstdauer der Behandlung nicht länger als eine Woche betragen sollte.

Cave

Bei älteren Patienten kann eine Dosisreduktion von Metoclopramid auf 75 % oder 50 % auf Grundlage der Nieren- und Leberfunktion nötig sein. Bei Patienten mit Nierenfunktionsstörungen sollte die Dosis von Domperidon auf eine 1–2-mal tägliche Gabe in Abhängigkeit vom Schweregrad der Einschränkung reduziert werden.

Tab. 4.2 Arzneistoffprofil: motilitätsfördernde Wirkstoffe (Prokinetika)

Arzneistoff, Handelsname (Bsp.)	Dosierung, Bemerkungen
Metoclopramid (Gastrosil®, Generika)	Erwachsene: 1–3 × tgl. 10 mg; Kinder und Jugendliche (1–18 Jahre): 1–3 × tgl. 0,1–0,15 mg/kg KG; bis zu 5 Tage bei verzögert auftretender, durch Chemo- oder Strahlentherapie induzierte Übelkeit
Domperidon (Motilium®, Generika)	Erwachsene und Jugendliche > 35 kg: 1–3 × tgl. 10 mg, über max. 1 Woche (Rote-Hand-Brief)

Besonderheiten

- **NW: Metoclopramid:** extrapyramidale Symptome, Schläfrigkeit, Bewusstseinsstörungen, Verwirrtheit, Halluzinationen; **Domperidon:** Mundtrockenheit,
- **KI: Metoclopramid:** gastrointestinale Blutungen, gastrointestinale Zustände (z. B. Perforation), bei denen die Stimulierung der Motilität ein Risiko darstellt, Phäochromozytom, Spätdyskinesien, Epilepsie, Morbus Parkinson, Kombination mit Levodopa oder dopaminergen Agonisten, bekannte Vorgeschichte von Methämoglobinämie mit Metoclopramid, Kinder < 1 Jahr; **Domperidon:** mäßige bis schwere Leberfunktionsstörungen, Patienten mit bestehender Verlängerung des kardialen Reizleitungsintervalls, insbesondere der QT-Zeit, und bei Patienten mit signifikanten Elektrolytstörungen oder zugrunde liegender Herzerkrankungen wie kongestiver Herzinsuffizienz, gemeinsame Verabreichung mit QT-Zeit-verlängernden Arzneimitteln, gemeinsame Verabreichung mit stark wirksamen CYP3A4-Inhibitoren (Rote-Hand-Brief), Prolactinom, gastrointestinale Blutungen, mechanische Obstruktion oder Perforation.
- **WW: Metoclopramid:** Alkohol: verstärkte sedierende Wirkung; Anticholinergika, Morphinderivate: Antagonisieren der gastrointestinalen Motilität; zentral dämpfende Arzneimittel (z. B. Morphinderivate, sedierende H_1-Antihistaminika, sedierende Antidepressiva): verstärkte dämpfende Wirkung; Neuroleptika: Risiko extrapyramidaler Erkrankungen; serotonerge Arzneimittel (z. B. SSRI): Risiko eines Serotoninsyndroms; Digoxin: verminderte Bioverfügbarkeit von Digoxin; Ciclosporin: erhöhte Bioverfügbarkeit; starke CYP2D6-Hemmer (z. B. Fluoxetin, Paroxetin): erhöhte Metoclopramidspiegel; **Domperidon:** Antazida oder antisekretorische Arzneimittel: Einnahme zu verschiedenen Zeitpunkten, CYP3A4-Inhibitoren: erhöhte Plasmaspiegel von Domperidon (s. KI), Arzneimittel, die die QT-Zeit verlängern: Verlängerung der QT-Zeit (s. KI).

4

4.3 Diarrhö

Akuter Durchfall ist definiert als ein Ungleichgewicht zwischen Sekretion und Resorption im Darm, bei mehr als drei wässrigen oder breiigen Stuhlgängen innerhalb von 24 Stunden sowie einer erhöhten Stuhlmenge pro Tag (> 250 g/d). Die Symptomatik dauert bis maximal 14 Tage an. Bei Durchfällen, die länger als 14 Tage anhalten, spricht man von chronischen Durchfällen. Mögliche Ursachen können bakterielle oder virale Infekte (z. B. verunreinigtes Trinkwasser, unvollständig gegartes Fleisch, rohe Eier), Nahrungsmittelunverträglichkeiten, Medikamente (z. B. Antibiotika), Stress, Entzündungen, Reizdarmsyndrom oder auch chemische Noxen sein.

Die Therapie des Durchfalls erfolgt symptomatisch:

- ausreichende orale Flüssigkeitszufuhr (Ausgleich des Elektrolythaushalts),
- diätetische Ernährung,
- Hygienemaßnahmen (Händedesinfektion, Meiden von Gemeinschaftseinrichtungen, evtl. Arbeitsverbot im Gastronomie- bzw. Lebensmittelgewerbe),
- bei Bedarf:
  - Antidiarrhoika (Loperamid),
  - Antiemetika (MCP, Tab. 4.2),
  - Probiotika (*Lactobacillus rhamnosus* GG, *Saccharomyces boulardii*),
  - Racecadotril,
  - Phytopharmaka.

4.3.1 Symptomerfassung und Grenzen der Selbstmedikation

Milder Durchfall (d. h. keine körperliche Beeinträchtigung) kann normalerweise im Rahmen der Selbstmedikation behandelt werden (Abb. 4.2). Bei der symptomatischen Therapie ist dabei der Ausgleich des Flüssigkeitsdefizits die wichtigste Maßnahme. Patienten sollten dem Körper mindestens 2–3 l Flüssigkeit in Form von

Patient, Ende 30, verlangt: Loperamid gegen Durchfall			
Fragen	Hinterfragen der Eigendiagnose oder des Arzneimittelwunschs	Für wen?	Für seinen Sohn, 6 Jahre alt
		Beschwerden?	Durchfall mehrmals am Tag, müde, schlapp, aber keine Übelkeit, kein Fieber
		Seit wann?	Seit gestern
	Auswahl bzw. Beurteilung des Arzneistoffs und des Fertigarzneimittels	Ist das gewünschte Arzneimittel für die Behandlung geeignet?	Nein, in Selbstmedikation nur zugelassen für Erwachsene und Jugendliche ab 12 Jahren
		Gibt es weitere Erkrankungen?	Nein
		Werden weitere Arzneimittel eingenommen?	Nein
Entscheiden	Selbstmedikation möglich?	Sind Grenzen der Selbstmedikation überschritten oder gab es schon eine ärztliche Behandlung?	Selbstmedikation möglich, Therapie der Wahl: ORS (orale Rehydratation), z. B. Elotrans® und evtl. Probiotikum
Informieren	Information zum Arzneimittel und zur Abgabe	Anwendung (ORS): mehrmals täglich 1 Beutel in 200 ml Wasser auflösen und dem Sohn zu trinken geben; nach jedem weiteren Stuhlgang einen weiteren Beutel in Wasser aufgelöst trinken lassen, Anwendung (Probiotikum, z. B. Perenterol® Junior Pulver): 1–2-mal täglich 1 Pulverbeutel in Flüssigkeit oder Speisen einrühren, Flüssigkeit oder Speise darf nicht über 50 °C oder eisgekühlt sein, Hinweis zur Ernährung: Stopfkost mit Bananen, Reis, Zwieback	
	Grenzen der Selbstmedikation	Bei Symptomverschlechterung, Fieber, Übelkeit und/oder Erbrechen bzw. keiner Besserung der Symptome innerhalb der nächsten 2 Tage den Arzt aufsuchen	

Abb. 4.2 Beratungsschema: Patient mit Eigendiagnose Durchfall (Diarrhö)

Elektrolytlösungen mit Glucose oder als Tee, Brühe und Wasser zuführen. Häufig führt bereits eine diätetische Ernährung mit sogenannter Stopfkost (z. B. Reis, Banane oder Zwieback) schon zur Symptomlinderung. Die Patienten sollten Hygienemaßnahmen (Händewaschen, Toilettentrennung, evtl. Händedesinfektion) einhalten und sich körperlich schonen. Auf Kaffee, Säfte, Limonaden, Alkohol oder auch fettige oder scharfe Speisen, die die Darmmotilität anregen, sollte verzichtet werden.

Die meisten leichten akuten Durchfälle sind selbstlimitierend, sodass nichts gegen eine Selbstmedikation, die nur über einige Tage erfolgen sollte, spricht. Allerdings sollten die Patienten an einen Arzt verwiesen werden, wenn einer der folgenden Punkte zutrifft:

- Säugling und Kleinkind unter 2 Jahren,
- älterer Patient über 65 Jahren,
- Schwangerschaft,
- Fieber (> 39 °C),
- Blut- oder Schleimbeimengungen,
- heftige Kämpfe,
- hoher Verlust an Flüssigkeit,
- länger als 2–3 Tage bestehender Durchfall,
- Verdacht auf Arzneimittel-Diarrhö (antibiotikabedingt),
- reisebedingter Durchfall (Auslandsaufenthalt in Risikoland),
- Infektion des Magen-Darm-Trakts,
- Colitis ulcerosa, Morbus Crohn, Colon irritabile oder Intoxikation,
- Patient hat eine Vorerkrankung, die eine Immunschwächung zur Folge hat.

Tab. 4.3 Arzneistoffprofil: Loperamid (Motilitätshemmer)

Arzneistoff, Handelsname (Bsp.)	Dosierung, Bemerkungen
Loperamid (Imodium® akut, Imodium® Rx, Generika)	Erwachsene: initial 4 mg, danach 2 mg nach jedem ungeformten Stuhl; Kinder > 12 Jahre bzw. > 8 Jahre (nur Rx): initial 2 mg, danach 2 mg nach jedem ungeformten Stuhl; Kinder 2–8 Jahre (als Lösung, nur Rx): 0,04 mg/kg KG, Tageshöchstdosis: Erwachsene max. 12 mg/Tag, Kinder > 12 Jahre bzw. > 8 Jahre (nur Rx) max. 8 mg/Tag

Besonderheiten

- **NW:** Schwindel, Schläfrigkeit, Kopfschmerz, Obstipation, Übelkeit, Flatulenz,
- **KI:** Kinder < 12 Jahre (nur Selbstmedikation), Kinder < 2 Jahre (Rx), Risiko für das Auftreten von Folgeerscheinungen, z. B. Ileus oder (toxisches) Megacolon, bei denen eine Hemmung der Peristaltik vermieden werden muss; Durchfall mit Fieber, akuter Schub einer Colitis ulcerosa, bakterielle Enterokolitis, Durchfälle aufgrund von Antibiotikaeinnahme, Schwangerschaft, Stillzeit,
- **WW:** Chinidin, Itraconazol, Ketoconazol (CYP3A4- und/oder P-Glykoprotein-Inhibitoren): erhöhte Plasmakonzentration von Loperamid, Auswirkungen auf das ZNS.

4.3.2 Therapieoptionen

③ Als Basistherapie sollte bei jeder Durchfallerkrankung auf eine ausreichende Zufuhr von Flüssigkeit und Elektrolyten geachtet werden. Dies gilt insbesondere bei Säuglingen, Kleinkindern und alten Menschen. Am besten geeignet sind hierbei Fertigarzneimittel zur oralen Rehydratisierung (ORS), die definierte Mengen an Natrium-, Kalium-, Chlorid- und Citrationen sowie Glucose enthalten. Natrium und Glucose werden über Resorptionsmechanismen direkt mit Wasser aus dem Darmlumen in das Zellinnere aufgenommen, Kalium gleicht Kaliumverluste, die durch eine Durchfallerkrankung entstehen, aus und Citrationen wirken einer metabolischen Azidose entgegen, die als Begleiterscheinung bei Durchfall auftreten kann. Nach jedem Stuhlgang werden 1–2 Beutel, jeweils gelöst in 200 ml Trinkwasser, eingenommen. Die Trinkmenge sollte dabei eingehalten werden, um eine Lösung mit optimaler Elektrolyt-Glucose-Konzentration zu gewährleisten. Bei Säuglingen und Kleinkindern wird eine Trinkmenge von 120–150 ml/kg KG über einen Zeitraum von 24 Stunden empfohlen. Im Kühlschrank aufbewahrt, ist die Lösung 24 Stunden haltbar, ansonsten sollte nicht verbrauchte Lösung nach einer Stunde verworfen werden. Kontraindikationen sind akute und chronische Niereninsuffizienz, unstillbares Erbrechen, Bewusstseinsstörung bzw. Schock bei schwerem Flüssigkeitsmangel, metabolische Alkalose sowie Kohlenhydratresorptionsstörungen. Das in der Zubereitung enthaltene Kalium kann zu einer Magenreizung und als Folge zu Übelkeit und Erbrechen führen. Nimmt der Patient gleichzeitig Herzglykoside ein, sollte der Kaliumspiegel regelmäßig kontrolliert werden. Neben der Basistherapie stehen weitere Wirkstoffe für die Behandlung von Durchfallerkrankungen zur Verfügung, die sowohl im Rahmen der Selbstmedikation erworben als auch vom Arzt verordnet werden können.

Motilitätshemmer Loperamid

④ Ein klassisches Antidiarrhoikum, das sowohl in der Selbstmedikation als auch bei der ärztlichen Therapie eingesetzt wird, ist Loperamid (Tab. 4.3). Es wirkt agonistisch an peripheren Opioidrezeptoren und bewirkt dadurch eine Hemmung der Darmmotilität sowie der Flüssigkeitssekretion. Die Stuhlfrequenz wird reduziert und der Stuhl verfestigt. Für die Selbstbehandlung ist die Anwendung auf 2 Tage (48 Stunden) begrenzt. Sobald geformter Stuhl ausgeschieden wird oder für mehr als 12 Stunden kein Stuhl ausgeschieden wurde, muss Loperamid abgesetzt werden. Die Tageshöchstdosis unterscheidet sich je nach Selbstmedikation oder ärztlicher Therapie:

- Selbstmedikation (akuter Durchfall):
  - Erwachsene: Tageshöchstdosis 12 mg,
  - Jugendliche > 12 Jahre: Tageshöchstdosis 8 mg,
- ärztliche Therapie (akuter Durchfall):
  - Erwachsene: Tageshöchstdosis 16 mg,
  - Jugendliche > 8 Jahre: Tageshöchstdosis 8 mg,
  - Kinder 2–8 Jahre: 0,04 mg/kg KG,
- ärztliche Therapie (chronischer Durchfall):
  - Erwachsene: Tageshöchstdosis 4 mg,
  - Jugendliche > 8 Jahre: Tageshöchstdosis 2 mg.

Sekretionshemmer Racecadotril

④ Bei Racecadotril handelt es sich um ein Prodrug, das im Gewebe in seinen aktiven Metaboliten Thiorphan hydrolysiert wird (Tab. 4.4). Thiorphan hemmt die

Tab. 4.4 Arzneistoffprofil: Racecadotril (Antisekretorikum)

Arzneistoff, Handelsname (Bsp.)	Dosierung, Bemerkungen
Racecadotril (Vaprino®, OTC; Tiorfan®, Rx)	Selbstmedikation: Erwachsene 1. Behandlungstag: 200 mg, dann vor den übrigen Mahlzeiten 100 mg (Tageshöchstdosis: 400 mg), ab 2. Behandlungstag: 3 × tgl. 100 mg, Tageshöchstdosis: 300 mg, solange Stuhl ungeformt ist, max. über 3 Tage, ärztliche Therapie: Erwachsene 3 × tgl. 100 mg, Tageshöchstdosis: 300 mg, Säuglinge und Kinder (ab 3 Monate: 3 × tgl. 1,5 mg/kg KG, bis zum Auftreten 2 normaler Stuhlgänge, max. 7 Tage)

Besonderheiten

- **NW:** Kopfschmerz,
- **KI:** Durchfall mit Fieber und/oder blutigem oder schleimigem (eitrigen) Stuhl, Durchfall während oder nach Antibiotikaeinnahme, aufgetretene Angioödeme bei ACE-Hemmer-Therapie (z. B. Captopril, Enalapril, Lisinopril), Schwangerschaft, Stillzeit, chronische Durchfallerkrankungen nicht in der Selbstmedikation,
- **WW:** ACE-Hemmer: erhöhtes Risiko für Angioödeme.

Enkephalinase, ein Enzym, das insbesondere im Epithel des Dünndarms exogene und endogene Peptide (wie beispielsweise die Enkephaline) abbaut. Geschützt vor ihrer Biotransfomation, behalten diese ihren antisekretorischen Effekt. Im Gegensatz zu Loperamid hat Racecadotril keinen Einfluss auf die intestinale Motilität und verlängert damit auch nicht die Transitzeit im Darm. In etlichen direkten Vergleichsstudien zwischen Racecadotril und Loperamid wurde eine gleichwertige Wirksamkeit nachgewiesen. Allerdings gab es Unterschiede hinsichtlich der Verträglichkeit: hier zeigte Racecadotril leichte Vorteile, da Nebenwirkungen wie Verstopfung sowie Bauchschmerz und -spannungen seltener waren. Ein weiterer Vorteil für den Enkephalinase-Hemmer ist der nicht vorhandene Einfluss auf die Darmmotilität, was bedeutet, dass durchfallauslösende Erreger im Darm nicht zurückgehalten werden. In der Selbstmedikation ist die Behandlung mit Racecadotril nur für Erwachsene zugelassen und auf 3 Tage beschränkt; ärztlich verordnet können bereits Säuglinge ab 3 Monate behandelt werden.

Probiotika

④ Probiotika, zu denen *Saccharomyces boulardii*, *Lactobacillus acidophilus*, *Lactobacillus rhamnosus* oder auch *Escherichia coli* gehören, sind im Gastrointestinaltrakt vorkommende Mikroorganismen, die helfen, die physiologische Darmflora zu erhalten oder wieder aufzubauen (◘ Tab. 4.5). Sie modulieren die Immunantwort, beschleunigen die Transitzeit des Darminhalts, verbessern die Lactoseverdauung, unterstützen die Abwehr gastrointestinaler Infekte und beeinflussen entzündliche Darmerkrankungen positiv. Saccharomyces boulardii kann dabei nicht nur zur Behandlung akuter Diarrhöen, sondern zusätzlich auch zur Prophylaxe und Behandlung von Reisedurchfällen sowie Durchfällen bei Sondenernährung und zur begleitenden Behandlung bei chronischen Formen der Akne angewendet werden.

Merke

Für eine leichtere Einnahme können der Kapselinhalt von Probiotika oder das Pulver in Flüssigkeiten oder Speisen eingerührt werden. Bei adjuvanter Therapie bei chronischen Formen der Akne ist die Einnahme über mehrere Wochen zu empfehlen (keine Einschränkungen der Anwendungsdauer bekannt).

Sonstige

④ Andere Antidiarrhoika wie Adsorbenzien, Adstringenzien, desinfizierende oder auch pflanzliche Substanzen werden traditionell bei leichter akuter Enteritis eingesetzt. Valide, kontrollierte Studien fehlen. Somit finden sich diese Mittel nicht in den Leitlinien der Fachgesellschaften wieder. Prinzipiell können sie jedoch unterstützend zur Basistherapie (ORS) angewendet werden, sie sollten diese aber nicht ersetzen!

Tanninalbuminat (z. B. Tannalbin®) gehört beispielsweise zu den gerbstoffhaltigen Adsorbenzien, ihnen wird adstringierende Wirkung nachgesagt. Über die Verdichtung der obersten Zellschichten der Darmschleimhaut sollen auch die Resorption toxischer Stoffe sowie die vermehrte Sekretion vermindert werden. Bei Kindern unter 5 Jahren dürfen sie nicht ohne ärztlichen Rat angewendet werden.

Tab. 4.5 Arzneistoffprofil: Probiotika

Arzneistoff, Handelsname (Bsp.)	Dosierung, Bemerkungen
Saccharomyces boulardii (Perenterol®, Perocur® forte, Generika)	Therapie akuter Durchfall: Erwachsene und Kinder ab 2 Jahren: 1–3 × tgl. 100–250 mg (max. 500), Prophylaxe Reisedurchfall: Erwachsene und Kinder ab 2 Jahre: 2–3 × tgl. 100–250 mg, beginnend 5 Tage vor Abreise (max. 500), Therapie sondenernährungsbedingter Durchfall: Erwachsene und Kinder ab 2 Jahre: 1 × tgl. 750 mg in 1,5 Liter Nährlösung, Adjuvans bei Akne: Erwachsene und Kinder > 2 Jahre: 3 × tgl. 250 mg
Lactobacillus fermentum und *Lactobacillus delbrueckii* (Lacteol®)	Erwachsene, Kinder und Kleinkinder: 1. Tag: 3 × tgl. 1 Kapsel/Beutel (10×10^9 inaktivierte gefriergetrocknete Milchsäurebakterien); ab 2. Tag: 2 × tgl. 1 Kapsel/Beutel
Lactobacillus rhamnosus GG (LGG; InfectoDiarrstop® LGG® Mono)	Erwachsene, Kinder, Kleinkinder und Säuglinge: 2 × tgl. 1 Beutel (5×10^9 koloniebildende Einheiten, 25 mg *Lactobacillus rahmnosus*, LGG, gefriergetrocknet), Anwendungsdauer 3–5 Tage

Besonderheiten

- **NW:** *Saccharomyces boulardii*: Blähungen,
- **KI:** Patienten mit lebensbedrohlichen Erkrankungen oder geschwächter Immunabwehr und Patienten mit liegendem Zentralvenenkatheter (*Saccharomyces boulardii*: Risiko einer generalisierten Besiedlung), Schwangerschaft, Stillzeit, Kinder unter 2 Jahre nur nach Rücksprache mit Arzt,
- **WW:** *Saccharomyces boulardii*: Antimykotika: Wirkminderung von *Saccharomyces boulardii*; *Lactobacillus*: Antibiotika (z. B. Penicillin, Erythromycin): Wirkminderung von *Lactobacillus rhamnosus*.

Ethacridinlactat (z. B. Metifex®) soll antiseptisch-bakteriostatisch wirken und über adstringierende Effekte eine Abdichtung der oberen Zellschichten der Darmmucosa bewirken. Hier besteht allerdings das Risiko von Kontaktallergien sowie Schleimhautschädigungen. Es darf bei Kindern erst ab 10 Jahre angewendet werden. In Tannacomp® sind beide Substanzen kombiniert vorliegend; angewendet werden darf dieses Präparat bei Kindern ab 5 Jahren.

Die Wirksamkeit medizinischer Kohle ist umstritten, da die Dosierung für eine effektive Bindung der Toxine so hoch gewählt werden muss, dass es vom Patienten kaum tolerierbar ist.

In der Volksmedizin sind Pektin aus geriebenen Äpfeln oder gerbstoffhaltige Drogenextrakte aus Heidelbeeren, Brombeerblättern, Frauenmantelkraut oder auch Eichenrindenextrakt beliebte Hausmittel. Auch wenn keine kontrollierten Studien bezüglich ihrer Wirksamkeit vorliegen, spricht nichts gegen eine unterstützende Einnahme. Gleiches gilt für Uzarawurzel-Trockenextrakt (Uzara®). Die Cardenolid-Glykoside, die chemisch mit den Digitalisglykosiden verwandt sind, gelten als krampflösend und antisekretolytisch.

Merke

Eine Durchfallerkrankung ist in den meisten Fällen selbstlimitierend. Problematisch können jedoch Flüssigkeits- und Elektrolytverlust sein, da sie zu Komplikationen wie z. B. Herz-Kreislauf-Versagen führen können. Bei Säuglingen, Kleinkindern und alten Menschen sollte daher immer eine Rehydratisierung durchgeführt werden! Cola-Getränke und Säfte sind nicht zur Rehydratation geeignet, da sie zu viel Zucker, kaum Natrium und zum Teil kein Kalium enthalten und eine zu hohe Osmolarität haben.

4.4 Obstipation

Obstipation (Verstopfung) ist ein häufig vorkommendes Symptom, von dem insbesondere Frauen und ältere Menschen betroffen sind. Von einer Verstopfung spricht man, wenn der Patient an weniger als 3 Tagen pro Woche Stuhlgang hat oder wenn der Stuhl hart ist und nur durch starkes Pressen und/oder unter Schmerzen abgesetzt werden kann. Das Gefühl, an einer Obstipation zu leiden, ist sehr individuell, da auch die Passagezeit der Nahrung durch den Gastrointestinaltrakt sehr individuell ist. Einige Personen haben täglich Stuhlgang, andere nur alle 2–3 Tage. Ursachen für eine Obstipation können neben verschiedenen Lebensumständen wie Reisen, stressiger Lebenswandel, kurzfristige Bettlägerigkeit oder Fehlernährung auch der Missbrauch von Arzneimitteln oder Arzneimittelnebenwirkungen sein. Von einer chronischen Obstipation spricht man, wenn die Beschwerden länger als 3 Monate anhalten.

4.4.1 Symptomerfassung und Grenzen der Selbstmedikation

⑤ Bei einer kurzzeitigen Verstopfung kann in vielen Fällen bereits mit einer Selbstbehandlung eine Symptombesserung erzielt werden. Zuerst sollte im Beratungsgespräch in der Apotheke abgeklärt werden, ob wirklich eine Verstopfung vorliegt. Häufig haben die Patienten einen subjektiv falschen Eindruck. Ein paar Fragen nach den Lebensgewohnheiten des Patienten können dabei oft schon hilfreich sein. Als erste Maßnahme wird mit nichtmedikamentösen Ansätzen versucht, die Symptome zu bessern (▸Kap. 4.4.2). Ist das nicht ausreichend, ist eine Pharmakotherapie indiziert. Hier stehen etliche Substanzen, wie beispielsweise osmotisch wirkende Arzneistoffe, antiresorptiv oder hydragog wirkende Arzneimittel und Defäkationsauslöser, zur Verfügung.

Die Selbstmedikation sollte nur über einen begrenzten Zeitraum erfolgen. Besteht der Verdacht, dass die Verstopfung Ursache einer unerwünschten Arzneimittelwirkung (z. B. bei Einnahme von Eisenpräparaten, aluminiumhaltigen Antazida, Antidepressiva, Opioiden) oder einer Erkrankung (z. B. Diabetes mellitus, Hypothyreose, Morbus Parkinson) ist, sollte der Patient an seinen Arzt verwiesen werden. Das gilt auch bei unklaren, krampfartigem Abdominalschmerz, bei Blut oder Schleim im oder auf dem Stuhl, bei Obstipation mit verformten fingerdünnem Stuhl, bei Obstipation mit Fieber, bei ungewolltem Gewichtsverlust sowie bei Verstopfung und Durchfall im Wechsel. Kinder unter 6 Jahren und Patienten mit einer (sub)chronischen Verstopfung sollten ebenfalls Rücksprache mit ihrem Arzt halten.

4.4.2 Nichtmedikamentöse Maßnahmen

⑤ Häufig können bereits nichtmedikamentöse Maßnahmen helfen, die Symptome einer Verstopfung zu bessern. Hierzu gehören beispielsweise:

- Die Ernährung sollte auf ballaststoffreiche Kost umgestellt werden, das heißt Vermeidung von stopfenden Nahrungsmitteln wie Teigwaren, Schokolade, Weißbrot, Kakao, stattdessen Verzehr von Vollkornprodukten, Obst, Gemüse. Die Deutsche Gesellschaft für Ernährung (DGE) empfiehlt mindestens 30 g Ballaststoffe pro Tag. Zum Vergleich: 100 g getrocknete Aprikosen haben einen Ballaststoffgehalt von 17,3 g, 100 g Haferflocken einen von 10 g, 100 g Knäckebrot einen von 14 g, 100 g Vollkornbrot mit Sonnenblumenkernen haben einen Ballaststoffgehalt von 5 g.
- Auf eine ausreichende Flüssigkeitszufuhr ist zu achten, auch wenn nach aktueller Datenlage für eine erhöhte Flüssigkeitsaufnahme noch keine positive Wirkung gegen Obstipation belegt werden konnte. In Einzelfällen kann ein morgendliches kaltes Glas Wasser auf nüchternen Magen helfen, die Darmperistaltik anzuregen.
- Durch die Einnahme von Füll- und Quellstoffen wie indischen Flohsamenschalen oder auch Leinsamen erreicht man eine Erhöhung des Stuhlvolumens und eine Anregung der Verdauung. Wichtiger Hinweis für den Patienten: ausreichend trinken, damit Schleimstoffe der Drogen richtig aufquellen können. Patienten sollten außerdem darauf hingewiesen werden, dass es mehrere Tage dauert, bis eine optimale Wirkung erzielt wird.
- Verdauungsanregend wirkt körperliche Aktivität mit täglichen Spaziergängen, Ausdauersportarten etc. Auch sollte man sich ausreichend Zeit für die Verdauung nehmen: den Toilettengang in den Tagesablauf einplanen, den Stuhlgang bzw. Defäkationsreflex nicht unterdrücken.
- Stress sollte ebenfalls vermieden werden. Entspannungsmethoden wie Yoga, autogenes Training oder progressive Muskelrelaxation können hierbei hilfreich sein.

4.4.3 Therapieoptionen

Sind die oben aufgeführten Maßnahmen nicht ausreichend, können Laxanzien Abhilfe schaffen. Die Substanzen sind zum Großteil nicht verschreibungspflichtig und können daher in der Selbstmedikation (über maximal eine Woche) angewendet werden.

Osmotisch wirkende Laxanzien

⑥ Der Zuckeralkohol Lactitol, die Zucker Lactose und Lactulose sowie Macrogol (Polyethylenglycol) sind osmotisch wirkende Laxanzien (◘Tab. 4.6). Macrogol hat ein hohes Molekulargewicht und wird praktisch nicht aus dem Magen-Darm-Trakt resorbiert, ebenso die Disaccharide Lactulose (Galactose und Fructose), Lactose (Galactose und Glucose) und Lactitol (Galactose und Sorbitol). Über die Bindung von Wasser bilden sie große Kotmengen mit weicher Konsistenz und die Darmperistaltik wird angeregt.

Tab. 4.6 Arzneistoffprofil: osmotisch wirkende Laxanzien

Arzneistoff, Handelsname (Bsp.)	Dosierung, Bemerkungen
Lactulose (Bifiteral®, Generika)	Erwachsene: beginnend mit 3–4 × tgl. 5–10 g, steigend auf 3–4 × tgl. 20–30 g; Kinder: 1–2 × tgl. 3–6 g; Säuglinge und Kleinkinder: 3 × tgl. 1–4 g
Lactose (Edelweiss® Milchzucker)	Erwachsene: 1–4 × tgl. 10 g (1 Esslöffel); Kinder: 1–2 × tgl. 10 g
Lactitol (Importal®)	Erwachsene: Anfangsdosis 1 × tgl. 20 g, bei täglichem Stuhlgang Reduktion auf 1 × tgl. 10–15 g; Kinder und Jugendliche: Anfangsdosis 1 × tgl. 0,25 g/kg KG
Macrogol (Movicol®, Generika)	Erwachsene: 1–3 × tgl. 15 g (in Wasser aufgelöst); Kinder (2–11 Jahre): tgl. 0,2–0,8 g/kg KG (in Wasser aufgelöst)

Besonderheiten

- **NW:** leichte abdominelle Beschwerden, Blähungen, Flatulenz (besonders zu Beginn er Behandlung), Übelkeit, Erbrechen und Durchfall, Störungen im Elektrolythaushalt, Pruritus (Macrogol), Kopfschmerz (Macrogol), periphere Ödeme (Macrogol),
- **KI:** abdomineller Schmerz unbekannter Ursache, Störungen des Wasser- und Elektrolythaushalts; Lactulose, Lactose, Lactitol: nicht gesicherte Darmpassage, Verdacht einer organischen Erkrankung des Magen-Darm-Trakts, Blut im Stuhl, Säuglinge und Kleinkinder nur nach Rücksprache mit dem Arzt, Macrogol: intestinale Perforation oder Obstruktion aufgrund von strukturellen oder funktionellen Störungen der Darmwand, Ileus, schwer entzündliche Darmerkrankungen (z. B. Morbus Crohn, Colitis ulcerosa), toxisches Megacolon.
- **WW:** Risiko der verminderten Resorption anderer Arzneimittel (Macrogol, Lactitol), Verstärkung des Kaliumverlusts durch andere Arzneimittel.

Die Hausmittel Glaubersalz (Natriumsulfat) und Bittersalz (Magnesiumsulfat) wirken ebenfalls osmotisch. Beide Salze sind schwer resorbierbar und halten Wasser im Darmlumen zurück, sodass das Stuhlvolumen steigt (Anregung der Darmperistaltik) und die Stuhlkonsistenz weicher wird. Glaubersalz ist besser geeignet als Bittersalz, da bei Bittersalz die Gefahr einer Hypermagnesiämie besteht. Die Patienten sollten darauf hingewiesen werden, dass salinische Abführmittel nur für einen kurzfristigen Gebrauch, wie beispielsweise zur schnellen Darmentleerung bei Fastenkuren oder vor diagnostischen Maßnahmen, sinnvoll sind. Bei chronischem Gebrauch können sich Elektrolytstörungen und daraus resultierend Störungen der Herzfunktion sowie Muskelschwäche entwickeln. Die übliche Dosierung beträgt bei Erwachsenen 10–20 g Glaubersalz bzw. 10–15 g Bittersalz auf 250 ml Wasser. Für eine rasche Darmentleerung werden 20–30 g Glauber- oder Bittersalz auf 500 ml Wasser dosiert. Kinder ab 6 Jahren nehmen die jeweils halbe Dosierung (5–10 g Glauber- bzw. 5–7,5 g Bittersalz).

Merke

Salinische Abführmittel sollten aufgrund der Gefahr der massiven Störung des Wasser- und Elektrolythaushalts insbesondere bei Patienten mit Risikofaktoren, z. B. eingeschränkter Nieren- oder Herzfunktion, nicht empfohlen werden. Wenden Patienten Zucker, Zuckeralkohole oder Macrogol an, sollten sie wissen, dass die optimale Wirkung **erst** nach etwa 2 Tagen einsetzt.

Antiresorptiv oder hydragog wirkende Laxanzien

⑥ Bisacodyl und Natriumpicosulfat (Tab. 4.7), beides Triarylmethanderivate, die nur zu einem geringen Anteil aus dem Gastrointestialtrakt resorbiert werden, wirken stimulierend auf die propulsive Motilität des Kolons. Sie hemmen die Wasserresorption aus dem Darm und machen den Stuhl dadurch weicher. Anthraglykoside, zu denen Aloe, Faulbaumrinde, Sennesblätter oder auch Rhabarberwurzel gehören, wirken antiresorptiv und prokinetisch. Durch Hemmung der Na^+/

Tab. 4.7 Arzneistoffprofil: antiresorptiv oder hydragog wirkende Laxanzien

Arzneistoff, Handelsname (Bsp.)	Dosierung, Bemerkungen
Bisacodyl (Dulcolax®, Generika)	Erwachsene: 1 × tgl. 5–10 mg peroral, 1 × tgl. 10 mg rektal; Kinder (2–10 Jahre): 1 × tgl. 5 mg peroral, 1 × tgl. 5 mg rektal
Natriumpicosulfat (Laxoberal®, Generika)	Erwachsene: 1 × tgl. 5–10 mg, Kinder (ab 4 Jahre): 1 × tgl. 2,5–5 mg
Anthraglykoside (Agiolax®, Neda® Früchtewürfel)	Erwachsene: 1 × tgl. 15–30 mg Hydroxyanthracen-Derivat

Besonderheiten

- **NW:** Bauchschmerz, Durchfall, Bauchkrämpfe, Übelkeit, Anthraglykoside: harmlose Rotfärbung des Urins,
- **KI:** Ileus oder Darmobstruktion, starker, akuter Bauchschmerz mit und ohne Fieber (evtl. mit Übelkeit/Erbrechen), akut entzündliche Erkrankungen des Magen-Darm-Trakts, schwere Dehydratation; Bisacodyl: Kinder unter 2 Jahre; Natriumpicosulfat: Kinder unter 4 Jahren, Anthraglykoside: Kinder unter 12 Jahre und schwer einstellbarer Diabetes mellitus.
- **WW:** Diuretika oder Corticosteroide: Risiko von Elektrolytverschiebungen (mit erhöhter Empfindlichkeit gegenüber Herzglykosiden); Antazida/Milch: Verminderung der Bisacodylwirkung (zeitlich getrennte Einnahme); Antibiotika: Verlust der abführenden Wirkung von Natriumpicosulfat; Anthraglykoside: verminderte Resorption gleichzeitig eingenommener Arzneimittel möglich und bei Diabetikern kann Reduzierung der Insulindosis erforderlich sein.

K^+-ATPase durch Anthrone und Anthranole, die im Darm bei der Spaltung der Glykoside durch Kolibakterien entstehen, wird die Resorption von Elektrolyten (z. B. Natrium-, Chloridionen) und Wasser aus dem Darmlumen gehemmt, während gleichzeitig die Sekretion von Elektrolyten und Wasser in das Darmlumen stimuliert wird. Die Peristaltik wird durch die Volumenzunahme sowie einen direkten Angriff an der glatten Muskulatur gesteigert. Bisacodyl und Natriumpicosulfat sollten vorzugsweise abends (peroral) eingenommen werden, da sie innerhalb von 6–8 (Bisacodyl) bzw. 8–12 (Natriumpicosulfat) Stunden wirken. Rektale Zubereitungen von Bisacodyl wirken schneller, bereits nach 15–60 Minuten. Eine Begrenzung des Einnahmezeitraums dieser beiden Substanzen ist neueren Erkenntnissen zufolge nicht erforderlich. Bei den Anthraglykosiden setzt die Wirkung innerhalb von 8–10 Stunden ein. Insbesondere bei den Anthraglykosiden besteht bei chronischem Gebrauch ein erhöhtes Risiko für Störungen des Wasser- und Elektrolythaushalts, daher sollten diese Arzneimittel nur kurzfristig angewendet werden.

 **Merke**

Bei chronischem Gebrauch bzw. Missbrauch von Anthraglykosiden, kann es zu Störungen des Wasser- und Elektrolythaushalts kommen. Auftretende Durchfälle können insbesondere zu Kaliumverlusten führen. Der Kaliumverlust kann wiederum zu Störungen der Herzfunktion und zu Muskelschwäche führen, insbesondere bei gleichzeitiger Einnahme von Herzglykosiden, Diuretika und Nebennierenrindensteroiden.

Defäkationsauslöser

⑥ Die beiden mehrwertigen Alkohole Glycerol und Sorbitol werden rektal entweder in Form von Zäpfchen oder Mikroklysmen angewendet. Sie wirken schwach osmotisch und weichen die Fäzes auf. Beide Substanzen werden bei rektaler Applikation kaum resorbiert. Zusätzlich lösen sie über eine Irritation der Rektalschleimhaut den Defäkationsreiz aus (Tab. 4.8). Die Substanzen sollten, wenn möglich für 15 Minuten am Wirkort verbleiben, ihre Wirkung tritt entweder direkt nach Applikation oder innerhalb von 90 Minuten ein.

Tab. 4.8 Arzneistoffprofil: Defäkationsauslöser

Arzneistoff, Handelsname (Bsp.)	Dosierung, Bemerkungen
Glycerol (Glycilax®, Babylax®)	Erwachsene: 1 × tgl. 1–2 g Glycerol 85 %; Kinder: 1 × tgl. 0,75–1,5 g Glycerol 85 %; bei hartnäckigen Verstopfungen ein weiteres Zäpfchen einführen
Sorbitol (Microlax®)	Erwachsene und Kinder: 1 × tgl. 1 Miniklistier (450 mg Natriumcitrat, 64,5 mg Dodecyl(sulfoacetat), Natriumsalz 70 %, 4465 mg Sorbitol-Lösung 70 %); Säuglinge und Kleinkinder (< 3 Jahre): 1 × tgl. ½ Miniklistier (450 mg Natriumcitrat, 64,5 mg Dodecyl(sulfoacetat), Natriumsalz 70 %, 4465 mg Sorbitol-Lösung 70 %)

Besonderheiten

- **NW:** Bauchschmerz, leichtes Brennen, Reizung im Analbereich, lockerer Stuhl,
- **KI:** Ileus.,
- **WW:** Resorptionsverminderung anderer, rektal anzuwendender Arzneimittel (Glycerol), Verminderung der Reißfestigkeit bei Kondomen (Glycerol), keine gleichzeitige Anwendung von Austauscherharzen zur Behandlung erhöhter Kaliumspiegel im Blut.

Cave

Bei Säuglingen und Kleinkindern sollte beachtet werden, dass der Stuhlgang evtl. nur in bis zu 14-tägigen Abständen erfolgt.

Sonstige

Rizinusöl und dickflüssiges **Paraffinöl** sollten, wenn überhaupt, nur kurzfristig zur Behandlung einer Verstopfung eingesetzt werden. Ricinolsäure, die Wirkform des Rizinusöls, wirkt ähnlich wie Bisacodyl, Natriumpicosulfat und Anthrachinone antiresorptiv und hydragog. Allerdings hat Rizinusöl mehrere Nachteile: Es schmeckt sehr schlecht und es führt häufig zu krampfartigem Bauchschmerz. Paraffinöl ist ein Mineralöl, das den Stuhl erweicht und somit gleitfähiger macht. Nachteilig ist hier, dass Paraffinöl im Gewebe unter Granulombildung abgelagert werden kann und bei längerfristiger Anwendung eine Hypovitaminose auftritt, da fettlösliche Vitamine schlechter resorbiert werden. Diese Substanzen sollten – gerade vor dem Hintergrund, dass bessere Alternativen zur Verfügung stehen – nicht mehr empfohlen werden.

Prucaloprid (Rx, Resolor®) ist ein hoch selektiver Serotonin(5-HT_4)-Rezeptoragonist mit prokinetischer Aktivität im Magen-Darm-Trakt. Der Wirkstoff ist für die symptomatische Behandlung der chronischen Obstipation bei Erwachsenen, die mit Laxanzien keinen ausreichenden Therapieerfolg erzielen, zugelassen. Die empfohlene Dosis beträgt 1-mal tgl. 2 mg. Bei Patienten mit starker Nieren- oder Leberinsuffizienz wird eine Tagesdosis von 1 mg empfohlen. Auch Patienten > 65 Jahre sollten die Behandlung mit einer Anfangsdosis von 1 mg tgl. beginnen. Im Bedarfsfall kann die Dosis auf 2 mg angehoben werden. Die häufigsten Nebenwirkungen sind Kopfschmerz, Übelkeit, Durchfall und Bauchschmerz. Das Wechselwirkungspotenzial von Prucaloprid ist nach bisherigen Erkenntnissen als gering einzustufen. Nicht angewendet werden darf Prucaloprid von Dialysepatienten, bei schweren entzündlichen Darmerkrankungen, z. B. Morbus Crohn und Colitis ulcerosa, bei obstruktivem Ileus, bei Darmperforation oder Verstopfung infolge einer strukturellen oder funktionellen Erkrankung der Darmwand sowie in Schwangerschaft und Stillzeit.

Merke

Bei einer akuten Verstopfung, die häufig im Rahmen der Selbstmedikation behandelt werden kann, sollte zuerst mit Lebensstiländerungen, Ernährungsumstellungen oder auch mit einer Anwendung von Füll- und Quellstoffen versucht werden, die Beschwerden zu lindern. Ist das nicht ausreichend, können Arzneistoffe wie Macrogol, Bisacodyl und Natriumpicosulfat eingesetzt werden. Auch sollte abgeklärt werden, ob der Patient evtl. weitere Arzneimittel einnimmt, die als Nebenwirkung eine Obstipation auslösen können Als Beispiel sei hier die opioidinduzierte Obstipation genannt ▸Kap. 25.3.5).

4.5 Sodbrennen

Zu Sodbrennen kommt es, wenn Mageninhalt und -säure in die Speiseröhre zurück gelangen. Grund für diesen Rückfluss können Reizstoffe wie Nicotin, Alkohol oder auch bestimmte Medikamente sein. Ebenso können fettreiches Essen, Stress, enge, einschnürende Kleidung begünstigend auf die Beschwerden wirken oder es liegen organische Ursachen wie Schwäche der Speiseröhrenmuskulatur, Magenpförtnerenge, Speiseröhrenkrämpfe oder auch ein Zwerchfellbruch vor. Typische Symptome sind neben saurem Aufstoßen, brennende Schmerzen/Druckgefühl hinter dem Brustbein sowie ein unangenehmes Druck- oder Völlegefühl. Auch ein Brennen im Rachen, eine belegte Stimme, Heiserkeit oder morgendliches Räuspern sowie Reizhusten können Begleiterscheinungen sein. Die Beschwerden treten insbesondere nach fettreichen Mahlzeiten, beim Bücken oder Liegen sowie nachts auf.

4.5.1 Symptomerfassung und Grenzen der Selbstmedikation

Sodbrennen und saures Aufstoßen sind klassische Indikationen, die im Rahmen der Selbstmedikation behandelt werden. Etwa jeder Dritte behandelt seine Beschwerden ohne Rücksprache mit dem Arzt. Der unabhängigen und individuellen Beratung in der Apotheke kommt dabei ein besonderer Stellenwert zu, da nicht jede Art von Beschwerden für die Selbstmedikation geeignet ist und auch die Auswahl des Medikaments individuell auf die Patientenbedürfnisse (weitere Erkrankungen, mögliche Wechselwirkungen, Vorlieben und Erfahrungen, die der Patient bereits gemacht hat) zugeschnitten sein sollte. Der Patient sollte im Beratungsgespräch auch immer auf nichtmedikamentöse Maßnahmen hingewiesen werden (▸ Kap. 4.5.2), die häufig schon zu einer deutlichen Besserung der Symptome führen können.

Bessern sich die Beschwerden im Rahmen der Selbstmedikation innerhalb von 2 Wochen nicht, sollte ein Arzt aufgesucht werden. Auch besonders starke Beschwerden, ständiger Nüchternschmerz, Gewichtsabnahme, Schluckstörungen, anhaltende Schmerzen hinter dem Brustbein oder im Oberbauch, Husten oder Luftnot, Schwindel, Verdacht auf arzneimittelbedingte Magenbeschwerden oder eine bekannte Ulkusanamnese erfordern eine Abklärung durch den Arzt. Patienten mit Leber- und/oder Nierenfunktionsstörungen sollten keine Selbstmedikation durchführen!

4.5.2 Nichtmedikamentöse Maßnahmen

⑦ Beim Beschwerdebild Sodbrennen kann häufig schon durch Änderungen der Ernährungs- und Lebensgewohnheiten eine deutliche Verbesserung der Beschwerden erreicht werden:

- großvolumige, fettreiche oder stark gewürzte Mahlzeiten meiden (setzen Muskeltonus des Schließmuskels herab, erhöhen Druck im Bauchraum),
- auf Fett und Zucker zugunsten von Protein (Joghurt, Käse, Milch) verzichten,
- über den Tag verteilt mehrere kleine Mahlzeiten zu sich nehmen,
- Mahlzeiten im Sitzen einnehmen,
- die letzte Abendmahlzeit nicht zu spät einnehmen (2–3 Stunden vor dem Schlafengehen),
- Einschränken bzw. Meiden von Alkohol und Kaffee,
- Verzicht auf kohlensäurehaltige, saure und zuckerhaltige Getränke (Mineralwasser, Fruchtsäfte, Limonaden), stilles Wasser oder auch Früchtetees bevorzugen,
- bei Übergewicht: Anstreben einer Gewichtsreduktion mit Ziel der Gewichtsnormalisierung,
- nach dem Essen ein Kaugummi kauen, um den Speichelfluss anzuregen,
- mit leicht erhöhtem Kopfteil bzw. Oberkörper schlafen,
- auf regelmäßige Bewegung achten, z. B. anstelle eines Mittagsschlafs einen Verdauungsspaziergang machen,
- nicht zu enge, einschnürende Kleidung tragen,
- Stress reduzieren.

4.5.3 Therapieoptionen

Neben den nichtmedikamentösen Maßnahmen stehen verschiedene Substanzgruppen zur Behandlung von Sodbrennen und saurem Aufstoßen zur Verfügung. Mittel der Wahl sind dabei Protonenpumpen-Inhibitoren wie Omeprazol, Esomeprazol und Pantoprazol, die in niedrigen Dosierungen auch im Rahmen der Selbstmedikation angewendet werden können. Bei der Selbstbehandlung spielen Antazida wie Magaldrat, Hydrotalcit, Aluminium-, Magnesium- oder Calciumsalze oder auch Alginate eine große Rolle.

Antazida

⑧ Antazida neutralisieren überschüssige Magensäure und heben den pH-Wert im Magen an (◘ Tab. 4.9). Ihr Vorteil ist, dass sie sehr schnell wirken. Ihr Nachteil ist, dass die Wirkung nur über 2–3 Stunden anhält, sodass diese Arzneimittel mehrmals am Tag eingenommen werden müssen. Antazida der Wahl, die sowohl gut wirksam als auch gut verträglich sind, enthalten Aluminium- und/oder Magnesiumverbindungen oder auch Komplexe dieser beiden Salze. In den meisten Fällen

Tab. 4.9 Arzneistoffprofil: Antazida (Auswahl)

Arzneistoff, Handelsname (Bsp.)	Dosierung, Bemerkungen
Magaldrat (Aluminium-Magnesium-hydroxid-sulfathydrat; Riopan®, Generika)	Erwachsene und Jugendliche > 12 Jahre: mehrmals tgl. zwischen den Mahlzeiten und vor dem Schlafengehen 400–800 mg, Tageshöchstdosis: 6400 mg
Hydrotalcit (Aluminium-Magnesiumhydroxidcarbonathydrat; Talcid®, Generika)	Erwachsene und Jugendliche > 12 Jahre: mehrmals tgl. zwischen den Mahlzeiten und vor dem Schlafengehen 500–1000 mg, Tageshöchstdosis: 6000 mg
Carbaldrat (Aluminium-Magnesiumcarbonatdihydroxid; Kompensan®)	Erwachsene und Jugendliche > 12 Jahre: mehrmals tgl. 300–600 mg
Algeldrat (Aluminiumhydroxid), Magnesiumhydroxid (Maaloxan®, Maalox® Generika)	Erwachsene und Jugendliche > 12 Jahre: mehrmals tgl. 1 Beutel oder 1–2 Kautabletten, Tageshöchstdosis: 6 Beutel/Kautabletten
Calciumcarbonat, Magnesiumcarbonat Rennie®, Generika)	Erwachsene und Jugendliche > 12 Jahre: bis zu 3 × tgl. 1–2 Kautabletten, bevorzugt 1 Stunde nach den Mahlzeiten oder vor dem Zubettgehen, Tageshöchstdosis: 11 Kautabletten
Natriumalginat, Natriumhydrogencarbonat, Calciumcarbonat (Gaviscon® Liquid)	Erwachsene und Jugendliche > 12 Jahre: bis zu 4 × tgl. 1–2 Beutel, bevorzugt 1 Stunde nach den Mahlzeiten oder vor dem Zubettgehen, Tageshöchstdosis: 8 Beutel

Besonderheiten

- **NW:** langfristige Einnahme magnesiumhaltiger Antazida: Hypermagnesiämie bis hin zur Magnesiumintoxikation (z. B. zentralnervöse Störungen, Muskelschwäche, Müdigkeit, Herzrhythmusstörungen), Störungen des Calcium- und Phosphathaushalts,
  langfristige Einnahme aluminiumhaltiger Antazida: Aluminiumeinlagerung in Nerven- und Knochengewebe (z. B. Gedächtnisstörungen, Desorientiertheit, psychische Störungen), Phosphatverarmung mit Folge einer Knochenmineralisationsstörung,
  langfristige Einnahme calciumcarbonathaltiger Antazida: Hypercalcämie (Muskelschwäche, gastrointestinale Beschwerden, metabolische Alkalose, Phosphatmangel),
- **KI:** eingeschränkte Nierenfunktion (Intoxikationsgefahr), Hypophosphatämie, Kinder < 12 Jahre, aluminiumhaltige Antazida nicht bei Obstipation und Dickdarmstenosen; calciumhaltige Antazida nicht bei Hypercalcämie und Nephrocalcose,
- **WW:** Tetracycline, Fluorchinolone, Bisphosphonate, Cephalosporine: Komplexbildung und Resorptionsverminderung (zeitliche Trennung der Einnahme von mindestens 2 Stunden).

werden Aluminium- und Magnesiumverbindungen kombiniert, da Magnesium mit seiner hohen Neutralisationskapazität schnell wirkt, die Wirkung jedoch nur kurzzeitig anhält, während Aluminium zwar weniger stark wirksam ist, jedoch eine längere Wirkdauer aufweist. Nicht mehr empfohlen werden sollten Antazida, die Carbonate oder auch Hydrogencarbonate enthalten. Sie wirken zwar auch sehr rasch, besitzen jedoch nur eine geringe Neutralisationskapazität. Darüber hinaus vermutet man, dass sie einen sogenannten Säure-Rebound auslösen können und somit die Beschwerden längerfristig eher verschlimmern als verbessern. Antazida, die Natriumhydrogencarbonat enthalten, bilden bei der Neutralisation der Magensäure Kohlendioxid, das beim Patienten zu Blähungen und Aufstoßen führen kann. Außerdem wird Natrium zum Großteil resorbiert, was z. B. bei Patienten mit Bluthochdruck oder auch herzinsuffizienten Patienten problematisch sein kann. Der Nutzen von Antazida in der Behandlung von Sodbrennen und saurem Aufstoßen ist deutlich geringer als

Tab. 4.10 Arzneistoffprofil: Protonenpumpen-Inhibitoren (PPI)

Arzneistoff, Handelsname (Bsp.)	Dosierung, Bemerkungen
Esomeprazol (Nexium® mups, Generika)	Erwachsene: 1 × tgl. 20–40 mg; Kinder 1–11 Jahre: KG ≥ 10 kg: 1 × tgl. 10 mg, KG ≥ 20 kg: 1 × tgl. 10–20 mg
Lansoprazol (Agopton®, Generika)	Erwachsene: 1 × tgl. 15–30 mg
Omeprazol (Antra MUPS®, Generika)	Erwachsene: 1 × tgl. 20–40 mg; Kinder: ≥ 1 Jahr und KG 10–20 kg: 1 × tgl. 10–20 mg, ≥ 2 Jahre und KG > 20 kg: 1 × tgl. 20–40 mg
Pantoprazol (Rifun®, Pantozol®, Generika)	Erwachsene: 1 × tgl. 20–40 mg
Rabeprazol (Pariet®)	Erwachsene: 1 × tgl. 20 mg

Besonderheiten

- **NW:** Kopfschmerz, Bauchschmerz, Verstopfung, Durchfall, Blähungen, Übelkeit/Erbrechen, trockener Mund oder Hals, Anstieg der Leberenzymwerte, Urtikaria, Juckreiz, Hautausschlag, Müdigkeit; Rabeprazol: unspezifische Schmerzen/Rückenschmerz, Infekte,
- **KI:** Patienten, die Nelfinavir und Atazanavir einnehmen,
- **WW:** pH-Wert-Verminderung: verminderte oder erhöhte Resorption von Arzneimitteln, die pH-abhängig resorbiert werden (z. B. Ketoconazol ↓, Itraconazol ↓, Erlotinib ↓, Digoxin ↑), Arzneimittel, die über CYP2C9 metabolisiert werden (z. B. Citalopram, Imipramin, Diazepam, Phenytoin, Warfarin): erhöhte Plasmakonzentrationen (nur bei Esomeprazol, Omeprazol); Tacrolimus: erhöhte Tacrolimus-Spiegel (nur Lansoprazol); Theophyllin: erniedrigte Theophyllin-Plasmaspiegel (nur Lansoprazol, Omeprazol); CYP2C9- oder CYP3A4-Inhibitoren (z. B. Clarithromycin): erhöhte Bioverfügbarkeit von Esomeprazol, Omeprazol; Fluvoxamin (CYP2C9-Inhibitor): erhöhte Plasmaspiegel von Lansoprazol (evtl. Dosisreduktion nötig); CYP2C9- oder CYP3A4-Induktoren (z. B. Rifampicin, Johanniskraut): erniedrigte Serumspiegel von Esomeprazol, Lansoprazol, Omeprazol; Sucralfat/Antazida: erniedrigte Bioverfügbarkeit von Lansoprazol (zeitlich getrennte Einnahme, bis 1 Stunde Abstand); Methotrexat (in hoher Dosierung): erhöhte Methotrexat-Spiegel (nur Esomeprazol, Omeprazol, Pantoprazol, evtl. Rabeprazol); Clopidogrel: erniedrigte Clopidogrel-Spiegel mit verminderter Wirksamkeit (nur Omeprazol, Esomeprazol – von gleichzeitiger Einnahme wird abgeraten).

bei H_2-Rezeptor-Antagonisten und Protonenpumpen-Inhibitoren.

Rein mechanisch wirken hingegen Alginate: treffen sie auf Magensäure, bilden sie ein zähflüssiges Gel. Dieses Gel schwimmt auf dem Speisebrei und bildet so eine physikalische Schutzbarriere zwischen Mageninhalt und Speiseröhre, was insbesondere bei Refluxbeschwerden zur Symptomlinderung führt. Zusätzlich neutralisieren die Alginate, die aus Braunalgen gewonnen sind, die Säure. Da Alginate nicht in den Blutkreislauf aufgenommen, sondern nach Ablauf der Wirkdauer über den Darm ausgeschieden werden, können Sie auch für die Behandlung des Sodbrennens in der Schwangerschaft eingesetzt werden ▸ Kap. 21.2.6.

Protonenpumpen-Inhibitoren

⑧ Protonenpumpen-Inhibitoren (PPI) hemmen irreversibel die Protonenpumpe (H^+/K^+-ATPase), die sich in den Belegzellen des Magens befindet (Tab. 4.10). Dabei führen sie zu einer fast vollständigen Unterdrückung der Säureausschüttung. Alle PPI sind Prodrugs, die nach der Resorption aus dem Dünndarm in die Belegzellen transportiert werden und dort in ihre Wirkform, die Sulfonamide, umgewandelt werden. Da die PPI neben der basalen auch die stimulierte Säuresekretion hemmen – und zwar unabhängig davon, ob es sich beim Stimulus um Acetylcholin, Histamin oder auch Gastrin handelt – sind sie deutlich wirksamer, als die H_2-Rezeptor-Antagonisten, die lediglich die histaminvermittelte Säuresekretion hemmen. Die Wirkdauer beträgt 1–3 Tage, da aufgrund der irreversiblen Hemmung der H^+/K^+-ATPase die Säureausschüttung erst dann wieder normalisiert ist, wenn das Enzym neu gebildet ist. Die Arzneistoffe Omeprazol, Pantoprazol und Esomeprazol sind in Tagesdosierungen von 20 mg für die kurzfristige Behandlung (max. 14 Tage) von Sodbrennen und saurem Aufstoßen im Rahmen der Selbstmedikation verschreibungsfrei. Weitere Indikationen wie beispielsweise die Behandlung des Ulcus ventriculi sowie duodeni, der gastroösophagealen Refluxkrankheit oder auch des Zollinger-Ellison-Syndroms können mit verschreibungspflichtigen Arzneimitteln, die Lansoprazol, Rabeprazol oder Omeprazol, Esomeprazol und Pantoprazol in höheren Dosierungen enthalten, behandelt werden. Ein weiteres Einsatzgebiet der PPI ist die Eradikationstherapie von *Helicobacter pylori*, z. B. in Kombination mit Amoxicillin und Clarithromycin.

 Merke

Die Formulierungen der PPI sind mit einem magensaftresistenten Überzug versehen, um eine Auflösung und Umwandlung im sauren Milieu des Magens zu verhindern und eine schnelle Magenpassage und Resorption im Dünndarm zu gewährleisten. Wenn möglich, sollten PPI nüchtern, 30 Minuten vor dem Frühstück mit einem Glas Wasser eingenommen werden. Die magensaftresistenten Tabletten dürfen nicht gelutscht oder gekaut werden, das würde den magensaftresistenten Überzug zerstören!

4.6 Reizdarmsyndrom

Das Reizdarmsyndrom, das häufiger bei Frauen als bei Männern auftritt (Verhältnis 2:1) gehört mit einer Prävalenz von 2,5–25 % mit zu den häufigen Erkrankungen des Magen-Darm-Trakts. Die Diagnosestellung erfolgt mittels Ausschlussdiagnosen, da die Symptome des Reizdarmsyndroms sehr vielfältig sein können. Von einem Reizdarmsyndrom spricht man, wenn folgende drei Kriterien erfüllt sind:

- Die Beschwerden (z. B. Bauchschmerz, Blähungen) bestehen chronisch (d. h. länger als 3 Monate anhaltend), werden von Patient und Arzt auf den Darm bezogen und gehen in der Regel mit Stuhlgangsveränderungen einher.
- Die Beschwerden sind so stark, dass die Lebensqualität des Patienten relevant beeinträchtigt ist und er deshalb ärztliche Hilfe sucht.
- Andere Krankheitsbilder, die ähnliche Symptome wie die, unter denen der Patient leidet, auslösen können, können ausgeschlossen werden.

Aufgrund der vielfältigen Symptome (Bauchschmerz, Blähungen, Durchfall oder auch Obstipation) unterscheidet man verschiedene Formen je nach Symptomausprägung: den schmerzbetonten Typ, den diarrhöbetonten Typ, den obstipationsbetonten Typ und den Blähtyp. Die genauen pathophysiologischen Mechanismen, die diesem Krankheitsbild zugrunde liegen, sind zum Großteil noch ungeklärt. Als gesichert gilt eine viszerale Hypersensitivität bei Patienten mit Reizdarmsyndrom. Sie zeigen eine erhöhte Empfindlichkeit gegenüber Veränderungen im Darm: So empfinden sie beispielsweise Dehnungsreize im Darm, die für Gesunde schmerzfrei sind, als schmerzhaft. Auch die Transitzeit des Kolons ist bei Patienten mit Reizdarmsyndrom verändert. Sie kann sowohl verlangsamt, als auch beschleunigt sein. Des Weiteren wurde eine erhöhte Permeabilität des Dickdarms bei Reizdarmpatienten festgestellt. Auch psychosoziale Faktoren werden als mögliche Ursachen diskutiert. Das Reizdarmsyndrom scheint durch das Zusammenwirken verschiedener, patientenindividueller Faktoren zu entstehen und sich nicht durch eine einzige Ursache erklären zu lassen.

4.6.1 Symptomerfassung und Grenzen der Selbstmedikation

Die Symptome des Reizdarms gehören zu den typischen Fällen, in denen ein Patient häufig erst einmal in die Apotheke kommt, bevor er ärztlichen Rat sucht. Der Leidensdruck dieser Patienten kann enorm sein, häufig sind sie stark in ihren alltäglichen Tätigkeiten eingeschränkt. Auch wenn eine völlige Beschwerdefreiheit (Heilung) bei diesem Krankheitsbild nicht möglich ist, sollte der Apotheker im Beratungsgespräch deutlich machen, dass es sich beim Reizdarmsyndrom um eine „gutartige" Erkrankung handelt, bei der eine gute bis sehr gute Linderung der Symptome erreicht werden kann. Häufig können bereits Lebensstil- oder Diätmodifikationen das Leiden des Patienten lindern. Triggerfaktoren, z. B. Lebensmittel, die schlecht vertragen werden (bei Reizdarmpatienten häufig: Gluten, Lactose, Fructose oder auch Sorbit), können mithilfe eines Symptomtagebuchs, das der Patient beispielsweise über einen Zeitraum von 4 Wochen führt, leichter herausgefiltert werden (○ Abb. 4.3).

Besteht der Verdacht, dass der Patient an einem Reizdarmsyndrom leidet, das allerdings noch nicht durch einen Arzt diagnostiziert wurde, sollte dieser Patient zeitnah einen Arzt aufsuchen. Des Weiteren existieren Symptome, die einen Arztbesuch nötig machen. Hierzu gehören hoher Gewichtsverlust in kurzer Zeit ohne bekannte Ursache, eine zeitnahe Antibiotikagabe, progrediente Beschwerden, Blut im Stuhl, Beginn der Beschwerden bei einem Lebensalter über 50 Jahre, eine

Tagebuch

Name ______________________ Aufzeichnungen vom ______________________

bis ______________________

		Mo	Di	Mi	Do	Fr	Sa	So	Mo	Di	Mi	Do	Fr	Sa	So	Mo	Di	Mi	Do	Fr	Sa	So	Mo	Di	Mi	Do	Fr	Sa	So
Nahrungsmittel	Obst																												
	Gemüse																												
	Milch																												
	Käse, Quark, Joghurt																												
	Fleisch																												
	Nüsse																												
Genussmittel	Alkohol																												
	Nicotin																												
	Kaffee																												
	Schlafmangel																												
Umstände	Freude																												
	Ärger																												
	Stress																												
	Arztbesuch																												
Symptome	Bauchschmerz/-krampf																												
	Blähungen																												
	Völlegefühl																												
	Durchfall																												
	Verstopfung																												
	Sodbrennen																												

Abb. 4.3 Bauchschmerztagebuch

kurze Beschwerdedauer sowie eine positive Familienanamnese für Kolonkarzinom.

4.6.2 Nichtmedikamentöse Maßnahmen

⑨ Aufgrund der sehr unterschiedlichen Ausprägung der Beschwerden beim Reizdarmsyndrom existieren keine allgemeingültigen, einheitlichen Empfehlungen für Reizdarmpatienten im nichtmedikamentösen Bereich. Da allerdings bereits mit Lebensstiländerungen sowie diätetischen Maßnahmen eine deutliche Symptomlinderung erzielt werden kann, sollte mit jedem Patienten im Beratungsgespräch sein individueller Maßnahmenkatalog erarbeitet werden. Die nichtmedikamentösen Maßnahmen beinhalten hierbei neben den bereits erwähnten Maßnahmen bezüglich Lebensstil und Ernährung auch psychotherapeutische Maßnahmen wie Entspannungstechniken, kognitive Verhaltenstherapien, psychoanalytische Kurzzeittherapien oder auch Hypnotherapien.

Tab. 4.11 Substanzklassen und Wirkstoffe sowie deren symptomorientierte Indikationen beim Reizdarmsyndrom. Nach Schrulle 2011

Substanzklasse	Arzneistoff (Bsp.)	Indikation
Motilitätshemmer	Loperamid	Bei Diarrhö mit und ohne Schmerzen
Quellstoffe	Flohsamenschalen	Diarrhö- und Obstipation
Osmotische Laxanzien	Lactulose, Macrogol	Obstipation
Antiresorptiv-sekretorische Laxanzien	Bisacodyl, Natriumpicosulfat	
Neurotrope Spasmolytika	N-Butylscopolamin	Schmerzen, Spasmen
Neurotrop-muskulotrope Spasmolytika	Mebeverin (Rx)	
Trizyklische Antidepressiva	Amitriptylin, Desipramin, Imipramin, Trimipramin, Doxepin (Rx)	Chronische Schmerzen, Komorbidität mit Depression
Selektive Serotonin-Wiederaufnahme-Hemmer (SSRI)	Fluoxetin, Paroxetin, Sertralin (Rx)	
Phytotherapeutika	Iberogast®	Blähungen, Schmerzen bei allen Reizdarmsyndrom-Formen
	Pfefferminzöl, Kümmelöl	Schmerzen, Krämpfe
Probiotika	*Lactobacillus acidophilus*, *Lactobacillus rhamnosus* GG, *Escherichia coli*	Für alle Typen geeignet, eine allgemeingültige Aussage schwierig, da probiotische Keime einzeln oder in Kombination getestet wurden

4.6.3 Therapieoptionen

⑨ Die medikamentöse Therapie erfolgt symptomorientiert und sollte zeitlich begrenzt durchgeführt werden. Bei Patienten mit Reizdarmsyndrom ist auch ein Placeboeffekt, der bei bis zu 80 % liegen kann, zu beobachten. Häufig lässt er jedoch mit der Zeit nach. Tab. 4.11 gibt einen Überblick über die mögliche Auswahl an Arzneimitteln, die im Rahmen der Behandlung bei Patienten mit Reizdarmsyndrom eingesetzt werden.

4.7 Hämorrhoiden

Hämorrhoiden hat jeder Mensch und sie machen an sich noch keine Beschwerden. Sie sind ein gut durchblutetes Gefäßpolster im Übergang vom Mast- zum Enddarm. Sie funktionieren wie ein Schwellkörper und kontrollieren zusammen mit dem Schließmuskel die Darmentleerung. Kommt es allerdings zu krampfaderartigen Erweiterungen der Blutgefäße des Plexus hämorrhoidalis, nicht selten einhergehend mit Entzündungen des umliegenden Gewebes, spricht man vom Krankheitsbild „Hämorrhoiden" oder auch von einem „Hämorrhoidalleiden" mit den typischen Symptomen wie Juckreiz, Nässen, Brennen oder auch Blutungen. Bei Hämorrhoiden werden vier Schweregrade unterschieden, beginnend mit leicht vergrößerten und in der Regel

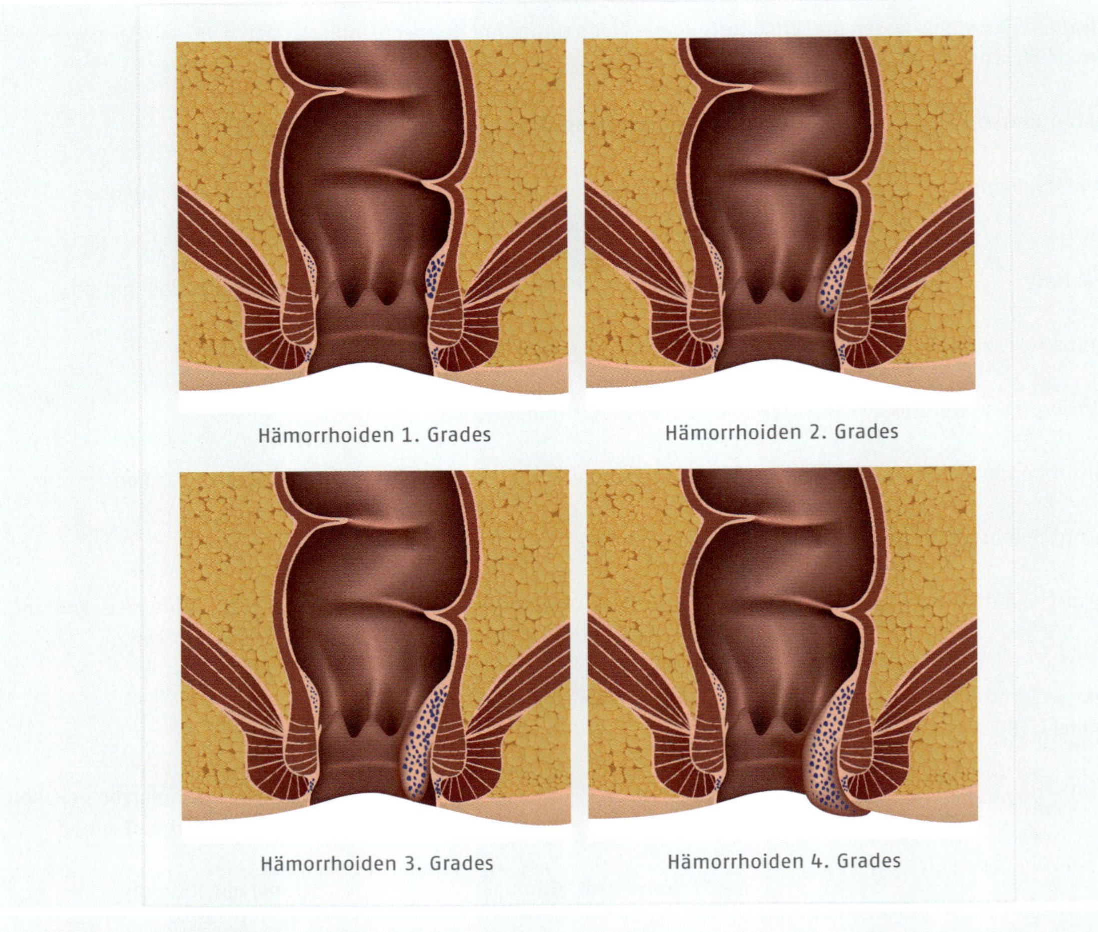

Abb. 4.4 Hämorrhoiden, 4 Schweregrade

nicht tastbaren bis hin zu nach außen gestülpten Hämorrhoiden (Abb. 4.4, Abb. 4.5).

Besteht ein erhöhter Druck auf den Analkanal, kann es zu einer Vergrößerung der Hämorrhoiden kommen. Verschiedene Faktoren können dies begünstigen:

- chronische Obstipation,
- Übergewicht,
- Bewegungsmangel,
- überwiegend sitzende Tätigkeit,
- einseitige Ernährung (zu wenig Ballaststoffe),
- (angeborene) Bindegewebsschwäche,
- regelmäßiges Heben schwerer Lasten,
- Schwangerschaft und Geburt.

Die Erkrankung tritt bei Männern häufiger auf als bei Frauen, mit zunehmendem Alter steigt ebenfalls das Risiko für ein Hämorrhoidalleiden. Etwa 4 von 100 Erwachsenen lassen sich in Deutschland jährlich wegen vergrößerter Hämorrhoiden ärztlich behandeln. Schätzungen zufolge sind jedoch deutlich mehr Menschen betroffen: ca. jeder Zweite der über 30-jährigen Erwachsenen. Hämorrhoiden gehören zu einem Thema, über das man ungern spricht.

4.7.1 Symptomerfassung und Grenzen der Selbstmedikation

Beschwerden bei Hämorrhoiden können symptomatisch selbst behandelt werden, allerdings müssen die Grenzen der Selbstmedikation beachtet werden. Treten die Symptome erstmalig auf oder berichtet der Patient von Blut im oder auch auf dem Stuhl oder von Teerstuhl, sollte dieser an einen Arzt verwiesen werden. Gleiches gilt für ein Fremdkörpergefühl im Analkanal, chronische bzw. rezidivierende Beschwerden, Schmerzen im Analbereich oder Schmerzen und/oder Blutungen beim Stuhlgang. Bei Schwangeren kann es durch erhöhten Druck im Bauchraum sowie durch Lockerung des Gewebes aufgrund der Hormonumstellung ebenfalls zum Auftreten von Hämorrhoidalbeschwerden kommen. In der Regel verschwinden diese Beschwerden nach der Schwangerschaft wieder. Behandelt eine

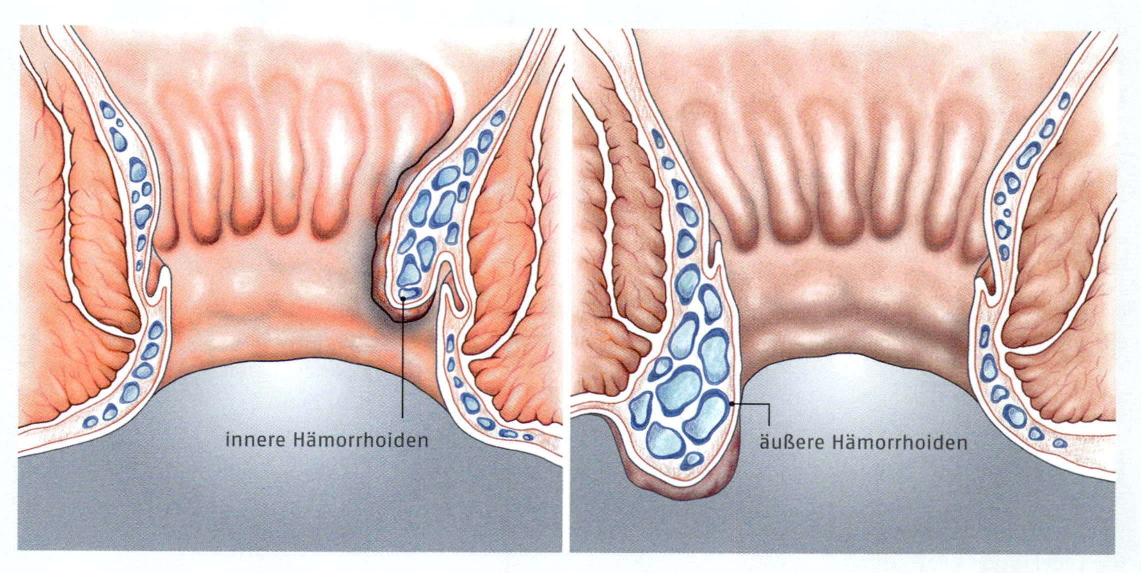

Abb. 4.5 Innere und äußere Hämorrhoiden

Schwangere Ihre Symptome im Rahmen der Selbstmedikation, soll sie ihrem Gynäkologen beim nächsten Vorsorgetermin davon berichten.

Tritt innerhalb einer Woche keine Besserung oder sogar eine Verschlechterung der Symptome ein, ist ein Arztbesuch nötig.

4.7.2 Nichtmedikamentöse Maßnahmen

⑩ Beim Beschwerdebild Hämorrhoidalbeschwerden (insbesondere beim Schweregrad 1 und 2) kann häufig schon eine Änderung des Lebensstils zu einer deutlichen Besserung der Symptomatik führen. Hierzu gehören:

- ballaststoffreiche, vollwertige Ernährung,
- Stuhlregulation (mit z. B. Indischer Flohsamen),
- ausreichende Flüssigkeitszufuhr,
- starkes Pressen beim Stuhlgang vermeiden,
- regelmäßig körperliche Bewegung,
- Gewichtsabnahme,
- Beckenbodengymnastik,
- entspannt und ohne Zeitdruck auf die Toilette gehen,
- Sitzbäder mit Kamille, Hamamelis oder auch Gerbstoffen,
- richtige Analhygiene (nach Stuhlgang Analregion mit weichem Toilettenpapier und warmem, klaren Wasser reinigen.

4.7.3 Therapieoptionen

Bei leichten Beschwerden wie Juckreiz oder auch Schwellungen (meistens Stadium 1 und 2) können Salben, Zäpfchen und Analtampons für eine lokale Therapie sowie Flavonoide für eine systemische Therapie angewendet werden. Alle in der Selbstmedikation zur Verfügung stehenden Substanzen haben lediglich eine symptomatische Wirkung, die Ursache des Hämorrhoidalleidens wird nicht behoben (◻ Tab. 4.12). Bringt die symptomatische Behandlung nicht den gewünschten Effekt oder kommt es aufgrund von fortschreitenden Hämorrhoidalbeschwerden zu Komplikationen (Blutungen, Analthrombosen, Inkontinenz) ist eine chirurgische Entfernung die Maßnahme der Wahl.

Bei stärker ausgeprägten Beschwerden, beispielsweise starkem Juckreiz, können topische Glucocorticoide ärztlich verordnet werden. Die Anwendung erfolgt in der Regel über einen Zeitraum von 10–14 Tagen mit einer 2-mal täglichen Dosierung. Häufig kommen Kombinationspräparate aus Lokalanästhetikum und Glucocorticoid zum Einsatz (◻ Tab. 4.13).

Tab. 4.12 Therapiemöglichkeiten bei Hämrrhoidalbeschwerden (Selbstmedikation)

Substanz (Bsp.)	Wirkung	Anwendung
Hamamelis-Extrakte (Hametum®, Faktu® lind, Salbe, Suppositorien)	Antiphlogistisch, adstringierend, (lokal) blutstillend, wundheilungsfördernd	Salbe: mehrmals tgl. dünn auftragen, Suppositorien: 2 × tgl. morgens und abends zur Nacht tief in den After einführen
Lidocain (Posterisan® akut, Salbe, Suppositorien)	Lokalanästhetisch (schmerzstillend, juckreizlindernd)	Salbe: 2–3 × tgl. dünn auftragen, Suppositorien: 2 × tgl. morgens und abends zur Nacht tief in den After einführen
Quinisocain (Haenal® akut)	Lokalanästhetisch	Salbe: 1–2 × tgl. auftragen
Flavonoid Oxerutin (Venoruton®, Off-Label-Use)	Gefäß- und ödemprotektiv	2 × tgl. 1 Kapsel
Flavonoid Troxerutin (Troxerutin-ratiopharm®, Off-Label-Use)	Gefäß- und ödemprotektiv	1 × tgl. 1 Kapsel

Tab. 4.13 Therapiemöglichkeiten bei Hämorrhoidalbeschwerden (Rx)

Wirkstoffe	Präparate (Beispiele)
Cinchocain (Lokalanästhetikum)	DoloPosterine® N, Salbe, Suppositorien Suppositorien mit Mulleinlage
Fluocortolon (Glucocorticoid) und Lidocain (Lokalanästhetikum)	Doloproct®, Rektalcreme, Suppositorien
Fluocinonid (Glucocorticoid) und Lidocain (Lokalanästhetikum)	Jelliproct®, Salbe, Suppositorien
Hydrocortison (Glucocorticoid)	Posterisan® corte, Salbe, Suppositorien

4.8 Colitis ulcerosa, Morbus Crohn

Sowohl Colitis ulcerosa als auch Morbus Crohn sind chronisch-entzündliche Darmerkrankungen, die in der Regel schubweise verlaufen.

Bei der Colitis ulcerosa kommt es zur Bildung von Ulzera in der inneren Schleimhautschicht des Kolons (= Dickdarm). Die Entzündung beginnt häufig am Mastdarm und breitet sich dann unterschiedlich weit im Dickdarm aus. Hauptunterschied zur zweiten chronisch-entzündlichen Darmerkrankung Morbus Crohn ist, dass bei der Colitis ulcerosa nur der Dickdarm betroffen ist, während Morbus Crohn alle Bereiche des Verdauungstrakts (Mundhöhle bis After) befallen kann. Am häufigsten befällt er allerdings den terminalen Teil des Dünndarms. Die Ursachen der Erkrankungen sind bislang unbekannt; Infektionen sowie ein gestörtes Immunsystem oder auch erbliche Veranlagung werden diskutiert.

Morbus Crohn kann in mehreren, nicht zusammenhängende Stellen des Verdauungstrakts auftreten. Die Colitis ulcerosa breitet sich dagegen kontinuierlich aus. Während die Colitis nur die oberste Schleimhautschickt erfasst, können bei Morbus Crohn alle Schichten der Darmwand betroffen sein (Abb. 4.6, Abb. 4.7).

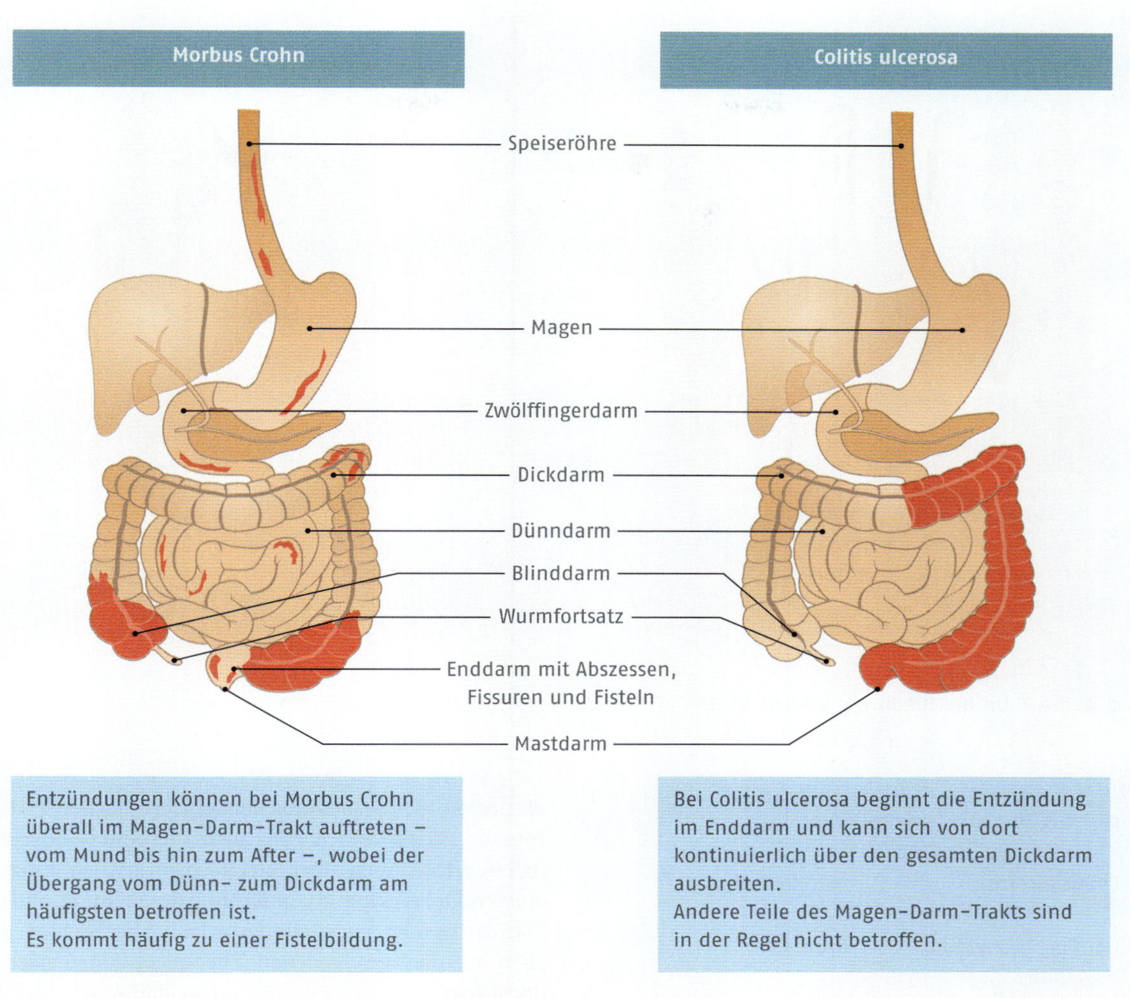

Abb. 4.6 Typische Befallmuster bei Colitis ulcerosa und Morbus Crohn

Viele Symptome sind ähnlich. Jedoch existieren auch Unterschiede, die man bei der Diagnosestellung berücksichtigt (Tab. 4.14).

Der Krankheitsverlauf beider Erkrankungen ist variabel, auf Schübe folgen oft symptomfreie Phasen. Die Länge der jeweiligen Phasen (Erkrankung/Remission) ist sehr unterschiedlich, ebenso die Stärke der Krankheitsaktivität.

In Deutschland leiden ca. je 0,1–0,2 % der Bevölkerung an Colitis ulcerosa oder Morbus Crohn. In den meisten Fällen sind junge Erwachsene im Alter zwischen 20 und 30 Jahren betroffen. Besteht der Verdacht auf Colitis ulcerosa oder auch Morbus Crohn sollte der Patient an einen Gastroenterologen verwiesen werden.

4.8.1 Therapieoptionen

Ziel einer Behandlung des akuten Schubs ist es, die Entzündungserscheinungen zurückzudrängen und Phasen ohne Krankheitsaktivität (*Remission*) zu erreichen und diese möglichst lange zu erhalten.

Therapieoptionen Colitis ulcerosa

Die Behandlung der Colitis ulcerosa hängt von den Symtpomen, der Stärke der Entzündung und der Ausbreitung der Erkrankung ab. Ist beispielsweise nur der Enddarm befallen und treten nur leichte Beschwerden auf, wird anders behandelt als bei starken Entzündungsschüben im gesamten Darm.

Patienten mit einem schweren akuten Schub einer Colitis ulcerosa sollten stationär behandelt werden. Zur Behandlung im Krankenhaus werden systemische Gluco-

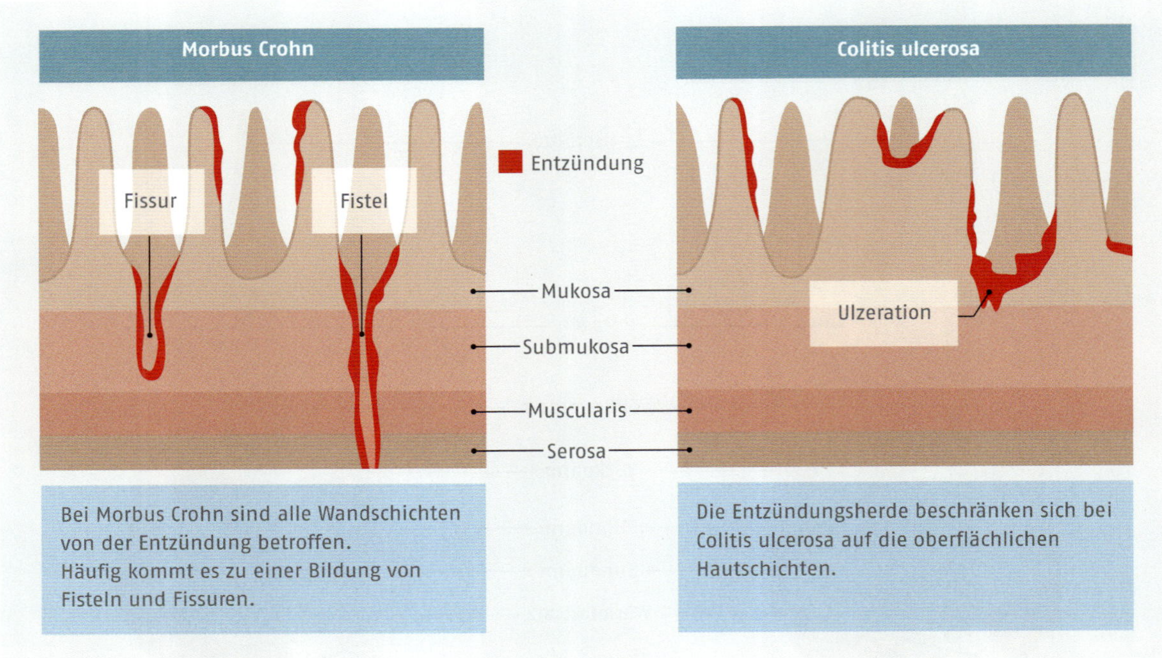

Abb. 4.7 Unterschiedlicher Schleimhautbefall bei Colitis ulcerosa und Morbus Crohn

Tab. 4.14 Typische Symptome

Colitis ulcerosa	Morbus Crohn
Häufige, blutigschleimige Durchfälle	Durchfälle
Bauchschmerzen (linker Unterbauch)	Bauchschmerzen
Ständiger Stuhldrang	
Fieber	Fieber
Allgemeine körperliche Schwäche	Gewichtsverlust
	Stenosen (Darmverengungen) und Fisteln (entzündl. Gangbildungen)
Selten: Hautveränderungen, Gelenkschwellungen, Augenentzündungen	Entzündungen der Haut, der Gelenke oder der Augen

corticoide oder bei unzureichendem Ansprechen TNF-α-Blocker, Ciclpsporin A oder auch Tacrolimus eingesetzt (Tab. 4.15). Auch über einen chirurgischen Eingriff, eine Proktokolektomie (Entfernung des Rektums und des Dickdarms oder eines Teils davon) muss bei Nichtansprechen auf die verschiedenen Therapieoptionen nachgedacht werden. Eventuelle Mangel an Vitaminen, Elektrolyten oder auch Spurenelementen werden mithilfe von Nahrungsergänzungsmitteln substituiert oder bei sehr starken Entzündungsschüben parenteral zugeführt.

Therapieoptionen Morbus Crohn

Morbus Crohn kann nicht geheilt werden, die Behandlung beschränkt sich auf die Linderung der Symptome. Die Stärke eines Krankheitsschubs entscheidet wie behandelt wird. In Tab. 4.16 finden sich Therapieoptionen bei akuten Morbus-Crohn-Krankheitsschüben.

Arzneistoffprofile zur Behandlung der Colitis ulcerosa und des Morbus Crohn

Im Folgenden finden Sie die Arzneistoffprofile der Wirkstoffe, die typischerweise bei der Behandlung von Colitis ulcerosa und auch Morbus Crohn eingesetzt werden. Neben Mesalazin (Tab. 4.17) wird auch das Aminosalicylat Sulfasalazin zur Akutbehandlung sowie zur Rezidivprophylaxe von Colitis ulcerosa und des milden bis moderaten Morbus Crohn eingesetzt. Eine weitere Indikation ist die Behandlung der rheumatoiden Arthritis. (▸ Kap. 15), Tab. 15.3 ist das Arzneistoffpro-

Tab. 4.15 Behandlungsoptionen bei Colitis ulcerosa (Auswahl)

Wirkstoffe	Einsatz
Aminosalicylate, z. B. Mesalazin (Claversal®, Pentasa®, Salofalk®) rektal oder oral, Sulfasalazin (Azulfidine®) oral, in Kombination mit lokalen Glucocorticoiden, z. B. Budesonid lokal (Entocort® rektal)	Unkomplizierte Colitis ulcerosa, Verlängerung der schubfreien Phase (remissionserhaltenden Behandlung), wenn Mesalazin oder Sulfasalazin nicht ausreichend wirken
Orale Glucocorticoide, z. B. Prednisolon (Prednisolon Jenapharm®), Prednison (Prednison acis®)	Mäßig schwere bis schwere Colitis ulcerosa
TNF-α-Blocker, z. B. Inflximab (Remicade®), Adalimumab (Humira®), Golimumab (Simponi®), auch in Kombination mit Azathioprin (Azathioprin-neuraxpharm®)	Entzündungsprozess im Darm so stark, dass Glucocorticoide zur Symptomlinderung nicht ausreichen, Verlängerung der schubfreien Phase (remissionserhaltenden Behandlung)
Thiopurine, z. B. Azathioprin (Azafalk®, Azathioprin-neuraxpharm®)	Verlängerung der schubfreien Phase (remissionserhaltenden Behandlung)

fil für Sulfasalazin zu entnehmen. Der einzige Unterschied besteht hier bei der Dosierung: bei Behandlung der entzündlichen Darmerkrankungen wird nicht einschleichend dosiert, sondern sofort mit 3,0–4,0 g (akuter Schub) bzw. 2,0–3,0 g (Rezidivprophylaxe) Sulfasalazin tgl. in 2–6 gleichen Dosen.

Neben Budesonid (Tab. 4.18) werden auch orale Glucocorticoide zur Behandlung der chronisch-entzündlichen Darmerkrankungen eingesetzt. Weitere Informationen zur Therapie mit oraler Glucocorticoid-Einnahme: ▸ Kap. 15.1.4.

Azathioprin (Tab. 4.19) wird bei Colitis ulcerosa zur Remissionsverlängerung und bei Morbus Crohn sowohl im akuten Schub als auch während der schubfreien Phasen angewendet. Eine Kombination mit TNF-α-Blockern (Biologicals) oder auch oralen Glucocortiociden ist möglich.

Die Wirkstoffe Methotrexat und TNF-α-Blocker haben nicht nur einen Stellenwert in der Behandlung chronisch-entzündlicher Darmerkrankungen, sondern auch bei der Therapie der rheumatoiden Arthritis. Für weitere Informationen zu Arzneistoffprofilen sei auf (▸ Kap. 15.1.4, Methotrexat) verwiesen.

4.8.2 Nichtmedikamentöse begleitende Maßnahmen

Beide Erkrankungen sind belastend für die Patienten. Der stetige Wechsel zwischen schubfreier Ruhephase und akutem Schub haben Einfluss auf die Lebensqualität. Etwa 30 % erleiden innerhalb eines Jahres nach einer Krankheitsphase einen erneuten Entzündungsschub.

Stressbelastungen und auch psychische Störungen können einen negativen Einfluss auf den Verlauf der chronisch-entzündlichen Darmerkrankungen haben. Neben verschiedenen Entspannungsmethoden, z. B. autogenes Training, Yoga oder auch Muskelrelaxation nach Jacobson kann auch eine psychotherapeutische Begleitung die Prognose verbessern.

Darüber hinaus nutzen viele Betroffene in Deutschland komplementärmedizinische Verfahren wie beispielsweise Homöopathie, Naturheilverfahren, Traditionell Chinesische Medizin (TCM) einschließlich Akupunktur, anthroposophische Therapieverfahren und ayurvedische Medizin. Laut Leitlinie durchaus sinnvoll, wenn sie als Ergänzung zur Standardbehandlung eingesetzt werden.

Tab. 4.16 Behandlungsoptionen bei Morbus Crohn

Wirkstoffe	Einsatz
Aminosalicylate, z. B. Mesalazin (Claversal®, Pentasa®, Salofalk®) oral oder rektal, Sulfasalazin (Azulfidine®) oral	Akuter Krankheitsschub mit geringer Entzündungsaktivität, Verlängerung der schubfreien Phase (remissionserhaltenden Behandlung)
Lokal wirksames Glucocorticoid, z. B. Budesonid (Budenofalk®)	Akuter Krankheitsschub, Entzündungsaktivität gering
Orale Glucocorticoide, z. B. Prednisolon (Prednisolon Jenapharm®), Prednison (Prednison acis®)	Akuter Krankheitsschub, Dosis richtet sich nach Entzündungsaktivität (gering – mittel – hoch)
Thiopurine, z. B. Azathioprin (Azafalk®, Azathioprin-neuraxpharm®)	Akuter Krankheitsschub; in Kombination mit Prednisolon oder Prednison bei Symptomen, die länger als 6 Monate anhalten, Verlängerung der schubfreien Phase (remissionserhaltenden Behandlung)
Methotrexat (Metex®, Trexject®)	Als Alternative, wenn TNF-α-Blocker nicht ausreichend wirken, Verlängerung der schubfreien Phase (remissionserhaltenden Behandlung)
TNF-α-Blocker, z. B. Inflximab (Remicade®), Adalimumab (Humira®), Golimumab (Simponi®), auch in Kombination mit Azathioprin (Azathioprin-neuraxpharm®)	Entzündungsprozess im Darm so stark, dass Glucocorticoide nicht ausreichend zur Symptomlinderung, Verlängerung der schubfreien Phase (remissionserhaltenden Behandlung)
Eisen, Calcium, Vitamin B_{12}, Vitamine ADEK, Elektrolyte	Entzündungsprozess im Darm so stark, dass Nährstoffe nicht aufgenommen werden
Loperamid (Imodium®)	Starke Durchfälle
Colestyramin (Quantalan®)	Gallensäureverlustsyndrom (= Gallensäuren können wegen des entzündeten Darms nicht aufgenommen werden)
Metronidazol (Arilin®)	Behandlung einer oder mehrerer Fisteln
Paracetamol (Ben-u-ron®)	Schmerzen
Butylscopolamin (Buscopan®)	Krampfartige Schmerzen
Chirurgischer Eingriff	Bei Komplikationen, z. B. Darmdurchbruch, Darmverschluss, schwere Darmblutungen, Abszessbildung, Entzündung des Bauchfells

Tab. 4.17 Arzneistoffprofil von Mesalazin zur Behandlung der Colitis ulcerosa und des Morbus Crohn

Arzneistoff, Handelsname (Bsp.)	Dosierung, Bemerkungen
Mesalazin (Claversal®, Pentasa®, Salofalk®), oral (z. B. Retardtabletten), rektal (z. B. Rektalschaum)	Erwachsene (Akuttherapie): bis zu 4 g/d Mesalazin, aufgeteilt in 2–3 Einzeldosen, Erhaltungstherapie 1,5 g/d Mesalazin, aufgeteilt in 2–3 Einzeldosen; Kinder ab 6 Jahre: (Akuttherapie): 30–50 (max. 75) mg/kg KG/d, aufgeteilt in Einzeldosen Tagesmaximaldosis 4 g Mesalazin, Erhaltungstherapie: 15–30 mg/kg KG/d, aufgeteilt in Einzeldosen, Tagesmaximaldosis 1,5 g Mesalazin, Erwachsene und Jugendliche > 12 Jahre: 1 × tgl. vor dem Schlafengehen 2 Sprühstöße in den Darm geben

Besonderheiten

- **NW:** oral: Kopfschmerzen, Abdominalschmerzen, Diarrhö, Flatulenz, Übelkeit, Erbrechen, Ausschlag (inkl. Urtikaria, erythematösem Hautausschlag), rektal: abdominelles Spannungsgefühl, Analbeschwerden, lokale Beschwerden wie Reizung, Schmerzen und Brennen, schmerzhafter Stuhldrang,
- **KI:** oral/rektal: schwere Leber- oder Nierenfunktionsstörungen,
- **WW:** oral/rektal: gleichzeitige Einnahme von Azathioprin, 6-Mercaptopurin oder Tioguanin: Anstieg des myelosuppressiven Effekts dieser drei Substanzen; vereinzelte Hinweise, dass Mesalazin die gerinnungshemmende Wirkung von Warfarin verringern könnte.

Tab. 4.18 Arzneistoffprofil von Budesonid zur Behandlung der Colitis ulcerosa und des Morbus Crohn

Arzneistoff, Handelsname (Bsp.)	Dosierung, Bemerkungen
Budesonid (Budenofalk®, Entocort® rektal), oral (z. B. Hartkapseln), rektal (z. B. Rektalsuspension)	Oral Erwachsene: 1 × tgl. 3 Kapseln oder 3 × tgl. 1 Kapsel, rektal Erwachsene: 1 × tgl. vor dem Schlafengehen 1 rektal Klysma in den Enddarm geben

Besonderheiten

- **NW:** oral: Cushing-Syndrom, Dyspepsie, Abdominalschmerz, Erhöhung des Infektionsrisikos, Muskel- und Gelenkschmerzen, Muskelschwäche und -zuckungen, Osteoporose, Kopfschmerzen, Depressionen, Gereiztheit, Euphorie, allergisches Exanthem, Petechien, verzögerte Wundheilung, Kontaktdermatitis,
  rektal: gastrointestinale Störungen (z. B. Blähungen, Übelkeit, Durchfall), Hautreaktionen (Urtikaria und Exantheme), Depressionen,
- **KI:** oral: Leberzirrhose; rektal: schwere lokale Infektionen des Darms durch Bakterien, Viren oder Pilze,
- **WW:** oral: Herzglykoside: Glykosidwirkung ↑; Salluretika: Kaliumausscheidung ↑; CYP3A4-Inhibitoren (z. B. Ketoconazol, Ritonavir, Itraconazol, Clarithromycin, Grapefruitsaft): Risiko für systemische Nebenwirkungen ↑ →gleichzeitige Einnahme vermeiden; CYP3A4-Induktoren (z. B. Carbamazepin, Rifampicin): systemische und lokale Verfügbarkeit von Budesonid ↓; CYP3A4-Substrate: konkurrierende Substanzen, je nach Affinität Plasmakonzentration Budesonid ↑ oder Plasmakonzentration konkurrierende Substanz ↑; Estrogen: Wirkung Glucocorticoid ↑; Cholestyramin, Antazida: Budesonid-Wirkung ↓; ACTH-Stimulationstest können falsche (zu niedrige Werte) zeigen,
  rektal: Estrogen: Wirkung Glucocorticoid ↑; CYP3A4-Inhibitoren (z. B. Ketoconazol, Ritonavir, Itraconazol, Clarithromycin, Grapefruitsaft): Risiko für systemische Nebenwirkungen ↑ → gleichzeitige Einnahme vermeiden; CYP3A4-Induktoren (z. B. Carbamazepin, Rifampicin): systemische und lokale Verfügbarkeit von Budesonid ↓; ACTH-Stimulationstest können falsche (zu niedrige Werte) zeigen.

Tab. 4.19 Arzneistoffprofil von Azathioprin zur Behandlung der Colitis ulcerosa und des Morbus Crohn

Arzneistoff, Handelsname (Bsp.)	Dosierung, Bemerkungen
Azathioprin (Azafalk®, Azathioprin neuraxpharm®)	Erwachsene: Anfangsdosis: 1–3 mg/kg KG/d (Dosis dem klinischen Ansprechen (dauert evtl. Wochen bis Monate) und der hämatologischen Verträglichkeit anpassen), Erhaltungsdosis: bei Ansprechen der Therapie Reduktion auf die Menge, die zum Erhalt des Ansprechens erforderlich ist; liegt in der Regel zwischen <1 mg/kg KG/d und 3 mg/kg KG/d.

Besonderheiten

- **NW:** erhöhte Infektionsanfälligkeit, Karzinome der Haut, Non-Hodgkin-Lymphom, Zervixkarzinom, Kaposi-Sarkom, Karzinom der Vulva, Knochenmarksdepression, Leukopenie, Thrombozytopenie, Anämie, Übelkeit, Anorexie mit gelgentlichem Erbrechen, Pankreatitis, Leberfunktionsstörungen,
- **KI:** schwere Infektionen, stark beeinträchtigte Leber- oder Knochenmarkfunktion, Pankreatisis, jede Art von Lebendimpfstoff (insbesondere BCG, Pocken, Gelbfieber),
- **WW:** Allopurinol, Oxipurinol und Thiopurinol: Azathioprin ↑ (Anpassung der Azathioprindosis nötig), nichtpolarisierende Muskelrelaxanzien (z. B. d-Tubocurarin, Pancuronium): Aufhebung der Wirkung der Muskelrelaxanzien, weitere Immunsuppressiva (z. B. Cyclosporin, Tacrolimus): übermäßige Immunsuppression → Risiko einer progressiven multifokalen Leukenzephalopathie (PML) ↑, Aminosalicylsäurederivate (z. B. Mesalazin, Sulfasalazin): Abbau Azathioprin in der Leber ↓ → Risiko myelosuppressive Wirkung ↑, Warfarin und Phenprocoumon: gerinnungshemmende Wirkung ↓, ACE-Hemmer, Cotrimoxazol, Cimetidin oder Indometacin: Risiko einer Myelosuppression ↑, Arzneistoffe mit myelosuppressiven/zytotoxischen Eigenschaften: myelotoxische Wirkung ↑, TNF-α-Blocker: (selten) Auftreten eines hepatosplenalen T-Zell-Lymphoms, Methotrexat: Azathioprin ↑ (Anpassung der Azathioprindosis bei gleichzeitiger Gabe hoher Methotrexatdosen.

Wichtiges in Kürze

① Übelkeit und Erbrechen sind Symptome, die durch verschiedenste Ursachen ausgelöst werden können. Eine akute Durchfallerkrankung kann im Rahmen der Selbstmedikation mit H_1-Antagonisten oder als pflanzliche Alternative mit Ingwer behandelt werden.

② Metoclopramid und Domperidon, die neben 5-HT_3-Antagonisten zu den verschreibungspflichtigen Antiemetika gehören, dürfen nach Bewertungen von Wirksamkeit und Sicherheit nur noch unter bestimmten Voraussetzungen (Einschränkungen der Anwendung, Behandlungsdauer und Dosierung) angewendet werden.

③ Durchfall ist in der Regel selbstlimitierend und kann unter Beachtung der Kontraindikationen selbst behandelt werden. Wichtigste therapeutische Maßnahme (Basistherapie) ist der Ersatz von Flüssigkeit und Elektrolyten, optimalerweise mit oralen Rehydratationslösungen, die definierte Mengen an Elektrolyten und Glucose enthalten!

④ Für die medikamentöse Therapie stehen Loperamid (Motilitätshemmer), Racecadotril (Sekretionshemmer), Probiotika sowie weitere Antidiarrhoika wie Adstringenzien oder Adsorbenzien zur Verfügung.

⑤ Bei Patienten, die über eine Obstipation klagen, sollte als Erstes im Beratungsgespräch abgeklärt werden, ob wirklich eine Verstopfung vorliegt. Häufig haben die Patienten falsche Vorstellungen. Nichtmedikamentöse Maßnahmen (Lebensstiländerungen, Ernährungsverhalten) führen oft schon zu einer Besserung der Symptome.

⑥ Reichen nichtmedikamentöse Ansätze zur Symptomlinderung nicht aus, ist eine Pharmakotherapie indiziert. Hier kann aus etlichen Substanzen, wie beispielsweise osmotisch wirkenden Arzneistoffen, antiresorptiv oder hydragog wirkenden Arzneimitteln oder auch Defäkationsauslösern, gewählt werden.

⑦ Beim Beschwerdebild Sodbrennen, eine Indikation, die in vielen Fällen ohne Rücksprache mit dem Arzt vom Patienten selbst behandelt wird, kann eine deutliche Verbesserung der Beschwerden häufig schon durch eine Änderung der Ernährungs- und Lebensgewohnheiten erreicht werden.

⑧ Für die medikamentöse Therapie von Sodbrennen und saurem Aufstoßen kann auf verschiedene Substanzgruppen wie Protonenpumpen-Inhibitoren und Antazida zurückgegriffen werden. Protonenpumpen-Inhibitoren gelten aufgrund ihrer guten Wirksamkeit, ihrer Wirkdauer über 1–3 Tage sowie ihrer guten Verträglichkeit als Mittel der 1. Wahl.

⑨ Das Reizdarmsyndrom, das sich durch verschiedenste Symptome (Bauchschmerz, Diarrhö, Obstipation, Flatulenz) äußern kann, muss individuell und symptomorientiert behandelt werden. Neben etlichen medikamentösen Therapieoptionen können auch Lebensstiländerungen, diätetische sowie psychotherapeutische Maßnahmen zu einer deutlichen Besserung der Symptome beitragen.

⑩ (Leichte) Hämorrhoidalbeschwerden können häufig bereits mit Änderungen des Lebensstils verbessert werden. Hierzu gehört neben einer ballaststoffreichen, vollwertigen Ernährung eine ausreichende Flüssigkeitszufuhr sowie regelmäßige Bewegung. Auch eine Gewichtsabnahme sowie Beckenbodengymnastik und eine gute Analhygiene können sowohl prophylaktisch als auch symptomlindernd wirken.

⑪ Colitis ulcerosa und Morbus Crohn sind chronisch-entzündliche Darmerkrankungen, die in der Regel schubweise verlaufen. Man unterscheidet zwischen akuten Krankheitsphasen mit Entzündungsaktivitäten und schubfreien Phasen, sogenannte Remissionsphasen. Ziel der Behandlung ist das Zurückdrängen der Entzündungserscheinungen und das Erreichen der Phasen ohne Krankheitsaktivität (Remission).

4

Weiterführende Literatur

Buchholtz A, Keller J, Layer P. Racecadotril – Therapieoptionen bei Diarrhö. Pharm Ztg, (158) 4: 28–29, 2013

Deutsche Gesellschaft für Gastroenterologie, Verdauungs- und Stoffwechselkrankheiten (DGVS). S2k-Leitlinie Gastroösophageale Refluxkrankheit. AWMF-Register Nr. 021/013, 2014

Deutsche Gesellschaft für Gastroenterologie, Verdauungs- und Stoffwechselkrankheiten (DGVS). S3-Leitlinie Diagnostik und Therapie des M. Crohn. AWMF-Register Nr. 021/003, 2014 (wird zurzeit überarbeitet)

Deutsche Gesellschaft für Gastroenterologie, Verdauungs- und Stoffwechselkrankheiten (DGVS). S3-Leitlinie Diagnostik und Therapie der Colitis ulcerosa. AWMF-Register Nr. 021/009, 2018 (wird zurzeit überarbeitet)

Deutsche Gesellschaft für Koloproktologie (DGK). S3-Leitlinie – Hämorrhoidalleiden. AWMF-Register Nr. 081/007, 2019

Deutsche Gesellschaft für Verdauungs- und Stoffwechselkrankheiten (DGVS), Deutsche Gesellschaft für Neurogastroenterologie und Motilität (DGNM). S3-Leitlinie Reizdarmsyndrom. AWMF-Register Nr. 021/016, 2011

European Medicines Agency (EMA). European Medicines Agency recommends changes to the use of metoclopramide – Changes aim mainly to reduce the risk of neurological side effect. www.ema.europa.eu/docs/en_GB/document_library/Referrals_document/Metoclopramide_31/WC500146610.pdf, 2013 (Zugriff 06.11.2020)

Fachinformationen. www.fachinfo.de

Herdegen T. Austrocknen verhindern. Dtsch Apoth Ztg, (155) 21: 34–41, 2015

Immel-Sehr A. Probiotika – Aus dem Darm in den Darm, Pharm Ztg, (152) 24: 58–60, 2007

Kemmritz K, Ude C. Selbstbehandlung – Beratung in der Apotheke. 10. Erg.-Lfg., Govi-Verlag Pharmazeutischer Verlag, Eschborn 2015

Morck H. Racecadotril – Konkurrenz für Loperamid. Pharm Ztg, (158) 35: 24–25, 2013

Geisslinger G, Menzel S, Gudermann T et al. Mutschler Arzneimittelwirkungen. 11. Aufl., Wissenschaftliche Verlagsgesellschaft, Stuttgart 2020

Neubeck M. Evidenzbasierte Selbstmedikation. 4. Aufl., Deutscher Apotheker Verlag, Stuttgart 2019

Remi C, Bannert C. Übelkeit und Erbrechen – Schattenseiten der Tumortherapie. Pharm Ztg, (154) 41: 16–23, 2009

Sander M, Gerlach K. S1-Leitlinie Akuter Durchfall, AWMF-Register Nr. 053/030, 2013

Schrulle H. Darmerkrankungen. Deutscher Apotheker Verlag, Stuttgart 2011

Schrulle H. Säurebedingte Magenerkrankungen. Deutscher Apotheker Verlag, Stuttgart 2012

Vey L. Reizdarmsyndrom – Hintergrundwissen für die Beratung. Pharm Ztg, Prisma (161) 23: 53–60, 2016

Werner S., Möglichkeiten und Grenzen der Selbstmedikation bei Hämorrhoiden, DAZ 2013, Nr. 28, S. 46

Tipps für PhiPs

Viele gastrointestinale Erkrankungen können durch die Selbstmedikation erfolgreich behandelt werden. Üben Sie die Beratung zu diesen Erkrankungen mithilfe des BAK-Arbeitsbogens.
→ Arbeitsbogen Nr. 6 „Arzneimittelberatung – Selbstmedikation"

Tipps für Weiterzubildende

Durch das Weiterbildungsseminar A.1 „Patientenorientierte Pharmazie – Krankheitsbilder in Fallbeispielen – Erkrankungen des Gastrointestinaltrakts" können Sie die Inhalte des Kapitels ergänzen. Dieses Thema bietet sich an, um im Rahmen der Weiterbildung Beratungsstrategien für das gesamte Apothekenteam zu erarbeiten. Diese können Sie dann in Form eines Leitfadens oder einer Mitarbeiterschulung vermitteln. Dies kann als praktische Tätigkeit Nr. 2 dokumentiert oder etwas weiter gefasst auch als Projektarbeit ausgearbeitet werden.
→ Praktische Tätigkeit Nr. 2 „Schulung des Apothekenteams anhand von Fallbeispielen, um das Team mit der eigenen Software und den Einstellungen des Interaktions-Checks vertraut zu machen"

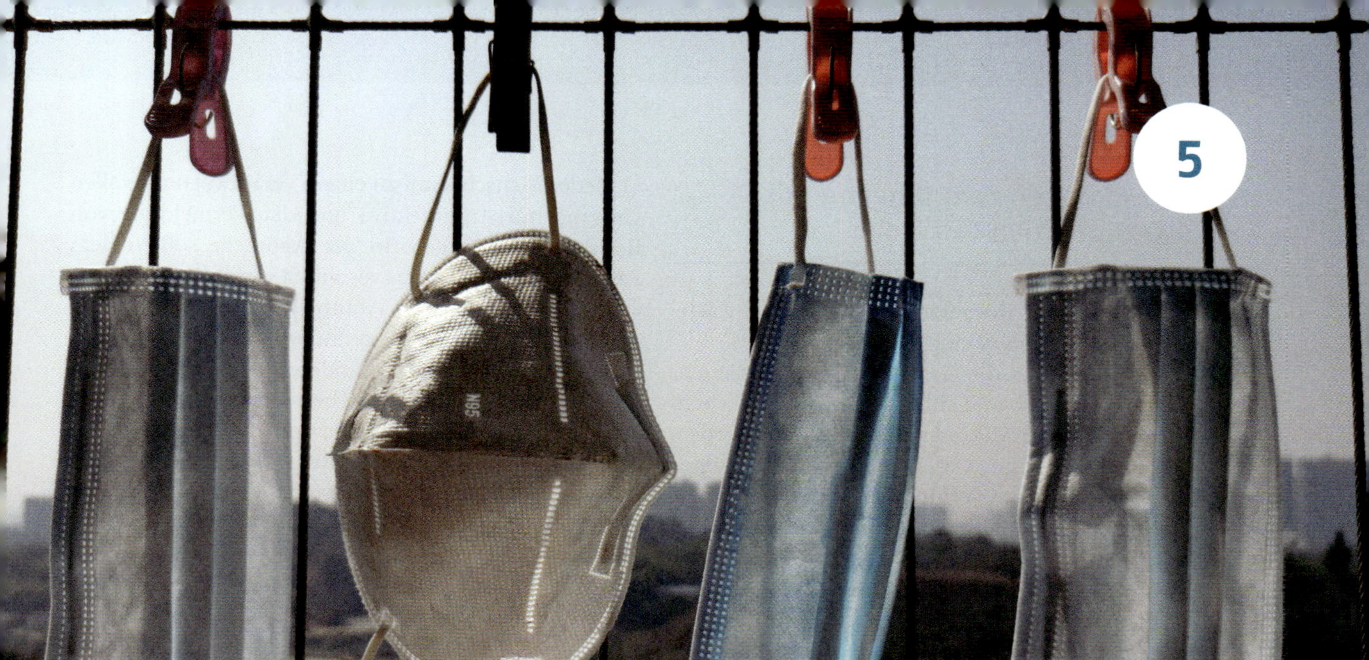

Infektionskrankheiten

Christian Schulz

Mikroorganismen sind ein zweischneidiges Schwert. Die Anwesenheit der förderlichen Mikroorganismen nutzt uns Menschen in vielfacher Weise, sie bedingen und stützen das Leben. Auf der anderen Seite sind pathogene Erreger für zahlreiche Krankheiten verantwortlich. Dieses Kapitel stellt am Beispiel ausgewählter Infektionen das passende Werkzeug für die hochwertige pharmazeutische Beratung vor.

5.1 Grundlagen zum Umgang mit Antiinfektiva

Aus etwa 10 Billionen Körperzellen besteht ein erwachsener Mensch. Um den Faktor 10 größer wird das Mikrobiom geschätzt, also die Gesamtheit aller Bakterien, Pilze und Hefen die in und auf einem Menschen leben. Die lebensförderliche Mikroflora besiedelt die Körperoberfläche eines gesunden Menschen in einem ausgewogenen Verhältnis und verhindert die Besiedlung mit fremden Organismen sowie deren Eindringen in das Körperinnere. Im Darm gewährleisten sie eine physiologische Verdauung, dienen der Infektabwehr und unterstützen die Fähigkeiten des Immunsystems. Gesundheit ist also das Resultat eines hochkomplexen Zusammenspiels zwischen Mensch und Mikrobiom.

Übertriebe Reinlichkeit ist schädlich für die Normalflora. Dies betrifft unter anderem die unqualifizierte Anwendung von Mund-Rachen-Antiseptika, den übertriebenen Einsatz von Desinfektionsmitteln und antiseptischen Seifen und Putzmitteln. Bei gesunden, immunkompetenten Menschen reichen die klassischen Hygienemaßnahmen wie das Händewaschen mit Seife, der angemessene Umgang mit Lebensmitteln sowie die Benutzung von Hygieneartikeln vollkommen aus.

Übertriebene Hygiene belastet einerseits die Umwelt, andererseits scheint sie gerade paradoxerweise nicht Gesundheit erreichbar zu machen. So wird sie mit der Entstehung von chronisch-entzündlichen Darmerkrankungen, Rheuma, Allergien, Asthma, Krebs und Übergewicht in Zusammenhang gebracht. Gesundheit entsteht mit im Darm – Krankheit folglich auch.

 **Merke**

Der übertriebene und teilweise unqualifizierte Einsatz von Antiinfektiva hat zum globalen Problem antibiotikaresistenter Bakterien geführt. Jede weitere Irritation der Patienten birgt das Risiko des Fehlgebrauchs dieser noch hochwirksamen Arzneimittel und trägt zum weiteren Anstieg der Resistenzen bei. Vor diesem Hintergrund sind die Austauschkriterien des G-BA für den Austausch von Arzneimitteln sehr kritisch zu sehen, da sie mitunter die Therapiereichweite, die Verträglichkeit und die Akzeptanz seitens der Erkrankten unnötig beeinträchtigen. Jeder Schritt hin zu mehr Arzneimitteltherapiesicherheit trägt zum Erreichen der notwendigen Therapieziele bei; In jedem begründeten Fall kann die Apotheke durch die konsequente Anwendung der pharmazeutischen Bedenken einen gewichtigen Beitrag leisten, damit auch künftig noch wirksame Antiinfektiva zur Verfügung stehen

① Jeder Mensch kann zu einem verantwortungsvollen Umgang mit Antiinfektiva und der Vermeidung von Resistenzen beitragen. In der Apotheke sollten dem Patienten folgende Tipps vermittelt werden:

- die Anwendung von Antiinfektiva darf ausschließlich nach ärztlicher Verordnung erfolgen,
- Wechselwirkungen mit anderen Arzneimitteln und mit Lebensmitteln sind zu beachten,
- Punktgenaue Pharmakotherapie: Antibiotika müssen immer so lange und in der Dosierung eingenommen werden wie vom Arzt vorgesehen.

Eine fundierte Beratung ist von großer Bedeutung für die Abmilderung arzneimittelbezogener Probleme. Mit ihrer konsequenten Anwendung werden Therapieziele erreichbar und die Arzneimitteltherapiesicherhit bleibt gewährt.

 **Merke**

Nach einer Studie der EU-Kommission aus 2013 glauben etwa 50 % der Deutschen, dass Antibiotika auch bei viralen Erkrankungen wirken. Aufgrund der Vergeudung finanzieller Ressourcen und der zunehmenden Resistenzsituation, muss stringent darauf geachtet werden, dass Antibiotika nur dann zum Einsatz kommen, wenn tatsächlich eine bakterielle Infektion vorliegt. Hier ist das Beratungsgespräch in der Apotheke wegweisend.

5.1.1 Wirkprinzipien

Aufgrund ihrer Wirkweise lassen sich bakteriostatische und bakterizide Antibiotika unterscheiden. Bakteriostatische Antibiotika wirken nur in der Vermehrungsphase der Bakterien, während von Bakterizidie gesprochen wird, wenn in vitro 99 % der Bakterien innerhalb von 4 Stunden abgetötet werden.

Sofern der Patient über ein genügend kompetentes Immunsystem verfügt, wird er klinisch keinen Unterschied im Ansprechen und der Wirksamkeit sowie der Dauer der Abheilung spüren. Ist diese Einteilung daher für die pharmazeutische Beratung relevant? Ein klinischer Unterschied besteht darin, dass es unter einem bakteriziden Antibiotikum bei Beginn der Therapie zum massenhaften Platzen der Bakterienzellen kommt und in der Folge zur Ausschüttung bakterieller Endotoxine. ② Diese können bei Beginn der antibiotischen Therapie zu einem leichten Auffiebern führen.

Merke

Das initiale Auffiebern verunsichert oft Patienten, darf jedoch nicht dazu führen, dass die antibiotische Therapie unterbrochen oder abgebrochen wird. Dieses Auffiebern ist kein Zeichen für eine Nebenwirkung das Nichtansprechen der Therapie oder ein Fortschreiten der Infektion, sondern im Gegenteil ein klares Indiz für das Ansprechen des bakteriziden Antibiotikums.

5.1.2 Einsatzmöglichkeiten

Grundsätzlich werden Antiinfektiva **nach** Ausbruch einer Infektion therapeutisch eingesetzt. Es gibt jedoch durchaus Situationen, in welchen der prophylaktische Gebrauch sinnvoll ist:

Infektionsprophylaxe ist das Verhindern einer Infektion, wenn aufgrund bestimmter Umstände mit einer Ansteckung zu rechnen ist. Beispiel: Keuchhusten, Tuberkulose, Lues, Scharlach, Meningokokken-Meningitis, *Haemophilus influenzae*, PrEP (Pre-Expositionsprophylaxe)

Rezidiv-Prophylaxe, d.h. Rezidiv-Verhütung nach einer Krankheit. Beispiel: rheumatisches Fieber, Endokarditis, Harnwegsinfekte, rezidivierendes Erysipel, Tuberkulose, opportunistische Infekte bei AIDS.

Komplikationsprophylaxe, d.h. Verhütung häufiger Komplikationen. Beispiel: kontaminierte Wunden, Kolonchirurgie, Aspiration von Erbrochenem, perioperative Prophylaxe, u.a. bei Operationen im Bauchraum oder bei größeren kiefer- und zahnmedizinischen Eingriffen.

5.1.3 Grundregeln bei der Wahl des Antibiotikums

Um einen optimalen Therapieerfolg bei der antibiotischen Therapie zu gewährleisten, sind einige Grundregeln zu beachten. Die Wahl des geeigneten Antibiotikums muss nach den folgenden Kriterien erfolgen:

- Wahl des richtigen Antibiotikums für den richtigen Patienten in der richtigen Dosierung mit dem richtigen Dosisintervall; in der Praxis erfolgt dies durch Berücksichtigung bekannter Kontraindikationen im Beratungsgespräch, aufbauend auf einer gut gepflegten Patientendatei,
- nach der klinischen Situation des Patienten, Beispiel: bei schweren Infektionen intravenös als Kurzinfusion zur Erzielung initial höherer Plasmaspiegel, ansonsten oral,
- nach den nachgewiesenen oder dafür typischen Erregern (Beispiel: Eitererreger sind immer Strepto- oder Staphylokokken) und nach deren Empfindlichkeit bzw. Resistenzprofil (d.h. laut Antibiogramm),
- aufgrund des klinischen Bildes, aber noch vor der exakten Erregerdiagnose, wird von einem zu erwartenden Erreger ausgegangen; gegen diesen wird ein aufgrund der Erfahrung meist wirksames Antibiotikum empirisch einsetzt; parallel oder bei Nichtansprechen kann der Erreger konkret im Labor bestimmt werden und dann wird therapeutisch nachjustiert,
- nach der Anamnese (Alter des Patienten, Nierenfunktion, Leberfunktion, Vorerkrankungen, Allergien, Vorliegen einer Schwangerschaft, Einsatz in der Stillzeit),
- nach den Eigenschaften des Antibiotikums (z.B. Wirkungsweise, Pharmakokinetik: Verfügbarkeit im Zielorgan bzw. Kompartiment, Darreichungsformen, Verträglichkeit),
- nach den klinischen Erfahrungen und den daraus abgeleiteten Empfehlungen und Leitlinien der Fachgesellschaften (Paul-Ehrlich-Gesellschaft, Robert Koch-Institut u.a.),

Praxistipp: Fluorchinolone

Reserveantibiotika wegen schwerster Nebenwirkungen

Ein Klassiker ist der Sehnenabriss bei Sportlern, da die Wirkstoffe zweiwertige Ionen wie Calcium und Magnesium binden und damit die Sehnenstabilität – auch weit über das Therapiefenster hinaus – in kritischem Maße herabsetzen können. In der Beratung in der Apotheke sollten folgendes berücksichtigt werden: während und mehrere Wochen nach der Einnahme eines Fluorchinolons darf kein sehnenbelastender Sport betrieben werden.

Hochproblematisch ist auch die Destabilisierung der Bindegewebsstruktur von Blutgefäßen. Studien konnten zeigen, dass unter der Gabe von Fluorchinolonen die Entstehung von Aortenaneurysmen deutlich ansteigt. Daher sind diese Wirkstoffe ausschließlich in schwersten Infektionsverläufen in Kliniken indiziert. Im ambulanten Sektor müssen sie – wo immer möglich – durch andere Wirkstoffe ersetzt werden (vgl. Rote-Hand-Brief).

In der Apotheke sollten auf folgende Frühwarnsymptome geachtet. Bereits nach wenigen Tabletten können sie auftreten:

- Kribbeln im Gesicht und in den Händen,
- Taubheitserscheinungen, Schmerzen und Risse im Bereich der Sehnen,
- Muskelschmerzen,
- Angstzustände und Panikattacken,
- Leberschäden.

Die Nebenwirkungen können sogar nach dem Absetzen des Medikaments monatelang oder auf Dauer bestehen bleiben.

5

◘ **Tab. 5.1** Einteilung der allergischen Symptome nach Schweregrad

Niedrig-Risiko-Symptome	Hoch-Risiko-Symptome
Hautausschlag	Keuchen
Juckreiz	Atemnot
Urtikaria	Schwellung der Atemwege
Durchfall	Ohnmacht
Erbrechen	Blutdruckabfall
Übelkeit	Angioödem der Gliedmaßen
Husten	Anaphylaxie
Kopfschmerzen	Bullöse Hautreaktionen
Schwindel	Diffuses Erythem
Laufende Nase	Systemische Symtome

- nach der (Krankenhaus-)Epidemiologie bzw. den örtlichen Verhältnissen (welche Keime und welche Resistenzen kursieren regional),
- nach ökonomischen Aspekten (Preis, Behandlungsdauer, Heilungsrate, Kosten durch Nebenwirkungen u. a.).

5.1.4 Leitsätze der Antibiotikatherapie

Wenn das optimale Antibiotikum nach den oben genannten Grundregeln gewählt wurde, gibt es weitere für den Erfolg der Therapie ausschlaggebende Grundsätze zu beachten. Ggf. muss es zu einer Anpassung der Therapie kommen.

- Die Wechselwirkungen mit anderen Medikamenten oder Nahrungsergänzungs- bzw. Lebensmitteln müssen beachten werden. Beispiel: Wirkungsverlust der Fluorchinolone und der Tetracycline bei gleichzeitiger Gabe von zwei- bzw. dreiwertigen Ionen wie Calcium, Eisen oder Aluminium.
- Ein Antibiotikum ist kein Antipyretikum. Fieber alleine ist keine Indikation für eine Antibiotikagabe. Fieber kann außer durch Bakterien auch durch andere Erreger oder Ursachen ausgelöst werden.
- Wenn das Antibiotikum in 3–4 Tagen nicht anspricht, muss die Ursache für das Nichtansprechen gefunden werden. Ursächlich hierfür kann sein: falsches Antibiotikum; Antibiotikum erreicht den Infektionsort nicht; falscher Erreger (Hefen, Pilze, Viren, Protozoen); Immunschwäche des Patienten; drug fever; infizierte Fremdkörper wie Venenverweilkatheter oder Blasenkatheter.
- Wenn die Antibiotikatherapie unnötig ist, dann soll sie sofort abgesetzt werden. Sonst besteht die Gefahr der Selektion resistenter Erreger, Nebenwirkungen, Toxizitäten.
- Antibiotika sollen nie zu kurz (sonst Wiederaufflammen der Infektion; Resistenzbildung) und nie zu lange (Nebenwirkungen) gegeben werden.
  Faustregel: Entfieberung frühestens nach 2–3 Tagen. Gabe bis 3–5 Tage nach Entfieberung.
- Bei perioperativer Prophylaxe: so kurz wie möglich einnehmen. Meist genügt eine einzelne Dosis. Beispiel: Amoxicillin (plus Clavulansäure) beim Zahnarzt. Clindamycin ist eine deutsche Spezialität, diese Substanz wird in den meisten entwickelten Länder nicht zur Prophylaxe eingesetzt.

5.1.5 Häufige Nebenwirkungen

Penicillinallergie

Antibiotika aus der Gruppe der Betalactam-Antibiotika wie Penicilline, Cephalosporine und Carbapeneme sind im Allgemeinen sehr gut verträglich. Viele Patienten sind davon überzeugt, dass sie an einer Penicillinallergie leiden. In den Packungsbeilagen spiegelt sich dieses Bild wider, da etwaige Eigenrecherchen bzw. ungeordnete Überinformation zu einer Fehlinterpretation führen kann: verschiedene, teils zur Grundinfektion zählende oder auf anderen Ursachen fußende Symptome werden auf das Penicillin projiziert, geäußert und damit in die Statistik aufgenommen. Treten Symptome wie Übelkeit, Bauchschmerzen, Erbrechen, Durchfall oder entzündliche Hautreaktionen unter einer Penicillin-Behandlung auf, liegt für viele Patienten – gerade nach Eigenrecherche im Internet – nahe, diese Symptome als allergische Reaktion zu interpretieren und vertreten diese Ansicht in Arztpraxen, Kliniken und Apotheken.

Einordnung nach dem (zu erwartenden) Schweregrad der UAW ist das anzuwendende Prinzip. Milde Verläufe einer Penicillinallergie manifestieren sich in Juckreiz, Husten, laufender Nase und Urtikaria ◘ Tab. 5.1. Gängige lokal oder systemisch anwendbaren H_1-Antihistaminika mildern diese Beschwerden zuverlässig. Allergische Nebenwirkungen dürfen selbstredend nicht verharmlost werden. So sollten auch milde Verläufe ärztlich überwacht werden, da es bei Reexposition, zu schwereren Verläufen kommen kann. Warnzeichen für schwere und spontane Verläufe sind u. a. massive Hauterscheinungen (Steven-Johnsons-Syndrom, ▸ Kap. 8), Atemnot, Bauchschmerzen und Kreislaufsymptomatik bis hin zum anaphylaktischen Schock. Das Betalactam-Antibiotikum muss bei schweren Verläufen sofort abgesetzt und eine Reexposition dauerhaft ausgeschlossen werden. AMTS-relevant ist die sichere Übermittlung der anamnestischen Informationen. Tatsächlich betroffene Patienten sollten neben einem aktuellen Medikationsplan auch stets einen Allergieausweis mit sich führen und jedem Arzt, Zahnarzt oder Apotheker vorlegen.

Merke

In Umfragen gaben etwa 10 % der Patienten an, sie würden Penicilline nicht vertragen. Unverträglichkeit ist jedoch nicht in jedem Fall gleichbedeutend mit einer Allergie. Laut Allergietests sind jedoch höchsten 3 % der Bevölkerung von einer Penicillinallergie betroffen (▸Kap. 8). Patienten verweigern mit der Begründung einer Penicillinallergie teilweise lebenslang Penicilline und Cephalosporine und verzichten somit auf ein wirksames Therapieprinzip. Hier fällt eine Parallele zur ablehnenden Haltung vieler Menschen bzgl. des Cortisons auf (Cortisonangst), welche auf Fehlinformationen und unzulässiger Verallgemeinerung beruht. Durch die einordnende Beratung in der Apotheke kann an dieser Stelle der Zugang zu einer sinnvollen, zielgerichteten Therapie wieder bzw. weiter zugänglich werden.

Antibiotikaassoziierte Diarrhö (AAD)

Antibiotika wirken nicht organselektiv an den Körperregionen, welche von pathologischen Erregern betroffen sind. Zu den typischen Nebenwirkungen zählt damit auch die Beeinträchtigung der physiologischen Flora auf den Schleimhäuten des Darms, wie auch des Urogenitaltrakts (→ Vaginalmykose). Dies geschieht unabhängig vom Applikationsweg.

Eine Störung des Darmbioms führt zur unzureichenden Verwertung von Kohlenhydraten, wodurch es zu einem osmotischen Effekt (vergleichbar der Einnahme von Lactulose) mit vermehrter Wasseransammlung in Darm kommt.

Die Inzidenz einer AAD liegt nach oraler Gabe je nach Antibiotikum bei etwa 2–20 %, unter Ampicillin bei 5–10 %, bei Amoxicillin/Clavulansäure bei bis zu 25 %. Zeitlich betrachtet kann es zur AAD unmittelbar während der Anwendung der Antibiotika kommen, wie auch Wochen nach Beendigung der Therapie. In vielen Fällen ist die AAD harmlos und selbstlimitierend, da es nach Beendigung der Therapie zur Wiederbesiedlung der Schleimhaut kommt. Zur begleitenden Therapie können Sie ihren Patienten pflanzliche Präparate wie Apfelpektin oder chemisch definierte Antidiarrhoika wie Loperamid sowie die Substitution von Flüssigkeit, Glucose und Elektrolyten empfohlen werden (→ WHO-Lösung).

Jedoch sind auch lebensbedrohliche Formen möglich. Die Schwere der Beschwerden hängt von der Grundverfassung des Patienten ab (Multimorbidität ist ein großer Risikofaktor), wie auch der Dosishöhe und der Häufigkeit der Antibiotikagabe ab. In Ihrer Beratungspraxis können Ihnen diese Warnsymptome begegnen: Patienten mit blutigen Durchfällen, schwerem Krankheitsbild, Fieber höher als 38,5 °C oder ein starker Flüssigkeitsmangel. Hier sollte ein dringender Arztverweis ausgesprochen werden. Besondere Sorgfalt bedürfen aufgrund der schnellen Exsikkosegefahr Kinder und Säuglinge sowie ältere und immungeschwächte Menschen.

Ein Sonderfall der AAD ist die Clostridium-difficile-assoziierte Diarrhö (CDAD). Diese wird verursacht durch die Fehlbesiedlung des Darms mit dem grampositiven sporenbildenden anaeroben toxinbildenden Bakterium *Clostridium difficile* und zeichnet sich unter anderem durch einen abrupten Beginn der Durchfälle, durch übelriechenden Stuhl sowie krampf- und kolikartige Beschwerden aus. Systemische Infektionen mit *Clostridium difficile* sind eine gefürchtete Komplikation und mit einer hohen Letalität assoziiert. Durchfälle mit diesen charakteristischen Zeichen gehören zwingend und umgehend in die Hände des Arztes.

Risikofaktoren für das Auftreten einer Clostridioides-difficile-Infektion (CDI)

Etwa jede fünfte AAD ist auf eine Infektion mit *Clostridioides* (syn./alt *Clostridium*) *difficile* zurückzuführen. *Clostridioides difficile* als Umweltkeim löst in der Regel nur dann Infektionen aus, wenn die physiologische Darmflora durch orale Antibiotika geschädigt ist. Der Erreger nutzt die Schwäche des Organismus (v. a. der Immunkraft) und das beeinträchtigte Mikrobiom aus, um sich im Darm zu vermehren; somit kann von einer opportunistischen Infektion gesprochen werden. Zu den Risikogruppen zählen geriatrische und multimorbide Patienten, Krankenhauspatienten und Menschen mit ausgeprägter Antibiotikahistorie. In besonderem Maße sind Ampicillin, Breitspektrumcephalosporine und Clindamycin mit der Entstehung einer CDI assoziiert. Ein weiterer ungünstiger Faktor ist der Wegfall der gastralen Säureschutzes, in welchem *Clostridioides difficile* im Normalfall nicht überleben kann; hier ist der zunehmende (Dauer-)Gebrauch von PPI kritisch zu hinterfragen (vgl. Zunahme von Atemwegsinfektionen unter PPI-Dauergebrauch).

Die wichtigste Maßnahme bei Vorliegen einer CDI ist der Ersatz von Flüssigkeit und Elektrolyten. Nach Absetzen des verursachenden Antibiotikums (wenn klinisch vertretbar) klingen die Beschwerden in etwa 20 %

der Fälle binnen weniger Tage vollständig ab. Im häuslichen Umfeld eines CDI-Patienten sollten die üblichen Basishygienemaßnahmen greifen. Das Reinigen von Oberflächen mit Seife ist ausreichend, alkoholische Desinfektionsmittel sind ohnehin gegen Clostridium-Sporen unwirksam.

In schweren Fällen besteht eine Behandlungsindikation mit Antibiotika. Zum Einsatz kommen Metronidazol p.o./i.v. oder Vancomycin p.o.; Metronidazol hat den Vorteil, dass eine Bildung von vancomycinresistenten Enterokokken (VRE) ausbleibt. Vancomycin ist überlegen, wenn Metronidazol kontraindiziert ist, so bei Schwangeren, und bei Kindern unter 10 Jahren. In lebensbedrohlichen Fällen können die Wirkstoffe kombiniert eingesetzt werden. Einsetzbar ist auch Fidaxomicin (Dificlir®) als ein Vertreter aus der Wirkstoffgruppe der Makrocycline. Fidaxomicin wurde vom G-BA ein Zusatznutzen im Vergleich mit Vancomycin bei der Therapie schwererkrankter CDI-Patienten bestätigt.

 **Cave**

Kritische Kombination der Symptome Durchfall **und** Fieber: Antidiarrhoika dürfen nur angewendet werden, wenn die Durchfallerkrankung nicht durch toxinbildende Bakterien verursacht ist. *Clostridioides difficile* zählt zu den toxinbildenden Erregern, daher dürfen die auftretenden Durchfälle nicht medikamentös gehemmt werden. Wie kann im Beratungsgespräch zwischen den verschiedenen Fällen unterschieden werden? Mithilfe der konsequenten Nutzung der W-Fragen nach weiteren Symptomen fällt die Beurteilung der Gesamtsymptomatik leicht. Bei durch Bakterien ausgelösten Durchfallerkrankungen tritt in der Regel Fieber auf. Patienten mit diesem Leitsymptom sind immer an einen Arzt zu verweisen.

5.1.6 Häufige Interaktionen

Interaktionen mit polyvalenten Kationen

Alle Fluorchinolone (Gyrasehemmer) und Tetracycline interagieren mit zwei- und dreiwertigen Kationen, wie Magnesium, Calcium, Zink, Eisen und Aluminium. Allerdings ist das Ausmaß der Interaktion unterschiedlich. Um das Ausmaß der Interaktion zu minimieren, sollte ein möglichst großer Abstand zwischen der Einnahme dieser Antibiotika und der Einnahme von polyvalenten Kationen in Nahrungsergänzungs- und Arzneimitteln eingehalten werden. In der Regel empfiehlt sich ein Abstand von mindestens 4 Stunden vor bzw. 2 Stunden nach der Fluorchinoloneinnahme und von 2–3 Stunden vor bzw. nach der Tetracyclineinnahme. Auch wenn das Ausmaß der Komplexbildung bei den einzelnen Fluorchinolonen unterschiedlich ist, sollte der Abstand zur Sicherheit immer eingehalten werden. Für Moxifloxacin wird in der Fachinformation sogar ein sechsstündiger Abstand empfohlen. Für die zeitliche Trennung der Einnahme ist es für den Patienten am einfachsten, polyvalente Kationen und das interagierende Antibiotikum zu verschiedenen Mahlzeiten einzunehmen.

Interaktionen mit Arzneimitteln

Wechselwirkung zwischen Antibiotika und Vitamin-K-Antagonisten

Generell liegen zu jeder Antibiotikaklasse Berichte zu Veränderungen der antithrombotischen Wirkung von Vitamin-K-Antagonisten vor. Während einige Antibiotika wie Sulfamethoxazol eine nachgewiesene pharmakokinetische Wechselwirkung aufweisen, gibt es für die meisten Antibiotika keine eindeutige Erklärung. Theoretische Mechanismen für das meist erhöhte Blutungsrisiko sind eine Beeinträchtigung der Darmflora durch die oben genannten Antibiotika, wodurch im Darm weniger bakterielles Vitamin K synthetisiert wird, oder ein verminderter enterohepatischer Kreislauf. Weitere Einflussfaktoren könnten eine verminderte Vitamin-K-Zufuhr aufgrund der Erkrankung sowie der Effekt von Fieber oder der Infektion auf die Blutgerinnung bzw. den Metabolismus von Arzneistoffen sein. Wird ein Antibiotikum verordnet, scheint es daher sinnvoll, den INR-Wert engmaschiger zu monitoren. Es wird empfohlen 3 Tage nach dem Start des Antibiotikums den INR-Wert zu überprüfen.

Wechselwirkung zwischen Makroliden und Statinen

Makrolide hemmen in unterschiedlichem Ausmaß CYP3A4. Erythromycin, Clarithromycin oder Telithromycin hemmen CYP3A4 am stärksten, Roxithromycin nur schwach und Azithromycin nicht. Durch die Hemmung wird die Metabolisierung von Statinen, die über CYP3A4 metabolisiert werden, vermindert, wodurch höhere Plasmakonzentrationen der Statine resultieren können. Bei erhöhten Plasmakonzentrationen von Statinen ist das Risiko für Myopathie und Rhabdomyolysen erhöht. Atorvastatin und die Prodrugs Simvastatin und Lovastatin werden hauptsächlich über CYP3A4 metabolisiert, Fluvastatin über CYP2C9 und Pravastatin sowie Rosuvastatin werden zum Großteil unmetabolisiert eliminiert.

Eine Kombination von Erythromycin, Clarithromycin, Telithromycin und Roxithromycin mit Simvastatin, Lovastatin sowie Atorvastatin sollte möglichst vermieden werden. Als Maßnahme kommt ein Wechsel auf ein nicht interagierendes Antibiotikum oder eine Pausierung der Statineinnahme (außer beim akuten Koronarsyndrom) über den Zeitraum der Makrolideinnahme infrage. Pravastatin hat sich in der Versorgungspraxis als CYP-neutrales Statin bewährt; gerade für Patienten unter Langzeittherapie mit hoch CYP-interaktiven Pharmaka stellt dieses Statin eine gut verträgliche therapeutische Option dar.

Wechselwirkung zwischen Antibiotika und der Pille

Rifampicin und Rifabutin sind enzyminduzierende Antibiotika. Sie führen zu einer Erniedrigung der Plasmaspiegel von Estrogenen und Gestagenen. Aus den letzten 4 Jahrzehnten liegen zudem zahlreiche Fallberichte zu einer möglichen Interaktion zwischen nicht enzyminduzierenden Antibiotika wie z. B. Tetracyclinen oder Betalactamantibiotika und hormonellen Kontrazeptiva vor. Daher wird häufig der allgemeine Hinweis gegeben, dass die kontrazeptive Wirkung bei einer gemeinsamen Einnahme mit Antibiotika verringert sein kann. Retrospektive Untersuchungen konnten allerdings keine Interaktion aufzeigen und pharmakokinetische Studien zeigen keine relevant erniedrigten Plasmaspiegel der hormonellen Kontrazeptiva. Es ist daher unwahrscheinlich, dass die Wirksamkeit von hormonellen Kontrazeptiva durch nicht enzyminduzierende Antibiotika verringert wird. Diese Erkenntnis hat mittlerweile in internationale Empfehlungen zum Umgang mit hormonellen Kontrazeptiva Eingang gefunden. Bei einer kurzfristigen Antibiotikatherapie werden keine zusätzlichen kontrazeptiven Maßnahmen empfohlen. Bei Erbrechen oder Durchfall sollten zusätzliche nicht hormonelle Maßnahmen ergriffen werden. Um vorzeitige Entzugsblutungen zu vermeiden, sollte die Einnahme des Kontrazeptivums aber fortgesetzt werden. Diese Empfehlungen können mit der vorliegenden Evidenz begründet werden, spiegeln allerdings nicht unbedingt die Angaben in Fach- und Gebrauchsinformationen wider.

5.1.7 Symptomabgrenzung zwischen viraler und bakterieller Infektion

Zur täglichen Praxis in der Apotheke, auch und gerade in der Erkältungszeit, gehören Patienten mit Kopfschmerzen, Fieber, Gliederschmerzen und Fließschnupfen. Auf den ersten Blick lässt sich anhand dieser unspezifischen Symptomatik oft keine Aussage darüber treffen, ob die Erkrankung viral oder bakteriell bedingt ist (◘ Tab. 5.2). Hellhörig sollten Sie werden, wenn die Verläufe schlagartig beginnen oder einen fulminanten Verlauf zeigen. Gleiches gilt auch für die Herausbildung von Superinfektionen, also der Überlagerung von viralen und bakteriellen Infektionen.

◘ **Tab. 5.2** Anhaltspunkte zur Abgrenzung von Atemwegsinfektionen viraler oder bakterieller Genese

Infekt	Symptom
Viral	▪ Seröse Rhinitis, ▪ katarrhalische Konjunktivitis, ▪ Pharyngitis ohne Beläge, ▪ Tracheitis mit trockenem Husten, ▪ Lymphknotenschwellung, ▪ Myalgie, ▪ fehlender CRP-Anstieg
Bakteriell	▪ Eitrige Sekretion oder Eiterbeläge, ▪ schmerzhafte regionäre Lymphknoten, ▪ kein Zusammenhang mit einer Virusepidemie, ▪ CRP-, Prolactin- und Leukozytenanstieg

An dieser Stelle wird erneut die Wegweiserfunktion der präsenten Versorgung vor Ort deutlich. Anhand guter Kenntnisse der Krankheitsbilder und Verläufe lässt sich die Situation leicht mit den situativ passenden W-Fragen einordnen: wir stellen keine Diagnosen, hinterfragen jedoch stets die Plausibilität der Eigendiagnose des Patienten. Aus dem Beratungsprozess resultiert ggf. die Empfehlung des Arztbesuches, welcher wiederum den Weg zur eindeutigen Diagnose darstellt. Damit zugängliche Laborparameter zur Differenzialdiagnose zwischen viralem und bakteriellem Infekt sind unter anderem Prolactin und CRP (C-reaktives Protein), ein Akute-Phase-Protein, welches im Rahmen der unspezifischen humoralen Immunabwehr gebildet wird.

Merke

Viral infizierte Patienten benötigen kein Antibiotikum, weder lokal (Mund-Rachen-Therapeutika) noch systemisch. Eine bakterielle Infektion mit klinischen Infektionszeichen wie Fieber, allgemeinen Krankheitszeichen wie Müdigkeit und Abgeschlagenheit, Leukozytenanstieg sowie CRP- oder Prolactinerhöhung ist eine Indikation für eine systemische Antibiotikagabe. Bis der Laborbericht vorliegt orientieren sich Ärzte an Score-Werten. Hierin fließen die gewichteten Symptome des Patienten ein und der Arzt erhält die Wahrscheinlichkeit für das Vorliegen einer bakteriellen Infektion. Darauf baut die Beantwortung der Frage auf: Ist ein Antibiotikum indiziert oder ist der Einsatz unnötig? An diesem Punkt lassen sich viele unnötige Antibiosen verhindern; dies ist auch vor der wachsenden Resistenzproblematik sinnvoll. Allerdings ist der Nichteinsatz dem Patienten gut und schlüssig zu erklären, damit nicht der Eindruck einer Unterversorgung entsteht.

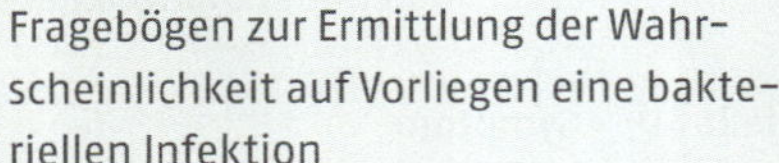

Verweis auf Online

Fragebögen zur Ermittlung der Wahrscheinlichkeit auf Vorliegen eine bakteriellen Infektion

Empfehlenswert bei viralen Infektionen, gerade im HNO-Bereich und in den oberen Atemwegen, sind Präparate zur Reduktion der Symptomatik, wie abschwellende Nasensprays oder -tropfen, systemische antiphlogistische Analgetika und Antipyretika sowie lokal im Mund-Rachen-Bereich wirksame Lokalanästhetika oder Antiphlogistika. Phytopharmaka mit schleimlösenden, reizlindernden und entzündungshemmenden Eigenschaften stellen eine gut verträgliche und rationale Therapieoption dar; gleiches gilt für Nasensprays mit pflegender oder auch abschwellender Wirkung auf Basis von Meerwasser und Dexpanthenol. Zielführend ist auch die Kombination der verschiedenen Therapieansätze in der individuell passenden Weise.

In der Beratung sollte im Zusammenhang mit einem Virusinfekt grundsätzlich auf antiseptika- bzw. antibiotikahaltige Mund-Rachen-Präparate zum Gurgeln und Lutschen verzichtet werden. Typische Erkältungen sind zu über 90 % viraler Genese, daher laufen diese Mittel ins Leere, verändern jedoch die normale Mundflora nachteilig oder können zu ihrer Zerstörung beitragen. Selbst bei bakteriellen Infektionen im Mund-Rachen-Raum sollten oberflächlich anwendbare Antiseptika und Antibiotika vermieden werden, da die Bakterien in tiefen Schleimhautschichten sitzen, wo sie ohnehin nicht erreichbar sind. Sofern der lokale bakterielle Infekt nicht selbstlimitierend ist, wird der Arzt ein systemisches Antibiotikum verschreiben.

5.1.8 Exkurs: arzneimittelinduziertes Fieber

Fieber muss nicht zwingend ein Ausdruck einer Infektion sein, sondern kann eine Abwehrreaktion des Organismus auf ein Pharmakon sein, welches der Körper als fremd erkennt und, insbesondere bei Therapiebeginn, reflektorisch eine Fieberreaktion auslöst. Folgende Wirkstoffe können u. a. ein arzneimittelinduziertes Fieber (drug fever) auslösen:

Amphotericin B, Ampicillin, Bleomycin, Carbimazol, Carbamazepin, Cephalosporine, Chinidin, Chlorpromazin, Diltiazem, Dobutamin, Famotidin, Fludarabin, Halothan, Levothyroxin, Methyldopa, Minocyclin, Nifedipin, Nitrofurantoin, Penicillin G, Phenytoin, Teicoplanin, Vancomycin.

In etwa 30 % der Fälle tritt ein arzneimittelinduziertes Fieber nach der Gabe von Penicillinen und Cephalosporinen auf. Da Fieber oft Ausdruck und Leitsymptom einer bakteriellen Infektion ist und die sogenannte Entfieberung als Wirknachweis des Antibiotikums herangezogen wird, kann ein durch Antibiotika auftretendes arzneimittelinduziertes Fieber zu falschen Schlüssen verleiten. Der Patient muss dahingehend beraten werden, dass die Medikation, unter der das arzneimittelinduzierte Fieber (drug fever) auftrat, auf keinen Fall abgesetzt werden darf, da ansonsten das Therapieziel gefährdet wird. Die meisten Drug-fever-Episoden sind unter Beibehaltung der Medikation nach wenigen Tagen vollständig reversibel.

5.2 Beispiele bakterieller Infektionen

5.2.1 Mittelohrentzündung

③ Eine akute Mittelohrentzündung (Otitis media) ist in vielen Fällen viraler Genese. Zu den häufigsten Erregern zählen Respiratory-, Syncytial-, Rhino-, Influenza-, Parainfluenza- und Adenoviren. Superinfektion mit Pneumokokken und *H. influenzae* sind möglich. Klinisch präsentiert die Otitis media in einer Entzündung des Mittelohrs mit fulminantem Beginn und kurzer Krankheitsdauer. Der typischen Verlauf der Otitis media einen polaren Verlauf auf. Zuerst nehmen die Beschwerden 2–3 Tage zu (ansteigender Kurve), bis sie den Höhepunkt an Tag 4 erreicht haben (Plateau). Anschließend benötigen sie etwa die gleiche Zeit, um langsam wieder abzuklingen (absteigende Kurve). Eine unkomplizierte Mittelohrentzündung dauert demnach etwa eine Woche. Sie tritt oft im Zusammenhang mit/nach einer meistens viralen Rhinitis oder Pharyngitis auf. Komplikationen sind die Ausbildung eines persistierenden Paukenergusses sowie Rezidive und Chronifizierung der zugrunde liegenden Infektion. Seltene Komplikationen sind die irreversible Hörminderung, Sinusvenenthrombose und eitrige Meningitis. Auch bakterielle Superinfektionen v. a. mit *Streptococcus pneumoniae* oder *Haemophilus influenzae* sind möglich. Auch bei bakteriellen Verläufen wird von der Deutschen Gesellschaft für Allgemeinmedizin und Familienmedizin e. V. (DEGAM) empfohlen, nicht sofort mit Antibiotika zu behandeln. Stattdessen wird eine abwartende Haltung eingenommen (wait and see, watchful waiting). Insbesondere bei Kindern ist die Otitis media, ob viral oder bakteriell bedingt, oft selbst limitierend und weist eine hohe Selbstheilungsrate von 80 % innerhalb von 7–14 Tagen auf.

Symptomerfassung und Grenzen der Selbstmedikation

Die Otitis media äußert sich durch plötzlich auftretende starke Schmerzen im Innenohr (nicht in den äußeren Teilen des Ohrs! → Differenzialdiagnostik), häufig im

Tab. 5.3 Arzneistoffprofil: Antibiotika zur Behandlung der Otitis media

Arzneistoff, Handelsname (Bsp.)	Dosierung, Bemerkungen
Amoxicillin (Amoxihexal® Saft)	50 mg/kg KG/d (2–3 Einzeldosen) für 7 Tage, in Kombination mit Clavulansäure bei bekannten Resistenzen (Betalactamase-bildende Keime) oder Therapieversagen
Cefuroximaxetil (Elobact®)	30 mg Cefuroxim/kg KG/d für 5 Tage , cave: geringe Bioverfügbarkeit v. a. bei Fehleinnahme
Erythromycin (Infectomycin®)	40 mg/kg KG/d für 5 Tage; wenig wirksam bei Pneumokokken-Infektionen aufgrund zunehmender Resistenzen

Rahmen einer Erkältung. Begleitend können Schwindelgefühle, Fieber, Kopfschmerzen sowie leichte Hörminderungen auftreten. Bei Verdacht auf eine Otitis media ist bei allgemeinen Krankheitszeichen und andauerndem hohen Fieber sofort ein Arzt zu konsultieren, um die Diagnose zu sichern, selbst wenn die sofortige Antibiotikagabe meist nicht indiziert ist.

Selbstmedikation

Hilfreich ist die Gabe von NSAR wie Ibuprofen oder Diclofenac, abschwellende Nasentropfen oder -sprays sowie fiebersenkende Mittel wie Paracetamol. Die Verabreichung lokaler Analgetika bzw. Lokalanästhetika kann bei der Otitis media nicht empfohlen werden, da Ohrentropfen die Beurteilung des Trommelfells bei der Diagnose und Erfassung von Komplikationen erschweren. Zudem wird von einem Verschluss des Ohrs mit Watte abgeraten, da dies einen nachteiligen Feuchtigkeitsstau bewirken kann.

Ärztliche Therapie

In milden Fällen sind keine Antibiotikagaben erforderlich, da die Beschwerden von der körpereigenen Abwehr beherrscht werden können. Im Fachjargon wird vom „watchful waiting", dem abwartenden Beobachten gesprochen. Dieses verfolgt das Ziel, unnötige Antibiosen (→ Übertherapie) zu vermeiden; die Kinderärzte streben eine Symptomlinderung an und greifen auf die bewährten Arzneimittel der Selbstmedikation zurück. Spätestens nach 48 Stunden sind systemische Antibiotika erforderlich, wenn ohne initialen Einsatz von Antibiotika keine Besserung bzw. eine Verschlechterung der Symptome auftritt. Bei Patienten über 2 Jahren beträgt die Nicht-Selbstausheilungsrate etwa 20 % der Fälle innerhalb von 7–14 Tagen. Antibiotikagaben sind, anders als bei normalen Verläufen (s. o.) indiziert bei fulminanten Verläufen mit Fieberanstiegen, beidseitigem Befall, zunehmender Hörstörung und Ausdehnung auf weitere angrenzende Organe und Gewebe.

Andererseits ist die Antibiotikagabe obligat bei Kindern < 6 Monaten. Kinder im Alter zwischen 6 Monaten und 2 Jahren entwickeln ohne Antibiose häufiger Komplikationen, sodass eine frühe antibiotische Therapie gerechtfertigt erscheint.

Mittel der Wahl ist Amoxicillin, bei Unverträglichkeit sind Makrolide oder geeignete Oralcephalosporine mögliche Alternativen (Tab. 5.3).

Cave

Amoxicillin und Ampicillin dürfen nicht gegeben werden, wenn zusätzlich der Verdacht auf das Pfeiffer'sche Drüsenfieber (infektiöse Mononukleose, ausgelöst durch das Epstein-Barr-Virus) besteht. In diesem Fall kommt es sonst vermehrt zu Arzneimittelexanthemen.

5.2.2 Bakterielle Harnwegsinfektion

Symptomerfassung und Grenzen der Selbstmedikation

Harnwegsinfekte sind durch Bakterien verursachte Infektionen der ableitenden Harnwege. Klinisch lassen sich drei Formen unterscheiden:

- asymptomatische Bakteriurie,
- Zystitis (Blasenentzündung),
- Pyelonephritis (Nierenbeckenentzündung).

Bakterielle Harnwegsinfektionen werden in ca. 60 % der Fälle durch *Escherichia coli* ausgelöst. Seltener sind Enterokokken oder *Proteus mirabilis* verantwortlich.

Leitsymptome sind Schmerzen und Brennen beim Wasserlassen (Algurie), häufiger Harndrang (Pollakisurie) und Schmerzen in der Nierengegend. Bei ansonsten gesunden, nicht schwangeren Frauen in der Prämenopause ohne sichtbares Blut im Urin ist die Selbstmedikation möglich. Männern, Schwangeren und postmenopausalen Frauen ist die Konsultation eines Arztes zu empfehlen; gleiches gilt für das Auftreten einer Nierenbeckenentzündung sowie beim Auftreten von Fieber und Schüttelfrost. Ein Arzt ist ebenfalls zu konsultieren, wenn bei symptomatischer Behandlung keine Besserung innerhalb von 3 Tagen auftritt oder Symptome wie Fieber und starke Unterleibsschmerzen hinzukommen.

Wichtig in Ihrer Beratung ist die Sensibilisierung der Patientinnen für die Warnsymptome einer Nierenbeckenentzündung: Eine Pyelonephritis (obere Harnwegsinfektion) ist eine interstitielle eitrige Entzündung der Niere. Sie wird angenommen, wenn die oberen Harnwege betroffen sind und folgende Symptome beobachtet werden: Flankenschmerz, klopfschmerzhaftes Nierenlager und/oder Fieber (über 38 °C). Symptome einer Zystitis können vorangehen oder gleichzeitig auftreten. Tritt eines dieser Beschwerdezeichen auf, ist eine Selbstmedikation kontraindiziert, da die Pyelonephritis frühestmöglich in die Hand des Arztes gehört.

Selbstmedikation

④ Eine asymptomatische Bakteriurie sollte nicht antibiotisch behandelt werden, weil Antibiotika dann mehr schaden als nutzen. Es handelt sich lediglich um eine Kolonisation mit Erregern, jedoch ohne Ausbildung einer Infektion. Sie wird in der Urindiagnostik detektiert, z. B. in Arztpraxen oder bei der Anwendung von Urinteststreifen durch die Patientinnen selbst.

Von einer unkomplizierten Zystitis (untere Harnwegsinfektion) wird ausgegangen, wenn sich die Symptome nur auf den unteren Harntrakt begrenzen, also nicht in Richtung der Nieren aufsteigen. Typische Symptome sind neu auftretende Schmerzen beim Wasserlassen (Algurie), imperativer Harndrang, häufige Miktion (Pollakisurie), Schmerzen oberhalb der Symphyse. Unkomplizierte Zystitiden weisen mit 30–50 % eine hohe Spontanheilungsrate binnen einer Woche auf.

An erster Stelle in der unterstützenden Selbstmedikation ohne antibiotische Therapie steht das konsequente Ausspülen. Patienten sollten möglichst viel trinken. Hier haben sich aquaretische Blasen-Nieren-Tees bewährt. Diese enthalten u. a. Birkenblätter, Brennnesselkraut, Orthosiphonblätter, Gartenbohnenhülsen, Goldrutenkraut oder auch Schachtelhalmkraut. Treten die Schmerzen in den Vordergrund, so lassen sie sich symptomatisch mit NSAR wie Ibuprofen behandeln. Auch die Kombination eines Analgetikums mit dem spasmolytisch wirkenden Butylscopolamin ist indiziert, beispielsweise Buscopan® plus (Paracetamol, Butylscopolaminbromid).

Antibakteriell wirksame Phytopharmaka stehen darüber hinaus zur Verfügung, beispielsweise Cystinol akut® (Bärentraubenblätter-Trockenextrakt) und Angocin® (Kapuzinerkressenkrautpulver und Meerrettichwurzelpulver). In Canephron® ist eine Dreierkombination aus den Heilpflanzen Rosmarin, Tausendgüldenkraut und Liebstöckel enthalten, das Präparat besitzt schmerzlindernde, krampflösende, bakterienausspülende und entzündungshemmende Eigenschaften.

Zusätzlich kann Wärmeanwendung die Schmerzen mindern. Hier empfehlen sich die klassische Wärmflasche oder Kirschkernkissen. Ergänzend kann sowohl zur Vorbeugung als auch zur unterstützenden Behandlung von Blasenentzündungen der natürliche Wirkstoff D-Mannose empfohlen werden. D-Mannose ummantelt *Escherichia-coli*-Bakterien und verhindert damit, dass sie sich an den Schleimhäuten des Urogenitaltrakts anhaften können. Beim nächsten Wasserlassen werden die neutralisierten Erreger einfach ausgespült.

Ärztliche Therapie

Die 2017 aktualisierte AWMF-S3-Leitlinie „Harnwegsinfektionen“ hat erneut aufgezeigt, dass der frühere Therapiestandard – Cotrimoxazol war lange Jahre Mittel der ersten Wahl bei Harnwegsinfektionen – was inzwischen weitestgehend hinfällig ist. Aufgrund der Tatsache, dass regional unterschiedlich bereits bis zu 60 % der *Escherichia-coli*-Stämme resistent gegen Cotrimoxazol sind, empfiehlt die S3-Leitlinie Harnwegsinfektionen nun bei erwachsenen Frauen mit unkomplizierter Zystitis Fosfomycin-Trometamol, Pivmecillinam oder Nitrofurantoin (◘ Tab. 5.4).

Trimethoprim (plus Sulfamethoxazol) sollte nur bei Kenntnis der regionalen Resistenzrate eingesetzt werden. Fluorchinolone (Gyrasehemmer, z. B. Ciprofloxacin, Levofloxacin, Ofloxacin) werden nicht mehr als Antibiotika der ersten Wahl für die Therapie der unkomplizierten Zystitis empfohlen, da ihr Einsatz bei anderen Indikationen erforderlich ist (Statuts der Reserveantibiotika) und für die Therapie der unkomplizierten Zystitis auch andere gut wirksame Antibiotika zur Verfügung stehen. Für die Behandlung der Pyelonephritis (Nierenbeckenentzündung) gelten die Fluorchinolone als Mittel der ersten Wahl. Schwerwiegende und teils irreversible Nebenwirkungen (vgl. Rote-Hand-Briefe) begrenzen den Einsatz der Fluorchinolone, gerade im ambulanten Sektor, zusätzlich.

Als rezeptpflichtiges Arzneimittel zur Vorbeugung hat sich Uro-Vaxom® bewährt, wie 2 Metaanalysen mit 5 doppelblinden, placebokontrollierten Studien belegt haben. Durch die im Arzneimittel enthaltenen Zellwandfraktionen von 18 uropathogenen *E.-coli*-Stämmen kommt es zu einer Reduktion der Rezidivrate um etwa 40 % innerhalb eines Zeitraums von bis zu 12 Monaten. Bei Mädchen mit rezidivierendem Harnwegsinfekten war Uro-Vaxom® aequieffektiv zu Nitrofurantoin; auch aus diesem Grund hat es Einzug in die Guidelines on Urological Infections EAU Guidelines zur Langzeitprophylaxe der Harnwegsinfektionen gefunden.

Tab. 5.4 Arzneistoffprofil: Antibiotika zur Behandlung der unkomplizierten Zystitis bei Frauen

Arzneistoff, Handelsname (Bsp.)	Dosierung, Bemerkungen
Pivmecillinam (X-Systo®)	3 × tgl. 400 mg für 3 Tage, Anwendung in Schwangerschaft und Stillzeit möglich
Fosfomycin-Trometamol (Monuril®)	Einmaldosis 3000 mg
Nitrofurantoin (Furadantin®)	Retardform 2 × tgl. 100 mg für 5 Tage

 Merke

Bei der Einnahme von **Fosfomycin** ist der Patient darauf hinzuweisen, dass der Beutelinhalt in 150–200 ml Wasser aufzulösen und 2 Stunden vor oder 2 Stunden nach dem Essen einzunehmen ist. Ideal ist die Anwendung vor dem Zubettgehen, damit der Wirkstoff möglichst lange am eigentlichen Infektionsort in der Blase verweilen kann. Große Trinkmengen sind zu vermeiden, um den Wirkstoff idealerweise während der ganzen Nacht am Wirkort zu halten. Die Einmalgabe von Fosfomycin (single shot) ist nur zugelassen zur Therapie der unkomplizierten Zystitis der Frau, nicht aber beim Mann.

 Praktisch umgesetzt

Selbstkontrolle bei Harnwegsinfektionen

Mit Urinteststreifen (Combur®) kann der Erfolg der Therapie selbst kontrolliert werden.

5.2.3 Borreliose

Symptomerfassung und Grenzen der Selbstmedikation

Unter dem Begriff Borreliose werden verschiedene Infektionskrankheiten zusammengefasst, die durch Bakterien der Gattung Borrelia (umgangssprachlich Borrelien) aus der Gruppe der Spirochäten ausgelöst werden. In Mitteleuropa gängigen Lyme-Borreliose, welche von meist durch die Übertragung des Erregers Borrelia burgdorferi ausgelöst wird. Der häufigste Vektor der Übertragung ist die Zeckenart Holzbock (*Ixodes ricinus*) sowie seine als Nymphen bezeichneten Larven. In der Literatur wird auch auf seltenere, untergeordnete Vektoren wie Stechmücken und Pferdebremsen diskutiert. Auffällig ist das Süd-Nord-Gefälle bei der Durchseuchung des Holzbocks in Deutschland. Nicht jeder Zeckenstich führt zur Infektion, so kommt es in 1,5–6 % der Fälle zu einer Infektion und in 0,3–1,4 % der Fälle zu einer Erkrankung.

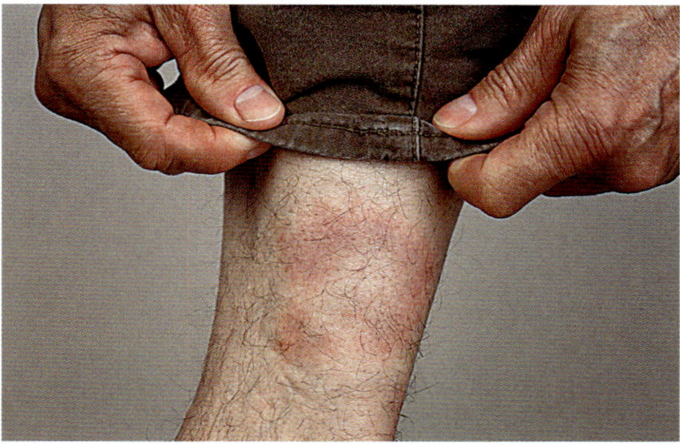

Abb. 5.1 Erythema migrans

Die Lyme-Borreliose gilt als Chamäleon unter den Krankheiten. Oft äußert sich die Infektion mit grippeähnlichen Symptomen, im weiteren Verlauf kann eine weitgefächerte Vielzahl von Symptomen auftreten, wobei alle Gewebe und Organe betroffen sein können, jedoch nicht müssen. Drei Stadien werden unterschieden:

Stadium: die Lokalinfektion

Nach einer meist 5–29 Tagen dauernden Inkubationszeit **kann** es zu einer Lokalinfektion der Haut kommen, die mit einem charakteristischen Hautausschlag, dem Erythema migrans (Wanderröte, Abb. 5.1) einhergeht. Typische Stellen beim Erwachsenen sind die Achselhöhle, die Leiste und die Kniekehlen, beim Kind sind es der Kopf und der Nacken.

Zusätzlich können Allgemeinsymptome wie Fieber, Kopfschmerzen und allgemeines Krankheitsgefühl mit Gliederschmerzen und Abgeschlagenheit bestehen. Das Erythem verschwindet manchmal ohne Therapie, kann aber auch über Monate bestehen. Wichtig: der Rückgang des Erythema migrans ist **kein** Beleg für eine Genesung, da der Erreger im Körper gestreut haben kann.

Stadium: die Streuung

Meistens nach etwa 4–16 (oder individuell deutlich mehr) Wochen breiten sich die Erreger im ganzen Körper aus. Typisch sind grippeähnliche Symptome. Charakteristisch sind starke Schweißausbrüche. Leitsymptome in diesem Stadium sind oftmals eine Lähmung der mimischen Gesichtsmuskulatur (meist einseitig). Klassisch sind auch die von Gelenk zu Gelenk springende Arthritiden und Myalgien. Zudem kann der Tast- und Sehsinn beeinträchtigt werden. Herzproblemen sind möglich, wie Sinustachykardien und Karditis, zudem auch erhöhter Blutdruck sowie Pulsbeschleunigung bemerkbar macht.

Hochproblematisch ist der Sonderfall einer Neuroborreliose. Betroffen ist das periphere, und in etwa 10 % der Fälle auch das zentrale Nervensystem. Da sie in der Frühphase (bis etwa 10 Wochen) auftritt, ist eine konsequente Antibiose wichtig. In dieser Phase kann die Infektion noch ausgeheilt werden, ohne zu fortschreitenden oder bleibenden Organschäden zu führen.

Stadium: Spätmanifestation bzw. chronische Borreliose

Schwere und chronische Symptome treten auf, wenn in den Frühphasen nicht adäquat therapiert wurde. Die symptomfreie Latenzzeit kann Monate bis Jahre betragen. Es können sich folgende Krankheitsbilder manifestieren: chronisch rezidivierende Lyme-Arthritis, zentrale und periphere Neuroborreliose mit Polyneuropathie, Borrelien-Meningitis oder einer Enzephalitis. Ebenso sind chronische Erkrankungen der Sinnesorgane und der Gelenke und Muskeln sowie Mischformen möglich.

Ungeklärt ist weiterhin, ob die Symptome des 3. Stadiums ursächlich auf die Erreger zurückgehen oder ob bleibende Organschäden oder eine postinfektiöse Autoimmunerkrankung zugrunde liegen.

Zusammenfassend lässt sich festhalten, dass der Zeckenstich – vor allem in unzureichend behandelter Form – weitreichende Konsequenzen haben kann.

Selbstmedikation

Im Beratungsgespräch können die Schilderung auffälliger Beschwerden, einer ungewöhnlich erscheinenden Dauer sowie möglicher Hinweise auf zurückliegende Krankheitszeichen erste wichtige Hinweise auf eine mögliche schwerwiegende Ursache wie etwa die Borreliose sein. An dieser Stelle kommt die Mischung aus dem aktuellen Fachwissen, dem geschickten Einsatz der W-Fragetechniken voll zum Tragen. Eine möglichst frühe Abklärung durch einen Arzt ist hier das primäre Ziel, um idealerweise in frühen Stadien mit der angemessenen Therapie zu beginnen

Ärztliche Therapie

Bei auftretender Wanderröte wird konsequent antibiotisch behandelt. Liegt der Fall nicht eindeutig dar, etwa beim Auftreten von grippeähnlichen Symptomen oder Gelenkschmerzen kurz nach einem Zeckenstich ohne Wanderröte, ist eine Risiko-Nutzen-Bewertung des versorgenden Arztes wichtig.

Erste Wahl ist weiterhin Doxycyclin in der Dosis von 200 mg tgl. für 10–14 Tage. Kinder bis zum achten Lebensjahr werden mit Amoxicillin (50 mg/kg Körpergewicht) behandelt. In Schwangerschaft und Stillzeit ist ebenfalls Amoxicillin indiziert in Tagesdosen von 1500–3000 mg. Gemäß der Leitlinie ist die einzige Indikation mit abweichender Therapiedauer die Lyme-Arthritis mit 28 Tagen Antibiose.

Für die Neuroborreliose liegt eine deutsche S3-Leitlinie vor. Studien stützen die Regeltherapiedauer von 14 Tagen bei früher Neuroborreliose und 14–21 Tagen bei später Neuroborreliose. In Bezug auf die Rückbildung der neurologischen Symptomatik ist Doxycyclin bei der frühen Neuroborreliose gegenüber Betalactamantibiotika (Penicillin G, Ceftriaxon und Cefotaxim) gleichgut verträglich und wirksam. Infolge eines Mangels belastbarer Daten ist eine antibiotische Kombinationsbehandlung nicht ratsam.

Fraglich ist weiterhin, inwiefern die Lyme-Borreliose im Spätstadium noch heilbar ist. Auch aus diesem Grund ist das Augenmerk in der Apotheke auf den rechtzeitigen Arztbesuch zu lenken, um die Entwicklung der Chronifizierung im Keim zu ersticken.

5.3 Beispiele viraler Infektionen

5.3.1 Lippenherpes

Symptomerfassung

Ursächlich für die Entstehung des Lippenherpes ist hauptsächlich das Herpes-simplex-Virus 1 (HSV-1). Über 90 % der Erwachsenen besitzen Antikörper gegen den Erreger des Lippenherpes, sind also bereits zuvor mit dem Erreger in Kontakt gekommen. Bei 20–30 % der Bevölkerung bricht dennoch das Virus durch und führt zu den typischen Symptomen: Zu Beginn kommt es zu einer Empfindlichkeit an der Lippe, ein leichtes Brennen, ein Spannungsgefühl oder einem Kribbeln (das Prodromalstadium). Im weiteren Verlauf von 6–48 Stunden kommt es zur Manifestation, dabei bilden sich Bläschen (o Abb. 5.2), die sich zügig mit klarer Flüssigkeit füllen und aufplatzen können. Es resultiert eine frische Wunde die bald verkrustet und meist innerhalb einer Woche von selbst abheilt. Solange die Bläschen nicht bedeckt sind, sind sie infektiös für andere Menschen im Falle der Berührung.

Tab. 5.5 Arzneistoffprofil: Doxycyclin

Arzneistoff, Handelsname (Bsp.)	Dosierung, Bemerkungen
Doxycyclin (Doxycyclin AL®)	Indikation: Infektionen im Magen-Darm-Trakt, Harnwegsinfekte, Atemwegsinfektionen, Infektionen der Haut sowie Borreliose, Pest, Trachom und Malaria durch chloroquinresistente Plasmodien. Eine besondere Eigenschaft des Wirkstoffs ist seine Membrangängigkeit. Deshalb ist er auch für intrazellulär lokalisierte Erreger wie Chlamydien oder Brucellen geeignet. Tag 1: 2-mal 100 mg als Startdosis, Erhaltungsdosis 1-mal tgl. 100 mg; Therapiedauer abhängig von der Indikation bzw. dem therapeutischen Ansprechen

Besonderheiten

NW: Magen-Darm-Beschwerden, fototoxische Hautreaktion, irreversible Zahnverfärbung und Zahnschmelzschädigung sowie reversible Knochenwachstumsverzögerungen bei Kindern unter 8 Jahren,
KI: Leberschaden, Myasthenia gravis, Schwangerschaft, Stillzeit, Kinder <8 Jahren (im Einzelfall bei verlangsamter Entwicklung bis 10 Jahre),
WW: Chelatbildung bei gleichzeitiger Gabe mit mineralischen Antazida, Magnesium, Eisen und Calcium; Isotretinoin erhöht das Risiko von Pseudotumor cerebri erhöhen. Betalactame verringern die Wirksamkeit des Doxycyclins.

Folgende Faktoren begünstigen die Manifestation des Lippenherpes:

- psychische Faktoren (Beispiel: Stress, Trauer, Angst, Ekel, Übermüdung),
- UV-Bestrahlung oder intensive Sonneneinstrahlung,
- Überlastung des Immunsystems durch andere Infektionen,
- Hormonumstellung während der Menstruation,
- Schwangerschaft.

Selbstmedikation

Zur Therapie von leichten regional begrenzten Verläufen genügt eine lokale Therapie mit Aciclovir, Penciclovir, Melissenextrakt oder Zinksulfat, auch in Kombination mit Heparin (Tab. 5.6). Teebaumöl und andere ätherische Öle sind nicht zu empfehlen, da diese nur eine geringe antivirale Wirkung aufweisen und die Gefahr der zusätzlichen Hautreizung besteht. Seit 2017 ist die fixe Kombination von Aciclovir (5 %) und Hydrocortison (1 %) rezeptfrei erhältlich. Paradox erscheint die immunsupprimierende Eigenschaft des Cortisons, da doch exakt diese ungehemmte Immunkraft zur Bekämpfung der Erreger nötig ist. Im Vordergrund der eingesetzten Wirkstoffkonzentration steht die Entzündungshemmung, welche die therapeutische Wirksamkeit des Arzneistoffs in diesem Falle ausmacht; eine Immunsuppression tritt nur unter höheren Dosen bzw. bei längerem Gebrauch als für den leichten Verlauf benötigt wird in Erscheinung. Die kombinierte Creme dient zur Behandlung des Lippenherpes bei immunkompetenten Menschen ab dem 12. Lebensjahr, ihr Zusatznutzen liegt in der zusätzlichen Linderung der Entzündungszeichen.

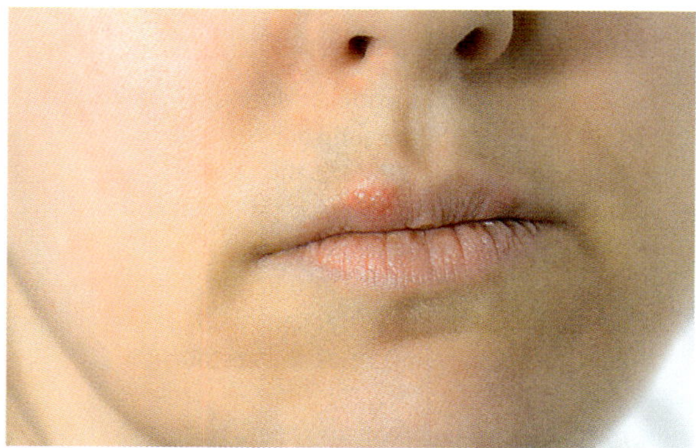

Abb. 5.2 Lippenherpes

⑤ Bei der lokalen Therapie ist darauf zu achten, dass sie bereits im Prodromalstadium begonnen wird. Hilfreich sind auch Hydrokolloid-Abdeckungen (Herpesbläschen-Patches bzw. Herpes-Pflaster), die eine narbenfreie Abheilung in idealfeuchtem Wundmilieu gewährleisten. Trotz feuchtem Wundmilieu gelangt Luft an die Wunde.

Tab. 5.6 Arzneistoffprofil: Arzneimittel zur Behandlung des Herpes labialis

Arzneistoff, Handelsname (Bsp.)	Dosierung, Bemerkungen
Aciclovir (Zovirax®)	5 × tgl. dünn auf die betroffene Hautstelle auftragen
Aciclovir, Hydrocortison (Zovirax® duo)	5 × tgl. dünn auf die betroffene Hautstelle auftragen
Penciclovir (Pencivir®)	Mind. 6 × tgl. dünn auftragen, Pencivir® gibt es auch als gefärbte Creme
Melissenblätter-Trockenextrakt (Loma-Herpan®)	4 × tgl. großflächig auftragen, auch für Schwangere und Kinder ab einem Jahr geeignet
Zinksulfat (Virudermin®)	3–4 × tgl. dünn auch die betroffene Hautstelle auftragen
Zinksulfat, Heparin-Natrium (Lipactin®)	6 × tgl. dünn auftragen
Hydrokolloide Partikel (COMPEED® Herpesbläschen-Patch)	Medizinprodukt; Patch wird auf Herpesbläschen geklebt und bleibt so lange, bis es sich von selbst löst; lässt sich überschminken

Maßnahmen bei Lippenherpes

Zur Vermeidung von Komplikationen aber auch zur Vermeidung der Übertragung der Viren auf andere Personen sind folgende Maßnahmen einzuhalten:

- Bläschen nicht aufstechen, nicht aufkratzen,
- nach dem Berühren: Finger waschen,
- getrennte Handtücher, Zahnbürsten, Servietten, Lippenstifte, Gläser, Besteck,
- zum Auftragen von Cremes: Wattestäbchen verwenden,
- nicht an den Fingernägeln kauen,
- Sonnenexposition vermeiden,
- Vermeiden von intensivem Küssen,
- ausreichend Sport, Frischluft, gesunde Ernährung.

Grenzen der Selbstmedikation

Lippenherpescremes sind ab dem 12. Lebensjahr zugelassen. Kinder, Schwangere und Personen mit schweren Verläufen und längerer Erkrankung sollten unbedingt einen Arzt aufsuchen. Gleiches gilt bei Infektionshäufungen, etwa bei einer zweiten Infektion binnen eines Monats sowie bei mehr als 5 Infektionen pro Jahr. Komplikationen sind bakterielle Superinfektionen (v. a. mit Staphylokokken) sowie vor allem bei Immungeschwächten die Ausbreitung der Viren in andere Kompartimente. Bei Neurodermitikern können sich die Herpes-Bläschen auf vorgeschädigter Haut ausbreiten und ein teils großflächig infiziertes Ekzem (Ekzema herpeticatum) auslösen. Die externe Therapie nutzt austrocknende Maßnahmen, antiseptische und antibiotische Trockenpinselungen wie Lotio alba, evtl. mit Zusatz von 0,5–2,0 % Clioquinol. Bei sehr schmerzhaften Hautspannungen kann eine vorsichtige Cremebehandlung (z. B. Ungt. emulsif. aq.) unterstützend indiziert sein, jedoch keine Salben oder Fettsalben.

Innerlich wird Aciclovir (z. B. Zovirax®) intravenöse über 5–8 Tage eingesetzt. Bei kleinflächigen Befunden kann eine orale Therapie mit Aciclovir (200–400 mg in Abständen von 4 Stunden) ausreichend sein.

Bei bakterieller Superinfektion (häufigster Erreger ist *Staphylococcus aureus*) wird eine orale Antibiotikatherapie mit Flucloxacillin (z. B. Staphylex®) oder Erythromycin (z. B. Erythromycin Wolff®) begonnen. Sobald als möglich sollte die Antibiose nach Antibiogramm ggf. angepasst werden.

5.3.2 Windpocken und Gürtelrose

Symptomerfassung

⑥ Auslöser der Windpocken als auch der Gürtelrose (Herpes zoster) ist das Varizella-Zoster-Virus (VZV) aus der Gruppe der Herpes-Viren. Eine Infektion mit dem Varizella-Zoster-Virus manifestiert sich im Kindesalter in der Regel als Windpocken, in seltenen Ausnahmefällen als Herpes zoster. Im Erwachsenenalter ist es umgekehrt, dann manifestiert sich ein VZV-Ausbruch in der Regel als Herpes zoster, selten aber auch als Windpocken.

Eine im Kindesalter durchgemachte VZV-Infektion schützt im Erwachsenenalter regelhaft vor Windpocken, nicht aber vor Herpes zoster. VZ-Viren persistieren latent in den Nervenwurzeln des Rückenmarks. Bei einem schlechten Immunstatus kommt es zur Reaktivierung der VZV im Erwachsenenalter, v. a. bei älteren Menschen oder Menschen mit geschwächtem Immunsystem beispielsweise unter Stress, bei einer HIV-Infektion, unter der Therapie mit Zytostatika, hochdosierten Corticoiden oder Immunsuppressiva.

Kommt es bei jungen, ansonsten gesunden Patienten zu einem Herpes-zoster-Ausbruch, kann auf eine Immunschwäche oder eine latente HIV-Infektion hinweisen. Daher ist in dieser Situation ein HIV-Screening sinnvoll.

Typische Symptome der Gürtelrose sind in der Regel durch einen schmerzhaften, streifenförmigen vom Rückenmark ringförmig nach vorne verlaufenden Hautausschlag gekennzeichnet (o Abb. 5.3). Zwei Schmerzarten werden differenziert. Der Erstschmerz während der Bläschenphase wird als zosterassoziierter Schmerz bezeichnet, der Schmerz nach Abklingen der Hautsymptomatik als postzosterischer Schmerz oder postherpetische Neuralgie, die durch Nervenschädigungen erklärbar ist.

Merke

Es gibt auch einen Zoster ohne Hauterscheinungen (Zoster sine herpete: Schmerzen ohne Zosterbläschen).

Ein Herpes zoster ist in der Regel nicht ansteckend, es sei denn, es kommt bei nicht ausreichenden Hygienemaßnahmen zur Übertragung über den Bläscheninhalt und über die Mundschleimhaut. Wichtig ist eine Trennung von Zoster-Infizierten und Schwangeren, da Windpocken zu schwerwiegenden Entwicklungsstörungen führen können und in den letzten Tagen vor der Geburt sogar Lebensgefahr für das Kind bedeuten.

Ärztliche Therapie

Lokale Therapieansätze sind allgemein nicht ausreichend. Die Therapie in der Akutphase des Herpes zoster mit oder ohne Bläschenbildung erfolgt mit:

- peroraler Gabe systemisch wirksamer Virustatika wie Aciclovir und Brivudin (Zostex®),
- systemischen Schmerzmitteln gemäß des WHO-Schemas, von NSAR bis hin zu WHO-Stufe-3-Opioiden,
- topische Schmerzmittel mit Corticoiden oder Lokalanästhetika,
- Koanalgetika.

In der postherpetischen Phase bzw. bei neuropathischen Schmerzen wird auch Capsaicin (u. a. in Qutenza®) eingesetzt.

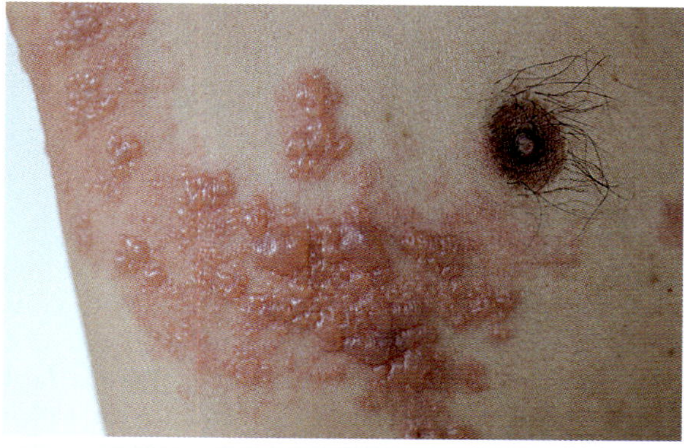

o **Abb. 5.3** Herpes zoster

Unter einer Zytostatikatherapie kann es durch die Suppression der Abwehrkräfte zu Gürtelrosen kommen. Kritisch ist die Interaktion zwischen dem Virustatikum Brivudin (Zostex®) und zytostatischen Regimen auf Basis von 5-Fluorouracil (5-FU), z. B. Capecitabin (Xeloda®), Flucytosin (Ancotil®), aber auch lokal applizierbarem 5-FU (Verrumal®, Efudix®). Es muss ein zeitlicher Abstand von mindestens 4 Wochen eingehalten werden, da es durch die Interaktion zu schwere Überdosierungen der 5-Fluoropyrimidine mit Todesfolge kommen kann.

Als Koanalgetika kommen trizyklische Antidepressiva wie Clomipramin (Anafranil®), Antiepileptika wie Gabapentin (Gabax®) oder Pregabalin (Lyrica®) und Neuroleptika wie Levomepromazin (Neurocil®) zum Einsatz.

Impfung gegen Varizella Zoster

Zwei unterschiedliche Impfstoffe gegen Herpes zoster für Personen ab 50 Jahren sind in Deutschland zugelassen. Zostavax® ist ein attenuierter Lebendimpfstoff aus dem Jahr 2013. Das Präparat wird von der STIKO aufgrund der eingeschränkten Wirksamkeit und seiner begrenzten Wirkdauer nicht als Standardimpfung empfohlen (▸ Kap. 6.3.3).

Seit 2018 ist mit Shingrix® ein adjuvantierter Herpes-zoster-Subunit-Totimpfstoff verfügbar. Indiziert ist Shingrix® als STIKO-Standardimpfung für alle Personen ≥ 60 Jahren empfohlen, außerdem für Personen ≥ 50 Jahre mit einer erhöhten gesundheitlichen Gefährdung. Eine Impfserie besteht aus 2 Applikation, wobei die 2 Impfung mindestens 2, höchstens 6 Monate nach der ersten zu verabreichen ist. Ob eine Auffrischimpfung notwendig ist, ist Gegenstand der laufenden Forschung.

Zum Schutz nach Varizellen-Exposition steht mit Varitect® eine Infusion auf Plasmaproteinbasis zu Verfügung. Enthalten sind VZV-Antikörper humanen Ursprungs. Dieser passive Schutz wird eingesetzt bei gefährdeten Personen z. B. Schwangere mit negativem VZV-Immunstatus, Neugeborene, deren Mütter 5 Tage vor bis 2 Tage nach der Geburt an einer Varizelleninfektion erkrankt sind.

5.3.3 Hepatitis C

Symptomerfassung

Die Hepatitis C ist eine durch das Hepatitis-C-Virus (HCV) verursachte Infektionskrankheit. Weltweit sind 6 verschiedene Genotypen bekannt; in Europa liegt hauptsächlich Subtyp 1b vor. In den meisten Fällen erfolgt die HCV-Übertragung durch das Eindringen von virushaltigem Blut von Mensch zu Mensch, direkt in das Blut oder in ein Gewebe.

Aus akuten HCV-Infektionen entwickeln sich häufig chronische Verläufe, unbehandelt können massive Leberschädigungen sowie extrahepatische Folgeerkrankungen resultieren. Chronische Hepatitis C ist ein Hauptgrund für Leberkarzinome und Lebertransplantationen. In Europa leben geschätzte 2–5 Millionen Menschen mit chronischer Hepatitis C, in Deutschland beträgt die Anti-HCV-Prävalenz etwa 0,4–0,5 %. Allein in Deutschland werden jährlich ca. 5000 Neuerkrankungen diagnostiziert. Dabei sind Männer beinahe doppelt so häufig von der Erkrankung betroffen wie Frauen.

In der überwiegenden Mehrheit der Fälle (etwa 75 %) ist der genaue Hergang der Infektion unbekannt. Bei den bekannten Infektionswegen liegt der intravenöse Drogenmissbrauch deutlich an der ersten Stelle, gefolgt vom Erhalt kontaminierter Blutprodukte sowie infolge von Sexualkontakten. Weitere bekannte Übertragungsmöglichkeiten bestehen durch verunreinigte Geräte bei Piercings oder Tätowierungen (besonders im Urlaub unter inadäquaten hygienischen Bedingungen) sowie die Übertragung bei der Geburt von Mutter zu Kind.

Zwei Phasen werden unterschieden. Eine akute HCV-Infektion ist im Allgemeinen symptomarm und tritt somit klinisch kaum in Erscheinung; grippeähnliche Symptome können auftreten. Etwa 25 % der Infizierten entwickeln eine akute Hepatitis, diese verläuft meistens mild. In etwa 50–85 % der erkannten Fälle erfolgt keine Viruselimination und damit vollzieht sich der Übergang in die chronische Form.

Von einer chronischen HCV-Infektion (cHCV) wird definitionsgemäß ab dem sechsten Monat einer fortbestehenden Infektion gesprochen. Anfänglich sind die Verläufe häufig klinisch unauffällig oder von allgemeinen Symptomen geprägt, dazu zählen Müdigkeit, unspezifische Oberbauchbeschwerden, Leistungsschwäche, depressive Symptome sowie psychomotorische Verlangsamung. Mit zunehmender Progredienz nimmt die Intensität der Mortalität zu und die Lebensqualität weiter ab. Hepatische Fibrosen und die Bildung von Leberzirrhosen sind die Langzeitfolgen. Die HCV-induzierte Zirrhose birgt ein hohes Risiko für die Entwicklung eines Leberzellkarzinoms (jährliche Rate 2–5 %).

Neben dem Leberbefall kann es zu extrahepatischen Beschwerden kommen. Hierzu zählen endokrine (Insulinresistenz, Diabetes mellitus, Hashimoto-Thyreoiditis), rheumatische, neuropathische, hämatologische (Non-Hodgkin-Lymphome, autoimmun-hämolytische Anämie) sowie dermatologische (Pruritus u. a.) Ausprägungen.

Diagnostisch wird wie folgt vorgegangen: Bestimmung der Anti-HCV-Antikörper und Nachweis von HCV-RNA. Bei **positiven Ergebnissen** liegt eine akute HCV-Infektion vor.

Ungünstige Einflüsse auf den Verlauf der chronischen Hepatitis C haben das männliche Geschlecht, das hohe Patientenalter (auch beim Infektionszeitpunkt), chronischer Alkoholkonsum, Koinfektionen mit Hepatitis B und/oder HIV sowie eine Fettleber.

Ärztliche Therapie

In keiner anderen Indikation sind in den vergangenen Jahren so beachtliche Entwicklungen erreicht worden, wie in der Behandlung der Hepatitis C. Bei den zuvor gängigen Therapieschemata – bestehend aus pegyliertem Interferon alfa plus Ribavirin – wurden Heilungsraten von etwa 50 % erzielt, mit den neu eingeführten Proteasehemmern liegt die Quote bei fast 100 %. Zudem wird die Therapiedauer immer kürzer, bei verbesserter Verträglichkeit.

Das Therapieziel ist somit die Heilung. Von Heilung wird gesprochen, wenn auch 24 Wochen nach Beendigung der Pharmakotherapie keine Viren mehr im Blut zu finden sind (langanhaltendes virologisches Ansprechen; engl. SVR). Hierdurch ist sowohl die Lebensqualität der Patienten wieder erhöhen, zudem können teure Organtransplantationen mit lebenslanger immunsuppressiver Therapie vermieden werden. Folgekostenersparnisse wie diese mögen bei der Einordnung der astronomisch hohen Kosten der neuen Präparate helfen.

Zur Therapie der HCV werden aktuell nur Substanzen eingesetzt, die direkt an virale Zielstrukturen adressieren, sogenannte DAA (direct acting antivirals). Drei Ziele werden aktuell von den zugelassenen Arzneimitteln angegriffen:

- HCV-Proteasehemmer (NS3-Protease-Hemmer), erkennbar am Suffix -previr. Die Aufspaltung großer Vorläuferproteine in Funktionsproteine wird verhindert.
- NS5B-Polymerase-Hemmer, Suffix -buvir. NS5B ist eine RNA-Polymerase mit wichtigen Aufgaben in der Virusreplikation.
- NS5A-Hemmer, erkennbar am Suffix -asvir. NS5A ist ein wesentliches Protein bei der RNA-Replikation des HCV; seine exakte Rolle im Kreislauf der Replikation ist noch Gegenstand der laufenden Forschung.

Tab. 5.7 Arzneistoffprofil: Velpatasvir plus Sofosbuvir

Arzneistoff, Handelsname	Dosierung, Bemerkungen
Velpatasvir 100 mg plus Sofosbuvir 400 mg (Epclusa®)	Indikation chronische Hepatitis C: üblicherweise eine Tablette pro Tag über 12 Wochen, in Abhängigkeit vom Genotyp des Virus und des Leberstatus ist die zusätzliche Gabe von Ribavirin teils erforderlich; Einnahme unabhängig von der Mahlzeit.

Besonderheiten

NW: Kopfschmerzen, Erschöpfung und Übelkeit sind am häufigsten,
KI: gleichzeitige Anwendung mit starken Pgp- oder CYP-Induktoren wie Rifampicin, Rifabutin, Johanniskraut (cave: Selbstmedikation), Carbamazepin, Phenobarbital oder Phenytoin,
WW: Velpatasvir hemmt die Arzneistofftransporter P-gp, BCRP, OATP1B1 und OATP1B3, Der Arzneistoff selbst ist ein Substrat von CYP2B6, CYP2C8 und CYP3A4 (siehe KI): gleichzeitige Gabe von Protonenpumpen-Inhibitoren ist nicht empfohlen.

Eine akute HCV-Infektion wird momentan noch nicht routinemäßig mit den neuen Substanzen versorgt. Aktuell werden Erfahrungen in großen, weltweit laufenden Studien gesammelt.

Eine Behandlung der chronischen HCV-Infektion richtet sich nach dem vorgefundenen Genotyp, dem Ausmaß der Fibrose und den bisherigen Therapieerfahrungen des Patienten.

Zur Behandlung des in Europa am häufigsten vorgefundenen Genotyp 1 lautet die aktuelle Empfehlung der Leitlinie aus dem Jahr 2018 wie folgt:

Für Patienten mit einer HCV-Genotyp-1-Infektion werden unter Berücksichtigung des Zirrhosestatus, des Vortherapiestatus, des HCV-Subtyps, der Komedikation, eventueller Begleiterkrankungen und Komorbiditäten und ggf. viraler Resistenzen folgende Therapieoptionen empfohlen:

- Ledipasvir plus Sofosbuvir (Harvoni®) ± Ribavirin für 8, 12 oder 24 Wochen,
- Velpatasvir plus Sofosbuvir (Epclusa®) für 12 Wochen,
- Grazoprevir plus Elbasvir (Zepatier®) ± Ribavirin für 12 oder 16 Wochen,
- Paritaprevir/Ritonavir plus Ombitasvir (in Viekirax®) plus Dasabuvir (Exviera®) ± Ribavirin für 8, 12 oder 24 Wochen,
- Daclatasvir (Daklinza®) plus Sofosbuvir (Sovaldi®) ± Ribavirin für 12 Wochen.

Verweis auf Online

S3-Leitlinie Prophylaxe, Diagnostik und Therapie der Hepatitis-C-Virus(HCV)-Infektion

Detaillierte Beschreibungen der Therapien anderer Genotypen sind im Gesamttherapieregime der S3-Leitlinie „Prophylaxe, Diagnostik und Therapie der Hepatitis-C-Virus(HCV)-Infektion" AWMF-Register-Nr. 021/012 enthalten. Da diese hochpreisigen Arzneimittel meistens nicht Lagerartikel der Apotheke befinden, ist es sinnvoll die Zeit zwischen der Rezepteinlösung und Abgabe des Arzneimittels zu nutzen, um das Beratungswissen in der aktuellen Leitlinie bzw. der Fachinformation aufzufrischen.

Mit Sofosbuvir/Velpatasvir/Voxilaprevir (Vosevi®) steht eine pangenotypische Fixkombination aus dem NS5B-Hemmer Sofosbuvir, dem NS5A-Hemmer Velpatasvir und dem NS3-Proteasehemmer Voxilaprevir (400 mg/100 mg/100 mg) bereit und ist zugelassen für die Behandlung von Erwachsenen mit einer chronischen Hepatitis C-Virusinfektion (HCV) der Genotypen 1–6.

Am Beispiel dieses stark wirksamen Arzneimittels lässt sich die Bedeutung der Beratung im Hinblick auf mögliche Interaktionen gut verdeutlichen. Starke und mittelstarke P-gp-Induktoren oder starke CYP2B6-, CYP2C8- oder CYP3A4-Induktoren wie z. B. Rifampicin, Rifabutin, Carbamazepin, Phenobarbital und Phenytoin sind kontraindiziert/nicht empfohlen. Hierzu zählt auch das Johanniskraut, welches Gegenstand der Selbstmedikationsberatung ist. Es wird empfohlen, zwischen der Einnahme von Antazida und Vosevi® einen zeitlichen Abstand von 4 Stunden einzuhalten. Protonenpumpen-Inhibitoren können mit Vosevi® angewendet werden und zwar in einer Dosis, die eine mit Omeprazol 20 mg vergleichbare Dosis nicht übersteigt.

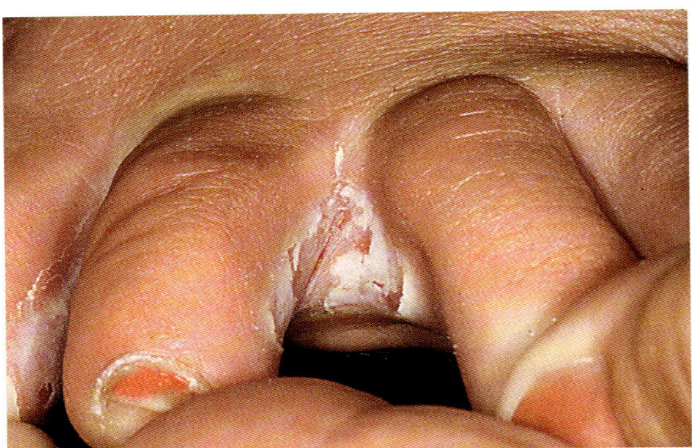

Abb. 5.4 Fußpilz

Merke

Die Hauptaufgabe bei der Versorgung mit Arzneimitteln zur Behandlung der HCV ist die Unterstützung der Patienten in Bezug auf die Adhärenz, Verträglichkeit und die notwendige Motivation. 100 % Therapietreue ist das Ziel. Förderlich ist es dabei das Augenmerk auf die begrenzte Einnahmedauer von nur wenigen Wochen zu lenken. Zudem können Sie in der Apotheke nochmals auf die idealen Einnahmebedingungen zu sprechen kommen. Viele Patienten erhalten sehr viele Informationen in der Klinik bzw. Facharztpraxis. Fundierte Beratungsgespräche stellen auch die tatsächliche Umsetzung im Alltag sicher. Ergänzend sollten wir unser Augenmerk auf die Detektion und Lösung möglicher Interaktionen richten, um die AMTS weiter zu stabilisieren.

5.4 Beispiele für Mykosen

5.4.1 Fußpilz

Der Fußpilz ist eine Pilzinfektion der Füße durch Fadenpilze (Dermatophyten). Als Nährboden nutzen diese Pilze die Hornsubstanz der Haut, Haare und Nägel. Drei Hauptformen des Fußpilzes werden unterschieden.

- interdigitale Form: die Infektion der Zehenzwischenräume (Tinea pedis interdigitalis, Interdigitalmykose),
- squamös-hyperkeratotische Form, auch als Mokassin-Mykose bekannt (s. u.),
- vesikulös-dyshidrotische Form verursacht kleine, in Gruppen angeordnete Bläschen im Bereich des Fußgewölbes und an den Fußkanten.

Etwa 20–30 % der westlichen Bevölkerung leiden an Fußpilz. Besonders betroffen sind Patienten mit Diabetes mellitus (ca. 70 % aller Diabetiker sind betroffen), chronisch-venöser Insuffizienz und peripherer arterieller Verschlusskrankheit (pAVK). Immunsuppression, periphere Neuropathie und Fußfehlstellung sind weitere begünstigende Faktoren.

Symptomerfassung und Grenzen der Selbstmedikation

Fußpilzerkrankungen sind meist hyperkeratotisch und in ihrer Ausprägung entweder trocken und schuppend oder feucht, mazeriert und erosiv (Abb. 5.4). Die entzündete Haut juckt, nässt und brennt. Typisch ist eine leichte Rötung und Schuppung bis hin zu dicken, weißen, verquollenen Hautablagerungen. Im Interdigitalbereich kann es zu schmerzhaften Einrissen kommen. An den Seiten der Zehen entstehen Bläschen (bei der vesikulös-dyshidrotische Form stehen sie im Vordergrund). Ein unangenehmer, beißender Geruch weist auf die zusätzliche Besiedlung mit Bakterien hin (Superinfektion). Fußpilzerkrankungen treten oft gleichzeitig mit einer Nagelmykose (Onychomykose) auf.

Meist ist je nach befallener Region eine gleichzeitige Haut- und Nagel-Behandlung erforderlich.

Liegt ein mykotischer Befall nur im Zehenzwischenraum (Interdigitalmykose) vor und sind keine systemischen Infektionszeichen erkennbar, handelt es sich um einen leichten Verlauf, der im Rahmen der Selbstmedikation behandelt werden kann. Limitierend sind an dieser Stelle die oben genannten Risikofaktoren sowie wiederkehrende Infektionen oder Rückfälle.

Zwingend in die Hände des Arztes gehört die schwere Verlaufsform der sogenannten Mokassin-Tinea. Bei dieser beschränkt sich der Pilzbefall nicht allein auf den Zehenbereich, sondern erstreckt sich von den Zehen über den Vorderfuß bis zum Knöchelbereich, somit den Bereich, den ein Mokassin abdecken würde. Therapeutisch werden systemische Antimykotika wie Itraconazol (Sempera®), Fluconazol (Diflucan®) oder Terbinafin (Lamisil® Tabletten) eingesetzt. Eine lokale Therapie ist nicht zielführend.

Selbstmedikation

⑦ Im Rahmen der Selbstmedikation sollte eine lokale Therapie mit Cremes, Lösungen oder Sprays erfolgen. Eingesetzt werden Präparate aus der Gruppe der Azole, die den Aufbau von Ergosterol hemmen wie Clotrimazol (Canesten®, Antifungol®), Miconazol (Daktar®) oder Bifonazol (Canesten® Extra, Mycospor® Creme). Bifonazol ist gleichzeitig entzündungshemmend, sodass sich brennende oder juckende Stellen rascher beruhigen. Selten gelingt die Abheilung nach einmaliger Anwendung eines Antimykotikums, da die Erreger oft in tiefen Hautschichten persistieren. Die Rezidivrate ist bei zu geringer Behandlungsdauer hoch. Bei Bifonazol erfolgt die Anwendung einmal täglich, Clotrimazol wird

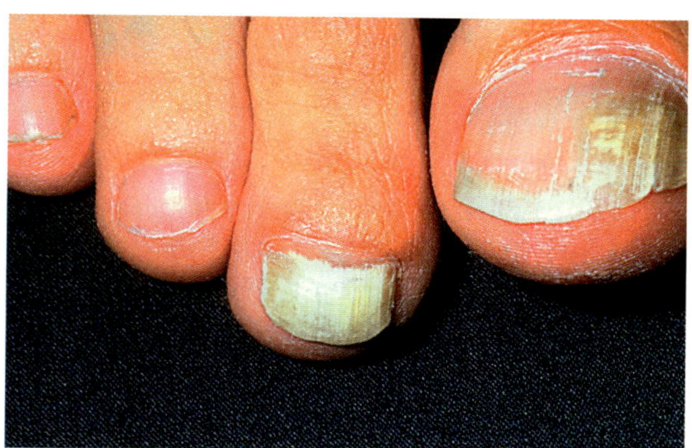

Abb. 5.5 Nagelpilz

dreimal täglich appliziert, dies ist vor dem Hintergrund der Therapietreue für viele Patienten eine ungünstige Herausforderung. Die Therapiedauer erstreckt sich über zwei Phasen. Kennzeichnend für das Ende der ersten Phase ist die Symptomfreiheit. Phase zwei – also die Fortsetzung der Therapie für weitere 2 Wochen – sorgt für die Beseitigung der aufkeimenden Sporen (welche den Rückfall ausmachen) in den meisten Fällen.

Resistenzen bei antimykotischen Präparaten

Inzwischen gibt es zunehmend azolresistente Formen der Erreger einer Tinea pedis. Ursache kann die Ausbildung einer Resistenz durch zu häufige Anwendung einer bestimmten antimykotischen Substanz sein. Abhilfe schafft der Wechsel der Substanz innerhalb der Gruppe der Azole oder die Substanzgruppe muss grundsätzlich gewechselt werden.

Stärker wirksam als die Azol-Antimykotika ist Terbinafin (Lamisil® Creme und Spray), ein Allylamin. Der lipophile Wirkstoff reichert sich im Stratum Corneum an, weshalb durch die Depotbildung eine einmal tägliche Anwendung über 7 Tage ausreicht. Mit Lamisil® Once soll sogar die Einmalanwendung erfolgreich sein. Wichtig ist dabei, dass beide Füße (Zehen, Fußsohle und am Fußrand bis zu einer Höhe von 1,5 cm) gleichmäßig behandelt werden, also auch die nicht betroffenen Stellen. Erfolgsbestimmend ist der Zeitfaktor: nach der Anwendung muss mindestens 2 Minuten mit dem Anziehen der Strümpfe gewartet werden; Innerhalb des ersten Tages darf keine Fußwäsche durchgeführt werden.

Auswahl der Galenik je nach der Ausprägung: Bei trockenen und schuppenden Formen kommen eher Cremes oder Salben zum Einsatz, bei mazerierter oder erosiver Form eher Lösungen oder Puder.

Prävention von Fußpilz

Die häufigsten Infektionsquellen sind Gemeinschaftsduschen, Umkleideräume, Saunen, Schwimmhallen, Sportclubs, Fitnesscenter und Solarien. Gebrauchte Schuhe (Schuhgeschäft) bergen ebenfalls ein Risiko, wie der Feuchtigkeitsstau durch das überlange Tragen von Schuhen bzw. dem unzureichenden Trocknen des Innenraums der Schuhe.

- Badeschuhe tragen statt barfuß gehen (öffentliche Bäder, Sauna),
- Füße und Zehenzwischenräume immer trocken halten (Eintrittspforte mazerierte Haut; evtl. sogar auf niedrigster Stufe föhnen),
- Handtücher regelmäßig wechseln,
- Handtücher, Badematten, Socken, Bettwäsche über 60 °C waschen, am besten sogar kochen,
- atmungsaktive Schuhe und Socken tragen (v. a. bei Diabetes und pAVK),
- gut passende Schuhe tragen, um Hautschäden zu vermeiden,
- möglichst täglich die Schuhe wechseln, Auslüften und abtrocknen lassen,
- regelmäßige Kontrolle der Zehen, Zwischenräume, Sohlen (Fußpflege),
- Desinfektionsmittel-Sprühanlagen in öffentlichen Einrichtungen wie Schwimmbädern oder Saunen meiden.

5.4.2 Nagelmykosen (Onychomykose)

Die häufigsten Erreger von Nagelmykosen sind u. a. Dermatophyten wie Trichophyton rubrum und Trichophyton interdigitale, aber auch Candida-Spezies und Schimmelpilze wie Aspergillus und Scopulariopsis. Oft treten Mischinfektionen mit Dermatophyten und Candida auf.

Symptomerfassung und Grenzen der Selbstmedikation

Nagelmykosen beginnen meist am freien Rand der Zehennägel. Die Ausbreitung erfolgt unter der Nagelplatte von außen nach innen in die Tiefe. Auffällig ist oft die Verdickung und gelbliche Verfärbung der Nägel (Abb. 5.5). Im weiteren Verlauf beginnt die Nagelplatte zu bröckeln und hebt sich von Nagelbett ab. Im Extremfall kommt es zur totalen dystrophischen Onychomykose, bei der das gesamte Nagelorgan hochgradig geschädigt ist, sodass keine richtige Nagelsubstanz mehr gebildet werden kann, und damit zur Onycholyse (Nagelablösung).

Art und Umfang des Befalls limitieren die Selbstmedikation. Durchführbar ist eine alleinige topische bzw. lokale Therapie bei einem gering ausgeprägten; konkret

◘ Tab. 5.8 Arzneistoffprofil: Antimykotika zur Behandlung von Nagelpilz

Arzneistoff, Handelsname (Bsp.)	Dosierung, Bemerkungen
Bifonazol, Harnstoff (Canesten® Extra Nagelset)	Salbe 1 × tgl. auf den Nagel auftragen und mit dem dafür vorgesehenen Pflaster abkleben; nach jeweils 24 Stunden das Pflaster lösen und den Nagel in Wasser einweichen (ca. 10 Minuten); die gelöste Nagelsubstanz (es löst sich nur befallener Nagel auf) mit einem Spatel abtragen und das Vorgehen wiederholen; Behandlungsdauer: 7–14 Tage bzw. bis alle erkrankten Nagelteile entfernt sind; danach 4 Wochen weiter behandeln mit antimykotischer Creme, z. B. Canesten® Extra Creme
Amorolfin (Loceryl®)	1-mal pro Woche auftragen; wasserunlöslicher Lack, Nagel muss vor der erneuten Anwendung abgefeilt und anschließend gereinigt werden; Behandlungsdauer: mindestens 6 Monate; der getrocknete Lack kann überlackiert werden.
Ciclopirox	Wasserlöslicher Lack (Ciclopoli®): 1 × tgl. auftragen, kein Feilen oder Lackentferner notwendig; Behandlungsdauer: mindestens 6 Monate, wasserunlöslichen Lack (Nagel Batrafen® Lösung): 1. Monat jeden 2. Tag; im 2. Monat mindestens 1-mal pro Woche; ab dem 3. Monat 1-mal wöchentlich. Der Lack wird mit Alkoholtupfer entfernen, der betroffene Nagel abgefeilt und erneut mit dem Lack versehen.

heißt dies: wenn weniger als 3 Nägel und wenn weniger als 50 % der Nagelfläche betroffen sind. Zudem darf nur der vordere Teil der Nägel betroffen sein, liegt das Erregerreservoir unter den Nagelrändern oder in der Neubildungszone (dem weißlichen Halbmond am Nagelgrund), ist eine Selbstbehandlung aussichtslos und somit ein Zeitverlust auf dem Weg zur adäquaten Rx-Therapie.

Bei einem schweren Fall der Onychomykose sollte an den Arzt verwiesen werden. Ein schwerer Befall ist per Definition gegeben bei einem Befall von mehr als 50 % der Nagelfläche, im Bereich der Neubildungszone bzw. bei einem Befall von mehr als 3 Nägeln. Auch Grunderkrankungen wie ein Diabetes mellitus, Nervenschädigungen am Fuß, Durchblutungsstörungen und eine eingeschränkte Immunkraft sprechen für die Behandlung durch den Arzt.

Die systemische Behandlung erfolgt mit den Antimykotika Itraconazol, Fluconazol oder Terbinafin, die auch bei Tinea pedis eingesetzt werden.

Selbstmedikation

Die Selbstmedikation (◘ Tab. 5.8) erfolgt mit den Wirkstoffen Bifonazol (Canesten® Extra Nagelset), Amorolfin (Loceryl® Nagellack) oder Ciclopirox (Ciclopoli®).

Vor- und Nachteile der unterschiedlichen Galeniken der Nagellacke:

Wasserunlöslich:

- Vorteil: verbesserte Adhärenz, da die Applikationshäufigkeit mit zunehmender Therapiedauer seltener wird (nur einmal pro Woche),
- Nachteil: intensivere Bearbeitung des Nagels mit Abfeilen, Ablösen der alten Lackschicht mit Alkohol oder Nagellackentferner.

Wasserlöslich:

- Vorteil: Der Lack ist mit Wasser abwaschbar und dringt besser in die Nagel ein. Bindung an Nagelkeratin – tieferes Durchdringen des Nagels, tägliche Anwendung – keine Umstellung im Therapieschema. Bei der Auswahl im Beratungsgespräch ist andererseits auch der Nachteil einer täglichen Applikation zu bedenken, da nicht jeder Patient wirklich die notwendige Konsequenz aufbringt und sich das Vergessen einzelner Dosen ungünstig auf die Therapietreue bzw. den Therapieerfolg auswirkt.
- Nachteil: Nach dem Auftragen dürfen die behandelnden Stellen 6 Stunden nicht gewaschen werden, um das effektive Durchdringen der Nagelsubstanz sicherzustellen.

Cave

⑧ Nagelpilzinfektionen sind oft sehr hartnäckig. Die Behandlung muss ununterbrochen durchgeführt werden. Die vollständige Heilung der Nägel dauert häufig 6–9 Monate. Bei zu kurzer Behandlungsdauer besteht das Risiko eines Rezidivs. Die Beratung wird abgerundet durch den wichtigen Hinweis auf die Hygienemaßnahmen bezüglich von Schuhen und Handtüchern (s. Fußpilz).

Tab. 5.9 Arzneistoffprofil: OTC-Arzneimittel zur Behandlung der Vaginalmykose

Arzneistoff, Handelsname (Bsp.)	Dosierung, Bemerkungen
Clotrimazol (Canesten® Gyn 3 Tage Kombi/Gyn Once, Kadefungin® Kombi u. a. m.)	Vaginaltablette mit 500 mg Clotrimazol wird einmalig bzw. Vaginaltabletten mit je 200 mg im 3-Tages-Schema an 3 aufeinanderfolgenden Tagen vor dem Schlafengehen tief eingeführt. Die 1%ige Creme wird 2–3-mal tgl. aufgetragen für 1–2 Wochen.
Fenticonazolnitrat (Fenizolan® Kombi)	600 mg Vaginalovulum und 2 % Creme. Das Ovulum wird einmalig vor dem Schlafengehen eingeführt, die Creme 1–2-mal tgl. auf die erkrankten äußeren Hautstellen aufgetragen. Therapiedauer der Creme: 2–4 Wochen. Sollte nach einer Woche keine Besserung eintreten, ist ein Arzt hinzuzuziehen.
Nystatin (Biofanal® Kombi)	Salbe: 2-mal tgl. nicht zu dünn aufzutragen. Die notwendige Therapiedauer beträgt durchschnittlich 2–4 Wochen. Vaginaltabletten: Kurzzeittherapie: An 3 aufeinander folgenden Tagen sind vor dem Schlafengehen 2 Vaginaltabletten tief in die Scheide einzuführen. 6-Tage-Therapie: An 6 aufeinander folgenden Tagen ist vor dem Schlafengehen eine Vaginaltablette tief in die Scheide einzuführen.

5.4.3 Vaginalmykose

Symptomerfassung und Grenzen der Selbstmedikation

Ein Scheidenpilz ist eine durch Hefepilze, meist *Candida albicans*, hervorgerufene lokale Infektion der Vagina und der Vulva. Gehäuft sind Frauen im gebärfähigen Alter betroffen, bei Mädchen und postmenopausalen Frauen ist die Vaginalmykose hingegen selten. Ca. 75 % aller Frauen erkranken (mindestens) einmal in ihrem Leben daran.

Typische Symptome sind Juckreiz und Brennen. Hinzu kommen Rötung, Schwellung und Schmerzen sowie ein weißlicher Belag. Vaginaler Ausfluss kann leichter bis starker Ausprägung vorliegen, und von dünnflüssiger, wässriger bis klumpiger sein. Akute, leichte Infektionen weisen nur einen schwachen Geruch auf. Schmerzen beim Geschlechtsverkehr sind ebenso möglich, wie ein Brennen beim Wasserlassen (▸ Kap. 5.2.2).

Pilzinfektionen zählen bei immunkompetenten Frauen meist zu den opportunistischen Infektion. Die Pilze gehören oft zur physiologischen Flora, nutzen jedoch eine Schwächung des Abwehrsystems oder eine Störung der vaginalen Flora für ihre eigene Ausbreitung. Begünstigt wird die Entstehung der Infektion durch Schwangerschaft, Antibiosen, Geschlechtsverkehr, teils durch hormonelle Empfängnisverhütungsmittel, immunsuppressive Erkrankungen und Pharmakotherapien sowie einen schlecht eingestellten Diabetes mellitus.

Grenzen der Selbstmedikation: In der Beratung muss berücksichtigt werden, dass einige Symptome indifferent sind und auch zahlreiche andere Erkrankungen ein ähnliches klinisches Bild hervorrufen können. Hierzu zählen die Uneindeutigkeit der geschilderten Beschwerden, insbesondere das Fehlen eines oder beider Leitsymptome, sowie Auffälligkeiten des Fluor vaginalis (verfärbt, dickflüssig, blutig oder von intensivem Geruch). ◘ Tab. 5.10 bietet einen Überblick zur Einordnung der wahrschein-

Tab. 5.10 Merkmale zur Beurteilung des vaginalen Ausflusses

Parameter	Physiologisch	Bakterielle Vaginose	Pilzinfektion	Trichomoniasis
Optik	Klar-milchig, weiß	Weiß-gräulich	Weiß, bröckelig	Grünlich-schaumig
Geruch	Geruchlos, neutral	Fischartig, übelriechend	Geruchlos, neutral	Übelriechend
pH-Wert	pH 4	pH 5–6	pH 4	pH 5
Symptome	Keine Beschwerden	Oft keine Beschwerden	Juckreiz	Kolpitis

Quelle: Maurer S. Vortrag: Tabuthema Frau – Infektionen der Intimzone. Web-Kongress: 49. Schwarzwälder Frühjahrskongress der LAK BW, 2021

lich vorliegenden Erregerfamilie anhand der Qualität des vorgefundenen Ausflusses. Auch systemische Infektionszeichen wie Fieber und Schüttelfrost sprechen gegen eine Selbstmedikation. Weitere Grenzen der Selbstmedikation: Schwangerschaft, Frauen unter 18, ein erstmaliges Auftreten der Beschwerden, ausbleibender Therapieerfolg in der Anamnese sowie chronisch rezidivierende Infektionen, d. h. mehr als vier Infektionen pro Jahr oder der Verdacht auf einen zeitnahen Rückfall.

Praxistipp

Der pH-Wert kann mittels eines Universal-pH-Papiers durch die Patientin selbst bestimmt werden. Durch diese Information kann sie leicht erkennen, ob sich eine mögliche Misch- bzw. Superinfektion gebildet hat, um dann frühzeitig den Arzt zu konsultieren.

Selbstmedikation

Clotrimazol ist in der Apotheke das Mittel der ersten Wahl zur Behandlung der Vaginalmykose. Grundsätzlich sollte die gleichzeitige Anwendung von Vaginaltabletten und Creme bevorzugt werden, um eine umfassende Behandlung zu gewährleisten. Die Einmalgabe (z. B. Canesten® Gyn once, Vagisan® Myko Kombi) ist genauso wirksam ist wie die Drei-Tage-Therapie (z. B. Kadefungin® 3 Kombi und weitere Generika). Bei der Einmalgabe wird ein intravaginales Wirkstoffdepot errichtet. Binnen weniger Minuten ist der maximale Wirkstoffspiegel erzielt und bleibt über einen Zeitraum von etwa 3 Tagen erhalten.

Neben Clotrimazol ist auch Fenticonazolnitrat (in Fenizolan® Kombi; als Einmalgabe) sowie Nystatin (in Biofanal® Kombi zur Sechs-Tage-Therapie) geeignet.

Ärztliche Therapie

In über 70 % der Fälle sind die Beschwerden selbstlimitierend oder sprechen gut auf die oben beschriebenen Therapieansätze an. Beim Vorliegen einer therapieresistenten oder einer rezidivierenden Vaginalmykose wird neben der klinischen Untersuchung in der Regel der Erregernachweis angestrebt. Dessen Ergebnis wird meist nicht abgewartet, sondern die Therapie sofort eingeleitet, da die mikrobiologische Diagnostik einige Tage dauert.

Verschreibungsfähig sind Zubereitungen mit den Wirkstoffen Ketoconazol, Fluconazol oder Itraconazol. Die Therapie erfolgt systemisch, vor allem bei häufig wiederkehrenden oder therapieresistenten Vaginalmykosen. In der Beratung ist der Hinweis zum zeitlichen Verlauf wichtig. Systemische Therapien dauern meist länger und die Symptomlinderung setzt gegenüber der topischen Gabe später ein.

Prophylaxe und Nachsorge

Generell sollte die Patientin auf eine übertriebene Reinigung des äußeren Genitales verzichten, so kann die Reinfektionsrate vermindert werden. Empfehlenswert sind pH-neutrale bzw. leicht saure Syndets. Kunstfaserhaltige Unterwäsche begünstigt durch Feuchtigkeits- und Wärmestau das Wachstum der Pilze. Atmungsaktive Materialien aus Baumwolle reduzieren hingegen die Keimvermehrung. Zur weiteren Verbesserung des Scheidenmilieus sind Präparate auf Basis von Milchsäure- oder Döderlein-Bakterien empfehlenswert.

5.5 Exkurs: Augeninfektionen

Augeninfektionen sind potenziell folgenschwere Erkrankungen und bilden daher grundsätzlich keinen Fall für die Selbstmedikation, unabhängig davon ob sie durch Viren, Bakterien, Pilze oder Protozoen ausgelöst sind. Von diesem Grundsatz ausgenommen sind unkomplizierte Beschwerden am Auge wie trockene Augen, leichte Bindehautentzündungen und Gerstenkörner. Leichte Beschwerden dieser Art können in der Selbstmedikation innerhalb wohl überlegter Bahnen therapiert werden. Im Zweifelsfall sollte immer ein Arzt konsultiert werden.

In einem ersten Schritt wird der Arzt untersuchen, ob die Infektion lokal auf das Auge begrenzt ist oder systemisch den gesamten Organismus umfasst.

⑨ Grundsätzlich gilt, dass Augentropfen bei Augeninfektionen hoch dosiert über einen kurzen Zeitraum eingesetzt werden müssen. Eine Unterdosierung oder ein zu langer Abstand zwischen den Anwendungen fördert die Resistenzentwicklung. Eine hochwertige Beratung führt zu einer stabilen Therapietreue, diese führt zur Einhaltung des gebotenen Dosierungsintervalls und der zielgerichteten Applikationsweise. Hierzu zählt – in Abhängigkeit von dem jeweiligen Wirkstoff – auch eine mögliche nächtliche Gabe: jede Dosis zählt. Trotz Besserung ist die Behandlungsdauer dringend einzuhalten, diese beträgt in der Regel eine Woche bis zu maximal 10 Tagen, jedoch mindestens 2 Tage über die vollständige Beschwerdefreiheit hinaus bzw. bis zur erfolgten Arztrücksprache des Patienten. Keine allgemeine Regel ohne Ausnahme: Eine deutlich längere Behandlungsdauer von 2 Wochen (oder im Einzelfall auch länger) ist bei Augeninfektionen, die durch Chlamydien verursacht werden sowie bei Akanthamöbenkeratitis notwendig.

5.5.1 Gerstenkorn (Hordeolum)

Symptomerfassung und Grenzen der Selbstmedikation

Beim Gerstenkorn (Hordeolum; lat. hordeum, Gerste) handelt es sich um eine akut verlaufende Entzündung des Augenlids, insbesondere der dort vorkommenden Talg- und Schweißdrüsen in Form eines bakteriellen Abszesses mit Durchbruch nach innen (inneres Gerstenkorn) oder außen (äußeres Gerstenkorn). Ursächlich für das Gerstenkorn ist meist eine bakterielle Infektion durch die typischen Hautkeime wie Staphylokokken (in 90–95 % der Fälle *Staphylococcus aureus*), seltener auch Streptokokken.

Zu den typischen Symptomen eines Gerstenkorns gehört eine meist rasch auftretende schmerzhafte Schwellung des Augenlids. Auch die Bindehaut kann geschwollen und gerötet sein. Meist bildet sich ein schmerzhafter kleiner Knoten am Lid mit typischer Rötung aufgrund der Entzündung (Hordeolum externum, ◦ Abb. 5.6). Der Knoten ist aufgrund der bakteriellen Infektion mit Eiter gefüllt, was Schmerzen und ein unangenehmes Spannungs- und Fremdkörpergefühl verursacht. Ein geschwollenes und gerötetes Oberlid weist auf ein inneres Gerstenkorn (Hordeolum internum, ◦ Abb. 5.7) hin.

In den meisten Fällen bleiben die Beschwerden lokal begrenzt und sind daher als unkompliziert einzuschätzen. Spontanheilungen sind der regelhafte Verlauf der einfachen Infektionsfälle, dabei fließt das eitrige Sekret nach der meist spontanen Öffnung des Abszesses ab, die Entzündung und damit verbundene Schwellung bilden sich zurück und das Gerstenkorn heilt meist folgenlos ab. Eine spezielle Therapie ist deshalb oft nicht erforderlich.

Zwingend ist der Arztbesuch, falls der Abszess sich nach wenigen Tagen nicht von selbst öffnet oder die Infektion auf die Bindehaut (Konjunktivitis), das Auge oder die Augenhöhle übergreift. Therapeutisch wird auf verschreibungspflichtige, antibiotikahaltige Augentropfen oder Augensalben zurückgegriffen sowie bei Bedarf der eitrigen Knoten durch Inzision eröffnet.

Alarmzeichen einer systemischen Ausdehnung einer zuvor lokal begrenzten Infektion sind ein allgemeines Krankheitsgefühl mit Kopfschmerzen, Fieber, Übelkeit oder geschwollene Lymphknoten. In dieser Lage sollte sofort ein Arzt oder Augenarzt aufgesucht werden, der die Verordnung einer systemisch antibiotischen Therapie prüft bzw. einleiten kann.

Selbstmedikation

Wie oben bereits beschrieben, verläuft ein Gerstenkorn in der Regel unkompliziert. Um das Abheilen zu unterstützen, ist die Selbstmedikation mit Augensalben und Augentropfen sinnvoll (▫ Tab. 5.10). Limitierend ist u. a. eine mögliche Immunsuppression des Patienten durch eine Infektion wie HIV oder die Einnahme immunsuppressiver Arzneimittel, sowie chronische, instabile Augengrunderkrankungen. Diese Patientengruppen gehört direkt in die ärztliche Versorgung.

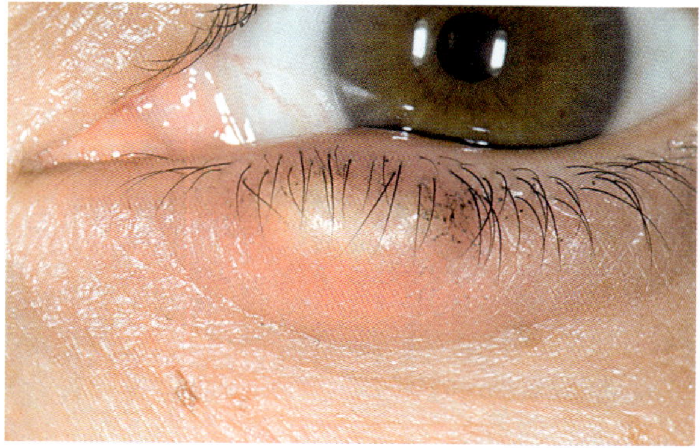

◦ **Abb. 5.6** Gerstenkorn (Hordeolum externum)

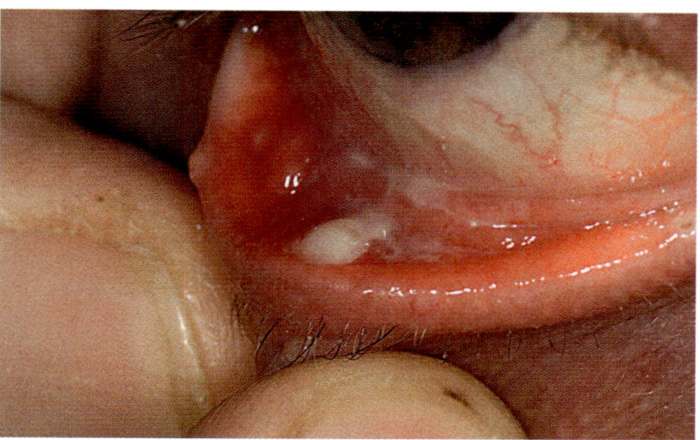

◦ **Abb. 5.7** Gerstenkorn (Hordeolum internum)

Augentropfen sollten vorwiegend am Tag, Augensalben hauptsächlich bei Nacht angewendet werden. Augensalben können durch Schleierbildung den Visus stören, was am Tag hinderlich ist und auch die Verkehrsfähigkeit, sowie das Bedienen von Geräten und Maschinen beeinträchtigen kann.

Empfehlenswert sind alle Maßnahmen, die dazu beitragen, dass die betroffene Stelle feucht und geschmeidig gehalten wird, z. B. mit Dexpanthenol-Augentropfen oder pflegenden Augensalben, damit sich der Abszess rasch öffnen kann. Auch Augensalben mit dem antiseptischen Wirkstoff Bibrocathol sind empfehlenswert. Ratsam ist, soweit möglich. zudem grundsätzlich der Verzicht auf Arzneimittel mit Konservierungsstoffen, da diese reizende und teils allergisierende Eigenschaften besitzen. Im COMOD®-System ist dies gewährleistet.

Leicht lässt sich der Übertragung durch eine Schmierinfektion mit den bekannten Basishygienemaßnahmen begegnen. Zur Verhinderung eines Gerstenkorns und während der Krankheitsphase sind häufiges

Tab. 5.10 Arzneistoffprofil: OTC-Arzneimittel zur Behandlung des Gerstenkorns

Arzneistoff, Handelsname (Bsp.)	Dosierung, Bemerkungen
Bibrocathol (Posiformin® 2 % Augensalbe)	Salbe: 3–5 × tgl. einen 1 cm langen Salbenstrang einbringen; Tropfen: 4 × tgl. einen Tropfen in den Bindehautsack tropfen. Werden zusätzlich andere Augentropfen oder -salben angewendet, sollte zwischen den Anwendungen ein zeitlicher Abstand von ca. 15 Minuten eingehalten und Augensalben als letztes angewendet werden.
Dexpanthenol (Bepanthen® Augen- und Nasensalbe)	
Salicylsäure (Posiforlid-COMOD® Augentropfen)	

Tab. 5.11 Arzneistoffprofil: Antibiotika zur Behandlung des Gerstenkorns

Arzneistoff, Handelsname (Bsp.)	Dosierung, Bemerkungen
Ofloxacin (Floxal® Augensalbe, Floxal® Augentropfen, Ofloxacin-POS® 3 mg/ml Augentropfen)	Tropfen: alle 2–4 Stunden laut jeweiliger Beilage ein Tropfen in den Bindehautsack tropfen; Salbe: 3–6 × tgl. einen 1 cm langen Salbenstrang einbringen. Falls zusätzlich andere Augentropfen oder -salben angewendet werden, sollte zwischen den Anwendungen ein zeitlicher Abstand von mindestens 15 Minuten eingehalten werden und eine Augensalbe stets als letztes angewendet werden.
Levofloxacin (Oftaquix® (sine) Augentropfen)	
Kanamycin (Kanamycin-POS® Augensalbe, Kanamycin-POS® Augentropfen)	
Gentamicin (Gentamicin-POS® Augensalbe, Gentamicin-POS® Augentropfen)	
Oxytetracyclin (Oxytetracyclin-Augensalbe JENAPHARM®)	

Händewaschen aller Familienangehörigen und strikte Trennung von Hygieneartikeln wie Waschlappen, Handtücher aber auch Kopfkissen.

Jegliche mechanische Manipulation wie Reiben oder Kratzen am Gerstenkorn ist zu vermeiden, um zu verhindern, dass die Eitererreger weiterverbreitet werden. Sehr wichtig, wenn auch nicht immer leicht einzuhalten ist es, die Hände vom Gerstenkorn zu lassen, auch wenn es juckt und schmerzt. Nie versuchen, den Knoten selbst durch Druck oder spitze Gegenstände zu öffnen! Das kann zur Verschleppung der Bakterien führen, die Infektion verschlimmern und die Heilung verzögern. Fließt der Eiter beim inneren oder äußeren Gerstenkorn nicht nach wenigen Tagen von selbst ab und nimmt der Druckschmerz im entzündeten Lid zu, muss ein Augenarzt das Gerstenkorn unter aseptischen Bedingungen durch einen kleinen Stich (Inzision) unter örtlicher Betäubung öffnen.

Kontaktlinsenträger sollten bei einem akut auftretenden Gerstenkorn die Linsen sicherheitshalber nicht benutzen. Bevor Wochen- oder Monatslinsen erneut wieder eingesetzt werden, sollten Kontaktlinsenträger einen Augenarzt aufsuchen. Spezielle Reinigungsmaßnahmen für diese Linsentypen sind unerlässlich, um Reinfektionen und Hornhautschäden zu vermeiden. Einweglinsen sind in dieser Situation unauffällig.

Ärztliche Therapie

Antibiotikahaltige Tropfen und Salben (Tab. 5.11) können auch frühzeitig vor der Öffnung des Abszesses eingesetzt werden, um zu verhindern, dass sich die Bakterien ausbreiten und sich die Infektion verschlimmert. Beim inneren Hordeolum kann es erforderlich sein, dass ein Augenarzt – neben den antibiotikahaltigen Augentropfen und Augensalben – auch systemische Antibiotika verordnet.

5.5.2 Konjunktivitis (Bindehautentzündung)

Bei der Konjunktivitis ist die Bindehaut des Auges, d. h. die schützende Schleimhautschicht, die sich über den Innenrand der Augenlider und über den nach außen sichtbaren Augapfel zieht, irritiert oder entzündet. Typische Zeichen einer Bindehautentzündung sind die geröteten, verklebten oder tränenden Augen. Eine Konjunktivitis verläuft meist akut und regelhaft ohne primäre Beteiligung der Hornhaut, der Lederhaut oder der Regenbogenhaut.

Ursachen und Symptome

Ursächlich für eine Konjunktivitis sind in der Regel chemische oder physikalische Reize, unter anderem durch Fremdkörper wie Kontaktlinsen, chloriertes Wasser, Staub, Rauch, Zugluft, grelles Sonnenlicht, Strahlen, Allergene wie Tierhaare, Gräser und Pollen.

Konjunktividen werden in nichtinfektiöse und infektiöse Formen eingeteilt. Infektiöse Bindehautentzündungen werden meist durch Bakterien wie Staphylo- oder Streptokokken wie *Streptococcus pneumoniae*, durch Viren wie Adenoviren oder Herpesviren oder seltener durch Pilze wie *Candida albicans* oder *Aspergillus* verursacht. Im Kleinkindalter überwiegen bei infektiösen Konjunktividen die bakteriellen, im Erwachsenenalter die viralen Ursachen.

Viralbedingte Konjunktivitiden sind oft Ausdruck einer systemischen Allgemeininfektion mit typischen Erkältungszeichen wie Fieber, Halsschmerzen und verdickten Lymphknoten im Halsbereich. Ist neben der Bindehaut auch die Hornhaut betroffen, spricht man von einer Keratokonjunktivitis. Auch eine Vielzahl von Kinderkrankheiten wie Masern, Röteln oder Windpocken können eine sogenannte Begleitkonjunktivitis auslösen.

Auftretendes Sekret im Augenwinkel ist bei viralen Infektionen meist wässrig und schleimig, im Gegensatz zum eitrigen Sekret bei einer bakteriellen Infektion.

Merke

Eine infektiöse Konjunktivitis gilt als hoch ansteckend. Die Übertragung erfolgt in der Regel über Schmierinfektionen (Händeschütteln) oder aerogen über Sprechen und Husten. Vor allem erkrankte Kinder müssen von anderen Kindern ferngehalten werden, bis der Augenarzt den Kindergarten- oder Schulbesuch wieder erlaubt. Arbeitsunfähigkeit bei Erwachsenen besteht bis zum vollständigen Abklingen der Entzündung.

Das gerötete und oft auch tränende Auge erklärt sich dadurch, dass es in Folge der Reizung zu einer gesteigerten Bildung der Tränenflüssigkeit und zu einer gesteigerten Durchblutung der Bindehaut im Sinne einer gesteigerten Immun- bzw. Infektabwehr kommt (Hyperämie). Eine Einblutung unter der Bindehaut ist eher selten.

Neben Jucken, Tränen oder Brennen klagen einige Patienten über ein Fremdkörper- oder Trockenheitsgefühl (o Abb. 5.8). Charakteristisch sind auch eine gewisse Lichtscheu (Photophobie) sowie ein Zusammenkneifen der Augenlider.

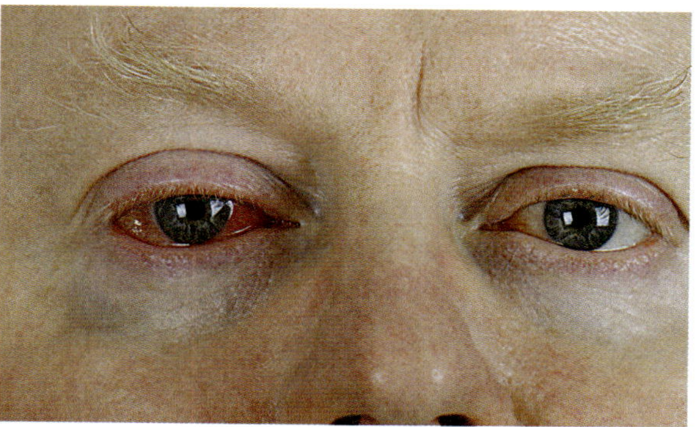

o **Abb. 5.8** Bindehautentzündung

Vor allem bei allergischbedingten Beschwerden ist neben dem Auge oft auch der Lidbereich betroffen und die Nase läuft. Dann spricht man von der allergischen Rhinokonjunktivitis (▸ Kap. 8).

Grenzen der Selbstmedikation

Die meisten Bindehautentzündungen, selbst die durch Infektionen verursachten, sind harmlos und klingen nach 10–14 Tagen von selbst ab.

Sollte der Betroffene über Übelkeit, tiefer liegende Augenschmerzen oder Sehstörungen klagen, eine einseitige Pupillenverengung oder sektorförmige Rötungen der Bindehaut auftreten muss ein Augenarzt aufgesucht werden. Auch bei Säuglingen, Kindern, Schwangeren, Stillenden, sowie Immunsupprimierten ist ärztlicher Rat einzuholen.

Cave

Eine Konjunktivitis kann auch ein Erstsymptom einer schweren Infektion, z. B. einer Herpesinfektion der Hornhaut sein.

Selbstmedikation

Eine Selbstmedikation ist durchaus gerechtfertigt, wenn die Ursache der Bindehautentzündung auf Reizungen durch Überanstrengung, Staub, Zugluft oder Allergene zurückzuführen ist und der Patient im Beratungsgespräch diese Ursachen eindeutig zuordnet. Langes Lesen und anstrengende Bildschirmarbeit sollten zur Entlastung des Auges unabhängig von der Ursache der Erkrankung während einer Bindehautentzündung vermieden werden. Das Reiben des Auges bei Juckreiz sollte unterbleiben. Auf Kontaktlinsen und Augen-Make-up sollte verzichtet werden.

Zur Linderung des Juckreizes, eines zu trockenen Auges und zur Linderung des Fremdkörpergefühls sind lokal applizierbare Präparate mit filmbildenden Tränenersatzflüssigkeiten (künstliche Tränen) als Tropfen oder

Gele geeignet, die Hyaluronsäure (Hylo-COMOD®, Artelac® Splash), Cellulosederivate wie Carbomer (Artelac® Lipids) oder Hypromellose (Sic-Ophtal® N) oder wässrige Polymerlösungen mit Povidon (WET-COMOD®) oder Polyvinylakohol (Liquifilm®) enthalten. Unkonservierte Mittel sollten bevorzugt angeraten werden.

Zur Linderung der Rötung und der Schwellung ist die kurzfristige Anwendung lokaler α-Sympathomimetika wie Naphazolin (Proculin® Augentropfen), Tramazolin (Biciron® Augentropfen) oder Tetryzolin (Berberil® N Augentropfen, Visine® Yxin Augentropfen) möglich, da diese gefäßverengend und damit abschwellend wirken und auch den Juckreiz lindern.

Ein Dauergebrauch sogenannter Augenweißer birgt das Risiko einer Abhängigkeit (vgl. Nasenspray-Abusus). Im Beratungsgespräch sollte jedoch erfragt werden, ob die Ursache eines trockenen und geröteten Auges darin zu suchen ist, dass der Betroffene über einen zu langen Zeitraum vasokonstiktive Augentropfen angewendet hat. Eine kurzfristige Anwendung von Vasokonstriktiva am Auge ist vertretbar. Bei einer zu langen Anwendung kommt es beim Absetzen zu einer immer stärker werdenden reaktiven Durchblutung der Bindehautgefäße und somit zu einer Rötung. Dies verleitet wiederum zur weiteren Anwendung der Vasokonstriktiva, dem Beginn eines Teufelskreises. Den Betroffenen sollte vermittelt werden, dass der Ausbruch aus diesem Teufelskreis nur durch konsequenten Verzicht auf die Vasokonstriktiva gelingt, was bedeutet, dass der Betroffene unter Umständen für mehrere Wochen unter geröteten Augen leidet, bis sich die Bindehautgefäße an den Entzug der Vasokonstriktiva gewöhnt haben.

Cave

Bei Patienten mit trockenem Auge oder Glaukom (grünem Star) sind α-Sympathomimetika kontraindiziert. Vorsicht ist ebenfalls geboten bei Patienten mit Herz-Kreislauf-Erkrankungen und Störungen bei der Blasenentleerung, da selbst bei lokaler Anwendung am Auge nicht ausgeschlossen werden kann, dass die Wirkstoffe teilweise auch systemisch wirken und die Gefäße verengen.

Sollte nach 24 oder 48 Stunden keine Linderung der Beschwerden unter Anwendung der empfohlenen Augentropfen eintreten, ist an einen Augenarzt zu verweisen.

Ärztliche Therapie

Bakterielle Konjunktivitis: eine vom Augenarzt diagnostizierte akute bakterielle Bindehautentzündung (Konjunktivitis simplex, purulenta) wird mit topischen Antibiotika behandelt (▸ Tab. 5.11).

Virale Konjunktivitis: Es handelt sich um eine durch Adenoviren verursachte Konjunktivitis, die oft mit grippalen Erkältungssymptomen wie Unwohlsein und präaurikulärer Lymphknotenschwellung einhergeht und medikamentös nicht ursächlich, sondern nur symptomatisch behandelbar ist. Die virale Konjunktivitis verläuft selbstlimitierend, in leichten Fällen beträgt die Dauer eine Woche, schwere Verläufe nehmen bis zu 3 Wochen in Anspruch bis zum vollständigen Abklingen der Beschwerden. Zur Symptomlinderung werden unkonservierte künstliche Tränen und kühlende Augenkompressen eingesetzt. Sollte es im Verlauf zu einer starken Photophobie oder einem beeinträchtigten Visus kommen, kann der Augenarzt lokale Corticosteroide (z. B. prednisolonacetathaltige Ophthalmika) rezeptieren.

Die Spontanheilung bei durch Adenoviren verursachten Bindehautentzündungen tritt meist innerhalb von 2 Wochen ein.

Wichtiges in Kürze

① Durch einen verantwortungsvollen Umgang mit Antibiotika können Resistenzen verhindert werden. Jeder Patient ist daher im Umgang mit Antibiotika zu schulen.
② Bei Beginn der Therapie mit einem bakteriziden Antibiotikum kann es zu einem leichten Auffiebern kommen. Dies ist ein Zeichen der Wirksamkeit der Therapie.
③ Bei Verdacht auf eine Mittelohrentzündung wird eine abwartende Haltung eingenommen (wait and see, watchful waiting), denn die Otitis media, ob viral oder bakteriell bedingt, weist eine hohe Selbstheilungsrate von 80 % auf. **Cave:** Pädiatrie, Geriatrie, Immundefizite.
④ Eine Bakteriurie ohne klinische Anzeichen einer Harnwegsinfektion sollte nicht antibiotisch behandelt werden.
⑤ Bei Lippenherpes muss die topische Therapie bei den ersten Anzeichen wie Kribbeln und Brennen der Haut begonnen werden.
⑥ Das Varizella-Zoster-Virus (VZV) löst sowohl Windpocken als auch Herpes zoster aus.
⑦ Fußpilzinfektionen sind in der Regel gut in der Selbstmedikation behandelbar mit Antimykotika aus der Gruppe der Azole oder Terbinafin.
⑧ Da Nagelpilzinfektionen häufig sehr hartnäckig sind, muss die Therapie konsequent für mindestens 6 Monate erfolgen.
⑨ Antibiotische Augentropfen müssen in der Akutphase einer Augeninfektion engmaschig, ggf. auch nachts appliziert werden.

Weiterführende Literatur

Altmeyer P. Therapielexikon Dermatologie und Allergologie. Springer Verlag, Berlin 2005

Augustin AJ. Augenheilkunde. 3. Aufl., Springer Verlag, Berlin 2007

Axenfeld Th, Pau H. Lehrbuch und Atlas der Augenheilkunde. Gustav Fischer Verlag, Stuttgart 1980

Azari AA, Barney NP. Conjunctivitis: a systemic review of diagnosis and treatment. JAMA, 310 (16): 1721–1729, 2013

Berufsverband der Augenärzte Deutschlands (BVA), Deutsche Ophthalmologische Gesellschaft (DOC). Leitlinie Nr. 10, Hordeolum/Chalazion, 2010

Berufsverband der Augenärzte Deutschlands (BVA), Deutsche Ophthalmologische Gesellschaft (DOC). Leitlinie Nr. 12, Bakterielle Konjunktivitis, 2011

Deutsche Dermatologische Gesellschaft (DDG). Leitlinie Tinea der freien Haut der Deutschen Dermatologischen Gesellschaft 2013

Deutsche Dermatologische Gesellschaft (DDG). Leitlinien der Deutschen Dermatologischen Gesellschaft – Arbeitsgemeinschaft Dermatologische Infektiologie: Zoster und Zosterschmerzen, Epidemiologie, 2012

Deutsche Gesellschaft für Allgemeinmedizin und Familienmedizin (DEGAM). DEGAM-Leitlinie Nr. 7, S2k-Leitlinie Ohrenschmerzen. AWMF-Register Nr. 053/009, 2014

Deutsche Gesellschaft für Allgemeinmedizin und Familienmedizin (DEGAM). DEGAM-Leitlinie Nr. 1 Brennen beim Wasserlassen. AWMF-Register Nr. 053/001, 2009

Deutsche Gesellschaft für Urologie (DGU). S3-Leitlinie Harnwegsinfektionen Epidemiologie, Diagnostik, Therapie und Management bakterieller ambulant erworbener Harnwegsinfektionen bei erwachsenen Patienten. AWMF-Register Nr. 043/044, 2010

Faculty of Sexual and Reproductive Healthcare of the Royal College of Obstetricians & Gynaecologists (FSRH). Clinical Guidance – Drug Interactions with Hormonal Contraception. England 2011, updated Jan 2012, www.fsrh.org/home

Gilbert SC. Management and prevention of recurrent herpes labialis in immunocompetent patients. Herpes, 14 (3): 56–61, 2007

Grehn F. Augenheilkunde. 30. Aufl., Springer Verlag, Berlin 2008

Huland H, Conrad S. Harnwegsinfektion. In: Hautmann R, Huland H. Urologie: 134–148. 3. Aufl., Springer Verlag, Berlin 2006

Johnson RW, Rice AS. Clinical practice. Postherpetic neuralgia. N Engl J Med, 371 (16): 1526–1533, 2014

Juilland N, Vinckenbosch P, Richard C. Acute otitis media and short-term complications. Rev Med Suisse, 12 (506): 338–343, 2016

Kanski JJ, Bowling B. Klinische Ophthalmologie. 7. Aufl., Urban & Fischer, Elsevier, München 2012

Kost RG, Straus SE. Postherpetic neuralgia – pathogenesis, treatment and prevention. N Engl J Med, 335 (4): 23–42, 1996

Le Saux N, Robinson JL. Management of acute otitis media in children six months of age and older. Infectious Diseases and Immunization Committee. Paediatr Child Health, 21 (1): 39–50, 2016

Meister W, Neiss A, Gross G. Demography, symptomatology, and course of disease in ambulatory zoster patients: a physician-based survey in Germany. Intervirology, 41 (6): 272–277, 1998

Mertens T, Haller O, Klenk HD (Hrsg). Diagnostik und Therapie von Viruskrankheiten – Leitlinien der Gesellschaft für Virologie: 126–130. 2. Aufl., Urban Fischer, München 2004

Meyer C, Reiter S. Impfgegner und Impfskeptiker. Bundesgesundheitsblatt Gesundheitsforschung Gesundheitsschutz, 47: 1182–1188, 2004

Mills R, Hathorn I. Aetiology and pathology of otitis media with effusion in adult life. J Laryngol Otol, 130 (5): 418–424, 2016

Robert Koch-Institut. Impfpräventable Krankheiten in Deutschland. Epidemiologisches Bulletin Nr. 7, 2002

Rodgers P, Bassler M. Treating onychomycosis. Am Fam Physician, 63 (4): 663–678, 2001

Sachsenweger M. Augenheilkunde. 2. Aufl., Georg Thieme Verlag, Stuttgart 2003

Schneeweiß B, Pfleiderer M, Keller-Stanislawski B. Impfsicherheit heute. Dtsch Arztebl Int, 105 (34–35): 590–595, 2008

Thomas JP, Berner R, Zahnert T et al. Acute otitis media: a structured approach. Dtsch Arztebl Int, 111 (9): 151–160, 2014

Wentzky V, Pharmaceutical Care Research Group (Hrsg). Update – Antibiotikagabe unter hormoneller Kontrazeption Nr. 14. Universität Basel, www.imail-offizin.ch, 2016

Wiese-Posselt M, Tertilt C, Zepp C. Impfempfehlungen für Deutschland. Dtsch Arztebl Int, 108 (45): 771–780, 2011

Zündorf I, Vollmar A, Dingermann T. Immunologische Grundlagen des Impfens. Pharmazie Unserer Zeit, 37 (1): 20–27, 2008

Tipps für PhiPs

Beschäftigen Sie sich intensiv mit sinnvollen Abgabehinweisen zu Antibiotika. Zur Antibiotikaberatung gibt es zahlreiche Fachliteratur oder Beratungshilfen, wie beispielsweise die Antibiotika-Beratungsscheibe. Sprechen Sie Ihren Ausbilder darauf an. Eventuell gibt es solche Hilfsmittel in der Apothekenbibliothek. Mithilfe des BAK-Arbeitsbogens 11 können Sie die Beratung zu einer Antibiotika-Verordnung üben.

→ Arbeitsbogen Nr. 11 „Arzneimittelberatung – ärztliche Verordnung"

Tipps für Weiterzubildende

Zur Vertiefung Ihrer Kenntnisse bietet sich das Weiterbildungsseminar A.1 „Patientenorientierte Pharmazie – Krankheitsbilder in Fallbeispielen – Infektionskrankheiten" an. Die Arzneistoffe zur Therapie von Infektionskrankheiten zeigen ein hohes Wechselwirkungspotenzial. Hier könnten Sie eine Interaktion als praktische Aufgabe Nr. 3 bearbeiten und dokumentieren.

→ Praktische Tätigkeit Nr. 3 „Management einer realen Interaktionsmeldung in der Apotheke und Dokumentation folgender Punkte (interagierende Arzneistoffe, falls relevant Medikationshistorie, Bewertung der klinischen Relevanz, Maßnahmen, Dokumentation, ggf. Follow-up)"

5

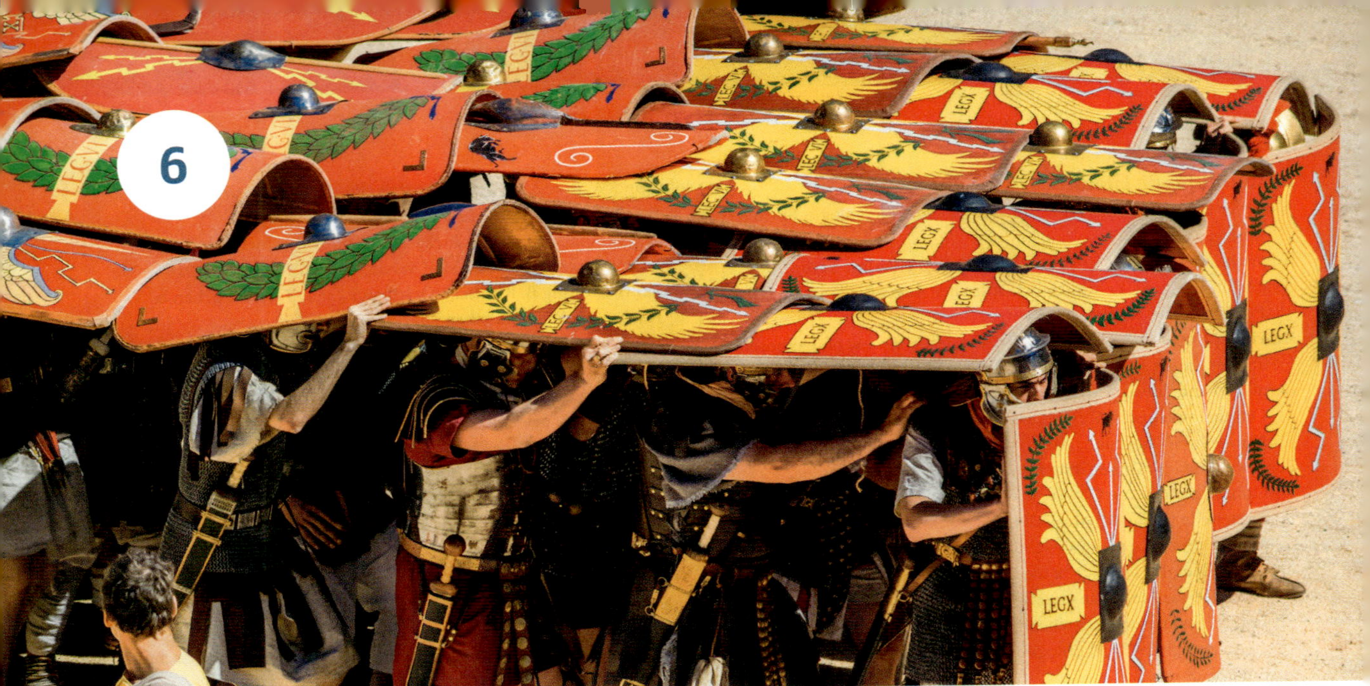

Impfungen

Kai Girwert

Impfungen gehören zu den wirksamsten und wichtigsten präventiven Maßnahmen. Moderne Impfstoffe sind gut verträglich und bleibende gravierende unerwünschte Arzneimittelwirkungen (UAW) werden nur in sehr seltenen Fällen beobachtet. Das unmittelbare Ziel einer Impfung ist, den Geimpften vor einer bestimmten Krankheit zu schützen. Im folgenden Kapitel wird das Basiswissen zu Impfungen für die pharmazeutische Beratung zusammengestellt.

6.1 Grundlagen

① Impfungen gehören zu den wichtigsten Errungenschaften der Medizin. Infektionskrankheiten wie Diphtherie und Tetanus sind aufgrund der erfolgreichen Impfprophylaxe äußerst selten geworden. Besonders bei viralen Infektionen, bei denen häufig keine kausalen Therapien zur Verfügung stehen, können schwere Erkrankungen und komplizierte Verläufe durch Impfungen verhindert werden. Das primäre Ziel dabei ist, das Immunsystem des Menschen in Zeiten der Gesundheit zu schulen, um eine schnelle und zielgerichtete Immunantwort bei Erregerkontakt zu ermöglichen. Des Weiteren soll durch eine breite bevölkerungsweite Durchimpfung eine Herdenimmunität erzeugt oder sogar die Ausrottung eines Krankheitserregers ermöglicht werden.

Als Herdenimmunität wird die durch Impfung erzeugte oder durch Infektion erworbene Immunität gegen einen Krankheitserreger innerhalb einer Population (engl. herd, Population) bezeichnet. Ziel ist, dass die Immunität so verbreitet ist, dass in der Population auch nichtimmune Individuen geschützt sind, weil der Erreger sich mangels eines Wirts nicht mehr ausbreiten kann. Herdenimmunität ist wichtig für Personen, die nicht oder noch nicht geimpft werden können. Hierzu zählen Personen mit Immunsuppression, Schwangere (mit Ausnahme der Grippe- und Pertussisimpfungen) oder Neugeborene (Lebendimpfstoffe Mumps, Masern, Röteln, Varizellen). Säuglinge können gegen diese Krankheiten frühestens ab dem 9. Monat bei Aufnahme in eine Gemeinschaftseinrichtung geimpft werden. Bis dahin sind sie einerseits durch Antikörper der Mutter geschützt, andererseits darauf angewiesen, dass das persönliche Umfeld immun ist und nicht als Überträger fungiert. Bei einer hohen Durchimpfungsrate (bis zu 90–95 % notwendig) gilt eine Herdenimmunität sicher als gewährleistet. Wird diese erreicht, kann eine Erregereradikation wie bei den Pocken, Polio und Masern möglich sein. Die Vermehrung des Krankheitserregers bricht zusammen. Solange jedoch diese Impfraten nicht weltweit erzielt werden, besteht jederzeit das Risiko, dass sich ein Krankheitserreger trotz regionaler Ausrottung durch Reise- und Migrationsbewegungen erneut in der Bevölkerung manifestiert. Den Effekt der Herdenimmunität gibt es jedoch nicht bei allen Impfungen. Tetanus bildet z. B. eine Ausnahme, da hier nicht gegen den Erreger, sondern dessen Toxin immunisiert wird, der Erreger omnipräsent im Erdreich gefunden werden kann und keine reine Mensch-zu-Mensch-Übertragung stattfindet. Eine aktuelle Übersicht über alle impfpräventablen Erkrankungen und verfügbaren Impfstoffe gibt die Impfstoffdatenbank des Paul-Ehrlich-Instituts und das Robert Koch-Institut.

Verweis auf Online

Paul-Ehrlich-Institut

Robert Koch-Institut

Jedes Jahr im Juli oder August aktualisiert die STIKO (Ständige Impfkommission am RKI) ihre Empfehlungen für die Impfprävention der Allgemeinbevölkerung und für bestimmte Menschengruppen (bestimmte Berufe, bestehende Vorerkrankungen). Die STIKO gilt als von der pharmazeutischen Industrie unabhängiges Gremium, das auf der Basis höchster Evidenz seine Entscheidungen trifft.

Seit dem 01.03.2020 gilt mit einer Übergangszeit bis zum 31.07.2021 die Einführung der Masernimpfpflicht in Deutschland. Das Ziel ist, das immer wieder in größeren regionalen Ausbrüchen bestehende Infektionsgeschehen in den Griff zu bekommen. Denn mit einer Rate von 1/1000 für schwerwiegende Verläufe sind die Masern alles andere als eine harmlose Kinderkrankheit. Viele Erwachsene weisen Impflücken auf und sind damit ein Risiko für andere Menschen und auch für die besonders schutzbedürftigen Säuglinge. Diese Pflicht gilt für Kinder, die in eine Gemeinschaftseinrichtung aufgenommen werden sollen, jedoch auch für deren Betreuer (Erzieher und Lehrer), für medizinisches Personal und für Flüchtlinge und Asylbewerber in Gemeinschaftsunterbringungen. Generell gilt die Empfehlung der zweimaligen Impfung für alle Menschen, die nach 1970 geboren sind. Der Nachweis kann durch einen Impfausweis oder über ein Kinderuntersuchungsheft erbracht werden. Eine Umgehung der Schulpflicht ist damit nicht möglich. Bei einer Verweigerung kann ein Bußgeld in Höhe von bis zu 2500 € für die Eltern und die Leitungen der Einrichtungen verhängt werden. Ein Ausschluss von Kindern aus Krippen und Kindergärten ist möglich.

6.2 Impfstofftypen

6.2.1 Lebendimpfstoffe

Lebendimpfstoffe sind vermehrungsfähige, aber nicht mehr infektiöse, d. h. attenuierte (angepasste), in ihrer Pathogenität abgeschwächte Erreger. Die Attenuierung geschieht u. a. durch mehrfache Selektionspassage in Zellkulturen wie Hühnerei, Bindegewebszellen, Affennierenzellen, Bakterien oder Pilzen. Attenuierte Lebendimpfstoffe gibt es gegen virale Infektionen wie Masern, Mumps, Röteln, Varizellen, Rotavirus (Schluckimp-

Tab. 6.1 Lebendimpfstoffe

STIKO-Empfehlungen	Andere
▪ Rotaviren, ▪ Masern, ▪ Mumps, ▪ Röteln, ▪ Varizellen (nur für Windpocken geltend!)	▪ Dengue, ▪ Ebola, ▪ Gelbfieber, ▪ Gürtelrose, ▪ Pocken, ▪ Tuberkulose (BCG), ▪ Typhus (oral)

Tab. 6.2 Tot- und Toxoidimpfstoffe

STIKO-Empfehlungen	Andere
▪ Diphtherie (Toxoid-Impfstoff), ▪ FSME (regionale Empfehlungen), ▪ Gebärmutterhalskrebs HPV, ▪ Gürtelrose (Alter beachten), ▪ Hämophilus Influenzae B, ▪ Hepatitis B, ▪ Influenza (Alter und Indikation beachten), ▪ Meningokokken C, ▪ Keuchhusten (Pertussis), ▪ Pneumokokken, ▪ Polio, ▪ Tetanus (Toxoid-Impfstoff)	▪ Cholera, ▪ Hepatitis A, ▪ Japanische Enzephalitis, ▪ Meningokokken B, ACWY, ▪ Milzbrand, ▪ Tollwut, ▪ Typhus

fung) und Gelbfieber, aber auch gegen bakterielle Infektionen wie Typhus (Schluckimpfung).

Vorteil eines Lebendimpfstoffs ist die lokale Nachahmung der Infektion, die meist zu einer dauerhaften Immunität führt. Nachteilig ist, dass Lebendimpfstoffe nicht für immungeschwächte Personen geeignet sind.

6.2.2 Totimpfstoffe und Spaltimpfstoffe

Totimpfstoffe sind (durch Erwärmung, Ultraschall oder Formaldehyd) inaktivierte, abgetötete Viren oder Bakterien bzw. Teile des Erregers wie Proteine oder Zucker. Totimpfstoffe können auch gentechnisch hergestellte Antigene enthalten.

Zwei Vorteile der Totimpfstoffe sind, dass eine Rückmutation zum krankmachenden Wildtyp ausgeschlossen ist und sie damit risikofreier bei immunsupprimierten Personen eingesetzt werden können. Nachteilig ist die teilweise kürzere und geringere Immunogenität. Daher können mehrere Impfungen zur Grundimmunisierung und Auffrischimpfungen sowie der Einsatz von Adjuvanzien notwendig sein.

Definition

Adjuvanzien sind verstärkende Stoffe oder Stoffkombinationen, die die Immunogenität der Impfantigene erhöhen sollen. Sie machen einige Impfstoffe überhaupt wirksam und sorgen außerdem dafür, dass geringere Mengen der Antigene benötigt werden. Das kann ein entscheidender Faktor in pandemischen Zeiten sein, wenn in kurzer Zeit eine große Zahl Impfstoffdosen zur Verfügung gestellt werden muss. Seit Jahrzehnten sind Aluminiumverbindungen die häufigsten verwendeten Adjuvanzien. Durch die aktuellen Diskussionen um die potenzielle Toxizität von Aluminium für den menschlichen Körper sind pharmazeutische Unternehmen allerdings darum bestrebt, Alternativen zu finden. Dies ist für einige Impfstoffe bereits gelungen (stabilisierte Öl-in-Wasser-Emulsion – Fluad® Influenza, Virosomen – Hepatitis A, Monophosphoryl-Lipid-A – HPV). Grundsätzlich wird das Risiko jedoch als gering angesehen, da zum einen die Menge an zu verwendendem Aluminium reguliert ist und zum anderen die daraus resultierenden Blutspiegel im Vergleich zur alltäglichen Aufnahme über die Nahrung und Arzneimittel (im Rahmen einer Dialyse oder Antazida) gering sind. Richtig ist, dass durch Adjuvanzien die lokalen Reaktionen stärker ausfallen können.

6.2.3 Toxoid-Impfstoffe

Toxoide sind (meist durch Formaldehyd) veränderte Toxine des Erregers. Die Immunität zielt nicht direkt auf den Erreger selbst, sondern auf das von ihm gebildete Toxin. Es bilden sich Antikörper gegen dieses Toxin. Beispiele sind die Impfungen gegen Diphtherie und Tetanus. Es sei darauf hingewiesen, dass die Tetanusimpfung eine reine Individualschutzimpfung ist, von der einzig der Geimpfte profitiert.

6.2.4 Passive Immunisierung

Passivimpfstoffe enthalten Immunglobuline (Antikörper) gegen den Erreger bzw. gegen das virale oder bakterielle Antigen. Beispiele für Passivimpfstoffe sind die Immunglobuline gegen Tollwut, Tetanus, Hepatitis A, Hepatitis B oder das Schlangengift-Immunserum.

Ein Vorteil an Passivimpfstoffen ist die Möglichkeit der postexpositionellen Impfung, wenn ein Erregerkontakt stattgefunden hat, das Immunsystem aber nicht schnell genug darauf reagieren kann. Nachteilig ist die meist kurze Immunität von wenigen Wochen, da das

Immunglobulin als Fremdeiweiß relativ rasch abgebaut wird. Nach einer Verletzung im Alltag und unklarem Impfstatus ist es dazu möglich eine aktive und passive Immunisierung, z. B. gegen Tetanus, gleichzeitig durchzuführen. Da die zu verabreichenden Passivimpfstoffe bedeutend seltener benötigt werden und teils schwierig zu beschaffen sind, treten sie im Apothekenalltag so gut wie nie auf. In akuten Situationen müssen sie jedoch schnell zur Verfügung stehen. Deswegen sind deutschlandweit Notfalldepots eingerichtet, die eine schnelle Beschaffung ermöglichen. Die Standorte können bei der jeweiligen Landesapothekerkammer erfragt werden.

6.3 Impfberatung

② Die Apotheke hat durch viele und wiederholte Kundenkontakte die Möglichkeit, eine wichtige Rolle in der Aufklärung und Beratung zum Thema Impfungen einzunehmen. Dazu könnte die Bedeutung der Apotheke in Zukunft noch an Wichtigkeit zunehmen. Denn in Deutschland wird über das Impfen (im Pilotversuch gegen die Influenza) in der Apotheke wie in anderen Ländern diskutiert. Damit sollen die Durchimpfungsraten steigen. Bis dahin kann zu den allgemein empfohlenen Standardimpfungen, zu Indikationsimpfungen (erweiterte Empfehlungen wegen gesundheitlicher Vorbelastung oder der Ausübung eines bestimmten Berufs) oder auch Reiseimpfungen beraten werden.

Folgende Fragen sollten dabei dem Kunden beantwortet werden können:

- Welche Impfungen werden für die betroffene Person empfohlen?
- Wie oft muss zur Grundimmunisierung geimpft und aufgefrischt werden?
- Gibt es Kontraindikationen?
- Wie sicher ist der Impfstoff und wie gut schützt er? Welche Nebenwirkungen sind möglich?
- Was kostet die Impfung und wer bezahlt sie?
- Welche Besonderheiten bzw. Charakteristika weist der Impfstoff auf (z. B. Lebend- oder Totimpfstoff)? Wie sehen ein sicherer Transport und eine geeignete Aufbewahrung durch den Patienten aus?

Wenn auf bestehende Kontraindikationen geprüft wird, ist zu entscheiden, ob es sich im vorliegenden Fall um eine echte oder „falsche" Kontraindikation handelt. Denn mancher Kunde ist der Meinung, er dürfe nicht geimpft werden.

Einteilung der Kontraindikationen

Echte Kontraindikationen

- Akute behandlungsbedürftige Erkrankungen wie Infektionen, Herz-Kreislauf- oder Tumorerkrankungen (Ausnahme: postexpositionelle Impfung),
- Impfhindernisse: Allergien gegen Bestandteile des Impfstoffs (Hühnereiweiß, Neomycin, Streptomycin),
- Immundefekt (Konsultation des Arztes, der den Immundefekt behandelt),
- nicht dringend indizierte Impfungen sollten während der Schwangerschaft nicht durchgeführt werden (v. a. Masern, Mumps, Röteln, Varizellen).

„Falsche" Kontraindikationen

- Chronische Erkrankungen – gerade diese Menschen sollten sich impfen lassen,
- banale Infekte, auch mit subfebrilen Temperaturen,
- möglicher Kontakt des Impflings zu Personen mit ansteckenden Krankheiten,
- Krampfanfälle in der Familie,
- Fieberkrämpfe in der Anamnese des Impflings,
- Ekzem, lokale Hautinfektionen,
- Einnahme von Antibiotika oder niedrig dosierten Corticoiden,
- Immundefekte bei Impfung mit Totimpfstoffen.

Jedoch kann selbst bei einer vorliegenden Hühnereiweißallergie und einer notwendigen Prophylaxe über eine Impfung im Krankenhaus nachgedacht werden, um einer drohenden Anaphylaxie schnell und kompetent entgegentreten zu können. Natürlich ist der bessere Weg, auf einen hühnereiweißfreien Impfstoff zu setzen. Dieser steht im Rahmen der Grippeimpfung zur Verfügung (Flucelvax®).

Die Frage nach den Nebenwirkungen von Impfstoffen ist meist kurz und knapp zu beantworten. Leichte Fieberreaktionen, lokale Schmerzen an der Injektionsstelle, allergische Erscheinungen und ein leichtes Krankheitsgefühl treten häufig auf. Die allergischen Reaktionen können dabei auch auf Hühnereiweiß, Antibiotika oder sonstige pharmazeutische Hilfsstoffe aus der Herstellung zurückzuführen sein. Bei Totimpfstoffen treten die Impfreaktionen zumeist innerhalb der ersten 3 Tage auf, bei Lebendimpfstoffen sind sie auch verzögert nach 2–4 Wochen möglich. Bei einer Impfung mit einem Mumps-Masern-Röteln-Impfstoff (MMR) sind auch harmlose, milde Formen von Masern und Mumps möglich. Neben den typischen, hier aber nicht so kräftigen Hautreaktionen sind Parotisschwellung und Fieber möglich. Wenn das Fieber ein kritisches Maß überschreitet, der Impfling sich schlecht fühlt oder aufgrund der erhöhten Temperatur zu Krämpfen neigt, können Antipyretika gegeben werden.

Die Impfmaßnahmen können in der Regel keine lebenslange und hundertprozentige Immunität garantieren. Bei der jährlichen Grippeimpfung hängt der Impferfolg sehr von der Zuverlässigkeit der Voraussage der WHO zur Impfstoffzusammensetzung statt. Hinzu kommen die Faktoren Immunkompetenz des Impflings und die Frage, ob und wie stark sich die Influenza-Viren im Lauf der Saison verändern. Einige Impfstoffe enthalten auch nur Antigen-Komponenten gegen einzelne Erregersubtypen, während die nicht beimpften Erregersubtypen weiterhin zur Erkrankung führen können. Beispiele sind die HPV-, Pneumokokken- oder Rotavirenimpfstoffe. Trotzdem können sie erheblich zur Senkung der Krankheitslast beitragen.

Die häufigste Applikationsart ist die intramuskuläre Injektion. Unter der Einnahme von Gerinnungshemmern können allerdings nahezu alle empfohlenen Impfungen subkutan gegeben werden. Seltener, wie bei der Rotavirenimpfung oder den Reiseimpfungen gegen Cholera bzw. Typhus, findet die perorale Zufuhr statt. Auch intradermale Impfungen wurden in der Vergangenheit zur Prophylaxe der Tuberkulose und Influenza bereits durchgeführt. Derzeit gibt es in Deutschland allerdings für keine intradermale Impfung eine Empfehlung.

Nach erfolgter Impfung ist diese in den Impfpass einzutragen. Fehlt dieser, ist eine schriftliche Impfbescheinigung auszustellen. Bei Bewertung des aktuellen Impfstatus sollten immer die aktuellen STIKO-Empfehlungen eingesehen werden, denn auf der Rückseite des Impfpasses sind zwar oft eine Empfehlungen für verschiedene Altersgruppen zu finden, jedoch können diese bei einem alten Pass bereits überholt sein.

③ Die Kosten für die STIKO-Impfungen übernehmen die gesetzlichen Krankenkassen (Abb. 6.1). Bei beruflich geforderten Impfungen ist es der Arbeitgeber. Die Reiseimpfungen sind privat zu zahlen. Trotzdem kann ein individueller Antrag bei der Krankenkasse erfolgreich sein.

Das empfohlene Impfalter wird in Wochen, Monaten und Jahren angegeben. Besonders in den ersten 2 Lebensjahren, in denen das Immunsystem des Kindes für das Leben vorbereitet wird, sollten die Impfungen so früh wie möglich durchgeführt werden. So sind Kinder bei Aufnahme in die verschiedenen Gemeinschaftseinrichtungen gut vorbereitet, werden weniger krank und Eltern haben zugleich weniger Fehlzeiten im Beruf. Die Überprüfung und ggf. Vervollständigung des Impfstatus ist in jedem Lebensalter sinnvoll. Soweit Kombinationsimpfstoffe verfügbar sind, sollten diese verwendet werden, um die Zahl der Injektionen möglichst gering zu halten und die Bereitschaft, eine Impfprophylaxe durchzuführen, zu erhöhen.

In aktueller Zeit ist die Impfmüdigkeit in der Gesellschaft allerdings nicht die einzige Herausforderung. Lieferengpässe und die kleine, aber laute Gruppe von Impfgegnern, die zur Verunsicherung bei einer rationalen Impfentscheidung beitragen, erschweren eine ausreichende Durchimpfung der Bevölkerung.

Es folgt eine Auswahl der Charakteristika einzelner Impfstoffe, zu denen es in den letzten Jahren neue Empfehlungen gab (▸ Kap. 6.3.1 bis ▸ Kap. 6.3.4).

6.3.1 HPV-Impfung

Seit 2007 gilt die STIKO-Empfehlung zur Impfung gegen HPV für junge Mädchen mit dem Ziel der Gebärmutterhalskrebsprävention. 2014 wurde das empfohlene Impfalter von 12–17 Jahre auf 9–14 Jahre vorgezogen. Die Impfserie sollte, wenn möglich vor dem ersten Geschlechtsverkehr abgeschlossen sein. Ein Nachholen der Impfung im späteren Lebensalter ist nur bei Frauen sinnvoll, die noch nicht sexuell aktiv waren. Der Nutzen der Impfung sinkt erheblich, wenn es bereits zu einer HPV-Infektion kam. Das Risiko dafür steigt mit der Anzahl verschiedener Sexualpartner. Im September 2018 bestätigten die gesetzlichen Krankenkassen die Kostenübernahme auch für Jungen ab 9 Jahren. Denn diese sind einerseits an der Weiterverbreitung der Viren beteiligt, andererseits selbst durch diese von Krebsarten im Genital-, Kopf-, Hals- und Analbereich gefährdet.

Für die HPV-Impfung sind 3 verschiedene Impfstoffe zugelassen, die vor der Infektion mit unterschiedlichen Subtypen des HPV schützen (Tab. 6.3). Da sich die Effektivität der Impfstoffe bezogen auf die Hochrisiko HPV-Typen 16 und 18 nicht unterscheidet, spricht sich die STIKO nicht für einen bestimmten der verfügbaren Impfstoffe aus. Der ältere quadrivalente Gardasil® (ohne 9) ist nur noch als Reimport verfügbar und der Vertrieb wird allmählich eingestellt. Die weniger gefährdenden Untertypen, die verimpft werden, erweitern den Schutz und beugen außerdem der Ausbildung von Genitalwarzen vor.

6.3.2 Impfung gegen Rotaviren (RV)

Rotavirusinfektionen sind weltweit die häufigsten Magen-Darm-Infektionen bei Kindern unter 5 Jahren. Die RV-Impfung soll schwere Krankheitsverläufe und dadurch bedingte Krankenhausaufenthalte bei Säuglingen und Kleinkindern verhindern.

Die STIKO hat die RV-Schluckimpfung 2013 als Standardimpfung für Säuglinge in die allgemeinen Impfempfehlungen aufgenommen. Die Impfserie wird im Alter von 6–12 Wochen begonnen und sollte je nach Impfstoff bis zum Alter von 16 Wochen (Rotarix®) bzw. von 22 Wochen (RotaTeq®) beendet werden. Die oralen Impfstoffdosen (2 bei Rotarix® und 3 bei RotaTeq®)

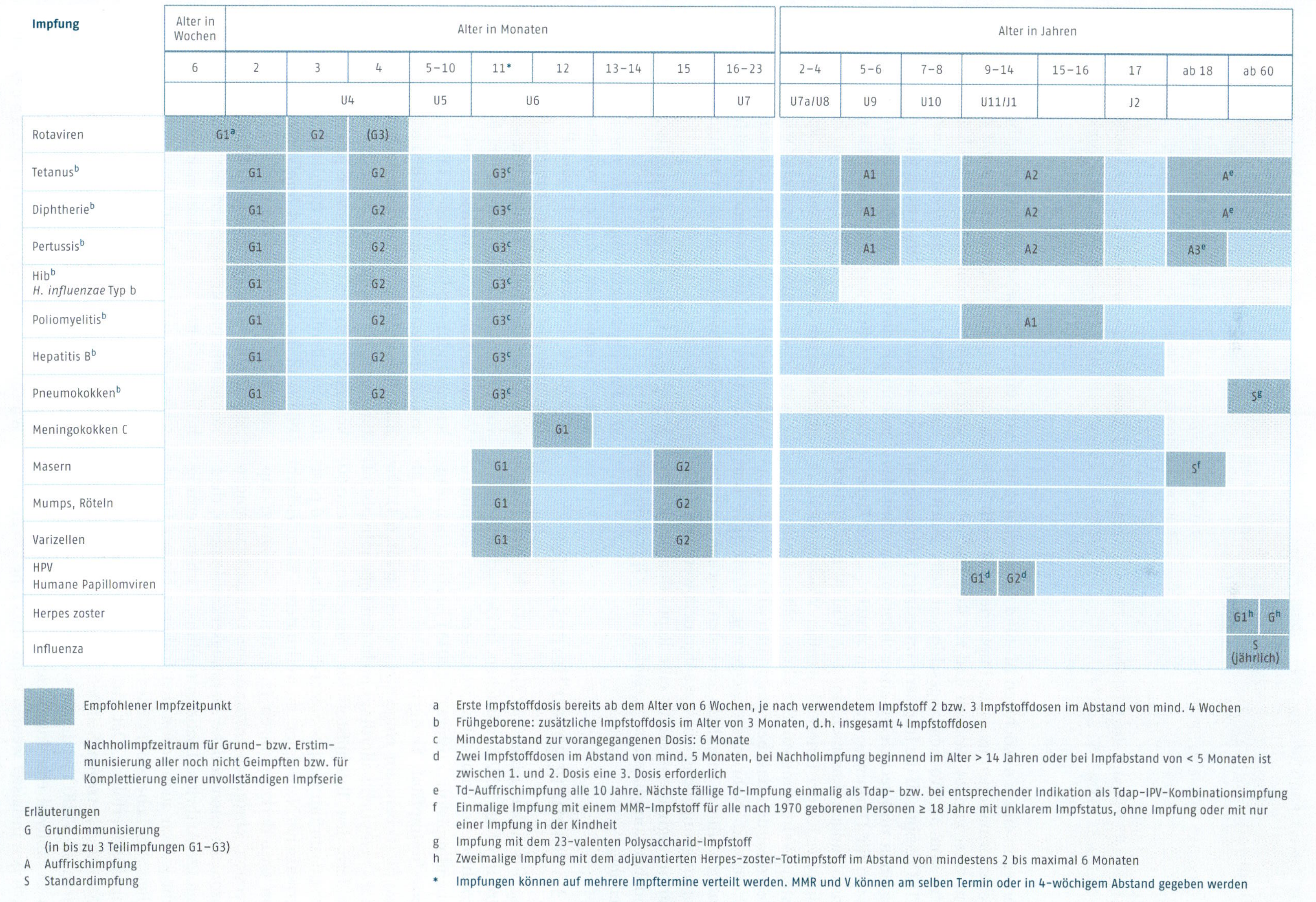

Impfung	Alter in Wochen	Alter in Monaten									Alter in Jahren							
	6	2	3	4	5–10	11*	12	13–14	15	16–23	2–4	5–6	7–8	9–14	15–16	17	ab 18	ab 60
			U4		U5	U6				U7	U7a/U8	U9	U10	U11/J1		J2		
Rotaviren	G1[a]		G2	(G3)														
Tetanus[b]		G1		G2		G3[c]						A1		A2			A[e]	
Diphtherie[b]		G1		G2		G3[c]						A1		A2			A[e]	
Pertussis[b]		G1		G2		G3[c]						A1		A2			A3[e]	
Hib[b] *H. influenzae* Typ b		G1		G2		G3[c]												
Poliomyelitis[b]		G1		G2		G3[c]								A1				
Hepatitis B[b]		G1		G2		G3[c]												
Pneumokokken[b]		G1		G2		G3[c]												S[g]
Meningokokken C							G1											
Masern						G1			G2								S[f]	
Mumps, Röteln						G1			G2									
Varizellen						G1			G2									
HPV Humane Papillomviren														G1[d] G2[d]				
Herpes zoster																		G1[h] G[h]
Influenza																		S (jährlich)

Empfohlener Impfzeitpunkt

Nachholimpfzeitraum für Grund- bzw. Erstimmunisierung aller noch nicht Geimpften bzw. für Komplettierung einer unvollständigen Impfserie

Erläuterungen
- G Grundimmunisierung (in bis zu 3 Teilimpfungen G1–G3)
- A Auffrischimpfung
- S Standardimpfung

a Erste Impfstoffdosis bereits ab dem Alter von 6 Wochen, je nach verwendetem Impfstoff 2 bzw. 3 Impfstoffdosen im Abstand von mind. 4 Wochen
b Frühgeborene: zusätzliche Impfstoffdosis im Alter von 3 Monaten, d.h. insgesamt 4 Impfstoffdosen
c Mindestabstand zur vorangegangenen Dosis: 6 Monate
d Zwei Impfstoffdosen im Abstand von mind. 5 Monaten, bei Nachholimpfung beginnend im Alter > 14 Jahren oder bei Impfabstand von < 5 Monaten ist zwischen 1. und 2. Dosis eine 3. Dosis erforderlich
e Td-Auffrischimpfung alle 10 Jahre. Nächste fällige Td-Impfung einmalig als Tdap- bzw. bei entsprechender Indikation als Tdap-IPV-Kombinationsimpfung
f Einmalige Impfung mit einem MMR-Impfstoff für alle nach 1970 geborenen Personen ≥ 18 Jahre mit unklarem Impfstatus, ohne Impfung oder mit nur einer Impfung in der Kindheit
g Impfung mit dem 23-valenten Polysaccharid-Impfstoff
h Zweimalige Impfung mit dem adjuvantierten Herpes-zoster-Totimpfstoff im Abstand von mindestens 2 bis maximal 6 Monaten
* Impfungen können auf mehrere Impftermine verteilt werden. MMR und V können am selben Termin oder in 4-wöchigem Abstand gegeben werden

Abb. 6.1 Impfkalender der STIKO. Standardimpfungen für Säuglinge, Kinder, Jugendliche und Erwachsene 2020/2021

Tab. 6.3 Impfstoffe zur HPV-Prophylaxe

Impfstoff	Impfschema
Cervarix® (bivalent: HPV Typ 16 und 18)	9–14 Jahre: 2 Dosen im Monat 0 und 6–12; 15 Jahre und älter: 3 Dosen im Monat 0, 1 und 6
Gardasil® 9 (neunvalent: HPV Typ 6, 11, 16, 18, 31, 33, 45, 52 und 58)	9–14 Jahre: 2 Dosen im Monat 0 und 6–12 oder 3 Dosen im Monat 0, 2 und 6; 15 Jahre und älter: 3 Dosen im Monat 0, 2 und 6

werden in einem 4-wöchigen Abstand verabreicht. Laut Fachinformationen muss die Impfserie für Rotarix® bis zum Alter von 24 Wochen und für RotaTeq® bis zum Alter von 32 Wochen abgeschlossen sein. Auch die STIKO empfiehlt die Impfserie unbedingt frühzeitig zu beginnen und rechtzeitig abzuschließen, da sonst das Risiko für Darminvaginationen ansteigt. Diese Darmeinstülpungen kommen in 1–2 Fällen pro 100 000 geimpfter Kinder innerhalb weniger Wochen nach der ersten RV-Impfung vor. Die Eltern sollten darauf hingewiesen werden, dass bei Symptomen wie starken Bauchschmerzen, Nahrungsverweigerung, Erbrechen und blutigen Stühlen innerhalb der ersten Wochen nach der Impfung umgehend ein Arzt aufgesucht werden soll. Bei Darminvaginationen führt eine Reposition des Darms und bei komplizierten Verläufen eine Operation zur Heilung.

6.3.3 Impfung gegen Herpes zoster

Das Erkrankungsbild der Gürtelrose (Herpes zoster) wird in ▸Kap. 5.3.2 beschrieben. In Deutschland sind 2 verschiedene Impfstoffe zugelassen: der attenuierte Lebendimpfstoff Zostavax® (2013) und der adjuvantierte Totimpfstoff Shingrix®(2018). Beide können ab dem 50. Lebensjahr eingesetzt werden (Tab. 6.4). Die STIKO empfiehlt allerdings nicht den Lebendimpfstoff, sondern den Totimpfstoff für Menschen ab dem 60. Lebensjahr um Herpes-zoster-Erkrankungen und postherpetische Neuralgien zu verhindern. Eine Vielzahl von Grunderkrankungen (z. B. Immundefizienz/-suppression, chronisch-entzündliche Darmerkrankungen, chronisch-entzündliche Atemwegserkrankungen, rheumatoide Arthritis, Diabetes mellitus, Asthma) ermöglicht jedoch auch schon den früheren Einsatz (inzwischen > 18. Lebensjahr). Die Immunisierung sollte mit 2 Impfdosen erfolgen. Der Abstand sollte zwischen 2 und 6 Monaten betragen. Seit der Empfehlung zur Impfung durch die STIKO ist die Versorgungssituation schlecht. Es ist sinnvoll eine Impfserie nur zu beginnen, wenn auch gewährleistet werden kann, dass eine zweite Impfung für den Impfling zur Verfügung steht. In den Jahren 2019/2020 traten mehrere Meldungen auf, in denen von einem teilweise ausgeprägten, bullösen Hautausschlag berichtet wird, nachdem mit dem Totimpfstoff geimpft wurde. In manchen Fällen haben die Impflinge eine positive Herpes-zoster-Anamnese. Die Hautreaktionen traten um die Injektionsstelle oder in dem Dermatom auf, das in der Vergangenheit bereits von Herpes zoster betroffen war. Eine Kausalität wird näher untersucht. Ärzte sind in diesen Fällen zur Probennahme aufgefordert, um das Virusmaterial zu typisieren.

Der Lebendimpfstoff Zostavax® wird von der STIKO nicht empfohlen, da er eine schwächere und kürzere Wirkdauer hat. Eine Anwendung bei Immunschwachen sowie Immunsupprimierten ist weniger sicher.

6.3.4 Impfung gegen Pneumokokken

Die Pneumokokken-Impfstoffe unterscheiden sich in ihrer Komposition deutlich voneinander. Synflorix® enthält 10, Prevenar 13® 13 und Pneumovax® 23 23 Pneumokokken-Serotypen-Antigene (Tab. 6.5). Pneumokokkeninfektionen verursachen weltweit Millionen von Erkrankungs- und Todesfällen. Bei nichtinvasiven Verläufen können sie Mittelohr- und Nasennebenhöhlenentzündungen hervorrufen. Die Impfstoffe schützen jedoch insbesondere auch vor den schweren invasiven Erkrankungsbildern Lungenentzündung, Blutvergiftung und Hirnhautentzündung. Da über 90 Pneumokokken-Serotypen bekannt sind, gewährleisten die Impfungen allerdings keinen hundertprozentigen Schutz. Während die konjugierten Impfstoffe den effektiveren Schutz hervorrufen, ist die Wirkung von Pneumovax® 23 dafür breiter ausgerichtet. Für Säuglinge wird nur der Konjugatimpfstoff eingesetzt. Er kann jedoch auch in höherem Alter als Indikationsimpfung bei Immunschwachen oder bei beruflicher Gefährdung genutzt werden. Der Polysaccharidimpfstoff (Pneumovax® 23) ruft erst ab dem Alter von 2 Jahren eine Immunität hervor und gilt als Standardempfehlung für Menschen nach dem 60. Lebensjahr. Bislang bekamen diese nur eine Impfdosis. Inzwischen kann wegen der nachlassenden Wirkung jedoch eine Auffrischung nach 6 Jahren erwogen werden. Bei gesundheitlich besonders prädisponierten Erwachsenen ist auch das sequenzielle Impfen

Tab. 6.4 Impfstoffe zur Herpes-zoster-Prophylaxe

Impfstoff	Impfschema
Shingrix® (STIKO-Empfehlung)	> 60. Lebensjahr 2 Dosen: im Monat 0 und 2–6; Anwendung > 18. Lebensjahr möglich
Zostavax® (keine STIKO-Empfehlung)	> 50. Lebensjahr einsetzbar; 1 Impfdosis

Tab. 6.5 Impfstoffe zur Pneumokokken-Prophylaxe

Impfstoff	Impfschema (Standardimpfung)
Synflorix® (Konjugatimpfstoff)	3 Impfdosen in den Lebensmonaten 2, 4 und 11–14; Frühgeborene erhalten eine weitere Dosis im Alter von 3 Monaten
Prevenar 13® (Konjugatimpfstoff)	3 Impfdosen in den Lebensmonaten 2, 4 und 11–14; Frühgeborene erhalten eine weitere Dosis im Alter von 3 Monaten
Pneumovax® 23 (Polysaccharidimpfstoff)	Eine Impfdosis im Alter > 60. Lebensjahr oder früher bei beruflicher oder gesundheitlicher Vorbelastung.

eine Option, um einen optimalen Schutz hervorzurufen. Dabei wird die Immunisierung mit einem Konjugatimpfstoff begonnen und eine zweite Impfung nach 6–12 Monaten mit dem Polysaccharidimpfstoff durchgeführt.

Definition

Konjugatimpfstoffe werden zur Prophylaxe von Erkrankungen mit bekapselten Bakterien eingesetzt, denn die Polysaccharide der Kapseln, die als Antigene fungieren sollen, haben nur eine geringe Immunogenität. Diese Technik kommt bei *Haemophilus influenzae* B, Meningokokken und Pneumokokken zum Einsatz. Besonders bei Kindern macht es das Impfen im ersten Lebensjahr mit diesen möglich. Die erforderlichen Polysaccharidantigene werden an ein Trägerprotein gebunden. So kann eine adäquate B- und T-Zell-Antwort stattfinden und eine Auffrischung geht mit einer gewünschten Boosterreaktion einher. Zur Konjugation werden atoxische Varianten des Diphtherie- und Tetanustoxins eingesetzt. An dieser Stelle rufen sie jedoch keine zusätzliche Immunität gegen diese Krankheiten hervor. Ein Konjugatimpfstoff ist daher nicht leichtfertig gegen einen Polysaccharidimpfstoff auszutauschen, wenn Lieferengpässe bestehen.

6.4 Reiseimpfungen

Bei einer Reiseimpfberatung in der Apotheke sollte zunächst der allgemein empfohlene Impfstatus überprüft werden. Als nächstes werden das Reiseland und die Reisebedingungen ermittelt. Denn je intensiver der Kontakt zu Einheimischen und Tieren ist und je länger der Aufenthalt dauert, umso weitreichender kann eine zusätzliche Impfprophylaxe sein. Nützliche und kostenfreie Informationen sind zu diesem Thema beim Auswärtigen Amt und dem Centrum für Reisemedizin (CRM) zu finden.

Verweis auf Online

Auswärtiges Amt

Centrum für Reisemedizin

④ Ein spannendes Beispiel, wie herausfordernd die Suche nach einem geeigneten Impfstoff für die Reise sein kann, bieten die Meningokokken-Impfstoffe (Tab. 6.6). In Deutschland gilt die generelle Empfehlung, ein Kind ab dem zweiten Lebensjahr gegen Meningokokken C zu impfen. Die Meningokokken B sind in Deutschland zwar häufiger vertreten und eine Infektion

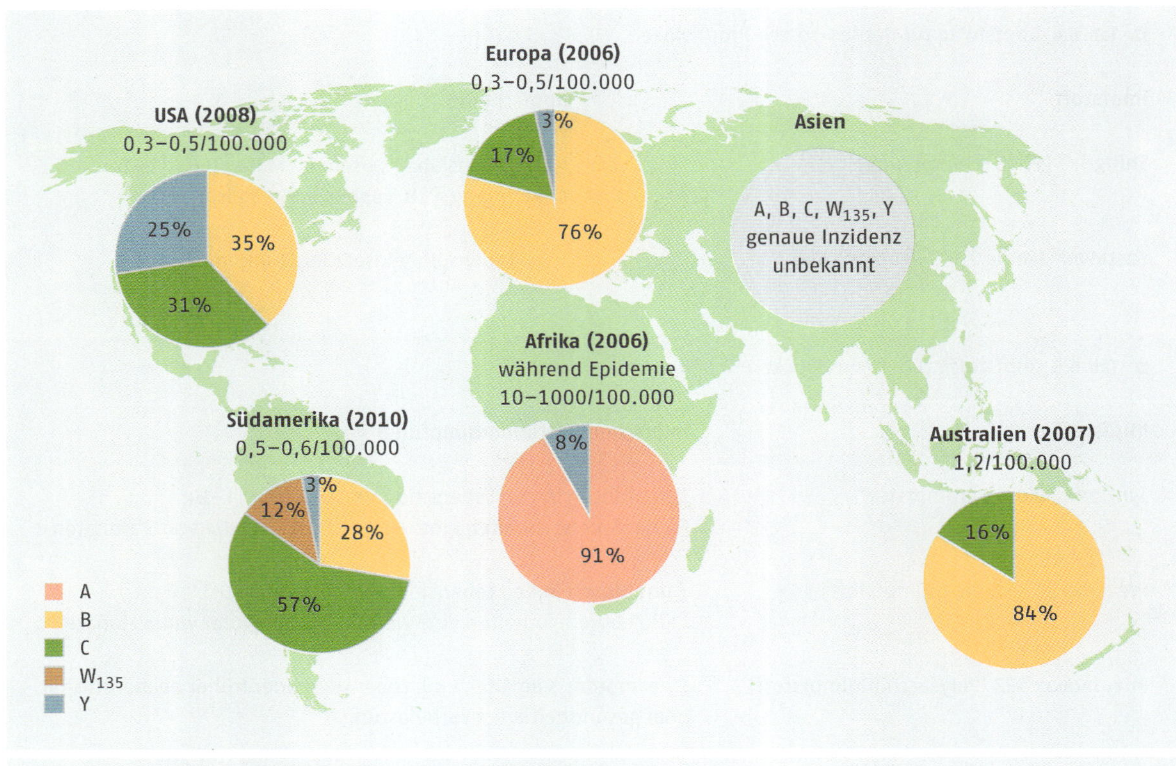

Abb. 6.2 Verteilung der Meningokokken-Serotypen weltweit

mit ihnen ist ähnlich gefährlich, jedoch hat die STIKO diese Immunisierung bislang nicht in die Empfehlungen aufgenommen. Dagegen sprechende Argumente sind die Schwierigkeit der Aufnahme in den kindlichen Impfkalender (d. h. 3 Impfungen an einem Tag mit dem Risiko der schlechten Verträglichkeit oder mehrere erforderliche Impftermine) und die Unsicherheit über die Schutzleistung. Bei einer Reise ins Ausland, besonders bei einer längeren Aufenthaltsdauer, kann eine Impfung trotzdem empfehlenswert sein, denn auf der Welt sind die unterschiedlichen Meningokokken-Serogruppen verschieden stark vertreten. Macht ein Student ein Auslandssemester in Großbritannien, ist eine vorherige Impfung durchaus empfehlenswert. Plant ein Muslim eine Pilgerreise nach Mekka, ist dagegen eine Impfung gegen Meningokokken-ACWY-Serogruppen vorgeschrieben. Es ist also wichtig, nicht nur danach zu entscheiden, ob eine Meningokokken-Infektion in einer gewissen Region der Welt ein Risiko darstellt, sondern auch den richtigen Impfstoff zu finden. Beim Blick in die Impfstoffdatenbank des PEI findet man nur Monoimpfstoffe. Genaueres Hinsehen bei den Impfstoffnamen zeigt, vor welchen Meningokokken-Arten der jeweilige Impfstoff schützt. Dies gilt auch bei Lieferengpässen. Abb. 6.2 zeigt die Verteilung der Meningokokken-Serogruppen weltweit.

Wichtiges in Kürze

① Impfen ist die beste Prophylaxe gegen Infektionskrankheiten.

② Die individuelle Impfberatung und Aufklärung ist ein starkes Zeichen für die Kompetenz der Apotheke.

③ Die aktualisierten Impfempfehlungen werden jährlich im Juli oder August durch die STIKO veröffentlicht.

④ Bei der Suche nach Alternativen zu Impfstoffen ist genau zu bewerten, ob ein Austausch stattfinden darf. Eine Impfserie ist vorzugsweise mit dem gleichen Impfstofftyp wie der Startimpfstoff fortzuführen.

Tab. 6.6 Impfstoffe zur Meningokokken-Prophylaxe

Impfstoff	Impfschema
Meningokokken-C-Impfstoff (konjugiert): NeisVac-C®, Meningitec®, Menjugate®	STIKO-Empfehlung: eine Dosis zu einem möglichst frühen Zeitpunkt im zweiten Lebensjahr
Meningokokken-B-Impfstoff: Bexsero®, Trumenba®	Bexsero®: zugelassen ab dem Alter von 2 Monaten, je nach Alter 2–4 Impfungen notwendig (s. Fachinformation), Trumenba®: ab dem Alter von 10 Jahren zugelassen; 2 Dosen in den Monaten 0 und 6 oder 3 Dosen in den Monaten 0, 1 und 6
Meningokokken-ACWY-Impfstoff: Nimenrix®, Menveo®	Einmalige Impfung

Weiterführende Literatur

Meyer C, Reiter S. Impfgegner und Impfskeptiker. Bundesgesundheitsblatt Gesundheitsforschung Gesundheitsschutz, 47: 1182–1188, 2004

Robert Koch-Institut. Impfpräventable Krankheiten in Deutschland. Epidemiologisches Bulletin Nr. 7, 2002

Robert Koch-Institut. Epidemiologisches Bulletin Nr. 34, 2019

Schneeweiß B, Pfleiderer M, Keller-Stanislawski B. Impfsicherheit heute. Dtsch Arztebl Int, 105 (34–35): 590–595, 2008

Wiese-Posselt M, Tertilt C, Zepp C. Impfempfehlungen für Deutschland. Dtsch Arztebl Int, 108 (45): 771–780, 2011

Zündorf I, Vollmar A, Dingermann T. Immunologische Grundlagen des Impfens. Pharmazie Unserer Zeit, 37 (1): 20–27, 2008

Zündorf I, Vollmar A, Dingermann T. Immunologie – Grundlagen und Wirkstoffe, 2. Aufl., Wissenschaftliche Verlagsgesellschaft, Stuttgart 2012

Tipps für PhiPs

Nachdem Sie schon einige Erfahrung in der pharmazeutischen Beratung gemacht haben, können Sie ggf. mit Ihrem ausbildenden Apotheker eine Impfberatung durchführen. Mithilfe des BAK-Arbeitsbogens 25 können Sie sich auf eine Impfberatung vorbereiten.

→ Arbeitsbogen Nr. 25 „Impfberatung"

Tipps für Weiterzubildende

Impfungen gehören zu den wirksamsten und wichtigsten präventiven Maßnahmen. Leider sind die Impfquoten in Deutschland nicht zufriedenstellend. Sie könnten im Rahmen einer Aktion der Apotheke (z. B. Impfpass-Check-Aktion) auf die Bedeutung von Impfungen hinweisen. Als praktische Tätigkeit Nr. 19 könnten Sie die von Ihnen geplante und durchgeführte Aktion analysieren und bewerten.

→ Praktische Tätigkeit Nr. 19 „Bewertung (Kosten-Nutzen-Analyse) einer Apothekenaktion"

Eventuell haben Sie auch die Chance, während Ihrer Weiterbildung an einem Modellversuch „Grippeschutzimpfung in der Apotheke" teilzunehmen. Durchführung und Analyse könnten Sie als Projektarbeit ausarbeiten.

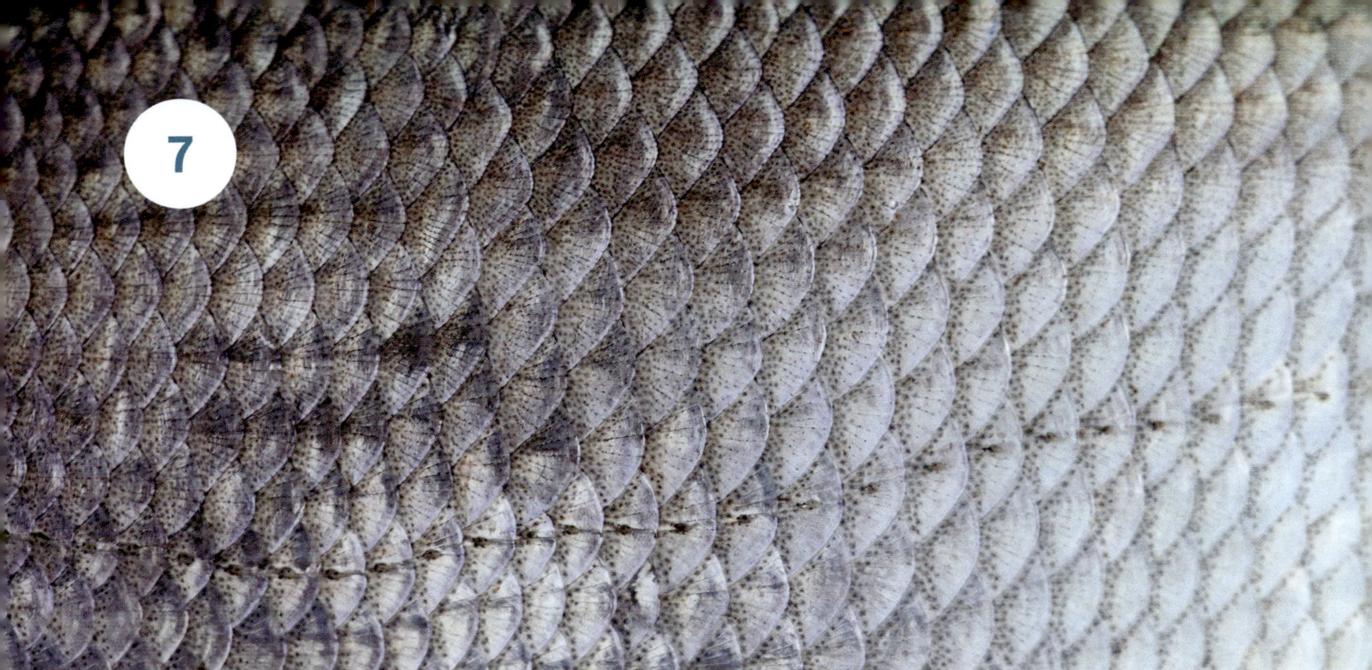

Hauterkrankungen

Dr. Ines Winterhagen, Christine Bender-Leitzig

Patienten mit Hautproblemen wie Akne, Neurodermitis oder Schuppenflechte gehören zu den Kunden in der Apotheke, die einen hohen Beratungsbedarf zeigen. Im folgenden Kapitel werden weiterführende Informationen zur Therapie von häufigen Hauterkrankungen sowie Hinweise zur richtigen Hautreinigung und -pflege vorgestellt.

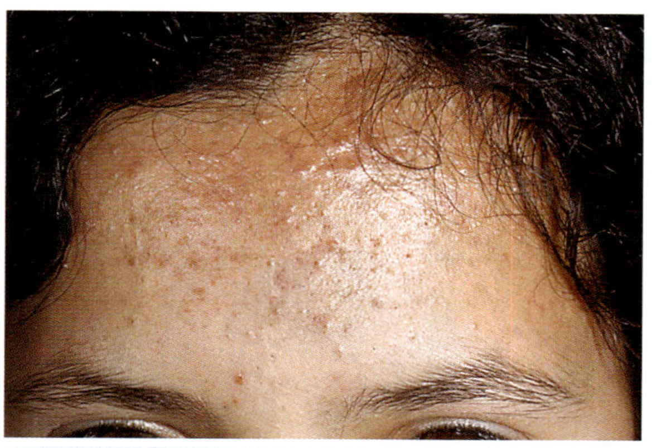

○ **Abb. 7.1** Acne comedonica mit geschlossenen Komedonen

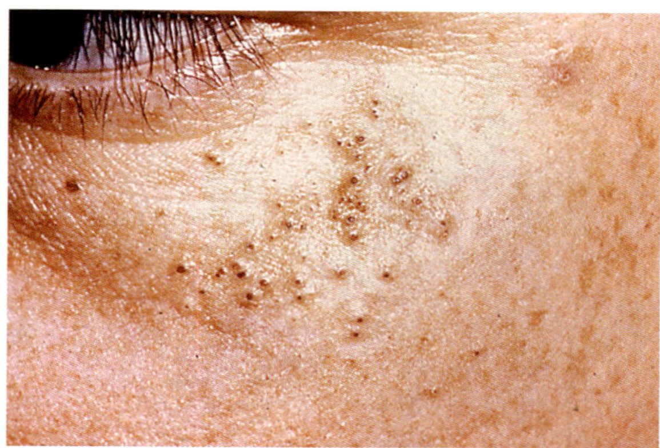

○ **Abb. 7.2** Acne comedonica mit offenen Komedonen

7.1 Akne

7.1.1 Grundlagen

Akne tritt bei rund 70–90 % aller Jugendlichen auf. Betroffen von den typischen Hautveränderungen wie Komedonen, Pusteln und Papeln sind talgdrüsenreiche Regionen, vor allem Gesicht, oberer Rücken und Dekolleté. Häufig liegt ein höherer Schweregrad bei männlichen Jugendlichen und Erwachsenen vor. Bei der Mehrzahl der Patienten erfolgt nach der Pubertät eine spontane Rückbildung, bei einigen bleiben jedoch Narben zurück.

Die Hautunreinheiten sind vor allem in der Pubertät eine wahre Herausforderung. Dann werden aufgrund der hormonellen Umstellung sowohl bei Jungen als auch bei Mädchen vermehrt Androgene produziert. Dadurch kommt es an den Talgdrüsen zu Seborrhö, verstärkter Verhornung der Talgdrüsenfollikel, mikrobieller Hyperkolonisation und Entzündungsreaktionen mit Papeln und Pusteln. Neue Forschungen zeigen zudem, dass an der Aknepathogenese auch sebozytäre Lipide und regulierende Neuropeptide beteiligt sind.

Neben einer genetischen Veranlagung sind zahlreiche weitere Auslösefaktoren für eine Akne bekannt. Hierzu zählen u. a. Ernährungsgewohnheiten, klimatische Einflüsse, aber auch zahlreiche Medikamente (Glucocorticoide, Androgene bzw. anabole Steroide, Psychopharmaka, Lithium, Azathioprin, Isoniazid, D-Penicillamin, Vitamine B_2, B_6, B_{12} sowie Onkologika vom Typ der EGFR-Inhibitoren). Bei Frauen spielen zudem ein unregelmäßiger Menstruationszyklus und die Schwangerschaft eine bedeutende Rolle.

7.1.2 Akneformen

Die **Acne vulgaris** wird den endogenbedingten Akneformen zugeordnet und lässt sich in folgende Untergruppen einteilen: Die leichteste Variante ist die **Acne comedonica** (Komedonenakne) mit geschlossenen Komedonen (Whiteheads, ○ Abb. 7.1) und offenen Komedonen (Blackheads, ○ Abb. 7.2) vor allem im Bereich der T-Zone, also an Stirn, Nase und Kinn. Die mittelschwere **Acne papulopustulosa** (○ Abb. 7.3) weist meist recht heftige Entzündungen sowie Pusteln und Papeln auf. Nach der Abheilung bleiben häufig deutliche Narben zurück. Die **Acne conglobata** (○ Abb. 7.4), die schwerste Form der Akne, geht einher mit tief im Gewebe liegenden, knotig verdickten Entzündungen, Fistelgängen und Narben. Neben dem Gesicht sind hier oft auch Dekolleté, Oberarme und Rücken betroffen.

Weiterhin gibt es zahlreiche Sonderformen der Akne, dazu zählen Acne fulminans, Acne venenata, Acne medicamentosa, Acne inversa sowie die Acne cosmetica. Diese gehört zu den exogenbedingten Akneformen, die im Zusammenhang mit komedogenen Kosmetika auftritt. Wird die Pflege umgestellt, verschwinden die Erscheinungen meist von selbst. In der Apotheke kann hier gut beraten und aufgeklärt werden. Auch bei der immer häufiger beobachtbaren Acne tarda, einer Spätform, die besonders erwachsene Frauen betrifft, wünschen sich die Betroffenen gern effektive Ratschläge.

7.1.3 Symptomerfassung und Grenzen der Selbstmedikation

Nur leichte Akneformen können im Rahmen der Selbstmedikation behandelt werden. Bei ca. 15–30 % der Patienten nimmt die Akne keinen milden Verlauf. Hier ist eine ärztliche Therapie erforderlich, besonders wenn

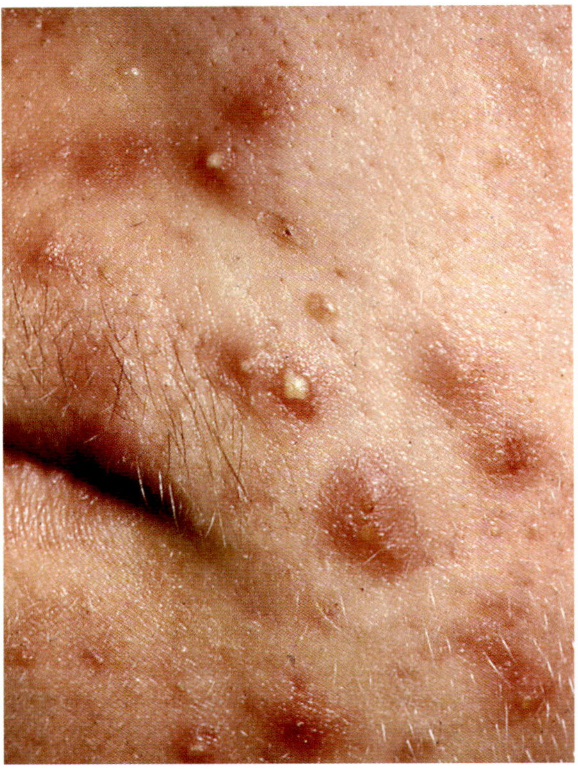

Abb. 7.3 Acne papulopustulosa

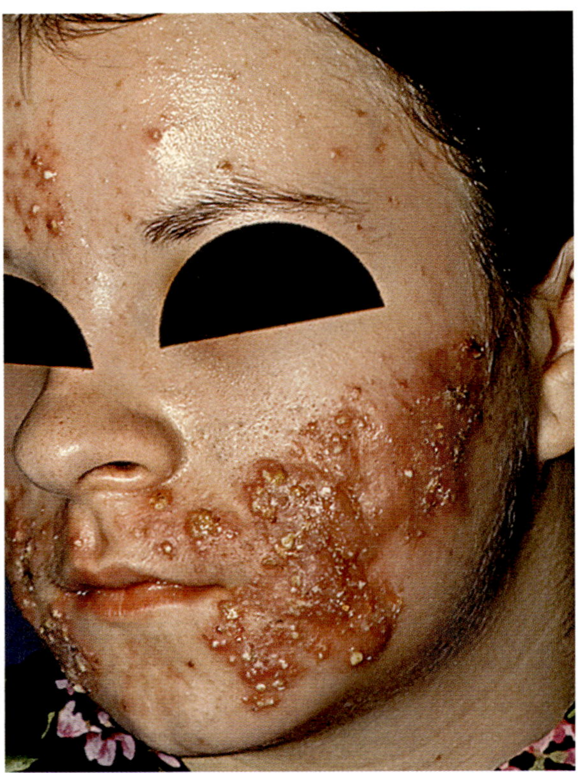

Abb. 7.4 Acne conglobata

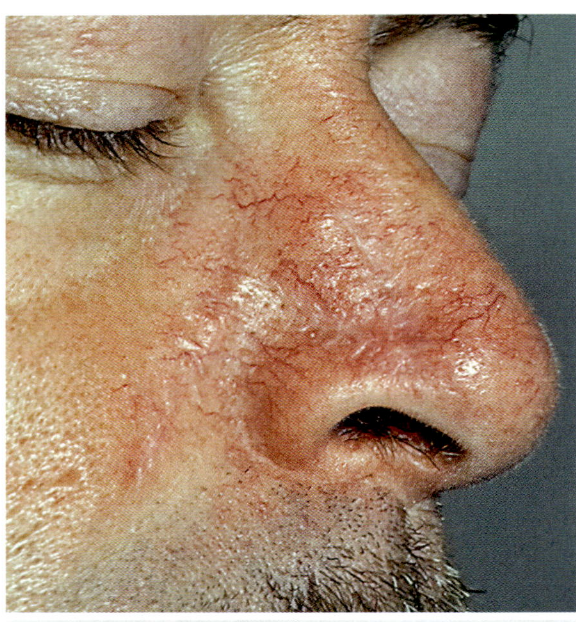

Abb. 7.5 Teleangiektasien

stärkere Entzündungsherde auftreten. Auch alle Sonderformen der Akne sollten vom Dermatologen therapiert werden. Bei der Spätform der Akne kann eine kosmetische Behandlung in Zusammenarbeit mit dem behandelnden Gynäkologen große Erfolge zeigen.

Der Dermatologe sollte in einem ausführlichen Anamnesegespräch akneauslösende Faktoren wie Medikamente und Ernährungs- bzw. Pflegegewohnheiten abklären und die typischen Hautregionen inspizieren. Ausschlaggebend für die Diagnosestellung sind in erster Linie die charakteristischen Akneeffloreszenzen: Komedonen, Papeln, Pusteln oder größere Entzündungsherde. Zu beachten ist, dass Rosazea ähnliche Symptome zeigt, allerdings keine Komedonen aufweist, dafür aber Teleangiektasien (erweiterte, mit bloßem Auge sichtbare Kapillargefäße der Haut (Abb. 7.5) und bleibende Erytheme. Zudem liegt der Beginn dieser Hauterkrankung erst im dritten bis fünften Lebensjahrzehnt. Treten Androgenisierungserscheinungen bei Frauen auf, sollte der Hormonstatus im Blut bestimmt werden. Darüber hinaus ist bei Therapieversagern im Einzelfall eine mikrobiologische Diagnostik empfehlenswert, um z. B. eine Superinfektion mit antibiotikaresistenten Erregern nachzuweisen.

 Praktisch umgesetzt

Acne vulgaris

Eine Patientin legt in der Apotheke folgendes Rezept vor: Aknenormin® 20 mg, 1–0–1

Wichtige Hinweise

- Einnahme der Kapseln mit fettreicher Nahrung,
- Nebenwirkungen (trockene Haut/Augen, Lippenentzündung) beginnen meist bereits nach 10–14 Tagen, die Hauptwirkung erst nach 6–8 Wochen,
- keine Kontaktlinsen tragen, befeuchtende Augentropfen, Lippenpflege,
- auf sichere Kontrazeption achten; während der Therapie und 4 Wochen danach kein Blut spenden,
- keine hautreizenden Maßnahmen, intensives UV-Licht meiden bzw. geeigneten Sonnenschutz verwenden,
- Rezept ist für Frauen im gebärfähigen Alter nur bis zu 6 Tage nach Ausstellungsdatum gültig,
- wichtige Informationen zur Retinoid-Therapie können den Patienten in Form einer wirkstoffspezifischen Patientenkarte oder mithilfe von besonderem Schulungsmaterial vermittelt werden.

7.1.4 Nichtmedikamentöse Maßnahmen

Manuelle Aknetherapie: Zur Behandlung von leichter bis mittelschwerer Akne ist eine manuelle Aknetherapie anzuraten, d. h. ein Ausreinigen der Haut durch eine medizinisch ausgebildete Kosmetikerin. Entzündete Akneeffloreszenzen werden professionell geöffnet und entleert, wodurch die Haut dann schneller ohne Narbenbildung abheilen kann. Die Häufigkeit, mit der eine manuelle Aknetherapie erfolgen sollte, hängt vom Erkrankungsstadium ab. Zu Behandlungsbeginn ein- bis zweimal pro Woche, danach im Rahmen einer Erhaltungstherapie einmal im Monat. Optimale hygienische Bedingungen und die Beherrschung der Ausreinigungstechnik sind hierbei wichtige Voraussetzungen.

 Merke

① Finger weg von Aknepickeln: Kunden sollten eine Behandlung bei einer professionellen Kosmetikerin wahrnehmen, statt unsachgemäß an Komedonen zu manipulieren.

Ernährungsberatung: Auch über eine gezielte Ernährung lässt sich Einfluss auf die unreine Haut nehmen. Zwar gibt es keine allgemeingültigen Empfehlungen für eine Aknediät, doch weisen neuere Studien auf eine mögliche Provokation der Akne durch Milch und Milchprodukte hin. Treten nach dem Verzehr dieser Nahrungsmittel verstärkt Hautunreinheiten auf, sollten entsprechende Speisen weitgehend gemieden werden. Außerdem scheint der Verzicht auf einen übermäßigen Genuss von Kohlenhydraten mit hohem glykämischen Index (Weißbrot, Reis, Kartoffeln, Süßigkeiten, Chips, zuckerhaltigen Limonaden etc.) einen positiven Effekt auf das Hautbild zu haben. Darüber hinaus können zu hohe Vitamin-B-Dosen in Säften oder Multivitaminpräparaten Akne auslösen.

② **Hautreinigung und -pflege:** Alle apothekenexklusiven Kosmetikhersteller bieten geeignete Produkte für unreine, zu Akne neigende Haut an, die häufig zu einem deutlich verbesserten Hautbild beitragen. Bei der Auswahl eines Präparats sollte unbedingt das Therapiekonzept des behandelnden Dermatologen beachtet werden, da sich der typische fett-feuchte Hautzustand eines Aknepatienten unter hautärztlicher Aknebehandlung deutlich verändern kann. Die Haut fühlt sich dann trocken an, spannt und wird schuppig. Hier können entsprechende Reinigungs- und Pflegepräparate Abhilfe schaffen, z. B. Avène Cleanance Hydra Beruhigende Feuchtigkeitspflege, La Roche-Posay Effaclar H Feuchtigkeitspflege.

Wichtig vor der ersten Empfehlung ist es zudem, sich einen genauen Überblick über die Lebens- und Pflegegewohnheiten des Kunden zu verschaffen. Bestimmte Kosmetikinhaltsstoffe wie Vaseline, Paraffinöl, Lanolin, Cetylalkohol und gesättigte Fettsäuren oder deren Ester können Akne auslösen. Auch Duftstoffkomponenten, Tenside und Polyethylenglycole stellen ein Problem dar. Die beste mit dem Dermatologen besprochene Behandlung ist vergebens, wenn durch komedogene Kosmetika die unreine Haut immer wieder gefördert wird.

Zur Reinigung sollten nur Produkte ohne rückfettende Substanzen verwendet werden. Seifen sind ungeeignet, da sie komedogen wirken. Bewährt haben sich neben milden, sauren Syndets auch Reinigungs-Gele, z. B. Vichy Normaderm Phytosolution Intensives Reinigungsgel. Das Gesicht wird täglich morgens und abends mit lauwarmem Wasser angefeuchtet, eine haselnussgroße Menge Gel wird in der Handfläche leicht aufgeschäumt, auf die betroffenen Hautbereiche aufgetragen, sanft einmassiert und mit lauwarmem Wasser gründlich abgespült. Zusätzlich stehen gegen Hautunreinheiten Reinigungslotionen, -fluids und -schäume (z. B. La Roche Posay Effaclar Porenverfeinernde Lotion, Dermasence Mousse Reinigungsschaum) zur Verfügung.

Bei der sorgfältigen Reinigung der Akneherde können auch sanfte Peelings mit Fruchtsäuren sehr hilfreich sein, da sie die Öffnung der verstopften Follikel erleichtern. Eine mit dem Peeling verbundene, leichte massierende Bewegung kann das Lösen der Talgdrüsenverstopfungen unterstützen. Doch Vorsicht bei entzündeter Haut: Hier ist besser auf Peelings zu verzichten, weil sonst leicht Schmierinfektionen entstehen. Im Anschluss an die Reinigung sollte regelmäßig morgens und abends ein tonisierendes Gesichtswasser, z. B. Eucerin® DermoPure Gesichts-Tonic, mit einem Wattepad auf die betroffenen Hautbereiche aufgetragen werden. Geeignet sind alkoholische Lösungen mit einem Alkoholgehalt von 15–30 %, denen keratolytische oder komedolytische Wirkstoffe wie Salicyl- oder Milchsäure zugesetzt sind. Oft sind auch desinfizierende, feuchtigkeitsspendende und beruhigende Wirkstoffe enthalten. Zinkgluconat wirkt zudem effektiv gegen Entzündungen.

Allgemeine Hygienemaßnahmen

Akne ist zwar nicht ansteckend, dennoch sollten einige Hygienemaßnahmen eingehalten werden. Dazu zählen:

- häufig die Hände reinigen, besonders vor Manipulationen im betroffenen Bereich,
- Einmalhandtücher und -waschlappen verwenden oder die Handtücher täglich wechseln und bei mindestens 60 °C waschen,
- aufgrund der Kontaminationsgefahr Make-up-Schwämmchen oder Puderpinsel regelmäßig reinigen,
- Haare so oft wie nötig mit einem milden Shampoo waschen, da sich der fett-feuchte Hautzustand meist auch auf die Kopfhaut erstreckt.

Zur Hautpflege kommen sowohl leichte O/W-Emulsionen, z. B. A-DERMA Phys-AC Global Pflegecreme, als auch fettfreie Hydrodispersionsgele, wie Widmer Skin Appeal Skin Care Gel, infrage. Häufig haben die entsprechenden Pflegeprodukte auch mattierende Eigenschaften, damit die Haut nicht glänzt. Mit einer Reihe an Spezialprodukten wie Konzentraten (z. B. Avène Cleanance Comedomed) oder talgabsorbierenden Masken kann die Wirkung der täglichen Pflege verstärkt werden. Tagsüber lassen sich Hautunreinheiten effektiv mit dekorativer Kosmetik kaschieren: Abdeckstiften, getönten Cremes, ölfreien Make-up-Präparaten oder auch Puder zur Make-up-Fixierung.

Merke

Der entscheidende Punkt bei Akne ist die richtige Hautreinigung und -pflege mit Präparaten ohne komedogene Inhaltsstoffe, abgestimmt auf das Therapiekonzept des Dermatologen.

7.1.5 Selbstmedikation

Über die kosmetischen Reinigungs- und Pflegeprodukte hinaus stehen verschiedene Präparate zur Behandlung der Akne im Rahmen der Selbstmedikation zur Verfügung.

Benzoylperoxid

Benzoylperoxid (BPO) ist das bewährteste topische Basismedikament in der Aknetherapie, v. a. bei leichter Acne papulopustulosa. Zudem lässt es sich bei mittelschweren und schweren Akneformen gut mit topischen Retinoiden, Antibiotika, Azelainsäure sowie mit systemischen Antibiotika oder hormonellen Antiandrogenen kombinieren. Die verschiedenen BPO-Zubereitungen werden je nach Hauttyp und betroffener Körperstelle in unterschiedlicher Wirkstoffkonzentration eingesetzt und dünn auf die Haut auftragen (◘ Tab. 7.1).

Salicylsäure

Salicylsäurepräparate wurden nicht in die Leitlinien-Empfehlung aufgenommen, werden aber oft von Dermatologen als Akne-Spiritus in einer üblichen Konzentration von 5 % verordnet. Das einzige noch verfügbare Fertigarzneimittel ist Aknefug®-Liquid 1 %. Die erkrankte Haut wird 1–2-mal tgl. nach der Reinigung mit einem Wattebausch, der mit der Lösung getränkt wurde, abgetupft oder abgerieben. Vor allem bei empfindlicher Haut kann es zu leichten Hautreizungen kommen. Im Bereich von Augen, Mund und Schleimhäuten sollte keine Anwendung erfolgen.

Sulfonierte Schieferöle

Sulfonierte Schieferöle werden ebenfalls nicht in der Akne-Leitlinie aufgeführt, aber als Rezeptur verordnet. Die verwendeten Schieferöle unterscheiden sich hinsichtlich der Art des Salzes (Ammonium- oder Natriumsalze) und des Herstellungsverfahrens in helle oder dunkle sulfonierte Schieferöle. Als Rezeptursubstanz wird heute nur noch dunkles Ammoniumbituminosulfonat (Ichthyol®) genutzt. Daneben stehen Aknichthol® soft und Aknichthol® Creme (WS: Ichthyol® hell = helles Natriumbituminosulfonat) als Fertigarzneimittel zur Verfügung. Die erkrankte Haut wird 2–3-mal tgl. mit der Zubereitung eingecremt. In seltenen Fällen kommt es während der Therapie zu Hautreizungen.

Zink

Zink kann bei Unverträglichkeit oder bei Vorliegen von Kontraindikationen gegenüber systemischer Standardtherapie unterstützend zu topischen Aknemitteln eingenommen werden. Bei oraler Zufuhr ist mit leichten gastrointestinalen Nebenwirkungen zu rechnen. Zink sollte bei Akne in Dosierungen von ca. 30 mg pro Tag angewendet werden, wegen der besseren Resorption am bes-

Tab. 7.1 Arzneistoffprofil: Benzoylperoxid

Arzneistoff, Handelsname (Bsp.)	Dosierung, Bemerkungen
Benzyolperoxid (Benzaknen® 5/10 % Gel, Cordes® BPO 3/5/10 % Gel); Reinigungspräparate, z. B. Aknefug® Oxid Wash, Benzaknen® Wash 5 %	1–2 × tgl. 3%ig für hochempfindliche Gesichtshaut; 1–2 × tgl. 5%ig für normalempfindliche Gesichtshaut bzw. in Reinigungspräparaten, 1–2 × tgl. 10%ig zur Behandlung an Brust und Rücken, Waschzubereitungen dünn auf das angefeuchtete Gesicht auftragen, mit den Fingerspitzen gleichmäßig verreiben und nach 2 Minuten Einwirkzeit mit reichlich lauwarmem Wasser abspülen

Besonderheiten

- **NW:** Hautirritationen (Rötung, Schuppung und Brennen der behandelten Haut) sind stark konzentrations- und grundlagenabhängig, selten allergisches Kontaktekzem, mögliche Fototoxizität bei intensiver Sonnenexposition,
- **KI:** Sensibilisierung gegen BPO, < 12 Jahre, verletzte Haut, Kontakt zu Augen und Schleimhäuten, bekannte Allergie auf den Wirkstoff, relative KI: Schwangerschaft/Stillzeit: Nutzen-Risiko-Abwägung,
- **WW:** mit topischen Retinoiden: additive Hautreizung,
- ③ **Sonstiges:** BPO bleicht Haare, Kleidung, Bettwäsche, Handtücher und Waschlappen irreversibel, nach der Anwendung gründlich Hände waschen und BPO-Produkte vollständig einziehen lassen; Augenbrauen, Bart, Haaransatz aussparen; bei einer zu starken irritativen Wirkung von BPO Konzentration oder Anwendungsfrequenz vermindern, bei kalten Witterungsbedingungen abends anwenden, intensive UV-Strahlung wie Sonnenbäder und Solarien vermeiden, geeignete Sonnenschutzprodukte auftragen, Vorteil: keine bakterielle Resistenzentwicklung.

ten als organische Verbindung (z. B. Zinkorotat® POS, Curazink®, Unizink®). Wichtig ist ein zeitlicher Einnahmeabstand zwischen Zink und Tetracyclinen von mindestens 2 Stunden.

7.1.6 Ärztliche Therapie

Zur Behandlung der Akne gibt es keine aktuelle deutsche Leitlinie, die letzte galt bis 2015. Dort wird der Therapiealgorithmus der Akne tabellarisch nach Schweregrad beschrieben (Tab. 7.2). Die meisten Aknetherapeutika unterliegen der Verschreibungspflicht. Je nach Schweregrad der Erkrankung werden die Wirkstoffe lokal als Gel, Creme bzw. Lösung eingesetzt oder systemisch verabreicht. Eine effektive Therapie erfordert häufig eine Kombination von mehreren Substanzen mit additivem oder synergistischem Wirkmechanismus, möglichst in einer fixen Kombination, um die Adhärenz zu erhöhen. Neben den Wirkstoffen Benzyolperoxid, Azelainsäure, Adapalen und verschiedenen Antibiotika, Antiandrogenen und Retinoiden kommt das Diuretikum Spironolacton im Off-Label-Use zum Einsatz. Der Aldosteron-Antagonist wirkt suppressiv auf die Talgproduktion und blockiert den Androgenrezeptor.

Topische Antibiotika

Eine topische Monotherapie mit Antibiotika wird wegen einer schnellen Resistenzbildung nicht empfohlen. Um die Kolonisation der Talgdrüsenfollikel mit Propionibacterium acnes zu vermindern, werden die Antibiotika Erythromycin, Clindamycin und Nadifloxacin nur bei leichter bis mittelschwerer Akne zusammen mit topischen Retinoiden, Benzoylperoxid oder Azelainsäure eingesetzt bzw. bei Frauen zusätzlich in Kombination mit systemischen hormonellen Antiandrogenen. Unter den genannten Antibiotika ist lokal wirksames Clindamycin wegen seiner geringen Resistenzbildung und guten Penetration in die Komedonen das Mittel der 1. Wahl (Tab. 7.3).

Topische Retinoide

Topische Retinoide wie Tretinoin, Adapalen oder Trifaroten werden als Basistherapeutikum bei Acne comedonica und leichter Acne papulopustulosa eingesetzt sowie in Kombination mit topischen Antibiotika, BPO, Azelainsäure oder systemischen Antibiotika bzw. Antiandrogenen bei mittelschweren und schweren Akneformen. Die topisch verwendeten Substanzen wirken komedolytisch, antikomedogen und antiinflammatorisch, beeinflussen die Talgdrüsenaktivität jedoch nicht (Tab. 7.4).

Azelainsäure

Eine topische Therapie mit Azelainsäure kann empfohlen werden bei Acne comedonica und leichter Acne papulopustulosa, wenn die Mittel der 1. Wahl (topische Retinoide, BPO oder Kombi mit topischen Antibiotika) nicht ausreichend wirken bzw. kontraindiziert sind. Zudem kommt der Wirkstoff zum Einsatz bei mittel-

Tab. 7.2 Sk2-Leitlinie Behandlung der Akne – konsertierter Therapiealgorithmus. Nach Deutsche Dermatologische Gesellschaft 2010

	A. comedonica[1, 2]	A. papulopustulosa[1]	A. papulopustulosa[1]	A. papulopustulosa nodosa[1, 3]	A. conglobata
	Leicht	Leicht	Mittelschwer	Schwer	Schwer
1. Wahl	Topisches Retinoid	BT[4, 5] **oder** Kombination der BT[4] **oder** BT[4] + top. AB	Kombination der BT[4] **oder** BT[4] plus top. AB **oder** orales AB + BT[4]	AB + eine oder 2 BT **oder** AB + Azelainsäure	AB + BPO + top. Retinoid **oder** AB + Azelainsäure
Alternativen	Azelainsäure	Azelainsäure allein[5] **oder** Kombination mit top. BT/AB	Azelainsäure + BT **oder** orales AB + Azelainsäure	Orales Isotretinoin	Orales Isotretinoin
Frauen	Azelainsäure	Azelainsäure allein[5] **oder** Kombination mit top. BT/AB	Orales antiandrogenes Kontrazeptivum + siehe 1. Wahl	Orales antiandrogenes Kontrazeptivum + siehe 1. Wahl	Orales antiandrogenes Kontrazeptivum + siehe 1. Wahl
Schwangerschaft	Azelainsäure	Azelainsäure + BPO **oder** top. Erythromycin + BPO	Azelainsäure oder BPO	Azelainsäure oder BPO	Azelainsäure oder BPO, evtl. orales Prednisolon kurzfristig
Erhaltungstherapie	Topisches Retinoid			Topisches Retinoid + BPO	

[1] Zusätzlich mechanische Komedonenentfernung,
[2] bei starker Ausprägung kann eine Acne comedonica auch als eine mittelgradige bzw. schwere Akne bewertet werden,
[3] Acne papulopustulosa mit Knötchen (0,5–1 cm),
[4] Basistherapeutikum: topisches Retinoid oder Benzoylperoxid (BPO),
[5] bei leichten Formen,
BT Basisterapeutikum, **AB** orales Antibiotikum, **top.** topisch

schweren und schweren Akneformen mit topischem BPO, Antibiotika, Retinoiden oder systemischen Antibiotika bzw. mit systemischen hormonellen Antiandrogenen. Die Azelainsäure wirkt komedolytisch, antikomedogen, antimikrobiell und antiinflammatorisch, beeinflusst die Hyperseborrhö aber nicht (◻ Tab. 7.5).

Systemische Behandlung mit Antibiotika

Systemische Antibiotika werden bei mittelschwerer bis schwerer entzündlicher Akne als Basisbehandlung empfohlen, außerdem bei entzündlicher Akne, die nicht ausreichend auf eine topische Therapie anspricht oder sich auf große Flächen bzw. mehrere Areale erstreckt. Sie sollten nur in Kombination mit topischen Retinoiden, BPO, Azelainsäure oder bei Frauen mit oralen hormonellen Antiandrogenen eingesetzt werden. Eine gleichzeitige Einnahme von Doxycyclin oder Minocyclin mit Nahrung (außer mit Milchprodukten) verbessert die Verträglichkeit der Antibiotika. Generell sollte der Antibiotikaeinsatz auf die kürzest mögliche Dauer beschränkt werden, typischerweise auf 3 Monate (◻ Tab. 7.6).

Systemische Behandlung mit Isotretinoin

Orales Isotretinoin wird nur bei schwerer Akne angewendet, die nicht auf systemische Antibiotika plus lokale Behandlung angesprochen hat. Jedoch kann in Einzelfällen und bei besonderen klinischen Verläufen eine primäre Isotretinoin-Therapie erfolgen. Systemisches Isotretinoin ist die einzige Substanz, die alle pathogenetischen Faktoren der Akne an der Talgdrüse

Tab. 7.3 Arzneistoffprofil: topische Antibiotika und Kombinationen

Arzneistoff, Handelsname (Bsp.)	Dosierung, Bemerkungen
Erythromycin (Aknemycin® 2 %, Inderm® 1 %)	1–2 × tgl. auf die erkrankte Haut auftragen, Anwendungsdauer 8–12 Wochen
Erythromycin + Tretinoin (Aknemycin® Plus)	1–2 × tgl. auftragen
Erythromycin + Zinkacetat-Dihydrat (Zineryt®)	2 × tgl. auf die erkrankte Hautoberfläche auftragen, vor der ersten Anwendung das Lösungsmittel in die Flasche gießen, die das Pulver enthält, ca. 1 Minute schütteln, Applikator aufsetzen
Clindamycin + BPO (Duac® Akne)	1 × tgl. abends auf das betroffene Hautareal auftragen, Wirkungseintritt frühestens nach 2–5 Wochen, Lagerung im Kühlschrank bis zur Abgabe, danach bei Raumtemperatur 2 Monate verwendbar
Clindamycin + Tretinoin (Acnatac® 10 mg/g + 0,25 mg/g)	1 × tgl. eine erbsengroße Menge vorsichtig auf das ganze Gesicht auftragen
Nadifloxacin (Nadixa® 1 %)	2 × tgl. mit einem Wattestäbchen auftragen, bis zu 8 Wochen

Besonderheiten

- **NW: Erythromycin:** vereinzelt leichte Hautirritationen (Rötungen, Juckreiz), Resistenzbildung mit Hautverschlechterung → Therapie ändern, Vorsicht mit großflächiger Anwendung bei bekannten Lebererkrankungen, **Clindamycin:** selten: Kopf- und Halsschmerzen, Trockenheitsgefühl der Haut, Gefahr blutiger Durchfälle bei topischer Anwendung eher unwahrscheinlich, **Tetracyclin:** leichte Hautirritationen, Trockenheitsgefühl, **Nadifloxacin:** Juckreiz, Papeln, vereinzelt Kontaktallergien,
- **KI:** Schwangerschaft/Stillzeit (außer Erythromycin), Überempfindlichkeit gegen den Wirkstoff, kein Kontakt mit Augen und Schleimhäuten; bei Clindamycin zusätzlich: Colitis ulcerosa, Morbus Crohn, durch Antibiotikagabe ausgelöste Kolitis; Tetracyclin/Nadifloxacin: intensive Sonneneinstrahlung (hohe Lichtempfindlichkeit); Tetracyclin zusätzlich: < 8 Jahre; schwere Leberfunktionsstörungen, Niereninsuffizienz,
- **WW:** keine gleichzeitige Anwendung von Schälmitteln und hautirritierenden Substanzen,
- **Sonstiges:** laut Leitlinie Therapie, bis pustulöses Stadium beendet ist (> 2 Wochen und < 6 Wochen),
- **Cave:** in Fachinformationen Angabe von längeren Behandlungszeiträumen, Arzt muss individuell entscheiden, Erythromycin häufig in Rezepturen zur lokalen Anwendung (0,5–4 %, 2-mal tgl.).

beeinflusst. Es verhindert die Komedonenbildung, reduziert die Sebumproduktion sowie indirekt auch die Bakterienzahl und schwächt die Entzündungsreaktion ab. Die Behandlung dauert 4–6 Monate, wobei Nebenwirkungen meist bereits schon nach 10–14 Tagen auftreten, die Hauptwirkung dagegen erst nach 6–8 Wochen. Die Retinoiddosis muss individuell ermittelt werden. Der Standard liegt initial bei 0,5 mg/kg KG täglich. Je nach Therapieansprechen und Verträglichkeit kann die Dosis schrittweise auf bis zu 1,0 mg/kg KG gesteigert werden. Bei einem Krankheitsrückfall kann sich nach einer Therapiepause von 8 Wochen ein zweiter Behandlungszyklus anschließen (Tab. 7.7).

④ Die Einnahme oraler Retinoide durch Frauen im gebährfähigen Alter darf nur unter Einhaltung eines strikten Schwangerschaftsverhütungsprogramms erfolgen. Dazu gehören: Kontrazeption mindestens einen Monat vor Behandlungsbeginn, während der Therapie und mindestens einen Monat danach; ärztlich überwachte Schwangerschaftstests unter Isotretinoin-Einnahme: vor der Behandlung 2 Tests im Abstand von 4 Wochen, während der Behandlung monatlich und 5 Wochen nach Therapieende. Die Frauen müssen sich beim Gynäkologen einer Beratung über zwei sich ergänzende Möglichkeiten zur sicheren Schwangerschaftsverhütung unterziehen und eine Einverständniserklärung zur Therapie unterschreiben. Der Arzt darf für Frauen im gebährfähigen Alter eine Dosis für maximal 30 Tage verordnen. Bei fehlender Dosierung auf dem Rezept ist mit dem Arzt Rücksprache zu halten. Kapseln

Tab. 7.4 Arzneistoffprofil: topische Retinoide

Arzneistoff, Handelsname (Bsp.)	Dosierung, Bemerkungen
Adapalen (Differin® 0,1 %, Dipalen®), Adapalen + BPO (Epiduo® 0,1 % + 2,5 %)	1 × tgl. dünn auf die erkrankte Haut auftragen, möglichst abends
Tretinoin (Cordes® VAS)	1–2 × tgl. dünn auf die betroffenen Stellen auftragen
Trifaroten (Selgamis®)	1 × tgl. abends dünn auf die betroffenen Stellen auftragen

Besonderheiten

- **NW:** Hautreizungen (Brennen, Jucken, Rötung, Austrocknung der Haut), selten Hypopigmentierung der Haut unter Tretinoin,
- **KI:** verletzte Haut; Anwendung an Augen/Schleimhäuten, akutes Ekzem, akute Dermatitis, Rosazea, Schwangerschaft; Stillzeit (Anwendung abhängig vom Präparat),
- **WW:** Vorsicht bei Anwendung anderer topischer Arzneimittel oder Kosmetika (keine abrasiven Peelings, keine austrocknenden Gesichtswässer),
- **Sonstiges:** Erstverschlimmerung des Hautbilds (Akne blüht auf), wirkstofffreie Hautpflegeprodukte zur Abschwächung der Hautreizungen empfehlen, evtl. Anwendungshäufigkeit von täglich auf alle 2 Tage reduzieren, Anwendung unmittelbar periorbital, perinasal und perioral führt zu unerwünschter Irritation, Sonnenlichtexposition wird unter Adapalenbehandlung toleriert, Therapiedauer 8–12 Wochen bzw. Adapalen mit BPO kombiniert 12 Monate; Adapalen: Vorsicht in der Stillzeit, keinesfalls im Brustbereich anwenden, Adapalen und BPO: gleichzeitige Verabreichung möglich

Tab. 7.5 Arzneistoffprofil: Azelainsäure

Arzneistoff, Handelsname (Bsp.)	Dosierung, Bemerkungen
Azelainsäure (Skinoren® 15/20 %)	1–2 × tgl. auf die betroffene Hautstelle auftragen und einmassieren

Besonderheiten

- **NW:** vorübergehende Hautirritationen (Rötung, Schuppung) zu Therapiebeginn, sehr selten: Kontaktallergie,
- **KI:** < 12 Jahre,
- **WW:** mit anderen Arzneimitteln sind irrelevant,
- **Sonstiges:** Kontakt mit Augen und Schleimhäuten meiden, nach jeder Behandlung sorgfältig die Hände waschen, Anwendung in Schwangerschaft und Stillzeit ist möglich, anwendbar auch in sonnenreicher Jahreszeit und sonnenreichen Urlaubsländern, führt zu keiner Bleichung der Haut, im Gegensatz zu BPO auch bei Patienten mit sehr trockener Haut gut verträglich, Therapiedauer > 12 Wochen.

dürfen mit niemandem geteilt werden, v. a. nicht mit Frauen. Während und bis ein Monat nach der Behandlung darf kein Blut gespendet werden.

Empfehlung von befeuchtenden Augentropfen und einer guten Lippenpflege, Tragen von Kontaktlinsen vermeiden, keine hautreizenden Produkte verwenden (Peelings, topische Keratolytika, Enthaarungsmittel), intensive Sonnenbäder meiden, geeignete Sonnenschutzprodukte, regelmäßige Kontrolle von Leberwerten und Serumlipiden.

Systemische Behandlung mit hormonellen Antiandrogenen

Die hormonelle antiandrogene Therapie ist nicht die erste Wahl bei Patientinnen mit mittelschwerer Acne papulopustulosa bis Acne conglobata. Sie werden eingesetzt, sofern andere Therapiemethoden nicht ausreichend wirken. Meist erfolgt eine Kombination mit topischem BPO, Antibiotika, Azelainsäure, topischen Retinoiden oder systemischen Antibiotika bzw. oralen Retinoiden. Darüber hinaus können Antiandrogene auch eingesetzt werden bei jungen Frauen mit Zeichen

Tab. 7.6 Arzneistoffprofil: systemische Antibiotika

Arzneistoff, Handelsname (Bsp.)	Dosierung, Bemerkungen
Doxycyclin (Doxyderma®)	Initial: 100 mg für 7–21 Tage, Erhaltungsdosis: 50 mg für 2–3 Monate; Einnahme zu einer Hauptmahlzeit mit reichlich Flüssigkeit; 2 Stunden Abstand zu Milch und Milchprodukten
Minocyclin (Minocyclin-ratiopharm®, Skid®)	1 × tgl. 100 mg oder 2 × tgl. 50 mg für 4–6 Wochen; mit reichlich Flüssigkeit zum Essen einnehmen; aufrechte Körperhaltung (cave: Schleimhautreizung der Speiseröhre); 2 Stunden Abstand zu Milch und Milchprodukten

Besonderheiten

- **NW:** GIT-Störungen, fototoxische Reaktionen, Candidainfektion im Bereich des Mundes oder der Geschlechtsorgane, immunologische Überempfindlichkeitsreaktionen an Haut und Atemwegen; Minocyclin zusätzlich: Lupus erythematodes, Autoimmunhepatitis, Lungenentzündung, Blutbildveränderungen,
- **KI:** schwere Leberfunktionsstörungen, bekannte Überempfindlichkeit; Schwangerschaft/Stillzeit, < 8 Jahre),
- **WW:** keine gleichzeitige Einnahme mit Milch und Milchprodukten, Antazida, Eisen-/Calcium-, Magnesiumpräparaten, Colestyramin und Aktivkohle; plus Enzyminduktoren (Rifampicin, Carbamazepin, Alkohol): Antibiotikawirkung ↓; plus Cumarine/Sulfonylharnstoffe: Wirkung dieser Substanzen ↑, plus Isotretinoin: erhöhtes Risiko für intrakraniellen Druckanstieg, plus Pille: Wirkung der Pille ↓,
- **Sonstiges:** zur Aknetherapie Einsatz von oralen Antibiotika in niedrigeren Dosen als zur Infektbehandlung, Einnahme über mehrere Wochen erforderlich, nach maximal 3 Monaten Antibiotikum absetzen, nach Ende der Antibiotikagabe bakterielle Probiotika (z. B. Omniflora®) empfehlen; Lichtschutz ist unter Therapie erforderlich, zusätzliche Verhütung zur „Pille", Minocyclin wegen NW nur noch 2. Wahl.

7

Tab. 7.7 Arzneistoffprofil: systemisches Isotretinoin

Arzneistoff, Handelsname (Bsp.)	Dosierung, Bemerkungen
Isotretinoin (Aknenormin® 10/20 mg Kapseln, IsoGalen® 10/20 mg Kapseln)	1–2 × tgl. mit fettreicher Nahrung

Besonderheiten

- **NW:** Haut/Schleimhäute: Trockenheit, trockene Augen, Lidrand- und Bindehautentzündungen, aufgesprungene Lippen, Nasenbluten, wunde Nase, erhöhte Triglyceride, vermindertes HDL, Anstieg der Transaminasen, veränderte Blutwerte, Nachtblindheit, Kopfschmerzen, psychische Veränderungen (Depressionen, Angst, Aggressivität, Stimmungsschwankungen, evtl. Selbstmordgedanken), unter Hochdosis-Therapie auch Arthralgien und Myalgien, bei einer Langzeitbehandlung (über 1 Jahr) mögliche Knochenveränderungen beachten,
- **KI:** Schwangerschaft/Stillzeit (teratogen!), Frauen im gebärfähigen Alter mit unzureichendem Kontrazeptionsschutz, Leberinsuffizienz, renale Funktionsstörung, diagnostizierte Hypervitaminose A, Überempfindlichkeit gegenüber Isotretinoin, gleichzeitige Therapie mit Tetracyclinen; relative KI: Hyperlipidämie, Diabetes mellitus, schwere Osteoporose,
- **WW:** plus Tetracycline: Erhöhung des Schädelinnendrucks, plus Vitamin A: Hypervitaminose mit starken Kopfschmerzen, Erbrechen, Schläfrigkeit, Juckreiz an der Haut.

◘ Tab. 7.8 Arzneistoffprofil: antiandrogen wirksame Hormonpräparate

Arzneistoff, Handelsname (Bsp.)	Dosierung, Bemerkungen
Ethinylestradiol 35 µg, Cyproteronacetat 2 mg (Attempta-ratiopharm®, Cyproderm®, Diane® 35, morea® sanol)	1 Tablette tgl. für 21 Tage, in der Regel beginnend am 1. Zyklustag, anschließend 7-tägige Einnahmepause (mit Abbruchblutung)
Ethinylestradiol 30 µg, Dienogest 2 mg (Valette®)	
Ethyinlestradiol 50 µg, Chlormadinonacetat 1 mg (11 Tage) und 2 mg (11 Tage); 2-Stufenpräparat (Neo-Eunomin®)	1 Tablette tgl. für 22 Tage, in der Regel beginnend am 1. Zyklustag, anschließend 6-tägige Einnahmepause (mit Abbruchblutung)

Besonderheiten

- **NW:** Stimmungsschwankungen, gelegentlich Depressionen oder schwere Schlafstörungen, Brustschmerzen, Zyklusanomalien, Gewichtszunahme, Bluthochdruck, metabolische Erkrankungen, Herzklappendefekte, erhöhtes Risiko für venöse Thromboembolien unter Cyproteronacetat im Vergleich zu anderen Gestagenen,
- **KI:** Schwangerschaft/Stillzeit; Mamma-/Ovarialkarzinom in der Vorgeschichte, Thrombosen oder Thromboembolien, starke Raucherinnen > 35 Jahre, Lebererkrankungen, Störungen der Gallensekretion, schwer einstellbare Hypertonie, schwere Fettstoffwechselstörungen, schwere Depressionen, schwerer Diabetes mellitus mit Mikroangiopathien, Migräne mit Aura, Adipositas mit BMI > 35,
- **WW:** plus CYP450-Induktoren (z. B. Phenytoin, Carbamazepin, Topiramat, Rifampicin, Johanniskraut): schnellerer Abbau der Kontrazeptiva mit Wirkverlust, plus Antibiotika: herabgesetzte Wirkung der Kontrazeptiva, plus Insulin/orale Antidiabetika: veränderte Glucosetoleranz,
- **Sonstiges:** die vergessene Einnahme einer Hormontablette hat keine weitreichenden Folgen für die Aknetherapie, Verbesserung des Hautbilds nach konsequenter Behandlung über mehrere Monate, Therapiedauer: 6–12 Monate, während und bis 7 Tage nach Behandlung mit Antibiotika zusätzliche Anwendung einer Barrieremethode zur Empfängnisverhütung, auf Warnsignale für thromboembolische Ereignisse achten (Bein-/Brustschmerz, Kurzatmigkeit, starke Kopfschmerzen, Schwindel, neurologische Ausfallserscheinungen), auf Rauchen sollte verzichtet werden; Cyproteronacetat zusätzlich: auf Symptome eines Meningeoms achten (veränderte Sinneswahrnehmung, Kopfschmerzen, Gedächtnisverlust, Krampfanfälle oder Schwäche in den Gliedmaßen).

eines peripheren Hyperandrogenismus, Frauen mit Acne tarda, erwachsenen Frauen mit persistierender Akne trotz durchgeführter klassischer Therapie sowie bei Patientinnen mit SAHA-Syndrom (Seborrhö, Akne, Hirsutismus, androgenetische Alopezie). Die Einleitung der hormonellen antiandrogenen Therapie sollte zusammen mit einem Gynäkologen erfolgen. Die Weiterverordnung kann durch einen in dieser Therapie erfahrenen Dermatologen durchgeführt werden. Alle antiandrogen wirksamen Hormonpräparate sind Kombinationen aus dem weiblichen Geschlechtshormon Ethinylestradiol sowie einem Gestagen mit antiandrogener Wirkkomponente.

In Deutschland besitzen nur wenige antiandrogenhaltige Hormonpräparate eine explizite Zulassung für die Aknetherapie bei Frauen. Allerdings werden viele Präparate im Off-Label-Use für diese Indikation eingesetzt. Von allen Chlormadinonacetat enthaltenden Präparaten ist in Deutschland nur Neo-Eunomin® zur Behandlung der Akne zugelassen (◘ Tab. 7.8).

Zusatzempfehlungen

- *Saccharomyces-boulardii*-Präparate (z. B. Perenterol® forte) bei chronischen Akne-Formen zur begleitenden Behandlung,
- Kosmetikproben für Akne und unreine Haut mitgeben,
- Kontaktdaten von Kosmetikstudios parat halten, die qualifizierte Behandlungen bei Akne durchführen,
- regelmäßig Aktionstage zur Beratung bei Akne durchführen.

7.2 Neurodermitis

7.2.1 Grundlagen

Die Neurodermitis oder atopische Dermatitis ist eine der häufigsten Hauterkrankungen, die sich in chronisch rezidivierenden Ekzemen und starkem Juckreiz äußert. Meist kommt es im Kleinkindalter zur Erstmanifesta-

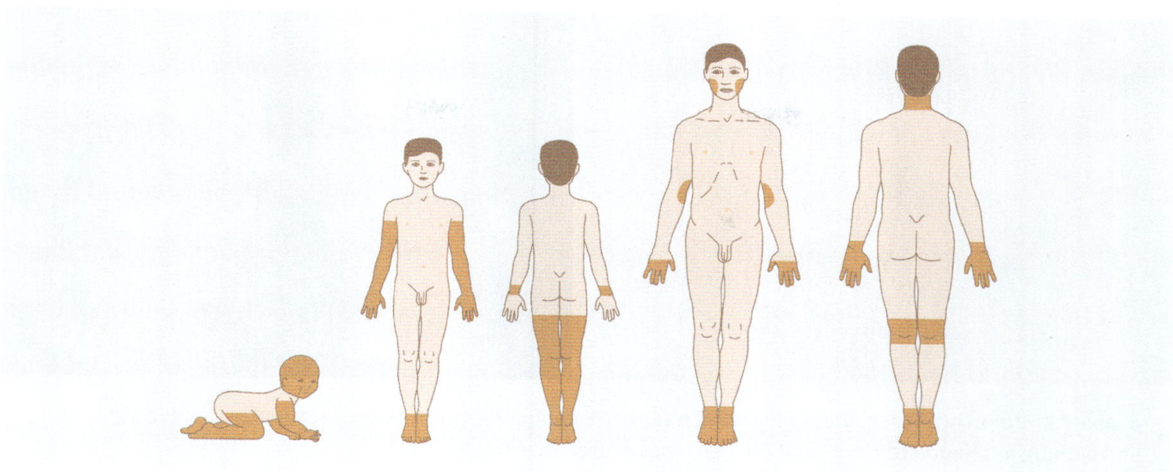

Abb. 7.6 Atopisches Ekzem (Neurodermitis). Typische betroffene Körperstellen (Prädilektionsstellen)

tion. Im Krankheitsverlauf wechseln sich akute und chronische Phasen ab: Auf Stadien mit heftigen Juckreizattacken und stark entzündeter Haut (Rötung, Bläschen, Nässen und Krustenbildung) folgen Zeiten, in denen die Haut extrem trocken ist und schuppt. Durch das häufige Kratzen verdickt und vergröbert sich die Haut an den erkrankten Stellen (Lichenifikation). Der ausgeprägte, anfallsartig auftretende Juckreiz, der für die Betroffenen nur schwer zu ertragen ist, führt häufig in einen Teufelskreis aus Jucken, Kratzen, Infektionen und Verschlechterung des Hautzustands. Eine Spontanheilung der Hauterkrankung ist jederzeit möglich. Bei über 70 % aller betroffenen Kinder verschwinden die Hautveränderungen bis zum Erwachsenenalter, die trockene Problemhaut bleibt jedoch lebenslang bestehen. Zudem kann sich die Symptomatik von der Haut zu anderen allergischen Erkrankungen wie Heuschnupfen oder Asthma verschieben.

Abhängig vom Lebensalter tritt das atopische Ekzem bevorzugt an bestimmten Körperstellen auf. Oft sind die Gelenkbeugen an Armen und Beinen betroffen, aber die Neurodermitis kann auch an den Händen, Füßen, am Stamm, auf der Kopfhaut, im Gesicht oder hinter den Ohren auftreten. In ganz schweren Fällen verteilt sie sich sogar über den gesamten Körper. Im Säuglingsalter ist häufig der sogenannte Milchschorf, gelbliche Krusten an den Wangen und an der Kopfhaut, das erste Anzeichen einer beginnenden atopischen Dermatitis. Bei Kleinkindern sind vor allem die Handrücken sowie die Armbeugen und Kniekehlen von stark juckenden, häufig auch nässenden Hautausschlägen betroffen. Im Schulkind- und Erwachsenenalter überwiegt die trockene Form der Dermatitis. Es bilden sich münzenförmige Ekzeme im Gesicht und am Hals aus oder Handekzeme mit stark juckenden Knötchen (Abb. 7.6). Neben den aufgeführten typischen Formen kann die Neurodermitis auch nur minimal ausgeprägt am Ohrläppchen, an den Finger- oder Zehenkuppen, als eingerissene Mundwinkel oder als Mamillenekzem auftreten.

Neben einer genetischen Prädisposition, d. h. einer starken erblichen Erkrankungsbereitschaft, können zahlreiche Provokationsfaktoren Ekzemschübe auslösen. Dazu zählen psychosozialer Stress, Klimaeinflüsse, histaminhaltige Nahrungsmittel wie Tomaten oder Erdbeeren, mikrobielle Infektionen, Textilien (Wolle, Synthetik), hautirritierende und sensibilisierende Stoffe wie Kosmetik- und Pflegeprodukte sowie Chemikalien. Zudem sind verschiedene immunologische Ursachen für die Krankheitsentstehung verantwortlich, genauso wie eine gestörte Barrierefunktion der Haut mit einer Mutation des Filaggrins, eines Proteins, das beim Verhornungsprozess der Haut beteiligt ist, sowie einer Reduktion antimikrobieller Peptide. Fehlende natürliche Feuchthaltefaktoren und Ceramide bewirken über einen erhöhten transepidermalen Wasserverlust nicht nur die typische Hauttrockenheit, sondern rufen auch eine veränderte Hautflora bei den Betroffenen hervor. So lassen sich bei über 90 % der Neurodermitis-Patienten vermehrt *Staphylococcus-aureus*-Erreger auf der Haut nachweisen. Aufgrund der gestörten Barrierefunktion der Haut können bakterielle und virale Erreger leichter eindringen und zu einer Infektion mit Staphylokokken, Herpes oder Dellwarzen führen. Auch gelangen Allergene leichter durch die Haut. Das Immunsystem reagiert darauf mit einer vermehrten Ausschüttung der Interleukine IL-4 und IL-13. Es kommt zu einer Entzündung mit starkem Juckreiz.

7

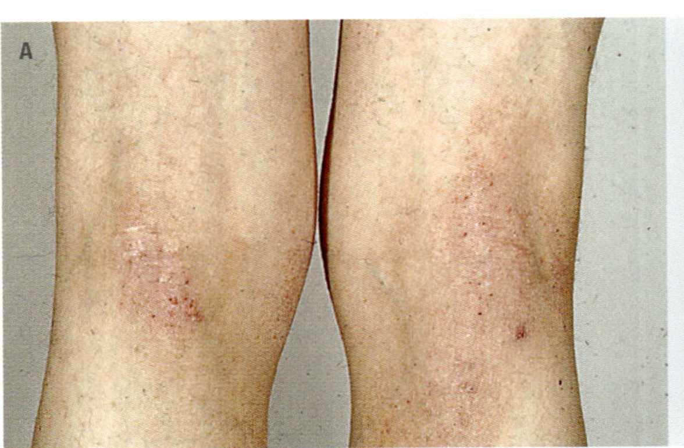

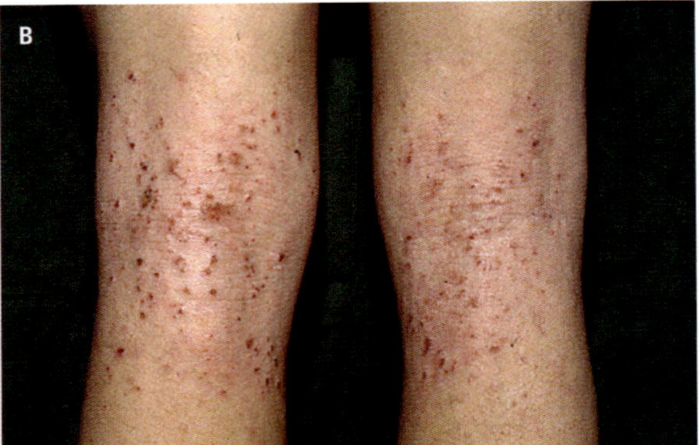

Abb. 7.7 Atopisches Ekzem (Neurodermitis). **A** Leichte Entzündung mit trockener, schuppiger Haut, **B** schwere Entzündung mit Hautverdickung und Zeichen eines akuten Ekzems

7.2.2 Ärztliche Diagnostik

Um die Neurodermitis sicher gegen andere Ekzemkrankheiten wie ein allergisches oder irritativ-toxisches Kontaktekzem bzw. ein seborrhoisches Ekzem im Säuglingsalter abzugrenzen, ist bei Erstmanifestation ein Besuch beim Dermatologen erforderlich. Dieser sollte eine atopische Eigen- und Familienanamnese erheben sowie die gesamte Haut untersuchen. Zur Absicherung der Diagnose muss der Arzt neben einer typischen Ekzembildung an charakteristischen Körperstellen (Abb. 7.7) auch auf stark ausgeprägten Juckreiz sowie einen schubweisen Verlauf der Krankheit achten (Majorkriterien). Weitere Merkmale wie trockene Haut, eine doppelte untere Lidfalte, Einrisse an den Mundwinkeln oder Ohrläppchen, Unverträglichkeit von Wolle oder Nahrungsmitteln und ein erhöhter IgE-Serumspiegel bekräftigen die Diagnose (Minorkriterien).

Zur Beurteilung des Schweregrads der Neurodermitis und der Ausdehnung der Hautläsionen dienen verschiedene Haut-Scores wie der SCORAD (Scoring of Atopic Dermatitis). Er berücksichtigt im Gegensatz zum EASI-Score (Eczema Area and Severity Index) neben Umfang und Schweregrad der Hautveränderungen auch subjektive Beschwerden (Schlaflosigkeit, Juckreiz).

Praktisch umgesetzt

Neurodermitis

Eine Kundin kommt in die Apotheke mit einem Rezept über Ecural® Fettsalbe.

Wichtige Hinweise

- Salbe 1-mal täglich dünn auf entzündete Hautstellen auftragen; nicht mit Pflaster oder Mull abdecken,
- Anwendung langsam ausschleichen, nur noch jeden 2. Tag anwenden, danach 2-mal pro Woche,
- Eltern die Cortisonangst nehmen; über stark entzündungshemmende Wirkung des Präparats im akuten Schub aufklären und darüber informieren, dass bei lokaler, kurzfristiger Anwendung die klassischen Nebenwirkungen wie Hautatrophie nur selten auftreten,
- an die regelmäßige, 1–2-mal tägliche Basispflege erinnern.

7.2.3 Therapieoptionen

Die Neurodermitis-Therapie richtet sich in erster Linie nach Verlauf und Schwere der Symptome und folgt dabei einem Stufenschema. Es steht eine Vielzahl von Arzneimitteln zur Verfügung, die individuell auf den Patienten abgestimmt werden sollten. Das Hauptziel ist es, bestehende Symptome der Hauterkrankung unter Kontrolle zu bekommen, neue Schübe möglichst hinauszuzögern und den unangenehmen Juckreiz zu lindern. Im Mittelpunkt stehen daher das Identifizieren und Meiden individueller Provokationsfaktoren, eine symptomorientierte Basistherapie der trockenen Haut sowie eine spezielle entzündungshemmende Ekzembehandlung. Eine wichtige Entscheidungshilfe bietet hier-

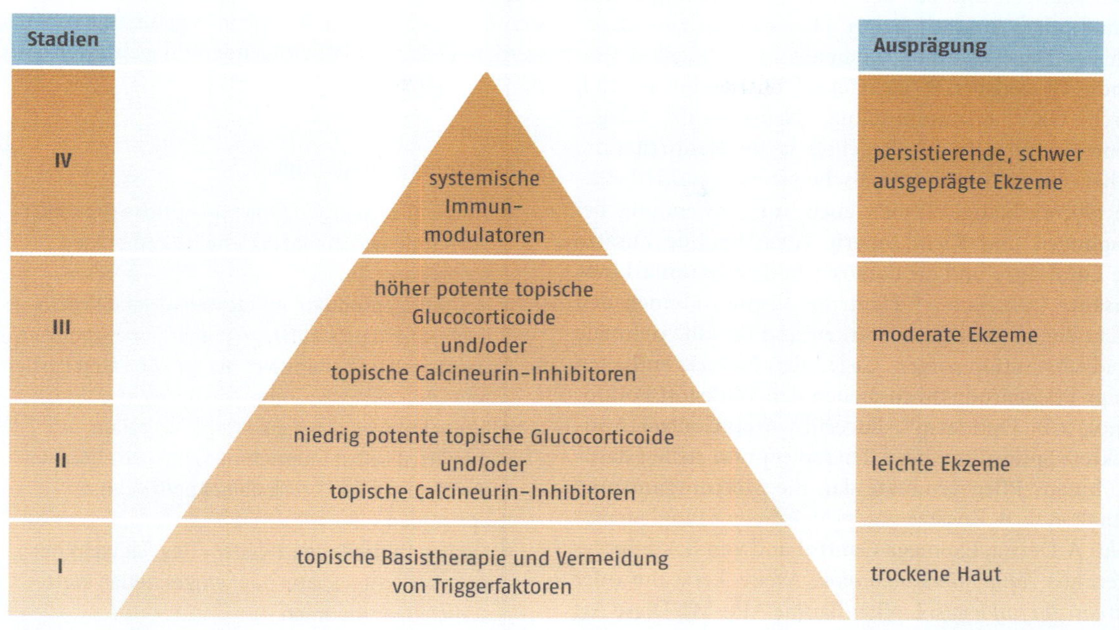

Abb. 7.8 Stufentherapie der Neurodermitis. Topische Calcineurin-Inhibitoren: Anwendung v. a. an besonderen Körperstellen (Gesicht, Intertrigines), ab dem 3. Lebensjahr

bei die evidenzbasierte Leitlinie Neurodermitis (Abb. 7.8).

7.2.4 Basistherapie

⑤ Die topische Basispflege der empfindlichen Neurodermitis-Haut ist Therapie. Sie wird damit nicht nur in beschwerdefreien Zeiten bei trockener Haut eingesetzt, sondern bildet auch die Grundlage aller weiteren Behandlungsstufen. In der Apotheke können dermatologisch sinnvolle Reinigungs- und Pflegepräparate empfohlen werden, möglichst ohne Tenside, Detergenzien oder Emulgatoren. Zu vermeiden sind weiterhin alkalische Seifen, hartes Wasser und alkoholhaltige Gesichtswässer. Für die schonende **Reinigung** der Gesichtshaut eignen sich vor allem Emulsionspräparate wie Reinigungsmilchen oder -cremes, die nach der Anwendung nicht mit Wasser abgespült werden. Zur Hände- bzw. Körperreinigung sollten in erster Linie Waschemulsionen, lipidreiche Duschöle und pH-neutrale Syndets verwendet werden. Doch selbst bei Anwendung dieser relativ wenig waschwirksamen Präparate findet ein Entzug von Feuchthaltefaktoren statt, sodass die Haut nach jedem Waschen, Duschen oder Baden einzucremen ist. Beim Baden können medizinische Ölbäder (z. B. Balneum Hermal®, Linola® Fett N Ölbad) verwendet werden, die Badedauer sollte sich auf 5 Minuten beschränken. Nach der Körperreinigung sollte die Haut nur behutsam trocken getupft, nicht gerubbelt werden. Auch mechanische Reizungen durch Massagebürsten oder harte Schwämme sind zu unterlassen, ebenso ist auf klassische Schaumbäder und parfümiertes Badesalz zu verzichten.

Die **Basispflege** zielt ab auf eine ausreichende Rückfettung und Versorgung der Haut mit genügend Feuchtigkeit und damit insgesamt auf eine Stabilisierung der gestörten Barrierefunktion. Dadurch kommt es zu einer Besserung des Juckreizes und einer reduzierten Häufigkeit von Exazerbationen. Schlussendlich lassen sich teure wirkstoffhaltige Arzneimittel einsparen.

Bei den topischen Pflegepräparaten kann es sich aus regulatorischer Sicht um Arzneimittel, Medizinprodukte oder Kosmetika handeln. Die Zuordnung erfolgt durch die Zusammensetzung, Qualität und Zweckbestimmung der jeweiligen Externa. Der Vielfalt der Körperpflegemittel liegen unterschiedliche Wirkmechanismen zugrunde. Hierzu zählen: eine Okklusionswirkung, die den Wasserverlust aus äußeren Hautschichten verhindert (z. B. durch weißes Paraffin), die Addition von zusätzlichem Wasser auf die trockenen äußeren Hautschichten (z. B. durch hydrophile Cremes) sowie ein verbessertes Wasserbindungsvermögen in der Haut (z. B. durch Harnstoff).

Harnstoffhaltige Externa wie Basodexan®, Linola® Urea oder Excipial® U Lipolotio werden meist gut vertragen, sind aber bei akut entzündlichen Krankheitserscheinungen und auf der Haut von Säuglingen und Kleinkindern kontraindiziert. Hier kann es zum Brennen der Haut kommen. Ebenfalls hydratisierend wirkendes **Glycerin** (z. B. SanaCutan® Basiscreme: bis 12 J. durch GKV erstattungsfähig, Neuroderm® Pflegecreme) verursacht im Regelfall keine Hautirritation. Daher empfiehlt die europäische Neurodermitis-Leitlinie glycerinhaltige Topika auch zur Anwendung bei Säuglingen und Kleinkindern. Auch lipohile Zusätze wie **Linolsäure** und die daraus gebildete **Gamma-Linolensäure** (z. B. Eubos® Hautruhe Creme) können den Effekt der Grundlage verstärken und für eine optimale Lipidsubstitution sorgen. Gegen den Juckreiz enthalten einige Pflegeprodukte zusätzlich den Wirkstoff **Polidocanol**, z. B. Optiderm®, Eucerin® AtopiControl Anti-Juckreiz Spray. Eine neue Therapieoption stellen darüber hinaus Pflegeprodukte dar, die **Mikroorganismen** enthalten (z. B. Zusätze von proteinfreiem Junghaferextrakt: A-Derma Exomega Control und von Bakterienlysaten aus *Aquaphilus dolomiae:* Avène Xeracalm oder *Vitreoscilla filiformis*: Lipikar Baume AP + M). Diese Art der Basispflege ist darauf ausgerichtet, das gestörte Mikrobiom der Haut von Neurodermitis-Patienten zu verbessern.

Neben den genannten Inhaltsstoffen stehen zur äußerlichen Neurodermitis-Behandlung verschiedene Präparate aus dem Bereich der Naturheilkunde (z. B. Dermatodoron® Salbe, Rosatum Heilsalbe, Dr. Hauschka Med® Mittagsblume, Halicar® Creme, Dermaplant® Salbe, Ekzevowen® derma Creme) zur Verfügung, die gern von den Patienten nachgefragt werden und sich durchaus in der Praxis bewährt haben. Dennoch ist Vorsicht geboten wegen ihres möglichen irritierenden und Kontaktdermatitis auslösenden Potenzials. Generell ist hier wie bei allen anderen Pflegepräparaten vorab die Verträglichkeit an einer gesunden Hautstelle zu testen.

Basispflege ganz konkret: Ein entsprechendes Pflegepräparat ist unbedingt in Übereinstimmung mit dem Patienten auszuwählen. Dieser muss den Geruch des Produkts mögen und ein angenehmes Hautgefühl verspüren, damit er im Alltag eine regelmäßige Pflege durchführt. Die Pflegeprodukte sollten angepasst sein an die Jahreszeit (im Winter höherer Fettgehalt, im Sommer kühlende Cremes, Lotionen) sowie an den jeweiligen Hautzustand. Dabei gilt: Je trockener die Haut, umso reichhaltiger sollte die Pflege sein. Je akuter das Ekzem, desto höher sollte der Wassergehalt der Grundlage ausfallen.

 **Merke**

Die Regel lautet: feucht auf feucht und fett auf trocken.

Gute Pflegepräparate zeigen nur optimalen Nutzen, wenn sie richtig und vor allem regelmäßig verwendet werden. Daher sind die folgenden Pflegehinweise wichtig:

Allgemeine Pflegetipps

- Vor der Gesichtsreinigung und -pflege gründlich die Hände waschen; Fingernägel immer kurz schneiden,
- Hautpflegeprodukte mindestens 2-mal täglich ausreichend dick auftragen; aber nur ekzemfreie Hautbereiche behandeln, die entzündeten Partien bedürfen einer gesonderten Therapie,
- ältere Kinder sollten die Pflege ihrer Haut möglichst selbst übernehmen, um Irritationen durch zu starken Druck beim Applizieren zu vermeiden,
- Creme aus der Tube bzw. dem Tiegel jeweils mit einem frischen Spatel oder einem neuen Wattestäbchen entnehmen,
- Pflegemittel am besten im Kühlschrank aufbewahren, damit diese bei Gebrauch einen angenehmen Kühleffekt haben,
- neue Präparate vor einem großflächigen Einsatz zunächst auf ihre Verträglichkeit testen, hierzu eine geringe Menge Creme nur auf einer kleinen Hautpartie eines Armes auftragen.

Da die benötigte Menge an Basiscremes oft größer als vermutet ist, sollte der Neurodermitis-Patient über die Berechnung der notwendigen Menge des Topikums pro Fläche und über die Handhabung der „Fingerspitzen-Einheit" instruiert werden (o Abb. 7.9)

7.2.5 Selbstmedikation

Zur Therapie der schwachen bis mäßig stark ausgeprägten Neurodermitis eignen sich synthetische Gerbstoffe, z. B. Tannolact®, Tannosynt®. Diese wirken entzündungshemmend, adstringierend und juckreizstillend. Für die Langzeittherapie sind die gerbstoffhaltigen Präparate weniger geeignet, da eine Austrocknung der Haut bestehende Ekzeme verschlechtern kann. Therapieunterstützend können Gerbstoffe aus Eichenrinde oder Schwarztee in Form von Umschlägen angewendet werden. Hierzu lässt man unparfümierten schwarzen Tee 10 Minuten ziehen und dann abkühlen, tränkt ein weiches Tuch damit und legt es auf die bereits eingecremte Hautstelle.

Im Bereich der Selbstmedikation kommen auch niedrig dosierte Hydrocortison- und Hydrocortisonacetat-Cremes (0,25/0,5 % Creme, z. B. Ebenol®, Soventol® Hydrocort, Linola® Akut, FeniHydrocort®) sowie

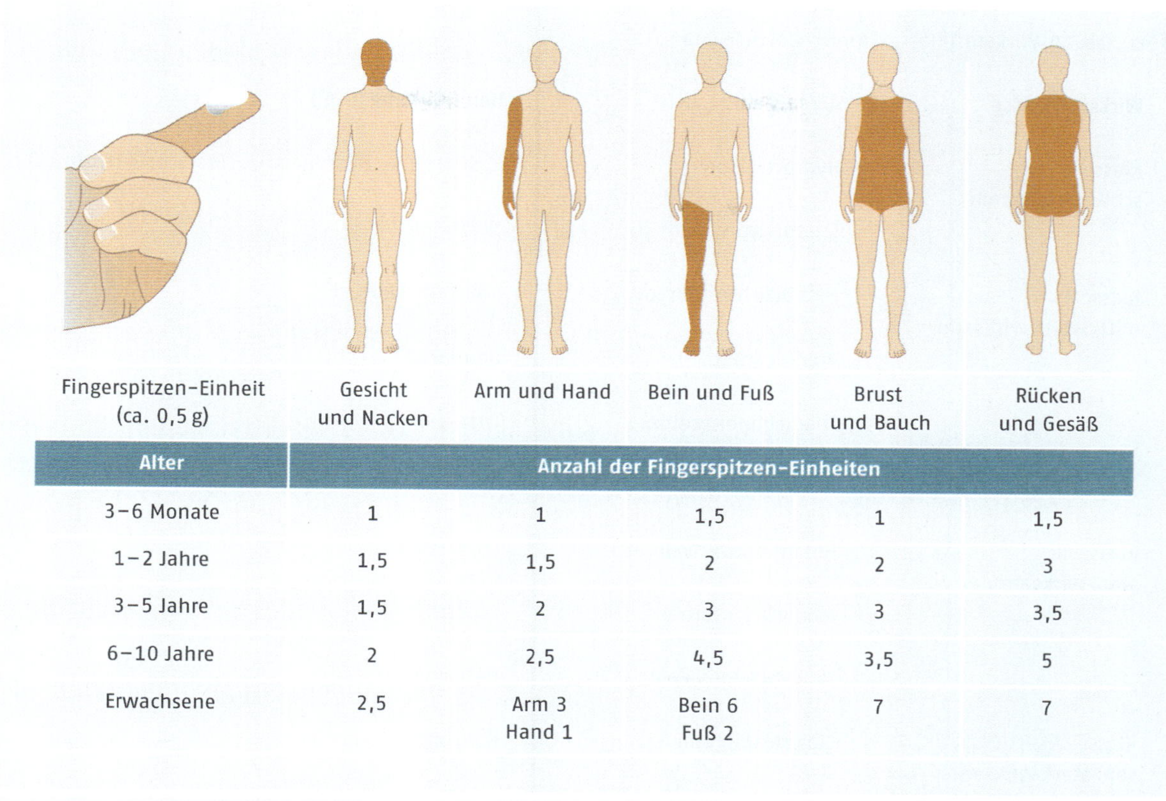

Alter	Fingerspitzen-Einheit (ca. 0,5 g) Gesicht und Nacken	Arm und Hand	Bein und Fuß	Brust und Bauch	Rücken und Gesäß
	Anzahl der Fingerspitzen-Einheiten				
3–6 Monate	1	1	1,5	1	1,5
1–2 Jahre	1,5	1,5	2	2	3
3–5 Jahre	1,5	2	3	3	3,5
6–10 Jahre	2	2,5	4,5	3,5	5
Erwachsene	2,5	Arm 3 Hand 1	Bein 6 Fuß 2	7	7

Abb. 7.9 Fingerspitzen-Einheit

Sprays (0,5 %, z. B. Hydrocortison-ratiopharm® Spray, Soventol® HydroCort Spray) bei Kindern ab 6 Jahren zum Einsatz. Die Zubereitungen können anfangs 2-mal täglich, bei Besserung einmal täglich aufgetragen werden.

 **Cave**

Die verschreibungsfreien Cortison-Präparate eignen sich lediglich zur Behandlung eines leichten Schubs, da ihre juckreizstillende und entzündungshemmende Wirkung nur schwach ausgeprägt ist. Häufig werden vom Arzt topische Cortisonpräparate der Klasse II oder III verordnet.

7.2.6 Ärztliche Therapie

Topische Glucocorticoide

Topische Glucocorticoide zählen zu den wichtigsten antiinflammatorischen Substanzen, die bei der Neurodermitis zur Behandlung akuter, subakuter und chronisch-ekzematöser Areale eingesetzt werden. Im akuten Schub führen sie zu einem schnellen Abklingen der Entzündung und damit einer raschen Hautbesserung. Zudem beugen sie gefürchteten Superinfektionen vor.

⑥ Klassifikation: Die Einteilung der äußerlich anzuwendenden Glucocorticoide erfolgt hinsichtlich ihrer Wirkstärke in vier Klassen (Tab. 7.9). Zur Beurteilung muss die Pharmakokinetik mitberücksichtigt werden, die durch zahlreiche Faktoren wie Hautdicke, Lokalisation des Ekzems, Form der galenischen Zubereitung und folglich das Penetrationsverhalten beeinflusst wird. Die Auswahl des passenden Glucocorticoids sollte sich nach der individuellen Situation des Patienten richten. Je nach betroffener Körperstelle und Schweregrad des Ekzems sind eine angemessene Wirkstärke sowie der richtige Therapiebeginn und die zutreffende Behandlungsdauer festzulegen. In den meisten Fällen reicht bei der Neurodermitis die Anwendung von Substanzen der Klasse I und II. Stark und sehr stark wirksame Glucocorticoide kommen in der kurzfristigen Behandlung ausgeprägter akuter oder lichenifizierter Ekzeme oder exazerbierter Hand- und Fußekzeme zum Einsatz.

Therapeutischer Index (TIX): Der TIX bezeichnet das Verhältnis aus erwünschten Wirkungen (Entzündungshemmung) zu unerwünschten lokalen und teilweise

Tab. 7.9 Wirkstoffklassen topischer Cortisone

Wirkstoffklasse	Arzneistoff	Handelsname (Bsp.)
Klasse I: schwach wirksam	Hydrocortison	Ebenol® 1 %, Hydrogalen®, Linolacort® Hydro 1,0
	Prednisolon	Linola®-H
Klasse II: mittelstark wirksam	Hydrocortisonbutyrat	Alfason®, Laticort®
	Prednicarbat	Dermatop®
	Triamcinolonacetonid	Triamgalen®
	Methylprednisolonaceponat	Advantan®
Klasse III: stark wirksam	Betamethasonvalerat	Cordes® Beta
	Mometasonfuroat	Ecural®
	Diflucortolonvalerat	Nerisona®
Klasse IV: sehr stark wirksam	Clobetasolpropionat	Karison®

auch systemischen Wirkungen (Hautatrophie, Suppression der Hypophysen-Nebennierenrinden-Achse, allergenes Potenzial) und spiegelt somit das Nutzen-Risiko-Verhältnis des betreffenden topischen Glucocorticoids wider, das umso günstiger ausfällt, je höher der TIX-Wert liegt.

⑥ Topische Glucocorticoide werden nach ihrem therapeutischen Index (TIX) in 2 Kategorien eingeteilt:

- Kategorie 1 (TIX 1–2): Präparate, deren Verhältnis von erwünschten zu unerwünschten Wirkungen ausgeglichen ist wie Betamethasonvalerat, Clobetasolpropionat, Hydrocortison und Triamcinolonacetonid,
- Kategorie 2 (TIX 2–3): Präparate, bei denen die erwünschten gegenüber den unerwünschten Wirkungen deutlich überwiegen wie bei Hydrocortisonbutyrat, Mometasonfuroat, Methylprednisolonaceponat und Prednicarbat.

Resorptionsindex: Die Haut ist an den verschiedenen Körperregionen unterschiedlich stark durchlässig. Daher wechselt die Menge an aufgenommenem Cortison je nach Körperbereich und jeweiligem Wirkstoff. Die stärkste Resorption erfolgt an dünnen Hautstellen wie dem Gesicht (v. a. am Augenlid), dem Genitalbereich sowie den Achselhöhlen, die geringste an den Handflächen und Fußsohlen (Abb. 7.10).

In Regionen mit verstärkter Penetration ist das Risiko von Nebenwirkungen erhöht. Auch Säuglinge, Kleinkinder und ältere Personen sind wegen ihrer dünnen Haut anfälliger. Darüber hinaus bestimmt die Form der galenischen Zubereitung die Resorption. So wird bei der Anwendung von Salben in der Regel mehr Wirkstoff resorbiert als bei dem Auftragen von Cremes oder Gelen. Zusätze von Keratolytika wie Harnstoff – in Hydrodexan® Creme/Salbe: Hydrocortison + Harnstoff – führen in Folge verbesserter Penetration zu einem verstärkten Corticoideffekt. Das gilt auch bei Zusatz eines Penetrationsvermittlers wie Propylenglycol sowie bei Anwendung unter Okklusion. Tab. 7.10 listet die topischen Glucocorticoide.

Die Therapiedauer für einen akuten Neurodermitisschub beläuft sich in der Regel auf 2 Wochen und ist abhängig von der Wirkstärke des Corticoids. Die Behandlung sollte einmal, in Ausnahmefällen 2–3-mal täglich erfolgen, bei Erwachsenen nicht länger als 8 Wochen, bei Kindern maximal 3–4 Wochen. Ein dauerhafter Gebrauch ist abzulehnen.

Cortisonsparende Behandlungsmethoden

Intervalltherapie: Bei subakuter oder chronischer Entzündung wird das Corticoidpräparat der Klasse I oder II 2-mal tgl. für einige Tage angewendet. Danach sind ein bis mehrere steroidfreie Tage einzulegen, anschließend erfolgt eine erneute Behandlung mit Cortison, das schließlich immer seltener zugunsten der Basispflege aufgetragen wird.

Stufen-Therapie: Bei hochakuter Entzündung wird die Behandlung zunächst mit einem sehr potenten Steroid der Klasse III oder IV begonnen, dann schrittweise auf ein schwächeres Steroid der Klasse II bzw. I gewechselt.

Tandem-Therapie: Bei subakuter oder chronischer Entzündung wird ein Steroid der Klasse I oder II einmal tgl. morgens aufgetragen. Abends erfolgt die Aktivierung vorhandener Steroidreste durch die Basisbehandlung mit der wirkstofffreien Salbengrundlage, z. B. morgens Alfason® Cresa bzw. Dermatop® Salbe, abends Alfason® Basis Cresa Creme bzw. Dermatop® Basissalbe.

Topische Calcineurin-Inhibitoren

Die symptomatische antientzündliche Therapie mit Calcineurin-Inhibitoren (Pimecrolimus, Tacrolimus) erfolgt hauptsächlich dann, wenn topische Glucocorticoide nicht einsetzbar sind oder die Behandlungsdauer zu lokalen irreversiblen Nebenwirkungen führen kann. Da die Calcineurin-Inhibitoren im Gegensatz zu den Cortisonpräparaten den Kollagenstoffwechsel nicht beeinträchtigen, kommt es auch nach längerer Anwendung nicht zu einer Hautatrophie oder zu Nebenwirkungen im Bereich des Gesichts (steroidinduzierte Rosazea, periorale Dermatitis). Aufgrund des günstigen Nebenwirkungsprofils dieser Substanzgruppe ist ein Einsatz besonders im Kindesalter indiziert.

⑧ Auch an empfindlichen Hautbereichen (Gesicht, Hals, unbehaartem Kopf, intertriginösen Hautbereichen, Genitalien) haben sich topische Calcineurin-Inhibitoren vorteilhaft gegenüber topischen Corticoiden erwiesen und sind für diese Areale das Mittel der ersten Wahl. Am restlichen Körper sollten sie jedoch nur bei Unverträglichkeit oder mangelnder Wirksamkeit von topischen Steroiden angewendet werden. Der Einsatz der Substanzen ist aufgrund fehlender Langzeitergebnisse zum Sicherheitsprofil beschränkt auf bestimmte Altersgruppen (Elidel® 1 % Creme und Protopic® 0,03 % Salbe ab dem 3. Lebensjahr, Protopic® 0,1 % Salbe erst ab dem 17. Lebensjahr). Pimecrolimus und Tacrolimus können zur Kurzzeit- oder intermittierenden Langzeitbehandlung verwendet werden. Pimecrolimus wird bei leichtem bis mittelschwerem Ekzem, Tacrolimus bei mittelschwerem bis schwerem Ekzem angewendet. Zudem wird Tacrolimus auch zur Erhaltungstherapie angewendet bei Patienten mit häufigen Exazerbationen.

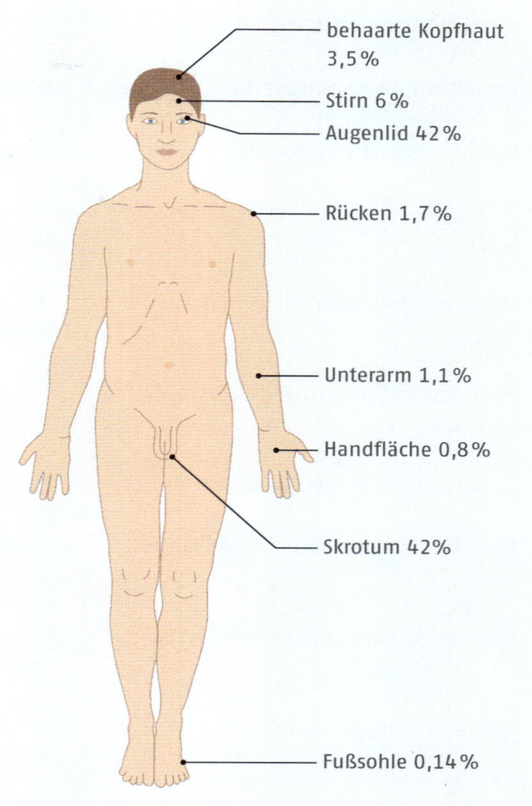

Abb. 7.10 Penetration von Hydrocortison in Humanhaut

7

Bei dieser proaktiven Therapieform wird auch nach Abklingen akuter Ekzemschübe mit topischen antiinflammatorischen Wirkstoffen in niedriger Dosis weiterbehandelt, weil sonst die Entzündung unter der Haut bestehen bleibt, selbst wenn sie oberflächlich nicht mehr sichtbar ist. Mit diesem Behandlungskonzept kann die Zahl der akuten Ekzemschübe vermindert und das erscheinungsfreie Intervall verlängert werden. Nach 12 Monaten sollte eine Nachuntersuchung durch den Arzt erfolgen. Sicherheitsdaten für eine länger als ein Jahr dauernde Erhaltungstherapie liegen nicht vor (◘ Tab. 7.11). Nach neuesten Studien besteht kein erhöhtes Hautkrebsrisiko unter Langzeitbehandlung mit lokalen Calcineurin-Inhibitoren.

Phosphodiesterase-4-Inhibitor Crisaborol

Der Phosphodiesterase-4-Inhibitor Crisaborol (Staquis® 2 %) hemmt die Freisetzung verschiedener proinflammatorischer Zytokine wie TNF-α, IL-2, IL-4, IL-5 sowie Interferon-γ. Durch die antiinflammatorische Wirkung wird die Barrierefunktion der Haut verbessert. Zugelassen ist der Wirkstoff bei leichter bis mittelschwerer Dermatitis bei Kindern ab 2 Jahren mit ≤ 40 %

◻ **Tab. 7.10** Arzneistoffprofil: topische Glucocorticoide

Arzneistoff, Handelsname (Bsp.)	Dosierung, Bemerkungen
Hydrocortison (Hydrogalen®)	2 × tgl. auftragen, max. 4 Wochen, max. 20 % der KOF
Prednisolon (Linola® H Fett N, Prednisolon LAW)	2–3 × tgl. auftragen, bei Besserung 1 × tgl.; bei Kindern nur kurzfristig und kleinflächig
Hydrocortisonbutyrat (Alfason®)	2–3 × tgl. dünn auftragen; bei Langzeitbehandlung 1 × tgl., max. 8 Wochen; bei Kindern 1 × tgl., max. 4 Wochen
Prednicarbat (Dermatop®, Prednitop®)	1–2 × tgl. dünn auftragen, max. 4 Wochen (Dermatop®) bzw. 2 Wochen (Prednitop®)
Triamcinolonacetonid (Triamgalen®)	Nach Bedarf mehrmals tgl. auftragen
Methylprednisolonaceponat (Advantan®)	1 × tgl. auftragen, max. 3 Wochen, **KI:** Creme, Fettsalbe, Milch: Kinder < 3 Jahre
Betamethasonvalerat (Bemon® 0,1 %)	1–2 × tgl. dünn auftragen, bei Besserung 1 × tgl., max. 3–4 Wochen; bei Kindern max. 25 g tgl., max. 20 % der KOF
Mometasonfuroat (Ecural®)	1 × tgl. dünn auftragen, max. 3 Wochen, nur kleinflächig, **KI:** Salbe/Lösung Kinder < 6 Jahre, Fettcreme Kinder < 2 Jahre
Diflucortolonvalerat (Nerisona®)	Anfangs 2–3 ×, später 1 × tgl. dünn auftragen; bei Kindern < 2 Wochen und < 10 % der KOF
Clobetasolpropionat (Clobegalen®, Karison®)	1 × tgl. dünn auftragen, max. 20 % der KOF, max. 2 Wochen, max. 50 g pro Woche, **KI:** Kinder < 12 Jahre

Besonderheiten

- **NW:** bei längerfristiger Anwendung: Hautatrophie, Teleangiektasien, Striae, Steroidakne, periorale Dermatitis, steroidinduzierte Rosazea, Hypertrichosis, Hypopigmentierung, Follikulitis, verzögerte Wundheilung, selten allergische Hautreaktionen; NW sind abhängig von Art und Dauer der Corticoidanwendung, Wahl des Corticoids, Lokalisation und Lebensalter; bei hoher Dosierung systemische Resorption und adrenale Suppression möglich,
- **KI:** bakterielle/virale/mykotische Hauterkrankungen, Rosazea, periorale Dermatitis, Akne, Anwendung auf Wunden,
- **WW:** bei topischer Anwendung irrelevant,
- **Sonstiges:** Anwendung im Gesichtsbereich nur nach strenger Indikationsstellung, im Augenbereich nur in absolut notwendigen Fällen (Gefahr der Hornhauttrübung), maximal 20 % der Körperoberfläche behandeln; Hautstellen nicht mit Pflastern oder Mull abdecken, da Gefahr einer Resorptionserhöhung und verstärkter Nebenwirkungen; Corticoide in Problembereichen wie den Körperfalten nur zurückhaltend anwenden, unproblematische Bereiche sind der behaarte Kopf, Hände und Füße,
  ⑦ Cortison ausschleichen: Anwendungshäufigkeit senken und Pausentage einlegen, sonst Reboundgefahr; Cortisonpräparate ersetzen nicht die Basispflege.

betroffener Körperoberfläche. Die Salbe kann bis zu 4 Wochen pro Behandlungszyklus 2-mal täglich auf betroffene Hautstellen – außer auf der Kopfhaut – aufgetragen werden. Aus Vorsichtsgründen ist eine Anwendung während Schwangerschaft und Stillzeit zu vermeiden. Zu den häufigsten Nebenwirkungen zählen Reaktionen an der Applikationsstelle wie Brennen und Stechen oder ein Schmerzgefühl.

Tab. 7.11 Arzneistoffprofil: topische Calcineurin-Inhibitoren

Arzneistoff, Handelsname (Bsp.)	Dosierung, Bemerkungen
Pimecrolimus (Elidel® 1 %)	Zugelassen ab 2 Jahren; 2 × tgl. dünn auf betroffene Stellen auftragen
Tacrolimus (Protopic® 0,03/0,1 %)	Erwachsene (ab 16 Jahren): initial Protopic® 0,1 % 2 × tgl. dünn auftragen, nach max. 3 Wochen wechseln auf Protopic® 0,03 %; zur Erhaltungstherapie 2 × pro Woche je 1 × tgl.; Kinder (ab 2 Jahren): Protopic 0,03 % 2 × tgl. dünn auftragen, nach max. 3 Wochen reduzieren auf 1 × tgl.

Besonderheiten

- **NW:** Reaktionen am Anwendungsort v. a. zu Therapiebeginn, meist direkt nach dem Duschen; Brennen an der Anwendungsstelle, bei Tacrolimus auch Pruritus und Hautrötung, bei Pimecrolimus initiales Wärmegefühl, Parästhesien, Herpesvirus-Infektion auch am Auge; bei Tacrolimus Alkoholunverträglichkeit (Rötung der Gesichtshaut oder Hautreizungen nach Genuss alkoholischer Getränke),
- **KI:** Kinder < 2 Jahre, Tacrolimus 0,1 %: < 16 Jahre, Schwangerschaft, Stillzeit: strenge Indikationsstellung bei Tacrolimus, bei Pimecrolimus Creme nicht im Brustbereich auftragen; Erythrodermie, geschwächtes Immunsystem, maligne Hautveränderungen, Herpes-simplex-Infektion, gleichzeitige Applikation topischer Glucocorticoide, systemischer Steroide oder Immunsuppressiva bzw. systemischer CYP3A4-Hemmer (Erythromycin, Itraconazol, Ketoconazol, Diltiazem),
- **WW:** Impfungen (erforderlicher Mindestabstand von 14 Tagen, bei Lebendimpfstoffen von 28 Tagen zur letzten Behandlung mit Calcineurin-Inhibitoren), beeinträchtigte Reißfestigkeit von Kondomen bei Anwendung im Genital- oder Analbereich,
- **Sonstiges:** unter der Behandlung vermehrtes Auftreten von Herpesinfektionen möglich, dann Therapiepause einhalten; Hautpflegemittel nicht innerhalb von 2 Stunden vor und nach Applikation von Protopic® Salbe im gleichen Hautareal anwenden, hingegen können unmittelbar nach Anwendung von Elidel® Creme rückfettende Pflegepräparate aufgetragen werden; Kontakt mit Augen und Schleimhäuten vermeiden, nach Applikation gründlich die Hände waschen, Haut möglichst nicht intensivem Sonnenlicht, Solarien oder UV-Lichttherapie aussetzen, Sonnenschutzprodukte mit ausreichendem Lichtschutzfaktor verwenden, keine Okklusionsverbände, Alkoholkonsum vermeiden, Impfungen während behandlungsfreier Intervalle durchführen; bislang keine klinischen Anhaltspunkte zum häufigeren Auftreten von Hauttumoren unter der Behandlung der Neurodermitis mit topischen Calcineurin-Inhibitoren, aufgrund tierexperimenteller Daten Vorschrift verbindlicher Warnung der amerikanischen Zulassungsbehörde FDA mit Hinweis auf ein möglicherweise erhöhtes Risiko für Hautkrebs oder Lymphome.

Dupilumab

Der monoklonale IgG4-Antikörper Dupilumab (Dupixent®) blockiert die α-Untereinheit des Interleukin-4-Rezeptors und hemmt so spezifisch die überaktive IL-4/IL-13-Signalübertragung. Diese Interleukine spielen eine Schlüsselrolle bei der Entstehung der atopischen Dermatitis. Ist der Signalweg unterbrochen, können Entzündungen gemindert werden. Der Wirkstoff ist zugelassen zur Therapie von Jugendlichen und erwachsenen Patienten mit mittelschwerer bis schwerer Neurodermitis sowie bei Kindern ab 6 Jahren mit schwerer atopischer Dermatitis. Dupilumab kann als Monotherapie oder in Kombination mit topischen Corticosteroiden oder Calcineurin-Inhibitoren verabreicht werden. Für die subkutane Applikation stehen Fertigspritzen und -pens in 2 Dosierungen zur Verfügung (200 mg und 300 mg). Die Dosierung richtet sich nach dem Körpergewicht (Tab. 7.12).

Baricitinib

Der Januskinase-Inhibitor Baricitinib (Olumiant®) hemmt intrazelluläre Signalwege und unterdrückt somit die Bildung proinflammatorischer Zytokine. Der Wirkstoff ist zur Behandlung der mittelschweren bis schweren Neurodermitis für Erwachsene zugelassen. Die Einnahme von (2–)4 mg erfolgt 1 × tgl. unabhängig vom Essen (▸ Kap. 15.1.4).

Weitere Therapiemaßnahmen

Als weitere systemische Therapieoptionen bei schweren Formen der Neurodermitis stehen Cortison (Prednisolon, Methylprednisolon) oder Ciclosporin zur Verfügung. Ciclosporin wirkt gut, hat jedoch den Nachteil, dass es die Infektionsanfälligkeit erhöht und bei längerer Anwendung die Niere schädigt. Orale Corticosteroide werden ausnahmsweise eingesetzt zur Schubinterven-

7

Tab. 7.12 Arzneistoffprofil: Interleukin-Antagonist

Arzneistoff, Handelsname (Bsp.)	Dosierung, Bemerkungen
Dupilumab (Dupixent®) FS/Pen (200 mg, 300 mg)	Kdr. 6–15 J., 15 kg bis <60 kg: je 300 mg an Tag 1 und 15, dann alle 4 Wochen 300 mg (nach Ermessen des Arztes auch alle 2 Wochen 200 mg); Patienten <60 kg: Anfangsdosis 400 mg, dann alle 2 Wochen 200 mg, Patienten >60 kg: initial 600 mg, dann alle 2 Wochen 300 mg s. c.; 30 Minuten vor der Injektion aus dem Kühlschrank nehmen und auf Raumtemperatur bringen, Lagerung einmalig für 14 Tage bei bis zu 25 °C möglich

Besonderheiten

- **NW:** Reaktionen an der Injektionsstelle, Konjunktivitis, Blepharitis, Lippenherpes, Kopfschmerzen,
- **KI:** Lebendimpfstoffe; Anwendung in der Schwangerschaft nach Nutzen-Risiko-Abwägung, <6 Jahre,
- **WW:** bisher nicht bekannt,
- **Sonstiges:** besondere Sorgfalt bei Patienten mit bestehendem Asthma; vorliegende Helminthose muss vorab behandelt werden.

tion bei großflächiger Ausprägung der atopischen Dermatitis, entweder als Stoßtherapie über 2–4 Tage oder als 2–4-wöchige Therapie mit schrittweiser Dosisreduktion.

Die Haut ist bei >90 % der Neurodermitis-Patienten mit dem Bakterium *Staphylococcus aureus* kolonisiert. Dieser Hautkeim kann vor allem bei Kindern die Hautläsionen verschlimmern sowie zu nässenden Ekzemen und gelblich-blutigen Krusten führen. Bei Auftreten derartiger Anzeichen einer Sekundärinfektion kann eine antibiotische Therapie erforderlich werden. Zum Einsatz kommen topische Antibiotika wie Fusidinsäure, entweder als Monopräparat oder bei mitbestehender entzündlicher Komponente mit einem Glucocorticoid kombiniert, z. B. Fucicort®. Auch die topische Anwendung von Mupirocin wie in InfectoPyoderm® kann die Haut bei Neurodermitis verbessern und die bakterielle Kolonisierung reduzieren. Die systemische Gabe von Antibiotika (Cephalosporinen) sollte nur bei klinischen Hinweisen auf eine generalisierte Infektion in Betracht gezogen werden. Die Leitlinie zu Neurodermitis lässt bei einer evidenten Superinfektion den Einsatz topischer Antiseptika zu. Einzelne Dermatologen empfehlen diesbezüglich, Neurodermitis-Kinder in akuten Phasen einer Superinfektion einmal täglich am ganzen Körper mit Octenidin einzusprühen.

7.2.7 Behandlungsmöglichkeiten bei Juckreiz

Als Therapiemaßnahmen gegen den Juckreiz stehen eine konsequente rückfettende Hautpflege, fett-feuchte Umschläge sowie orale Antihistaminika zur Verfügung. Die Gabe sedierender Präparate (Fenistil® Tropfen) hat sich vor allem zur Verbesserung der Durchschlafphase bei Kleinkindern bewährt. Zur Nacht gegeben schlafen die Kinder ruhiger, was sich wiederum positiv auf das Ekzem auswirken kann. Tagsüber sind eher nichtsedierende Antihistaminika wie Cetirizin oder Loratadin geeignet. Zudem sollten Strategien erlernt werden, um das Kratzen zu vermeiden. Geeignete Maßnahmen sind z. B. eine bewusste Kontrolle des Kratzreflexes durch starke Konzentration, Ablenkung oder alternative Kratztechniken wie leichte Druckausübung (Streicheln der betroffenen Stelle). Außerdem sollte das Kratzen von der Haut weg auf ein Surrogat gelenkt werden, indem man die Kinder beispielsweise an einem mit Waschleder bezogenen Holzstück (Kratzklötzchen) oder einem Kuscheltier kratzen lässt. Ratsam sind weiterhin leichtes Bettzeug und kühle Raumtemperatur im Schlafzimmer. Zur Stressvermeidung eignen sich Entspannungsübungen wie autogenes Training und progressive Muskelentspannung.

Fettfeuchte Verbände

Hierbei wird zunächst eine stark fettende Salbe relativ dick aufgetragen, darüber ein mit Leitungswasser angefeuchteter Schlauchverband (z. B. Tubifast®) gezogen und wiederum darüber ein trockener Verband angelegt. Durch diese Behandlung entsteht Verdunstungskälte, die den Juckreiz lindert. Die Fettschicht verhindert zudem ein Austrocknen der Haut.

Zusatzempfehlungen

- begleitender Therapieversuch mit Probiotika (nicht evidenzbasiert),

- Spezialtextilien wie Neurodermitisoveralls (Schlafanzüge mit angenähten Füßlingen und Handschuhen) werden teilweise von den Krankenkassen erstattet, ebenso Encasing-Maßnahmen (milbendichte Überzüge wie Allergocover®) bei Nachweis einer Hausstaubmilbenallergie,
- Neurodermitis-Tagebuch, Nia-App (www.nia-health.de/),
- Patientenschulung,
- auf mögliche Nahrungsmittelallergien achten,
- hautfreundliche Kleidung tragen (Baumwolle oder Leinen statt Wolle oder Synthetik),
- alle üblichen Routineimpfungen gemäß den Empfehlungen der Ständigen Impfkommission (STIKO) in der erscheinungsfreien Zeit durchführen.

7.3 Psoriasis

7.3.1 Grundlagen

Die Schuppenflechte zählt zu den Autoimmunerkrankungen und zeichnet sich durch Rötung, Schuppung und Verdickung der Haut aus. Oft wechseln sich Phasen der Hautverbesserung mit Phasen der Verschlechterung ab, zwischen den Schüben kommt es häufig zu langer Erscheinungsfreiheit. Je nach Anordnung und Ausprägung der Hautveränderungen werden verschiedene Krankheitsbilder unterschieden. Die häufigste Form ist die Plaque-Psoriasis (Psoriasis vulgaris) mit rötlichen, scharf begrenzten Herden, die mit dicken, fest haftenden, silbrig-glänzenden Schuppen bedeckt sind (o Abb. 7.11). Diese Plaques treten an der Kopfhaut, den Streckseiten der Extremitäten und der Sakralregion auf, können aber auch Achseln, Gesäßfalte, Genitalbereich und Leisten befallen. Bei der Psoriasis vulgaris lassen sich 2 Unterformen gegeneinander abgrenzen:

- Die **Typ-I-Psoriasis** (Frühtyp) ist gekennzeichnet durch eine schwere Ausprägung der Hauterscheinungen. Das Manifestationsalter liegt zwischen dem 20. und 30. Lebensjahr. Anzutreffen ist eine hohe genetische Prädisposition sowie ein Bezug zu HLA-Antigenen (HLA = human leucocyte antigen).
- Die **Typ-II-Psoriasis** (Spättyp) nimmt meist einen relativ leichten Verlauf. Der Erkrankungsbeginn liegt in der fünften bis sechsten Lebensdekade, eine positive Familienanamnese und eine HLA-Assoziation fehlen. Hier wird der Krankheitsverlauf vor allem durch äußere Faktoren wie Rauchen oder Stress geprägt.

Bei der Fehlregulierung des Immunsystems spielen neben dem Entzündungsmediator TNF-α die Interleukine (IL) 12, 17 A und 23, die von den dendritischen Zellen in der psoriatischen Haut gebildet werden, eine Schlüsselrolle. Sie führen schließlich zur Entstehung entzündlicher psoriatischer Läsionen und zur Plaquebildung, indem sie vor allem die Keratinozyten zu stark gesteigertem Wachstum anregen. Als Folge teilen sich die Hornzellen etwa siebenmal schneller als in gesunder Haut, gelangen als nicht vollständig ausgereifte Zellen in die Epidermis und schilfern schuppenförmig ab.

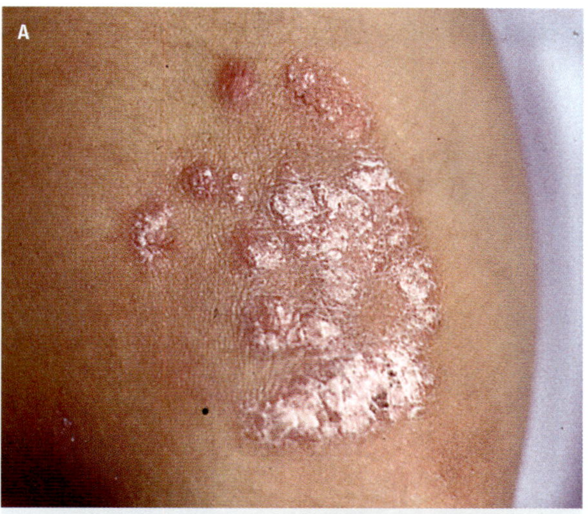

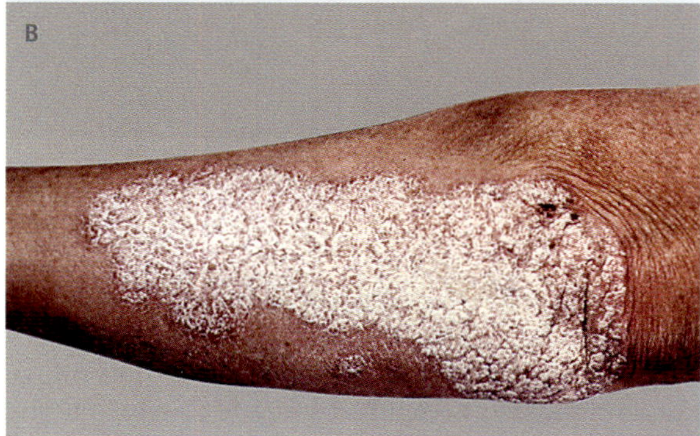

o **Abb. 7.11** Psoriasis vulgaris (Schuppenflechte). A Leichterer Befund mit einzeln stehenden Papeln, B chronisch-stationäre Plaque

Neben den Hautsymptomen kommt es bei rund 30 % der Betroffenen zu typischen Nagelveränderungen wie Tüpfelnägeln (o Abb. 7.12) oder gelblichen Verfärbungen des Nagelbetts. Jeder fünfte Psoriasispatient entwickelt außerdem eine Psoriasis-Arthritis, bei der auch die Gelenke von Entzündungsreaktionen betroffen sind. Bei den meisten Patienten (80 %) bestehen dabei zunächst über viele Jahre Hautveränderungen, bevor die Psoriasis-Arthritis auftritt. Allerdings können sich die Gelenkbeschwerden auch vor oder ohne psoriatische Hautsymptome ausbilden. Heutzutage wird die Schuppenflechte als entzündliche Systemerkrankung angesehen, bei der die Blutspiegel spezifischer Entzündungsparameter dauerhaft erhöht sind. Dadurch weisen Pso-

7

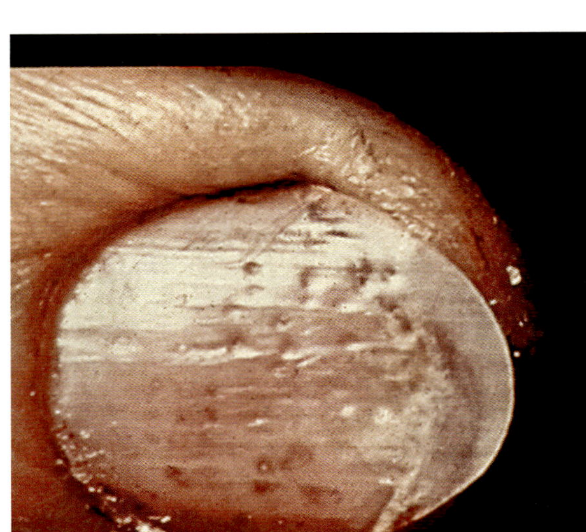

Abb. 7.12 Tüpfelnagel bei Psoriasis

riasispatienten im Vergleich zur gesunden Bevölkerung ein doppelt so hohes Risiko für Begleiterkrankungen auf, die neben Diabetes und Depressionen bis hin zu kardiovaskulären Komplikationen wie Herzinfarkt und Schlaganfall reichen.

 **Merke**

⑨ Die Psoriasis spielt sich nicht nur an der Haut ab, sondern kann über lokal begrenzte Symptome hinaus auch die Gelenke betreffen und systemische Beschwerden hervorrufen.

Die Veranlagung für Psoriasis wird vererbt. Damit eine Schuppenflechte ausbricht, müssen jedoch weitere Faktoren hinzukommen. Hierzu zählen Infektionskrankheiten, bestimmte Medikamente (Betablocker, ACE-Hemmer, Chloroquin, NSAR, Lithium u. a.), psychische Belastungen und Stress, aber auch äußere Verletzungen, Entfettung der Haut oder Alkohol- und Nicotingenuss. Jeder Patient sollte ermitteln, welche Faktoren bei ihm persönlich Schuppenflechte auslösen. Hierfür werden in einem Tagebuch täglich der Hautzustand, das Auftreten von Juckreiz, erfolgte Behandlungsmaßnahmen sowie schubauslösende Faktoren festgehalten. Durch Kenntnis und Ausschaltung dieser Faktoren kann neuen Schüben vorgebeugt werden.

7.3.2 Ärztliche Diagnostik

Neben der Basistherapie der Haut, der Empfehlung schuppenlösender Präparate sowie Tipps zur Ernährung und zur allgemeinen Körperpflege gehört die Behandlung der Psoriasis unbedingt in die Hände des Arztes. Beim Erstauftreten von Psoriasis-Plaques sollte der Hautarzt aufgesucht werden. Beim Arztbesuch erfolgt die genaue Diagnosestellung fast ausschließlich anhand der charakteristischen Hautveränderungen wie den auftretenden Papeln und Kratzphänomenen. Die Schuppen treten beim Kratzen deutlicher hervor (Kerzenfleckphänomen). Darunter wird nach dem Abkratzen der gesamten Schuppung eines Psoriasisherds eine dünne glänzende Epidermis (letztes Häutchen) sichtbar, nach deren Entfernung eine punktförmige Blutung auftritt (blutiger Tau). Als hilfreich für die Entscheidung erweist sich zudem die Inspektion der prädisponierten Hautstellen sowie die Untersuchung der Nägel und Gelenke. Darüber hinaus sollte der Patient im Rahmen der Anamnese zu vorausgegangenen Infekten, zur Medikamenteneinnahme und dem Vorkommen der Psoriasis in der Familie befragt werden.

Zur Beurteilung des Schweregrads dient häufig die Bestimmung des PASI-Scores (Psoriasis Area and Severity Index). Dieser wird durch den Dermatologen anhand subjektiver Einschätzung des Erythems, Infiltration des Herds und der Schuppung an verschiedenen Körperstellen ermittelt. Ein PASI-Wert unter 10 steht für eine leichte, ein PASI-Wert ab 10 für eine mittelschwere bis schwere Psoriasis. Hier wird eine systemische Therapie erforderlich.

 **Praktisch umgesetzt**

Psoriasis vulgaris

Eine Kundin reicht Ihnen ein Rezept, auf dem Daivonex® Creme und Humira® Pen 6 Stück verordnet sind.

Wichtige Hinweise

Daivonex®: Creme 2-mal tgl. auftragen, maximal 15 g tgl., sonst droht eine Hypercalcämie; nicht zusammen mit Salicylsäurepräparaten anwenden; Patienten auf vorübergehende Hautirritationen hinweisen,
Humira®: Pen darf bis zu 14 Tage bei 25 °C gelagert werden; Alternative: 10–15 Minuten vor der Injektion aus dem Kühlschrank nehmen und bis zur Applikation bei Raumtemperatur lagern; alle 14 Tage s. c. anwenden, in einem 90°-Winkel in die Haut injizieren; während Therapie und bis 5 Monate danach auf ausreichenden Kontrazeptionsschutz achten.

7.3.3 Nichtmedikamentöse Maßnahmen

Ergänzend zur ärztlichen Behandlung spielt eine schonende Hautreinigung und regelmäßige Pflege eine entscheidende Rolle. Zur Hautreinigung empfehlen sich rückfettende, hautberuhigende Produkte, z. B. La Roche Posay Lipikar Syndet AP+, Ducray Kertyol P. S. O. Reinigungsgel. Damit die Haut nicht austrocknet, sollten die Betroffenen nur kurz und möglichst lauwarm duschen und im Anschluss die Haut nur trocken tupfen, nicht rubbeln. Für die Haarwäsche eignen sich milde, wenig entfettende Shampoos, z. B. Eucerin® DermoCapillaire pH 5 Shampoo, Physiogel® Scalp Care mildes Shampoo und juckreizlindernde Haarwaschmittel wie Linola® plus Shampoo. Der Antischuppenwirkstoff Climbazol ist z. B. in Eucerin® DermoCapillaire® Anti Schuppen Creme Shampoo enthalten. Bei stärkerer Schuppung kann in Abständen zusätzlich ein salicylsäurehaltiges Antischuppen-Shampoo wie Ducray Kertyol P. S. O. Shampoo oder Aqeo® Anti Schuppen Shampoo Plus verwendet werden, da die Salicylsäure zusätzlich hilft, festsitzende Kopfschuppen zu lösen. Zur Hautpflege können unterstützend zu anderen Behandlungsmaßnahmen rückfettende Basistherapeutika (z. B. Dermasence Adtop Creme) angewendet werden. Sie verhindern das Austrocknen der Haut und zögern neue Schübe hinaus. Die regelmäßige Rückfettung der Haut kann auch mit medizinischen Ölbädern, z. B. Balneum Hermal®, Linola® Ölbad, erfolgen. Doch mit der Basispflege allein lässt sich die Erkrankung nicht dauerhaft in den Griff bekommen.

7.3.4 Selbstmedikation

Externa mit **Harnstoff**, **Salicylsäure** oder **Steinkohlenteer**: Damit die eigentlichen Arzneimittel gegen die Psoriasis richtig zur Wirkung kommen können, müssen die Schuppen entfernt werden, da sie das Eindringen der Wirkstoffe in die Haut verhindern. Daher stehen im Rahmen der Selbstmedikation schuppenablösende Mittel – topische Zubereitungen von Harnstoff und Salicylsäure – im Vordergrund. Salicylsäure wie in Lygal® Kopfsalbe N, Psorimed® Lösung oder Squamasol® Gel/Lösung wird oft zu Beginn einer Therapie als Abschuppungsmaßnahme bei besonders stark hyperkeratotischen Hautläsionen eingesetzt. Alternativ kann das Medizinprodukt PsoriBene® mit Oliven- und Jojobaöl in kreisförmigen Bewegungen auf den betroffenen Hautarealen verteilt werden. Nach 30–60 Minuten Einwirkzeit wird tropfenweise Wasser auf die eingeweichten Schuppen gegeben. Es entsteht eine milchig-trübe Emulsion, die sich mit reichlich lauwarmem Wasser abspülen lässt. Auch mit einer dimeticonhaltigen Lösung (Loyon®) lassen sich die übermäßigen Schuppen entfernen. Die Einwirkzeit beträgt hier mindestens 3 Stunden.

Harnstoffhaltige Cremes und Salben, z. B. Basodexan®, Excipial® U Lipolotio, wirken abschuppend und gleichzeitig feuchtigkeitsbindend. Zu beachten ist, dass Harnstoff auf akut entzündeter Haut ein Brennen hervorruft und in diesem Fall nicht angewendet werden sollte.

Eine Monotherapie der Psoriasis vulgaris mit **Steinkohlenteer** ist angesichts risikoärmerer und praktikablerer Therapiealternativen heute obsolet. Nur unter sorgfältiger Abwägung des therapeutischen Nutzens gegenüber dem kanzerogenen Risiko wird Steinkohlenteer noch in Kombination mit UV-B-Strahlen zur Anwendung bei ansonsten therapierefraktärer Psoriasis eingesetzt.

7.3.5 Ärztliche Therapie

Grundsätzlich zielt jede Therapie der Psoriasis – topische, systemische oder UV-Behandlung – auf Erscheinungsfreiheit ab und jede Systemtherapie auch auf eine Senkung der gesamten systemischen Entzündungsaktivität. Die Behandlung richtet sich v. a. nach der klinischen Form und Ausprägung der Psoriasis, dem Nebenwirkungspotenzial und möglichen Kontraindikationen der Medikamente, aber auch nach dem allgemeinen Gesundheitszustand des Patienten, zusätzlichen Erkrankungen und der Adhärenz. Eine wichtige Entscheidungshilfe bietet hierbei eine evidenzbasierte S3-Leitlinie. Gemäß dieser Leitlinie kann eine alleinige Lokaltherapie bei einer leichten bis mittelschweren Psoriasis zu ausreichendem Therapieerfolg führen (○ Abb. 7.13).

Bei leichter Psoriasis umfasst das therapeutische Spektrum eine äußerliche Behandlung mit Retinoiden, Glucocorticoiden und Vitamin-D_3-Analoga. Da Letztere erst verzögert wirken, erfolgt zunächst eine lokale Anschubbehandlung mit Cortison. Zudem werden auch feste Kombinationen aus topischen Vitamin-D_3-Analoga und Cortison eingesetzt. Bei zunehmender Ausdehnung der Psoriasisherde wird die äußerliche Therapie meist mit einer UV-Behandlung kombiniert. Für Patienten mit mittelschwerer und schwerer Psoriasis kommen zusätzlich zur topischen Behandlung auch systemische Mittel zum Einsatz. Hierzu zählen Fumarsäureester, Retinoide sowie die Immunsuppressiva Methotrexat und Ciclosporin. Bei nicht ausreichendem Therapieerfolg, Unverträglichkeit oder Kontraindikationen dieser konventionellen Therapien stehen für die First-Line-Behandlung die Biologicals Adalimumab, Brodalumab, Certolizumab, Guselkumab, Ixekizumab, Risankizumab, Sekukinumab und Tildrakizumab zur Verfügung. Hingegen sind die Biologicals Etanercept, Infliximab und Ustekinumab sowie der Phosphodiesterase-4-Hemmer Apremilast Mittel der zweiten Wahl.

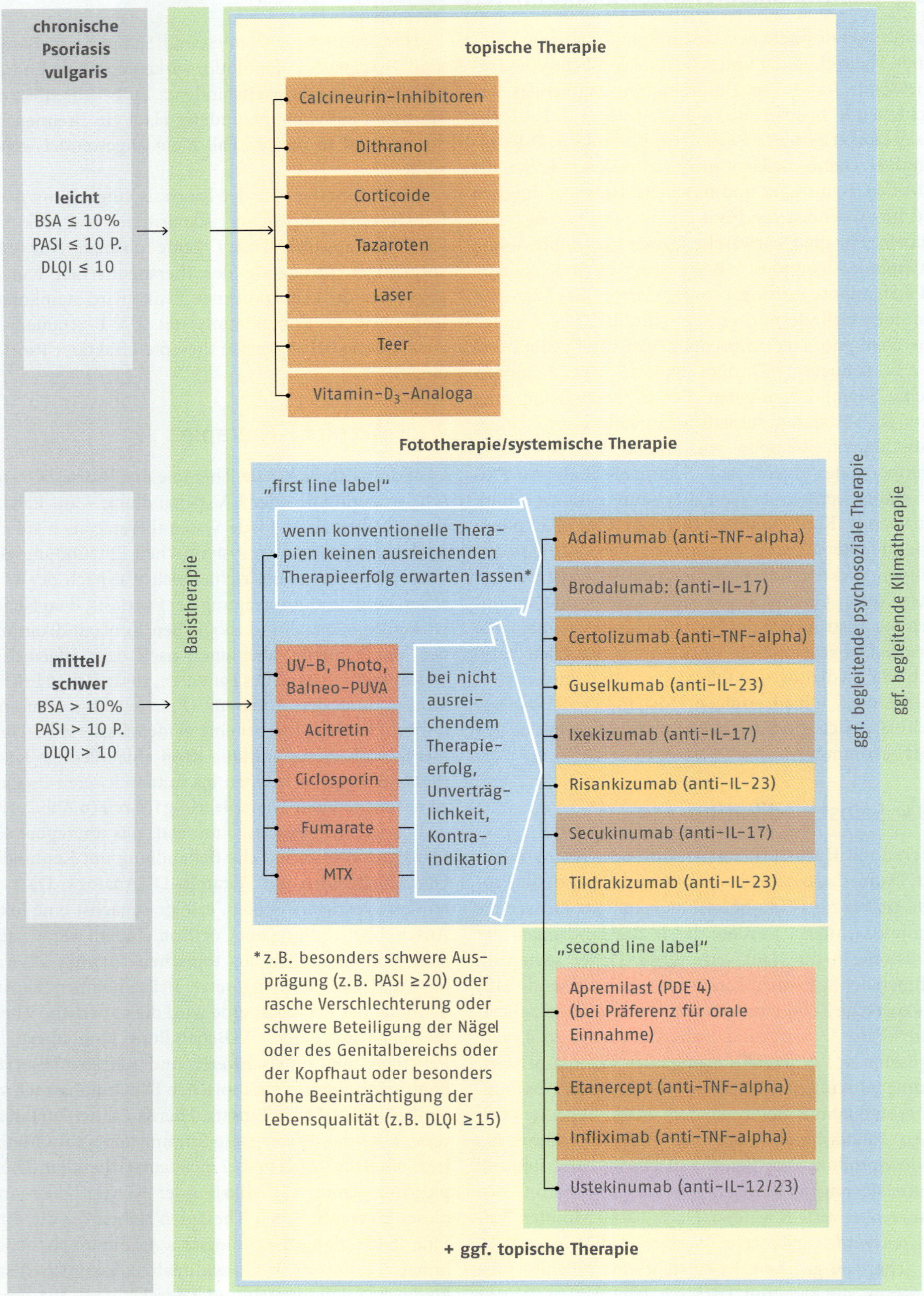

chronische Psoriasis vulgaris

leicht
BSA ≤ 10%
PASI ≤ 10 P.
DLQI ≤ 10
→ Basistherapie →

topische Therapie

- Calcineurin-Inhibitoren
- Dithranol
- Corticoide
- Tazaroten
- Laser
- Teer
- Vitamin-D_3-Analoga

mittel/schwer
BSA > 10%
PASI > 10 P.
DLQI > 10
→ Basistherapie →

Fototherapie/systemische Therapie

„first line label"

wenn konventionelle Therapien keinen ausreichenden Therapieerfolg erwarten lassen*

- UV-B, Photo, Balneo-PUVA
- Acitretin
- Ciclosporin
- Fumarate
- MTX

bei nicht ausreichendem Therapieerfolg, Unverträglichkeit, Kontraindikation →

- Adalimumab (anti-TNF-alpha)
- Brodalumab: (anti-IL-17)
- Certolizumab (anti-TNF-alpha)
- Guselkumab (anti-IL-23)
- Ixekizumab (anti-IL-17)
- Risankizumab (anti-IL-23)
- Secukinumab (anti-IL-17)
- Tildrakizumab (anti-IL-23)

„second line label"

- Apremilast (PDE 4) (bei Präferenz für orale Einnahme)
- Etanercept (anti-TNF-alpha)
- Infliximab (anti-TNF-alpha)
- Ustekinumab (anti-IL-12/23)

*z.B. besonders schwere Ausprägung (z.B. PASI ≥20) oder rasche Verschlechterung oder schwere Beteiligung der Nägel oder des Genitalbereichs oder der Kopfhaut oder besonders hohe Beeinträchtigung der Lebensqualität (z.B. DLQI ≥15)

+ ggf. topische Therapie

ggf. begleitende psychosoziale Therapie

ggf. begleitende Klimatherapie

Abb. 7.13 Therapieoptionen bei chronischer Plaque-Psoriasis

Topische Glucocorticoide

Vor allem bei isolierten hyperkeratotischen Plaques sind Glucocorticoide wesentliche Therapiepfeiler der initialen Psoriasisbehandlung. Sie wirken schnell, reduzieren die Entzündung und lindern den Juckreiz. Zusätze von Keratolytika und Keratoplastika wie Salicylsäure (z. B. Betadermic®) und Harnstoff (Hydrodexan®) führen in Folge einer gesteigerten Penetration zu einer Verstärkung des Corticosteroideffekts und damit zu verbesserten Remissionsraten. Gleiches gilt für die gebräuchliche Kombination mit topischen Vitamin-D_3-Derivaten. Zudem zeigte sich in Bezug auf die Langzeitanwendung von Corticoiden, dass das Risiko für das Auftreten von Hautatrophien in Kombination mit Vitamin-D_3-Analoga geringer ist. Die Einteilung der topisch angewendeten Corticoide erfolgt nach ihrer Wirkstärke und nach ihrem therapeutischen Index (▸ Kap. 7.2.6). Die Wirkstoffauswahl richtet sich nach der betroffenen Körperstelle, dem Entzündungsgrad und weiteren verordneten Arzneimitteln.

Hauptsächlich eingesetzt werden topische Glucocorticoide der Klasse II (z. B. Prednicarbat: Dermatop®) und Klasse III (z. B. Mometasonfuroat: Ecural®). Glucocorticoide der Klasse IV (z. B. Clobetasolpropionat: Karison®) sollten nur kurzfristig und unter regelmäßiger ärztlicher Kontrolle aufgetragen werden (◘ Tab. 7.13). Bei der Psoriasis des behaarten Kopfs (Psoriasis capitis) lassen sich die speziell für die Kopfhaut entwickelten Fertigpräparate als Schaum, z. B. Clarelux®, Deflatop® bzw. Shampoo wie Clobex® anwenden. Da die Schäume alkoholische Grundlagen haben, ist bei ihrer Anwendung auf Hautirritationen zu achten.

Topische Vitamin-D_3-Analoga

Bei der Lokaltherapie der leichten bis mittelschweren Psoriasis sind die Vitamin-D_3-Derivate Mittel der Wahl (◘ Tab. 7.14). Sie können allerdings in den Calciumhaushalt des Körpers eingreifen. Bei großflächiger, langfristiger Anwendung droht eine Hypercalcämie. Daher dürfen wirkstoffabhängig täglich nicht mehr als 10–30 % der Hautfläche behandelt werden.

Weitere topische Wirkstoffe

Dithranol ist ein synthetisches Teerpräparat und ein langbewährter Wirkstoff in der Psoriasistherapie. Er wird heute immer noch im Rahmen von Kombinationstherapien bei mittelschwerer bis schwerer Psoriasis im stationären Bereich eingesetzt. Hingegen spielt die Anwendung von Dithranol in der ambulanten Therapie aufgrund der schlechten Praktikabilität sowie seiner hautirritierenden und verfärbenden Wirkung nur eine untergeordnete Rolle.

Topische Calcineurin-Inhibitoren wie Tacrolimus (Protopic®) und Pimecrolimus (Elidel®) sind in Deutschland nur zur Therapie des atopischen Ekzems zugelassen. Die symptomatische antientzündliche Behandlung mit diesen lokalen Immunsuppressiva erfolgt bei Psoriasispatienten daher im Off-Label-Use – hauptsächlich dann, wenn äußerlich anwendbare Glucocorticoide nicht einsetzbar sind beispielsweise an empfindlichen Hautbereichen wie Gesicht, Hals, Körperfalten, Genitalien oder die Behandlungsdauer zu lokalen irreversiblen Nebenwirkungen führen kann. Da die Medikamente im Verdacht stehen, das Lymphom- und Hautkrebsrisiko leicht zu erhöhen, dürfen sie nicht mit einer Lichttherapie kombiniert werden.

Systemische Therapie mit Fumarsäureestern

Die Fumarsäureester zeigen eine gute Wirksamkeit in der Induktions- und Langzeittherapie bei Erwachsenen mit mittelschwerer bis schwerer Psoriasis (◘ Tab. 7.15). Die Wirkung flutet langsam an, sodass es 6 Wochen dauern kann, bis sich Effekte zeigen. Die volle Wirkung entfaltet sich in der Regel erst nach 24 Wochen. Eine Kombination der Fumarsäureester mit anderen systemischen Medikamenten zur Behandlung der Schuppenflechte wird zurzeit nicht empfohlen. Hingegen kann eine Kombination mit allen topischen Psoriasis-Medikamenten erfolgen, auch mit UV-Licht (UV-B, PUVA). Während das Screening (Blutbild, Urinwerte) beim Fumarsäureestergemisch monatlich stattfinden muss, ist dies beim Monopräparat nur alle 3 Monate der Fall, sofern die Zahl der Lymphozyten über 1000/Mikroliter liegt.

Systemische Therapie mit oralen Retinoiden

Als Monotherapie bei mäßiger bis schwerer Psoriasis zeigt das Vitamin-A-Säure-Derivat Acitretin in niedriger Dosierung nur mangelnde Wirksamkeit. Daher wird der Wirkstoff lediglich zur symptomatischen Behandlung schwerster, therapieresistenter Verhornungsstörungen wie erythrodermatischer und pustulöser Formen eingesetzt, insbesondere bei einer pustulösen Psoriasis an den Handflächen und Fußsohlen (◘ Tab. 7.16). Als ein Vorteil der Retinoide gelten die synergistischen Effekte in der Kombinationstherapie mit UV-Licht. Aufgrund der stark teratogenen Wirkung dürfen orale Retinoide Frauen im gebärfähigen Alter nur unter Einhaltung eines strikten Schwangerschaftsverhütungsprogramms verordnet werden – je Verschreibung nur für den Bedarf von 30 Tagen. Ein Rezept ist für Frauen im gebärfähigen Alter nur bis zu 6 Tage nach Ausstellungsdatum gültig. Wichtige Informationen zur Retinoid-Therapie können den Patienten in Form einer wirkstoffspezifischen Patientenkarte oder mithilfe von besonderem Schulungsmaterial vermittelt werden (▸ Kap. 7.1.6).

Systemische Therapie mit Methotrexat

Methotrexat, z. B. Metex®, Lantarel® Tabletten/FS, wird bei Erwachsenen zur Behandlung von therapieresistenten und schweren Verlaufsformen der Psoriasis einge-

Tab. 7.13 Arzneistoffprofil: topische Glucocorticoide

Arzneistoff, Handelsname (Bsp.)	Dosierung, Bemerkungen
Betamethasonvalerat (Betnesol®-V crinale, Betnesol®-V Creme/Salbe, Cordes® Beta, Deflatop® 0,1 % Schaum)	1–2 × tgl. eine geringe Menge Creme, Salbe oder Lösung auf die betroffenen Hautpartien auftragen, 2 × tgl. golfballgroße Menge Schaum in den Kopfhautbereich einmassieren, bei Besserung 1 × tgl.
Betamethasondipropionat (Diprosis®, Diprosone®)	1–2 × tgl. dünn auftragen und leicht einmassieren, Häufigkeit im Verlauf der Behandlung reduzieren
Betamethasondipropionat, Salicylsäure (Betadermic® Salbe, Diprosalic®, Soderm® plus)	1–2 × tgl. dünn auftragen, max. 50 g pro Woche auf max. 10 % der KOF applizieren, max. 3 Wochen anwenden
Clobetasol-17-propionat (Clobegalen®, Dermoxin®, Dermoxinale®, Clobex® Shampoo, Clarelux® Schaum)	1 × tgl. dünn auftragen, max. 20 % der KOF, max. 50 g pro Woche, max. 2 Wochen, Shampoo: 1 × tgl. direkt auf die trockene Kopfhaut auftragen, Schaum: 2 × tgl. auf die Kopfhaut auftragen, max. 50 g pro Woche
Flumetasonpivalat, Salicylsäure (Cerson® Liquidum)	1 × tgl. dünn auf die erkrankte Hautstelle auftragen
Dexamethason (Solutio Cordes® Dexa N)	1–2 × tgl. auf die Kopfhaut auftragen
Fluprednidenacetat, Salicylsäure (Sali-Decoderm®)	1–2 × tgl. auf die befallenen Hautstellen auftragen, max. 3 Wochen
Hydrocortison, Harnstoff (Hydrodexan®)	2 × tgl. auf die erkrankten Hautstellen auftragen, max. 2 Monate und max. 20 % der KOF
Hydrocortison-17-butyrat (Alfason®, Laticort®)	2–3 × tgl. dünn auftragen und leicht einreiben, max. 8 Wochen
Prednicarbat (Dermatop®)	1–2 × tgl. dünn auftragen, max. 4 Wochen

Besonderheiten

- **NW:** Hautatrophie, periorale Dermatitis, Teleangiektasien, Striae, Steroidakne, steroidinduzierte Rosazea, Hypertrichosis, verzögerte Wundheilung, bei längerer Anwendung in hoher Dosierung oder auf großen Flächen ist eine systemische Resorption und adrenale Suppression möglich,
- **KI:** Schleimhäute, offene Wunden, Anwendung unter Okklusion, strenge Indikationsstellung in Schwangerschaft und Stillzeit, bakterielle, virale oder mykotische Hauterkrankungen; Akne, Rosazea,
- **WW:** bei topischer Anwendung irrelevant,
- **Sonstiges:** an Problembereichen wie Gesicht, Körperfalten und Skrotum Substanzen nur kurze Zeit anwenden (auf wenige Tage befristet), Anwendung am Auge nur in absolut notwenigen Fällen: Gefahr der Hornhauttrübung, Behandlung schrittweise beenden, Cortisonpräparate ausschleichen, sonst Reboundphänomen.

setzt, wenn herkömmliche Behandlungsmöglichkeiten keine ausreichende Wirksamkeit erzielen konnten. Darüber hinaus kann der Wirkstoff zur Langzeitbehandlung der Psoriasis-Arthritis verwendet werden. Die Höhe der therapeutischen Dosis hängt generell von der Verträglichkeit und der individuellen Wirksamkeit des Medikaments sowie von der Schwere des Krankheitsbilds ab. Im Allgemeinen liegt die Dosis bei der Psoriasistherapie bei 10–20 mg, bei der Psoriasis-Arthritis bei 10–15 mg einmal pro Woche (▸ Kap. 15.1.4).

Tab. 7.14 Arzneistoffprofil: Vitamin-D_3-Analoga

Arzneistoff, Handelsname (Bsp.)	Dosierung, Bemerkungen
Calcitriol (Silkis®)	2 × tgl. auf betroffene Hautareale auftragen, max. 35 % der KOF, max. 30 g tgl.
Tacalcitol (Curatoderm®)	1 × tgl. dünn auftragen, vorzugsweise abends
Calcipotriol (Daivonex®)	Creme: 2 × tgl. auftragen, max. 15 g/d, max. 6–8 Wochen; Salbe: 1–2 × tgl. auftragen, max. 15 g/d, Therapie bis zu 1 Jahr möglich
Calcipotriol, Betamethasondipropionat (Daivobet®, Xamiol®, Enstilar®)	1 × tgl. auf betroffene Hautpartien auftragen, max. 15 g/d, max. 4 Wochen

Besonderheiten

- **NW:** Hautirritation (Rötung, Juckreiz, Brennen), gelegentlich Ekzeme,
- **KI:** Psoriasis pustulosa und P. punctata, Erkrankungen mit Störungen des Calciumstoffwechsels, Behandlung mit Medikamenten, die eine Hypercalcämie begünstigen; schwere Nieren- und Lebererkrankungen, Schwangerschaft/Stillzeit,
- **WW:** nicht vor einer Lichttherapie auftragen, ansonsten ist eine gegenseitige Wirkabschwächung möglich; keine gleichzeitige Anwendung mit salicylhaltigen Zubereitungen, da diese einen Wirkverlust der Vitamin-D_3-Derivate hervorrufen; regelmäßige Kontrolle des Serum-Calciumspiegels bei gleichzeitiger Anwendung mit systemischem Calcium, Vitamin D_3 oder Thiaziddiuretika,
- **Sonstiges:** bei vorschriftsmäßigem Gebrauch keine Störungen des Calciumstoffwechsels; zur Behandlung größerer Körperflächen ist es ratsam, die Zubereitung in einem zweitägigen Wechsel auf die verschiedenen Hautbereiche aufzutragen; bei der Anwendung von Tacalcitol ist seltener mit dem Auftreten von Nebenwirkungen zu rechnen, daher kann Tacalcitol in besonders sensiblen Arealen (z. B. Gesicht) empfohlen werden.

Systemische Therapie mit Ciclosporin

Ciclosporin, z. B. Sandimmun® Optoral, Immunosporin®, ist vor allem zur Induktionstherapie bei Erwachsenen mit schwersten, therapieresistenten Formen der Psoriasis zu empfehlen, die mit einer topischen Therapie und/oder Lichttherapie nicht ausreichend behandelt werden können. Zu einer langfristigen Erhaltungsbehandlung über einen maximalen Zeitraum von 2 Jahren eignet sich Ciclosporin jedoch nur bedingt, da hierbei das Risiko irreversibler Nierenfunktionsstörungen erhöht ist. Hingegen ist eine Kombination mit topischen Präparaten sinnvoll, da die Ciclosporin-Dosis bei gleichzeitiger Lokaltherapie mit Vitamin-D_3-Analoga oder Corticoiden reduziert werden kann. Generell geht die Ciclosporin-Behandlung mit zahlreichen Nebenwirkungen einher, zudem sind vielfältige Arzneimittelinteraktionen zu beachten.

Systemische Therapie mit Apremilast

Apremilast ist ein Phosphodiesterase-4-Hemmer, ein Immunsuppressivum, das oral verabreicht wird (Tab. 7.17). Das Arzneimittel ist zugelassen für die Behandlung von Erwachsenen mit mittelschwerer bis schwerer chronischer Plaque-Psoriasis, die auf eine andere systemische Therapie wie Ciclosporin, Methotrexat oder Psoralen in Kombination mit UVA-Licht nicht angesprochen haben oder bei denen eine solche Behandlung kontraindiziert ist bzw. nicht vertragen wurde. Außerdem kann Apremilast eingesetzt werden allein oder in Kombination mit krankheitsmodifizierenden antirheumatischen Arzneimitteln (DMARD, ▸ Kap. 15) zur Behandlung der Psoriasis-Arthritis bei erwachsenen Patienten, bei denen eine vorangegangene DMARD-Therapie nicht erfolgreich war.

Zu Beginn muss eine Aufdosierung des Wirkstoffs nach einem festen Schema erfolgen. Die Anfangsdosis wird innerhalb einer Woche von einmal tgl. 10 mg schrittweise auf die empfohlene Dosis von 2-mal tgl. 30 mg gesteigert. Die Einnahme kann morgens und abends im Abstand von 12 Stunden erfolgen, unabhängig von den Mahlzeiten. Bei Patienten mit stark eingeschränkter Nierenfunktion sollte die Dosis auf einmal tgl. 30 mg reduziert werden. Für die anfängliche Dositiration wird für diese Patientengruppe empfohlen, Apremilast nur in der angegebenen Morgendosis einzunehmen und die Abenddosen auszulassen.

Tab. 7.15 Arzneistoffprofil: Fumarsäureester

Arzneistoff, Handelsname (Bsp.)	Dosierung
Dimethylfumarat, Ethylhydrogenfumarat (Fumaderm® initial, Fumaderm®)	Einschleichende Dosierung über 3 Wochen mit Fumaderm® initial: Woche 1: 0–0–1, Woche 2: 1–0–1, Woche 3: 1–1–1; dann unmittelbare Fortsetzung mit Fumaderm® ebenfalls einschleichend: Woche 4: 0–0–1, Woche 5: 1–0–1, Woche 6: 1–1–1, Woche 7: 1–1–2, Woche 8.: 2–1–2, ab Woche 9: 2–2–2, max. 3 × tgl. 2 Tabletten
Dimethylfumarat (Skilarence®) 30 mg/120 mg	Einschleichende Dosierung über 3 Wochen mit 30 mg: Woche 1: 0–0–1, Woche 2: 1–0–1, Woche 3: 1–1–1; dann unmittelbare Fortsetzung mit 120 mg ebenfalls einschleichend: Woche 4: 0–0–1, Woche 5: 1–0–1, Woche 6: 1–1–1, Woche 7: 1–1–2, Woche 8.: 2–1–2, ab Woche 9: 2–2–2, max. 3 × tgl. 2 Tabletten

Besonderheiten

- **NW:** Flush-Symptome (Gesichtsrötung, Hitzegefühl), Diarrhö, leichte Leuko-/Lymphopenie, Völlegefühl, Oberbauchkrämpfe, Blähungen, Müdigkeit, Benommenheit, Kopfschmerzen, Erhöhung der Leberwerte und Serumkreatininkonzentration, Proteinurie,
- **KI:** schwere Leber- und Nierenfunktionsstörungen, Ulcus ventriculi und duodeni, leichte Formen der Psoriasis, Psoriasis pustulosa, Schwangerschaft/Stillzeit, < 18 Jahre,
- **WW:** MTX, Retinoide, Psoralene, Ciclosporin, Immunsuppressiva, Zytostatika und Medikamente mit nierenschädigender Wirkung nicht gleichzeitig anwenden,
- ⑩ **Sonstiges:** regelmäßige Blutbildkontrollen (Leukozytenzahl, Differenzialblutbild, Leberwerte, Serumkreatinin); Einnahme der Tabletten mit Milch, um Magen-Darm-Verträglichkeit zu verbessern; ausreichende Flüssigkeitszufuhr (1,5–2 l tgl.), Störung durch Flush vermindern, indem die Hauptdosis zur Nacht eingenommen wird.

Systemische Therapie mit Biologicals

Neben den konventionellen Arzneimitteln sind zurzeit 11 Biologicals zur systemischen Behandlung Erwachsener mit mittelschwerer bis schwerer Psoriasis zugelassen. Obwohl sie alle wirksamer sind als die konventionellen systemischen Antipsoriatika, haben die Biologicals in den Leitlinien weiterhin eher Reservestatus bei unzureichendem Ansprechen, Unverträglichkeit oder Kontraindikationen der Standardtherapien. Dies dürfte unter anderem auch auf die wesentlich höheren Kosten der Biologicals zurückzuführen sein. Die aktualisierte S3-Leitlinie empfiehlt jedoch Adalimumab, Brodalumab, Certolizumab, Ixekizumab, Guselkumab, Risankizumab, Secukinumab oder Tildrakizumab als Erstwahlmittel, wenn konventionelle First-Line-Therapien keinen ausreichenden Therapieerfolg erwarten lassen, z. B. bei besonders schwerer Ausprägung oder rascher Verschlechterung der Psoriasis.

Grundsätzlich gibt es für die Wahl eines bestimmten Biologicals keine Vorgaben, vielmehr sind hierbei Begleiterkrankungen, die Einnahme weiterer Arzneimittel, die Adhärenz des Patienten und individuelle Therapieziele von Bedeutung. Vor allem bei einer Gelenkbeteiligung sind die TNF-α-Antagonisten (Tab. 7.18) oder IL-Inhibitoren mit entsprechender Zulassung gegenüber den konventionellen systemischen Wirkstoffen zu bevorzugen, da sie sowohl die Gelenk- als auch die Hautsymptome entscheidend verbessern. Für den TNF-α-Antagonisten Golimumab besteht nur eine Zulassung bei schweren Entzündungsvorgängen einer Psoriasis-Arthritis, jedoch nicht bei psoriatrischen Hautveränderungen.

Etanercept wirkt bei Psoriasis vulgaris schwächer als andere Biologicals. Daher werden in den ersten Behandlungswochen meist höhere Etanercept-Dosen von zweimal 50 mg pro Woche eingesetzt, um eine deutliche Verbesserung von Hautsymptomen zu erzielen. Etanercept und Ustekinumab haben eine Zulassung für die systemische Behandlung der chronischen schweren Plaque-Psoriasis bei Kindern ab 6 Jahren, Adalimumab bei Kindern ab 4 Jahren.

Merke

Bei der Abgabe von Biologicals ist der Patient ausführlich über die richtige Vorgehensweise und Handhabung seines Arzneimittels (Fertigspritze, Pen, Autoinjektor) bei der Selbstinjektion zu beraten. Hierzu empfiehlt es sich, dem Patienten die wichtigsten Schritte mithilfe der anschaulichen Abbildungen in der Gebrauchsanweisung zu erklären.

Tab. 7.16 Arzneistoffprofil: Acitretin

Arzneistoff, Handelsname (Bsp.)	Dosierung
Acitretin (Neotigason®, Acicutan® 10/25 mg Kps.)	Erwachsene: individuell zu bestimmende Dosis; initial 3 Kapseln Neotigason® 10 mg tgl. für 2–4 Wochen, nach Wirkungsmaximum 3 Kapseln Neotigason® 25 mg tgl., Erhaltungsdosis: 30 mg tgl. für weitere 6–8 Wochen; Einnahme zu den Mahlzeiten

Besonderheiten

- **NW:** A-Hypervitaminose (mit Trockenheit der Haut und Schleimhäute), Cheilitis, Bindehautentzündung, reversibler Haarausfall, Fotosensibilität,
- **KI:** schwerwiegende Nieren- oder Leberfunktionsstörungen, Frauen im gebärfähigen Alter: Schwangerschaft, Stillzeit, Kinderwunsch oder nicht ausreichende Gewährleistung kontrazeptiver Maßnahmen; Alkoholmissbrauch, manifester Diabetes mellitus, Pankreatitis, Hyperlipidämie, Arteriosklerose, gleichzeitige Einnahme von Tetracyclinen oder Methotrexat,
- **WW:** Tetracycline und Acitretin können zu Hirndrucksteigerungen führen, nicht gleichzeitig anwenden; plus Phenytoin: Verdrängung des Phenytoins von Bindungsstellen an Plasmaeiweißen; plus MTX: erhöhtes Risiko einer toxischen Hepatitis; plus niedrig dosierte Progesteron-Pillen: verminderter kontrazeptiver Effekt,
- ⑩ **Sonstiges:** vorübergehende Verstärkung der Hautsymptome kann Zeichen für die Wirksamkeit der Therapie sein, ebenso eine Cheilitis (Lippenentzündung), kontrazeptive Maßnahmen sind bis 3 Jahre nach Therapieende einzuhalten, niedrig dosierte Progesteron-Pillen bieten keinen sicheren Schutz, kein Alkoholkonsum während und bis 2 Monate nach der Behandlung mit Acitretin, keine Blutspende während und bis zu 3 Jahre nach Ende der Therapie, regelmäßige Laborkontrollen (Blutbild, Blutfett-, Leber- und Nierenwerte), übermäßige UV-Exposition vermeiden, Sonnenschutzcreme mit ausreichend hohem Lichtschutzfaktor auftragen, gegen die Trockenheit von Haut und Schleimhäuten: regelmäßiges Eincremen und Verwenden künstlicher Tränen, keine Kontaktlinsen tragen, Lippenpflegecreme bei spröden und aufgesprungenen Lippen.

Tab. 7.17 Arzneistoffprofil: Apremilast

Arzneistoff, Handelsname (Bsp.)	Dosierung
Apremilast (Otezla® 10/20/30 mg)	Tag 1: 10–0–0 mg, Tag 2: 10–0–10 mg, Tag 3: 10–0–20 mg, Tag 4: 20–0–20 mg, Tag 5: 20–0–30 mg, Tag 6: 30–0–30 mg

Besonderheiten

- **NW:** Durchfall, Übelkeit, verminderter Appetit, Gewichtsverlust, Infektionen der oberen Atemwege, Kopfschmerzen, Migräne, Schlaflosigkeit, Rückenschmerzen, Überempfindlichkeitsreaktionen, Hautausschlag, erhöhtes Risiko für psychiatrische Erkrankungen, wie Schlaflosigkeit und Depression,
- **KI:** Schwangerschaft/Stillzeit,
- **WW:** Wirkverlust von Apremilast bei gleichzeitiger Einnahme mit starken CYP3A4-Enzyminduktoren (z. B. Rifampicin, Phenobarbital, Carbamazepin, Phenytoin und Johanniskraut),
- **Sonstiges:** Gabe bei Patienten mit psychiatrischen Beschwerden unter Nutzen-Risiko-Abwägung; Ausschließen einer Schwangerschaft bei Frauen im gebärfähigen Alter sowie Anwendung einer zuverlässigen Verhütungsmethode während der Therapie, regelmäßige Gewichtskontrollen besonders bei untergewichtigen Personen, da unter der Behandlung mit Apremilast mit einer Gewichtsabnahme zu rechnen ist, bei diesem Therapieansatz entfallen notwendige Kontrollen der Laborwerte, die bei Biologicals und herkömmlichen Präparaten wie Methotrexat erforderlich sind.

Tab. 7.18 Arzneistoffprofil: TNF-α-Antagonisten

Arzneistoff, Handelsname (Bsp.)	Dosierung
Etanercept (Enbrel® FS 25/50 mg, Pen 50 mg, Durchstechflasche 25 mg, Biosimilar Benepali® 50 mg Injektionslösung)	Psoriasis-Arthritis: 2 × 25 mg pro Woche oder 1 × 50 mg pro Woche, Plaque-Psoriasis: initial: 2 × 50 mg pro Woche, dann: 2 × 25 mg pro Woche oder 1 × 50 mg pro Woche
Adalimumab (Humira® 40 mg FS, Pen)	Psoriasis-Arthritis: 40 mg s. c. alle 2 Wochen, Plaque-Psoriasis: 80 mg als Induktionsdosis, dann 40 mg jede oder jede 2. Woche
Infliximab (Remicade® 100 mg Pulver in Durchstechflasche, Biosimilar: Inflectra®, Remsima®)	Psoriasis-Arthritis und Plaque-Psoriasis: 5 mg/kg KG Infusion i. v. (Arzt!) in Woche 0, 2 und 6, dann alle 8 Wochen
Golimumab (Simponi® 50/100 mg FS, Pen, Injektor)	Psoriasis-Arthritis: 1 × pro Monat 50 mg s. c., jeweils am selben Tag des Monats, bei Patienten > 100 kg evtl. 1 × 100 mg
Certolizumab (Cimzia® 200 mg FS, Pen)	Psoriasis-Arthritis und Plaque-Psoriasis: initial 400 mg in Woche 0, 2 und 4, Erhaltungsdosis: alle 14 Tage 200 mg s. c. (bei Psoriasis-Arthritis alternativ: auch alle 4 Wochen 400 mg), bei Plaque-Psoriasis mit unzureichendem Ansprechen alle 14 Tage 400 mg
Besonderheiten Biologicals: ▸Kap. 15	

Tab. 7.19 Arzneistoffprofil: IL-23-Inhibitoren

Arzneistoff, Handelsname (Bsp.)	Dosierung
Guselkumab (Tremfya®) FS/Pen	Psoriasis-Arthritis und Plaque-Psoriasis: initial 100 mg s. c. in den Wochen 0 und 4, dann alle 8 Wochen (bei schwerer Psoriasis-Arthritis auch alle 4 Wochen)
Risankizumab (Skyrizi®) FS	Plaque-Psoriasis: initial 150 mg s. c. in den Wochen 0 und 4, dann alle 12 Wochen
Tildrakizumab (Ilumetri®) FS	Plaque-Psoriasis: initial 100 mg s. c. in den Wochen 0 und 4, dann alle 12 Wochen; Patienten > 90 kg KG: je 200 mg
Ustekinumab (Stelara® 45/90 mg Injektionslösung/FS)	Psoriasis-Arthritis und Plaque-Psoriasis: 45 mg s. c. in Woche 0 und 4, dann alle 12 Wochen, Patienten > 100 kg: 90 mg s. c.; Fertigspritzen können für maximal 30 Tage einmalig bei bis zu 30 °C gelagert werden

Besonderheiten

- **NW:** Infektionen der oberen Atemwege, Kopfschmerzen; Guselkumab zusätzlich: Erytheme an der Injektionsstelle, Gastroenteritiden, Arthralgie, Herpes simplex; Risankizumab zusätzlich: Fatique, Pruritus; Guselkumab/Risankizumab/Ustekinumab zusätzlich: Pilzinfektionen,
- **KI:** Tuberkulose, Lebendimpfstoffe, Schwangerschaft/Stillzeit,
- **WW:** nicht bekannt bzw. nicht untersucht,
- **Sonstiges:** Kontrazeption während der Behandlung und einige Monate danach (bis zu 21 Wochen: Risankizumab, 17 Wochen: Tildrakizumab, 15 Wochen: Ustekinumab, 12 Wochen: Guselkumab).

Tab. 7.20 Arzneistoffprofil: IL-17A-Inhibitoren

Arzneistoff, Handelsname (Bsp.)	Dosierung
Brodalumab (Kyntheum®) FS	Plaque-Psoriasis: 210 mg s. c. in Woche 0, 1 und 2, dann alle 2 Wochen; Lagerung im Kühlschrank bei 2–8 °C; maximal 14 Tage bei bis zu 25 °C aufbewahren
Ixekizumab (Taltz®) FS/Pen	Psoriasis-Arthritis: initial 160 mg, dann alle 4 Wochen 80 mg, Plaque-Psoriasis: initial 160 mg, gefolgt von 80 mg in Wochen 2, 4, 6, 8, 10 und 12, dann 80 mg alle 4 Wochen, kann ungekühlt bis zu 5 Tage bei bis zu maximal 30 °C gelagert werden
Secukinumab (Cosentyx® 150/300 mg FS/Pen)	Jeweils 300 mg in Woche 0, 1, 2, 3 und 4, dann: 1 ×/Monat 300 mg bei Psoriasis vulgaris bzw. bei Psoriasis-Arthritis bei Patienten mit gleichzeitiger mittelschwerer bis schwerer Plaque-Psoriasis oder Patienten, die auf TNF-α-Hemmer unzureichend ansprechen; bei allen anderen Patienten mit Psoriasis-Arthritis jeweils 150 mg, kann ungekühlt bis zu 4 Tage bei bis zu maximal 30 °C gelagert werden

Besonderheiten

- **NW:** Infektionen der oberen Atemwege, Influenza, Candida- und Tinea-Infektionen, Übelkeit, Schmerzen im Mund und Rachen, Neutropenien, Reaktionen an der Injektionsstelle, Brodalumab zusätzlich: Gelenk- und Muskelschmerzen, vereinzelt Berichte von Suizidgedanken und suizidalem Verhalten,
- **KI:** Tuberkulose, Lebendimpfstoffe, Schwangerschaft/Stillzeit,
- **WW:** evtl. klinisch relevanter Effekt auf CYP450-Substrate mit engem therapeutischen Index, bei denen die Dosis individuell angepasst wird (z. B. Warfarin),
- **Sonstiges:** Brodalumab: cave Patienten mit Morbus Crohn; Kontrazeption während der Behandlung und einige Monate danach (bis zu 5 Monate: Secukinumab, bis zu 3 Monate: Brodalumab, 10 Wochen: Ixekizumab).

Die Wirkstoffe **Adalimumab, Certolizumab, Etanercept** und **Infliximab** werden in ▸ Kap. 15 beschrieben. Wichtige Nebenwirkungen von TNF-α-Hemmern sind ein erhöhtes Risiko schwerer Infektionen und nichtmelanotischer Hautkarzinome. Zudem wird in den Fachinformationen unter anderem vor Neuauftreten oder Verschlechterung einer Herzinsuffizienz gewarnt.

Ustekinumab: ist ein humaner monoklonaler Antikörper, der sich mit hoher Affinität an zwei für die Pathogenese der Psoriasis zentrale Signalstoffe bindet, die Interleukine 12 und 23. Der Wirkstoff kann eingesetzt werden bei Plaque-Psoriasis und Psoriasis-Arthritis. Daneben stehen 3 reine **IL-23-Hemmer** zur Therapie der mittelschweren bis schweren Plaque-Psoriasis zur Verfügung: **Guselkumab**, **Tildrakizumab** und **Risankizumab** (Tab. 7.19).

Der G-BA sieht bei Psoriasis einen beträchtlichen Zusatznutzen in der Behandlung mit Guselkumab (Tremfya®) gegenüber einer Therapie mit dem TNF-α-Antikörper Adalimumab (Humira®). Guselkumab müssen die Patienten deutlich seltener applizieren, nämlich alle 8 Wochen. Die Applikation von Tildrakizumab (Ilumetri®) und Risankizumab (Skyrizi®) erfolgt sogar nur alle 12 Wochen. Risankizumab wird zudem eine „Gedächtnisfunktion“ zugesprochen, d. h. eine ein Jahr anhaltende Wirkung.

Es stehen zurzeit 3 **IL-17A-Inhibitoren** für die Behandlung Erwachsener mit mittelschwerer bis schwerer Psoriasis zur Verfügung. Während **Secukinumab** (Cosentyx®) und **Ixekizumab** (Taltz®) IL-17A selbst binden, blockiert **Brodalumab** (Kyntheum®) die IL-17A-Rezeptor-Untereinheit. Hiervon verspricht man sich eine breitere Wirkung (Tab. 7.20). Insgesamt fallen bei den 3 IL-17A-Hemmern mukokutane Candidainfektionen einschließlich ösophagealer Candidiasis, Exazerbationen einer entzündlichen Darmerkrankung und Neutropenie auf.

Lichttherapie

Zur Therapie der Psoriasis kann UV-Licht mit verschiedenen Wellenlängen als sogenannte selektive Ultraviolett-Fototherapie (SUP) eingesetzt werden. Neben UV-B-Licht wird auch UV-A-Strahlung verwendet und die Balneo-Fototherapie als weiteres Behandlungsverfahren genutzt.

Zusatzempfehlungen

- Yoga, autogenes Training,
- ausgewogene, vollwertige Ernährung, Reduktion von Alkohol, Kaffee, Nicotin, scharfen Gewürzen sowie arachidonsäurereichen Nahrungsmitteln (Wurst, fettreiche Fleischsorten),
- Selbsthilfegruppen zum Austausch über die Krankheit und für den selbstbewussteren Umgang damit.

Weitere Hauterkrankungen

Weitere Hauterkrankungen werden in folgenden Kapiteln beschrieben: Acne neonatorum (Neugeborenenakne) ▸Kap. 20.8.2, Seborrhoische Säuglingsdermatitis (Kopfgneis) ▸Kap. 20.8.3, Impetigo contagiosa (Grindflechte) ▸Kap. 20.8.4, Dellwarzen ▸Kap. 20.8.5, Läuse ▸Kap. 20.9.1, Herpes labialis (Lippenherpes) ▸Kap. 5.3.1, Windpocken und Gürtelrose ▸Kap. 5.3.2, Tinea pedis (Fußpilz) ▸Kap. 5.4.1, Onychomykose (Nagelpilz) ▸Kap. 5.4.2, Arzneimittelexanthem ▸Kap. 8.6, Urtikaria ▸Kap. 8.6.

7.4 Sonnenschutz

Christine Bender-Leitzig

7.4.1 Sonnenschutz ist Gesundheitsschutz

Der Aufenthalt in der Sonne ist für viele Menschen ein Genuss, gebräunte Haut steht in unserer Gesellschaft für Gesundheit und ist immer noch ein wichtiges Schönheitsideal. Dagegen steht, dass UV-Strahlung die Hauptursache für die Entstehung von Hautkrebs ist sowie die Entstehung von Katarakt und der altersbedingten Makuladegeneration (AMD) fördert. Dabei zählen sowohl die Anzahl und Schwere von Sonnenbränden als auch die kumulative UV-Dosis, die ein Mensch in seiner Lebenszeit gesammelt hat. Um Hautkrebserkrankungen und UV-bedingten Augenschäden präventiv zu begegnen, ist lebenslanger UV-Schutz die entscheidende Maßnahme.

7.4.2 UV-Strahlung

UV-Strahlung umfasst den Wellenlängenbereich von 100–400 Nanometer. UV-Strahlung wird in verschiedene Wellenlängen unterteilt und ist die energiereichste Form der optischen Strahlung.

Bereits nach wenigen Sekunden UV-Exposition entstehen Defekte im menschlichen Erbgut, die im Regelfall durch Reparaturmechanismen wieder behoben werden können. Bei lang andauernder, häufiger oder intensiver Exposition steigt das Risiko, dass geschädigte Zellen zurückbleiben, woraus im Lauf des Lebens Hautkrebs entstehen kann. UV-B-Strahlung fördert die Vitamin-D-Synthese der Haut, höhere Dosen stören allerdings die lokale und systemische Immunantwort nachhaltig. Die Intensität der UV-Strahlung hängt von unterschiedlichen Faktoren ab:

- Jahreszeit: in unseren Breiten ist die UV-Strahlung von April bis Oktober am höchsten,
- Tageszeit: je höher die Sonne am Himmel steht, desto stärker die UV-Strahlung,
- geografische Lage: je näher am Äquator, desto stärker die UV-Strahlung,
- Höhenlage: je höher die Lage, desto stärker die UV-Strahlung,
- Wetter: Bewölkung reduziert UV-Strahlung nur teilweise,
- Reflexion durch Umgebung: Wasser, Sand, Schnee.

Um die Gefährdung durch UV-Strahlung einschätzen zu können, wurde der international einheitlich festgelegte UV-Gefahrenindex entwickelt. Die berechneten Werte des UV-Index werden zur leichteren Beurteilung der gesundheitlichen Risiken in Gefahrenbereiche eingeteilt und beschreiben den am Boden erwarteten Tageshöchstwert der sonnenbrandwirksamen UV-Strahlung. Tagesaktuelle Werte können über den deutschen Wetterdienst abgerufen werden.

Schutzmechanismen der Haut

UV-Strahlung setzt einen körpereigenen Schutzmechanismus in Gang. Die in der epidermalen Basalzellschicht lokalisierten Melanozyten werden zur Produktion von Melanin angeregt, welches an benachbarte Keratinozyten weitergegeben wird. Das gebildete Melanin absorbiert einfallende UV-Strahlung. Durch diesen Mechanismus sind tiefer liegende Hautschichten vor UV-Strahlung geschützt. Die Pigmentbildung beginnt bereits nach wenigen Stunden und erreicht nach ungefähr einer Woche ihr Maximum. UV-A-Strahlung sorgt dabei für eine grau-braune Bräunung, die nur kurze Zeit anhält. Durch UV-B-Strahlung setzt die Pigmentierung erst nach 24–72 Stunden ein und bleibt für mehrere Tage bis Wochen erhalten. Zusätzlich reagiert die Haut mit der Ausbildung einer Lichtschwiele durch die Verdickung der Hornschicht. Beide physiologischen Prozesse bewirken zusammen nach ungefähr einer Woche einen natürlichen Lichtschutzfaktor von 2–4. Bräunung der Haut ist immer eine Abwehrreaktion auf UV-Strahlung und damit nie als gesundheitsfördernd zu betrachten.

Cave

Bei Kindern sind die Schutzmechanismen der Haut noch nicht ausgereift! Außerdem ist Kinderhaut wesentlich dünner als die Haut Erwachsener, wodurch UV-Strahlung sehr tief eindringen kann und bleibende Schäden hinterlässt.

Tab. 7.21 Eigenschaften der UV-Strahlung

UV-A-Strahlung	UV-B-Strahlung	UV-C-Strahlung
Langwellig, erreicht die Erdoberfläche zu 100 %	Kurzwellig, energiereich, wird zu 90 % von der Ozonschicht ausgefiltert, ca. 10 % erreichen die Erdoberfläche	Sehr kurzwellig, deshalb besonders energiereich, wird vollständig ausgefiltert durch die Erdatmosphäre
Eindringtiefe bis in die Lederhaut, Hauptursache von Sofortbräunung und Hautalterung	Eindringtiefe bis in die Basalzellschicht, Hauptursache von verzögerter Bräunung und Sonnenbrand	

Tab. 7.22 UV-Index

UV-Index	Gefährdung	Schutzmaßnahmen
1–2	Keine bis gering	Nicht erforderlich
3–5	Mittel	Erforderlich
6–7	Hoch	Erforderlich
8–10	Sehr hoch	Unbedingt erforderlich
Ab 11	Extrem	Sind ein Muss

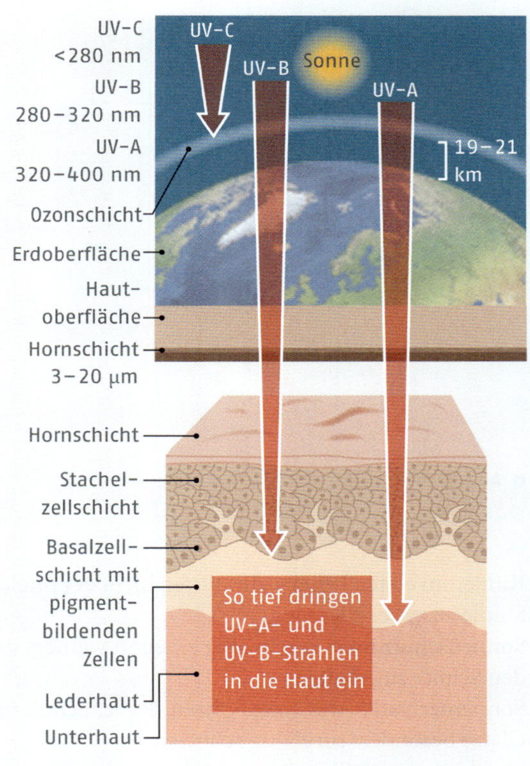

Abb. 7.14 Wirkung der UV-Strahlung auf die Haut

Sonnenempfindlichkeit und Hauttyp

Wie empfindlich eine Person auf UV-Strahlung reagiert, ist genetisch festgelegt. Anhand von Haar-, Augen- und Hautfarbe kann die persönliche Eigenschutzzeit abgeschätzt werden.

 **Definition**

Die **Eigenschutzzeit** ist die Zeitdauer, für die man im Laufe eines Tages die ungebräunte Haut der Sonne maximal aussetzen kann, ohne dass sich ein sichtbares Erythem bildet. Sie bezieht sich auf UV-Index 8 (Mittagssonne im Sommer in Mitteleuropa).

Im Zweifel sollte immer vom Typ mit geringerer Eigenschutzzeit ausgegangen werden. Außerdem darf die Eigenschutzzeit niemals vollständig ausgeschöpft werden, da erste Hautschädigungen bereits vor einer sichtbaren Erythembildung entstehen. Auch bei Aufenthalt in Gegenden mit einem UV-Index >8 verringert sich die Eigenschutzzeit.

7.4.3 Allgemeine Maßnahmen zum Sonnenschutz

Folgende allgemeinen Maßnahmen zum Sonnenschutz sollen beachtet werden:

- Sonne in der Mittagszeit zwischen 11 und 15 Uhr meiden,
- in der Sonne immer sonnendichte Kleidung, Sonnenbrille und eine Kopfbedeckung tragen, sowie einen passenden Sonnenschutz auftragen,

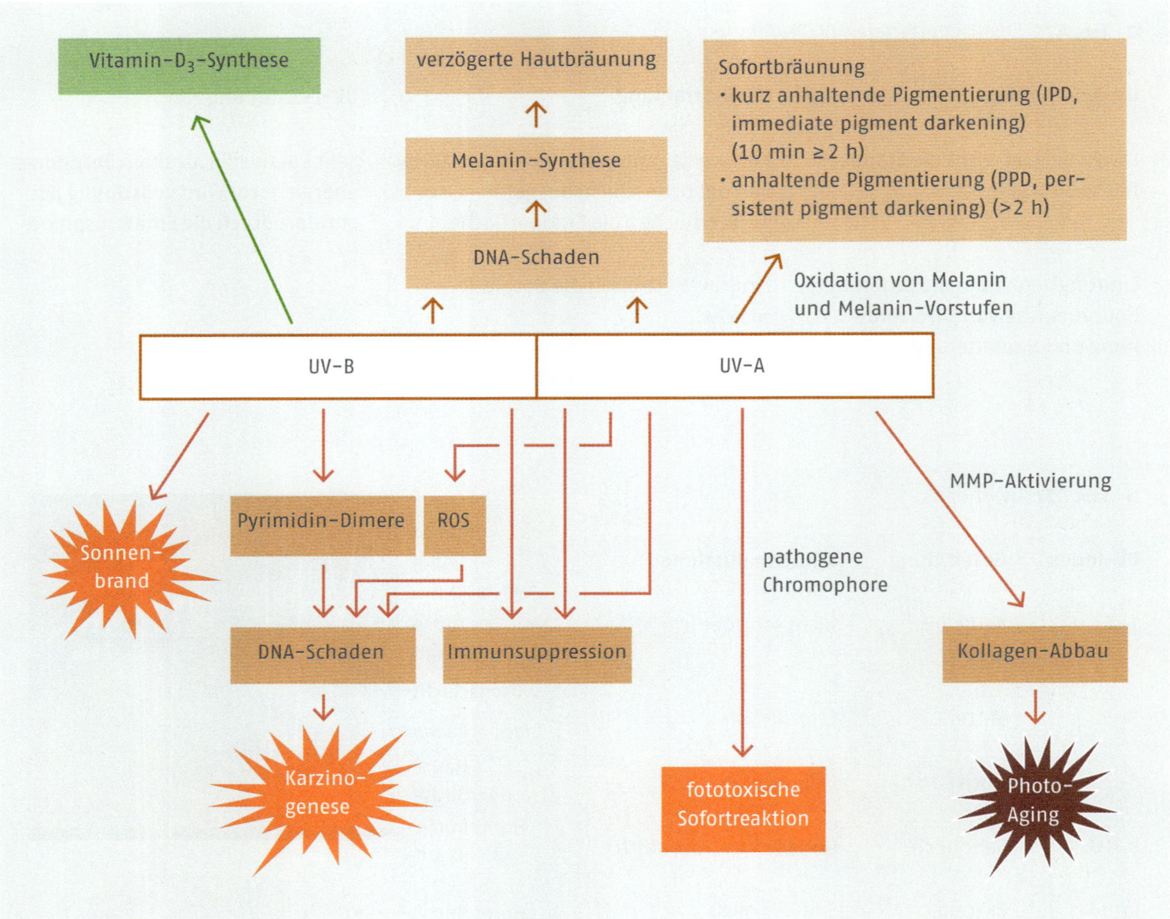

Abb. 7.15 Physiologische Effekte der UV-A- und UV-B-Strahlung

- Kinder im ersten Lebensjahr dürfen nicht der prallen Sonne ausgesetzt werden,
- Sonnenschutz muss regelmäßig erneuert werden, um den Schutz zu erhalten,
- Sonnenterrassen wie Nase, Ohren, Füße, Schultern, Glatze besonders sorgfältig schützen,
- Deodorants und Parfüms können unschöne Pigmentierung und Lichtreaktionen verursachen.

Vorbräunung durch das Solarium fördert nicht den Eigenschutz der Haut, sondern führt nur zu einer zusätzlich schädigenden UV-Belastung.

7.4.4 Sonnenschutz

Um einen optimalen UV-Schutz zu erreichen, können entweder physikalische, chemische oder eine Kombination aus beiden UV-Filterarten genutzt werden. Physikalische Filter wie Zinkoxid oder Titandioxid reflektieren die UV-Strahlung. Sie dringen nicht in die Haut ein und können bereits bei Kleinkindern eingesetzt werden. Allerdings hinterlassen sie auf der Haut einen weißen Film, was dazu führt, dass häufig zu wenig Creme appliziert wird. Reste müssen sorgfältig entfernt werden, da die Filter eine austrocknende Wirkung haben. Um den „Weißeffekt" zu minimieren, werden Nanopartikel eingesetzt. Die Verwendung von Nanopartikeln wurde vom Bundesamt für Risikobewertung als unbedenklich zur Anwendung an intakter Haut eingestuft. Chemische Filter wandeln UV-Strahlung in Wärme um. In Sonnenschutzprodukten wird meist eine Kombination aus mehreren Substanzen eingesetzt, damit sowohl ein Schutz gegen UV-A- als auch UV-B-Strahlung gewährleistet ist. Kritisch zu sehen sind die Filtersubstanzen Oxybenzone und Octinoxate, die im Verdacht stehen, eine Korallenbleiche zu verursachen und daher in manchen Gegenden bereits verboten sind. Die Höhe der Filterwirkung auf UV-B Strahlung ist über den Lichtschutzfaktor (LSF) definiert. Die Angabe ist in Europa vereinheitlicht und wird in vier Schutzklassen unterteilt.

Merkmale	Haut-Typ 1	Haut-Typ 2	Haut-Typ 3	Haut-Typ 4	Haut-Typ 5	Haut-Typ 6
Haut	sehr hell, häufig Sommersprossen, extrem empfindlich	hell, empfindlich, häufig Sommersprossen	hell bis hellbraun, selten Sommersprossen	hellbraun, olivfarben, keine Sommersprossen	dunkelbraun bis schwarz, keine Sommersprossen	dunkelbraun bis schwarz, keine Sommersprossen
Haar	blond, rot	blond bis braun	dunkelblond bis braun	dunkelbraun	dunkelbraun bis schwarz	schwarz
Augen	blau	blau, grau, grün oder braun	grau oder braun	braun bis dunkelbraun	dunkelbraun	dunkelbraun
Sonnenbrand	immer stark, schmerzhaft	oft stark, schmerzhaft	selten bis mäßig	selten	sehr selten	extrem selten
Bräunung in der Sonne	keine Bräunung	kaum bis mäßige Bräunung	gute, fortschreitende Bräunung	schnelle und tiefe Bräunung	keine Bräunung	keine Bräunung
Eigenschutz der Haut	bei UV-Index 8 bis maximal 15 Minuten	bei UV-Index 8 maximal 20 Minuten	bei UV-Index 8 maximal 30 Minuten	bei UV-Index 8 maximal 40 Minuten	bei UV-Index 8 maximal 60 Minuten	bei UV-Index 8 maximal 90 Minuten

Abb. 7.16 Hauttypen

Definition

- LSF 6–10: leichter Schutz,
- LSF 15–25: mittlerer Schutz,
- LSF 30–50: hoher Schutz,
- LSF 50+: sehr hoher Schutz

Durch die Applikation eines Lichtschutzfaktors kann die Eigenschutzzeit um den entsprechenden Faktor verlängert werden. Allerdings sollte die durch den Lichtschutzfaktor erhöhte Schutzdauer höchstens zu 60 % ausgeschöpft werden. Um den vollen Schutz zu erreichen, muss außerdem mindestens 2 mg/cm² Sonnenschutz aufgebracht werden, was bei einem Erwachsenen für den ganzen Körper ungefähr 30 g entspricht. Praktisch bewährt hat sich hier die „Fingerregel": Ein dicker Strich Sonnenschutz über Mittelfinger und die Handfläche gelegt entspricht der Menge für eine Körperregion (Abb. 7.17).

Merke

Produkte, die vor schädigenden UV-A-Strahlen schützen, sind mit dem kreisförmigen UV-A-Logo gekennzeichnet. Dabei muss mindestens ein Drittel des UV-B Schutzes erreicht werden.

Das Sonnenschutzpräparat sollte bereits vor dem ersten Sonnenkontakt aufgetragen werden, um die volle Eigenschutzzeit der Haut zu nutzen. Im Lauf des Tages muss regelmäßig nachgecremt werden, denn die Schutzwirkung geht durch Schwitzen, Wasserkontakt und mechanischen Abrieb verloren. Hierbei gilt: Die Schutzwir-

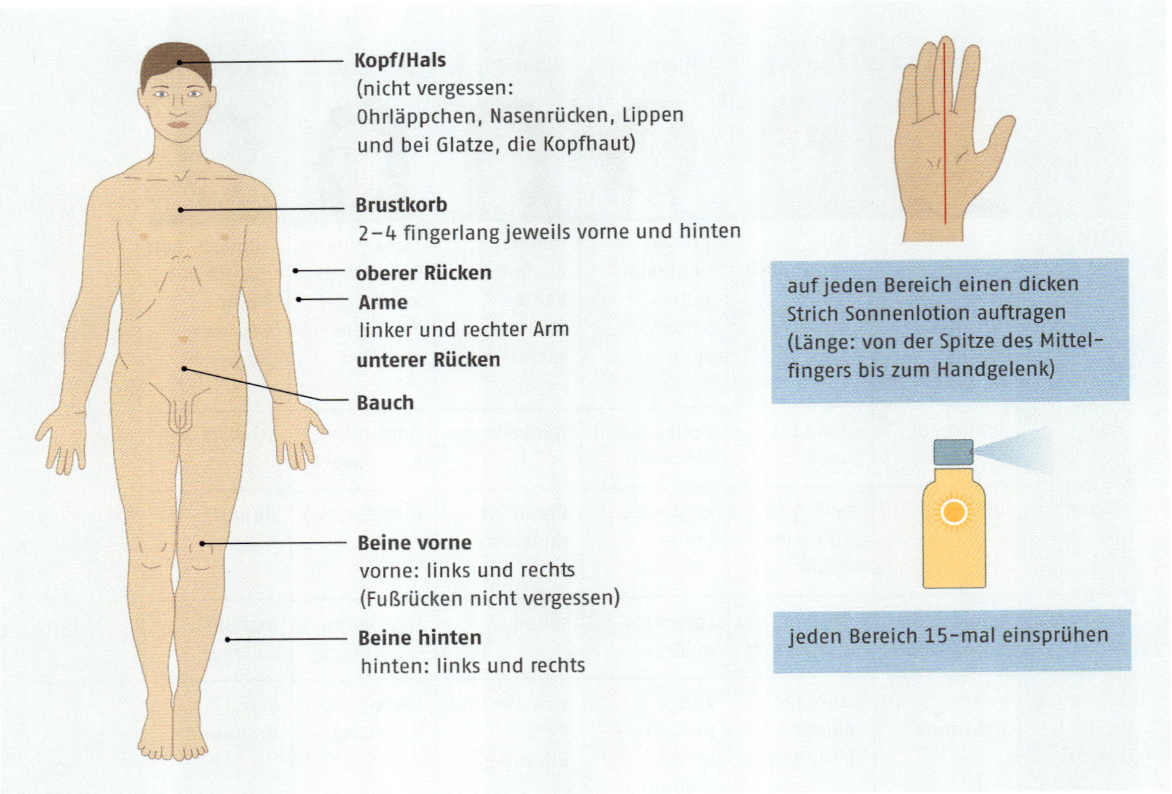

Kopf/Hals
(nicht vergessen:
Ohrläppchen, Nasenrücken, Lippen
und bei Glatze, die Kopfhaut)
Brustkorb
2–4 fingerlang jeweils vorne und hinten
oberer Rücken
Arme
linker und rechter Arm
unterer Rücken
Bauch
Beine vorne
vorne: links und rechts
(Fußrücken nicht vergessen)
Beine hinten
hinten: links und rechts
auf jeden Bereich einen dicken Strich Sonnenlotion auftragen (Länge: von der Spitze des Mittelfingers bis zum Handgelenk)
jeden Bereich 15-mal einsprühen

Abb. 7.17 Fingerregel

UV
PROTECT
80
UV STANDARD 801
Test-No. 0000
Hohenstein

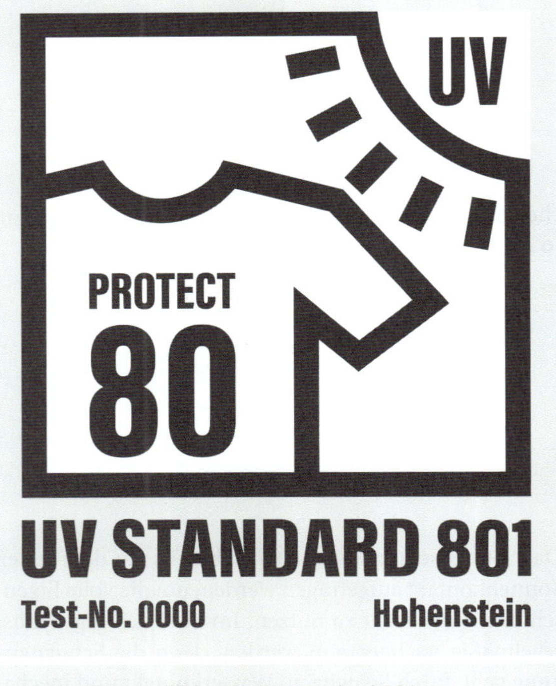

Abb. 7.18 Prüfsiegel UV-Standard 801

kung wird durch mehrmaliges Auftragen nicht verlängert sondern lediglich erhalten!

Definition

Für die Bezeichnung **„wasserfest"** gilt eine europaweit einheitliche Regelung: Produkte gelten nur dann als „wasserfest", wenn der **nach zweimal 20 Minuten** Wasserkontakt gemessene Lichtschutzfaktor **mindestens noch halb so hoch** ist wie vor dem Wasserkontakt. Für die Bezeichnung **„extra wasserfest"** muss dies noch **nach viermal 20 Minuten** Wasserkontakt erfüllt sein.

Neben dem Lichtschutzfaktor spielt die Auswahl der passenden Konsistenz eine wichtige Rolle. Cremes und Lotionen sind eine gute Wahl bei einem trockenen bis normalem Hauttyp. Fettige oder zu Akne neigende Haut ist mit einer fett- und emulgatorfreien Textur am besten versorgt. Von dieser Varianten profitieren auch Patienten mit Sonnenallergie oder Mallorca-Akne. Eine weitere Möglichkeit für Kunden mit extrem empfindlicher Haut, Neurodermitispatienten oder Kleinkindern ist das Tragen von speziellen UV-Schutztextilien. Diese

Tab. 7.23 Produktbeispiele für spezielle Sonnenschutzpräparate

Anforderung an das Präparat	Beispiele in alphabetischer Reihenfolge
Allergische Haut	Cetaphil® Sun Daylong™ Sensitive Gel-Cremes für allergische, empfindliche Haut LSF 30, 50+, Eucerin Sun Oil Control Body Dry Touch Gel-Creme LSF 50+, Ladival Sonnengel für allergische Haut LSF30, 50+
Extra wasserfest für Sportler	Cetaphil® Sun Daylong™ Liposomale Lotion SPF 30 und SPF 50+, Eucerin Sun Oil Control Body Dry Touch Gel-Creme LSF 50+
Medizinischer Schutz für Risikopatienten	Actinica® Lotion sehr hoher Lichtschutz (Medizinprodukt),
UV-Schutz mit Kälteschutz	Ladival Alpin Sonnencreme LSF50+
Rein mineralischer UV-Schutz	Avène Mineralische Sonnencreme SPF 50+, Eucerin Sensitive Protect Kids Mineral Sun Lotion LSF 30
Sonnenschutz für Kinder	Anthelios Dermo-Kids Milch LSF50+; Cetaphil® Sun Daylong™ Kids Liposomale Lotion SPF 50+; Eucerin Sensitive Protect Kids Sun Lotion LSF 50+; Ladival Sonnenmilch für Kinder LSF30, LSF 50+

schützen effektiv und sind leicht anzuwenden. Hochwertige UV-Textilien sind mit dem Prüfsiegel „UV-Standard 801" gekennzeichnet. Tägliche Belastung wie Wäsche, Dehnung, Abrieb und Nässe fließen in die Berechnung des Ultraviolet Protection Factor (UPV) ein.

7.4.5 UV-Strahlung und Medikamente

Etliche Arzneistoffe führen zu einer gesteigerten Lichtempfindlichkeit. Man unterscheidet zwischen fototoxischen und fotoallergischen Reaktionen. Die Hautreaktionen ähneln häufig einem Sonnenbrand. Fotoallergische Reaktionen entstehen durch eine immunologische Sensibilisierung. Die Interaktion zwischen UV-Strahlung und Arzneistoff führt zur Bindung des Arzneistoffs an Hautproteine, wodurch ein Antigen entsteht. Bei Reexposition kommt es dann zur allergischen Reaktion. Im Gegensatz dazu treten fototoxische Reaktionen bei jedem Menschen und bereits bei der ersten Exposition auf. Die Hautreaktion ist hierbei abhängig von der Menge des Arzneistoffs sowie der Intensität der UV-Strahlung. Fototoxische Reaktionen treten auch nach Kontakt mit fotosensibilisierenden Pflanzen auf, gefährlichstes Beispiel ist hier der Riesenbärenklau. Apotheker sollten bei der Abgabe fotosensibilisierender Arzneistoffe unbedingt zur Prophylaxe UV-bedingter Hautschäden beraten.

Cave

Fotosensibilität betrifft auch viele sehr häufig abgegebene Arzneistoffe!
Auswahl fotosensibilisierender Arzneistoffe: Hydrochlorothiazid, Furosemid, Tetracyclin, Doxycyclin, Ciprofloxacin, Naproxen, Ibuprofen, Diclofenac, Amiodaron, Carbamazepin, Isotretinoin, MTX, Azathioprin, Amitriptylin, Tacrolimus, Methoxypsoralen.

Wichtiges in Kürze

① Wegen der Gefahr der Narbenbildung sollten Aknepatienten nie selbst an Komedonen manipulieren, sondern eine Behandlung bei einer professionellen Kosmetikerin wahrnehmen.

② Eine richtige Hautreinigung und -pflege ist das A und O bei Hauterkrankungen wie Akne, Neurodermitis und Psoriasis.

③ Bei der Anwendung von topischem Benzoylperoxid ist die bleichende Wirkung zu beachten.

④ Rund um die Verordnung und Einnahme von teratogenem oralem Isotretinoin müssen dem Patienten/der Patientin (v. a. Frauen im gebährfähigen Alter) wichtige Hinweise mit auf den Weg gegeben werden.

⑤ Eine regelmäßige Hautpflege muss bei Neurodermitis auch im erscheinungsfreien Intervall konsequent eingehalten werden.

⑥ Topische Corticoide lassen sich nach ihrer Wirkstärke sowie nach ihrem therapeutischen Index einteilen.

⑦ Die Cortisonanwendung darf wegen der Gefahr des Wiederaufflammens der Ekzemherde nicht abrupt abgesetzt werden, sondern sollte immer schrittweise ausgeschlichen werden.

⑧ In der Neurodermitis-Therapie sind Calcineurin-Inhibitoren besonders für Kleinkinder sowie für kritische Hautbereiche eine gute Alternative zu Cortisonpräparaten.

⑨ Psoriasis ist keine Bagatellerkrankung. Das eigentliche Krankheitsgeschehen findet im Körperinneren statt und kann auf Gelenke und innere Organe übergreifen.

⑩ Einige Psoriasis-Medikamente greifen in das Immunsystem des Patienten ein und zeigen Auswirkungen auf die Leber- und Nierenfunktion. Die Patienten sollten daher regelmäßig Kontrolltermine beim Arzt wahrnehmen.

Weiterführende Literatur

Bundesamt für Strahlenschutz. www.bfs.de

Bundesinstitut für Arzneimittel und Medizinprodukte. www.bfarm.de/DE/Arzneimittel/Pharmakovigilanz/Risikoinformationen/Schulungsmaterial/_artikel2.html

Deutsche Dermatologische Gesellschaft (DDG). S1-Leitlinie Psoriasis des behaarten Kopfes. AWMF-Register Nr. 013/074, 2009

Deutsche Dermatologische Gesellschaft (DDG). S2k-Leitlinie Behandlung der Akne. AWMF-Register Nr. 013/017, 2010

Deutsche Gesellschaft für Allergologie und klinische Immunologie, Ärzteverband Deutscher Allergologen, Gesellschaft für Pädiatrische Allergologie. S1-Leitlinie Vorgehen bei vermuteter Nahrungsmittelallergie bei atopischer Dermatitits. AWMF-Register Nr. 061/010, 2011

Kresken J et al. Topische Basistherapie bei Neurodermitis – Evidenzbasierte Beratung in der Apotheke. Stellungnahme der GD Gesellschaft für Dermopharmazie e. V., 26. Juni 2019. www.gd-online.de

Nast A et al. S3-Leitlinie zur Therapie der Psoriasis vulgaris. AWMF-Register Nr. 013/001, 2021

Roman CJ et al. Management of Acne, JAMA Clinical Guidelines Synopsis 2016. 316 (13): 1402–1403; doi:10.1001/jama.2016.11842

Prävention von Hautkrebs. S3-Leitlinie AWMF-Registernummer: 032/052OL

Prüfsiegel UV-Standard 801. www.uvstandard801.com/de/

Schneider M. Akne und Rosazea. Deutscher Apotheker Verlag, Stuttgart 2014

Werfel T, Aberer W, Ahrens F et al. S2k-Leitlinie Neurodermitis. AWMF-Register Nr. 013/027, 2015

Winterhagen I. Neurodermitis. Deutscher Apotheker Verlag, Stuttgart 2011

Winterhagen I. Psoriasis. Deutscher Apotheker Verlag, Stuttgart 2011

Wollenberg A et al. Consensus-based European guidelines for treatment of atopic eczema (atopic dermatitis) in adults and children: part I and part II. J Eur Acad Dermatol Venereol, 32: 657–682 und 850–878, 2018

Tipps für PhiPs

Machen Sie sich mit den Hautpflegeserien, die Ihre Praktikumsapotheke führt, vertraut. Eine genaue Produktkenntnis in diesem Bereich hilft Ihnen, die Beratung von Patienten mit Hauterkrankungen zu optimieren. Darüber hinaus bietet Ihre Praktikumsapotheke eine Vielzahl von Körperpflegemitteln an. Die Beratung zu diesen Produkten können Sie mithilfe des BAK-Arbeitsbogens 12 üben. Sprechen Sie die Kollegen in Ihrem Team an, die viel Erfahrung mit der Beratung zu Körperpflegemitteln und Hygieneprodukten haben.

→ Arbeitsbogen Nr. 12 „Körperpflegemittel"

Tipps für Weiterzubildende

Sollten im Umfeld Ihrer Apotheke Dermatologen tätig sein bzw. hat Ihre Apotheke in diesem Bereich einen Schwerpunkt, ist die Vertiefung der Grundlagen in diesem Kapitel durch den Besuch des Weiterbildungsseminars A.1 „Patientenorientierte Pharmazie – Krankheitsbilder in Fallbeispielen – Hautkrankheiten" empfehlenswert. Die pharmazeutische Betreuung von Patienten mit Hauterkrankungen, evtl. mit Fokussierung auf einzelne Erkrankungen oder auf die begleitende medizinische Hautpflege, kann ein Thema für Ihre Projektarbeit sein.

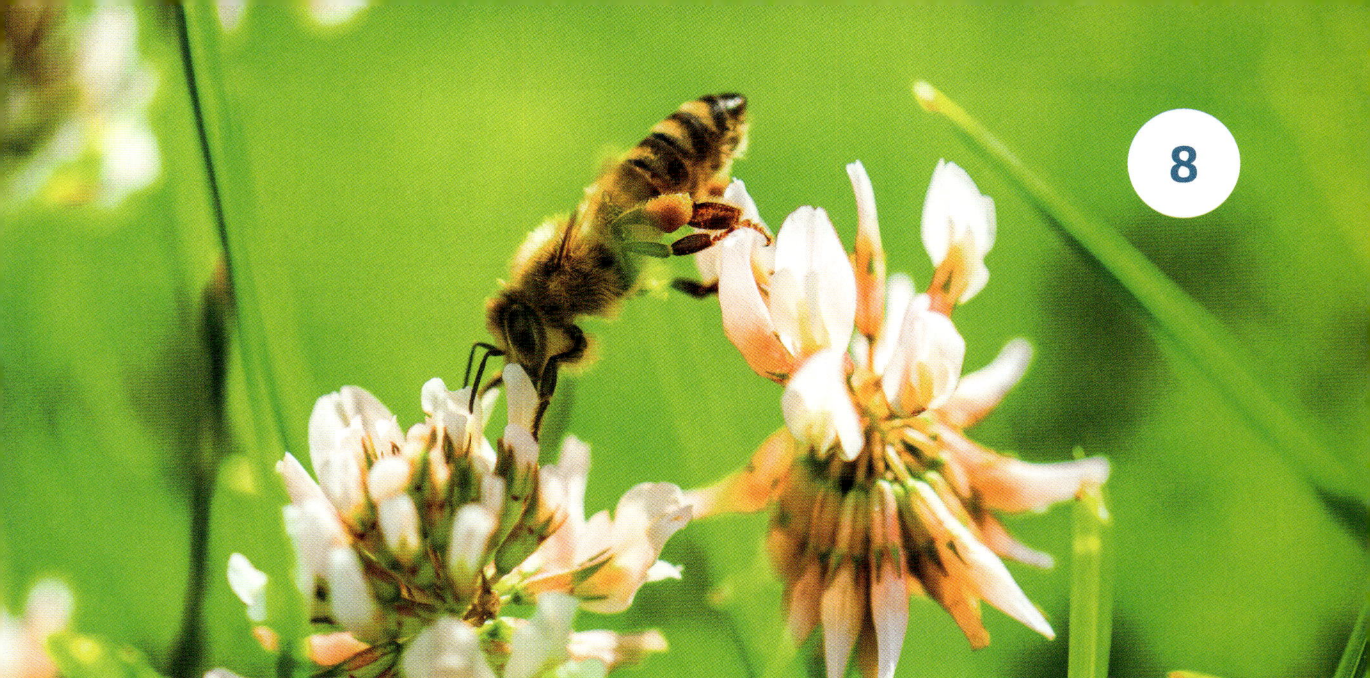

8

Allergien

Christian Schulz

Die Zahl der Allergiker in Deutschland ist in den letzten Jahren massiv angestiegen. Im folgenden Kapitel werden die Therapiemöglichkeiten insbesondere im Rahmen der apothekergestützten Selbstmedikation dargestellt.

8.1 Grundlagen

Definition

Eine Allergie bzw. Überempfindlichkeitsreaktion ist eine unverhältnismäßige Reaktion des Immunsystems auf Stoffe, die weder gefährlich noch bedrohlich für unseren Organismus sind. Diese Stoffe werden Allergene genannt.

Zu den allergischen Erkrankungen gehören: allergische Rhinitis, Konjunktivitis, allergisches Asthma (▸Kap. 9), Nahrungsmittelallergie (▸Kap. 37.7), anaphylaktische Reaktion, Arzneimittelreaktionen.

8.1.1 Einteilung allergischer Reaktionen

① Überempfindlichkeitsreaktionen werden in vier Reaktionstypen eingeteilt (◻Tab. 8.1).

8.1.2 Entstehung einer Allergie – Beispiel Heuschnupfen

Der Heuschnupfen, syn. Rhinitis allergica oder allergische Rhinokonjunktivitis (AR), ist eine typische Typ-I-Reaktion, die am häufigsten vorkommende Allergieform. Pathophysiologisch verläuft er in 2 Schritten, an denen die unterschiedlichsten Zellen und Signalwege in Form einer Kaskade beteiligt sind. Während der Sensibilisierungsphase dringt das Allergen meist durch Schleimhäute, z. B. die Nasenschleimhaut, in den Körper ein und wird dort von antigenpräsentierenden Zellen aufgenommen. Die Präsentation der Allergene veranlasst native T-Zellen, zu TH_2-Zellen zu differenzieren, welche wiederum B-Zellen zur IgE-Antikörperproduktion veranlassen. Die gebildeten IgE-Antikörper binden an Mastzellen. Beim Zweitkontakt mit dem Allergen reagiert das Immunsystem schlagartig – innerhalb von Sekunden bis Minuten. Wenn das Allergen zwei auf der Mastzellmembran gebundene IgE-Antikörper verbindet (bridging), degranuliert die Mastzelle und setzt dadurch Histamin und Proteasen frei. Zusätzlich bildet die aktivierte Mastzelle Zytokine, Chemokine, Lipidmediatoren, Prostaglandine und Leukotriene und setzt diese frei (chemotaktischer Impuls). Diese Mediatoren führen zu den bekannten Allergiesymptomen wie Schleimhautschwellung, Sekretproduktion, Bronchialverengung und Kreislaufreaktionen (○Abb. 8.1).

8.2 Allergische Rhinitis und Konjunktivitis (Heuschnupfen)

8.2.1 Symptomerfassung und Grenzen der Selbstmedikation

Folgende Symptome sind typisch für eine allergische Rhinitis oder Konjunktivitis:

- Niesen,
- Juckreiz (Nase, Augen, Rachen und Ohren),
- tränende Augen, laufende Nase,
- Zuschwellen der Nase,
- klares Sekret,
- Kopfschmerz,
- leichte Müdigkeit,
- Konzentrationsstörungen.

Merke

Im Gegensatz zu einer Allergie, ist bei einer Erkältung das Sekret z. T. zäh und verfärbt. Die Körpertemperatur kann erhöht sein und zu Beginn treten häufig Halsschmerz oder Hustenreiz auf. Typisch ist auch der plötzliche Beginn, während sich die Symptomatik der Erkältung meist langsamer aufbaut. Hilfreich für die Abgrenzung im Beratungsgespräch ist der Juckreiz: bei der Pollenallergie jucken Rachen und Nase oft stark, heftige Niesattacken sind bezeichnend. Bei einer Erkältung sind diese Beschwerden weniger ausgeprägt. Starkes Augenjucken ist ein klarer Hinweis für den Heuschnupfen, bei der Erkältung fehlt es meist.

Die häufigsten Auslöser für den Heuschnupfen sind Blütenpollen (u. a. Hasel, Erle, Gräser, Birke), der Kot der Hausstaubmilben und Tierhaare.

Allergien sind klassische Umwelterkrankungen. Typisch ist der saisonale, zeitbegrenzte Verlauf bei Allergenen, die ihren Ursprung außerhalb der Wohnräume haben. Hausstaub und Milben sind asaisonal vorhandene Allergene. Infolge des Klimawandels kommt es zur weiteren Verbreitung und Aussaat bisher in Mitteleuropa nicht typischen Pflanzen und damit dem Auftreten neuer Allergene. Auch die Vegetationsphasen verlängern sich bereits, sodass die Pollenexpression zeitlich gestreckt verlaufen kann. Mittlerweile sind sehr empfindliche Vielfachallergiker von Januar bis Dezember von der Symptomatik geplagt.

Die meisten Patienten kommen mit der Eigendiagnose Heuschnupfen in die Apotheke. Meist werden antiallergische Arzneimittel in der Selbstmedikation angewendet. Daher muss in der Apotheke zunächst die Eigendiagnose hinterfragt werden (○Abb. 8.2).

Tab. 8.1 Klassifikation der Allergien. Nach Coombs und Gell

Typ	Pathogenese	Erste Symptome nach	Krankheitsbild (Bsp.)	Antikörper	Allergen (Bsp.)
Typ I (allergische Sofortreaktion)	IgE-Bildung und IgE-vermittelte Mediatorfreisetzung (u. a. Histamin)	< 30 Minuten	Allergische Rhinitis, allergische Konjunktivitis, allergisches Asthma, Anaphylaxie	IgE-Antikörper	Pollen, Milben, Tierhaare, Schimmelpilze, Nahrungsmittel, Arzneimittel
Typ II	Zellzerstörende Antikörper	Wenige Minuten	Transfusions- oder Transplantationsreaktionen, Autoimmunreaktionen	IgG-Antikörper, IgM-Antikörper	Fremdeiweiß
Typ III	Zirkulierende Immunkomplexe	3–8 Stunden	Exogen allergische Alveolitis (z. B. Farmerlunge, Vogelhalterlunge)	IgG-Antikörper	Schimmelpilze, Bakterien, Kontaktallergene (z. B. Nickel)
Typ IV (verzögerte Reaktion)	Sensibilisierte Lymphozyten	24–48 Stunden	Kontaktekzem, Arzneimittelexanthem		Häufig Berufsallergene, Arzneimittel

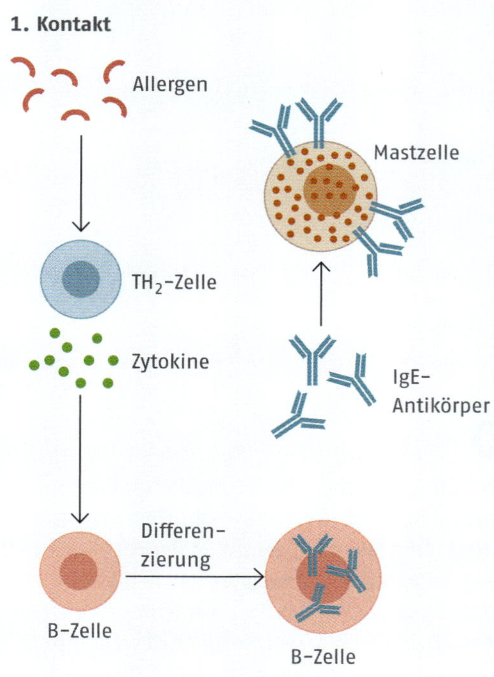

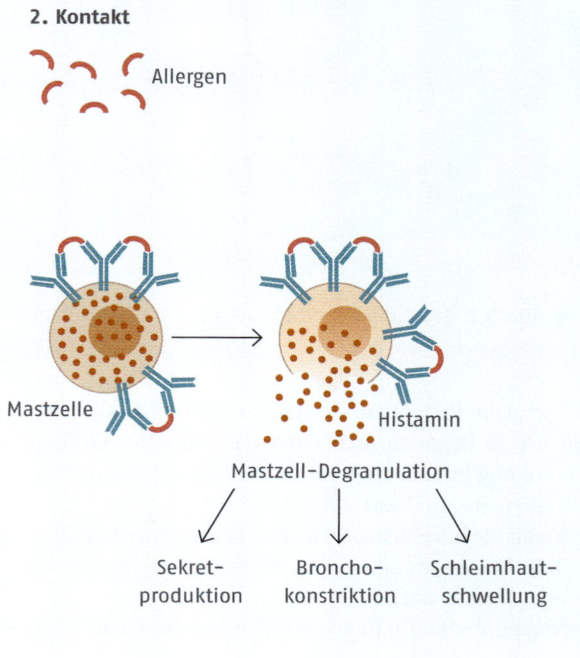

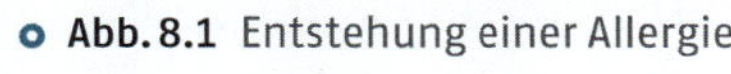
Abb. 8.1 Entstehung einer Allergie

Patientin, Ende 30, verlangt einen Hustenblocker für ihren Reizhusten			
Fragen	Hinterfragen der Eigendiagnose oder des Arzneimittelwunschs	Für wen?	Für sie selbst
		Beschwerden?	Hat im Zuge einer Erkältung seit einer Woche trockenen Reizhusten, der auch den Nachtschlaf beeinträchtigt; auf Nachfrage gibt sie an, dass sie vermehrt kurzatmig sei (insbesondere unter Belastung)
		Wie oft?	Den ganzen Tag, vermehrt im Freien, bei körperlicher Aktivität, in der zweiten Nachthälfte
	Auswahl bzw. Beurteilung des Arzneistoffs und des Fertigarzneimittels	Ist das gewünschte Arzneimittel für die Behandlung geeignet?	Nein
		Gibt es weitere Erkrankungen?	Asthma bronchiale, Hypertonie
		Werden weitere Arzneimittel angewandt bzw. eingenommen?	Budesonid-DA, Formoterol-DA, Ramipril 5 mg, Amlodipinbesilat 5 mg
Entscheiden	Selbstmedikation möglich?	Sind Grenzen der Selbstmedikation überschritten oder gab es schon eine ärztliche Behandlung?	Keine Selbstmedikation möglich: Verdacht auf Infekt-Exazerbation (Asthma), Ausschluss einer AM-Nebenwirkung (Reizhusten unter ACE-Hemmer)
Informieren	Information zum Arzneimittel und zur Grunderkrankung	Hustenblocker, Asthma bronchiale: Antitussiva bei Asthma nicht sinnvoll; anhaltender Reizhusten als vermutete Entzündungsfolge macht eine Arztvorstellung und eine zumindest befristete Therapieanpassung erforderlich (Dosis↑ der inhalativen Steroide oder 5–7 Tage 20–40 mg Prednisolon-Äquivalent p. o.), Patienten empfehlen, Peak-flow-Werte engmaschiger zu überwachen	
	Grenzen der Selbstmedikation	Bei Fieber > 39 °C länger als 2 Tage, Schmerzen beim Atemholen, Schmerzen beim Husten, Atemnot, Auswurf gelb-grünlich oder rotbraun, bei Verdacht auf Arzneimittelnebenwirkungen den Arzt aufsuchen	

Abb. 8.2 Beratungsschema: Patientin mit Eigendiagnose Heuschnupfen

Wenn ein Patient mindestens eine der folgenden Fragen mit ja beantwortet, deutet das auf eine Asthmaerkrankung hin, die in die ärztliche Behandlung gehört:

- Haben Sie anfallsartig Atemnot?
- Quält Sie hartnäckiger Husten, besonders nachts?
- Tritt bei Anstrengung ein pfeifendes Atemgeräusch oder Husten auf?
- Verspüren Sie ein Engegefühl im Brustbereich?

Bei Kindern:

- Meidet Ihr Kind Sport?
- Hat das Kind dauerhaft Husten?

Merke

Ein Frühwarnzeichen für den möglichen Etagenwechsel ist der auftretende Reizhusten. Grundsätzlich gehören Allergien, die sich in der Beeinträchtigung der unteren Atemwege zeigen in die Hand des Arztes. Hellhörig sollten Sie in der Beratung werden, wenn ein Patient parallel zu seinen Allergiemitteln einen Hustenstiller kaufen möchte. Durch die Maskierung der Symptome des Körpers kann es unbemerkt zu einer Eskalation kommen, welche sich bis zum Asthma bronchiale entwickeln kann.

Tab. 8.2 Mastzellstabilisatoren

Arzneistoff, Handelsname (Bsp.)	Dosierung
Cromoglicinsäure (Vividrin® antiallergische Augen-/Nasentropfen, Cromohexal® u. a. Generika)	4–6 × tgl.

In der pharmazeutischen Beratung kann der Patient für die möglichen Folgen wie folgt sensibilisiert werden: eine Allergie verläuft akut saisonal, zeitlich begrenzt und ist nur aktiv beim Vorhandensein eines Allergens. Beim Asthma bronchiale findet eine Entkopplung statt; somit besteht ein Risiko für die Chronifizierung der Beschwerden, also von Dauer und die Überempfindlichkeit der Schleimhaut ist unabhängig von der Anwesenheit des ursprünglichen Allergens. Zu den unangenehmen Folgen zählt somit eine belastende Beeinträchtigung der Lebensqualität. Ein frühzeitiger Gang zum Arzt liegt also im Eigeninteresse eines jeden Patienten; vom Hustenstiller kann gut begründet abgeraten werden.

8.2.2 Therapie

Für die medikamentöse Therapie der allergischen Konjunktivitis bzw. Rhinitis stehen verschiedene Wirkstoffgruppen zur Verfügung.

Mastzellstabilisatoren werden prophylaktisch 2–4 Wochen vor Beginn der Symptome (Pollenflugkalender bzw. Pollenflug-App beachten!) eingesetzt. Die eingesetzten Wirkstoffe blockieren Chloridkanäle in der Membran der Mastzellen und erschweren dadurch deren Degranulation. Allergische Reaktionen können somit abgemildert werden. Die Anwendung erfolgt lokal an Auge und/oder Nase bis zu sechsmal täglich (Tab. 8.2).

② **Antihistaminika** verhindern die Allergenbindung durch Blockade der H_1-Rezeptoren und unterdrücken somit allergische Reaktionen. Zur Anwendung kommen sowohl lokal als auch systemisch wirksame Substanzen. Die Pharmaka können während der gesamten Zeit der Allergenexposition eingesetzt werden. Ob man sich für eine lokale oder systemische Therapie entscheidet, hängt von der Lokalisation der Symptome, aber auch von den Wünschen des Patienten ab. Systemische und lokale Präparate können, wenn nötig, auch kombiniert werden (Tab. 8.3).

Die aktuell am häufigsten in der Selbstmedikation eingesetzten Wirkstoffe Loratadin und Cetirizin gehören der zweiten Generation der Antihistaminika an und wirken aufgrund der geringeren Lipophilie hauptsächlich peripher. Daher machen sie weniger müde und wirken nicht anticholinerg. Seit März 2019 ist auch Levocetirizin als OTC-Arzneimittel erhältlich. Ob die Gabe des Enantiomers einen Vorteil bezüglich des Auftretens von Nebenwirkungen hat, ist umstritten. Laut Fachinformation führen sowohl Cetirizin, als auch Levocetirizin „häufig“ zu Müdigkeit. Diese unerwünschte Wirkung betrifft somit 1–10 % der Anwender. Der OTC-Switch für Desloratadin ist mittlerweile vollzogen.

Durch die gleichzeitige Anwendung weiterer zentral dämpfender Substanzen (Alkohol, Schlafmittel, zentral dämpfende Psychopharmaka) wird die sedierende Wirkung verstärkt. Weitere wichtige Nebenwirkungen sind Kopfschmerz und Mundtrockenheit Präparate mit den genannten Wirkstoffen können weiterhin auf dem rosafarbigen Rezept für Kinder bis 12 Jahren und bei Entwicklungsstörungen bis zum 18. Lebensjahr abgerechnet werden. Bei Verordnungen für Volljährige sind verschreibungspflichtige Produkte mit den Wirkstoffen Desloratadin, Ebastin oder Azelastin erstattungsfähig.

Antihistaminika der ersten Generation wirken stärker sedierend und werden z. B. zur Notfallbehandlung der Anaphylaxie eingesetzt. Sie spielen in der Selbstmedikation der allergischen Rhinitis bzw. Konjunktivitis keine Rolle.

In Augen- und Nasentropfen kommen die Wirkstoffe Levocabastin, Ketotifen und Azelastin (cave: bitterer Nachgeschmack) zum Einsatz.

α-Sympathomimetika: Zur kurzfristigen symptomatischen Behandlung (max. eine Woche) der verstopften Nase können Sympathomimetika als Nasenspray oder -tropfen eingesetzt werden. Dies ist auch ergänzend zu Antihistaminika möglich, damit der antiallergische Wirkstoff nach Abschwellung an den Wirkort gelangen kann (Tab. 8.4).

Pseudoephedrin in der Fixkombination mit Cetirizin ist zur oralen Therapie der allergischen Rhinitis zugelassen (Reactine duo®). Bei der Abgabe sind vor allem die Grenzen der Selbstmedikation zu beachten. Das Präparat darf nicht bei Menschen unter 12 Jahren sowie über 60 Jahren eingesetzt werden (▸ Kap. 9.1.2, Kombipräparate mit Pseudoephedrin zur Behandlung von Erkältungskrankheiten). Eine Einnahme ist auch für Leistungssportler untersagt, da der Gebrauch als Doping angesehen wird. Systemisch verfügbare Vasokonstriktoren haben weitgefasste Kontraindikationen, hierzu zählen Harnverhalt, z. B. bei vergrößerter Prostata, Engwin-

8

Tab. 8.3 Beispiele H_1-Antihistaminika

Arzneistoff, Handelsname (Bsp.)	Darreichungsform	Dosierung
Cetirizin (Zyrtec®)	Tabletten, Saft, Tropfen	1 × tgl., abends, bei starken Beschwerden 2 × tgl. möglich
Loratadin (Lisino®)	Tabletten, Saft, Tropfen	1 × tgl., abends, bei starken Beschwerden 2 × tgl. möglich
Levocetirizin (Rx: Xusal®, OTC: Levocetirizin-ratiopharm®)	Tabletten, Saft, Tropfen	1 × tgl., abends
Desloratadin (Rx: Aerius®, OTC: Lorano®Pro)	Tabletten, Saft, Tropfen	1 × tgl., abends
Azelastin (Allergodil®) Unkonserviert: Pollival®	Augen- und Nasentropfen Tabletten (Rx)	Augentropfen: 2 × tgl. 1 Tropfen, Nasenspray: 2 × tgl. 2 Sprühstöße pro Nasenloch, Tabletten: 2 × tgl. 1 Tablette
Ketotifen (Zaditen® Ophta, -sine)	Augentropfen (unkonserviert)	2 × tgl. 1 Tropfen
Levocabastin (Livocab®)	Augen- und Nasentropfen	Nasenspray: 2–4 × tgl. 2 Sprühstöße pro Nasenloch, Augentropfen: 2 × tgl. 1 Tropfen, Hinweis: Suspension schütteln

Tab. 8.4 Lokale α-Sympathomimetika zur kurzfristigen symptomatischen Behandlung bei allergischer Rhinitis

Arzneistoff, Handelsname (Bsp.)	Dosierung
Xylometazolin (Olynth® Nasenspray, -tropfen)	Bis zu 3 × tgl., max. 7 Tage
Oxymetazolin (Nasivin® Nasenspray, -tropfen)	Bis zu 3 × tgl., max. 7 Tage

kelglaukom, Schilddrüsenüberfunktion sowie Schlaganfall in der Anamnese. Aus den bekannten Nebenwirkungen wie Unruhe, Angstzustände, Herzklopfen, Müdigkeit sowie Schlaflosigkeit ergeben sich weitere Ansatzpunkte für die hochwertige Beratung in der Apotheke. So ist die Eignung kritisch zu prüfen bei bestehender arterieller Hypertonie, Diabetes mellitus, Nieren- sowie Leberfunktionsstörungen und auch Erkrankungen aus dem neurologisch-psychiatrischen Formenkreis. Sollte sich das Präparat im Beratungsprozess als geeignet erweisen, wird 2-mal tgl. eine Tablette appliziert. Auf die Beeinträchtigung des Reaktionsvermögens und der Fahrtauglichkeit sollte ebenso hingewiesen werden, wie auf den Verzicht alkoholischer Getränke während des Einnahmezeitraums.

Topische Glucocorticoide: Stehen die nasalen Symptome im Vordergrund, sind topische Glucocorticoide geeignet. Diese Präparate lindern die Entzündungssymptome effektiv, in der Beratung ist jedoch auf den verzögerten Wirkeintritt hinzuweisen. Eine gute Wirksamkeit setzt nach 1–3 Tagen Verzögerung ein; in diesem Zeitintervall können sie mit systemischen Antihistaminika oder abschwellenden Nasensprays kurzfristig unterstützt werden. Nasale Corticoide sind in der Selbstmedikation ab dem 12. (Beclomethason) bzw. 18. (Mometason und Fluticason) Lebensjahr zugelassen. Voraussetzung ist zudem die erfolgte Erstdiagnose durch einen Arzt. Glucocorticoide zur nasalen Anwendung können bei erfolgreicher Linderung der Beschwerden in der Selbstmedikation über mehrere Wochen (vgl. Fachinformation der einzelnen Arzneimittel), unter ärztlicher Betreuung auch länger angewendet werden. Suspensionen sind erklärungsintensive Zubereitungen, so ist der Hinweis auf das Schütteln vor jeder Anwendung essenziell und das Vergessen stellt ein häufig zu beobachtendes arzneimittelbezogenes Problem (ABP) dar. Zu Beginn soll die Nase geputzt werden, der Patient hält danach ein Nasenloch zu und appliziert einen Sprühstoß in das freie Nasenloch. Währenddessen soll leicht nasal eingeatmet werden. Anschließend wiederholt der Patient den Vorgang auf der anderen Seite.

Beclomethason zeigt wie die beiden anderen Wirkstoffe Fluticason und Mometason eine gute entzündungshemmende Wirkung, allerdings ist die Verfügbarkeit durch Resorption höher und kann daher zu vermehrten systemischen Nebenwirkungen führen. Viele Nasalia sind konserviert mit Benzalkoniumchlorid oder enthalten auch PEG-Derivate. Bei der Beratung der Patienten sollte darauf geachtet werden, dass möglichst wenige Zusatzstoffe in den Präparaten enthalten sind, welche lediglich deren Haltbarkeit dienen. Hilfsstoffe können paradoxerweise die Zellen zusätzlich reizen und insbesondere Benzalkoniumchlorid besitzt zudem ein allergisierendes Potenzial (◘ Tab. 8.5).

Einen präventiven Ansatz verfolgt die Gabe von Nasensprays mit dem Inhaltsstoff Ectoin. Ectoin ist eine natürliche Substanz aus der Gruppe der Extremolyte. Extremolyte werden von extremophilen Bakterien gebildet, um sich vor potenziell schädlichen Lebensbedingungen zu schützen. Ectoin wirkt zellschützend, entzündungshemmend, pflegend und membranstabilisierend, indem es einen protektiven Hydrofilm bildet und die körpereigene Reinigung unterstützt. Ectoin wird unter anderem zur Vorbeugung und Behandlung von Schnupfen, Heuschnupfen, einer allergischen Bindehautentzündung und in der Dermatologie zur Behandlung von Ekzemen eingesetzt. Der Wirkstoff ist in Form von Medizinprodukten im Handel, beispielsweise Olynth® Ectomed, Livocab® Ectomed.

◘ **Tab. 8.5** Glucocorticoide zur lokalen Behandlung der allergischen Rhinitis

Arzneistoff, Handelsname (Bsp.)	Dosierung
Beclomethason (RatioAllerg® Heuschnupfenspray)	1–2 × tgl.
Fluticasonpropionat (Otri-Allergie®)	1 × tgl.
Mometasonfuroat (Momeallerg®)	1 × tgl.

Leitlinie zur Behandlung der Allergie in der öffentlichen Apotheke

Therapeutische Ziele werden am besten erreicht durch die Nutzung von praxiserprobten Leitlinien. Parallel zur Entscheidungshilfe der Ärzte (MACVIA-Therapiealgorithmus) ist die Leitlinie „Allergic rhinitis care pathways for community pharmacy" aus dem Jahr 2018 erstellt worden. Gemeinsam mit dem Patienten wird der Schweregrad auf einer visuellen Analogskala (VAS) einem Zahlenwert zwischen 0 und 100 zugeordnet. 0 bedeutet „nicht beeinträchtigt", 100 bedeutet „sehr stark beeinträchtigt". Bei Werten unter 50 ist ein orales Antihistaminikum das Mittel der ersten Wahl, nasale Corticoide bilden die zweite Wahl. Ab Werten über 50 kehrt sich die Reihenfolge um; bei der Wahl der Mittel werden persönliche Präferenzen berücksichtigt. Zu den Stärken dieser VAS zählt die Möglichkeit der Verlaufskontrolle durch die Führung eines Allergietagebuches. Patienten können sich selbst monitoren und Auffälligkeiten dokumentieren. Beim Folgebesuch in der Apotheke nach 5–10 Tagen kann deeskaliert (abnehmender VAS, unter 20), fortgesetzt (VAS zwischen 20 und 50) oder an den Arzt verwiesen werden (VAS unter Selbstmedikation weiterhin > 50). Selbstmonitoring wirkt auf selbstständige Patienten motivierend und stärkt die Therapietreue sowie den engen Kontakt des Patienten zu seiner Stammapotheke vor Ort.

Verweis auf Online
Leitlinie Allergic rhinitis care pathways for community pharmacy mit visueller Analogskala (VAS)

8.3 Anaphylaxie

Einen Sonderfall der allergischen Typ-1-Reaktion stellt die Anaphylaxie dar.

Klinisch präsentieren sich anaphylaktische Reaktionen von leichten Hautsymptomen über Störungen von Organfunktionen bis zum anaphylaktischen Schock mit Kreislaufbeeinträchtigungen und möglichem Organversagen bis zum tödlichen Kreislaufversagen.

Pathophysiologisch kommt es, nach einer zugrunde liegenden Erstsensibilisierung, zu einer überschießenden Freisetzung von Mediatoren und Zytokinen. In der Regel verläuft eine anaphylaktische Reaktion in 3 Phasen ab:

8

Tab. 8.6 Symptome des anaphylaktischen Schocks

Organ	Symptom
Haut	Juckreiz, Rötung der Haut, Schwellungen, kalter Schweiß
Atemwege	Juckreiz, Schwellung von Lippe, Zunge oder Kehlkopf, Atemnot, Niesen, Husten, Heiserkeit, pfeifender Atem
Magen und Darm	Bauchkrämpfe, Erbrechen, Durchfall, Schluckbeschwerden
Herz, Kreislauf	Blutdruckabfall, erhöhter Puls, Schwindel, Ohnmacht, Bewusstlosigkeit

1. Initialphase (räumlich begrenzt). Folgende typische Beschwerden treten innerhalb von Minuten bis Stunden auf:
   - Übelkeit, Erbrechen, Durchfälle, Darmkoliken,
   - Hauterscheinungen (lokal),
   - Bronchospasmen (allergisches Asthma).
2. Auf die Initialphase kann eine systemische Reaktion (2. Phase) folgen:
   - generalisierte Hauterscheinungen (Juckreiz, Flush, generelle entzündliche Hautrötung, Erytheme, Nesselsucht),
   - Atemwegsverengung durch Ödeme im Rachen- und Schlundbereich sowie Bronchospasmus und Lungenödem,
   - Magen-Darm-Symptome mit Koliken, Erbrechen, Diarrhö.
   - hämodynamische Veränderungen aufgrund von Flüssigkeitsverschiebungen und Vasodilatation, die zum Schock führen können.
3. Aufgrund des Blutdruckabfalls kommt es zu einer verminderten Durchblutung von lebenswichtigen Organen. Der Kreislauf kann dekompensieren. Unbehandelt führt diese Lage zum raschen Tod.

Über 30 % der anaphylaktischen Reaktionen werden durch Nahrungsmittel hervorgerufen. Jeder Mensch kennt den lebensrettenden Hinweis auf den Zutatenlisten „Kann Spuren von … enthalten“. An erster Stelle stehen hier Erdnüsse, Hasel- und Cashewnüsse, Ei, Soja und Sellerie. Weitere Auslöser sind Insektengifte (z. B. Biene, Wespe) oder auch Arzneimittel.

Bei einem anaphylaktischen Schock treten 2 oder mehr Symptome innerhalb von Minuten auf (Tab. 8.6).

Eine Person mit bekanntem Anaphylaxie-Risiko trägt ein Notfall-Set bei sich. Hier ist auch der Anaphylaxie-Notfallplan enthalten, der schriftlich Anweisungen zur Anwendung der Arzneimittel enthält:

1. Adrenalin-Autoinjektor (z. B. Fastjekt®) in den seitlichen Oberschenkelmuskel injizieren,
2. Patientenlagerung: bei Atemnot und bei Kreislaufbeschwerden hinsetzen,
3. bei Bewusstlosigkeit in die stabile Seitenlage bringen,
4. bei Atemnot zusätzlich schnellwirksames β-Sympathomimetikum (z. B. Salbutamol-Spray) einsetzen,
5. Notarzt verständigen: 112,
6. zusätzlich Antihistaminikum und Cortison in flüssiger Darreichungsform verabreichen.

Verweis auf Online
Beratungs-Clip: Fastjekt®

8.4 Allergieprävention

- ③ Säuglinge in den ersten 4 Monaten voll stillen, anschließend eingeführte Beikost sollte auch Fisch enthalten,
- wenn Stillen nicht möglich ist, hydrolisierte Säuglingsnahrung (hypoallergen) als Muttermilchersatz verwenden,
- mütterliche Ernährung während der Schwangerschaft sollte abwechslungsreich sein und Fisch enthalten,
- bei Kindern auf ein normales Körpergewicht achten,
- kein Tabakrauch in der Wohnung,
- Impfungen nach STIKO konsequent durchführen.

Hinweise für Allergiker

- Urlaubsreisen (ans Meer oder in die Berge) auf die Monate mit der stärksten Allergenbelastung legen,
- Pollenfilter (z. B. im Auto) verwenden,
- sinnvoll lüften (in ländlichen Gebieten von 19–24 Uhr, in der Stadt von 6–8 Uhr),
- Wäsche nicht draußen trocknen,
- Haare jeden Abend waschen, getragene Kleidung außerhalb der Schlafräume wechseln,
- Bodentextilien vermeiden,
- Hausstauballergiker können milbenabweisende Bezüge verwenden (z. B. Softsan®, Allsana®),
- Allergikerausweis besitzen, aktuell halten und stets bei sich führen, hier sind auch alle bekannten Allergien auf Medikamente und Hilfsstoffe einzupflegen,
- Patientenkonto bei DER einen Hausapotheke vor Ort pflegen: so können Allergien auf Arzneimittel und andere Stoffe bei jeder Beratung berücksichtigt werden.

8.5 Hyposensibilisierung

④ Die einzige zur Verfügung stehende kausale, immunmodulierende Therapie gegen Allergien ist die Hyposensibilisierung oder spezifische Immuntherapie (SIT). Im Idealfall können die Symptome völlig verschwinden, ansonsten werden sie in den meisten Fällen deutlich gemindert. Außerdem kann dem gefürchteten Etagenwechsel zum allergischen Asthma vorgebeugt werden; so bleiben die Beschwerden saisonal und wachsen sich nicht zu chronisch-obstruktiven Erkrankungen wie z. B. Asthma bronchiale aus. Präventive Ansätze dienen somit der Gesundheit des Einzelnen und entlasten zusätzlich das Gesundheitssystem, indem künftige Komplikationslagen verringert werden; dies ist auch pharmakoökonomisch von Bedeutung. Die aktuellen Leitlinien empfehlen konsequenterweise daher einen Beginn der Therapie schon bei Kindern und Jugendlichen.

Ziel der SIT ist es, mithilfe – über längere Zeit – verabreichter relevanter Allergene immunologische Toleranz zu erlernen, also eine abgeschwächte allergische Reaktion zu erzielen. Auf zellulärer Ebene wird dies dadurch erreicht, dass durch Immunzellen mit regulatorischer Funktion die Aktivität der T-Zellen, die maßgeblich an der Überreaktion beteiligt sind, gebremst wird.

Der Hyposensibilisierung zugänglich sind Allergien vom Typ 1 (Soforttyp), die durch IgE-Antikörper vermittelt werden. Sie bietet sich vor allem dann an, wenn die symptomatische Therapie als unzureichend empfunden wird und bei Allergien, bei denen eine Allergenkarenz kaum möglich ist, wie beispielsweise bei einer Pollenallergie. Sehr erfolgreich ist die SIT auch bei Insektengiften.

Bei der subkutanen Immuntherapie (SCIT) injiziert der Arzt den Allergenextrakt in den Oberarm des Patienten. Injiziert wird anfangs wöchentlich, dann monatlich über 3 Jahre hinweg. Für Pollenallergiker gibt es auch eine Kurzzeit-SCIT, die aus insgesamt vier Injektionen besteht. Wichtig ist bei diesem Ansatz, dass die Therapie vor der Pollensaison durchgeführt wird. Lokalreaktionen an der Einstichstelle sind häufig. Wegen der Gefahr einer anaphylaktischen Reaktion (sehr selten) bleibt der Patient noch 30 Minuten nach der Injektion in der Arztpraxis.

Viel anwendungsfreundlicher ist die sublinguale Immuntherapie (SLIT), die vom Patienten selbst durchgeführt werden kann. Hier wird der Allergenextrakt in Form von Tabletten oder Tropfen verabreicht.

Sowohl für die SCIT als auch für die SLIT bestätigt die Leitlinie eine gute Wirksamkeit. Die aussagekräftigsten Studien liegen für die Pollenallergie und die Hausstauballergie vor.

8.6 Allergische Reaktionen auf Arzneimittel

Unter einer Arzneimittelallergie versteht man eine Immunreaktion des Körpers, die durch die Gabe eines Arzneimittels ausgelöst wird. Arzneimittel sind komplexe Gemische, daher muss genau geprüft werden, worauf der Organismus allergisch reagiert. Die Arzneimittelallergie kann sich gegen den eigentlichen Wirkstoff oder einen seiner Hilfsstoffe richten.

Nahezu in jeder Gebrauchsinformation eines Fertigarzneimittels findet sich unter der Überschrift Nebenwirkungen der Hinweis auf allergische Reaktionen. Wie häufig sind solche Reaktionen und wie sind sie zu beurteilen?

Medikamentöse Unverträglichkeitsreaktionen sind hochindividuelle Ereignisse und daher schlecht differenzierbar. Sie können allergischer oder pseudoallergischer Natur sein. Allergische Reaktionen sind meist dosis**un**abhängig. Bei einer Intoleranz (pseudoallergischen Reaktion) hängt das Ausmaß der Symptome oft von der Dosis ab. Die höchste Eintrittswahrscheinlichkeit besteht bei lokaler Applikation auf die Haut, das niedrigste bei oraler Anwendung eines Arzneimittels.

⑤ Überempfindlichkeitsreaktionen auf Arzneimittel können an allen Organen auftreten, besonders häufig ist jedoch die Haut betroffen: Es erscheinen kleinere oder größere Effloreszenzen, mitunter auch Quaddeln. Die häufigste Variante der allergischen Reaktionen auf Arzneimittel ist mit 40 % das Arzneimittelexanthem, bei dem sich ein Ausschlag immer wieder an derselben Stelle bildet: sie sind ortsfest (○ Abb. 8.3). An zweiter Stelle steht die Urtikaria (Nesselsucht), hier bilden sich Quaddeln an wechselnden Stellen: sie sind ortsvariabel (○ Abb. 8.4).

Allergische Reaktionen auf Arzneimittel können vom Typ I (Sofortreaktion) sein und innerhalb von Minuten auftreten, in seltenen Fällen weiten sich die Symptome zu einer anaphylaktischen Reaktion aus (▸ Kap. 8.3). Die häufiger auftretenden Spätreaktionen (Typ IV) beginnen nach ca. 5 Tagen.

Eine **Penicillinallergie** ist ein klassisches Beispiel für eine Arzneimittelallergie. Viele Patienten sind davon überzeugt, dass sie an einer Penicillinallergie leiden. Amerikanische Studien konnten zeigen, dass etwa 10 % der Bevölkerung davon ausgeht, von einer Penicillinallergie betroffen zu sein. Die Zahlen in Deutschland sind ähnlich. Bei Durchführung einer allergologischen Diagnostik stellte sich heraus, dass lediglich in 10–25 % dieser Fälle tatsächlich eine Penicillinallergie vorliegt ▸ Kap. 5.1.5.

⑤ **Steven-Johnsons-Syndrom** und **toxische epidermale Nekrolyse** Meist sind die Hautreaktionen harmlos und klingen bald wieder ab. In sehr seltenen Fällen

8

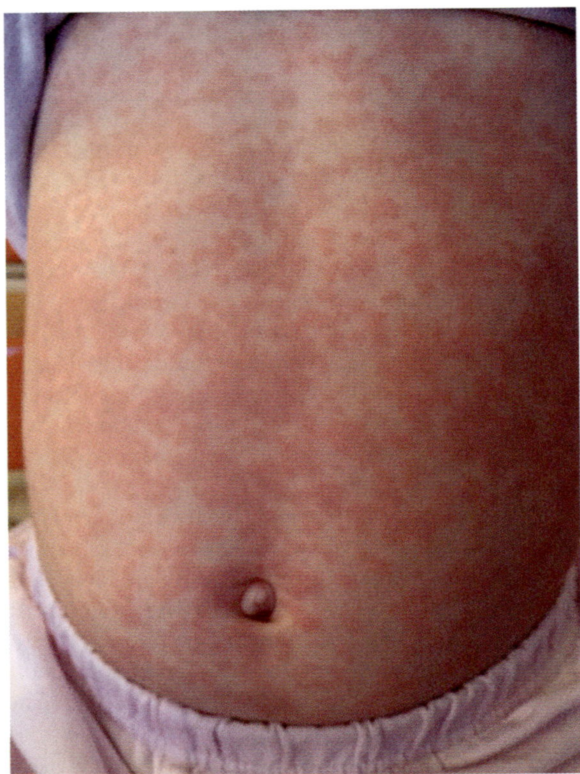

Abb. 8.3 Arzneimittelexanthem: Bei erneuter Arzneimitteleinnahme entwickeln sich die Hautveränderungen wieder an derselben Stelle.

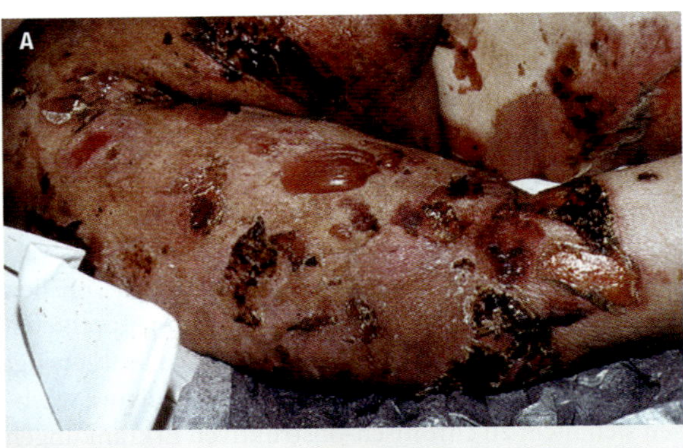

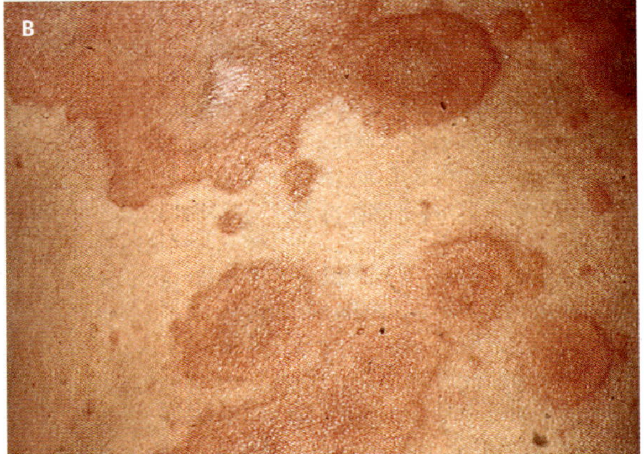

Abb. 8.5 A Toxisch-epidermale Nekrolyse, B urtikarielles Exanthem

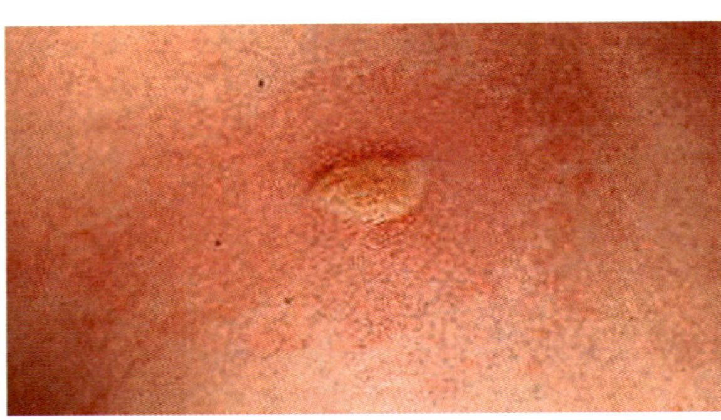

Abb. 8.4 Urtikaria: Quaddelbildung

(1:1 000 000) erfassen die Reaktionen jedoch weitere Organe und es entwickelt sich ein Steven-Johnsons-Syndrom (SJS) oder eine toxische epidermale Nekrolyse (TEN), die in 30 % der Fälle tödlich verläuft. Beim SJS handelt es sich um eine immunologische, T-Zell-vermittelte Reaktion, die zur Nekrose der Keratinozyten führt. Die endgültige Pathogenese ist jedoch noch ungeklärt und Gegenstand der klinischen Forschung. Allergische Reaktionen auf Medikamente bilden mit ca. 50 % die häufigste Ursache (Abb. 8.5).

Beispiele für Arzneistoffe mit einem besonders hohen SJS- oder TEN-Risiko:

- Allopurinol,
- Carbamazepin, Lamotrigin, Phenobarbital, Phenytoin,
- Sulfamethoxazol,
- Sulfasalazin, Sulfadiazin,
- Meloxicam, Piroxicam,
- Nevirapin.

SJS zeigt sich klinisch in einem akuten Beginn mit schweren Störungen des Allgemeinbefindens, hohen Temperaturen und Rhinitis. Auffällig ist eine massive Beteiligung der Schleimhäute. Erytheme sind eher unscharf begrenzt, zudem kommt es zu schmerzhaften Blasen im Mund-, Rachen- und Genitalbereich. Weiterhin ist die Entstehung einer erosiven Augenbindehautentzündung auffällig.

Wesentlich ist der sofortige Kontakt mit einem Arzt, um eine Eskalation hin zur TEN zu verhindern und eine adäquate Therapie umgehend zu beginnen: an erster Stelle steht das Absetzen der Medikamente, die als Auslöser infrage kommen. Die weitere Behandlung orientiert sich analog zur Verbrennungsmedizin, hierzu zählen die Volumensubstitution, eine Wundbehandlung, Antibiotikagabe bei lokaler bzw. systemischer Infektion mit Sepsis/-verdacht. Im Einzelfall ist die hochdosierte Gabe von Glucocorticoide kritisch abzuwägen (individuelle Risiko-Nutzen-Abschätzung).

Dies unterstreicht die Letalität. Für ein SJS beträgt sie 6 %, in der Übergangsform TEN etwa 25 % und bei bestehender TEN ca. 50 %.

Bei erfolgreicher Behandlung heilen die Hautsymptome in der Regel narbenlos ab, jedoch kann es zum Teil zu monatelangen Störungen der Hautpigmentierung kommen.

Anhand dieser potenziell lebensgefährlichen Symptome wird der Stellenwert der W-Fragen und des aktuellen Wissens ebenso deutlich, wie die Sensibilisierung des gesamten Apothekenteams für die Grenzen der Selbstmedikation. Klar erkennbar ist zudem die Wichtigkeit der Lotsenfunktion Ihrer Beratung in der Apotheke vor Ort.

Arzneimittelallergien in Kürze

- Grundsätzlich können alle Arzneistoffe allergische Symptome auslösen, es gibt aber Wirkstoffe mit besonders hohem Risiko. Hilfsstoffe können ebenfalls ein allergisches Potenzial bergen.
- Am häufigsten kommt es zu Hautreaktionen, aber auch innere Organe können betroffen sein.
- Meist sind die Symptome harmlos, aber es gibt auch lebensbedrohliche Formen.
- Allergische Reaktionen sind meist dosisunabhängig. Bei nichtallergischen Intoleranzen beobachtet man häufig eine Dosisabhängigkeit.
- Ein Allergiepass gibt Auskunft, welche Arzneistoffe der Patient fortan nicht mehr anwenden darf.
- Pharmazeutische Bedenken bieten Ihnen in der öffentlichen Apotheke ein bewährtes Hilfsmittel, um die Verträglichkeit der individuellen Pharmakotherapie sicherzustellen.

Wichtiges in Kürze

① Allergische Reaktionen werden durch ganz unterschiedliche Allergene hervorgerufen. Je nach Art der ausgelösten Immunreaktion werden vier Allergietypen unterschieden.

② Die Symptome der allergischen Rhinitis bzw. Konjunktivitis können gut mit lokalen oder systemischen Präparaten der Selbstmedikation behandelt werden. Hierbei ist wichtig, eine Asthmaerkrankung auszuschließen. Bedenken Sie in diesem Zusammenhang auch die Relevanz der Vermeidung eines Etagenwechsels.

③ Allergieprävention beginnt schon im Mutterleib. Eine große Rolle spielt hier die Ernährung.

④ Die einzige kausale Therapie einer allergischen Erkrankung ist die Hyposensibilisierung. Man unterscheidet zwischen SLIT und SCIT.

⑤ Allergische Reaktionen auf Arzneimittel sind häufig. Meist sind es harmlose Hautreaktionen. Am bekanntesten ist das Arzneimittelexanthem. Es gibt aber auch lebensbedrohliche Formen, z. B. SJS und TEN. Die Kenntnis ihrer Frühsymptome wie auch der Risikoeinstufung sind wesentlich für Ihre gute Beratung.

Weiterführende Literatur

Bosnic-Anticevich S, Costa E, Menditto E et al. ARIA pharmacy 2018 Allergic rhinitis care pathways for community pharmacy. Allergy. 74:1219–1236, 2019

Brockow K, Przybilla B et al., Guideline for the diagnosis of drug hypersensitivity reactions. S2K-Guideline of the German Society for Allergology and Clinical Immunology (DGAKI) and the German Dermatological Society (DDG) in collaboration with the Association of German Aller gologists (AeDA), the German Society for Pediatric Allergology and Environmental Medicine (GPA), the German Contact Dermatitis Research Group, the Swiss Society for Allergy and Immunology (SGAI), the Austrian Society for Allergology and Immunology (ÖGAI), the German Academy of Allergology and Environmental Medicine (DAAU), the German Center for Documentation of Severe Skin Reactions and the German Federal Institute for Drugs and Medical Products (BfArM). Allergo J Int 24:94–105, 2015

Deutsche Gesellschaft für Allergologie und klinische Immunologie, Deutsche Gesellschaft für Kinder- und Jugendmedizin. S3-Leitlinie Allergieprävention. AWMF-Nr. 061/016, 2014

Deutsche Gesellschaft für Allergologie und klinische Immunologie. S2k-Leitlinie (Allergen-)spezifische Immuntherapie bei IgE vermittelten allergischen Erkrankungen. AWMF-Register Nr. 061/004, 2014

NN. OTC-Spezial-Beratungswissen Pollenallergie. Pharm Ztg, (160) 10: Suppl, 2015

Kleuser B. Nebenwirkungen an der Haut – Häufigkeit und Vielfalt gestiegen. Pharm Ztg, 159 (22): 36–43, 2014

Ring J, Beyer K, Biedermann T, Bircher A, Duda D, Fischer et al. Guideline for acute therapy und management of anaphylaxis. S2 guideline of D GAKI, AeDA, GPA, DAAU, BVKJ, ÖGAI, SGAI, DGAI, DGP, DGPM, AGATE and DAAB. Allergo J Int 23: 96–112, 2014

Robert Koch-Institut. www.rki.de/DE/Content/Gesundheitsmonitoring/Themen/Chronische_Erkrankungen/Allergien/Allergien_node.html Stand Mai 2020

Spindler T, Liekfeld H. Allergien. Govi-Verlag Pharmazeutischer Verlag, Eschborn 2011

Vyles D et al. Allergy Testing in Children With Low-Risk Penicillin Allergy Symptoms. Pediatrics 140 (2): e20170471, doi.org/10.1542/peds.2017-0471, 2017

Tipps für PhiPs

Bereiten Sie sich mit den Inhalten des Kapitels auf die Allergiesaison vor. Üben Sie die Beratung zu diesen Erkrankungen mithilfe des BAK-Arbeitsbogens.
→ Arbeitsbogen Nr. 6 „Arzneimittelberatung – Selbstmedikation"

Tipps für Weiterzubildende

Zahlreiche OTC-Arzneimittel stehen Ihnen für die Beratung zu allergischen Erkrankungen zur Verfügung. Diese Indikation eignet sich, um die Werbeaussagen der Pharmahersteller zu ihren Präparaten kritisch zu hinterfragen. Ihre Analyse können Sie als praktische Aufgabe Nr. 9 dokumentieren.
→ Praktische Tätigkeit Nr. 9 „Kritische Beurteilung einer Firmenbroschüre mit Aussagen zur Wirksamkeit und Sicherheit eines Arzneimittels"

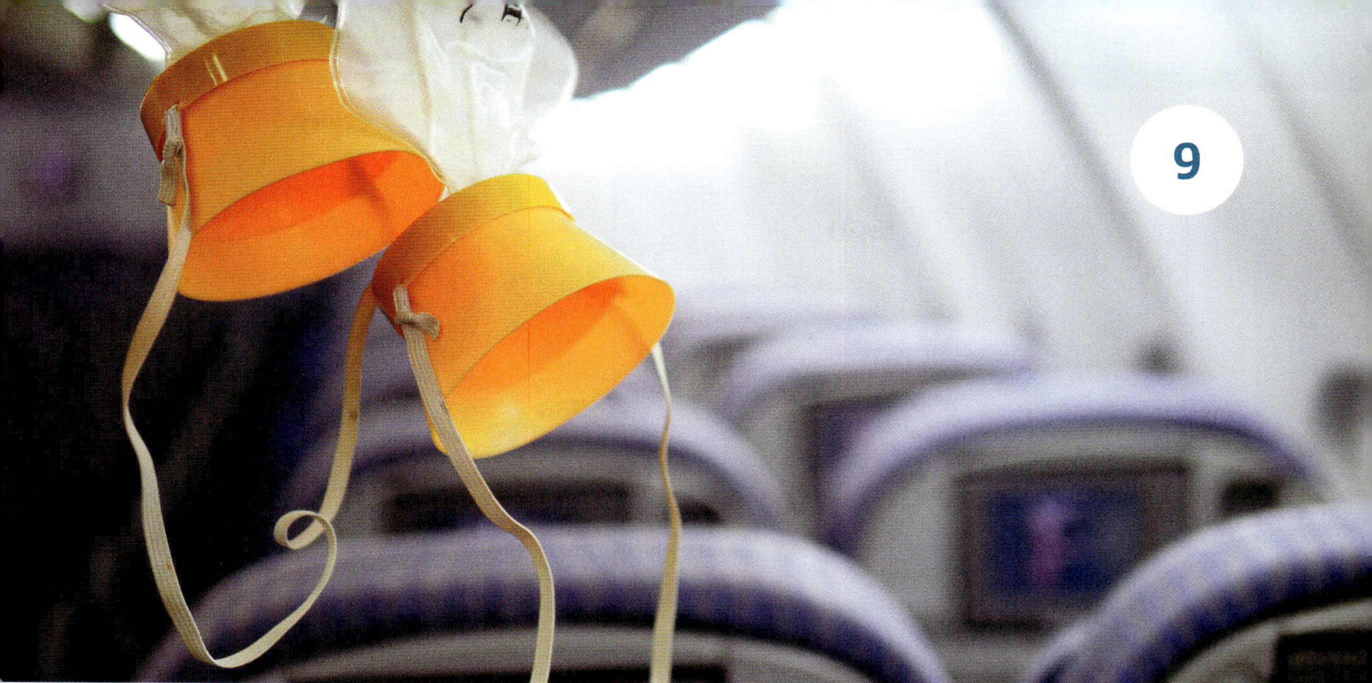

Atemwegserkrankungen

Dr. Eric Martin

Grippale Infekte treten gehäuft im Winterhalbjahr auf und sind neben Schmerzen einer der häufigsten Gründe die Apotheke aufzusuchen. Auch wenn grippale Infekte in aller Regel selbstlimitierend sind, spielen sie in der Beratungspraxis eine wichtige Rolle. Das Kapitel bietet einen Überblick über die wichtigsten Atemwegserkrankungen und deren Therapie. Neben den banalen Infekten der oberen Atemwege werden die Indikationen Asthma und COPD näher besprochen.

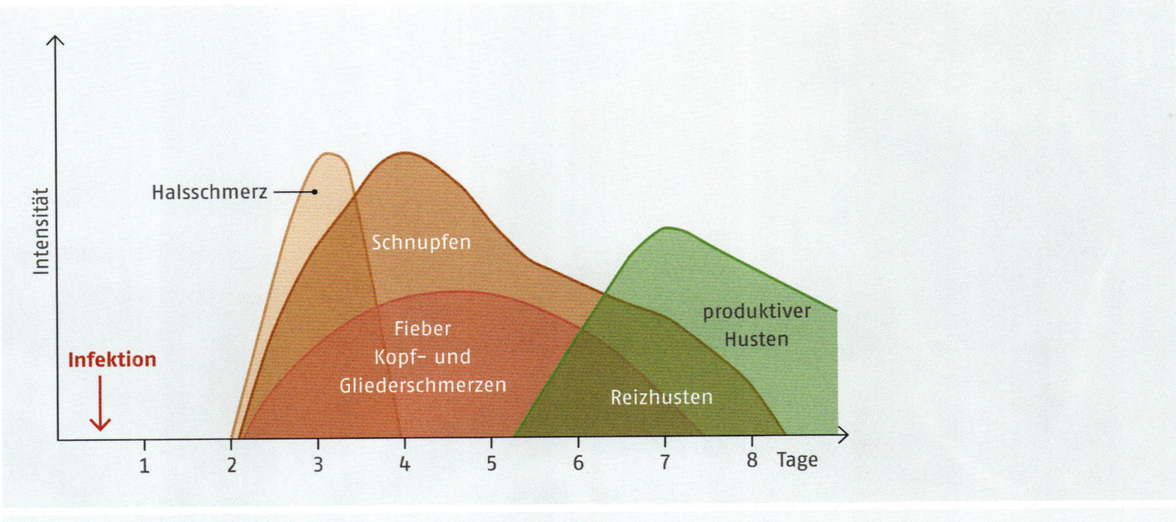

Abb. 9.1 Zeitliche Abfolge der typischen Symptome eines grippalen Infekts

9.1 Grippaler Infekt

9.1.1 Symptomerfassung und Grenzen der Selbstmedikation

① Ein grippaler Infekt zeichnet sich durch eine charakteristische Kombination von Symptomen in einer typischen zeitlichen Abfolge aus (Abb. 9.1). Unterschieden werden frühe und späte Symptome. Die ersten, meist innerhalb von einem bis 2 Tagen spürbaren Krankheitszeichen sind Halsschmerz und Schnupfen. Auch Kopf- und Gliederschmerz sowie Fieber treten frühzeitig auf, wobei die Temperatur bei Jugendlichen und Erwachsenen meist nur moderat erhöht ist (< 38,5 °C). Der anfangs trockene, dann rasch produktive Husten ist dagegen ein spätes, meist erst nach 4–5 Tagen auftretendes Symptom. Grippale Infekte zeigen einen allmählichen Beginn, dauern selten länger als ein bis anderthalb Wochen und hinterlassen eine spezifische Immunität. Im Hinblick auf das sehr breite Erregerspektrum sind häufige Rezidive allerdings nicht ungewöhnlich, wobei der Schweregrad und die Frequenz mit dem Alter abnehmen.

 **Merke**

② Jede deutliche Abweichung von diesem Schema (Einsetzen, Abfolge, Schweregrad, Dauer der Symptome, auffällige andere oder Fehlen typischer Krankheitszeichen) ist abklärungsbedürftig und begründet in vielen Fällen einen Arztverweis.

Bei folgenden Erkrankungen bzw. Symptomen sollte ein Arztverweis erfolgen:

- Influenza,
- bakterielle Atemwegsinfekte.

Die **Influenza** ist gekennzeichnet durch abruptes Einsetzen mit ausgeprägtem Krankheitsgefühl und hohem Fieber, Reizhusten als dominierendem und frühem Krankheitszeichen und durch langsame Rekonvaleszenz.

Charakteristisch für **bakterielle Infekte** sind eitrige Beläge, hohes Fieber und einseitige Lymphknotenschwellungen. Bakterielle Infekte können auch als Sekundärinfektion auftreten, verdächtig wäre hier ein auffälliger Symptomwechsel oder eine erneute Verschlechterung in der Rekonvaleszenzphase.

9.1.2 Selbstmedikation

Perorale Grippekombinationsmittel

Perorale Grippekombinationsmittel enthalten 2 oder mehrere Wirkstoffe unterschiedlicher Indikationsgruppen, in der Regel ein Analgetikum (Antipyretikum), eine vasoaktive Komponente für den Schnupfen und oft ein Hustenmittel (Tab. 9.1). Vordergründig werden diese Präparate dem Anspruch gerecht, möglichst viele der Grippesymptome mit nur einem Arzneimittel behandeln zu können. Auch die subjektive Bewertung ist aufgrund der kreislaufstützenden oder z. T. schlaffördernden Effekte positiv. In der Praxis sind Grippekombinationsmittel jedoch wenig hilfreich, einmal weil sich die Symptomatik von Tag zu Tag ändert und daher oft Bestandteile enthalten sind, die nicht mehr oder noch nicht benötigt werden und Kombinationspräparate zum

Tab. 9.1 Arzneistoffprofil: perorale Grippekombinationen (Auswahl)

Arzneistoff, Handelsname (Bsp.)	**Dosierung**
(1) ASS 500 mg + Pseudoephedrinhydrochlorid 30 mg (Aspirin® complex)	ED 1–2 Beutel, max. 6 Beutel/d
(2) Ibuprofen 200 mg + Pseudoephedrinhydrochlorid 30 mg (Boxagrippal®)	ED 1–2 Filmtabletten, max. 6 Filmtabletten/d
(3) Paracetamol 500 mg + Phenylephrinhydrochlorid 10 mg (Doregrippin®)	ED 1–2 Filmtabletten, max. 6 Filmtabletten/d
(4) Paracetamol 200 mg + Chorphenaminmaleat 2,5 mg + Vitamin C 150 mg + Coffein 25 mg (Grippostad® C)	ED 2 Kapseln, max. 6 Kapseln/d
(5) Paracetamol 325 mg, Phenylpropanolaminhydrochlorid 12,5 mg, Dextromethorphanhydrobromid 10 mg (Wick Daymed)	ED 2 Kapseln, max. 6 Kapseln/d
(6) Paracetamol 600 mg + Doxylaminhydrobromid 5,2 mg + Ephedrinhemisulfat 8 mg + Dextromethorphanhydrobromid 15 mg (in 30 ml Wick MediNait)	ED 30 ml (Einmalgabe zur Nacht), max. 30 ml/d

Besonderheiten

- **NW:** Tachykardie, Tremor, Erregungszustände (Ephedrin, Phenylpropanolamin, Phenylephrin, Pseudoephedrin), Blutdrucksteigerung (Phenlyephrin), Sedierung (Chlorphenamin, Doxylamin), Miktionsbeschwerden (Doxylamin, indirekte Sympathomimetika), Hepatotoxizität (Paracetamol),
- **KI:** Alter < 12 Jahre (2, 3, 4), < 15 Jahre (1), < 16 Jahre (5); Schwangerschaft, Stillzeit; nicht im akuten Asthmaanfall (Doxylamin), Prostatasyndrom mit Restharn, Engwinkelglaukom, Phäochromozytom (Doxylamin; Ephedrin, Phenylpropanolamin, Phenylephrin, Pseudoephedrin), Hypertonie (Phenylephrin), Ulkusanamnese bzw. akute Magenbeschwerden, Analgetikaintoleranz (ASS, Ibuprofen), Thyreotoxikose (Ephedrin, Phenylpropanolamin, Phenylephrin, Pseudoephedrin), Lebererkrankungen, Alkoholabusus (Paracetamol),
- **WW:** Blutungsrisiko ↑ unter Antikoagulanzien (ASS, Ibuprofen), Wirkung ↓ blutdrucksenkender Präparate (Ibuprofen, ASS; Ephedrin, Phenylpropanolamin, Phenylephrin, Pseudoephedrin), Dextromethorpan-Plasmaspiegel ↑ (CYP2D6-Inhibitoren wie Amiodaron, Fluoxetin, Paroxetin, Propafenon u. a.), Gefahr eines Serotoninsyndroms unter Dextromethorphan (MAO-Hemmer inkl. Linezolid, SSRI, trizyklische Antidepressiva), Hepatotoxizität von Paracetamol (Alkohol, CYP2E1-Induktoren wie Isoniazid, Rifampicin), Sedierung ↑ unter Alkohol, Hypnotika, Sedativa (Chlorphenamin, Doxylamin).

Teil unter- bzw. überdosiert sind und zumindest für einzelne Bestandteile ein Kumulationsrisiko bergen. Darüber hinaus ist bei systemischer Therapie mit mehr unerwünschten Arzneimittelwirkungen zu rechnen und es müssen zahlreiche Gegenanzeigen abgefragt werden. So gibt es unter anderem keine schlüssige medizinische Begründung für den Zusatz von Hypnotika (Doxylamin, Diphenhydramin) in Grippekombinationen.

(3) Auch wenn die aktuelle Rhino-Sinusitis-Leitlinie Grippekombinationspräparate zum Teil als sinnvoll einstuft, sollte soweit möglich aus praktischen Gründen oder im Interesse einer besseren Verträglichkeit eine symptomorientierte (Lokal-)Therapie bevorzugt werden.

Cave

Bei der losen Kombination mit weiteren Schmerz- oder Grippemitteln (Paracetamol!) oder Topika sind Überdosierungen und eine Doppelmedikation sorgfältig auszuschließen.

Tab. 9.2 Arzneistoffprofil: Halsschmerzmittel (Auswahl)

Arzneistoff, Handelsname (Bsp.)	Dosierung, Bemerkungen
(1) Ambroxolhydrochlorid (Mucoangin®)	ED 20 mg = 1 Tablette, max. 6 × tgl. 20 mg
(2) Benzocain (in Dolo-Dobendan®)	ED 10 mg = 1 Tablette, max. 8 × tgl. 10 mg
(3) Benzydaminhydrochlorid (Tantum Verde® LUT)	ED 3 mg = 1 Tablette, max. 3 × tgl. 3 mg
(4) Flurbiprofen (Dobendan® Direkt)	ED 8,75 mg = 1 Tablette, max. 5 × tgl. 8,75 mg
(5) Lidocain (in Lemocin®)	ED 1 mg = 1 Tablette, max. 8 × tgl. 1 mg

Besonderheiten

- **NW:** Magenschmerz (1, 4), Übelkeit, Sodbrennen, lokale Überempfindlichkeitsreaktionen (2, 3), allergische Reaktionen (2),
- **KI:** Analgetikaintoleranz (3, 4), Fructoseintoleranz (3), Allergie gegen Parastoffe (2), Alter < 6 Jahre (2, 4), < 12 Jahre (1, 4), Schwangerschaft, Stillzeit (strenge Indikationsstellung),
- **WW:** erhöhtes Ulkusrisiko unter Steroiden, NSAR, ASS (4), Blutungsrisiko ↑ unter Antikoagulanzien, ASS (4),
- **Sonstiges:** auf intensiven Schleimhautkontakt achten (langsam lutschen bzw. im Mund zergehen lassen; Bonbons im Intervall.

Halsschmerzmittel

Halsschmerz oder zumindest ein kratziger Hals ist bei mehr als zwei Drittel der Betroffenen das erste Symptom eines grippalen Infekts. Halsschmerz ist einmal Folge einer Bradykininfreisetzung, was zu einer Reizung des neunten Hirnnerven führt. Daneben rührt er von einer Austrocknung der Schleimhäute her, wenn aufgrund einer Behinderung der Nasenatmung durch den Mund eingeatmet wird.

Halsschmerzmittel enthalten Lokalanästhetika wie Lidocain (in Lemocin®), Benzocain (in Dolo-Dobendan®), Stoffe, die wie Ambroxol (Mucoangin®) eine lokalanästhetische Wirkkomponente haben und daneben NSAR wie Flurbiprofen (Dobendan direkt®) bzw. Antiphlogistika wie Benzydamin (in Tantum Verde® Lutschtabletten). Für Inhaltsstoffe wie Desinfizienzien oder Lokalantibiotika fehlen klinische Nutzenbelege (Tab. 9.2).

Für eine gute Wirksamkeit ist ein intensiver Schleimhautkontakt entscheidend. Mittel der Wahl sind Lutschtabletten. Mit zweiter Priorität kommen daneben Halssprays in Betracht, die bei angehaltenem Atem auf die Stellen gesprüht werden. Ungeeignet sind dagegen Gurgellösungen, die keine benetzende Wirkung jenseits des vorderen Rachenbogens haben. Bonbons kommen unabhängig von ihrer Zusammensetzung für die Intervallbehandlung oder bei leichten Beschwerden in Betracht.

Cave

Sorgfältige Allergie-Anamnese bei Abgabe benzocainhaltiger Präparate. Hinweis, dass sich Allergien unter der Therapie entwickeln und Symptome z. T. durch die lokalanästhetische Wirkung maskiert werden können.

Schnupfenmittel

Die Nase erwärmt, befeuchtet und filtert durch turbulente Strömung die Atemgase. Da jedoch nicht nur Schwebstoffe, sondern auch aerogene Keime auf der Mukosa deponiert werden, resultiert daraus ein relevantes Infektionsrisiko durch Viren oder Bakterien. Mehr oder weniger effektive Abwehrstrategien sind die mukoziliäre Clearance, durch die die Keime rachenwärts abtransportiert werden, der Gehalt sekretorischer Antikörper und bakteriostatischer Stoffe im nasalen Sekret sowie die nasalen Reflexe, die durch chemisch-physikalische Reize und auch durch Virusinfekte ausgelöst werden. Diese umfassen:

- den Niesreiz,
- die mediatorvermittelte Steigerung der wässrigen Sekretion,
- die Schwellung der Nasenschleimhaut (Kongestion).

Hierbei füllen sich subepitheliale venöse Schwellkörper infolge eines verminderten Sympathikustonus rasch mit Blut.

Schnupfen ist ebenfalls ein frühes und bei grippalen Infekten das mit einer Prävalenz von bis zu 90 % häufigste Symptom. Durch die Auswirkungen auf die Ventilation der assoziierten Hohlräume (Sinus, Paukenhöhle) kommt ihm zudem eine Schlüsselrolle für das Auftreten von Komplikationen wie der Sinusitis und der Otitis media zu.

Beim Erkältungsschnupfen ändert sich die Viskosität der nasalen Sekrete in charakteristischer Weise. An den ersten ein bis 2 Tagen dominiert ein Fließschnupfen, das Sekret ist wasserklar und dünnflüssig. Vermittelt durch Bradykinin kommt es hierbei zu einer Steigerung der Transsudation aus gefensterten Arteriolen. Nach wenigen Tagen dominiert dagegen ein vermutlich unter Einwirkung von Prostaglandinen gebildetes zähflüssiges Sekret, welches neben der Schleimhautschwellung zu einer Verlegung der nasalen Atemwege führt.

Mittel der Wahl sind abschwellend wirkende Sympathomimetika (Dekongestiva). Diese reduzieren anders als Antihistaminika (z. B. Chlorphenaminhydrogenmaleat) nicht nur den initialen Fließschnupfen, sondern ermöglichen aufgrund ihrer schleimhautabschwellenden Wirkung auch die Nasenatmung und eine Belüftung der Nebenhöhlen. Auch wenn die aktuelle Leitlinie zur Behandlung der Rhino-Sinusitis systemische Sympathomimetika wie Pseudoephedrin als Mittel der ersten Wahl bewertet, sind Topika im OTC-Einsatz vorzuziehen. Die Wirkung setzt rascher ein. Es fehlen zudem Einflüsse auf den Blutzuckerspiegel und auch die Pressoreffekte bleiben weitgehend auf den nasalen Applikationsort beschränkt, weshalb die Lokaltherapie, z. B. bei Hypertonie oder Schilddrüsenüberfunktion, sicherer ist. Nachteilig ist die je nach Wirkstoff mit 3–8 Stunden kürzere Wirkdauer, was wiederholte Gaben erforderlich macht. Bei den Topika sollen langwirksame Substanzen wie Oxymetazolin oder Xylometazolin bevorzugt und die Wirkstoffe vorzugsweise in nichtkonservierter Lösung eingesetzt werden. Isotone Salzlösungen haben gegenüber Wasser als Lösungsmittel den Vorteil, dass die Zubereitungen nicht so stark austrocknend wirken. Pflegende Zusätze wie Dexpanthenol verbessern die Verträglichkeit, ändern aber nichts an der strikten Begrenzung von Anwendungsdauer und Dosierungsfrequenz. Zusätze von Menthol oder ätherischen Ölen erhöhen die Akzeptanz, haben aber keinen objektivierbaren Einfluss auf die Weite der nasalen Atemwege (die subjektive Wirkung von Menthol beruht in erster Linie auf einer Stimulation mukosaler Kälterezeptoren).

Merke

Die Art der Anwendung und hier insbesondere die maximale Anwendungsfrequenz und die Behandlungsdauer bedürfen bei jeder Dekongestiva-Abgabe einer Präzisierung. Oxymetazolin darf maximal 2–3-mal, Xylometazolin maximal 3-mal tgl. eingesetzt werden. Eine zu häufige Anwendung führt im Zuge einer sich rasch einstellenden Tachyphylaxie zu einer sehr deutlichen Verkürzung der Wirkdauer und zu einem erneuten Anschwellen der Schleimhaut (der wichtigste Trigger und Motor für die Entwicklung eines Dekongestiva-Missbrauchs).

Darreichungsformen der Wahl für Topika sind aus hygienischen Gründen, vor allem aber wegen der haltungsunabhängig besseren Benetzung, die verschiedenen Formen von Dosiersprays. Bei Säuglingen und jüngeren Kleinkindern kommen dagegen wegen des geringeren Risikos resorptiver Nebenwirkungen nur Nasentropfen in Betracht (im Säuglingsalter zur Vermeidung ungewollter Überdosierungen nur Dosiertropfer).

Dekongestiva sind bei grippalen Infekten die mit Abstand wichtigste Intervention (◘ Tab. 9.3). Die Indikation für einen Einsatz in altersgerechter Konzentration ist auch bei Kleinkindern und Säuglingen großzügig zu stellen, da bei dieser Altersgruppe die Nasenatmung physiologisch ist und eine Verlegung der nasalen Atemwege zu erheblichen Problemen beim Schlafen oder bei der Nahrungsaufnahme führt. Angaben zur Anwendung in der Schwangerschaft und Stillzeit finden sich in ◘ Tab. 21.5. Als Alternative mit einigermaßen befriedigender Wirkung stehen hypertone Salzlösungen (z. B. Emser® Nasenspray) zur Verfügung, die sich auch für den pädiatrischen Einsatz bzw. als Alternative zu Dekongestiva für die Intervallbehandlung am Tage eignen. Isotone Salzlösungen wirken jedoch ausschließlich befeuchtend.

Cave

Bei der Abgabe von Dekongestiva müssen die Dosierungsfrequenz und die Anwendungsdauer stets präzisiert werden!

Mittel gegen Sinusitis und Otitis

Die Nebenhöhlen (Stirnhöhle, Siebbeinzellen, Keilbeinhöhle, Kieferhöhlen) sind luftgefüllte Hohlräume, die über feine knöcherne Ostien mit den nasalen Atemwegen verbunden sind und auf diesem Weg ventiliert werden. Die Nebenhöhlen sind ebenfalls von einer Schleimhaut ausgekleidet und verfügen im Bereich der Öffnungen über ein venöses Schwellgewebe. Da die

9

Tab. 9.3 Arzneistoffprofil: Dekongestiva bei Schnupfen (Auswahl)

Arzneistoff, Handelsname (Bsp.)	Dosierung, Bemerkungen
(1) Oxymetazolinhydrochlorid (Nasivin®, Wick Sinex Schnupfenspray) (2) Tramazolinhydrochlorid (Rhinospray®) (3) Xylometazolinhydrochlorid (Olynth®, Otriven®)	ED 1 Sprühstoß bzw. 1 Tropfen einer 0,1%igen (2, 3) bzw. 0,05%igen Lösung (1), max. Dosis 3 × tgl., max. 7 Tage

Besonderheiten

- **NW:** Niesen, trockene Nasenschleimhaut, Nasenbluten,
- **KI:** Rhinitis sicca, Glaukom (besonders Engwinkelglaukom), schwere organische Herz- und Gefäßerkrankungen (Kleinkinder und Säuglinge nur in altersgerecht niedrigerer Konzentration), Schwangerschaft, Stillzeit (strenge Indikationsstellung),
- **Sonstiges:** Tageshöchstdosen strikt einhalten; nach spätestens 7 Tagen absetzen und noch früher auf eine einmal abendliche Gabe reduzieren.

Blutversorgung von Nase und Nebenhöhlen zusammenhängt, führt eine Schleimhautschwellung im Rahmen einer Rhinitis auch zu einem Verschluss der Ostien. Es entsteht ein abgeschlossener Gasraum. Das für eine Sinusitis typische, frontale bzw. periorbitale Druckgefühl und die beim Bücken verstärkten Schmerzen in diesem Bereich sind Folge eines Unterdrucks, der sich durch Resorption von Luft in den nicht mehr ventilierten Nebenhöhlen ausbildet. Daneben sind die Schmerzen Folge einer Entzündung der Schleimhaut, bei der freigesetzte Mediatoren sensorische Nervenenden im Epithel reizen. Der Verschluss der Ostien führt darüber hinaus zum Sekretstau und erhöht auf diesem Weg das Risiko bakterieller Infekte.

 **Cave**

Die räumliche Nachbarschaft der Nebenhöhlen zum Gehirn und zur Augenhöhle birgt das Risiko von **Durchwanderungsprozessen** im Rahmen einer akuten Sinusitis. Es ist wichtig, bei entsprechenden **Alarmsymptomen** umgehend an den Arzt zu verweisen:

- **Auge:** eingeschränkter Visus (verschwommene Sicht bei Kompression des Sehnervs, Doppelbilder bei Druck auf die Augenmuskeln), Lidschwellung (Lymphstau oder Eiteransammlung),
- **ZNS:** starker Kopfschmerz bzw. hohes Fieber trotz Antibiose, Abgeschlagenheit (Meningitis, Thrombosen etc.).

Auch zur Behandlung einer Sinusitis kommen Dekongestiva eine entscheidende Rolle zu. Sie bewirken einen Druckausgleich, erlauben eine Belüftung und den Sekretabfluss. Sinnvolle Kombinationspartner sind pflanzliche Sekretolytika (z. B. Sinupret®, Gelomyrtol®, Soledum®, Tab. 9.4) sowie Analgetika wie Paracetamol oder NSAR wie Ibuprofen. Keinen objektivierbaren Nutzen haben dagegen Vitamin C, Rotlicht oder eine Inhalationstherapie.

Auch der Mittelohrbereich verhält sich wie eine, in diesem Fall über die Eustachi'sche Röhre ventilierte, Nebenhöhle. Ein Zuschwellen der Ohrtrompete bei Rhinitis führt folglich zu ähnlichen Beschwerden: Durch den Unterdruck kommt es zu einer Einziehung des Trommelfells und zum Sekretstau. Die Folge sind Schmerzen, akute Hörminderung und eine Gefahr bakterieller Sekundärinfekte.

Therapien der Wahl sind auch hier abschwellende Nasensprays und systemische Schmerzmittel, schmerzlindernde Ohrentropfen sind von begrenztem Wert.

Hustenmittel

Husten tritt als akute Tracheobronchitis auch im Rahmen eines grippalen Infekts auf. Bei diesem, im Vergleich zu Schnupfen und Halsschmerz späten Symptomenkomplex, können verschiedene Phasen unterschieden werden (Abb. 9.1).

Bei dem initialen, nach etwa 3–5 Tagen auftretenden Reizhusten bewirkt eine Virusinfektion der extrathorakalen Atemwege eine Reizung von Irritant-Rezeptoren durch nasale Sekrete (nasal backdrop). Zusätzlich kann die Reizschwelle der Hustenrezeptoren durch Mediatoren im Sekret herabgesetzt werden. Greift der Virusinfekt auf die Trachea und Bronchien über, kommt es zu einer Epithelschädigung und einer zusätzlichen Exposi-

Tab. 9.4 Arzneistoffprofil: Sekretolytika bei Sinusitis (Auswahl)

Arzneistoff, Handelsname (Bsp.)	Dosierung, Bemerkungen
(1) Destillat aus Gemisch rektifizierter Öle von Eukalyptus, Süßorange, Myrte, Zitrone (Gelomyrtol® forte)	ED 1 Kapsel, max. Dosis 3–4 Kapseln/d (½ Stunden vor Essen, kein Heißgetränk)
(2) Trockenextrakt aus Enzianwurzel, Schlüsselblumen- und Holunderblüten sowie Ampfer- und Eisenkraut (Sinupret® extract)	ED 160 mg = 1 Tablette, max. 480 mg
(3) 1,8-Cineol (Soledum® forte)	ED 200 mg = 1 Kapsel, max. 600 (½ Stunden vor Essen, kein Heißgetränk)

Besonderheiten

- **NW:** Magen-Darm-Beschwerden (Magenschmerz, Gastritis, Diarrhö), Schluckbeschwerden, Überempfindlichkeitsreaktionen,
- **KI:** Schwangerschaft, Stillzeit, schwere Lebererkrankungen, entzündliche Erkrankungen des Magens, Darms oder der Galle (1), Ulcus ventriculi/duodeni, Alter < 18 Jahre (2), Keuchhusten, Pseudokrupp, Alter < 12 Jahre (3),
- **Sonstiges:** bei Schleimhautschwellung stets mit Dekongestivum kombinieren!

tion von Irritant-Rezeptoren. Der Husten in dieser Phase ist trocken und quälend.

Nach weiteren 2–3 Tagen beginnt sich der Husten zu lösen (produktiver Husten). Das vermehrt gebildete Sekret staut sich leicht, da Viren die Schlagfrequenz der Zilien herabsetzen (Gefahr bakterieller Sekundärinfekte).

Selten und nur bei schwerer Bronchitis kann sich eine zweite, protrahierte Reizhustenphase anschließen, bei der es sich – in Analogie zur bronchialen Hyperreagibilität beim Asthma bronchiale – um die Folge viraler Epithelschäden und einer Exposition von Irritiant-Rezeptoren handelt.

Husten ist ein häufiges, für sich genommen aber unspezifisches Symptom. Jeder länger als 8–10 Tage anhaltende, nicht klar erkältungsassoziierte Husten ist abklärungsbedürftig. Im Kleinkindalter kommt Fremdkörperaspiration als Ursache für plötzlich einsetzenden, hartnäckigen Husten in Betracht, begleitet von Atemnot und Atemgeräuschen. Beim Pseudokrupp tritt im Gefolge banaler Virusinfekte eine subglottische Schleimhautschwellung mit bellendem Husten, Heiserkeit und inspiratorischen (!) Atemgeräuschen auf. Ursachen chronischen Hustens im Erwachsenenalter sind z. B. chronische Bronchitis (produktiver Husten an 3 Monaten in 2 Folgejahren), COPD (produktiver Husten und primär anstrengungsassoziierte Atemnot) oder Asthma bronchiale (trockener Reizhusten und Atemnot als Entzündungsindikator, Verschlimmerung im Infekt und bei Kontakt mit Allergenen). Auch eine Medikamentenanamnese sollte erhoben werden (bei 5–15 % der Anwender von ACE-Hemmern trockener Reizhusten unterschiedlichen Schweregrads, der sich meist innerhalb von 6 Monaten manifestiert).

Auch wenn die Hustensymptomatik im Zusammenhang mit einem grippalen Infekt auftritt, liegt bei deutlich protrahiertem Verlauf ein Grund für einen Arztverweis vor. Die Husten-Leitlinie spricht in diesem Zusammenhang von akutem (bis 2 Wochen Dauer), subakutem (2–8 Wochen Dauer) bzw. chronischem Husten (ab 8 Wochen Dauer). Ein subakut verlaufender Erkältungshusten kann auf ein verzögertes Abklingen des Infekts oder auf das Vorliegen von Komplikationen hindeuten.

Als Mittel gegen **Reizhusten** (Antitussiva) kommen pflanzliche Emollienzien wie Eibisch oder Königskerze in Betracht, aber auch Spitzwegerich und Efeu. Chemisch definierte Antitussiva sind Dextromethorphan und Pentoxyverin (Tab. 9.5).

Dextromethorphan wirkt als NMDA-Antagonist bzw. Agonist an Sigma-Rezeptoren antitussiv, zeigt aber in therapeutischer Dosierung keine Opioid-Wirkungen.

Expektoranzien sind bei produktivem Husten angezeigt. Sie wirken über eine Schleimverflüssigung (Mukolytika), durch eine direkte oder indirekt über eine Stimulation von Vagusafferenzen vermittelte Steigerung der Produktion dünnflüssigen Sekrets (Sekretolytika wie Ätherischöl- bzw. Saponin-Drogen) oder über eine erhöhte Zilienschlagfrequenz (Sekretomotorika). Beispiele für pflanzliche Expektoranzien sind Thymian (mit spasmolytischer, sekretomotorischer und sekretolytischer Wirkung), Efeu (*Hedera*-Saponine vagusvermittelt sekretolytisch, daneben antitussiv), Eucalyptus (sekretolytisch mit dem Hauptbestandteil 1,8-Cineol), Primel und Myrte. Die wichtigsten chemisch definier-

9

◘ **Tab. 9.5** Arzneistoffprofil: chemisch definierte Antitussiva (Auswahl)

Arzneistoff, Handelsname (Bsp.)	Dosierung, Bemerkungen
(1) Dextromethorphanhydrobromid (Silomat® DMP)	ED 10–30 mg (1 Kapsel bzw. 1–3 Lutschtabletten), max. Dosis 120 mg (verteilt auf 3–4 Einzeldosen)
(2) Pentoxyverincitrat (Silomat® gegen Reizhusten Saft/ Tropfen)	ED 30–45 mg (34–51 Tropfen), max. Dosis 120 mg (verteilt auf 3–4 Einzeldosen)

Besonderheiten

- **NW:** häufig leichte Müdigkeit, Schwindel, Magen-Darm-Beschwerden (Übelkeit, Erbrechen), sehr selten: Benommenheit, Halluzinationen (1); häufig: gastrointestinale Beschwerden (Erbrechen, Übelkeit, Diarrhö); gelegentlich: Müdigkeit, Sedierung; sehr selten: Hautausschläge, anaphylaktische Reaktionen, Leukopenie (2),
- **KI:** Schwangerschaft, Stillzeit, chronisch-obstruktive Atemwegserkrankungen, Ateminsuffizienz, Pneumonie, eingeschränkte Leberfunktion, Alter < 12 Jahre (1), Krampfanamnese, Alter < 2 Jahre; Vorsicht bei produktivem Husten (2),
- **WW:** Gefahr eines Serotoninsyndroms in Kombination mit MAO-Hemmern einschließlich Linezolid (1), Kumulationsrisiko in Kombination mit CYP2D6-Inhibitoren, z. B. Amiodaron, Fluoxetin, Paroxetin, Propafenon (1),
- **Sonstiges:** Antitussiva bei grippalen Infekten für max. 3–4 Tage geben, wenn Reizhusten den Nachtschlaf stört; bei leichten Formen reicht das Lutschen von Bonbons oder die Gabe von Phytopharmaka; Gabe von Antitussiva vorzugsweise vor dem Zubettgehen; bei starker Sekretproduktion Antitussiva absetzen,
- **Cave:** Dextromethorphan mit Missbrauchspotenzial.

ten Wirkstoffe sind Ambroxol (der wirksame Metabolit von Bromhexin) sowie N-Acetylcystein. Sie vermindern die Schleimviskosität, steigern die Surfactantbildung (Ambroxol) und zeigen antioxidative Wirkungen (◘ Tab. 9.6).

Pelargonium-sidoides-Extrakte (Umckaloabo® u. a.) wirken antibakteriell, antiviral und immunstimulierend, darüber hinaus auch leicht sekretomotorisch. Wegen der Gefahr einer Wirkverstärkung dürfen *Pelargonium*-Extrakte nicht bei cumarinisierten Patienten gegeben werden.

Fiebermittel

Anders als bei Kindern ist die Temperatur bei Erwachsenen im Rahmen grippaler Infekte meist nur moderat erhöht (subfebril bis maximal 38,5 °C). Deutlich erhöhte Temperaturen insbesondere mit abrupt einsetzendem, ausgeprägtem Krankheitsgefühl und frühem Reizhusten sind verdächtig für eine Influenza.

Unter Beachtung der Gegenanzeigen (Paracetamol nicht bei Lebererkrankungen, Ibuprofen bzw. ASS nicht bei akuten Magenerkrankungen, Asthma oder Allergie, ASS zusätzlich nicht bei Kindern und Jugendlichen < 16 Jahren bzw. bei cumarinisierten Patienten) ist eine zeitlich befristete Gabe von Antipyretika in der unteren Normdosierung möglich. Antipyretikagaben unter Beachtung des Mindestdosierungsintervalls von 6–8 Stunden nur dann wiederholen, wenn bei erneuter Fiebermessung deutlich erhöhte Temperaturen (> 38,5 °C) gemessen wurden. Ausführliche Informationen über die Wirkstoffe sind in ▸ Kap. 3 zu finden.

Immunstimulanzien

Immunstimulanzien werden sowohl zur Prophylaxe als auch zur unterstützenden Behandlung grippaler Infekte gegeben. Für die reklamierten Wirkungen gibt es zwar eine Vielzahl von In-vitro-Befunden, kontrollierte klinische Studien mit guter Evidenz zur Wirksamkeit fehlen jedoch weitgehend oder lassen aufgrund methodischer Mängel keine abschließende Bewertung zu. Im Hinblick auf die mit der Anwendung assoziierten Risiken sollte dies bei der Beratung berücksichtigt werden.

Eine unzureichende Versorgung mit Vitamin C kann die Immunabwehr beeinträchtigen. Ob Anwender auch ohne Vorliegen von Vitaminmangelzuständen von einer prophylaktischen oder therapeutischen Gabe profitieren, bleibt angesichts der Datenlage unklar. Im Hinblick auf die rasche renale Elimination sollte der Einsatz in Form peroraler Retardformulierungen erfolgen. Bei eingeschränkter Nierenfunktion ist die Dosis zu reduzieren.

Auch zu Sonnenhut-Extrakten gibt es keine schlüssigen Daten. Zubereitungen aus Sonnenhutkraut dürfen bei Korbblütlerallergie nicht gegeben werden. Bei Atopikern sowie bei Vorliegen von Autoimmun-, Tumor- oder anderen progredienten Systemerkrankungen ist

Tab. 9.6 Arzneistoffprofil: Expektoranzien (Auswahl)

Arzneistoff, Handelsname (Bsp.)	Dosierung, Bemerkungen
(1) Efeu-Extrakt (Hedelix®, Prospan®)	ED 35 mg Trockenextrakt, max. Dosis 105 mg
(2) Eucalyptusöl (Aspecton® Eucaps, Exeu®)	ED 200 mg (1 Kapsel), max. Dosis 600 mg
(3) Thymian-Extrakt (Aspecton®, Soledum® Hustensaft/-tropfen; in Bronchicum® bzw. Bronchipret® Saft/Tropfen)	ED 1–2 g Fluidextrakt, max. Dosis 6 g/d
(4) Ambroxol (Mucosolvan®)	ED 30 mg, max. Dosis 90 mg (alt: 1 × tgl. 75 mg = 1 Retardkapsel morgens)
(5) N-Acetylcystein (Fluimucil®)	ED 600 mg, max. Dosis 600 mg (alt: ED 200 mg, 3 × tgl.)
(6) *Pelargonium-sidoides*-Extrakt (Umckaloabo®)	ED 20 mg (30 Tropfen), max. Dosis 60 mg (90 Tropfen)

Besonderheiten

- **NW:** häufig Magenbeschwerden durch Stimulation von Vagusafferenzen im Bereich der Magenwand (Teil des Wirkungsmechanismus), selten: allergische Reaktionen (1),
- **KI:** Schwangerschaft, Stillzeit, Überempfindlichkeit gegenüber Inhaltsstoffen, vorsichtig bei eingeschränkter Leber-/Nierenfunktion (4) bzw. Ulkusanamnese (5), nicht bei entzündlichen Erkrankungen des Magens, der Gallenwege, schweren Lebererkrankungen, Alter < 2 Jahre, Atemwegserkrankungen mit Hyperreagibilität wie z. B. Asthma bronchiale, Pertussis, Pseudokrupp (2), nicht bei Blutungsneigung, Antikoagulation, schwerer Leber-/Nierenerkrankung, Alter < 1 Jahr (6),
- **WW:** Bioverfügbarkeit ↓ von Penicillinen, Aminopenicillinen und Tetracyclinen durch Acetylcystein (2 Stunden Abstand einhalten), Blutungsrisiko ↑ bei Kombination von *Pelargonium*-Extrakten mit Cumarinen,
- **Sonstiges:** Formulierungen für die einmal tägliche Gabe werden in der ersten Tageshälfte gegeben; eine direkte Kombination mit Antitussiva ist nicht sinnvoll; soweit nicht kontraindiziert, zur Unterstützung viel trinken lassen.

eine strenge Nutzen-Risiko-Abwägung erforderlich. Auch von einem Einsatz in Schwangerschaft, Stillzeit oder im Säuglingsalter ist abzusehen. *Echinacea*-Extrakte (*Echinacea-purpurea*-Kraut: Echinacin® u. a.; *Echinacea-purpurea*- bzw. *Echinacea-pallida*-Wurzel in Esberitox®) sollen zur Behandlung möglichst frühzeitig gegeben werden. Beim prophylaktischen Einsatz darf die Einnahmedauer 8 Wochen nicht überschreiten.

Zum prophylaktischen bzw. therapeutischen Einsatz von Zinkionen gibt es in begrenztem Umfang kontrollierte Studien, die einen klinischen Nutzen nahelegen (verminderte Inzidenz, Verkürzung der Abheilungszeit, verminderter Schweregrad). Zink darf nicht bei Kindern < 10 Jahre gegeben werden. Die Gabe von Bisphosphonaten, Levothyroxin, Fluorchinolonen und Tetracyclinen sollte 2–4 Stunden zeitversetzt erfolgen. Die Nüchterngabe verbessert die Bioverfügbarkeit.

9.2 Chronisch-obstruktive Atemwegserkrankungen

9.2.1 Krankheitsbilder, ärztliche Diagnose und leitliniengerechte Therapie

Asthma bronchiale

④ Asthma bronchiale ist eine heterogene, multifaktorielle, **chronisch-entzündliche** Erkrankung der Atemwege mit bronchialer Hyperreagibilität und variabler Atemwegsobstruktion. Die Krankheit äußert sich durch respiratorische Symptome (Husten, Brustenge, Atemnot, verstärkt in der Nacht und am frühen Morgen, ein exspiratorisches Giemen und im akuten Asthmaanfall ein glasig-zähes Sekret) wechselnder Intensität und Häufigkeit (NVL Asthma 2020).

Die Betonung der **Heterogenität** verweist auf das Vorkommen verschiedener Phänotypen, die sich klinisch, labormedizinisch sowie im Verlauf und dem

Patientin, Ende 30, verlangt einen Hustenblocker für ihren Reizhusten			
Fragen	Hinterfragen der Eigendiagnose oder des Arzneimittelwunschs	Für wen?	Für sie selbst
		Beschwerden?	Hat im Zuge einer Erkältung seit einer Woche trockenen Reizhusten, der auch den Nachtschlaf beeinträchtigt; auf Nachfrage gibt sie an, dass sie vermehrt kurzatmig sei (insbesondere unter Belastung)
		Wie oft?	Den ganzen Tag, vermehrt im Freien, bei körperlicher Aktivität, in der zweiten Nachthälfte
	Auswahl bzw. Beurteilung des Arzneistoffs und des Fertigarzneimittels	Ist das gewünschte Arzneimittel für die Behandlung geeignet?	Nein
		Gibt es weitere Erkrankungen?	Asthma bronchiale, Hypertonie
		Werden weitere Arzneimittel angewandt bzw. eingenommen?	Budesonid-DA, Formoterol-DA, Ramipril 5 mg, Amlodipinbesilat 5 mg
Entscheiden	Selbstmedikation möglich?	Sind Grenzen der Selbstmedikation überschritten oder gab es schon eine ärztliche Behandlung?	Keine Selbstmedikation möglich: Verdacht auf Infekt-Exazerbation (Asthma), Ausschluss einer AM-Nebenwirkung (Reizhusten unter ACE-Hemmer)
Informieren	Information zum Arzneimittel und zur Grunderkrankung	Hustenblocker, Asthma bronchiale: Antitussiva bei Asthma nicht sinnvoll; anhaltender Reizhusten als vermutete Entzündungsfolge macht eine Arztvorstellung und eine zumindest befristete Therapieanpassung erforderlich (Dosis ↑ der inhalativen Steroide oder 5–7 Tage 20–40 mg Prednisolon-Äquivalent p. o.), Patienten empfehlen, Peak-flow-Werte engmaschiger zu überwachen	
	Grenzen der Selbstmedikation	Bei Fieber > 39 °C länger als 2 Tage, Schmerzen beim Atemholen, Schmerzen beim Husten, Atemnot, Auswurf gelb-grünlich oder rotbraun, bei Verdacht auf Arzneimittelnebenwirkungen den Arzt aufsuchen	

Abb. 9.2 Beratungsschema: Patientin mit Eigendiagnose Erkältung

Ansprechen auf die Pharmakotherapie unterscheiden lassen. Das allergische Asthma manifestiert sich früh, ist meist mit anderen atopischen Erkrankungen assoziiert und weist eine gute Prognose auf. Weitere Subtypen sind z. B. das sich spät manifestierende intrinsische und das eosinophile Asthma.

Asthma als Entzündung bedeutet, dass die für den Patienten belastenden Symptome Folge einer zugrunde liegenden, chronisch-eosinophilen Entzündung der Mukosa und Submukosa sind. Durch bronchienerweiternde Akutpräparate lassen sich folglich nur die Symptome der Atemnot kupieren. Kontrolliert werden kann Asthma dagegen – von leichten intermittierenden Formen einmal abgesehen – nur durch eine antientzündliche Therapie.

Die **bronchiale Hyperreagibilität** ist die Folge einer entzündungsbedingten Schädigung der Schleimhautintegrität und einer daraus resultierenden Exposition von Irritant-Rezeptoren. Hierdurch wird eine Reaktionsbereitschaft auf unspezifische Noxen und Reize (Kaltluft, Anstrengung, Rauch, Staub) geschaffen, was zu Reizhusten und Atemnot führt. Auch das Anstrengungsasthma lässt sich in den meisten Fällen als Folge der bronchialen Hyperreagibilität bei unzureichender Asthmakontrolle erklären. Die bronchiale Hyperreagibilität ist damit ein Entzündungsindikator und ein guter Gradmesser für die Effektivität der medikamentösen Entzündungskontrolle. In diesem Zusammenhang ist es wichtig, dass nicht nur Atemnot, sondern auch ein zunehmender oder ständiger Reizhusten einen Verlust der Asthmakontrolle anzeigen kann.

Die **Reversibilität** der **Atemwegsobstruktion** unterscheidet Asthma deutlich von der COPD. Die Erkrankung verläuft variabel und episodisch und ist charakterisiert durch akute, durch Infekte oder Allergene ausgelöste Exazerbationen, die mit mehr oder weniger langen Remissionsphasen abwechseln. Dementsprechend muss die Therapie dynamisch angepasst werden (Eskalation und Deeskalation), wobei bronchienerweiternde Mittel vorzugsweise bedarfsgesteuert eingesetzt werden sollen.

⑤ Asthma ist als chronische Erkrankung nicht heilbar. Wegen der zumeist guten Reversibilität lassen sich aber bei der Mehrzahl der Patienten Belastbarkeit und Beschwerdefreiheit als sekundäre Therapieziele erreichen. Dies ist positiv für die Lebensqualität, kann aber gleichzeitig zu Problemen bei Adhärenz führen, indem der Patient die dauerhafte Beschwerdefreiheit mit Heilung verwechselt und die antientzündliche Basistherapie (ohne spürbare Akutwirkung!) eigenmächtig absetzt. Bleibt die Entzündungsaktivität bei unangemessener Therapie hoch, sind dagegen irreversible strukturelle Schäden möglich (remodeling), was zu einer deutlichen Einschränkung der Reversibilität führen kann.

⑥ Ein gutes **Asthmamanagement** stützt sich neben einer frühen und exakten Diagnose und Präventionselementen (genügend langes Stillen, Erkennung und Korrektur von Risikofaktoren, Allergenkarenz bzw. eine spezifische Immuntherapie) insbesondere auf die Kombination einer nichtmedikamentösen und einer medikamentösen Therapie. Bestandteile der nichtmedikamentösen Behandlung sind die wiederholte Teilnahme an strukturierten Asthmaschulungen, körperliche Aktivität (Asthmasport), Atem- und Physiotherapie sowie Tabakentwöhnung. Die **medikamentöse** Asthmatherapie basiert bei nahezu allen Therapiestufen (**o** Abb. 9.3) auf einer Kombination von Bedarfs- und Langzeittherapie. Diese klinische Wirkstoffeinteilung deckt sich nicht mit dem vorherrschenden Wirkprinzip, vielmehr finden sich in beiden Gruppen bronchienerweiternde und entzündungshemmende Arzneistoffe. Alle Patienten benötigen rasch wirksame Bedarfspräparate (**Reliever**) für die akute Symptomkontrolle bzw. Anfallstherapie. Hierzu zählen insbesondere die rasch und kurzwirksamen β_2-Sympathomimetika (SABA). Alternativ kann ab Therapiestufe 3 auch die Fixkombination aus ICS und dem rasch und langwirksamen Formoterol als Bedarfspräparat eingesetzt werden (ab 12 Jahren, sofern auch als Langzeittherapie gebraucht). Auch systemische Steroide werden bei akuter Atemnot aufgrund ihrer permissiven Wirkung als Bedarfstherapie eingesetzt. **Controller** sind Langzeit- bzw. Dauermedikamente, die die Entzündung kontrollieren, die Erkrankung stabilisieren und akuter Atemnot vorbeugen sollen. Wichtigste Wirkstoffgruppe der Controller sind inhalative Steroide, bei höheren Therapiestufen zusätzlich auch kombiniert mit langwirksamen Bronchodilatatoren (LABA und/oder LAMA). Asthmamedikamente sollen wegen der rasch einsetzenden und verträglicheren Wirkung vorzugsweise inhaliert werden.

Die früher gebräuchliche Schweregradeinteilung auf Basis der Lungenfunktion (dem maximalen Atemfluss bei forcierter Exspiration = Peak Flow, der Peak-Flow-Varianz bzw. der Einsekundenkapazität FEV_1) oder auch auf Basis der Asthmasymptome (Wie oft Husten, Atemnot, Atemgeräusche? Wie oft nachts?) ist obsolet. Eine solche Einteilung eignet sich nicht für eine dynamische Anpassung der Therapie, zum einen, weil die Patienten Symptome nur unzuverlässig wahrnehmen und meist erst bei einer mehr als 50%igen Einschränkung der Lungenfunktion reagieren. Zum anderen erfolgt auch die Kontrolle der Lungenfunktion angesichts lückenhafter Peak-Flow-Selbstkontrollen nicht engmaschig und zeitnah genug. Stattdessen werden neuerdings 3 Stufen der Asthmakontrolle unterschieden (□ Tab. 9.7). Neben der Lungenfunktion werden die Häufigkeit akuter Exazerbationen bzw. eines nächtlichen Erwachens aufgrund der Erkrankung, das Ausmaß der Einschränkung bei Tagesaktivitäten und die Frequenz des Relievereinsatzes zugrunde gelegt. Bei teilweise kontrolliertem Asthma soll eine Intensivierung der Asthmatherapie erwogen, bei unkontrolliertem Asthma zügig eingeleitet werden (vor einer Therapie-Eskalation soll neben einer Prüfung des Schulungsbedarfs sowie der Allergen- und Umweltkontrolle stets ein Monitoring der Inhalationstechnik und eine Kontrolle der Adhärenz durchgeführt werden). Umgekehrt kann bei dauerhafter Beschwerdefreiheit eine Deeskalation unter Peak-Flow-Kontrolle (▸ Kap. 26) versucht werden.

Für eine bedarfsgerechte Anpassung der Asthmatherapie sieht der aktuelle Stufenplan 5 (bei Kindern und Jugendlichen 6) Stufen vor (**o** Abb. 9.3). Dabei soll eine antientzündliche Langzeittherapie aufgenommen werden, wenn SABA ≥ 2-mal pro Woche benötigt werden (bei Kindern und Jugendlichen so, dass alle Alltagsaktivitäten ohne Bedarfstherapie möglich sind). Bei bisher unbehandelten Patienten mit den Kriterien eines teilweise kontrollierten Asthmas soll die Langzeittherapie auf Stufe 2 begonnen werden, sind die Kriterien für ein unkontrolliertes Asthma erfüllt, auf Therapiestufe 3. Zur Vermeidung einer Nonadhärenz bei inhalativen Glucocorticosteroiden (ICS) sollen diese ab Therapiestufe 3 vorzugsweise in Fixkombination mit LABA eingesetzt werden. Die Neuauflage der NVL Asthma 2020

Tab. 9.7 Stufen der Asthmakontrolle. Nach NVL Asthma 2020

Asthma	Kontrolliert	Teilweise kontrolliert	Unkontrolliert
Definition	Alle Kriterien erfüllt	1–2 Kriterien innerhalb einer Woche erfüllt	> 3 Kriterien des partiell kontrollierten Asthmas innerhalb einer Woche erfüllt
Symptome tagsüber	≤ 2-mal pro Woche (Erwachsene), keine (Kinder, Jugendliche)	> 2-mal pro Woche (Erwachsene), ≥ 1-mal (Kinder, Jugendliche)	
Einschränkung von Aktivitäten im Alltag	Nein	Ja	
Nächtliche Symptome bzw. Erwachen	Nein	Ja	
Einsatz einer Bedarfs-medikation bzw. Not-fallbehandlung	≤ 2-mal pro Woche (Erwachsene), keine (Kinder, Jugendliche)	> 2-mal pro Woche (Erwachsene), ≥ 1-mal (Kinder, Jugendliche)	
Lungenfunktion (PEF oder FEV_1)	Normal	< 80 % des Sollwerts (FEV_1) bzw. des persönlichen Bestwerts (PEF)	
Exazerbationen	Keine	1 bis mehrere pro Jahr	1-mal pro Woche

bringt bezogen auf den Stufenplan 2 wesentliche Änderungen: In Stufe 1 kann für die Bedarfstherapie anstelle von SABA ab 12 Jahren generell auch eine ICS-Formoterol-Fixkombination eingesetzt werden. In Stufe 2 kommt alternativ zu ICS niedrig als Langzeittherapie zukünftig auch die bedarfsweise Gabe der ICS-Formoterol-Fixkombination in Betracht. In diesem Fall entfallen SABA als Bedarfstherapie.

Chronisch-obstruktive Lungenkrankheit

⑦ Die chronisch-obstruktive Lungenkrankheit (COPD) ist eine Atemwegserkrankung mit nur unvollständig reversibler Obstruktion und progredientem Verlauf. Hauptauslöser sind inhalative Noxen, an erster Stelle steht das Rauchen. Daneben spielt auf individueller Basis auch eine unvollständige Lungenreifung eine Rolle. Im Zuge der resultierenden Entzündung der kleinen Atemwege wird das Flimmerepithel durch ein Plattenepithel ersetzt (Mukostase, Kontaktzeit inhalativer Noxen erhöht sich), die schleimproduzierenden Becherzellen hypertrophieren (Hyperkrinie). Im Gegensatz zum Asthma betrifft COPD aber nicht nur die Atemwege, sondern weist darüber hinaus auch parenchymale Veränderungen (Emphysem) und regelhaft auch extrapulmonale Elemente auf, die zum Schweregrad beitragen. Im Gefolge einer Makrophagen-Aktivierung durch Rauchbestandteile kommt es dabei zu einer chemotaktischen Rekrutierung neutrophiler Granulozyten. Diese setzen Elastasen und Kollagenasen frei, was mittelfristig zu einem irreversiblen Parenchymverlust und zu einer fortschreitenden Minderung der Gasaustauschfläche führt (Hypoxämie), extrapulmonal zu einer Rechtsherzbelastung und zum Lungenhochdruck.

Typische **Symptome** der **COPD** sind **chronischer Husten** mit **Auswurf** (insbesondere morgens). Aufgrund des entzündlichen Elastizitätsverlusts des Bindegewebes neigen die kleinen Atemwege bei forcierter Exspiration und beim Husten zum Kollabieren (tracheobronchiale Instabilität), was das Ausatmen und das Abhusten erschwert. Die Sekretmobilisation muss daher durch eine angemessene Atem- und Hustentechnik sowie durch technische Hilfsmittel unterstützt werden (Ausatmen mit Lippenbremse zur Erhöhung des exspiratorischen Widerstands, oszillierende Druckschwankungen versetzen beim Flutter die Luftsäule in den Atemwegen in Vibration = Sekretmobilisation, ○ Abb. 9.4). Ebenfalls typisch ist eine initial bei Belastung, später auch in körperlicher Ruhe auftretende **Dyspnoe**. Die Belastbarkeit in Beruf und Freizeit wird dadurch immer stärker beeinträchtigt. Die Belastungs-

Stufe 1

Bedarfstherapie:
Fixkombination aus ICS niedrigdosiert + Formoterol[1]
oder
SABA

Alternative in begründeten Fällen:
Langzeittherapie mit ICS niedrigdosiert + Bedarfstherapie mit SABA

Stufe 2

Langzeittherapie mit ICS niedrigdosiert
+ Bedarfstherapie mit SABA
oder
ausschließlich Bedarfstherapie mit Fixkombination aus ICS niedrigdosiert + Formoterol[1]

Alternative in begründeten Fällen:
Langzeittherapie mit LTRA + Bedarfstherapie mit SABA

Stufe 3

Langzeittherapie:
ICS niedrigdosiert + LABA (bevorzugt)
oder
ICS mitteldosiert

Stufe 4

Langzeittherapie:
ICS mittel- bis hochdosiert + LABA (bevorzugt)
oder
ICS mittel- bis hochdosiert + LABA + LAMA[2]

Stufe 5

Langzeittherapie:
ICS in Höchstdosis + LABA + LAMA[2]

Vorstellung bei einem in der Behandlung von schwerem Asthma erfahrenen Pneumologen
und
Anti-IgE- oder Anti-IL-5-(R)- oder Anti-IL-4-R-Antikörper

Alternativen zur Langzeittherapie in begründeten Fällen:

Stufe 3	Stufe 4	Stufe 5
ICS niedrigdosiert + LAMA[2] oder ICS niedrigdosiert + LTRA	ICS mittel- bis hochdosiert + LABA + LTRA oder ICS mittel- bis hochdosiert + LAMA[2]	OCS (zusätzlich oder alternativ)

zusätzlich Bedarfstherapie: (Stufe 3–5)
SABA
oder
Fixkombination aus ICS +Formoterol, wenn diese auch die Langzeittherapie darstellt

Asthmaschulung, Allergie-/Umweltkontrolle, Beachtung von Komorbiditäten

Spezifische Immuntherapie (bei gegebener Indikation)

Im Stufenschema werden zur besseren Übersicht übergeordnete Arzneimittelkategorien und keine einzelnen Präparate genannt. Nicht alle Präparate und Kombinationen sind für die jeweilige Indikation zugelassen (siehe Fachinformationen), teilweise handelt es sich um einen Off-Label-Use (siehe Kapitel 4.2 Hinweis zum Off-Label-Use)

[1] Fixkombination (ICS niedrigdosiert + Formoterol) bedarfsorientiert in Stufe 1 und 2 nicht zugelassen. (Stand: August 2020)

[2] aus der Gruppe der LAMA ist Tiotropium für die Behandlung des Asthmas zugelassen (Stand: August 2020)

ICS: Inhalative Corticosteroide, IgE: Immunglobulin E, IL: Interleukin, LABA: Langwirkende Beta-2-Sympathomimetika, LAMA: Langwirkende Anticholinergika, LTRA: Leukotrienrezeptorantagonisten, OCS: Orale Corticosteroide, R: Rezeptor, SABA: Kurzwirkende Beta-2-Sympathomimetika

Abb. 9.3 Stufenplan der Asthmatherapie (Erwachsene)

9

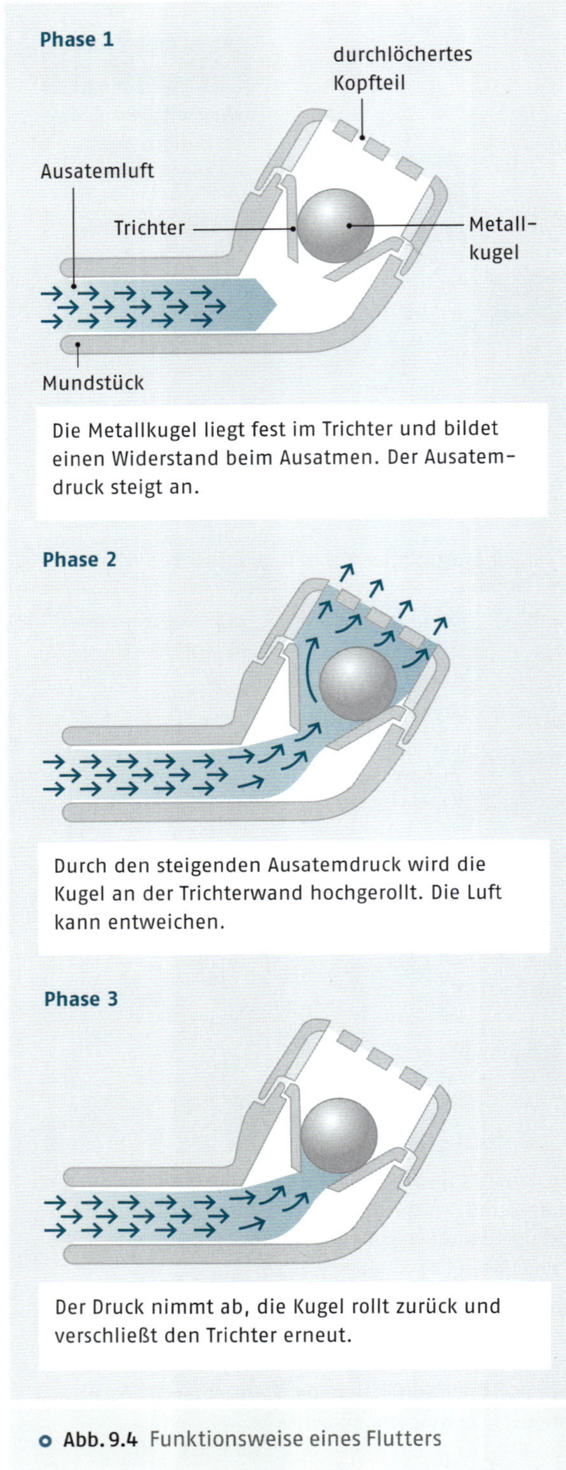

Abb. 9.4 Funktionsweise eines Flutters

dyspnoe führt bei vielen Patienten zu Vermeidungsstrategien und einem verhängnisvollen Teufelskreis (Dyspnoe bei Anstrengung → Schonung, Bewegungsmangel → Dekonditionierung, Belastbarkeit ↓ → Dyspnoe ↑). Auch Atemwegsinfekte sind bei COPD-Patienten häufig und dabei im Gegensatz zum Asthma eher bakterieller als viraler Ätiologie. Infektbedingte Exazerbationen sind ein wesentlicher Motor einer Krankheitsprogression. Die Unterschiede zwischen Asthma und COPD sind in Tab. 9.8 gelistet.

Anamnese und körperliche Untersuchung führen zu einer Verdachtsdiagnose, die durch mindestens eine post-bronchodilatatorische Spirometrie bestätigt werden muss.

Typische Befunde der **Anamnese** sind ein chronischer Husten mit Auswurf, Dyspnoe (erschwerte Atemarbeit, Lufthunger) und im Regelfall eine erfragbare Exposition gegenüber erworbenen Risiken (Rauchen, Stäube, Dämpfe etc.). Die körperliche Untersuchung ist im Frühstadium meist noch unauffällig. Später zeigen sich dann Obstruktionszeichen (Ausatmung verlängert, exspiratorisches Giemen) und Anhaltspunkte für eine Lungenüberblähung (Zwerchfelltiefstand, verminderte Atemgeräusche und Herztöne, inspiratorische Einziehung der Flanken, heller Klopfschall). Bei der schweren Erkrankung sind die Patienten zyanotisch und wegen der massiv gesteigerten Atemarbeit oft untergewichtig. Die **spirometrische Diagnose** einer COPD stützt sich auf den Nachweis der Obstruktion (FEV_1 < 80 % und Tiffeneau-Index < 70 %) sowie einer fehlenden Reversibilität im Bronchospasmolysetest.

Das COPD-Management basiert auf einer Überwachung und Bewertung der Erkrankung, einer Verminderung von Risikofaktoren (Raucherentwöhnung, Impfungen), einer Therapie der stabilen COPD und einer frühzeitigen und angemessen aggressiven Behandlung von Exazerbationen. Bei der konkreten Festlegung der Pharmakotherapie und bei deren Anpassung müssen im Sinne einer Risikostratifizierung laufend die Lungenfunktion, die subjektiven Beschwerden (z. B. CAT-Score) und das Exazerbationsrisiko berücksichtigt werden (Abb. 9.5).

Die Pharmakotherapie wirkt in erster Linie symptomatisch. Sie ist mit Ausnahme der Sauerstofftherapie bei respiratorischer Insuffizienz nahezu ohne Einfluss auf die Langzeitprognose. Wie beim Asthma sollen auch COPD-Medikamente vorzugsweise inhaliert werden. Unterschieden werden:

- eine Akut- oder Bedarfstherapie mit kurzwirksamen Parasympatholytika (SAMA) oder rasch wirksamen β_2-Sympathomimetika (SABA),
- eine Dauertherapie, die persistierende Symptome verbessern oder kontrollieren soll, mit langwirksamen Parasympatholytika (LAMA) bzw. β_2-Sympathomimetika (LABA),
- eine Therapie der akuten Exazerbation.

Mittel der ersten Wahl und Basis jeder COPD-Therapie sind Bronchodilatatoren, bei denen im Hinblick auf die fixierte Obstruktion langwirksame Vertreter bevorzugt

Tab. 9.8 Unterschiede zwischen Asthma und COPD

Parameter	Asthma	COPD
Ursachen	Allergene, Umwelt etc.	In erster Linie Rauchen
Alter bei Erstdiagnose	Variabel, häufig im Kindesalter	Patienten meist älter (≥ 5.–6. Dekade)
Bronchialobstruktion	Gute Reversibilität	Fixiert (kaum reversibel)
Atemnot	Anfallsweise	Bei Belastung, später dauerhaft
Ansprechen auf Cortison	Regelhaft vorhanden	Nur bei Minderheit
Hyperreagibilität	Regelhaft vorhanden	Gelegentlich vorhanden
Auswurf	Sehr zäh, klar-gelblich	Klar und eitrig
Husten	Trocken, oft nachts, Patient hustet sich in den Anfall hinein	Produktiv, oft morgens, Patient hustet sich frei
Verlauf	Variabel, episodisch	Progredient

werden. Bei unzureichender Wirkung ist die Kombination unterschiedlicher Wirkstoffe und -prinzipien gegenüber einer alleinigen Dosissteigerung die bessere Alternative. Da die für COPD typische, neutrophile Entzündung nur unzureichend auf Cortison anspricht, profitiert nur eine kleine Minderheit der Patienten von inhalativen Steroiden (insbesondere die Risikogruppen C und D: Patienten mit schlechter Lungenfunktion und häufigen Exazerbationen, Abb. 9.5).

Bei einer Exazerbation wird die Dosis der Bronchodilatatoren gesteigert. Daneben ist insbesondere eine frühzeitige, aber befristete Gabe systemischer Steroide entscheidend. Antibiotika werden bei Sputumverfärbung bzw. bei anderen Anzeichen für einen bakteriellen Infekt gegeben. Bei Hochrisikopatienten ($FEV_1 < 30\,\%$, hohes Alter, rasche Verschlechterung, schwere Atemnot, Komorbiditäten) sind Exazerbationen lebensbedrohlich (stationäre Versorgung!). Bei chronischer Hypoxämie benötigen die Patienten eine Sauerstofftherapie (nichtinvasiv über Nasensonde, mindestens 16 Stunden pro Tag). Expektoranzien werden von den Leitlinien nicht vorrangig empfohlen (nur bei Patienten mit überwiegend bronchitischen Beschwerden). Zur Sekretmobilisierung ist vielmehr eine Kombination von Physiotherapie und Flutter vorzuziehen.

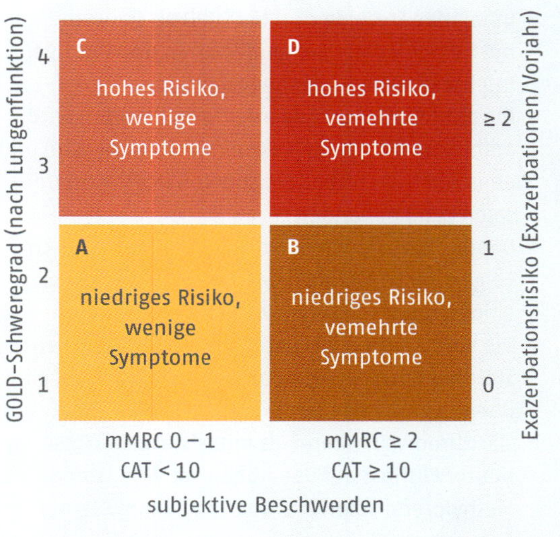

Abb. 9.5 Risikostratifizierung nach GOLD

Praktisch umgesetzt

COPD

Ein COPD-Patient, 80 Jahre, männlich, hausärztlich betreut, zeigt Ihnen seine Medikationsliste:

- COPD-Medikation: Spiriva® 18 µg Inhalationskapseln (1–0–0), Theophyllin retard 250 mg (1–0–0), Theophyllin retard 350 mg (0–0–1), Volmac® 8 mg (1–0–0), Symbicort® 160/4,5 µg (1–0–1), Aarane® DA (bei Bedarf),
- wegen Durchschlafproblemen: Zopiclon 7,5 mg (0–0–0–1),
- wegen depressiver Verstimmung: Sertralin Hexal® 50 mg (0–0–1),
- im Zuge einer Infekt-Exazerbation: M-Prednihexal® 8 mg (2–0–0).

Zusätzlich verlangt der Kunde Aspirin® plus C Brausetabletten (Abb. 9.6).

Beurteilung der COPD-Medikation

- Der Patient ist trotz polypragmatischer Therapie der Ruhedyspnoe (Formoterol, Reproterol, Salbutamol p. o., Tiotropiumbromid, Theophyllin) weiter symptomatisch.
- Die als Akutpräparat eingesetzte Kombination von Reproterol und DNCG bei COPD ist off-label und nicht sinnvoll (keine Indikation für DNCG).
- Inhalative Steroide sind bei COPD als Dauertherapie nur bei schlechter Lungenfunktion und häufigen Infektexazerbationen angezeigt.
- Die aktuell vorliegende Infektexazerbation wird ambulant mit einem Makrolid (Clarithromycin) und einem befristeteten Cortisonstoß (Methylprednisolon p. o.) behandelt.
- Depression und Schlafprobleme sind vermutlich Folgen der durch die fixierte Obstruktion massiv eingeschränkten Lebensqualität.
- Die Kombination aus peroralen und inhalativen Steroiden bzw. β_2-Sympathomimetika macht eine Überwachung des Serumkaliums erforderlich.
- Clarithromycin nimmt als mittelstarker CYP3A4-Inhibitor Einfluss auf den Abbau von Budesonid, Methylprednisolon und Theophyllin (moderate Anstiege der Plasmaspiegel bzw. der AUC) = von fraglicher klinischer Relevanz.

9.2.2 Ärztliche Pharmakotherapie von Asthma und COPD

Bronchodilatatoren

⑧ Bronchodilatatoren weisen keine antientzündliche Wirkung auf. Ihr Einsatz bleibt daher bei den obstruktiven Atemwegserkrankungen ohne Einfluss auf die Langzeitprognose (bei Asthma bronchiale führt eine Monotherapie zu einer Zunahme der bronchialen Hyperreagibilität). Im Gegensatz zur COPD dürfen beim Asthma LABA oder LAMA nur in Kombination mit inhalativen Steroiden gegeben werden (bei Monotherapie erhöhtes Risiko schwerer asthmabezogener Ereignisse).

Bronchodilatatoren unterscheiden sich in ihrer **Wirkstärke** (β_2-Sympathomimetika > Parasympatholytika > Theophyllin) bzw. **Wirkdauer** (Tab. 9.9). Bei zu häufiger SABA-Gabe unterliegt deren Wirkung einer deutlichen Tachyphylaxie (Wirkdauer ↓). Als Reliever eignen sich nur Wirkstoffe mit raschem Wirkeintritt (SABA > SAMA). Auch Formoterol ist wegen der vergleichbar rasch einsetzenden Wirkung als Reliever geeignet, allerdings verdient die Kumulationsgefahr bei zu hoher Dosierungsfrequenz Beachtung. LAMA wie Aclidinium-, Glycopyrronium- bzw. Umeclidiumbromid wirken rascher als Tiotropiumbromid und daher aus Patientensicht auch subjektiv besser, auch wenn sich die Einflüsse auf die Lungenfunktion nicht relevant unterscheiden.

β_2-Sympathomimetika weisen eine große therapeutische Breite auf. Häufige UAW sind Tachykardie und Tremor, daneben Hypokaliämie (möglicherweise verstärkt durch die Komedikation: Glucocorticoide, Diuretika). Die Kombination von Tachykardie, Hypokaliämie und einer Hypoxämie (bei schweren Asthmaanfällen, bei respiratorischer Insuffizienz im Rahmen der fortgeschrittenen COPD) birgt ein Arrhythmierisiko. Zur Sicherheit sollte daher bei Risikopatienten mit Neigung zu Arrhythmien die Dosis gedeckelt und die systemische Verfügbarkeit vermindert werden (Reliever im Anfall nur nach Notfallplan, Applikation mit Spacer, ▸ Kap. 26). Unabhängig davon sind systemische Nebenwirkungen unter β_2-Sympathomimetika ein Indikator für hohe Dosen und/oder eine schlechte Inhalationstechnik, was durch ein Monitoring objektiviert werden sollte (Tab. 9.10). Die Arzneistoffprofile der langwirksamen Parasympatholytika befinden sich in Tab. 9.11.

Theophyllin ist bei Asthma bronchiale sowohl in der Langzeit- als auch in der Notfalltherapie obsolet, bei der Behandlung von COPD-Patienten im Hinblick auf die geringe therapeutische Breite und die mäßige Wirkstärke ausgesprochene Reserve.

Glucocorticoide und andere antientzündliche Therapien

Inhalative Steroide (ICS) sind in unterschiedlichen Dosierungen als erste Wahl meist unverzichtbare Basis der antientzündlichen Therapie bei Patienten mit Asthma bronchiale. Die verschiedenen Vertreter der Substanzgruppe (Beclometasondipropionat, Budesonid, Ciclesonid, Fluticasonpropionat bzw. -furoat, Mometasonfuorat) unterscheiden sich nicht in der klinischen Wirksamkeit, vergleichsweise deutlich aber in

<table>
<tr><th colspan="4">Patient, 80 Jahre, verlangt Aspirin® plus C Brausetabletten</th></tr>
<tr><td rowspan="6">Fragen</td><td rowspan="3">Hinterfragen der Eigendiagnose oder des Arzneimittelwunschs</td><td>Für wen?</td><td>Für ihn selbst</td></tr>
<tr><td>Beschwerden?</td><td>Kopf- und Gliederschmerzen</td></tr>
<tr><td>Wie oft?</td><td>Selten, die Schmerzen hat er seit gestern</td></tr>
<tr><td rowspan="3">Auswahl bzw. Beurteilung des Arzneistoffs und des Fertigarzneimittels</td><td>Ist das gewünschte Arzneimittel für die Behandlung geeignet?</td><td>Nein, ASS potenziert das Ulkusrisiko von Methylprednisolon und erhöht das Blutungsrisiko von Sertralin</td></tr>
<tr><td>Gibt es weitere Erkrankungen?</td><td>COPD, depressive Verstimmung, Schlafstörungen</td></tr>
<tr><td>Werden weitere Arzneimittel eingenommen?</td><td>COPD:
Spiriva® 18 µg Inhalationskapseln,
Theophyllin retard 250 mg,
Theophyllin retard 350 mg,
Volmac® 8 mg,
Symbicort® 160/4,5 µg,
Aarane® DA (bei Bedarf),

Schlafprobleme:
Zopiclon 7,5 mg,

depressive Verstimmung:
Sertralin Hexal® 50 mg,

Infekt-Exazerbation:
M-Prednihexal® 8 mg</td></tr>
<tr><td>Entscheiden</td><td>Selbstmedikation möglich?</td><td>Sind Grenzen der Selbstmedikation überschritten oder gab es schon eine ärztliche Behandlung?</td><td>Selbstmedikation möglich, empfehlenswertes Arzneimittel Paracetamol (kein NSAR!)</td></tr>
<tr><td rowspan="2">Informieren</td><td>Information zum Arzneimittel und zur Abgabe</td><td colspan="2">Anwendung Paracetamol: bei Bedarf in der unteren Normdosierung (bis 3-mal täglich 500 mg, Nüchterngabe, maximal 2–3 Tage),

Patienten motivieren, nach Abklingen des Infekts nichtmedikamentöse Interventionen zu verstärken (Lippenbremse, Hustentechniken, Hilfsmittel zur Sekretmobilisation, Teilnahme an Lungensport)</td></tr>
<tr><td>Grenzen der Selbstmedikation</td><td colspan="2">Bei Ausbleiben einer Besserung oder bei weiterer Verschlechterung der Lungenfunktion sofort den Arzt aufsuchen; hohes Alter, FEV_1 < 30 % Soll, rasche Verschlechterung sind Indikationen für stationäre Therapie</td></tr>
</table>

Abb. 9.6 Beratungsschema: Patient mit Eigendiagnose Kopf- und Gliederschmerzen

der Pharmakokinetik und damit auch in der Verträglichkeit. Die Umstellung auf HFKW-basierte Treibmittel hat bei den mehrheitlich als Lösungsaerosol formulierten Dosiersprays (Ausnahme Fluticasonpropionat) zu einer Verminderung der medianen Partikelgrößen und damit zu einer deutlich besseren pulmonalen Verfügbarkeit und gleichzeitig zu einer geringeren Mund-Rachen-Deposition geführt. Daher hat von den örtlichen Störwirkungen das Risiko eines Mundsoors an Bedeutung verloren. Gleichwohl wird empfohlen, steroidhaltige Zubereitungen **vor dem Essen** anzuwenden, im Anschluss zu gurgeln **und** etwas zu essen **und** zu trinken (alleiniges Mundspülen reicht wegen der fehlenden pharyngealen Benetzung nicht aus). Zusätzlich

Tab. 9.9 Wirkdauer der Sympathomimetika und Parasympatholytika

Wirkdauer	Wirkstoffgruppe	Arzneistoff
Kurzwirksam 3–4 Stunden = bei Bedarf)	Kurzwirksame β_2-Sympathomimetika (SABA)	Fenoterol, Salbutamol, Reproterol, Terbutalin
	Kurzwirksame Parasympatholytika (SAMA)	Ipratropiumbromid
Mittellang wirksam (bis zu 12 Stunden = 2 × tgl.)	Langwirksame β_2-Sympathomimetika (LABA)	Formoterol, Salmeterol (Salbutamol, retardiert)
	Langwirksame Parasympatholytika (LAMA)	Aclidiniumbromid
Langwirksam (bis zu 24 Stunden = 1 × tgl.)	Ultralang wirksame β_2-Sympathomimetika (uLABA)	Indacaterol, Vilanterol
	Ultralangwirksame Parasympatholytika (uLAMA)	Glycopyrroniumbromid, Tiotropiumbromid, Umeclidiniumbromid

Tab. 9.10 Arzneistoffprofil: Kurz und rasch wirksame β_2-Sympathomimetika (SABA, 1–3) und kurzwirksame Parasympatholytika (SAMA, 4; Auswahl)

Arzneistoff, Handelsname (Bsp.)		Dosierung, Bemerkungen
1	Fenoterolhydrobromid (Berotec®; mit Ipratropiumbromid in Berodual®)	ED 100–400 µg (1–4 Hub), max. Dosis 800 µg/d (8 Hub, Einzeldosen ≥ 3 Stunden Abstand)
2	Salbutamolsulfat (Sultanol®)	ED 100–200 µg (1–2 Hub), max. Dosis 1200 µg/d (12 Hub)
3	Terbutalinsulfat (Aerodur®)	ED 0,5–1 mg (1–2 Hub), max. Dosis 4 mg µg/d (8 Hub)
4	Ipratropiumbromid (Atrovent®)	ED 20–40 µg (1–2 Hub), max. Dosis 240 µg/d (12 Hub)

Besonderheiten

- Wirkstärke bei Asthma: SABA stärker als SAMA (bei COPD, Senioren, Kindern sind SAMA zum Teil stärker wirksam als SABA),
- Wirkeintritt nach 1–2 Minuten (1–3) bzw. 3–5 Minuten (4),
- Wirkdauer 3–4 Stunden (umgekehrt proportional der Dosierungsfrequenz),
- Wirkmaximum nach 5–15 Minuten (1–3) bzw. 1–2 Stunden (4),
- repetitive Gaben im Abstand von 5–15 Minuten.

sollte zur Kariesprophylaxe eine **fluoridhaltige** Zahncreme verwendet werden. Keine dieser Maßnahmen schützt zuverlässig vor Dysphonie. Heiserkeit als mögliche Langzeitfolge einer inhalativen Steroidtherapie rührt vermutlich von einer Schädigung bzw. Dyskinesie der Muskeln her, die für die Stimmbandspannung verantwortlich sind. Tritt diese Störwirkung unter steroidhaltigen Pulverformulierungen auf, kann man versuchen, die laryngeale Deposition durch die Umstellung auf ein Dosieraerosol plus Spacer zu reduzieren. Als auszuschließende Ursachen kommen eine berufliche Stimmbelastung sowie Virusinfekte in Betracht.

Systemische Nebenwirkungen unter inhalativen Steroiden spielen eine vergleichsweise geringe Rolle. Dies

Tab. 9.11 Arzneistoffprofil: langwirksame Parasympatholytika (LAMA)

Arzneistoff, Handelsname (Bsp.)	**Dosierung, Bemerkungen**
(1) Aclidiniumbromid (Bretaris®, Eklira®)	ED322 µg (1 Hub), max. Dosis 644 µg/d (2 × tgl. 1 Hub)
(2) Glycopyrroniumbromid (Seebri®, mit Indacaterol in Ultibro®)	ED 1 × tgl. 50 µg (1 Kapsel), max. Dosis 50 µg/d
(3) Tiotropiumbromid (Spiriva®)	ED 18 µg (1 Kapsel) bzw. 5 µg (2 Hub Respimat®), max. Dosis 18 µg/d bzw. 5 µg/d
(4) Umeclidiniumbromid (mit Vilanterol in Anoro®)	ED 55 µg (1 Hub), max. Dosis 55 µg/d

Besonderheiten

- Derzeit noch keine Zulassung für Asthma,
- Wirkdauer 12 Stunden (1) bzw. 24 Stunden (2–4),
- Wirkeintritt nach 5 Minuten (1, 2, 4) bzw. nach 30 Minuten (3),
- Wirkmaximum nach 1–3 Stunden (3).

ist einmal Folge der besseren Lungengängigkeit. Darüber hinaus erreichen die im Mund-Rachen-Raum deponierten und dann verschluckten Anteile aufgrund unvollständiger gastrointestinaler Resorption und eines hohen First-Pass-Effekts kaum die systemische Zirkulation. Eine Ausnahme hier Beclometasondipropionat, das nicht nur endobronchial, sondern auch in der Leber zu seiner Wirkform Beclometasonmonopropionat (lange Halbwertszeit, hohe absolute Bioverfügbarkeit) aktiviert wird. Ferner ist zu beachten, dass die Wirkstoffe auch vom pulmonalen Depositions- und Wirkort ins Blut umverteilt werden. Ausmaß und Geschwindigkeit dieser Umverteilung hängen von der Lipophilie der Steroide ab. Lipophilere Vertreter (Beclometasondipropionat, Fluticasonpropionat bzw. -furoat, Mometasonfuroat) können die hydrophile Schleimhautbarriere nur langsam passieren, die resultierenden Plasmaspiegel sind geringer (Beclometasondipropionat) bzw. sehr gering (Fluticasonester, Mometasonfuroat). Demgegenüber baut das deutlich hydrophilere Budesonid sehr viel rascher und auch deutlich höhere Plasmaspiegel auf. Diese Unterschiede finden ihren Niederschlag im therapeutischen Index (= ICS-Tagesdosis für 20%ige Cortisolsuppression/therapeutische Dosis). Umso größer der therapeutische Index, umso besser lassen sich systemische UAW und erwünschte topische Effekte trennen. Für Beclometasondipropionat und Budesonid liegt dieser Wert unter 1, für die lipophileren Fluticasonester, für Mometasonfurorat und Ciclesonid deutlich über 1. Die längere Verweildauer dieser Arzneistoffe auf der Schleimhaut verbessert die antientzündliche Wirkung vor Ort, erhöht aber wegen der Immunsuppression umgekehrt auch das Pneumonierisiko (wegen der Mukostase bedeutsamer bei COPD-Patienten). Auf der anderen Seite führen die höheren Plasmaspiegel unter Budesonid theoretisch zu mehr systemischer Toxizität. Ein wichtiges Thema in diesem Zusammenhang ist eine mögliche Wachstumshemmung bei Kindern. Hier erhöht Budesonid generell das Risiko einer mehr als nur passageren Hemmung des Längenwachstums (CAMP-Studie), während dies unter Fluticasonpropionat insbesondere bei zu Therapiebeginn besonders jungen (< 3 Jahre) bzw. besonders leichten Kindern (< 15 kg) der Fall zu sein scheint (PEAK-Studie). Dabei ist es wichtig zu betonen, dass die generelle Indikation für eine Steroidtherapie durch diese Sicherheitserwägungen nicht infrage gestellt wird. Allerdings sollte bei Risikopatienten (Kinder im Wachstumsalter, Hochdosistherapie, Risiko bronchopulmonaler Infekte) eine differenzierte Wirkstoffauswahl und soweit möglich eine kritische Dosisbegrenzung vorgenommen werden (Tab. 9.12).

Merke

Orale Steroide (OCS) kommen im Gegensatz zu ICS insbesondere befristet im Rahmen von Exazerbationen zum Einsatz. Als Langzeittherapie sind sie im Hinblick auf die schlechte Verträglichkeit bei Asthma nachrangige Reserve nach Versagen aller anderen Mittel (einschließlich der Biologika) und bei COPD in der Regel nicht geeignet.

Tab. 9.12 Arzneistoffprofil: inhalative Glucocorticosteroide (ICS)

Arzneistoff, Handelsname (Bsp.)	Dosierung für Erwachsene
(1) Beclometasondipropionat (Junik®, Sanasthmax®, Ventolair®)	ED 50–500 µg (1 × 1 Hub zu 50 µg bis 1 × 2 Hub zu 250 µg), max. TD 1000 µg/d (2 × tgl. 2 Hub zu 250 µg), cave: einige BDP-Formulierungen erzeugen weniger feine Partikel und müssen daher um den Faktor 2 höher dosiert werden
(2) Budesonid (Novopulmon®, Pulmicort®)	ED 200–800 µg (1–4 Hub zu 200/1–2 Hub zu 400 µg), max. TD 1600 µg/d (2 × 4 Hub zu 200 µg bzw. 2 × 2 Hub zu 400 µg)
(3) Ciclesonid* (Alvesco®)	ED 80–160 µg (1 Hub), max. TD 160 µg
(4) Fluticasonpropionat (Flutide®)	ED 100/500/1000 µg (1 × 2 Hub zu 50 µg bis 1 × 4 Hub zu 250 µg DA bzw. 1 × 2 Hub zu 500 µg Pulver), max. TD 2000 µg (2 × tgl. 4 Hub DA oder 2 Hub Pulver), bei COPD jeweils halbe Maximaldosis
(5) Fluticasonfuroat (mit Vilanterol in Relvar®)	ED 92 + 184 µg (1 Hub = TD)
(6) Mometasonfuroat[1] (Asmanex®)	ED 200–400 µg (1–2 Hub 200 µg oder 1 Hub zu 400 µg), max. TD 800 µg/d (2 × tgl. 1 Hub zu 400 µg)

Besonderheiten

- Wirkdauer 12 Stunden (1, 2, 4, 6) bzw. 24 Stunden (3, 5),
- Wirkeintritt nach 1–2 Tagen,
- Wirkmaximum nach 1–2 Wochen.

[1] Keine Zulassung für COPD

Andere antientzündliche Ansätze spielen im Vergleich zu inhalativen Steroiden eine nachgeordnete Rolle in der Asthmatherapie. IgG-Antikörper (Omalizumab) sind bei schwerem, exogen-allergischem Asthma hilfreich, Anti-IL-5-Antikörper (Mepolizumab, Reslizumab), Anti-IL-5-Rezeptorantikörper (Benralizumab) bzw. Anti-IL4/13-Rezeptorantikörper (Dupilumab) bei schwerem eosinophilem Asthma. Die Indikation für einen Biologikaeinsatz soll von einem mit der Behandlung des schweren Asthmas erfahrenen Pneumologen gestellt werden, wenn in Therapiestufe 5 die Asthmakontrolle auch mit ICS in Höchstdosis und weiteren Bronchodilatatoren nicht möglich ist.

Leukotrienrezeptor-Antagonisten (Montelukast) kommen bei Kindern mit leichtem Asthma (Stufe 2) als Alternative zu Steroiden in Betracht (Tab. 9.13), ab Therapiestufe 3 als Kombinationspartner und hier bei Kleinkindern und jüngeren Schulkindern alternativ zu LABA. Bei Erwachsenen ist Montelukast nur bei Unverträglichkeit von ICS als Alternative angezeigt. Nachteilig sind die obligat perorale Gabe und die vergleichsweise schwache antientzündliche (und bronchienerweiternde) Wirkung. Neuere H_1-Antihistaminika haben über eine konsequente Kontrolle einer begleitenden allergischen Rhinitis hinaus, von der jeder Asthmatiker profitiert, keinen Stellenwert in der Asthmatherapie. Mastzellstabilisatoren wie DNCG werden von den aktuellen Leitlinien nicht mehr berücksichtigt.

Bei COPD spielen inhalative Steroide nur eine untergeordnete Rolle. Im Zuge einer Eskalationstherapie kommen sie als Kombinationspartner zu LABA bzw. LABA + LAMA in Betracht, wenn Anhaltspunkte für eine Asthmakomponente oder erhöhte Eosinophilenzahlen in Plasma oder Sputum vorliegen. Systemische Steroide kommen nur im Rahmen einer Exazerbationstherapie, nicht aber als Langzeittherapie zum Einsatz.

Tab. 9.13 Arzneistoffprofil: Leukotrienrezeptor-Antagonisten

Arzneistoff, Handelsname (Bsp.)	Dosierung
Montelukast (Singulair®)	ED 10 mg (> 15 Jahre), 5 mg (6–14 Jahre) abends, max. Dosis 10 mg

Besonderheiten

- **NW:** Kopf- bzw. Bauchschmerz, Diarrhö, Husten, Fieber, Einzelfälle von Überempfindlichkeit (Angioödeme, Urtikaria, anaphylaktische Reaktionen),
- **KI:** Alter < 6 Monaten (Vorsicht bei Alter < 2 Jahre), strenge Indikationsstellung in Schwangerschaft/Stillzeit, nicht kombinieren mit CYP3A4-Inhibitoren,
- **WW:** CYP3A4-Inhibitoren erhöhen C_{max} (Erythromycin, Clarithromycin, Fluconazol, Itraconazol, Grapefruit u. a.), CYP3A4-Induktoren schwächen die Wirkung ab (Rifampicin, Phenobarbital, Phenytoin).

9.2.3 Pharmazeutische Beratung bei obstruktiven Atemwegserkrankungen

Merke

Angesichts vieler Überschneidungen bei den eingesetzten Pharmaka ist es hochproblematisch, von der Medikation auf die Diagnose zurück zu schließen. Einige Betreuungsinhalte betreffen alle Patienten mit obstruktiven Atemwegserkrankungen, andere sind spezifisch für das jeweilige Krankheitsbild.

Handhabung der verschiedenen Inhalatoren

Die Inhalation bronchopulmonaler Wirkstoffe erlaubt bei akuten Zuständen eine rasch einsetzende Wirkung. Die Behandlung ist darüber hinaus im Hinblick auf die geringe systemische Belastung und die niedrigere Dosierung besser verträglich als eine perorale oder parenterale Gabe. Soweit möglich, sollen Atemwegstherapeutika daher inhaliert werden. Umgekehrt sind die in großer Zahl zur Verfügung stehenden Devices in hohem Maße anfällig für Handhabungsfehler. Ihr korrekter Gebrauch ist weder selbsterklärend, noch schützt die tägliche Routine im Umgang mit den Inhalatoren vor zum Teil auch kritischen Defiziten.

(9) Da jeder Fehlgebrauch die Wirksamkeit der Therapie einschränkt und gleichzeitig das Risiko unerwünschter Arzneimittelwirkungen erhöht, müssen die Patienten durch Geräteschulung (Erstunterweisung) qualifiziert und der Dauergebrauch durch ein engmaschiges Monitoring überwacht werden. Die Auswahl des Inhalationsgeräts und die Erstunterweisung ist Aufgabe des verordnenden Arztes (die Verantwortung für die Geräteschulung liegt nur dann beim Apotheker, wenn vertragsrechtliche Bestimmungen (Rabattverträge) zur Abgabe eines abweichenden Devices führen), während das nach spätestens vier Wochen erstmalig durchzuführende Monitoring auch von der betreuenden Apotheke durchgeführt werden kann und soll. Dabei sind Schulung und Monitoring nur dann zielführend, wenn auf die deutlichen Unterschiede im Ablauf und in der Rollenverteilung geachtet wird.

Geräteschulung (Erstunterweisung)

Bei der Schulung wird die Funktionsweise eines Inhalators anhand eines typgleichen Demogeräts Schritt für Schritt erläutert, wobei dies nicht nur als eine Abfolge von Ge- und Verboten vermittelt, sondern die einzelnen Punkte soweit möglich auch begründet werden sollen (Warum muss ein Dosieraerosol geschüttelt, warum muss ein Reservoirsystem beim Dosierungsschritt senkrecht gehalten werden?). Dabei sollten Dinge nicht unnötig verkompliziert werden (alle Dosieraerosole werden geschüttelt!). Bilder können das Verständnis erleichtern, nicht aber Demogeräte ersetzen. Zuletzt wird der komplette Ablauf durch den Schulenden unkommentiert vorgeführt. Der Patient kommt erst danach zum Zuge und soll versuchen, das Erläuterte und Gezeigte zu reproduzieren. Bei der Korrektur noch bestehender Defizite sollten in erster Linie kritische Fehler angesprochen werden. Bei der Schulung hat folglich der Schulende die aktive Rolle. Er muss das Gerät, seinen Aufbau und relevante Fehlerquellen kennen, die Funktionsweise verständlich erklären, schlüssig demonstrieren und die korrekte Durchführung beim Patienten beurteilen können. Da die Patienten nicht einschätzen können, ob eine Schulung ausreichend und zielführend war, sollte bei der Vorlage eines Rezepts daher konsequent nachgefragt werden. Handelt es sich um eine Erstverordnung und wurde bei der Schulung kein Demogerät eingesetzt oder dem Patienten keine Gelegenheit geboten, unter Aufsicht zu üben, muss die Schulung in der Apotheke nachgeholt werden.

Die korrekte Anwendung von Inhalationsgeräten wird in ▸ Kap. 26 näher besprochen.

Monitoring

Völlig anders ist der Ablauf bei der Überwachung einer Daueranwendung (Monitoring). Da die Patienten aufgrund der täglichen Routine nicht nur subjektiv sicher sind, ihr Gerät zu kennen, sondern tatsächlich auch die Mehrzahl der Einzelschritte korrekt durchführen, ist es nicht zielführend, wenn Fachkreise immer wieder eine erneute Erläuterung oder Demonstration anbieten. Die gleichwohl häufigen Defizite wird man vielmehr nur dann zu sehen bekommen und auch mit minimalem Zeitaufwand detektieren können, wenn man stattdessen den Patienten bittet, die Vorgehensweise unter Zuhilfenahme eines Demogeräts unkommentiert vorzuführen (So wie Sie es zu Hause machen!). Im Anschluss werden dann nur die Fehler kommentiert (Sie haben alles korrekt gemacht. Nur bei dem einen Schritt wäre es besser, wenn ..., weil ...). Auch beim Monitoring ist ein ausreichendes Geräteverständnis und eine sichere Praxis erforderlich, um die Handhabungskompetenz des Patienten beurteilen und mögliche Fehler erkennen zu können. Im Gegensatz zur Schulung kommt aber beim Monitoring dem Patienten die aktive Rolle zu. Gelingt es konkrete Fehler rasch zu finden und auch die negativen Folgen verständlich zu machen, werden Patienten ein Monitoring auch in Zukunft als Chance annehmen). Werden gravierende Fehler detektiert, sollte das Monitoring zeitnah, ansonsten mindestens einmal jährlich sowie nach jedem Gerätewechsel wiederholt werden.

Für ein Monitoring muss eine Auswahl der wichtigsten, vor Ort regelmäßig verordneten Systeme betriebsbereit vorgehalten werden (im Anschluss sorgfältige Wischdesinfektion).

Pharmazeutische Beratung bei Asthma bronchiale

Therapieüberwachung und geführte Selbstbehandlung

Der Facharzt stellt die Diagnose und legt die Dauertherapie fest, die vom Hausarzt leitliniengerecht fortgeführt werden muss. Auch die Überwachung der Asthmakontrolle liegt wesentlich in der Verantwortung des Hausarztes. Durch eine strukturierte Schulung werden die Patienten darüber hinaus dafür qualifiziert, den Krankheitsverlauf zu überwachen und die Medikamente innerhalb vom Arzt vorgegebener Spielräume bedarfsgerecht anzupassen. Hierbei ist der Patient als Hilfsmittel auf eine Überwachung der Lungenfunktion durch Peak-Flow-Messung (▸ Kap. 26) angewiesen. Der exspiratorische Spitzenfluss bei forcierter Ausatmung, Peak Flow, ist ein gutes Maß für ein Monitoring der variablen Obstruktion beim Asthma, wenig hilfreich dagegen bei der eher fixierten Obstruktion des COPD-Patienten. Trotz der mäßigen Präzision und der Abhängigkeit von der Mitarbeit ist die Peak-Flow-Messung sensitiver als die meist eingeschränkte Symptomenwahrnehmung durch den Patienten und erlaubt auf diese Weise eine frühzeitige Erkennung von Auffälligkeiten (zunehmende Varianz, progrediente Minderung morgendlicher Minima). Viele Patienten besitzen einen Peak-Flow-Meter, benutzen diesen aber nicht, weil die erstellten Protokolle nicht oder nur sporadisch besprochen und weil aus den erhobenen Werten keine Konsequenzen abgeleitet werden. Dabei ist eine kontinuierliche Messung nur bei sehr schlechter Asthmawahrnehmung erforderlich. Im Rahmen der Betreuung sollte aber nachdrücklich für eine zumindest situative Peak-Flow-Messung geworben werden. Eine solche bedarfsgesteuerte Messung liefert dem Patienten in folgenden Fällen rasch belastbare Informationen:

- Überwachung und Absicherung jeder **Deeskalation** der antientzündlichen Therapie bei dauerhaft stabiler Einstellung: Peak-Flow-Messung vor Dosisreduktion aufnehmen und danach für mindestens 1–2 Wochen fortführen; bleiben die Werte stabil, war der Schritt angemessen, zeigen die Peak-Flow-Werte dagegen eine Verschlechterung der Asthmakontrolle an, Dosisreduktion revidieren,
- bei den ersten Anzeichen eines **Atemwegsinfekts** (s. u. Infektexazerbation) bzw. vor Beginn der Pollensaison.
- vor und nach **Relievergabe** bei akuter Atemnot bzw. im Asthmaanfall (Objektivierung der Wirksamkeit).

Risikosituationen

Anfallsmanagement: Asthmaanfälle setzen den Patienten einem zweifachen Risiko aus, sowohl durch Über- als auch durch Untertherapie. Werden bei akuter Atemnot unkontrolliert hohe Relieverdosen appliziert, drohen bei deutlicher Tachykardie plus Hypoxämie plus Hypokaliämie Tachyarrhythmien. Es ist daher wichtig, die systemische Verfügbarkeit durch Spacergebrauch zu vermindern und Dosisgrenzen festzusetzen. Durch Unterschätzung der Atemnot kann darüber hinaus eine erforderliche Arzt-/Notarztkonsultation verzögert werden.

In der Asthmaschulung lernt der Patient, Frühwarnsymptome (steigender Reliever-Bedarf, Husten ohne Infekt) wahrzunehmen, den Schweregrad der Atemnot einzuschätzen (Zunahme der Peak-Flow-Varianz, von Puls-, Atemfrequenz bzw. Atemgeräuschen sowie Behinderung der Artikulation) und die für die Anfallstherapie erforderlichen Medikamente und Hilfsmittel sicher zu unterscheiden und korrekt einzusetzen. Wichtig ist darüber hinaus ein schriftlicher Notfallplan (Asthma-Aktionsplan), der die Abläufe strukturiert (Was in welcher Reihenfolge? Wie viel? Wie oft? Wie Wirksamkeit überprüfen? Wann zum Arzt?). Vor und nach den Reliever-Gaben soll der Peak-Flow-Wert gemessen werden. Geschulte Patienten sollen bei nicht auf Reliever ansprechender Atemnot zügig systemische Steroide nehmen (20–50 mg Prednisolon-Äquivalent), um die Ansprechbarkeit auf β_2-Sympathomimetika wiederherzustellen (permissive Wirkung).

⑩ **Infekt-Exazerbation:** Jeder Infekt hat das Potenzial, die Asthmakontrolle einzuschränken und die Lungenfunktion passager zu verschlechtern. Patienten sollen daher bei den ersten Anzeichen eines Infekts auf Entzündungszeichen achten (Reizhusten, Giemen) und die Peak-Flow-Kontrolle intensivieren. Bei progredienter Verschlechterung soll zügig der Arzt konsultiert werden, der über eine mögliche Dosis-Eskalation entscheiden muss. Auch bei ausgeprägten Exazerbationen profitieren die Patienten von einer befristeten Gabe systemischer Steroide über 5–7 Tage, die in diesem zeitlichen Rahmen auch bei Überschreiten der Cushing-Schwellendosis ohne Ausschleichen beendet werden kann.

Selbstmedikation und Wechselwirkungen

Bei Patienten mit einer **Analgetikintoleranz** kann die Einnahme der meisten Analgetika (außer Opioiden) zu Atemnot führen. Ursächlich ist eine genetisch determinierte Überexpression der Leukotrien-C4-Synthase, was unter COX-Hemmung zu einer vermehrten Bildung proinflammatorisch und bronchokonstriktorisch wirkender Cysteinyl-Leukotriene führt. Wird im Rahmen der Selbstmedikation nach Analgetika gefragt, ist daher sorgfältig nach Risikoindikatoren für eine Intoleranz zu fahnden. Traten beim Patienten selbst oder bei Verwandten 1. Grades nach der Einnahme von Schmerzmitteln für eine Intoleranz typische Symptome auf (Urtikaria, Rhinorrhö, Reizhusten, Atemnot) oder liegen Nasenpolypen vor? Wenn nein, ist eine Analgetikagabe unter Beachtung der Kontraindikationen möglich, wobei nach bisherigen Erfahrungen gefragt werden soll. Liegen Anhaltspunkte für eine Analgetikaintoleranz vor, dürfen nur solche Analgetika gegeben werden, die bei einer allergologisch-pneumologischen Austestung als sicher protokolliert wurden. Liegt kein Befund vor, dürfen keine OTC-Analgetika abgegeben werden (auch auf das meist als sicher eingestufte Paracetamol reagiert eine Minderheit von etwa 5 % der Betroffenen). Der Patient muss sich austesten lassen. Hierzu wird eine Testdosis von ASS-Lysinat inhaliert und in der Folge der Peak Flow für 8 Stunden gemessen. Eine gegen den tageszeitlichen Trend erfolgende Peak-Flow-Minderung um mehr als 15–20 % sichert die Diagnose.

Die Gabe von Betablockern ist bei Asthmatikern (nicht aber bei COPD!) eine Kontraindikation, das tatsächliche Ausmaß einer möglichen Gefährdung aber im klinischen Alltag schwer abzuschätzen. Als Ursache wird ein allmählicher, entzündungsbedingter Schwund von M_2-Autorezeptoren vermutet, was das Risiko einer überschießenden cholinergen Stimulation ansteigen und die Patienten zum Teil hochempfindlich auf eine Betablockade reagieren lässt (die Acetylcholinausschüttung im Bereich der neuromuskulären Endplatte kann auf der präsynaptischen Seite physiologischerweise sowohl durch M_2- als auch durch β_2-Rezeptoren gehemmt werden). Bei gut kontrolliertem Asthma und geringer Entzündungsaktivität können Betablocker oft jahrelang ohne Komplikationen toleriert werden. Der Arzt muss dafür Sorge tragen, wenn überhaupt nur β_1-Rezeptorenblocker einzusetzen (sicherer sind hydrophile Vertreter, z. B. Atenolol, mit geringeren Gewebsspiegeln in der Lunge und wegen einer intrinsischen sympathomimetischen Aktivität (ISA) am β_2-Rezeptor insbesondere Celiprolol, in der Ophthalmologie Betaxolol). Die Notwendigkeit einer Betablockade muss stets sehr sorgfältig abgewogen und die Behandlung wegen des – auch unter Beachtung der Risikofaktoren – substanziellen Restrisikos kritisch überwacht werden.

Pharmazeutische Beratung bei COPD

Früherkennung und Identifizierung von COPD-Verdachtsfällen

Eine verspätete COPD-Diagnose im bereits deutlich fortgeschrittenen Stadium ist nicht ungewöhnlich, da ein chronischer Husten mit Auswurf von Rauchern für normal gehalten wird und die Dyspnoe initial nur bei körperlicher Belastung auftritt. Durch das oft unbewusste, aber immer konsequentere Vermeiden körperlicher Anstrengung schaffen es die Patienten lange Zeit, mit der fortschreitenden Einschränkung der Lungenfunktion Schritt zu halten und das belastende Symptom aus ihrem Lebensalltag auszublenden. Damit fehlt der Impuls, zur Abklärung zum Arzt zu gehen. Die Betroffenen rauchen weiter, wobei die Dekonditionierung die Krankheitsprogression befördert.

Die Apotheke kann zu einer Identifizierung von COPD-Verdachtsfällen beitragen, über die Erkrankung aufklären und die Patienten zu einem Arztbesuch motivieren. Die gezielte Ansprache eines Rauchers ist z. B. im Rahmen eines Gesprächs über die Möglichkeiten einer Raucherentwöhnung möglich. Hierbei kann eine Risikoexposition erfragt werden. Soweit gewünscht kann darüber hinaus die Lebensqualität über einen Fragebogen (z. B. COPD-Assessment-Test CAT) bewertet und der Verdacht einer Obstruktion über eine Messung der Einsekundenkapazität (FEV_1) objektiviert werden. Altersbezogen auffällige Messwerte sollten mit Nachdruck an den Arzt verwiesen werden.

Propagieren nichtmedikamentöser Therapieansätze

⑧ Die Effektstärken der nichtmedikamentösen Intervention stehen in der Summe den Medikamenten kaum nach. Dies bedeutet auch, dass die Lebensqualität vieler

9

Patienten verbessert werden kann, die trotz Kombinationstherapie unverändert symptomatisch bleiben. Patienten sollten auch in der Apotheke immer wieder zur Teilnahme an einer pneumologischen Rehabilitation motiviert werden. Bei der pneumologischen Rehabilitation stellt ein interdisziplinäres Betreuerteam ein individuelles Behandlungskonzept zusammen, welches alle Krankheitsfolgen berücksichtigt. Das Therapieangebot umfasst Schulungsmaßnahmen, Präventionsthemen, Physiotherapie, Lungensport, eine Ernährungsberatung sowie psychosoziale Hilfen. Der Patient soll die Gesamtheit der nichtmedikamentösen Möglichkeiten kennenlernen und versuchen, möglichst viel davon im häuslichen Umfeld weiter zu praktizieren.

Weiterführende Literatur

Bundesärztekammer (BÄK), Kassenärztliche Bundesvereinigung (KBV), Arbeitsgemeinschaft der Wissenschaftlichen Medizinischen Fachgesellschaften (AWMF). Nationale VersorgungsLeitlinie Asthma (NVL Asthma). 4. Aufl., AWMF-Register Nr. nvl-002, 2020

Bundesärztekammer (BÄK), Kassenärztliche Bundesvereinigung (KBV), Arbeitsgemeinschaft der Wissenschaftlichen Medizinischen Fachgesellschaften (AWMF). Nationale VersorgungsLeitlinie COPD – Langfassung. 2. Aufl., AWMF-Register Nr. nvl-003 (Konsultationsfassung), 2020

Global Initiative for Asthma (GINA). GINAReport: Global strategy for asthma management and prevention, 2020

Global strategy for diagnosis, management and prevention of chronic obstructive lung disease (GOLD 2020 report).https://goldcopd.org/wp-content/uploads/2019/12/GOLD-2020-FINAL-ver1.2-03Dec19_WMV.pdf (06.11.2020)

Tyrrell DA (Hrsg). Erkältungskrankheit. Ein Lehrbuch für die Praxis. Gustav Fischer, Stuttgart 1996

Wichtiges in Kürze

① Beim grippalen Infekt treten charakteristische Symptome in einer typischen zeitlichen Abfolge auf. Das Beschwerdebild kann sich von Tag zu Tag ändern.

② Atypische Verläufe sowie abrupt einsetzende bzw. länger als 7–10 Tage persistierende Beschwerden sind abklärungsbedürftig.

③ Ein grippaler Infekt sollte vorzugsweise symptomorientiert behandelt werden. Eine Lokaltherapie ist zumeist besser verträglich.

④ Asthma ist eine chronisch-entzündliche Atemwegserkrankung mit variablem Verlauf und episodischer, meist gut reversibler Obstruktion.

⑤ Asthma kann nicht geheilt, aber im Regelfall gut kontrolliert werden. Grundlage der Dauertherapie sind antientzündliche Mittel, namentlich inhalative Steroide.

⑥ Nichtmedikamentöse Therapieansätze wie Allergenkarenz (Asthma) bzw. Schulung, Lungensport und Physiotherapie (Asthma und COPD) haben einen positiven Einfluss auf die Lebensqualität und das Krankheitsmanagement.

⑦ COPD ist eine progredient verlaufende Atemwegs- und Lungenerkrankung mit produktivem Husten und weitgehend fixierter Obstruktion.

⑧ Bronchienerweiternde Mittel sind unverzichtbar aber ohne Einfluss auf die Prognose.

⑨ Ein Monitoring der Inhalationstechnik und eine Korrektur detektierter Defizite sind die wichtigsten Betreuungsaufgaben der Apotheke bei Asthma- und COPD-Patienten.

⑩ Infekte können bei Asthma und COPD zu einer Exazerbation führen und machen häufig eine befristete Therapieänderung erforderlich.

Tipps für PhiPs

Husten, Schnupfen, Heiserkeit: Patienten mit Erkältungskrankheiten begegnen Ihnen in großer Zahl in der Apotheke. Mithilfe des Kapitels können Sie sich auf eine optimale Beratung vorbereiten.

Bei der Beratung von Asthma- und COPD-Patienten steht u. a. die korrekte Anwendung der Inhalativa im Vordergrund. Fordern Sie von den Pharmafirmen entsprechende Placebo-Devices an und machen Sie sich mit der korrekten Anwendung mithilfe der Beratungs-Clips vertraut. Da für fast alle Devices Placebo-Inhalatoren zur Verfügung stehen, haben Sie in diesem Fall die Möglichkeit, die Anwendung selbst auszuprobieren. Nicht nur für die Beratung Ihrer Patienten ist dieses Thema wichtig, auch in der Prüfung wird die Anwendung von Inhalatoren oft gefragt.

→ Arbeitsbogen Nr. 24 „Darreichungsformen – Auswahl und Beratung"

Tipps für Weiterzubildende

Die Inhalte des Kapitels dienen als Basis für Ihre Beratungstätigkeit in der Praxis. Ergänzt werden kann dies durch den Besuch des Seminars A.1 „Patientenorientierte Pharmazie – Krankheitsbilder in Fallbeispielen – Asthma und COPD". Die Inhalatoren zur Asthma- bzw. COPD-Therapie zählen zu den beratungsintensiven Arzneiformen. Hier bietet es sich an, Ihre Patienten regelmäßig zu schulen. Diese Schulung können Sie als praktische Tätigkeit Nr. 4 dokumentieren. Selbstverständlich eignet sich die Optimierung der Betreuung Ihrer Asthma- und COPD-Patienten auch als Thema für Ihre Projektarbeit.

→ Praktische Tätigkeit Nr. 4 „Schulung eines Patienten zur Anwendung einer beratungsintensiven Arzneiform, z. B. Asthma-Device, Insulinpen, BtM-Pflaster, Rektalschaum, Antibiotikasaft"

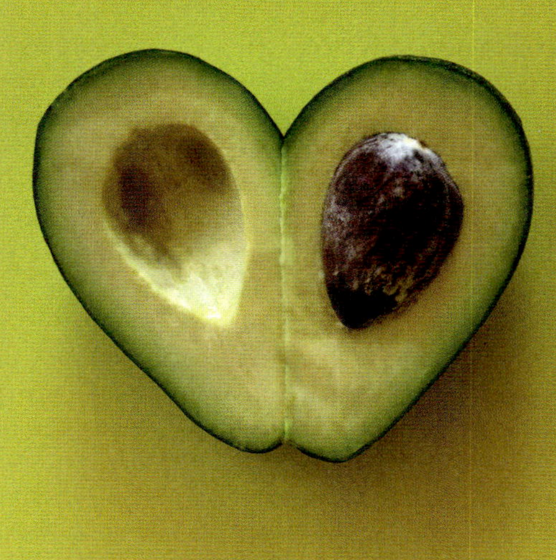

10

Herz-Kreislauf-Erkrankungen

Ina Richling, Pharm. D.

In diesem Kapitel wird dargestellt, wie eine angemessene Pharmakotherapie der arteriellen Hypo- und Hypertonie, der chronischen koronaren Herzerkrankung und der chronischen Herzinsuffizienz aussehen sollte, wo spezielle arzneimittelbezogene Probleme liegen könnten und wie der Apotheker bei Patienten mit Herz-Kreislauf-Erkrankungen zur Arzneimitteltherapiesicherheit beitragen kann.

10.1 Grundlagen

Herz-Kreislauf-Erkrankungen sind in Europa die Todesursache Nummer eins und machen nahezu die Hälfte aller Todesfälle aus. Darüber hinaus stellen diese auch eine häufige Ursache für eine verminderte Lebensqualität dar. Die Belastung durch Herz-Kreislauf-Erkrankungen kann durch nichtmedikamentöse Maßnahmen und eine angemessene Pharmakotherapie gesenkt werden. Im Gespräch mit dem Patienten können arzneimittelbezogene Probleme wie Nebenwirkungen oder Interaktionen detektiert und die Arzneimittelanwendung geschult werden. Die Fragen nach Vorerkrankungen und Dauermedikation sind wichtig, um eine adäquate Empfehlung abgeben zu können.

① Arzneimittel aus der Selbstmedikation sind bei Herz-Kreislauf-Erkrankungen nur bei wenigen Erkrankungen eine Option. Keinesfalls sind sie eine Alternative zu den verordneten Arzneimitteln, in manchen Fällen kann jedoch eine Kombination sinnvoll sein.

Häufig beinhaltet die Therapie kardiovaskulärer Erkrankungen ein komplexes Therapieregime und ist für viele Patienten eine große Herausforderung. Daher ist eine enge Zusammenarbeit zwischen Apotheker und Arzt und die Erstellung eines vollständigen und aktuellen Medikationsplans ein relevanter Sicherheitsindikator für Patienten mit Polymedikation. Die Ausstellung eines Medikationsplans verbessert maßgeblich die Arzneimitteltherapiesicherheit (AMTS) und Adhärenz. Verordnungen und Selbstmedikation sollten auch in der Apotheke auf Arzneimittelrisiken und arzneimittelbezogene Probleme geprüft (Angebot der Medikationsanalyse) und Patienten im Umgang mit ihrer Medikation geschult werden (▸ Kap. 23).

10.2 Arterielle Hypotonie

10.2.1 Grundlagen

Eine arterielle Hypotonie ist definiert als ein dauerhaft niedriger systolischer Blutdruckwert unter 100 mmHg. Das National Heart, Lung, and Blood Institute (USA) gibt sogar 90/60 mmHg als Grenzwert an. Es wird zwischen idiopathischer, symptomatischer und orthostatischer Hypotonie unterschieden. Die idiopathische, auch primäre (essenzielle) Hypotonie, ist die häufigste Form und tritt v.a. bei jungen, meist schlanken Frauen auf. Die Symptome werden beschrieben mit Schlappheit, Müdigkeit, eingeschränkter Leistungsfähigkeit sowie kalten Händen und Füßen. Die symptomatische (sekundäre) Hypotonie ist auf eine definierte Ursache, z. B. eine Erkrankung (Herzinsuffizienz, Aortenklappenstenose, Herzrhythmusstörungen, Hypothyreose, Nebennierenrindeninsuffizienz, Hypoaldosteronismus u.a.) oder eine unerwünschte Nebenwirkung von Arzneimitteln (Psychopharmaka, Antihypertonika, Antiarrhythmika, Diuretika, Vasodilatanzien u.a.), Hypovolämie oder Hyponatriämie sowie durch lange Bettlägerigkeit und Immobilisation zurückzuführen. Bei der orthostatischen Dysregulation handelt es sich um einen plötzlichen Blutdruckabfall nach Lagewechsel oder schnellem Aufstehen aus dem Liegen oder Sitzen (Abfall des systolischen Blutdrucks um mind. 20 mmHg oder des diastolischen Blutdrucks um mind. 10 mmHg) verursacht durch ein Versacken des venösen Blutes in den Beinen und eine leichte Mangeldurchblutung im Gehirn. Betroffen sind meist Patienten, die generell einen niedrigen Blutdruck aufweisen, ältere Patienten, Diabetiker und Patienten mit Venenleiden. Bei arteriosklerotisch veränderten Hirngefäßen kann es zu neurologischen Ausfällen und zu einer erhöhten Sturzgefahr kommen. Bei älteren Menschen gehört die orthostatische Dysregulation zu den häufigsten Ursachen einer plötzlichen Bewusstlosigkeit. Bei multimorbiden Patienten mit Polypharmazie sollte daher immer auch ein Blick auf die Medikationsliste geworfen werden, um Arzneimittel, die zu Blutdruckabfall führen können, zu detektieren.

10.2.2 Ärztliche Diagnostik

Zusätzlich zu der Anamnese und einer 24-Stunden-Blutdruckmessung kann der sogenannte Schellong-Test durchgeführt werden. Hiermit wird überprüft, ob eine Neigung zur Orthostase vorhanden ist. Hier legt sich der Patient für 10 Minuten hin, steht anschließend abrupt auf und bleibt 10 Minuten stehen. Jetzt wird regelmäßig der Blutdruck gemessen und nach Symptomen gefragt. Beim Vorliegen einer orthostatischen Dysregulation kommt es zu deutlich niedrigeren Blutdruckwerten und den typischen Symptomen. Bei Neigung zu Ohnmachtsanfällen wird eine sogenannte **Kipptisch-Untersuchung** durchgeführt. Der Patient wird auf einem Untersuchungstisch angeschnallt, der nach der Ruhephase in senkrechte Position gekippt werden kann. Bei tatsächlich auftretender Ohnmacht ist der Patient vor Stürzen geschützt.

10.2.3 Symptomerfassung

Zu den Symptomen der Hypotonie gehören Schwindelgefühle, Schwarzsehen und Flimmern vor den Augen, Blässe, Kopfschmerzen und Ohrensausen, kalte Hände und Füße, rasche Ermüdbarkeit, verminderte Konzentration, Tachykardie, Kollapsneigung und Synkopen.

Eine arterielle Hypotonie, gerade bei jungen Frauen, ist häufig anlagebedingt. Behandlungsbedürftige Beschwerden sind damit meist nicht verbunden. Niedrige Blutdruckwerte können aber auch Folge von Herz-

Tab. 10.1 Arzneistoffprofil: Antihypotonika (Auswahl)

Arzneistoff, Handelsname (Bsp.)	Dosierung, Bemerkungen
Etilefrin (Effortil®)	Erwachsene: Tropfen (7,5 mg/ml): 3 × tgl. 10–20 Tropfen, Tabletten mit 5 mg: 3 × tgl. 1–2 Tabletten
Midodrin (Gutron®), Rx	Erwachsene: Tropfen (10 mg/ml): anfänglich 2–3 × tgl. 7 Tropfen (7,5 mg), titrierbar bis zur max. Dosis von 3 × tgl. 28 Tropfen (30 mg), Tabletten (2,5 mg): anfänglich 2–3 × tgl. 1 Tablette, titrierbar bis max. 3 × tgl. 4 Tabletten

Besonderheiten

- **NW:** Kopfschmerzen, Magen-Darm-Beschwerden, Unruhe, Tachykardie, Palpitationen, Herzrhythmusstörungen, Schlaflosigkeit, Tremor, Schwindel,
- **KI:** (absolute KI) Hypertonie, Thyreotoxikose, Engwinkelglaukom, Entleerungsstörung der Harnblase mit Restharnbildung, sklerotische Gefäßveränderungen, Bradykardie, koronare Herzkrankheit, dekompensierte Herzinsuffizienz, tachykarde Herzrhythmusstörungen, Herzklappenstenosen, Phäochromozytom, schwerwiegende obliterierende, spastische und sklerotische Gefäßerkrankungen (z. B. cerebrovaskuläre Okklusionen und Krämpfe), proliferative diabetische Retinopathie, hypotone Kreislaufstörungen mit hypertoner Reaktion im Stehtest, akute Nierenerkrankungen, schwere Nierenfunktionsstörungen, Schwangerschaft und Stillzeit,
- **Sonstiges:** Vorsicht bei Diabetes mellitus, Hypercalcämie, Hypokaliämie, schweren Nierenfunktionsstörungen, Cor pulmonale, Herzrhythmusstörungen, kardiovaskuläre Vorerkrankungen.

erkrankungen, Hormonstörungen, Flüssigkeitsmangel oder von Arzneimittelnebenwirkungen sein. Hier ist eine Abklärung der Symptomatik sinnvoll.

10.2.4 Nichtmedikamentöse Maßnahmen

Leichte Ausdauersportarten wie Joggen, Walken, Radfahren oder Schwimmen stabilisieren den Kreislauf, sodass es seltener zu einer Orthostase kommt. Ältere Patienten sollten zu mehr Bewegung angeregt werden. Weiterhin sind Wechselbäder sinnvoll. Bei einem Blutdruckabfall sollte sich der Betroffene hinlegen und die Beine hochlegen, dadurch kann das Blut besser zum Herzen zurückfließen. Die Blutverteilungsstörung ist damit behoben, der Blutdruck steigt, das Gehirn wird wieder mit mehr Blut versorgt und dem Patienten geht es schnell besser.

10.2.5 Therapie

Selbstmedikation

② Medikamente sind in den seltensten Fällen erforderlich und werden wegen möglicher Neben- und Wechselwirkungen nur ungern eingesetzt. Wenn ein Patient eine Therapie wünscht, sollte vorher die Ursache abgeklärt und mögliche Kontraindikationen oder Interaktionen mit bestehender Medikation überprüft werden. Bei Ausschluss kann das sympathische Nervensystem mit Substanzen wie Etilefrin oder Midodrin angeregt werden. Sie wirken agonistisch an adrenergen α- und β-Rezeptoren. Dies führt zu einer Steigerung der Kontraktilität und der Herzfrequenz und zu einer Zunahme des peripheren Widerstands. Dadurch nehmen Schlagfrequenz und der systolische Blutdruck zu. Da diese Arzneimittel systemisch wirken, können Nebenwirkungen, wie Herzrhythmusstörungen auftreten (Tab. 10.1).

Merke

③ Grundsätzlich ist eine Behandlung mit α-Sympathomimetika nur angezeigt, wenn alle verfügbaren Allgemeinmaßnahmen ausgeschöpft sind, mögliche Kontraindikationen und Wechselwirkungen abgeklärt worden sind und die Behandlung der Grundkrankheit nicht zu einer ausreichenden Kontrolle der Orthostase-Ereignisse geführt hat.

Praxistipp

Die Einnahme von α-Sympathomimetika sollte bis spätestens 16 Uhr erfolgen, um Schlafstörungen zu vermeiden.

Phytopharmaka: Als kreislaufanregende Heilpflanzen gelten Weißdorn (Crataegus) und Kampfer (Camphora). Häufig kommen Kombinationspräparate wie

10

z. B. Korodin® Herz-Kreislauf-Tropfen zur Anwendung. Homöopathische Komplexmittel, die auch bei Hypotonie eingesetzt werden, enthalten Camphora, Valeriana, Crategus, Cola u. a. in unterschiedlichen Potenzen (wie z. B. Diacard®, Aktivon-Hevert®).

Grenzen der Selbstmedikation

Der Patienten sollte zum Arzt verwiesen werden, wenn nach dem Aufstehen oder bei längerem Stehen regelmäßig Schwindel, Schweißausbruch oder Übelkeit auftreten. Ein sofortiger Arztbesuch ist angeraten, wenn es erstmals kurzzeitig zur Bewusstlosigkeit kam.

Praktisch umgesetzt

Schwindel

Herr Vertigo ist ein 69-jähriger männlicher Patient. Sein Blutdruck ist im Durchschnitt 135/85 mmHg, der Puls liegt bei 65 Schlägen pro Minute. Sein Hauptproblem ist häufiger Schwindel und schwankender Blutdruck. Er gibt an, wegen Bluthochdruck, koronarer Herzerkrankung (Stentsetzung vor 4 Monaten) und Prostatahyperplasie behandelt zu werden. Zurzeit nimmt er folgende Arzneimittel ein:

- ASS 100 mg 1-0-0,
- Simvastatin 20 mg 0-0-1,
- Metoprolol 100 mg ½-0-0,
- Tamsulosin 0,4 mg 1-0-0,
- Ramipril 5 mg 1-0-0,
- Clopidogrel 75 mg 1-0-0,
- ISMN 40 1-1-0,
- Delix® 5 mg 1-0-0,
- Effortil® Tropfen bei Bedarf 20 Tropfen.

Nebenwirkungen

Schwindel und Blutdruckschwankungen sind aufgrund einer Doppelmedikation von Ramipril und eines ungünstigen Einnahmezeitpunkts des Tamsulosins wahrscheinlich.

Doppelmedikation

Herr V. nimmt sowohl Delix® 5 mg (Ramipril) als auch Ramipril 5 mg Tabletten ein. Delix® war als Arztmuster mitgegeben worden. Dies erklärt möglicherweise den Schwindel.

Einnahmezeitpunkt

Unter der Behandlung mit Tamsulosin kann es gelegentlich zu einem Blutdruckabfall kommen, der selten zu einer Synkope führen kann. Bei Anzeichen einer orthostatischen Hypotonie (Schwindel, Schwäche) kann der Einnahmezeitpunkt von morgens auf abends vor dem Schlafengehen verlegt werden.

Kontraindikation

Gegen die Schwindelattacken nimmt der Patient die Effortil® Tropfen seiner Frau ein. Etilefrin ist aufgrund seiner blutdrucksteigernden Wirkung durch Stimulation der α-Adrenozeptoren bedingten Vasokonstriktion und aufgrund der positiv inotropen und positiv chronotropen Wirkung am Herzen bei koronarer Herzkrankheit kontraindiziert und muss abgesetzt werden.

Fazit

Schwindel und schwankender Blutdruck können auch auf arzneimittelbezogene Probleme, wie Doppelmedikation oder falsche Einnahmezeitpunkte hinweisen. Ein kritischer Blick auf die Medikation ist bei diesen Symptomen daher ratsam.

10.3 Arterielle Hypertonie

Herz-Kreislauf-Erkrankungen stellen in Deutschland die häufigste Todesursache dar. Einer der wichtigsten Risikofaktoren ist die arterielle Hypertonie. Die kardiovaskuläre Mortalität wird bei einem Blutdruckanstieg um 20/10 mmHg verdoppelt, wohingegen das Risiko für kardiovaskuläre Ereignisse um 20 % sinkt, wenn der Blutdruck um 10 mmHg gesenkt wird. Etwa 30 % der erwachsenen Bevölkerung und über 70 % der über 65-Jährigen leiden in Deutschland an Bluthochdruck, wobei knapp ein Drittel der Betroffenen nichts davon weiß. Eine weltweit durchgeführte Untersuchung aus dem Jahr 2017 hat gezeigt, dass bei den medikamentös behandelten Patienten 46 % der Patienten keine ausreichende Blutdruckkontrolle aufwiesen.

Da die Patienten bei einer Hypertonie meistens keine Symptome zeigen, spielt gerade die Routinemessung in der niedrigschwellig und einfach zu erreichenden Apotheke eine zentrale Rolle zur Früherkennung der Hypertonie. Für eine Apothekenaktion, z. B. zum Welt-Hypertonie-Tag, gibt es zahlreiche Materialen auf der Homepage der Deutschen Hochdruckliga.

Verweis auf Online

Materialien zum Welt-Hypertonie-Tag

Eine arterielle Hypertonie ist laut europäischer Leitlinie definiert als dauerhaft erhöhter Blutdruckwert von > 140 mmHg systolisch und/oder > 90 mmHg diastolisch; basierend auf Blutdruckmessungen in der ärztlichen Praxis.

10

◘ **Tab. 10.2** Definition und Klassifikation des Bluthochdrucks. Einteilung der Hypertonie nach Schweregeraden. Nach ESH/ESC Leitlinie Hypertonie 2018

Kategorie	Systolisch (mmHg)		Diastolisch (mmHg)
Klassifikation bei Praxismessung			
Optimal	< 120	Und	< 80
Normal	120–129	Und/oder	80–84
Hochnormal	130–139	Und/oder	85–89
Hypertonie Grad 1	140–159	Und/oder	90–99
Hypertonie Grad 2	160–179	Und/oder	100–109
Hypertonie Grad 3	≥ 180	Und/oder	≥ 110
Isolierte systolische Hypertonie	≥ 140	Und	< 90
Hypertonie bei ambulanter 24-Stunden-Blutdruckmessung (ABDM)			
Tagesmittel	≥ 135	Und/oder	≥ 85
Nachtmittel	≥ 120	Und/oder	≥ 70
24-Stunden-Mittelwert	≥ 130	Und/oder	≥ 80
Hypertonie bei Heimblutdruckmessung (HBDM)			
	≥ 135	Und/oder	≥ 85

Je nach Wert wird der Blutdruck in verschiedene Grade eingeteilt. Alternativ können auch Werte aus der ambulanten Blutdruckmessung (24-Stunden-Blutdruckmessung, ABDM) oder der Heimblutdruckmessung (HBDM) herangezogen werden, wobei andere Grenzwerte gesetzt werden (◘ Tab. 10.2). Sollten erhöhte Blutdruckwerte in der Arztpraxis gemessen werden, aber normale Werte in der ABDM oder HBDM, könnte es sich um den sogenannten „Weißkittel-Effekt" handeln, der bei bis zu 40 % der Patienten auftritt. Eine sogenannte „maskierte Hypertonie" liegt dann vor, wenn die Werte in der ambulanten Messung erhöht sind, in der Arztpraxis dagegen normal.

10.3.1 Ursachen einer Hypertonie

Bei einer **primären Hypertonie (essenzielle Hypertonie)** ist die auslösende Ursache unbekannt. Überwiegend liegen erbliche Faktoren vor. Daneben begünstigen Lebensgewohnheiten die Entwicklung der Hypertonie, z. B. Rauchen, erhöhter Kaffee-, Alkohol- und Salzkonsum, Bewegungs- und Schlafmangel, Übergewicht, Stress und Drogenkonsum. Bei Frauen ist Bluthochdruck oft mit den hormonellen Veränderungen nach den Wechseljahren verbunden, ohne dass man die genauen Zusammenhänge kennt.

Ungefähr 5–10 % der Patienten leiden an einer sogenannten **sekundären Hypertonie**, das heißt, dass eine fassbare Ursache für die Bluthochdruckentstehung besteht. Ursachen hierfür können sein: Phäochromozytom, Hyperthyreose, Cushing-Syndrom, Hyperparathyreoidismus, Hyperaldosteronismus, Nierenarterienstenose, Schwangerschaft oder Schlafapnoesyndrom.

Auch Arzneimittel können den Blutdruck erhöhen. Dazu zählen u. a.: Amphetamine, Bupropion, Corticosteroide, Ciclosporin, Duloxetin, Estrogene, Erythropoetin, NSAR, Sibutramin, Tacrolimus oder Venlafaxin.

Kardiovaskuläres Gesamtrisiko: Bei der Klassifizierung ist nicht nur die Höhe des Blutdrucks ausschlaggebend,

nicht beeionflussbare Faktoren	beeinflussbare Faktoren		
Alter Geschlecht erbliche Belastung	■ Rauchen ■ Cholesterol > 190 mg/dl ■ LDL-Cholesterol > 115 mg/dl ■ HDL-Cholesterol Männer < 40 mg/dl Frauen < 45 mg/dl ■ Hypertonie ≥ 140/90 mgHg ■ Diabetes mellitus Nüchternblutzucker > 126 mg/dl oder nach Glucosebelastung > 200 mg/dl	■ Eiweißausscheidung im Urin ■ Arterienwand-verdickung Halsschlagader (IMD > 0,9 mm) ■ Übergewicht (BMI > 25 kg/m^2) ■ stammbetonte Fettverteilung Bauchumfang Männer > 102 cm Frauen > 88 cm	■ Triglyceride > 150 mg/dl ■ Gicht ■ Bewegungsmangel ■ krankmachender Stress ■ erhöhter Alkohol-konsum ■ erhöhter Kochsalz-verbrauch ■ Linkshypertrophie des Herzens (verdickter Herzmuskel)

Abb. 10.1 Beeinflussbare und nicht beeinflussbare kardiovaskuläre Risikofaktoren

sondern auch das kardiovaskuläre Gesamtrisiko (Abb. 10.1). Zur Erfassung und Einschätzung des individuellen Risikos innerhalb der nächsten 10 Jahre einen Herzinfarkt zu erleiden, können verschiedene Scores (Procam-, Framingham- oder ESC-Score) verwendet werden. Mittels Einberechnung einzelner Risikofaktoren, wie Dyslipidämie, positive Familienanamnese, Bauchumfang, erhöhter Blutzucker, Alter und Rauchen lässt sich das Risiko dann berechnen. Es wird empfohlen eine Risikobewertung für Hypertoniepatienten vorzunehmen, wenn sie nicht schon ein hohes oder sehr hohes Risiko infolge einer manifesten Herz-Kreislauf-Erkrankung (z. B. KHK), einer Nierenerkrankung oder eines Diabetes, eines einzelnen deutlich erhöhten Risikofaktors (z. B. Cholesterol) oder einer hypertensiven Linksherzhypertrophie aufweisen.

10.3.2 Ärztliche Diagnostik

Die initiale Abklärung eines Patienten mit Hochdruck sollte die Diagnose der arteriellen Hypertonie bestätigen, Ursachen einer sekundären Hypertonie aufdecken und das kardiovaskuläre Risiko einschätzen sowie Endorganschäden und Begleiterkrankungen erkennen. Dies erfordert eine Blutdruckmessung, die Erhebung der Eigen- und der Familienanamnese (Bluthochdruckvorkommen in der Familie), die körperliche Untersuchung, Labordiagnostik und weitere spezielle diagnostische Tests, z. B. ein EKG. In der europäischen Leitlinie der European Society of Cardiology (ESC) zur arteriellen Hypertonie wird empfohlen, wie häufig Blutdruckkontrolluntersuchungen stattfinden sollten. Bei einem optimalen Blutdruck (< 120/80 mmHg) sollten mindestens alle 5 Jahre, bei normalem Blutdruck (120–129/80–84 mmHg) alle 3 Jahre und bei hoch normalen Werten (130–139/85–89 mmHg) mindestens jährlich Wiederholungsmessungen stattfinden (Abb. 10.2).

Praxistipp

Als praktische Hilfe wurden von der ABDA in Zusammenarbeit mit der AG Arterielle Hypertonie der Deutschen Gesellschaft für Kardiologie (DGK) Informationsbögen für die Blutdruckmessung in der Offizin entwickelt. Es werden 2 Bögen zur Verfügung gestellt: für „Personen mit bestehendem Bluthochdruck" und für „Personen ohne bekannten Bluthochdruck". Die Informationsbögen Blutdruck können auf der Webseite der ABDA heruntergeladen werden. Hier findet sich auch die SOP „Blutdruckmessung in der Apotheke".

Verweis auf Online

ABDA Leitlinien und Arbeitshilfen → Blutdruckmessung

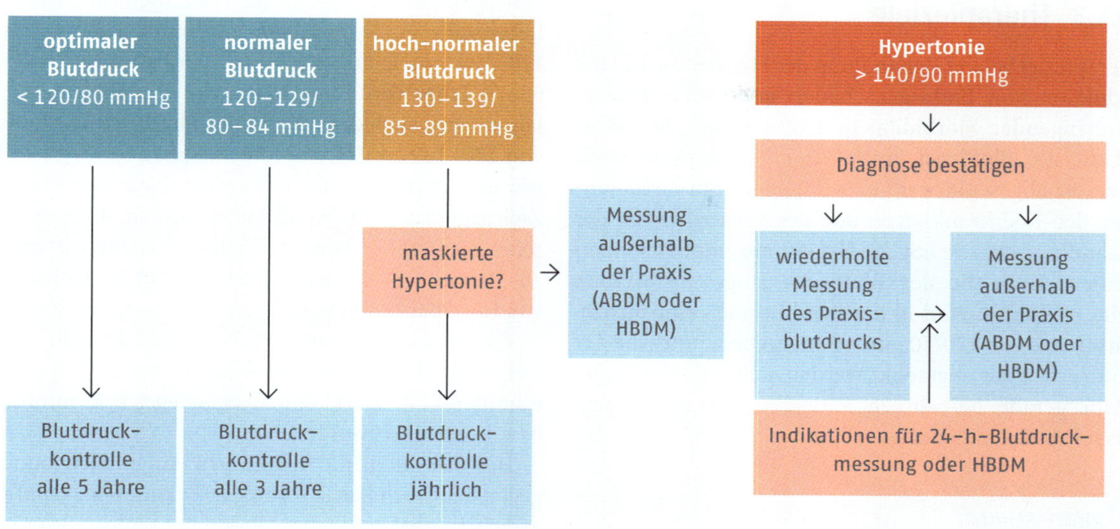

Abb. 10.2 Screening und Diagnose von Hypertonie. **ABDM** ambulante Blutdruckmessung, **HBDM** Heimblutdruckmessung. Nach ESC/ESH Hypertonie Leitlinien (2018)

Blutdruckmessung

Eine korrekt durchgeführte Blutdruckmessung kann den Arzt bei der Diagnosestellung arterielle Hypertonie unterstützen.

- Bei einer Erstuntersuchung ist es hilfreich, den Blutdruck an beiden Armen zu messen, um relevante Seitendifferenzen (z. B. durch eine Aortenisthmusstenose) festzustellen. Der höhere Wert ist der Referenzwert.
- Vor der Messung sollte eine 3–5 minütige Ruhepause eigenhalten werden.
- Es sollten 3 Messungen durchgeführt werden, wovon ein Durchschnittswert aus den Blutdruckwerten der 2. und 3. Messung errechnet wird.
- Die 2. und 3. Messung ist jeweils nach 1–2 Minuten durchzuführen.
- Wenn möglich sollte bis ca. 1 Stunde vor der Messung auf koffeinhaltige Getränke, Alkohol und Nicotin verzichtet werden.
- Verwendung eines validierten Blutdruckmessgeräts mit Prüfsiegel und gültiger messtechnischer Kontrolle (Gültigkeit 2 Jahre).
- Bevorzugte Messung im entspannten Sitzen am Oberarm mit Verwendung einer Standardmanschette (12–13 cm breit und 35 cm lang). Bei Armumfängen > 32 cm sowie bei dünneren Armen muss eine angepassten Manschette verwendet werden, da sonst Fehler bei der Messung auftreten können (Werte werden bei zu schmaler Manschette überschätzt).
- Die Manschette ca. 3 cm oberhalb des Ellenbogens anlegen, sodass sich der Luftschlauch auf der Innenseite des Arms befindet.
- Während der Messung darauf achten, den Arm nicht durch Kleidung abzuschnüren, auf Herzhöhe zu halten und nicht anzuspannen, die Beine nicht überkreuzen und während der Messung nicht zu sprechen oder z. B. das Smartphone nicht zu bedienen.
- Um orthostatische Hypotensionen, z. B. bei älteren Patienten oder Diabetikern, zu erkennen, bei der Erstmessung im Stehen nach 1 und 3 Minuten messen.
- Der Blutdruckmessung nach Riva Rocci mit dem Stethoskop sollte bei Patienten mit Herzrhythmusstörungen, Herzschrittmachern, artheriosklerotischen Gefäßveränderungen und bei Schwangeren der Vorzug vor Messgeräten mit oszillometrischem Messprinzip gegeben werden.
- Zur vollständigen Dokumentation gehören Datum und Uhrzeit der Messung sowie Angaben zum Patienten (Namen, Alter, Vorerkrankungen, Raucherstatus, ggf. vorliegende Blutdruckmedikation), verwendetes Gerät, welche Seite gemessen wurde (links/rechts), systolischer und diastolischer Blutdruckwert aller 3 Messungen und der Durchschnittswert sowie der Durchschnittswert für den Puls.

Verweis auf Online
Zuverlässige Blutdruckmessgeräte mit Prüfsiegel der Deutschen Hochdruckliga

10.3.3 Therapieziele

Therapieziel bei der Behandlung der Hypertonie ist eine Reduktion von Endorganschäden und damit zusammenhängender Morbidität und Mortalität. Die Höhe, auf die der Blutdruck mithilfe der antihypertensiven Therapie abgesenkt werden soll, hängt vom Patientenalter, den Koerkrankungen und der Verträglichkeit der Behandlung ab. Die ESC/ESH-Leitlinie empfiehlt einen Zielbereich in die der Blutdruck eingestellt werden sollte. Weiterhin wird in der Leitlinie auch eine Sicherheitsgrenze von 120/70 mmHg angegeben, unter die der Blutdruck nicht abgesenkt werden sollte, da die Sturzgefahr gerade bei älteren Patienten bei zu starkem Absenken des Blutdrucks, erhöht ist.

SPRINT-Studie

Den systolischen Blutdruck auf unter 120 mmHg zu senken, kann bei bestimmten Patienten mit hohem kardiovaskulären Risiko, aber ohne Diabetes mellitus oder früherem Schlaganfall, tödliche und nicht tödliche kardiovaskuläre Ereignisse und die Gesamtsterblichkeit im Vergleich zu einer weniger starken Blutdrucksenkung hochsignifikant reduzieren. Allerdings traten im Verlauf der intensivierten Therapie signifikant höhere Raten an unerwünschten Nebenwirkungen (orthostatische Hypotonie und Sturzgefahr) auf. Zu diesem Ergebnis kam die Systolic Blood Pressure Intervention Trial (SPRINT-Studie). Die Generalisierbarkeit der Studien-Daten ist allerdings eingeschränkt, da durch die Ausschlusskriterien klar wird, dass die Ergebnisse der Studie nur für einen kleinen definierten Anteil an Patienten gilt. Ferner wurden die Patienten in der Studie sehr engmaschig überwacht, eine solche Kontrolle auf Nebenwirkung findet in der täglichen Praxis nicht statt. Auch die Messmethode wurde infrage gestellt: Es wurde ein Messverfahren durchgeführt ohne medizinisches Personal. Dadurch wurde der „Weißkittel-Effekt" ausgeschaltet. Im Vergleich zur konventionellen Messung in der Praxis sind die in der Studie angegebenen systolischen Blutdruckwerte wahrscheinlich um 5–10 mmHg niedriger als die Werte bei einer üblichen Praxismessung.
Als Reaktion auf die SPRINT-Studie wurde die US-amerikanische Leitlinie angepasst. Eine arterielle Hypertonie ist dort nun definiert ab einem Wert von ≥ 130/80 mmHg statt wie bisher ≥ 140/90 mmHg.

④ In den ESC/ESH-Leitlinien wird zunächst als primäres Therapieziel ein in der Arztpraxis gemessener Zielblutdruck von < 140/90 mmHg für alle Patienten altersunabhängig empfohlen. Sollte die Therapie gut vertragen werden, wird für Patienten bis zum 65. Lebensjahr ein systolischer Zielblutdruckbereich von 120–129 mmHg angestrebt und bei Patienten zwischen 65–79 Jahre von 130–139 mmHg. Für Patienten ≥ 80 Jahren wird auch ein systolischer Blutdruck-Zielbereich von 130–139 mmHg empfohlen, sofern verträglich. Bei gebrechlichen und hilfsbedürftigen Patienten kann das Ziel gegebenenfalls modifiziert werden. Der diastolische Zielbereich liegt bei allen Patienten zwischen 70–79 mmHg unabhängig vom Ausmaß des Risikos und von Begleiterkrankungen.

Um das kardiovaskuläre Risiko zu senken, sollten weitere Risikofaktoren, wie Nonadhärenz, Übergewicht, erhöhter LDL-Wert, Blutzuckerspiegel u. a. minimiert bzw. kontrolliert werden.

Bei Patienten, die schon sehr lange Medikamente gegen Bluthochdruck verordnet bekommen, empfiehlt es sich, in Abständen den Verlauf der Blutdruckwerte zu hinterfragen.

10.3.4 Symptomerfassung

Fast immer ist eine Hypertonie symptomlos. Erst bei sehr hohen Werten treten Symptome, wie Kopfschmerzen, gerötete Gesichtshaut (Flush), Schwindel oder Tinnitus auf. Meist handelt es sich um einen Zufallsbefund. Der Leidensdruck, die Hypertonie zu behandeln, ist daher sehr gering, die Patienten verspüren eher unerwünschte Wirkungen der einzelnen blutdrucksenkenden Medikamente. Deshalb sollte der Nonadhärenz gerade in der Behandlung der Hypertonie besondere Beachtung geschenkt werden.

10.3.5 Nichtmedikamentöse Maßnahmen

Lebensstiländerungen sind entscheidend in der Prävention der Hypertonie, sind aber ebenso bedeutsam in deren Behandlung. Sie können sicher und effektiv die Entstehung vorbeugen, sie verzögern oder eine medikamentöse Therapie vermeiden und können bei hypertensiven Patienten eine Blutdrucksenkung bewirken. Zu den empfohlenen Maßnahmen gehören eine Ernährungsumstellung, regelmäßige körperliche Aktivität und eine Tabakentwöhnung. Hierdurch kann der systolische Blutdruck um bis zu 10–15 mmHg reduziert werden.

Ernährung: Adipositas ist neben Alkohol ein Hauptrisikofaktor für die Entstehung einer Hypertonie, daher ist eine Normalisierung des Körpergewichts essenziell. Die Abnahme von nur einem Kilogramm Übergewicht lässt den Blutdruck um mindestens 1–2 mmHg absinken. Eine Gewichtsreduktion auf einen BMI von 25 kg/m^2 und einen Taillenumfang von < 94 cm bei Männern und < 80 cm bei Frauen ist anzustreben. Ebenfalls positiv wirkt sich eine Einschränkung der Kochsalzzufuhr auf

<5g pro Tag auf den Blutdruck aus, sowie ein nur moderater Alkoholkonsum (▸ Kap. 37.2).

Bewegung: Regelmäßige Bewegung, z. B. moderates dynamisches Training, ist für Bluthochdruckpatienten eine wichtige Maßnahme zur natürlichen Blutdruckregulierung. Optimal ist ein mindestens 30-minütiges Training 5–7-mal pro Woche.

Rauchen: Allen Rauchern sollte empfohlen werden, das Rauchen zu beenden. Hierzu kann die Apotheke wertvolle Tipps zur Unterstützung anbieten.

Sonstige Belastungen: Stresssituationen in Beruf und Familie sollten vermieden und besonderer Wert auf Zeit zur Entspannung und ausreichende Nachtruhe gelegt werden.

10.3.6 Medikamentöse Therapie

Selbstmedikation und Grenzen der Selbstmedikation

Die selbstmedikamentöse Behandlung der Hypertonie ist in den seltensten Fällen möglich. Sowohl die Diagnose als auch die Therapie gehören in die Hand eines Arztes. Pflanzenextrakte aus Weißdorn, Knoblauch oder Mistel werden volksmedizinisch zur Senkung des Blutdrucks angewendet. Ein ausgeprägter blutdrucksenkender Effekt konnte jedoch nicht definitiv nachgewiesen werden.

Stressgeplagte Patienten mit mäßig hohem Blutdruck profitieren häufig auch von entspannungsfördernden Maßnahmen, wie autogenem Training oder progressiver Muskelentspannung. Entspannungsfördernde Heilpflanzenextrakte wie z. B. aus Baldrianwurzel, Lavendel oder Melissenblättern können diese Maßnahmen unterstützen.

Zubereitungen mit Rauwolfia und Reserpin sollten wegen möglicher Nebenwirkungen (z. B. depressiven Verstimmungen, Bradykardie, Kreislaufstörungen) und Interaktionen (z. B. Thiazide, Digitalis, Chinidin, Sympathomimetika) zurückhaltend empfohlen werden. Reserpinhaltige Arzneimittel sollten frühestens 14 Tage nach dem Absetzen von MAO-Hemmern eingesetzt werden.

Auch die Kombination von Reserpin mit Alkohol, Schmerzmitteln, Antihistaminika und Psychopharmaka sollte nur bei ganz bestimmten Patientengruppen und mit Vorsicht eingesetzt werden.

Der Patient sollte an den Arzt verwiesen werden, sobald:

- wiederholt erhöhte Blutdruckwerte gemessen worden sind,
- sich Beschwerden wie Kopfschmerzen, Herzklopfen, Schwindel, Sehstörungen, Nasenbluten oder Blut im Urin häufen,
- die Belastungsfähigkeit sich auffällig ändert.

Bei Blutdruckwerten über 200/130 mmHg, die sich mit den vorhandenen Antihypertonika nicht absenken lassen oder der Patient sich unwohl fühlt, ist die Fahrt zum Arzt oder ins nächste Krankenhaus unumgänglich.

Cave

Die Interaktion zwischen **Blutdrucksenkern** und **NSAR** (außer ASS 100 mg) zählt zu einer der häufigsten vorkommenden Interaktion in der Apotheke. Der Blutdruck kann bei der gleichzeitigen Einnahme von NSAR und Antihypertensiva (mit Ausnahme der Calciumkanalblocker) steigen. Mehrere Untersuchungen und Metaanalysen haben einen Anstieg des systolischen Blutdrucks um 5–10 mmHg gezeigt. Die klinische Relevanz dieser Interaktion steigt mit Dauer und Dosis der Anwendung, aber auch mit dem kardiovaskulären Risiko und anderen Begleiterkrankungen (eingeschränkte Nierenfunktion) des Patienten. Daher sollten NSAR bei Patienten mit Hypertonie möglichst niedrig dosiert und möglichst kurz eingesetzt werden.

Ärztliche Therapie

Die medikamentöse Therapie ist die effektivste Methode zur Blutdrucksenkung und zur Reduktion des kardiovaskulären Risikos.

Die 5 großen Substanzklassen Diuretika, Betablocker, Calciumkanalblocker, ACE-Hemmer, Angiotensin-Rezeptor-Blocker (ARB) sind alle gleichermaßen für die Initial- und Dauerbehandlung geeignet Sie werden als Mono- oder Kombinationstherapie angewendet. Eine Vielzahl randomisierter kontrollierter Studien und Metaanalysen haben keinen klinisch relevanten Unterschied zwischen den verschiedenen Substanzklassen gezeigt. Der Hauptnutzen einer antihypertensiven Therapie beruht auf der Blutdrucksenkung an sich, dem Nachweis der Reduktion kardiovaskulärer Ereignisse aus placebokontrollierten Studien, dem Nachweis einer breiten Äquivalenz bei der Senkung der kardiovaskulären Morbidität und Mortalität. Der Nutzen ist von der Wahl des angewendeten Medikaments weitgehend unabhängig.

⑤ Die Auswahl eines geeigneten Antihypertonikums muss demzufolge unter Berücksichtigung von absoluten oder relativen Kontraindikationen (◘ Tab. 10.3) und spezifischen, sogenannten zwingenden Indikationen (compelling indications) erfolgen (◘ Tab. 10.4). Andere Substanzklassen können dann eingesetzt werden, wenn sich der Blutdruck durch die oben genannten 5 Wirkstoffklassen nicht ausreichend senken lässt.

10

Tab. 10.3 Absolute und relative Kontraindikationen für die Anwendung der Antihypertensiva (nach ESC/ESH Leitlinie Hypertonie)

Wirkstoffklasse	Absolute KI	Relative KI
Thiazide/thiazidartige	Gicht	Metabolisches Syndrom, Glucoseintoleranz, Schwangerschaft, Hypercalcämie, Hypokaliämie
Betablocker	Asthma bronchiale, hochgradiger AV-Block, Bradykardie (Herzfrequenz < 60 Schläge pro Minute)	Metabolisches Syndrom, Glucoseintoleranz, Athleten und sportlich aktive Patienten
Calciumkanalblocker (Dihydropyridine)	–	Tachyarrhythmie, Herzinsuffizienz (HFrEF, Klasse III und IV), vorbestehendes schweres Beinödem
Calciumkanalblocker (Verapamil, Diltiazem)	Hochgradiger AV-Block, schwere linksventrikuläre Dysfunktion (Auswurffraktion < 40 %), Bradykardie (Herzfrequenz < 60 Schläge pro Minute)	Verstopfung
ACE-Hemmer	Schwangerschaft, vorheriges angioneurotisches Ödem, Hyperkaliämie (Kalium > 5,5 mmol/l), bilaterale Nierenarterienstenose	Frauen im gebärfähigen Alter ohne zuverlässige Kontrazeption
Angiotensin-Rezeptor-Blocker	Schwangerschaft, Hyperkaliämie (Kalium > 5,5 mmol/l), bilaterale Nierenarterienstenose	Frauen im gebärfähigen Alter
Mineralocorticoidrezeptor-Antagonist (MRA)	Akute oder schwere Niereninsuffizienz (eGFR < 30 ml/min), Hyperkaliämie (Kalium > 5,5 mmol/l)	–

Durch mangelnde Adhärenz bei Polymedikation und mangelnde Intensivierung der Therapie durch den Arzt sind die Erfolgsraten in der Blutdruckkontrolle nach wie vor schlecht. Daher wird zur Initialtherapie der Hypertonie für die meisten Patienten eine Kombination aus 2 Wirkstoffen in einer Tablette empfohlen (Abb. 10.3).

Kombiniert wird immer ein ACE-Hemmer oder ARB mit einem Calciumkanalblocker oder Diuretikum. Die Kombination von 2 RAAS-Blockern (ACE-Hemmer, ARB oder Renin-Antagonist) wird nicht empfohlen. Eine Monotherapie kommt vor allem für gebrechliche, sehr alte Patienten infrage oder für Niedrigrisiko-Patienten. Sollte sich der Blutdruck mit einer Zweierkombination nicht regulieren lassen wird eine Dreifachkombination aus ACE-Hemmer oder ARB mit einem Calciumkanalblocker und einem Diuretikum empfohlen. Bei resistenter Hypertonie (ausreichende Adhärenz prüfen) kann zusätzlich Spironolacton mit 25–50 mg, ein Alphablocker oder Betablocker eingesetzt werden. Die medikamentöse Basisstrategie bei unkomplizierter Hypertonie eignet sich auch für Patienten mit Diabetes, hypertoniebedingten Endorganschäden, zerebrovaskulären Erkrankungen oder peripherer arterieller Erkrankung. Bei Patienten mit Hypertonie und koronarer Herzerkrankung (KHK), Vorhofflimmern oder Herzinsuffizienz sollte, wenn möglich, ein Betablocker eingesetzt werden. Bei Patienten mit chronischer Nierenerkrankung wird ab einer eGFR < 30 ml/min/1,73m^2 vorzugsweise ein Schleifendiuretikum eingesetzt.

Calciumkanalblocker senken den Blutdruck durch Erweiterung der Blutgefäße. Einige bremsen zusätzlich die Herzfrequenz. Sie werden in Dihydropyridine und Nichtdihydropyridine unterteilt und sind relativ nebenwirkungsarm und metabolisch neutral. Die Nichtdihydropyridine sind in der Lage die Herzfrequenz, die Erregungsleitung und Kontraktionskraft des Herzens zu reduzieren. Diese Eigenschaften weisen die Dihydropyridine nicht auf (Tab. 10.5).

Tab. 10.4 Bevorzugte antihypertensive Therapie je nach Indikation

Indikation	Auswahl
Herzinsuffizienz	ACE-Hemmer oder ARB, Betablocker, Diuretika, MRA
Zustand nach Herzinfarkt	ACE-Hemmer oder ARB, Betablocker
Hohes Koronarrisiko	ACE-Hemmer, Betablocker, Diuretika, Calciumkanalblocker
Diabetes mellitus	ACE-Hemmer oder ARB, Calciumkanalblocker, Diuretika
Chronische Nierenerkrankung	ACE-Hemmer oder ARB
Schlaganfall, Sekundärprophylaxe	ACE-Hemmer, Diuretika
Schwangerschaft und Stillzeit	Methyldopa, Metoprolol, Dihydralazin im 2./3. Trimenon auch Nifedipin und Urapidil

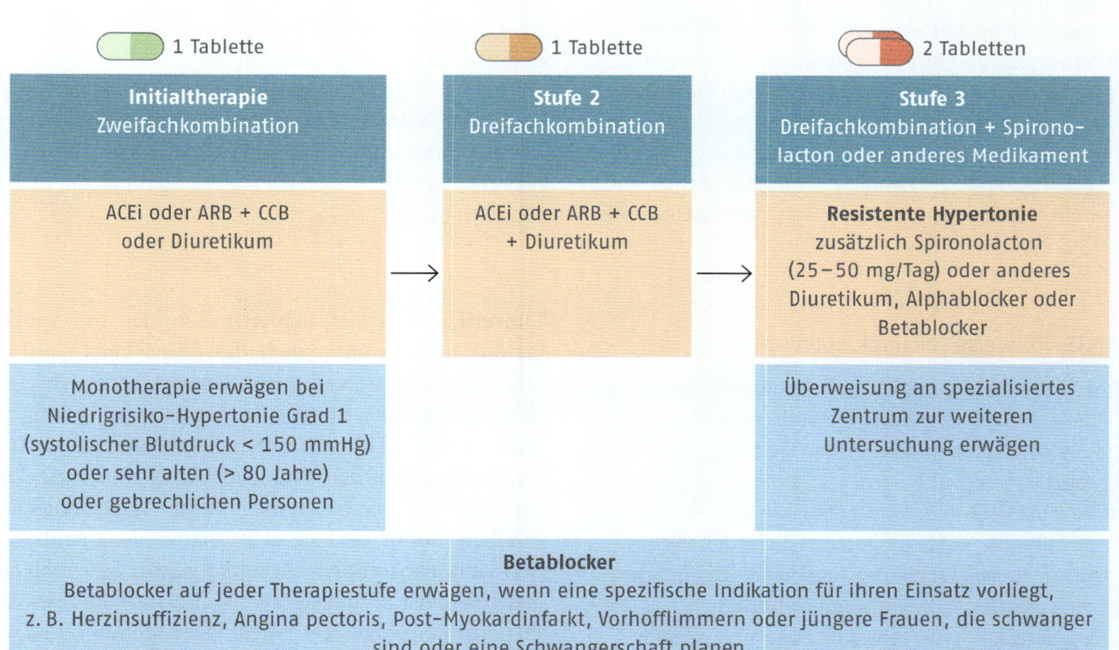

Abb. 10.3 Medikamentöse Basisstrategie bei unkomplizierter Hypertonie. **ACEi** ACE-Hemmer, **ARB** Angiotensin-Rezeptor-Blocker, **CCB** Calciumkanalblocker

10

Tab. 10.5 Arzneistoffprofil: Calciumkanalblocker

Wirkstoffgruppe	Arzneistoff
Dihydropyridine	Amlodipin, Felodipin, Lercanidipin, Nifedipin, Nitrendipin
Nichtdihydropyridine	Diltiazem, Verapamil

Besonderheiten

- **NW:** Ödeme an Knöcheln und Beinen (besonders Dihydropyridine, nicht gut mit Diuretika therapierbar), Reflextachykardie (Dihydropridine), Gesichtsrötung, Flush, Gingivahyperplasie (Amlodipin, Verapamil), Schwindel, Kopfschmerzen, Impotenz, Verstopfung (Verapamil), Palpitationen, Kopfschmerzen, AV-Block, Bradykardie und Herzinsuffizienz bei Nichtdihydropyridinen,
- **KI: Dihydropyridine:** instabile Herzinsuffizienz (NYHA III und IV), Schwangerschaft und Stillzeit, instabile Angina pectoris, schwere Nierenfunktionsstörung (Lercanidipin), schwere Leberfunktionsstörung (Lercanidipin und Felodipin); **Verapamil, Diltiazem:** manifeste Herzinsuffizienz; Bradykardie, AV-Block II. und III. Grades, Sick-Sinus-Syndrom, Herz-Kreislauf-Schock, akuter Myokardinfarkt, Schwangerschaft und Stillzeit,
- **WW:** Hemmung von CYP3A4 (Diltiazem, Verapamil) und CYP1A2, CYP2C9 und CYP2C19 (Verapamil), daher Erhöhung der Spiegel anderer Wirkstoffe möglich, klinisch schwerwiegende Interaktion bei der Kombination von Nichtdihydropyridinen mit Betablockern, Ivabradin oder Dantrolen; Hemmung von P-Glykoprotein durch Verapamil, erhöhte Konzentration von Substanzen, durch verstärkte Resorption im Darm (z. B. Dabigatran, Loperamid), Lercanidipin und Ciclosporin,
- **Sonstiges:** unretardiertes Nifedipin flutet rasch an und hat nur eine kurze Wirkdauer mit ausgeprägter Reflextachykardie (Einsatz im hypertensiven Notfall); Nitrendipin und Felodipin fluten langsamer an und haben eine längere Wirkdauer; Amlodipin besitzt eine HWZ von 30–50 Stunden, einmal tägliche Gabe möglich, keine Anpassung bei Niereninsuffizienz notwendig; Lercanidipin von der Wirksamkeit vergleichbar, nüchterne Einnahme wichtig, da die Einnahme zu einer fettreichen Mahlzeit die Bioverfügbarkeit stark erhöht und damit vermehrt Nebenwirkungen, wie Hypotonie oder Ödeme auftreten können.

AMTS-Hinweise Calciumkanalblocker

- Amlodipin, Lercanidipin und Felodipin können aufgrund der längeren Halbwertszeit einmal täglich eingenommen werden (verbesserte Adhärenz).
- Bei Auftreten von Knöchelödemen unter Amlodipintherapie, sollte möglichst kein Schleifendiuretikum eingesetzt werden (unwirksam), sondern die Dosis des Amlodipins reduziert und ein weiteres Antihypertensivum angesetzt werden oder versuchsweise statt Amlodipin Lercanidipin eingesetzt werden.
- Betablocker sollten möglichst nicht mit Verapamil oder Diltiazem kombiniert werden.
- Lercanidipin sollte morgens nüchtern (mind. 15 Minuten vor dem Essen) eingenommen werden.
- Amlodipin und Lercanidipin sind nicht dosisäquivalent.
- Die Lichtempfindlichkeit von Calciumkanalblockern ist zu beachten. Die Patienten sind über die korrekte Aufbewahrung zu schulen.

Diuretika (Thiazide, Schleifendiuretika und Spironolacton) fördern anfänglich die Flüssigkeits- und Natriumchloridausscheidung und bewirken dauerhaft eine Erweiterung der Blutgefäße. Sie werden häufig mit anderen Bluthochdruckmitteln kombiniert (Tab. 10.6). Thiazide senken den Blutdruck deutlich, können aber die Glucosetoleranz senken und Triglyceridspiegel erhöhen. Somit sind sie nicht metabolisch neutral. Zu den kaliumsparenden Diuretika gehört Spironolacton, welches meist in niedriger Dosis (25 mg) bei resistenter Hypertonie eingesetzt wird. Schleifendiuretika wie Torasemid oder Furosemid werden vor allem dann eingesetzt, wenn sogenannte zwingende Indikationen wie Herzinsuffizienz, stark eingeschränkte Nierenfunktion oder Ödembildung vorliegen.

Tab. 10.6 Arzneistoffprofil: Diuretika

Wirkstoffgruppe	Arzneistoff, Dosierung, Bemerkungen
Thiazide	Chlortalidon 12,5–25 mg, Hydrochlorothiazid 12,5–50 mg, Indapamid 1,25–2,5 mg, Xipamid 10–80 mg
Schleifendiuretika	Furosemid: 2 × tgl. morgens und mittags 20–80 mg, Torasemid: 1 × tgl. 5–40 mg, Piretanid
Kaliumsparende Diuretika	Amilorid, Triamteren (beide häufig in Kombination mit HCT)
Minaralocorticoidrezeptor-Antagonisten (Aldosteron-Antagonisten)	Spironolacton, Eplerenon

Besonderheiten

- **NW:** Störungen im Elektrolythaushalt, Muskelschwäche, Arrhythmie, erhöhte Toxizität von Herzglykosiden durch Hypokaliämie (Thiazide und Schleifendiuretika); verstärkte Wirkung von: Laxanzien, Insulin, Corticosteroide, β-Sympathomimetika; bei Hyperurikämie: Abschwächung von Urikosurika; verminderte Glucosetoleranz, Hyperglykämie, Abschwächung der antidiabetischen Wirkung; Anstieg von LDL möglich; erektile Dysfunktion; Aktivierung des Renin-Angiotensin-Aldosteron-Systems (RAAS); Hypercalcämie: max. 500 mg Calcium als tägliches Supplement, bei kaliumsparenden Diuretika und MRA: Hyperkaliämie, Gynäkomastie (Spironolacton),
- **KI:** Hyperkaliamie, Hypokaliämie/Hyponatriämie/Hypercalcämie, Dehydratation, Gicht, Harnsäure > 9 l, Niereninsuffizienz (bei den Thiaziden, MRA und kaliumsparenden Diuretika),
- **WW:** Urikosurika, NSAR: Hemmung der Diuretikawirkung, andere Antihypertensiva: Wirkverstärkung, Kalium und kaliumsparende Diuretika/MRA: Gefahr der Hyperkaliämie; Gefahr der Hypokaliämie durch Insulin, Glucocorticoide, β-Sympathomimetika, Laxanzien oder Theophyllin, bei Hypokaliämie verstärkte Toxizität von Herzglykosiden; Gefahr der Hyponatriämie, verstärkt durch viele Psychopharmaka, Carbamazepin und Oxcarbamazepin, Gefahr der Hypercalcämie durch die Kombination von Thiaziden mit Calcium oder Colecalciferol; erhöhte Plasmaspiegel von Lithium.

AMTS-Hinweise Diuretika

- Thiazide und Schleifendiuretika sollten möglichst nur einmal täglich morgens eingesetzt werden (Ausnahme Furosemid morgens und mittags aufgrund der kurzen HWZ).
- Furosemid hat eine variable Resorptionsrate, daher besser nüchtern einnehmen; bei instabiler Resorption ist Torasemid besser geeignet.
- Thiazide und Schleifendiuretika sollten möglichst nicht zusammen eingesetzt werden, wegen auftretender Elektrolytschwankungen wie Hyponatriämie oder Hypokaliämie (Exsikkosegefahr gerade bei älteren Patienten). Der Einsatz als kurzfristige sequenzielle Nephronblockade kann bei stark eingeschränkter Nierenfunktion (eGFR < 30 ml/min) erwogen werden.
- Thiazide, Spironolacton, Eplerenon, Amilorid und Triamteren sollten bei einer eingeschränkten Nierenfunktion (eGFR < 30 ml/min) nicht mehr eingesetzt werden.
- Chlorthalidon ist nicht dosisgleich mit Hydrochlorothiazid. Bei einer Umstellung von 12,5 mg HCT auf 12,5 mg Chlorthalidon muss mit einer stärkeren Blutdrucksenkung gerechnet werden.
- Low-Ceiling Diuretika, z. B. die Thiazide, haben keine Wirkungssteigerung bei Dosissteigerung.
- Gefahr des akuten Nierenversagens beim Einsatz von NSAR + Diuretika + RAAS-Blocker (ACE-Hemmer oder ARB): sogenannter triple whammy durch Reduktion des Filtrationsdrucks in der Niere.

Tab. 10.7 Arzneistoffprofil: Betablocker (Auswahl)

Wirkstoffgruppe	Arzneistoff
Kardioselektive Betablocker	Atenolol, Bisoprolol, Metoprolol, Nebivolol, Betaxolol, Celiprolol
Nichtkardioselektive Betablocker	Propranolol, Carvedilol, Sotalol
Lipophile	Propranolol > Nebivolol > Carvedilol > Bisoprolol > Metoprolol > Sotalol > Atenolol
Hydrophilie	Acebutolol, Atenolol, Nadolol, Sotalol
Vasodilatierende Eigenschaften	Carvedilol, Celiprolol, Labetolol, Nebivolol

Besonderheiten

- **NW:** Schwindel, Müdigkeit, Bradykardie, Verstärkung einer Hypoglykämie, Verschleierung der Hypoglykämie-Symptomatik (Tachykardie und Tremor), Depression, Gewichtszunahme, Schwächegefühl, Asthenie, Auslösung von Asthmaanfällen, zentralnervöse Störungen und Schlafstörung bei abendlicher Gabe bes. bei lipophilen Betablockern, Potenzstörungen (geringer unter Nebivolol),
- **KI:** relative: AV-Block I. Grades, Spätstadien der peripheren arteriellen Verschlusskrankheit, Psoriasis, metabolisches Syndrom; absolute: Asthma bronchiale, akute Herzinsuffizienz, Bradykardie (< 50/min), AV-Block II. und III. Grades, karidogener Schock, metabolische Azidose, Phäochromozytom.
- **WW:** Metoprolol, Propranolol, Timolol, Nebivolol und Carvedilol sind Substrate von CYP2D6 und sollten nicht mit CYP2D6-Inhibitoren (wie z. B. Fluoxetin, Paroxetin, Bupropion) kombiniert werden; β_2-Sympathomimetika; die Wirkung von Lokalanästhetika kann abgeschwächt werden; Betablocker sollten nicht mit Antiarrhythmika oder Verapamil, Diltiazem kombiniert werden, da ein AV-Block, Sinusarrest und Bradykardie auftreten können; Klasse-I-Antiarrhythmika; zentral wirksame Antihypertensiva; Digitalisglykoside; Clonidin.

 **Cave**

Die Einnahme von HCT ist vermutlich mit einem erhöhten Risiko für nichtmelanozytäre Hauttumoren assoziiert (Rote-Hand-Brief vom 17.10.2018). Das Risiko steigt bei einer kumulativen Dosis von 50 000 mg (eine kumulative Dosis von 50 000 mg entspricht z. B. einer täglichen Dosis von 12,5 mg HCT für einen Zeitraum von etwa 11 Jahren). Im Beratungsgespräch sollten Patienten über das Risiko vorsichtig informiert werden und darauf hingewiesen werden, unter HCT-Therapie einen angemessenen Sonnenschutz zu verwenden und die Exposition gegenüber Sonnenlicht und UV-Strahlung einzuschränken. Ein generelles Absetzen wird nicht empfohlen und kommt v. a. bei jungen Patienten mit dauerhafter langer Gabe, Patienten mit Hautkrebs und bei Patienten mit hohen Dosen infrage.

Betablocker (β-Adrenorezeptor-Antagonisten) senken den Blutdruck, indem sie das Herzzeitvolumen (negativ chronotrop und negativ inotrop) senken, die Ausschüttung von Renin in der Niere vermindern, durch Blockade präsynaptischer β-Rezeptoren die Ausschüttung von Noradrenalin reduzieren und zentral sympathische Aktivität vermindern. In der Therapie der Hypertonie sind sie nicht die Substanzklasse der ersten Wahl, weil ihr Einsatz im Gegensatz zu ACE-Hemmern oder ARB aufgrund von Nebenwirkungen zu einer erhöhten Therapieabbruchrate führt. Sie werden meist dann eingesetzt, wenn weitere Indikationen, wie Herzinsuffizienz, KHK, Herzrhythmusstörungen, Migräneprophylaxe, Hyperthyreose, Angststörungen, essenzieller Tremor oder ein Kinderwunsch (Metoprolol) vorliegen. Die Betablocker sind eine heterogene Klasse, die sich in ihrer Rezeptorselektivität (Tab. 10.7), Lipophile, Bioverfügbarkeit und der Metabolisierung unterscheiden. Am häufigsten eingesetzt werden die kardioselektiven Betablocker Metoprolol und Bisoprolol.

Ausgewählte Eigenschaften:

- **Selektivität:** Unselektive Betablocker binden sowohl an β_1- (vorwiegend am Herzen) als auch an β_2-Adrenorezeptoren (u. a. an den glatte Muskelzellen der Bronchien). Die selektive Bindung an β_1-Adrenorezeptoren am Herzen wird auch „kardioselektiv“

genannt. Die Selektivität ist nur relativ und nimmt mit steigender Dosis ab.

- **Lipophilie**: Lipophile Betablocker werden fast vollständig resorbiert, haben einen hohen First-Pass-Effekt und sind ZNS gängig. Sie können dadurch auch zu Schlafstörungen und Depression führen.
- **Hydrophilie**: Aufgrund von hydrophilen Eigenschaften werden Betablocker, wie Atenolol nur unvollständig resorbiert und v.a. renal eliminiert, sodass die Dosis bei eingeschränkter Nierenfunktion an die GFR angepasst werden muss. Hydrophile Betablocker haben auch nur einen geringen First-Pass-Effekt.
- **Vasodilatierende Betablocker** haben gefäßerweiternde Eigenschaften. Dazu gehören z.B. Carvedilol und Labetalol, die gleichzeitig Alphablocker sind. Nebivolol erweitert die Gefäße, indem es die Freisetzung von Stickstoffmonoxid (NO) fördert.

Merke

Die Meldung einer Interaktion mit Betablockern im Interaktions-Check muss sorgfältig überprüft werden. Häufig profitieren Patienten trotz vermeidlicher Interaktion von einem Betablocker (z.B. Patienten mit Diabetes mellitus oder COPD und kardiovaskulären Erkrankungen). Daher sollte der Patient nicht verunsichert werden, sondern erst über den Nutzen der Therapie und dann über möglich auftretenden Nebenwirkungen aufgeklärt werden.

AMTS-Hinweise Betablocker

- Die Dosis sollte bei Betablockern unter Blutdruck und Frequenzkontrolle langsam gesteigert werden.
- Zu Beginn können Müdigkeit und Schlafstörungen mit Albträumen auftreten, Einnahme möglichst morgens.
- Es sollte kein eigenständiges Absetzen erfolgen (Gefahr einer Reflextachykardie).
- Betablocker sollten nicht miteinander kombiniert werden.
- Kardioselektive Betablocker können bei Patienten mit COPD eingesetzt werden.

ACE-Hemmer: Durch das Angiotensin-Converting-Enzym (ACE) wird Angiotensin I zu Angiotensin II, einem der stärksten Vasokonstriktoren, umgewandelt. ACE-Hemmer blockieren diese Umwandlung und fördern gleichzeitig die Produktion anderer vasodilatierender Substanzen, z.B. Prostaglandin E_2 (◘ Tab. 10.8). ACE-Hemmer sind metabolisch neutral und besitzen einen nephroprotektiven Effekt. Sie gehören zu der Wirkstoffklasse der ersten Wahl bei der Therapie der Hypertonie.

AMTS-Hinweise ACE-Hemmer

- Zu Beginn können Müdigkeit, Schwindel und Schwäche auftreten, daher sollte einschleichend dosiert werden (Verdoppelung der Dosis alle 2 Wochen).
- Einnahme bevorzugt zum Essen, Captopril nüchtern.
- ACE-Hemmer werden überwiegend renal eliminiert, daher muss bei eingeschränkter Nierenfunktion die Dosis angepasst werden (Ausnahme: Fosinopril).
- In der Selbstmedikation ist auf zusätzliche Kaliumsubstitution zu achten (Hyperkaliämiegefahr, v.a. in Kombination mit kaliumsparenden Diuretika).
- Kombination mit ARB oder Aliskiren vermeiden (erhöhtes Risiko von Nebenwirkungen (Hyperkaliämie, Hypotonie, Nierenschäden) ohne therapeutischen Nutzen.
- Teratogenität.
- Zu Beginn der Therapie kann es zu einer Verminderung des Geschmacksempfinden kommen.
- Bei Reizhusten immer an den ACE-Hemmer-bedingten Reizhusten denken (○ Abb. 10.4).

Angiotensin-II-Rezeptor-Antagonisten (ARB, Sartane) gehören auch zu den Arzneistoffen die im Renin-Angiotensin-Aldosteron-System (RAAS) eingreifen und den AT_1-Rezeptor, der die vasokonstriktorische Wirkung des Angiotensin-II bedingt, blockieren (◘ Tab. 10.9). Der vaskuläre Widerstand wird somit gesenkt. Alle auf dem Markt befindlichen ARB sind für die Indikation Hypertonie zugelassen. Im Vergleich mit ACE-Hemmern konnten sie in Studien Gleichwertigkeit beweisen. Die Nebenwirkung Reizhusten tritt im Vergleich zu ACE-Hemmern nur selten auf, da Bradykinin nicht vermehrt produziert wird. Auch Angioödeme treten seltener auf als unter ACE-Hemmern.

Verweis auf Online

Äquivalenzdosistabellen der AMK zu ACE-Hemmern, Angiotensin-II-Rezeptor-Blockern, Betablockern und Diuretika

Weitere Antihypertonika, z.B. Aliskiren (ein Renininhibitor), werden meistens zusammen mit anderen Antihypertensiva, z.B. Diuretika, zur Behandlung des Bluthochdrucks eingesetzt.

10

Tab. 10.8 Arzneistoffprofil: ACE-Hemmer (Beispiele)

Arzneistoff	Dosierung, Bemerkungen
Captopril	2 × tgl. 12,5–25 mg. Um den angestrebten Blutdruck zu erreichen, kann die Dosis unter Einhaltung eines Intervalls von mindestens 2 Wochen je nach Notwendigkeit schrittweise auf 2 × tgl. 50–75 mg angehoben werden. Captopril kann alleine oder in Kombination mit anderen antihypertensiven Medikamenten, insbesondere mit Thiaziddiuretika angewendet werden; dann kann auch ein 1-mal tägliches Dosierungsschema angezeigt sein.
Enalapril	Initial 1 × tgl. 5–10 mg, bei unzureichender Wirkung 1 × tgl. 20 mg, max. 1 × tgl. 40 mg
Lisinopril	1 × tgl. 5–10 mg, Steigerung in 2–4-wöchigen Abständen bis auf 40 mg (max. 80 mg/d)
Ramipril	Initial 1 × tgl. 1,25–2,5 mg; Dosis kann in Intervallen von 2–4 Wochen verdoppelt werden, max. 10 mg/d. Die Dosis wird üblicherweise 1-mal täglich eingenommen.

Besonderheiten

- **NW:** trockener Reizhusten durch erhöhte Bradykininspiegel, Angioödem (selten), Anstieg von Serumkreatinin, Geschmacksstörungen gerade zu Therapiebeginn, Hyperkaliämie (v. a. bei Nierenfunktionsstörung), bei eingeschränkter Nierenfunktion kann es zur weiteren Verschlechterung oder akutem Nierenversagen kommen, allergische Reaktionen,
- **KI:** Angioödeme in der Anamnese, Schwangerschaft, Stillzeit, beidseitige Nierenaortenstenose, nach Nierentransplantation, schwere Autoimmunerkrankungen, Hyperkaliämie (Kalium > 5,5 mmol/l), Kombination mit Aliskiren bei Diabetes oder eingeschränkter Nierenfunktion, Kombination mit Valsartan/Sacubitril,
- **WW:** Wirkabschwächung durch NSAR; Gefahr des akuten Nierenversagens unter der Kombination aus ACE-Hemmern, NSAR und Diuretika (triple whammy); bei einer Kombination mit kaliumsparenden Diuretika (Spironolacton, Eplerenon, Triamteren, Amilorid) sollten regelmäßige Kaliumkontrollen erfolgen; bei einer Kombination mit Allopurinol ist vor allem in den ersten 4–6 Wochen nach Therapiebeginn die seltene Gefahr einer immunologischen Reaktion (Agranulozytose, Thrombozytopenie, Anämie) gegeben, daher Patient bei Therapiebeginn über den Nutzen der Therapie und dann über mögliche Reaktionen (grippeartige Symptome, Fieber oder Ausschlag) aufklären und ggf. an den Arzt verweisen.

α_1-Blocker wie Doxazosin, Prazosin und Terazosin werden bei schlecht einstellbarem Blutdruck als Kombinationstherapie mit anderen Antihypertonika eingesetzt. Doxazosin und Terazosin sind auch zur Therapie der benignen Prostatahyperplasie zugelassen. Durch die Gefahr der orthostatischen Hypotonie, werden α_1-Blocker als potenziell inadäquate Medikamente im Alter angesehen und sollten (nur wenn unbedingt notwendig) in der niedrigsten möglichen Dosis bis Halbierung der üblichen Dosis, einschleichend und ausschleichend unter engmaschiger Kontrolle des Blutdrucks und auf Nebenwirkungen wie Orthostase, Sturzgefahr und Nierenfunktion eingesetzt werden.

Zentral wirksame Substanzen, wie Moxonidin und Clonidin wirken durch die Stimulation von α_2-Rezeptoren im ZNS antihypertensiv, verursachen aber häufig Sedierung, Mundtrockenheit, Ödeme und Orthostase und werden daher nicht gut vertragen.

Methyldopa reduziert auch den Sympathikustonus. Aufgrund vieler Nebenwirkungen ist es nicht Therapie der ersten Wahl. Allerdings ist es in der Schwangerschaft für Mutter und Ungeborenes gut verträglich und wird daher als Langzeit-Antihypertensivum bei Schwangeren eingesetzt.

Direkte Vasodilatatoren, wie Dihydralazin und Minoxidil führt zu einer arteriellen Vasodilatation. Da schnell eine Tachyphylaxie eintreten kann, muss Minoxidil in Kombination mit anderen Antihypertensiva eingesetzt werden (◻ Tab. 10.10).

Adhärenz

Die Adhärenz bei der Einnahme von Medikamenten gegen Bluthochdruck ist häufig mangelhaft, da die Patienten keinen direkten Benefit verspüren, sondern vor allem anfänglich mit vermehrten Nebenwirkungen, wie Schwindel und Müdigkeit oder Potenzprobleme zu

Patientin verlangt einen Hustenblocker gegen trockenen Reizhusten			
Fragen	Hinterfragen der Eigendiagnose oder des Arzneimittelwunschs	Für wen?	Für ihn selbst
		Beschwerden?	Seit Wochen trockener Reizhusten, obwohl nicht erkältet
		Wie oft?	Mehrmals über den Tag verteilt und auch nachts
	Auswahl bzw. Beurteilung des Arzneistoffs und des Fertigarzneimittels	Ist das gewünschte Arzneimittel für die Behandlung geeignet?	Nein
		Gibt es weitere Erkrankungen?	Nein
		Werden weitere Arzneimittel eingenommen?	Arzneimittel zur Therapie der Hypertonie: Lisinopril, Hydrochlorothiazid
Entscheiden	Selbstmedikation möglich?	Sind Grenzen der Selbstmedika tion überschritten oder gab es schon eine ärztliche Behandlung?	Keine Selbstmedikation möglich: Verdacht auf Nebenwirkung des ACE-Hemmers
Informieren	Information zum Arzneimittel und zur Abgabe	Es wird kein Hustenblocker abgegeben! Nach Absetzen des ACE-Hemmers verschwindet der Husten innerhalb von einer bis vier Wochen; in den meisten Fällen löst ein Wechsel auf ein Sartan das Problem	
	Grenzen der Selbstmedikation	Bei chronischem Husten in gleichbleibender Stärke länger als 3 Wochen; anfallsweise rezidivierendem Husten oder Verdacht auf Arzneimittelnebenwirkung den Arzt aufsuchen	

Abb. 10.4 Beratungsschema: Patientin mit Eigendiagnose Reizhusten

kämpfen haben. Mangelnde Aufklärung, unzureichende Kommunikation, Überforderung des Patienten durch komplexe Therapieschemata mit zahlreichen Einnahmezeitpunkten (wie mehrmals täglich, nüchtern, vor, nach oder zum Essen) und hoher Tablettenlast sowie Resignation und Koerkrankungen wie Depressionen können weitere Ursachen für Nonadhärenz sein. Gerade in der Therapie der Hypertonie ist die Vereinfachung der Therapie durch Reduktion von Tablettenlast und der Einnahmezeitpunkte eine wirkungsvolle Maßnahme zur Verbesserung der Adhärenz. Auch Fixkombinationen (mehrere Wirkstoffe in einer Darreichungsform), die die ESC/ESH-Hypertonie Leitlinie empfiehlt, können die Adhärenz maßgeblich fördern. Allerdings kann es unter Fixkombinationen auch zu Verwechslungen und Doppelmedikationen kommen, sodass eine Überprüfung der Medikation durch die Apotheke (auch in Form einer Medikationsanalyse) sinnvoll sein kann (▸Kap. 23, ▸Kap. 27).

Was ist der beste Einnahmezeitpunkt von Antihypertensiva?

Es ist bekannt, dass ein erhöhter nächtlicher systolischer Blutdruck mit einem erhöhten kardiovaskulären Risiko verbunden ist. In einer kontrollierten prospektiven Studie mit 19000 Patienten zeigte sich bei der abendlichen Einnahme der Antihypertensiva im Vergleich zur morgendlichen Einnahme, dass das kardiovaskuläre Risiko um 45 % gesenkt wird. Dies könnte der Grund sein für von der Fachinformation abweichende Einnahmeempfehlungen der Antihypertensiva in der Praxis (oftmals kommt es zu einer Aufteilung der Dosis auf morgens und abends). Allerdings ist die abendliche Einnahme nicht für alle Arzneistoffklassen sinnvoll. Diuretika (nächtliches Wasserlassen) oder lipophile Betablocker (Schlafstörungen) sind eher nicht für die abendliche Einnahme geeignet. Antihypertensiva mit einer langen Halbwertszeit, z. B. Amlodipin sollten schon aus Adhärenzgründen nur einmal täglich eingenommen werden. ACE-Hemmer oder ARB können wiederum gut auch abends eingenommen werden.

Tab. 10.9 Arzneistoffprofil: Angiotensin-II-Rezeptor-Antagonisten (ARB, Sartane)

Arzneistoff	Dosierung bei arterieller Hypertonie
Candesartan-cilexetil	1 × tgl. 4–16 mg
Irbesartan	1 × tgl. 150–300 mg
Losartan	1–2 × tgl. 50 mg
Olmesartan-medoxomil	1 × tgl. 10–20 mg
Telmisartan	1 × tgl. 20–80 mg
Valsartan	1 × tgl. 80–160 mg

Besonderheiten

- **NW:** Hyperkaliämie, Arthralgie, Müdigkeit, Infektionen, Husten, Anstieg des Serumkreatinins,
- **KI:** bekannte Überempfindlichkeit, Schwangerschaft,
- **WW:** bei einer Kombination mit kaliumsparenden Diuretika, Ciclosoprin, Trimetoprim sollten regelmäßige Kaliumkontrollen erfolgen; Verschlechterung der Nierenfunktion bei Kombination mit NSAR, die Lithium-Clearance wird durch Sartane stark herabgesetzt: Intoxikationsgefahr; Losartan wird über CYP2C9 metabolisiert,
- **Sonstiges:** Sartane sind ACE-Hemmern nicht überlegen und stellen eine sinnvolle Alternative bei Unverträglichkeit von ACE-Hemmern dar; Kaliumkontrolle bei Therapiebeginn nach einer Woche, nach Dosisänderung und dann regelmäßig alle 6–12 Monate (bei eingeschränkter Nierenfunktion häufiger).

Ein Monitoring des Blutdrucks sollte möglichst kontinuierlich durchgeführt werden. Der Patient sollte in der Anwendung eines Blutdruckmessgeräts geschult werden (wie genau, wie häufig und wann sollte gemessen werden) und die Daten in einem Blutdrucktagebuch dokumentieren. Weiterhin sollte das Gewicht regelmäßig kontrolliert und auf mögliche Nebenwirkungen der Arzneimittel geachtet werden. Ungefähr jährlich sollte das kardiovaskuläre Risiko reevaluiert werden. Im Beratungsgespräch sollte auch auf die Aufbewahrung der Arzneimittel hingewiesen werden (in Originalverpackung bei licht- und feuchtigkeitsempfindlichen Arzneistoffen nötig, z. B. Carvedilol, Amlodipin oder Nitrendipin). Der Apotheker kann gerade in der Verstärkung der Motivation zur nichtmedikamentösen Therapie und der Adhärenz eine große Rolle spielen.

10.4 Chronische koronare Herzkrankheit

Die koronare Herzkrankheit (KHK) ist die Manifestation der Atherosklerose an den Herzkranzarterien. Sie führt häufig zu einem Missverhältnis zwischen Sauerstoffbedarf und Sauerstoffangebot im Herzmuskel (o Abb. 10.5). Bei Belastungssituationen mit erhöhtem Sauerstoffbedarf kommt es zu den typischen Angina-pectoris-Schmerzen Die KHK wird unterteilt in akutes und chronisches Koronarsyndrom. Ein akuter Herzinfarkt, plötzlicher Herztod oder eine instabile Angina pectoris zählen zum akuten Syndrom. Die chronische KHK kann asymptomatisch verlaufen (Atherosklerose an den Herzkranzgefäßen ohne jegliche Symptome) oder es treten Belastungsdyspnoe und Angina-pectoris-Beschwerden auf. Eine chronische KHK ist mit einem erhöhten Morbiditäts- und Mortalitätsrisiko verbunden. Bei häufigem Auftreten von Angina-pectoris-Beschwerden ist die Lebensqualität vermindert. Das wichtigste Therapieziel für die Patienten ist die Vermeidung von Angina-pectoris-Anfällen und die Erhaltung der Belastungsfähigkeit, da dies maßgeblich die Lebensqualität erhält bzw. verbessert. Weiterhin gilt es, die Krankheitsprogression zu verhindern sowie die Entwicklung einer Herzinsuffizienz oder das Auftreten von Herzinfarkten zu vermeiden.

Tab. 10.10 Arzneistoffprofil: weitere Antihypertonika

Arzneistoff, Handelsname (Bsp.)	Besonderheiten
Renin-Antagonisten: Aliskiren (Rasilez®)	Die Kombination von Aliskiren mit ACE-Hemmern oder ARB sollte vermieden werden, da es in Studien zu einer erhöhten Nebenwirkungsrate im Vergleich zur Monotherapie kam. Nur in Ausnahmefällen und engmaschiger Überwachung der Nebenwirkungen sollte diese Kombination eingesetzt werden. ▪ **NW:** Anstieg Harnstoff und Serumkreatinin, Anstieg Kreatinin-Kinase, Ausschlag, Husten, Durchfall, ▪ **KI:** bei eingeschränkter Nierenfunktion, Angioödeme in der Vorgeschichte, nicht in Kombination mit P-Glykoprotein-Inhibitoren, ▪ **WW:** verstärkte Wirkung durch CYP3A4-Inhibitoren, abgeschwächte Wirkung durch Kombination mit P-gp Induktoren, Anstieg der Kaliumspiegel durch Kombination mit Sartanen und ACE-Hemmern, erhöhte Furosemid-Spiegel
Doxazosin, Prazosin, Terazosin	▪ **NW:** orthostatische Hypotonie, Priapismus, Somnolenz, Benommenheit, Kopfschmerzen, Schwindel, Palpitationen, Tachykardie, Bronchitis, Husten, Dyspnoe, Mundtrockenheit, Pruritus, ▪ **KI:** Patienten mit orthostatischer Hypotonie in der Anamnese, Patienten mit benigner Prostatahyperplasie, die gleichzeitig eine Stauung der oberen Harnwege, eine chronische Harnwegsinfektion oder Blasensteine aufweisen, Stillzeit, eingeschränkte Leberfunktion, ▪ **WW:** symptomatische Hypotonie unter der Anwendung mit PDE-5-Inhibitoren (z. B. Sildenafil, Tadalafil), verstärkt die blutdrucksenkende Wirkung von anderen Alphablockern und anderen Antihypertonika, AUC-Zunahme in Kombination mit Cimetidin
Zentrale Alphaagonisten: Clonidin (Catapresan®), Moxonidin (Generika)	▪ **NW:** Übelkeit, Juckreiz, Ödeme, Depressionen, ▪ **KI:** Sick-Sinus-Syndrom, Bradykardie, Depressionen, Leberinsuffizienz, Schwangerschaft, AV-Block Grad 2 oder 3, ▪ **WW:** wegen Gefahr der Sedierung nicht zusammen mit anderen zentralwirkenden Substanzen anwenden
Methyldopa (Presinol®)	▪ **NW:** Müdigkeit, Schwindel, Depression, Miosis, sexuelle Funktionsstörungen, Ödeme, Ulkus, Depressionen, Parkinsonoid, ▪ **KI:** Depression, Suizidgedanken, Ulkus, ▪ **WW:** Kombination mit Betablockern vermeiden: Bradykardie und Hypotonie, nicht zusammen mit Antiarrhythmika, nie zusammen mit MAO-Hemmern: Hypertonie
Minoxidil (Loniten®, Lonolox®); Dihydralazin	▪ **NW:** Flush, orthostatische Dysregulation, Kopfschmerzen, Ödeme, Hypertrichiose, Hirsutismus, Perikardödeme, Tachykardie, EKG Veränderungen, ▪ **KI:** Phäochromozytom, pulmonale Hypertonie, ▪ **WW:** Hypotonie mit Alphablockern und anderen Antihypertensiva

10

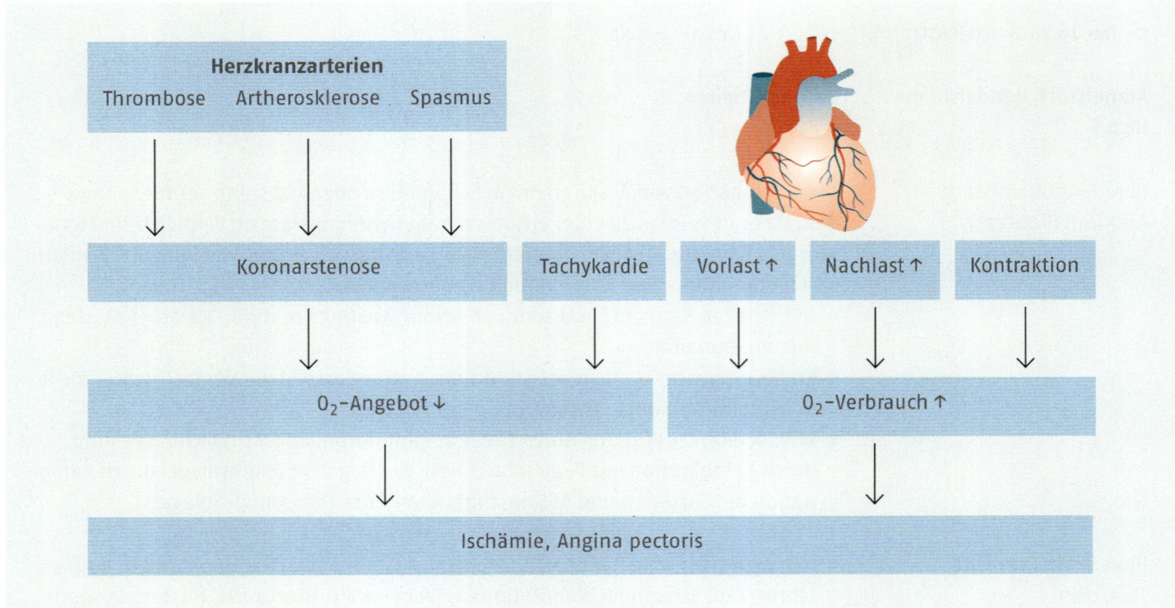

Abb. 10.5 Pathogenese der koronaren Herzkrankheit (KHK)

Tab. 10.11 Klassifikation der stabilen Angina-pectoris-Symptomatik nach Kriterien der Canadian Cardiovascular Society (CCS)

CCS-Grad	Definition	Beispiel
I	Keine Beeinträchtigung bei normaler Belastung, Angina nur bei sehr hoher bzw. andauernder Anstrengung	Angina bei sportlichen Aktivitäten oder intensiven häuslichen Tätigkeiten
II	Geringe Beeinträchtigung bei normalen Tätigkeiten	Angina bei schnellem Treppensteigen, bei Belastung kurz nach dem Aufstehen
III	Deutliche Beeinträchtigung der Leistungsfähigkeit	Angina bei leichter Hausarbeit, beim langsamen Gehen
IV	Angina bei geringster körperlicher Belastung oder in Ruhe	

Merke

In der aktualisierten Leitlinie der Europäischen Kardiologengesellschaft (ESC) wird die stabile koronare Herzkrankheit nun als chronisches Koronarsyndrom (CCS) bezeichnet und grenzt somit das chronische Koronarsyndrom gegen das akute Koronarsyndrom der koronaren Herzkrankheit ab und soll damit den fortschreitenden Verlauf der Erkrankung besser beschreiben.

Angina-pectoris-Symptome werden als beklemmende, krampfartige und drückende Schmerzen hinter dem Brustbein beschrieben, die auch in Schulter, Hals, Kiefer oder Arm ausstrahlen können. Wichtigstes Merkmal der Angina pectoris ist das Auftreten unter körperlicher oder seelischer Belastung und ihr rasches Abflauen in Ruhe oder durch Gabe von Nitroglycerin. Typische Auslöser eines Anfalls sind körperliche Anstrengung, Aufregung, Stress, Ärger, Kälte, Rauchen und reichliche Mahlzeiten. Man unterteilt die stabile Angina pectoris Symptomatik in vier Schweregrade nach den Kriterien der Canadian Cardiovascular Society (CCS; Tab. 10.11).

10.4.1 Nichtmedikamentöse Maßnahmen

Durch konsequente Umsetzung präventiver Maßnahmen wird die Prognose und die Leistungsfähigkeit der KHK Patienten nachweislich verbessert. Der Patient sollte aktiv mit in die Therapieentscheidungen (gemeinsam entscheiden) und Umsetzung der Maßnahmen einbezogen werden (Selbstmanagement).

Zu den nichtmedikamentösen Maßnahmen zählen (nach NVL KHK und ESC Leitlinie chronisches Koronarsyndrom):

- Rauchabstinenz bzw. Raucherentwöhnung als eine der effektivsten präventiven Maßnahmen, auch Passivrauchen sollte vermieden werden,
- Anpassung der Ernährung:
  - gesättigte Fettsäuren sollen < 10 % der gesamten Energieaufnahme ausmachen,
  - Transfettsäuren sollen grundsätzlich vermieden werden und < 1 % der gesamten Energieaufnahme ausmachen (Pommes frites, Kekse, Kartoffelchips, verschiedene Back- und Bratfette, Frittieröle und gehärtetes Fett),
  - Salzkonsum < 5 g pro Tag,
  - 30–45 g Ballaststoffe täglich aus Vollkornprodukten, Obst und Gemüse,
  - ≥ 200 g Obst täglich (2–3 Portionen),
  - ≥ 200 g Gemüse täglich (2–3 Portionen),
  - Fisch möglichst zweimal pro Woche, davon eine Mahlzeit mit fettreichem Fisch (z. B. Lachs, Makrele, Hering),
  - 30 g ungesalzene Nüsse pro Tag,
  - Vermeidung zuckergesüßter Getränke,
- Gewichtsmanagement:
  - normal- und übergewichtigen Patienten (BMI ≤ 30) mit chronischer KHK sollte empfohlen werden, eine Gewichtszunahme zu vermeiden,
  - ein gesundes Gewicht (< 25 kg/m^2) sollte erhalten bleiben oder eine Gewichtsreduktion durch begrenzte Kalorienzufuhr und erhöhter körperlicher Aktivität angestrebt werden,
- regelmäßig geplantes Trainingsprogramm mit Bestimmung der maximalen Leistungsfähigkeit und Belastbarkeit bestehend aus Krafttraining und aerobes Training),
- Alkoholkonsum:
  - bis zu 20 g Reinalkohol pro Tag für Männer und bis zu 10 g für Frauen,
- Patienten mit chronischer KHK und psychosozialen Belastungsfaktoren sollten multimodale Verhaltensinterventionen angeboten bekommen,
- psychotherapeutische Maßnahmen und/oder Psychopharmaka sollten bei psychischer Begleiterkrankung angeboten werden.

10.4.2 Selbstmedikation und Grenzen der Selbstmedikation

Auch wenn mit der Einnahme von Knoblauchextrakten, durchblutungsfördernden Phytopharmaka, wie Ginkgo oder Weißdornblättern mit Blüten und deren Zubereitungen nach dem aktuellen Kenntnisstand kein besonderes stoffliches Risiko verbunden ist, besteht ein Risiko der Fehlbehandlung und der Therapieverzögerung. Daher empfehlen die Leitlinien, komplementäre und alternative Therapien (z. B. Chelattherapie, Phytotherapie, Vitaminsupplementierung und Omega-3-Fettsäuren) nicht zur Behandlung der KHK einzusetzen.

Sobald Patienten bei körperlicher Belastung oder bei Kälte ein Druck- oder Engegefühl in der Herzgegend verspüren, sollten sie zum Arzt gehen. Angina-pectoris-Anfälle, die nachts oder nur nach geringer Belastung auftreten, müssen ärztlich abgeklärt werden. Auch bei einer Häufung der Anfälle oder dem vermehrten Einsatz des Nitrosprays sollte der Patient sofort an den Arzt verwiesen werden.

Merke

Eine jährliche Influenza-Impfung kann die Prävention eines akuten Myokardinfarkts für Patienten mit chronischem Koronarsyndrom verbessern, die Prognose für eine Herzinsuffizienz verbessern und die kardiovaskuläre Mortalität bei Erwachsenen ab 65 Jahren senken. Daher wird eine jährliche Influenza-Impfung für Patienten mit KHK empfohlen, insbesondere älteren Menschen.
Die Ständige Impfkommission rät zu einer jährlichen Impfung von Patienten im Alter von 60 Jahren oder älter sowie von Patienten mit chronischen Herz-Kreislauf-Krankheiten.

10.4.3 Ärztliche Therapie

Grundsätzlich gilt es in der medikamentösen Therapie, den kardialen Sauerstoffbedarf zu reduzieren und das Sauerstoffangebot zu erhöhen (o Abb. 10.6). Das Ziel des pharmakologischen Managements von Patienten mit chronischem Koronarsyndrom ist, Angina-Symptome und belastungsbedingte Ischämien zu reduzieren und kardiovaskuläre Ereignisse zu verhindern.

⑦ Eine sofortige Besserung oder **Vorbeugung von Angina-Symptomen** wird normalerweise mit schnell wirkenden Nitroglycerin Formulierungen (Anfallskupierung) erreicht. Antianginöse Medikamente, wie Betablocker, Calciumkanalblocker, langwirksame Nitrate, Ranolazin und Ivabradin – aber auch Änderungen des Lebensstils, regelmäßiges Training, Aufklärung der Patienten und Revaskularisierung – spielen alle eine

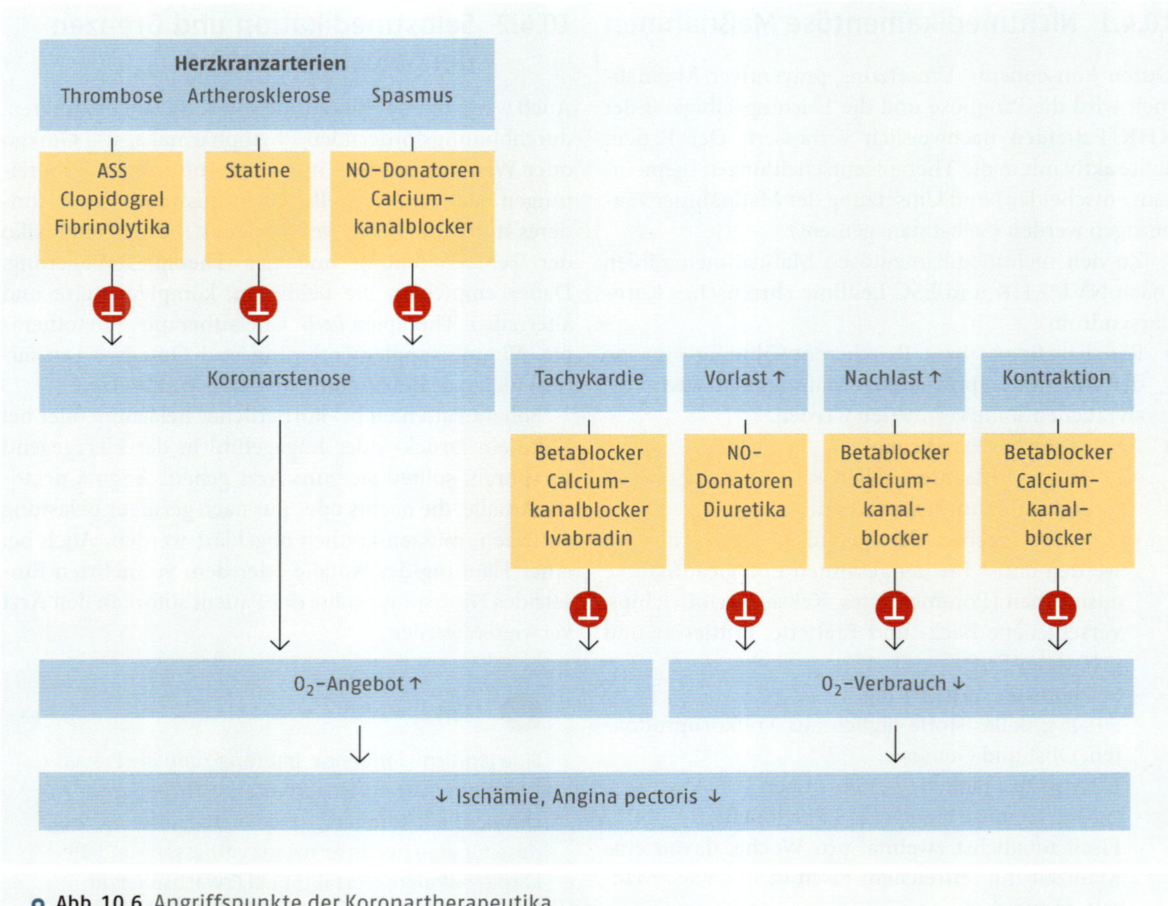

Abb. 10.6 Angriffspunkte der Koronartherapeutika

Rolle bei der langfristigen Minimierung oder Beseitigung von Symptomen (Langzeitprävention).

Die **Prävention von kardiovaskulären Ereignissen** konzentriert sich hauptsächlich auf die Verringerung der Inzidenz akuter thrombotischer Ereignisse und die Entstehung einer Herzinsuffizienz durch den Einsatz von Thrombozytenaggregationshemmer und/oder oralen Antikoagulanzien sowie Lipidsenkern.

Nach einem Myokardinfarkt wird auch der Einsatz von **Betablockern** empfohlen, allerdings nur für ein Jahr. Dann ist zu prüfen, ob eine Fortführung der Therapie angebracht ist.

Bei Patienten mit KHK und Bluthochdruck kommen v. a. Diuretika, Betablocker, ACE-Hemmer/ARB und langwirksame Calciumkanalblocker zum Einsatz.

Thrombozytenaggregationshemmung

Hemmung der Thrombozytenaggregation verringert die Wahrscheinlichkeit eines thromboembolischen Ereignisses in den Koronararterien. ASS wird als Mittel der ersten Wahl in niedrigen Dosen von 100 mg bei Patienten mit stabiler KHK oder nach elektiver aortenkoronarer Bypass-Oparation empfohlen. Bei Unverträglichkeit oder Kontraindikationen sollte ASS durch Clopidogrel ersetzt werden. Für die Indikation chronisch stabiler KHK ohne vorherigen Herzinfarkt ist Acteylsalicylsäure oder Clopidogrel zwar off-label, die Anwendung ist jedoch leitliniengerecht und entspricht dem medizinischen Standard (◻ Tab. 10.13).

Wichtige Hinweise zur Thrombozytenaggregationshemmung:

- Bei Patienten, die keine KHK und auch kein relevantes kardiovaskuläres Risiko tragen, sollte keine undifferenzierte primärpräventive ASS-Gabe erfolgen. Hier überwiegen die Nebenwirkungen den eigentlichen Nutzen.
- Clopidogrel ist ein Prodrug und muss zunächst über CYP2C19 in den aktiven Metaboliten umgewandelt werden. Durch genetischbedingte CYP2C19-Polymorphismen (Genotyp des Patienten) kann die thrombozytenaggregationshemmende Wirkung beeinträchtigt werden.
- Bei geplanten operativen Eingriffen ist der Zahnarzt oder Arzt über die Einnahme von ASS oder Clopidogrel informieren.

Tab. 10.12 Behandlungsmöglichkeiten für eine duale antithrombotische Therapie in Kombination mit ASS 100 mg täglich bei Patienten mit einem hohen oder mittleren Risiko für ischämische Ereignisse ohne hohes Blutungsrisiko nach der ESC-Leitlinie chronisches Koronarsyndrom.

Arzneistoff	Dosis	Indikation
Clopidogrel	2 × tgl. 75 mg	Patienten nach Herzinfarkt; Therapiedauer ein Jahr
Prasugrel	1 × tgl. 10 mg	Bei Patienten mit akutem Koronarsyndrom (instabile Angina, NSTEMI oder STEMI) nach Koronarintervention, Therapiedauer über 12 Monate
Rivaroxaban	2 × tgl. 2,5 mg	Für Patienten mit einem hohen Risiko für ischämische Ereignisse (z. B. Mehrgefäß-KHK und mind. einem Risikofaktor wie pAVK, erneutem Herzinfarkt, behandlungsbedürftigem Diabetes Typ 2 oder chronischer Nierenkrankheit)
Ticagrelor	2 × tgl. 60 mg	Patienten nach Herzinfarkt, Therapiedauer ein Jahr

Tab. 10.13 Arzneistoffprofil: Thrombozytenaggregationshemmer

Arzneistoff, Handelsname (Bsp.)	Dosierung, Bemerkungen, Besonderheiten
Acetylsalicylsäure (Aspirin® protect, ASS, Generika)	1 × tgl. 100 mg, höhere Dosen führen zu keiner Steigerung der Wirkung, nur zu vermehrten Nebenwirkungen, ▪ **NW:** gastrointestinale Ulzera, Auslösung asthmatischer Beschwerden, Reye-Syndrom, ▪ **KI:** Überempfindlichkeit (auch gegenüber anderen NSAR), akute gastrointestinale Ulzera, ▪ **WW:** Glucocorticoide (erhöhtes Risiko für gastrointestinale Ulzera), Inhibitoren der Blutgerinnung oder Thrombozytenaggregation (Blutungsneigung)
Clopidogrel (Plavix®)	1 × tgl. 75 mg, Indikation: zur Prävention artherothrombotischer Ereignisse nach Herzinfarkt, bei ischämischem Schlaganfall, pAVK, zur dualen Thrombozytenaggregation nach STENT-Setzung, ▪ **NW:** Blutungen, Hämatome, Leukopenie, akutes Leberversagen, ▪ **WW:** verminderte kardioprotektive Wirkung mit Omeprazol, Ketoconazol, Fluoxetin, Ciprofloxacin; Antikoagulanzien, NSAR, ▪ **Sonstiges:** Wirkverstärkung mit anderen Thrombozytenaggregationshemmern bzw. oralen Antikoagulanzien, SSRI, Ginkgo, Knoblauch, Ginseng, Rotklee, Nachtkerze

- Bei gastrointestinaler Blutung sollte die Behandlung mit ASS unter zusätzlicher Gabe eines Protonenpumpen-Inhibitors fortgesetzt werden.

Duale Therapie oder Triple-Therapie

Patienten mit stabiler KHK sollen nach elektiver Stent-Implantation eine duale Thrombozytenaggregationshemmung mit Clopidogrel und ASS empfohlen werden. Liegt eine Indikation zur oralen Antikoagulation vor (z. B. Vorhofflimmern), wird eine duale Therapie aus einem oralen Antikoagulans (z. B. Phenprocoumon, Rivaroxaban) und einem Thrombozytenaggregationshemmer empfohlen. Eine Dreifachtherapie (orales Antikoagulans und 2 Thrombozytenaggregationshemmer) kann bei einzelnen Patienten mit hohem ischämischem Risiko für möglichst kurze Zeit erwogen werden. Bei Patienten mit geringem thromboembolischen Risiko ist die Zweifachtherapie jedoch zu bevorzugen. Weitere Indikationen für eine duale Therapie sind in Tab. 10.12 aufgeführt.

10

Tab. 10.14 Arzneistoffprofil: Nitrate (Auswahl)

Arzneistoff, Handelsname (Bsp.)	Dosierung, Bemerkungen, Besonderheiten
ISMN (Ismo®)	1 × tgl. 40–60 mg oder 2 × tgl. 20–40 mg, Einnahme morgens und mittags oder 1 × tgl. 50–100 mg retardiert, zur Prophylaxe und Langzeitbehandlung der Angina pectoris, ▪ **NW:** Kopfschmerzen, Tachykardie, Hypotonie, Schwindel, Flush, Synkopen, ▪ **Sonstiges:** nicht zur Therapie des akuten Angina-pectoris-Anfalls geeignet
ISDN (Isoket®)	Prophylaxe: 2 × tgl. 10–40 mg, Einnahme morgens und mittags; 2 × tgl. 20 mg retardiert, 1–2 × tgl. 40–60 mg retardiert oder 1 × tgl. 80–120 mg retardiert; akuter Anfall: 1 × 5 mg sublingual, Spray: 1–3 Sprühstöße, ▪ **NW:** Kopfschmerzen, Tachykardie, Hypotonie, Schwindel, Flush, Synkopen
Molsidomin (Corvaton®)	2 × tgl. 2–4 mg bis 3–4 × tgl. 4 mg oder 2–3 × tgl. 8 mg retardiert, bei Unverträglichkeit von Nitraten einsetzbar; fehlende Toleranzentwicklung, ▪ **NW:** Kopfschmerzen, Hypotonie, ▪ **WW:** Phosphodiesterase-5-Hemmer
Glyceroltrinitrat (Nitrolingual®)	Spray oder Zerbeißkapseln bei akutem Anfall; Spray: bei Beginn eines Angina-pectoris-Anfalls oder unmittelbar vor Belastungen, 1–3 Sprühstöße in Abständen von etwa 30 Sekunden in die Mundhöhle (bevorzugt unter die Zunge) sprühen

Antianginöse Therapie

Bei alltagsrelevanten Einschränkungen trotz optimaler prognoseverbessernder Therapie stehen als antianginöse Medikation Betablocker, Calciumkanalblocker, langwirksame Nitrate, Ranolazin und Ivabradin zur Verfügung. Zur Erstlinien-Therapie sind Betablocker und/oder Calciumkanalblockern angezeigt, um Herzfrequenz und Symptome zu kontrollieren.

Auch Nitrate werden zur Verbesserung der Symptomatik und Belastungsgrenze bei Angina pectoris eingesetzt, da sie in der Lage sind, die Koronargefäße zu dilatieren. Sie haben keinen Einfluss auf die Prognose. Schnell wirksame Nitrate werden zur Anfallskupierung eingesetzt (Tab. 10.14). Langwirksame Nitrate (z. B. Isosorbiddinitrat und Isosorbidmononitrat) sollten als Zweitlinientherapie zur Symptomverbesserung angesehen werden, wenn die Ersttherapie mit einem Betablocker oder Nichtdihydropyridin-Calciumkanalblocker kontraindiziert ist, schlecht vertragen wird oder nicht ausreicht, um die Symptome zu kontrollieren.

Wichtige Hinweise zur antianginösen Therapie:

- ⑥ Patienten mit stabiler Angina pectoris sollten immer über ein schnell wirksames Nitrat zur Kupierung von Anfällen verfügen,
- sehr häufig können bei Behandlungsbeginn Kopfschmerzen (Nitratkopfschmerzen) auftreten, die erfahrungsgemäß meistens nach einigen Tagen bei weiterer Einnahme abklingen,
- häufig werden bei der Erstanwendung, aber auch bei einer Dosiserhöhung, ein Abfall des Blutdrucks und/oder orthostatische Hypotension beobachtet, die mit einer reflektorischen Erhöhung der Pulsfrequenz, Benommenheit sowie einem Schwindel- und Schwächegefühl einhergehen können,
- um die volle Wirkung des Arzneimittels zu erhalten und einer Toleranzbildung vorzubeugen, sollte bei einer täglichen Dosierung von ISMN oder ISDN von 2 × 1 Tablette die zweite Arzneimittelgabe nicht später als 6 Stunden nach der ersten Arzneimittelgabe erfolgen; so ist ein nitratfreies Intervall von 12 Stunden gewährleistet, auch bei der Applikation eines Nitratpflasters muss auf dieses Intervall geachtet und das Pflaster für 10–12 Stunden entfernt werden,
- Nitrate und Molsidomin dürfen nicht mit PDE-5-Hemmern wie Sildenafil kombiniert werden, da es zu erheblichen Blutdruckabfällen kommen kann.

ACE-Hemmer werden vor allem bei KHK Patienten mit begleitender Herzinsuffizienz eingesetzt.

Betablocker werden auch zur antianginösen Dauertherapie, sprich zur Prophylaxe von Angina-pectoris-Anfällen eingesetzt. Die Dosis des Betablockers sollte so angepasst werden, dass die Herzfrequenz in Ruhe auf 55–60 Schläge pro Minute begrenzt wird.

Wenn Betablocker nicht eingesetzt werden können oder wenn Patienten mit einer optimalen Betablocker-

Dosierung unzureichend eingestellt sind, sind Ivabradin (Procorolan®) und Ranolazin (Ranexa®) weitere Arzneimittel, die in der antianginösen Langzeittherapie eingesetzt werden können.

Calciumkanalblocker gehören auch zur antianginösen Dauertherapie. Die Kombination mit Dihydropyridin Calciumkanalblockern wie Amlodipin, Lercanidipin oder Nifedipin retard mit Betablockern ist möglich (◘ Tab. 10.5).

Nichtdihydropyridine wie Verapamil und Diltiazem dürfen wegen der negativen Effekte auf die Herzfrequenz und der Gefahr des AV-Blocks am Herzen nicht gleichzeitig mit Betablockern eingesetzt werden.

Lipidsenkende Therapie

Das LDL-Cholesterol spielt eine wichtige Rolle in der Entstehung der Atherosklerose. Das kardiovaskuläre Risiko steigt linear mit der Steigung des LDL-Cholesterol-Werts. Daher gilt in allen Leitlinien die starke Empfehlung, dass alle KHK Patienten von einer Senkung des LDL-Cholesterols und somit von einer Statintherapie profitieren und entsprechend behandelt werden sollen. Näher wird die lipidsenkende Therapie in ▸ Kap. 11 beschrieben.

10.5 Chronische Herzinsuffizienz

Herzinsuffizienz ist eine der größten Volkskrankheiten und entsteht meist aus Erkrankungen wie Hypertonie, koronarer Herzerkrankung, Vorhofflimmern, Herzklappenkrankheiten und anderen Erkrankungen, die das Herz in seiner Leistung beeinträchtigen. Somit ist das Herz nicht mehr in der Lage, den Organismus mit ausreichend Blut und damit mit genügend Sauerstoff zu versorgen, um den Stoffwechsel unter Ruhe- und Belastungsbedingungen zu gewährleisten. Mit zunehmendem Krankheitsverlauf werden die Patienten immer weiter eingeschränkt. Um dem entgegenzuwirken, kommen in der Behandlung der Herzinsuffizienz unter anderem ACE-Hemmer/Sartane, alternativ Angiotensinrezeptor-Neprilysin-Inhibitor (ARNI), Betablocker, Diuretika und Aldosteron-Antagonisten zum Einsatz. Im Beratungsgespräch in der Apotheke ist es daher wichtig, die Pharmakotherapie der Herzinsuffizienz zu kennen, um den Patienten in der Anwendung seiner Arzneimittel zu beraten, einer möglichen Nonadärenz zu begegnen und um klinisch relevante Interaktion (auch im Rahmen der Selbstmedikation) zu erkennen.

Definition

Bei der Herzinsuffizienz ist das Herz nicht mehr in der Lage, den Organismus mit ausreichend Blut und Sauerstoff zu versorgen, um einen stabilen Stoffwechsel unter Ruhe- oder Belastungsbedingungen zu gewährleisten. Die einstige rein hämodynamische Definition (unzureichendes Herzzeitvolumen) ist inzwischen um eine neurohumorale sowie eine metabolische Komponente ergänzt worden. Durch begleitende Veränderungen (u. a. Stimulation des sympathischen Nervensystems) versucht der Organismus die Dysfunktion von Herz- und Skelettmuskulatur und Niere zu kompensieren (NVL Herzinsuffizienz).

10.5.1 Grundlagen

Der Begriff Herzinsuffizienz umfasst verschiedene Krankheitsbilder und Definitionen, wie die akute (Herzversagen) und die chronische Herzinsuffizienz, die systolische (krankhaft verminderte Pumpfunktion auch Herzinsuffizienz mit reduzierter Ejektionsfraktion (HFrEF) genannt) und die diastolische Herzinsuffizienz (eine gestörte Füllung des Herzens auch Herzinsuffizienz mit erhaltener Ejektionsfraktion (HFpEF) genannt), Linksherzinsuffizienz, Rechtsherzinsuffizienz oder globale Herzinsuffizienz. Die Linksherzinsuffizienz führt zu einem Blutrückstau in den linken Vorhof und in der Folge zu einer Druckerhöhung in der Lunge. Das Blut beginnt sich in der Lunge zu stauen (Stauungslunge) und es kommt zu einem Flüssigkeitsaustritt in das Gewebe (Lungenödem). Bei der Rechtsherzinsuffizienz staut sich das Blut zurück in die Körpervenen. Durch den erhöhten Venendruck entwickelt sich eine Wasseransammlung in den Geweben mit Ödemen vor allem in den unteren Körperpartien (Beine), Aszites und Pleuraerguss. Die globale Herzinsuffizienz zeigt Symptome der Links- und Rechtsherzinsuffizienz.

10.5.2 Ärztliche Diagnostik

Die Diagnose wird anhand der körperlichen Leistungsfähigkeit, der Symptome sowie der klinischen Herzuntersuchung mit Ultraschall und Echokardiogramm gestellt. Klinisch liegt dann eine Herzinsuffizienz vor, wenn typische Symptome wie z. B. Müdigkeit, Appetitlosigkeit, allgemeine Schwäche und Leistungsminderung, Dyspnoe und Husten, nächtlicher Harndrang, Tachykardie, und/oder Flüssigkeitsretention auf dem Boden einer kardialen Funktionsstörung bestehen. Das nächtliche Hochlagern des Oberkörpers wird von den Patienten aufgrund der Stauung in der Lunge als angenehm empfunden. Die oft beobachtete Gewichtszunahme ist durch die Wassereinlagerungen bedingt und

▫ **Tab. 10.15** Stadien der chronischen Herzinsuffizienz – die NYHA-Klassifikation. Kriterien der New York Heart Association basierend auf der Symptomatik und der körperlichen Aktivität des Patienten

Klassifikation	Symptome
NYHA I (asymptomatisch)	Herzerkrankung ohne körperliche Limitation; alltägliche körperliche Belastung verursacht keine inadäquate Erschöpfung, Rhythmusstörungen, Luftnot oder Angina pectoris
NYHA II (leicht)	Herzerkrankung mit leichter Einschränkung der körperlichen Leistungsfähigkeit, keine Beschwerden in Ruhe und bei geringer Anstrengung, stärkere körperliche Belastung verursacht Erschöpfung; Rhythmusstörungen, Luftnot oder Angina pectoris, z. B. Bergaufgehen oder Treppensteigen
NYHA III (mittelschwer)	Herzerkrankung mit höhergradiger Einschränkung der körperlichen Leistungsfähigkeit bei gewohnter Tätigkeit, keine Beschwerden in Ruhe, geringe körperliche Belastung verursacht Erschöpfung, Rhythmusstörungen; Luftnot oder Angina pectoris, z. B. Gehen in der Ebene
NYHA IV (schwer)	Herzerkrankung mit Beschwerden bei allen körperlichen Aktivitäten und in Ruhe, Bettlägerigkeit

kann als Verlaufsparameter eingesetzt werden. Bei einem unüblichen kurzfristigen Gewichtsanstieg von >1 kg pro Nacht, >2 kg in 2–3 Tagen oder >2,5 kg pro Woche sollte rechtzeitig an den Arzt verwiesen werden.

10.5.3 Einteilung

Anhand der Symptome wird die chronische Herzinsuffizienz nach Vorgabe der New York Heart Association (NYHA) in vier Stadien eingeteilt (▫ Tab. 10.15).

10.5.4 Nichtmedikamentöse Maßnahmen

Nicht pharmakologische Therapieprinzipien beinhalten ein langfristiges angelegtes, strukturiertes Bewegungstraining, das auf Ausdauertraining basiert und von der Intensität pulsfrequenzgesteuert ist, Gewichtskontrolle sowie Alkoholkonsum nur in geringen Maßen. Der Patient sollte sich gesund ernähren mit einer vollwertigen, vitaminreichen und kochsalzarmen Ernährung. Rauchenden Patienten sollte eine Raucherentwöhnung bei der Beratung angeboten werden. Natriumrestriktion und Flüssigkeitsbeschränkungen wurden häufig empfohlen, sind aber nicht evidenzbasiert und können dadurch auch zu einer Hyponatriämie mit der Folge von Verwirrtheit und Delir, Stürzen und Hospitalisierungen, verschlechterter Nierenfunktion und erhöhter Herzfrequenz führen. Durch tägliches Wiegen bemerkt der Patient rechtzeitig Einlagerungen von Flüssigkeit im Gewebe. Eine rasche Gewichtszunahme sollte dann ärztlich abgeklärt werden.

Praxistipp

Patienten mit chronischer Herzinsuffizienz sollte im Beratungsgespräch empfohlen werden, ihr Gewicht täglich zu messen, zu dokumentieren und bei einem unüblichen, kurzfristigen Gewichtsanstieg den behandelnden Arzt zu benachrichtigen. Richtwerte sind:

- Zunahme von >1 kg über Nacht,
- Zunahme von >2 kg innerhalb von 3 Tagen,
- Zunahme von >2,5 kg in einer Woche.

Manche Patienten können auf der Grundlage des Gewichtsprotokolls ihre Diuretikadosen auch selbstständig anpassen.

Allen Patienten mit Herzinsuffizienz sollten die jährliche Grippeschutzimpfung und eine Impfprophylaxe gegen Pneumokokken empfohlen werden.

Weitere nichtpharmakologische Maßnahmen beinhalten die Implantation eines Kardioverter/Defibrillators und die sogenannte kardiale Resynchronisation.

10.5.5 Selbstmedikation

Medikamente aus der Selbstmedikation wie Nahrungsergänzungsmittel oder Phytopharmaka werden zur Behandlung der Herzinsuffizienz nicht empfohlen und sollen nicht angewendet werden. Um die Adhärenz bei der empfohlenen medikamentösen Therapie mit im

Nutzen belegten Medikamenten nicht durch Gabe weiterer Wirkstoffe zu gefährden, wird explizit vom Gebrauch zusätzlicher oder alternativer Substanzen in den Leitlinien abgeraten.

⑧ Die Substitution von Kalium sollte nur nach ärztlicher Rücksprache erfolgen. Kalium ist ein wichtiges Elektrolyt für die Erregbarkeit der Herzmuskelzelle, allerdings kann eine Überdosierung schwerwiegende Folgen haben. Daher sollten hochdosierte Kaliumpräparate in der Selbstmedikation wegen ihrer Wechselwirkung mit Herzglykosiden, Aldosteron-Antagonisten und anderen Arzneimitteln wie ACE-Hemmern und Sartanen nicht empfohlen werden.

Crataegusextrakt

Standardisierte Extrakte aus Weißdorn haben eine kraftsteigernde, antiarrhythmische und kardioprotektive Wirkung auf das Herz und eine leichte gefäßerweiternde Wirkung gezeigt. Unter der Therapie mit Crataegusextrakt zeigten Patienten mit leichter Herzinsuffizienz eine Verbesserung der Leistungsfähigkeit und der Symptomatik. Allerdings wird in den Leitlinien die Anwendung aufgrund von fehlenden relevanten Wirkungsnachweisen und die mögliche Verzögerung der evidenzbasierten Therapie nicht empfohlen.

10.5.6 Ärztliche Therapie

Ziel der Therapie ist die Verbesserung der Symptome und Lebensqualität, eine Verlangsamung der Krankheitsprogression, Verhinderung der Hospitalisierung und Verbesserung der Überlebensrate. Das Blutdruckziel liegt in der Regel bei < 140/90 mmHg und die Herzfrequenz sollte unter 70 Schlägen pro Minute liegen. Bei jedem Patienten mit chronischer Herzinsuffizienz sollte zunächst die Ursache der Herzinsuffizienz behandelt werden.

In der Pharmakotherapie wird unterschieden zwischen einer prognoseverbessernden Basistherapie und einer Therapie zur Verbesserung der Symptomatik. Nach allen Leitlinien wird sowohl prognostisch, als auch symptomatisch behandelt.

Arzneimittel zur Verbesserung der Prognose

Um den Umbau der Herzkammer (Remodeling) zu verhindern, wird gleichzeitig an verschiedenen Punkten in der Therapie angegriffen. Man versucht den Stress, der durch verschiedene Botenstoffe (Noradrenalin, Angiotensin II und Aldosteron) auf das kranke Herz ausgeübt wird, zu reduzieren. Die Basistherapie besteht daher aus ACE-Hemmern oder alternativ einem Sartan bei ACE-Hemmer-Unverträglichkeit, bestimmten Betablockern und bei Patienten mit persistierenden Symptomen zusätzlich einem Minaralocorticoidrezeptor-Antagonisten (MRA, Aldosteron-Antagonisten).

ACE-Hemmer

Jeder Patient mit systolischer Herzinsuffizienz sollte mit einem ACE-Hemmer therapiert werden. ACE-Hemmer reduzieren die Mortalität, verbessern die Symptome und verhindern das Fortschreiten der Herzinsuffizienz. Der Nutzen steigt mit der Dosis, daher werden meist höhere Dosen als in der Hypertoniebehandlung angestrebt (◘ Tab. 10.16).

Sartane

Sartane (Angiotensin-II-Rezeptor-Antagonisten) sind ähnlich effektiv wie ACE-Hemmer und werden meist dann eingesetzt, wenn ACE-Hemmer nicht vertragen werden. Auch hier gilt die Devise: langsame Dosissteigerung bis zur noch tolerierbaren (Höchst-)Dosis. Zur Therapie der Herzinsuffizienz sind zurzeit nur 3 Sartane zugelassen (◘ Tab. 10.17).

Kombinierter Angiotensin-Rezeptor-Neprilysin-Inhibitor

Der kombinierte Angiotensin-Rezeptor-Neprilysin-Inhibitor (ARNI, Entresto®) enthält die Wirkstoffe Valsartan und Sacubitril. Er blockiert sowohl das Renin-Angiotensin-Aldosteron-System als auch das Enzym Neprilysin. Die Kombination wird bei erwachsenen Patienten zur Behandlung einer symptomatischen, chronischen Herzinsuffizienz mit reduzierter Ejektionsfraktion angewendet. In der PARADIGM-HF-Studie hatte sich diese Kombination gegenüber dem ACE-Hemmer Enalapril überlegen gezeigt. Die Einnahme erfolgt 2-mal tgl., und unabhängig von den Mahlzeiten. Üblicherweise wird die Dosis auftitriert auf die Zieldosis von 97/103 mg (◘ Tab. 10.18). Aufgrund des erhöhten Risikos für ein Angioödem ist die gleichzeitige Anwendung mit einem ACE-Hemmer kontraindiziert. Erst 36 Stunden nach Einnahme der letzten Dosis eines ACE-Hemmers darf mit der Therapie begonnen werden (Auswaschphase). Auch umgekehrt darf eine ACE-Hemmer-Therapie erst frühestens 36 Stunden nach Absetzen von Sacubitril/Valsaran begonnen werden. Die Kombination mit einem Angiotensin-Rezeptor-Blocker sollte ebenfalls vermieden werden. Allerdings kann bei einer Vorbehandlung mit einem ARB direkt auf Sacubitril/Valsartan umgestellt werden.

Gerade hier gilt es verstärkt im Sinn der Arzneimitteltherapiesicherheit auf Mehrfachverordnungen, Doppelmedikation und somit auf Fehleinnahmen bei der Umstellung der Therapie auf Sacubitril/Valsartan zu achten.

Betablocker

Für die Behandlung der Herzinsuffizienz sind aufgrund der Studienlage (Mortalitätssenkung) in Deutschland nur vier Betablocker zugelassen (◘ Tab. 10.19). Auch hier gilt, dass die Dosis langsam eingeschlichen und bis

Tab. 10.16 Dosierung der ACE-Hemmer bei Herzinsuffizienz

Arzneistoff, Handelsname (Bsp.)	Startdosis	Zieldosis
Benazepril (Cibacen®)	1 × tgl. 2,5 mg	1–2 × tgl. 5–10 mg
Captopril (Generika)	3 × tgl. 6,25 mg	3 × tgl. 25–50 mg
Enalapril (Generika)	1 × tgl. 2,5 mg	2 × tgl. 10–20 mg
Fosinopril (Fosinorm®)	1 × tgl. 10 mg	1 × tgl. 40 mg
Lisinopril (Generika)	1 × tgl. 2,5 mg	1 × tgl. 35 mg
Perindopril (Coversum® Arginin)	1 × tgl. 2,5 mg	1 × tgl. 5 mg
Quinapril (Accupro®)	2 × tgl. 2,5 mg	1–2 × tgl. 10–20 mg
Ramipril (Generika)	2 × tgl. 1,25 mg	2 × tgl. 5 mg oder 1 × tgl. 10 mg

Besonderheiten

- **NW:** Husten, Angioödem, Schwindel, Kopfschmerzen, Durchfall, Erbrechen, Hyperkaliämie,
- **KI:** Schwangerschaft, ACE-Hemmer können unter Kontrolle der Kreatinin- und Kaliumwerte auch noch bei sehr geringer Nierenfunktion gegeben werden, müssen aber mit der Dosis an die Nierenfunktion angepasst werden,
- **WW:** Medikamente mit Einfluss auf den Kaliumspiegel; Verschlechterung der Nierenfunktion besonders in Kombination mit NSAR.

Tab. 10.17 Arzneistoffprofil: Angiotensin-II-Rezeptor-Antagonisten (Sartane)

Arzneistoff, Handelsname (Bsp.)	Startdosis	Zieldosis
Candesartan (Generika)	1 × tgl. 4 mg	1 × tgl. 32 mg
Losartan (Generika)	1 × tgl. 12,5 mg	1 × tgl. 150 mg
Valsartan (Generika)	2 × tgl. 40 mg	2 × tgl. 160 mg

Besonderheiten

- **NW:** Schwindel, Kopfschmerzen, Atemwegsinfektionen, Hyperkaliämie,
- **KI:** Schwangerschaft,
- **WW:** Medikamente mit Einfluss auf den Kaliumspiegel; Verschlechterung der Nierenfunktion besonders in Kombination mit NSAR,
- **Sonstiges:** Kombinationen mit ACE-Hemmern und Aliskiren meiden (erhöhtes Risiko einer Verschlechterung der Nierenfunktion).

Tab. 10.18 Dosierung Sacubitril/Valsartan

Parameter	Dosierung
Keine Vorbehandlung oder GFR < 30 ml/min/1,73m^2	Sacubitril/Valsartan 24 mg/26 mg 1–0–1
Vorbehandlung mit ACEI/Sartan oder Steigerung nach 3–4 Wochen	Sacubitril/Valsartan 49 mg/51 mg 1–0–1
Zieldosis nach weiteren 3–4 Wochen	Sacubitril/Valsartan 95 mg/103 mg 1–0–1

Tab. 10.19 Dosierung der Betablocker bei Herzinsuffizienz

Arzneistoff, Handelsname (Bsp.)	Startdosis	Zieldosis
Bisoprolol (Generika)	1 × tgl. 1,25 mg	1 × tgl. 5–10 mg
Carvedilol (Generika)	2 × tgl. 3,125 mg	2 × tgl. 25–50 mg
Metoprololsuccinat (Generika)	1 × tgl. 23,75 mg (NYHA II), 1 × tgl. 11,88 mg (NYHA III–IV)	1 × tgl. 190 mg
Nebivolol (Generika) bei Patienten ≥ 70 Jahre	1 × tgl. 1,25 mg	1 × tgl. 10 mg

Tab. 10.20 Arzneistoffprofil: Mineralocorticoidrezeptor-Antagonisten (MRA)

Arzneistoff, Handelsname (Bsp.)	Dosierung, Bemerkungen, Besonderheiten
Spironolacton (Aldactone®)	1 × tgl. 25–50 mg (nach Kaliumwert); bei einer GFR zwischen 30 und 50 ml/min kann die Dosierung, je nach Kaliumwert, auf 1 × tgl. 12,5 mg gesenkt werden, ▪ **NW:** Hyperkaliämie, Gynäkomastie, ▪ **KI:** Kreatinin-Clearance < 30 ml/min oder Serum-Kreatinin < 1,8 mg, Hyperkaliämie, Hyponatriämie, ▪ **WW:** Nierenversagen in Kombination mit ACE-Hemmer und Schleifendiuretikum möglich, Arzneimittel, die den Kaliumspiegel erhöhen können (s. Kasten „Merke"); erhöhte Plasmaspiegel von Digoxin möglich
Eplerenon (Inspra®)	1 × tgl. 25–50 mg (nach Kaliumwert), Dosierungsanpassung ab einer GFR 30–60 ml/min: 25 mg jeden 2. Tag, ▪ **NW:** Hyperkaliämie, weniger Gynäkomastie als unter Spironolacton, ▪ **KI:** Serumkaliumwert > 5 mmol/l, GFR < 30 ml/min, ▪ **WW:** Lithium, Digoxin, Arzneimittel, die den Kaliumspiegel erhöhen können (s. Kasten „Merke"); CYP3A4-Inhibitoren (z. B. Amiodaron, Diltiazem, Verapamil, Ketoconazol, Itraconazol, Clarithromycin)

zur tolerierten Dosis oder einer Herzfrequenz auf ca. 60 Schläge pro Minute auftitriert wird. Gerade zu Beginn einer Behandlung sollte der Patient auf mögliche Nebenwirkungen wie Müdigkeit und Abgeschlagenheit aufmerksam gemacht werden.

Aldosteron-Antagonisten

Spironolacton und Eplerenon gehören zu den Aldosteron-Antagonisten (MRA) und zeigen gerade bei Patienten ab NYHA II mit persistierender Symptomatik einen positiven Effekt (Tab. 10.20).

Wichtige Hinweise zur Therapie mit Aldosteron-Antagonisten:

- regelmäßige Kontrolle der Kaliumwerte, in der Einstellungsphase engmaschig, danach mindestens viermonatlich,
- Vorsicht bei Patienten, die mit Diätsalzen (z. B. Sina Salz: Kaliumchlorid) würzen oder Nahrungsergänzungsmittel mit Kalium anwenden.

 Merke

Arzneimittel, die den Kaliumspiegel **erhöhen können:** ACE-I, Sartane, MRA, kaliumsparende Diuretika und Kaliumpräparate, Trimethoprim, NSAR, Ciclosporin, Tacrolimus.
Arzneimittel, die den Kaliumspiegel **erniedrigen können:** Thiazide, Schleifendiuretika, Insulin und Laxanzien.

Interaktionen mit Kalium

Kalium und kaliumsparende Diuretika/MRA

- Die gleichzeitige Einnahme wird nicht empfohlen, da die Gefahr einer Hyperkaliämie besteht, allerdings kann die Kombination in seltenen Fällen bei Patienten, die viel Kalium über die Nieren verlieren, indiziert sein,
- Abklärung: Verordnung durch verschiedene Ärzte oder aus der Selbstmedikation, gegebenenfalls Arztkontakt,
- Patienten sensibilisieren und auf Anzeichen der Interaktion hinweisen (Parästhesien (Ameisenkribbeln), Muskelschwäche, Verwirrtheit, Bradykardie, Herzrhythmusstörungen),
- Dokumentation,
- engmaschiges Monitoring des Kaliumwerts (mindestens viermonatlich),
- **Gespräch mit dem Patienten:** zu viel Kalium im Körper kann Probleme bereiten, ich möchte mit Ihrem Arzt Rücksprache halten.

Arzneimittel zur Verbesserung der Symptomatik

⑨ Diuretika sind, obwohl nicht prognoseverbessernd, eine Schlüsseltherapie der chronischen Herzinsuffizienz, da sie die Luftnot und Ödembildung mildern (◘ Tab. 10.21).

10.5.7 Arzneimittel bei spezifischen Indikationen

Digitalisglykoside

Digitalispräparate werden nur nach sorgfältiger Indikationsstellung und Therapieüberwachung eingesetzt (◘ Tab. 10.22). Sie werden insbesondere zur Frequenzkontrolle bei Patienten mit tachykardem Vorhofflimmern empfohlen sowie bei Patienten, die trotz leitliniengerechter Therapie mit ACE-Hemmern (bzw. Angiotensinrezeptorblockern), Betarezeptorenblockern und Mineralocorticoidrezeptor-Antagonisten symptomatisch bleiben. Digoxin oder Digitoxin wirken nicht lebensverlängernd, können aber die Symptomatik und Lebensqualität verbessern sowie die Belastungstoleranz erhöhen und die Hospitalisierungsrate senken. Da die therapeutische Breite sehr gering ist, sollten die Patienten auf niedrige Digitalisblutspiegel eingestellt werden (Digoxinspiegel: 0,5–0,8 ng/ml, Digitoxinspiegel: 10–20 ng/ml) und es sollten regelmäßige EKG- und Elektrolyt-Kontrollen in der Arztpraxis erfolgen. Bei eingeschränkter Nierenfunktion sollte die Erhaltungsdosis von Digoxin reduziert bzw. auf Digitoxin umgestellt werden. Bei älteren Patienten sollte möglichst Digitoxin verwendet werden. Bei Überdosiserscheinungen wie Übelkeit und Erbrechen, Herzrhythmusstörungen und Verwirrtheitszuständen sollte der Patient sofort zum Arzt verwiesen werden. Obwohl sich sämtliche Studiendaten auf Digoxin beziehen, kommen nach Meinung der Leitlinienautoren auch die halbsynthetischen Digoxin-Derivate (Beta-Acetyldigoxin, Metildigoxin) und Digitoxin für die Therapie der Herzinsuffizienz in Betracht. Digoxin wird ausschließlich renal eliminiert und hat nur eine geringe therapeutische Breite. Bei Patienten mit chronischer Niereninsuffizienz und generell bei älteren und weiblichen Patienten ist daher besondere Vorsicht geboten, um toxische Dosierungen zu vermeiden (NVL Herzinsuffizienz).

Ivabradin

Ivabradin (Procorolan®) senkt wie Digoxin die Hospitalisierungsrate und kann in der Therapie der Herzinsuffizienz bei symptomatischer HFrEF oder LVEF ≤ 35 % mit Betablockern kombiniert werden, sofern der Puls unter Betablocker-Therapie weiterhin ≥ 75 Schläge pro Minute ist oder wenn Betablocker kontraindiziert sind und die Patienten im stabilen Sinusrhythmus sind. Der Puls muss unter der Therapie gut überwacht werden. Die Startdosis beträgt 5 mg (2,5 mg bei Patienten < 75 Jahre) 2-mal tgl. mit einer möglichen Steigerung auf 7,5 mg 2-mal tgl. unter engmaschiger Kontrolle des Herzrhythmus. Ivabradin sollte während einer Mahlzeit eingenommen werden. Nebenwirkungen, wie Sehstörungen, verschwommenes Sehen, Bradykardie oder Vorhofflimmern können auftreten. Da Ivabradin ein Substrat von CYP3A4 ist, ist die Kombination mit

Tab. 10.21 Arzneistoffprofil: Diuretika

Arzneistoff, Handelsname (Bsp.)	Dosierung, Bemerkungen
Furosemid (Generika)	1–2 × tgl. 40 mg (Einnahme morgens und mittags), bei unzureichender Diurese Dosiserhöhung bis 200 mg tgl. möglich; der Gewichtsverlust sollte nicht mehr als 1 kg pro Tag ergeben, Furosemid ist nüchtern einzunehmen, da es bei der Einnahme mit dem Essen zu einem Resorptionsverlust von bis zu 40 % kommen kann
Torasemid (Generika)	Anfangs- und Erhaltungsdosis: 1 × tgl. 5 mg, sofern erforderlich, kann die Dosis stufenweise auf bis zu 20 mg 1 × tgl. erhöht werden, kann morgens unabhängig vom Essen eingenommen werden, die biologische Verfügbarkeit ist nicht abhängig von der Nahrungsaufnahme
Hydrochlorothiazid (HCT, Generika)	1 × tgl. 25–37,5 mg, bei milden Ödemen oder in Kombination mit Schleifendiuretika bei starker Ödembildung und eingeschränkter Nierenfunktion zur kurzfristigen sequenziellen Nephronblockade

Besonderheiten

- **NW:** Hypokaliämie, Hyponatriämie, orthostatische Hypotension,
- **KI:** schwere Nierenfunktionsstörungen (Niereninsuffizienz mit Oligurie oder Anurie, Kreatinin-Clearance < 30 ml/min für HCT), akute Glomerulonephritis, Coma und Praecoma hepaticum, Hypokaliämie, Hyponatriämie, Hypovolämie oder Dehydratation, Hypercalcämie, Gicht, Sulfonamidallergie (HCT),
- **WW:** verstärkte Hypotension in Kombination mit ACE-Hemmern, erhöhter Blutzucker besonders in Kombination mit Betablockern (HCT), Wirkungsabschwächung mit NSAR; Schleifendiuretika: bei gleichzeitiger Anwendung von Herzglykosiden kann ein Kalium- und/oder Magnesiummangel die Empfindlichkeit des Herzmuskels gegenüber solchen Arzneimitteln erhöhen; die kaliuretische Wirkung von Mineralo- und Glucocorticoiden und Laxanzien kann gesteigert werden.

Tab. 10.22 Arzneistoffprofil: Digitoxin

Arzneistoff, Handelsname (Bsp.)	Dosierung, Bemerkungen
Digitoxin (Generika)	Individuelle Dosierung mit regelmäßiger Bestimmung der Serumkonzentration, Erhaltungsdosis: 0,001 mg/kg Körpergewicht, Einnahme regelmäßig nach der Mahlzeit

Besonderheiten

NW: Herzrhythmusstörungen, Schwindel, Synkopen, gastrointestinale Symptome wie Übelkeit, Erbrechen, Diarrhö, Anorexie, Kopfschmerzen, Schlaflosigkeit, Farbsehstörungen, Halluzinationen, Verwirrung, Müdigkeit,
KI: AV-Block II./III. Grades, Hypokaliämie, Hypercalcämie, Hypomagnesiämie u. a.,
WW: Elektrolytspiegel verändernde Arzneimittel, mit CYP3A4-Inhibitoren und -Induktoren.

CYP3A4-Inhibitoren (Ketoconazol, Itraconazol, Clarithromycin, Erythromycin, Ritonavir u.a.) kontraindiziert.

SGLT-2-Inhibitoren

Zurzeit (Stand 07/2020) sind die beiden SGLT2-Inhibitoren Empagliflozin und Dapagliflozin in Deutschland nur zugelassen für die Therapie bei erwachsenen Patienten mit unzureichend kontrolliertem Typ-2-Diabetes in Ergänzung zu einer Diät und körperlichem Training – entweder als Monotherapie, wenn Metformin nicht gegeben werden kann oder zusätzlich zu anderen Typ-2-Antidiabetika. In reduzierter Dosis von 5 mg ist Dapagliflozin auch für die Behandlung von schlecht kontrollierten Typ-1-Diabetes-Patienten in Ergänzung zu Insulin zugelassen. Allerdings hat Dapagliflozin bei Patienten mit HFrEF in der internationalen, randomisierten, Doppelblind-Studie DAPA-HF gezeigt, dass – unabhängig vom Vorhandensein eines Typ-2-Diabetes – die kardiovaskuläre Mortalität sowie Krankenhauseinweisungen wegen sich verschlechternder Herzinsuffizienz signifikant reduziert werden konnten. Seit 05.05.2020 ist Dapagliflozin in den USA bei Patienten mit Herzinsuffizienz zugelassen, unabhängig ob sie an Diabetes erkrankt sind oder nicht.

Schon frühere Studien (DECLARE und EMPA-REG) haben gezeigt, dass Patienten mit Typ-2-Diabetes, die mit einem SGLT2-Inhibitor behandelt werden, prognostische Vorteile im Hinblick auf Hospitalsierungsrate und Gesamtmortalität haben.

Praxistipp: Herzinsuffizienz

- Reizhusten unter ACE-Hemmern kommt in der Praxis häufig vor.
- ⑩ NSAR und COX-2-Hemmer sollten bei Patienten mit Herzinsuffizienz auch in der Selbstmedikation möglichst vermeiden werden, stattdessen können z. B. Paracetamol oder die verschreibungspflichtigen Arzneimittel Metamizol oder Tilidin eingesetzt werden.
- Impfungen gegen Pneumokokken und jährlich gegen Influenza sollten bei allen Patienten mit chronischer Herzinsuffizienz durchgeführt werden.
- Das tägliche Wiegen zur Ödemkontrolle ist sinnvoll. Bei einer Gewichtszunahme von 2,5 kg innerhalb einer Woche sollte der Arzt aufgesucht werden.

Die Therapie der Herzinsuffizienz (Stufenschema) wird in ◘ Tab. 10.23 zusammengefasst.

Ein indirekter Vergleich von 3 Studien legt nahe, dass eine umfassende Kombinationstherapie bei Patienten mit HFrEF vorteilhaft sein kann. Zur Basistherapie aus ACE-Hemmern oder ARB und Betablockern konnte die Hinzunahme von Wirkstoffen aus den 3 Wirkstoffklassen SGLT2-Inhibitor, ARNI und MRA eine Reduktion der Mortalität aufzeigen. Die Untersuchung weist darauf hin, dass ein großer Teil der Patienten nur eine konventionelle Versorgung erhalten, aber von einer Therapie mit 5 verschiedenen Angriffspunkten profitieren könnte. Kosten, Komplexität des Therapieregimes (Auftreten von Nonadhärenz), mögliche Nebenwirkungen (Hypotonie, Müdigkeit, Schwindel) und Kontraindikationen (z. B. eingeschränkte Nierenfunktion) müssen allerdings auch in die Entscheidung für eine solche Therapie mit einbezogen werden.

Gerade durch die Vielzahl an Medikamenten, die ein Patient mit Herz-Kreislauf-Erkrankungen einnehmen muss, können häufig arzneimittelbezogene Probleme in der Therapie auftreten. Um diese Probleme aufdecken und lösen zu können, sollten bestimmte Fragen bei einem Medikations-Check nicht fehlen.

Fragen zur Verbesserung der Arzneimitteltherapiesicherheit

- Ist die Dosierung plausibel?
- Sind die Einnahmezeitpunkte klar?
- Gibt es Hinweise auf Nonadhärenz?
- Gibt es Kontraindikationen, die aus den vorliegenden Informationen ersichtlich sind?
- Gibt es relevante Interaktionen?
- Bestehen therapeutische Duplikationen?
- Existieren Medikamente ohne Indikationen?
- Gibt es Hinweise auf Nebenwirkungen?
- Bekommen ältere Patienten Arzneimittel der PRISCUS-Liste?
- Weiß der Patient warum und wie lange er seine Arzneimittel einnehmen soll?

Tab. 10.23 Medikamentöse Stufentherapie nach NYHA-Klassen bei Herzinsuffizienz mit reduzierter LVEF (HFrEF). Nach NVL Chronische Herzinsuffizienz, 2019

Wirkstoff/Gruppe	NYHA I[1]	NYHA II	NYHA III	NYHA IV[2]
Prognoseverbessernd				
ACE-Hemmer	Indiziert	Indiziert	Indiziert	Indiziert
Angiotensinrezeptor-blocker	Bei ACE-Hemmer-Intoleranz	Bei ACE-Hemmer-Intoleranz	Bei ACE-Hemmer-Intoleranz	Bei ACE-Hemmer-Intoleranz
Betarezeptorenblocker	Nach Myokardinfarkt oder bei Hypertonie	Indiziert	Indiziert	Indiziert
Mineralocorticoidrezeptor-Antagonisten		Indiziert[3]	Indiziert	Indiziert
Ivabradin[4]		Bei Betarezeptorenblocker-Intoleranz oder additiv bei Patienten mit Herzfrequenz ≥ 75/min	Bei Betarezeptorenblocker-Intoleranz oder additiv bei Patienten mit Herzfrequenz ≥ 75/min	Bei Betarezeptorenblocker-Intoleranz oder additiv bei Patienten mit Herzfrequenz ≥ 75/min
Sacubitril/Valsartan		Als ACE-Hemmer/ARB-Ersatz bei persistierender Symptomatik[5]	Als ACE-Hemmer/ARB-Ersatz bei per-sistierender Symptomatik[5]	Als ACE-Hemmer/ARB-Ersatz bei persistierender Symptomatik[5]
Symptomverbessernd				
Diuretika		Bei Flüssigkeitsretention	Indiziert	Indiziert
Digitalisglykoside			Bei Sinusrhythmus als Reservemittel (mit niedrigem Zielserumspiegel)	Bei Sinusrhythmus als Reservemittel (mit niedrigem Zielserumspiegel)
	Bei nicht beherrschbarem tachyarrhythmischem Vorhofflimmern			

Diese Übersicht dient der grundsätzlichen Orientierung. Einschränkungen der Indikationen und Empfehlungen für Subgruppen sind in den Kapiteln zu den jeweiligen Medikamenten aufgeführt.

[1] asymptomatische LV-Dysfunktion,
[2] möglichst in enger Kooperation mit Kardiologen,
[3] bei persistierender Symptomatik unter leitliniengerechter Kombinationstherapie mit ACE-Hemmern/ARB und Betarezeptorenblockern,
[4] nur bei stabilem Sinusrhythmus,
[5] trotz leitliniengerechter Kombinationstherapie mit ACE-Hemmern/Angiotensinrezeptorblockern, Betarezeptorenblockern und Mineralocorticoidrezeptor-Antagonisten

Wichtiges in Kürze

① Arzneimittel aus der Selbstmedikation sind bei Herz-Kreislauf-Erkrankungen nur bei wenigen Erkrankungen eine Option. In manchen Fällen kann eine Kombination sinnvoll sein.

② Sollten Arzneimittel für die Selbstmedikation abgegeben werden, ist es wichtig, bei Patienten mit Herz-Kreislauf-Erkrankungen immer die Fragen nach Vorerkrankungen und Dauermedikation zu stellen, um adäquate Arzneimittel auswählen zu können.

③ Bei der Behandlung der Hypotonie ist eine Behandlung mit α-Sympathomimetika nur angezeigt, wenn alle verfügbaren Allgemeinmaßnahmen ausgeschöpft und mögliche Kontraindikationen und Wechselwirkungen abgeklärt worden sind.

④ Bei der Behandlung der Hypertonie ist das primäre Therapieziel ein Blutdruck < 140/90 mmHg altersunabhängig für alle Patienten. Bei bestimmten Patientengruppen auch noch niedriger.

⑤ Die Auswahl eines geeigneten Antihypertonikums muss unter Berücksichtigung von absoluten oder relativen Kontraindikationen und spezifischen Indikationen erfolgen.

⑥ Patienten mit stabiler Angina pectoris sollten immer über ein schnell wirksames Nitrat zur Kupierung von Anfällen verfügen. Die Schulung über die Anwendung kann in der Apotheke erfolgen.

⑦ Die Therapie der chronischen koronaren Herzerkrankung wird in eine Medikation zur Vorbeugung von Angina-Symptomen (antianginöse Therapie mit Betablockern, Calciumkanalblockern, langwirksamen Nitraten, Ranolazin und Ivabradin) und einer Medikation zur Prävention vor kardiovaskulären Ereignissen (Thrombozytenaggregationshemmer und/oder orale Antikoagulanzien sowie Lipidsenkern) unterteilt.

⑧ In der Selbstmedikation sollten hochdosierte Kaliumpräparate bei Herzinsuffizienz wegen ihrer Wechselwirkung mit Herzglykosiden, Aldosteron-Antagonisten und anderen Arzneimitteln wie ACE-Hemmern und Sartanen nicht empfohlen werden. Auch Diätsalze, die Kaliumchlorid enthalten, sollten beachtet werden.

⑨ Diuretika sind, obwohl nicht prognoseverbessernd, eine Schlüsseltherapie der chronischen Herzinsuffizienz, da sie die Luftnot und Ödembildung mildern.

⑩ NSAR und COX-2-Hemmer sind bei Patienten mit Herzinsuffizienz auch in der Selbstmedikation möglichst zu meiden. Stattdessen kann z. B. Paracetamol empfohlen werden.

Weiterführende Literatur

Low Blood Pressure. National Heart, Lung, and Blood Institute (NHLBI). 2020-06-07T07:01:45.000Z. www.nhlbi.nih.gov/health-topics/low-blood-pressure. Accessed 7 Jun 2020

Williams B, Mancia G, Spiering W et al. 2018 ESC/ESH Guidelines for the management of arterial hypertension. European Heart Journal, 39: 3021–3104, 2018

Whelton PK, Carey RM, Aronow WS et al. 2017 ACC/AHA/AAPA/ABC/ACPM/AGS/APhA/ASH/ASPC/NMA/PCNA Guideline for the Prevention, Detection, Evaluation, and Management of High Blood Pressure in Adults: A Report of the American College of Cardiology/American Heart Association Task Force on Clinical Practice Guidelines. Hypertension, 2018; 71:e116.

Nationale VersorgungsLeitlinie Chronische KHK Langfassung, 5. Aufl. 2019

Knuuti J, Wijns W, Saraste A et al. 2019 ESC Guidelines for the diagnosis and management of chronic coronary syndromes. The Task Force for the diagnosis and management of chronic coronary syndromes of the European Society of Cardiology (ESC). Eur Heart J, 41: 407–477, 2020

Mach F, Baigent C, Catapano AL et al. 2019 ESC/EAS Guidelines for the management of dyslipidaemias: Lipid modification to reduce cardiovascular risk. Eur Heart J, 2020; 41: 111–88

Richling I. Dreifachschlag gegen die Niere: Warum der Triple Whammy von ACE-Hemmern/Sartanen, Diuretikum und NSAR so gefürchtet ist. Dtsch Apoth Ztg, 158: 44, 2018

Nationale VersorgungsLeitlinie Herzinsuffizienz, Langfassung, 3. Aufl. 2019

ESC Pocket Guidelines. Herzinsuffizienz, Version 2016. Börm Bruckmeier Verlag GmbH, Grünwald, 2. Aufl., Kurzfassung der ESC Guidelines for the Diagnosis and Treatment of Acute and Chronic Heart Failure. European Heart Journal 2016

Tipps für PhiPs

In Ihrem praktischen Jahr werden Sie viele Herz-Kreislauf-Patienten beraten. Üben Sie im Vorfeld die Beratung zu entsprechenden Verordnungen mithilfe des BAK-Arbeitsbogens 11. Besprechen Sie Ihre Ergebnisse mit Ihrem ausbildenden Apotheker.
→ Arbeitsbogen Nr. 11 „Arzneimittelberatung – ärztliche Verordnung"

Tipps für Weiterzubildende

In einer älter werdenden Gesellschaft steigt die Zahl der Herz-Kreislauf-Patienten stetig an. Im Rahmen Ihrer Weiterbildung ist es wichtig, sich mit diesem Patienten-Kollektiv zu beschäftigen. Neben den Informationen aus diesem Kapitel bieten Leitlinien der Fachgesellschaften, weiterführende Literatur, Fortbildung sowie das Weiterbildungsseminar A.1 „Patientenorientierte Pharmazie – Krankheitsbilder in Fallbeispielen – KHK, Vorhofflimmern, Herzinsuffizienz und Hypertonie" die Möglichkeit, Ihre Kenntnisse in diesem Bereich auszubauen. Viele Herz-Kreislauf-Patienten haben Probleme mit der regelmäßigen und korrekten Einnahme Ihrer meist zahlreichen Arzneimittel. Sie könnten bei einem Ihrer Herz-Kreislauf-Patienten die Therapietreue erfassen und bewerten sowie den Patienten dahingehend beraten. Dies könnten Sie als praktische Tätigkeit Nr. 6 dokumentieren. Ebenfalls profitieren Herz-Kreislauf-Patienten von einer Medikationsanalyse aufgrund ihrer Polymedikation. Diese können Sie als praktische Tätigkeit Nr. 1 dokumentieren.
→ Praktische Tätigkeit Nr. 6 „Erfassung und Bewertung der Therapietreue eines Patienten sowie Ableitung, Umsetzung und Evaluation von Maßnahmen, um die Therapietreue zu erhöhen"
→ Praktische Tätigkeit Nr. 1 „Durchführung einer Medikationsanalyse (gemäß Leitlinie der Bundesapothekerkammer vom Typ 2a für einen Patienten"

10

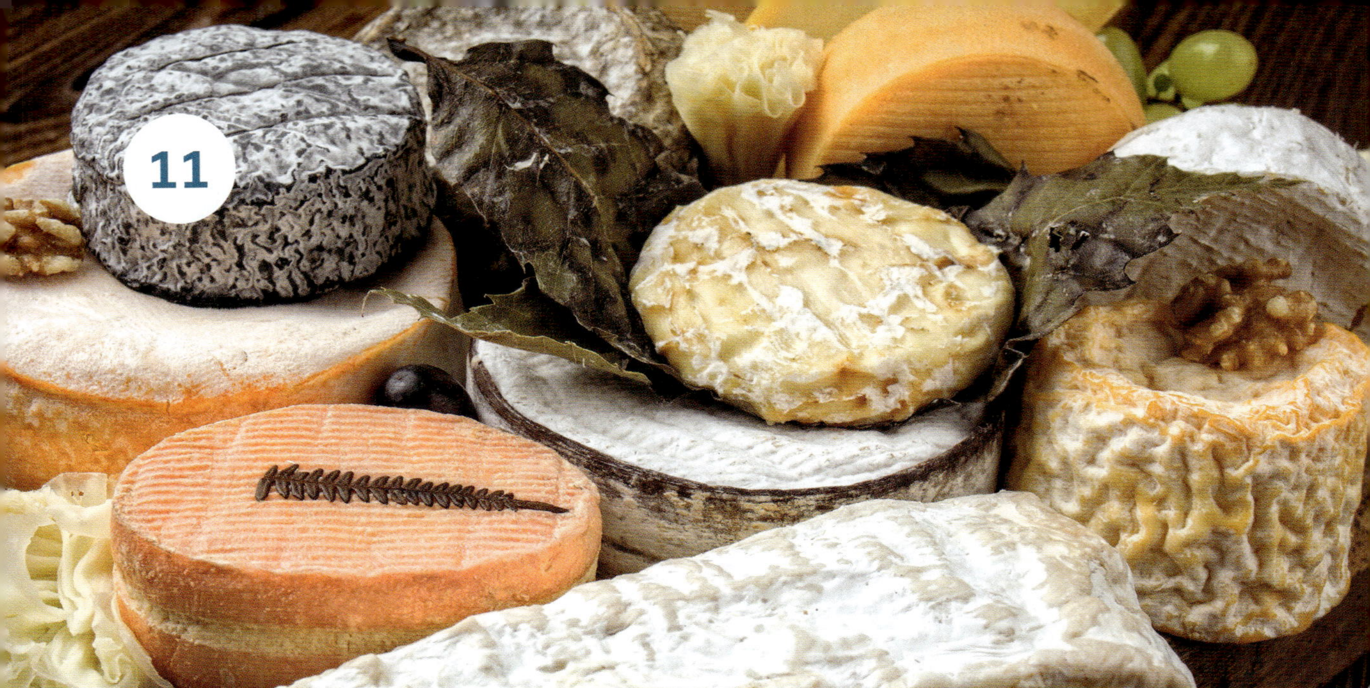

Hyperlipidämie

Prof. Dr. Dietmar Trenk

Eine durch Atherosklerose verursachte kardiovaskuläre Erkrankung und ihre klinische Manifestation, z. B. Herzinfarkt, ischämischer Schlaganfall oder periphere arterielle Verschlusskrankheit, haben einen wesentlichen Einfluss auf die Morbidität und sind die führende Todesursache in entwickelten Ländern. Lipoproteine niedriger Dichte sind kausal an der Pathogenese der Atherosklerose beteiligt. Im folgenden Kapitel wird gezeigt, wie durch eine gezielte Pharmakotherapie eine Lipidsenkung und damit eine Prognoseverbesserung für die Patienten erreicht werden kann.

11.1 Hintergrund

Auf der Grundlage von genetischen Studien, prospektiven epidemiologischen Studien, Mendel'schen Randomisierungsstudien und nicht zuletzt randomisierten klinischen Studien zur Arzneimitteltherapie wird es als gesichert erachtet, dass cholesterolreiche Low-Density Lipoproteine (LDL) und andere Apolipoprotein B (apoB) enthaltende Lipoproteine, einschließlich Very-Low-Density-Lipoproteinen (VLDL) und ihren Remnants oder Überresten (Lipoproteine intermediärer Dichte), daraus entstehende Intermediate-Density-Lipoproteine (IDL) und Lipoprotein(a) – Lp(a) – direkt die Entwicklung von Atherosklerose bedingten kardiovaskulären Erkrankungen zur Folge haben.

① Von diesen Faktoren ist die kausale Rolle von Low-Density-Lipoprotein (LDL) und die Beeinflussung durch eine Arzneimitteltherapie mit dem Ziel, bei den Patienten kardio- und zerebrovaskuläre Ereignisse zu vermindern und damit die Prognose zu verbessern, am besten untersucht. Dieses wird daher nicht mehr als Biomarker für ein erhöhtes Risiko, sondern als kausaler Faktor in der Pathophysiologie der atherosklerosebedingten kardiovaskulären Erkrankungen gewertet.

Daraus abgeleitet kommt therapeutischen Interventionen in der Therapie der Hyperlipidämie nicht nur in der Sekundärprävention, sondern vielmehr auch in der Primärprävention eine große Bedeutung zu.

② Angeborene Störungen des Fettstoffwechsels werden durch eine breite Palette von Varianten in Genen für Rezeptoren, Apolipoproteine, Enzyme, Transferfaktoren und zelluläre Cholesteroltransporter verursacht. Klinisch die größte Bedeutung haben die autosomal-dominante familiäre Hypercholesterolämie (FH) und die familiäre kombinierte Hyperlipoproteinämie (FKHL). Die FH ist als eine Störung im Abbau von LDL-Cholesterol (LDL-C) definiert und hat eine Prävalenz von etwa 1:250, wobei genaue Zahlen für Deutschland nicht vorliegen. Bei 93 % der Betroffenen liegen die verantwortlichen Mutationen im Gen des LDL(low-density lipoprotein)-Rezeptors, die zu einer verminderten Aufnahme von LDL-C in die Zelle führen.

Die FH führt in der Regel zu einer frühzeitigen Manifestation der Atherosklerose vor Erreichen des 60. Lebensjahrs, die zu einer deutlichen Verkürzung der mittleren Lebenserwartung der Betroffenen führt. Die Hyperlipidämien stellen damit die häufigsten im Erbgut vorherbestimmten (hereditären) Erkrankungen (Erbkrankheiten) des Menschen dar. Das LDL-Cholesterol ist mit 190–350 mg/dl etwa 2-fach und mehr erhöht. Patienten mit homozygoter FH haben in der Regel ein LDL-C von 600–1000 mg/dl und mehr. Eine koronare Herzkrankheit manifestiert sich bei homozygoter FH häufig bereits bei Jugendlichen. Eine einmalige Messung von Cholesterol bei Heranwachsenden im Rahmen der entsprechenden Vorsorgeuntersuchungen für Kinder und Jugendliche wird derzeit leider nicht regelmäßig als Screeningmaßnahme durchgeführt.

11.2 Behandlungsstrategien für Dyslipidämien zur Reduktion des kardiovaskulären Risikos

③ Die Grundlage zur Entscheidung für Art und Intensität der Intervention ist die Beurteilung des individuellen kardiovaskulären Risikos. Dies erfolgt entsprechend den aktuellen Leitlinien der Europäischen Gesellschaft für Kardiologie (ESC), zum einen anhand von klinischen Ereignissen in der Anamnese bzw. Begleiterkrankungen, z. B. Diabetes mellitus oder moderate bzw. schwere Einschränkung der Nierenfunktion. Daneben können bildgebende Verfahren wie die Bestimmung der Plaque-Last von Carotis- und/oder Femoralarterie in der Sonographie der arteriellen Gefäße oder die Bewertung des Koronararterienkalks mittels eines Score-Systems nach Computertomographie für die Beurteilung des kardiovaskulären Risikos mit herangezogen werden.

Bei Patienten ohne bekannte kardiovaskuläre klinische Ereignisse in der Anamnese (d. h. in der Primärprävention) wird zunächst das kardiovaskuläre Grundrisiko über das SCORE(Systematic Coronary Risk Estimation)-System berechnet. Damit lässt sich ausgehend von Alter (bis zum 70. Lebensjahr), Geschlecht, systolischem Blutdruck, Gesamtcholesterol und Raucherstatus das 10-Jahres-Risiko für ein tödliches kardiovaskuläres Ereignis abschätzen. Hierbei ist zu berücksichtigen, dass Deutschland als Region mit niedrigem Risiko innerhalb Europas bewertet wird und deshalb das Diagramm in ○ Abb. 11.1 zugrunde gelegt werden muss.

Verweis auf Online

Berechnung des SCORE (Systematic Coronary Risk Estimation)

Praktisch umgesetzt

Ein Mann im Alter von 60 Jahren, Raucher, mit einem Gesamtcholesterol von 230 mg/dl und einem systolischen Blutdruck von 180 mmHg hat ein 10-Jahres-Risiko für ein tödliches kardiovaskuläres Ereignis von 11 %. Das bedeutet, dass von 9 Männern mit dieser Risikokonstellation in den nächsten 10 Jahren statistisch gesehen einer an einem kardiovaskulären Ereignis (z. B. Herzinfarkt, Schlaganfall) versterben wird. Wenn der Mann das Rauchen beendet und durch Lebensstiländerung und ggf. eine antihypertensive Behandlung seinen systolischen Blutdruck auf 140 mmHg senkt, nimmt sein Risiko von 11 % auf 3 % ab. Das SCORE-System kann von daher auch gut in der pharmazeutischen Betreuung eingesetzt werden.

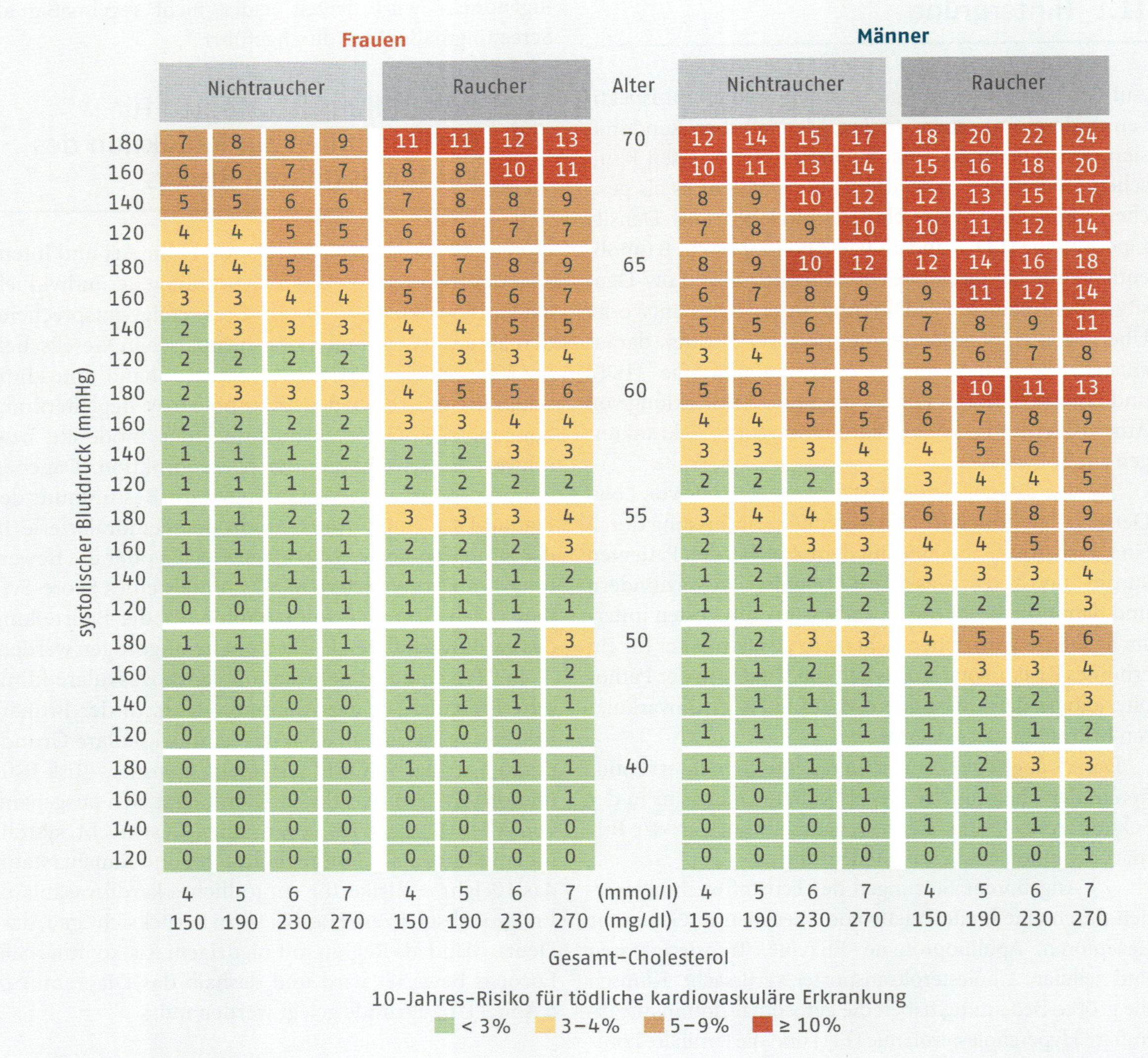

o Abb. 11.1 Systematic Coronary Risk Estimation (SCORE) Chart für die europäische Bevölkerung mit niedrigem Risiko für kardiovaskuläre Erkrankungen zur Ermittlung des 10-Jahres-Risikos für eine tödliche kardiovaskuläre Erkrankung. Um das Gesamtrisiko (tödliche und nicht tödliche) kardiovaskuläre Erkrankung abzuschätzen, werden die Werte für Männer mit dem Faktor 3 und für Frauen mit dem Faktor 4 multipliziert. Das Gesamtrisiko wird bei älteren Menschen etwas überschätzt.

Für die Entscheidung über die Notwendigkeit und die Art der Intervention (o Abb. 11.2) wird der unbehandelte LDL-Cholesterol-Wert und das berechnete kardiovaskuläre Gesamtrisiko anhand des SCORE-Werts (o Abb. 11.1) bzw. die klinische Risikokonstellationen zugrunde gelegt.

④ Aufgrund ihrer klinischen Präsentation bzw. dieses Assessments werden die Patienten dann in vier Risikokategorien eingeteilt, aus denen sich die Behandlungsziele für LDL-Cholesterol-Werte ergeben (o Abb. 11.3).

The lower – the better!

Die im Jahr 2019 überarbeitete Leitlinie der Europäischen Gesellschaft für Kardiologie zur Diagnostik und Therapie von Dyslipidämien hat die Zielwerte für LDL-Cholesterol in der Primär- und Sekundärprophylaxe weiter abgesenkt. Diese liegen bei sehr hohem Risiko aktuell bei < 55 mg/dl, bei hohem Risiko < 70 mg/dl sowie bei moderatem Risiko < 100 mg/dl. Für Patienten, die innerhalb von 2 Jahren 2 ischämische klinische Ereignisse erlitten haben (z. B. Schlag-

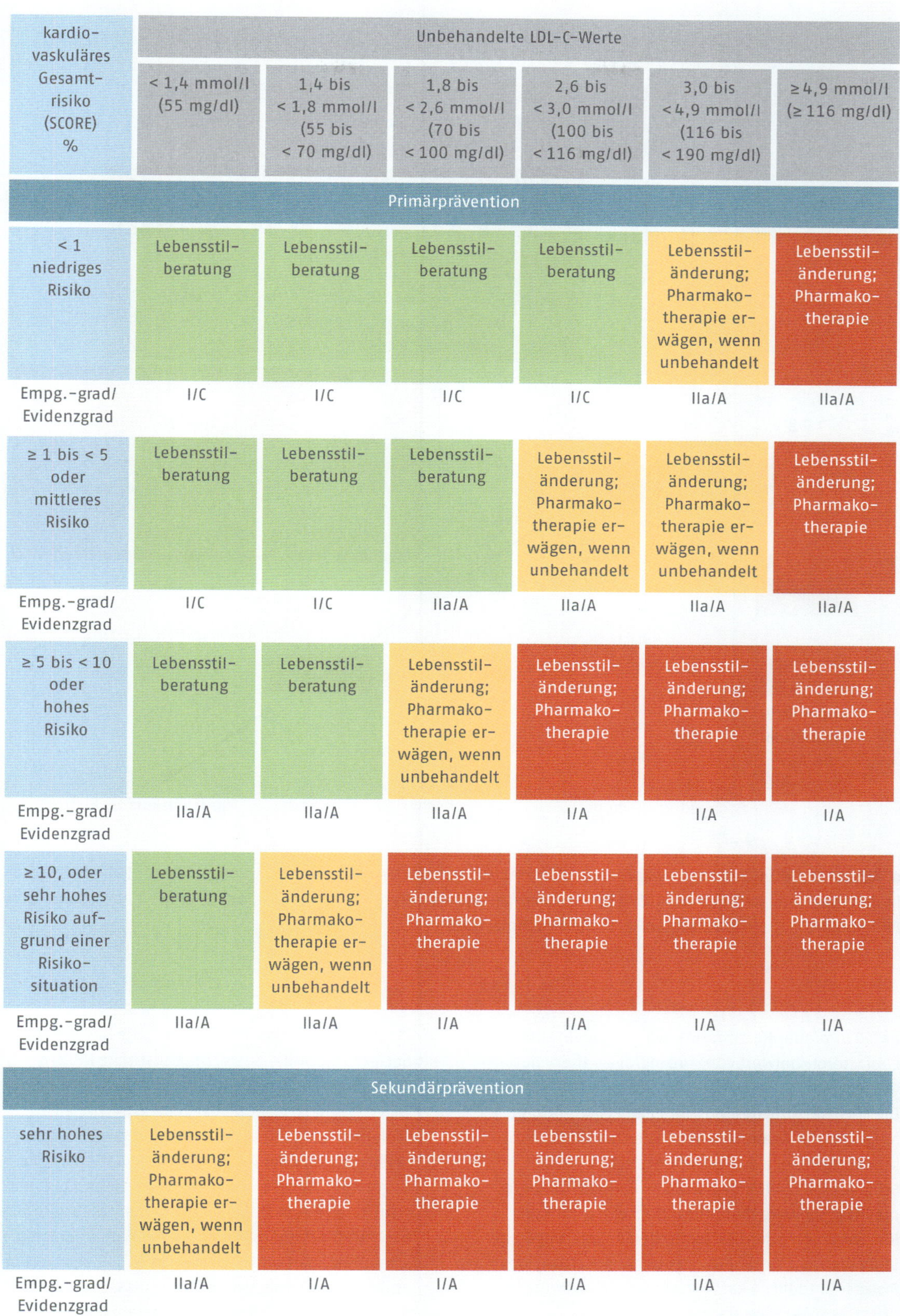

kardiovaskuläres Gesamtrisiko (SCORE) %	Unbehandelte LDL-C-Werte					
	< 1,4 mmol/l (55 mg/dl)	1,4 bis < 1,8 mmol/l (55 bis < 70 mg/dl)	1,8 bis < 2,6 mmol/l (70 bis < 100 mg/dl)	2,6 bis < 3,0 mmol/l (100 bis < 116 mg/dl)	3,0 bis < 4,9 mmol/l (116 bis < 190 mg/dl)	≥ 4,9 mmol/l (≥ 116 mg/dl)
Primärprävention						
< 1 niedriges Risiko	Lebensstilberatung	Lebensstilberatung	Lebensstilberatung	Lebensstilberatung	Lebensstiländerung; Pharmakotherapie erwägen, wenn unbehandelt	Lebensstiländerung; Pharmakotherapie
Empg.-grad/ Evidenzgrad	I/C	I/C	I/C	I/C	IIa/A	IIa/A
≥ 1 bis < 5 oder mittleres Risiko	Lebensstilberatung	Lebensstilberatung	Lebensstilberatung	Lebensstiländerung; Pharmakotherapie erwägen, wenn unbehandelt	Lebensstiländerung; Pharmakotherapie erwägen, wenn unbehandelt	Lebensstiländerung; Pharmakotherapie
Empg.-grad/ Evidenzgrad	I/C	I/C	IIa/A	IIa/A	IIa/A	IIa/A
≥ 5 bis < 10 oder hohes Risiko	Lebensstilberatung	Lebensstilberatung	Lebensstiländerung; Pharmakotherapie erwägen, wenn unbehandelt	Lebensstiländerung; Pharmakotherapie	Lebensstiländerung; Pharmakotherapie	Lebensstiländerung; Pharmakotherapie
Empg.-grad/ Evidenzgrad	IIa/A	IIa/A	IIa/A	I/A	I/A	I/A
≥ 10, oder sehr hohes Risiko aufgrund einer Risikosituation	Lebensstilberatung	Lebensstiländerung; Pharmakotherapie erwägen, wenn unbehandelt	Lebensstiländerung; Pharmakotherapie	Lebensstiländerung; Pharmakotherapie	Lebensstiländerung; Pharmakotherapie	Lebensstiländerung; Pharmakotherapie
Empg.-grad/ Evidenzgrad	IIa/A	IIa/A	I/A	I/A	I/A	I/A
Sekundärprävention						
sehr hohes Risiko	Lebensstiländerung; Pharmakotherapie erwägen, wenn unbehandelt	Lebensstiländerung; Pharmakotherapie	Lebensstiländerung; Pharmakotherapie	Lebensstiländerung; Pharmakotherapie	Lebensstiländerung; Pharmakotherapie	Lebensstiländerung; Pharmakotherapie
Empg.-grad/ Evidenzgrad	IIa/A	I/A	I/A	I/A	I/A	I/A

Abb. 11.2 Interventionsstrategie als Funktion des kardiovaskulären Gesamtrisikos und des unbehandelten LDL-Cholesterol-Werts. Nach Leitlinien der Europäischen Gesellschaft für Kardiologie (2019)

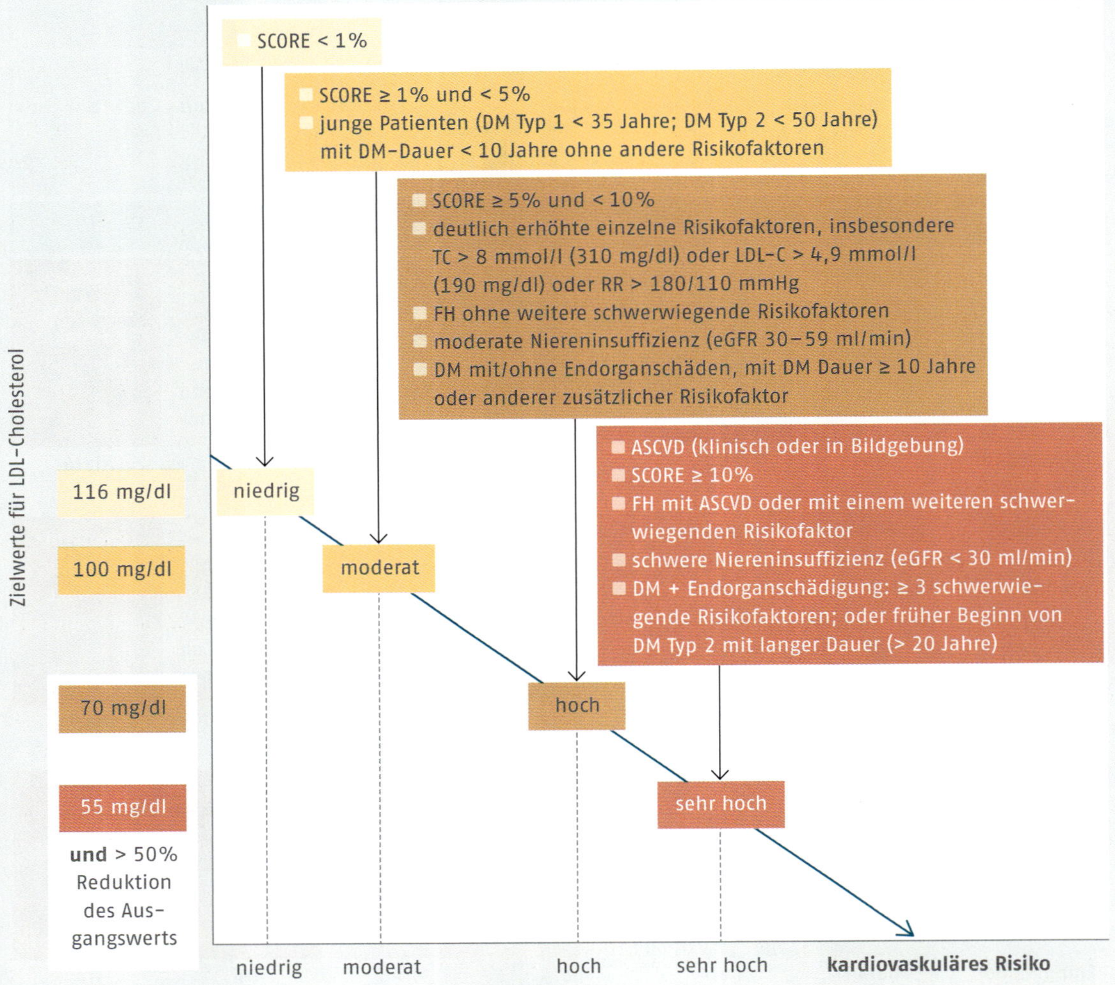

Abb. 11.3 Definition der vier kardiovaskulären Risikokategorien und der Behandlungsziele für LDL-Cholesterol in den einzelnen Kategorien. **ASCVD** Atherosklerose-bedingte kardiovaskuläre Erkrankung, **DM** Diabetes mellitus, **FH** familiäre Hypercholesterolämie, **TC** Gesamtcholesterol

anfall und/oder Herzinfarkt), wird sogar ein LDL-Cholesterol-Zielwert von <40 mg/dl als Therapieziel vorgegeben.
Die Einschätzung des individuellen Risikos erfolgt aufgrund der Anamnese des Patienten für ischämische Ereignisse (z. B. Herzinfarkt, ischämischer Schlaganfall, pAVK), Begleiterkrankungen (Diabetes mellitus, schwere Nierenfunktionseinschränkung), Nachweis von atherosklerotischen Ablagerungen in bildgebenden Verfahren oder der Abschätzung des Risikos für tödliche kardiovaskuläre Erkrankungen über das SCORE-System.

⑤ Die Leitlinie legt das Konzept „The lower – the better" zugrunde, da der prognostische Nutzen linear mit der Absenkung des LDL-Cholesterols assoziiert ist. Zur Erreichung der Zielwerte wird eine Stufentherapie mit einem hochwirksamen Statin (Rosuvastatin oder Atorvastatin) als Basistherapie begonnen. Werden die Zielwerte nicht erreicht, wird schrittweise zum Statin Ezetimib zusätzlich verordnet bzw. als Dreifachkombination in der pharmakologischen Maximaltherapie um einen PCSK9-Antikörper ergänzt. Der Gemeinsame Bundesausschuss (G-BA) hat Richtlinien für die Erstattungsfähigkeit von PCSK9-Antikörpern veröffentlicht.

Die therapeutischen Optionen sind im Einzelnen in den folgenden Kapiteln dargestellt.

11.3 HMG-CoA-Reduktase-Hemmer (Statine)

Neben der mit der Nahrung aufgenommenen Menge von 300–500 mg synthetisiert der Körper selbst ca. 700–900 mg Cholesterol täglich. Von daher bildet neben der Reduktion der zugeführten Menge an Cholesterol die Hemmung der körpereigenen Produktion einen wichtigen therapeutischen Ansatz in der Behandlung der Hypercholesterolämie.

Durch die kompetitive Inhibition der mikrosomalen HMG-CoA(Hydroxy-3-methyl-glutaryl-Coenzym A)-Reduktase in der Leber durch Statine wird der intrazelluläre Cholesterolgehalt vermindert, wodurch die Transkription des LDL-Rezeptor-Gens gesteigert wird und es in der Folge zu einer vermehrten Expression von LDL-Rezeptoren auf der Zelloberfläche kommt. Dadurch kann vermehrt LDL-Cholesterol (LDL-C) in die Zelle aufgenommen werden und die LDL-Cholesterolkonzentration im Plasma sinkt.

Lovastatin wurde als erstes Statin im Jahr 1989 in Deutschland zur Therapie der Hypercholesterolämie zugelassen. Inzwischen sind neben Lovastatin mit Simvastatin, Fluvastatin, Pravastatin, Atorvastatin, Rosuvastatin und Pitavastatin 6 weitere Statine in Deutschland zugelassen, die mittlerweile mit Ausnahme von Pitavastatin alle als Generika verfügbar sind.

Die Bedeutung der Statine für Patienten mit arteriosklerotischen Erkrankungen wurde durch die im Jahr 1994 publizierte 4S-Studie begründet. Diese schloss Patienten mit einem Gesamtcholesterol zwischen 212 und 309 mg/dl und einer Angina pectoris oder einem Myokardinfarkt in der Anamnese ein. Die Patienten wurden mit Simvastatin oder Placebo behandelt. Bei den mit Simvastatin behandelten Patienten wurde die Gesamtsterblichkeit relativ um 30 % und absolut um 3,7 % gesenkt, wobei dieser Effekt durch die Senkung der Koronarsterblichkeit bedingt war.

Inzwischen liegt eine Vielzahl klinischer Endpunktstudien mit ca. 200 000 Patienten zur Wirksamkeit und Sicherheit einer lipidsenkendenden Behandlung mit Statinen vor. Die Meta-Analysen der Cholesterol Treatment Trialists konnten zeigen, dass eine lineare Assoziation zwischen der Senkung des LDL-C im Blut oder Plasma und der Reduktion bedeutsamer klinischer Ereignisse besteht. So wird durch Statine z. B. die Inzidenz von schwerwiegenden koronaren Ereignissen, erforderlichen koronaren Revaskularisierungen und von Schlaganfällen um etwa 20 % bei einer Absenkung von LDL-Cholesterol um jeweils 1 mmol/l (entspricht 38,6 mg/dl) gesenkt. Männer wie auch Frauen profitieren von der Statin-Therapie gleichermaßen.

Der absolute Nutzen hängt von der erreichten Reduktion des LDL-Cholesterols und insbesondere auch vom individuellen Risiko des Patienten für okklusive vaskuläre Ereignisse ab. Dies erklärt den stärkeren absoluten Nutzen der Statine in der Sekundärprävention gegenüber der Primärprävention.

Es gibt deutliche Unterschiede im Ausmaß der erreichten LDL-Cholesterolsenkung unter der Therapie mit den verschiedenen Vertretern der Statine. Die US-amerikanischen Fachgesellschaften haben in ihren aktuellen Leitlinien zum Management von Cholesterol die Statine hinsichtlich ihrer LDL-Senkung kategorisiert (▫ Tab. 11.1).

Wird unter der Startdosis eines Statins die angestrebte Senkung von LDL-C nicht erreicht, kann als Faustregel davon ausgegangen werden, dass bei einer Verdopplung der Dosis das LDL-C um weitere 7 % und das Gesamtcholesterol um 5 % gesenkt wird.

Weil die endogene Cholesterolbiosynthese überwiegend nachts stattfindet, sollten Statine mit kurzer Halbwertszeit (Simvastatin, Pravastatin, Fluvastatin und Lovastatin) abends eingenommen werden, da damit eine stärkere Senkung von LDL- und Gesamtcholesterol erreicht wird. Die neueren Vertreter wie Atorvastatin, Rosuvastatin und Pitavastatin haben eine deutlich längere Halbwertszeit, sodass der Unterschied im cholesterolsenkenden Effekt bei morgendlicher bzw. abendlicher Gabe geringer ausgeprägt ist. Von daher können bei diesen Arzneistoffen die individuellen Patientenpräferenzen berücksichtigt werden, und auch eine morgendliche Einnahme ist möglich, wenn dies die Adhärenz des Patienten verbessert.

Die wichtigsten pharmakokinetischen Eigenschaften der Statine sind in ▫ Tab. 11.2 zusammengefasst.

11.3.1 Statinassoziierte Muskel-Symptome (SAMS)

In Anwendungsbeobachtungsstudien berichten bis zu 20 % der Patienten über Muskelbeschwerden unter der Einnahme von Statinen, wohingegen in klinischen Studien die Rate dieser unerwünschten Wirkung deutlich geringer ist. Die Pathophysiologie der SAMS, die Muskelschwäche, Schmerzen, Verspannungen, Steifheit oder Krämpfe umfasst, ist nicht eindeutig geklärt.

Laborchemisch kommt es häufig zu einem Anstieg der Gesamtaktivität der Kreatinkinase (CK) als Ausdruck der Zerstörung von quergestreiften Muskelzellen. Ist der CK-Wert 3-fach über dem oberen Normbereich erhöht, sollte der Patient beobachtet werden, und andere Ursachen wie z. B. exzessive körperliche Arbeit (Fitnesstraining, schwere körperliche Arbeit) als Auslöser ausgeschlossen werden. Wird der obere Laborgrenzwert

Tab. 11.1 LDL-C-senkende Wirkstärke der Statine in Abhängigkeit von der Dosis

Statin	Durchschnittliche tägliche Dosis		
	Niedrige Wirkstärke	Mittlere Wirkstärke	Hohe Wirkstärke
Senkung von LDL-Cholesterol	< 30 %	30–49 %	≥ 50 %
Atorvastatin	–	10 (20) mg	(40) 80 mg
Fluvastatin	20–40 mg	2 × 40 mg, 80 mg retard	–
Lovastatin	20 mg	40 (80) mg	–
Pitavastatin	–	1–4 mg	–
Pravastatin	10 mg	40 (80) mg	–
Rosuvastatin	–	(5–)10 mg	20 (40) mg
Simvastatin	10	20–40 mg	*

* Unter der höchsten zugelassenen Dosierung von Simvastatin (80 mg/d) steigt das Risiko für die Entwicklung einer Myopathie an. Die FDA empfiehlt deshalb, Simvastatin 80 mg/d nur noch für Patienten, die diese Dosierung für mindestens 12 Monate ohne Hinweise auf eine Myopathie eingenommen haben. Simvastatin sollte in einer Dosierung von 80 mg/d nicht neu begonnen werden. Von einer Steigerung auf diese Dosierung wird auch bei Patienten, die niedrigere Dosierungen von Simvastatin vertragen haben, abgeraten.

Tab. 11.2 Die wichtigsten pharmakokinetischen Eigenschaften der Statine

Parameter	Lovastatin	Simvastatin	Pravastatin	Fluvastatin	Atorvastatin	Rosuvastatin	Pitavastatin
Bioverfügbarkeit (%)	5	< 5	18	24–30	12	20	60–80
Halbwertszeit (h)	2–5	2–5	1–3	1–3	7–20	19	10–13
Hepatische Extraktion (%)	≥ 70	≥ 80	45	≥ 70	70	63	80
Renale Extraktion (%)	10	13	20	6	< 5	10	15
Beteiligte CYP-Enzyme	3A4/5, 2C8	3A4/5, 2C8	3A4 (minimal)	2C9	3A4/5, 2C8	2C9, 2C19	2C9, 2C8 (minimal)
Influx-Transporter	SLC01B1	SLC01B1	SLC01B1/2B1	SLC01B1	SLC01B1	SLC01B1/1B3/2B1/1A2 SLC10A1	SLC01B1/1B3/2B1/1A2
Efflux-Transporter	ABCB1	ABCB1/G2	ABCB1/B11/C2/G2	ABCG2	ABCB1/G2	ABCB1/C2/G2	ABCB1/C2/G2

ABC ATP-binding cassette; **CYP** Cytochrom-P450-Enzyme, **SLC** Solute carrier, **SLCO** Solute carrier organic anion transporter

Tab. 11.3 Arzneistoffprofil HMG-CoA-Reduktase-Hemmer (Statine)

Arzneistoff	Bemerkungen
Atorvastatin	Dosierungsbereich: 5–80 mg/d, Elimination über CYP3A4 und CYP2C8 → cave bei starken CYP3A4-Inhibitoren in der Komedikation, Substrat der Transporter SLCO1B1 und ABCB1/G2
Fluvastatin	Dosierungsbereich: 20/40/80 mg/d (als Retardpräparat), Elimination über CYP2C9, Substrat der Transporter SLCO1B1 und ABCG2, alternatives Statin bei Dauer-Komedikation mit starken CYP3A4-Inhibitoren
Lovastatin	Dosierungsbereich: 10–40 mg/d, ältestes Statin auf dem Markt, Elimination über CYP3A4/5 und CYP2C8 → cave bei starken CYP3A4-Inhibitoren in der Komedikation, Substrat der Transporter SLCO1B1 und ABCB1, Lipidsenkung durch roten Reis beruht auf Inhaltsstoff Monacolin K = Lovastatin!
Pitavastatin	Dosierungsbereich: 1–4 mg/d, Hauptmetabolit ist inaktives Lakton, das von UDP-Glucuronosyltransferasen (UGT1A3 und 2B7) gebildet wird, unbedeutender Metabolismus über CYP2C9 (und in noch geringerem Umfang über CYP2C8), Substrat der Transporter SLCO1B1/1B3/2B1/1A2 und ABCB1/C2/G2, alternative Therapieoption bei Dauer-Komedikation mit starken CYP3A4-Inhibitoren, patentgeschützt → zuzahlungspflichtig bei der gesetzlichen Krankenversicherung
Pravastatin	Dosierungsbereich: 10–40 mg/d, keine bedeutsame Elimination über CYP-Enzyme, Substrat der Transporter SLCO1B1/2B1 und ABCB1/B11/C2/G2, alternative Therapieoption bei Dauer-Komedikation mit starken CYP3A4-Inhibitoren
Rosuvastatin	Dosierungsbereich: 5–20 mg/d; in Einzelfällen auch 40 mg/d, Elimination zu 90 % unverändert mit den Fäzes; geringe Bedeutung von CYP2C9 und CYP2C19, Substrat der Transporter SLCO1B1/1B3/2B1/1A2, SLC10A1 und ABCB1/C2/G2, alternative Therapieoption bei Dauer-Komedikation mit starken CYP3A4-Inhibitoren
Simvastatin	Dosierungsbereich: 5–40 mg/d, Elimination über CYP3A4/5 und CYP2C8 → hohes Interaktionspotenzial, da hohe Resorptionsquote und niedrige systemische Verfügbarkeit aufgrund hohem First-Pass-Effekt, cave bei starken CYP3A4 Inhibitoren in der Komedikation (▸Kap. 11.3.1), Substrat der Transporter SLCO1B1 und ABCB1/G2

11

Besonderheiten

- Es gibt beträchtliche Unterschiede in der LDL-C-senkenden Wirkstärke zwischen den Statinen, die bei der Auswahl des Arzneistoffs von Bedeutung sind (Tab. 11.1).
- Zur Abschätzung des Interaktionspotenzials muss berücksichtigt werden:
  - an der Elimination beteiligte Stoffwechselwege (insbesondere: CYP3A4-Substrat ja/nein),
  - Ausmaß des First-Pass-Metabolismus (Hepatische Extraktion, Bioverfügbarkeit).
- Die Aufnahme in die Leber erfolgt über den Organo-Anion-Transporter OATP1B1, für den das SLCO1B1-Gen kodiert. Genetische Polymorphismen im SLCO1B1-beeinflussen die Aufnahme in die Leber und die Verträglichkeit, insbesondere von Simvastatin.
- Alle Wirkstoffe mit Ausnahme von Pravastatin und Fluvastatin sollten bei einer schweren Niereninsuffizienz (GFR< 30 ml/min) in ihrer Dosierung reduziert werden.

um mehr als das Zehnfache überschritten (Inzidenz von 1:1 000–1:10 000 pro Jahr), sollte das Statin abgesetzt (pausiert) werden. Noch seltener (ca. 1 pro 100 000 Patienten) sind schwerste Muskelschädigungen mit massiver Freisetzung von Myoglobin (Rhabdomyolyse). Die Rhabdomyolyse ist von sehr hoher CK-Aktivität und Myoglobinurie begleitet. Sie kann zu akutem Nierenversagen mit Todesfolge führen.

⑥ Berichtet der Patient über Muskelbeschwerden, sollten alternative Therapiealgorithmen mit Wechsel des Statin-Arzneistoffs und/oder langsamem Auftitrieren der Dosierung versucht werden. In Studien konnte gezeigt werden, dass unter diesen Bedingungen bei bis zu 90 % der Patienten mit SAMS eine verträgliche Therapie mit Statinen möglich ist. Da bei der Entwicklung von SAMS ein nicht unerheblicher Nocebo-Effekt mitspielt, sollte insbesondere dem Patienten in der Sekundärprävention im intensiven Beratungsgespräch vermittelt werden, dass die Einstellung einer Hypercholesterolämie für ihn von erheblicher prognostischer Bedeutung ist.

Arzneimittelinteraktionen sind eine häufige Ursache für Myopathien. Hier ist insbesondere die Kombination von Simvastatin mit CYP3A4-Inhibitoren aufgrund des hohen First-Pass-Effekts von Simvastatin sehr kritisch. So ist Simvastatin bei der Einnahme von starken CYP3A4-Inhibitoren (u. a. Azol-Antimykotika, Clarithromycin, Cyclosporin, bestimmten HIV-Protease-Inhibitoren) und in Kombination mit Gemfibrozil (zusätzliche Inhibition des hepatischen Aufnahmetransporters OATP1B1) kontraindiziert. Eine Tagesdosis von 10 mg Simvastatin soll bei Einnahme von Verapamil oder Diltiazem nicht überschritten werden. Wird der Patient gleichzeitig mit Amlodipin, Amiodaron oder Ranolazin behandelt, sollte eine Tagesdosis von 20 mg Simvastatin nicht überschritten werden. Der Konsum von Grapefruitsaft in großen Mengen ist zu vermeiden.

Cave

Die über CYP3A4 metabolisierten Statine Simvastatin, Lovastatin oder Atorvastatin haben ein hohes Interaktionspotenzial bei Kombination mit starken CYP3A4-Inhibitoren, z. B. Makrolid-Antibiotika (Clarithromycin, Erythromycin). Das Risiko einer Myopathie ist deutlich erhöht. Bei Komedikation mit Calciumkanalblocker (z. B. Amlodipin, Verapamil und Diltiazem) muss eine Dosisreduktion der CYP3A4-metabolisierten Statine geprüft werden. Rücksprache mit dem verschreibenden Arzt ist dringend empfohlen.

Praktisch umgesetzt

Patienten, die unter einer Statintherapie über Muskelbeschwerden klagen, sollte ein Arztbesuch empfohlen werden. Ob eine mögliche Muskelschädigung (Myopathie, Rhabdomyolyse) vorliegt, kann durch die Messung der Kreatinkinase (CK) objektiviert werden. Ist der CK-Wert > 10-fach des oberen Labor-Normalbereichs, sollte das Statin pausiert werden. Eine Re-Exposition mit ggf. Reduktion der Statindosis bzw. Wechsel des Statins sollte unbedingt durchgeführt werden. Bei bestätigter Statin-Unverträglichkeit kommen die Kombination eines niedrigst dosierten Statins mit Ezetimib, Monotherapie mit Ezetimib, Bempedoinsäure (± Ezetimib) oder ggf. ein PCSK9-Antikörper als Therapieoption infrage.

11.4 Cholesterol-Resorptionshemmer (Ezetimib)

Ezetimib hemmt selektiv die intestinale Resorption von aus der Nahrung zugeführtem Cholesterol bzw. die Rückresorption von über die Galle sezerniertem Cholesterol, indem es den Steroltransporter Niemann-Pick C1-like 1 (NCP1Li1) im Bürstensaum des Intestinums inhibiert. Aufgrund der verminderten Aufnahme von Cholesterol kommt es zur Hochregulation von LDL-Rezeptoren an der Leberoberfläche, was zu einer erhöhten Cholesterol-Clearance aus dem Blut führt.

Ezetimib wird in einer Dosis von 10 mg/d verordnet. In der Monotherapie ist die lipidsenkende Wirkung mit 15–22 % Absenkung von LDL-C allerdings nur moderat und wird deshalb in der Regel nur bei Patienten mit ausgeprägter Statin-Unverträglichkeit verordnet.

Die Kombination von Ezetimib mit einem Statin wird klinisch häufiger eingesetzt, da der Zusatz von tgl. 10 mg Ezetimib zum Statin zu einer stärkeren Senkung von LDL-C als die Verdopplung der Statindosis führt. Dieses Konzept (Kombination von Simvastatin und Ezetimib) hat in der IMPROVE-IT-Studie zu einer Prognoseverbesserung im Vergleich zur Monotherapie mit Simvastatin geführt.

Aufgrund des abgelaufenen Patentschutzes ist Ezetimib inzwischen als Generikum verfügbar und macht die Kombinationstherapie mit einem Statin attraktiv. Fixkombinationen sind in Deutschland derzeit mit Simvastatin, Atorvastatin und Rosuvastatin im Handel.

Tab. 11.4 Arzneistoffprofil Ezetimib

Arzneistoff, Handelsname (Bsp.)	Dosierung, Bemerkungen
Ezetimib (z. B. Ezetrol®)	Fixdosierung 10 mg/d als Monotherapie oder in Kombination mit einem Statin/ Bempedoinsäure, Elimination durch Glucuronyltransferasen in Darm und Leber, Metabolit ebenfalls pharmakologisch aktiv, Halbwertszeit von Ezetimib bzw. Metabolit ca. 20 Stunden

Besonderheiten

- Wird in der Regel mit einem Statin oder mit Bempedoinsäure kombiniert,
- die Dreifachkombination aus hochwirksamen Statin, Ezetimib und einem PCSK9-Antikörper ist die derzeit potenteste LDL-senkende Pharmakotherapie.

Tab. 11.5 Arzneistoffprofil Ionenaustauscher

Arzneistoff, Handelsname (Bsp.)	Dosierung, Bemerkungen
Colestyramin (z. B. Quantalan®)	Dosierung 4–16 g, maximal 24 g/d verteilt auf mehrere Tagesdosen; Colestyramin (ein Dosisbeutel enthält 4 g Colestyramin) eingerührt in reichlich (beliebiger) Flüssigkeit möglichst zu den Mahlzeiten einnehmen
Colesevalam (z. B. Cholestagel®)	Dosierung max. 6–7 Tabletten zu 625 mg, die entweder auf 2 Tagesdosen oder auch als Einzeldosis eingenommen werden.

Besonderheiten

- Ionenaustauscher haben keine systemische Wirkung.
- Häufige gastrointestinale Nebenwirkungen limitieren die Akzeptanz und die Adhärenz der Patienten.
- Colestyramin und Colesevalam können die Bioverfügbarkeit anderer Arzneimittel (z. B. Vitamin-K-Antagonisten, Schilddrüsenhormone, orale Kontrazeptiva, Ciclosporin) beeinflussen. Insbesondere Arzneimittel mit enger therapeutischer Breite sollten deshalb in ausreichendem Zeitabstand (eine Stunde vor oder 4 Stunden nach den Ionenaustauschern) eingenommen werden.
- Hypovitaminosen der fettlöslichen Vitamine unter längerer Anwendung beachten!

11.5 Ionenaustauscher

Die Leber bildet aus Cholesterol Gallensäuren, die in den Darm sezerniert werden und einem enterohepatischen Kreislauf unterliegen. Colestyramin, und Colesevelam sind basische Anionenaustauscherharze, die nach oraler Gabe aufgrund ihrer geringen Löslichkeit nicht resorbiert werden und im Darm Gallensäuren binden, die dann mit den Fäzes ausgeschieden werden. Die Ausscheidung von Gallensäuren kann bis auf das Zehnfache gesteigert werden. Aufgrund der erforderlichen Neusynthese sinkt die intrazelluläre Cholesterolkonzentration in der Leber ab, weshalb mehr LDL-C-Rezeptoren exprimiert werden und das für die Gallensäuresynthese benötigte Cholesterol vermehrt aus dem Blutkreislauf aufgenommen wird. Die LDL-C-Senkung ist moderat aber additiv zu einem Statin.

Ionenaustauscher lösen häufig Nebenwirkungen wie Obstipation, Steatorrhö aufgrund der gestörten Fettresorption sowie andere gastrointestinale Beschwerden (Meteorismus oder Völlegefühl) aus. Dies führt häufig zu Problemen in der Adhärenz der Patienten.

11.6 Proproteinkonvertase-Subtilisin/Kexin-Typ-9-Hemmer

Innerhalb von wenig mehr als einer Dekade nach der Erstbeschreibung der Bedeutung des Enzyms PCSK9 (Proproteinkonvertase-Subtilisin/Kexin-Typ 9) für die Regulation des Metabolismus von LDL-Cholesterol wurden im Jahr 2015 aus diesen Erkenntnissen entwickelte Arzneimittel zugelassen.

LDL-Partikel binden an der Oberfläche der Leberzellen an den LDL-Rezeptor. Der Komplex wird internalisiert, fusioniert mit Endosomen, wo der Komplex aufgrund der sauren Umgebung dissoziiert. Die freien LDL-Partikel werden in den Lysosomen zu Lipiden und Aminosäuren abgebaut, während der LDL-Rezeptor an die Oberfläche des Hepatozyten recycelt wird und dort für eine erneute Bindung von LDL-Partikeln zur Verfügung steht. PCSK9 wird in den Hepatozyten gebildet und ins Plasma sezerniert, wo es sich an den LDL-Rezeptor anlagern kann. Der Komplex aus LDL-Partikel/LDL-Rezeptor/PCSK9 wird im Endosom nicht hydrolysiert, sondern in den Lysosomen abgebaut, was zu einer Verminderung der verfügbaren LDL-Rezeptoren und damit einem Anstieg von LDL-Cholesterol im Plasma führt. PCSK9-Antikörper blockieren das regulatorische Enzym (PCSK9) im Plasma, wodurch die Dichte der LDL-Rezeptoren auf den Hepatozyten steigt und unter therapeutischer Dosierung das LDL-Cholesterol im Plasma um im Mittel 50–60 % zusätzlich zur Basistherapie von Statin ± Ezetimib gesenkt wird. Daneben wird auch Lipoprotein(a), das einen eigenständigen Risikofaktor darstellt, über einen bisher noch nicht vollständig verstandenen Mechanismus durch PCSK9-Antikörper um 20–30 % gesenkt.

In der Zulassungsstudie (FOURIER) wurde Evolocumab zusätzlich zur Basistherapie aus Statin, ggf. kombiniert mit Ezetimib, im Vergleich zu Placebo untersucht. Unter der Behandlung mit Evolocumab wurde LDL-C von 92 mg/dl bei Studienbeginn im Mittel auf 30 mg/dl abgesenkt, weshalb der kombinierte Studienendpunkt auf die Zeit bis zum kardiovaskulär bedingten Tod (Myokardinfarkt, Schlaganfall, Hospitalisierung aufgrund instabiler Angina pectoris oder koronare Revaskularisierung) reduziert wurde. Trotz der extrem niedrigen LDL-C-Werte unter zusätzlich verabreichtem Evolocumab war die Verträglichkeit vergleichbar zur Kontrollgruppe.

Derzeit sind 2 Antikörper (Alirocumab und Evolocumab) zugelassen. Evolocumab oder Alirocumab werden vom Patienten alle 2 Wochen oder alternativ einmal im Monat in einer höheren Dosis mithilfe eines Autoinjektors subkutan injiziert. Limitierend für die breite Anwendung eines PCSK9-Antikörpers sind die sehr hohen Therapiekosten von derzeit über 6000 EUR pro Jahr. Aus diesem Grund hat der Gemeinsame Bundesausschuss (G-BA) eine Verordnungseinschränkung erlassen, in der geregelt wird, welcher Arzt unter welchen klinischen Kriterien eine Therapie mit diesen innovativen Arzneimitteln beginnen kann. Grundsätzlich gilt, dass PCSK9-Antikörper Patienten mit sehr hohem Risiko, die die Zielwerte unter maximal verträglicher konventioneller Therapie nicht erreichen, vorbehalten sind.

11.7 Fibrate

Die lipidsenkenden Effekte der Fibrate sind durch Stimulation des nukleären Transkriptionsfaktors PPARα vom Typ der Peroxisom-Proliferator-aktivierenden Rezeptoren zu erklären. Fibrate steigern in der Muskulatur die Aktivität der Lipoproteinlipase und damit die Umwandlung von VLDL über IDL zu LDL. Die dabei anfallenden freien Fettsäuren werden in erhöhtem Maße in Leber und Muskel aufgenommen und durch β-Oxidation abgebaut. Zudem werden die VLDL-Freisetzung aus der Leber und die Cholesterolbildung in der Leber vermindert und HDL-Cholesterol steigt an.

Im Gegensatz zu Statinen ist der prognostische Nutzen einer Therapie mit Fibraten weniger gut belegt, was möglicherweise auch auf der mit ca. 20 % relativ geringen Senkung von LDL-C durch Fibrate beruht. Auch in 2 Meta-Analysen konnte ein genereller Nutzen nicht bestätigt werden, sodass die Leitlinien der ESC eine Verordnung nur bei Patienten mit LDL-C-Werten im Zielbereich und darunter fortbestehender Hypertriglyceridämie empfehlen.

Bei der Kombination von Fibraten (insbesondere Gemfibrozil) mit Statinen ist Vorsicht geboten. So inhibieren Gemfibrozil selbst und seine glukuronidierten Metaboliten eine Reihe von Cytochom-P450-Enzymen und Glucuronyltransferasen, wodurch es zu ausgeprägten Arzneimittelinteraktionen (z. B. mit Vitamin-K-Antagonisten oder oralen Antidiabetika) kommen kann. Außerdem inhibiert Gemfibrozil die hepatische Aufnahme von Statinen durch Blockade des Aufnahmetransporters OATP1. Diese Interaktion unter der insbesondere in den USA verordneten Kombination von hochdosiertem Cerivastatin mit Gemfibrozil hat vermehrt Todesfälle ausgelöst, was letztlich zur Marktrücknahme von Cerivastatin geführt hat.

11.8 Omega-3-Fettsäuren

Als Arzneimittel zugelassene Omega-3-Fettsäuren sind Derivate der Docosahexaensäure (DHA) und Eicosapentaensäure (EPA). Daneben sind Omega-3-Fettsäure-haltige Präparate sehr umsatzstarke Nahrungsergänzungsmittel.

Tab. 11.6 Arzneistoffprofil PCSK9-Antikörper

Arzneistoff, Handelsname (Bsp.)	Dosierung, Bemerkungen
Evolocumab (Repatha®)	Humaner monoklonaler IgG2-Antikörper, Dosierung: subkutane Applikation durch den Patienten mittels eines Autoinjektors; Dosierung 150 mg alle 2 Wochen oder 420 mg einmal im Monat, zugelassen zur Behandlung von: ▪ Hypercholesterolämie (heterozygot familiär und nicht familiär) oder gemischter Dyslipidämie, ▪ homozygoter familiärer Hypercholesterolämie, ▪ bekannter atherosklerotischer kardiovaskulärer Erkrankung
Alirocumab (Praluent®)	Humaner monoklonaler IgG1-Antikörper, Dosierung: subkutane Applikation durch den Patienten mittels eines Autoinjektors; Dosierung 75 mg alle 2 Wochen, bei nicht ausreichender LDL-Senkung kann die Dosis auf 150 mg alle 2 Wochen oder 300 mg einmal im Monat erhöht werden, zugelassen zur Behandlung von: ▪ Erwachsenen mit primärer Hypercholesterolämie (heterozygote familiäre und nicht familiäre) oder gemischter Dyslipidämie, ▪ bekannter atherosklerotischer kardiovaskulärer Erkrankung
Besonderheiten	
▪ Aufgrund der hohen Therapiekosten regelt ein G-BA-Beschluss die Erstattungsfähigkeit der Therapie. ▪ Therapieinitiierung nur durch Ärzte bestimmter Facharztgruppen, die Nachverordnung durch den Hausarzt ist möglich.	

In höheren Dosierungen (2–4 g/d) senken sie die Triglyceride um bis zu 45 % und Apo-B-haltige Lipoproteine.

Eine Meta-Analyse von 10 Studien an über 77 000 Patienten konnte keinen therapeutischen Nutzen von Omega-3-Fettsäuren nachweisen. Ein Gutachten des Ausschusses für Humanarzneimittel (CHMP) der EMA ist deshalb Ende 2018 zur Schlussfolgerung gekommen, dass Omega-3-Fettsäure-haltige Arzneimittel bei Patienten, die einen Herzinfarkt hatten, nicht wirksam sind, um diese vor weiteren Herz- und Gefäßproblemen zu schützen.

Praktisch zeitgleich wurden die Ergebnisse der REDUCE-IT-Studie veröffentlicht. REDUCE-IT hat Patienten mit kardio- und zerebrovaskulärer atherothrombotischer Erkrankung (Sekundärprävention) bzw. bei Diabetikern mit zusätzlichen Risikofaktoren für kardiovaskuläre Erkrankungen (d. h. in der Primärprävention) eingeschlossen, deren LDL-C auf unter 100 mg/dl abgesenkt war und die daneben erhöhte Triglyceridwerte aufwiesen. Die Behandlung mit zweimal tgl. 2 g eines hoch aufgereinigten Präparats, das den Ethylester der Eicosapentaensäure enthält (Handelsbezeichnung in den USA: Vascepa™), hat überraschend eine prognoseverbessernde Wirkung gezeigt. Der kombinierte Endpunkt aus kardiovaskulärem Tod und verschiedenen ischämisch bedingten kardiovaskulären Endpunkten wurde bei einer Number-needed-to-treat von nur 21 über 5 Jahre eindeutig gesenkt.

In Europa ist das Arzneimittel unter der Handelsbezeichnung Vazkepa® zur Reduzierung des Risikos für kardiovaskuläre Ereignisse bei mit Statinen behandelten erwachsenen Patienten mit hohem kardiovaskulärem Risiko und erhöhten Triglyceridwerten (≥ 150 mg/dl) sowie nachgewiesener kardiovaskulärer Erkrankung oder Diabetes und mindestens einem weiteren kardiovaskulären Risikofaktor zugelassen.

11.9 Bempedoinsäure

Bempedoinsäure (ETC-1002) ist ein neuer Lipidsenker, der ähnlich wie Statine in die Biosynthese von Cholesterol in der Leber eingreift, aber keine statinassoziierten Muskelbeschwerden auslösen soll. Der Wirkmechanismus ist in Abb. 11.4 dargestellt.

Die Bempedoinsäure ist ein pharmakologisch unwirksames Prodrug, das durch die sehr langkettige

Tab. 11.7 Arzneistoffprofil Fibrate

Arzneistoff, Handelsname (Bsp.)	Dosierung, Bemerkungen
Bezafibrat (Cedur®)	Dosierungsbereich: 1 × tgl. 400 mg als Retardpräparat oder bis zu 3 × tgl. 200 mg unretardiert, Elimination zu 50 % unverändert über die Niere, 20 % der verabreichten Dosis in Form von Glucuroniden, ▪ engmaschige INR-Kontrollen bei Patienten unter Vitamin-K-Antagonisten, ▪ da Bezafibrat die Glucoseutilisation verbessert, kann die Wirkung von Antidiabetika einschließlich Insulin verstärkt werden, ▪ strenge Indikationsstellung für die Kombination mit einem Statin!
Fenofibrat (Lipanthyl®)	Dosierungsbereich: 1 × tgl. 160 bzw. 200 mg, Fenofibrat wird durch Esterasen zu dem aktiven Metaboliten Fenofibrinsäure hydrolysiert; kein CYP-Metabolismus, Ausscheidung renal hauptsächlich in Form von Fenofibrinsäure und deren Glucuronid-Konjugaten, ▪ engmaschige INR-Kontrollen bei Patienten unter Vitamin-K-Antagonisten, ▪ Fenofibrat bzw. Fenofibrinsäure sind schwache Inhibitoren von CYP2C19 sowie CYP2A6 und mäßige Inhibitoren von CYP2C9, ▪ strenge Indikationsstellung für die Kombination mit einem Statin!
Gemfibrocil (Gevilon®)	Dosierungsbereich: 1 × tgl. 900 mg bzw. 2 × tgl. 600 mg (= 1200 mg/d), Gemfibrocil wird durch oxidativen Metabolismus mit sukzessiver Bildung eines Hydroxymethyl- und eines Carboxylmetaboliten (als Hauptmetabolit) eliminiert, Gemfibrozil inhibiert CYP2C8, CYP2C9, CYP2C19, CYP1A2, UGTA1, UGTA3 und OATP1B1; Gemfibrozil 1-O-β-Glucuronid hemmt zudem CYP2C8 und OATP1B1, ▪ engmaschige INR-Kontrollen bei Patienten unter Vitamin-K-Antagonisten, ▪ Kombination mit einem Statin wird nicht empfohlen; die Kombination mit Simvastatin ist kontraindiziert!

Besonderheiten

- Fibrate sind aufgrund fehlender Prognoseverbesserung nur noch Mittel der 2. Wahl.
- Sie sind primär indiziert bei Hypertriglyceridämie und gemischten Hyperlipidämien.
- Cave bzw. Kontraindikation bei Kombination mit einem Statin!

Acyl-Coenzym-A-Synthetase 1 (ACSVL1) in den pharmakologisch wirksamen Metaboliten ETC-1002-CoA umgewandelt wird. Das Enzym ACSVL1 ist nur in der Leber, aber nicht im Skelettmuskel vorhanden. ETC-1002-CoA inhibiert die Adenosintriphosphat-Citrat-Lyase (ACL), die im Biosyntheseweg von Cholesterol dem Target der Statine (HMG-CoA-Reduktase) vorgeschaltet ist. Somit hemmen sowohl ETC-1002-CoA (durch Inhibition der ACL) als auch Statine an verschiedenen Angriffspunkten die Synthese von Cholesterol.

Durch die leberspezifische Bioaktivierung von Bempedoinsäure sollte die Cholesterol-Biosynthese im Skelettmuskel unter Bempedoinsäure nicht beeinflusst werden. Für Patienten, die Muskelbeschwerden unter der Therapie mit Statinen berichten, könnte Bempedoinsäure von daher eine therapeutische Alternative sein.

Die Ergebnisse der klinischen Endpunktstudie CLEAR OUTCOMES werden im Frühjahr 2023 erwartet. Das Monopräparat mit Bempedoinsäure (Handelsbezeichnung Nilemdo®) senkt in der Zieldosis von 180 mg einmal täglich das LDL-Cholesterol um ca. 30 % im Vergleich zu Placebo. Wird Bempedoinsäure wegen Statin-Verträglichkeitsproblemen zusätzlich zu niedrig dosiertem Statin verordnet, wird LDL-C um weitere ca. 20 % gesenkt. In der Kombination mit Ezetimib kann durch die Einnahme von Bempedoinsäure das LDL-C deutlich stärker um ca. 36 % gesenkt werden. Eine Fixkombination aus 180 mg Bempedoinsäure und 10 mg

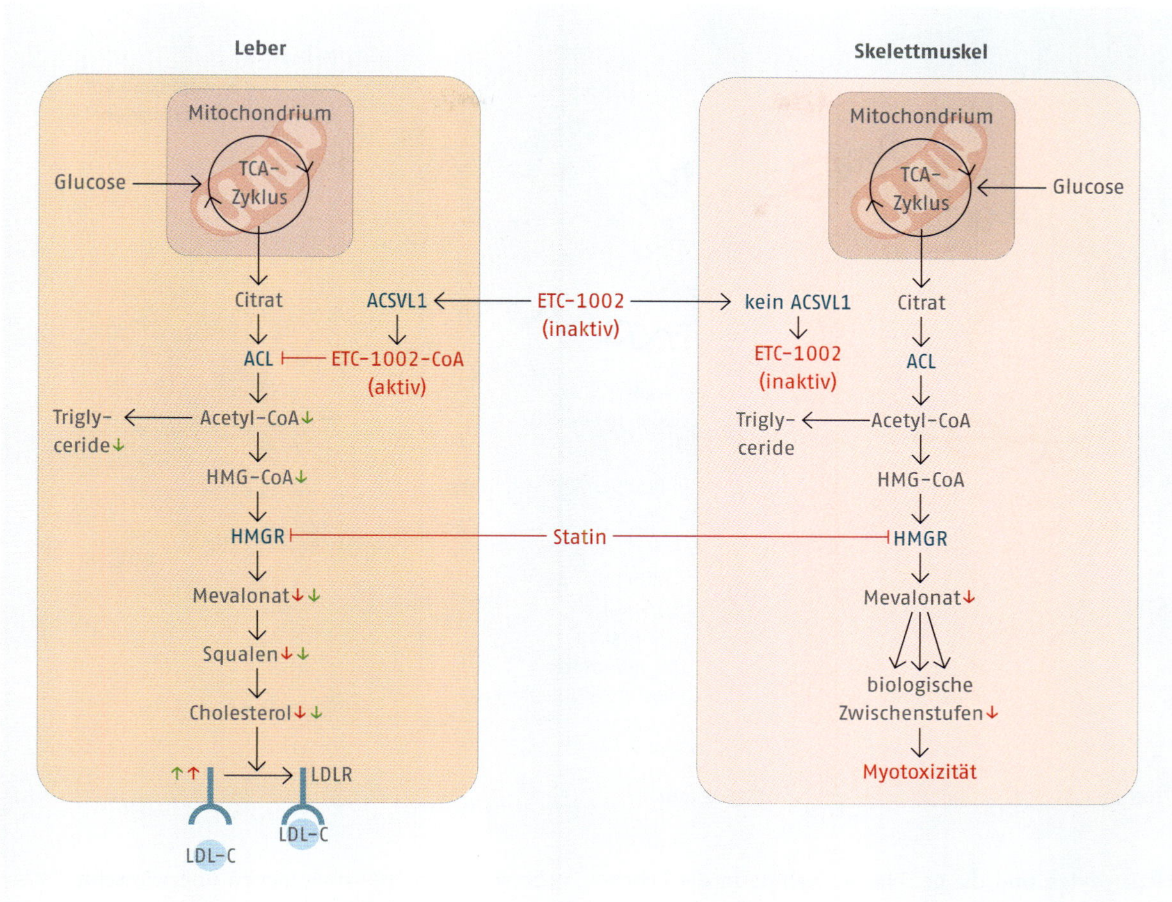

○ Abb. 11.4 Wirkort der metabolischen Aktivierung von Bempedoinsäure (ETC-1002) und Inhibition der Cholesterolsynthese im Vergleich zu Statinen. Grüne und rote Pfeile markieren die Wirkung von ETC-1002 (grün) bzw. Statinen (rot). **ACL** ATP-Citrat-Lyase, **ACSVL1** langkettige-Acyl-CoA-Synthase-1, **HMGR** 3-Hydroxy-3-methylglutaryl-CoA-Reduktase, **LDLR** LDL-Rezeptor, **TCA** Tricarbonsäure

Ezetimib zur einmal täglichen Einnahme steht unter der Handelsbezeichnung Nustendi® zur Verfügung.

Die Ausscheidung von Bempedoinsäure erfolgt mit einer Halbwertszeit von 15–27 Stunden nach Glucuronidierung durch UGT2B7. Als unerwünschte Wirkungen werden Nasopharyngitis sowie ein moderater, nach Absetzen reversibler Anstieg von Kreatinin und Harnsäure im Serum berichtet.

11.10 Inclisiran zur Senkung von PCSK9 durch siRNA-Interferenz

Die PCSK9(Proprotein-Konvertase Subtilisin/Kexin-Typ-9)-Antikörper Evolocumab und Alirocumab haben in den großen klinischen Endpunkt-Studien FOURIER bzw. ODYSSEY OUTCOMES ischämische Ereignisse (kardiovaskulärer Tod, nicht tödliche Myokardinfarkte, tödlicher oder nicht tödlicher ischämischer Schlaganfall) im Vergleich zur maximalen Standardtherapie (hochwirksames Statin ± Ezetimib) weiter reduziert. Dies beruht auf einer Neutralisierung von im Blutkreislauf zirkulierendem PCSK9 mit dadurch bedingter starker Senkung von LDL-Cholesterol (▸ Kap. 11.6).

Inclisiran (Leqvio®) greift im Unterschied zu den PCSK9-Antikörpern über siRNA(small interfering RNA)-Interferenz direkt in die Synthese von PCSK9 in der Leberzelle ein. Inclisiran ist ein als Nanopartikel formuliertes Molekül, das aus einem chemisch an mehreren Stellen modifizierten doppelsträngigen RNA-Fragment (Oligonukleotid) besteht und parenteral verabreicht werden muss. Durch die Anfügung von drei terminalen N-Acetylgalactosamin-Zuckereinheiten (GalNAc) wird eine selektive Bindung an den Asialoglykoprotein-Rezeptor (ASGPR) auf der Oberfläche der

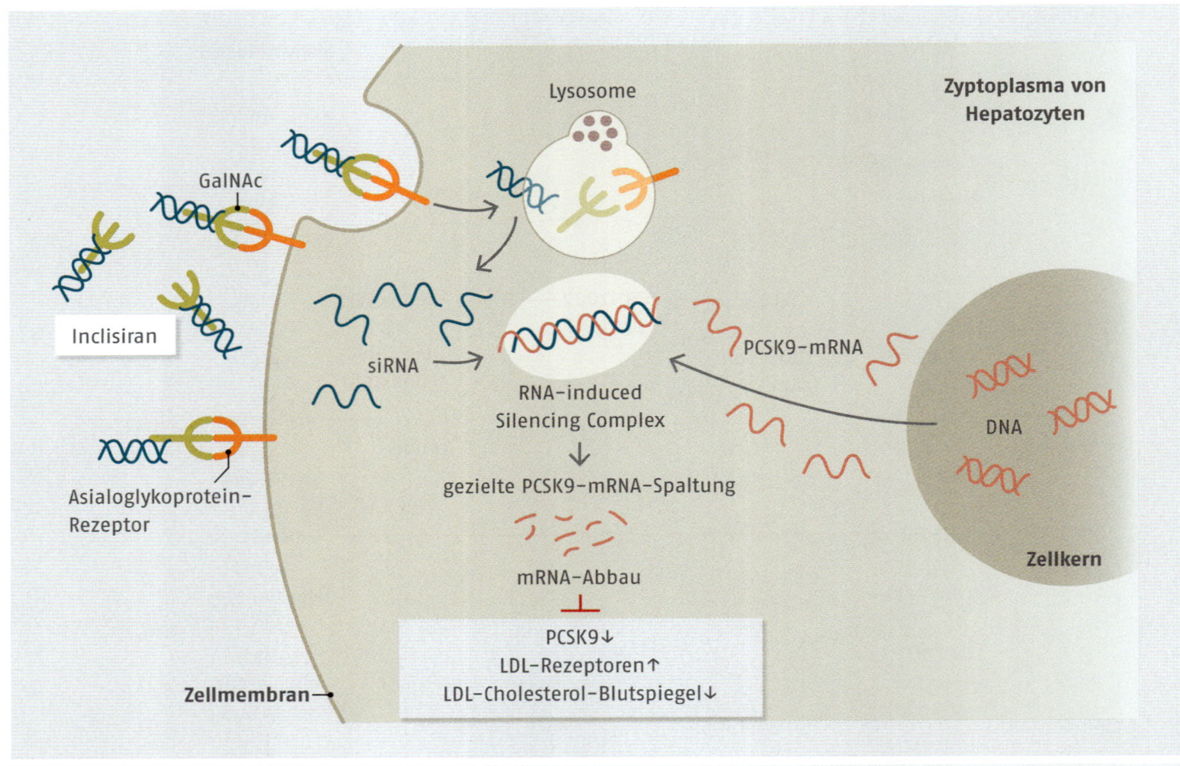

Abb. 11.5 Wirkungsmechanismus von Inclisiran

Hepatozyten und die gezielte Aufnahme in die Leberzelle erreicht. Im Zytoplasma wird das RNA-Fragment lysosomal gespalten, und die jetzt einsträngige kleine interferierende RNA bildet einen Komplex mit der mRNA des PCSK9-Gens und verhindert damit die hepatische Synthese von PCSK9 (Proprotein-Konvertase Subtilisin/Kexin Typ 9). Durch die Inhibition der Synthese von PCSK9 mit Inclisiran kommt es wie bei der Gabe von PCSK9-Antikörpern zu einer Abnahme der PCSK9-Konzentration im Blutkreislauf, die Zahl der LDL-Rezeptoren auf der Oberfläche der Hepatozyten wird aufgrund der verminderten Degradation erhöht und der LDL-Cholesterolspiegel im Blut sinkt (Abb. 11.5).

Eine Einzeldosis von 300 mg Inclisiran senkt das LDL-Cholesterol um ca. 50 % über 90 Tage. 48 Stunden nach einer Injektion kann im Plasma kein Wirkstoff mehr nachgewiesen werden. Zur dauerhaften LDL-Cholesterol-Absenkung werden 300 mg Inclisiran-Na zu Therapiebeginn, nach 90 Tagen und dann jeweils nur im Abstand von sechs Monaten subkutan injiziert. Inclisiran ist zur Behandlung von Erwachsenen mit primärer, heterozygot familiärer und nicht familiärer Hypercholesterolämie oder gemischter Dyslipidämie zugelassen, wenn die Patienten mit der maximal tolerierten Statin-Dosis die Zielwerte für LDL-Cholesterol nicht erreichen. Außer lokalen Reaktionen an der Injektionsstelle wurden keine wesentlichen unerwünschten Wirkungen berichtet. Die Therapiekosten sind in einem Bereich ähnlich wie bei den PCSK9-Antikörpern.

Die klinische Wirksamkeit von Inclisiran in der Reduktion schwerwiegender kardiovaskulärer Ereignisse wird in einer großen Phase-III-Studie (ORION-4) an 15 000 Patienten mit einem kardiovaskulären Ereignis in der Anamnese untersucht. Ergebnisse werden nicht vor 2026 erwartet.

11.11 Pharmakotherapeutische Aspekte für Patienten mit Dyslipidämien

Nach dem initialen Assessment des Patienten und der Festlegung des Therapieziels wird die Behandlung mit einem hochwirksamen Statin (Atorvastatin oder Rosuvastatin) in der höchsten zugelassenen oder vom Patienten vertragenen Dosis begonnen. Wird der angestrebte LDL-C-Wert nicht erreicht, wird in der nächsten Eskalationsstufe Ezetimib zusätzlich verordnet. Wird auch unter der Kombination Statin und Ezetimib das Therapieziel nicht erreicht, wird ein PCSK9-Antikörper hinzugefügt, wobei die vom Gemeinsamen Bundesausschuss (G-BA) festgelegten Rahmenbedingungen beachtet werden müssen. Nach Erreichen des Zielwerts wird eine einmal jährliche Kontrolle des Lipidstatus empfohlen.

Daneben gibt es gesonderte Empfehlungen für die Behandlung von Subgruppen:

- Die Risiko-basierten Behandlungsempfehlungen gelten auch für ältere Patienten ≤75 Jahre und auch in der Primärprävention.
- Die Therapie mit einem Statin in der Primärprävention kann auch bei Patienten >75 Jahre mit zumindest hohem Risiko erwogen werden (Empfehlungsgrad II, Evidenzgrad B).
- Entsprechend den in ◘ Abb. 11.3 definierten Risikokategorien werden Diabetiker bezüglich ihres kardiovaskulären Risikos abhängig von Manifestationszeitpunkt und Folgeschäden in die Risikokategorien sehr hohes, hohes oder moderates Risiko eingestuft. Prämenopausale Frauen mit Diabetes und Kinderwunsch sollen nur bei sicherer Kontrazeption mit Statinen behandelt werden.
- Für Patienten, die unter der Therapie mit einem Statin z. B. aufgrund von aufgetretenen statinassoziierten Muskelsymptomen den Zielwert von LDL-C nicht erreichen, stellt Bempedoinsäure in der Regel in Fixkombination mit Ezetimib eine weitere Therapieoption dar.
- Für Patienten mit erhöhten Triglyceriden (Werte zwischen 135 und 499 mg/dl) auch unter Statintherapie kann zusätzlich die Gabe des Ethylesters der Eicosapentaensäure (Vazkepa® – REDUCE-IT-Studie) in einer Tagesdosis von 2 × 2 g in Erwägung gezogen werden.
- ⑦ Die Plasmakonzentration von Lipoprotein(a) ist primär genetisch bedingt. Von daher sollte zumindest einmal im Leben der Wert gemessen werden, um Patienten mit besonders hohem Lp(a) zu erkennen, da Werte >180 mg/dl als äquivalent zum Risiko eines Patienten mit heterozygoter FH gewertet werden.

Die aktuellen revidierten Leitlinien der Europäischen Gesellschaft für Kardiologie fordern niedrigere Zielwerte für LDL-Cholesterol. Die neuen Zielwerte und insbesondere das Behandlungsziel in der Kohorte mit sehr hohem Risiko (LDL-C <55 mg/dl und Absenkung um 50 %) sind stringenter als die Vorgaben in früheren Leitlinien.

Nur in der Sekundärprävention gibt es klinische Studien wie IMPROVE-IT (Simvastatin und Ezetimib) sowie die Zulassungsstudien der PCSK9-Antikörper (FOURIER mit Evolocumab und ODYSSEY OUTCOMES mit Alirocumab) mit direkter Evidenz für einen zusätzlichen Nutzen der Cholesterolsenkung auch für LDL-C-Werte deutlich unter 70 mg/dl. Deshalb gibt die Leitlinie nur bei diesen Patienten die höchste Empfehlungsstufe (Empfehlungsgrad I, Evidenzgrad A) für den Zielwert <55 mg/dl.

Die aktuelle ESC-Leitlinie erweitert die Definition der Kohorte mit sehr hohem Risiko. Zusätzlich zu den in früheren Leitlinien definierten Patienten werden auch:

- Patienten mit in der Bildgebung dokumentierter ASCVD,
- Diabetiker mit Endorganschäden,
- Patienten mit schwerer chronischer Niereninsuffizienz (eGFR <30 ml/min/1,73 m^2 – auch ohne Nachweis einer ASCVD),
- Patienten mit familiärer Hypercholesterolämie mit ASCVD oder anderen bedeutsamen Risikofaktoren,
- Patienten mit einem SCORE von 10 % oder höher.

als Patienten mit sehr hohem Risiko charakterisiert. Die so definierte Höchstrisiko-Kohorte umfasst damit Patienten sowohl in der Sekundär- als auch in der Primärprävention. Für den Nutzen von LDL-C-Werten unter 70 mg/dl in der Primärprävention besteht aber nur indirekte Evidenz aus den Meta-Analysen der Cholesterol Treatment Trialists‘ Collaboration. Diese haben eine lineare Beziehung zwischen der Senkung des LDL-C und der Risikoreduktion gezeigt – entsprechend dem Konzept „The lower – the better". Die Evidenz für die Primärprävention ist also schwächer als die für die Sekundärprävention, was in der neuen Leitlinie berücksichtigt ist (Empfehlungsstärken IC bzw. IIaC). Praktisch bedeutet dies, dass individualisierte Therapieentscheidungen in der Primärprävention sehr viel stärker erforderlich sind als in der Sekundärprävention.

Wichtiges in Kürze

① Die Evidenz für eine kausale Rolle von LDL-Cholesterol bei der Entstehung der Atherosklerose gilt als gesichert.

② Die Erkennung der genetisch bedingten Hypercholesterolämie ist in Deutschland gegenwärtig aufgrund fehlender Früherkennungsprogramme unzureichend.

③ Die Indikation zu einer therapeutischen Intervention zur Absenkung von LDL-Cholesterol wird aufgrund der klinischen Präsentation des Patienten (ischämische Ereignisse, Nierenfunktionseinschränkung, Diabetes mellitus) bzw. nach Ermittlung des individuellen Risikos für tödliche kardiovaskuläre Ereignisse in den nächsten 10 Jahren gestellt.

④ Abhängig vom Risiko des Patienten geben die Leitlinien der Europäischen Gesellschaft für Kardiologie anzustrebende Zielwerte von LDL-Cholesterol vor.

⑤ Die pharmakotherapeutische Intervention startet mit einem stark wirksamen Statin in maximal verträglicher Dosierung. Wird der Zielwert nicht erreicht, wird Ezetimib hinzugefügt. In der dritten Therapiestufe kann ein PCSK9-Antikörper zusätzlich erforderlich sein.

⑥ Die Pharmakotherapie der Hypercholesterolämie wird üblicherweise lebenslang durchgeführt. Vor diesem Hintergrund sind Maßnahmen zur Förderung der Adhärenz von großer Bedeutung.

⑦ Erhöhtes Lipoprotein(a) wird als weiterer unabhängiger kardiovaskulärer Risikofaktor gewertet, dessen Höhe überwiegend genetisch determiniert ist. Der Nachweis einer Prognoseverbesserung durch Senkung von Lipoprotein(a) über neue pharmakologische Ansätze ist Gegenstand laufender Studien.

Weiterführende Literatur

Ference BA, Ginsberg HN, Graham I et al. Low-density lipoproteins cause atherosclerotic cardiovascular disease. 1. Evidence from genetic, epidemiologic, and clinical studies. A consensus statement from the European Atherosclerosis Society Consensus Panel. Eur Heart J, 38: 2459–72, 2017

Laufs U, Scharnagl H, Halle M et al. Behandlungsoptionen bei Statin-assoziierten Muskelbeschwerden. Dtsch Arztebl International, 112: 748–55, 2015

Mach F, Baigent C, Catapano AL et al. 2019 ESC/EAS Guidelines for the management of dyslipidaemias: Lipid modification to reduce cardiovascular risk. The Task Force for the management of dyslipidaemias of the European Society of Cardiology (ESC) and European Atherosclerosis Society (EAS). European Heart Journal, 41: 111–88, 2020

Pinkosky SL, Newton RS, Day EA et al. Liver-specific ATP-citrate lyase inhibition by bempedoic acid decreases LDL-C and attenuates atherosclerosis. Nat Commun, 7: 13457, 2016

Sabatine MS, Giugliano RP, Keech AC et al. Evolocumab and Clinical Outcomes in Patients with Cardiovascular Disease. N Engl J Med, 376: 1713–22, 2017

Trenk D, Hille L. Fettstoffwechselstörungen: Etablierte und innovative Konzepte. Pharmakon 7: 428–37, 2019

Trenk D, Kupka D. Fettstoffwechselstörungen – Praxiswissen für die Arzneimitteltherapie. Herausgeber: Bayerische Landesapothekerkammer. Govi Verlag, 2020

Tipps für PhiPs

Fettstoffwechselstörungen gehören zu den Risikofaktoren für die Entwicklung von arteriosklerotischen Erkrankungen. Machen Sie sich mit diesem wichtigen Indikationsgebiet vertraut. Sollte Ihre Apotheke ein Fettstoffwechselscreening durchführen, können Sie sich mithilfe des BAK-Arbeitsbogens Nr. 21 in das Thema einarbeiten.

→ Arbeitsbogen Nr. 21 „Bestimmung physiologischer Parameter – Blutuntersuchungen"

Tipps für Weiterzubildende

Die Arzneistoffe zur Therapie der Hyperlipidämie zeigen ein hohes Interaktionspotenzial. Hier könnten Sie eine Interaktion als praktische Tätigkeit Nr. 3 bearbeiten und dokumentieren.

→ Praktische Tätigkeit Nr. 3 „Management einer realen Interaktionsmeldung in der Apotheke und Dokumentation folgender Punkte (interagierende Arzneistoffe, falls relevant Medikationshistorie, Bewertung der klinischen Relevanz, Maßnahmen, Dokumentation, ggf. Follow-up)"

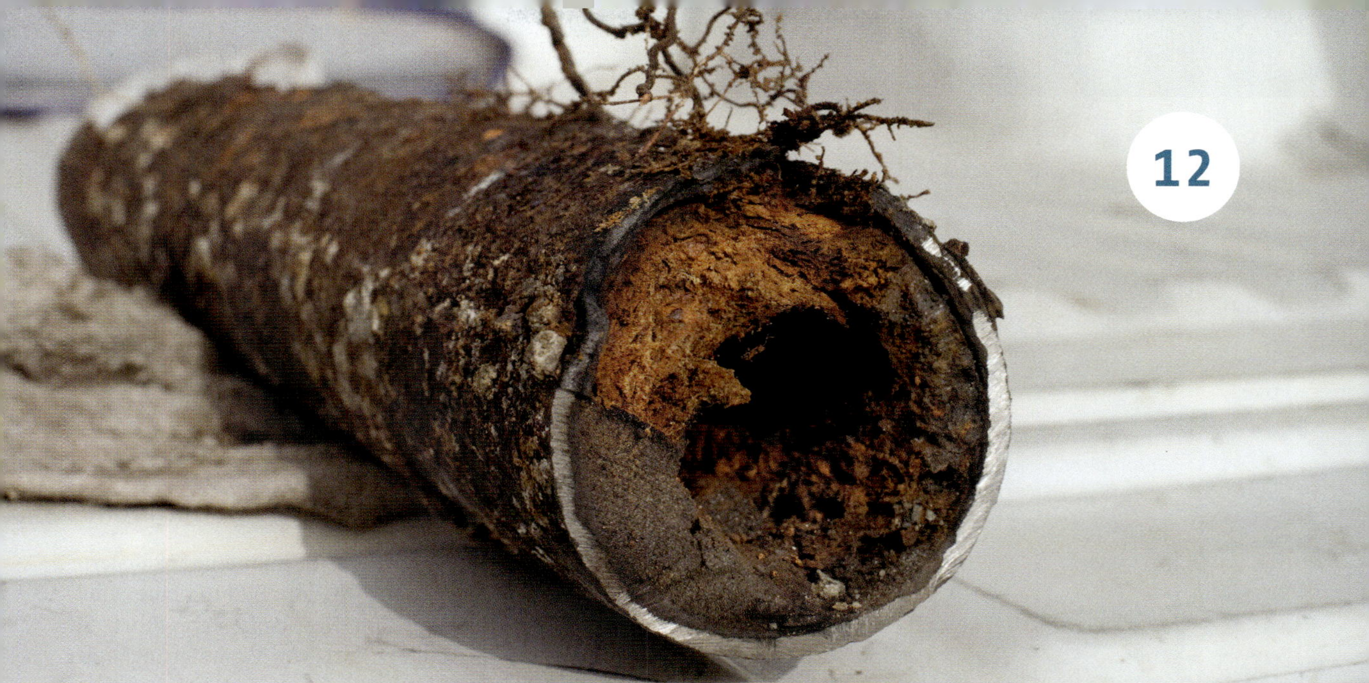

Patienten unter oraler Antikoagulation

Prof. Dr. Dietmar Trenk

Die gerinnungshemmende Therapie ist immer eine Gratwanderung zwischen der erwünschten Wirkung und der Zunahme des Blutungsrisikos. Neben den parenteral applizierten Heparinen werden für die orale gerinnungshemmende Therapie seit mehr als 60 Jahren Vitamin-K-Antagonisten verwendet. Mit den nicht Vitamin-K-abhängigen, direkt wirksamen oralen Antikoagulanzien stehen Alternativen für die orale gerinnungshemmende Therapie zur Verfügung. In diesem Kapitel werden wichtige Hinweise für die pharmazeutische Beratung von Patienten, die mit oral einzunehmenden Antikoagulanzien behandelt werden, vorgestellt.

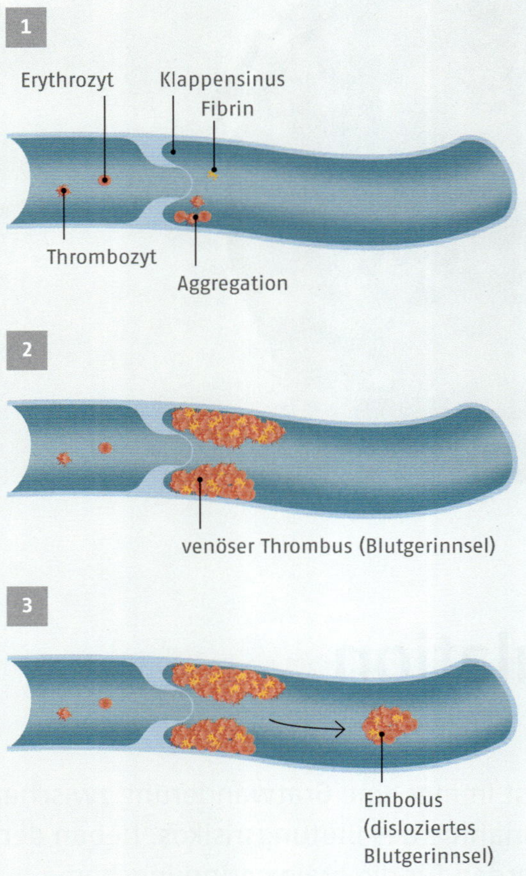

1

Erythrozyt Klappensinus Fibrin Thrombozyt Aggregation

2

venöser Thrombus (Blutgerinnsel)

3

Embolus (disloziertes Blutgerinnsel)

Abb. 12.1 Entstehung einer Thrombose und einer Embolie

12.1 Grundlagen

Jeder inhibierende Eingriff in das Blutgerinnungssystem ist prinzipiell mit einem Blutungsrisiko assoziiert. Sowohl die Wirksamkeit als auch die Sicherheit der Therapie mit oralen Antikoagulanzien wird durch Interaktionen mit der Begleitmedikation und Begleiterkrankungen des Patienten bestimmt. Bei der Behandlung mit Vitamin-K-Antagonisten (VKA) muss der Patient auch auf die Interaktion mit Vitamin K in Lebensmitteln achten. Besonders reich an Vitamin K sind Gemüsearten wie z. B. Grünkohl, Spinat, Rosenkohl, Fenchel oder Broccoli. Eine Ernährung, die regelmäßig sehr reich an Vitamin-K-haltigen Speisen ist, erhöht den Bedarf an VKA.

Es ist weiter zu berücksichtigen, dass je nach Indikation die Antikoagulation nur temporär oder lebenslang verordnet wird. Zudem gibt es klinische Situationen (z. B. operative Eingriffe mit hohem Blutungsrisiko), in denen die Antikoagulation zeitlich befristet unterbrochen werden muss. Daher ist es wichtig, dass im Beratungsgespräch in der Apotheke die Indikation, die klinische Situation und die Begleitmedikation im Rahmen der pharmazeutischen Beratung erhoben werden. Bei den mit direkt wirksamen oralen Antikoagulanzien (DOAK) behandelten Patienten ist insbesondere die Nierenfunktion ein für die Dosierung der Arzneimittel wichtiger Parameter.

12.1.1 Thrombose und Thromboembolie

Unter einer Thrombose versteht man eine lokalisierte, intravasale Blutgerinnung, die zur Bildung eines Blutgerinnsels (Thrombus) im Kreislaufsystem führt. Sie entsteht entweder auf der Basis von Veränderungen der Gefäßwände, des Blutstroms oder der Blutzusammensetzung (Virchow-Trias) oder an der Oberfläche von Implantaten mit Kontakt zum Blutstrom, z. B. künstlichen mechanischen Herzklappen.

Ein Thrombus besteht aus strukturell veränderten Thrombozyten und einem Fibrinnetzwerk unter Einbeziehung von Erythrozyten und Leukozyten.

Thrombosen können grundsätzlich alle Blutgefäße betreffen. Je nach Ort des Auftretens wird unterschieden zwischen:

- venöser Thrombose,
- arterieller Thrombose.

Bevorzugte Stellen für die Thrombusentstehung sind:

- Herzinneres,
- Hirnbasisgefäße,
- am häufigsten: Venen der Beine und des Beckens.

98 % aller venösen Thrombosen betreffen die unteren Extremitäten und nur ca. 2 % die oberen, wobei die häufigste Lokalisation im Bereich der Unterschenkelvenen liegt. Aus anatomisch-physiologischen Gründen ist der bevorzugte Entstehungsort der Bereich der Venenklappen. Der häufigste Verlaufstyp ist die aszendierende Thrombose, die oftmals ihren Ursprung in den Venen des Unterschenkels hat. Wenn das Wachstum durch das körpereigene Fibrinolysesystem nicht gestoppt wird, schreitet die Thrombose durch sukzessive Anlagerung weiteren Thrombusmaterials nach proximal (d. h. zur Körpermitte hin) fort. Embolisierungen in die Lunge sind dann häufig – auch wenn sie meistens asymptomatisch bleiben (Abb. 12.1).

Die Thromboembolie ist die gefürchtete Komplikation der **Thrombose,** bei der es durch eingeschwemmte Blutgerinnsel aus der Strombahn zu einer partiellen oder vollständigen Verlegung eines Gefäßes kommt. Ein Embolus bildet sich aus einem Thrombus, der sich ganz oder teilweise von seinem Entstehungsort abgelöst hat, mit dem Blutstrom weiter getragen wird und an anderer Stelle hängen bleibt und dort das Gefäß verschließt.

Häufige Ursprungsorte für eine Embolie sind Thromben des linken Herzens und der großen Arterien mit den Komplikationen Schlaganfall bzw. Hirnembolie bzw. Thromben der Bein- und Beckenvenen sowie des rechten Vorhofs die zu einer Lungenembolie führen.

12.1.2 Pharmakologie der oralen Antikoagulanzien

Für die orale Therapie stehen Vitamin-K-Antagonisten und direkte Thrombin- bzw. Faktor-Xa-Inhibitoren zur Verfügung.

Vitamin-K-Antagonisten

Aus der Gruppe der Vitamin-K-Antagonisten sind in Deutschland Phenprocoumon (z. B. Marcumar®) und Warfarin (Coumadin®) zugelassen, während Acenocoumarol z. B. in Frankreich und der Schweiz im Handel ist. Vitamin K wird für die γ-Carboxylierung inaktiver Vorstufen der prothrombotischen Gerinnungsfaktoren II, VII, IX und X und der antikoagulatorischen Faktoren Protein C und Protein S benötigt, die dadurch gerinnungsphysiologisch aktiv werden. Vitamin-K-Antagonisten hemmen im sogenannten Vitamin-K-Epoxid-Zyklus die Vitamin-K-Epoxid-Reduktase bzw. die Vitamin-K-Reduktase und damit die Regeneration des im Zuge der γ-Carboxylierung der Gerinnungsfaktoren entstandenen Vitamin-K-Epoxids zum Vitamin-K-Hydrochinon.

① Alle VKA haben eine enge therapeutische Breite (geringer Abstand zwischen antithrombotischer Wirkung und Blutungsrisiko). Die individuelle Dosis muss durch regelmäßige Messung der gerinnungshemmenden Wirkung ermittelt werden. Die Intensität der Gerinnungshemmung wird anhand des INR-Werts (INR, International Normalized Ratio) beurteilt. Aufgrund der Korrektur mithilfe eines Sensitivitäts-Indexes wird ein unabhängig vom Messreagenz vergleichbarer INR-Wert berechnet. Der in Deutschland noch immer benutzte Quick-Wert ist abhängig vom verwendeten Gerinnungsreagenz und soll deshalb grundsätzlich nicht mehr verwendet werden. Der INR-Wert beträgt bei nicht mit VKA behandelten Patienten ca. 1,0, während unter Therapie je nach Indikation INR-Werte von 2,0–3,5 das therapeutische Ziel sind. Es bestehen bis zu 10-fache interindividuelle Unterschiede in der Dosis, um die gleiche gerinnungshemmende Wirkung zu erzielen. Ursächlich hierfür sind pharmakokinetische und pharmakodynamische Einflussfaktoren. Unterschiede in der Pharmakokinetik der VKA beruhen auf genetischen Polymorphismen im Metabolismus über CYP2C9 bzw. CYP3A4, Arzneimittelinteraktionen durch Induktion bzw. Inhibition der beteiligten CYP-Enzyme oder auch auf einer Verdrängung aus der hohen Plasmaproteinbindung. Die Pharmakodynamik der VKA unterliegt ebenfalls genetischen Einflüssen (Polymorphismen im Vitamin-K-Epoxid-Zyklus). Darüber hinaus kann die Wirkung der VKA durch Veränderung der Ernährung (schwankende Vitamin-K_1-Zufuhr) beeinflusst werden. Da die Schilddrüsenfunktion die Metabolisierung von Gerinnungsfaktoren beeinflusst, sind z. B. auch bei Dosisänderungen der Schilddrüsenhormone zusätzliche INR-Kontrollen angezeigt.

Aufgrund der Variabilität in der Wirkung werden Kontrollen der Gerinnungshemmung zu Beginn der Therapie im Abstand von 1–2 Tagen durchgeführt. Die Kontrollintervalle werden beim stabil eingestellten Patienten auf bis zu 4 Wochen ausgedehnt, wobei wöchentliche Messungen erstrebenswert sind. Ein etabliertes Instrument zur Beurteilung der Qualität der Einstellung ist die Zeit in der der Patient mit dem gemessenen INR-Wert in seinem therapeutischen Bereich liegt (TTR, Time in Therapeutic Range). Üblicherweise werden in Deutschland in der Praxis und selbst in klinischen Studien TTR-Werte im Bereich von maximal ca. 60–65 % erreicht. Ziel sollte sein, dass > 70 % der Werte im therapeutischen Bereich sind. Patienten, die ihre VKA-Therapie selbst überwachen und einstellen, erreichen häufig TTR-Werte von 80 %.

Die gleichzeitige Einnahme von Arzneimitteln, die die Thrombozytenfunktion hemmen (ASS, P2Y12-Rezeptor-Antagonisten, NSAR), erhöhen das Blutungsrisiko des Patienten (Tab. 12.1).

Merke

Die Therapie mit Vitamin-K-Antagonisten ist ein Musterbeispiel für eine personalisierte Therapie. Durch regelmäßige Messung des INR-Werts wird die individuelle Dosis ermittelt und ggf. bei Bedarf immer wieder angepasst.

12

Direkte orale Antikoagulanzien

② Derzeit sind vier direkte Antikoagulanzien (DOAK) zur oralen Anwendung zugelassen, die durch direkte Inhibition von Thrombin bzw. Faktor Xa in die Gerinnungskaskade eingreifen:

- Thrombin-Inhibition: Dabigatran, das als Prodrug Dabigatranetixilat eingenommen wird,
- Faktor-Xa-Inhibition: hierzu zählen Rivaroxaban, Apixaban und Edoxaban.

Der molekulare Wirkungsmechanismus von VKA und der DOAK ist in Abb. 12.2 dargestellt.

Der wesentliche Unterschied zwischen DOAK und VKA besteht darin, dass alle DOAK hochselektiv sind

◘ Tab. 12.1 Arzneistoffprofil: Vitamin-K-Antagonisten

Arzneistoff, Handelsname (Bsp.)	Dosierung, Bemerkungen
Phenprocoumon (Marcumar®)	Regelmäßige Messungen des INR-Werts zur Ermittlung der individuellen Dosis, INR-Zielwertbereich ist indikationsbezogen, Eliminationshalbwertszeit ca. 150 Stunden aufgrund eines enterohepatischen Kreislaufs, hohe (ca. 99 %) Plasmaproteinbindung, Elimination durch Metabolismus über CYP3A4 und CYP2C9
Warfarin (Coumadin®)	In Deutschland weniger gebräuchlich, regelmäßige Messungen des INR-Werts zur Ermittlung der individuellen Dosis, INR-Zielwertbereich ist indikationsbezogen, Eliminationshalbwertszeit ca. 38–50 Stunden, hohe (ca. 99 %) Plasmaproteinbindung, Elimination durch Metabolismus vorwiegend über CYP2C9

Besonderheiten

- **WW:** Änderung der Komedikation in der Apotheke grundsätzlich auf potenzielle Interaktionen mit der VKA-Therapie prüfen, auch bei OTC-Präparaten (ASS, NSAR) vor Abgabe den Patienten unbedingt hinsichtlich der Einnahme von VKA befragen, Vitamin-K-Gehalt der Nahrung beeinflusst aufgrund des Wirkungsmechanismus die Wirkung der VKA, bei Umstellung der Ernährung, z. B. bei Urlaubsreisen, berücksichtigen, Patienten sollten nicht auf Salat und Gemüse verzichten, sondern lediglich auf eine möglichst gleichmäßige Kost achten.
- **Sonstiges:** keine Wirkung der VKA auf die Aktivität vorhandener Gerinnungsfaktoren, da sie nur die Synthese beeinflussen; jede Änderung der VKA-Dosierung macht sich deshalb in der Gerinnungsintensität erst mit einer Latenz von 1–3 Tagen bemerkbar.
  Der Patient kann die Überwachung bzw. Steuerung seiner VKA-Therapie nach entsprechender Schulung eigenverantwortlich übernehmen. Hierbei wird zwischen der INR-Selbstmessung (INR-Messung durch Patient – Festlegung der VKA-Dosis durch den Arzt) und dem Gerinnungsselbstmanagement (INR-Messung und VKA-Dosierung durch den Patienten) unterschieden. Die Bedingungen für die Kostenübernahme durch die Krankenversicherung sind im Sozialgesetzbuch V geregelt.

und direkt einzelne Gerinnungsfaktoren, nämlich Thrombin (Faktor IIa) bzw. Faktor Xa, in der Gerinnungskaskade inhibieren. Das bedeutet, dass eine gerinnungshemmende Wirkung unmittelbar nach Resorption der Arzneistoffe nachweisbar ist. Der Steady-State der Wirkung wird aufgrund der direkten Wirkung und der deutlich kürzeren Halbwertszeit bereits am 2. bis 3. Tag der Behandlung erreicht. Routinemäßige Gerinnungskontrollen wie bei den VKA sind bei der Therapie mit DOAK nicht erforderlich.

Direkt wirkende orale Antikoagulanzien sollen nicht für die Sekundärprophylaxe thromboembolischer Ereignisse bei Patienten mit einer Thrombophilie aufgrund eines Antiphospholipidsyndroms verordnet werden. Dies gilt insbesondere für Patienten, die für alle drei für das Syndrom typische gerinnungsfördernde Autoantikörper (Lupus-Antikoagulans, Anticardiolipin-Antikörper und Anti-Beta-2-Glykoprotein-I-Antikörper) positiv sind und die daher ein besonders hohes Risiko für rezidivierende Thrombosen haben. In 2 Studien wurden solche Patienten mit Rivaroxaban im Vergleich zu Dosis-adjustizierten VKA behandelt. Unter Rivaroxaban wurden häufiger erneute thrombotische Ereignisse beobachtet.

Die vorliegenden randomisierten Studien sind für eine statistisch abgesicherte Aussage zu klein. Zudem bleibt weitgehend offen, ob ähnliche negative Ergebnisse auch mit anderen DOAK erzielt würden, da entsprechende kontrollierte Vergleichsstudien gegenüber VKA fehlen. Aus Sicherheitsgründen wird trotzdem empfohlen, diese Patienten grundsätzlich nicht mit einem DOAK sondern mit VKA zu behandeln (◘ Tab. 12.2).

Hinsichtlich Arzneimittelinteraktionen ist bei der Einnahme von DOAK bei allen Arzneistoffen bei der Komedikation auf starke Induktoren (z. B. Rifampicin → Gefahr von subtherapeutischen DOAK-Plasmakonzentrationen) oder starke Inhibitoren von p-Glykoprotein (z. B. Dronedaron, Erythromycin, Ciclosporin, ggf. systemisch angewendetes Ketoconazol; → Dosisreduktion des DOAK wegen erhöhtem Blutungsrisiko erforderlich) zu achten. Bei Rivaroxaban und eingeschränkt auch bei Apixaban muss zusätzlich auch auf starke Inhibitoren oder Induktoren von CYP3A4 in der Komedikation geachtet werden.

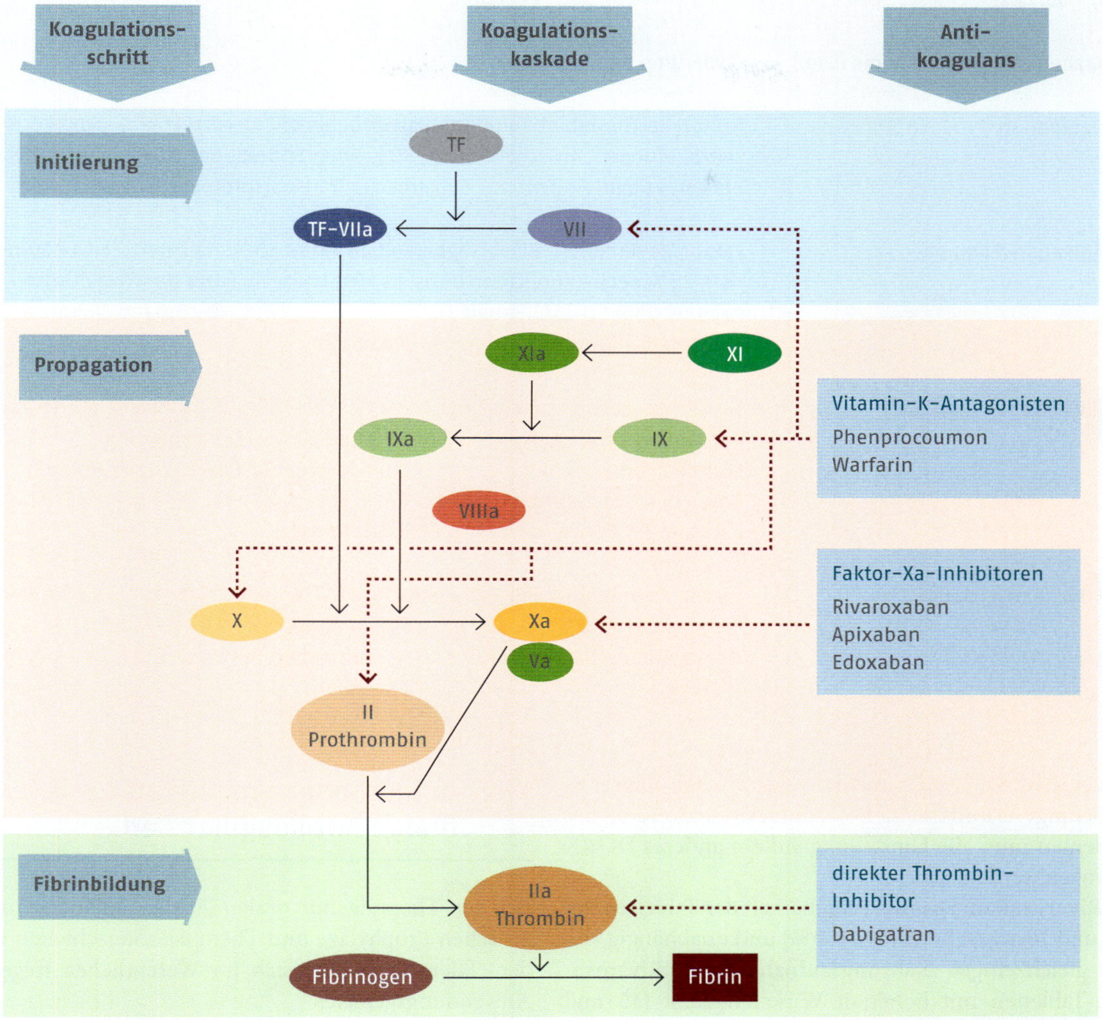

Abb. 12.2 Wirkungsmechanismen von VKA und DOAK in der Gerinnungskaskade. **TF** tissue factor

Informationen zu Antikoagulanzien

Die Abteilung Klinische Pharmakologie und Pharmakoepidemiologie des Universitätsklinikums Heidelberg stellt auf ihrer Homepage sehr übersichtliche Tabellen bereit, die allgemein und kostenlos zugänglich sind. Den regelmäßig aktualisierten Tabellen können folgende Informationen entnommen werden:

- Übersicht zur Dosierung der direkten oralen Antikoagulanzien in den zugelassenen Indikationen und in Abhängigkeit von der Nierenfunktion,
- Interaktionen der DOAK mit der Komedikation und daraus ggf. resultierende therapeutische Konsequenzen (Dosisanpassung des DOAK, evtl. Kontraindikation).

Verweis auf Online

Infos zu DOAK über easydoac des Universitätsklinikums Heidelberg

Besonderheiten bei der Einnahme von DOAK

Dabigatran ist als pharmakologisch unwirksames Prodrug Dabigatranetexilat in Hydroxypropylmethycellulose-Kapseln eingefüllt, in deren Innerem sich gelbliche Pellets befinden. Die Pellets bestehen aus einem Kern aus Weinsäure, der mit dem Arzneistoff Dabigatranetexilat überzogen ist. Die Weinsäure gewährleistet eine eigene säurehaltige Mikroumgebung, wodurch eine konstante Resorption (Bioverfügbarkeit) unabhängig von Abweichungen des gastrischen pH-Werts gewähr-

Tab. 12.2 Arzneistoffprofil: direkte orale Antikoagulanzien (DOAK)

Arzneistoff, Handelsname (Bsp.)	Dosierung, Bemerkungen
Dabigatran (Pradaxa®)	Faktor-IIa(Thrombin)-Inhibitor, Bioverfügbarkeit im Mittel 6,5 %, Halbwertszeit 12 Stunden, Ausscheidung zu 80 % unverändert über die Niere, kein Metabolismus über CYP-Enzyme, Substrat des Transportproteins P-Glykoprotein
Apixaban (Eliquis®)	Faktor-Xa-Inhibitor, Bioverfügbarkeit im Mittel 50 %, Halbwertszeit 12 Stunden, 25 % der verabreichten Dosis als Metabolite im Fäzes (im Wesentlichen gebildet über CYP3A4), renale Clearance beträgt 27 % der Gesamtclearance, Substrat des Transportproteins P-Glykoprotein
Rivaroxaban (Xarelto®)	Faktor-Xa-Inhibitor, Bioverfügbarkeit nahezu 100 % (Einfluss der Nahrungsaufnahme, s. u.), Halbwertszeit 5–13 Stunden, bei älteren Menschen 11–13 Stunden, Ausscheidung zu ⅓ unverändert über die Niere der verbleibende Anteil durch Metabolismus über CYP-Enzyme (ca. 18 % CYP3A4, 14 % CYP2J2), Substrat des Transportproteins P-Glykoprotein
Edoxaban (Lixiana®)	Faktor-Xa-Inhibitor, Bioverfügbarkeit ca. 62 %, Halbwertszeit 10–14 Stunden, Ausscheidung der resorbierten Menge zu 50 % unverändert über die Niere, Metabolismus über CYP3A4/5 < 10 %, Substrat des Transportproteins P-Glykoprotein

leistet wird. Die Einnahme der ungeöffneten Kapsel ist unbedingt erforderlich. Bei Schluckbeschwerden des Patienten muss die Umstellung auf ein anderes DOAK erwogen werden.

Rivaroxaban: Die Bioverfügbarkeit der Tabletten mit 2,5 und 10 mg ist hoch (80–100 %) und unabhängig von der gleichzeitigen Nahrungsaufnahme. Bei Rivaroxaban-Tabletten mit höherem Wirkstoffgehalt (15 und 20 mg) ist die Resorption bei nüchterner Einnahme reduziert (Bioverfügbarkeit 66 %), bei Einnahme mit dem Essen jedoch vollständig. Rivaroxaban-Tabletten mit 15 und 20 mg Wirkstoff müssen deshalb immer zusammen mit einer Mahlzeit eingenommen werden.

Apixaban und **Edoxaban** können im Nüchternzustand oder nach einer Mahlzeit eingenommen werden.

Wenn eine Dosis vergessen wurde, sollte der Patient die Dosis des DOAK sofort einnehmen und dann am nächsten Tag mit der Einnahme wie zuvor fortfahren. Es sollte nicht die doppelte Dosis eingenommen werden, wenn die vorherige Einzeldosis vergessen wurde.

 Merke

Da bei DOAK keine regelmäßigen Gerinnungskontrollen durchgeführt werden, hat die pharmazeutische Beratung dieser Patienten zur Gewährleistung der Therapieadhärenz eine besondere Bedeutung.

12.2 Indikationen zur Therapie mit oralen Antikoagulanzien

Bei der Therapie mit oralen Antikoagulanzien muss zwischen Prophylaxe und Therapie unterschieden werden. Hieraus ergeben sich im Wesentlichen folgende Anwendungsgebiete:

- Prophylaxe der venösen Thromboembolie (VTE),
- Therapie der venösen Thromboembolie bzw. der Lungenembolie (LE),
- Prävention von Schlaganfall und systemischer Embolie bei Patienten mit nichtvalvulärem Vorhofflimmern, d. h. Vorhofflimmern nicht aufgrund einer (rheumatischen) Mitralstenose bzw. nach mechanischem Herzklappenersatz,
- Prävention von Thromboembolien bei Patienten mit künstlichen Herzklappen,
- Prophylaxe atherothrombotischer Ereignisse nach einem akuten Koronarsyndrom (AKS).

12.2.1 Prophylaxe der venösen Thromboembolie

③ In der Allgemeinbevölkerung liegt die jährliche Basisinzidenz symptomatischer, tiefer Venenthrombosen (TVT) bei 90–130 auf 100 000 Einwohner, d. h. im Mittel bei etwa 0,1 %. Diese Basisinzidenz variiert in Abhängigkeit vom verwendeten Diagnoseverfahren,

Alters- und Geschlechtsverteilung, ethnischer Zugehörigkeit und dem Vorhandensein variabler Risikofaktoren wozu z.B. auch eine stationäre Behandlung im Krankenhaus zählt. So wurden ohne Prophylaxe der venösen Thromboembolie (VTE) bei Krankenhauspatienten Thrombosehäufigkeiten von 10–20 % bei konservativ behandelten Patienten, von 40–60 % nach operativem Knie- oder Hüftgelenkersatz und bis zu 80 % bei Patienten mit multiplem Trauma, Rückenmarkverletzung oder Patienten in der Intensivmedizin berichtet. Deshalb ist eine effektive Thromboembolieprophylaxe essenziell.

Die Indikationsstellung zur VTE-Prophylaxe soll individuell und risikoadaptiert erfolgen. Bei allen Patienten mit operativen Eingriffen, Verletzungen oder akuten Erkrankungen soll das Risiko venöser Thromboembolien bedacht werden. Das individuelle Risiko des Patienten setzt sich aus expositionellen und dispositionellen Risikofaktoren zusammen. Das expositionelle Risiko ist durch Art und Umfang eines operativen Eingriffs oder Traumas gegeben, wohingegen bei internistischen Patienten die zugrunde liegende Erkrankung das Risiko bestimmt. Unter den dispositionellen Faktoren sind anamnestisch bekannte Venenthrombosen oder Lungenembolien, thrombophile Gerinnungsstörungen oder maligne Erkrankungen mit einem besonders hohen Risiko assoziiert. So ist das Thromboserisiko bei Krebspatienten gegenüber der Normalbevölkerung auf das 4–7-Fache erhöht, variiert jedoch je nach Tumorart und Tumorhistologie beträchtlich und kann bei bestimmten Tumorentitäten bis um das 25-Fache erhöht sein.

Im nächsten Schritt erfolgt eine Einteilung des VTE-Risikos auf der Basis von expositionellen und dispositionellen Risikofaktoren in 3 Risikogruppen (niedrig, mittel, hoch).

Art und Umfang der VTE-Prophylaxe sollen sich nach der Einteilung in diese Risikogruppen und unter Berücksichtigung von Kontraindikationen richten. Unter Maßnahmen zur VTE-Prophylaxe werden zusammengefasst:

- Basismaßnahmen (Frühmobilisation, Bewegungsübungen, Anleitung zu Eigenübungen).
- Physikalische Maßnahmen, z.B. medizinische Thrombose-Prophylaxe-Strümpfe (MTPS), intermittierende pneumatische Kompression (IPK).
- Medikamentöse Maßnahmen sind ein Muss für alle Patienten mit mittlerem und hohem VTE-Risiko zusätzlich zu Basismaßnahmen und evtl. physikalischen Maßnahmen.
- Zur medikamentösen VTE-Prophylaxe stehen für die parenterale Therapie Heparine (UFH und NMH) und Fondaparinux sowie für die orale Behandlung direkte orale Antikoagulanzien (DOAK) und Vitamin-K-Antagonisten zur Verfügung.
- Bei der Entscheidung für ein Heparin sollte unter Abwägung von Effektivität, Blutungs- und HIT-II-Risiko ein NMH gegenüber UFH bevorzugt werden. Ist bei dem Patienten eine Heparin-induzierte Thrombozytopenie Typ II bekannt, kann der direkte Thrombininhibitor Argatroban i.v. verwendet werden.

 **Merke**

VKA, insbesondere Phenprocoumon, werden aufgrund der langen Halbwertszeit, der verzögert einsetzenden Wirkung und der notwendigen Laborkontrollen (INR) mit individueller Dosisanpassung praktisch nicht perioperativ, sondern nur zur Langzeitprophylaxe mit einem INR-Zielbereich von 2,0–3,0 angewendet.

12.2.2 Prophylaxe der venösen Thromboembolie nach Knie- oder Hüftgelenkersatz

Aufgrund des hohen Thromboserisikos ist bei allen Patienten nach geplanter, d.h. elektiver Knie- und Hüftgelenksendoprothetik, sowohl postoperativ als auch in der anschließenden Rehabilitation bis zur guten Mobilisierung unbedingt eine Thromboembolieprophylaxe indiziert. Während diese klassisch mit unfraktioniertem Heparin (UFH) oder niedermolekularen Heparinen (NMH) durchgeführt werden kann, sind in Deutschland als oral verabreichbare Optionen Dabigatran (Pradaxa®), Rivaroxaban (Xarelto®) und Apixaban (Eliquis®) zugelassen. Edoxaban ist für diese Indikation lediglich in Japan, aber nicht in der EU, zugelassen.

Während die perioperative medikamentöse VTE-Prophylaxe mit Heparinen in Europa üblicherweise bereits präoperativ begonnen wird, soll die Prophylaxe mit DOAK innerhalb von 6–24 Stunden postoperativ gestartet werden. Die Therapie wird nach den Leitlinien über 28–35 Tage postoperativ bzw. bis zur Mobilisierung des Patienten fortgeführt. Die Dosierung der DOAK zur Prophylaxe venöser Thromboembolien (VTE) nach elektiven Hüft- oder Kniegelenkersatzoperationen sind in ▫ Tab. 12.3 zusammengefasst.

12.2.3 Prävention tumorassoziierter Thrombosen

Ein aus Sicht der pharmazeutischen Betreuung wichtiges Patientenkollektiv stellen Tumorpatienten dar, da bei diesen tiefe Beinvenenthrombosen und Lungenarterienembolien erheblich zur Morbidität und Mortalität beitragen. Schätzungen gehen davon aus, dass etwa 20–30 % aller erstmaligen venösen Thromboembolien

12

Tab. 12.3 Dosierung der DOAK zur Prophylaxe venöser Thromboembolien (VTE) nach elektiven Hüft- oder Kniegelenkersatzoperationen

Dosierung	Dabigatran	Rivaroxaban	Apixaban	Edoxaban
Standarddosierung	1 × tgl. 220 mg (2 Kapseln)	1 × tgl. 10 mg	2 × tgl. 2,5 mg	Nicht zugelassen
Kreatinin-Clearance 30–50 ml/min	1 × tgl. 150 mg (2 Kapseln)	1 × tgl. 10 mg	2 × tgl. 2,5 mg	Nicht zugelassen
Kreatinin-Clearance 15–29 ml/min	Kontraindiziert	1 × tgl. 10 mg mit Vorsicht	2 × tgl. 2,5 mg mit Vorsicht	Nicht zugelassen
Komedikation mit Amiodaron, Chinidin oder Verapamil (Alter > 75 Jahre)	1 × tgl. 150 mg (2 Kapseln)	Standarddosierung	Standarddosierung	–
Kreatinin-Clearance 30–50 ml/min und Komedikation mit Verapamil	1 × tgl. 75 mg	Standarddosierung	Standarddosierung	–

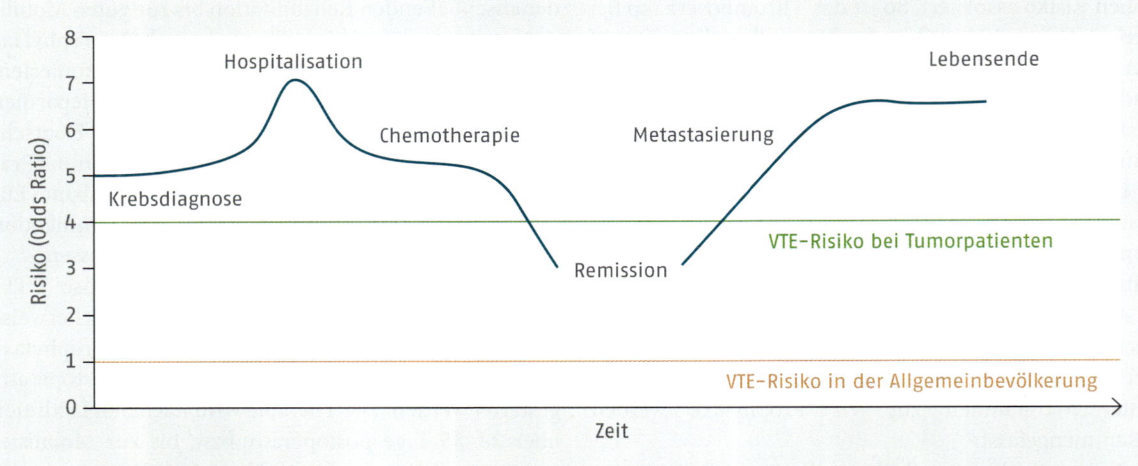

Abb. 12.3 VTE-Risiko im Verlauf einer Krebserkrankung. VTE venöse Thromboembolie

(VTE) jeglichen Ursprungs eine Tumorassoziation haben. Das absolute Risiko einer VTE (kumulative Inzidenz) bei Tumorpatienten wird mit 1–8 % angegeben. Sie haben im Vergleich zur Normalbevölkerung ein 4–7-fach erhöhtes Risiko, eine venöse Thromboembolie zu erleiden, bedingt durch lokale Kompressionssyndrome, Immobilität, prokoagulatorische Effekte durch den Tumor und die Tumortherapie sowie die Langzeitanwendung von Portsystemen. Das VTE-Risiko ist im Verlauf einer Krebserkrankung aber nicht gleich. Wie in Abb. 12.3 dargestellt, besteht das höchste VTE-Risiko während des Krankenhausaufenthalts sowie im Laufe einer Metastasierung.

Problem der gerinnungshemmenden Therapie bei Tumorpatienten mit venösen Thromboembolien ist, dass diese unter Antikoagulation einerseits ein hohes Risiko für VTE-Rezidive (ca. 10 % pro Jahr) und andererseits auch ein hohes Risiko für schwere Blutungskomplikationen (ca. 6 % pro Jahr) aufweisen. Die lange Halbwertszeit der VKA erfordert in der Regel bei der Einleitung der Antikoagulation eine initiale Phase mit Heparin bis der therapeutische INR-Bereich erreicht ist. Die stabile VKA-Therapie wird zusätzlich durch gleichzeitig vorhandene tumorassoziierte Komorbiditäten und Interaktionen mit der Chemotherapie bei Patienten im aktiven Tumorstadium erschwert. Aus diesen Gründen ist der bisherige leitlinienempfohlene Therapiestandard mit niedermolekularem Heparin (NMH; insbesondere Dalteparin) den Vitamin-K-Antagonisten überlegen sowohl was VTE-Rezidive als auch was schwere Blutungskomplikationen angeht. Leider wird eine Therapie mit NMH von vielen Tumorpatienten über längere Zeiträume nicht toleriert. Therapieabbrüche von ca. 20 % in den ersten 6 Monaten aufgrund von Nebenwirkungen der NMH und der Abneigung der Patienten gegen monatelange tägliche subkutane Injektionen der NMH werden berichtet.

Für die vier verfügbaren DOAK wurden in den großen Phase-III-Zulassungsstudien für VTE-Therapie oder Prävention von thrombembolischen Ereignissen bei Vorhofflimmern Subgruppenanalysen von Patienten, bei denen im Studienverlauf Tumorerkrankungen neu diagnostiziert wurden, durchgeführt. Für die DOAK Edoxaban und Rivaroxaban liegen zudem randomisierte kontrollierte Studien im Vergleich zu Dalteparin vor. DOAK scheinen danach eine wirksame und sichere Therapiealternative für viele dieser Patienten zu sein. Sie reduzieren im Vergleich gegen NMH VTE-Rezidive, es kommt allerdings auch zu einer Zunahme der schweren und der klinisch relevanten Blutungskomplikationen, die möglicherweise durch einen Anstieg gastrointestinaler Blutungen vor allem bei Patienten mit Tumoren im GI-Trakt verursacht wurden. Die verbesserte Patientenakzeptanz bei der Antikoagulation mit DOAK mit dadurch länger anhaltender Therapiepersistenz favorisiert ebenfalls den Einsatz eines DOAK.

Die Entscheidung trifft immer der behandelnde Arzt für den individuellen Patienten vor dem Hintergrund des erhöhten Blutungsrisikos nach entsprechender Nutzen-Risiko-Abwägung. Inwieweit Tumorentität bzw. -lokalisation hier mit eingehen, ist Gegenstand weiterer Untersuchungen.

12.2.4 Therapie der venösen Thrombo- bzw. Lungenembolie

④ Bein- oder Wadenschmerzen mit Schwellung und Verfärbung des betroffenen Beins, das sich mitunter prall, schwer oder auch heiß anfühlen kann, können Hinweise auf eine Beinvenenthrombose sein.

Plötzliche Kurzatmigkeit und Atemnot, Brustschmerzen oder Bruststechen, Herzrasen, Herzklopfen oder schneller Puls können Symptome einer Lungenembolie (LE) sein. Treten diese Symptome auf, ist der Notarzt zu rufen und der Patient bis zu dessen Eintreffen ruhig zu lagern und die Herz-Kreislauf-Situation kontinuierlich zu beobachten.

Sofort nach der Diagnosestellung einer Venenthrombose muss eine therapeutische Antikoagulation eingeleitet werden, um einerseits das Risiko einer Embolisierung in die Lungenarterienstrombahn zu senken und zum anderen das weitere Wachstum des Thrombus zu stoppen.

Bei der Lungenembolie bildet die Antikoagulation neben dem risikoadaptierten klinischen Management des Patienten die Basis der Therapie. Zumindest bis die Stratifizierung, was Diagnostik und ggf. invasive Therapie angeht, abgeschlossen ist, erfolgt die Initialtherapie in der Regel mit einem parenteralen Antikoagulans (UFH, NMH oder Fondaparinux). An diese initiale Phase der parenteralen Gerinnungshemmung schließt sich eine Erhaltungstherapie mit oralen Antikoagulanzien über eine Dauer von 3–6 Monaten an, um frühe Rezidive der Venenthrombose bzw. Lungenembolie zu verhindern. Bei der Entscheidung für Phenprocoumon wird dieses so lange überlappend mit UFH bzw. NMH verordnet, bis ein INR-Zielbereich von 2,0–3,0 erreicht wird. Wird der Patient mit einem DOAK antikoaguliert, kann die Dauer der Behandlung mit UFH bzw. NMH gegenüber der herkömmlichen Therapie deutlich verkürzt werden, da eine therapeutische Antikoagulation unter DOAK aufgrund des Wirkungsmechanismus bereits am ersten, spätestens aber am zweiten Tag erreicht ist. Konzeptionell müssen 2 Strategien unterschieden werden:

- Bei Dabigatran und Edoxaban schreibt die Zulassung eine 5-tägige Initialphase mit einem NMH in therapeutischer Dosierung vor. Im Anschluss werden beide DOAK für die vorgesehene Behandlungsdauer in der üblichen Standarddosis verordnet.
- Bei Rivaroxaban und Apixaban kann die antithrombotische Therapie unmittelbar mit dem DOAK begonnen werden. Beide DOAK werden zu Beginn höher dosiert. Nach 7 Tagen (Apixaban) bzw. 3 Wochen (Rivaroxaban) wird die Dosierung deeskaliert.

Die klinisch angewendeten Strategien zur Antikoagulation sind in ○ Abb. 12.4 dargestellt.

In der Praxis wird erwartet, dass klinisch stabile Patienten bei Behandlung mit DOAK schneller in die ambulante Versorgung entlassen werden können, da die Einstellungsphase auf den therapeutischen INR-Bereich bei der Entscheidung für VKA entfällt. Eine unter Umständen lebenslange Langzeitprophylaxe ist insbesondere nach Rezidiven von tiefen Venenthrombosen oder Lungenembolien entweder mit VKA oder DOAK zu überlegen. Niedriger dosiertes Apixaban (2 × tgl.

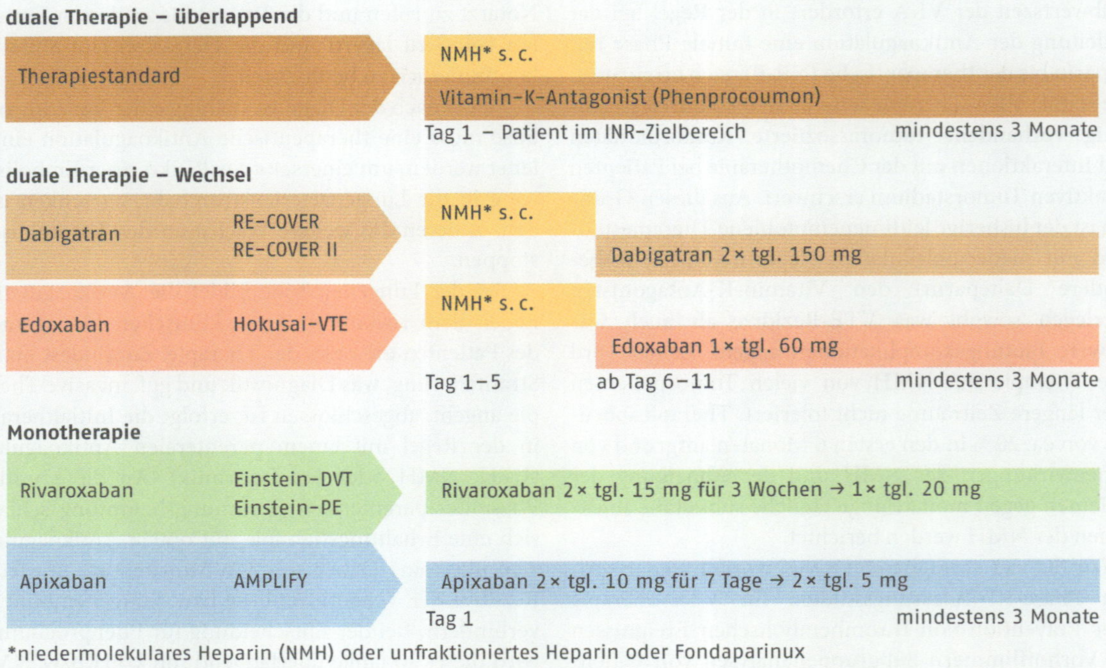

Abb. 12.4 Etablierte und neue Antikoagulationsstrategien bei Lungenembolie bzw. tiefer Venenthrombose mit Angabe der Zulassungsstudien

Tab. 12.4 Dosierung der DOAK zur Behandlung der tiefen Venenthrombose (TVT) bzw. der Lungenembolie (LE)

DOAK	Dosierung
Dabigatran	Tag 1–5: UFH/NMH, ab Tag 6: 2 × tgl. 150 mg (2 × tgl. 110 mg)[1]
Rivaroxaban	Tag 1–21: 2 × tgl. 15 mg, ab Tag 22: 1 × tgl. 20 mg (1 × tgl. 15 mg)
Apixaban	Tag 1–7: 2 × tgl. 10 mg, ab Tag 8: 2 × tgl. 5 mg (Prophylaxe > 6 Monate nach TVT/LE: 2 × tgl. 2,5 mg)
Edoxaban	Tag 1–5: UFH/NMH, ab Tag 6: 1 × tgl. 60 mg (1 × tgl. 30 mg)[2]

[1] Reduzierte Dosis von Dabigatran: für Patienten ≥ 80 Jahre, für Patienten, die gleichzeitig Verapamil erhalten, bei erhöhtem Blutungsrisiko nach Ermessen des Arztes,
[2] reduzierte Dosis von Edoxaban: bei mäßig oder stark eingeschränkter Nierenfunktion – Kreatinin-Clearance (CrCl) 15–50 ml/min, geringem Körpergewicht < 60 kg, bei gleichzeitiger Anwendung von Ciclosporin, Dronedaron, Erythromycin oder Ketoconazol

2,5 mg) ist dabei vergleichbar wirksam und sicherer als die höhere Dosis (2 × tgl. 5 mg).

Die Dosierung der DOAK zur Behandlung der tiefen Venenthrombose (TVT) bzw. der Lungenembolie (LE) sind in Tab. 12.4 zusammengefasst.

 **Merke**

Bei der Langzeittherapie mit VKA muss der Patient überlappend so lange in therapeutischer (!) Dosierung mit UFH oder einem NMH behandelt werden, bis der Patient unter der Therapie mit dem VKA den INR-Zielbereich erreicht hat. Die Patienten werden nach einer idiopathischen TVT/LE für eine Dauer von 3–6 Monaten antikoaguliert. Besteht die auslösende Ursache fort, kann die Antikoagulation auch über eine längere Zeitdauer (u. U. lebenslang bei Rezidiven) fortgeführt werden.

12.2.5 Prävention bei nichtvalvulärem Vorhofflimmern

⑤ Die Prävalenz der häufigsten Herzrhythmusstörung Vorhofflimmern zeigt eine deutliche Altersabhängigkeit: Bei unter 60-Jährigen beträgt die Prävalenz etwa 1 %, während bei über 85-Jährigen nahezu jeder sechste Patient Vorhofflimmern hat.

Folgende Symptome können Hinweise für ein bestehendes Vorhofflimmern sein:

- unregelmäßiger Herzschlag oder unregelmäßiger Puls,
- Herzstolpern oder Herzrasen,
- Schwindel, Schwitzen, Atemnot, Brustschmerzen,
- innere Unruhe, Angstgefühle,
- Abgeschlagenheit,
- Erschöpfung, eingeschränkte Leistungsfähigkeit.

Berichtet ein Patient diese Symptomatik oder fällt bei der Blutdruckmessung in der Apotheke eine unregelmäßige Herzschlagfolge auf, sollte dem Patienten **dringend zu einer Abklärung** beim Arzt geraten werden, denn die schwerwiegendste Folge von Vorhofflimmern ist der kardioembolische Schlaganfall. Es wird geschätzt, dass etwa 20–30 % der Schlaganfälle auf Vorhofflimmern zurückzuführen sind. Mithilfe des CHA_2DS_2-VASc-Scores (▫ Tab. 12.5) kann anhand von demografischen Faktoren und Komorbiditäten das jährliche Schlaganfallrisiko von Patienten mit Vorhofflimmern abgeschätzt werden.

Wird vom behandelnden Arzt Vorhofflimmern diagnostiziert, muss die Indikation zur oralen Antikoagulation aufgrund des CHA_2DS_2-VASc-Scores unter Berücksichtigung des Blutungsrisikos geprüft werden. Bei Patienten mit einem CHA_2DS_2-VASc-Score von 1 sollte eine orale Antikoagulation zur Prävention von Schlaganfall und systemischer Embolie erwogen werden. Bei Patienten mit einem CHA_2DS_2-VASc-Score ≥ 2 besteht eine klare Indikation für eine gerinnungshemmende Therapie.

⑥ Seit mehreren Jahrzehnten ist die orale Antikoagulation mit VKA mit einem INR-Zielbereich von 2,0–3,0 etabliert, da durch diese Therapie das Schlaganfallrisiko im Vergleich zu Placebo um mehr als 60 % gesenkt werden kann. Eine plättchenhemmende Therapie mit Acetylsalicylsäure (ASS) ist keine sinnvolle Alternative, da sie das Risiko im Vergleich zu Placebo zwar senkt, der oralen Antikoagulation aber eindeutig unterlegen ist. Auch die duale Plättchenhemmung mit einer Kombination von ASS und Clopidogrel ist immer noch weniger wirksam als die orale Antikoagulation.

▫ **Tab. 12.5** Berechnung des CHA_2DS_2-VASc-Scores

CHA_2DS_2-VASc Score	Klinischer Befund	Punkte
Congestive heart failure	Herzinsuffizienz, linksventrikuläre Dysfunktion (EF < 40 %)	1
Hypertension	Arterielle Hypertonie (auch behandelt)	1
Age	Alter ≥ 75 Jahre	2
Diabetes	Diabetes mellitus	1
Stroke or TIA	Schlaganfall, transitorische ischämische Attacke (TIA), Thromboembolie	2
Vascular disease	Gefäßerkrankung (Myokardinfarkt, pAVK oder aortale Plaques)	1
Age	Alter zwischen 65–74 Jahre	1
Sc Sex category	Weibliches Geschlecht	1

Trotz klarer Indikation zur oralen Antikoagulation besteht jedoch generell eine Untertherapie. Da VKA zunächst als Rodentizid zur Bekämpfung von Nagetieren und erst danach als Medikament eingeführt wurden, ist diese Wirkstoffklasse bei den Patienten historisch stigmatisiert (Rattengift). Nicht zuletzt sind auch die regelmäßig erforderlichen Arztbesuche zur Blutentnahme für die Kontrolle der Antikoagulation unter VKA ein weiterer Grund, weshalb ein beträchtlicher Anteil der Patienten eine Antikoagulation mit VKA ablehnt. Beide Gesichtspunkte sind bei der Anwendung von DOAK nicht mehr zutreffend.

 **Merke**

Im Patientengespräch kann auch die Apotheke einen wichtigen Beitrag leisten, die Vorbehalte zu besprechen und den Patienten auf den potenziellen persönlichen Nutzen (Schlaganfallrisiko!) und die neuen Therapieoptionen (DOAK) hinweisen.

Wird die Indikation zur Antikoagulation gestellt, muss der Arzt im Gespräch mit dem Patienten eine Entscheidung zwischen der etablierten Therapie mit VKA wie Phenprocoumon (Marcumar®) oder Warfarin (Coumadin®) oder einem der vier zugelassenen DOAK treffen.

In einer Metaanalyse konnte gezeigt werden, dass DOAK im Vergleich zur Therapie mit VKA die Häufigkeit von Schlaganfall und systemischer Embolie sowie schwerwiegende Blutungskomplikationen senken und insbesondere die Häufigkeit der gefürchteten Komplikation intrakranielle Blutung (Hirnblutung im Inneren des Schädels) mehr als halbiert wird. Die Gesamtmortalität der Patienten war trotz häufiger auftretender gastrointestinaler Blutungen unter DOAK niedriger. Vor diesem Hintergrund und nicht zuletzt auch aufgrund der einfacheren Handhabung ohne notwendige Laborkontrollen empfiehlt die Europäische Gesellschaft für Kardiologie, trotz der mehr als 10-fach höheren Therapiekosten, eine bevorzugte Verwendung von DOAK anstelle von VKA bei der Neueinstellung von Patienten mit nichtvalvulärem Vorhofflimmern und entsprechender Risikokonstellation anhand des CHA_2DS_2-VASc-Scores. Unter nichtvalvulärem Vorhofflimmern versteht man Vorhofflimmern, das nicht mit einer Mitralstenose (Verengung der Mitralklappe im linken Herzen) in Verbindung steht.

Eine Umstellung von gut auf VKA eingestellten Patienten (d. h. > 70 % Zeit im therapeutischen Bereich, TTR) auf ein DOAK wird nicht empfohlen.

Folgende zusätzlichen Aspekte sind bei der Entscheidung zwischen VKA und DOAK und unter der Therapie zu berücksichtigen:

- Bei der Entscheidung zwischen VKA und DOAK sollte das Blutungsrisiko und der Patientenwunsch berücksichtigt werden.
- Bei der Therapie mit VKA ist der INR-Zielbereich 2,0–3,0, sofern das Blutungsrisiko der Patienten nicht erhöht ist.
- Regelmäßige Kontrollen des Gerinnungsstatus sind bei der Behandlung mit VKA zwingend, bei DOAK nicht angezeigt.
- Für die DOAK gelten folgende Standarddosierungen (◻ Tab. 12.6):
  - Dabigatran: 2 × tgl. 150 mg,
  - Apixaban: 2 × tgl. 5 mg,
  - Edoxaban: 1 × tgl. 60 mg,
  - Rivaroxaban: 1 × tgl. 20 mg.
- Bei der Entscheidung für ein DOAK müssen die Nierenfunktion und die Komedikation bei der Auswahl des Arzneistoffs berücksichtigt werden.
- Die Dosis der DOAK muss bei einer Kreatinin-Clearance von < 50 ml/min überprüft und ggf. reduziert werden (Dabigatran bei zusätzlich erhöhtem Blutungsrisiko). Bei Patienten mit eingeschränkter Nierenfunktion sind regelmäßige Kontrollen der Nierenfunktion angezeigt.
- Ab einer Kreatinin-Clearance von < 30 ml/min ist Dabigatran kontraindiziert. Bei einer Kreatinin-Clearance von 15–29 ml/min ist eine Antikoagulation mit Apixaban, Edoxaban und Rivaroxaban trotz sehr begrenzter Datenlage noch zugelassen.
- Bei der Komedikation von mit DOAK behandelten Patienten ist auf starke P-Glykoprotein-Induktoren/Inhibitoren und bei Apixaban und Rivaroxaban zusätzlich auf starke CYP3A-Induktoren/Inhibitoren zu achten.

 **Merke**

Insbesondere älteren Patienten mit unregelmäßiger und hoher Pulsfrequenz (auch wenn dieses nur anfallsweise auftritt) sollte dringend ein Arztbesuch zur Abklärung von Vorhofflimmern geraten werden.

 **Cave**

Vorsicht ist geboten bei Patienten unter oralen Antikoagulanzien (VKA, DOAK), die gleichzeitig auf die Gerinnung wirkende Arzneimittel wie nichtsteroidale Entzündungshemmer (NSAR), Acetylsalicylsäure oder Thrombozytenaggregationshemmer wie P_2Y_{12}-ADP-Rezeptor-Antagonisten einnehmen (Clopidogrel, Prasugrel oder Ticagrelor). Ein Interaktions-Check ist bei Patienten unter oralen Antikoagulanzien (VKA, DOAK) auch in der Beratung zur Selbstmedikation obligat.

Tab. 12.6 Empfohlene Dosierungen der DOAK zur Prävention von Schlaganfall und systemischer Embolie bei Patienten mit nichtvalvulärem Vorhofflimmern

Spezifika	Standarddosierung	Adjustierte Dosierung
Dabigatran		
Standarddosierung (auch bei Amiodaron oder Chinidin als Komedikation)	2 × tgl. 150 mg	–
Alter ≥ 80 Jahre, Komedikation mit Verapamil	–	2 × tgl. 110 mg
Ermessensentscheidung bei: ■ Begleittherapie mit ASS, Clopidogrel, Prasugrel[2] oder Ticagrelor[2], ■ Gastritis, Ösophagitis, gastro-ösophagealem Reflux, ■ Patient mit erhöhtem Blutungsrisiko, z. B. – Alter ≥ 75 Jahre, – Körpergewicht < 50 kg, – Erkrankungen bzw. Eingriffe mit besonderem Blutungsrisiko	(2 × tgl. 150 mg)[1]	2 × tgl. 110 mg[1]
Kreatinin-Clearance 50–80 ml/min	2 × tgl. 150 mg[1]	(2 × tgl. 110 mg)[1]
Kreatinin-Clearance 30–50 ml/min, hohes Blutungsrisiko	(2 × tgl. 150 mg)[1]	2 × tgl. 110 mg[1]
Kreatinin-Clearance < 30 ml/min	Kontraindiziert	Kontraindiziert
Rivaroxaban		
Kreatinin-Clearance ≥ 50 ml/min	1 × tgl. 20 mg	–
Kreatinin-Clearance 30–49 ml/min	–	1 × tgl. 15 mg
Kreatinin-Clearance 15–29 ml/min	–	(1 × tgl. 15 mg)[3]
Kreatinin-Clearance < 15 ml/min	Nicht empfohlen	Nicht empfohlen
Apixaban		
Standarddosierung	2 × tgl. 5 mg	–
Patient mit mindestens 2 der folgenden Kriterien: ■ Alter ≥ 80 Jahre, ■ Körpergewicht ≤ 60 kg, ■ Serumkreatinin ≥ 1,5 mg/dl	–	2 × tgl. 2,5 mg
Schwere Nierenfunktionsstörung, Kreatinin-Clearance 15–29 ml/min	–	2 × tgl. 2,5 mg
Kreatinin-Clearance ≤ 15 ml/min, Dialyse	Nicht empfohlen	Nicht empfohlen
Edoxaban		
Standarddosierung	1 × tgl. 60 mg	–

Tab. 12.6 Empfohlene Dosierungen der DOAK zur Prävention von Schlaganfall und systemischer Embolie bei Patienten mit nichtvalvulärem Vorhofflimmern (Fortsetzung)

Spezifika	Standarddosierung	Adjustierte Dosierung
Patient mit einem oder mehreren der folgenden klinischen Faktoren: ▪ mäßige oder schwere Nierenfunktionsstörung (Kreatinin-Clearance 15–50 ml/min), ▪ Körpergewicht ≤ 60 kg, ▪ gleichzeitige Gabe der P-Glykoprotein-Inhibitoren Ciclosporin, Dronedaron, Erythromycin, Ketoconazol	–	1 × tgl. 30 mg

[1] Entscheidung, ob 2 × tgl. 150 mg oder 2 × tgl. 110 mg Dabigatran gegeben werden, liegt nach Nutzen-Risiko-Abwägung im Ermessen des behandelnden Arztes,
[2] bisher keine klinischen Daten verfügbar,
[3] aufgrund begrenzter Daten nur mit Vorsicht einzusetzen, d. h. Risikoabwägung durch Arzt, Anamnese von Blutungskomplikationen, Risikoaufklärung des Patienten, regelmäßige Kontrolle.

12.2.6 Patient nach Koronarintervention und gleichzeitiger Indikation zur oralen Antikoagulation

Je nach Studie oder Register haben 2–21 % der Patienten, bei denen eine perkutane Koronarintervention mit Stentimplantation (PCI) durchgeführt wird, gleichzeitig auch eine Indikation zur oralen Antikoagulation (am häufigsten wegen Vorhofflimmern).

In der Vergangenheit wurden diese Patienten mit einer sogenannten Triple-Therapie behandelt. Historisch hat in den späten 1990er Jahren u. a. die ISAR-REACT-Studie bei Patienten nach einer Koronarintervention mit Implantation von Stent, untersucht, welches therapeutische Konzept einerseits den thrombotischen Stentverschluss am besten verhindert, und wie andererseits das Blutungsrisiko reduziert werden kann. Das Konzept der dualen Thrombozyteninhibition bestehend aus niedrig dosierter ASS (100 mg/d) und einem P_2Y_{12}-Rezeptorantagonisten (historisch Ticlopidin) war einer oralen Antikoagulation (initial unfraktioniertes Heparin bis zur sicheren INR-Einstellung mit VKA) in der Verhinderung von Stentthrombosen bei gleichzeitig deutlich niedrigerem Blutungsrisiko eindeutig überlegen. Andererseits wurde unter anderem in der ACTIVE-W-Studie bestätigt, dass bei Patienten mit Vorhofflimmern eine orale Antikoagulation thromboembolische Ereignisse besser als eine duale Plättchenhemmung (ASS + Clopidogrel) verhindert. Diese Studienergebnisse haben dazu geführt, dass Patienten nach Koronarintervention mit Implantation von Stents und gleichzeitig bestehender Indikation zur oralen Antikoagulation mit der sogenannten Triple-Therapie beide therapeutische Regime erhielten: orale Antikoagulation zur Prävention thromboembolischer Ereignisse aufgrund des Vorhofflimmerns und zusätzlich ASS + Clopidogrel zur Verhinderung von Stentthrombosen.

Zu Beginn dieses Jahrtausends hat die Auswertung von dänischen Registerdaten allerdings hier wichtige Erkenntnisse aufgezeigt. Die Triple-Therapie nach Myokardinfarkt oder Koronarintervention bei Patienten mit Vorhofflimmern ist am wirksamsten in der Prävention thromboembolischer Ereignisse, aber dieser Vorteil wird mit vermehrten auch schwerwiegenden Blutungskomplikationen erkauft. Dies hat randomisierte klinische Studien initiiert, die das Konzept der Triple-Therapie untersucht haben.

⑦ In der WOEST-Studie wurden die Patienten zur Triple-Therapie bzw. zur Behandlung mit VKA und Clopidogrel (ohne ASS) randomisiert. Die bahnbrechende Studie hat gezeigt, dass die duale Therapie aus VKA mit Clopidogrel vergleichbar wirksam wie die Triple-Therapie in der Verhinderung thromboembolischer Ereignisse ist, aber Blutungskomplikationen deutlich reduziert werden. Alle Hersteller der DOAK haben nachfolgend klinische Studien durchgeführt, in denen bei Patienten nach Koronarintervention und gleichzeitiger Indikation zur oralen Antikoagulation wegen Vorhofflimmern die Triple-Therapie aus VKA + ASS + P_2Y_{12}-Rezeptorantagonist als Therapiestandard im Vergleich zu DOAK-basierten antithrombotischen Therapieregimen untersucht wurde. Die neuen Konzepte mit einem DOAK statt einem VKA haben ASS nur kurzzeitig oder gar nicht verordnet und die Patienten wurden im Wesentlichen nur mit einem P_2Y_{12}-Rezeptorantagonisten als Thrombozytenaggregationshemmer behandelt. Primär waren die Studien mit den vier zugelassenen DOAK von der Patientenanzahl her so konzipiert, dass Aussagen zur Häufigkeit von Blutungskomplikationen zwischen den Therapiearmen gemacht werden konnten. Auswertungen zur Verhinderung von ischä-

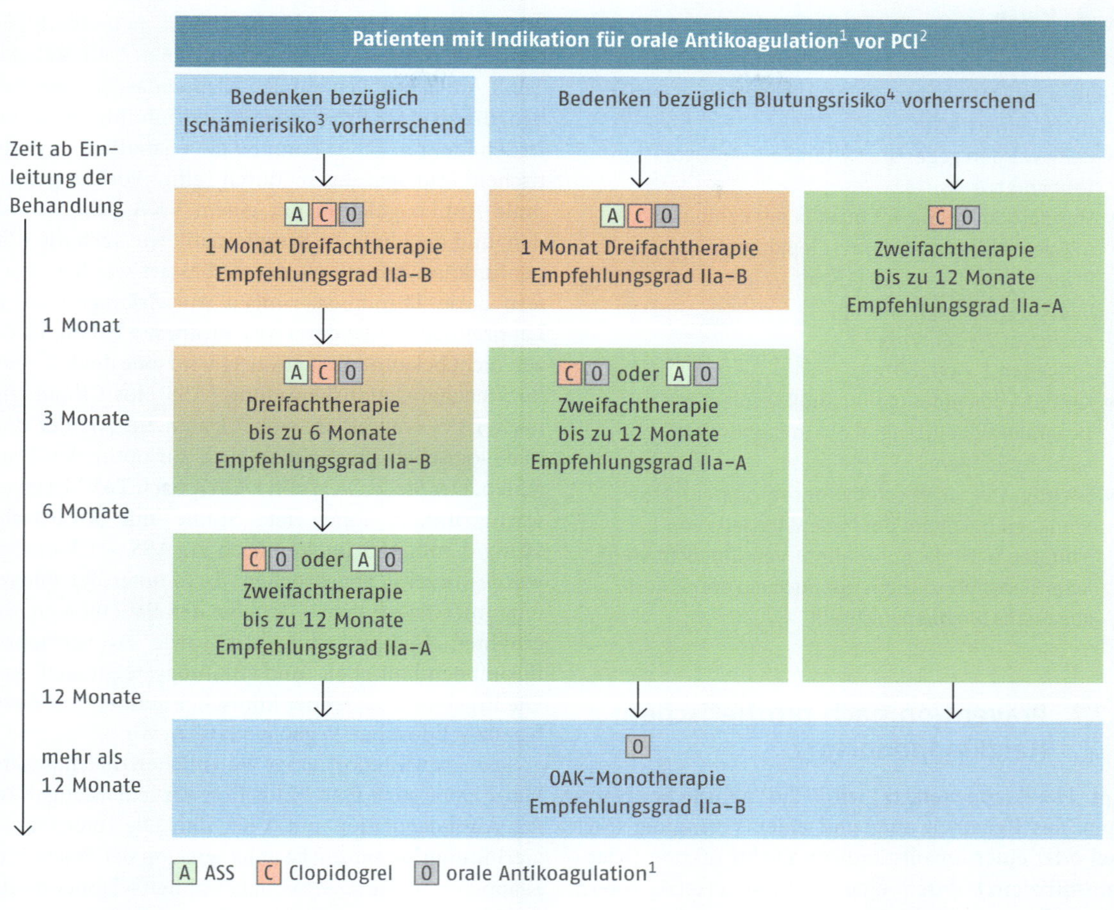

Abb. 12.5 Therapiealgorithmus für Patienten nach Koronarintervention und gleichzeitiger Indikation zur oralen Antikoagulation wegen Vorhofflimmern (ESC/EATS-Pocketleitlinie Myokardrevaskularisation). Aus der farblichen Codierung geht die Anzahl der gleichzeitig verordneten antithrombotischen Arzneimittel hervor. Dreifachtherapie: Therapie mit dualer Plättchenhemmung (DAPT – i. d. R. ASS und Clopidogrel) plus oralem Antikoagulans (OAK). Zweifachtherapie: Therapie mit einem einzelnen Plättchenhemmer (ASS oder Clopidogrel) plus OAK. **1** Ein direktes orales Antikoagulans (DOAK) ist VKA bei Patienten mit nichtvalvulärem Vorhofflimmern vorzuziehen (Empfehlungsgrad IIa-A). **2** Die periprozedurale Gabe von ASS und Clopidogrel während der Koronarintervention mit Stentimplantation (PCI) wird unabhängig von der Behandlungsstrategie empfohlen. **3** Als hohes Ischämierisiko wird angesehen: akute klinische Präsentation oder anatomische bzw. prozedurale Merkmale, die das Risiko für Myokardinfarkt erhöhen könnten. **4** Das Blutungsrisiko kann mittels HAS-BLED- oder ABC-Score ermittelt werden. In den HAS-BLED-Score gehen als Risikofaktoren Hypertonie, abnorme Nieren- bzw. Leberfunktion, Schlaganfall, Blutung in der Anamnese oder Blutungsneigung, labile INR-Einstellung, Alter > 65 und Arzneimitteleinnahme (z. B. NSAR) bzw. regelmäßiger Alkoholkonsum ein. In den ABC-Score (Akronym aus age, biomarkers, clinical history) gehen Alter, Biomarker sowie die klinische Anamnese ein.

mischen (thombotischen) Ereignissen konnten aufgrund der zu geringen Patientenzahlen nur explorativ durchgeführt werden konnten. Die Ergebnisse waren konsistent: Bei Kombination eines DOAK mit einem P_2Y_{12}-Rezeptorantagonisten (i. d. R. Clopidogrel) treten eindeutig weniger Blutungskomplikationen auf, und es gibt kein Signal, dass der Verzicht auf ASS als zusätzlicher zweiter Plättchenhemmer (ASS) zu mehr Stenthrombosen oder Herzinfarkten in der Nachbehandlung nach Koronarintervention mit Stent führt.

Die Europäische Gesellschaft für Kardiologie hat deshalb ihre Therapieleitlinien für diese Patienten geändert (Abb. 12.5).

12

 **Merke**

Für Patienten nach Koronarintervention und gleichzeitiger Indikation zur oralen Antikoagulation wegen Vorhofflimmern gilt:

- DOAK werden gegenüber Vitamin-K-Antagonisten bevorzugt.
- Standarddosierung der DOAK in der Kombination mit dem Plättchenhemmer Clopidogrel:
  - Rivaroxaban 1 × tgl. 20 (15) mg,
  - Dabigatran 2 × tgl. 150 mg,
  - Apixaban 2 × tgl. 5 mg,
  - Edoxaban 1 × tgl. 60 mg.
- Kombination eines oralen Antikoagulans mit Ticagrelor oder Prasugrel nur in begründeten Ausnahmefällen.
- **Wichtig:** Trotz fortbestehender koronarer Herzkrankheit bekommt der Patient jenseits von 12 Monaten nach der Koronarintervention nicht mehr lebenslang ASS sondern nur noch ein orales Antikoagulans (Dogmenwechsel)!

12.2.7 Prävention nach prothetischem Herzklappenersatz

Beim Herzklappenersatz wird die natürliche Herzklappe des Patienten aufgrund einer Verengung (Stenose) oder einer unvollständigen Dichtfunktion (Klappeninsuffizienz) durch eine Prothese ersetzt, sofern rekonstruierende Maßnahmen an der Nativklappe des Patienten nicht möglich sind. Es wird nach der Position (Aortenklappe, Mitralklappe oder Trikuspidalklappe), nach der Art der Klappe (mechanische oder biologische Herzklappe) sowie nach dem Implantationsverfahren (offen-chirurgisch, minimalinvasiv oder kathetergestützt) des Klappenersatzes unterschieden. Grundsätzlich werden 2 Arten von Herzklappenprothesen unterschieden: mechanische künstliche Klappen bestehen zum größten Teil aus Metall, biologische Klappen stehen als Transplantate von Mensch oder Tier zur Verfügung. Beim Ersatz der Aortenklappe werden inzwischen in Deutschland mehr Klappen über ein kathetergestütztes Verfahren, bei dem ein Zugangsweg über die Leistenarterie (transfemoral) oder über die Herzspitze (transapikal) gewählt wird, als über die offene herzchirurgische Technik implantiert. Dieses Verfahren wird als Transkatheter-Aortenklappenimplantation (TAVI – transcatheter aortic valve implantation) bezeichnet.

Sowohl nach einem TAVI-Ersatz der Aortenklappe als auch nach herzchirurgischer Implantation einer Bioprothese in Aortenposition wird nur zeitlich begrenzt für 3 Monate eine Therapie mit Thrombozytenaggregationshemmern (ASS plus Clopidogrel nach TAVI, ASS allein nach Bioprothese) durchgeführt.

Mit der Verbreitung des TAVI-Verfahrens und der intensiven Nachbeobachtung mittels neuester bildgebender Verfahren wurden bei einzelnen Patienten nach TAVI Auflagerungen auf den Klappentaschen beschrieben, die zu einer Prothesendysfunktion führen können. In den meisten Fällen konnten die vermutlich thrombotischen Auflagerungen durch eine vorübergehende orale Antikoagulation mit einem VKA behoben werden, und die klinische Symptomatik wie auch die Klappenfunktion konnte wieder verbessert werden. Inwiefern diese Thrombosierungen Auswirkungen auf die Langzeithaltbarkeit der TAVI-Prothesen haben, ist derzeit nicht bekannt. Gegenwärtig wird eine duale Thrombozytenaggregationshemmung (ASS plus Clopidogrel) nach TAVI empfohlen, wobei Daten zur Art der pharmakologischen Therapie als auch zur optimalen Dauer fehlen. Der Stellenwert von DOAK nach TAVI ist gegenwärtig unklar. Eine erste Studie mit Rivaroxaban 10 mg/d mit ASS im Vergleich zu ASS + Clopidogrel wurde vorzeitig abgebrochen, da es unter der Behandlung mit Rivaroxaban + ASS bei den Patienten zu einer erhöhten Gesamtsterblichkeit sowie zu vermehrten thromboembolischen und Blutungsereignissen kam. Die Ergebnisse laufender klinischer Studien mit Apixaban bzw. Edoxaban liegen noch nicht vor.

Die Implantation einer künstlichen mechanischen Herzklappe stellt eine Indikation zur lebenslangen oralen Antikoagulation mit VKA dar. Die Intensität der Gerinnungshemmung ist abhängig von der Position der Klappenprothese sowie vom gewählten Klappenmodell. Sofern keine weiteren Risikofaktoren vorliegen, wird üblicherweise bei mechanischen Aortenklappenprothesen ein INR-Bereich von 2,0–3,0 und bei Mitralklappenprothesen ein INR-Bereich von 2,5–3,5 angestrebt. Für jeden Patienten wird vom behandelnden Kardiologen ein individueller Zielwertbereich festgelegt.

 **Merke**

DOAK sind bei Patienten mit einer künstlichen mechanischen Herzklappe kontraindiziert, da eine klinische Studie mit Dabigatran als Gerinnungshemmer in dieser Indikation aufgrund vermehrter Blutungen und Thromboembolien vorzeitig abgebrochen werden musste.

12.2.8 Prophylaxe nach einem akuten Koronarsyndrom

Der Begriff akutes Koronarsyndrom (AKS) umfasst die Differenzialdiagnosen ST-Streckenhebungsinfarkt, Nicht-ST-Streckenhebungsinfarkt und instabile Angina pectoris. Da der Fluss durch die Herzkranzgefäße bei Patienten mit einem akuten Koronarsyndrom (AKS) in aller Regel akut interventionell mittels Herzkatheter und Implantation von Stents (Gefäßstützen) wieder hergestellt bzw. verbessert wird, muss der Patient zur Verhinderung von thrombotischen Stentverschlüssen mit einer dualen Thrombozyten-Inhibition (duale Antiplättchentherapie – DAPT) als Kombination aus ASS und einem P_2Y_{12}-ADP-Rezeptor-Antagonisten für eine Dauer von in der Regel maximal 12 Monaten nach dem Ereignis behandelt werden. Sofern keine Kontraindikationen vorliegen oder der Patient eine anderweitige Indikation zur oralen Antikoagulation aufweist, sind Prasugrel oder Ticagrelor in Kombination mit ASS in den Leitlinien der Europäischen Gesellschaft für Kardiologie als Standardtherapie empfohlen. Die Dauer der DAPT kann bei Patienten mit hohem Blutungsrisiko nach ärztlichem Ermessen auch auf 6 Monate verkürzt werden. Bei Patienten mit hohem ischämischem Risiko kann die DAPT im Einzelfall auch jenseits von 12 Monaten mit ASS und reduzierter Dosis Ticagrelor (2 × tgl. 60 mg) für einen verlängerten Zeitraum fortgeführt werden.

Obwohl die Einnahme sehr niedriger Dosierungen von Rivaroxaban (2 × tgl. 2,5 mg) zusätzlich zur Kombination von Clopidogrel und ASS die Gesamtsterblichkeit und die kardiovaskuläre Mortalität von Patienten nach AKS trotz vermehrter schwerer Blutungskomplikationen im Vergleich zur Kombination Clopidogrel und ASS senken konnte, werden derzeit nur wenige Patienten mit dieser Dreifachkombination behandelt.

Merke

Nur niedrigst dosiertes Rivaroxaban (2 × tgl. 2,5 mg) ist zur Prophylaxe atherothrombotischer Ereignisse nach einem akuten Koronarsyndrom (AKS) in Kombination mit ASS und Clopidogrel (Ticlopidin) zugelassen. Diese Kombination hat sich klinisch bis dato nicht in der breiten Anwendung durchgesetzt.
Wegen Unterdosierung ist diese Dosierung von Rivaroxaban zur Thromboembolieprophylaxe oder zur Behandlung von TVT oder LE nicht geeignet.

12.3 Bridging bei antikoagulierten Patienten

Insbesondere vor operativen Eingriffen mit erhöhtem Blutungsrisiko stellt sich regelmäßig die Frage, ob diese unter fortgeführter Antikoagulation durchgeführt werden können oder ob entweder die orale Antikoagulation unterbrochen werden muss bzw. temporär alternative Therapieformen gewählt werden müssen.

Diese Diskussion hat insbesondere vor dem Hintergrund der langen Eliminationshalbwertszeit von Phenprocoumon eine große Bedeutung. So wird bei Patienten, z. B. vor geplantem Hüft- oder Kniegelenkersatz, aufgrund der erheblichen intraoperativen Blutung Phenprocoumon 2–3 Wochen vor dem OP-Termin abgesetzt und der Abfall des INR-Werts engmaschig monitoriert. Beim Unterschreiten des unteren therapeutischen INR-Fensters wird der Patient bis zur OP mit UFH oder NMH antikoaguliert (Bridging). Nach der OP wird die Heparintherapie bis zum Erreichen des therapeutischen INR-Bereichs nach Wiederbeginn der Einnahme von Phenprocoumon fortgesetzt. Dieses Konzept wurde in ähnlicher Form auch z. B. beim Wechseln von Schrittmachern, invasiven Untersuchungen und auch häufiger bei zahnärztlichen Eingriffen praktiziert.

Mehrere Studien haben in den letzten Jahren das Konzept des Bridgings kritisch überprüft. Die BRIDGE-Studie hat prospektiv randomisiert bei Patienten mit Vorhofflimmern und Antikoagulation mit VKA (Warfarin) verglichen, ob periprozedural die Unterbrechung der VKA-Therapie und das Bridging mit NMH Vorteile im Vergleich zum temporären Absetzen der VKA ohne Bridging für die Patienten erbringt. Es zeigte sich, dass Patienten, die ein Bridging erhielten, keine signifikante Risikoreduktion für thromboembolische Komplikationen bei jedoch signifikant erhöhtem Blutungsrisiko hatten. Es ist allerdings zu berücksichtigen, dass die Studie mit Warfarin (deutlich kürzere Halbwertszeit als Phenprocoumon) durchgeführt wurde, und Patienten mit z. B. künstlichen Herzklappen von der Teilnahme ausgeschlossen waren.

Ein universelles Vorgehen mit einem generellen Bridging unabhängig von der Art des Eingriffs und der Risikokonstellation des Patienten wird deshalb nicht mehr empfohlen und durch eine individuelle Entscheidung über das periprozedurale Vorgehen ersetzt. Dies gilt für VKA und DOAK. Hierbei sind 3 wesentliche Faktoren bei der Abwägung zu berücksichtigen:

- das individuelle thromboembolische Risiko, das die Indikation für die Antikoagulation ergibt,
- das spezifische Blutungsrisiko des Eingriffs,
- zusätzlich patientenspezifische Faktoren, z. B. eine bestehende Niereninsuffizienz oder das Alter des Patienten.

Bei Patienten unter DOAK reicht aufgrund der kurzen Halbwertszeit in aller Regel eine Therapiepause, die sich nach der Art des Eingriffs (Lokalisation, Blutungsrisiko, Möglichkeit zur Blutstillung) und der Halbwertszeit der Substanz unter Berücksichtigung der aktuellen Nierenfunktion des Patienten richtet. Entsprechende Empfehlungen sind in ◘ Tab. 12.7 zusammengefasst.

Tab. 12.7 Empfehlungen zur Therapiepause der DOAK vor geplanten Eingriffen

Nierenfunktion	Dabigatran		Apixaban, Rivaroxaban, Edoxaban	
Blutungsrisiko	**Normal**	**Hoch**	**Normal**	**Hoch**
Kreatinin-Clearance > 80 ml/min	≥ 24 h	≥ 48 h	≥ 24 h	≥ 48 h
Kreatinin-Clearance 50–80 ml/min	≥ 36 h	≥ 72 h	≥ 24 h	≥ 48 h
Kreatinin-Clearance 30–50 ml/min	≥ 48 h	≥ 96 h	≥ 24 h	≥ 48 h
Kreatinin-Clearance 15–30 ml/min	Nicht zugelassen		≥ 36 h	≥ 48 h
Kreatinin-Clearance < 15 ml/min	Nicht zugelassen		Nicht zugelassen	

Merke

Ein Absetzen von oralen Antikoagulanzien vor geplanten Eingriffen erfordert eine sorgfältige ärztliche Abwägung des Thromboembolierisikos gegen das Blutungsrisiko bei einem Bridging mit NMH oder UFH. Bei Patienten unter DOAK genügt in aller Regel eine Therapiepause. Ein Bridging mit NMH ist aufgrund der kurzen Halbwertszeit bei der Therapie mit DOAK nicht erforderlich.

12.4 Antagonisierung der Gerinnungshemmung

Bei Patienten unter gerinnungshemmender Behandlung dauert es länger, bis eine Blutstillung nach einer Verletzung eintritt. Bei kleineren oberflächlichen Verletzungen kann die Wunde mit einem Druckverband versorgt werden und ggf. die verletzte Stelle gekühlt werden.

Die Intensität der Gerinnungshemmung kann beim Patienten unter VKA durch Messung des INR-Werts in jedem klinischen Labor gemessen werden. Ist es aufgrund fehlerhafter Einnahme oder einer Arzneimittelinteraktion zu einer sehr starken Erhöhung des INR-Werts gekommen, ohne dass eine aktive Blutung besteht, kann durch die orale oder intravenöse Gabe von Vitamin K (Konakion® MM) der INR-Wert gesenkt werden. Ein relevanter Abfall des INR-Werts tritt jedoch frühestens nach 6–8 Stunden ein. Bei stark erhöhtem INR-Wert sind aufgrund der langen Halbwertszeit unter Umständen auch wiederholte tägliche Gaben von Vitamin K erforderlich. Bei aktiver Blutung und fehlender Möglichkeit zur lokalen Blutstillung oder mechanischer Kompression der Wunde sind ein endoskopisches Vorgehen, z. B. bei gastrointestinalen Blutungen oder alternative Maßnahmen zur chirurgischen Blutstillung, Mittel der Wahl. Bei schwersten Blutungen, z. B. bei Trauma-Patienten, kann durch die Infusion von Prothrombin-Komplex-Konzentraten (PPSB), die Vitamin-K-abhängige Gerinnungsfaktoren in ihrer aktiven Form enthalten, die Wirkung der VKA wirkungsvoll und rasch im Notfall antagonisiert werden. Im Notfall stellen auch Infusionen von Erythrozytenkonzentraten oder Fresh-Frozen-Plasma Behandlungsoptionen bei Patienten mit nicht stillbaren Blutungen dar.

Die gleichen mechanischen bzw. lokal anzuwendenden Maßnahmen können auch bei Patienten mit Blutungen unter DOAK zur Anwendung gelangen. Die Infusion von PPSB stellt ebenfalls eine Notfallmaßnahme bei schwersten Blutungen unter DOAK dar. Idarucizumab (Praxbind®) ist ein humanisiertes Antikörper-Fragment vom IgG1-Isotyp, das direkt den Thrombin-Inhibitor Dabigatran (Pradaxa®) bindet und damit neutralisiert. Idarucizumab (Standarddosis 5 g) steht in Kliniken für die notfallmäßige Antagonisierung von Dabigatran als Kurzinfusion zur Verfügung. Diese Situationen umfassen mit Dabigatran behandelte Patienten mit Polytrauma, lebensbedrohlichen Blutungen, dringlichen nicht aufschiebbaren operativen Eingriffen mit hohem Blutungsrisiko und insbesondere Patienten mit ischämischem Schlaganfall, bei denen eine intrazerebrale Lyse vorgesehen ist.

Zur Antagonisierung der Faktor-Xa-Inhibitoren ist mit Andexanet alfa (Ondexxya®) ein modifiziertes gerinnungsphysiologisch unwirksames Derivat von Faktor Xa zugelassen. Andexanet alfa kann prinzipiell jeden Faktor-Xa-Inhibitor und auch niedermolekulare Heparine binden und damit neutralisieren. Aufgrund der vorliegenden Studiendaten ist das sehr hochpreisige Antidot derzeit aber nur für die notfallmäßige Antagonisierung von Rivaroxaban und Apixaban zugelassen. In der Praxis ist zu beachten, dass Andexanet alfa als Bolusinjektion mit anschließender Infusion verabreicht wird. Die Dosierung ist abhängig vom zu antagonisierenden DOAK (Rivaroxaban/Apixaban) sowie der Dosis und dem Zeitabstand von der letzten Einnahme des DOAK.

Wichtiges in Kürze

① Zur oralen Antikoagulation bestehen seit mehr als 60 Jahren umfangreiche klinische Erfahrungen mit Vitamin-K-Antagonisten (VKA). Aufgrund der engen therapeutischen Breite, der Variabilität der Wirkung und zahlreicher Arzneimittelinteraktionen muss die Gerinnungshemmung im Blut der Patienten regelmäßig kontrolliert werden und die VKA-Dosis angepasst werden.

② Direkte orale Antikoagulanzien (DOAK) hemmen im Gerinnungssystem direkt entweder Thrombin oder den Faktor Xa. Bei der Therapie mit DOAK muss die Nierenfunktion des Patienten für die Dosisfestlegung berücksichtigt werden, routinemäßige Gerinnungskontrollen sind nicht nötig.

③ Zur Prophylaxe venöser Thromboembolien (VTE) bei erwachsenen Patienten nach elektiven Hüft- oder Kniegelenkersatzoperationen sind DOAK aufgrund der direkten Wirkung und der kurzen Halbwertszeit eine Alternative zu UFH oder NMH.

④ Für die wichtige Prophylaxe venöser Thromboembolien (VTE) bei Tumor-Patienten stellen DOAK aufgrund der besseren Patientenakzeptanz und der im Vergleich zu Vitamin-K-Antagonisten einfacheren Anwendung in der Praxis eine Alternative dar.

⑤ Patienten mit TVT und LE müssen antikoaguliert werden, um Komplikationen und Rezidive zu vermeiden. Die Initialtherapie mit Heparinen muss fortgesetzt werden, bis unter VKA der therapeutische Bereich erreicht ist. Die schnelle Wirkung der DOAK ermöglicht vereinfachte Therapieschemata und verkürzt die Liegezeit der Patienten.

⑥ Die in der Regel lebenslange Antikoagulation von Patienten mit Vorhofflimmern ist die wirkungsvollste Therapie zur Senkung des Schlaganfallrisikos. Aufgrund der direkten Wirkung, weniger Arzneimittelinteraktionen, dem Wegfall der regelmäßigen Gerinnungskontrollen und der kürzeren Halbwertszeit ist das Management der Therapie mit DOAK in der Praxis einfacher als bei VKA.

⑦ Für Patienten nach Koronarintervention und gleichzeitiger Indikation zur oralen Antikoagulation wegen Vorhofflimmerns hat die Kombination von DOAK mit Clopidogrel die Triple-Therapie aus VKA + ASS + Clopidogrel ersetzt. Die lebenslange ASS-Therapie zusätzlich zur oralen Antikoagulation wird nicht mehr empfohlen.

Weiterführende Literatur

Abu Abed M, Hua TD, Chenot JF et al. Orale Antikoagulanzien: Neue Erkenntnisse zur praktischen Anwendung. Dtsch Apoth Ztg, (150) 32: 40–44, 2010

Beyer-Westendorf J et al. NOAK als alternative Therapieoption bei tumorassoziierter venöser Thromboembolie. Dtsch Arztebl, 116: 31–38, 2019

Deutsche Gesellschaft für Angiologie – Gesellschaft für Gefäßmedizin. S2k-Leitlinie Diagnostik und Therapie der Venenthrombose und der Lungenembolie. AWMF-Register Nr. 065/002, 2015

Deutsche Schlaganfall-Gesellschaft (DSG), Deutsche Gesellschaft für Neurologie (DGN). S3-Leitlinie Schlaganfall: Sekundärprophylaxe ischämischer Schlaganfall und transitorische ischämische Attacke. AWMF-Register Nr. 030/133, 2015

Haefeli und Czock, Universitätsklinikum Heidelberg, Abt. Klinische Pharmakologie und Pharmakoepidemiologie. www.klinikum.uni-heidelberg.de/fileadmin/medizinische_klinik/Klinische_Pharmakologie/Downloads/Dosierungen_von_DOAKs.pdf

Heidbuchel H et al. Updated European Heart Rhythm Association Practical Guide on the use of non-vitamin K antagonist anticoagulants in patients with non-valvular atrial fibrillation. Europace, 17: 1467–1507, 2015

Hohnloser S, Vámos M, Diener HC. Vorhofflimmern: Wie effektiv und sicher sind die direkten oralen Antikoagulanzien zur Prävention von Schlaganfällen? Dtsch med Wochenschr, 140: 750–755, 2015

Kreutz R. Pharmakologie neuer oraler Antikoagulantien – Grundlage für rationale Entscheidungen. Klinikarzt, 41: 10–15, 2012

Lyman GH. Venous thromboembolism in the patient with cancer: focus on burden of disease and benefits of thromboprophylaxis. Cancer, 117: 1334–1349, 2011

Neumann et al., ESC/EATS-Pocketleitlinie Myokardrevaskularisation; nach Neumann et al., 2018 ESC/EACTS Guidelines on myocardial revascularization Eur Heart J 2019; 40, 87–165; Börm Bruckmeier Verlag

Witzenbichler B. Antikoagulation bei chronischen Herzerkrankungen: Vorhofflimmern, Herzklappenerkrankungen, Herzinsuffizienz. Internist, 52: 1301–1309, 2011

12

Tipps für PhiPs

Patienten haben oft Vorbehalte und Ängste bei der Einnahme von Antikoagulanzien. Der pharmazeutischen Beratung kommt im Rahmen der Förderung der Adhärenz eine zentrale Bedeutung zu (▸Kap. 27). Am Beispiel der Beratung zu Marcumar® oder DOAK können Sie diesen Aspekt üben.

Tipps für Weiterzubildende

Die kontinuierliche Betreuung Ihrer Antikoagulationspatienten ist oft eine Herausforderung. Patienten sind verunsichert, hinterfragen die Therapie und benötigen eine intensive Beratung zu Ihren Arzneimitteln. Sie könnten sich in Ihrer Weiterbildung dieser Patientengruppe intensiv widmen und Ihre Ergebnisse als Projektarbeit zusammenstellen.

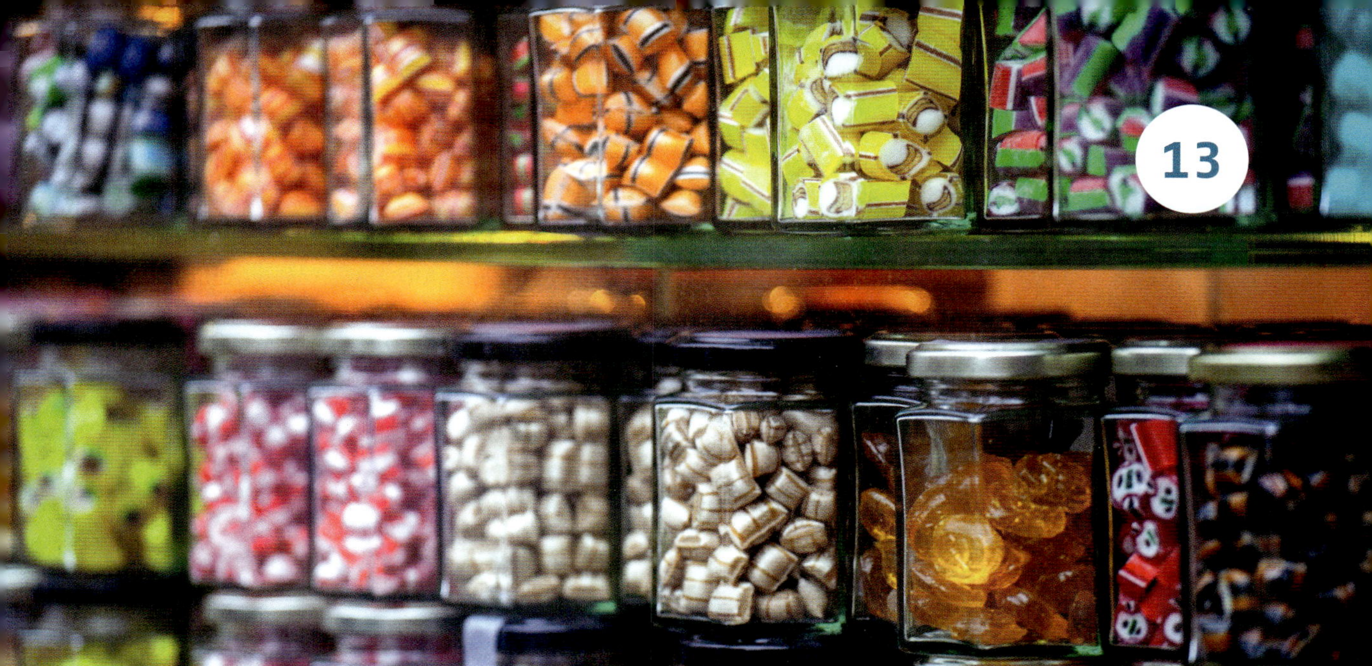

Diabetes mellitus

Dr. Eric Martin

Typ-2-Diabetes ist eine Volkskrankheit und in jeder Apotheke werden zahlreiche Diabetiker versorgt. Patienten suchen die Apotheke nicht nur auf, um mit ihren Medikamenten und Hilfsmitteln versorgt zu werden. Sie sind darüber hinaus auf unsere pharmazeutische Sachkunde angewiesen, sei es bei Fragen rund um die komplexe Pharmakotherapie, zur Blutzuckermessung oder zur Insulinapplikation. In diesem Kapitel werden die pharmakotherappeutischen Grundlagen sowie wichtige Aspekte der pharmazeutischen Beratung von Diabetes-Patienten dargestellt.

13.1 Ärztliche Diagnostik und leitliniengestützte Therapie

Unter dem Sammelbegriff Diabetes mellitus wird eine heterogene Gruppe von Stoffwechselerkrankungen zusammengefasst, die sich in ihrer Ätiologie, im Manifestationsalter und im Verlauf deutlich voneinander unterscheiden, auch wenn es bei der Pharmakotherapie Überschneidungen gibt.

13.1.1 Diabetes mellitus Typ 1 und LADA-Diabetes

Beim Typ-1-Diabetes handelt es sich um eine Autoimmunerkrankung bei genetisch Disponierten, bei der unklare Triggerfaktoren (z. B. Virusinfekte, Ernährungseinflüsse wie frühzeitiger Kontakt mit Kuhmilch oder Getreideprodukten, kurze Stillzeit) eine Bildung von Autoantikörpern gegen Inselzellen oder Inselzellantigene induzieren. Im Zuge der sich einstellenden Inselzellentzündung kommt es zu einem rasch progredienten irreversiblen Inselzellverlust. Die Erkrankung manifestiert sich, wenn eine kritische Restkapazität der Betazellfunktion von etwa 10–20 % unterschritten wird.

Die Leitsymptome – Austrocknung, Schwäche und Ketoazidose – lassen sich aus dem absoluten Insulinmangel ableiten. Insulin fehlt als Gegenspieler von Glucagon und der katabolen Stresshormone. Trotz Hyperglykämie wird die Glucagonproduktion aufgrund des Insulinmangels nicht supprimiert. Als Folge einer ungebremsten hepatischen Gluconeogenese und steigender Zuckerwerte kommt es zur Glucosurie und im Zuge der Osmodiurese zu einem relevanten renalen Flüssigkeits- und Energieverlust (Durst, Austrocknung). Insulin fehlt auch als anaboles Hormon. Trotz gesteigertem Appetit nehmen die Muskel- und Fettmasse ab und es tritt ein hepatischer und muskulärer Glykogenmangel auf (körperliche Schwäche und eingeschränkte Leistungsfähigkeit). Auch die Lipolyse wird infolge des Insulinmangels nicht gehemmt, es resultieren hohe Ketonkörperkonzentrationen. Die Erkrankung manifestiert sich oder entgleist, wenn als Folge von Infekten oder Traumen auch noch die katabolen Stresshormone wie Catecholamine und Cortisol aktiviert werden.

① Therapie der Wahl bei Typ-1-Diabetes ist die Substitution des fehlenden Insulins, entweder als intensivierte konventionelle Therapie (ICT) oder mit zweiter Priorität als Insulinpumpentherapie (CSII, kontinuierliche, subkutane Insulininfusion). Bei der ICT (auch Basis-Bolus-Therapie) wird zur Deckung des Basalinsulinbedarfs 1-mal oder 2-mal täglich ein NPH- oder Analog-Basalinsulin und zur Deckung des prandialen Insulinbedarfs dreimal täglich ein Alt- oder Analog-Altinsulin gespritzt. Die Salzbildung mit neutralem Protein-Hagedorn NPH ist das einzige verbliebene Verzögerungsprinzip für Humaninsulin. Bei der Insulinpumpentherapie (CSII) wird der gesamte Insulinbedarf ausschließlich mit Alt- bzw. Analog-Altinsulin abgedeckt, welches über einen Verweilkatheter infundiert wird (programmierbare Basalrate, Mahlzeitenbedarf als manuell gesteuerte Bolusgabe). Die Stoffwechselsituation ist im Hinblick auf den absoluten Insulinmangel und die eingeschränkte Glucagonantwort labil mit häufigen und regelhaft auch schweren Hypoglykämien.

Anders als bei Typ-1-Diabetes mit einem Manifestationsgipfel in der ersten oder zweiten Lebensdekade, liegt beim **LADA-Diabetes** (latent-autoimmune diabetes in adults) eine weniger aggressive Form von Autoimmunität vor, die Inselzellzerstörung schreitet langsamer voran (Manifestationsalter 30–60 Jahre). Auch LADA-Diabetiker sind autoantikörperpositiv und eher normalgewichtig bzw. schlank, sprechen aber wegen des lange Zeit nur relativen Insulinmangels initial auf Diät und orale Antidiabetika an.

13.1.2 Diabetes mellitus Typ 2

② Der Typ-2-Diabetes weist eine deutlich stärkere genetische Disposition auf. An seiner Entstehung sind mit unterschiedlicher Gewichtung zwei relevante Pathomechanismen beteiligt: eine **Insulinresistenz** und eine Störung der **raschen Phase der Insulinsekretion**.

Insulinresistenz

Der Insulinresistenz liegt eine in erster Linie erworbene Signaltransduktionsstörung des Insulinrezeptors zugrunde. Auf Basis eines schädlichen Lebensstils (hyperkalorische Ernährung, Bewegungsmangel) kommt es zur Ausbildung einer androiden Adipositas, wobei die Mangelperfusion des rasch wachsenden Bauchfettgewebes zu einer Makrophageninfiltration und zu einem proinflammatorischen Zytokinmilieu führt. Wird die Insulinresistenz initial durch das Substratüberangebot und Zytokine wie TNF-α und IL-6 unterhalten, schaukelt sich die Stoffwechselstörung im Verlauf immer weiter hoch. Aufgrund der nicht greifenden Lipolysehemmung wird die Leber mit einem Überangebot an freien Fettsäuren überschwemmt und so die hepatische Insulinaufnahme und -metabolisierung behindert. Als Folge der steigenden Plasmainsulinspiegel wird die Insulinrezeptorendichte herunterreguliert, was die Insulinresistenz weiter verstärkt. Das Überangebot an Fettmetaboliten im Intermediärstoffwechsel hemmt Schlüsselenzyme für den oxidativen Glucosestoffwechsel, weshalb Glucose vermehrt zu Lactat degradiert wird, einem Substrat für die nichtgehemmte hepatische Gluconeogenese (steigende Blutzuckerwerte, Diabetes-Risiko).

Sowohl der zeitliche Verlauf – das metabolische Syndrom (Adipositas, Hypertonie, Dyslipidämie, gestörte Glucosetoleranz) manifestiert sich zumeist deutlich früher als der Typ-2-Diabetes – als auch das ausgeprägt hohe kardiovaskuläre Risiko von Patienten mit androider Adipositas bzw. metabolischem Syndrom, finden ihre Begründung in einer nur partiellen Insulinresistenz. Diese betrifft vorzugsweise die metabolischen Insulinwirkungen, kaum dagegen die über den MAP-Kinase-Weg vermittelten renovaskulären und mitogenen Effekte des Hormons. Das bedeutet, dass die schlechte Insulinwirkung lange Zeit durch eine Mehrproduktion von Insulin kompensiert und damit steigende Zuckerwerte vermieden werden können. Durch die kompensatorische Hyperinsulinämie erfahren aber gleichzeitig die unbeeinträchtigten, nicht metabolischen Insulinwirkungen eine pathologische Verstärkung. So bewirkt Insulin in der Niere eine Natrium- und Wasserretention (Hypertonierisiko). Die in großer Menge anflutenden Fettsäuremetaboliten steigern die Produktion atherogener Lipidfraktionen (VLDL ↑, kleine dichte LDL ↑, HDL ↓: Atheroskleroserisiko ↑).

Störung der raschen Phase der Insulinsekretion

Typ-2-Diabetiker zeigen daneben eine auffällige Störung der raschen Phase der Insulinsekretion. Die Sekretion des Mahlzeiteninsulins ist verzögert und vermindert, was zu hohen postprandialen Plasmaglucosespiegeln führt. Die Sekretionsstörung findet ihre Erklärung in einer verminderten Sekretion der Inkretinhormone GIP und GLP-1. Inkretine haben eine wichtige Funktion bei der konzertierten Steuerung aller für die Verdauung relevanten Organe. In der Bauchspeicheldrüse steigern sie die Insulinsekretion und hemmen gleichzeitig die Glucagon-Liberation, die Folge ist eine verminderte hepatische Glucoseabgabe (Glykogenolyse ↓, hepatische Gluconeogenese ↓). Gleichzeitig wird auch die pankreatische Insulinsynthese angekurbelt. GLP-1 verzögert die Magenentleerung, wodurch der Aufschluss und die Resorption der Nahrungskohlenhydrate verlangsamt werden. Darüber hinaus vermitteln die Inkretine ein zentrales Sättigungsgefühl.

Manifestation und Prognose

③ Die Manifestation eines Typ-2-Diabetes erfolgt schleichend. Eine um Jahre verzögerte Diabetesdiagnose ist im Hinblick auf die diskrete Symptomatik (Durst, Polyurie, Schwäche, Infektneigung) nicht ungewöhnlich und nur bei gezieltem Screening von Risikopatienten (Plasmaglucose postprandial!) zu vermeiden. Die Diagnose wird gestellt durch diabetestypische klinische Symptome und einen, bei Abwesenheit klinischer Symptome durch 2 erhöhte Nüchtern- oder Gelegenheits-Plasmaglucose-Werten (> 126 bzw. > 200 mg/dl). Alternativ ist die Diagnosestellung auch durch einen HbA_{1c}-Wert > 6,5 % bzw. am sensitivsten durch einen pathologischen oralen Glucosetoleranztest OGTT möglich (> 200 mg/dl nach 2h).

Bei Typ-2-Diabetes wird die Prognose nachhaltig durch die Begleit- und Folgeerkrankungen bestimmt. Die Gesamtheit der atherosklerotischen Veränderungen an den großen Gefäßen wird als Makroangiopathie bezeichnet. Relevante Risikofaktoren für die Atherosklerosefolgen KHK, zerebrale Insuffizienz und pAVK (periphere arterielle Verschlusskrankheit) mit den lebensbedrohlichen Komplikationen Infarkt, Apoplex und Gangrän sind hohe Blutfett-, Blutdruck- und Blutzuckerwerte. Deutlich später manifestieren sich die diabetische Neuropathie und die als Mikroangiopathie bezeichneten Veränderungen an den kleinen Gefäßen, bei denen es auf der Basis dauerhaft erhöhter Blutzuckerwerte zu einer erhöhten Durchlässigkeit und zu einem Untergang kapillarer Blutgefäße kommt (diabetische Nephropathie mit Dialyse-, diabetische Retinopathie mit Erblindungsrisiko). Die diabetische Neuropathie betrifft sowohl die sensorischen als auch die autonomen Nerven und ist eine der Hauptursachen für ein diabetisches Fußsyndrom mit Amputationsrisiko. Das Mikroangiopathierisiko korreliert in höherem Maße mit der Qualität der Diabeteskontrolle.

④ In Abhängigkeit von der Diabetesdauer, dem Patientenalter, bestehenden Komorbiditäten und Risikofaktoren sowie eingetretenen Komplikationen sollen zwischen Arzt und Patienten für den Lebensstil (Ernährung, Bewegung), das Körpergewicht, den Glucosestoffwechsel (Plasmaglucose nüchtern bzw. postprandial, HbA_{1c}), den Blutdruck und die Blutfettwerte individuelle Therapieziele vereinbart und in der Folge überwacht und dokumentiert werden.

13.1.3 Gestationsdiabetes

Als Gestationsdiabetes (GDM) wird jede, erstmals im Verlauf einer Schwangerschaft mit einem Standard-OGTT (oralen Glucosetoleranztest) diagnostizierte Störung des Glucosestoffwechsels bezeichnet. Er ist zu unterscheiden von einem präkonzeptionell bestehenden Typ-1- oder Typ-2-Diabetes. Ursächlich ist eine passagere, durch die Hormonumstellung induzierte Insulinresistenz, die die Blutzuckerwerte bei einer vorbestehenden Glucosetoleranzstörung im zweiten oder dritten Trimenon auf pathologische Werte ansteigen lässt. Ein Gestationsdiabetes birgt akute Risiken für die Schwangere und den Feten (erhöhte Inzidenz von Harnwegsinfekten und Schwangerschaftsgestosen sowie vermehrte Geburtskomplikationen aufgrund einer möglichen Makrosomie). Missbildungen sind dagegen wegen der im ersten Trimenon meist noch unauffälligen Stoffwechselwerte unwahrscheinlich. Ein Gestationsdiabetes markiert zudem eine Risikopopulation (für die Mutter erhöhtes Risiko eines erneuten GDM in einer Folgeschwangerschaft sowie für einen manifesten Typ-2-Diabetes, für das Kind erhöhtes Lebenszeitrisiko von Adipositas, metabolischem Syndrom und Typ-2-Diabetes). Die GDM-assoziierten Risiken korrelieren mit dem Plasmaglucosespiegel, allerdings ohne einen sicheren Schwellenwert.

Zum Ausschluss wird in der 24. bis 28. Schwangerschaftswoche ein OGTT durchgeführt (nur bei Vorliegen von Risikoindikatoren wie etwa eine persönliche GDM- oder familiäre Diabetesanamnese, Makrosomie in früherer Schwangerschaft, BMI > 27 bereits im 1. Trimenon). Die Diagnose wird gestellt bei einer Nüchtern-Plasmaglucose > 135 mg/dl oder bei 1-Stunden-Werten > 180 bzw. 2-Stunden-Werten > 153 mg/dl. Im Anschluss an eine GDM-Diagnose sollen die Patienten auf Basis einer Schulung und Ernährungsberatung nichtmedikamentös intervenieren und den Stoffwechsel mit 4-Punkte-Blutzuckertagesprofilen überwachen. Werden nach 14 Tagen die straffen Stoffwechselziele überschritten (> 65–95 mg/dl nüchtern, > 140 mg/dl eine Stunde postprandial bzw. > 120 mg/dl > 2 Stunden postprandial, > 90–110 mg/dl im Tagesmittel), wird sofort auf eine intensivierte Insulintherapie (ICT bzw. CSII) eingestellt.

13.1.4 Sonstige Diabetesformen

Andere Formen wie z. B. der MODY-Diabetes (maturity-onset diabetes of the youth), ein autosomal dominant vererbter Diabetes, sind selten und spielen in der Apothekenpraxis keine relevante Rolle.

13.2 Nichtmedikamentöse Maßnahmen

⑤ Noch vor Aufnahme einer Pharmakotherapie soll bei Typ-2-Diabetes unmittelbar nach Diagnosestellung zunächst das Ansprechen auf eine **nichtmedikamentöse** Intervention versucht werden. Diese umfasst eine möglichst frühzeitige, strukturierte Diabetesschulung, die Erfassung und Korrektur individueller Krankheitsrisiken (Rauchen!) sowie eine Ernährungs- und Bewegungstherapie. Die Schulung dient nicht primär der Vermittlung von Faktenwissen. Im Vordergrund steht das Verständnis für die Krankheitszusammenhänge und die Bedeutung der Lifestylerisiken, wodurch der Patient zu einer eigenverantwortlichen Mitwirkung motiviert werden soll.

Die **Diabetesernährung** (▸ Kap. 37.1.3) basiert nicht mehr auf Verboten oder starren prozentualen Nährwertvorgaben. Diabetiker sollen die volle Breite des Nahrungsangebots nutzen und sich vollwertig ernähren (viel Obst und Gemüse als kalorienarme Kaliumquelle).

Bewegungsmangel ist ein relevanter Motor für die Diabetesmanifestation (Muskelatrophie bedeutet weniger Fett- und Glucoseverbrennung, zusätzlich verminderte Expression von Glucosecarriern). Folglich ist auch jede Steigerung der körperlichen Aktivität ein wesentliches Therapieziel. Bewegung ist wirksam in der Primärprävention des Typ-2-Diabetes und entlastet bei manifestem Diabetes den Stoffwechsel. Wenn möglich sollen sich die Patienten pro Woche zusätzlich für 3–4 Stunden bewegen (Ausdauersport plus Krafttraining für den Muskelaufbau). Dabei ist es aber wichtig, die Patienten nicht mit Maximalforderungen zu demotivieren. Jeder kann sich mehr bewegen und auch jeder kleine Beitrag hilft bei der Stoffwechselkontrolle.

Die nichtmedikamentösen Interventionen bleiben auch dann unverzichtbare Grundlage, wenn eine dauerhafte Überschreitung des HbA_{1c}-Zielkorridors eine Pharmakotherapie notwendig macht.

13.3 Orale Antidiabetika bei Diabetes mellitus Typ 2

Für die medikamentöse Behandlung eines Typ-2-Diabetes stehen 6 Wirkstoffgruppen zur Verfügung. Vor Einleitung einer Pharmakologie soll zunächst das diabetesassoziierte Risiko für kardiovaskuläre und renale Ereignisse stratifiziert werden. Hiervon ist abhängig, ob die medikamentöse Therapie als Monotherapie mit Metformin oder bei Gegenanzeigen bzw. Unverträglichkeit mit einer Metformin-Alternative (kein hohes Risiko) oder sofort als initiale Fixkombination aus Metformin und einem Gliflozin oder einem GLP-1-Agonisten eingeleitet wird (bei Vorliegen einer klinisch relevanten kardiovaskulären Erkrankung). Liegt ein hohes Risiko vor, aber keine manifeste kardiovaskuläre Erkrankung, kann die Therapie patientenindividuell als Monotherapie oder als initiale Zweierkombination aufgenommen werden. Werden die individuellen HbA_{1c}-Ziele innerhalb von 3–6 Monaten verfehlt, wird die Therapie in 1–2 Stufen bis zu einer Dreierkombination eskaliert. Im Hinblick auf das hohe kardiovaskuläre Risiko eines Typ-2-Diabetikers soll die konkrete Wirkstoffauswahl stets in partizipativer Entscheidungsfindung getroffen werden, sich dabei aber an durch kontrollierte Studien belegten Effekten auf die priorisierten Endpunkte orientieren.

 **Merke**

Für die Therapiesteuerung wird im Dreimonatstakt der HbA_{1c}-Wert gemessen, um die Therapie im Bedarfsfall bei Überschreitung des angestrebten Zielkorridors von 6,5–7,5 % zu eskalieren.

13.3.1 Metformin

⑥ Metformin (◘ Tab. 13.1) ist das wichtigste orale Antidiabetikum und soweit es vertragen wird, das alleinige Erstwahlmittel für eine therapieeinleitende Monotherapie. Der Arzneistoff bewirkt eine Hemmung der hepatischen Gluconeogenese, eine verbesserte muskuläre Glucoseutilisation und zeigt darüber hinaus noch eine Acarbose-ähnliche Verzögerung der Kohlenhydratbereitstellung (gastrointestinale UAW!).

13.3.2 Sulfonylharnstoffe und Glinide

Sulfonylharnstoffe (Glibenclamid, Glimepirid u. a.) und Glinide (Repaglinid, Nateglinid) verstärken die glucoseinduzierte Insulinsekretion der Betazellen durch einen Verschluss eines ATP-abhängigen Kaliumkanals. Glinide unterscheiden sich von den Sulfonylharnstoffen durch eine kürzere, jeweils auf die nachfolgende Mahlzeit beschränkte Wirkdauer (prandiale Glucoseregulatoren). Wichtigste Nebenwirkung sind Hypoglykämien, die zum Teil eine stationäre Aufnahme erforderlich machen (◘ Tab. 13.2). Im Hinblick auf die im Krankheitsverlauf immer stärker eingeschränkte endogene Insulinproduktion, eignen sich insulinotrope Antidiabiatika weniger gut für fortgeschrittene Diabetes-Stadien.

13.3.3 α-Glucosidasehemmstoffe

Der α-Glucosidasehemmstoff Acarbose blockiert reversibel enterale Glucosidasen und pankreatische Amylasen und verzögern so die Resorption monomerer Kohlenhydrate, was zur Verminderung postprandialer Blutzuckerspitzen führt (◘ Tab. 13.3).

13.3.4 Pioglitazon

Pioglitazon ist der einzige im Handel verbliebene Vertreter der Insulinsensitizer. Jedoch macht auch Pioglitazon im Hinblick auf das breite UAW-Spektrum eine strenge Indikationsstellung erforderlich (◘ Tab. 13.4).

13.3.5 Inkretinbasierte Therapien

Im Gegensatz zu Insulin lässt sich das fehlende Inkretinhormon GLP-1 nicht direkt substituieren (Eliminationshalbwertszeit 1–2 Minuten). Um Inkretineffekte nutzen zu können, stehen 2 Subtanzgruppen unterschiedlicher Wirkstärke zur Verfügung.

DPP-4-Hemmer (Sitagliptin, Saxagliptin , Vildagliptin) blockieren die Biotransformation und verlängern so die Wirkdauer des körpereigenen GLP-1. Durch DPP-4-Hemmer können auf diese Weise physiologische GLP-1-Spiegel erzielt werden (◘ Tab. 13.5).

Praktisch umgesetzt

Diabetes

Eine Patientin, 68 Jahre, weiblich, hausärztlich betreut, nimmt folgende Medikation:
Glibenclamid 3,5 mg (1–1–0), Metformin 1000 mg (1–1–1), Acarbose 100 mg (1–1–1),
neu: wegen bereits im 2. Quartal deutlich erhöhter HbA_{1c}-Werte (letzter Befund 8,4 %) Aufnahme einer Basalsinsulintherapie (Protaphane® Penfill®, 10 IE zur Nacht),
aktuell Harnwegsinfekt, vom Urologen behandelt mit Ciprofloxacin 250 mg (1–0–1 für 10 Tage).

Beurteilung der Diabetesmedikation

- Patienten im Sekundärversagen (HbA_{1c}-Zielkorridor trotz nahezu maximal dosierter peroraler Dreifachkombination anhaltend und deutlich verfehlt),
- hochdosierte Kombination von Metformin und Acarbose disponiert für GIT-UAW (Diarrhö, Meteorismus),
- BOT-Implementierung in vermutlich nicht zielführend niedriger Initialdosierung.

Beurteilung der Therapie der Blasenentzündung

- Anhaltend hohe Blutzuckerwerte erhöhen als Folge der Glucosurie das Zystitisrisiko,
- der vorliegende Harnwegsinfekt ist im Hinblick auf die Diabetesdiagnose definitionsgemäß eine komplizierte Zystitis (keine empirische und auch keine Kurzzeittherapie),
- Ciprofloxacin leitlinienkonform, im konkreten Fall aber problematisch: hemmt als CYP2C9-Inhibitor die hepatische Biotransformation von Glibenclamid → Gefahr schwerer und auch protrahierter Hypoglykämien → Arztrücksprache,
- als sicherere Alternative wären vorzuziehen: Amoxicillin + Betalactamasehemmer, Cephalosporin der 2. oder 3. Generation (kein Cotrimoxazol).

Information zu den Arzneimitteln und zur Abgabe

- Hinweis, dass der interkurrente Infekt die Blutzuckerwerte weiter ansteigen lässt: Blutzucker engmaschig überwachen, resultierende Osmodiurese mit Exsikkoserisiko durch Trinken kompensieren,
- Hinweis auf den korrekten Zeitpunkt der Basalinsulin-Injektion (22–23 Uhr).

Tab. 13.1 Arzneistoffprofil: Metformin

Arzneistoff, Handelsname (Bsp.)	Dosierung, Bemerkungen
Metformin (Glucophage®, Siofor®)	ED 500–1000 mg, max. Dosis 3000 mg/d, mittelstark blutzuckersenkend, preiswert, Ankersubstanz für Kombinationen (ideal Gliflozine, inkretinbasierte Therapien = Vorteile beider Gruppen konserviert); kardioprotektiv (senkt Blutzucker, Cholesterol, Triglyceride, gesteigerte Gerinnungsbereitschaft), gewichtsneutral, klinischer Nutzenbeleg; alleiniges Erstwahlmittel zur Monotherapie bei Typ-2-Diabetes soweit vertragen bzw. nicht kontraindiziert

Besonderheiten

- **NW:** Magenbeschwerden, Durchfälle, Übelkeit, Erbrechen (frühe Manifestation und bei einer Minderheit der Patienten Abbruchgrund, im Interesse einer besseren Verträglichkeit einschleichend aufdosieren, Einnahme zum/nach dem Essen, Lactatazidoserisiko bei Beachtung der KI nicht erhöht,
- **KI:** fortgeschrittene Niereninsuffizienz, Alkoholabusus, Zustand nach Infarkt, Apoplex, dekompensierte Herzinsuffizienz, Schwangerschaft, Stillzeit, vorsichtig im Senium, bei eingeschränkter Nierenfunktion, bei schweren Infekten,
- **WW:** Alkohol (Wirkverstärkung!), hochdosierte NSAR-Therapie (theoretisch Kumulationsrisiko, Vorsicht Exsikkose, dekompensierte Herzinsuffizienz),
- **Cave:** bei Manifestation von GIT-NW (wie Übelkeit, Erbrechen, Appetitverlust) spät im Rahmen einer bisher gut tolerierten Metformintherapie sicherheitshalber beginnende Lacatatazidose ausschließen, Metformin vor elektiver OP bzw. Gabe iodhaltiger Röntgenkontrastmittel befristet absetzen.

Tab. 13.2 Arzneistoffprofil: Sulfonylharnstoffe (SH) und Glinide (GL)

Arzneistoff, Handelsname (Bsp.)	Dosierung
Glibenclamid (Euglucon® N)	ED 1,75–3,5 mg, max. Dosis 10,5 mg/d
Glimepirid (Amaryl®)	ED 1–6 mg, Einmalgabe morgens
Nateglinid (Starlix®)	ED 60–180 mg, max. Dosis 3 × tgl. 60–180 mg einschleichend aufdosieren
Repaglinid (Novonorm®)	ED 0,5–1–4 mg, max. Dosis 4–16 mg/d

Besonderheiten

- **NW:** Hypoglykämien, z. T. auch protrahiert, schwer (SH > GL), gewichtssteigernd (SH > GL), mögliches kardiovaskuläres Risiko (Glibenclamid > Glimepirid),
- **KI:** Leberinsuffizienz (SH, GL), Niereninsuffizienz (SH), Schwangerschaft, Stillzeit,
- **WW:** Hypoglykämierisiko ↑ in Kombination mit Alkohol, Insulin, ASS (> 3 g/d), Ciprofloxacin,
- **Sonstiges:** stark blutzuckersenkend, preiswert, klinischer Nutzenbeleg; Sulfonylharnstoffe sind Erstwahlmittel bei Kontraindikation für bzw. Unverträglichkeit von Metformin,
- **Cave:** erhöhtes Hypoglykämierisiko, wenn nach Einnahme von Sulfonylharnstoffen bzw. Gliniden nachfolgende Mahlzeiten weggelassen oder stark verzögert werden; im Hinblick auf die lange Wirkdauer von Glibenclamid bzw. Glimepirid sind protrahierte Unterzuckerungen möglich, dies macht bei Senioren oft eine stationäre Behandlung erforderlich.

Tab. 13.3 Arzneistoffprofil: α-Glucosidasehemmstoffe (Acarbose)

Arzneistoff, Handelsname (Bsp.)	Dosierung, Bemerkungen
Acarbose (Glucobay®)	ED 50–100 mg, max. Dosis 3 × tgl. 100 mg; mäßig blutzucksenkend (Glucose postprandial ↓); klinischer Nutzenbeleg (kardioprotektiv), kein intrinsisches Hypoglykämierisiko; Monotherapie nur bei Metformin-KI bzw. Unverträglichkeit, in Kombination mit Metformin, SH, Insulin

Besonderheiten

- **NW:** Blähungen, Durchfälle häufig und belastend (über Wochen langsam einschleichend aufdosieren),
- **KI:** Alter < 18 Jahre, Schwangerschaft, Stillzeit, schwere Niereninsuffizienz, Vorsicht bei Roemheld-Syndrom, Hernien, chronisch-entzündlichen Darmerkrankungen,
- **WW:** Digoxin (Bioverfügbarkeit ↑: überwachen),
- **Cave:** bei Hypoglykämien hilft nur Glucose, Einnahme mit dem ersten Bissen der Mahlzeit (rasch reversible Enzymhemmung!).

Tab. 13.4 Arzneistoffprofil: Insulinsensitizer (Pioglitazon)

Arzneistoff, Handelsname (Bsp.)	Dosierung, Bemerkungen
Pioglitazon (Actos®)	ED 15–30–45 mg (Einmalgabe), max. Dosis 45 mg/d; mittelstark wirksam, klinischer Nutzenbeleg (kardioprotektiv); zur Monotherapie bei Metformin-KI bzw. -Unverträglichkeit

Besonderheiten

- **NW:** Hepatotoxizität (Alanin-Aminotransferase-Monitoring), Ödemrisiko (verbesserte Insulinwirkung führt zu Plasmaexpansion, Ödemen → Vorsicht bei NYHA I/II), Osteoporoserisiko,
- **KI:** nicht bei Herzinsuffizienz NYHA III/IV, eingeschränkter Leberfunktion,
- **WW:** Wirkverstärkung durch CYP2C8-Inhibitoren (Gemfibrozil), Wirkminderung durch CYP2C8-Induktoren (Rifampicin).

GLP-1-Analoga (Dulaglutid, Exenatide, Liraglutid, Semaglutid) müssen subkutan gespritzt werden (Tab. 13.6). Sie wirken an Stelle des fehlenden GLP-1. Da gleichzeitig die DPP-4-Affinität vermindert ist, lassen sich auf diese Weise pharmakologische Wirkspiegel und damit auch hohe Effektstärken erzielen. Eine einmal wöchentliche Gabe ist unter anderem möglich durch die Formulierung biodegradabler Exenatide enthaltender Mikropellets (Bydureon®), durch eine Kombination aus Seitenketten-Acylierung und besonders biotransformatonsstabile Substitution (Semaglutid) oder durch die Kopplung an ein Antikörperfragment (Dulaglutid).

13.3.6 SGLT-2-Inhibitoren (Gliflozine)

Glucose wird als kleines Molekül glomerulär filtriert, im proximalen Konvolut aber nahezu vollständig über die Natrium-Glucose-Kotransporter SGLT-1 (10 %) bzw. SGLT-2 (90 %) rückresorbiert. Zur krankheitstypischen Glucosurie kommt es nur dann, wenn die SGLT-Transportkapazität bei Plasmaglucosespiegeln oberhalb von 180–200 mg/dl überschritten wird. Eine Glucosurie kann daneben auch pharmakologisch durch SGLT-2-Inhibitoren (Gliflozine) erzwungen werden (Tab. 13.7).

Tab. 13.5 Arzneistoffprofil: DPP-4-Hemmer

Arzneistoff, Handelsname (Bsp.)	Dosierung, Bemerkungen
Saxagliptin (Onglyza®; in Komboglyze®)	ED 2,5–5 mg (Einmalgabe), max. Dosis 5 mg/d
Sitagliptin (Januvia®, Xelevia®; in Janumet®, Velmetia®)	ED (25–)50–100 mg (Einmalgabe), max. Dosis 100 mg/d
Vildagliptin (Jalra®, in Eucreas®, Icandra®)	ED 1–2 × tgl. 50 mg. max. Dosis 100 mg/d

Besonderheiten

- **NW:** Völlegefühl und Übelkeit häufiger als Erbrechen (initial),
- **KI:** schwere Leberinsuffizienz, nicht empfohlen/strenge Indikationsstellung in Schwangerschaft und Stillzeit,
- **WW:** in Kombination mit Insulin, SH Hypoglykämierisiko bzw. (geringere) Gewichtssteigerung möglich (vor Therapiebeginn Dosis reduzieren), Wirkverstärkung von Saxagliptin durch CYP3A4-Inhibitoren (Itraconazol > Fluconazol, Erythromycin, Clarithromycin, Grapefruit-Bitterstoffe u. a.), in Kombination mit ACE-Hemmern erhöhtes Angioödem-Risiko (Vildagliptin),
- **Sonstiges:** mäßig blutzuckersenkende Wirkung; gewichtsneutral, kein intrinsisches Hypoglykämierisiko, peroral wirksam; noch ohne Nutzenbeleg aus Endpunktstudien; zur Monotherapie nur bei Metformin-KI bzw. -Unverträglichkeit; in Kombination mit Metformin (!), SH, Insulin; in kontrollierten Studien ohne Einfluss auf das kardiovaskuläre Risiko,
- **Cave:** bei Übelkeit, Erbrechen plus akutem Abdomen absetzen und Arzt konsultieren (Pankreatitis-Verdacht ausschließen).

13.4 Insuline und Insulintherapie

⑦ Auch wenn Typ-2-Diabetes von Anfang an wirksam mit Insulin behandelt werden könnte, ist Insulin zumeist eine späte Option (Tab. 13.8). Da die Basalinsulinsekretion lebenslang erhalten bleibt, weisen Typ-2-Diabetiker einen sich allmählich verschärfenden, relativen Insulinmangel auf. Die Stoffwechselsituation ist insgesamt stabiler als bei Typ-1-Diabetes und Hypoglykämien sind seltener schwer. Die Aufnahme einer Insulintherapie ist notwendig, wenn eine auch hochdosierte Kombination oraler Antidiabetika keine Stoffwechselkompensation mehr erlaubt und die Glucosurie zu einem spontanen Gewichtsverlust führt (Sekundär- oder Tablettenversagen). Dieses Stadium macht sich typischerweise durch einen spontanen Gewichtsverlust bemerkbar, weil die ständige Überschreitung der Nierenschwelle zu Glucosurie und damit zu einer negativen Energiebilanz führt. Eine jetzt indizierte Insulintherapie sollte dann aber auch nicht mehr verzögert werden (alterskorrelierte Verschlechterung von Schulbarkeit und Selbstmanagement plus rasche Progression des Sekretionsdefizits).

Für eine Insulintherapie bei Typ-2-Diabetes eignen sich die insbesondere die folgenden Therapieschemata.

Bei der **Kombinationstherapie** (Basalinsulin-unterstützte orale Therapie, BOT) werden orale Antidiabetika, z. B. Metformin bei Übergewicht bzw. ein Sulfonylharnstoff, mit einem Basal- oder Analogbasalinsulin kombiniert. Trotz mäßiger Stoffwechselwerte und einem hohen Risiko einer Gewichtssteigerung ist BOT leicht zu implementieren (nur eine Injektion pro Tag, geringes Risiko von Unterzuckerungen, kein engmaschiges Blutzuckermonitoring).

Bei der **konventionellen Insulintherapie** (CT) kommen Mischinsuline (freies und NPH-verzögertes Human- oder Analoginsulin in Fixkombination) zum Einsatz. Da hier der prandiale Insulinbedarf bei der Mittagsmahlzeit durch das am Morgen gespritzte NPH-Insulin abgedeckt und auch das abendliche Basalinsulin mahlzeitenassoziiert gespritzt wird, resultieren hohe interprandiale und insbesondere nächtliche Insulinspiegel, die Zwischen- und Spätmahlzeiten zur Hypoglykämieprophylaxe erzwingen. Die konventionelle Insulintherapie wirkt daher stark gewichtssteigernd und erlaubt auch keine straffe Stoffwechselführung. Gerade die einfache Umsetzbarkeit und Überwachung (4-Punkte-BZ-Tagesprofil einmal pro Woche) macht die CT aber dennoch zu einer sehr wichtigen Option in der geriatrischen Therapie, da hier ambitionierte HbA_{1c}-Ziele nicht mehr lebensverlängernd wirken.

Neu ist die Kombination aus (Analog-)Basalinsulin und einem (langwirksamen) GLP-1-Agonisten, die ähnlich effektiv blutzuckersenkend wirkt wie eine intensivierte Insulin-Therapie (dabei ersetzt der GLP-1-Agonist die Altinsulinkomponente). Da diese Kombination das Gewicht nicht steigert, sondern tendenziell eher

Tab. 13.6 Arzneistoffprofil: GLP-1-Analoga

Arzneistoff, Handelsname (Bsp.)	Dosierung, Bemerkungen
Exenatide (Byetta®, Bydureon®)	ED 5–10 µg (2 × tgl.), max. Dosis 2 × tgl. 10 µg/d; ED 1 × wöchentlich 2 mg (Bydureon®)
Liraglutid (Victoza®)	ED 0,6–1,2–1,8 mg (Einmalgabe), max. Dosis 1,8 mg/d
Dulaglutid (Trulicity®)	ED 0,75–1,5 mg (1 × wöchentlich), max. Dosis 1,5 mg pro Woche
Lixisenatid (mit Insulin glargin in Suliqua®)	ED 10 µg + 30 E Insulin glargin (1 × tgl.), max. Dosis 20 µg + 60 E Insulin glargin
Semaglutid (Ozempic®)	ED 0,25 mg (1 × wöchentlich), im Abstand von jeweils 4 Wochen steigern auf max. 0,5–1,0 mg pro Woche

Besonderheiten

- **NW:** häufig Übelkeit bis hin zum Erbrechen (als Folge der Hemmung der Magenmotilität, insbesondere initial; Exenatide > Liraglutid > langwirksame Vertreter), sehr selten Pankreatitis,
- **KI:** Typ-1-Diabetes, diabetische Ketoazidose, Schwangerschaft, Stillzeit, Vorsicht bei Alter < 18 Jahre,
- **WW:** Hypoglykämien in Kombination mit Insulin und SH möglich (vor Therapieaufnahme reduzieren), Arzneistoffe mit geringer therapeutischer Breite überwachen (verzögerter Wirkungseintritt, Wirkabschwächung möglich),
- **Sonstiges:** mittelstark bis stark blutzuckersenkend; Gewichtsreduktion, kein intrinsisches Hypoglykämierisiko; im Vergleich zu DPP4-Hemmern schlechtere Verträglichkeit; Monotherapie bei Unverträglichkeit von Metformin, in Kombination mit Metformin (!), SH, Pioglitazon, Insulin; Kombination mit Basalinsulin wirkt im klinischen Einsatz wie ICT, aber ohne Hypoglykämierisiko und Erfordernis engmaschiger Blutzuckermessung (▸ Kap. 13.4); anders als Exenatide/Exenatide-Wochendepot (ohne Einfluss auf das kardiovaskuläre Risiko), wirken z. B. Liraglutid bzw. Semaglutid kardioprotektiv; Liraglutid, Semaglutid und Dulaglutid zusätzlich auch nephroprotektiv,
- **Cave:** bei Pankreatitisverdacht (Übelkeit und Erbrechen und akutes Abdomen) absetzen und Arzt konsultieren; zur Vermeidung von Übelkeit kleine Mahlzeiten vorlegen, bei Sättigungsgefühl nicht weiter essen.

senkt und zudem das für die Basis-Bolus-Therapie typische Hypoglykämie-Risiko vermeidet, liegt hiermit eine effektive, praxistaugliche und sichere Eskalationsmöglichkeit für Patienten vor, bei denen eine konventionelle Insulin-Therapie nicht greift.

Bei der **supplementären Insulintherapie** (SIT) wird das prandiale Insulindefizit durch dreimal tägliche Gaben eines Alt- oder besser eines Analog-Altinsulins ausgeglichen. Bei hohen Nüchternwerten kann ergänzend mit einem Basalinsulin zur Nacht kombiniert werden (SIT+ = prandiales Insulin plus nächtliches Basalinsulin). Im Gegensatz zu ICT (Basis-Bolus-Therapie) des Typ-1-Diabetikers wird die Insulindosis in erster Linie auf Basis der Ausgangsblutzuckerwerte berechnet, die Brot- oder Kohlenhydrateinheiten der Mahlzeiten müssen üblicherweise nicht berücksichtigt werden. Wegen der erhaltenen Basalinsulinsekretion wird das Verzögerungsinsulin nur zur Nacht gespritzt, um die bei Insulinresistenz unzureichend gehemmte nächtliche Gluconeogenese zu unterdrücken. SIT bzw. SIT+ sind in hohem Maße physiologisch und erlauben eine gute Stoffwechselkompensation. Sie setzen aber einen kooperativen und geschulten Patienten voraus, der mindestens dreimal täglich spritzen kann. Der Kontrollaufwand und auch das Hypoglykämierisiko sind deutlich erhöht. Als (sicherere) Alternative zu SIT+ kann die Kombination von Basal-/Analog-Basalinsulin mit einem GLP-1-Agonisten erwogen werden (Tab. 13.6).

13

13.5 Schwerpunkte der pharmazeutischen Beratung

(8) Patienten mit Typ-2-Diabetes sind regelhaft multimorbide und weisen zudem eine umfangreiche, im Zuge der Therapieeskalation immer komplexere Polymedikation auf. Diese Patientengruppe profitiert daher in besonderem Maße von Angeboten der Apotheke im Rahmen eines Medikationsmanagements (▸ Kap. 23).

Tab. 13.7 Arzneistoffprofil: Gliflozine (Dapagliflozin, Empagliflozin , Ertugliflozin)

Arzneistoff, Handelsname (Bsp.)	Dosierung, Bemerkungen
Dapagliflozin (Forxiga®, in Xigduo®)	ED (5–)10 mg, max. Dosis 10 mg/d
Empagliflozin (Jardiance®)	ED 10–25 mg, max. Dosis 10–25 mg/d
Ertugliflozin (in Steglujan®)	ED 1 × tgl. 5 mg, max. Dosis 1 × tgl. 15 mg

Besonderheiten

- **NW:** erhöhtes Risiko von Zystitis und insbesondere Genitalmykosen (vulvovaginale Candidose, Soor-Balanitis: nicht bei Anamnese rezidivierender Infekte der ableitenden Harnwege, Hygiene nach Miktion), Exsikkoserisiko als Folge der erzwungenen Osmodiurese; sehr selten euglykämische Ketoazidosen (bei insulinpflichtigem Typ 2, wenn durch Reduktion der Insulindosis, Infekt, Stress oder Alkohol ein akutes Insulindefizit entsteht), bzw. Fournier-Gangrän; etwas erhöhtes Risiko von Zehenamputationen,
- **KI:** nicht bei fortgeschrittener Niereninsuffizienz (unwirksam),
- **WW:** erhöhtes Hypoglykämierisiko in Kombination mit Insulin bzw. Sulfonylharnstoffen (deren Dosierung vor Aufnahme der Therapie reduzieren),
- **Sonstiges:** mittelstark blutzuckersenkend, kein intrinsisches Hypoglykämierisiko, moderate Gewichtsreduktion (renaler Energieverlust), geringe Blutdrucksenkung (proximaler Angriffspunkt!); klinischer Nutzenbeleg für Empagliflozin, Dapagliflozin (kardioprotektiv, evtl. profitieren auch Herzinsuffizienz-Patienten ohne komorbiden Diabetes von Gliflozinen; nephroprotektiv),
- **Cave:** zur Exsikkoseprävention viel trinken lassen, Elektrolyte überwachen.

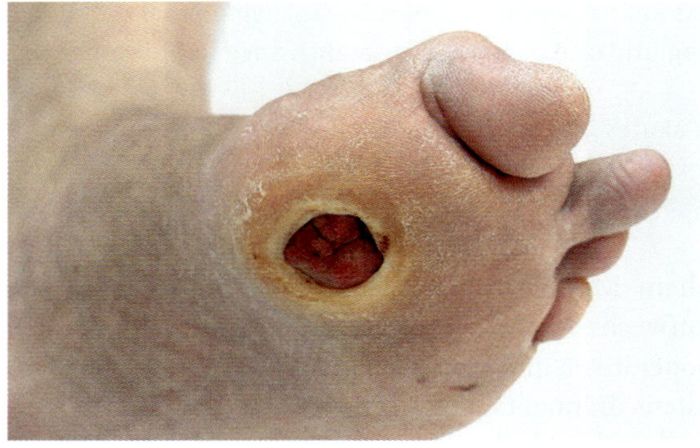

Abb. 13.1 Diabetischer Fuß. Als Makroangiopathie-Folge (pAVK) manifestieren sich die selteneren ischämischen Läsionen im Fußrandbereich und führen hier zu Nekrosen und trockener Gangrän (Anamnese: Zehenamputation). Die häufigeren neuropathischen Läsionen zeigen sich vorzugsweise an druckexponierten Stellen (Fußsohle). Erste Anzeichen der Fehlbelastung sind häufig Hornhautschwielen.

Der Medikationsplan sollte regelmäßig überprüft und aktualisiert und dabei systematisch nach möglichen Medikationsfehlern gefahndet werden. Schwerpunkte für die pharmazeutische Beratung sind dabei besonders:

13.5.1 Screening-Aufgaben

⑨ Als niederschwellig erreichbare Anlaufstelle kann die Apotheke einen wichtigen Beitrag bei der Identifizierung von Typ-2-Diabetes-Verdachtsfällen und beim Arztverweis leisten. Hierzu sollte Patienten mit Risikofaktoren des metabolischen Syndroms (androide Adipositas, aus den Verordnungen ableitbare Hypertonie- bzw. Dyslipidämiediagnose) aktiv und wiederholt ein Screening-Angebot gemacht werden. Dabei können die beim Arzt routinemäßig erhobenen Nüchternwerte durch eine Messung postprandialer Blutzuckerspiegel ergänzt werden, die bei Diabetesrisiko früher auffällig werden. Für eine Quantifizierung eines möglichen Diabetesrisikos eignet sich z. B. der FINDRISK-Fragebogen (▸ Kap. 31). Angesichts des initial geringen Leidensdrucks bei allen Komorbiditäten des metabolischen Syndroms kann darüber hinaus die Erläuterung der Lifestyleeinflüsse auf den Krankheitsverlauf helfen, die Patienten für eine aktive Mitwirkung bei der Primärprävention zu motivieren.

Die Apotheke kann bei manifestem Diabetes auch dazu beitragen, diabetische Fußprobleme (Abb. 13.1) zu erkennen und Verdachtsfälle zur Abklärung an den Arzt zu verweisen. Hierzu sollte bei vom Patienten spontan geäußerten Beschwerden oder bei der Nachfrage nach OTC-Arzneimitteln (Juckreiz, neuropathie-

Tab. 13.8 Arzneistoffprofil: Insuline

Arzneistoff, Handelsname (Bsp.)	Dosierung, Bemerkungen
Human-Altinsulin (Actrapid®, Berlinsulin® Normal, Huminsulin® Normal, Insuman® Rapid)	Nach individuellem Bedarf s. c. (30 Minuten vor dem Essen)
Analog-Altinsulin: Insulin aspart (NovoRapid®), Insulin glulisin (Apidra®), Insulin lispro (Humalog®, Liprolog® U100 bzw. U200)	Nach individuellem Bedarf s. c. (zu Beginn der Mahlzeit)
Adjuvantierte Analog-Altinsuline mit besonders rascher Resorption: Insulin aspart (Fiasp®), Insulin lispro (Lyumjev®)	Nach individuellem Bedarf s. c. (0–2 min vor bis 20 min nach dem Essen)
NPH-Insulin human (Berlinsulin® Basal, Huminsulin® Basal, Insuman® Basal, Protaphane®)	Nach individuellem Bedarf s. c. (mahlzeitenunabhängig), Abenddosis möglichst spät (22–23 Uhr)
Analog-Basal-Insuline: Insulin glargin (U100 Lantus®, U300 Toujeo®), Insulin detemir (Levemir®), Insulin degludec (Tresiba® U100 bzw. U200)	Nach individuellem Bedarf s. c. (Glargin unabhängig von Mahl- und Tageszeit 1 × tgl., Detemir 1–2 × tgl. wie NPH)
Mischinsuline: Humaninsulin gelöst + NPH verzögert (Actraphane®, Berlinsulin® H 30/70, Huminsulin® profil, Insuman® comb)	2 × tgl. nach individuellem Bedarf s. c. (30 Minuten vor dem Essen)
Mischinsuline: Analog-Insulin + NPH-verzögert: Lispro (Humalog® Mix), Aspart (Novomix®)	2 × tgl., nach individuellem Bedarf s. c. (zu Beginn der Mahlzeit)

Besonderheiten

- **NW:** Hypoglykämien, Gewichtssteigerung (Mischinsuline! Altinsuline!),
- **KI:** Hypoglykämie,
- **WW:** Metformin, Gliflozine, inkretinbasierte Therapien < Glinide < Sulfonylharnstoffe (erhöhtes Hypoglykämie-Risiko), Glitazone (erhöhtes Risiko von Ödemen),
- **Sonstiges:** mittelstark bis stark blutzuckersenkend; klinischer Nutzenbeleg; zur Monotherapie nur bei Unverträglichkeit von Metformin bzw. Kontraindikation,
- **Cave:** Spritzfehler (s. u.).

verdächtige Missempfindungen an den Füßen, Mittel gegen Fußpilz, Verhornungsstörungen, trockene Haut) aktiv nachgefragt und auf Wunsch auch eine Fußinspektion durchgeführt werden. Für die systematische Erfassung und Protokollierung gibt es eine SOP und Screening-Dokumente der Kommission EADV (Polyneuropathie-Checkliste, Neuropathie-Symptome-Score).

Verweis auf Online

SOP und Screening-Dokumente der Kommission EADV. ABDA Leitlinien und Arbeitshilfen → Diabetes

13.5.2 Therapiemanagement

Blutzuckermessung: Blutzuckermessungen sind nur dann sinnvoll, wenn aus den erhobenen Messwerten therapeutische Konsequenzen abgeleitet werden. So dienen die Messungen:

- der Dosisfindung (präprandiale Blutzuckerspiegel bei supplementärer Insulintherapie SIT, präprandiale Werte + geschätzte BE-Menge bei intensivierter Therapie ICT),
- der Objektivierung vermuteter Akutkomplikationen (Hypoglykämie, Hyperglykämie),
- zur Therapiesteuerung (bei Dosiseskalation, Dosisdeeskalation),
- zur Patientenschulung befristet nach Diabetesdiagnose (Einfluss von Ernährung und Bewegung auf die Blutzuckerspiegel).

13

Die Dauertherapie mit oralen Antidiabetika, bei denen keine Hypoglykämiegefahr besteht (Metformin, Acarbose, Pioglitazon, Gliflozine, DPP-4-Inhibitoren und GLP-1-Analoga), bedarf keiner, die Gabe von Mischinsulinen, Gliniden, Sulfonylharnstoffen nach Einstellung nur mehr einer grobmaschigen Überwachung der Blutzuckerspiegel, die aber bei gestörter Stoffwechselsituation (z. B. Infekt) intensiviert werden muss.

Qualitätssichernde Maßnahmen für Blutzuckermessgeräte sind sinnvoll, können und sollen auch von der Apotheke angeboten werden (personelle Voraussetzungen: Sachkunde, Hepatitis-B-Impfung/materielle Voraussetzungen: Ausstattung des Messplatzes mit qualitätsgesichertem Präsenzgerät, SOP Blutzuckermessung, Messgerätewartung, Dokumentation). Die Geräteprüfung umfasst 3 Teile:

1. Das vom Patienten vorgelegte Messsystem wird zunächst einer technischen Prüfung unterzogen (Gerät vollständig, funktionsfähig, Teststreifen und Messgerät kompatibel, Einstellungen korrekt, Auslesen des Messwertspeichers zur Erfassung von Akutkomplikationen).
2. Im Anschluss soll der Patient mit seinem Gerät eine Messung durchführen (Monitoring der Handhabungskompetenz: Bedienerschritte korrekt, vollständig, in der richtigen Reihenfolge, angemessene Dokumentation).
3. Zuletzt wird die Präzision der Messung unter Zuhilfenahme einer Zuckertestlösung kontrolliert.

Blutdruckmessung: Die häusliche Blutdruckmessung ist – soweit korrekt durchgeführt – ein wichtiges Hilfsmittel für die Überprüfung einer leitlinienkonformen Einstellung und zur Absicherung einer Therapieanpassung. In der Apotheke können im Rahmen eines Gerätemonitorings, relevante Handhabungsfehler ausgeschlossen werden.

Adhärenz-Sicherung: Folgen der Makroangiopathie lassen sich beim Diabetiker nicht allein durch eine antihyperglykämische Therapie, sondern nur durch die konzertierte Kontrolle aller Risikofaktoren (Blutdruck, Blutfette, Nicotin, Alkohol) und durch regelmäßige Vorsorgeuntersuchungen verhindern. Zur Überwachung der individuell zu vereinbarenden Therapieziele und Risiken dient der Gesundheitspass Diabetes. Die Apotheke kann helfen, an das Vorsorgeprogramm zu erinnern und die erhobenen Messwerte und Befunde zu erläutern.

13.5.3 Risikosituationen

Infekte: Sie lassen den Insulinbedarf um bis zu 50 % ansteigen und führen folglich auch bei noch nichtinsulinpflichtigen Diabetikern zu einer Verschlechterung der Stoffwechselsituation und steigenden Blutzuckerwerten. Diabetiker sollen zum Ausschluss kritischer **Hyperglykämien** die Blutzuckerwerte engmaschiger überwachen und bei Bedarf den Arzt konsultieren. Hohe Zuckerwerte können zu einer passageren Glucosurie führen, die durch eine bilanzdeckende Flüssigkeitszufuhr ausgeglichen werden muss. Auch wenn hohe Zuckerwerte bei Typ-2- anders als bei Typ-1-Diabetes kein relevantes Risiko einer **Ketoazidose** bergen, muss aber von einer zumindest zeitweiligen Einschränkung der Verkehrstauglichkeit ausgegangen werden. Eine Dosisanpassung der Antidiabetika liegt in der Verantwortung des Arztes. Eine Korrektur hoher Zuckerwerte ist bei geschulten Anwendern von Alt- bzw. Analog-Altinsulinen unkompliziert möglich, schwierig dagegen mit Basal- oder Mischinsulinen.

Einen Sonderfall stellen **Magen-Darm-Infekte** dar, bei denen infolge von Erbrechen oder Diarrhö die Kohlenhydratzufuhr mehr als nur kurzfristig behindert wird. Insbesondere bei insulinpflichtigen bzw. mit Sulfonylharnstoffen behandelten Patienten besteht hier ein Hypoglykämierisiko. Auch in diesem Fall ist es wichtig, den Blutzucker zu überwachen und zügig den Arzt zu konsultieren. Eine vom Arzt zu veranlassende Dosisreduktion oder ein vorübergehendes Absetzen ist unproblematisch bei den insulinotropen Antidiabetika sowie bei Altinsulinen (das Basalinsulin muss bei Typ-1 unverändert beibehalten werden).

Werden Infekte medikamentös therapiert, ist zusätzlich auf das Interaktionspotenzial zu achten (vermehrt Hypoglykämien bei der Kombination von Glibenclamid und Ciprofloxacin; bei grippalen Infekten keine systemischen Sympathomimetika in peroralen Grippekombinationen oder Schnupfenmitteln).

Sport: Diabetiker sollen sich vermehrt bewegen, weil der Stoffwechsel durch die passagere Erhöhung der Insulinempfindlichkeit entlastet wird. Die Nichtbeachtung der Stoffwechseleffekte kann bei straff eingestellten Diabetikern aber auch zu Hypoglykämien führen. Die Vorgehensweise hängt davon ab, ob die körperliche Aktivität spontan oder geplant erfolgt. Während bei nichtgeplantem Sport mit Zwischenmahlzeiten vor dem Sport korrigiert wird, können insulinpflichtige Diabetiker bei geplanter Belastung durch eine Reduzierung der Insulindosen gegensteuern. Wegen der bis zu 36 Stunden anhaltenden Steigerung der Insulinempfindlichkeit werden auf Basis eines engmaschigen Blutzuckermonitorings nicht nur die Altinsulingaben, sondern auch das abendliche Basalinsulin reduziert. Insulinpflichtige Diabetiker dürfen nur bei kompensierter Stoffwechsellage Sport treiben. Liegen die Ausgangszuckerwerte über 250 mg/dl droht bei Typ 1 sogar ein weiterer Anstieg bis hin zu einer Ketoazidose. Beim Sport müssen ein Blutzuckermessgerät und rasch wirksame Kohlenhydrate bereitgehalten werden. Tritt ein Unterzucker auf, soll mit rasch und danach auch mit langwirksamen BE korrigiert und der Sport für mindestens 15 Minuten unterbrochen werden.

Teilnahme am Straßenverkehr: Neben einer Visusbeeinträchtigung bei diabetischer Retino- oder Makulopathie können insbesondere Hypoglykämien zu einer passageren Beeinträchtigung der Verkehrstauglichkeit führen. In diesem Zusammenhang wird zwischen Low-Risk-Antidiabetika (Metformin, α-Glucosidasehemmstoffe, Glitazone, Gliflozine, inkretinbasierte Therapien) und Risikomedikamenten (Glinide < Sulfonylharnstoffe < Insuline; hier besonders Alt- und Mischinsuline bzw. Neueinstellung) unterschieden. Das Risiko wird durch Alkoholkonsum (Hemmung der hepatischen Gluconeogenese) erheblich verstärkt. Generelle Voraussetzung für die Teilnahme am Straßenverkehr sind eine stabile Einstellung (keine schwere Hypoglykämie im letzten Jahr) und eine sichere Erkennung von Hypoglykämien. Während es bei Patienten mit Low-Risk-Medikamenten keine Auflagen gibt, gelten für die Anwender von Insulinen und insulinotropen oralen Antidiabetika besondere Kriterien. Diese sollen bei labiler Stoffwechsellage gar nicht fahren und müssen auch bei stabiler Einstellung die Richtlinien für insulinspritzende Kraftfahrer beachten. Dies bedeutet insbesondere, dass im Kfz ein Blutzuckermessgerät und rasch wirksame Kohlenhydrate mitgeführt werden, dass der Patient die Fahrt bei den geringsten Anzeichen einer Hypoglykämie unterbricht, den Blutzucker misst und bei kritisch niedrigen Werten korrigiert. Die Fahrt darf erst dann fortgesetzt werden, wenn sich der Blutzucker nachweislich normalisiert hat.

Besonders strenge Regeln gelten für die gewerbliche Kfz-Nutzung (LKW, Omnibus, Taxi). Hier muss die Verkehrstauglichkeit bei insulinpflichtigen Patienten vom Arzt begutachtet werden.

 **Definition**

Hypoglykämien sind gekennzeichnet durch niedrige Blutzuckerwerte und das Auftreten hypoglykämietypischer Symptome (initial autonom: Tachykardie, Tremor, Schwitzen, später neuroglykopenisch: Aphasie, Bewusstseinstrübung bzw. -verlust), die durch Gaben von Glucose rasch kupiert werden können (Whipple-Trias).

Hypoglykämie: Während sich der Patient bei leichter Hypoglykämie noch selbst behandeln kann, ist bei schweren Hypoglykämien eine Fremdhilfe, bei sehr schweren Hypoglykämien wegen des eingetretenen Bewusstseinsverlusts zudem die parenterale Gabe von Glucose oder Glucagon erforderlich. Hypoglykämien sind abzugrenzen von sogenannten Pseudohypoglykämien, bei denen bei schlecht eingestellten Patienten ein rascher Blutzuckerabfall zu Hypoglykämie-verdächtigen Symptomen führt, ohne dass dabei tatsächlich pathologisch niedrige Werte erreicht würden. Aufgrund der adrenergen Aktivierung bergen insbesondere schwere Hypoglykämien ein kardiovaskuläres Risiko (Arrhythmien, pektanginöse Beschwerden), die Mortalität ist erhöht.

Die **Behandlung einer Hypoglykämie** umfasst die Objektivierung des Verdachts durch eine Blutzuckermessung und die zügige Zufuhr rasch verwertbarer Kohlenhydrate (Traubenzucker, Fruchtsäfte, zuckerhaltige Limonaden), auch hier gefolgt von länger wirksamen BE zur Stabilisierung der Stoffwechsellage. Bei Bewusstseinstrübung oder -verlust ist eine perorale Korrektur nicht mehr möglich. Soweit verfügbar kann Glucagon subkutan, intramuskulär oder nasal gegeben werden, gefolgt von langwirksamen BE nach Wiedererlangen des Bewusstseins. Der Arzt gibt Glucose langsam intravenös oder besser als intravenöse Kurzzeitinfusion.

Hypoglykämien sind stets Ausdruck eines konkreten Behandlungsfehlers. Insofern ist der Patient nicht nur auf eine zügige Behandlung, sondern im Sinn einer Prävention auch auf eine retrospektive Fehleranalyse angewiesen. Hierzu steht neben dem Arzt auch die Apotheke zur Verfügung. Dabei bietet es sich an, die vielfältigen Ursachen anhand einer Checkliste abzufragen:

- **Wechselwirkungen**: Ciprofloxacin bzw. hochdosierte Acetylsalicylsäure (Glibenclamid, Glimepirid). Alkohol,
- **Krankheitsfolgen** und **Komorbiditäten**: autonome diabetische Neuropathie (Gastroparese, Hypoglykämie-Wahrnehmungsstörungen), Nieren- und Leberinsuffizienz (Kumulationsrisiko), Magen-Darm-Grippe,
- **Ernährung** und **Lebensstil**: Mahlzeiten weggelassen, vermindert oder verschoben, zu hoher Anteil komplexer Kohlenhydrate (Sulfonylharnstoffe und Insuline), Sport,
- **Insulin**- oder **Spritzfehler**: versehentliche i. m. Gabe bei zu langer Kanüle, Spritzen ohne Hautfalte), Verwechslung der Insuline (Alt- statt Basalinsulin), Überdosierung (auch auf Basis falscher Blutzuckermesswerte), Suspensionsinsuline nicht homogenisiert, Wärmeeinwirkung am Spritzort.

13.5.4 Probleme und Fehler bei der Insulintherapie

Die nicht selten späte Aufnahme einer Insulintherapie im Sekundärversagen bedeutet, dass Patienten mit der komplexesten Aufgabe in oft schon fortgeschrittenem Alter konfrontiert werden. Dabei kann das Selbstma-

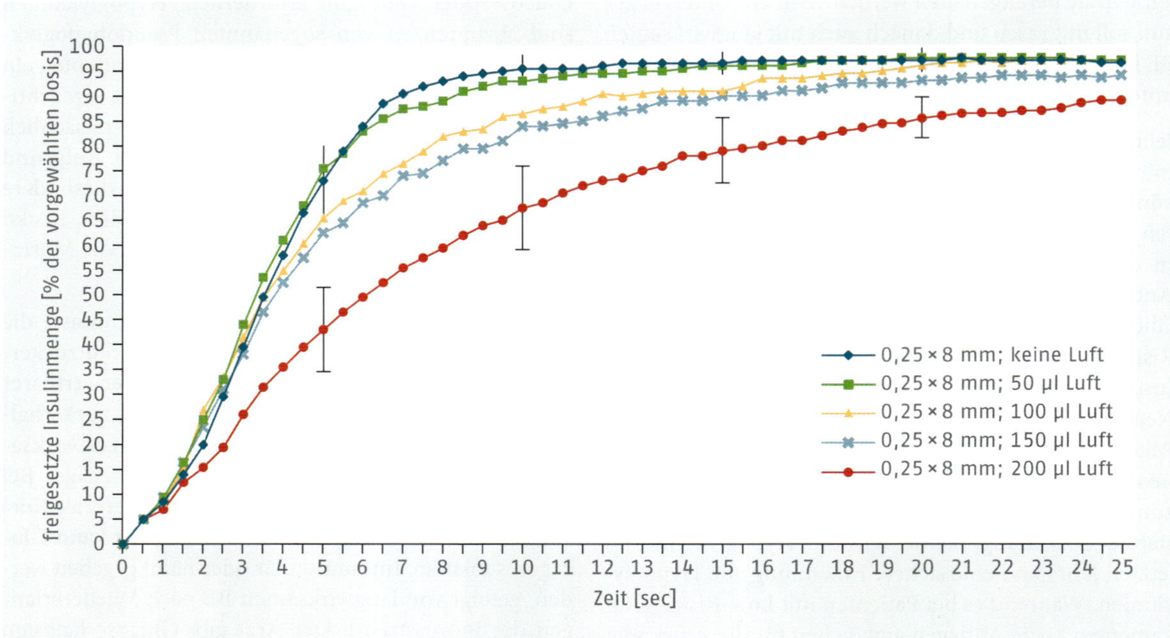

Abb. 13.2 Veränderung der Abgabegeschwindigkeit von Insulin aus einem Pen in Abhängigkeit von der ungelösten Luftmenge in der Penpatrone: Eine subkutane Verweildauer von mindestens 10 Sekunden ist nur bei blasenfreier Patrone für eine vollständige Insulinabgabe ausreichend.

nagement durch eine begrenzte Schulbarkeit sowie durch sensorische und motorische Einschränkungen erschwert werden (alterstypischer Normalbefund oder Ausdruck von Diabetesfolgeerkrankungen).

⑩ Handhabungsfehler sind wenig transparent, weil die Injektionsgeräte im Regelfall zu Hause liegen und die resultierenden Hypo- und insbesondere Hyperglykämien leicht fehlinterpretiert werden. Über ein Rekapitulieren von Schulungswissen hinaus sollte daher im Rahmen eines Gerätemonitorings systematisch nach Spritzfehlern (Tabelle) gefahndet werden. Beide Aufgaben können von der öffentlichen Apotheke wahrgenommen werden.

Die Auffrischung bzw. Kontrolle einzelner Schulungsinhalte kann situationsbezogen erfolgen (bei der Abgabe von Insulinen: Lagerung, Aufbrauchfristen, Homogenisierung, bei der Abgabe von Kanülen: Einweggebrauch, Spritzort und -wechsel, Spritz-Ess-Abstand), wobei eine redundante Wiederholung der immer gleichen Sachverhalte durch offene Fragen und durch ein Protokollieren in der Patientendatei vermieden werden sollte. Wichtiger noch ist das gezielte Aufdecken von Handhabungsfehlern. Dabei sollte man berücksichtigen, dass die tägliche Routine subjektiv ein – oft trügerisches – Gefühl sicherer Beherrschung vermittelt und Kontrollen („Zeigen Sie mal …“) daher leicht als überflüssig oder bevormundend wahrgenommen werden. Dies lässt sich dadurch umgehen, dass technische Fragen in den Vordergrund gerückt werden. Mit dem Angebot einer Gerätewartung kann man Patienten dazu motivieren, die verwendeten Insulinpens in der Apotheke vorzulegen, was ansonsten weder beim Arztbesuch noch beim Einlösen der Rezepte geschieht.

Da viele Handhabungsprobleme oder Medikationsfehler Spuren am Gerät hinterlassen, ist eine gezielte Thematisierung möglich.

- Sind Pen und Insulin bzw. Pen und Kanülen kompatibel?
- Ist die Kanülenlänge beim Patienten angemessen?
- Ist bei Vorlage des Pens eine Kanüle aufgeschraubt? Wenn ja, ist die innere Verschlusskappe vorhanden? Wie oft werden die Kanülen verwendet? Welche Probleme drohen bei wiederholtem Gebrauch?
- Weist die Patrone eine Luftblase auf (Abb. 13.2)? Weiß der Patient, wie Luftblasen entfernt werden. Weiß er warum? Wo werden die Insulinvorräte und -anbrüche gelagert?

Diese Vorgehensweise sichert die Aufmerksamkeit des Patienten, weil konkrete Auffälligkeiten zum Gegenstand gemacht werden. Derartige Dienstleistungen werden darüber hinaus auch wieder angenommen, wenn eine Fehlerdetektion mit geringem Zeitaufwand gelingt und der Nutzen erlebbar ist (Tab. 13.9).

Tab. 13.9 Häufige Fehler bei der Insulintherapie

Bereich	Fehler, Folgen	Fehlervermeidung
Insulin		
Lagerung	Vorräte nicht im Kühlschrank gelagert: rascher Verderb, Anbrüche nicht bei Raumtemperatur gelagert: Blasenbildung	Bei Tagesdosis <10 IE Datum des Anbruchs vermerken und Reste nach 30 Tagen verwerfen
Homogenisierung	Fehlende Homogenisierung führt bei Suspensionen (NPH-Insuline, Mischinsuline) zu inkonsistenter Dosierung: Hypoglykämierisiko	Suspension nach Homogenisierung gleichmäßig trübe? Wenn nicht, wiederholen; wenn immer noch nicht, Patrone verwerfen
Insulinpen		
Dosiseinstellung	Dosiskorrektur bei älteren Systemen z. T. umständlich oder nicht möglich; Visusbeeinträchtigungen, Schwerhörigkeit behindern Dosiskontrolle: Fehldosierung	Monitoring: Vorgehensweise vertraut? Abläufe üben, Aufstecklupen, Knochenschall durch Andrücken des Pengehäuses an Gesichtsknochen ausnutzen
Patronenwechsel	Kolbenstange muss zurückgestellt werden: Gefahr einer Beschädigung bei älteren Systemen	Monitoring: Abläufe üben
	Gefahr einer Blasenbildung, wenn neue Patrone oder Fertigpen vor erstmaligesm Aufschrauben der Kanüle nicht temperiert wird	Aktive Nachfrage: neue(n) Patrone/Pen einen halben Tag vorher aus dem Kühlschrank nehmen
Kanülenlänge	Zu lange Kanülen oder zu steiler Injektionswinkel begünstigt unabsichtliche i. m. Gabe: t_{max} ↓ C_{max} ↑ (Hypoglykämierisiko)	Kanülenlänge: max. 8 mm bei Erwachsenen, max. 6 mm bei Kindern
Kanülenwechsel	Mehrfachgebrauch begünstigt Hautveränderungen (Deformation der Spitze: Blutungen, Schmerzen, Lipome), Luftblasenbildung (Patrone nicht mehr luftdicht abgeschlossen), Eintrocknen von Insulin in der Kanüle	Einmalgebrauch, neue Kanüle unmittelbar vor Injektion aufschrauben, unmittelbar danach entfernen und sicher entsorgen
Insulinabgabe	Bei zu geringer Restmenge in der Patrone kann die gewünschte Insulindosis nicht mehr eingestellt bzw. ganz abgegeben werden	Monitoring/aktive Nachfrage: Lässt sich der Dosierknopf bis in die Ausgangsposition herunterdrücken?
Subkutane Verweildauer	Bei zu kurzer Verweildauer drohen unbemerkte Unterdosierungen (Hyperglykämierisiko), Abgabezeit auch abhängig von Dosis und Kanülendurchmesser	Auch bei blasenfreiem System mindestens 10 Sekunden warten, bevor die Nadel zurückgezogen wird

Tab. 13.9 Häufige Fehler bei der Insulintherapie (Fortsetzung)

Bereich	Fehler, Folgen	Fehlervermeidung
Blasenbildung	Luftblasen verzögern Insulinabgabe (Gefahr einer Unterdosierung)	Alle freibeweglichen Blasen müssen entfernt werden.
	Fehlererkennung ggf. durch Visuseinschränkung behindert	Monitoring/aktive Nachfrage: Wie vorgehen? Warum nötig? Lagerort Anbruch? Neue Patrone temperiert? Kanülenwechsel?
Blockiert, Dosisabgabe nicht oder nur schwer möglich	Kanüle aufgeschraubt? (verstopfte Kanüle, seltener abgeknickte Innenkanüle bei schrägem Aufsetzen); Kolbenstange deformiert?	Gerätewartung mit Demopatrone bzw. neuer Nadel; aktive Nachfrage: Kanülen-/Patronenwechsel? Wird die Spritzbereitschaft geprüft?
Allgemein		
Spritzort	Alt-/Analog-Altinsulin in die Bauchdecke, NPH in den Oberschenkel; Mischinsuline (sofern nicht anders verordnet): Morgendosis in die Bauchdecke, Abenddosis in den Oberschenkel; überall: Analog-Basal, GLP-1-Analoga	Insulinzubereitungen stets in die gleiche Körperregion, Spritzorte inspizieren (Arzt), Auffälligkeiten dem Arzt melden (Patient)
Spritzortwechsel	Fehlender Wechsel begünstigt Lipodystrophien (Lipome)	Spritzort kleinräumig und systematisch wechseln

Wichtiges in Kürze

① Bei Typ-1-Diabetes führt der absolute Insulinmangel zu einer labilen Stoffwechsellage und häufigen, auch schweren Hypoglykämien.

② Dem Typ-2-Diabetes liegt eine Insulinresistenz und eine Störung der raschen Phase der Insulinsekretion zugrunde. Ein schädlicher Lebensstil (Adipositas, Bewegungsmangel) ist dabei der wichtigste Motor der Krankheitsmanifestation.

③ Die initial diskrete Symptomatik erschwert eine zügige Diagnosestellung und die aktive Einbindung des Patienten. Dies ist besonders problematisch, weil Typ-2-Diabetiker als Folge des metabolischen Syndroms eine frühe Multimorbidität aufweisen.

④ Die Therapieziele bei Typ-2-Diabetes werden individuell vereinbart. Dabei sind vierteljährliche HbA_{1c}-Messungen das wichtigste Instrument der Therapiesteuerung.

⑤ Nichtmedikamentöse Therapieansätze (Schulung, Ernährung, Bewegung) sind unverzichtbare Grundlage der Typ-2-Therapie.

⑥ Metformin ist das bedeutsamste Erstwahlmittel bei Typ-2-Diabetes. Alternativen kommen nur bei Unverträglichkeit oder Gegenanzeigen in Betracht, eine initiale Kombination bei hohem kardiovaskulärem Risiko.

⑦ Insulin ist bei Typ-2-Diabetes meist eine späte Therapieoption. Die Aufnahme der Insulintherapie ist bei sich verschärfendem Insulindefizit sinnvoll und sollte dann auch nicht mehr verzögert werden.

⑧ Typ-2-Diabetiker bekommen aufgrund ihrer Multimorbidität eine komplexe Polymedikation und bedürfen daher als Risikopatienten einer engmaschigen Betreuung.

⑨ Ein Diabetes-Screening in der Apotheke kann einen wichtigen Beitrag zur Früherkennung von Typ-2-Verdachtsfällen und beim Arztverweis leisten.

⑩ Fehler bei der Insulinapplikation sind therapierelevant und häufig, dabei aber wenig transparent. Monitoring-Angebote der Apotheke können helfen, Handhabungsdefizite aufzudecken und zu korrigieren.

Weiterführende Literatur

Bundesärztekammer (BÄK), Kassenärztliche Bundesvereinigung (KBV), Arbeitsgemeinschaft der Wissenschaftlichen Medizinischen Fachgesellschaften (AWMF). Nationale VersorgungsLeitlinie Typ-2-Diabetes. Langfassung, AWMF-Register Nr. nvl-001, 2020

Haak, Th. et al. S3-Leitlinie Therapie des Typ-1-Diabetes. 2. Auflage 2018. AWMF Register-Nr. 057–013

Kellerer M, Matthaei S, Kreienberg R (Hrsg). S3-Leitlinie Gestationsdiabetes mellitus (GDM). AWMF-Register Nr. 057/008, 2011

Matthaei S, Kellerer M (Hrsg). S3-Leitlinie Therapie des Typ-1-Diabetes. AWMF-Register Nr. 057/013, 2011

Schäfer-Graf U (Koord.): S3-Leitlinie Gestationsdiabetes mellitus (GDM), Diagnostik, Therapie und Nachsorge. 2. Auflage 2018 (AWMF-Register-Nr. 057–008)

Tipps für PhiPs

Machen Sie sich mit der Funktionsweise der Insulinpens vertraut. Sie können bei den Pharmaherstellern Placebo-Pens bestellen. Mithilfe eines Küchenschwamms können Sie die Injektionstechnik üben. Halten Sie den Küchenschwamm an die Injektionsstelle und injizieren Sie die Placebolösung in den Schwamm. So können Sie die Handhabung einer reellen Anwendung simulieren.
→ Arbeitsbogen Nr. 24 „Darreichungsformen – Auswahl und Beratung"

Tipps für Weiterzubildende

Diabetes ist ein wichtiges Thema für Ihre Weiterbildung. Es empfiehlt sich, sich mit diesem Thema intensiv zu beschäftigen. Neben dem Weiterbildungsseminar A.1 „Patientenorientierte Pharmazie – Krankheitsbilder in Fallbeispielen – Diabetes mellitus" können Sie Ihr Diabeteswissen durch die Zertifikatfortbildung bzw. die Schwerpunktweiterbildung Diabetes erweitern. Die Seminare werden auf Ihre Weiterbildung im Gebiet Allgemeinpharmazie angerechnet.

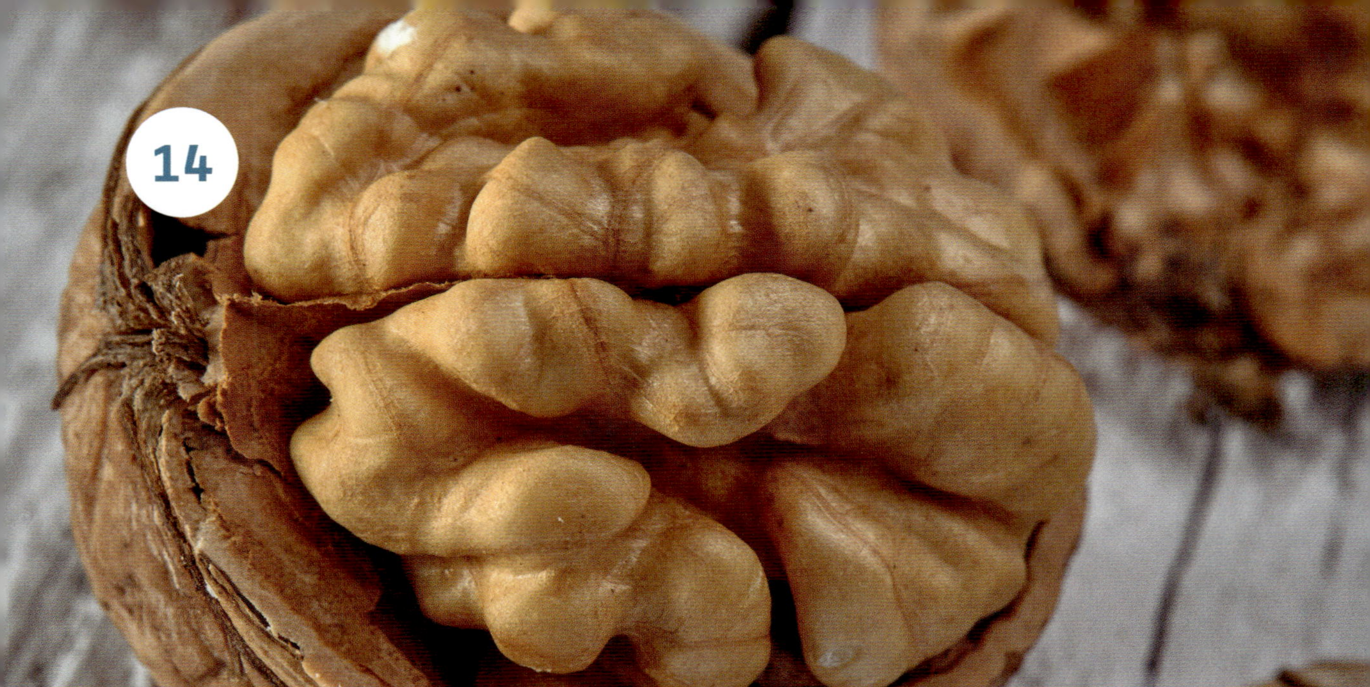

Neurologische und psychiatrische Erkrankungen

Dr. Katja Renner

Das folgende Kapitel widmet sich häufigen neurologischen und psychiatrischen Erkrankungen wie Schlafstörungen, Depression, Parkinson, Demenz, Epilepsie sowie der Schizophrenie. Erläutert wird die leitliniengerechte Therapie inklusive der Möglichkeiten und Grenzen der Selbstmedikation und die wichtige Rolle des Apothekers im Rahmen der Therapiebegleitung.

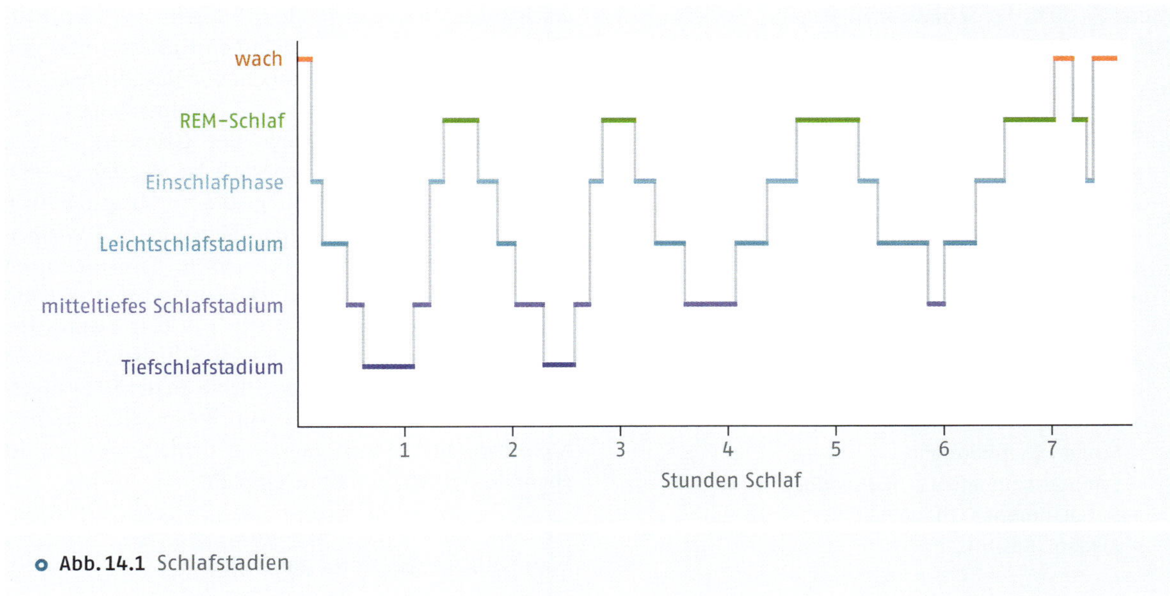

Abb. 14.1 Schlafstadien

14.1 Schlafstörungen

Der Schlaf ist ein fester Bestandteil des Lebens. Er ist wichtig für die körperliche und geistige Regeneration. Der Schlaf stärkt das Immunsystem und ist Voraussetzung für die Verschaltungsprozesse der Nervenzellen und die Neuroplastizität des Gehirns. Etwa ein Drittel ihres Lebens verbringen Menschen im Schlaf. Schlafstörungen sind daher belastend für die Betroffenen. Über Ein- und Durchschlafstörungen klagen ca. 10–30 % der Deutschen. Sie treten als eigenständige, behandlungsbedürftige Störung, aber auch im Zusammenhang mit einer Vielzahl chronischer Erkrankungen als Symptom auf. Viele Patienten fragen in der Apotheke als erstes nach pflanzlichen Präparaten. Die richtige Therapie und die Entscheidung, ob die Selbstmedikation möglich ist, richten sich nach der Ursache der Schlafprobleme und der individuellen Situation des Patienten.

14.1.1 Grundlagen

Der Schlaf verläuft in Phasen (Abb. 14.1): Tiefschlafphasen wechseln sich mit Traumphasen, den sogenannten REM-Phasen ab (rapid eye movement). In den ersten Stunden des Schlafs ist bei Gesunden der Anteil der erholsamen Tiefschlafphasen besonders hoch. Während des REM-Schlafs werden die Eindrücke des Tages verarbeitet, Lern- und Speicherprozesse im Gehirn finden statt. Geraten die Anteile der beiden Schlafstadien aus dem Gleichgewicht, ist der Schlaf nicht mehr erholsam. Die benötigte Schlafmenge ist individuell sehr verschieden, Säuglinge benötigen etwa 12–15 Stunden täglich, Erwachsene 7–9 und Senioren 7–8 Stunden. Unterschieden werden der Schlafmangel (**Insomnie**) und Störungen des Schlafverlaufs (**Dyssomnien**). Die Folgen von Schlafstörungen sind Tagesmüdigkeit, Gereiztheit, Konzentrationslosigkeit. Die Betroffenen empfinden bei dauerhaften Schlafstörungen einen hohen Leidensdruck, denn erholsamer Schlaf ist ein wichtiger Aspekt für ein subjektives Wohlbefinden.

Merke

Schlafstörungen bedeuten, dass ein Patient mindestens dreimal pro Woche innerhalb eines Monats unter Ein- bzw. Durchschlafstörungen leidet. Dabei ist zu beachten, dass die benötigte Schlafmenge individuell unterschiedlich ist und mit zunehmendem Alter abnimmt. Viele Menschen haben eine höhere Erwartung an die Schlafmenge, als ihr tatsächlicher Bedarf ist.

14.1.2 Ursachen von Schlafstörungen

Die Gründe für Schlafstörungen sind vielfältig. Organische Ursachen sind beispielsweise kardiovaskuläre oder pneumologische Erkrankungen – aber auch chronische Schmerzen, die den nächtlichen Schlaf stören. Äußere Lebensumstände, wie Schichtarbeit oder Jetlag sowie ungünstige Schlafbedingungen (Lärm, Licht, Matratze) führen ebenfalls zu Schlafstörungen. Nicht zu vergessen sind psychische Belastungen, z. B. schwierige Lebenssituationen und auch der Einfluss von Medikamenten (Antidepressiva, Sympathomimetika oder Diuretika).

Mehr als 50 % der Schlafstörungen sind Vorboten oder Nebensymptome von neurologischen Erkrankungen.

Substanzen, die den Schlaf stören können

- Antibiotika (z. B. Gyrasehemmer),
- Anticholinergika (z. B. Darifenacin),
- antriebsteigernde Antidepressiva,
- Antihypertensiva (z. B. Betablocker),
- Antiparkinsonmittel (z. B. L-Dopa),
- Coffein (z. B. in Schmerz- und Grippemitteln),
- Glucocorticoide,
- Antidementiva (Donepezil, Rivastigmin),
- Diuretika (durch Nykturie),
- Schilddrüsenhormone,
- Sympathomimetika (z. B. Pseudoephedrin),
- Antiasthmatika (Theophyllin),
- Alkohol, Nicotin.

14.1.3 Klassifikation der Schlafstörungen

Nach der International Classification of Sleep Disorders (ICSD-3) werden unterschieden:

- Insomnien,
- schlafbezogene Atemstörungen,
- Hyperinsomnien zentralen Ursprungs,
- zirkadiane Schlaf-Wach-Rhythmusstörungen,
- Parasomnien,
- schlafbezogene Bewegungsstörungen.

Symptomatische Schlafstörungen treten in Folge äußerer Faktoren des Lebensrhythmus (Schichtarbeit, Medikamenten- oder Alkoholabusus etc.) auf. **Funktionelle Schlafstörungen** werden nicht durch andere Erkrankungen oder äußere Einflüsse hervorgerufen.

14.1.4 Symptomerfassung und Grenzen der Selbstmedikation

① In der Anamnese sollten oben genannte mögliche Ursachen der Schlafstörungen ermittelt werden. Sehr sinnvoll ist dabei auch die Befragung des Schlafpartners zur Erfassung von Apnoen, Schnarchen und periodischen Beinbewegungen. Der Arzt erweitert diese Informationen mit Ergebnissen der körperlichen und labormedizinischen Untersuchung. Auch die Einweisung in ein Schlaflabor kann angezeigt sein, insbesondere bei Verdacht auf ein obstruktives Schlafapnoe-Syndrom mit schlafbezogenen Atmungsstörungen, gekennzeichnet durch häufiges Schnarchen. Apotheker sollten in der Beratung zielgerichtet einige Fragen stellen, um die Grenzen der Selbstmedikation auszuloten (siehe Kasten). Es gibt eine Reihe von Gründen, die die kurzfristige Einnahme von Schlafmitteln rechtfertigen, beispielsweise, wenn ein Kunde auf Reisen eine Einschlafhilfe benötigt oder im Schichtdienst arbeitet und den Schlafrhythmus umstellen möchte. Schlafstörungen, die mit anderen Erkrankungen im Zusammenhang stehen, können nur durch Therapie der Grunderkrankung behoben werden. Der Arztbesuch ist angezeigt, wenn eine belastende Störung vorliegt, die die Alltagsfähigkeit stark beeinträchtigt und bereits länger als 3–4 Wochen besteht. Wird über Antriebslosigkeit, Tagesmüdigkeit und Abgeschlagenheit berichtet, könnte es sich auch um eine psychische Erkrankung wie z. B. eine Depression handeln. Bei psychisch bedingten Schlafstörungen ist jede Selbstmedikation fehl am Platze. In der Schwangerschaft, bei alten Patienten mit Polymedikation und Menschen mit akuten massiven Schlafproblemen ist ebenfalls der Arztbesuch zu empfehlen.

Fragen zur Symptomerfassung

- Wie äußern sich Ihre Schlafprobleme?
- Wie häufig bzw. seit wann haben Sie die Schlafstörungen?
- Bringen Sie die Schlafstörungen mit etwas in den Zusammenhang, z. B. Stress, psychischen Belastungen, besonderen Ereignissen oder mit Ihrer Schlafumgebung?
- Wann gehen Sie abends zu Bett und wie lange schlafen Sie bis zum ersten Aufwachen?
- Schlafen Sie am Tag, wenn ja, wie lange?
- Beschreiben Sie, wie Ihr Schlafritual am Abend ist!
- Gibt es Vorerkrankungen oder Dauermedikamente, die berücksichtigt werden sollten?
- Welche Maßnahmen haben Sie bereits ergriffen – medikamentös und nichtmedikamentös?

Der Wunsch nach einem Beruhigungs- oder Schlafmittel wird von den Patienten häufig sehr konkret geäußert. Insbesondere die Werbung sorgt dafür, dass direkt ein spezielles Präparat nachgefragt wird. Wichtig ist zunächst die Eignung dieses Produkts bezüglich der Beschwerden und sonstigen individuellen Situation zu überprüfen (○ Abb. 14.1).

14.1.5 Behandlung von Schlafstörungen

Wenn nichtmedikamentöse Maßnahmen, wie Schlafhygiene, Justierung der Schlafmenge, Stressabbau und gesunde Lebensführung nicht zur Verbesserung führen, sind Schlafmittel die Therapie der Wahl. Verschreibungsfreie Hypnotika sind Antihistaminika und Phytopharmaka, z. B. mit Extrakten aus Baldrian, Melisse oder Hopfen. Homöopathische Mittel können je nach individueller Situation des Patienten ebenfalls eine therapeutische Option sein. Unter die Verordnung des Arz-

Patient verlangt eine Packung Hoggar® night			
Fragen	Hinterfragen der Eigendiagnose oder des Arzneimittelwunschs	Für wen?	Für meine Frau
		Beschwerden?	Sie schläft schlecht ein, wenn sie ihren Nachtdienst im Krankenhaus hatte
		Wie oft?	Nur an einem Wochenende im Monat
	Auswahl bzw. Beurteilung des Arzneistoffs und des Fertigarzneimittels	Ist das gewünschte Arzneimittel für die Behandlung geeignet?	Die Frau kennt das Arzneimittel; für die seltene gezielte Unterstützung des Schlafs nach dem Schichtdienst ist das Antihistaminikum Doxylaminsuccinat geeignet
		Gibt es weitere Erkrankungen?	Nein
		Werden weitere Arzneimittel eingenommen?	Zurzeit wird Wick MediNait gegen Erkältung eingenommen
Entscheiden	Selbstmedikation möglich?	Sind Grenzen der Selbstmedikation überschritten oder gab es schon eine ärztliche Behandlung?	Nein, die Selbstmedikation ist möglich, da die Ursache bekannt ist, das Schlafmittel nur sporadisch benötigt wird und keine Kontraindikationen auf Seiten der Patientin bestehen
Informieren	Information zum Arzneimittel und zur Abgabe	Informationen für die Frau: das Schlafmittel nicht mit Wick MediNait kombinieren, da auch hier ein müde machender ähnlicher Wirkstoff enthalten ist, Verzicht auf Alkohol, wenn sie das Schlafmittel eingenommen hat, regelmäßige Einnahme vermeiden, da es sonst zur Gewöhnung kommen könnte	
	Grenzen der Selbstmedikation	Bei häufiger auftretenden Beschwerden ohne klar zuzuordnende Ursache den Arzt aufsuchen	

Abb. 14.2 Beratungsschema: Patient mit Eigendiagnose Schlafstörung

tes fallen Benzodiazepine, Antipsychotika, Z-Substanzen und sedierende Antidepressiva.

Selbstmedikation und Grenzen der Selbstmedikation

Bei leichten Schlafstörungen fällt in der Selbstmedikation die erste Wahl auf pflanzliche Arzneimittel. Sie haben den Vorteil einer guten Verträglichkeit, geringer Nebenwirkungen und eines minimalen Gewöhnungsrisikos. Die meisten klinischen Untersuchungen gibt es für Baldrianpräparate. Die Wirksamkeit erfordert aber ausreichend hohe Dosierungen. Für alle pflanzlichen Sedativa gilt die Empfehlung der längerfristigen Einnahme über mindestens 1–2 Wochen, um den Schlaf nachhaltig zu verbessern. Kombinationen mit Melisse, Hopfen oder Johanniskraut sind ebenfalls auf dem Markt. Hier sollte bei der Auswahl immer auf ausreichende Gesamtdosen geachtet werden, um den gewünschten Effekt sicherzustellen (Tab. 14.1).

Etwas stärker hypnotisch wirksam sind die lipophilen und dadurch ZNS-gängigen H_1-Antihistaminika der 1. Generation, wie Diphenhydramin und Doxylamin (Tab. 14.2). Sie sind Mittel der Wahl bei akuten, kurzfristigen Schlafstörungen. Da sie nur langsam anfluten, eignen sie sich eher als Durchschlafmittel und weniger als Einschlafhilfe. Ihre Wirksamkeit ist begrenzt und häufig tritt ein Wirkverlust nach regelmäßiger Einnahme auf. Wegen anticholinerger Nebenwirkungen, Hangover und erhöhter Sturzgefahr sollten sie bei alten Menschen nur nach sorgfältiger Nutzen-Risiko-Abwägung empfohlen werden.

Tab. 14.1 Arzneistoffprofil: pflanzliche Sedativa (Auswahl)

Arzneistoff, Handelsname (Bsp.)	Dosierung, Bemerkungen
Baldrianwurzel (Baldriparan® Stark für die Nacht, Alluna® Nacht zum Einschlafen)	Nervös bedingte Einschlafstörungen: Erwachsene 1–2 Tabletten (441,35 mg Trockenextrakt aus Baldrianwurzel 6,0–7,4:1)
Baldrianwurzel, Hopfenzapfen und Passionsblumenkraut (Kytta-Sedativum®)	Nervös bedingte Einschlafstörungen: ab 3 Jahren 1–2 Dragees (150 mg Baldrianwurzel-Trockenextrakt 3–6:1, 30 mg Hopfenzapfen-Trockenextrakt 4–8:1, 80 mg Passionsblumenkraut-Trockenextrakt 4–7:1), Erwachsene bis zu 3 × tgl. 1 Dragee
Baldrianwurzel, Melissenblätter, Passionsblume (Vivinox® Nervenruhe)	Unruhe und nervös bedingte Einschlafstörungen: ab 12 Jahren bis zu 2 × tgl. 3 Tabletten

Besonderheiten

- **Cave:** 1–2 Stunden nach der Einnahme keine Maschinen bedienen, da Beeinträchtigung des Reaktionsvermögens,
- **Sonstiges:** steigende Wirksamkeit bei regelmäßiger Anwendung; geeignet bei nervös bedingten Schlafstörungen; Präparate sind aufgrund ihrer unterschiedlichen Zusammensetzung nur schwer vergleichbar.

Tab. 14.2 Arzneistoffprofil: Antihistaminika (Auswahl)

Arzneistoff, Handelsname (Bsp.)	Dosierung, Bemerkungen
Diphenhydraminhydrochlorid (Betadorm®-D 50 mg, Vivinox® Sleep)	Kurzzeitbehandlung von Schlafstörungen: Erwachsene 50 mg als ED/d
Doxylaminsuccinat (Gittalun® Trinktabletten, Sedaplus® Saft)	Zur Beruhigung vor dem Einschlafen und bei unruhigem Schlaf: Erwachsene 25–50 mg als ED/d

Besonderheiten

- **NW:** Schwindel, Muskelschwäche, anticholinerge Wirkungen, z. B. Obstipation, Miktionsstörungen, Mundtrockenheit, Tachykardie,
- **KI:** Prostatahyperplasie, Engwinkelglaukom, Epilepsie, cave: Leber- und Nierenfunktionsstörungen, Herzrhythmusstörungen,
- **WW:** mit zentral wirkenden Arzneimitteln und Alkohol, Verstärkung der anticholinergen Last in Kombination mit anderen Anticholinergika und MAO-Hemmern, verstärktes Arrhythmierisiko mit anderen die QT-Zeit verlängernden Substanzen bei Diphenhydramin,
- **Sonstiges:** bei langfristiger Anwendung evtl. Wirkungsverlust; Therapiedauer möglichst nicht länger als 14 Tage; Einnahme 30–60 Minuten vor dem Schlafengehen; wegen der eingeschränkten Reaktionsfähigkeit sollte eine Schlafdauer von 6–7 Stunden möglich sein; Toleranzentwicklung möglich; Einsatz in Schwangerschaft und Stillzeit nach Rücksprache mit dem Arzt möglich.

Beratungstipps

- Einnahmezeitpunkt bei Einschlafstörungen: ca. 30–60 Minuten vor dem Schlafengehen,
- Einnahmezeitpunkt bei Durchschlafstörungen: direkt vor dem Schlafengehen,
- nach der Einnahme auf ausreichende Schlafdauer achten.

Zusatzempfehlungen

Menschen mit Schlafstörungen profitieren von entspannenden Maßnahmen. Zusatzempfehlungen sind ein Entspannungsbad mit beruhigenden ätherischen Ölen oder Tees mit Baldrian, Hopfen und Melisse.

Wenn die Ursache nicht klar ist, kann dazu geraten werden, ein Schlaftagebuch über 2–3 Wochen zu führen. Hier sollten Schlafmenge, besondere Lebensumstände, Zubettgeh- und Aufstehzeit dokumentiert werden. Der Apotheker sollte Menschen mit Schlafproblemen auf die Regeln der Schlafhygiene hinweisen.

Schlafhygiene

- Einhaltung regelmäßiger Schlaf- bzw. Zubettgehzeiten,
- Entspannung vor dem Schlafengehen, Schlafritual,
- Hunger und übermäßiges Essen vor dem Schlafengehen vermeiden,
- kein Coffein, Alkohol und Nicotin am Abend,
- sportliche Betätigung tagsüber, jedoch nicht kurz vor dem Schlafengehen,
- Stressbewältigung, z. B. durch autogenes Training oder Entspannung nach Jacobsen,
- gute Schlafatmosphäre: kühles Zimmer, gute Matratze, Licht- und Lärmquellen ausschalten.

Ärztliche Therapie

Sind die Möglichkeiten der Selbstmedikation ausgeschöpft, bleiben eine Reihe von verschreibungspflichtigen Substanzen, die möglichst kurzfristig eingesetzt werden sollten.

Benzodiazepine

Benzodiazepine verkürzen die Einschlafdauer und verlängern die Durchschlafzeit. Sie beeinflussen jedoch den REM-Schlaf. Um Absetzphänomene zu vermeiden, sollten sie ausgeschlichen werden. Positiv zu beurteilen sind die große therapeutische Breite und die starke Sedierung, negativ das große Abhängigkeitspotenzial, Hangover am nächsten Morgen und der erniedrigte Muskeltonus (▸ Kap. 14.7). Die Wirkstoffe unterscheiden sich in ihren Halbwertszeiten, zu bevorzugen sind diejenigen mit mittleren oder kurzen Halbwertszeiten. Bei alten Patienten sollten sie nur nach Nutzen-Risiko-Abwägung eingesetzt werden, da sie auf der Priscus-Liste stehen. Wenn sie dennoch verordnet werden, sollten niedrige Dosierungen gewählt werden, um zentrale Nebenwirkungen, wie Schwindel, Orientierungslosigkeit etc. zu vermeiden.

Merke

② Die Dosierung von Benzodiazepinen und Z-Substanzen sollte so niedrig wie möglich gewählt werden und die Anwendungsdauer so kurz wie möglich sein. Die Dosis sollte langsam ein- und später wieder ausgeschlichen werden, sonst können Absetzphänomene auftreten. Keine Kombination mit anderen zentral dämpfenden Substanzen.

Z-Substanzen

Zu den Z-Substanzen zählen Zopiclon, Zaleplon und Zolpidem. Sie wirken ähnlich wie Benzodiazepine, scheinen aber einen geringen Einfluss auf die REM-Phasen zu haben. Auch hier besteht ein Abhängigkeitsrisiko. Die meisten Tabletten können geteilt werden, sodass die niedrigste mögliche Dosis empfohlen werden sollte. Zolpidem hat die kürzeste Halbwertzeit von 1–3,5 Stunden und ist deshalb für ältere Patienten günstiger. Z-Substanzen werden über CYP3A4 metabolisiert und können mit Arzneistoffen, die CYP3A4-Induktoren oder -Inhibitoren sind, interagieren. Wie bei den Benzodiazepinen können sich zentrale Effekte zusammen mit Alkohol oder anderen zentral wirksamen Arzneimitteln verstärken.

Sonstige Schlafmittel

Alternativ zu Benzodiazepinen und Z-Substanzen (◘ Tab. 14.3) werden auch sedierende Antidepressiva (z. B. Amitriptylin oder Mirtazapin, ▸ Kap. 14.2) oder niederpotente sedierende Antipsychotika der ersten Generation eingesetzt.

Praktisch umgesetzt

Schlafstörung

Patientin, ca. 70 Jahre alt, in schwarz gekleidet löst ein Rezept über Zolpidem 5 mg ein. Ihr Ehemann ist gerade gestorben und sie kann seit Tagen nicht schlafen.

Wichtige Hinweise für die Beratung

- Bitte nehmen Sie zunächst nur eine halbe Tablette, 30–60 Minuten vor dem Schlafengehen mit einem Glas Wasser.
- Die Tabletten werden Ihnen helfen, schneller einzuschlafen und durchschlafen zu können.

Tab. 14.3 Arzneistoffprofil: Schlafmittel (Auswahl, Rx)

Arzneistoff, Handelsname (Bsp.)	Dosierung, Bemerkungen
Lormetazepam (Noctamid® 1/2 mg)	0,5–2 mg (ED), ■ **NW:** Kopfschmerzen, Muskelschwäche, Angstzustände, Schwindel, Entzugserscheinungen wie Erregungszustände beim Absetzen, ■ **WW:** Wirkverstärkung bei Kombination mit Betablocker und zentral wirksamen Substanzen (Antikonvulsiva, Antipsychotika, sedierende Antihistaminika, Anxiolytika, Alkohol etc.)
Brotizolam (Lendormin® 0,25 mg)	0,125–0,25 mg (ED), NW und WW s. Lormetazepam
Zolpidemtartrat (Stilnox®, Zolpidem-neuraxpharm® 5/10 mg)	5–10 mg (ED), ■ **NW:** Albträume, gastrointestinale Beschwerden, Schwindel, kognitive Einschränkungen, ■ **WW:** Metabolisierung besonders über CYP1A2, CYP2D6, CYP3A4; daher Wirkverstärkung mit Ciprofloxacin, Cimetidin, Azol-Antimykotika, Makrolide, Grapefruitsaft; Wirkungsabschwächung z. B. durch CYP-Induktoren: Carbamazepin, Phenytoin und Phenobarbital
Zopiclon (Ximovan® 7,5 mg)	3,75–7,5 mg (ED), ■ **NW:** dosisabhängig bitterer Geschmack nach der Einnahme, Mundtrockenheit, gastrointestinale Beschwerden, Schwindel, Albträume, ■ **WW:** ähnlich wie Zolpidem
Chloralhydrat (Chloraldurat® 250–500 mg Weichkapseln)	1–2 Kapseln am Abend, max. 1500 mg/d, ■ **Cave:** enge therapeutische Breite, schneller Wirkungsverlust, hohe Abhängigkeitsgefahr
Melatonin (Circadin® 2 mg Retardtabletten)	Primäre Insomnie, Indikation ab 55 Jahre: 2 mg (ED), keine sofortige Wirkung, regelmäßige Einnahme über mindestens 3 Wochen empfohlen, milde Wirkung zur Regulation des Schlaf-Wach-Rhythmus, ■ **NW:** zu vernachlässigen, ■ **WW:** Interaktion mit CYP1A2- und CY2C19-Inhibitoren

- Falls Sie am nächsten Morgen müde sind, teilen Sie das Ihrem Arzt mit.
- Das Schlafmittel vermindert die Reaktionsfähigkeit, fahren Sie nach der Einnahme kein Auto.
- Verzichten Sie in Kombination mit den Tabletten auf Alkohol.
- Falls Sie andere Arzneimittel einnehmen, teilen Sie das Ihrem Arzt mit.
- Nehmen Sie die Tabletten nicht länger als 2 Wochen ein, ohne mit dem Arzt Rücksprache zu halten, denn der Körper kann sich daran gewöhnen.

14.2 Depression

Depressionen gehören zu den häufigsten psychischen Erkrankungen. Die Weltgesundheitsorganisation (WHO) nennt Depressionen unter den führenden Volkskrankheiten. Insbesondere in den Industrienationen sind Menschen – mehr Frauen als Männer – davon betroffen. Schätzungen gehen von etwa vier Millionen erkrankten Menschen in Deutschland aus. Bei Patienten, die nicht ausreichend behandelt werden, besteht ein hohes Suizidrisiko und die Gefahr der Chronifizierung. Auch wenn die Krankheit in der Öffentlichkeit an Akzeptanz gewonnen hat, wird die unipolare Depression häufig immer noch nicht als vollwertige Krankheit

Tab. 14.4 Risiko- und Schutzfaktoren der Depression

Risikofaktor	Schutzfaktor
Psychische Belastungen, z. B. Trennung, Tod eines Angehörigen, Verlust des Arbeitsplatzes, Stress	Intaktes soziales Umfeld, individuelle Resilienz
Traumatische Erlebnisse in der Kindheit	Stabile Lebensbiografie
Chronische Erkrankungen	Gesundheit
Nahe Familienmitglieder waren bereits an einer Depression erkrankt	Positive Berufs- und Lebenssituation
Neurotische, ängstliche Persönlichkeitsstruktur	Selbstständigkeit und Selbstbewusstsein

akzeptiert. Der Apotheker spielt daher eine wichtige Rolle, Ängste vor dem Gang zum Arzt und der Therapie abzubauen.

14.2.1 Grundlagen

Altersunabhängig liegt der Erkrankung ein multifaktorielles Geschehen zugrunde, in das genetische, soziale, biologische und psychische Faktoren hineinspielen (Tab. 14.4). Dabei entscheiden individuelle Aspekte, ob ein potenziell depressiogenes Lebensereignis wirklich eine depressive Episode auslöst. Auch schwere Erkrankungen (z. B. eine Krebserkrankung, Schlaganfall oder Herzinfarkt) sowie Arzneimittel können Auslöser sein.

③ Bei depressiven Patienten liegen einerseits Störungen im Transmitterhaushalt von Dopamin, Noradrenalin und Serotonin zugrunde, andererseits sind auch strukturelle sowie Aktivitätsveränderungen im präfrontalen Cortex und dem Hippocampus nachweisbar.

Daraus leitet sich ab, dass eine depressive Episode ganz eindeutig eine Krankheit ist, die genauso wie andere Erkrankungen medizinisch behandelt werden muss. Im Gespräch in der Apotheke sollte herausgehört werden, ob Risikofaktoren vorliegen, die die Entstehung einer Depression begünstigen könnten.

14.2.2 Einteilung der Depression

Die Depression zählt zu den affektiven Störungen, bei denen das gemeinsame Merkmal eine deutlich veränderte Stimmungslage ist. Die unipolare Depression tritt mit den Leitsymptomen Antriebslosigkeit, depressive Verstimmung, Freud- und Interessenverlust auf.

Spezielle Formen sind die **atypische Depression**, die **psychotische Depression** mit Wahnvorstellungen, die **saisonale Depression** in den Herbst- und Wintermonaten und die **postpartale Depression** nach der Entbindung. Die leichte depressive Verstimmung mit Symptomen wie Abgeschlagenheit, Schlafstörungen, eingeschränkter Stimmung über einen Zeitraum von mindestens 2 Jahren nennen Experten **Dysthymie**.

Meistens tritt die unipolare Verlaufsform auf, sie kann aber auch Teil einer **bipolaren Erkrankung** sein. Dabei wechseln sich Phasen mit typisch depressiver Symptomatik mit stimmungsmäßig überschwingenden, manischen Verhaltensauffälligkeiten ab.

14.2.3 Prognose

Verlauf und Prognose einer depressiven Episode sind individuell sehr verschieden und hängen von der Schwere der Erkrankung ab. Ein früher Behandlungsbeginn wirkt sich günstig auf beide Aspekte aus. Ohne Therapie wird das Rückfallrisiko auf 50 % geschätzt. Die Depression ist eine Erkrankung, die mit einer hohen Mortalitätsrate verbunden ist. Etwa 15 % der depressiven Patienten begehen Suizid, betroffen sind besonders Menschen mit einer chronischen oder sehr schweren Depressionsform.

30 % der Patienten leidet nur einmal im Leben unter einer depressiven Episode. Eine Episode dauert etwa 4–12 Monate. Alle anderen Patienten erleben eine oder mehrere weitere Phasen. Dazwischen können beschwerdefreie Monate oder Jahre liegen. Je häufiger jedoch Rezidive auftreten, desto größer ist das Risiko für einen chronischen Krankheitsverlauf. Auch erhöht sich das Risiko für Wiederholungserkrankungen, wenn die Therapie nicht ausreichend lang erfolgt. Die Akuttherapie mit Antidepressiva dauert etwa 3–6 Monate und daran sollte sich eine 6–12-monatige Erhaltungstherapie anschließen, um den Therapieerfolg zu sichern.

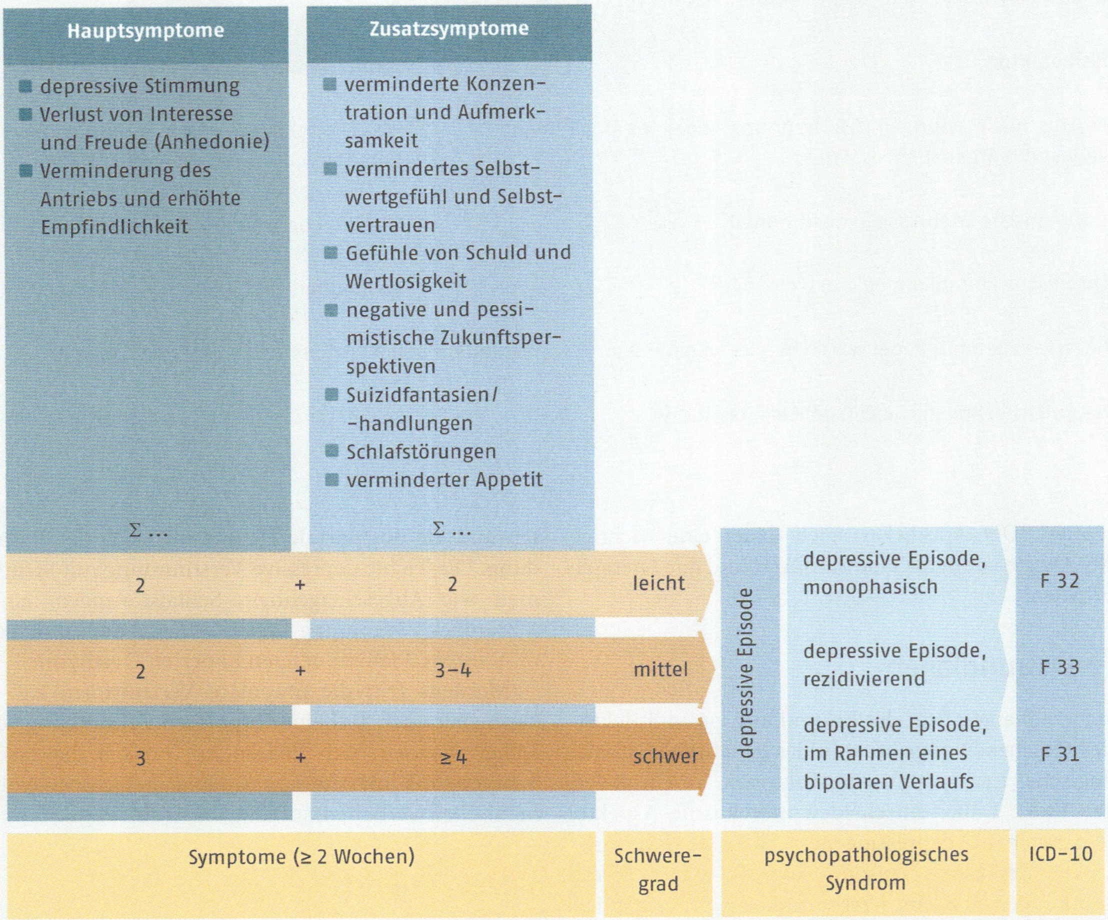

Hauptsymptome	Zusatzsymptome
■ depressive Stimmung ■ Verlust von Interesse und Freude (Anhedonie) ■ Verminderung des Antriebs und erhöhte Empfindlichkeit	■ verminderte Konzentration und Aufmerksamkeit ■ vermindertes Selbstwertgefühl und Selbstvertrauen ■ Gefühle von Schuld und Wertlosigkeit ■ negative und pessimistische Zukunftsperspektiven ■ Suizidfantasien/-handlungen ■ Schlafstörungen ■ verminderter Appetit
Σ ...	Σ ...

Symptome (≥ 2 Wochen)			Schweregrad	psychopathologisches Syndrom		ICD-10
2	+	2	leicht	depressive Episode	depressive Episode, monophasisch	F 32
2	+	3–4	mittel	depressive Episode	depressive Episode, rezidivierend	F 33
3	+	≥4	schwer	depressive Episode	depressive Episode, im Rahmen eines bipolaren Verlaufs	F 31

Abb. 14.3 Algorithmus zur Diagnose der Depression nach ICD-10-Kriterien

Merke

Der Apotheker sollte bei Wiederholungsverordnungen darauf hinweisen, das Antidepressivum nicht ohne ärztliche Rücksprache abzusetzen, da sonst das Rückfallrisiko steigt.

14.2.4 Klassifikation depressiver Erkrankungen

④ Eine Depression wird gemäß der Anzahl der beschriebenen Symptome in eine leichte, mittelschwere oder schwere Verlaufsform eingestuft. Dabei basiert die Klassifikation auf den Diagnosekriterien der International Classification of Diseases, 10. Fassung (ICD-10). Die 3 **Hauptsymptome** sind gedrückte Stimmung, Antriebslosigkeit und Freud-, bzw. Interessenlosigkeit. Außerdem werden **Nebensymptome** wie verminderte Konzentration, vermindertes Selbstwertgefühl und Selbstvertrauen, unbegründete Gefühle von Schuld, Zukunftsängste, Suizidgedanken/-handlungen, Schlafstörungen und verminderter Appetit erfasst (Abb. 14.2).

Merke

Patienten kommen oft mit Einzelsymptomen wie Schlafstörungen oder Konzentrationsmangel in die Apotheke. Wichtig ist, weitere Symptome abzuklären. Wenn eine depressive Episode vorliegt, ist das Beschwerdebild immer vielschichtig.

Zur Diagnosestellung müssen die Beschwerden konsistent mindestens 2 Wochen andauern und dürfen nicht mit einer normalen Trauerreaktion, z. B. nach einem Todesfall, verwechselt werden.

Tab. 14.5 Arzneistoffprofil: Antidepressiva (OTC)

Arzneistoff, Handelsname (Bsp.)	Dosierung, Bemerkungen
Johanniskraut (Laif® 900, Neuroplant® 300 mg Novo)	Leichte vorübergehende depressive Störungen: Erwachsene 500–1000 mg/d Trockenextrakt, z. B. 1 × tgl. 900 mg oder 3 × tgl. 300 mg, Rx bei leichten bis mittelschweren depressiven Episoden (gemäß ICD-10) gleiche Dosierung, unter der Behandlung sollte eine intensive UV-Bestrahlung vermieden werden
Lavendelöl (Lasea®)	Für Erwachsene ab 18 Jahren 1 × tgl. 1 Weichkapsel (80 mg Lavendelöl)/d, wenn die Symptome nach 2-wöchiger Einnahme noch unverändert sind, sich verschlimmert haben, sollte der Arzt aufgesucht werden

Besonderheiten

- **NW:** gastrointestinale Beschwerden, leichte Fotosensibilisierung unter Johanniskraut,
- **KI:** Johanniskraut meiden, wenn obige Arzneimittel zur Immunsuppression oder gegen HIV-Infektionen eingenommen werden, bei Einnahme von Zytostatika, bei bekannter Unverträglichkeit gegen Johanniskraut,
- **WW:** Kontrazeptiva, Ciclosporin, Digoxin, Warfarin, Tacrolimus, Sirolimus, Imatinib, Irinotecan und Proteaseinhibitoren wie Indinavir oder Nevirapin und andere Arzneistoffe, die über CYP450 metabolisiert werden (nur Johanniskraut), mit SSRI und MAO-Hemmer Serotoninsyndrom möglich,
- **Sonstiges:** Patient ist auf einen verzögerten Wirkungseintritt nach ca. 2–4 Wochen regelmäßiger Einnahme hinzuweisen; falls dann keine Besserung auftritt, ist der Arzt aufzusuchen.

14.2.5 Selbstmedikation und Grenzen der Selbstmedikation

⑤ Bei einer unipolaren depressiven Episode ist die Selbstmedikation nur in sehr leichten Ausprägungen möglich. Die meisten verfügbaren Arzneistoffe unterliegen der Verschreibungspflicht. Die wichtigsten verschreibungsfreien Arzneimittel sind Johanniskraut-Präparate bei leichten depressiven Verstimmungen und Lavendelöl-Kapseln bei ängstlicher Unruhe (Tab. 14.5).

Symptome einer unipolaren Depression bahnen sich langsam an. Der Betroffene bemerkt erste Veränderungen, z. B. Unruhe, Nervosität, Vergesslichkeit oder Probleme mit dem Schlaf. In dieser Phase führen die Beschwerden die Patienten häufig zuerst in die Apotheke. Psychische Erkrankungen in der Vergangenheit, eine Schwangerschaft, chronische Erkrankungen oder Dauermedikamente, die potenziell depressiogene Nebenwirkungen haben, zählen zu den Grenzen der Selbstmedikation.

Wenn sich im Gespräch herausstellt, dass mehr als 2 Hauptsymptome und einige Nebensymptome länger als 2 Wochen bestehen, sollte der Patient zum Arzt geschickt werden. Gerade bei Patienten mit möglichen psychischen Beschwerden, fällt es kommunikativ schwer die richtigen Fragen zu stellen. In der Praxis haben sich einige direkte Fragen nach den Hauptsymptomen (siehe Kasten) oder die eine Frage „Wie schaffen Sie Ihren Alltag?“ bewährt.

Symptomerfassung von Depressionen

Fragen zur Symptomerfassung von Depressionen (nach Whooley et al. 1997):

- Fühlten Sie sich im letzten Monat häufig niedergeschlagen, traurig bedrückt oder hoffnungslos?
- Hatten Sie im letzten Monat deutlich weniger Lust und Freude an Dingen, die Sie sonst gerne tun?
- Wie schaffen Sie Ihren Alltag?

14.2.6 Ärztliche Therapie

Die Depression kann abhängig vom Schweregrad psychotherapeutisch, medikamentös oder mit alternativen Methoden (Lichttherapie, Elektrokrampftherapie, Schlafentzugstherapie) behandelt werden. Die Kombination aus pharmako- und psychotherapeutischer Behandlung ist am erfolgreichsten. In der Apotheke ist der Schwerpunkt die Beratung rund um die Arzneimitteltherapie. Adressen und Kontaktdaten von psychotherapeutischen Einrichtungen, Praxen oder Kliniken sollten in der Apotheke vorhanden sein und bei Bedarf an Patienten weitergegeben werden.

Grundsätze der Pharmakotherapie der Depression

Alle Antidepressiva wirken auf der Ebene der Neurotransmitter Dopamin, Serotonin und Noradrenalin im zentralen Nervensystem. Sie greifen in den Transmitter-

Tab. 14.6 Arzneistoffprofil: trizyklische Antidepressiva (Auswahl, Rx)

Arzneistoff, Handelsname (Bsp.)	Dosierung, Bemerkungen
Amitriptylin (Saroten®, Amineurin®)	Anfangsdosis 50–75 mg/d, Maximaldosis 300 mg/d
Doxepin (Aponal®, Doxepin-ratiopharm®)	Anfangsdosis 50–75 mg/d, Maximaldosis 300 mg/d
Trimipramin (Stangyl®, Trimipramin-ct)®)	Anfangsdosis 50–75 mg/d, Maximaldosis 300 mg/d

Besonderheiten

- **NW:** anticholinerge Effekte (Mundtrockenheit, Akkomodationsstörungen, Harnverhalt, Obstipation, kognitive Störungen; cave: demente Patienten), Gewichtszunahme, Sedierung, Schwindel (cave: Sturzgefahr), Verlangsamung der kardialen Weiterleitung, gastrointestinale Beschwerden, Kopfschmerzen, Schlafstörungen, Unruhe, Tremor,
- **KI:** Delirien, schwere kardiale Vorerkrankungen (akuter Myokardinfarkt etc.), Harnentleerungsstörungen, Engwinkelglaukom, Alkoholvergiftung, schwere Leberfunktionsstörungen, schwere Nierenfunktionsstörungen, Demenz, Kombination mit MAO-Hemmern,
- **WW:** mit Arzneimitteln, die über CYP-Enzyme metabolisiert werden, kein Klassenphänomen, jeder Wirkstoff ist einzeln zu betrachten; Interaktionen möglich, wenn mehrere Antidepressiva, miteinander kombiniert werden: Wirkungsverstärkung, stärkere zentrale Effekte möglich und Gefahr des Serotoninsyndroms (auch bei Kombination mit anderen Arzneistoffen, die den Serotoninspiegel erhöhen),
- **Sonstiges:** Laut PRISCUS-Liste werden trizyklische Antidepressiva bei älteren Menschen über 65 Jahren mit einer Polymedikation nicht empfohlen.

haushalt ein und beeinflussen die Konzentration der Botenstoffe im synaptischen Spalt. Über diese Mechanismen verbessern sie bei langfristiger Einnahme die depressiven Symptome, wirken antriebssteigernd oder beruhigend, stimmungsaufhellend und motorisch aktivierend. Der Wirkungseintritt ist erst nach einer regelmäßigen Anwendung der therapeutischen Dosis von mindestens 2 Wochen zu erwarten. Allerdings sollten sich in diesem Zeitraum Zeichen der Besserung einstellen. Ist dies auch nach 3–4 Wochen nicht der Fall, sollte die Therapie mittels Dosisänderung, Kombination oder Substanzwechsel umgestellt werden. Welches Arzneimittel für welchen Patienten verordnet wird, entscheidet der Arzt nach den individuellen Besonderheiten, z. B. Kontraindikationen wegen anderer Erkrankungen oder Wechselwirkungen mit anderen Medikamenten.

Merke

- Antidepressiva wirken erst nach einer Latenz von 2 Wochen Therapie.
- Antidepressiva wirken gegen das Gesamtsyndrom der Erkrankung.
- Alle Antidepressiva haben potenziell die gleiche therapeutische Erfolgsperspektive.
- Das Antidepressivum sollte gemäß der Verträglichkeit und individuellen Besonderheiten des Patienten eingesetzt werden.

Antidepressiva werden auch bei anderen Indikationen verordnet, z. B. Amitriptylin in der Schmerztherapie, Duloxetin in der Therapie der Belastungsinkontinenz oder selektive Serotonin-Wiederaufnahme-Hemmer gegen Essstörungen. Um zielgerichtet zur Anwendung und Einnahme zu beraten, ist es wichtig, die Indikation zu kennen. Häufig lehnen z. B. Schmerzpatienten die Einnahme von Antidepressiva ab, weil sie vermuten, dass der Arzt ihre Schmerzen nicht ernst nimmt. Die Schlüsselfrage zur Abschätzung der Indikation bei Belieferung einer Erstverordnung ist: **Wogegen hat Ihnen der Arzt das Medikament verordnet?**

Nachfolgend werden die wichtigsten Arzneimittelgruppen kurz vorgestellt.

Trizyklische Antidepressiva

Die Gruppe der trizyklischen Antidepressiva umfasst Wirkstoffe, die die Wiederaufnahme von Serotonin und Noradrenalin aus dem synaptischen Spalt unspezifisch hemmen. Aufgrund von zusätzlichen Effekten an anderen Rezeptoren, treten eine Vielzahl von unerwünschten Arzneimittelwirkungen auf, die die Adhärenz beeinträchtigen können (Tab. 14.6).

Tab. 14.7 Arzneistoffprofil: SSRI (Auswahl, Rx)

Arzneistoff, Handelsname (Bsp.)	Dosierung, Bemerkungen
Citalopram (Cipramil®, Citalopram-Hexal®)	Anfangsdosis 20 mg/d, Maximaldosis 40 mg/d
Escitalopram (Cipralex®)	Anfangsdosis 10 mg/d, Maximaldosis 20 mg/d
Fluoxetin (Fluoxetin-ratiopharm®)	Anfangsdosis 20 mg/d, Maximaldosis 40 mg/d (HWZ 5–16 Tage)

Besonderheiten

- **NW:** gastrointestinale Beschwerden, Kopfschmerzen, Schlafstörungen (oft nur zu Beginn der Therapie), sexuelle Funktionsstörungen, QTc-Zeit-Verlängerung (nur bei Citalopram und Escitalopram),
- **KI:** Kombination mit MAO-Hemmern, schwere Leber- oder Niereninsuffizienz, erhöhte Krampfbereitschaft,
- **WW:** mit Arzneimitteln, die über CYP-Enzyme metabolisiert werden, kein Klassenphänomen, jeder Wirkstoff ist einzeln zu betrachten; besonders bei Fluoxetin (CYP2D6-Inhibitor), Fluvoxamin (starker Inhibitor CYP1A2, leicht von CYP2C und CYP3A4), Interaktionen möglich bei Kombination mehrerer Antidepressiva: Wirkungsverstärkung, stärkere zentrale Effekte möglich und Gefahr des Serotoninsyndroms (auch bei Kombination mit andere Arzneistoffen, die den Serotoninspiegel erhöhen), erhöhte Blutungsneigung bei Interaktionen mit NSAR, Thrombozytenaggregationshemmern, DOAK oder Glucocorticoiden.

 **Cave**

Überdosierungen von trizyklischen Antidepressiva können zu lebensbedrohlichen Intoxikationen führen! Sie sind für alte Menschen nicht die erste Wahl der Therapie.

Selektive Serotonin-Wiederaufnahme-Hemmer (SSRI)

Wirkstoffe der Gruppe der SSRI wirken nur auf die Serotonin-Transmission, sie unterscheiden sich nur durch ihre pharmakokinetischen Eigenschaften. Im Vergleich zu trizyklischen Antidepressiva wirken sie weniger sedierend und rufen nur selten Gewichtszunahme hervor. Typisch sind die gastrointestinalen Nebenwirkungen, wie Übelkeit, Erbrechen und eine erhöhte Blutungsneigung (Tab. 14.7).

Selektive Serotonin-Noradrenalin-Wiederaufnahme-Hemmer (SSNRI)

Venlafaxin und Duloxetin wirken auf den Serotonin- und Noradrenalin-Stoffwechsel, allerdings spezifischer als trizyklische Antidepressiva. Sie haben ein ähnliches Nebenwirkungsspektrum wie SSRI, können zusätzlich aber auch zu einem Blutdruckanstieg führen, sodass zu Beginn der Therapie die Blutdruckwerte engmaschig kontrolliert werden sollten. Zu beachten ist als Nebenwirkung auch die Hyponatriumämie. Tagesdosierungen liegen zwischen 37,5 und 225 mg/d bei Venlafaxin (Trevilor®, Venlafaxin-ratiopharm®) und 30–60 mg/d bei Duloxetin (Cymbalta®).

α_2-Rezeptor-Antagonist – Mirtazapin

Mirtazapin (Remergil®) wirkt präsynaptisch auf Autorezeptoren und postsynaptisch blockierend auf Serotoninrezeptoren. Mirtazapin hat aufgrund seiner Wirkung am Histaminrezeptor sedierende Effekte und führt häufig zu Gewichtszunahme. Da Mirtazapin keine Einschränkungen bei kardialen Vorerkrankungen hat, ist es besonders bei alten Patienten eine Therapieoption. Einschränkungen sind schwere Leber- und Nierenfunktionsstörungen. Mirtazapin wird in Tagesdosen zwischen 15 und 45 mg/d eingesetzt. In niedrigen Dosierungen bis 15 mg kommt es auch bei abendlicher Einnahme als Schlafmittel zum Einsatz.

Weitere Substanzen

Die Monoaminoxidase-Hemmer Tranylcypromin und Moclobemid werden eher bei therapieresistenten Patienten eingesetzt. Sie blocken den Abbau von Monoaminen im synaptischen Spalt. Wer Tranylcypromin einnimmt, sollte die Aminosäure Tyramin, die z. B. in reifem Käse oder Rotwein enthalten ist, meiden, weil sonst hypertensive Krisen auftreten können. Bupropion hemmt die Wiederaufnahme von Noradrenalin und Dopamin und wirkt eher antriebssteigernd. Häufige Nebenwirkungen sind Kopfschmerzen, Schlafstörungen, Appetitlosigkeit und Blutdruckanstieg. Agomelatin ist ein Melatoninagonist und reguliert insbesondere den Schlafrhythmus. Tianeptin stimuliert paradoxerweise

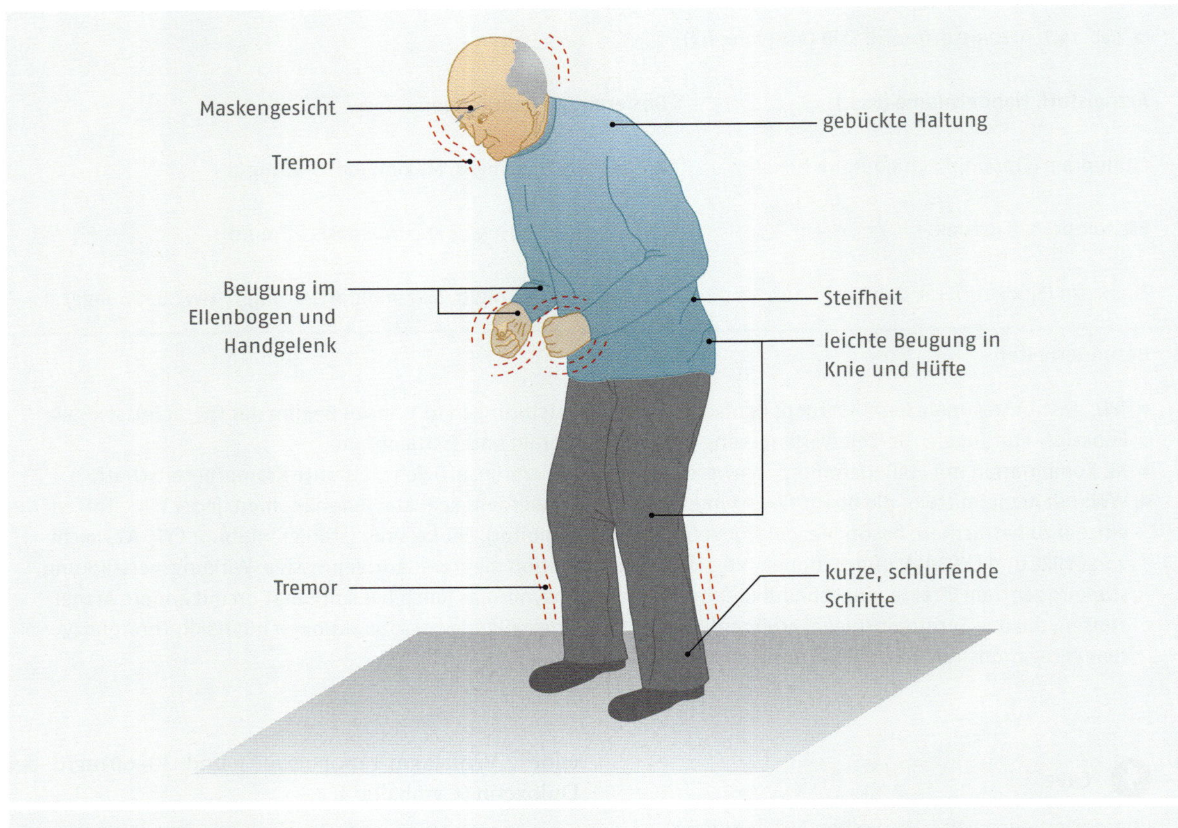

Abb. 14.4 Symptome der Parkinson-Erkrankung

die Wiederaufnahme von Serotonin. Die antidepressive Wirkung wird auf die Wirkung an glutamatergen NMDA-Rezeptoren zurückgeführt. Trazodon hemmt postsynaptisch 5-HT_{2A}-Rezeptoren. Es hat eher sedierende Effekte.

14.3 Morbus Parkinson

Morbus Parkinson zählt zu den häufigsten degenerativen Nervenerkrankungen. In Deutschland wird die Zahl der Parkinson-Patienten auf etwa 250 000 geschätzt. Die Erstdiagnose wird zum größten Teil in einem Lebensalter über 50 Jahre gestellt. In den meisten Fällen handelt es sich um das **idiopathische Parkinson-Syndrom (IPS)**, bei dem die Ursache unbekannt ist.

14.3.1 Grundlagen

Ursache für die parkinsontypischen Symptome ist der Untergang von dopaminergen Zellen in der Substantia nigra im Hirnstamm. Hierbei scheint das pathologisch veränderte Protein α-Synuclein eine Rolle zu spielen. Mit Fortschreiten der Erkrankung stellt sich ein Dopaminmangel ein. Sinkt die Dopaminkonzentration im Striatum um mehr als 60 %, treten motorische Symptome auf. Diese Hauptsymptome, die auch das typische Krankheitsbild ausmachen, sind:

- **Akinese**: Fehlen bzw. Verlangsamung von spontanen Bewegungsabläufen auch in Gestik und Mimik (maskenartiges Salbengesicht), Verschlechterung der Handschrift, Starthemmung von Bewegungen (Freezing), schlurfender, gebückter Gang, Trippelschritte, monotones Sprechen,
- **Rigor**: Steifheit der Muskulatur, erhöhter Muskeltonus, das Gefühl der „Gebundenheit“,
- **Tremor**: Zittern, typisch zunächst einseitig, in Ruhe und unter Anspannung verstärkt,
- **Posturale Instabilität**: gestörte Gang- und Standreflexe.

Im fortgeschrittenen Verlauf sind auch andere Gehirnregionen von der Degeneration der Neurone betroffen.

Es entwickeln sich **affektive Begleiterscheinungen**, wie depressive Störungen, kognitive Störungen mit demenziellen Symptomen, Halluzinosen und Schmerzen.

Beeinträchtigungen des vegetativen Nervensystems äußern sich z. B. in Form von Schlafstörungen, erhöhter

Ermüdbarkeit, vermindertem Geruchssinn, erhöhtem Speichelfluss, Schluckstörungen, Verdauungsbeschwerden und Störungen der Wärmeregulation.

Vorboten von Morbus Parkinson

Riechstörungen und Schlafstörungen können Anzeichen für eine spätere Parkinsonerkrankung sein.

14.3.2 Ärztliche Diagnostik

Die Diagnose wird in den meisten Fällen schon aufgrund der vorliegenden motorischen Kardinalsymptome gestellt. Spezifisch ist ein L-Dopa-Empfindlichkeitstest. Parkinson-Patienten zeigen eine sofortige deutliche Besserung der Symptome. Außerdem zählen Computertomografie bzw. MRT und EEG zu den apparativen Diagnosemaßnahmen, um andere Erkrankungen differenzialdiagnostisch auszuschließen.

Verweis auf Online

Fragebogen zur Früherkennung von Parkinson

14.3.3 Ärztliche Therapie

⑥ Es gibt keine medikamentöse Behandlung, die die Degeneration der dopaminergen Neurone aufhält. Ziel der Therapie ist, die Beweglichkeit zu verbessern und den Tremor zu unterdrücken, sowie die motorischen Körperfunktionen so lange wie möglich zu erhalten. Neben der medikamentösen Therapie gehören auch Physiotherapie, Ergotherapie und Logopädie zum ganzheitlichen Behandlungskonzept. In seltenen Fällen ist auch ein neurochirurgischer Eingriff, die tiefe Hirnstimulation eine Option.

Die beiden Säulen der medikamentösen Therapie sind:

- den Abbau von Dopamin zu reduzieren,
- Erhöhung der Dopaminkonzentration bzw. die Wirkungen des Dopamins an den noch intakten Dopaminrezeptoren durch Dopaminagonisten zu imitieren.

⑦ Da der Patient selber noch eine Restproduktion des eigenen Dopamins besitzt, ist die genaue Abstimmung der Arzneimitteldosis von großer Wichtigkeit. Die Einstellung der Therapie erfolgt individuell. Patienten unter 70 Jahren beginnen in der Frühphase der Erkrankung üblicherweise zunächst mit Dopaminagonisten, z. B. Ropinirol oder Pramipexol. Dopaminagonisten haben eine günstigere Pharmakokinetik als L-Dopa und sind auch als retardierte Arzneiformen verfügbar. Im weiteren Therapieverlauf können sie auch mit L-Dopa kombiniert werden. Bei älteren Patienten über 70 Jahren wird häufig direkt mit L-Dopa, der Vorstufe von Dopamin, therapiert.

Cave

Nur das klassische IPS kann erfolgreich mit einer Dopamin-Therapie behandelt werden. Sekundäre Parkinsonerkrankungen nach Schädel-Hirn-Trauma oder ein essenzieller Tremor sprechen nicht auf darauf an.

Im Gegensatz zu Dopamin überwindet L-Dopa die Blut-Hirnschranke und wird dann im Gehirn zur Wirkform metabolisiert. L-Dopa ist aufgrund der hohen Wirksamkeit bei allen Hauptsymptomen Mittel der Wahl bei Parkinson. Allerdings ist die Dauer der Gesamttherapie wegen der Wirkungsfluktuationen, die nach einigen Jahren auftreten, limitiert.

Merke

Nach mehrjähriger L-Dopa-Behandlung können **Wirkungsfluktuationen** auftreten, bei denen sich während des Tages Phasen der Hyperkinesien (Überbeweglichkeit) und Phasen der Hypokinesien (Unbeweglichkeit) abwechseln (On-off Symptomatik).

Da L-Dopa auch in anderen Körperregionen als dem Gehirn umgewandelt wird und dopaminerg wirkt, verursacht die Monotherapie unerwünschte Arzneimittelwirkungen wie gastrointestinale Störungen und Kreislaufbeschwerden. Die Kombination mit Decarboxylasehemmern wie Benserazid oder Carbidopa sorgt dafür, dass L-Dopa außerhalb des Gehirns nicht in Dopamin metabolisiert wird. Wegen der kurzen Halbwertzeit und der unerwünschten Arzneimittelwirkungen, insbesondere in Form von Übelkeit und Erbrechen, wird L-Dopa langsam eingeschlichen. Auch ein abruptes Absetzen ist unbedingt zu vermeiden wegen der Gefahr des malignen Dopa-Entzugssyndroms. Dieses ist durch Symptome eines massiven Dopaminmangels gekennzeichnet: Rigor, Akinese, Bewusstseinsstörungen und hohes Fieber. Behandelt wird dann in der Akuttherapie mit Dopaminagonisten, um den Dopaminmangel rasch auszugleichen (◘ Tab. 14.8). Der Arzt sollte die Dosis kontinuierlich anpassen und bedarfsmäßig überwachen.

Tab. 14.8 Arzneistoffprofil: L-Dopa-haltige Arzneimittel (Auswahl, Rx)

Arzneistoff, Handelsname (Bsp.)	Dosierung, Bemerkungen
Levodopa 50/100 mg Benserazid 12,5/25 mg (Madopar® 62,5/125 mg, Levodopa/Benserazid-neuraxpharm®)	Therapiebeginn: TD 100–200 mg Levodopa/25–50 mg Benserazid, Dosissteigerung kann um 50 mg Levodopa/12,5 mg Benserazid oder um 100 mg Levodopa/25 mg Benserazid jeden 3.–7. Tag vorgenommen werden. TD von 800 mg Levodopa und 200 mg Benserazid sollen nicht überschritten werden
Levodopa 100/200 mg Carbidopa 25/50 mg (Nacom® 100/25–200/50 mg retard)	Individuelle Dosisfindung, langsames Einschleichen, Dosistitration in Abhängigkeit von Symptomverbesserung und Auftreten von UAW
Levodopa 50–200 mg/Carbidopa 12,5–50 mg/ Entacapon 200 mg (Stalevo®)	Individuelle Dosisfindung unter Titration von Levodopa, Tagesdosis sollte vorzugsweise unter Verwendung einer der verfügbaren Tablettenstärken optimiert werden, **WW** mit Substanzen, die durch CYP2C9 metabolisiert werden, z. B. Phenprocoumon, sind möglich

Besonderheiten

- **NW:** häufige gastrointestinale Beschwerden, besonders bei Therapiebeginn, Kombination mit Domperidon zur Linderung möglich, orthostatische Störungen, Blutdruckschwankungen, Arrhythmien, häufiger Harndrang, später: Wirkungsfluktuationen, Schlafstörungen, Dyskinesien, Halluzinationen,
- **KI:** akute, unbehandelte Herz-Kreislauf-Erkrankungen, schwere Leber- und Niereninsuffizienz, Therapie mit MAO-Hemmern, Psychosen,
- **Sonstiges:** Einnahmeabstand zu proteinhaltiger Nahrung einhalten.

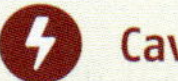

Arzneimittelinteraktionen mit L-Dopa

- Anticholinergika (Verzögerung des Wirkeintritts von L-Dopa),
- Metoclopramid (erhöhte Bioverfügbarkeit durch Motilitätssteigerung, ist aber bei Parkinson aufgrund der antidopaminergen Wirkung kontraindiziert),
- Eisen (Wirkungsminderung von L-Dopa wegen Chelatbildung),
- Baclofen,
- Opioide und Antipsychotika (Wirkungsminderung von L-Dopa).

 Merke

Eiweißreiche Nahrung führt zu einer Wirkungsminderung und Wirkverzögerung von L-Dopa. Die Einnahme ist 30 Minuten vor oder eine Stunde nach der Nahrung zu empfehlen.

COMT-Hemmer (Catechol-O-Methyltransferase-Hemmer), z. B. Entacapon und Opicapon hemmen den Abbau von L-Dopa und erhöhen in Kombination mit L-Dopa dessen Wirkdauer. Bei Patienten mit End-of-Dose-Fluktuationen, die also mit Levodopa und einem Dopa-Decarboxylase-Hemmer nicht ausreichend stabilisiert sind, ist diese Dreifachkombination einen weitere Therapieoption (Tab. 14.9).

Unter Dopaminagonisten können Impulskontrollverluste auftreten, z. B. Spielsucht, starkes sexuelles oder manisches Verhalten. Häufig stellt sich Tagesmüdigkeit und damit eine verminderte Reaktionsfähigkeit ein. Bei Therapiebeginn sollte deshalb zur Vorsicht im Straßenverkehr aufgerufen werden.

Die **Monoaminoxidase-B(MAO-B)-Hemmstoffe** Rasagilin oder Selegilin verlangsamen ebenfalls den Abbau von Dopamin. **Glutamat-Antagonisten** wie Amantadin und Budipin regulieren das Gleichgewicht zwischen dopaminerger Hemmung und der Stimulation durch den

Tab. 14.9 Arzneistoffprofil: Dopaminagonisten (Auswahl, Rx)

Arzneistoff, Handelsname (Bsp.)	Dosierung, Bemerkungen
Ropinirol (Requip®)	3 × tgl. 0,25–3 mg/d, max. TD 24 mg, Einnahme während der Mahlzeit
Pramipexol (Sifrol®, Oprymea®)	3 × tgl. 0,088–0,35 mg/d, häufig: Tagesmüdigkeit, plötzliche Einschlafphasen
Rotigotin 1 mg/24 h (Neupro® 1 mg/24 h TTS)	ED tgl. 1 mg/24 h bis max. 3 mg/24 h, täglich Pflasterwechsel zur selben Tageszeit, Pflaster darf nicht zerschnitten werden, Hautreaktionen an der Applikationsstelle möglich

Besonderheiten

- **NW:** häufige gastrointestinale Beschwerden, besonders bei Therapiebeginn, Kombination mit Domperidon zur Linderung möglich, orthostatische Störungen, Somnoleszenz, Dyskinesien, Halluzinationen, Impulskontrollverlust,
- **KI:** akute, unbehandelte Herz-Kreislauf-Erkrankungen, Magenulzera, Psychosen,
- **Sonstiges:** zur Vermeidung von NW langsame Dosissteigerung, voller Wirkungseintritt erst nach einigen Wochen.

Tab. 14.10 Weitere Parkinsonmittel

Arzneistoff, Handelsname (Bsp.)	Dosierung, Bemerkungen
Amantadin 100 mg (Amantadin-ratiopharm®, PK-Merz®)	2 × tgl. 1–3 Tabletten, Einnahme morgens und nachmittags, letzte Tagesdosis nicht nach 16:00 Uhr, EKG-Kontrollen wegen QT-Verlängerungen, deshalb kontraindiziert bei gleichzeitiger Gabe anderer QT-Zeit verlängernder Arzneimittel. Amantadin ist auch als Infusionslösung zur Intensivbehandlung der akinetischen Krise verfügbar.
Safinamid 50 mg (Xadago®)	50–100 mg/d, Kontraindikation bei stark eingeschränkter Leberinsuffizienz und Netzhautdegeneration, keine Kombination mit MAO-Hemmern
Procyclidin 5 mg (Osnervan®)	3 × tgl. 2,5/5 mg, max. TD in Ausnahmefällen 60 mg, Einnahme während der Mahlzeit
Selegilin 5 mg (Antiparkin®)	Anfangsdosis 5–10 mg/d, Einnahme als ED morgens oder in 2 geteilten Dosen morgens und mittags nach den Mahlzeiten, häufig in Kombination mit L-Dopa als Wirkverstärker, keine Kombination mit serotonergen Wirkstoffen wegen des Serotoninsyndroms

Gegenspieler Glutamat. Sie wirken schwächer als L-Dopa und werden deshalb im Frühstadium oder in Kombination mit L-Dopa eingesetzt. Safinamid vereint das Prinzip der MAO-Hemmung mit einer neuartigen Hemmung der Glutamatfreisetzung. Es ist zur Zusatztherapie zu einer stabilen Dosis L-Dopa bei Patienten im mittleren bis späten Stadium mit Fluktuationen indiziert.

Anticholinergika wie Procyclidin sorgen dafür, dass die über Acetylcholin vermittelten Effekte im Gehirn vermindert und so Tremor und Speichelfluss reduziert werden (Tab. 14.10).

14.3.4 Beratung von Parkinson-Patienten

In der Apotheke sind Parkinson-Patienten klassische Rezept-Kunden. Aufgrund der Komplexität der medikamentösen Therapie kann der Apotheker hilfreiche Unterstützung zum Einnahmemodus und zur Vermeidung von Interaktionen und unerwünschten Arzneimittelwirkungen leisten. Wichtige Fragen bei der Belieferung des Rezepts sind:

- Wie vertragen Sie das Medikament?
- Wann und wie nehmen Sie das Medikament ein?
- Wussten Sie, dass proteinhaltige Nahrung einen Einfluss auf die Wirkung Ihrer L-Dopa-Medikamente haben kann?
- Wie sind Sie mit der Wirkung der Medikamente zufrieden?
- Welche anderen Medikamente nehmen Sie noch zusätzlich ein?

So kann der Apotheker arzneimittelbezogene Probleme entdecken, diese lösen und bei Bedarf den Patienten zur Überprüfung der Therapie zum Arzt schicken. Wenn eine Erstverordnung erfolgt, sollte auf das langsame Einschleichen des Arzneistoffs und den jeweiligen Wirkungseintritt aufmerksam gemacht werden. Während L-Dopa-haltige Arzneimittel sofort einen spürbaren Effekt vermitteln, ist das bei Dopaminagonisten nicht der Fall, da dauert es bis zu einigen Wochen.

Hinweis zu Beginn einer Therapie ohne L-Dopa

Der Arzt beginnt zunächst mit einer niedrigen Dosierung, damit Ihr Körper sich darauf einstellen kann. Die Wirkung stellt sich langsam und schonend ein. Berichten Sie dem Arzt beim nächsten Besuch, wie sich die Beschwerden verbessert haben und wie Sie die Medikamente vertragen. Dann wird er entscheiden, ob die Dosis weiter angepasst werden muss. Beachten Sie auch, dass zu Beginn der Behandlung Einschränkungen der Reaktionsfähigkeit und vermehrte Müdigkeit auftreten können. Vermeiden Sie deshalb auch die Kombination mit Alkohol.

⑧ Mit Fortschreiten der Erkrankung und verminderter Beweglichkeit haben Parkinson-Patienten zunehmend Probleme, die Tabletten, wenn nötig zu teilen, Flaschen oder Blister zu öffnen. Für diese Probleme sollte der Apotheker einen sensiblen Blick haben und aktiv Hilfestellung oder Applikationshilfen anbieten (▸ Kap. 26). Die Patienten müssen wegen der kurzen Halbwertzeiten und dem Wirkverlust nach längerer Behandlung sehr kurze Einnahmeabstände und häufige Einnahmeintervalle einhalten. Auch hier können übersichtliche Medikationspläne, Dosetten eine praktische Hilfe im Sinne der Arzneimitteltherapiesicherheit darstellen. Abrupte Dosisänderungen können zu Komplikationen führen, sodass immer das Prinzip des Ein- und Ausschleichens gilt. Begleitsymptome wie z. B. Obstipation können mit der Empfehlung eines Arzneimittels gelindert werden. So trägt der Apotheker zur Verbesserung der Therapiesicherheit und Erhöhung der Lebensqualität nachhaltig bei.

Zusatzhilfen aus der Apotheke für Parkinson-Patienten

- Tabletten-Teiler,
- Adhärenz-Förderung durch Uhren mit Vibrationsalarm zur Erinnerung an die Tabletteneinnahme,
- Dosetten, regelmäßige Anpassung des Medikationsplans auch mit Rabattarzneimitteln,
- gegen eine Obstipation: Laxanzien, z. B. Macrogole, Natriumpicosulfat,
- pflanzliche Carminativa zur Unterstützung der Motilität des Magen-Darm-Trakts,
- Informationsmaterialien zu Selbsthilfegruppen,
- Medikationsmanagement insbesondere bezüglich der Zusatzmedikamente der Selbstmedikation und von anderen Ärzten.

14.4 Demenz

Die Deutsche Alzheimer Gesellschaft rechnet mit einem Anstieg der Demenzkranken auf etwa 2,6 Millionen Menschen bis zum Jahr 2050. Der Verlust kognitiver Fähigkeiten bedeutet für Betroffene und Angehörige eine dramatische Einschränkung bei der Bewältigung des Alltags und im sozialen Zusammenleben. Wenn eine Demenz diagnostiziert wird, sind die therapeutischen Möglichkeiten begrenzt. Antidementiva können den Krankheitsverlauf nur verlangsamen und die psychischen Symptome mildern.

14.4.1 Grundlagen

Demenz ist ein klinisches Syndrom, das in der Folge degenerativer pathologischer Prozesse im Gehirn entsteht. Dabei betreffen Funktionsverluste unter anderem das Denken, die Lernfähigkeit, die Sprache, das Gedächtnis, die Orientierung und das Urteilsvermögen. In der Folge führen diese Veränderungen zum Verlust der emotionalen und sozialen Kompetenz. Nicht eingeschränkt sind bei dementen Menschen die Sinneswahrnehmung und das Bewusstsein. Zur Diagnosestellung gehört, dass die Symptome bereits mindestens 6 Monate bestehen.

14.4.2 Klassifikation

Es werden **primäre (hirnorganische)** und **sekundäre** (nicht hirnorganische) **Demenzformen** unterschieden. Die sekundären Demenzen treten in der Folge anderer Krankheiten, beispielsweise eines Gehirntumors, Depressionen, Morbus Parkinson sowie Gefäß- oder Stoffwechselerkrankungen auf. Auch Arzneimittel oder Drogenkonsum können eine sekundäre Demenz hervorrufen. Die häufigsten Demenzerkrankungen im Alter von über 65 Jahren sind:

Die **Alzheimer-Demenz** ist mit 60 % die häufigste Demenz-Form. Sie ist eine degenerative, zerebrale Erkrankung, deren Ursachen bisher noch nicht vollständig erforscht sind. Typisch sind neuropathologische und neurochemische Merkmale (Amyloid-Plaques und Neurofibrillenbündel).

Die **Demenz mit Lewy-Körperchen** umfasst etwa 15 % aller Demenzerkrankungen. Symptome sind eine gestörte Kognition, Halluzinationen und parkinsonoide Auffälligkeiten. Charakteristisch sind neuropathologische Veränderungen, sogenannte Lewy-Körperchen in den Nervenzellen.

Frontotemporale Demenzen sind neuropathologisch auf eine Atrophie im Frontal- und Temporallappen des Gehirns zurückzuführen. Die Betroffenen zeigen sehr früh Verhaltensänderungen bei intakten räumlichen und visuellen Fähigkeiten. Typisch sind Kontrollverluste, z. B. in sexueller Hinsicht, völliger Verlust sozialer Kontakte und Anzeichen körperlicher Vernachlässigung.

Vaskuläre Demenzen entstehen in der Folge einer verminderten Blutversorgung des Gehirns, z. B. nach einem Schlaganfall. Die Symptome sind nicht einheitlich, da sie von der Lokalisation und Art der Schädigung abhängen. Hier sind häufiger Störungen der Aufmerksamkeit, eine generelle Verlangsamung der Psychomotorik und depressive Symptome festzustellen. Vaskuläre Demenzen umfassen etwa 10–15 % der Demenzerkrankungen.

14.4.3 Selbstmedikation und Grenzen der Selbstmedikation

⑨ Aufgrund der geringen medikamentösen Möglichkeiten zur Behandlung einer fortschreitenden Demenz, ist die Selbstmedikation nur sehr begrenzt sinnvoll und richtet sich eher an die Patienten, bei denen leichte Symptome von Konzentrationslosigkeit und Vergesslichkeit vorliegen.

Wichtig ist in der Apothekensituation einen Sinn für die Gesamtsituation des Patienten zu entwickeln, um dann zu entscheiden. Die Gesprächsführung sollte sensibel und diskret erfolgen, denn kognitive Beeinträchtigungen sind ein tabuisierter Makel, der von den Betroffenen häufig verdrängt wird. Folgende Fragen sollten Sie für sich beantworten:

- Ist der Patient in der Lage, flüssig und zusammenhängend seine Beschwerden und seinen Arzneimittelwunsch zu äußern?
- Wie ist seine äußere Erscheinung? Gibt es Anzeichen für Vernachlässigung?
- Wiederholt sich der Patient im Gespräch?
- Gibt es Namens- oder Wortfindungsstörungen?
- Gibt es Bewegungseinschränkungen oder motorische Auffälligkeiten?

Die Demenz entsteht nicht von heute auf morgen, sondern entwickelt sich. Die Betroffenen oder Angehörigen bemerken oftmals selber erste Anzeichen. In der Apotheke wird dann der Wunsch nach einem Stärkungsmittel zur Förderung der Konzentration geäußert (○ Abb. 14.4).

□ Tab. 14.11 gibt einen Überblick über Präparate mit gewisser Evidenz der Selbstmedikation.

14.4.4 Symptome einer Demenz

Die Alzheimer-Demenz beginnt langsam mit dem Nachlassen der kognitiven Fähigkeiten. Charakteristisch sind verzögerte Lernprozesse, Probleme bei der Informationsaufnahme und Erinnerung und zunehmende Schwierigkeiten beim Sprechen mit Wortfindungsstörungen (gängige Begriffe fallen dem Patienten nicht mehr ein und werden umschrieben). Auch Schwierigkeiten in der räumlichen Orientierung sind charakteristisch, so werden bekannte Orte nicht wiedererkannt oder sind dem Patienten fremd. Im Alltag werden tägliche Aufgaben, wie Einkaufen, Kochen, Essen und Anziehen zum Problem. Außerdem entwickeln die meisten Patienten auch emotionale Verhaltensveränderungen, z. B. Aggressivität, Unruhe – das kann sich in der Apotheke in Form von Ungeduld und forderndem Verhalten äußern. Im fortgeschrittenen Stadium finden sich die Patienten in ihrem Alltag nicht mehr alleine zurecht. Die Motorik ist sehr eingeschränkt und bereitet beim Essen und Laufen Schwierigkeiten. In diesem Stadium sind die meisten Patienten bettlägerig und pflegebedürftig.

Merke

Laut ICD-10 muss zur Diagnosestellung neben Gedächtnisstörungen mindestens eine weitere kognitive Störung vorliegen (z. B. Orientierungsprobleme oder Sprachstörungen). Die Symptome müssen bereits mindestens 6 Monate bestehen. Das Bewusstsein ist nicht getrübt.

Patient, Mitte 70, fragt: "Ich brauche etwas gegen Vergesslichkeit, vielleicht Ginkgo?"			
Fragen	Hinterfragen der Eigendiagnose oder des Arzneimittelwunschs	Für wen?	Für ihn selbst
		Beschwerden?	Er verlegt manchmal Dinge oder vergisst einen Termin und ist sehr nervös, wenn zu viele Sachen auf einmal zu erledigen sind. Seine Frau sagt, er müsse einmal etwas dagegen tun. Sie sind vor einigen Wochen in ein Altenheim gezogen nd das war alles etwas zu viel.
		Wie oft?	Seit einigen Monaten
	Auswahl bzw. Beurteilung des Arzneistoffs und des Fertigarzneimittels	Ist das gewünschte Arzneimittel für die Behandlung geeignet?	Ja, die Symptome werden als leicht eingeordnet, der Kunde ist im Gespräch kognitiv nicht spürbar eingeschränkt, Ginkgo-biloba-Extrakte sind zugelassen zur symptomatischen Behandlung von „hirnorganisch bedingten geistigen Leistungseinbußen".
		Gibt es weitere Erkrankungen?	Bluthochdruck, Diabetes mellitus Typ 2, Rückenprobleme
		Werden weitere Arzneimittel eingenommen?	ACE-Hemmer, Metoprolol, Metformin, gelegentlich Ibuprofen
Entscheiden	Selbstmedikation möglich?	Sind Grenzen der Selbstmedikation überschritten oder gab es schon eine ärztliche Behandlung?	Selbstmedikation ist möglich, ärztliche Behandlung bisher nicht notwendig
Informieren	Information zum Arzneimittel und zur Abgabe	Anwendung: 1-mal täglich über mindestens 2 Monate einnehmen	
	Grenzen der Selbstmedikation	Bei akut auftretenden Gedächtnisstörungen oder zunehmenden Konzentrationsproblemen den Arzt aufsuchen	

Abb. 14.5 Beratungsschema: Patient mit Eigendiagnose Vergesslichkeit

14.4.5 Ärztliche Diagnostik

Die Basis der Diagnosestellung ist das Anamnesegespräch, bevorzugt zusammen mit Angehörigen. Mithilfe spezieller Demenz-Tests wird der kognitive Zustand des Patienten überprüft. Der **Mini-Mental-Status-Test** (MMST) ist einer dieser kognitiven Tests. Der Test überprüft die Fähigkeiten zur Orientierung, Merkfähigkeit, Konzentrationsfähigkeit und zur Sprache. Der Test dient als Kriterium für die Einteilung der Alzheimer-Demenz in 3 Schweregrade. Beim **Uhrentest** soll der Patient eine vorgegebene Uhrzeit in eine Blanko-Uhr einzeichnen. Für die Differenzialdiagnose einer Alzheimer-Erkrankung werden außerdem Untersuchungen des Blutes, des Liquors und des Gehirns (mit einer Computertomografie oder einer Magnetresonanztomografie) vorgenommen. Bildgebende Verfahren können besonders im fortgeschrittenen Stadium die Abnahme an Gehirnmasse nachweisen. Sie dienen auch zur Diagnose einer vaskulären Demenz. Alle Untersu-

Tab. 14.11 Arzneistoffprofil: Antidementiva (OTC)

Arzneistoff, Handelsname (Bsp.)	Dosierung, Bemerkungen
Ginkgo-biloba-Spezialextrakt EGb 761 (Tebonin® konzent® 240 mg)	Für Erwachsene: 1 × tgl. 240 mg oder 2 × tgl. 120 mg langfristige Einnahmedauer (wirksam nach 2–4 Wochen, Einnahme über mindestens 2 Monate empfohlen)
Ginkgo-biloba-Blätter-Trockenextrakt (35–67:1) 120/240 mg (Gingium® intens 120 mg, Gingium® extra 240 mg)	Für Erwachsene ab 18 Jahren, 1 × tgl. 240 mg oder 2 × tgl. 120 mg, Behandlungsdauer mindestens 8 Wochen, nach 3 Monaten Überprüfung der Therapie durch den Arzt empfohlen

Besonderheiten

- **NW:** gastrointestinale Beschwerden, erhöhte Blutungsneigung, allergische Hautreaktionen möglich,
- **WW:** Wirkungsverstärkung gerinnungshemmender Arzneistoffe möglich,
- **Sonstiges:** Patient auf einen verzögerten Wirkungseintritt erst nach mehreren Wochen regelmäßiger Einnahme hinweisen.

chungsergebnisse sollten aber immer eng mit den typischen Veränderungen der kognitiven Leistungen korrelieren, um eine Diagnose sicher zu stellen. Sekundäre Demenzen aufgrund von Vorerkrankungen oder Medikamenteneinfluss sind dabei auszuschließen.

Verweis auf Online
Mini-Mental-Status-Test (MMST)

14.4.6 Ärztliche Therapie

Ziel der Therapie ist es, die Situation des Patienten zu stabilisieren und die Verschlechterung der kognitiven Leistungen zu verlangsamen, sodass der Patient so lange wie möglich selbstständig seinen Alltag bewältigen und in seinem sozialen Umfeld verbleiben kann. Neben der medikamentösen Therapie sind auch psychosoziale Angebote für Betroffene und Angehörige sehr wichtig. Antidementiva sollen die Hirnfunktionen verbessern und die Folgeerscheinungen aus dem Untergang der Nervenzellen unterdrücken. In der S3-Leitlinie Demenz wird die Behandlung mit **Ginkgo Biloba EGb 761** in Dosierungen von 240 mg pro Tag, z. B. in Tebonin® konzent®, bei leichter bis mittelschwerer Alzheimer-Demenz oder vaskulärer Demenz vorsichtig empfohlen. Alle aktuell eingesetzten **Acetylcholinesterase-Hemmer** (Donepezil, Galantamin, Rivastigmin) haben die Zulassung im Bereich der leichten bis mittel-schweren Alzheimer-Demenz. Sie erhöhen die Konzentration von Acetylcholin im synaptischen Spalt an den Acetylcholin-Rezeptoren. Zur Vermeidung gastrointestinaler Nebenwirkungen wird langsam aufdosiert.

Cave

Acetylcholinesterase-Hemmer werden über CYP3A4 und CYP2D6 metabolisiert (Ausnahme Rivastigmin), deshalb ist auf Interaktionen bei Patienten mit Polymedikation zu achten. Demenz-Patienten sollten möglichst keine Arzneimittel mit anticholinergen Eigenschaften erhalten, sie verschlechtern die demenzielle Situation.

Für **Memantin** liegt die Zulassung für die moderate bis schwere Alzheimer-Demenz vor. Bei leichter Demenz ist die Evidenz eher gering. Memantin ist ein NMDA-Antagonist mit einer neuroprotektiven Wirkung. Memantin konkurriert mit Glutamat um die Bindungsstelle am Rezeptor und reduziert so die bei Alzheimer-Patienten übermäßige Glutamatwirkung.

In den Leitlinien der führenden Gesellschaften werden die beschriebenen Antidementiva genannt. Sie führen zu einer leichten Verbesserung des Gesamteindrucks des Patienten. Die Alltagskompetenz bleibt länger erhalten und Verhaltensauffälligkeiten (z. B. Halluzinationen, Aggressionen und Depressionen) werden zunächst gemildert. Dennoch ist die Datenlage insgesamt begrenzt (Tab. 14.12).

Ergebnis im MMST	Nachzeichnen einer geometrischen Figur	Schreiben eines Satzes	Uhrentest 11:10 Uhr
normal (26 – 30 Punkte)			
leichte Demenz (25 – 18 Punkte)			
mittelgradige Demenz (17 – 10 Punkte)			
schwere Demenz (< 10 Punkte)			

Abb. 14.6 Mini-Mental-Status-Test und Uhrentest

Wichtige Hinweise zur Therapie mit Antidementiva:

- ⑩ Einnahme von Acetylcholinesterase-Hemmern bevorzugt zu einer Mahlzeit, um gastrointestinale Nebenwirkungen zu reduzieren,
- Schmelztabletten und Lösungen sind für Patienten mit Schluckbeschwerden geeignet,
- Pflasteranwendung von Rivastigmin soll gastrointestinale Probleme reduzieren,
- langsames Auftitrieren,
- nach Therapieunterbrechung von mehreren Tagen ist eine Auftitrierung wieder erneut notwendig.

Demenzerkrankungen sollten therapeutisch auch unter dem Blickwinkel der psychischen Auffälligkeiten betrachtet werden. So kommen Antipsychotika, Antidepressiva und Antikonvulsiva entsprechend der individuellen Situation als Komedikation ebenfalls zum Einsatz.

14.4.7 Tipps für den Umgang mit Demenz-Patienten

Im Umgang mit dementen Patienten oder ihren Angehörigen in der Apotheke ist viel kommunikative Sensibilität notwendig. Demenz ist in unserer Gesellschaft

Tab. 14.12 Arzneistoffprofil: Antidementiva (Rx)

Arzneistoff, Handelsname (Bsp.)	Dosierung, Bemerkungen, Besonderheiten
Donepezil 5/10 mg Tabletten (Aricept®, Donepezilhydrochlorid Heumann® Schmelztabletten)	1 × tgl. 5/10 mg, Einnahme am Abend, Schmelztabletten günstig bei Patienten mit Schluckbeschwerden, ▪ **NW:** gastrointestinale Beschwerden und Senkung der Pulsfrequenz möglich
Galantamin 8/16/24 mg retardierte Hartkapseln oder Lösung (1 ml entspricht 4 mg, Reminyl®)	1–2 × tgl., max. TD 24 mg, Einnahme morgens und abends während der Mahlzeit, langsames Aufdosieren, ▪ **NW:** gastrointestinale Beschwerden möglich
Rivastigmin 1,5/3/4,5/6 mg als Hartkapseln, Lösung (1 ml entspricht 2 mg) oder TTS 4,6/9,5/13,3 mg/24 Stunden (Exelon®)	Initial 2 × tgl. 1,5 mg, nach 14 Tagen Aufdosierung auf 2 × tgl. 3 mg, max. TD 12 mg (beim TTS 9,5 mg), Einnahme zur Mahlzeit, hat als einziger Wirkstoff auch die Indikation zur Behandlung der Demenz bei Morbus Parkinson
Memantin 10/20 mg Tabletten, Tropfen (1 ml entspricht 10 mg, Axura®)	Initial 1–2 × tgl. 5 mg, max. TD 20 mg, Dosisanpassung bei Niereninsuffizienz, ▪ **WW:** mit Amantadin Wirkverstärkung, Gefahr von Psychosen, Add-on-Behandlung mit Donepezil möglich

ein Tabuthema, das diskret behandelt werden sollte. Angehörige können durch den Apotheker unterstützt und informiert werden. Informationsbroschüren, Erinnerungshilfen zur Tabletteneinnahme, Adressen von Pflegeeinrichtungen oder Selbsthilfegruppen, aber auch ein verständnisvolles offenes Ohr sind wichtige Maßnahmen, die Apotheker anbieten sollten.

Verweis auf Online
Deutsche Alzheimer Gesellschaft

Kommunikation mit Demenz-Patienten

- Ruhige und strukturierte Gesprächsführung, mit Augenkontakt,
- wichtige Hinweise aufschreiben,
- keine Fragen stellen, die eine an Demenz erkrankte Person nicht beantworten kann,
- Konfrontationen und Aggressionen vermeiden,
- keine Wahlmöglichkeiten geben, Empfehlungen konkret aussprechen.

14.5 Epilepsie

Die Epilepsie ist ein Anfallsleiden, von dem in Deutschland etwa 500 000 Menschen betroffen sind. Zwei Drittel der Epilepsie-Patienten müssen lebenslang behandelt werden. In die Apotheke kommen Epileptiker als klassische Rezeptkunden. Zu beachten ist eine Vielzahl von Wechselwirkungen von Antiepileptika mit anderen Wirkstoffen. Außerdem werden Antikonvulsiva auch zur Therapie anderer Beschwerden eingesetzt, z. B. in der Schmerztherapie oder der Migräneprophylaxe.

14.5.1 Grundlagen

Die Epilepsie ist eine Störung des Gehirns, die mit einer dauerhaften Disposition zum Auftreten von epileptischen Anfällen einhergeht. Diese sind in der Regel vorübergehende, plötzliche Dysfunktionen des zentralen Nervensystems. Dabei feuern Neurone plötzlich unkontrolliert Impulse ab. Die Phänomenologie variiert je nach Ursprungsort erheblich. Sie reicht von nur wenige Sekunden dauernden Aussetzern (Absencen) über Abläufe mit Zuckungen einer Extremität bis hin zu komplexeren Bewegungs- und Bewusstseinsveränderungen und zu klassischen tonisch-klonischen Anfällen. Ursächlich werden folgende Unterscheidungen vorgenommen:

▫ Tab. 14.13 Antikonvulsiva zur rektalen, bukkalen oder nasalen Anwendung im Anfall (Rx)

Arzneistoff, Handelsname (Bsp.)	Dosierung, Bemerkungen
Diazepam rektal 5/10 mg (Diazepam Desitin® rectal tube)	Erwachsene: 5–10 mg, max. TD 30 mg, max. Wirkung nach 11–23 min; Kinder: je nach Alter und Gewicht rektal 5–10 mg, max. TD: 20 mg
Midazolam bukkal oder nasal 2,5/5/7,5/10 mg Lösung (Buccolam®)	Kinder bis 18 Jahre: max. TD 10 mg, Dosierung nach Alter, Lösung wird über eine Dosierspritze in die Mundhöhle appliziert
Lorazepam bukkal 1/2,5 mg Schmelztabletten (Tavor® Expidet®)	Erwachsene: 1–3 mg, Kinder: 0,5–1,5 mg je nach Alter; Schmelztabletten zergehen unmittelbar nach der Einnahme im Mund
Clonazepam bukkal 2,5 mg/ml Lösung (Rivotril®)	Erwachsene: 1–3 mg, Kinder: 0,2–1,5 mg je nach Alter, Tropfen sollten mit Wasser gegeben werden

- ungeklärte Epilepsie (40 % der Epilepsien, keine krankhafte Veränderung des Gehirns oder organische Ursache),
- genetische Epilepsie (Ursache sind genetische Defekte),
- strukturell-metabolische Epilepsie (Ursache liegt in strukturellen oder stoffwechselbedingten Schäden des ZNS, z. B. nach Schlaganfall, Vergiftungen).

Die epileptischen Anfälle werden in **generalisierte** und **fokale Anfälle** differenziert. Dabei treten bei den generalisierten Epilepsien neuronale Fehlfunktionen beider Hemisphären auf. Sie werden in tonisch-klonisch, myoklonisch, klonisch, tonisch, atonisch und Absencen unterteilt. Die fokalen Anfälle können mit oder ohne Einschränkung des Bewusstseins auftreten oder sich zu einem sekundär generalisierten Anfall entwickeln.

Definition

Die **Absence** ist eine kurzzeitige Bewusstseinsaufhebung ohne weitere Bewegungs- und Bewusstseinsphänomene. Der **Grand-mal-Anfall** ist ein epileptischer Anfall mit tonischer und klonischer Komponente sowie Bewusstseinsverlust. Der **Status epilepticus** ist ein verlängerter epileptischer Anfall bzw. durch rezidivierende (d. h. mindestens durch zwei) epileptische Anfälle ohne zwischenzeitliche Wiedererlangung des vorbestehenden neurologischen Befunds in einem umschriebenen Zeitraum gekennzeichnet.

14.5.2 Ärztliche Diagnostik

Ein erster epileptischer Anfall ist zunächst eine unspezifische Reaktion des zentralen Nervensystems auf einen einzelnen Reiz. Eine ausführliche, sorgfältige Diagnostik ist wichtig. Es muss geklärt werden, ob es sich überhaupt um einen epileptischen Anfall gehandelt hat, ob es dafür eine behandlungsbedürftige Ursache gibt und ob sich dieser Anfall dann einem Epilepsiesyndrom zuordnen lässt. So können differenzialdiagnostisch psychogene, nichtepileptische Anfälle oder REM-Schlaf-Verhaltensstörungen (wenn der Anfall im Schlaf auftrat) ausgeschlossen werden. Die Untersuchungsmethoden der Wahl sind Magnetresonanztomografie (MRT) und Elektroenzephalografie (EEG).

14.5.3 Ärztliche Therapie

Epilepsie wird in erster Linie medikamentös behandelt. Nur in seltenen Fällen kann ein chirurgischer Eingriff Teil der Behandlung sein, insbesondere bei arzneimittelresistenten fokalen Epilepsien. Auch verschiedene Stimulationsverfahren (Vagus-Nerv-Stimulation, tiefe Hirnstimulation) sind bei schwer behandelbaren Epilepsien denkbare Optionen. Die Aufgabe des Apothekers ist, rund um die rezeptpflichtigen Medikamente zur Arzneimitteltherapiesicherheit und Vermeidung von Nebenwirkungen professionell und sensibel zu beraten.

⑪ Antiepileptika behandeln nicht die Krankheit Epilepsie, aber verhindern im günstigen Fall die Anfälle bzw. deren Häufigkeit. Dabei sollen die Wirkstoffe eine möglichst geringe sedierende Wirkung besitzen, damit die Patienten in ihrem Alltag so wenig wie möglich beeinträchtigt sind. Im **akuten Anfall** kommen Antikonvulsiva zum Einsatz (▫ Tab. 14.13). Initial wird mit **Diazepam** rektal, **Midazolam** bukkal oder nasal sowie mit **Lorazepam**, jeweils ebenfalls bukkal therapiert. Das A und O ist, dass diese Notfallmedikamente direkt verfügbar sind und unmittelbar nach Anfallsbeginn angewendet werden. Zur akuten Anfallsunterbrechung sind nur Diazepam rektal und bei Kindern Midazolam bukkal zugelassen. Die Anwendung kann durch Laien erfolgen, z. B. Eltern, die geschult sein sollten. Notfallmedizinisch können außerdem intravenös Phenobarbital, Phenytoin und Valproinsäure appliziert werden.

Die Dauertherapie der Epilepsie erfolgt mit Antikonvulsiva (▫ Tab. 14.14). Sie wirken durch Eingriff in das **GABAerge System** (z. B. Barbiturate, Benzodiazepine, Valproinsäure, Gabapentin, Tiagabin, Topiramat oder Vigabatrin) oder **glutamaterge System** (Phenobarbital, Phenytoin, Felbamat Lamotrigin, Topiramat) sowie über **Stabilisierung des Membranpotenzials** durch Hemmung spannungsabhängiger Ionenkanäle (z. B. Carbamazepin, Phenytoin, Valproinsäure, Topiramat, Ethosuximid oder Gabapentin).

 Bedingung für einen Therapiebeginn ist eine gesicherte Diagnose und eine Laboruntersuchung der Blutwerte, da einige der Wirkstoffe Einfluss auf die Blutwerte sowie Leber- und Nierenfunktionen haben. Die Auswahl des Wirkstoffs bei Ersteinstellung hängt von der Art der Anfälle (fokal oder generalisiert), dem Alter des Patienten, der Verträglichkeit, Bedürfnissen (z. B. Schwangerschaft) und seinen individuellen Risikofaktoren ab. Erwachsene werden zu 50 % mit dem ersten, weitere 20 % nach Therapieumstellung anfallsfrei. Viele Epileptiker müssen lebenslang ein Medikament zur Anfallsvermeidung einnehmen. Dennoch kann nach einer längeren Phase der Anfallsfreiheit ein Absetzversuch gemacht werden.

Cave

Enzyminduktion ist ein Risiko der klassischen Antiepileptika wie z. B. Carbamazepin, Phenytoin und Phenobarbital. Von dem Effekt betroffen sind z. B. orale Kontrazeptiva, Steroide, Vitamin-K-Antagonisten, Zytostatika oder Immunsuppressiva. Über eine Verstärkung der Metabolisierung können teilweise kritische Wirksamkeitseinschränkungen auftreten, die eine Überwachung erfordern. Die Leitlinie bevorzugt bei lebenslanger Therapie Wirkstoffe ohne dieses Interaktionspotenzial.

Lamotrigin und Levetiracetam gelten bei fokalen Epilepsien als wirksame Mittel mit einer guten Verträglichkeit in der Langzeittherapie. Bei generalisierten und unklassifizierbaren Epilepsien besteht hinsichtlich des Wirksamkeits- und Nebenwirkungsprofils eine Überlegenheit der Valproinsäure gegenüber Topiramat und Lamotrigin. Die Unterschiede zu Topiramat liegen nicht in der Wirksamkeit, sondern in der besseren Verträglichkeit von Valproinsäure. Bei den Absencen zählen Valproinsäure und insbesondere Ethosuximid zu Mitteln der ersten Wahl.

Die Dosierung von Antiepileptika ist individuell vorzunehmen. Bei Kindern werden die meisten Wirkstoffe nach kg/KG dosiert. Immer wird langsam unter Überwachung der Wirkspiegel und Leber- und Nierenwerte eingeschlichen, bis die wirksame und noch verträgliche Tagesdosis gefunden worden ist. Bei Kindern muss die Dosierung aufgrund des Wachstums immer wieder angepasst werden.

Antiepileptika in der Schwangerschaft

Wenn Epileptikerinnen schwanger werden möchten, ist eine engmaschige ärztliche Betreuung und intensive Beratung nötig. Die Aufklärung sollte das Risiko von Anfällen während der Schwangerschaft und das mögliche Risiko für Missbildungen durch die Einnahme von Antiepileptika umfassen. Der teratogene Effekt von Antiepileptika wird in zahlreichen Schwangerschaftsregistern dokumentiert und vielfach diskutiert. Eine sehr solide Datensammlung bietet das britische Schwangerschaftsregister. Hier ist die Rate für größere kongenitale Malformationen leicht erhöht im Vergleich zur gesunden Normalbevölkerung. Bei einer geplanten Schwangerschaft sollten Arzt und Patientin gemeinsam abwägen, ob eine antiepileptische Medikation fortgesetzt soll und wenn, in welcher Dosis. Diese Frage hängt z. B. davon ab, wie lange die Patientin bereits anfallsfrei war. Generell gilt:

- Teratogene Effekte entstehen nur bis zur 12. Schwangerschaftswoche.
- Eine moderate Monotherapie stellt kein wesentlich erhöhtes Missbildungsrisiko für das Kind dar (Ausnahme: spezielle Beratung bei Valproinsäure → erhöhtes teratogenes Risiko und negativer Einfluss auf den Intelligenzquotienten des Kindes).
- Durch Veränderungen der Eiweißbindung und der Enzyminduktion können die Wirkspiegel in der Schwangerschaft abfallen; die Spiegel sollten deshalb nach der 12. Woche monatlich kontrolliert und an die Ausgangswerte angepasst werden.
- Patientinnen, die in den letzten 9 Monaten vor der Schwangerschaft anfallsfrei waren, haben nur ein geringes Risiko, in der Schwangerschaft Anfälle zu bekommen.

Verweis auf Online

Schulungsmaterial zu Valproinsäure (Blaue Hand – behördlich genehmigtes Schulungsmatierial)

Tab. 14.14 Antiepileptika (Auswahl, Rx)

Arzneistoff, Handelsname (Bsp.)	Dosierung, Bemerkungen
Carbamazepin 200/300/400/500/600 mg retard Tabletten (Carbamazepin-neuraxpharm®)	1–2 ED/d, Kinder: TD: 20–25 mg/kg/KG, Erwachsene: TD: 400–1600 mg, Einnahme mit viel Flüssigkeit zum oder nach dem Essen, Dosisanpassung bei Leber- und Niereninsuffizienz; wird auch bei anderen Indikationen (z. B. Alkoholentzug, Trigeminusneuralgie etc.) eingesetzt, **WW** mit CYP3A4-Inhibitoren – ist gleichzeitig CYP-Substrat und CYP-Induktor, Wirkminderung z. B. von oralen Kontrazeptiva, Steroiden
Natriumvalproat 150/300 mg HKP retardiert, 500/1000 mg Minitabletten retardiert, Lösung (Orfiril® long, Ergenyl®)	2–4 ED/d, Kinder: TD 30 mg/kg KG, Jugendliche: 25 mg/kg KG, Erwachsene: 20 mg/kg KG, Einnahme 1 Stunde vor der Mahlzeit unzerkaut mit viel Flüssigkeit, regelmäßige Kontrolle von Leber, Pankreas, Blutbild, und Gerinnung, Ausschluss einer Schwangerschaft, ▪ **NW:** Gewichtszunahme, Tremor, gastrointestinale Beschwerden, ▪ **WW:** mit Ethanol Leberschädigung, verdrängt andere Wirkstoffe aus der Plasmaeiweißbindung
Lamotrigin 2/5/25/50/100/200 mg Kautabletten (Lamictal®)	Kinder: 1–2 ED/d, TD: 1–15 mg/kg/KG. Erwachsene: TD: 100–200 mg Dosiserhöhung bei gleichzeitiger Gabe von Enzyminduktoren (z. B. Phenytoin, Carbamazepin), verlangsamter Abbau bei Kombination mit Valproinsäure, ▪ **NW:** häufig Hautausschläge, gastrointestinale Beschwerden, ▪ **KI:** Leberinsuffizienz, Dosisanpassung bei Niereninsuffizienz
Topiramat 25/50/100/200 mg Filmtabletten (Topamax®)	Kinder: 2 ED, max. TD 5–9 mg/kg KG, Erwachsene: 2 × 100–200 mg/d, Anwendung als Add-on-Medikation, ▪ **NW:** Nierensteinrisiko steigt, Gewichtsverlust, ▪ **WW:** Wirkminderung von oralen Kontrazeptiva
Phenytoin (Phenhydan®)	Kinder: 1–3 ED/d, 2 mg/kg KG, Erwachsene: 1–3 ED/d, max. 100–200 mg/d, Erhaltungsdosis wird individuell ermittelt, ▪ **NW:** Osteopathie, Arrhythmien, ▪ **WW:** Enzyminduktor von CYP3A4, daher Wirkminderung z. B. von oralen Kontrazeptiva, Steroiden
Primidon 250 mg Tabletten oder Saft (Liskantin®)	Kinder: ca. 20 mg/kg KG, Erwachsene: individuelle Dosierung max. TD 1500 mg/d, Erhaltungsdosis wird individuell ermittelt, Einnahme der Tabletten nicht im Liegen, Tablette kann suspendiert werden, ▪ **NW:** Schwindel und Erbrechen, ▪ **WW:** Enzyminduktor wie Phenytoin
Levetiracetam 250/500/750/1000 mg Filmtabletten (Keppra®) oder Lösung	Kinder: 2 × tgl. 10–30 mg/kg KG, Erwachsene: 2 × tgl. 1500 mg/d, ▪ **NW:** psychische Symptome möglich, ▪ **WW:** keine bekannten CYP Interaktionen
Ethosuximid 250 mg HKP (Suxilep®)	Kinder: 1–2 ED, TD 30 mg/kg KG, max. TD 40 mg/kg KG; Erwachsene: 15 mg/kg KG, max. TD 30 mg/kg KG, Einnahme während oder nach der Mahlzeit, ▪ **NW:** gastrointestinale Störungen, Schlafstörungen, Verstimmung, ▪ **WW:** keine bekannten CYP Interaktionen

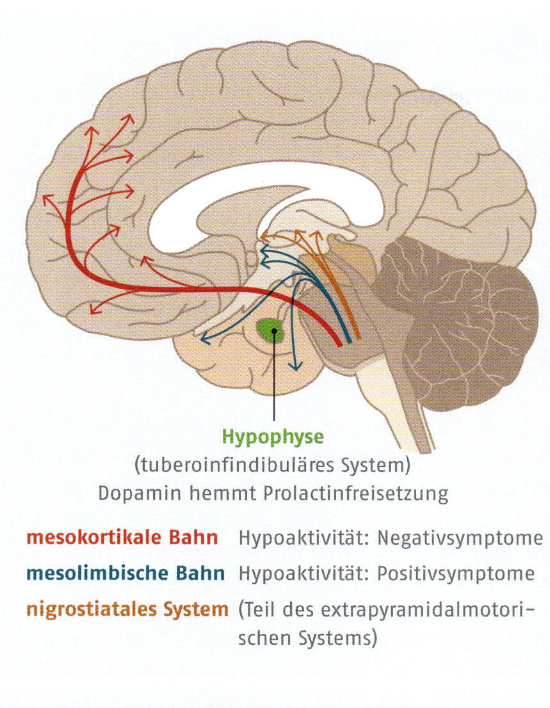

Abb. 14.7 Dopaminerge Bahnen im Gehirn

14.6 Schizophrenie

Die Schizophrenie ist eine psychische Erkrankung mit einem hohen Stigmatisierungsgrad. Sie ist in allen Kulturkreisen mit einer Prävalenz von etwa 1 % verbreitet. Der Krankheitsbeginn liegt typischerweise im 2. bis 4. Lebensjahrzehnt. Bei etwa 75 % der Erkrankten kommt es zu rezidivierenden psychotischen Episoden. Für die Betroffenen bedeutet die Erkrankung eine enorme Belastung und führt oft in das soziale Abseits und in die Erwerbsunfähigkeit. Die wichtigste therapeutische Säule ist die Arzneimittelbehandlung. Hierbei besteht die Herausforderung darin, die psychotischen Symptome so gut wie möglich zu unterdrücken, aber die Nebenwirkungen der Medikamente gering zu halten.

14.6.1 Grundlagen

Obwohl für die Entstehung der Erkrankung ein multifaktorielles Geschehen mit einer Beteiligung der genetischen Disposition diskutiert wird, sind äußere psychosoziale Faktoren maßgeblich am Ausbruch der Erkrankung beteiligt sind. Die individuelle Resilienz – Belastbarkeit – entscheidet, ob ein Mensch unter besonderen Stresssituationen erkrankt. Der Verlauf der Krankheit kann fortschreitend, aber auch wellenartig sein. Mit bildgebenden Verfahren lässt sich bei den Patienten eine verminderte Plastizität des Gehirns zeigen. Biochemisch liegt bei Schizophrenie-Patienten ein Ungleichgewicht in den Neurotransmittersystemen vor. Der Erklärungsansatz dafür besteht darin, dass zu hohe Konzentrationen an Serotonin, Glutamat und insbesondere **Dopamin** zu den psychotischen Negativ- und Positivsymptomen führen. Es gibt im Gehirn vier dopaminerge Bahnen: Die **mesokortikale Bahn** ist aufgrund des Dopaminmangels für die Entstehung der Negativsymptome, z. B. Antriebslosigkeit, Emotionslosigkeit und sozialen Rückzug verantwortlich. Im **mesolimbischen System** ist ein Überschuss an Dopamin Ursache für die Positivsymptome, Erlebnis- und Verhaltensweisen, die vom „Normalen" abweichen sowie Wahnvorstellungen. Besonders häufig hören die Patienten Stimmen, die das eigene Verhalten kommentieren oder anordnen. Über das **nigrostriatale System** wird die Motorik gesteuert und hier führt eine Hemmung der dopaminergen Transmission zu den extrapyramidal-motorischen Symptomen wie sie auch als Nebenwirkung einiger Antipsychotika auftreten. Im **tuberoinfindibulären System** hemmt Dopamin die Prolactinbildung. Alle Antipsychotika greifen in das dopaminerge System ein.

Problematisch ist, dass über Dopamin viele Funktionen des Körpers reguliert werden, z. B. die Körpertemperatur, der Blutdruck, die Stimmungslage, die Motorik, das Brechzentrum und die Libido. Demnach haben die Arzneistoffe dosisabhängig eine Reihe von Nebenwirkungen, die die Adhärenz beeinflussen können. Begleitend weisen die Patienten oft psychomotorische Auffälligkeiten auf, z. B. Erregungszustände oder Haltungsstereotype. Diese wirken insbesondere auf die Person, aber auch auf das soziale Umfeld verstörend und beängstigend.

 **Merke**

Bei der Schizophrenie zeigen Patienten Positiv- und Negativsymptome aufgrund von Störungen im dopaminergen System.
Negativsymptome: Störungen des Denkens, Sprechens (Rededrang oder -hemmung), Störungen der Stimmung (Apathie, Antriebsmangel, Ambivalenz der Gefühle).
Plussymptome: Wahn, Halluzinationen (können alle Sinne betreffen), Gedankenlautwerden und Stimmenhören (kommentierend).

14.6.2 Ärztliche Diagnostik

Grundlage zur Diagnosestellung ist Feststellung der nach ICD-10 definierten Symptome der Schizophrenie. Dabei müssen mindestens eines der Gruppe 1–4 oder 2 der Gruppe 5–8 (siehe Kasten) mindestens vier Wochen konsistent vorliegen. Wichtig ist abzugrenzen, ob es andere psychische Erkrankungen oder organische Ursachen gibt, z. B. können auch Drogen- oder Medikamentenmissbrauch sowie Hirntumoren psychotische Beschwerden hervorrufen. Zur Diagnostik nutzen Fachpraxen labormedizinische aber auch bildgebende Verfahren.

Diagnostische Kriterien nach ICD-10

1. Gedankenlautwerden, -eingebung oder -entzug, Gedankenausbreitung,
2. Kontroll-, Beeinflussungswahn, Wahnwahrnehmungen,
3. kommentierende oder dialogische Stimmen,
4. anhaltender, kulturell unangemessener und völlig unrealistischer Wahn,
5. Halluzinationen jeder Sinnesmodalität,
6. Gedankenabreißen, Zerfahrenheit, Neologismen,
7. katatone Symptome, z. B. Erregung, Stupor,
8. negative Symptome wie Apathie, verflachte Affekte.

Entsprechend des Beschwerdebilds werden folgende Subtypen der Schizophrenie unterschieden:

- Paranoid-halluzinatorische Form: Wahn und Halluzinationen prägen das Bild des Erkrankten, am häufigsten ist die Ersterkrankung im 4. Lebensjahrzehnt.
- Katatone Form: Schwerpunktmäßig treten psychomotorische Störungen auf.
- Hebephrene Form: Affektstörungen stehen im Vordergrund, die Ersterkrankung liegt oft im Jugendalter, häufig chronischer Verlauf.
- Residuale Form: Besonders auffällig ist die Persönlichkeitsänderung im Sinne von Antriebslosigkeit, körperlicher Vernachlässigung Affektarmut und sozialem Rückzug.

Die **Schizophrenia simplex** ist eine symptomarme Form, in der vor allem die positiven Symptome fehlen und es allmählich zu einem durch Negativsymptomatik geprägten Bild (Residualsyndrom) kommt.

14.6.3 Ärztliche Therapie

Therapieziel ist in der Akutphase, die Agitiertheit und das Gefährdungspotenzial für den Betroffenen selbst sowie für andere zu kontrollieren. Die Positivsymptome sollen bestmöglich unterdrückt und der Patient stabilisiert werden. Hier zeigen Antipsychotika effektive Wirksamkeit.

Definition

Antipsychotika wirken mehr oder weniger stark antipsychotisch, extrapyramidal-motorisch sowie unterschiedlich stark sedierend bis dämpfend. Sie sind indiziert bei manischen Psychosen, Schizophrenie, psychomotorischen Erregungszuständen, begleitend in der Schmerztherapie, als Prämedikation in der Anästhesie und auch als Antiemetika. Antipsychotika blockieren die D_2-Rezeptoren oder zusätzlich 5-HT_2-Rezeptoren.

In der Stabilisierungsphase sind die Ziele, die Negativsymptome zu behandeln, einen Rückfall zu verhindern und die Lebensqualität zu verbessern. Neben der fortgesetzten medikamentösen Therapie mit Antipsychotika hat hier auch die Psychotherapie eine wichtige Bedeutung. Für eine günstige Prognose im Sinne einer Rezidivprophylaxe hat sich der langfristige Einsatz von Antipsychotika in der Kombination mit der Psychotherapie bewährt. Bei Ersterkrankung ist eine Erhaltungstherapie von mindestens 12 Monaten nach Ende der Episode, bei Mehrfacherkrankungen von bis zu 6 Jahren zu empfehlen. Wenn ein Antipsychotikum zu früh abgesetzt wird, spricht ein Teil der Patienten bei einer später wiederholten Anwendung des Antipsychotikums nicht mehr auf diese Substanz an.

Merke

Frisch erkrankte Personen sollten so schnell wie möglich mit Antipsychotika behandelt werden, denn das therapeutische Ansprechen ist umso höher, je rascher die Therapie begonnen wird.

Klassifikation der Antipsychotika

Historisch wurden die ersten Arzneistoffe gegen Psychosen als Neuroleptika bezeichnet. Der Begriff zielte auf die „nervendämpfende" Wirkung, die im Wesentlichen auf die Wirkung gegen die Positivsymptome verweist. Heute werden die Arzneistoffe in die erste, zweite und dritte Generation unterteilt. Antipsychotika der ersten Generation werden entsprechend ihrer Potenz (niedrig-, mittel-, hochpotent) oder ihrer chemischen Struktur eingeteilt. Niedrigpotente Wirkstoffe wirken stärker sedierend, aber weniger antipsychotisch, hochpotente stärker antipsychotisch und nur wenig beruhigend. **Niedrigpotente Arzneistoffe** sind beispielsweise Chlorprothixen, Pipamperon, Melperon und Promethazin. Sie werden auch als Schlafmittel und zur Beruhigung, z. B. Melperon, in der Geriatrie eingesetzt. Zu den **mittelpotenten Stoffen** zählen Perazin und Zuclopentixol, während Benperidol, Fluphenazin, Haloperidol

Tab. 14.15 Antipsychotika sowie empfohlene Tagesdosen (Auswahl)

Erste Generation	Zweite Generation	Dritte Generation
Benperidol (Glianimon®) 2–6 mg	Amisulprid (Solian®) 400–800 mg	Aripiprazol (Abilify®) 15–30 mg
Fluphenazin (Fluphenazin-neuraxpharm®) 10–20 mg	Clozapin (Leponex®) 200–450 mg	Cariprazin (Reagila®) 1,5–6,0 mg
Flupentixol (Fluanxol®) 10–60 mg	Olanzapin (Zyprexa®) 10–20 mg	
Haloperidol (Haldol®) 3–15 mg	Quetiapin (Seroquel®) 300–750 mg	
Perphenazin (Perphenazin-neuraxpharm®) 12–42 mg	Risperidon (Risperdal®) 3–6 mg	
Pipamperon (Pipamperon-neuraxpharm®) 40–360 mg		

und Perphenazin Vertreter der **hochpotenten Antipsychotika** der ersten Generation sind (Tab. 14.15). Auf der einen Seite dämpfen die hochpotenten Antipsychotika sehr wirksam Wahnvorstellungen und Halluzinationen, auf der anderen Seite verursacht die D_2-Blockade vermehrte depressive Negativsymptome. Die Hemmung im nigrostriatalen System begünstigt mit steigender Potenz der Wirkstoffe auch zunehmende extrapyramidal-motorische Nebenwirkungen (EPS), parkinsonähnliche Symptome und Spätdyskinesien. Letztere treten mit einer Latenz von Monaten bis Jahren nach Therapiebeginn auf und können irreversibel sein. Bei den Patienten werden die unwillkürlichen Bewegungen in Form sich wiederholender stereotyper Saug- und Schmatzbewegungen der Zunge sowie Grimassen und Schaukelbewegungen des Körpers sichtbar. Für die Betroffenen sind diese Beschwerden sehr stigmatisierend und belastend. Über D_2-Blockade im tuberoinfindibulären System ist eine Hyperprolactinämie möglich, die zu sexuellen Funktionsstörungen, Galactorrhö und Gynäkomastie bei Männern führen kann. Diese zum Teil belastende Nebenwirkung ist nach Absetzen der Medikation reversibel.

Antipsychotika der zweiten Generation haben eine sehr gute antipsychotische Potenz mit geringem bis keinem Risiko für extrapyramidal-motorische Nebenwirkungen (EPMS). Sie haben keine so langandauernde Bindung an Dopamin-Rezeptoren wie die Mittel der ersten Generation. Außerdem wirken sie besser gegen Negativsymptome. Im Vordergrund der unerwünschten Wirkungen stehen metabolische Effekte. Diese sind auf Wirkungen an anderen Rezeptoren, z. B. an mACh-, α_1- und H_1-Rezeptoren zurückzuführen. Insbesondere die Gewichtszunahme von durchschnittlich 10 kg pro Jahr, Hyperglykämien und die Entwicklung eines metabolischen Syndroms sind charakteristisch unter Einsatz der Antipsychotika der zweiten Generation, insbesondere Clozapin oder Olanzapin. Clozapin ist trotz seiner hervorragenden Wirksamkeit aufgrund der engen therapeutischen Breite und dem damit verbundenen Risiko für Agranulozytosen heute eher ein Reserve-Antipsychotikum. Mit Aripiprazol kam 2004 das erste Antipsychotikum der dritten Generation auf den Markt. Der Wirkstoff ist ein 5-HT_{2A}-Antagonist sowie ein partieller D_2-Agonist und senkt so die Überaktivität im mesolimbischen System und gleicht die niedrige Dopaminaktivität mesokortikal aus. So können die Negativsymptome und Positivsymptome gleichermaßen therapiert werden. Aripiprazol ist relativ gut verträglich und hat wenige metabolische Effekte. Ein Nachteil von Aripiprazol sind starke Unruhe-Symptome zu Beginn der Therapie, die aber meist in den ersten 3 Behandlungswochen abklingen. Zu beachten sind Wechselwirkungen über CYP2D6 und 3A4.

Merke

Antipsychotika der ersten Generation wirken hauptsächlich über einen lang anhaltenden D_2-Antagonismus, die Antipsychotika der zweiten Generation überwiegend über einen HT_{2A}-Antagonismus und/oder über einen kurzfristigen (fast-off) D_2-Antagonismus. Ein Vorteil der Antipsychotika der zweiten Generation ist das seltenere Auftreten von EPMS, von Nachteil sind die metabolischen Nebenwirkungen.

Die Leitlinie empfiehlt bei Ersterkrankung Antipsychotika der zweiten oder dritten Generation in möglichst geringer Dosierung unter der individuellen Berücksichtigung von Nebenwirkungen einzusetzen. Bei rezidivierender Erkrankung sind sie ebenfalls die erste Wahl. Wenn diese ausscheiden, werden unter den Antipsychotika der ersten Generation, Fluphenazin, Perazin oder Haloperidol empfohlen. Depot-Antipsychotika sollten bei der Auswahl in Erwägung gezogen werden. Sie umgehen das Problem der mangelnden Adhärenz. Die beschriebenen Nebenwirkungen führen dazu, dass Patienten insbesondere dann, wenn die Positivsymptome abgeklungen sind, die Medikamente absetzen – verbunden mit einem hohen Rückfallrisiko. Als Depot-Antipsychotika stehen Präparate mit Olanzapin, Paliperidon, Risperidon und Aripiprazol zur Verfügung.

Nebenwirkungen von Antipsychotika

Die Verträglichkeit von Antipsychotika hängt von der Dosierung und dem Rezeptorprofil der einzelnen Wirkstoffe ab. Die meisten Substanzen haben eine gute therapeutische Breite. Clozapin bildet eine Ausnahme, weil es das Risiko für Blutbildveränderungen – die Agranulozytose – besitzt. Aus diesem Grund werden bei Patienten unter Clozapin regelmäßige, zunächst wöchentliche, später monatliche Blutbildkontrollen vorgenommen und Kombinationen mit Arzneistoffen mit ähnlichem Risiko (z. B. Metamizol oder Carbamazepin) sind kontraindiziert.

⑬ Antipsychotika der ersten Generation zeigen vermehrt extrapyramidal-motorische Nebenwirkungen, die Substanzen der zweiten oder dritten Generation metabolische Effekte. Die Gewichtszunahme unter Olanzapin oder Clozapin kann mehr als 20 kg betragen und erhöht deshalb auch das Risiko, einen Diabetes mellitus und Lipidstörungen zu entwickeln. Hormonelle Nebenwirkungen sind möglich bei Wirkstoffen, die über das tuberoinfindibuläre System zu einem Prolactinanstieg führen. Amisulprid, hochpotente Antipsychotika der ersten Generation, Paliperidon und Risperidon rufen häufig Nebenwirkungen wie Galactorrhö, Gynäkomastie (Brustbildung beim Mann) und sexuelle Funktionsstörungen aus. Weitere unerwünschte Arzneimittelwirkungen lassen sich von den Bindungen an anderen Rezeptoren, z. B. mACh-, α_1- und H_1-Rezeptoren ableiten. Dazu kommen kardiotoxische Effekte wie die QTc-Zeit-Verlängerung, z. B. unter Sertindol oder Amisulprid. Anticholinerge Nebenwirkungen spielen bei Promethazin, Thioridazin oder Chlorprothixen eine Rolle. In der Gerontopsychiatrie sollte dies beachtet werden.

 Merke

Pipamperon und Melperon zeigen keine anticholinergen Wirkungen und werden deshalb zur Sedierung in der Geriatrie bevorzugt.

Interaktionen

⑭ Die Interaktionen mit anderen Arzneistoffen machen die antipsychotische Therapie sehr komplex. Bei Kombination von tri- und tetrazyklischen Antidepressiva mit Antipsychotika addieren sich die Effekte an mACh-, α_1- und H_1-Rezeptoren. Blutdrucksenkung mit Sturzgefahr, Tachykardie und Mundtrockenheit können verstärkt auftreten. Die SSRI Fluvoxamin und Fluoxetin sind CYP-Inhibitoren und erhöhen die Plasmaspiegel der Antipsychotika Clozapin, Olanzapin, Risperidon und Quetiapin. Einige Antipsychotika (besonders Thioridazin, Pimozid, Ziprasidon und Risperidon) verlängern die QTc-Zeit. Bei der gemeinsamen Einnahme anderer QTc-Zeit verlängernder Arzneistoffe (Citalopram, Amiodaron etc.), kann das Risiko für Torsade-de-pointes-Arrhythmien steigen. Hier sind allerdings die Dosis und die individuellen Risikofaktoren in die Bewertung der Interaktion einzubeziehen.

 Cave

Achtung bei Rauchern! Zigarettenrauch enthält Stoffe, die CYP1A2-Induktoren sind und die Metabolisierung von Clozapin, Olanzapin und Levomepromazin beschleunigen. Da ein großer Teil der Schizophrenie-Patienten raucht, ist dieser Aspekt wichtig, zumindest wenn eine Raucherentwöhnung angestrebt wird. Dann würden die Plasmaspiegel zum Teil um bis zu 50 % ansteigen.

Arzneimittelberatung

Patienten, die Antipsychotika verordnet bekommen, leiden nicht automatisch unter Schizophrenie. Auch andere Indikationen rechtfertigen den Einsatz dieser Substanzgruppe. Ein Indiz für eine psychische Erkrankung ist, wenn der verordnende Arzt z. B. ein Facharzt für Psychiatrie ist. Die Kommunikation mit den Patienten ist schwierig, denn Schizophrenie ist eine absolute Tabuerkrankung und in der Akutphase ist der persönliche Zugang deutlich erschwert. Apotheker sollten ganz normal mit diesen Patienten umgehen. Bei Abgabe von Antipsychotika und der dazu gehörigen Beratung sollten Hinweise zur richtigen Einnahme und zur Stärkung der Adhärenz ausgesprochen werden.

Tab. 14.16 Pharmakokinetische Interaktionen von Antipsychotika (Beispiele)

CYP-Isoenzym	Substrat	Induktor	Inhibitor
1A2	Clozapin, Haloperidol, Thioridazin, Olanzapin	Zigarettenrauch, Omeprazol	Fluvoxamin, Ciprofloxacin Perazin
2D6	Risperidon, Aripiprazol	Unbekannt	Fluoxetin, Paroxetin, Sertralin, MCP, Ritonavir
3A4	Aripiprazol, Cariprazin, Quetiapin, Carbamazepin	Carbamazepin, Johanniskraut, Phenytoin, Phenobarbital, Primidon	Erythromycin, Clarithromycin, Azol-Antimykotika, Proteaseinhibitoren, Grapefruitsaft

Fragen zur Abklärung der Adhärenz

- Passiert es Ihnen schon mal, dass Sie die Tabletten vergessen einzunehmen? Wie oft ist das der Fall?
- Gibt es einen Grund dafür?
- Ich habe das Gefühl, dass Sie gewisse Vorbehalte vor dem Medikament haben. Ist das richtig?

Apotheker haben auch die Aufgabe, Wechselwirkungen mit anderen Medikamenten festzustellen und Rücksprache mit den Ärzten zu nehmen. Dies ist besonders wichtig, wenn verschiedene Ärzte in die Verordnung eingebunden sind und nicht voneinander wissen, wie im Notdienst. Hier ist der Apotheker häufig in der Mittlerrolle zwischen den Ärzten, was ein gutes kommunikatives Fingerspitzengefühl erfordert. Da psychisch Kranke viele Ängste haben, ist in der Patientenansprache wichtig, positiv und eindeutig zu formulieren. Auch Rückfragen zur Therapie dürfen nie das Gefühl vermitteln, dass etwas nicht in Ordnung ist. Weil die Kognition vieler Patienten eingeschränkt ist, sollten Einnahme-/Erinnerungshilfen empfohlen werden. Außerdem können eine Reihe von Nebenwirkungen, z. B. die Mundtrockenheit, Schluckbeschwerden oder Verstopfung mit einem guten Rat aus der Apotheke gemildert werden.

Zusatzempfehlungen

- Obstipation: Macrogole, Bisacodyl, Flohsamenschalen,
- Mundtrockenheit: xylithaltige Kaugummis, viel Trinken, Lösungen zur Förderung der Speichelbildung, Chlorhexidin-Lösung zur Mundspülung.

14.7 Exkurs: Arzneimittelabhängigkeit und -missbrauch

Dr. Ernst Pallenbach

Sachgerecht angewendet, helfen Arzneimittel den Patienten gesund zu bleiben oder zu werden. Nicht sachgemäß angewendet wirken sie gar nicht, schaden der Gesundheit oder machen sogar seelisch oder körperlich abhängig. Rund 10 % aller Arzneimittel haben ein Missbrauchs- und Abhängigkeitspotenzial. Bislang ging man von bundesweit etwa 1,5 Millionen Betroffenen aus. In einem epidemiologischen Suchtsurvey, der regelmäßig im Auftrag des Gesundheitsministeriums erstellt wird, wurden die Anzahl Betroffener mit 2,3 Millionen geschätzt. Davon sollen allein mehr als eine Millionen von Benzodiazepinen und verwandten Stoffen abhängig sein. Weitere 1,7 Millionen Menschen gelten als gefährdet, eine Abhängigkeit zu entwickeln.

 **Definition**

Der Begriff **Missbrauch (Abusus)** bezeichnet den erhöhten Konsum von Arzneimitteln ohne medizinische Indikation. Medikamente werden gezielt zweckentfremdet eingenommen. Beispielsweise werden seit einigen Jahren der freiverkäufliche Hustenstiller Dextromethorphan oder verschiedene sedierende Antihistaminika der ersten Generation – bisweilen in extrem überhöhten Dosen – zu Rauschzwecken benutzt. Über entsprechende Internetforen tauschen sich die Anwender darüber detailliert aus. **Arzneimittelabhängigkeit** dagegen steht für das unabweisbare Verlangen nach einer oder mehreren Substanzen, für die in der Regel keine medizinische Indikation (mehr) besteht. Der Betroffene kann nicht mehr freiwillig entscheiden, ob er sein Suchtmittel zuführt oder nicht. Oft sind unwissentlich alte Menschen betroffen.

Der indikationsbezogene Gebrauch von Arzneimitteln steht jedoch in keiner Weise in der Kritik. Bei korrekter Anwendung ermöglichen sie unzähligen Menschen, ein normales Leben zu führen. Entscheidend ist die qualifizierte Beratung bei der Anwendung, denn ein sicherer Umgang mit Arzneimitteln basiert auf einer guten ärztlichen und pharmazeutischen Beratung. In diesem Beitrag werden Arzneimittelgruppen besprochen, die zu Abhängigkeit führen können, sowie Tipps und Praktiken vermittelt, wie das heikle Thema in der Apotheke angesprochen und durch qualifizierte Pharmazeutische Beratung betroffenen oder gefährdeten Patienten geholfen werden kann.

14.7.1 Kritische Wirkstoffgruppen

Benzodiazepine und die verwandten Z-Substanzen Zopiclon und Zolpidem sowie verschiedene Analgetika und Migränemittel spielen bei der Arzneimittelabhängigkeit epidemiologisch die größte Rolle. Missbräuchlich werden außerdem Psychostimulanzien, anabole Steroide, Diuretika, Antitussiva, Antihistaminika, Antidepressiva, Laxanzien oder Nasentropfen und verschiedene Präparate gegen grippale Infekte verwendet.

Nichtopioid-Analgetika und Migränemittel

Mehr als 8 Millionen Bundesbürger haben ständige oder immer wiederkehrende Schmerzen. Besonders chronische Schmerzen machen eine gezielte Therapie mit Analgetika unabdingbar; eine angemessene Therapie chronischer Schmerzen ist Grundlage für die Lebensqualität der Betroffenen.

Etwa zwei Drittel aller Schmerzmittel werden erworben, ohne dass zuvor ein Arzt aufgesucht wurde. Apothekerinnen und Apotheker sind daher wichtige Ansprechpartner; mit ihrer Beratung tragen sie dazu bei, dass die Patienten verantwortungsvoll mit ihren Medikamenten umgehen.

Nach langer regelmäßiger Einnahme und Folge des ständigen und unkontrollierten Gebrauchs von Nichtopioid-Analgetika kann ein abruptes Absetzen einen Dauerkopfschmerz (Entzugskopfschmerz) auslösen, der die meist weiblichen Anwenderinnen zur erneuten Einnahme zwingt. Schätzungen zufolge leiden in Deutschland mehr als 100 000 Menschen unter einem arzneimittelinduzierten Kopfschmerz, auch als Medikamentenübergebrauchskopfschmerz (MÜK oder medication overdose headache, MOH) bezeichnet.

Prinzipiell können alle Präparate gegen Kopfschmerzen oder Migräne, wenn sie zu häufig verwendet werden, zu einem chronischen arzneimittelinduzierten Kopfschmerz führen. Strittig ist, ob Kombinationspräparate (mit Coffein) stärker betroffen sind. Wichtig ist qualifizierte Beratung zum sachgerechten Umgang mit Schmerzmitteln in der Apotheke. Mehr als die Dosis ist die Regelmäßigkeit der Einnahme kritisch zu bewerten, denn chronisch werden die Entzugsschmerzen erst nach täglicher Einnahme einer Substanz über mehrere Monate bis Jahre.

 **Merke**

Als Faustregel für die präventive Beratung gilt daher: Zur Vermeidung eines arzneimittelinduzierten Kopfschmerzes, sollten Kopfschmerz- und Migränepatienten höchstens an 10 Tagen pro Monat (Triptane) bzw. 15 Tagen (Analgetika-Monopräparate) und an höchstens 3 Tagen hintereinander Schmerz- oder Migränemittel einnehmen.

Da eine rigorose Verweigerung der Abgabe in der Apotheke nicht hilfreich ist, sollten betroffene oder gefährdete Patienten vorsichtig nach ihren Einnahmegewohnheiten befragt und schonend über die Probleme, die sich durch die Langzeiteinnahme ergeben können, wie Nierenschädigung oder rezidivierende Magen- und Duodenalulzera aufgeklärt werden. Dies kann als Einstieg in ein Gespräch über das Beenden des Dauerkonsums genutzt werden. Zudem sollte bei Bedarf unbedingt fachärztliche Hilfe und ein stationärer Entzug empfohlen werden.

Opioid-Analgetika

Das Problem der Abhängigkeit von Opioid-Analgetika liegt nicht in der sinnvollen und strukturierten Schmerztherapie, sondern in der gezielten missbräuchlichen Verwendung. Sinnvoll ist die möglichst breite Anwendung von Retard-Formulierungen nach einem fixen

Dosierungsschema. Auf diese Weise wird ein gleichmäßiges analgetisches Niveau ohne Suchtgefahr aufrechterhalten. Gleichzeitig besteht bei nicht indizierten Langzeitverordnungen die Gefahr einer Opioidüberversorgung, ähnlich wie in den USA.

Fentanyl- und Buprenorphinhaltige Schmerzpflaster gehören zu den umsatzstärksten Medikamenten. Eine strukturierte Verordnung birgt bei Anwendung nach festem Zeitschema kaum das Risiko von Abhängigkeit. Dennoch wird über missbräuchliche Verwendung (Auskochen der Pflaster im Umfeld der Drogenszene) mit Zwischenfällen, mit teilweise tödlichem Ausgang, berichtet. Rezeptfälschungen und Diebstähle, auch von benutzten Pflastern zeugen davon. Letztere enthalten noch beträchtliche Mengen Wirkstoff und müssen sorgsam entsorgt werden, das gilt insbesondere in Krankenhäusern oder Einrichtungen der Altenhilfe. Apotheken mit entsprechendem Versorgungsauftrag haben hier erhöhten Aufklärungsbedarf.

Hypnotika und Tranquillizer

Schlafstörungen werden oft in (haus)ärztlichen Praxen medikamentös, in vielen Fällen mit Benzodiazepinen und verwandten Substanzen, therapiert. Sie sind zweifelsfrei sichere und wichtige Arzneimittel. Vordergründig vorteilhaft bei einer entsprechenden Arzneimitteltherapie ist natürlich der sich meist schnell einstellende Therapieerfolg und die zunächst positive Beeinflussung sekundärer schlafstörender Faktoren wie Angstzuständen. Im Verlauf einer längerfristigen Anwendung können sie jedoch (meist unbemerkt) zu Abhängigkeit und schwerwiegenden Nebenwirkungen wie Sturzgefahr, Mattigkeit, Verschlechterung der geistigen Leistungsfähigkeit und zum Wirkungsverlust oder Wirkumkehr führen, insbesondere bei alten Menschen. Aktuellen Kohortenstudien zufolge können Benzodiazepine möglicherweise zur Entwicklung einer Demenz beitragen. Bundesweit geht man zurzeit von etwa 1,2 Millionen Benzodiazepin-Abhängigen aus, davon zwei Drittel Frauen. Aktuelle epidemiologische Studien haben gezeigt, dass ein Drittel der Langzeitverordnungen an Patienten über 70 Jahre geht. Dabei sind Benzodiazepine in der PRISCUS-Liste, eine Referenzliste zur Erfassung inadäquater Arzneimittel im Alter und zur Verbesserung der Arzneimitteltherapiesicherheit (AMTS), aufgeführt.

In der Mehrzahl der Fälle erfolgt keine nennenswerte Dosissteigerung, man bleibt auf einem niedrigen, aber konstanten Level. Dieses Phänomen bezeichnet man als Low-Dose-Dependence (Niedrigdosisabhängigkeit). Klar davon abzugrenzen ist die sehr viel seltenere Hochdosisabhängigkeit, die sich in einer starken körperlichen und psychischen Abhängigkeit mit Persönlichkeitsveränderungen und besonders schweren Entzugssymptomen äußert.

Das Abdosieren von Benzodiazepinen und Z-Substanzen erfolgt in möglichst kleinen Schritten über einen ausreichend langen Zeitraum, meist über mehrere Monate. In der Regel wird dazu ein mittellang wirkendes Benzodiazepin ohne aktive Metaboliten eingesetzt. Im ambulanten Rahmen hat sich Oxazepam bewährt.

Entzugsangebote in psychiatrischen Kliniken und Suchtambulanzen erreichen die Betroffenen nicht ausreichend. Es besteht somit in Deutschland eine eklatante Unterversorgung der Betroffenen und ein dringender Bedarf an niedrigschwelligen, dezentralen Angeboten. Apotheker und ihre Beratungskompetenz wurden in diesem Kontext bislang zu wenig genutzt. Dies war die Ausgangssituation für ein Modellprojekt der Bundesvereinigung Deutscher Apothekerverbände (ABDA), das vom Bundesministerium für Gesundheit gefördert wurde und in dessen Rahmen der Erfolg einer intensivierten Zusammenarbeit von Apothekern und Ärzten beim ambulanten Entzug benzodiazepinabhängiger Patienten untersucht wurde. Unter ärztlicher Verantwortung und in Absprache begleiteten Hausarzt und Apotheker betroffene Patienten gemeinsam. Das Projekt verlief äußerst erfolgreich: Etwa drei Viertel der eingeschlossenen Patienten konnten ihr Medikament, das sie bisweilen über Jahrzehnte regelmäßig eingenommen hatten, nach der verstärkten Pharmazeutischen Beratung absetzen oder in der Dosis reduzieren und profitierten nachweislich von verbesserter Lebensqualität.

14.7.2 Chancen pharmazeutischer Beratung

Vier Millionen Menschen besuchen täglich eine Apotheke in Deutschland. Die Beratung über die Arzneimitteltherapie ist Kernaufgabe des Apothekers und der Umgang mit Patienten, die von Arzneimitteln abhängig sind, gehört zum Berufsalltag. Über eine – gemäß Apotheken-Betriebsordnung erforderliche – Verweigerung der Abgabe hinaus können Apothekerinnen und Apotheker sehr viel mehr tun: Sie können eine Gefährdung frühzeitig erkennen und ein Bewusstsein dafür wecken, und können Betroffenen gezielt kompetente Beratung und Hilfe anbieten.

Wichtiges in Kürze

① In der Anamnese sollten mögliche Ursachen der Schlafstörungen abgefragt werden.

② Dosierung von Benzodiazepinen und Z-Substanzen so niedrig wie möglich und Anwendung so kurz wie möglich.

③ Bei depressiven Patienten liegen Störungen im Transmitterhaushalt von Dopamin, Noradrenalin und Serotonin zugrunde sowie strukturelle und Aktivitätsveränderungen im präfrontalen Cortex und dem Hippocampus.

④ Die 3 Hauptsymptome der Depression sind gedrückte Stimmung, Antriebslosigkeit und Freud- bzw. Interessenlosigkeit.

⑤ Aufgrund des Krankheitsbilds und der Symptomatik ist bei einer unipolaren depressiven Episode nur in sehr leichten Ausprägungen überhaupt eine Selbstmedikation möglich.

⑥ Es gibt keine medikamentöse Behandlung der Parkinsonkrankheit, die die Degeneration der dopaminergen Neurone aufhält. Ziel der Therapie ist, die Beweglichkeit zu verbessern und den Tremor zu unterdrücken sowie die motorischen Körperfunktionen so lange wie möglich zu erhalten.

⑦ Die Einstellung der Parkinson-Therapie erfolgt individuell. Patienten unter 70 Jahren erhalten in der Frühphase der Erkrankung üblicherweise zunächst einen Dopaminagonisten, Patienten über 70 Jahre L-Dopa.

⑧ Mit Fortschreiten der Erkrankung und verminderter Beweglichkeit haben Parkinson-Patienten zunehmend Probleme, die Tabletten, wenn nötig zu teilen, Flaschen oder Blister zu öffnen. Für diese Probleme sollte der Apotheker einen sensiblen Blick haben und aktiv Hilfestellung oder Applikationshilfen anbieten.

⑨ Aufgrund der geringen medikamentösen Möglichkeiten zur Behandlung einer fortschreitenden Demenz ist die Selbstmedikation nur sehr begrenzt sinnvoll.

⑩ Einnahme von Acetylcholinesterase-Hemmern erfolgt bevorzugt zu einer Mahlzeit, um gastrointestinale Nebenwirkungen zu reduzieren.

⑪ Antiepileptika behandeln nicht die Krankheit Epilepsie, aber verhindern im günstigen Fall die Anfälle bzw. deren Häufigkeit. Dabei sollen die Wirkstoffe eine möglichst geringe sedierende oder gar hypnotische Wirkung besitzen.

⑫ Die Auswahl des Wirkstoffs bei Ersteinstellung bei einer Epilepsie hängt von der Art der Anfälle, dem Alter, der Verträglichkeit und den individuellen Risikofaktoren ab.

⑬ Antipsychotika der ersten Generation zeigen vermehrt extrapyramidal-motorische Nebenwirkungen, die Substanzen der zweiten Generation metabolische Effekte.

⑭ Bei Kombination von tri- und tetrazyklischen Antidepressiva mit Antipsychotika addieren sich die Effekte an mACh-, α_1- und H_1-Rezeptoren. Blutdrucksenkung mit Sturzgefahr, Tachykardie und Mundtrockenheit können beispielsweise verstärkt auftreten.

Weiterführende Literatur

Bandelow B, Bleich S, Kropp S. Handbuch Psychopharmaka. 3. Aufl., Hogrefe Verlag, Göttingen 2012

Deutsche Gesellschaft für Neurologie (DGN). S2k-Leitlinie Parkinson-Syndrome. AWMF-Register Nr. 030/010, 2016

Deutsche Gesellschaft für Neurologie (DGN). www.dgn.org (Zugriff 06.11.2020)

Deutsche Gesellschaft für Schlafforschung und Schlafmedizin (DGSM). S3-Leitlinie Nicht erholsamer Schlaf/Schlafstörungen. AWMF-Register Nr. 063/001, 2016

Deutsche Gesellschaft für Psychiatrie und Psychotherapie, Psychosomatik und Nervenheilkunde (DGPPN), S3-Leitlinie Schizophrenie, AWMF-Register Nr. 038-009

Deutsche Gesellschaft für Psychiatrie und Psychotherapie, Psychosomatik und Nervenheilkunde (DGPPN), Bundesärztekammer (BÄK), Kassenärztliche Bundesvereinigung (KBV) et al. S3-Leilinie Nationale Versorgungsleitlinie Unipolare Depression. AWMF-Register Nr. nvl-005, 2015

Dietmaier O. Psychopharmaka-Kombinationen: Fallstricke in der Beratung. Pharm Ztg, https://www.pharmazeutische-zeitung.de/fallstricke-in-der-beratung-erkennen/

DietmaierO, Schüpbach D. Psychopharmaka in der Apotheke. Wissenschaftliche Verlagsgesellschaft, Stuttgart 2018

Eckert-Lill C, Holzbach R, Möbius R et al. Benzodiazepin-Entzug: Betreuung durch Apotheker und Arzt. Pharm Ztg, (159) 21: 26–35, 2014

Framm J, Framm A, Heydel E et al. Arzneimittelprofile. 6. Aufl., Wissenschaftliche Verlagsgesellschaft, Stuttgart 2018

Gesellschaft für Neuropädiatrie. S2-Leitlinie Epilepsie im Kindesalter. AWMF-Register Nr. 022/007, 2017

Hahn M, Roll SC. Depression – zurück zu innerer Stärke, Govi-Verlag, Eschborn 2019

Herdegen T. Schizophrenie und der erweiterte Neuroleptika-Einsatz, Dtsch Apoth Ztg, (155) 23: 46–58, 2015

Lennecke K, Beinicke S, Hagel K et al. Therapie-Profile für die Kitteltasche. 2. Aufl., Wissenschaftliche Verlagsgesellschaft, Stuttgart 2006

Lennecke K, Hagel K, Przondziono K. Selbstmedikation für die Kitteltasche. 6. Aufl., Deutscher Apotheker Verlag, Stuttgart 2016

Pallenbach E. Aspekte der Arzneimitteltherapiesicherheit der Benzodiazepine und Z-Substanzen. Dtsch Apoth Ztg, (155) 47: 4791–4796, 2015

Pallenbach E. Die stille Sucht – Missbrauch und Abhängigkeit von Arzneimitteln. Wissenschaftliche Verlagsgesellschaft, Stuttgart 2009

Poser W, Böning J, Holzbach R et al. Medikamentenabhängigkeit (Sedativa, Hypnotika, Analgetika, Psychostimulanzien). In: Schmidt LG, Gastpar M, Falkai P et al (Hrsg). Evidenzbasierte Suchtmedizin: 271–330. Deutscher Ärzte-Verlag, Köln 2006

Rose O, Friedland K (Hrsg). Angewandte Pharmakotherapie. 2. Aufl., Wissenschaftliche Verlagsgesellschaft, Stuttgart 2019

Rote Liste 2020 online

Schäfer C, Liekweg A, Eisert A (Hrsg). Geriatrische Pharmazie, Deutscher Apotheker Verlag, Stuttgart 2015

Whooley MA, Avins AL, Miranda J et al. Case-finding instruments for depression. Two questions are as good as many. J Gen Intern Med, 12 (7): 439–445, 1997

Tipps für PhiPs

Das Thema Beratung psychiatrischer Patienten sollten Sie intensiv in Ausbildungsgesprächen mit Ihrem ausbildenden Apotheker besprechen. Bei Gesprächen mit betroffenen Patienten ist oft „Fingerspitzengefühl" erforderlich, um den Therapieerfolg nicht zu gefährden. Die Arzneimitteltherapiesicherheit muss aber auch bei Patienten mit psychischen Erkrankungen gewährleistet sein. Nutzen Sie hier die Erfahrungen Ihres Ausbilders.
In diesem Kapitel wird auch das Thema „Arzneimittelmissbrauch" aufgegriffen. Dieses Thema können Sie zusätzlich mithilfe des BAK-Arbeitsbogens 16 bearbeiten.
→ Arbeitsbogen Nr. 16 „Arzneimittelabhängigkeit, -missbrauch und Doping"

Tipps für Weiterzubildende

Durch den Besuch des Weiterbildungsseminar A.1 „Patientenorientierte Pharmazie – Krankheitsbilder in Fallbeispielen – Neurologische Erkrankungen, Psychiatrische Erkrankungen" können Sie Ihr fachliches Wissen erweitern. Die Beratung von Patienten mit psychischen Erkrankungen erfordert neben den fachlichen Kenntnissen jedoch auch besondere kommunikative Fähigkeiten. Bauen Sie Ihre Kompetenz im Rahmen Ihrer praktischen Weiterbildung an der Weiterbildungsstätte aus. Aber auch neurologische Patienten benötigen aufgrund der zum Teil komplexen Medikation eine intensive pharmazeutische Beratung. Ausgewählte neurologische oder psychische Erkrankungen bieten sich auch für die Erarbeitung Ihrer Projektarbeit an. Je nach Schwerpunkt Ihrer Apotheke, können Sie sich beispielsweise mit dem Thema Epilepsie oder Depression beschäftigen. Hier können arzneimittelbezogene Probleme, wie Interaktionen, Anwendungsfehler, UAW der entsprechenden Patienten näher beschrieben und bearbeitet werden.
Eine von Ihnen detektierte UAW können Sie auch als praktischen Tätigkeit Nr. 5 dokumentieren.
→ Praktische Tätigkeit Nr. 5 „Erfassung, Bewertung, Dokumentation und Weiterleitung einer UAW an die zuständige Stelle"

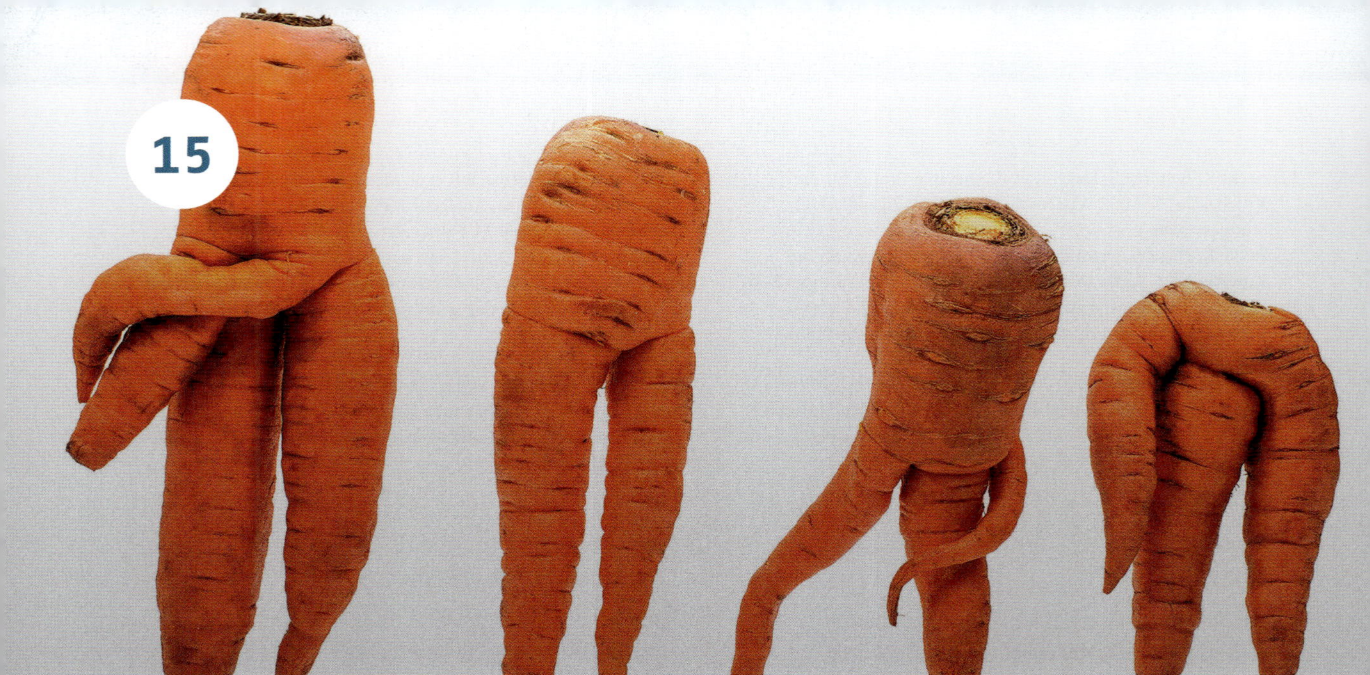

Erkrankungen des rheumatischen Formenkreises

Dr. Ines Winterhagen, Kai Girwert

Nicht selten kommen Patienten, die unter rheumatischen Beschwerden wie ständigen Schmerzen und zunehmender Bewegungseinschränkung leiden, in die Apotheke. Das Kapitel gibt praxisnahe Hinweise, wie diesen Patienten der Alltag mit ihrer Erkrankung erleichtert werden kann, indem der Apotheker die richtigen Beratungshinweise zu den verordneten Arzneimitteln gibt und sie mit therapiebegleitenden Präparateempfehlungen unterstützt.

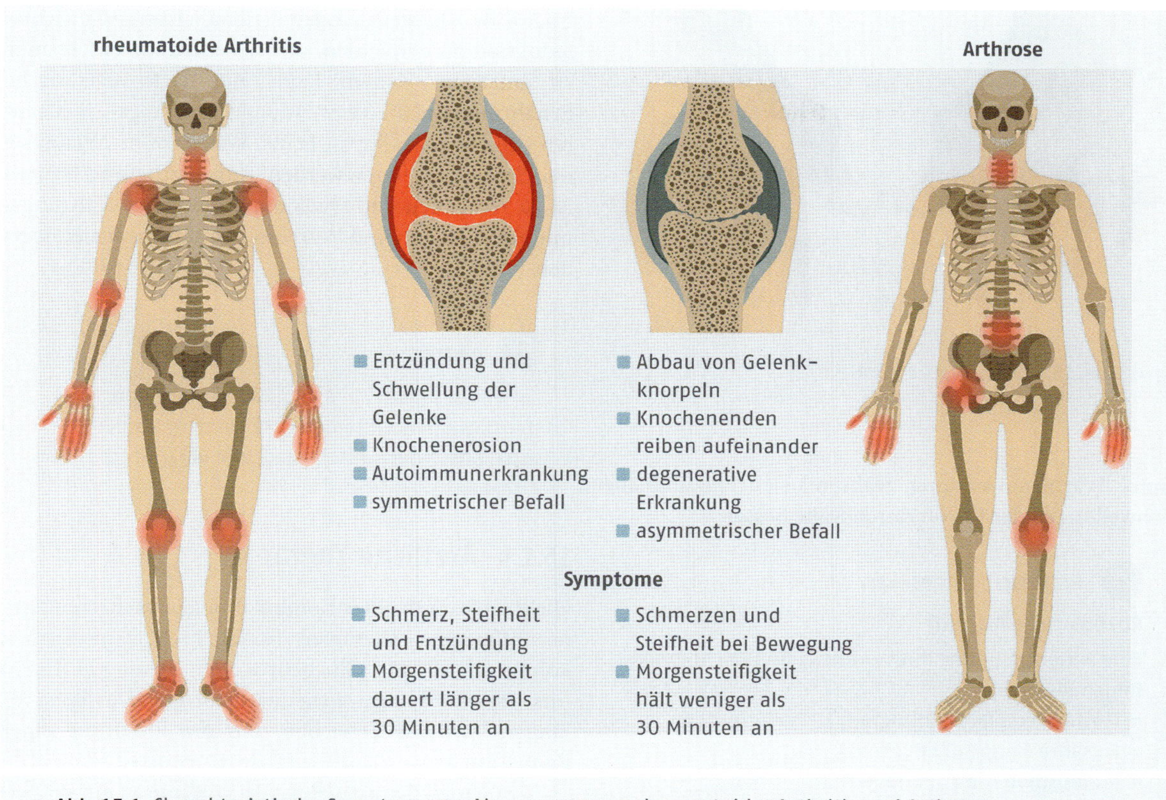

Abb. 15.1 Charakteristische Symptome zur Abgrenzung von rheumatoider Arthritis und Arthrose

15.1 Rheumatoide Arthritis

Dr. Ines Winterhagen

15.1.1 Grundlagen

Rheuma ist keine definierte Krankheit, sondern ein Oberbegriff für über 400 verschiedene Krankheitsbilder, die mit Schmerzen und meistens auch mit Funktionseinschränkungen des Bewegungsapparats einhergehen. Zu ihnen zählt u. a. die rheumatoide Arthritis (RA), die als Autoimmunerkrankung angesehen wird. Entscheidende entzündungsfördernde Botenstoffe oder Zytokine sind hier TNF-α sowie die Interleukine 1 und 6. Typische Beschwerden äußern sich bei der RA in Schmerzen und Gelenkschwellungen (v. a. der Finger oder Zehen), die länger als 6 Wochen anhalten. Morgens sind die Symptome am stärksten ausgeprägt (Morgensteifigkeit). Bei vielen Patienten sind mehrere Gelenke betroffen, in der Regel beidseitig. Man spricht daher auch von chronischer Polyarthritis. Im weiteren Verlauf kann die Krankheit zu bizarren Verformungen führen sowie zu einer irreversiblen Zerstörung der Gelenke mit immer weiter abnehmender Beweglichkeit. Die RA beschränkt sich jedoch nicht nur auf die Gelenke und gelenknahen Strukturen. Bei der Hälfte der Patienten zeigen sich auch extra-artikuläre Krankheitszeichen wie subkutane Rheumaknoten, zudem können sich Anämien, kardiovaskuläre Erkrankungen, Niereninsuffizienz, Erschöpfung und Depression ausbilden.

15.1.2 Symptomerfassung und Grenzen der Selbstmedikation

Die RA entwickelt sich meist schleichend, erste Erscheinungen sind eher unspezifisch. So treten zunächst Müdigkeit, Steifheit und grippeähnliche Symptome wie leicht erhöhte Körpertemperatur, Schwäche, Appetitlosigkeit und Muskel- oder Gelenkschmerzen auf.

① Wichtig für die richtige Therapie ist, zwischen den Gelenkbeschwerden einer RA und einer Arthrose zu unterscheiden (Abb. 15.1). Charakteristisch für die RA ist ein symmetrisches Befallsmuster, wobei vor allem Hand-, Fingergrund-, Fingermittel- und/oder Zehengrundgelenke betroffen sind. Die Gelenkschwellungen bestehen über mindestens 6 Wochen und die Morgensteifigkeit hält über 30–60 Minuten an. Arthrosen treten hingegen an den Mittel- und Endgelenken auf, der Gelenkbefall ist einseitig. Die Morgensteifigkeit dauert selten länger als 30 Minuten. Überwärmung als Zeichen der Entzündung fehlt in vielen Fällen. Bei (stummer) Arthrose bessern sich die Beschwerden

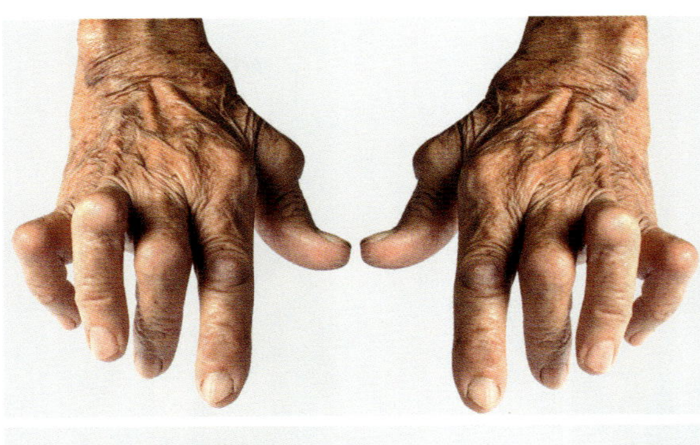

Abb. 15.2 Arthritische Hände

unter Wärmeanwendung, während sich entzündliche Schwellungen der RA oft durch Kälte bessern.

Praktisch umgesetzt

Rheumatoide Arthritis

Eine Patientin betritt Ihre Apotheke und reicht Ihnen folgendes Rezept:

- Methotrexat (MTX) 25 mg/ml, 12 Fertigspritzen,
- Folsäure 5 mg 100 Tabletten,
- Prednisolon 5 mg 100 Tabletten.

Wichtige Einnahmehinweise

- MTX nur einmal pro Woche spritzen, festen Wochentag auswählen und konsequent einhalten; in intakte Haut injizieren,
- am MTX-Tag kein NSAR einnehmen, auf Alkohol verzichten,
- Folsäure-Substitution 24 Stunden nach der MTX-Gabe,
- Cortison genau nach ärztlichem Dosierungsplan nehmen, am besten morgens vor 8:00 Uhr,
- abklären, über welchen Zeitraum Cortison genommen werden muss, evtl. ist eine Calcium- und Vitamin-D-Substitution erforderlich.

15.1.3 Nichtmedikamentöse Maßnahmen

Die nichtmedikamentöse Therapie zielt vor allem auf eine Schmerzlinderung sowie Verbesserung bzw. Erhaltung der Körperfunktionen und Alltagsaktivitäten ab. Die Physiotherapie verbessert die morgendliche Gelenksteife. Ausreichende Ruhephasen reduzieren im akuten Schub den Stress an den entzündeten Gelenken, allerdings kann zu viel Schonung zu zunehmender Schwäche und funktioneller Beeinträchtigung führen.

② Dem wirkt eine Bewegungstherapie entgegen, welche die individuelle Belastbarkeit des Patienten berücksichtigt. Empfehlenswerte Sportarten sind vor allem Schwimmen, Radfahren und Walken auf weichem Boden. Bei übergewichtigen Patienten ist eine Gewichtsreduktion zu empfehlen, um die entzündeten Gelenke zu entlasten. Zudem kann eine lacto-vegetarische Ernährung und die Verwendung von Omega-3-Fettsäuren (Pflanzenöle: Raps-, Lein-, Weizenkeim-, Walnuss- und Sojaöl) angeraten werden. Auf gesättigte Fettsäuren ist zu verzichten und arachidonsäurehaltige Nahrungsmittel wie Fleisch und Wurst sollten stark reduziert werden.

Merke

Patienten sollten zu regelmäßiger Bewegung und sportlicher Aktivität motiviert werden, Normalgewicht anstreben und auf Rauchen verzichten.

15.1.4 Ärztliche Therapie

Die RA wird mit einer Kombination aus mehreren Arzneistoffgruppen therapiert (Abb. 15.3). Zum Einsatz kommen NSAR, Glucocorticoide sowie DMARD (disease modifying antirheumatic drugs). Das Behandlungsziel ist das Erreichen und die Erhaltung einer Remission.

③ Gemäß der aktuellen S2e-Leitlinie ist ein schneller Therapiebeginn mit DMARD notwendig, um die Gelenkzerstörung aufzuhalten. Zur Gruppe der DMARD zählen konventionelle synthetische (conventional synthetic = cs) DMARD wie MTX, Leflunomid, Sulfasalazin und Hydroxychlorquin und zielgerichtete synthetische (targeted synthetic = ts) DMARD wie die Januskinase(JAK)-Inhibitoren Baricitinib, Tofacitinib, Filgotinib und Upadacitinib. Eine weitere Gruppe bilden die biologischen DMARD.

Bei Diagnosestellung ist MTX initial nach wie vor die Standardbehandlung der Wahl. Bei Kontraindikationen stehen alternativ Leflunomid und Sulfasalazin zur Verfügung. Bis zum Wirkungseintritt wird kombiniert mit einem Glucocorticoid und, wenn notwendig, einem NSAR. Als optimale Startdosis werden 15 mg MTX einmal pro Woche empfohlen. Eine rasche Dosissteigerung bis auf 25 mg pro Woche scheint gemäß der S2e-Leitlinie möglich und erhöht die Wirksamkeit. Bei erfolglosem Beginn mit oralem MTX sollte innerhalb von 6 Wochen auf eine subkutane Applikation umgestellt werden, weil das parenterale MTX eine bessere Bioverfügbarkeit besitzt. Tritt nach insgesamt 12 Wochen trotz einer optimierten MTX-Therapie (inkl. Glucocorticoid) keine ausreichende Besserung ein oder ist nach 24 Wochen noch keine Remission erreicht, muss die Therapie eskaliert werden. Diese Anpassung ist davon abhängig, wie die RA verläuft. Bei moderater Krankheitsaktivität kann eine Kombination aus mehreren csDMARD eingesetzt werden (z. B. MTX + Leflunomid oder MTX + Sulfasala-

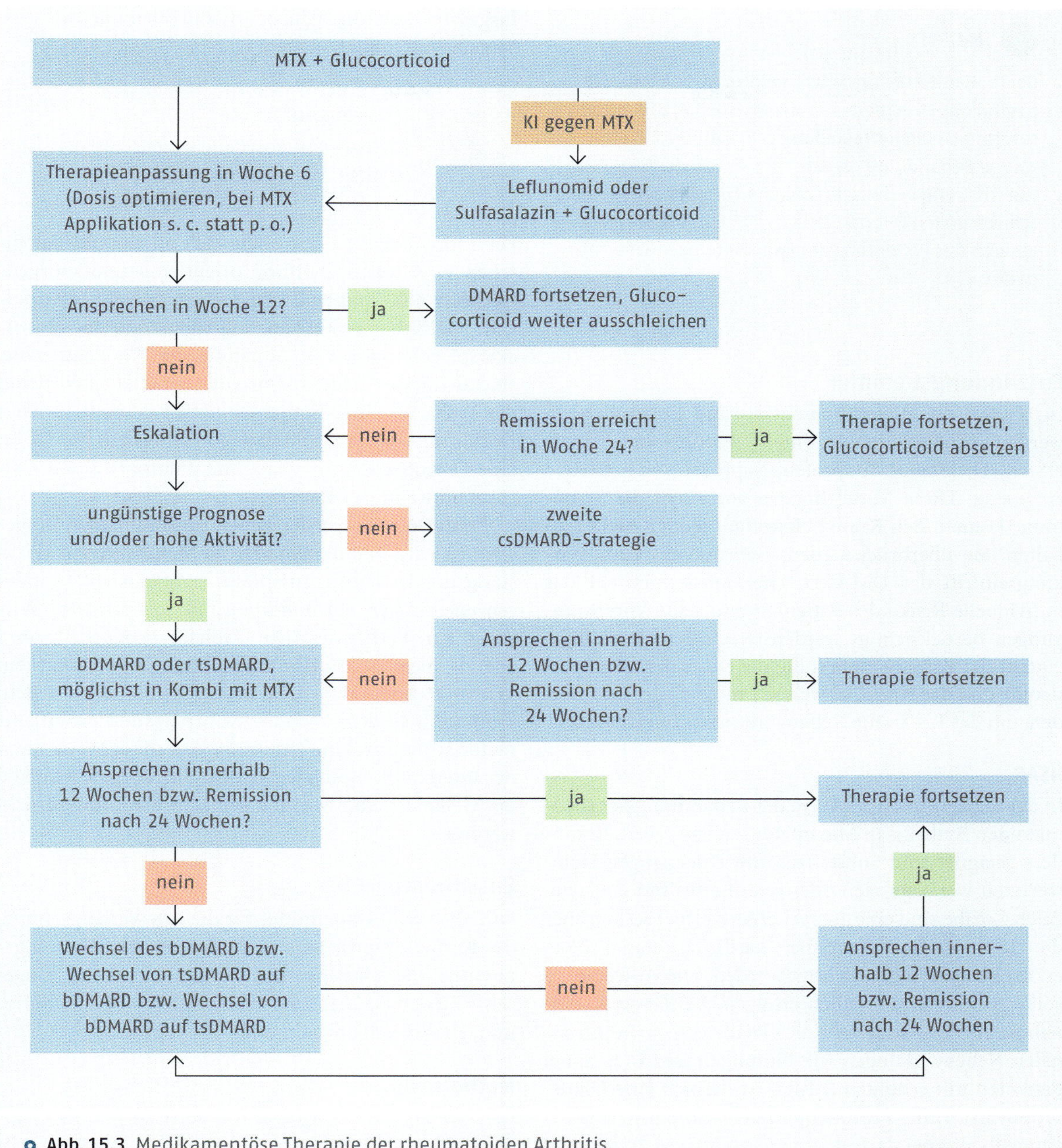

Abb. 15.3 Medikamentöse Therapie der rheumatoiden Arthritis

zin + Hydroxychloroquin). Bei hoher Krankheitsaktivität oder Vorliegen ungünstiger Prognosefaktoren wird MTX kombiniert mit einem bDMARD oder tsDMARD. Bestehen Kontraindikationen für die Gabe von MTX, so liegen in der Monotherapie die besten Ergebnisse für die Biologicals Tocilizumab und Sarilumab und für das tsDMARD Baricitinib vor. Bei nicht ausreichendem Ansprechen der ersten bDMARD-Therapie soll der Wechsel auf ein alternatives bDMARD mit gleichem oder anderem Wirkprinzip oder auf ein tsDMARD erfolgen. Für den Fall des ungenügenden Ansprechens eines zunächst eingesetzten tsDMARD ist auf ein bDMARD zu wechseln. In schwersten Fällen (hohe Entzündungsaktivität, frühes Auftreten von Erosionen) kann auch direkt mit einem Biological begonnen werden. Derzeit sind von den Biologicals nur TNF-α-Antagonisten für die Ersttherapie der RA zugelassen. Biosimilars können in gleicher Weise wie die Original-Biologicals eingesetzt werden.

 **Merke**

Bei rheumatoider Arthritis ist ein schneller Therapiebeginn mit krankheitsmodifizierenden Arzneimitteln sofort nach Diagnosestellung erforderlich. Eine frühzeitige Behandlung sorgt für den Erhalt der Gelenkfunktion und vermindert spätere Funktionseinschränkungen (Hit hard and early). Ein frühzeitiger Verweis des Patienten zum Rheumatologen ist erforderlich.

Entzündungshemmer

④ Gegen die akuten Schmerzen und Entzündungen werden Glucocorticoide (meist Prednisolon) sowie NSAR (Diclofenac, Ibuprofen, Naproxen) oder Coxibe eingesetzt. Diese Mittel lindern vor allem die Symptome, können den Krankheitsverlauf jedoch nicht aufhalten. Sie überbrücken den Zeitraum bis zum Wirkungseintritt der DMARD. Hier müssen immer das individuelle Risiko des Patienten und seine Vorerkrankungen berücksichtigt werden. Nach dem Wirkungseintritt der Basistherapie sollte die Dosis der Glucocorticoide und der NSAR so weit wie möglich gesenkt werden, um das Risiko für Nebenwirkungen zu reduzieren.

NSAR

In der Regel werden NSAR in der Behandlung der rheumatoiden Arthritis in Maximaldosen eingesetzt. Besonders geeignet sind Substanzen mit einer langen Halbwertszeit wie Naproxen oder retardiertes Indometacin. Auch Coxibe sind eine gute Alternative, hier sollten aber die Kontraindikationen bei kardiovaskulären Vorerkrankungen berücksichtigt werden. Die Anwendung sollte so kurz wie möglich erfolgen. Bei längerer Einnahme von NSAR besteht die Gefahr von gastrointestinalen Nebenwirkungen wie Blutungen und Ulzera; bei Patienten mit erhöhtem Risiko ist deshalb eine Ulkusprophylaxe mit Protonenpumpen-Inhibitoren (PPI) sinnvoll. Hierbei darf nicht vergessen werden, den PPI wieder abzusetzen, wenn die NSAR-Einnahme beendet wurde. Wechselwirkungen mit anderen Arzneimitteln sind häufig (▸ Kap. 3).

Glucocorticoide

Glucocorticoide (GC) sind aufgrund ihrer unmittelbar einsetzenden anti-inflammatorischen und destruktionsinhibierenden Wirkung zusammen mit csDMARD ein obligatorischer Bestandteil der initialen Therapie. Laut S2e-Leitlinie ist eine Startdosis von täglich 10–30 mg Prednisolonäquivalent zu empfehlen mit der Reduktion auf eine niedrige Dosis von 5 mg Prednisolonäquivalent oder weniger innerhalb von 8 Wochen. Insgesamt soll die Glucocorticoid-Therapie auf 3–6 Monate beschränkt werden.

 **Verweis auf Online**

Äquivalenzdosistabellen der AMK zu oralen Glucocorticoiden

Die morgendliche Gabe sollte sich an der physiologischen Cortisolausschüttung orientieren und morgens zwischen 6:00 und 8:00 Uhr mit etwas Nahrung erfolgen. Die Nebenwirkungen, wie Steigerung des Blutzuckerspiegels oder eine Abnahme der Knochendichte, sind zu überwachen. Prednisolon ist das Glucocorticoid der Wahl. Ab einer Einnahme über 3 Monate in einer Dosierung von 7,5 mg Prednisolonäquivalent pro Tag ist eine Osteoporoseprophylaxe mit Vitamin D und Calcium notwendig (▸ Kap. 16).

Prednison, das in der Leber zu Prednisolon umgewandelt wird und diesem aktiven Metaboliten in Wirkstärke und Dosierung entspricht, steht in einer besonderen galenischen Formulierung mit zeitversetzter Wirkung zur Verfügung. Die Tablette (Lodotra®) wird abends gegen 22:00 Uhr eingenommen und setzt den Wirkstoff gegen 4:00 Uhr morgens frei, also zu dem Zeitpunkt, an dem auch die Konzentration proinflammatorischer Zytokine zunimmt. Auf diese Weise kann der Interleukin-6-Anstieg, der für die Morgensteifigkeit der Gelenke verantwortlich gemacht wird, unterdrückt werden.

Basistherapeutika

DMARD sind Arzneimittel, für die eine Verlangsamung des Krankheitsprozesses nachgewiesen ist. Diese sogenannten Basistherapeutika werden langfristig eingesetzt. Zu den DMARD der Wahl zählen: MTX, Leflunomid, Hydroxychloroquin und Sulfasalazin.

Methotrexat

⑤ Der Folsäureantagonist Methotrexat gilt als Goldstandard bei der Behandlung der RA (◘ Tab. 15.1). Mit einem Wirkeintritt ist nach 4–8 Wochen zu rechnen. Die Gabe erfolgt einmal wöchentlich, am besten abends, möglichst nicht zu den Mahlzeiten. Die Applikation ist oral oder subkutan möglich. Die Dosis sollte auf einmal eingenommen oder maximal auf 3 Dosen im Abstand von 12 Stunden verteilt werden. Die parenterale Gabe gilt als wirksamer und besser verträglich. Begonnen werden kann mit einer mittleren Anfangsdosis von 15 mg pro Woche. Eine rasche Dosissteigerung auf 25 mg pro Woche ist bei fehlenden Gegenanzeigen möglich. Bei älteren Patienten, eingeschränkter Nierenfunktion oder pulmonalen Vorerkrankungen ist eine niedrigere Anfangsdosis von 7,5–10 mg/d sinnvoll. Je nach Krankheitsaktivität wird dann bei guter Verträglichkeit

Tab. 15.1 Arzneistoffprofil: Methotrexat

Arzneistoff, Handelsname (Bsp.)	Dosierung, Bemerkungen
Methotrexat (Lantarel® FS, Tabletten, Metex® FS, Pen, Injektionslsg., Tabletten)	7,5–25 (oral: 20) mg 1 × pro Woche

Besonderheiten

- **NW:** GIT-Beschwerden; Ulzerationen (Mund-, Rachen- und Magenschleimhaut); Kopfschmerzen, Müdigkeit, Benommenheit (cave: Autofahren), Schwindel; Haut: Exantheme, Hautrötungen, Juckreiz; Leuko- und Thrombozytopenie; erhöhte Leberwerte; Lunge: Pneumonitis mit Atemnot, Reizhusten und Fieber,
- **KI:** gleichzeitige Gabe mit Cotrimoxazol; schwere Leber- und Niereninsuffizienz; persistierende Erhöhung der Leberwerte; Erkrankung des blutbildenden Systems; GIT-Ulzera; Alkoholabusus; Schwangerschaft/Stillzeit; Immundefizienz; Lebendimpfstoffe,
- **WW:** COX-Inhibitoren, Antibiotika wie Penicilline, Sulfonamide, Ciprofloxacin: erhöhte MTX-Blutspiegel; Alkohol bzw. hepatotoxische Arzneimittel: Anstieg der Transaminasen; Theophyllin: erhöhte Theophyllin-Spiegel,
- **Sonstiges:** Kontrolluntersuchung vor Therapiebeginn und in regelmäßigen Abständen (Blutbild, Atem-, Leber- und Nierenfunktion, Mundschleimhaut und Rachen); Kontrazeption während der Therapie und bis zu 6 Monate nach Behandlungsende; Gabe von 5 mg Folsäure 24–48 Stunden nach der MTX-Applikation; kein Alkohol bzw. keine Selbstmedikation mit NSAR am Tag der MTX-Gabe; übermäßigen Genuss von coffeinhaltigen Getränken während MTX-Therapie vermeiden; bei älteren Patienten besonders auf die Nierenfunktion achten.

schrittweise um 2,5 mg gesteigert. Eine Wochendosis von 25 mg s.c. bzw. 20 mg oral sollte im Allgemeinen nicht überschritten werden. Im Verlauf der Behandlung kann bis zur niedrigsten noch wirksamen Erhaltungsdosis reduziert werden.

Cave

MTX ist eine Wochen-Therapie! Bei Abgabe unbedingt die einmal wöchentliche Gabe betonen! Der Patient sollte einen bestimmten Wochentag festlegen und unbedingt einhalten. Er kann diesen zur Erinnerung in einer speziellen Patienten-Karte notieren.

Hydroxychloroquin

Hydroxychlorquin (Tab. 15.2) kommt bei der Behandlung der RA in Monotherapie nur bei sehr milden Verlaufsformen zum Einsatz. Ansonsten wird der Wirkstoff mit MTX und Sulfasalazin kombiniert.

Der große Vorteil von Hydroxychloroquin ist das Fehlen von myelosuppressiver, hepatischer und renaler Toxizität. Der Wirkungseintritt kann im Allgemeinen nach 4–12 Wochen erwartet werden.

Merke

Unter der Therapie mit Hydroxychloroquin müssen vierteljährlich die Augen untersucht werden.

Sulfasalazin

Sulfasalazin (Azulfidine® RA, Pleon® RA) kann bei MTX-Unverträglichkeit, milderen Verlaufsformen oder als Add-on zur MTX-Therapie eingesetzt werden (Tab. 15.3). Die Wirkung setzt innerhalb von 1–3 Monaten ein. Sulfasalazin wird über vier Wochen langsam von 500 mg auf 2 g/d (max. 3 g) aufdosiert, um mögliche Nebenwirkungen zu minimieren. Die Einnahme erfolgt mit viel Flüssigkeit eine Stunde vor den Mahlzeiten.

Leflunomid

Der Wirkeintritt von Leflunomid ist nach 4–6 Wochen zu erwarten. Aufgrund der Nebenwirkungen wird meist nicht mehr initial mit 100 mg pro Tag über 3 Tage aufgesättigt, sondern es erfolgt eine direkte Therapie in einer Dosis von 10–20 mg einmal täglich. Gastrointestinale Nebenwirkungen lassen sich durch die Einnahme zu den Mahlzeiten reduzieren. Nach jeder Dosis ist der Mund mit ausreichend Wasser zu spülen, um eine Stomatitis zu vermeiden. Da Leflunomid teratogen ist, sind Verhütungsmaßnahmen unter Einnahme dieser Substanz notwendig. 48 Monate vor einer geplanten Schwan-

▫ **Tab. 15.2** Arzneistoffprofil: Hydroxychloroquin

Arzneistoff, Handelsname (Bsp.)	Dosierung, Bemerkungen
Hydroxychloroquin (Quensyl®)	Erwachsene: initial 2–3 × tgl. 1 Tablette (tgl. 400–600 mg), Erhaltungsdosis: 30–49 kg: 1 Tablette tgl.; 50–64 kg: 1 Tablette, jeden 2. Tag 2 × tgl. 1 Tablette; ab 65 kg: 2 × tgl. 1 Tablette; Dosisreduktion bei Leber- und Nierenfunktionsstörungen

Besonderheiten

- **NW:** gastrointestinale Beschwerden; Haut: Juckreiz, Hautausschlag; neuronale Störungen: Kopfschmerzen, Schwindel (cave: Autofahren), Tinnitus, Polyneuritiden; selten hämatologische Nebenwirkungen: Thrombo- und Leukozytopenie; Auge: Hornhauttrübung, verschwommenes Sehen durch Störung der Akkomodation; Retinopathie mit Farbsehstörung, Gesichtsfeldausfällen, Visusverlust; Kardiomyopathie, EKG-Veränderungen,
- **KI:** vorbestehende Retino- oder Makulopathie; Myasthenia gravis; Blutbildungsstörungen; Schwangerschaft/Stillzeit; Kinder < 6 Jahre (< 35 kg),
- **WW:** hepatotoxische Stoffe: verstärkte Hepatotoxizität; Insulin, orale Antidiabetika: Blutzuckerschwankungen; Probenecid, Sulfonamide, Phenylbutazon: vermehrte Hautreaktionen; Glucocorticoide: vermehrte (Kardio-)Myopathien; Digoxin, MTX: Hemmung der renalen Elimination: erhöhte Toxizität der angeführten Substanzen; Antazida: verminderte Resorption von Hydroxychloroquin: Einnahmeabstand von 4 Stunden; Probenecid, Indometacin: erhöhtes Retinopathie-Risiko; Arzneimnittel, die Arrhythmien auslösen können: steigendes Arrhythmie-Risiko,
- **Sonstiges:** Kontrazeption während Therapie und 3 Monate nach Behandlungsende, Sonnenschutz unter Hydroxychloroquin-Einnahme.

▫ **Tab. 15.3** Arzneistoffprofil: Sulfasalazin

Arzneistoff, Handelsname (Bsp.)	Dosierung, Bemerkungen
Sulfasalazin (Azulfidine® RA, Pleon® RA)	Einschleichende Dosierung: Erwachsene: 1. Woche 1 × tgl. 500 mg abends, 2. Woche: 1 × 500 mg morgens und 1 × 500 mg abends, 3. Woche: 1 × 500 mg morgens und 2 × 500 mg abends, ab der 4. Woche: 2 × 500 mg morgens und abends; falls nach 3 Monaten unzureichendes Ansprechen: Steigerung auf 3 × tgl. 1000 mg; Einnahme eine Stunde vor den Mahlzeiten, unzerkaut mit viel Flüssigkeit

Besonderheiten

- **NW:** gastrointestinale Beschwerden, Kopfschmerz, Schwindel, Müdigkeit, Störung des Geschmacksinns, Husten, Erhöhung der Leberwerte, Hautreaktionen, Proteinurie, Arthralgie, Folsäuremangel-Anämie, Leukopenie,
- **KI:** Kinder < 6 Jahre, schwere Nieren- oder Leberinsuffizienz; Sulfonamidallergie; Störungen der Blutbildung, Porphyrie, Erythema exsudativum multiforme,
- **WW:** Digoxin: Digoxinwirkung gehemmt; Folsäure: gehemmte Resorption; Calcium/Eisen bzw. Antibiotika: verminderte Resorption von Sulfasalazin infolge Bindung im Intestinaltrakt bzw. infolge verminderter Aufspaltung durch die geschädigte Darmflora; gleichzeitige Gabe mit Phenprocoumon: steigender INR-Wert; gleichzeitige Gabe von Sulfonylharnstoffen: verstärkter blutzuckersenkender Effekt,
- **Sonstiges:** kann bei strenger Indikationsstellung in Schwangerschaft/Stillzeit genommen werden (dann besonders auf ausreichende Folsäurezufuhr achten); engmaschige Kontrolle der Therapie: vollständiges Blutbild, Leber- und Nierenfunktion.

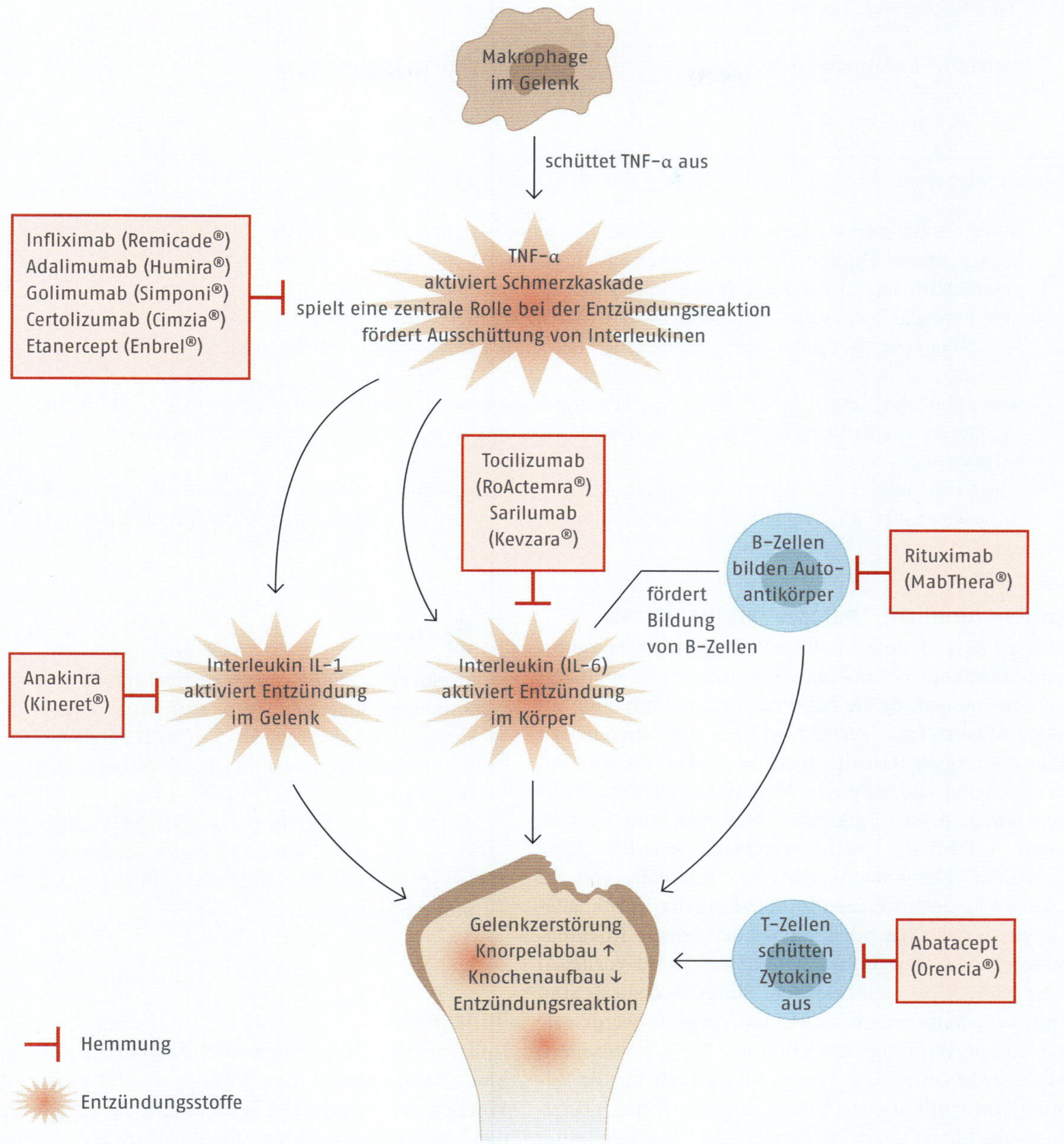

Abb. 15.4 Angriffspunkte der Biologicals im Immunsystem

15

gerschaft sollte Leflunomid abgesetzt werden, sicherheitshalber ist der Blutspiegel zu bestimmen. Leflunomid bzw. der aktive Metabolit Teriflunomid verbleiben für 1–2 Jahre im Körper. Der Zeitraum lässt sich durch Auswaschung mit Colestyramin oder Aktivkohle erheblich reduzieren (Tab. 15.4).

Merke

Unter der Therapie mit Leflunomid muss regelmäßig der Blutdruck kontrolliert werden.

■ **Tab. 15.4** Arzneistoffprofil: Leflunomid

Arzneistoff, Handelsname (Bsp.)	Dosierung, Bemerkungen
Leflunomid (Arava®)	1 × tgl. 10–20 mg

Besonderheiten

- **NW:** GIT-Beschwerden, Stomatitis; Kopfschmerzen, Schwindel; Parästhesien; verstärkter Haarausfall; hämatologisch: Leuko-/Thrombopenie, sehr selten Agranulozytose; Hypertonie; Hautausschlag; Infektionsneigung durch geschwächte Immunabwehr; erhöhte Leberwerte; Lungeninfekte,
- **KI:** Kinder und Jugendliche <18 Jahre; mittlere bis schwere Niereninsuffizienz; eingeschränkte Leberfunktion; Schwangerschaft/Stillzeit; schwere Immundefekte/Infektionen; Schädigungen des Knochenmarks; ausgeprägte Anämie, Leuko-, Neutro- oder Thrombozytopenie,
- **WW:** Aktivkohle, Colestyramin: Resorptionsverminderung; Lebendimpfstoffe: Abschwächung der Impfreaktion; hepatotoxische Stoffe: verstärkte Hepatotoxizität; myelotoxische Wirkstoffe: verstärkte NW; Cumarine: verlängerte Prothrombin-Zeit,
- **Sonstiges:** ausreichende Kontrazeption während und bis zu 48 Monate nach der letzten Einnahme (außer nach Auswaschmaßnahme); regelmäßige Blutdruckkontrolle; Monitoring der Leberwerte, Differenzialblutbild.

Antientzündliche Therapie mit Biologicals

Biologicals sind biotechnologisch hergestellte, rekombinante Proteine, die subkutan oder intravenös appliziert werden müssen, da sie bei einer oralen Einnahme im Magen-Darm-Trakt zerstört würden. Im Vergleich zu allen bisherigen Basistherapeutika wirken die Biologicals schneller und halten das Voranschreiten der Krankheit wirksam auf. Biologicals kommen zum Einsatz, wenn csDMARD nicht vertragen werden, eine csDMARD-Kombinationstherapie innerhalb von 12 Wochen keine ausreichende Abnahme der Krankheitsaktivität erzielt hat oder initial hochpotente Rheumafaktoren bzw. eine hohe Krankheitsaktivität vorliegen oder frühe Erosionen bestehen. Einige Biologicals sind zwar zur Monotherapie zugelassen, meistens werden sie jedoch zur Wirkungssteigerung mit MTX kombiniert. MTX senkt zudem die Wahrscheinlichkeit für die Bildung von Antikörpern. Alle Biologicals gelten prinzipiell als gleich stark wirksam. Die Auswahl eines bestimmten Wirkstoffs richtet sich daher nach Häufigkeit und Art der Applikation, nach dem Nebenwirkungsprofil, zusätzlichen Komorbiditäten und der jeweiligen Begleitmedikation. Lediglich Anakinra ist weniger effektiv und wird daher nicht als erstrangiges Biological empfohlen. Spricht der Patient auf das zunächst gewählte Biological nicht ausreichend an, kann auf ein anderes Biological gewechselt werden (○ Abb. 15.4, ■ Tab. 15.5).

Merke

Vor einer Behandlung mit Biologicals muss eine bestehende Tuberkulose bzw. eine Hepatitis-B-Infektion ausgeschlossen werden. Die Therapie muss intensiv überwacht werden, da ein erhöhtes Risiko für Infektionen besteht.
Die Lagerung erfolgt lichtgeschützt und im Kühlschrank bei 2–8 °C. Etwa 30 Minuten vor der Injektion sollten Pen oder Fertigspritze bei Raumtemperatur erwärmt werden.

Infliximab

Infliximab ist ein monoklonaler Antikörper mit einem Maus-Fab-Fragment. Der Wirkungseintritt ist nach 2–3 Wochen zu erwarten. Der Wirkstoff ist der einzige unter den TNF-α-Antagonisten, der als intravenöse Infusion verabreicht wird. Der Erstinfusion folgen weitere Infusionen mit einer Dosierung von 3 mg/kg Körpergewicht nach 2 und 6 Wochen und danach alle 8 Wochen. Im Unterschied zu Etanercept, Adalimumab und Certolizumab muss Infliximab aufgrund seines murinen Anteils zwingend mit MTX kombiniert werden, um der Bildung von Autoantikörpern vorzubeugen.

Etanercept

Das Fusionsprotein Etanercept wird als Mono- oder Kombi-Therapie mit MTX appliziert. Der Wirkungseintritt ist nach 1–2 Wochen zu erwarten. Die Verschlusskappe darf erst direkt vor der Applikation abgenommen werden. Beim Pen ist zu beachten, dass ein

Tab. 15.5 Arzneistoffprofil: Biologicals (TNF-α-Antagonisten)

Arzneistoff, Handelsname (Bsp.)	Dosierung, Bemerkungen
Adalimumab (Humira®) FS, Pen, Durchstechflasche zur Injektion für Kinder	FS/Pen alle 14 Tage s. c.; einzelne FS/Pen darf bis zu 14 Tage bei max. 25 °C gelagert werden
Certolizumab (Cimzia®) FS, Pen, Patrone für Dosiergerät	Initial: 400 mg in Wochen 0, 2 und 4; Erhaltungsdosis: alle 14 Tage 200 mg s. c. (alternativ: alle 4 Wochen 400 mg); kann bis zu 10 Tage bei max. 25 °C gelagert werden
Etanercept (Enbrel®) FS, Pen (25/50 mg), Durchstechflasche (10 mg zur Anwendung bei Kindern u. Jugendlichen/25 mg)	2 × pro Woche 25 mg oder 1 × pro Woche 50 mg; einzelne FS/Pen kann bis zu 4 Wochen bei max. 25 °C aufbewahrt werden
Golimumab (Simponi®) FS (50/100 mg), Injektor (50/100 mg)	FS/Injektor 1 × pro Monat s. c.; kann bis zu 30 Tage bei max. 25 °C gelagert werden
Infliximab (Remicade®) Durchstechflasche	Infusion i. v. in Wochen 0, 2 und 6; dann alle 8 Wochen

Besonderheiten

- **NW:** schwere Infektionen durch geschwächte Immunabwehr: engmaschige Kontrolle, Lymphome, Autoantikörperbildung (unter Kombination mit MTX vermindert), Infusionsreaktionen bzw. Reaktionen an der Injektionsstelle, Überempfindlichkeit, Fieber, Schmerz, Hautausschlag, Pruritus, gastrointestinale Beschwerden, Kopfschmerzen, Bluthochdruck; Adalimumab, Certolizumab, Golimumab zusätzlich: Schwindel, Sehstörungen, Müdigkeit (cave: Autofahren), Leukopenie; Adalimumab, Golimumab zusätzlich: Husten, Schlaflosigkeit; Adalimumab zusätzlich: erhöhte Leberenzym-, Harnsäure- und Blutfettwerte, Tachykardie, eingeschränkte Nierenfunktion, Hämaturie, Asthma, Dyspnoe, Hypokaliämie, Hypocalcämie, Hypophosphatämie, Hyperglykämie, Stimmungsschwankungen, Koagulations- und Blutungsstörungen, beeinträchtigte Wundheilung,
- **KI:** Schwangerschaft/Stillzeit (Humira®, Cimzia®: Anwendung in der Stillzeit möglich), schwere Infektionen, Herzinsuffizienz NYHA III oder IV, Kombination mit Anakinra oder Abatacept, gleichzeitige Lebendimpfungen,
- **WW:** Etanercept und Sulfasalazin: Abfall der Anzahl weißer Blutkörperchen,
- **Sonstiges:** Enbrel® zusätzlich: Vorsicht bei Patienten mit Hepatitis C in der Anamnese: Hepatitis kann sich verschlechtern, Hypoglykämie bei Patienten unter gleichzeitiger Diabetesbehandlung, Kontrazeption während der Behandlung und einige Monate danach (bis zu 6 Monate: Golimumab, Infliximab; 5 Monate: Adalimumab, Certolizumab; 3 Wo: Etanercept).

einmal ausgelöster, aber nicht injizierter Pen zu verwerfen ist. Falls ein Lyophilisat verordnet ist, muss zunächst eine injektionsfähige Lösung zubereitet werden. Für Rheumapatienten mit eingeschränkter Beweglichkeit oder Deformation der Hände ist das Lyophilisat somit ungeeignet. Es wird meistens für Kinder verordnet, um den Wirkstoff gemäß jeweiligem Körpergewicht dosieren zu können.

Adalimumab

Adalimumab ist ein humaner monoklonaler TNF-α-Antikörper. Er wurde als Monotherapeutikum oder in Kombination mit MTX zugelassen. Bei erwachsenen Patienten beträgt die empfohlene Dosis 40 mg, die alle 2 Wochen subkutan injiziert wird. Bei der Injektion muss auf eine ausreichende Einstichtiefe geachtet werden, da sonst ein sehr unangenehmes Brennen an der Injektionsstelle auftreten kann. Der Pen wird im 90°-Winkel auf die Injektionsstelle gesetzt, die Fertigspritze im 45°-Winkel langsam in eine Hautfalte injiziert.

Golimumab

Golimumab ist ein humaner monoklonaler TNF-α-Antikörper. Er wird in Kombination mit oralem MTX zur Behandlung der mittelschweren bis schweren aktiven rheumatoiden Arthritis eingesetzt. Golimumab wird einmal monatlich – jeweils am selben Tag – in einer Dosis von 50 mg subkutan in Oberarm, Bauch oder Oberschenkel injiziert. Bei Patienten mit einem Körpergewicht von mehr als 100 kg kann die Dosis auf

100 mg erhöht werden. Das Ansprechen der Therapie ist nach ca. 3–4 Monaten zu erwarten. Neben einer Fertigspritze steht für die Selbstapplikation ein vorbefüllter Autoinjektor zur Verfügung.

Certolizumab

Certolizumab ist ein pegyliertes humanisiertes Antikörperfragment gegen TNF-α. Im Gegensatz zu konventionellen Antikörpern besitzt es keinen Fc-Teil, ausreichende Stabilität wird durch zwei verknüpfte Polyethylenketten erreicht. Certolizumab ist in Kombination mit MTX indiziert für die Behandlung der mittelschweren bis schweren aktiven rheumatoiden Arthritis. Bei einer Unverträglichkeit gegen MTX oder wenn die Behandlung mit MTX nicht fortsetzbar ist, kann Certolizumab auch als Monotherapie verabreicht werden. Die Anfangsdosis beträgt 400 mg (2 subkutane Injektionen zu je 200 mg) in Woche 0, 2 und 4, gefolgt von einer Erhaltungsdosis von 200 mg alle 2 Wochen. Der Wirkungseintritt ist mit 1–2 Wochen sehr schnell. Die Injektion erfolgt in das Abdomen oder in den Oberschenkel. Sollen mehr als 200 mg appliziert werden, müssen die Einstichstellen mindestens 3 cm auseinander liegen.

Rituximab und Abatacept

Rituximab ist ein chimärer, monoklonaler CD20-Antikörper. 2 Infusionen von 1000 mg Rituximab werden im Abstand von 2 Wochen appliziert. Bei Bedarf kann die Infusion nach 6 Monaten wiederholt werden. Ein Wirkungseintritt ist nach 1–3 Wochen zu erwarten. Wegen des murinen Anteils sollte auf jeden Fall mit MTX kombiniert werden. Vor jeder Anwendung von MabThera® sollte immer eine Prämedikation mit einem Analgetikum/Antipyretikum (z. B. Paracetamol) und einem Antihistaminikum (z. B. Diphenhydramin) erfolgen. Um die Häufigkeit und den Schweregrad infusionsbedingter Reaktionen zu verringern, sollten Patienten mit rheumatoider Arthritis eine intravenöse Gabe von 100 mg Methylprednisolon erhalten, die 30 Minuten vor der Infusion von MabThera® beendet sein muss. Für Rituximab gilt laut Zulassungsempfehlungen, dass es erst nach Versagen eines TNF-α-Hemmers zur Anwendung kommen darf. In besonderen Situationen (z. B. Lymphom- oder TBC-Anamnese, begleitende Vaskulitis) kann aber der Einsatz auch schon direkt nach Versagen von csDMARD sinnvoll sein.

Abatacept ist bei mäßiger bis schwer aktiver RA indiziert bei Erwachsenen, die unzureichend auf eine vorangegangene Therapie mit DMARD ansprechen. Es ist ein T-Zell-Kostimulations-Blocker, der in Kombination mit MTX eingesetzt wird. Orencia® subkutan kann mit oder ohne intravenöse Aufsättigungsdosis (30-minütige Infusion in einer Dosierung von 500–1000 mg, je nach Körpergewicht) begonnen werden. Die Subkutan-Dosis liegt unabhängig vom Gewicht bei 125 mg pro Woche. Falls eine einmalige intravenöse Infusion zum Behandlungsbeginn gegeben wird, sollte die erste subkutane Injektion von 125 mg Abatacept innerhalb eines Tages auf die intravenöse Infusion folgen. Die weiteren subkutanen Injektionen werden dann in wöchentlichem Abstand appliziert. Die Injektion erfolgt im 45-Grad-Winkel. Für Orencia® steht auch ein Fertigpen zur Verfügung (◘ Tab. 15.6).

Anakinra, Sarilumab und Tocilizumab

Anakinra ist ein genetisch hergestellter humaner Interleukin-1-Rezeptor-Antagonist. Das Mittel wirkt nur vergleichsweise schwach und soll bei RA nur mit MTX eingesetzt werden. Hautreaktionen und Kopfschmerzen unter der Therapie sind sehr häufig, das Nebenwirkungsprofil entspricht ansonsten mit gastrointestinalen Beschwerden und erhöhter Infektionsanfälligkeit dem der anderen Biologicals.

Der monoklonale Interleukin-6-Antikörper **Tocilizumab** (RoActemra®) kann mit MTX kombiniert oder als Monotherapie verabreicht werden. Die Wirkung sollte nach 4–8 Wochen eintreten. Die Dosierung beträgt 8 mg/kg Körpergewicht alle 4 Wochen als Infusion oder alternativ 162 mg (1 FS/Pen) subkutan einmal pro Woche. Patienten, die von der intravenösen auf die subkutane Darreichungsform wechseln, sollten ihre erste subkutane Dosis anstelle der nächsten geplanten intravenösen Dosis anwenden. Nachdem die Fertigspritze aus dem Kühlschrank entnommen wurde, sollte sie vor der Injektion mindestens 25–30 Minuten zur Erwärmung bei Raumtemperatur liegen. Nachdem die Schutzkappe entfernt wurde, muss die Injektion innerhalb von 5 Minuten erfolgen, um zu verhindern, dass das Arzneimittel austrocknet und die Nadel verstopft.

Ein weiterer monoklonaler Interleukin-6-Antikörper ist **Sarilumab** (Kevzara®). Auch er kann als Monotherapie oder in Kombination mit MTX angewendet werden. Die empfohlene Dosis liegt bei 200 mg subkutan alle 2 Wochen, sie kann bei Bedarf auf 150 mg gesenkt werden. Der Vorteil gegenüber Tocilizumab liegt im längeren Applikationsintervall (◘ Tab. 15.7).

Merke

⑥ Bei der Anwendung moderner Antirheumatika ist eine ausführliche Beratung der Rheumapatienten notwendig – nicht nur durch den Arzt, sondern auch in der Apotheke. Der Patient muss mit der Handhabung vertraut sein, wissen, wie oft er injizieren soll, in welche Körperstellen und wie die Spritzen bzw. Pens richtig gelagert und entsorgt werden.

Tab. 15.6 Arzneistoffprofil: B- und T-Zell-Rezeptor-Antagonisten

Arzneistoff, Handelsname (Bsp.)	Dosierung, Bemerkungen
Rituximab (MabThera®) Durchstechflasche	2 Infusionen von 1000 mg im Abstand von 14 Tagen, evtl. Wiederholung nach 6 Monaten
Abatacept (Orencia®) FS/Pen (125 mg), Durchstechflasche (250 mg)	Initial: Kurzinfusion in Wochen 0, 2 und 4; dann alle 4 Wochen, abhängig vom KG: < 60 kg: 500 mg, bis 100 kg: 750 mg, > 100 kg: 1000 mg; FS/Pen 1 × pro Woche 125 mg s. c.

Besonderheiten

- **NW:** erhöhtes Infektionsrisiko, kognitive, neurologische und psychiatrische Symptome, Leukopenie, Hypertonie, Atemwegserkrankungen, Übelkeit, Erbrechen, Myalgie; Rituximab zusätzlich: infusionsbedingte Reaktionen, Hyperglykämie, Herzerkrankungen, Fieber, Schüttelfrost, selten: progressive multifokale Leukoenzephalopathie; Abatacept zusätzlich: Leberfunktionsstörungen, Hautausschlag,
- **KI:** aktive schwere Infektionen, Schwangerschaft/Stillzeit, stark geschwächte Immunabwehr, Lebendimpfstoffe, gleichzeitige Kombination mit TNF-α-Antagonisten; Rituximab zusätzlich: schwere Herzinsuffizienz (NYHA IV), schwere unkontrollierte Herzerkrankung,
- **WW:** Rituximab bei nachfolgender Therapie mit biologischem DMARD: steigende Rate an klinisch relevanten Infektionen; Abatacept: gleichzeitige Anwendung mit immunsuppressiven oder immunmodulatorischen Biologicals könnte die Wirkung auf das Immunsystem potenzieren,
- **Sonstiges:** Kontrazeption während der Behandlung und einige Monate danach (12 Monate: Rituximab, 14 Wochen: Abatacept).

Tab. 15.7 Arzneistoffprofil: Interleukin-Antagonisten

Arzneistoff, Handelsname (Bsp.)	Dosierung, Bemerkungen
Anakinra (Kineret®) FS	1 × tgl. 100 mg. s. c.; darf vor Injektion bis 12 Stunden bei Raumtemperatur gelagert werden
Sarilumab (Kevzara®) FS/Pen (150/200 mg)	Alle 14 Tage (150–)200 mg s. c.; darf bis zu 14 Tage bei 25 °C gelagert werden
Tocilizumab (RoActemra®) FS, Pen, Durchstechflasche	Kurzinfusion alle 4 Wochen i. v. oder 1 × pro Woche FS/Pen s. c.

Besonderheiten

- **NW:** Infektionen, Neutropenie, allergische Reaktionen, Reaktionen an der Injektionsstelle, Hautausschlag, Kopfschmerzen, erhöhte Leberenzymwerte; Sarilumab zusätzlich: Harnwegsinfekte; Toclizumab zusätzlich: schwerwiegende Leberschäden, Schwindel, Hypertonie, Konjunktivitis, Mundulzera, Gastritis, abdominale Schmerzen, Hypercholesterolämie, Husten, Dyspnoe, Exanthem, Pruritus,
- **KI:** schwere Infektionen, Neutropenie, Schwangerschaft/Stillzeit, Lebendimpfungen, Kombination mit TNF-α-Antagonisten, Anakinra zusätzlich: schwere Niereninsuffizienz: Kreatinin-Clearance < 30 ml/min),
- **WW:** Cytochrom-P450-Substrate: Bildung von CYP450-Enzymen wird durch erhöhten Zytokinspiegel (z. B. IL-1, IL-6) während einer chronischen Entzündung unterdrückt, Erwartung: Bildung von CYP450-Enzymen normalisiert sich unter der Behandlung mit einem IL-Rezeptor-Antagonisten → evtl. Dosiserhöhungen erforderlich bei Arzneimitteln, die durch CYP450-Enzyme metabolisiert werden,
- **Sonstiges:** Kontrazeption während der Behandlung und einige Monate danach (3 Monate: Sarilumab, Tocilizumab).

15

Tab. 15.8 Arzneistoffprofil: Januskinase-Inhibitoren

Arzneistoff, Handelsname (Bsp.)	Dosierung, Bemerkungen
Baricitinib (Olumiant®) Filmtabletten	1 × tgl. (2–)4 mg, unabhängig von den Mahlzeiten
Tofacitinib (Xeljanz®) Filmtabletten, Retardtabletten	2 × tgl. 5 mg unabhängig von den Mahlzeiten oder 1 × tgl. 11 mg retardiert
Upadacitinib (Rinvoq®) Retardtabletten	1 × tgl. 15 mg unabhängig von den Mahlzeiten
Filgotinib (Jyseleca®)	1 × tgl. 200 mg unabhängig von den Mahlzeiten

Besonderheiten

- **NW:** Infektionen der oberen Atemwege, Herpes zoster, Hypercholesterolämie, erhöhte Leberwerte, Übelkeit, Harnwegsinfekte, Filgotinib zusätzlich: mögliche irreversible männliche Infertilität,
- **KI:** Schwangerschaft/Stillzeit, schwere Leberfunktionsstörungen, Tuberkulose, Lebendimpfstoffe,
- **WW:** Tofacitinib: Gesamtdosis halbieren bei Patienten, die starke CYP3A4-Inhibitoren (z. B. Ketoconazol) oder gleichzeitig mindestens ein Arzneimittel erhalten, das zu einer mittelstarken Hemmung von CYP3A4 und zu einer starken Hemmung von CYP2C19 führt (z. B. Fluconazol); Upadacitinib mit Vorsicht anwenden bei Patienten unter Langzeitbehandlung mit starken CYP3A4-Inhibitoren,
- **Sonstiges:** cave bei Patienten mit erhöhtem Risiko für venöse thromboembolische Ereignisse, Kontrazeption während der Behandlung und einige Monate danach (1 Woche: Baricitinib, Filgotinib; 4 Wochen: Tofacitinib, Upadacitinib).

Beratungshinweise für Biologicals

- Wegen erhöhter Infektionsanfälligkeit Vorsicht im Kontakt mit akut erkrankten Personen,
- Grippe- und Pneumokokkenimpfung, keine Lebendimpfungen,
- bei Anzeichen eines Infekts oder Auftreten allergischer Symptome unverzüglich den Arzt aufsuchen,
- ⑦ regelmäßige Blutuntersuchungen (Blutbild, Leberwerte, Nierenfunktion),
- Aufbewahrung im Umkarton unter Lichtschutz und Lagerung im Kühlschrank (2–8 °C, nicht einfrieren),
- langsame, vorsichtige Erwärmung auf Raumtemperatur (30–60 Minuten),
- flüssige Zubereitungen nicht schütteln (sonst: Veränderung der Quartärstruktur der Proteine und Inaktivierung),
- vor Applikation Händewaschen; Injektion in intakte Haut,
- Kühlen der Einstichstelle mit einem Kühlpack vor und nach der Injektion, um allergische Reaktion zu vermeiden,
- während Therapie mit Biologicals: sichere Kontrazeption.

Zusatzempfehlungen

- Kühltaschen für Biologicals auf Reisen; Biologicals im Handgepäck aufbewahren,
- Patientenpass; ärztliches Attest und weitere Infos für Zoll bei Reisen ins Ausland,
- Entsorgungsboxen für Spritzen und Pens,
- Patienten an Kontrolltermine erinnern.

Januskinase-Inhibitoren: Baricitinib, Tofacitinib und Upadacitinib

Januskinase(JAK)-Inhibitoren bilden die neueste Behandlungsoption bei rheumatoider Arthritis. Sie hemmen intrazelluläre Signalwege und unterdrücken somit die Bildung proinflammatorischer Zytokine. Ihr Einsatz erfolgt als Monotherapie oder in Kombination mit MTX. Ein entscheidender Vorteil gegenüber den Biologicals ist die orale Gabe. Im Gegensatz zu den TNF-α-Antagonisten kommt es allerdings unter der Therapie mit JAK-Inhibitoren zu einer erhöhten Rate an Varizella-Zoster-Reaktivierungen. Hier bietet die Immunisierung mit dem Totimpfstoff Shingrix® guten Schutz.

Während sich die Wirkung von **Upadacitinib** (Rinvoq®) und Filgotinib (Jyseleca®) auf JAK1 beschränkt, hemmt **Baricitinib** (Olumiant®) JAK1 und JAK2. Die empfohlene Dosis dieses Wirkstoffs beträgt 1 × tgl. 4 mg. Patienten ab 75 Jahren oder mit chronischen bzw. wiederkehrenden Infekten in der Vorgeschichte sollten nur 2 mg unabhängig von den Mahlzeiten einnehmen, ebenso Patienten mit eingeschränkter Nierenfunktionsstörung und bei gleichzeitiger Probenecid-Einnahme.

Die Dosis des JAK1- und -3-Inhibitors **Tofacitinib** (Xeljanz®) liegt bei 2-mal tgl. 5 mg bzw. einmal tgl. 11 mg als retardierte Darreichungsform. Die Patienten sind bei der Gabe von Tofacitinib auf Anzeichen einer Lungenembolie zu überwachen (◘ Tab. 15.8). Laut Fachinformation besteht zudem ein erhöhtes Risiko für schwerwiegende kardiale Ereignisse sowie für Tumoren.

Therapie-Deeskalation

Soll eine Therapie deeskaliert werden, muss dies nach dem Ausschleichen der Glucocorticoide erfolgen und eine anhaltende Remission über 6 Monate bestehen. Eine Deeskalation sollte grundsätzlich in Form eines „Tapering" (Dosisreduktion) oder „Spacing" (Verlängerung der Applikationsintervalle) erfolgen und der Krankheitsverlauf dabei engmaschig beobachtet werden. Ein sofortiges Absetzen der Medikation wird nicht empfohlen, um die Remission nicht zu gefährden.

15.2 Arthrose

Dr. Ines Winterhagen

15.2.1 Grundlagen

Arthrose ist weltweit die häufigste degenerative Gelenkerkrankung. Sie kann in jedem Lebensalter auftreten, die meisten Patienten sind jedoch über 60 Jahre alt. Bisher wurde die Komplexität des Krankheitsgeschehens unterschätzt. So liegen der Arthrose nicht allein Abnutzungserscheinungen am Knorpelgewebe zugrunde, es spielen auch synoviale Entzündungsprozesse eine entscheidende Rolle. Die häufigsten Risikofaktoren sind: Übergewicht, gelenkbelastende Tätigkeiten mit sich wiederholenden Bewegungsabläufen, Fehlstellungen der Gelenke, bestimmte Sportarten, vorausgegangene Gelenksverletzungen und eine genetische Disposition.

15.2.2 Symptomerfassung und Grenzen der Selbstmedikation

Es lassen sich 3 Arthrosestadien unterscheiden: Bleibt die Knorpeldegeneration ohne klinische Beschwerden, spricht man von einer stummen, in entzündlichen Episoden von einer aktivierten Arthrose. Daneben zeichnet sich die klinisch manifeste, dekompensierte Arthrose durch Dauerschmerz aus. Leitsymptome der degenerativen Erkrankung sind Schmerzen bei Bewegung des betroffenen Gelenks v. a. zu Bewegungsbeginn (Anlaufschmerz), Bewegungseinschränkungen, Wetterfühligkeit und ein hörbares Knirschen der Gelenke. Bei einer aktivierten Arthrose kommt es zusätzlich zum Anschwellen des Gelenks mit Gelenkerguss und Überwärmung.

Nicht jede Arthrose bedarf einer ärztlichen Therapie (○ Abb. 15.5). Erst wenn Gelenkschwellungen oder Schmerzen auftreten und sich durch Selbstmedikation nicht ausreichend lindern lassen, wird ein Arztbesuch erforderlich. Die Therapie der Arthrose stützt sich auf 3 Säulen: die nichtmedikamentöse (Physiotherapie, Patientenschulung, physikalische Maßnahmen), die medikamentöse sowie die operative Therapie mit Endoprothetik. Im Vordergrund der Behandlung stehen Schmerzlinderung, Erhalt der Gelenkfunktion sowie eine Verlangsamung der Arthroseprogression. Da die meisten Patienten älter sind und die Arthrosebehandlung eine Langzeittherapie ist, müssen Komorbiditäten unbedingt berücksichtigt werden. Je nach Schweregrad der Erkrankung kommen verschiedene Pharmaka zum Einsatz:

- topisch anwendbare Antiphlogistika und Hyperämika,
- NSAR bzw. Coxibe,
- Opioide und Nichtopioide,
- Chondroprotektiva.

15.2.3 Nichtmedikamentöse Maßnahmen

Bei der Arthrose gilt es, den Teufelskreis aus zunehmendem Körpergewicht, abnehmender Mobilität aufgrund arthrosebedingter Schmerzen und fortschreitender Erkrankung mit weiterem Verschleiß und Schmerzen zu durchbrechen. Daher zählen zu den nicht pharmakologischen Maßnahmen Gewichtsreduktion (bei Gon- und Coxarthrosen) sowie regelmäßige Übungen zur Verbesserung des Bewegungsumfangs und Kräftigung der Muskulatur. Geeignet sind Sportarten mit gleichmäßigen Bewegungsabläufen wie Schwimmen, Radfahren, Wandern oder Gymnastik. Einige Patienten benötigen orthopädische Schuhe mit Pufferabsätzen, die den Druck auf die Gelenke abfedern sowie eine Schuhinnen- bzw. -außenranderhöhung. Schienen und Orthesen können bei Rhizarthrosen eingesetzt werden. Zudem lindern physikalische Anwendungen wie Balneotherapie oder lokale Wärmeapplikation im nicht entzündeten Stadium die Beschwerden. Bei Arthrosen der Hände hilft vor allem morgens Bewegung in warmem Wasser bzw. Kneten von warmem Moor oder Fango.

Merke

Patienten sollten ihre Gelenke auf keinen Fall nur schonen, sondern auf ein geeignetes Maß an Be- und Entlastung achten.

Kundin, Mitte 70, verlangt Voltaren® forte Schmerzgel und Voltaren® dolo 25 mg Tabletten			
Fragen	Hinterfragen der Eigendiagnose oder des Arzneimittelwunschs	Für wen?	Für sie selbst
		Beschwerden?	Schmerzen in den Knien, geschwollenes rechtes Knie
		Wie oft?	Beschwerden v. a. bei nasskaltem Wetter, Anlaufschmerz
	Auswahl bzw. Beurteilung des Arzneistoffs und des Fertigarzneimittels	Ist das gewünschte Arzneimittel für die Behandlung geeignet?	Ja
		Gibt es weitere Erkrankungen?	Ja, Bluthochdruck, Diabetes mellitus Typ 2
		Werden weitere Arzneimittel eingenommen?	Schmerzbehandlung: Ibuprofen, 2 × 600 mg täglich, Wirkung des Analgetikums nicht ausreichend, außerdem Ramipril comp. 5/12,5 mg Metformin 1000 mg
Entscheiden	Selbstmedikation möglich?	Sind Grenzen der Selbstmedikation überschritten oder gab es schon eine ärztliche Behandlung?	Selbstmedikation begrenzt möglich, aber Hinweis auf Arztbesuch: Ibuprofen nicht mit Voltaren® dolo 25 mg kombinieren; Arzt sollte Analgetikatherapie anpassen oder umstellen, da Patientin weiterhin unter starken Schmerzen und Schwellungen leidet
Informieren	Information zum Arzneimittel und zur Abgabe	Anwendung Voltaren® forte Schmerzgel: 2-mal täglich einreiben und leicht einmassieren, Nebenwirkungen können sich verstärken bei gleichzeitiger Anwendung topischer und oraler NSAR	
	Grenzen der Selbstmedikation	Bei starken Schmerzen, Fieber > 39 °C oder Bewegungseinschränkungen den Arzt aufsuchen	

Abb. 15.5 Beratungsschema: Patientin mit Eigendiagnose Gelenkbeschwerden

15.2.4 Selbstmedikation

Topische NSAR

Zur Analgesie und Funktionsverbesserung bei Kniearthrose sollte an erster Stelle die topische Applikation von NSAR erwogen werden – bevorzugt bei älteren Patienten (≥ 75 Jahre), da mit geringeren gastrointestinalen Wirkungen als unter oraler NSAR-Gabe zu rechnen ist. Perkutan applizierte Antiphlogistika erreichen zwar in den Gelenken selbst keine ausreichenden Wirkspiegel, sie können jedoch in periartikuläre Schichten penetrieren. Zudem kann oft Linderung durch einen reinen Massageeffekt bei der Einreibung erzielt werden. Topische NSAR wie Diclofenac (Voltaren® Schmerzgel) oder Ibuprofen (proff® Schmerz-Creme) können allein oder in Kombination mit oralen Analgetika angewendet werden. Nur über eine regelmäßige, mehrmals tägliche Anwendung ist eine Reduktion der oralen NSAR-Dosen möglich. Neben den klassischen NSAR stehen auch pflanzliche Zubereitungen zur Verfügung (z. B. Beinwell-Extrakt in Kytta® Schmerzsalbe, Arnika in Doc® Arnika Creme). Bei nicht entzündeten Arthrosen können wärmende Salben mit hyperämisierenden Zusätzen wie Benzylnicotinat oder Capsaicin eingesetzt werden, in entzündlichen Phasen Gele mit Mentholzusatz (▸ Kap. 3.3.2).

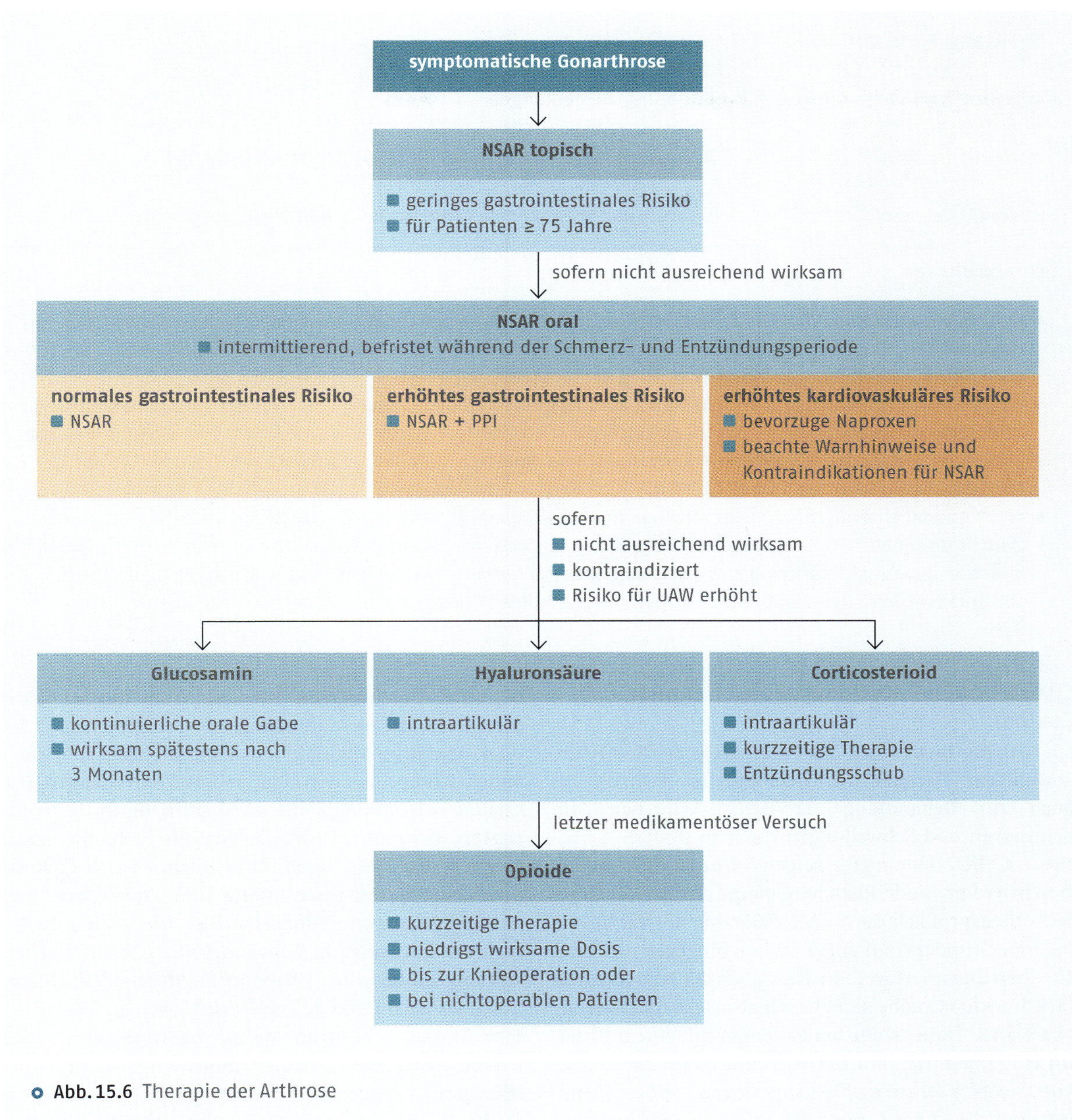

Abb. 15.6 Therapie der Arthrose

Paracetamol

⑧ Gemäß aktueller Leitlinie zeigt Paracetamol bei Patienten mit Gon- und Coxarthrose keine klinisch signifikante schmerzlindernde Wirkung. (Abb. 15.6).

15.2.5 Ärztliche Therapie

NSAR

NSAR kommen aufgrund ihrer antiphlogistischen Wirkung besonders bei entzündungsbedingten Arthroseschmerzen zum Einsatz. Bei degenerativen Gelenkerkrankungen ist die Einzeldosis so niedrig wie möglich zu wählen. Die Therapie sollte nur befristet während der Schmerzepisoden erfolgen bzw. ausreichend lang bei Entzündungssymptomen. Bei NSAR-Gabe an Patienten >60 Jahre ist die Dosis anzupassen, zudem sind regelmäßige Kontrollen des Gastrointestinaltrakts (GIT), des Blutdrucks und der Nierenfunktion durchzuführen. Bei hohem Risiko für GIT-Komplikationen empfiehlt es sich, NSAR mit Protonenpumpen-Inhibitoren zu kombinieren oder alternativ selektive COX-2-Hemmer anzuwenden (▸Kap. 3.2, Schmerz). Bei Patienten mit kardiovaskulären Risikofaktoren (Diabetes mellitus, Rauchen, Hyperlipidämie, Hypertonie) sollten NSAR nur nach strenger Indikationsstellung so niedrig und so kurz wie möglich angewendet werden. Hierbei ist die bevorzugte Gabe von Naproxen zu erwägen.

15

Tab. 15.9 Arzneistoffprofil: COX-2-Hemmer

Arzneistoff, Handelsname (Bsp.)	Dosierung, Bemerkungen
Etoricoxib (Arcoxia®)	Arthrose: 30 (–60) mg/d, rheumatoide Arthritis: 60 (–90) mg/d
Celecoxib (Celebrex®)	Arthrose und rheumatoide Arthritis: 200 (–400) mg/d, aufgeteilt auf 2 ED

Besonderheiten

- **NW:** Magen und Darm: Übelkeit, Erbrechen, Durchfall, Ulzera; allergische/pseudoallergische Reaktionen: Exanthem; Husten, Rhinitis; Schlaflosigkeit, Schwindel, Kopfschmerzen; Blutdruckanstieg, Herzinsuffizienz; Etoricoxib auch: Arrhythmien; Bronchospasmus; Anstieg der Leberenzyme,
- **KI:** schwere Herzinsuffizienz (NYHA III bis IV), koronare Herzerkrankung; periphere arterielle Verschlusskrankheit; zerebrovaskuläre Erkrankungen; nicht ausreichend kontrollierte Hypertonie; aktive Ulzera oder gastrointestinale Blutungen, entzündliche Darmerkrankungen; Asthma, Analgetikaintoleranz; schwere Leber- und Nierenfunktionsstörungen; Schwangerschaft/Stillzeit,
- **WW:** Lithium: erhöhte Lithiumkonzentration; Wirkung erniedrigt, renale NSAR-NW erhöht; orale Antikoagulanzien: Prothrombinzeit verlängert; Diuretika: Diuretika-Wirkung erniedrigt; Etoricoxib plus MTX: Methotrexat-Elimination erniedrigt; Etoricoxib plus orale Kontrazeptiva: erhöhte NW der Kontrazeptiva; Celecoxib plus CYP2D6-Substrate wie SSRI, Neuroleptika, Antiarrhythmika: erhöhte Wirkung dieser Substrate.

COX-2-Hemmer (Cyclooxygenasehemmer, Coxibe)

⑨ Coxibe bieten sich als Alternative zu NSAR an, sowohl zur Therapie der rheumatoiden Arthritis, als auch zur Behandlung aktivierter Arthrosen, um Schmerzen und Schwellungen rasch zu lindern. Selektive COX-2-Hemmer zeigen hinsichtlich GIT-Beschwerden und Plättchenhemmung ein besseres Sicherheitsprofil als die NSAR. Patienten mit kardiovaskulären Grunderkrankungen sollten hingegen nicht mit Coxiben therapiert werden. Bezüglich der Nierentoxizität schneiden Coxibe nicht besser ab als die nichtselektiven NSAR. Daher sollte bei Patienten mit einem Risiko für eine Einschränkung der Nierenfunktion der Einsatz von Coxiben sehr sorgfältig abgewogen werden. Generell sind die kürzest mögliche Behandlungsdauer und die niedrigste wirksame Tagesdosis zu wählen (Tab. 15.9).

Metamizol, Tramadol und Tilidin

Metamizol kann speziell bei stummen Arthrosen bei älteren Personen und Risikopatienten als Ersatz für NSAR eingesetzt werden, ist allerdings für die Behandlung der Arthrose nicht zugelassen. Unter Metamizol-Einnahme sind keine gastrointestinalen und kardiovaskulären Probleme zu erwarten, allerdings sind Interaktionen mit ASS 100 und somit eine möglicherweise eingeschränkte Thrombozytenaggregationshemmung zu beachten (▸ Kap. 3.2, Schmerz). Nachteile bestehen in der kurzen Halbwertszeit und dem Agranulozytoserisiko. Opioide der Stufe 2, **Tramadol** oder **Tilidin**, sollten bei Arthroseschmerzen nur dann zum Einsatz kommen, wenn andere Maßnahmen wie die Gabe von NSAR oder operative Maßnahmen nicht möglich sind oder andere Komorbiditäten keine andere Wahl zulassen. Die Opioid-Behandlung sollte nur kurzfristig in der niedrigsten, wirksamen Dosis erfolgen, alle 12 Stunden nach einem festen Zeitschema. Zwar zeichnen sich Opioide durch eine bessere gastrointestinale Verträglichkeit aus, nachteilig dagegen ist der zentralnervöse Effekt mit vermehrter Sturzneigung, Schwindel und Gleichgewichtsstörung. Zu beachten ist weiterhin, dass sowohl Metamizol als auch Opioide keine oder kaum antiphlogistische Wirkung besitzen, da sie überwiegend zentral wirken. Im Gegensatz zu den Empfehlungen der EULAR (European League against Rheumatism) attestiert die OARSI-Leitlinie (Osteoarthritis Research Society International) den Opioiden eine unzureichende Datenlage bei Arthrose.

15.2.6 Weitere Therapieoptionen

Hyaluronsäure

Hyaluronsäure (HA) wird als intraartikuläre Injektion (Hya-ject®, Ostenil®, Synvisc®) zur symptomatischen Behandlung von Arthrosen eingesetzt. Trotz einer Vielzahl an wissenschaftlichen Untersuchungen ist die Wirksamkeit dieser Therapieform nach wie vor umstritten. Auf jeden Fall stellt die HA-Anwendung eine Behandlungsalternative für Patienten mit NSAR-Kontraindikationen dar und kann zu einem verminderten Verbrauch an NSAR führen. Hyaluronsäure-Präparate werden in Deutschland meistens als Medizinprodukte vermarktet. Einige sind assoziiert mit anderen Molekülen (Mannitol, Sorbitol, Chondroitinsulfat), die in unterschiedlichen Konzentrationen zugesetzt werden.

Chondroitinsulfat und Glucosamin

⑩ Für Substanzen mit Anspruch auf Chondroprotektion wie Chondroitinsulfat und Glucosamin wurde der Begriff „slow acting drugs in osteoarthritis" geprägt. Die Datenlage zur symtomlindernden (analgetischen, funktionsverbessernden) Wirkung dieser Präparate ist widersprüchlich. Zum jetzigen Zeitpunkt gibt es keinen sicheren Beleg für eine chondroprotektive Wirkung bei Arthrose. Dennoch kann sich der versuchsweise Einsatz vor allem im Anfangsstadium der Erkrankung lohnen. Zubereitungen mit D-Glucosaminsulfat können z. B. bei milden Formen der Kniearthrose angewendet werden (z. B. dona®: 1500 mg pro Tag, Wirkungseintritt meist erst nach 3 Monaten).

Glucocorticoide

Intraartikuläre Injektionen werden bei Gelenkerguss oder moderater bis schwerer Arthrose eingesetzt und führen zu einer ca. 4–8 Wochen anhaltenden Schmerzreduktion. Die Corticoide sollten nur kurzzeitig und nicht mehr als viermal pro Jahr in einem Mindestabstand von vier Wochen in das betroffene Gelenk appliziert werden. Patienten sollten darauf hingewiesen werden, das Gelenk nach der Injektion für mehrere Tage zu schonen.

Sonstige Präparate

Phytotherapeutika zur Behandlung degenerativer Gelenkerkrankungen enthalten vor allem Teufelskralle (z. B. Sogoon®) oder Brennnesselkrautextrakt (Rheuma-Hek®, Hox-alpha®). Sie können ebenso wie Vitamin E keine Symptomlinderung gegenüber Placebo erreichen. Zudem stehen zahlreiche Homöopathika (Zeel® comp N, Arthrokatt®) zur Verfügung, darüber hinaus auch verschiedene Nahrungsergänzungsmittel und diätetische Produkte (z. B. Kollagen-Hydrolysat in CH-Alpha® oder Glucosamin- und Chondroitinsulfat, Hyaluronsäure und Kollagenhydrolysat in Orthomol® arthro plus). Ein weiterer Therapieversuch kann mit einer systemischen Enzymtherapie (Wobenzym®, Phlogenzym®) unternommen werden. Eine deutliche Besserung setzt erst nach 2–3 Monaten ein. Die Anfangsdosis sollte hoch gewählt werden (in der 1. Woche 2 × tgl. 6 Tabletten, Erhaltungsdosis 6–8 Wochen: 2 × tgl. 3 Tabletten) und die Einnahme muss auf nüchternen Magen erfolgen. Auch hier sind die Daten insgesamt wenig aussagekräftig.

Zusatzempfehlungen

- Tablettenteiler, Pillendrücker (aufgrund der taktilen Beeinträchtigung des Patienten),
- Fango, Knautschball,
- Knieorthesen bei sportlicher Betätigung.

15.3 Gicht

Kai Girwert

15.3.1 Grundlagen

⑪ Die Gicht(arthritis) ist labordiagnostisch durch erhöhte Serumharnsäurewerte (Hyperurikämie) gekennzeichnet und manifestiert sich bei Betroffenen durch Ablagerungen von Uratkristallen in Geweben und Gelenken als akuter Gichtanfall oder chronische Gicht. In Deutschland sind von dieser häufigsten entzündlichen Gelenkerkrankung besonders Männer betroffen. Die Prävalenz liegt bei Ihnen bei etwa 1–2 % und steigt mit zunehmendem Alter (> 65. Lebensjahr) auf Werte von ca. 7 % an. Frauen weisen häufiger einen weniger gefährdenden Lebensstil auf und sind durch die höheren Spiegel weiblicher Hormone bis in die Wechseljahre vor einer Krankheitsmanifestation geschützt. Die Ziele im Rahmen der Therapie sind eine dauerhafte Senkung der Serumharnsäurewerte, die Vermeidung von akuten bzw. dauerhaften Schmerzzuständen und organischen Schäden. Die Adhärenz der Patienten für diese therapeutischen Vorgaben ist häufig unzureichend. Dabei fehlen eine systematische Anleitung der Patienten, um das Verständnis für die Krankheit und ihre Therapie zu fördern sowie ein zeitweise nicht vorhandener Leidensdruck mit mangelnder Bereitwilligkeit zur Lebensstilanpassung. Dieses Zusammenspiel lässt die Gicht immer wieder akut auftreten und mit der Zeit fortschreiten.

15.3.2 Ärztliche Diagnostik

Ein Blutbild durch Haus- oder Facharzt kann eine asymptomatische Hyperurikämie (≥ 6,8 mg/dl) aufdecken. Oberhalb dieses Werts lagert sich die Harnsäure in Form von Uratkristallen in Geweben und Gelenken ab. Mögliche Ursachen für die Hyperurikämie können insbesondere eine körpereigene Überproduktion (10 % der Patienten), eine nachlassende Nierenfunktion (90 % der Patienten) und eine erhöhte Zufuhr purinreicher Nahrung sein. Hierzu zählen Innereien, Fleisch, Wurst, Geflügel (vor allem mit Haut), Krustentiere und bestimmte Fischarten.

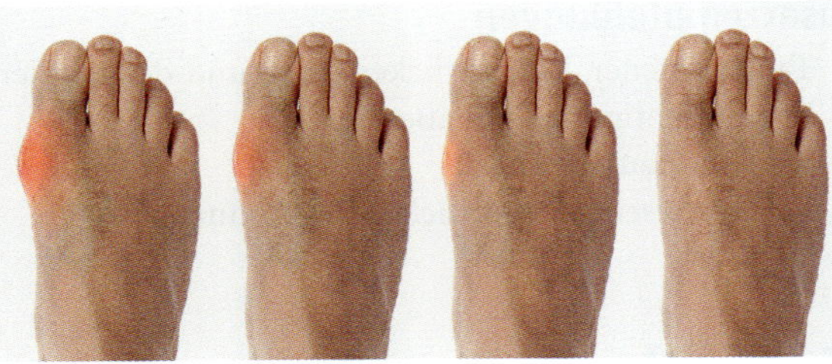

Abb. 15.7 Gichtanfall großer Zeh

Krankheitsbegünstigende Faktoren

Vermehrte Harnsäurebildung

- Erhöhte Zufuhr purinreicher Kost und vermehrter Alkoholkonsum,
- vermehrter Zellabbau durch Leukämie oder zytotoxische Therapie,
- vermehrter Zellabbau durch schnellen und starken Gewichtsverlust,
- seltene genetisch bedingte veränderte metabolische Aktivität von Enzymen im Purinstoffwechsel: Lesch-Nyhan-Syndrom u. a.

Verminderte Ausscheidung

- Jegliche Form der Niereninsuffizienz,
- genetische Polymorphismen an URAT-1 und SCL 2A9,
- Diuretika und ASS (ASS daher nicht zur Akuttherapie geeignet!).

Die Kristallisation begünstigende Faktoren

- Abfallende pH-Werte: Infektionen, körperliche Überanstrengung, metabolische Entgleisungen, Hypoxie,
- niedrige Körpertemperatur.

⑫ Diese bloße labordiagnostische Feststellung wirkt auf den Patienten wenig bedrohlich. Das ändert sich mit dem ersten Auftreten eines akuten Gichtanfalls. Eine massive Entzündungsreaktion entwickelt sich innerhalb von Stunden. Überwärmung, Schwellung, Rötung und ein extremer Schmerz inklusive Berührungsempfindlichkeit quälen die Patienten. Bei 90 % der Betroffenen ist nur ein Gelenk beteiligt. Das Großzehengrundgelenk ist die häufigste Lokalisation (Abb. 15.7). Mittelfuß, Sprunggelenk, Achillessehne, Knie, aber auch Finger und Ellenbogengelenk kann es ebenso treffen. In der hausärztlichen Versorgung wird die Diagnose in erster Linie durch die charakteristische Symptomatik und ein Anamnesegespräch gestellt.

⑬ Eine Blutabnahme kann zusätzliche Informationen bringen, jedoch ist zu berücksichtigen, dass laut Studien bei 14,2 % der Patienten im akuten Anfall Werte < 6 mg/dl beobachtet wurden. Bei rheumatologischen Fachärzten gilt die Gelenkpunktion mit mikroskopischem Nachweis von Kristallen in der Gelenkflüssigkeit als Goldstandard. Ebenso können die Sonographie oder eine computertomographische Aufnahme bei unklarer Symptomatik helfen. Die schmerzhafte Arthritis kann von Fieber und Krankheitsgefühl begleitet sein. Liegt in der Apotheke der Verdacht eines ersten Gichtanfalls vor, ist der Patient zur Abklärung und Therapieeinleitung an den behandelnden Arzt zu verweisen. Eine leitliniengerechte Therapie mit Mitteln der Selbstmedikation ist nicht möglich. Nichtsdestotrotz ist eine gewisse Linderung mit niedrigeren Dosierungen von Ibuprofen, Naproxen oder Diclofenac aus dem Bereich der Selbstmedikation bis zum Arztbesuch zu erzielen.

Praxistipp

Fragen an den Kunden mit Verdacht auf einen Gichtanfall in der Apotheke

- Das Geschlecht des Patienten ist zu erfragen.
- Welche und wie viele Gelenke sind betroffen?
- Gab es Gichtanfälle in der Vergangenheit?
- Die Schmerzintensität bzw. -qualität und der zeitliche Verlauf sind zu ermitteln.
- Gab es ein traumatisches Ereignis?
- Gab es krankheitsfördernde Ereignisse in den letzten Tagen?
- Liegen bekannte erhöhte Harnsäurewerte vor?

Werden die Harnsäurewerte in der Folge nicht dauerhaft und bedeutend unter ≤ 6,8 mg/dl gesenkt, nehmen die Ablagerungen im Körper zu und es entwickelt sich aus der akuten arthritischen Symptomatik eine systemische Erkrankung. Tastbare Ablagerungen, sogenannte Tophi (Abb. 15.8), und eine Einschränkung der Gelenk- und Nierenfunktion sind möglich. Da die genetische Ausprägung der Stoffwechselprozesse nicht therapeutisch beeinflussbar ist, sollten Therapeuten und Patienten sich über beeinflussbare, sekundäre Faktoren im Klaren sein. Der Patient kann eine Zufuhr an Purinen über die Ernährung einschränken, Arzt und Apotheker können hinterfragen, ob Arzneimittel zum Einsatz kommen, die zu einer Hyperurikämie beitragen und ob diese zwingend erforderlich sind. Der Erhalt der Nierenfunktion trägt im Wesentlichen zur Ausscheidung der Harnsäure bei. Im aktuellen Vorschlag zur Stadieneinteilung der Deutschen Gesellschaft für Rheumatologie wird der kontinuierliche Krankheitsprozess betont. Eine Therapie sollte mit dem ersten gesicherten Gichtanfall eingeleitet

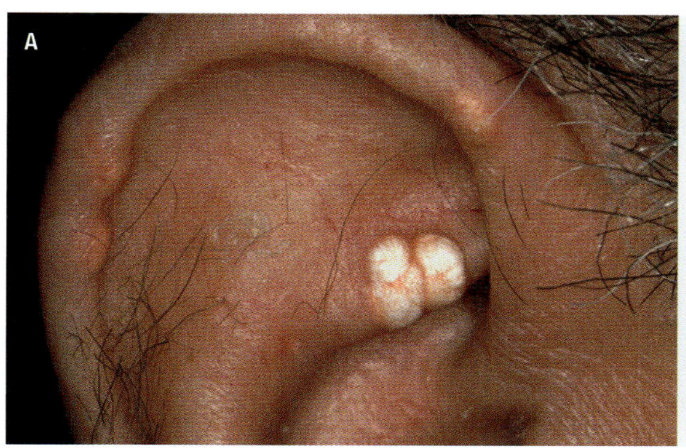

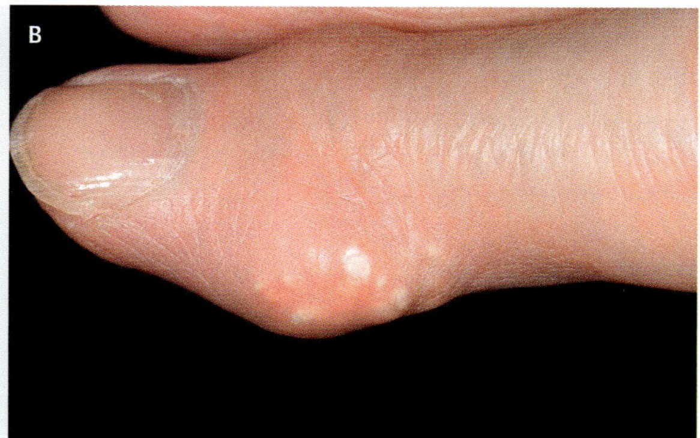

Abb. 15.8 A Harnsäureablagerungen am Ohr, B am Finger

werden. Allerdings werden nur etwa 10 % der Menschen mit Hyperurikämie symptomatisch.

Vorschlag zur Stadieneinteilung der chronischen Gicht (DGRh)

- Stadium A: Hyperurikämie,
- Stadium B: mikroskopischer oder bildgebender Nachweis von Uratkristallansammlungen,
- Stadium C: Uratkristallansammlungen mit Symptomen akuter Gichtanfälle,
- Stadium D: fortgeschrittene Gicht.

15.3.3 Therapie des Gichtanfalls und der chronischen Gicht

Die 3 wesentlichen Bausteine der erfolgreichen Gichttherapie sind die Therapie des akuten Krankheitsgeschehens, die zielgerichtete dauerhafte Senkung der Serumharnsäure auf Werte < 6,0 mg/dl und eine Anpassung der Lebensgewohnheiten.

Gichtanfall

⑭ Zur Behandlung des Gichtanfalls stehen NSAR (Tab. 15.10), Corticoide (Tab. 15.11) – allein oder in Kombination, Colchicin (Tab. 15.12) und als Mittel der Reserve der Interleukin-1β-Antikörper Canakinumab (Tab. 15.13) zur Verfügung. Letzterer ist extrem teuer und nur bei Therapieresistenz und Kontraindikation gegenüber allen anderen Wirkstoffen indiziert. Alle sollten möglichst früh eingesetzt werden, um das Entzündungsgeschehen zu durchbrechen. Ziel ist eine deutliche Schmerzreduktion innerhalb der ersten 24 Stunden. Die NSAR werden dabei in maximaler Höhe dosiert, eine Corticoidgabe kann peroral oder intraartikulär erfolgen. Bei beiden Wirkstoffklassen ist das Risiko gastrointestinaler Ulzera zu berücksichtigen, sodass der Einsatz eines Protonenpumpen-Inhibitors erwogen werden kann. Der Mitosehemmstoff Colchicin wird inzwischen aufgrund seiner Toxizität vorsichtiger dosiert als früher. Eine typische UAW und zugleich Zeichen einer Überdosierung kann einsetzender Durchfall sein. Die Therapieoptionen gelten als gleichermaßen wirksam. Die Auswahl findet unter Berücksichtigung von Vorerkrankungen, Wechselwirkungen mit deren Therapeutika und patientenindividueller Erfahrung statt. Ohne eine Akuttherapie klingt der Gichtanfall oft im Rahmen von 14 Tagen ab. Als häufiges Auftreten gelten ein bis 2 Gichtanfälle pro Jahr.

Therapie der chronischen Gicht

⑮ Eine rein labordiagnostische Hyperurikämie bedarf nicht zwingend einer Therapie. Indikationen zur Initiierung einer harnsäuresenkenden Dauertherapie sind ein gesicherter Gichtanfall, Nierensteinbildung (Nephrolithiasis) oder chronische Arthritis samt nachweisbarer Ablagerungen. Eine Verminderung der Entstehung der Harnsäure (Urikostatika) oder Förderung der Elimination dieser (Urikosurika) sind die bestimmenden Therapieprinzipien die Harnsäure dauerhaft unter Werten von < 6,0 mg/dl zu halten. Die beiden verfügbaren **Urikostatika** (Tab. 15.14) sind Allopurinol und Febuxostat. Sie hemmen das Enzym Xanthinoxidase, das im Körper die Bildung von Harnsäure aus den Purinkörpern über die Zwischenstufen Xanthin und Hypoxanthin katalysiert. Diese sind leichter über die Niere ausscheidbar und bilden nicht die kritischen Natriumuratkristalle. Das Mittel der Wahl ist Allopurinol obwohl seltener die Zielwerte erreicht werden als unter Febuxostat (Cochrane Review: 38 % zu 70 %). Allopurinol wird in Deutschland selten über 300 mg dosiert und wird dann 1-mal tgl. dosiert. Eine eingeschränkte Nierenfunktion kann eine Dosisreduktion erfordern. Jedoch bedeutet eine geringere Dosis auch eine geringere Wirkung, während höhere Harnsäurewerte die Niere gefährden. Eine charakteristische UAW sind verschiedenartige Hautreaktionen, die von einem milden Juckreiz und Rötungen bis zur Lebensbe-

15

Tab. 15.10 Arzneistoffprofil: NSAR. Einnahme bis zum Abklingen der akuten Schmerzen.

Arzneistoff, Handelsname (Bsp.)	Dosierung, Bemerkungen
Ibuprofen 2400 mg	Aufgeteilt auf 3–4 Einzeldosen
Diclofenac 150 mg	Aufgeteilt auf 1–3 Einzeldosen
Naproxen 1000 mg	2 × tgl. 500 mg
Etoricoxib 120 mg	1 × tgl. 120 mg

Besonderheiten

- **NW:** Magenschmerz, Ulkusneigung, Blutungen, Auslösen von Asthmaanfällen, Verlängerung der Blutungszeit, kardiovaskuläre Komplikationen (Herzinsuffizienz, KHK), Blutdruckerhöhung, Verschluss des Ductus arteriosus botalli, Wehenhemmung,
- **KI:** gastrointestinale Ulzera, schwere Leber- und Niereninsuffizienz, kardiale Vorerkrankungen (z. B. Herzinsuffizienz und KHK) insbesondere bei Coxiben und Diclofenac, Störung der Blutbildung und Asthma,
- **WW:** verstärkte Wirkung oraler Antikoagulanzien, verminderte Blutdrucksenkung der Antihypertensiva, Verschlechterung der Nierenfunktion insbesondere in Kombination mit ACE-Hemmern und Diuretika, erhöhte Blutungs- und Ulkusneigung in Kombination mit Corticoiden,
- **Sonstiges:** im Rahmen des metabolischen Syndroms muss eine klare Nutzen-Risiko-Abwägung stattfinden, je nachdem, ob Nierengesundheit und kardiale Vorbelastung eine kurzfristige, aber hochdosierte Therapie zulassen.

Tab. 15.11 Arzneistoffprofil: Prednisolon

Arzneistoff, Handelsname (Bsp.)	Dosierung, Bemerkungen
Prednisolon	40 mg Prednisolon, morgens von 6–8 Uhr, 5 Tage

Besonderheiten

- **NW:** Appetitsteigerung, Gewichtszunahme, diabetische Stoffwechsellage, Erhöhung des Augeninnendrucks, Augentrübung, Hypertriglyceridämie, erhöhte Infektionsneigung, Hypokaliämie, Ödemneigung, Abnahme der Knochendichte, erhöhte gastrointestinale Ulkusneigung,
- **KI:** keine strikten Kontraindikationen; Warnhinweise ergeben sich aus den aufgeführten NW,
- **WW:** Abschwächung der blutzuckersenkenden Wirkung der Antidiabetika, erhöhte Blutungs- und Ulkusneigung in Kombination mit NSAR, Alkohol, Antikoagulanzien, TAH, verstärkte Hypokaliämie unter Schleifen- und Thiaziddiuretika und Laxanzien; durch Hypokaliämie verstärkte Herzglykosidwirkung, Blutbildveränderungen unter ACE-Hemmer-Gabe, Gefährdung der Sehnenstabilität unter Fluorchinolonen, verminderte körpereigene Abwehr bzw. Infektanfälligkeit unter Immunsuppressiva, verstärkte Wirkung von Muskelrelaxanzien, geringere Wirkung von Praziquantel, (Hydroxy-)Chloroquin und Mefloquin: (Kardio-)Myopathie,
- **Sonstiges:** der blutzuckererhöhende Effekt der morgendlichen Einnahme wird meist erst am Abend auffällig; Prednisolon und NSAR: z. B. 2 × tgl. 500 mg Naproxen; Prednisolon: Startdosis 40 mg, täglich um 10 mg reduzieren.

◘ Tab. 15.12 Arzneistoffprofil: Colchicin

Arzneistoff, Handelsname (Bsp.)	Dosierung, Bemerkungen
Colchicin	Initial 1 mg, in der Folge 2–3 × tgl. 0,5 mg; Gesamtdosis je Gichtanfall: 6 mg
Besonderheiten	
▪ **NW:** Blutbildstörungen, leichte bis schwerste Hautreaktionen (Stevens-Johnson-Syndrom), Durchfall, Übelkeit, Erbrechen, Bauchschmerz, erhöhte Leberenzyme, muskuläre Schäden, Nierenschäden, Haarausfall, Nagelwachstumsstörung, ▪ **KI:** Männer mit Zeugungswunsch (Samenschädigung), Frauen mit Kinderwunsch (Teratogenität), schwere Leber- und Nierenfunktionsstörungen, Anämie, kombinierte Gabe von potenten P-gp- und Cyp3A4-Hemmern, Multimorbidität, ▪ **WW:** Toxizitätserhöhung durch CYP3A4- und P-gp-Hemmer und Grapefruit, verstärkte Blutbildschädigung bei Kombination mit Stoffen gleicher Schadwirkung (z. B. Clozapin), Rhabdomyolysegefahr unter Statintherapie.	

◘ Tab. 15.13 Arzneistoffprofil: Canakinumab

Arzneistoff, Handelsname (Bsp.)	Dosierung, Bemerkungen
Canakinumab (Ilaris®)	150 mg als einmalige Injektion
Besonderheiten	
▪ **NW:** Hypersensitivitätsreaktion, Infektionen der oberen Atemwege, Gastroenteritiden, Vaginalmykosen, Harnwegsinfektionen, Schwindel, Reflux, Reaktion an der Injektionsstelle, Rückenschmerzen, Leukopenie, Neutropenie, ▪ **KI:** aktive, schwere Infektion, ▪ **WW:** TNF-α-Blocker: schwere Infektionsneigung, ▪ **Sonstiges:** Mittel der Reserve, wenn Gichtanfälle wiederholt und belastend auftreten und alle anderen Akuttherapeutika nicht eingesetzt werden dürfen oder nicht vertragen werden (extrem teuer).	

drohlichkeit (Stevens-Johnson-Syndrom, ▸ Kap. 8.6) reichen können. Das Risiko steigt mit nachlassender Nierenfunktion und ist in den ersten Behandlungswochen besonders groß. Auch unter Febuxostat sind diese möglich. Gegen dessen Einsatz sprechen der höhere Preis und die Veröffentlichung der CARES-Studie im Jahr 2019. In dieser erhöhte der Einsatz von Febuxostat die kardiovaskuläre Mortalität und die Gesamtmortalität von kardiovaskulär vorbelasteten Patienten im Vergleich zu Allopurinol. Ein reales Risiko bei Gichtpatienten, die häufig weitere Faktoren des metabolischen Syndroms aufweisen.

Die **Urikosurika** (◘ Tab. 15.15) Benzbromaron und Probenecid sind Mittel der Reserve. Benzbromaron weist eine Lebertoxizität auf, Probenecid interagiert mit einer Vielzahl anderer Arzneien, in dem deren renale Elimination vermindert wird. Bei beiden Substanzen ist der Patient auf eine ausreichende Trinkmenge hinzuweisen, um die Harnsäure in Lösung zu halten. Ihre Wirkung nimmt mit nachlassender Nierenfunktion ab.

Vitamin C wird mit einer niedrigen Evidenz ein leichter harnsäuresenkender Effekt zugesprochen. Aufgrund seiner Ungefährlichkeit kann es therapiebegleitend eingesetzt werden.

Grundsätzlich ist es möglich, dass durch Aufnahme einer harnsäuresenkenden Therapie Harnsäuredepots mobilisiert werden und ein weiterer Gichtanfall auftritt. Trotzdem kann inzwischen der Start einer harnsäuresenkenden Therapie auch im akuten Stadium in Erwägung gezogen werden. Hierdurch steigt das Risiko nicht beträchtlich, aber die Hoffnung auf eine höhere Therapietreue besteht. Bei Angst vor einem neuen Anfall können prophylaktisch niedrigdosiert NSAR oder Colchicin über Wochen bis Monate verabreicht werden.

3 Monate nach Therapiestart sollten die Harnsäurewerte überprüft und die Therapie gegebenenfalls angepasst werden. Die Therapie wird bis zur Auflösung aller Harnsäureablagerungen fortgeführt und 5 Jahre darüber hinaus. Die Auflösung ist bei Werten < 6,0 mg/dl

Tab. 15.14 Arzneistoffprofil: Urikostatika

Arzneistoff, Handelsname (Bsp.)	Dosierung, Bemerkungen
Allopurinol (Zyloric®)	Bis zu 800 mg tgl.; bei Dosierungen bis 300 mg als Einmalgabe nach einer Mahlzeit
Besonderheiten	
▪ **NW:** leichte bis sehr schwere Hautreaktionen, Überempfindlichkeitsreaktionen, Leberwerterhöhungen, Übelkeit, Erbrechen, Durchfall, Blutbildveränderungen, ▪ **KI:** Kreatinin-Clearance unter 20 ml/min; mit Vorsicht unter starken Leberschädigungen und bereits vorliegenden Blutbildstörungen, ▪ **WW:** Wirkverlängerung von 6-Mercaptopurin bzw. Azathioprin erfordert Senkung der Dosis auf 25 % der gebräuchlichen Dosis, Wirkabschwächung durch Urikosurika und Salicylate, vermehrte Hautausschläge unter Ampicillin/Amoxicillin/ACE-Hemmern, Zunahme der Blutungsneigung unter Cumarinen, Wirkerhöhung Theophyllin, Blutbildschäden unter Zytostatika, Wirkerhöhung von Ciclosporin.	
Febuxostat (Adenuric®)	1 × tgl. 80/120 mg
Besonderheiten	
▪ **NW:** Blutbildveränderungen, Kopfschmerz, Schwindel, verändertes Herz-EKG, Durchfall, Übelkeit, Leberfunktionsstörungen, Hautreaktionen, muskuläre Störungen, Ödeme, ▪ **KI:** genaue Nutzen-Risiko-Abwägung bei kardiovaskulären Vorerkrankungen, ▪ **WW:** Wirkverlängerung von 6-Mercaptopurin/Azathioprin erfordert Senkung der Dosis auf 20 % der gebräuchlichen Dosis, ▪ **Sonstiges:** Rote-Hand-Brief (27.06.2019), febuxostathaltige Arzneimittel: Erhöhung der kardiovaskulär bedingten Mortalität und Gesamtmortalität (CARES-Studie).	

möglich. Je höher die Werte sind, umso größer ist das Risiko für erneute Gichtanfälle.

⑯ Der letzte wesentliche Faktor ist die Umstellung des Lebensstils. Empfohlen werden eine ausreichende Trinkmenge, eine langsame Gewichtsabnahme und die Vermeidung harnsäureerhöhender Lebensmittel. Hierzu gehören klassisch Innereien, Fleisch, Fisch bzw. Krustentiere und Alkohol. Allerdings sind auch alkoholfreies Bier und mit Fructose gesüßte Softdrinks hinzuzuzählen. Um Lebensmittel mit hohem Puringehalt zu identifizieren, kann ein Purinrechner der Firma Ysat genutzt werden. Die Senkung der Harnsäure durch eine optimierte Lebensweise liegt bei etwa 10 %.

Verweis auf Online
Purinrechner der Firma Ysat

Die Hyperurikämie begegnet uns in der Apotheke schlussendlich zwar in erster Linie im Rahmen einer ungünstigen Lebensweise, jedoch tritt sie auch im Rahmen anderer gesundheitlicher Konstellation wie einer Niereninsuffizienz oder einer onkologischen Behandlung in den Vordergrund. Bei erstgenannter kann der Körper die anfallende Harnsäure nicht mehr adäquat eliminieren. Im Rahmen einer zytotoxischen Therapie haben die Ärzte das Ziel, in kurzer Zeit krankhafte Tumorzellen zu zerstören. Das freigesetzte Zellmaterial wird dabei im Purinstoffwechsel metabolisiert. Hieraus kann sich das lebensbedrohliche Tumorlysesyndrom entwicklen, das zwingend vorhergesehen werden muss.

Tumorlysesyndrom (TLS)

Stoffwechselentgleisung im Rahmen einer onkologischen Behandlung, wenn in kurzer Zeit eine große Zellmasse zugrunde geht. Durch die Überflutung des Körpers mit Elektrolyten (Kalium, Calcium, Phosphat) und Metaboliten (Harnsäure, Kreatinin) kommt es zu einer akuten Gefährdung des Herz-Kreislauf-Systems und besonders der Niere. Urat- und Calciumphosphatkristalle können zu einem akuten Nierenversagen führen. Eine ausreichende Hydrierung, eine forcierte Diurese und die Gabe eines Urikostatikums bzw. die Anwendung des **Urikolytikums** Rasburicase (Fasturtec®) werden daher prophylaktisch eingesetzt.

Tab. 15.15 Arzneistoffprofil: Urikosurika

Arzneistoff, Handelsname (Bsp.)	Dosierung, Bemerkungen
Benzbromaron	1 × tgl. 100 mg; einschleichend dosieren.
Besonderheiten	
▪ **NW:** gastrointestinale Störungen, ▪ **KI:** Nierenfunktionsstörungen, Nierensteine, Lebervorerkrankung, ▪ **WW:** keine Kombination mit hepatotoxischen Arzneimitteln, Wirkabschwächung durch Salicylate, erhöhte Blutungsneigung unter Cumarinen, ▪ **Sonstiges:** aufgrund der seltenen, aber sehr bedrohlichen Lebertoxizität, gilt Benzbromaron als Mittel der Reserve; auf ausreichende Trinkmenge hinweisen.	
Probenecid	2 × tgl. 250–500 mg
Besonderheiten	
▪ **NW:** gastrointestinale Störungen, Hautreaktionen, Anorexie, Zahnfleischentzündungen, ▪ **KI:** Nierenfunktionsstörungen, Nierensteine, Blutbildstörungen, Salicylattherapie, Kombination mit β-Lactam-Antibiotika unter vorbestehender Nierenfunktionsstörung, ▪ **WW:** die renale Elimination einer Vielzahl von Wirkstoffen wird gehemmt: Anstieg von (Neben-)Wirkungen, gegenseitige Wirkabschwächung bei Diuretikatherapie (z. B. Ibuprofen, Diclofenac, Naproxen, Paracetamol, Sulfonylharnstoffe, Lorazepam, Penicilline, Cephalosporine, Chinolone), ▪ **Sonstiges:** auf ausreichende Trinkmenge hinweisen.	

Wichtiges in Kürze

① Als Voraussetzung für eine adäquate Therapie müssen Beschwerden einer rheumatoiden Arthritis gegen Symptome einer Arthrose sicher abgegrenzt werden.

② Patienten mit Gelenkschmerzen sollten sich nicht zu viel schonen, sondern sich regelmäßig sportlich betätigen (Schwimmen, Radfahren oder Walken).

③ Bei rheumatoider Arthritis ist ein schneller Therapiebeginn mit DMARD direkt nach Diagnosestellung erforderlich.

④ NSAR, Coxibe und Glucocorticoide sollten so niedrig und so kurz wie möglich eingesetzt werden, um die Nebenwirkungen zu begrenzen.

⑤ MTX gilt als Goldstandard bei der Therapie der rheumatoiden Arthritis. Hierbei ist unbedingt auf die nur einmal wöchentliche Gabe zu achten.

⑥ Rheumapatienten müssen in der Apotheke ausführlich zur Lagerung, Handhabung und Entsorgung von Biologicals beraten werden.

⑦ Während der Behandlung mit DMARD sind regelmäßig die Laborwerte (Differenzialblutbild, Leber- und Nierenfunktion etc.) zu kontrollieren. Die Patienten müssen während der Therapie und meist noch einige Monate danach auf eine sichere Kontrazeption achten.

⑧ Paracetamol zeigt bei Gon- und Coxarthrosen keine ausreichende analgetische Wirkung.

⑨ Coxibe können alternativ zu oralen NSAR gegen Schmerzen und Schwellungen bei Arthrose und rheumatoider Arthritis eingesetzt werden, sind bei Patienten mit kardiovaskulären Grunderkrankungen allerdings kontraindiziert.

⑩ Trotz widersprüchlicher Studienergebnisse und begrenzter Wirksamkeit kann bei Patienten mit Gonarthrose ein Therapieversuch mit Chondroprotektiva erfolgen.

⑪ Der akute Gichtanfall ist die häufigste entzündliche Gelenkerkrankung. Sie tritt bei Männern wesentlich häufiger auf als bei Frauen. Die Prävalenz ist mit dem Alter ansteigend.

⑫ Kennzeichnend für die Gicht ist eine Hyperurikämie, die zu akuten Schmerzen und chronischen Symptomen führen kann, jedoch bei einem Großteil der Betroffenen auch symptomlos bleibt.

⑬ Ein akuter Gichtanfall kann labordiagnostisch unauffällig sein (Werte < 6,0 mg/dl). Wiederholte Blutuntersuchungen oder eine Gelenkpunktion bringen Gewissheit.

⑭ Die Wirksamkeit der Akuttherapeutika ist gleichwertig. Die Entscheidung über das Therapeutikum wird nach Komorbidität, möglichen Wechselwirkungen und Patientenpräferenz gefällt. Ein frühes Zeichen einer Colchicin-Überdosierung ist Durchfall.

⑮ Zur Therapie der chronischen Gicht ist Allopurinol immer noch das Mittel der Wahl. Eine typische Nebenwirkung sind verschiedenartige Hautreaktionen. Der Zielwert liegt bei 6,0 mg/dl.

⑯ Zur Anpassung der Lebensgewohnheiten gehört eine verminderte Aufnahme von Fleisch, Fisch und Innereien. Zwar sollte viel getrunken, allerdings auf (auch alkoholfreies) Bier, hochprozentige Alkoholika und mit Fructose gesüßte Softdrinks verzichtet werden. Auch eine langsame Gewichtsreduktion ist zu begrüßen.

Weiterführende Literatur

Deutsche Gesellschaft für Rheumatologie (DGRh). Langfassung zur S2e-Leitlinie Gichtarthritis (fachärztlich), Evidenzbasierte Leitlinie der Deutschen Gesellschaft für Rheumatologie (DGRh), AWMF-Leitlinien Register Nummer: 060/005

Geisslinger G, Menzel S, Gudermann T et al. Mutschler Arzneimittelwirkungen. 11. Aufl., Wissenschaftliche Verlagsgesellschaft, Stuttgart 2020

S2e-Leitlinie: Therapie der rheumatoiden Arthritis mit krankheitsmodifizierenden Medikamenten. AWMF-Register Nr. 060/004, 2018

S2k-Leitlinie: Gonarthrose. AWMF-Register Nr. 033/004, 2018

Herdegen T. Pharmako-logisch! Die rheumatoide Arthritis. Deutscher Apotheker Verlag, Stuttgart 2014

Michael JWP, Schlüter-Brust KU, Eysel P. Epidemiologie, Ätiologie, Diagnostik und Therapie der Gonarthrose. Dtsch Arztebl Int, 107 (9): 152–162, 2010

Rose O, Friedland K (Hrsg). Angewandte Pharmakotherapie, 2. Aufl., Wissenschaftliche Verlagsgesellschaft, Stuttgart 2019

Schlesinger N, Norquist JM, Watson DJ. Serum urate during acute gout. J Rheumatol, 36 (6): 1287–1289, 2009

Schneider M, Lelgemann M, Abholz HH et al. S3-Leitlinie: Management der frühen rheumatoiden Arthritis, AWMF-Register Nr. 060/002, 2019

Smolen JS, Landewé RB, Bijlsma JW et al. EULAR recommendations for the management of rheumatoid arthritis with synthetic and biological disease-modifying antirheumatic drugs: 2019 update, Ann Rheum Dis, 79 (6): 685–699, 2020

Zhang W, Doherty M, Pascual E. EULAR evidence based recommendations for gout. Part I: Diagnosis. Report of a task force of the Standing Committee for International Clinical Studies Including Therapeutics (ESCISIT). Ann Rheum Dis, 65 (10): 1301–1311, 2006

Tipps für PhiPs

Die Medikation von Rheuma-Patienten ist oft sehr komplex und bedarf einer ausführlichen pharmazeutischen Beratung. Nehmen Sie sich ein Rezept eines Rheuma-Patienten zur Hand und bearbeiten Sie den BAK-Arbeitsbogen 11.

→ Arbeitsbogen Nr. 11 „Arzneimittelberatung – ärztliche Verordnung"

Tipps für Weiterzubildende

Neben den Basisinformationen in diesem Kapitel können Sie Ihr Wissen durch den Besuch des Weiterbildungsseminars A.1 „Patientenorientierte Pharmazie – Krankheitsbilder in Fallbeispielen – Autoimmunkrankheiten" erweitern. Rheuma kann ein mögliches Thema Ihrer Projektarbeit sein. Hier könnten Rheumapatienten über einen längeren Zeitraum im Rahmen eines Medikationsmanagements von Ihnen betreut werden. Der Verlauf und die Ergebnisse der Betreuung könnten als Projektarbeit aufgearbeitet werden.

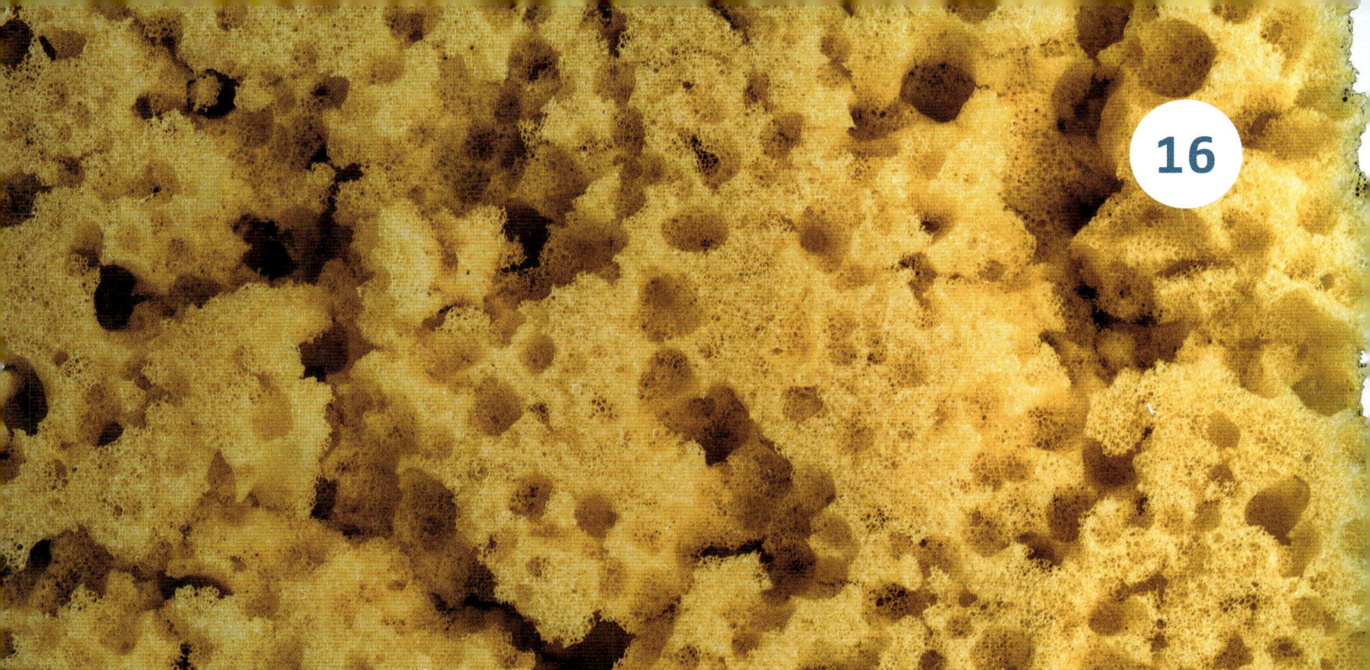

Osteoporose

Dr. Andrea Gerdemann

Die Osteoporose gehört laut WHO zu den 10 wichtigsten Volkskrankheiten. In Deutschland sind ca. 8 Millionen Menschen von dieser Erkrankung betroffen, von denen 26 % über 50 Jahre alt sind. Da Patienten mit einem Osteoporose-Risiko in der Regel keine Symptome verspüren, ist der Apotheker gefordert, Aufklärungsarbeit zu leisten und somit eine gute Prophylaxe dieser Erkrankung zu gewährleisten. Denn: osteoporotische Frakturen können in den meisten Fällen durch eine gute Prophylaxe sowie eine leitliniengerechte Behandlung verhindert werden!

16.1 Grundlagen

Die Osteoporose ist eine systemische Skeletterkrankung, die durch eine niedrige Knochenmasse und eine mikroarchitektonische Verschlechterung der Knochenstruktur charakterisiert ist. Im Verlauf der Erkrankung kommt es zu einem konsekutiven Anstieg der Knochenfragilität und einer Neigung zu Frakturen (o Abb. 16.1). Sind bereits Frakturen als Folge der Osteoporose aufgetreten, liegt eine manifeste Osteoporose vor.

Die WHO definiert Osteoporose als eine Erkrankung, bei der die Knochendichte um 2,5 Standardabweichungen oder mehr unterhalb der durchschnittlichen Knochendichte von gesunden, jungen Frauen (20–29 Jahre) liegt. Gemessen wird an 3 Stellen des Skeletts ▸Kap. 16.3.1. Der Wert der ermittelten Knochendichte wird als T-Wert angegeben. Ist der T-Wert kleiner minus 2,5, so spricht man von einer Osteoporose. Bei Männern wird der T-Wert auf ein entsprechendes Männerkollektiv bezogen.

Es sind etliche Risikofaktoren bekannt, die die Entstehung einer Osteoporose begünstigen. Man unterscheidet hier zwischen vermeidbaren und nicht vermeidbaren Risikofaktoren. Zu den vermeidbaren Risikofaktoren gehören beispielsweise ein inaktiver Lebensstil, Untergewicht (BMI < 20), Rauchen, übermäßiger Genuss von Kaffee oder Alkohol sowie eine calciumarme (und häufig phosphatreiche) Ernährung (Junkfood). Die nicht beeinflussbaren Risikofaktoren sind eine genetische Disposition, das Geschlecht (Frauen sind häufiger betroffen als Männer), das Lebensalter (> 50 Jahre) oder auch frühe Wechseljahre (Hormonmangel). Auch Erkrankungen und Arzneimittel können die Wahrscheinlichkeit für das Auftreten einer Osteoporose erhöhen. Als Beispiel seien Depressionen oder eine längerfristige Therapie mit Glucocorticoiden genannt (o Abb. 16.3).

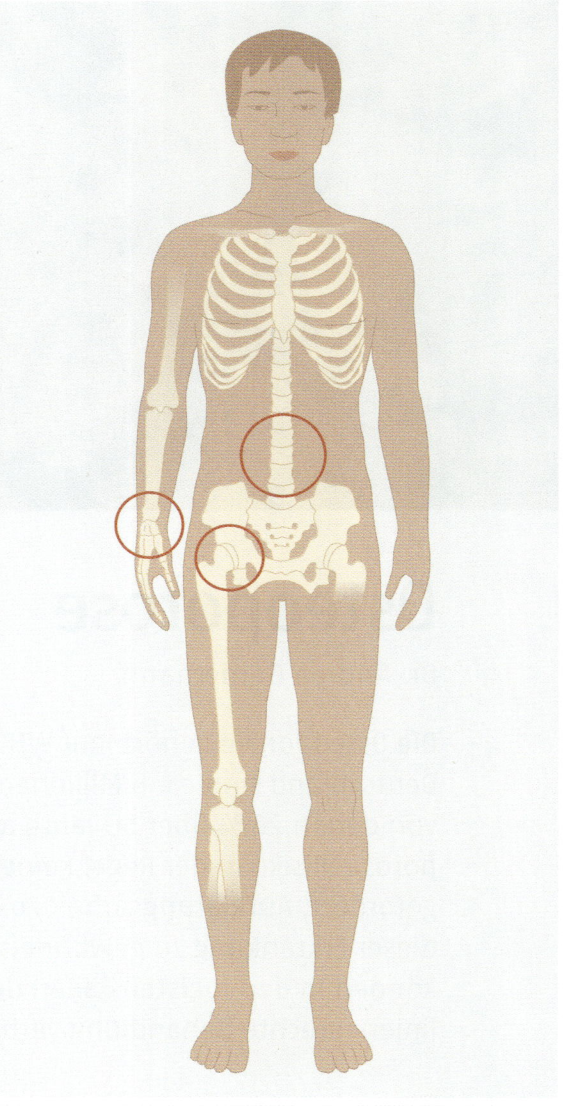

o **Abb. 16.1** Prädilektionsstellen für osteoporotische Frakturen

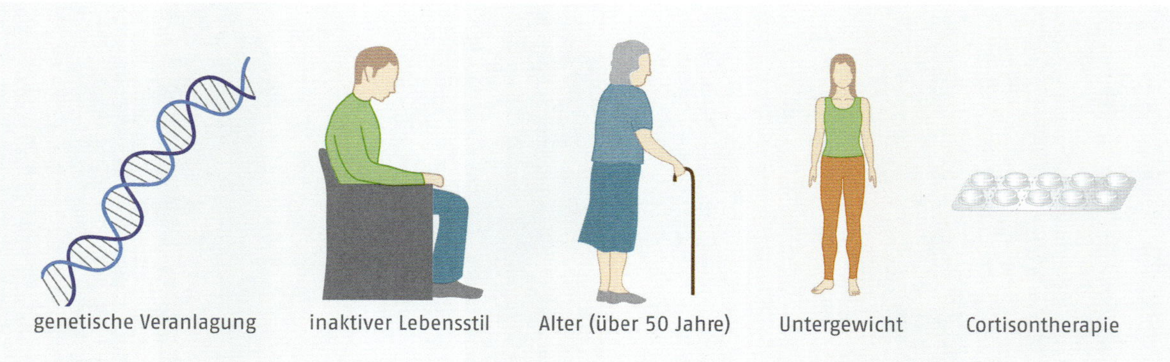

o **Abb. 16.2** Risikofaktoren für Osteoporose (Beispiele)

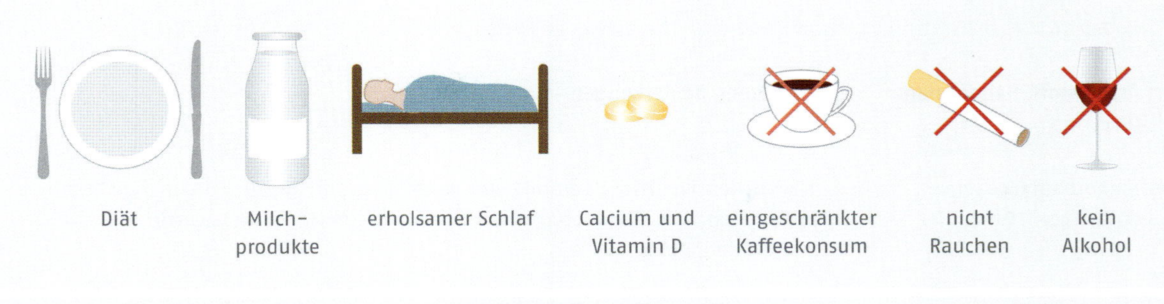

Abb. 16.3 Mögliche Maßnahmen für eine Prophylaxe der Osteoporose

16.2 Prophylaxe der Osteoporose

① Eine wesentliche Bedeutung besitzt die Osteoporose-Prophylaxe, die sich aus den Säulen Ernährung, Bewegung und Sturzprävention zusammensetzt. Liegen beim Patienten vermeidbare Risikofaktoren vor, ist es essenziell für eine erfolgreiche Prophylaxe, dass diese möglichst ausgeräumt werden (Abb. 16.4). Für die Ernährung gilt, dass sich Patienten ausgewogen und insbesondere calciumreich ernähren sollten. Für Calcium wird eine tägliche Zufuhr von 1000 mg über die Nahrung empfohlen. Wird dies nicht erreicht, können auch Supplemente eingenommen werden. Ebenso wird eine tägliche Zufuhr von Vitamin D (800–1000 IE) empfohlen. Dies gilt insbesondere für Patienten mit erhöhtem Sturz- und/oder Frakturrisiko oder geringer Sonnenlichtexposition sowie im Winter, wenn die Sonnenintensität für die Bildung von Vitamin D nicht mehr ausreicht. Zielgruppe für die Beratung in der Apotheke sind hierbei postmenopausale Frauen sowie Männer ab dem 60. Lebensjahr ohne eine spezifische medikamentöse Osteoporosetherapie. Für diese Patientengruppe sollte eine Calciumaufnahme von 1000 mg zur Osteoporose-Prophylaxe gewährleistet sein. Anhand der Nahrungsgewohnheiten des Patienten kann der Apotheker im Beratungsgespräch gemeinsam mit dem Patienten abschätzen, ob diese 1000 mg Calcium auch erreicht werden. Ist das nicht der Fall, ist eine Supplementierung sinnvoll. Für Patienten mit z. B. primärem Hyperparathyreoidismus, Nierensteinen, einer Hypercalciurie oder auch aktiven granulomatösen Erkrankungen gelten diese Empfehlungen allerdings nicht.

Oberstes Ziel ist es, eine Fraktur zu vermeiden. Das geschieht gerade bei älteren Patienten durch eine suffiziente Sturzprävention mittels einer Förderung der Muskelkraft sowie der Koordination durch regelmäßige, risikobewusste und dem funktionellen Zustand des Patienten angepasste Aktivität.

16.3 Therapie der Osteoporose

16.3.1 Ärztliche Diagnostik

② Zu einer Basisdiagnostik gehören neben der Anamnese und der Aufnahme des klinischen Befunds auch eine Osteodensitometrie zur Optimierung der Frakturrisikobeteiligung und zur Prüfung der Indikation für eine medikamentöse Therapie. Als Standardverfahren gilt die Dual-X-Ray-Absorptiometrie(DXA)-Methode, gemessen an der Lendenwirbelsäule und am proximalen Femur. Ggf. können Röntgen- oder andere bildgebende Untersuchungen sinnvoll sein, z. B. bei klinischen Hinweisen zur Erfassung von Wirbelkörperfrakturen. Sollen Risikofaktoren, die laborchemisch erfassbar sind oder auch sekundäre Osteoporosen ausgeschlossen werden, ist eine Laboruntersuchung der jeweiligen Parameter, wie beispielsweise Serumcalcium, TSH oder auch 25-Hydroxyvitamin D angezeigt.

16.3.2 Ärztliche Therapie

Bei der Osteoporose-Therapie unterscheidet man je nach Wirkmechanismus der Substanzen zwischen antiresorptiver (z. B. Bisphosphonate und Denosumab) und osteoanaboler Therapie (z. B. Teriparatid); diese wird begleitet von einer Basistherapie mit Calcium und Vitamin D. Insbesondere bei Patienten mit antiresorptiver Osteoporose-Therapie ist aufgrund der Möglichkeit von Hypocalcämien auf eine ausreichende Versorgung mit Calcium und Vitamin D zu achten.

Bisphosphonate

③ Bisphosphonate sind die am häufigsten eingesetzten Arzneistoffe zur Behandlung der Osteoporose (Tab. 16.1). Ihr genauer Wirkmechanismus ist noch nicht eindeutig geklärt, man geht von verschiedenen Wirkmechanismen aus, die in ihrer Summe antiresorptiv wirken. Die orale Bioverfügbarkeit der Bisphosphonate liegt bei weniger als 2 %, daher sind die Einnahme-

16

Tab. 16.1 Arzneistoffprofil: Bisphosphonate (Therapie der Osteoporose)

Arzneistoff, Handelsname (Bsp.)	Dosierung, Bemerkungen
Alendronat (Fosamax®, Fosavance®, Generika)	1 × wöchentlich 70 mg peroral (auch in Kombination mit Vitamin D); Indikation: postmenopausale Osteoporose, Osteoporose beim Mann, Glucocorticoid-induzierte Osteoporose
Ibandronat (Bonviva®, Generika)	1 × monatlich 150 mg peroral oder alle 3 Monate 3 mg i. v.; Indikation: postmenopausale Osteoporose
Risedronsäure (Actonel®, Generika)	1 × tgl. 5 mg peroral oder 1 × wöchentlich 35 mg peroral (auch in Kombination mit Calcium und/oder Vitamin D) oder 1 × tgl. 75 mg an 2 aufeinander folgenden Tagen im Monat; Indikation: postmenopausale Osteoporose, Osteoporose beim Mann, Glucocorticoid-induzierte Osteoporose
Zoledronsäure (Aclasta®, Generika)	1 × jährlich 5 mg, i. v.; Indikation: postmenopausale Osteoporose, Osteoporose beim Mann, Glucocorticoid-induzierte Osteoporose

Besonderheiten

- **NW** (perorale Einnahme): gastrointestinale Beschwerden, Schmerzen des Bewegungsapparats, Schleimhautschäden der Speiseröhre, Kiefernekrosen,
- **NW** (intravenöse Gabe): grippeähnliche Symptome einschließlich Müdigkeit, Fieber und Schüttelfrost, Knochen-, Gelenk-, Rücken-, Kopfschmerzen, gastrointestinale Beschwerden, Hautausschlag,
- **WW** (perorale Einnahme): Komplexbildung mit polyvalenten Kationen wie Calcium, Magnesium, Eisen,
- **KI**: Hypocalcämie, Schwangerschaft, Stillzeit, schwere Nierenfunktionsstörungen (Kreatinin-Clearance < 35 ml/min).

empfehlungen für die perorale Anwendung genauestens einzuhalten (siehe Kasten Einnahmeempfehlungen).

Praxistipp: Einnahmeempfehlungen Bisphosphonate (peroral)

- Nüchterneinnahme mit einem Glas Leitungswasser (240 ml) in aufrechter Haltung,
- nach Einnahme 30 Minuten aufrechte Körperhaltung beibehalten,
- je nach Substanz einen Abstand zu Nahrung, Getränken oder Arzneimitteln von 30 Minuten bis zu 2 Stunden einhalten (siehe Fachinformation),
- Zubereitung nicht lutschen oder zerkauen.

Denosumab

④ Denosumab ist ein vollhumaner, monoklonaler IgG_2-Antikörper, der den RANK-Signalweg durch Blockade von RANKL, dem Liganden des RANK-Rezeptors, hemmt. Über die Bindung von RANKL an RANK-Rezeptoren, die sich auf der Oberfläche von Osteoklasten (knochenabbauenden Zellen) befinden, kommt es normalerweise zur Bildung, Aktivierung und Differenzierung der Osteoklasten (Tab. 16.2).

Romosozumab

Romosozumab ist ein humanisierter monoklonaler IgG2-Antikörper (mittels rekombinanter DNA-Technologie in Ovarialzellen des chinesischen Hamsters hergestellt), der spezifisch das Glykoprotein Sklerostin bindet und hemmt. Er ist seit März 2020 zur Behandlung der manifesten postmenopausalen Osteoporose mit erhöhtem Frakturrisiko zugelassen und findet sich daher auch (noch) nicht in der DVO-Leitlinie von 2017. Allerdings wurde von der Leitlinienkommission der DVO am 18.06.2020 ein konsentiertes Statement publiziert, das Romosozumab als Erweiterung der Therapiemöglichkeiten bei der manifesten postmenopausalen Osteoporose in besonderen Fällen von Hochrisikopatienten einstuft. Sklerostin wird hauptsächlich von reifen Osteozyten produziert und dient der Regulation des Knochenstoffwechsels. Aufgrund mehrerer Effekte auf den Knochenstoffwechsel stärkt Romosozumab den Knochenaufbau und hemmt gleichzeitig den Knochenabbau (Tab. 16.3).

Tab. 16.2 Arzneistoffprofil: Denosumab

Arzneistoff, Handelsname (Bsp.)	Dosierung, Bemerkungen
Denosumab (Prolia®)	6-monatlich 60 mg, s. c.; Indikation: Osteoporose bei postmenopausalen Frauen und bei Männern mit erhöhtem Frakturrisiko, Behandlung von Knochenschwund im Zusammenhang mit Hormonablation bei Männern mit Prostatakarzinom und erhöhtem Frakturrisiko, Glucocorticoid-induzierte Osteoporose

Besonderheiten

- **NW:** Harnwegsinfekte, Infektionen der oberen Atemwege, Ischiassyndrom, Katarakte, Obstipation, Bauchbeschwerden, Hautinfektionen, Hautausschlag, Ekzeme, Gliederschmerzen, muskuloskelettale Schmerzen, Kieferosteonekrosen, Hypocalcämie (Rote-Hand-Brief),
- **KI:** Hypocalcämie,
- **WW:** bislang keine bekannt,
- **Sonstiges:** Rote-Hand-Brief 2014, Kieferosteonekrosen: Hinweise zu zahnärztlichen Routineuntersuchungen und guter Mundhygiene; Hypocalcämie: Hinweise auf ausreichende Zufuhr von Calcium und Vitamin D sowie Zeitpunkte für Kontrolle der Calciumspiegel.

Tab. 16.3 Arzneistoffprofil: Romosozumab

Arzneistoff, Handelsname (Bsp.)	Dosierung, Bemerkungen
Romosozumab (Evenity®)	1-mal monatlich 210 mg (2 subkutane Injektionen an 2 verschiedenen Injektionsstellen, z. B. Bauch, Oberschenkel oder Oberarm) über einen Behandlungszeitraum von 12 Monaten (danach Umstellung auf eine antiresorptive Therapie mit z. B. Bisphosphonat oder Denosumab); Indikation: manifeste Osteoporose bei postmenopausalen Frauen mit erhöhtem Frakturrisiko

Besonderheiten

- **NW:** Nasopharyngitis, Sinusitis, Überempfindlichkeitsreaktionen wie Angioödem. Erythema multiforme und Urtikaria, Hautausschlag, Dermatitis, Kopfschmerzen, Arthralgie, Nackenschmerzen, Muskelkrämpfe, Reaktionen an der Injektionsstelle (meistens Schmerzen, Erytheme),
- **KI:** Hypocalcämie, Myokardinfarkt oder Schlaganfall in der Historie; Schwangerschaft, Stillzeit,
- **WW:** bislang keine bekannt,
- **Hinweis:** Kieferosteonekrosen unter Romosozumab nur selten, trotzdem auf Risikofaktoren (z. B. gleichzeitige Einnahme von Glucocorticoiden) und gute Mundhygiene achten.

Estrogene

⑤ Frauen, die Estrogene einnehmen, haben einen Osteoporose-Schutz. Allerdings ist die Anwendung der Estrogene zur Prophylaxe einer Osteoporose aufgrund der bekannten unerwünschten Wirkungen sehr eng gefasst. Sie dürfen nur bei Frauen mit hohem Frakturrisiko eingesetzt werden, wenn entweder vasomotorische Wechseljahresbeschwerden behandelt werden müssen oder Unverträglichkeiten oder Kontraindikationen gegenüber anderen Osteoporosetherapeutika vorliegen. Dabei ist eine sorgfältige Nutzen-Risiko-Abwägung vor Beginn der Therapie unerlässlich. Die Dosierung sollte so niedrig wie möglich (bei gegebener Wirksamkeit) ausgewählt und regelmäßige Kontrollen beim Gynäkologen durchgeführt werden.

SERM

④ Selektive Estrogen-Rezeptor-Modulatoren (SERM) vermitteln ihre Wirkung modulatorisch am Estrogen-Rezeptor, d. h. sie wirken sowohl agonistisch (Knochen, Fettstoffwechsel) als auch antagonistisch (Brustgewebe, Uterus). Der Wirkstoff Raloxifen zeigt Estrogenwirkungen an Knochen, Leber und im Fettstoffwechsel, jedoch keine an Brustgewebe und Uterus (Tab. 16.4).

◘ **Tab. 16.4** Arzneistoffprofil: selektive Estrogen-Rezeptor-Modulatoren (SERM)

Arzneistoff, Handelsname (Bsp.)	Dosierung, Bemerkungen
Raloxifen (Evista®, Optruma®, Generika)	1 × tgl. 60 mg peroral, jeweils zur gleichen Zeit unabhängig von den Mahlzeiten; Indikation: postmenopausale Osteoporose

Besonderheiten

- **NW:** Hitzewallungen (besonders in den ersten 6 Monaten), Kopfschmerzen, gastrointestinale Symptome (Nausea, Emesis, Bauchschmerzen, Dyspepsie), Hautausschläge, Wadenkrämpfe, leichte Brustbeschwerden (Schmerzen, Vergrößerung, erhöhte Druckschmerzhaftigkeit), grippeähnliche Symptome, periphere Ödeme, erhöhter Blutdruck,
- **KI:** Frauen im gebärfähigen Alter, thromboembolische Ereignisse (bestehend oder in Vorgeschichte), eingeschränkte Leberfunktion, schwere Nierenschädigung, Uterusblutungen unklarer Genese,
- **WW:** gleichzeitige Einnahme von Anionen-Austauscherharzen → verminderte SERM-Resorption.

◘ **Tab. 16.5** Arzneistoffprofil: Teriparatid

Arzneistoff, Handelsname (Bsp.)	Dosierung, Bemerkungen
Teriparatid (PTH 1–34, Forsteo®)	1 × tgl. 20 µg s. c., max. Anwendungsdauer 24 Monate; Indikation: postmenopausale Osteoporose bei Hochrisikopatienten, Osteoporose beim Mann mit hohem Frakturrisiko, Glucocorticoid-induzierte Osteoporose

Besonderheiten

- **NW:** Anämie, Hypercholesterolämie, Depression, Schwindel, Kopfschmerzen, Ischiassyndrom, Synkope, Vertigo, Herzpalpitation, Dyspnoe, vorübergehende orthostatische Hypotonie, gastrointestinale Beschwerden (z. B. Übelkeit, Erbrechen), vermehrtes Schwitzen, Gliederschmerzen, Muskelkrämpfe, Müdigkeit, Thoraxschmerzen, Asthenie, Irritationen an der Einstichstelle,
- **KI:** Hypercalcämie, schwere Niereninsuffizienz, metabolische Knochenkrankheiten, ungeklärte Erhöhung der alkalischen Phosphatase, vorausgegangene Strahlentherapie, Patienten mit malignen Skeletterkrankungen oder Knochenmetastasen, Schwangerschaft, Stillzeit,
- **WW:** Vorsicht bei Digitalis-Patienten – Risiko einer Digitalis-Intoxikation,
- **Cave:** zu Therapiebeginn Kontrolle des Calciumspiegels in Serum und Urin, danach nach 1, 3, und 6 Monaten (mit Blutproben, die frühestens 16 Stunden nach der letzten Injektion entnommen wurden).

Teriparatid

④ Teriparatid wirkt osteoanabol. Es ist ein aktives rekombinantes humanes Parathormonfragment. Über die pulsatile (1-mal tägliche) Gabe wird die Apoptose der Osteoblasten gehemmt, was zu einer Steigerung der Osteoblastenzahl, einer Verbesserung der Knochenformation sowie zu einer Erhöhung von Knochenfestigkeit und Knochenmasse führt (◘ Tab. 16.5).

Wichtiges in Kürze

① Bei der Prophylaxe der Osteoporose kommt einer calciumreichen Ernährung sowie einer Supplementierung von Vitamin D eine besondere Bedeutung zu.

② Die Knochendichtemessung ist neben einer Anamnese sowie der Aufnahme des klinischen Befunds in der Basisdiagnostik der Osteoporose unerlässlich.

③ Bisphosphonate sind die am häufigsten eingesetzten Arzneimittel zur Behandlung der Osteoporose.

④ Denosumab, Romosozumab, SERM und Teriparatid können alternativ zur Osteoporosebehandlung eingesetzt werden.

⑤ Auch Estrogene besitzen eine osteoporoseprotektive Wirkung; sie dürfen aber nur unter ganz bestimmten Voraussetzungen zur Osteoporoseprophylaxe verwendet werden.

Weiterführende Literatur

Antonorsi D. Osteoporose. Deutscher Apotheker Verlag, Stuttgart 2012

Bartl R. Osteoporose – Prävention, Diagnostik, Therapie. Georg Thieme Verlag, Stuttgart 2011

Dachverband der Deutschsprachigen Wissenschaftlichen Osteologischen Gesellschaften (DVO). Prophylaxe, Diagnostik und Therapie der Osteoporose, 2017

Fachinformationen. www.fachinfo.de

Tipps für PhiPs

Die Apotheke kann viel zur Prävention der Osteoporose beitragen. Auf der Grundlage dieses Kapitels können Sie sich mit Präventionsaspekten der pharmazeutischen Beratung beschäftigen. Bauen Sie diese in Ihre Beratungsgespräche ein.

Tipps für Weiterzubildende

Oft wird eine Osteoporose von den behandelnden Ärzten aufgrund der meist zahlreichen anderen gesundheitlichen Probleme nicht ausreichend beachtet. Sie können das Thema Osteoporose durch Gestaltung eines Infotages in das Bewusstsein Ihrer Patienten rufen und die Bedeutung dieser Erkrankung sowie deren Prävention verdeutlichen. Hierbei können Sie auch Ihre Managementkompetenzen (Projektmanagement, ▸Kap. 41) ausbauen. Die Konzeption, die Gestaltung von Infomaterialien und die Durchführung eines solchen Infotages kann die Basis für Ihre Projektarbeit sein. Im Rahmen der praktischen Tätigkeit Nr. 19 können Sie diese Aktion analysieren und bewerten.
→ Praktische Tätigkeit Nr. 19 „Bewertung (Kosten-Nutzen-Analyse) einer Apothekenaktion"

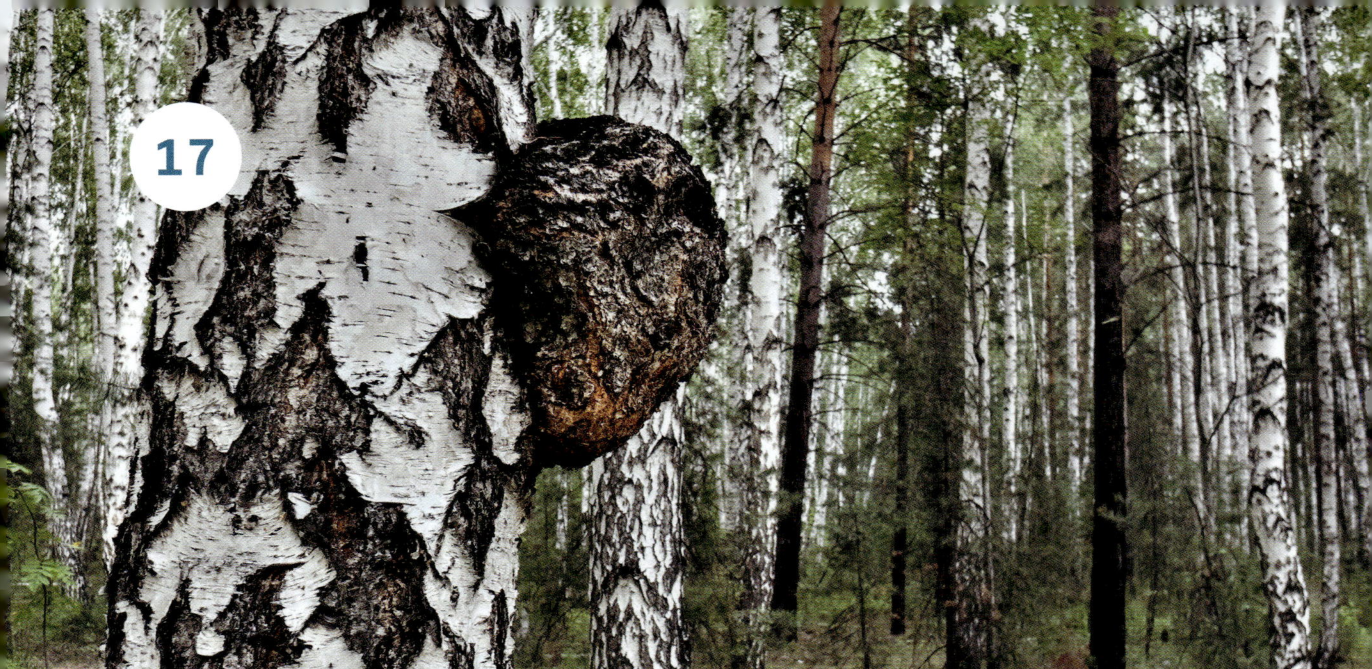

Tumorerkrankungen

Dr. Ulrike König

Tumorpatienten brauchen auch in der Apotheke kompetenten Therapiebegleiter. Dies ist eine nicht zu unterschätzende Herausforderung, aber vor allem eine Aufgabe mit viel Potenzial für eine intensive und vielseitige pharmazeutische Beratung

17.1 Allgemeine Aspekte für die Beratung

Die Diagnose einer Krebserkrankung ist für jeden Patienten und seine Angehörigen ein einschneidendes, die Lebensplanung grundsätzlich veränderndes Ereignis. Häufig sind in dieser Ausnahmesituation Patienten gar nicht in der Lage, alle Informationen aufzunehmen. Insbesondere am Anfang der Erkrankung müssen Informationen daher häufig wiederholt werden. Empfehlenswert sind Einnahmeempfehlungen, Tipps und Hinweise in schriftlicher Form. Eine sehr gute Quelle für Patienteninformationen zu verschiedenen Themen sind „Die blauen Ratgeber“ der Deutschen Krebshilfe sowie das vielfältige Informationsmaterial des Krebsinformationsdiensts im Internet und in Printform.

① Für die Beratung zur Vorbeugung und Behandlung von Nebenwirkungen einer Krebstherapie stehen neben der S3-Leitlinie „Supportive Therapie bei onkologischen Patienten“ auch eine Patientenleitlinie sowie Merkblätter zu speziellen Themen zur Verfügung. Die Beratung in der Apotheke sollte die ärztlichen und pflegerischen Empfehlungen in geeigneter Weise ergänzen. Sinnvoll ist, den Patienten zu fragen, welche Empfehlungen er bereits erhalten hat und dann gezielt auf offene Fragen oder bestehende Ängste einzugehen. Wann immer möglich, sollte die Betreuung von Tumorpatienten in interdisziplinärer Zusammenarbeit erfolgen.

Verweis auf Online

Krebsinformationsdienst

S3-Leitlinie Supportive Therapie bei onkologischen Patienten

17.2 Orale Zytostatika

② Die große Gruppe der oralen Zytostatika umfasst neben klassischen Zytostatika (z. B. Capecitabin, Temozolomid oder Vinorelbin) auch immunmodulierende Substanzen, die sogenannten IMID (Immune Modulatory Drugs, z. Z. Thalidomid, Lenalidomid und Pomalidomid) sowie als zahlenmäßig größte und kontinuierliche wachsende Gruppe die niedermolekularen Kinaseinhibitoren (small molecular kinase inhibitors, z. B. Imatinib, Nilotinib, Lapatinib oder Palbociclib). Orale Zytostatika werden allein oder in Kombination mit Hormonpräparaten, einer weiteren oralen oder parenteralen Chemotherapie, mit Immuncheckpoint-Inhibitoren bzw. mit einer Bestrahlung eingesetzt. Für eine umfassende pharmazeutische Beratung sollte das gesamte Therapiekonzept bekannt sein. Orale Zytostatika sind keineswegs weniger toxisch als parenterale Zytostatika, sondern haben z. T. schwerwiegende Nebenwirkungen und können durch falsche Handhabung Angehörige oder Pflegepersonal schädigen. Eine für den Patienten und sein Umfeld sichere Therapie kann deshalb nur durch eine umfassende Beratung gewährleistet werden. Dabei kommt der abgebenden Apotheke eine zentrale Rolle zu!

Praktisch umgesetzt

Orale Zytostatika

Eine Patientin bekommt folgende Arzneimittel verordnet:

- Tyverb® 250 mg (Lapatinib) 1 × tgl. 5 Tabletten,
- Capecitabin XYZ 500 mg 120 Tabletten (Tag 1–14: 4–0–3),
- Capecitabin XYZ 300 mg 30 Tabletten (Tag 1–14: 0–0–1).

Wichtige Hinweise

Tyverb: einmal am Tag, aber immer etwa zur gleichen Zeit. Mindestens eine Stunde vor oder eine Stunde nach einer Mahlzeit. Cave: Der Fettgehalt der Nahrung beeinflusst die Wirkung von Tyverb®-Tabletten. Deshalb sollten der Abstand zur Mahlzeit und der Einnahmezeitpunkt täglich gleich bleiben. Die 5 Tabletten (bei Kombination mit Capecitabin) direkt nacheinander einnehmen, im Ganzen mit einem Glas Wasser (mind. 200 ml). Keine johanniskrauthaltigen Präparate und keine Grapefruits oder Grapefruitsaft während der gesamten Therapie. Relevante Wechselwirkungen bestehen auch mit PPI und H_2-Rezeptor-Antagonisten.

Capecitabin in Kombination mit Lapatinib: nur Tag 1–14: Einnahme 2-mal am Tag. Cave: häufig unterschiedliche Anzahl Tabletten und Stärken morgens und abends (individuelle Dosis)! Einnahme innerhalb von 30 Minuten nach einer Mahlzeit mit einem Glas Wasser. Tag 15–21: Therapiepause (es dürfen keine Tabletten eingenommen werden). Keine Präparate mit Folsäure einnehmen.

Häufige Nebenwirkungen: Durchfall, Hautausschläge, Hand-Fuß-Syndrom (auf Schmerzen, Schwellungen und Rötungen achten), Mundschleimhautentzündungen, Übelkeit, Erbrechen.

Der Patientin muss das Verhalten beim Auftreten von Diarrhöen bekannt sein (▸Kap. 17.3.4). Sie sollte Loperamid als Stand-by-Medikation sowie Notfallnummern immer bei sich führen.

17

Häufig haben orale Zytostatika komplexe Einnahmeschemata, oft wechseln Therapietage und Therapiepausen, z. T. müssen Tabletten bzw. Kapseln unterschiedlicher Stärke kombiniert werden. Meist enthalten die Packungen eine größere Anzahl als die benötigten Tabletten/Kapseln. Deshalb besteht ein hohes Risiko für Medikationsfehler, die aufgrund der engen therapeutischen Breite schwerwiegend oder sogar tödlich sein können. Besonders bekannt sind Fehleinnahmen mit tödlichem Ausgang für Lomustin (Cecenu®), das nur **einmal alle 6 Wochen** in einer Dosierung von 70–100 mg/m^2 eingenommen werden darf. Zur Vermeidung derartiger schwerwiegender Medikationsfehler ist ein schriftlicher Einnahmeplan unbedingt erforderlich. Angesprochen werden muss auch, was zu tun ist, wenn eine Gabe vergessen oder nach der Einnahme erbrochen wurde.

Ein weiteres Risiko ergibt sich durch das hohe Interaktionspotenzial fast aller oralen Zytostatika, nicht nur mit anderen Medikamenten, sondern auch mit Nahrungs- und Genussmitteln. Die Bioverfügbarkeit oraler Zytostatika hängt z. T. in erheblichem Maße von der richtigen Einnahme ab. So weist z. B. Lapatinib einen ausgeprägten positiven Food-Effekt auf. In Abhängigkeit vom Fettgehalt der Nahrung war die AUC etwa um das Dreifache (leichtes Frühstück) bis >4-Fache (bei hohem Fettanteil) im Vergleich zur Nüchterneinnahme erhöht. Mit einer pharmazeutischen Beratung zur richtigen Einnahme oraler Zytostatika kann die Apotheke deshalb einen sehr wesentlichen Beitrag zur Therapiesicherheit leisten. Dabei sollte die Einnahme gemeinsam mit dem Patienten möglichst gut in seinen gewohnten Alltag integriert werden. Dadurch kann die Adhärenz erheblich verbessert werden.

Fast alle oralen Zytostatika werden in relevantem Ausmaß über das Cytochrom-P450-System metabolisiert. Darüber hinaus spielen z. T. auch Transporter (z. B. P-Glykoprotein) bzw. weitere Enzyme eine wichtige Rolle (z. B. die Dihydropyrimidin-Dehydrogenase (DPD) bei Capecitabin oder die Xanthinoxidase bei Mercaptopurin).

Praktisch alle Tyrosinkinase-Inhibitoren werden pH-abhängig resorbiert. Ob mit den häufig eingenommenen Protonenpumpen-Inhibitoren (PPI) bzw. Antazida klinisch relevante Wechselwirkungen bestehen, hängt vom pKs-Wert der einzelnen Wirkstoffe ab. Vermieden werden sollte eine Kombination mit PPI z. B. mit Erlotinib, Dasatinib oder Pazopanib. Im Rahmen der Selbstmedikation sollten PPI in diesen Fällen nicht eingesetzt werden, bei ärztlicher Verordnung sollte Rücksprache bezüglich der aktuellen Indikation erfolgen. Die kürzer wirksamen Antazida können in vielen Fällen zeitversetzt eingenommen werden.

Aufgrund der Vielzahl der Medikamente, die Tumorpatienten in der Regel einnehmen und der klinischen Relevanz möglicher Wechselwirkungen, sollte ein Interaktions-Check bei dieser Patientengruppe immer Standard sein. Wichtig sind auch Hinweise zu Produkten der Selbstmedikation, einschließlich Nahrungsergänzungsmitteln. So dürfen Patienten, die eine Therapie mit Capecitabin erhalten, z. B. keine Produkte mit Folsäure oder Folaten einnehmen, da diese die Wirkung von 5-Fluorouracil (und seinem oralen Prodrug Capecitabin) verstärken und ebenfalls zu lebensbedrohlichen Toxizitäten führen können.

Einnahme oraler Zytostatika: Betreuung durch die Apotheke

- Ist die korrekte Einnahme bekannt und vom Patienten sicher umsetzbar (z. B. Wechsel von Therapietagen und -pausen, Kombination verschiedener Stärken)?
- Liegt mindestens bei komplexen und besonderen Dosierungen ein schriftlicher Einnahmeplan vor?
- Ist der vorgesehene Einnahmezeitpunkt gut in den Alltag des Patienten integriert?
- Was tun, wenn die Einnahme vergessen oder erbrochen wurde?
- Gibt es relevante Wechselwirkungen mit anderen Medikamenten, Selbstmedikation (einschließlich Nahrungsergänzungsmitteln), Nahrungs- und Genussmitteln?

Eine gute Unterstützung für die Beratung zu oralen Zytostatika bietet die Oralia-Datenbank der DGOP (Deutsche Gesellschaft für Onkologische Pharmazie). Sie enthält präparatebezogene Patienteninformationen und Informationsblätter zu speziellen Nebenwirkungen sowie die Möglichkeit des Erstellens von Therapieplänen.

Verweis auf Online

Oralia-Datenbank der DGOP (Deutsche Gesellschaft für Onkologische Pharmazie

Merke

Viele Tumorpatienten möchten mit Mitteln der **Selbstmedikation** selbst auch etwas zur Krankheitsbekämpfung beitragen. Während einer Therapiephase sollten solche Mittel jedoch nur dann zur Anwendung kommen, wenn die eigentliche Tumortherapie dadurch mit Sicherheit nicht gefährdet wird. In jedem Fall erfordert dies auch die Rücksprache mit dem die Tumortherapie durchführenden Arzt.

17.3 Häufige Nebenwirkungen und Supportivmaßnahmen

③ Eine Tumorbehandlung mit Zytostatika und/oder Strahlentherapie führt aufgrund des Wirkungsmechanismus meist auch zu einer Schädigung gesunder Zellen mit hoher Zellteilungsrate. Daraus resultieren bekannte Nebenwirkungen wie Hämatotoxizität, Haut- und Schleimhauttoxizität oder Haarausfall.

④ Zur Verminderung dieser Nebenwirkungen sind oft verschiedene Supportivmaßnahmen und -medikamente erforderlich.

Ein häufiges Problem ist eine verringerte Immunabwehr infolge verminderter neutrophiler Granulozyten. Infektionen während einer Tumortherapie können lebensbedrohlich sein, deshalb sind Patienten mit Fieber (bereits ab 38 °C) und Infektionszeichen immer an den Arzt zu verweisen. Zur Verkürzung der Neutropenie-Dauer und zur Verminderung der Häufigkeit neutropenischen Fiebers erhalten Patienten mit entsprechender Risikokonstellation Medikamente, die granulozytenstimulierende Faktoren (G-CSF, z. B. Pegfilgrastim, Filgrastim oder Lenograstim) enthalten. Die Verabreichung dieser Medikamente erfolgt frühestens 24 Stunden nach der Chemotherapie.

Für die Beratung in der Apotheke ist es aber auch wichtig, zu wissen, dass Nebenwirkungen nicht bei jeder Substanz gleich stark ausgeprägt sind und z. B. Haarausfall keinesfalls zwangsläufig mit einer Zytostatikatherapie verbunden ist. Während z. B. eine Taxantherapie (Docetaxel, Paclitaxel) mit hoher Wahrscheinlichkeit zu einem kompletten Haarausfall führt, ist dies z. B. bei Cisplatin weniger wahrscheinlich.

Darüber hinaus können Zytostatika in Abhängigkeit vom Wirkstoff und der Dosis aber auch zu unterschiedlichen Organtoxizitäten führen. Ein bekanntes Beispiel ist die Harnwegstoxizität, die durch Oxazaphosphorine (Cyclophosphamid, Ifosfamid, Trofosfamid) ausgelöst werden kann. Zur Vermeidung dieser Toxizität erhalten Patienten mit entsprechenden Therapien Mesna (Uromitexan®). Organtoxizitäten wie Kardiotoxizität, Neurotoxizität oder Lungentoxizität werden üblicherweise vom Arzt überwacht. Fallen entsprechende Symptome (z. B. Husten) auf, sollte man jedoch an einen möglichen Zusammenhang denken und zur weiteren Abklärung an den Arzt verweisen.

17.3.1 Fatigue

Viele Tumorpatienten klagen über eine quälende Form der Kraftlosigkeit, die sich in Abgeschlagenheit, fehlendem Antrieb, Konzentrations- oder Gedächtnisstörungen äußern kann. Der Entstehungsmechanismus dieses als Fatigue (französisch: Müdigkeit) bezeichneten Syndroms ist bis heute weitgehend ungeklärt, vermutlich spielen viele Faktoren eine Rolle. Entsprechend gibt es auch keine generellen Therapieempfehlungen. Mitunter ist eine kausale Therapie möglich (z. B. beim Vorliegen einer Anämie), oft hilft eine moderate körperliche Betätigung. Entlastung für den Patienten kann auch durch eine der aktuellen Situation besser angepasste Alltagsgestaltung und das Abgeben von Alltagspflichten erfolgen. Zur weiteren Abklärung möglicher Ursachen sollten die Patienten dieses Thema mit dem behandelnden Onkologen besprechen.

17.3.2 Übelkeit und Erbrechen

Viele Patienten assoziieren mit einer Chemotherapie noch immer Übelkeit (Nausea) und Erbrechen (Emesis). In den meisten Fällen kann diese Nebenwirkung heute jedoch mit einer entsprechenden prophylaktischen Medikamentengabe weitestgehend vermieden werden. Übelkeit und Erbrechen kann bei Tumorpatienten auch eine ganze Reihe weiterer Ursachen haben kann, z. B. der Beginn einer Opioidtherapie, Elektrolytstörungen, Hirnmetastasen, Darmverschluss oder ein fortgeschrittenes Erkrankungsstadium allgemein.

Bei chemotherapieinduzierter Übelkeit und Erbrechen werden bezüglich des zeitlichen Auftretens grundsätzlich 3 Phasen unterschieden, denen unterschiedliche pathophysiologische Mechanismen zugrunde liegen.

Akute Übelkeit und Erbrechen: Auftreten innerhalb der ersten 24 Stunden nach der Chemotherapie. Mithilfe der heute zur Verfügung stehenden Antiemetika kann diese Phase jedoch in den meisten Fällen gut kontrolliert werden.

Verzögerte Übelkeit und Erbrechen: Auftreten mehr als 24 Stunden bis etwa 5 Tage nach der Chemotherapie. Vor allem Übelkeit ist in den Tagen nach der Chemotherapie immer noch häufig ein Problem. Dies wird zum Teil auch dadurch verursacht, dass eine entsprechende medikamentöse Prophylaxe z. B. aus Furcht vor zu vielen Medikamenten oder einer Einnahme von Corticoiden nicht erfolgt. Deshalb ist eine gute Beratung zur Bedeutung dieser Prophylaxe in der Apotheke hier besonders wichtig.

Antizipatorische Übelkeit und Erbrechen: Sie tritt bereits vor Therapiebeginn aufgrund einer entsprechenden Konditionierung auf, meist als Folge des Erlebens von Übelkeit und Erbrechen. Nicht selten ist dies durch eine ungenügende Prophylaxe bei vorherigen Therapiezyklen bedingt. Für eine medikamentöse Therapie sind Benzodiazepine (z. B. Lorazepam) erforderlich. In den entsprechenden Leitlinien werden auch Verhaltenstherapie (progressive Muskelentspannung, Hypnose oder

▫ **Tab. 17.1** Auszug aus der S3-Leitlinie Supportive Therapie (Version 1.3, Februar 2020)

Emetogenes Potenzial	Risiko[1]	Arzneistoff (Bsp.)	
		Parenterale Therapie	**Orale Therapie**
Hoch	>90 %	Cisplatin, Cyclophosphamid ≥1500 mg/m², Dacarbazin, Anthracyclin + Cyclophosphamid (AC)[2]	Procarbazin
Moderat	30–90 %	Azacitidin, Bendamustin, Carboplatin, Cyclophosphamid <1500 mg/m², Doxorubicin, Epirubicin, Ifosfamid, Irinotecan, Oxaliplatin	Bosutinib, Crizotinb, Imatinib, Lomustin, Temozolomid, Vinorelbin
Gering	10–30 %	Bortezomib, Cabazitaxel, Cetuximab, Docetaxel, Eribulin, Etoposid, 5-Fluorouracil, Gemcitabin, Ipilimumab, Methotrexat, Nab-Paclitaxel, Paclitaxel, Panitumumab, Pemetrexed, pegyliertes liposomales Doxorubicin, Pertuzumab, Trastuzumab-Emtansin, Vinflunin	Afatinib, Axitinib, Capecitabin, Dasatinib, Everolimus, Ibrutinib, Lapatinib, Lenalidomid, Nilotinib, Olaparib
Minimal	<10 %	Bevacizumab, Bleomycin, Nivolumab, Pembrolizumab, Ramucirumab, Rituximab, Trastuzumab, Vinblastin, Vincristin, Vinorelbin	Abirateron, Cabozantinib, Enzalutamid, Hydroxyurea, Methotrexat, Pomalidomid, Sorafenib

[1] Anteil der Patienten, die ohne entsprechende antiemetische Prophylaxe Übelkeit und Erbrechen entwickeln würden,
[2] Patientinnen mit Brustkrebs

Musiktherapie) oder Akkupunktur empfohlen. Die Behandlung des antizipatorischen Erbrechens ist jedoch sehr schwierig. Deshalb kommt einer ausreichenden antiemetischen Prophylaxe eine so große Bedeutung zu!

Risikofaktoren

Die Wahrscheinlichkeit des Auftretens von Übelkeit und Erbrechen im Rahmen einer Zytostatikatherapie ist von verschiedenen Faktoren abhängig. Zunächst spielt das emetogene Potenzial der eingesetzten Substanzen eine Rolle (▫ Tab. 17.1).

Darüber hinaus spielen aber auch persönliche Risikofaktoren eine Rolle. Ein höheres Risiko ist z. B. allgemein assoziiert mit jüngerem Alter, weiblichem Geschlecht und Erfahrungen mit Reise- oder Schwangerschaftsübelkeit. Chronischer Alkoholkonsum vermindert hingegen das Risiko für Nausea und Emesis.

Antiemetische Prophylaxe

Im Rahmen der antiemetischen Prophylaxe werden einzeln oder in Kombination gemäß entsprechender Leitlinien vor allem 5-HT_3-Antagonisten, Neurokinin-Rezeptor(NK_1)-Antagonisten (Aprepitant, Fosaprepitant, Netupitant) und Corticosteroide (v. a. Dexamethason) eingesetzt. Corticoide verstärken die Wirkung von 5-HT_3-Antagonisten. Metoclopramid und Alizaprid spielen heute im Rahmen der antiemetischen Prophylaxe bei Tumorpatienten fast nur noch als „Rescue-Medikation“ eine Rolle. Das atypische Neuroleptikum Olanzapin kann eine zusätzliche Option bei hochemetogenen Therapieregimen sein. Es gibt eine entsprechende Empfehlung in der MASCC/ESMO-Leitlinie, Olanzapin ist in Deutschland aber nur für die Indikation Schizophrenie zugelassen. Daher sollte man das Medikament im offensichtlichen Kontext mit einer antiemetischen Prophylaxe nicht kommentarlos abgeben. Zudem sind insbesondere die sedierende Wirkung, mögliche QT-Zeit-Verlängerungen und Arzneimittelwechselwirkungen zu beachten (▫ Tab. 17.2).

Bei hoch und moderat emetogener oraler Chemotherapie empfiehlt die Leitlinie des National Comprehensive Cancer Network® (NCCN®) die Gabe eines 5-HT_3-Antagonisten. In der aktuellen MASCC/ESMO-Leitlinie gibt es keine speziellen Hinweise für orale Zytostatika. In der Praxis ist die Obstipation bei längerfristiger Einnahme von HT_3-Antagonisten jedoch oft ein Problem, sodass man hier häufig individuelle Lösungen finden muss.

Tab. 17.2 Prophylaxe bei parenteraler Chemotherapie. Nach Multinational Association of Supportive Care in Cancer (MASCC), European Society for Medical Oncology (ESMO) 2016 (mit Updates 2019)

Emetogenes Potenzial	Akutes Erbrechen	Verzögertes Erbrechen
Hoch (außer AC)	Schema mit Aprepitant/Fosaprepitant: **Tag 1** (vor Chemotherapie): 5-HT_3-Antagonist + Dexamethason 12 mg + Aprepitant 125 mg **oder** Fosaprepitant 150 mg ± Olanzapin	Mit Aprepitant an Tag 1; Tag 2 + 3: Aprepitant 80 mg + Dexamethason 8 mg; Tag 4: Dexamethason 8 mg, mit Fosaprepitant an Tag 1; Tag 2: Dexamethason 8 mg; Tag 3 + 4: Dexamethason 2 × tgl. 8 mg ± Olanzapin
	Schema mit NEPA: **Tag 1** (vor Chemotherapie): Akynzeo® (Palonosetron 0,5 mg + Netupitant 300 mg) + Dexamethason 12 mg	**Tag 2–4:** Dexamethason 8 mg
Anthracyclin + Cyclophosphamid (AC, Brustkrebs-Patientinnen)	Wie hoch emetogene Substanzen	Tag 2 + 3: nur bei Kombination mit Aprepitant an Tag 1: Aprepitant 80 mg **oder** Dexamethason 2 × tgl. 4 mg, keine Routineprophylaxe, Tag 2 + 3: Dexamethason 8 mg nur bei Bedarf[2]
Moderat (außer Carboplatin)	5-HT_3-Antagonist + Dexamethason 8 mg	Keine Routineprophylaxe, Tag 2 + 3: Dexamethason 8 mg nur bei Bedarf[2]
Carboplatin[1]	NK_1-Rezeptor-Antagonist + 5-HT_3-Antagonist + Dexamethason	Tag 2 + 3: nur bei Kombination mit Aprepitant an Tag 1: Aprepitant 80 mg
Gering	5-HT_3-Antagonist **oder** Dexamethason **oder** Metoclopramid	Keine Routineprophylaxe
Minimal	Keine Routineprophylaxe	Keine Routineprophylaxe

5-HT_3-Antagonisten: Granisetron, Ondansetron, Palonosetron, Tropisetron **NEPA:** fixe orale Kombination aus Netupitant + Palonosetron,
[1] randomisierte Studien nur für Carboplatin, AUC ≥ 4
[2] Substanzen mit erhöhtem Potenzial für verzögertes Erbrechen (z. B. Oxaliplatin, Anthrazykline, Cyclophosphamid)

Unterstützende Maßnahmen

- Für Ruhe und Entspannung sorgen, bei Übelkeit mehrmals tief ein- und ausatmen,
- leichte Kost und nur das essen, worauf man Appetit hat, lieber kleinere Mahlzeiten,
- unangenehm empfundene Gerüche vermeiden: regelmäßiges Lüften hilft oft,
- ausreichend trinken, Melissentee wirkt beruhigend, Ingwer kann bei Übelkeit helfen,
- in vielen Fällen kann auch eine gute Beratung hilfreich sein; denn Wissen hilft, Ängste abzubauen.

Praxistipp

- Übelkeit und Erbrechen im Rahmen einer Chemo- bzw. Strahlentherapie können heute in den meisten Fällen wirkungsvoll unterbunden werden.
- Sehr wichtig ist die konsequente Einnahme der Medikamente zur antiemetischen Prophylaxe, auch an den Tagen nach der Chemotherapie. Dies gilt auch, wenn der Patient keine Übelkeit verspürt! Keineswegs sollte aus der falschen Angst vor zu vielen Medikamenten oder Corticoiden auf die Prophylaxe verzichtet werden.
- Rezept-Tipp für Ingwer-Tee: 5–7 dünne Scheiben frischen Ingwer in einer Tasse mit heißem Wasser übergießen, 5–10 Minuten ziehen lassen, evtl. etwas Zitronen- oder Orangensaft beifügen (Patientenleitlinie Supportive Therapie).

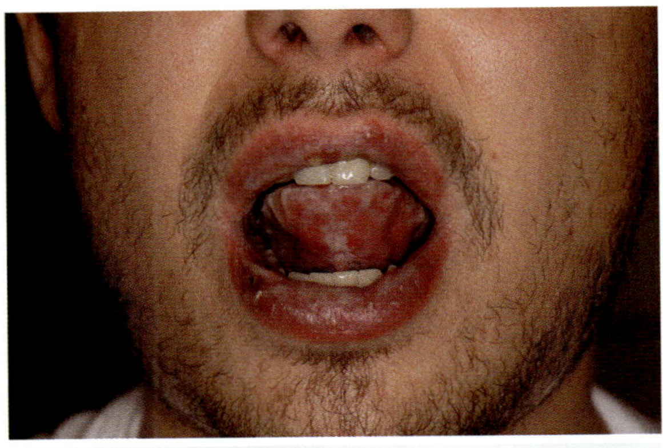

Abb. 17.1 Orale Mukositis

17.3.3 Orale Mukositis

Im Rahmen einer parenteralen oder oralen Chemotherapie kann es substanz- und dosisabhängig zu teilweise schweren Schleimhautschäden kommen. Besonders betroffen sind Patienten, die eine Hochdosis-Chemotherapie erhalten. Aber auch für einige orale Zytostatika ist Mukositis eine häufige Nebenwirkung (z. B. Sorafenib, Sunitinib, Everolimus). Eine Strahlentherapie kann ebenfalls Schleimhautschäden im jeweiligen Bestrahlungsfeld hervorrufen. Individuell ist das Risiko, z. B. durch schlechte Mundgesundheit und -hygiene, reduzierten Speichelfluss, genetische Faktoren und eingeschränkte Organfunktion erhöht.

Merkmale einer Mukositis sind Rötungen, Schmerzen, Brennen und Ulzera, die häufig zwischen dem 4. und 14. Therapietag auftreten. Durch die Zerstörung der Schleimhautbarriere kommt es oft zu lokalen (z. B. Candidosen) aber auch zu systemischen Infektionen. Ein besonders hohes Risiko für schwerwiegende systemische Infektionen besteht bei gleichzeitig auftretender Neutropenie (Abb. 17.1).

Eine orale Mukositis führt zu Geschmacksstörungen, Schluck- und Kaubeschwerden, die wiederum eine Einschränkung der Nahrungsaufnahme nach sich ziehen. In ausgeprägter Form ist eine orale Nahrungsaufnahme gar nicht mehr möglich und eine parenterale Schmerztherapie mit Opioiden wird erforderlich. Eine höhergradige Mukositis erfordert in der Regel zudem eine Dosisreduktion bzw. Therapiepause und verringert damit unter Umständen die Heilungschancen.

Eine gute und konsequente Mundpflege ist die wichtigste Prophylaxemaßnahme mit dem höchsten Empfehlungsgrad in den Leitlinien. Damit kann eine Mukositis meist zwar nicht ganz verhindert, aber bezüglich Ausmaß und Schwere deutlich gemindert werden. Es ist daher wichtig, dem Patienten die Notwendigkeit dieser prophylaktischen Maßnahme zu erläutern und ihn bei der Umsetzung zu unterstützen. Um Probleme frühzeitig zu erkennen, sollte eine tägliche Inspektion der Mundhöhle erfolgen.

Im NRF (z. B. 7.15.) gibt es einige Rezepturen für Mundspüllösungen mit entsprechenden Daten zur Stabilität. Es gibt jedoch nur für sehr wenige Maßnahmen ausreichende Daten für eine evidenzbasierte Empfehlung, die in den entsprechenden Leitlinien, z. B. der S3-Leitlinie für Supportive Therapie, empfohlen werden. Dazu gehören Benzydamin-Mundspülungen, die evidenzbasiert bei Strahlenpatienten empfohlen werden, in der Praxis jedoch auch mit gutem Erfolg bei mit Chemotherapie assoziierter Mukositis eingesetzt werden. Eine Kryotherapie (Eiswürfel lutschen) ist bei 5-Fluorouracil-Bolus und Hochdosistherapie mit Melphalan sinnvoll. Chlorhexidin, Sucralfat und alkoholische Lösungen sollten hingegen nicht zum Einsatz kommen.

Hinweise zur oralen Mukositis-Prophylaxe

- Wichtig ist es, die Mundhöhle sauber, feucht und frei von Verletzungen zu halten!
- Zusätzliche Reizfaktoren meiden: Rauchen, Alkohol, stark gewürzte, saure oder sehr heiße Speisen.
- Reinigung der Zähne: nach jeder Mahlzeit und vor dem Schlafengehen, mit weicher Zahnbürste (mind. monatlich erneuern) und milder (fluorierter, nicht aromatisierter) Zahncreme reinigen.
- Vorsichtige Reinigung mit Zahnseide oder Interdentalbürsten (Gefahr von Zahnfleischblutungen).
- Mundspülungen: mindestens 4–6-mal täglich, vorzugsweise nach den Mahlzeiten und vor dem Schlafengehen. Nach dem Spülen: etwa 30 Minuten nicht essen oder trinken.
- Mundspülungen: mit Wasser allein oder Wasser mit Kochsalz (0,9%ige NaCl-Lösung bzw. 1 gehäufter Teelöffel Kochsalz (9 g) auf 1 Liter Wasser), etwa 1 Minute im Mund belassen, anschließend ausspucken. Kein aromatisiertes oder alkoholhaltiges Mundwasser verwenden.
- Lippenpflege, z. B. mit Panthenolsalbe, ist empfehlenswert.
- Tägliche Mundinspektion: Häufig genutzte, praxiserprobte Dokumentationsbögen finden sich in der S3-Leitlinie Supportive Therapie bei onkologischen PatientInnen.

Mundspüllösungen zur Therapie enthalten häufig ein Lokalanästhetikum (z. B. Lidocain oder das verordnungsfähige Tetracain), deren analgetische Wirkung belegt ist. Lösungen mit mehreren Therapieprinzipien werden im NRF aufgeführt, in der Leitlinie jedoch nicht empfohlen. Bei Schmerzen empfiehlt die S3-Leitlinie Mundspülungen mit Doxepin (0,5 %; Off-Label-Use),

Tab. 17.3 Toxizitätskriterien von Diarrhöen. Nach Common terminology criteria for adverse events (CTCAE, Version 5.0) November 2017

Grad	Kein Stoma	Stoma vorhanden	Weitere Symptome
1	<4 Stühle pro Tag über dem Ausgangswert	Geringer Anstieg der Stomaförderung gegenüber Ausgangswert	
2	4–6 Stühle pro Tag über dem Ausgangswert	Mäßiger Anstieg der Stomaförderung gegenüber Ausgangswert	Einschränkung der instrumentellen Aktivitäten (IADL)
3	≥7 Stühle pro Tag über dem Ausgangswert	Starker Anstieg der Stomaförderung gegenüber Ausgangswert	Einschränkungen bei täglichen Aktivitäten im Alltag (ADL) stationäre Aufnahme indiziert
4	Lebensbedrohliche Symptome, dringende Intervention erforderlich		

bei Strahlenpatienten auch Mundspülungen mit Morphin (0,2 %). Zu beachten sind mögliche Nebenwirkungen (bei Doxepin v. a. Schmerzen, Geschmacksveränderungen und Benommenheit) und das Risiko für Medikationsfehler (durch Verschlucken der Lösung). In der Praxis wird daher oft auch Morphingel 0,1 % eingesetzt. Starke Schmerzen erfordern in der Regel eine systemische Schmerztherapie mit Opioidanalgetika. Auch bei bereits bestehender Mukositis ist es wichtig, die Mundpflege konsequent fortzuführen.

Zu beachten ist, dass die meisten Fertigarzneimittel und Medizinprodukte, die zur Prophylaxe und Therapie zur Verfügung stehen, von den Krankenkassen nicht erstattet werden.

Sehr wichtig ist es, auf eine ausreichende Nähstoffzufuhr zu achten. Tumorpatienten und ihre Angehörigen sollten eine entsprechende Ernährungsberatung erhalten und auch in diesem Bereich aktiv begleitet werden.

17.3.4 Diarrhöen

Diarrhöen können als Nebenwirkung bei vielen Zytostatika auftreten. Besonders häufig und stark ausgeprägt sind sie oft bei Patienten, die eine Chemotherapie mit Irinotecan und/oder 5-Fluorouracil bzw. Capecitabin erhalten. Sie sind zudem ein Klasseneffekt praktisch aller niedermolekularen Kinaseinhibitoren. Diarrhöen können bei Tumorpatienten **lebensgefährlich** sein! Deshalb muss das Erkennen kritischer Situationen und das Vorgehen in diesen Fällen bei Patienten und Angehörigen sicher bekannt sind. Dies ist besonders für Patienten wichtig, die orale Zytostatika selbstständig zu Hause einnehmen (Tab. 17.3).

Besteht ein hohes Risiko für Diarrhöen, wird in der Regel Loperamid (z. B. Imodium®) ärztlich verordnet. Loperamid muss als Notfallmedikament, vorzugsweise in lingualer Form, immer mitgeführt werden. Die Einnahme sollte nicht prophylaktisch, jedoch zügig beim Auftreten von Durchfällen erfolgen. Nach einer Anfangsdosis von 4 mg werden standardmäßig 2 mg alle 4 Stunden bzw. nach jedem ungeformten Stuhl empfohlen (max. 16 mg/d). Bei sehr dicht aufeinanderfolgenden Durchfällen sollte eine angemessene Zeitspanne zwischen den Einnahmen eingehalten werden. Zum Teil werden, abweichend vom Beipackzettel, auch höhere Dosen (2 mg alle 2 Stunden bzw. nachts 4 mg alle 4 Stunden) eingesetzt. Die allgemeinen Maßnahmen entsprechen dem üblichen Vorgehen bei Diarrhöen. Besonders wichtig ist eine ausreichende Hydrierung (8–10 große Gläser einer geeigneten, möglichst elektrolytreichen Flüssigkeit). Eine Laxanzieneinnahme muss unterbrochen werden. Ob eine orale Tumortherapie unterbrochen werden muss oder weitergeführt werden sollte, bedarf immer der ärztlichen Anweisung bzw. Rücksprache! Ansprechpartner und Telefonnummern müssen dem Patienten bekannt sein.

17.3.5 Veränderungen an Haut, Haaren und Nägeln

Nebenwirkungen an der Haut und ihren Anhangsgebilden (Haare, Nägel) im Rahmen einer Chemo- und/oder Strahlentherapie sind sehr häufig und treten im Rahmen der meisten Tumorbehandlungen mehr oder weniger stark ausgeprägt auf. Dazu gehören z. B. Dermatitiden (die u. a. durch Bestrahlung oder fototoxische Reaktionen ausgelöst werden können), Re- und Depigmetierungen von Haut und Haaren, Brüchigkeit von Nägeln und Nagelablösungen (typisch z. B. bei Docetaxel) sowie das Hand-Fuß-Syndrom (z. B. bei Sorafenib, Sunitinib oder Capecitabin; Abb. 17.3). Teilweise sind

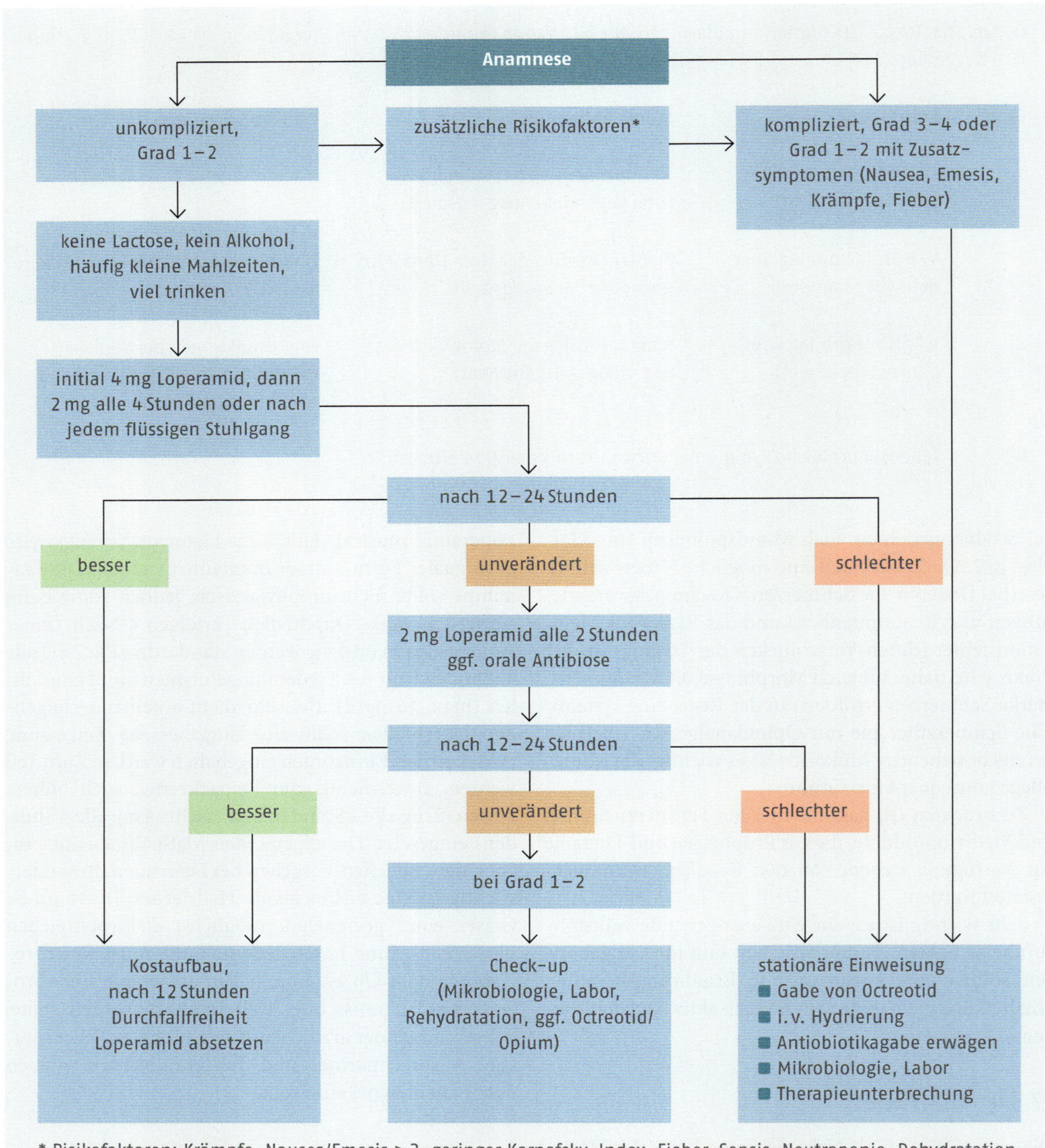

Abb. 17.2 Algorithmus Chemotherapie-induzierte Diarrhö nach S3-Leitlinie Supportive Therapie

auch schwerwiegende Hautreaktionen (z. B. Stevens-Johnson-Syndrom, ▸Kap. 8.6) beschrieben. Die Induktion von aktinischen Keratosen und Plattenepithelkarzinomen ist offensichtlich ein Klasseneffekt aller BRAF-Kinaseinhibioren (z. B. Sorafenib, Vemurafenib). Eine besondere Relevanz haben Hautveränderungen im Rahmen einer Therapie mit EGFR-Inhibitoren.

Praxistipp: Hinweise für Patienten unter einer Chemo- oder Strahlentherapie

- UV-Schutz: Vermeiden von direkter Sonneneinstrahlung oder künstlicher UV-Strahlung (Solarium), Schutz durch lichtundurchlässige Kleidung,
- lauwarmes Wasser und milde, medizinisch getestete Hautpflegemittel anwenden (frei von Duftstoffen und Parfüm), bei Strahlenpatienten: Hautpflege in Abstimmung mit der Strahlenklinik,
- Vermeiden von:
  - Hitze (z. B. heißes Föhnen, Sauna, starke körperliche Aktivitäten, langes Duschen oder Baden),
  - mechanischen Belastungen und Verletzungen der Haut (z. B. durch starkes „Abrubbeln" der Haut, Nassrasur, schweres Tragen, Gartenarbeit, einengende Kleidung oder Schuhe, übermäßige Maniküre, künstliche Nägel),
  - hautreizenden Substanzen (Lösungsmittel, Desinfektionsmittel, Polituren),
- Basispflege mit harnstoffhaltigen Cremes 5–10 %, mindestens 2-mal tgl., auch Hände und Füße regelmäßig eincremen,
- Nagelpflege: gerade geschnittene, nicht zu kurze Nägel, tägliches Eincremen mit harnstoffhaltigen Externa (5–10 % Urea),
- gezielt auf Frühsymptome v. a. an Händen und Füßen achten,
- viele weitere praktische Hinweise finden sich z. B. in der Patientenleitlinie Supportive Therapie und den entsprechenden Merkblättern (z. B. Merkblatt Exanthem-Pruritus, Merkblatt Hand-Fuß-Syndrom).

Hautveränderungen durch EGFR-Inhibitoren

Sowohl die Antikörper (z. B. Cetuximab, Panitumumab) als auch die gegen den epidermalen Wachstumsfaktorrezeptor (EGFR: epidermal growth factor receptor) gerichteten niedermolekularen Kinaseinhibitoren (z. B. Afatinib, Erlotinib, Lapatinib) verursachen bei vielen Patienten etwa ab 1–2 Wochen nach Therapiebeginn einen typischen akneartigen Hautausschlag, der in der Spätphase mit einer sehr trockenen und empfindlichen Haut verbunden ist. Außerdem kann es im Verlauf der Therapie zu kleinen Einrissen an den Fingerkuppen oder Zehen (Rhagaden), Haarveränderungen im Sinne eines verstärkten Haarwachstums (mit starrer, borstiger Haarstruktur) und zu Entzündungen im Nagelbereich (Paronychien) kommen. Insbesondere die akneartigen Hautveränderungen sind für die Patienten sehr belastend und gehen nicht oder falsch behandelt auch mit einem Infektionsrisiko einher. Hautausschläge unter EGFR-Inhibitoren (○ Abb. 17.4) sind zum Teil ein Hin-

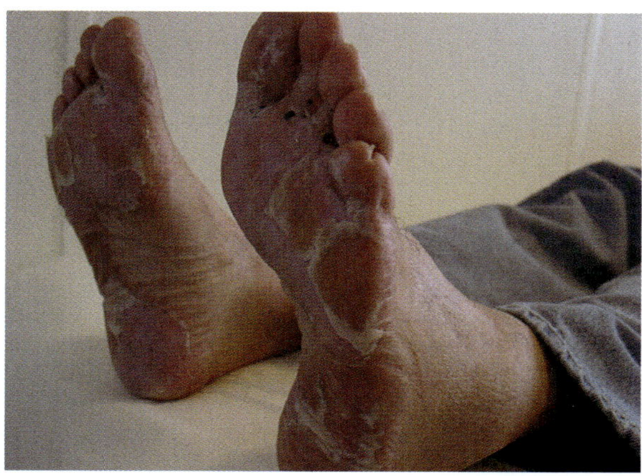

○ **Abb. 17.3** Hand-Fuß-Syndrom

weis auf ein Ansprechen der Therapie (gute Daten gibt es für Erlotinib und Cetuximab), in schwereren Fällen ist jedoch eine Dosisreduktion oder Therapieunterbrechung erforderlich. Nach Absetzen der Therapie heilen die Hautveränderungen in der Regel nach 4–6 Wochen vollständig ab. Patienten mit einer Therapie mit EGFR-Inhibitoren bedürfen regelmäßiger ärztlicher Kontrollen. BRAF- und MEK-Inhibitoren (z. B. Vemurafenib, Trametinib) sind aufgrund der Blockade des nachgeschalten Signalwegs mit ähnlichen dermatologischen Nebenwirkungen assoziiert. Die Beratung in der Apotheke sollte Hinweise zu allgemeinen prophylaktischen Maßnahmen, der Hautpflege und den verordneten Medikamenten umfassen.

Spezielle Prophylaxe und Therapie für Patienten mit EGFR-Inhibitoren

Für die Prophylaxe gelten alle genannten generellen Empfehlungen.

Die Vermeidung von UV-Strahlung und direkter Sonneneinstrahlung ist besonders wichtig, da sich das akneiforme Exanthem vor allem an lichtexponierten Stellen manifestiert. Jegliche Manipulationen an den Pusteln sollten vermieden werden (Infektionsgefahr)!

Zur phasenadaptieren Hautpflege werden in der frühen Phase (1.–3./4. Behandlungswoche) bevorzugt hydratisierende Lotionen und Cremes empfohlen, danach rückfettende Salben, z. B. mit Dexpanthenol, Polidocanol oder Mandelölpflegesalbe.

Klassische Akne-Medikamente wie Benzoylperoxid, topische Retinoide oder Salicylsäure und adstringierende Syndets sollten aufgrund der austrocknenden Effekte nicht zum Einsatz kommen. Zum Überdecken der Pusteln kann ggf. ein hydrophiles Make-up verwendet werden.

Gute Daten zur Verringerung des Schweregrads des akneiformen Exanthems gibt es für eine orale Prophy-

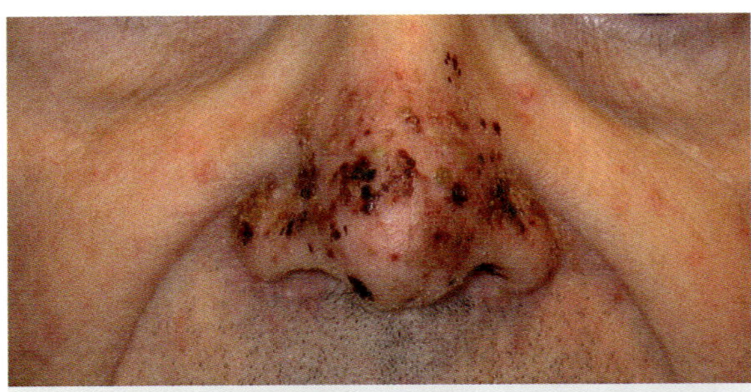

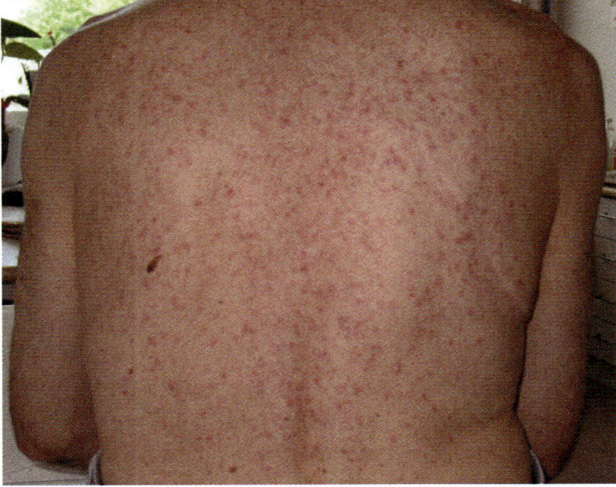

Abb. 17.4 Durch EGFR-Inhibitoren induzierte Hauttoxizitäten

laxe (Off-Label-Use!) mit Tetracyclinen (Minocyclin: 2 × tgl. 50 mg oder Doxycyclin: 2 × tgl. 100 mg bzw. 2 × tgl. 50 mg bei KG <70 kg). Die Anwendungsdauer in Studien betrug 8 Wochen. Zu beachten ist die fotosensibilisierende Wirkung, insbesondere von Doxycyclin.

Beim Auftreten eines akneiformen Exanthems sollen die prophylaktischen Basismaßnahmen (meist einschließlich Minocyclin oder Doxycyclin) fortgesetzt werden. Darüber hinaus kommen zum Einsatz:

- akneiformes Exanthem in Abhängigkeit vom Schweregrad: topische Antibiotika (z. B. Metronidazol oder Nadifloxacin), evtl. zusätzlich topisches Steroid Klasse 2–3; in schwereren Fällen: systemische Glucocorticoide und Antibiotika nach Antibiogramm, ggf. Isotretinoin (cave: nicht in Kombination mit systemischer Antibiotika-Gabe!),
- bei schmerzhaftem Exanthem: Analgetika (Paracetamol oder Ibuprofen),
- Rhagaden: Hydrokolloidpflaster,
- Paronychien: antiseptische Bäder oder Lokaltherapie (z. B. Chlorhexidin, Povidon-Iod), ggf. erregerspezifische antimikrobielle Therapie,
- bei Juckreiz: orales Antihistaminikum, Kühlung bzw. Anwendung gekühlter Lotionen, rückfettende Externa; keine Lokalanästhetika (wegen möglicher Überempfindlichkeit); je nach Schweregrad zusätzlich topisches Steroid Klasse 2; therapierefraktäre Fälle: eventuell Aprepitant (Off-Label-Use).

Nebenwirkungen bei Immuncheckpoint-Inhibitoren

⑤ Die Therapie mit den so genannten Immuncheckpoint-Inhibitoren (ICPI, z. B. Nivolumab, Ipilimumab, Pembrolizumab, Durvalumab) gewinnt in der Behandlung von Krebserkrankungen eine immer größere Bedeutung. Aufgrund ihres Wirkmechanismus haben sie ein spezifisches Nebenwirkungsprofil, das sich von klassischen Zytostatika unterscheidet. Es kann zu verstärkten und überschießenden Immunreaktionen kommen, die grundsätzlich überall im Körper auftreten können. Häufig betroffene Organe und die häufigsten Symptome sind die Haut (Juckreiz, Hautausschlag), der Magen-Darm-Trakt (Diarrhö, Bauchschmerzen, Blutauflagerung), die Leber (Müdigkeit, Ikterus), die Lunge (Atemnot, Husten), die Hypophyse (sehr häufig sind Müdigkeit, Kopfschmerzen, Muskelschmerzen, seltener Übelkeit, Appetit- und Gewichtsverlust, Stimmungsschwankungen), das endokrine System (Schlaflosigkeit, Hyperhidrosis) und die Nieren (Hämaturie, verminderte Urinmenge, Nebenniereninsuffizienz).

Etwa 85 % der mit ICPI behandelten Patienten sind von autoimmunen Nebenwirkungen betroffen. Bei 7–14 % der Patienten können diese schwer oder lebensbedrohlich sein. Frühzeitiges Erkennen und adäquate Maßnahmen sind sehr wichtig! Bei entsprechenden Hinweisen müssen die Patienten deshalb unverzüglich Kontakt mit dem behandelnden Arzt bzw. der zuständigen Notfallpraxis aufnehmen. Behandlungsbedürftige Nebenwirkungen werden in der Regel mit Glucocorticoiden therapiert. Das konkrete Vorgehen ist in den jeweiligen Fachinformationen festgelegt. Da therapiebedingte Nebenwirkungen auch noch Monate nach Ende der Therapie auftreten können, wird eine Überwachung über mindestens 5 Monate nach der letzten Dosis empfohlen.

17.4 Umgang mit Zytostatika

⑥ Pflegepersonal und Angehörige, die Tumorpatienten während einer parenteralen oder oralen Chemotherapie betreuen, sollten in geeigneter Weise über die speziellen Risiken von CMR-Stoffen informiert werden (CMR: kanzerogen, mutagen, reproduktionstoxisch). Dabei gilt es, mit „Fingerspitzengefühl“ gemäß der jeweiligen Situation und tatsächlichen Gefährdung Hinweise zu geben, ohne dadurch unnötige Ängste auszulösen. Mögliche Risiken bestehen durch den Kontakt mit Ausscheidungen: Erbrechen während einer oralen

Zytostatika-Therapie, Urin, Ausscheidungen über die Haut während einer Chemotherapie und in den ersten Tagen danach. Sinnvoll kann es sein, die Matratze des Patientenbettes mit flüssigkeitsdichten Unterlagen zu schützen. Bei Kapseln und Tabletten mit einem Überzug ist von einer geringen Gefährdung auszugehen, so lange der Überzug bzw. die Kapselhülle intakt ist. Durch Mörsern, Teilen oder bei nicht überzogenen Tabletten besteht jedoch ein Risiko auch durch inhalative Aufnahme und die Verteilung des Wirkstoffs im Raum. Deshalb sollte dies nur in tatsächlich unvermeidbaren Fällen mit entsprechenden Schutzmaßnahmen erfolgen. Ist das Teilen von Tabletten erforderlich, sollte dies mit einem gesonderten Tablettenteiler in einem geschlossenen Druckverschlussbeutel erfolgen. Bei möglicher inhalativer Gefährdung ist zusätzlich eine FFP3-Schutzmaske zu tragen. Müssen Tabletten gemörsert oder orale Zytostatika über Sonde appliziert werden, sollte für konkrete Lösungen Kontakt mit einer Zytostatika-herstellenden Apotheke oder einem Arzneimittelinformationszentrum aufgenommen werden.

Hinweise für Pflegekräfte und Angehörige

- Schwangere und Stillende dürfen generell keinen Umgang mit CMR-Stoffen haben.
- Beim Umgang mit Ausscheidungen, mindestens Einmalhandschuhe, ggf. auch einen Einwegkittel tragen.
- Orale Zytostatika sollten Patienten möglichst selbst einnehmen, anschließend Hände waschen.
- Richten durch andere Personen: nur mit Handschuhen oder geeigneten Hilfsmitteln, möglichst nicht vorrichten, sondern ggf. in Einmalbechern bereitstellen.
- Tabletten nicht mörsern oder teilen, Kapseln nicht öffnen.
- Bei Schluckbeschwerden Rücksprache mit dem Arzt oder Apotheker halten.
- Nicht mehr benötigte Tabletten als Zytostatika-Abfall entsorgen (Apotheke oder onkologische Praxis).

Wichtiges in Kürze

① Tumorpatienten und ihre Angehörigen brauchen in der Apotheke kompetente Therapiebegleiter.

② Die pharmazeutische Beratung zu oralen Zytostatika in der abgebenden Apotheke spielt eine ganz wesentliche Rolle für die Therapiesicherheit und Adhärenz des Patienten.

③ Eine Tumorbehandlung mit Zytostatika und/oder Strahlentherapie führt aufgrund des Wirkungsmechanismus meist auch zu Nebenwirkungen. Besonders häufig und belastend für die Patienten sind dabei Fatigue, Übelkeit und Erbrechen, Mukositis, Diarrhöen und Hautveränderungen.

④ In der Beratung zur supportiven Therapie ist es besonders wichtig, dem Patienten die Bedeutung entsprechender prophylaktischer Maßnahmen zu erläutern und ihn bei der sicheren Durchführung zu unterstützen.

⑤ Immuncheckpoint-Inhibitoren werden immer häufiger im Rahmen einer Tumortherapie eingesetzt. Das frühzeitige Erkennen autoimmuner Nebenwirkungen ist sehr wichtig.

⑥ Auch für Pflegekräfte und Angehörige ist der sachgerechte Umgang mit Zytostatika wichtig. Dieses Thema sollte ebenfalls im Rahmen der pharmazeutischen Beratung besprochen werden.

Weiterführende Literatur

Barth J. Zytostatika in der Apotheke. 6. Akt.-Lfg, Deutscher Apotheker Verlag, Stuttgart 2017

Barth J. Immunagonistische Antikörper-Pharmakologie und Management von irAEs. Krankenhauspharmazie, 37 (8): 333–344, 2016

Behling J, Schach A, Loquai C, Grabbe S. Immuncheckpoint-Inhibitoren. Immunvermittelte Nebenwirkungen. Arzneimitteltherapie, 35 (6): 190–198; 2017

Bowen JM, Gibson RJ, Coller JK et al. Systematic review of agents for the management of cancer treatment-related gastrointestinal mucositis and clincal practice guidelines. Support Care Cancer, 27: 4011–4022, 2019

Burkart C. SOP Immuntherapie-Nebenwirkungen am Schwarzwald-Baar Klinikum Villingen-Schwenningen, Version 1.0 (Stand 05.06.2019, klinikinterne Leitlinie)

Dartsch D (Hrsg). Der Krebspatient in der Apotheke. Deutscher Apotheker Verlag, Stuttgart 2020

Deutsche Gesellschaft für Hämatologie und Medizinische Onkologie (DGHO). www.onkopedia.com

Deutsche Gesellschaft für Onkologische Pharmazie (DGOP). Oralia-Datenbank. www.esop-oralia.eu

Deutsche Krebshilfe. www.krebshilfe.de

Gutzmer R, Wollenberg A, Ugurel S et al. Kutane Nebenwirkungen von neuen medikamentösen Tumortherapien. Dtsch Aerztebl Int, 109 (8): 133–140, 2012

Günther M, Ortland I, Jaehde U. Medikationsmanagement bei Krebspatienten. PZ Prisma 25: 11–18, 2018

Krebsinformationsdienst des Deutschen Krebsforschungszentrums. www.krebsinformationsdienst.de

Leitlinienprogramm Onkologie. Patientenleitlinie Supportive Therapie. Februar 2018, Merkblatt Exanthem-Pruritus. Supportive Therapie. April 2017, Merkblatt Hand-Fuß-Syndrom, Supportive Therapie, April 2017, www.leitlinienprogramm-onkologie.de.

Institute for Applied Healthcare Sciences (IFAHS), Deutsche Gesellschaft für Onkologische Pharmazie (DGOP). Qualitätsstandards für den pharmazeutisch-onkologischen Service (Quapos 5), 2014

Reinmuth N, Bitzer M, Deschler-Baier B et al. Nebenwirkungsmanagement in der Immunonkologie. PZ Prisma, 26: 143–150, 2019

S3-Leitlinie Supportive Therapie. Version 1.3 Februar 2020

Schlichting K, Dürr P, Dörje F, Fromm MF. Neue orale Antitumortherapeutika. PZ Prisma 2019; 26: 248–256

The National Comprehensive Cancer Network (NCCN). Clinical Practice Guidelines in Oncology: NCCN Guidelines® Antiemesis, Version 2.2020

Weitschies W, Mehnert W. Arzneimittelwechselwirkungen mit der Nahrung. Govi-Verlag Pharmazeutischer Verlag, Eschborn 2014

Tipps für PhiPs

In diesem Kapitel erhalten Sie viele Beratungshinweise für Tumorpatienten. Besprechen Sie diese im Rahmen eines Ausbildungsgesprächs mit Ihrem ausbildenden Apotheker.

Tipps für Weiterzubildende

Der Betreuungsbedarf von Tumorpatienten ist sehr groß. Im Rahmen Ihrer Weiterbildung empfiehlt es sich, sich intensiv mit dem Thema orale Zytostatika, Supportivtherapie sowie Nebenwirkungen der Pharmakotherapie auseinanderzusetzen. Auch wenn Sie in Ihrer Weiterbildungsstätte keine Zytostatika herstellen, betreuen Sie sicher auch Tumorpatienten mit einer zum Teil sehr komplexen Pharmakotherapie. Vertiefen können Sie Ihr Wissen durch den Besuch des Weiterbildungsseminars A 1 „Patientenorientierte Pharmazie – Krankheitsbilder in Fallbeispielen – Tumorerkrankungen". Wenn Sie in einer zytostatikaherstellenden Apotheke arbeiten, empfiehlt sich eine zusätzliche Spezialisierung im Bereich „Onkologische Pharmazie". Diese Bereichsbezeichnung kann auch schon parallel zur Weiterbildung im Gebiet Allgemeinpharmazie begonnen werden.
Tumorpatienten suchen häufig auch nach anderen Therapiemöglichkeiten Ihrer Erkrankung. Sollten Sie eine entsprechende Anfrage erhalten, können Sie diese auch als praktische Tätigkeit Nr. 7 dokumentieren.
→ Praktische Tätigkeit Nr. 7 „Erfassung, Bearbeitung und Dokumentation einer Kundenanfrage unter Nutzung und Bewertung unterschiedlicher Informationsquellen"

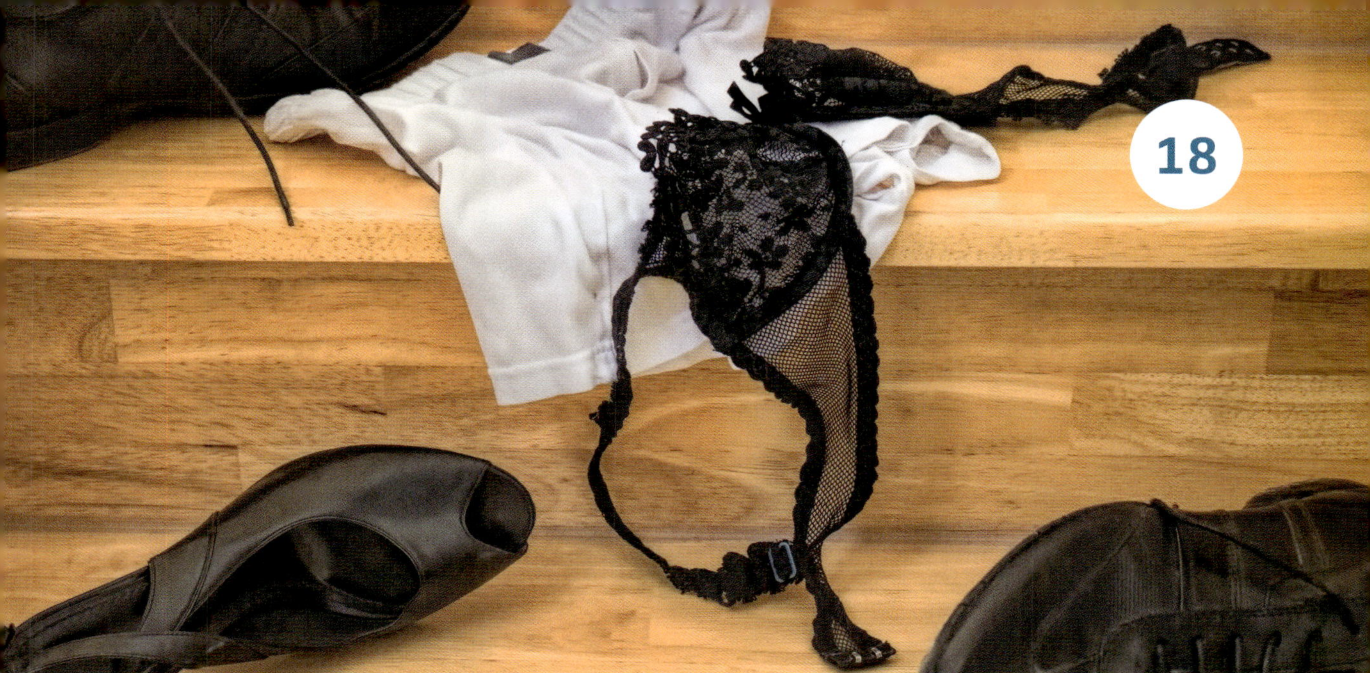

18

Schwangerschaftsverhütung

Dr. Isabel Justus

Laut Bundeszentrale für gesundheitliche Aufklärung (BZgA) wenden in Deutschland 76 % der Bevölkerung aktiv Verhütungsmethoden an, 16 % verhüten nicht, die Hälfte davon aufgrund eines bestehenden Kinderwunschs. Jede dritte Frau in Deutschland verhütet mit einem oralen Kontrazeptivum. Um eine optimale Kontrazeption zu gewährleisten, ist eine kompetente pharmazeutische Beratung unerlässlich. In diesem Kapitel werden wichtige Informationen und Abgabehinweise für die Beratungspraxis vorgestellt.

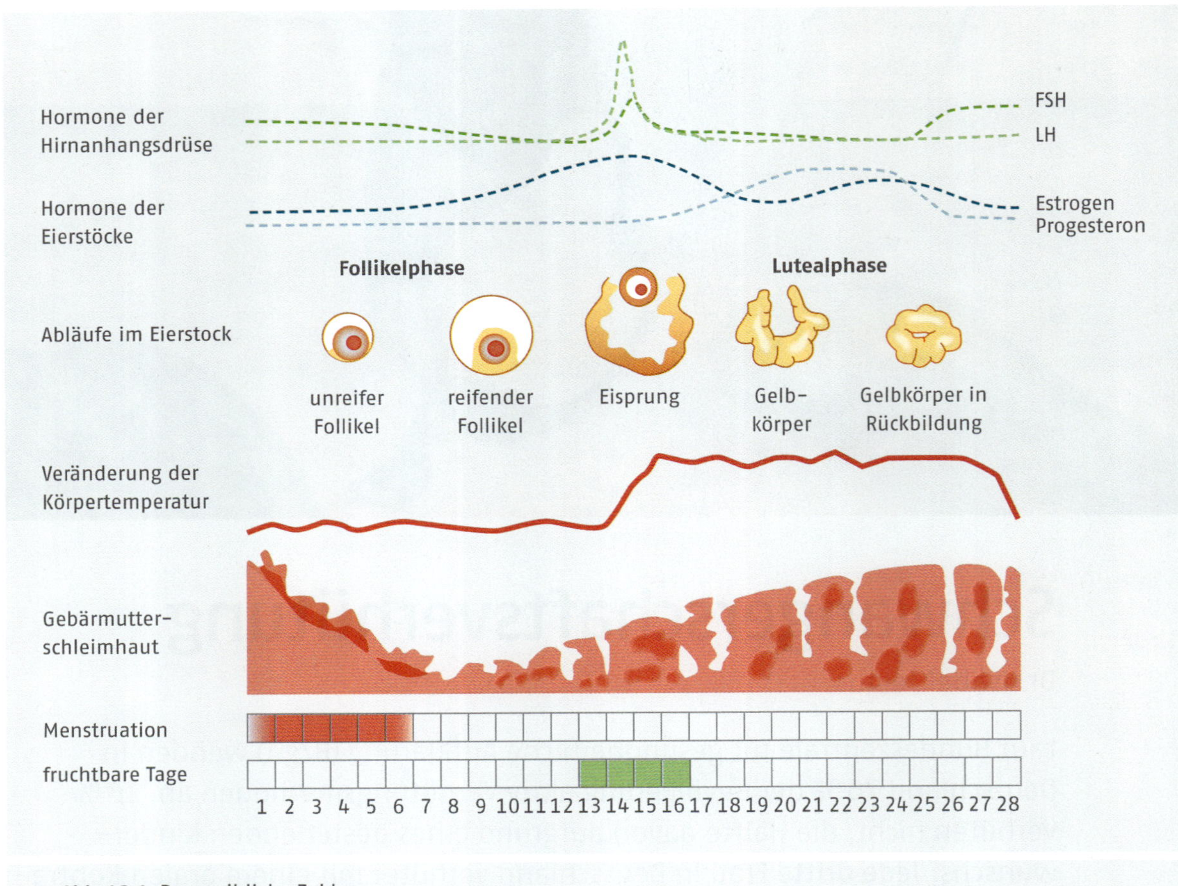

Abb. 18.1 Der weibliche Zyklus

18.1 Grundlagen

Die Verhütung erfolgt entweder nichthormonell durch sogenannte Barrieremethoden oder hormonell durch eine Estrogen-Gestagen-Kombination (kombinierte orale Kontrazeptiva, KOK) oder einem reinen Gestagenpräparat (Minipille).

Der sogenannte Menstruationszyklus beginnt an dem Tag, an dem die Blutung einsetzt. Der weibliche Zyklus wird durch die Hypophysen-Hypothalamus-Ovar-Achse geregelt. In der Regel dauert der Menstruationszyklus 28 Tage und lässt sich in 2 Phasen unterteilen. Der erste Teil des Zyklus ist die Follikelphase, die Zeit, in der die Follikel heranreifen und es zum Eisprung (Ovulation) kommt, der zweite Teil ist die Lutealphase, die Zeit, in der der Gelbkörper (Corpus luteum) heranreift und es im Fall einer ausbleibenden Befruchtung 14 Tage nach der Ovulation zur Entzugsblutung kommt (Abb. 18.1).

18.2 Nichthormonelle Verhütungsmethoden

18.2.1 Kondome

Das Kondom war – vor Einführung und Verbreitung der oralen Kontrazeptiva im Jahr 1961 – das meist verwendete Verhütungsmittel und auch heute verwenden noch 37 % der Bevölkerung ein Kondom. Die Apotheke spielt vor allem dann eine Rolle, wenn es um die Beratung bei Latexallergien oder um die korrekte Handhabung geht.

Wirkung

① Das Kondom verhindert, dass die Samenflüssigkeit (Spermien) in die Scheide der Frau gelangen kann. Es besteht aus einer dünnen Latex- oder Polyurethanhaut. An der Spitze des Kondoms ist das sogenannte Reservoir, welches die Samenflüssigkeit auffängt. Da das Kondom den direkten Kontakt zwischen Penis und Scheidenschleimhaut verhindert, schützt es vor sexuell übertragbaren Krankheiten. Dabei ist es wichtig, das Kondom frühzeitig anzuwenden, damit nicht bereits

Spermien und somit Krankheitserreger aus dem Penis ausgetreten sind.

Anwendung

Vor der Anwendung muss das Kondom vorsichtig aus der Packung entnommen werden, ohne es zu beschädigen. Daher sollte auf Scheren oder andere scharfkantige Gegenstände verzichtet werden. Vor dem Gebrauch sollte die Luft aus dem Reservoir herausgedrückt werden. Die Röllchen am Rand des Kondoms müssen außen sein, damit es sich abrollen lässt. Wird das Kondom falsch herum aufgesetzt, so sollte es entsorgt werden, da bereits eine Kontamination mit Spermien oder Krankheitserregern erfolgt sein kann. Es ist zu empfehlen, das Kondom nach dem Gebrauch beim Herausziehen aus der Scheide festzuhalten.

Kondome

Die in der Apotheke vertriebenen Kondome sollten eine CE-Kennzeichnung mit einer Nummer, der nach EG-Recht zugelassenen Prüfstelle, enthalten. Die Packung sollte mit dem Haltbarkeitsdatum gekennzeichnet sein. Kondome sind maximal 4–5 Jahre haltbar, danach sollten sie nicht mehr angewendet werden. Die Aufbewahrung sollte an einem trockenen, nicht zu warmen Ort erfolgen. Sonneneinstrahlung sowie Heizungswärme sind zu vermeiden.

Die richtige Kondomgröße ist ein Aspekt, der häufig außer Acht gelassen wird. Entscheidend ist nicht die Länge des Kondoms, sondern die Breite. Diese wird bestimmt, indem der Umfang des erigierten Penis in Millimetern durch 2 dividiert wird. Die Größen werden als Zahl auf den Packungen angegeben. Üblicherweise haben die Kondome eine Größe von ca. 52–56 mm. Kondome in verschiedenen Größen von 47–69 mm bietet u. a. MY.SIZE an.

Kondome bei Latexallergie

Eine vorliegende Latexallergie kann in 2 verschiedenen Formen auftreten. Bei der Latexallergie vom Typ I reagiert der Körper mit einer Sofortreaktion auf bestimmt Proteine, die im Naturlatex vorkommen, in dem er IgE-Antikörper produziert. Der Körper kann aber auch zeitlich verzögert (Spätreaktion vom Typ IV) auf Zusatzstoffe im Naturlatex reagieren. Bei einer vorliegenden Kontaktallergie auf Zusatzstoffe im Latex kann mit speziellen hypoallergenen Kondomen (z. B. Manix® Crystal, Beyond Seven®) ausgeholfen werden. Diese sind preisgünstiger als die latexfreien Präparate. Diese Präparate enthalten noch Naturlatex, allerdings sind die allergieauslösenden Komponenten zum großen Teil entfernt worden. Bei einer Latexallergie vom Typ I können nur noch komplett latexfreie Kondome (z. B. Durex Latex Frei, Billy Boy Latexfrei) verwendet werden. Diese bestehen meist aus Polyurethan oder Polyisopren. Nicht immer ist aber klar, ob es sich um eine Latexallergie oder um eine Allergie auf eine der zahlreichen Zusatzstoffe handelt.

18.3 Hormonelle Verhütungsmethoden

18.3.1 Kombinierte orale Kontrazeptiva

 **Definition**

Kombinierte orale Kontrazeptiva (KOK) bestehen aus einer Gestagen- und einer Estrogenkomponente, die sich in der Zusammensetzung und Dosierung unterscheiden.

Die Estrogenkomponente ist Ethinylestradiol in einer Konzentration von 15–50 µg, allerdings wird auch Estradiolvalerat und Estradiol verwendet. Die Auswahl des Gestagens erfolgt anhand dessen Partialwirkung und richtet sich nach der individuellen Konstitution der Anwenderin.

Estrogene

② Ethinylestradiol ist ein synthetisches Estrogen, welches im Vergleich zum nativen 17β-Estradiol eine wesentlich höhere Bioverfügbarkeit besitzt. Die Estrogenkonzentration ist in Kombination mit einem Gestagen für das thromboembolische Risiko verantwortlich. Eine weitere wichtige Aufgabe ist die Stabilisierung des Endometriums.

 **Merke**

Je niedriger die Konzentration an des Estrogens (Ethinylestradiol) ist, desto geringer ist das thromboembolische Risiko, desto höher ist jedoch die Gefahr von Blutungsunregelmäßigkeiten.

Präparate mit weniger als 50 µg werden als **Mikropille** bezeichnet. In der Regel wird ein Präparat mit einer Konzentration von 20–30 µg Ethinylestradiol ausgewählt. Einige wenige Präparate sind mit 35 µg Ethinylestradiol (Amicette®) und 50 µg Ethinylestradiol (Neo Eunomin®) im Handel. Mikropillen haben den Vorteil, dass die durch die Estrogene bedingten Nebenwirkungen wie Brustspannen, Gewichtszunahme, Übelkeit, Kopfschmerzen und das Thromboserisiko (in Abhängigkeit vom Gestagen) eine untergeordnete Rolle spielen. Allerdings kann es bei zu niedrigen Estrogenkonzentrationen zu Blutungsunregelmäßigkeiten kommen.

Neben Ethinylestradiol werden noch Estradiolvalerat (2–3 mg im Vierphasenpräparat Qlaira® in Kombina-

Tab. 18.1 Zeitliche Entwicklung der Gestagene

Generation	Arzneistoff
1	Norethisteron, Norethisteronacetat, Medroxyprogesteronacetat, Cyproteronacetat[1]
2	Levonorgestrel, Norgestrel
3	Desogestrel, Etonogestrel, Gestoden, Norgestimat, Norelgestromin
4	Drospirenon, Nomegestrolacetat, Dienogest, Chlormadinonacetat

[1] Nicht zur Kontrazeption zugelassen

tion mit Dienogest) und 17β-Estradiol (1,5 mg in Kombination mit Nomegestrolacetat im Präparat Zoely®) als Estrogenkomponente verwendet.

Gestagene

Die Gestagene leiten sich von Testosteron (19-Nortestosteron) und Progesteron (17-OH-Progesteron und 19-Norprogesteron) ab und unterscheiden sich nach ihrer zeitlichen Entwicklung (Tab. 18.1).

③ Die synthetischen Gestagene sind entsprechend ihres hormonellen Wirkspektrums sehr vielfältig und für die Partialwirkungen verantwortlich. Je nach Auswahl der Gestagenkomponente liegt eine antiandrogene oder androgene, antimineralocorticoide, estrogene oder antiestrogene Wirkung vor, die therapeutisch genutzt werden kann.

Gestagene mit einer antiandrogenen Wirkung sind Dienogest, Chlormadinonacetat, Cyproteronacetat und Drospirenon. Sie sind bei Frauen mit Androgenisierungserscheinungen wie z. B. Hirsutismus (starke Behaarung bei Frauen, die dem männlichen Verteilungsmuster entspricht, z. B. im Gesicht, Brust, Rücken), Alopezie, Akne und Seborrhö indiziert, da sie an den Androgenrezeptor binden, dort aber keine Wirkung entfalten.

Drospirenon besitzt neben den antiandrogenen auch leichte antimineralocorticoide Eigenschaften, wodurch es zu weniger Wassereinlagerungen und somit zu einer verminderten Gewichtszunahme kommt.

Die Gestagene Norethisteronacetat, Levonorgestrel, Desogestrel, Gestoden und Norgestimat besitzen androgene Eigenschaften und sollten nicht bei Frauen angewendet werden, die zu Androgenisierungserscheinungen neigen.

18.3.2 Ein- und Mehrphasenpräparate

Bei **Einphasenpräparaten** bleibt die Konzentration an Gestagen und Estrogen über den gesamten Einnahmezeitraum von 21 Tagen gleich.

Bei dem Präparat YAZ® und Drosfemine® 24 + 4 werden nach 24 Tagen über 4 Tage Placebo-Tabletten eingenommen (Einnahmeschema 24 + 4) und anschließend direkt mit der neuen Packung begonnen. Der kürzere hormonfreie Zeitraum vermindert die Hormonentzugssymptomatik und erhöht die kontrazeptive Sicherheit, da die Follikelreifung verkürzt ist.

Bei den **Zweistufenpräparaten** wird üblicherweise zu Beginn der Einnahme Estrogen mit einem niedrig dosierten Gestagen gegeben, in der zweiten Phase wird die Estrogenkomponente mit einer höheren Gestagendosis gegeben (Neo-Eunomin®, Biviol®). Bei Sequenzpräparaten werden in der ersten Zyklushälfte nur Estrogene eingenommen, in der zweiten Zyklushälfte eine Estrogen-Gestagen-Kombination. Im Moment ist kein solches Präparat zur Kontrazeption in Deutschland im Handel.

Die Entwicklung der **Dreistufenpräparate** hatte zum Ziel, den Menstruationszyklus noch stärker nachzuahmen (z. B. NovaStep®, Triquilar®).

Seit 2009 ist in Deutschland das **Vierphasenpräparat** Qlaira® erhältlich. Dieses enthält als Estrogenkomponente Estradiolvalerat in Kombination mit Dienogest. Die Konzentration von Estradiolvalerat nimmt nach 2 und nach 24 Tagen ab. Die Konzentration von Dienogest steigt nach 7 Tagen von 2 auf 3 mg an. Das Einnahmeschema ist sehr komplex, sodass sich Einnahmefehler nicht leicht korrigieren lassen.

Langzyklus

Vollständig unterdrückt wird die Follikelreifung im sogenannten Langzyklus (Einnahmeschema 84 + 7) bei dem die Pille über 12 Wochen kontinuierlich eingenommen und anschließend eine 7-tägige Pause eingelegt wird. Es ist auch möglich, die Pille über einen noch längeren Zeitraum (> 1 Jahr) ohne Pause einzunehmen. Eine Abbruchblutung bleibt während der Einnahme aus, es kann jedoch vor allem in den ersten Monaten vermehrt zu Durchbruchsblutungen kommen. Präparate, die eine Zulassung für die Einnahme im Langzyklus haben, sind nicht auf dem Markt.

Die Umstellung des normalen Einnahmeschemas auf den Langzyklus sollte in Absprache mit dem Arzt erfolgen. Zur Langzyklus-Anwendung eignen sich niedrig dosierte Einphasenpräparate. Geeignet ist der Langzyklus bei Frauen, die während der Menstruation unter Stimmungsschwankungen oder Dysmenorrhö leiden. Frauen mit Migräne, Endometriose, polyzystischem Ovar-Syndrom, rezidivierenden Eierstockzysten, Myomen, Eisenmangelanämie und anderen menstruations-

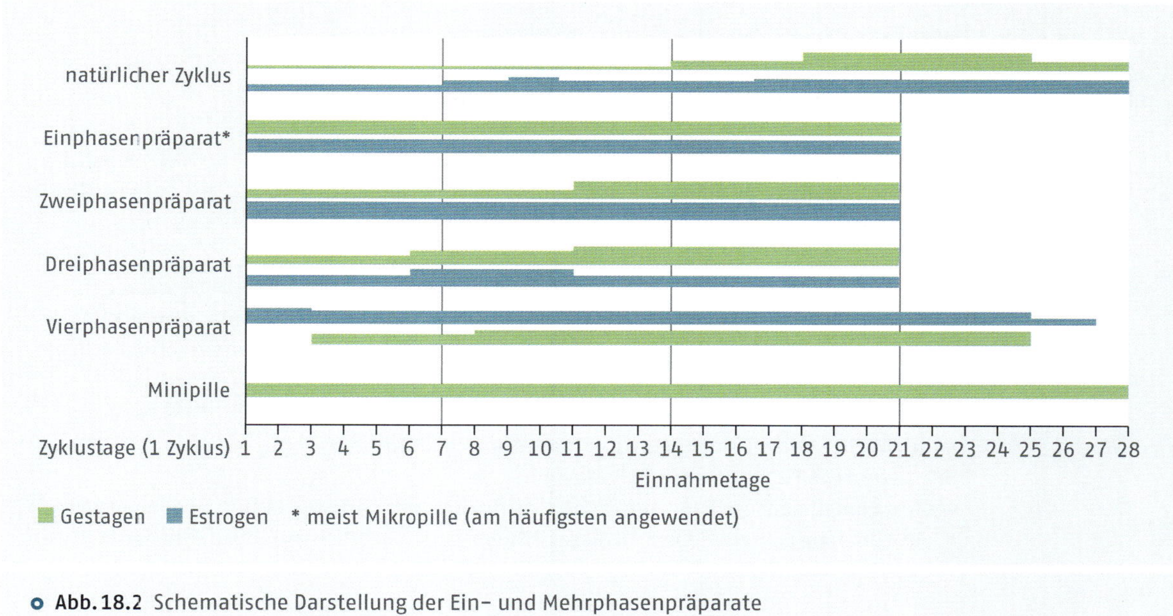

Abb. 18.2 Schematische Darstellung der Ein- und Mehrphasenpräparate

bedingten Beschwerden wie Bauch-, Rücken- und Kopfschmerzen sind ebenfalls geeignete Kandidatinnen für den Langzyklus.

Liegen chronische Krankheiten vor, die durch hormonelle Zyklusschwankungen bestimmt werden, z. B. Diabetes mellitus Typ I, Depressionen, Epilepsie oder multiple Sklerose, ist ebenfalls die Einnahme des hormonellen Kontrazeptivums im Langzyklus sinnvoll.

Minipille

Merke

Orale Kontrazeptiva, bei denen nur die Gestagenkomponente vorhanden ist, werden als **Minipille** bezeichnet.

Die in der Minipille verwendeten Gestagene sind Desogestrel (z. B. Cerazette®) und Levonorgestrel (z. B. Microlut®, 28 mini®). Minipillen müssen immer zur gleichen Zeit eingenommen werden. Mit Ausnahme von Desogestrel-Präparaten, deren Einnahme auch noch 12 Stunden nach der ursprünglichen Einnahmezeit erfolgen kann, liegt der Toleranzbereich bei 3 Stunden. Anders als bei einem kombinierten oralen Kontrazeptivum werden die Tabletten durchgängig, d. h. ohne 7-tägige Pause eingenommen.

Unter der Einnahme der Minipille kommt es verstärkt zu Zwischenblutungen oder die Blutung bleibt aus. Die Minipille ist für Frauen mit Risikofaktoren (Rauchen, Diabetes, Übergewicht, etc.) geeignet und kann auch in der Stillzeit angewendet werden.

Wirkmechanismus

Die empfängnisverhütende Wirkung von Levonorgestrel als Monosubstanz beruht auf einer Hemmung der Nidation und der Erhöhung der Viskosität des Zervikalsekrets. Desogestrel hemmt zusätzlich die Ovulation, wodurch der Pearl-Index höher liegt als bei den älteren Levonorgestrelpräparaten.

18.3.3 Häufige Fragen zu hormonellen Verhütungsmethoden

Was muss ich machen, wenn ich mein kombiniertes orales Kontrazeptivum nicht eingenommen habe?

Für das Vorgehen bei vergessener Einnahme gelten einige Grundregeln:

- Die Einnahme der Filmtabletten darf nicht mehr als 7 Tage unterbrochen werden.
- Eine regelmäßige Einnahme der Filmtabletten über mindestens 7 Tage ist erforderlich, um wirkungsvoll die Hypothalamus-Hypophysen-Ovar-Achse zu unterdrücken.

④ Wird die Einnahme der vergessenen Tablette innerhalb von 12 Stunden nachgeholt, so ist der Kontrazeptionsschutz nicht gefährdet.

Tab. 18.2 Vorgehen bei vergessener Einnahme des hormonellen Kontrazeptivums

Unterbrechung	Maßnahme
1. Woche	Die vergessene Tablette sollte sofort bei Bemerken eingenommen werden, auch wenn ggf. 2 Tabletten gleichzeitig eingenommen werden müssen. Für die nächsten 7 Tage muss zusätzlich eine Barrieremethode angewendet werden.
2. Woche	Die vergessene Tablette sollte sofort bei Bemerken eingenommen werden, auch wenn ggf. 2 Tabletten gleichzeitig eingenommen werden müssen. Für die nächsten 7 Tage muss keine zusätzliche Barrieremethode angewendet werden, wenn die übrige Einnahme korrekt erfolgt ist.
3. Woche	In der Woche vor der Einnahmepause ist die Wahrscheinlichkeit einer Schwangerschaft am größten. Es bestehen 2 Vorgehensmöglichkeiten: ▪ ohne Einnahmepause kann direkt mit der Einnahme des nächsten Blisters begonnen werden, ▪ die Einnahme weiterer Tabletten dieses Blisters wird abgebrochen und die 7-tägige Einnahmepause vorgezogen.

Merke

Bei der Einnahme von Minipillen mit Levonorgestrel liegt der Toleranzbereich bei 3 Stunden, bei Desogestrel bei 12 Stunden. Ist der Zeitraum von 12 Stunden überschritten, ist das Vorgehen abhängig vom Zyklusintervall (Tab. 18.2).

Was tun bei Erbrechen und Durchfall?

Kommt es innerhalb der ersten vier Stunden nach der Einnahme eines oralen Kontrazeptivums zu Erbrechen oder schwerem Durchfall, kann die kontrazeptive Wirkung vermindert sein. In diesem Fall gelten die gleichen Regeln wie bei der vergessenen Einnahme (Tab. 18.2). Damit das übliche Dosierungsschema beibehalten werden kann, sollte eine Tablette aus einer anderen Blisterpackung (Reservepackung) eingenommen werden, sofern sich Erbrechen oder Durchfall innerhalb von 12 Stunden gebessert haben. Die Einnahme wird dann wie gewohnt fortgeführt. Ist eine Einnahme einer weiteren Tablette innerhalb von 12 Stunden nicht möglich, müssen weitere Verhütungsmethoden für die nächsten 7 Tage angewendet werden. Bei anhaltenden oder wiederkehrenden gastrointestinalen Störungen sollten zusätzlich nichthormonelle Kontrazeptionsmethoden angewendet und der Arzt informiert werden.

Wie kann ich die Entzugsblutung zeitlich verschieben?

Die Entzugsblutung wird nicht von allen Frauen in jeder Lebenssituation als angenehm empfunden. Um eine Regelblutung hinauszuzögern, sollte die Frau ohne Einnahmepause mit der Anwendung des nächsten Blisterstreifens fortfahren. Die zeitliche Verschiebung kann so lange wie gewünscht bis zum Ende der zweiten Packung erfolgen. In dieser Zeit kann es zu Durchbruch- oder Schmierblutungen kommen (vgl. Langzyklus). Nicht immer weist die Fachinformation auf diese Möglichkeit hin.

Wie nehme ich die Pille auf Reisen ein?

Die Pille gehört generell ins Handgepäck, damit sie sicher am Zielort ankommt und trotz eines eventuellen Gepäckverlusts zur Verfügung steht. Die Zeitumstellung stellt die Anwenderinnen oftmals vor eine Herausforderung. Bei einer Zeitverschiebung von bis zu 9 Stunden ist das Verschieben der Einnahme unproblematisch, wenn es sich um ein kombiniertes orales Kontrazeptivum handelt. Da die Minipille immer zur gleichen Zeit genommen werden muss, kann ein Wecker gestellt werden um den Einnahmezeitpunkt exakt einzuhalten.

Bei längeren Auslandsaufenthalten ist eine Umstellung auf die lokale Zeit am Zielort empfehlenswert. Eine Verkürzung des 24-stündigen Einnahmezeitraums ist problemlos möglich. Bei Reisen in den Westen muss daher, vor allem bei Minipillen, nach 12–16 Stunden eine „Zwischenpille" eingenommen werden. Bei einer Reise, beispielsweise nach San Francisco, beträgt die Zeitverschiebung minus 9 Stunden. Die Einnahme der Pille erfolgt normalerweise morgens um 7 Uhr. Nach 12–16 Stunden muss eine Zwischenpille eingenommen werden, am Zielort kann die Einnahme der Pille dann wieder wie gewohnt morgens um 7 Uhr erfolgen. Bei der Rückreise in Richtung Osten ist die Einnahme der Zwischenpille nicht erforderlich.

Empfehlenswert ist bei Auslandsaufenthalten auch die Umstellung auf den Vaginalring. Die Zeitumstellung ist bei dieser Darreichungsform unproblematisch.

Was muss ich beachten, wenn ich auf ein anderes Präparat umstellen möchte?

Bei der Umstellung von einem **KOK**, **Vaginalring** oder **transdermalen Pflaster** auf ein **anderes KOK** sollte nach der üblichen Einnahmepause (oder der letzten wirkstofffreien Tablette) unmittelbar am darauf folgenden Tag mit der Einnahme des neuen Präparats begonnen werden.

Bei der Umstellung von einem **KOK**, einem **Vaginalring** oder einem **transdermalen Pflaster** auf die **Minipille** sollte die Frau mit dem Gestagen-Monopräparat am Tag nach Einnahme der letzten aktiven Tablette (der letzten Tablette mit Wirkstoffen) ihres bisherigen KOK oder am Tag der Entfernung ihres Vaginalrings oder transdermalen Pflasters beginnen. In diesen Fällen ist die Anwendung einer zusätzlichen Methode zur Schwangerschaftsverhütung nicht notwendig.

Die Umstellung von einer **Minipille** auf ein **KOK**, **Vaginalring** oder **transdermales Pflaster** kann an jedem beliebigen Tag erfolgen. Die erste Tablette des KOK, der Vaginalring sowie das Pflaster sollten am Tag nach Absetzen des Gestagen-Monopräparats eingenommen, eingelegt bzw. aufgeklebt werden. In allen Fällen ist in den darauffolgenden 7 Tagen die zusätzliche Anwendung einer Barrieremethode notwendig.

18.3.4 Andere Darreichungsformen

Kombinierte Zusammensetzung

Vaginalring

Seit Februar 2003 ist in Deutschland das erste vaginale Freisetzungssystem im Handel (NuvaRing®), wenige Jahre später folgte die Zulassung von Circlet®. Inzwischen gibt es weitere generische Vaginalringe (Cyclelle®, GinoRing®, MYCIRQ®, Setlona® u. a.). Die biegsamen Vaginalringe bestehen aus einem Gemisch zweier unterschiedlicher Ethylen-Vinylacetat-Copolymere (NuvaRing®, Circlet®), während die generischen Wirkstoffe zusätzlich Polyurethan enthalten. Die Vaginalringe enthalten als Wirkstoffe 2,7 mg Ethinylestradiol und 11,7 mg Etonogestrel, wobei 0,12 mg Etonogestrel und 0,015 mg Ethinylestradiol pro Tag freigesetzt werden. Diese geringe Wirkstofffreisetzung erfolgt direkt an der Vaginalschleimhaut unter Umgehung des Magen-Darm-Trakts, sodass eine geringe Wirkstofffreisetzung für die kontrazeptive Wirkung ausreichend ist.

Die Anwenderin sollte regelmäßig den korrekten Sitz des Vaginalrings überprüfen. Der Ring sollte ohne Unterbrechung über 3 Wochen in der Vagina bleiben. Der Vaginalring kann aber bis zu 3 Stunden im Zyklus (!) entfernt werden und sollte vor dem Wiedereinsetzen mit kaltem bis lauwarmem, nicht mit heißem Wasser, abgespült werden.

Cave

Die Arzneimittelkommission Deutscher Apotheker hat bereits mehrfach auf das erhöhte Ringbruchrisiko bei generischen Präparaten hingewiesen. Bei Originalringen haben die Meldungen zu Ringbrüchen einen Anteil von 21 %. Bei den generischen Präparaten beschreiben dagegen 73 % aller Meldungen einen Ringbruch. Daher scheinen generische Vaginalringe ein 3,5-fach höheres Risiko für Ringbrüche aufzuweisen.

Mögliche Ursachen für das genannte Risiko bestehen offensichtlich in der Art der Hormon-Trägermaterialien (generische Präparate enthalten zusätzlich Polyurethan) sowie im Herstellungsprozess.

Merke

Die Vaginalringe der Originalia (NuvaRing® und Circlet®) sind bis zur Abgabe an den Patienten in der Apotheke im Kühlschrank aufzubewahren. Die Apotheke vermerkt das Abgabedatum auf der Packung (Beutel und Faltschachtel). Der Ring ist außerhalb des Kühlschranks 4 Monate haltbar und muss innerhalb dieses Zeitraums in die Vagina eingelegt werden. Der Ring sollte in der Originalverpackung aufbewahrt werden, um vor Licht und Feuchtigkeit geschützt zu sein.
Die generischen Vaginalringe werden bei normalen Temperaturen gelagert.

Verhütungspflaster

Das transdermale System Evra® ist ein Matrixpflaster, welches 0,6 mg Ethinyletradiol und 6 mg Norelgestromin enthält. Das Pflaster ist 4,5 × 4,5 mg groß und gibt täglich 0,203 mg Norelgestromin und 33,9 µg Ethinylestradiol über 24 Stunden ab. Das Pflaster wird vorzugsweise an Oberarme, Bauch oder Gesäß geklebt, die Brüste sollten aufgrund der Hormonbelastung nicht beklebt werden. Der Pflasterwechsel erfolgt an den Tagen 8 und 15 immer am selben Wochentag. Das Pflaster kann für 24 Stunden entfernt werden. Die Anwenderin sollte regelmäßig den korrekten Sitz des Pflasters kontrollieren, insbesondere nach sportlichen Aktivitäten oder dem Baden. Ein Vorteil des Pflasters liegt in der Umgehung des First-Pass-Effekts, wodurch die Wirksamkeit auch bei Magen-Darm-Erkrankungen (Durchfall, Erbrechen) aufrechterhalten wird.

Cave

Bei adipösen Frauen (> 90 kg Körpergewicht) kann die kontrazeptive Wirkung vermindert sein.

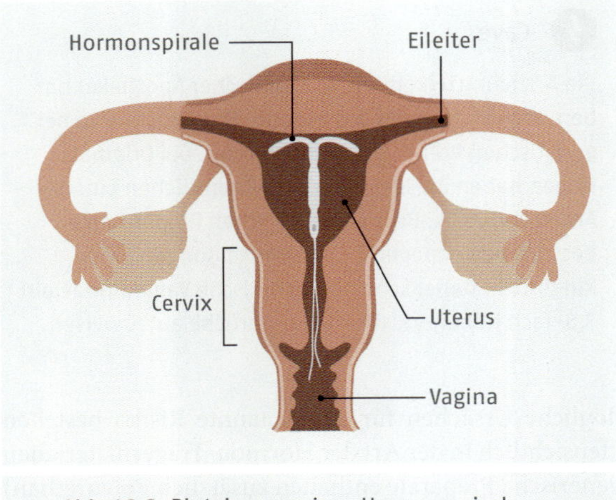

Abb. 18.3 Platzierung einer Hormonspirale

Gestagenpräparate

Verhütungsstäbchen (Implantat)

Das weiche, flexible Verhütungsstäbchen Implanon® NXT ist 4 cm lang, 2 mm breit und enthält 68 mg Etonogestrel in einem Trägermaterial aus Ethylenvinylacetat. Implanon wird von einem speziell geschulten Arzt subkutan direkt unter die Haut an der Innenseite des weniger beanspruchten Oberarms eingelegt. Über einen Zeitraum von 3 Jahren wird täglich Etonogestrel abgegeben, wobei die Freisetzungsrate mit fortschreitender Tragedauer abnimmt.

Die Anwenderinnen sollten regelmäßig den korrekten Sitz des Implantats ertasten. Bei stark adipösen Frauen kann die Wirksamkeit des Kontrazeptivums im 3. Anwendungsjahr vermindert sein.

 **Cave**

Es gibt Einzelfallberichte über eine Wanderung des Implantats. Üblicherweise handelt es sich dabei um eine geringfügige Verschiebung gegenüber der ursprünglichen Position. Dies kann jedoch dazu führen, dass das Implantat nicht an der Stelle ertastet werden kann, an der es eingelegt wurde. Für die Lokalisation ist dann die Anwendung bildgebender Verfahren erforderlich.

Dreimonatsspritzen (Depotspritzen)

Die Dreimonatsspritze Depo-Clinovir® enthält 150 mg Medroxyprogesteronacetat (MPA) als mikrokristalline Substanz zur intramuskulären Injektion und ist zur Schwangerschaftsverhütung bei Frauen zugelassen, die andere Methoden der Kontrazeption nicht vertragen oder für die orale Kontrazeptiva nicht geeignet sind. Bei Langzeitanwendung kann es zu einer Verringerung der Knochendichte kommen. Sehr häufig kommt es unter der Therapie zu Flüssigkeitsretentionen und Gewichtszunahme sowie zu Nervosität, Kopf- und Bauchschmerzen.

Das Präparat Sayana® enthält 104 mg MPA und ist zur subkutanen Applikation zugelassen. Das Präparat Noristerat® enthält 200 mg Norethisteronenantat (NETA) und ist eine ölige Injektionslösung.

Intrauterinsystem (Spirale)

Mirena® enthält 52 mg Levonorgestrel (LNG), der Wirkstoff ist in einem T-Körper aus Polyethylen untergebracht. Im Durchschnitt werden 14 µg über 5 Jahre in die Gebärmutterhöhle abgegeben. Die LNG-Spiegel im Plasma entsprechen somit nur 10–20 % der Konzentration, wie sie unter Einnahme eines oralen Kontrazeptivums erreicht werden. Mirena® ist auch zugelassen zur Behandlung der Hypermenorrhö. Die Wirkung erfolgt ausschließlich über periphere Mechanismen, wie die Verdickung des Zervikalsekrets.

Weitere intrauterine Freisetzungssysteme, sind Jaydess® und Kyleena®. Jaydess® enthält 13,5 mg LNG. Durchschnittlich werden 6 µg LNG über einen Anwendungszeitraum von 3 Jahren in die Gebärmutterhöhle abgegeben. Kyleena® enthält 19,5 mg LNG, die Liegedauer beträgt 5 Jahre. Die durchschnittliche Wirkstoffabgabe pro Tag beträgt 9 µg LNG. Im Vergleich zu Mirena® sind diese Hormonspiralen mit 28 × 30 mm vs. 32 × 32 mm etwas kleiner (Abb. 18.3).

18.3.5 Nebenwirkungen

In den ersten Monaten der Einnahme bzw. Anwendung eines hormonellen Kontrazeptivums kann es zu Zyklusanomalien wie Schmier- oder Zwischenblutungen kommen. Estrogene sind dosisabhängig für Brustspannen, Übelkeit, Schwindel sowie Gewichtszunahme aufgrund vermehrter Wassereinlagerungen verantwortlich. Androgene Nebenwirkungen wie Akne, Hirsutismus oder Seborrhö können durch Gabe eines Gestagens ohne Affinität zum Androgenrezeptor (Dienogest, Chlormadinonacetat, Cyproteronacetat, Drospirenon) vermieden werden. Dauerhaft kann es zu Kopfschmerzen, Angst, Müdigkeit, Depressionen und einer Abnahme der Libido kommen. Eine Erniedrigung der Glucosetoleranz, Chloasma sowie vermehrtes Auftreten von Pilzinfektionen sind weitere Nebenwirkungen.

18.3.6 Thromboserisiko

Die Anwendung hormoneller Kontrazeptiva birgt im Vergleich zu Frauen, die nicht hormonell verhüten, ein erhöhtes Risiko für venöse Thromboembolien. Maßgeblich für das erhöhte Thromboserisiko ist die Konzentration des Estrogens. In Kombination mit einem Estrogen modifiziert jedoch die Gestagenkomponente das von der Estrogendosis abhängige Thromboserisiko.

Tab. 18.3 Risiko für die Entwicklung eines Blutgerinnsels (VTE) über einen Zeitraum von einem Jahr

Frauen, die nicht hormonell verhüten und nicht schwanger sind	Etwa 2 von 10 000 Frauen
Frauen, die schwanger sind	Etwa 5–12 von 10 000 Frauen
Frauen, die ein KOK mit Levonorgestrel, Norethisteron, Norgestimat einnehmen	Etwa 5–7 von 10 000 Frauen
Etonorgestrel und Norelgestromin	Etwa 6–12 von 10 000 Frauen
Frauen, die ein KOK mit Drospirenon, Gestoden oder Desogestrel einnehmen	Etwa 9–12 von 10 000 Frauen
Frauen, die ein KOK mit Dienogest einnehmen	Etwa 8–11 von 10 000 Frauen
Frauen, die ein KOK mit Chlormadinon oder Nomegestrol einnehmen	Noch nicht final bekannt

Reine Gestagen-Monopräparate haben laut aktueller Studienlage kein erhöhtes VTE-Risiko. Eine Ausnahme ist Norethisteronacetat, welches in vivo teilweise zu Ethinylestradiol verstoffwechselt wird.

⑤ Die Gestagene der 3. und 4. Generation haben in Kombination mit einem Estrogen im Vergleich zu den Gestagenen der 1. und 2. Generation ein doppelt so großes Risiko für eine venöse Thromboembolie (VTE). Im Vergleich zu Levonorgestrel ist das Risiko für eine VTE nachweislich bei Desogestrel, Drospirenon und Gestoden erhöht. Das geringste Risiko haben daher Präparate mit einer niedrigen Estrogenkonzentration und einem Gestagen der älteren Generation (Levonorgestrel, Norethisteron, Norgestimat). Das Risiko ist insbesondere zu Einnahmebeginn, d. h. in den ersten 3 Monaten, hoch. Das Risiko ist auch dann erhöht, wenn nach einer Unterbrechung von 4 oder mehr Wochen die Anwendung wieder aufgenommen wurde. Tab. 18.3 zeigt die Inzidenz von VTE bei Frauen.

Cave

Eine besondere Abschätzung des Nutzen-Risiko-Verhältnisses hinsichtlich des Thromboserisikos ist bei vorliegenden **Risikofaktoren** nötig:
- Adipositas: Body-Mass-Index > 30 kg/m^2,
- arterieller Hypertonus,
- Frauen über 35 Jahre,
- Rauchen,
- Diabetes mellitus Typ 2,
- hormonabhängigen Tumoren,
- längere Immobilisierung,
- Migräne.

18.3.7 Interaktionen

Die gleichzeitige Einnahme von Enzyminduktoren (z. B. Antiepileptika, Rifampicin, Johanniskrautextrakte, Barbiturate, Griseofulvin, Modafinil) führt zur Verminderung der kontrazeptiven Wirkung. Ein Sonderfall ist die Interaktion eines KOK mit Lamotrigin, hier kommt es zu einer gegenseitigen Beeinflussung. Lamotrigin kann einerseits die kontrazeptive Wirksamkeit eines KOK vermindern, andererseits führen KOK zu einer signifikanten Abnahme der Lamotriginspiegel (bis zu 50 %), wodurch sich die Anfallssituation erheblich verschlechtert. Während der 7-tägigen Einnahmepause kommt es jedoch zu einem Anstieg der Lamotriginkonzentration, wodurch verstärkt Nebenwirkungen oder sogar Intoxikationserscheinungen auftreten können. Es empfiehlt sich daher, bei gleichzeitig notwendiger Einnahme von Lamotrigin die Einnahme eines KOK im Langzyklus sowie die regelmäßige Kontrolle der Hormonspiegel und eine Anpassung der Lamotrigindosis.

Merke

Bei einer kurzfristigen Behandlung mit nicht enzyminduzierenden Antibiotika werden mittlerweile keine zusätzlichen kontrazeptiven Maßnahmen mehr empfohlen. Diese Empfehlung basiert auf verschiedenen pharmakologische Studien, die gezeigt haben, dass nicht enzyminduzierende Antibiotika bei bis zu 10-tägiger Anwendung keinen Einfluss auf die Hormonkonzentration im Blut haben.

Aufgrund der Verringerung der Glucosetoleranz muss ggf. die Dosis von Antidiabetika angepasst werden.

18.3.8 Notfallkontrazeption

⑥ Die Pille danach ist seit März 2015 rezeptfrei in den Apotheken erhältlich. Frauen haben somit einen niederschwelligen Zugang zu den Notfallarzneimitteln und sparen wertvolle Zeit bis zur Einnahme. Der Apotheke kommt durch die Freigabe der Wirkstoffe Levonorgestrel und Ulipristalacetat aus der Verschreibungspflicht eine wichtige Beratungsfunktion zu, die auch in der Öffentlichkeit kritisch beobachtet wird. Die Bundesapothekerkammer (BAK) hat daher in Zusammenarbeit mit der Arzneimittelkommission Deutscher Apotheker (AMK) umfassende Handlungsempfehlungen erarbeitet, die die Beratung bei der Abgabe der Arzneimittel unterstützen. Grundsätzlich gilt für beide Präparate: Die Wirksamkeit ist am größten, je frühzeitiger die Tablette eingenommen wird.

Verweis auf Online

Die Handlungsempfehlungen sind auf der Webseite der ABDA in der Rubrik Qualitätssicherung → Leitlinien → Selbstmedikation eingestellt.

Praxistipp

Seit dem 29.03.2019 erstattet die gesetzliche Krankenversicherung die Kosten für verschreibungspflichtige Kontrazeptiva (orale hormonelle Kontrazeptiva, vaginale Freisetzungssysteme und hormonhaltige Spiralen) bis zum vollendeten 22. Lebensjahr. Die Zuzahlung fällt ab dem 18. Lebensjahr an.

Cave

Die Pille danach kann zu jedem Zeitpunkt des Zyklus genommen werden. Bei der Beratung in der Apotheke ist es jedoch wichtig, nach dem Zeitpunkt der letzten Menstruation zu fragen, um eine bereits bestehende Schwangerschaft auszuschließen. Bei Mädchen unter 14 Jahren sollte die Abgabe nicht ohne Einverständnis eines Erziehungsberechtigten erfolgen.

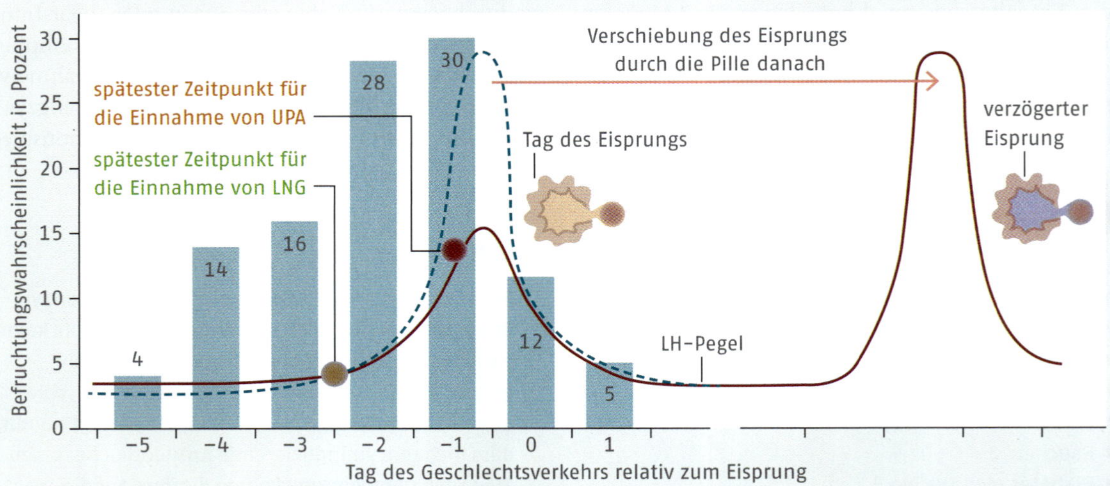

Abb. 18.4 Wirkmechanismus der Notfallkontrazeptiva

Tab. 18.4 Unterschiede zwischen Levonorgestrel (LNG) und Ulipristalacetat (UPA)

Parameter	Levonorgestrel	Ulipristalacetat
Allgemein	Langjährige Erfahrung bezüglich der Wirksamkeit und Sicherheit als Notfallkontrazeptivum (Zulassung seit 2000)	Zulassung als Notfallkontrazeptivum seit 2009
Zulassung in Deutschland (Auswahl)	Pidana® 1,5 mg, Postinor® 1500 µg, Unofem® Hexal 1,5 mg	ellaOne® 30 mg
Wirkung	Das Gestagen LNG agiert als Progestreonrezeptor-Agonist, hemmt die Follikelreifung und verhindert den LH-Anstieg und somit den Eisprung (wichtig: Wirkung nur vor dem LH-Anstieg)	UPA als Progesteronrezeptor-Modulator verhindert oder verzögert durch Bindung an den Progesteronrezeptor auch nach bereits erfolgtem LH-Anstieg den Eisprung
Anwendung	Die Einnahme sollte so früh wie möglich und bis zu 72 Stunden nach dem ungeschützten Geschlechtsverkehr erfolgen	Die Einnahme sollte so früh wie möglich und bis zu 120 Stunden (5 Tage) nach dem ungeschützten Geschlechtsverkehr erfolgen
Stillzeit	Übergang in die Muttermilch: empfohlene Stillpause 8 Stunden	Übergang in die Muttermilch: empfohlene Stillpause 1 Woche
Hinweise, Vorsichtsmaßnahmen	Nach der Einnahme kann die folgende Menstruationsblutung einige Tage früher (LNG) oder später (UPA) als erwartet einsetzen. Bei Ausbleiben der Menstruation von mehr als 7 Tagen ist ein Gynäkologe aufzusuchen. Bei schweren Leberfunktionsstörungen wird die Anwendung von LNG und UPA nicht empfohlen. In diesen Fällen sollte auf die Möglichkeit zur Einlage einer Kupferspirale zur Notfallverhütung hingewiesen werden. Keine mehrmalige Einnahme innerhalb eines Menstruationszyklus.	

Die wesentlichen Unterschiede der beiden zur Verfügung stehenden Wirkstoffe sind in Tab. 18.4 dargestellt.

Wichtiges in Kürze

① Kondome sind, neben den hormonellen Kontrazeptiva, das meist verwendete Verhütungsmittel und haben den Vorteil, auch vor sexuell übertragbaren Erkrankungen zu schützen.
② Die Estrogenkomponente ist – in Abhängigkeit von der Konzentration – für die Zyklusstabilität und das thromboembolische Risiko verantwortlich.
③ Die Gestagenkomponente ist für die Partialwirkungen verantwortlich, die auch therapeutisch genutzt werden.
④ Wird die Einnahme des oralen Kontrazeptivums vergessen, muss die Einnahme der vergessenen Tablette innerhalb von 12 Stunden nachgeholt werden, bei Minipillen mit Levonorgestrel liegt der Toleranzbereich bei 3 Stunden
⑤ Gestagene der 3. und 4. Generation haben ein doppelt so hohes Risiko für Thrombosen wie Gestagene der 1. und 2. Generation.
⑥ Als Notfallkontrazeptiva stehen die beiden Wirkstoffe Levonorgestrel (Einnahme innerhalb von 72 Stunden) und Ulipristalacetat (Einnahme innerhalb von 120 Stunden) rezeptfrei zur Verfügung.

Weiterführende Literatur

Bundesapothekerkammer (BAK). Handlungsempfehlungen zur rezeptfreien Abgabe oraler Notfallkontrazeptiva. www.abda.de (Zugriff 06.11.2020)

Bundeszentrale für Gesundheitliche Aufklärung. www.familienplanung.de (Zugriff 06.11.2020)

Frohn LP. Beratungshilfe Notfallverhütung. Deutscher Apotheker Verlag, 2015

Ludwig M. Hormonelle Kontrazeption. Ein Handbuch für die Praxis. Optimist Fachbuchverlag, Hamburg 2009

Rose O, Friedland K (Hrsg). Angewandte Pharmakotherapie. Wissenschaftliche Verlagsgesellschaft, Stuttgart 2015

Vey L, Ude M, Ude C. Hormonelle Kontrazeption. Anwendung und Sicherheit – Ein Überblick für die Praxis. Pharm Ztg, Prisma, (60) 22: 75–84, 2015

Wentzky V, Pharmaceutical Care Research Group (Hrsg). Update – Antibiotikagabe unter hormoneller Kontrazeption Nr. 14. Universität Basel, www.imail-offizin.ch, 2016

Tipps für PhiPs

Die Handlungshilfe der BAK zur „rezeptfreien Abgabe von Notfallkontrazeptiva" stellt neben den Inhalten dieses Kapitels eine wertvolle Informationsquelle dar. Beschäftigen Sie sich mit der Beratung zur Pille danach.

Tipps für Weiterzubildende

Das Kapitel bietet für Weiterzubildende grundlegende Informationen zum Thema Schwangerschaftsverhütung, die im Rahmen der praktischen Weiterbildung vertieft werden sollten. Im Rahmen Ihrer Weiterbildung können Sie das Apothekenteam beispielsweise zur Abgabe von Notfallkontrazeptiva schulen und dies als praktische Tätigkeit Nr. 17 dokumentieren.
→ Praktische Tätigkeit Nr. 17 „Planung und Durchführung einer Teamfortbildung"

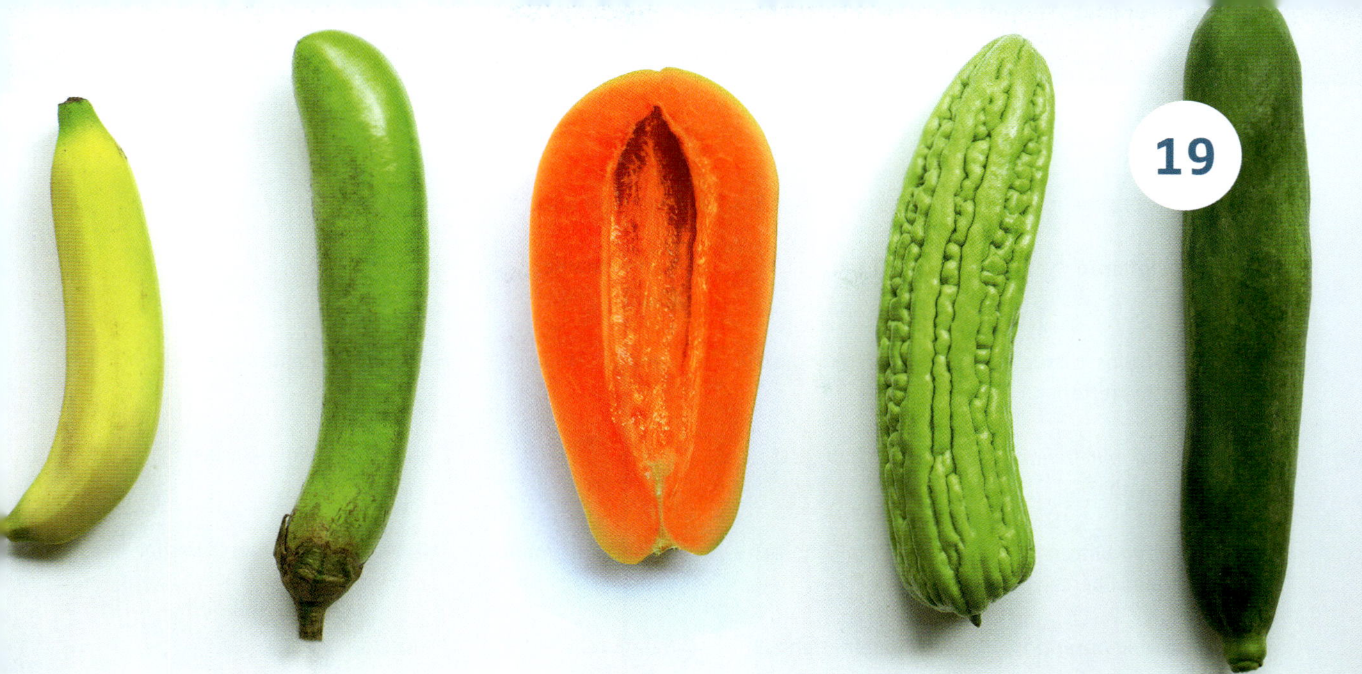

Geschlechterspezifische Erkrankungen

Dr. Constanze Schäfer

In diesem Kapitel wird dargestellt, wie der Apotheker kompetent zu geschlechterspezifischen Erkrankungen und Beschwerdebilder beraten kann. Neben fachlichem Wissen ist hier auch kommunikatives Feingefühl gefragt.

Tab. 19.1 Heilpflanzen zur Behandlung von Beschwerden rund um die Regel (Auswahl)

Arzneipflanze	Arzneiform	Handelsname (Bsp.)	Indikation
Vitex agnus-castus (Mönchspfeffer)	Extrakt (alkoholisch-wässrig)	Agnolyt® Madaus	Mastopathie, Zyklusstörungen, PMS
Achillea millefolium (Schafgarbe)	Sitzbad (Aufguss)	–	Krämpfe im kleinen Becken
Cimicifuga racemosa (Traubensilberkerze)	Extrakt (alkoholisch-wässrig)	Remifemin® mono, Klimadynon® uno	PMS, Wechseljahresbeschwerden
Potentilla anserina (Gänsefingerkraut)	In Kombination z. B. von Homöopathika	Naranofem® H	Zyklusstörungen

19.1 PMS und Dysmenorrhö

① Das **prämenstruelle Syndrom (PMS)** zeichnet sich neben physischen Beschwerden wie starken Wassereinlagerungen (bis hin zu sichtbaren Ödemen an Gelenken und im Gesicht), schmerzempfindlichen Brüsten durch den steigenden Prolactinspiegel sowie Verdauungsstörungen auch durch psychische Symptome wie Depressionen und extreme Gereiztheit aus. Bis zu 150 unterschiedliche Symptome, die in der zweiten Zyklushälfte beginnen und sich bis zum Einsetzen der Regel häufig verschlimmern, fallen unter das Beschwerdebild PMS. Es handelt sich um ein multifaktorielles Geschehen, das die Lebensqualität beeinflusst. Für etwa 5 % aller Frauen – meist über 30 Jahre – führt es sogar zu massiven Einschränkungen (z. B. Arbeitsunfähigkeit). Insbesondere scheint der Serotoninspiegel bei den betroffenen Frauen besonders stark zyklusabhängig zu schwanken. Der Serotoninspiegel nimmt regulär nach dem Eisprung ab. Neben Sport, Entspannungstechniken, Reduktion von Salz, Alkohol, Kaffee und Schokolade, stehen als medikamentöse Ansätze Präparate mit Johanniskraut, bei starker Symptomatik mit Citalopram oder anderen SSRI, zur Entwässerung Diuretika oder, als Maßnahmen zur allgemeinen Zyklusregulation und damit deutlichen Reduktion aller Symptome, die Pille zur Verfügung. Aber auch einige pflanzliche Zubereitungen bringen Erleichterung (Tab. 19.1).

② Für viele Frauen sind Regelschmerzen, die auch als Dysmenorrhö bezeichnet werden, belastend. Die Ursache für diese krampfartigen Schmerzen ist die durch den Progesteronabfall am Ende des Zyklus gesteigerte Bildung von Prostaglandinen, die das Abstoßen der Gebärmutterschleimhaut durch das krampfartige Zusammenziehen der Gebärmutter auslösen. Diese Form der Dysmenorrhö wird als primär bezeichnet. Sie tritt besonders stark bei jüngeren Frauen auf. Zum Teil werden die Krämpfe durch Unwohlsein, Erbrechen, Völlegefühl oder auch Kopfschmerzen begleitet. Im Verlauf der Regelblutung klingen die Symptome deutlich ab. In diesen Fällen helfen Wärme (z. B. Wärmflasche, Wärmekissen, heißes Bad), aber auch NSAR wie Ibuprofen, Naproxen oder eingeschränkt, weil blutverdünnend, ASS sowie die Kombination von Paracetamol mit Butylscopolamin (Buscopan® plus) und einige Heilpflanzen (Tab. 19.1). Diese kommen als Sitzbad oder in pflanzlichen Arzneimitteln zum Einsatz. Auch Entspannungstechniken, insbesondere Yoga, können helfen. Unter der Anwendung der Pille kommt es wegen der Erhöhung des Progesteronspiegels und schwächeren Abbruchblutungen im Allgemeinen auch zu einer Reduktion der Regelschmerzen.

Bei der sekundären Dysmenorrhö stehen die Schmerzen in Zusammenhang mit Myomen, Zysten, Endometriose oder auch mit Intrauterinpessaren (Spirale). In diesen Fällen ist eine diagnostische Abklärung durch den Gynäkologen notwendig.

19.2 Wechseljahresbeschwerden

Das Klimakterium tritt durchschnittlich im Alter von 51 (±3) Jahren ein und ist durch einen deutlichen Abfall der Estrogen- und Gestagenspiegel geprägt. In der Literatur wird zwischen verschiedenen Abschnitten des Klimakteriums unterschieden:

- die Prämenopause, die etwa 5 Jahre vor der Perimenopause einsetzt, meist ohne dass größere Veränderungen wahrgenommen werden,

- die Perimenopause, die durch unregelmäßige Zyklen, schwache oder sehr starke Blutungen und weitere Beschwerden, insbesondere Hitzewallungen geprägt ist,
- die eigentliche Menopause – diese wird retrospektiv nach 12 Monaten blutungsfreier Phase festgelegt.

Daran schließt sich 15 Jahre nach der Menopause das Senium, meist um das 60. Lebensjahr, an. Ab diesem Zeitpunkt erlischt die Estrogenproduktion komplett. Es entwickelt sich ein hypergonadotroper Hypogonadismus, also eine Unterfunktion der Keimdrüsen. Während ein Drittel der Frauen diese Phase beschwerdefrei durchläuft, treten bei zwei Dritteln der Frauen klimakterische Beschwerden in unterschiedlicher Ausprägung auf. Typische vegetativ-vasomotorische Symptome sind Zyklusunregelmäßigkeiten durch eine Verschiebung des Estrogen-Gestagen-Gleichgewichts, Hitzewallungen, Schweißausbrüche, Herzrasen, Schwindel und Schlafstörungen. Als besonders störend werden von gut einem Drittel der Frauen vor allem die Hitzewallungen beschrieben, die meist zwischen einem bis zu fünf Jahren andauern. Der Flush tritt zu Beginn vorwiegend nachts auf, im weiteren Verlauf auch tagsüber. Die Wallung verläuft meist ausgehend von der Brust über den Hals ins Gesicht und ist nicht selten von Rötungen und Schweißbildung begleitet. Neben einer familiären Veranlagung scheinen ein hoher BMI, bestimmte Ernährungsgewohnheiten (Coffein, Alkohol, scharfe Gewürze) das Auftreten zu begünstigen, Sport hingegen abmildernd zu wirken.

Bei häufigeren oder starken Beschwerden wird nach entsprechenden Präparaten in der Selbstmedikation gefragt. Sollte die Wirkung vom *Cimicifuga racemosa* oder *Vitex Agnus-castus* nicht ausreichen, ist den Patientinnen das Gespräch mit einem Arzt über eine phasenweise Hormontherapie zu empfehlen. Auch bei Patientinnen mit hormonabhängigen Tumorerkrankungen sollte vor der Aufnahme jedweder Therapie das individuelle Nutzen-Risiko-Profil mit einem Arzt abgeklärt werden.

Der abfallende Estrogenspiegel hat auch Einfluss auf metabolische Prozesse und ist ein Kofaktor bei der Osteoporose-Entstehung oder bei Hyperlipoproteinämien. Außerdem kommt es zu Veränderungen des Hautbilds. Begleitet werden diese Symptome auch durch psychische Veränderungen wie Depressionen, Libidoverlust, Konzentrationsstörungen und Angstgefühle. Zudem kommt es zu einer Trockenheit der Vaginal- und Harnröhrenschleimhaut durch Urogenitalatrophie, was zu Brennen und Juckreiz an Vulva und Vagina sowie zu Störungen beim Geschlechtsverkehr führen kann. Hier helfen häufig bereits hormonfreie Feuchtcremes (meist als Medizinprodukt im Handel) wie Remifemin® FeuchtCreme, Vagisan® und Vaginalgele wie Hyalofemme® oder Gynofit®.

Merke

Auch wenn bei Osteoporose (▸Kap. 16) noch immer zuerst an Frauen gedacht wird, Männer sind ebenfalls betroffen. Jedoch erleiden sie typische Wirbelbrüche in der Regel erst 5–10 Jahre später. Da Männer insgesamt über eine höhere Knochendichte und bessere Knochengeometrie verfügen – so sind beispielsweise die Wirbelkörper wesentlich größer angelegt – zeigen sich die Folgen des Testosteronmangels erst deutlich später.

Die Behandlung klimakterischer Beschwerden sollte sorgsam abgewogen werden und sich an den Bedürfnissen der betroffenen Frau orientieren. So kann je nach empfundener Einschränkung oder Belastung zwischen Präparaten aus der Selbstmedikation und verschreibungspflichtigen Arzneimitteln ausgewählt werden (▫ Tab. 19.2, ▫ Abb. 19.1).

Neben den angesprochenen Therapieansätzen können auch Hormonpräparate durch den Gynäkologen verordnet werden. Hier gibt es für die lokale Behandlung bei Zystitis und vulvovaginaler Atrophie estriolhaltige Cremes und Ovula bzw. Vaginaltabletten, die vor dem Einführen am besten in Wasser getaucht werden, z. B. Gynoflor® Vaginaltabletten, Estriol Wolff® Vaginalcreme, Oekolp® forte Ovula (▸Kap. 26).

③ Systemische Hormonpräparate sollen seit einigen Jahren nur noch zur Behandlung von Hitzewallungen eingesetzt werden, da die präventive Gabe von Hormonen unter Abwägung der damit verbundenen Risiken – insbesondere Brustkrebs, Thrombosen und ischämische Vorfälle – die Einnahme nicht rechtfertigt. Es existiert eine S3-Leitlinie zur Hormonersatztherapie „Hormontherapie in der Peri- und Postmenopause". Der Nutzen der Therapie sollte möglichst jährlich auf den Prüfstand gestellt werden.

Zur Behandlung der Hitzewallungen haben sich Estrogen-Monopräparate (bei hysterektomierten Patientinnen) oder auch Estrogen-Gestagen-Kombinationen bewährt. Als Applikationsformen stehen neben Tabletten auch transdermale Systeme (Pflaster, Gele) zur Verfügung. Die Tabletten enthalten in der Regel konjugierte Estrogene (Estradiol 2 1A-Pharma®, Estrifam®), während Pflaster (Dermestril®, Estradot®) und Gele mit Estradiol beladen sind (Sisare® Gel, Gynokadin® Dosiergel). Außerdem gibt es mit Wirkstoff beladene Vaginalringe (Estring®). Als Gestagen kommt in den Kombinationspräparaten meistens Medroxyprogesteronacetat je nach Präparat entweder zyklisch oder kontinuierlich zum Einsatz (Sisare®).

◘ **Tab. 19.2** OTC-Präparate zur Behandlung von Wechseljahresbeschwerden

Handelsname (Bsp.)	Arzneistoff	Besonderheiten
Remifemin® plus	Cimicifuga, Johanniskraut	Frauen mit hormonabhängigen Tumoren sollten das Präparat nur nach Rücksprache mit dem Arzt einnehmen
Sinei®	Cimicifuga	
Klimaktoplant® N	Cimicifuga D2, Strychnos D6, Sanguinaria D3, Sepia D2	Homöopathisches Präparat
Sinekrin®	Bromelain, Papain, Natriumselenit, Biotin, Linsenextrakt (Lectin)	Nahrungsergänzungsmittel
Femicur® N, Agnolyt® Madaus, Cefanorm®	Vitex Agnus-castus	Frauen mit hormonabhängigen Tumoren sollten das Präparat nur nach Rücksprache mit dem Arzt einnehmen

◘ **Tab. 19.3** Arzneimittel als Auslöser des Haarausfalls (Auswahl)

Arzneimittel	Besonderheiten
Heparin, einige Antibiotika (z. B. nach der Einnahme von Nitrofurantoin, Isoniazid, Erythromycin)	2–3 Monate nach kurzfristiger Anwendung deutlicher Haarausfall zu beobachten, dann wieder normaler Haarwuchs; Ursache: zeitgleicher Übergang vieler Haare von der Anagenphase in die Katagenphase
Allopurinol, Methylphenidat, Fibrate und Statine, Phenprocoumon, Betablocker, ACE-Hemmer	Diffuse Alopezie, die beim Absetzen des Wirkstoffs reversibel ist – Ursache meist nicht eindeutig geklärt
Zytostatika, Tamoxifen, MTX (auch als Rheumatikum)	Kompletter bis teilweiser Haarverlust, der nach Absetzen der Therapie meist wieder verschwindet

19.3 Haarausfall

50–100 Haare pro Tag zu verlieren, gilt als normal. Die Haare unterliegen einem natürlichen Zyklus. So durchläuft das einzelne Haar das Anagen, eine ein- bis sechsjährige Wachstumsphase, in dem es monatlich etwa einen Zentimeter wächst. Daran schließt sich das Katagen, eine bis zu 2 Wochen dauernde Übergangsphase, in dem sich das Haarfollikel zurückbildet und damit das Haar abstirbt. Nach etwa 6 Wochen Ruhephase – Telogen – fällt das Haar schließlich aus und es reift ein neues Haar im Follikel heran. Männer und Frauen können unter hormonell bedingtem Haarausfall leiden. Häufig beklagen Frauen nach einer Schwangerschaft einen verstärkten Haarausfall. Dies ist wegen des nach der Geburt stark abfallenden Estrogenspiegels jedoch physiologisch und kein Anlass zur Sorge. Weitere Ursachen für Haarausfall sind beispielsweise Eisenmangel, Funktionsstörungen der Schilddrüse, Pilzerkrankungen der Kopfhaut, HIV oder Syphilis. Aber auch Arzneimittel können zu einem verstärkten Haarausfall führen (◘ Tab. 19.3).

Davon abzugrenzen ist die androgenetische Alopezie, die sowohl bei Frauen als auch Männern auftreten kann. Hierbei handelt es sich um eine genetisch erhöhte Aktivität von Dihydrotestosteron, das im Follikel durch 5α-Reduktase aus Testosteron gebildet wird. Die Folge sind verkümmerte Follikel, und damit eine verkürzte Wachstumsphase. Bei Frauen ist zusätzlich noch ein Mangel an Aromatase eine Ursache. Dieses Enzym ist verantwortlich, dass aus Androgenen Estrogene gebildet werden. Bei Frauen fallen rund um den Mittelscheitel über einen langen Zeitraum immer mehr Haare aus, bis schließlich die Kopfhaut sichtbar wird. Auch werden die Haare insgesamt dünner und wachsen unregelmäßi-

Patientin verlangt Remifemin® plus			
Fragen	Hinterfragen der Eigendiagnose oder des Arzneimittelwunschs	Für wen?	Für sie selbst
		Beschwerden?	Hitzewallungen begleitet von rotem Kopf, Schweißausbrüchen und deshalb auch Schlafstörungen
		Seit wann?	Hitzewallungen und Schweißausbrüche täglich mehrmals, vor allem nachts seit ca. 2 Monaten
	Auswahl bzw. Beurteilung des Arzneistoffs und des Fertigarzneimittels	Ist das gewünschte Arzneimittel für die Behandlung geeignet?	Ja, Präparat enthält Cimicifuga und Johanniskraut und ist bei Wechseljahresbeschwerden indiziert
		Gibt es weitere Erkrankungen?	Arterielle Hypertonie, Heuschnupfen
		Werden weitere Arzneimittel eingenommen?	Benazepril 1A Pharma® comp 10/12,5 mg (regelmäßig); Livocab® direkt Nasendosierspray (saisonal); Centrum® für Sie 50 plus
Entscheiden	Selbstmedikation möglich?	Sind Grenzen der Selbstmedikation überschritten oder gab es schon eine ärztliche Behandlung?	Selbstmedikation möglich, zumal die Beschwerden und ihre Auswirkungen auf die Lebensqualität individuell unterschiedlich beurteilt werden
Informieren	Information zum Arzneimittel und zur Abgabe	Anwendung: 2-mal täglich 1–2 Tabletten morgens oder/und abends unzerkaut mit Flüssigkeit einnehmen, Wirkung tritt nach etwa 2–3 Wochen ein, intensive UV-Bestrahlung (lange Sonnenbäder, Höhensonne, Solarien) vermeiden, zusätzlich Kaffee, Tee, scharfe Gewürze und Alkohol meiden, da sie Hitzewallungen begünstigen, Sport, Entspannungsübungen oder Yoga können die Beschwerden lindern, luftige Kleidung in Zwiebeltechnik bevorzugen	
	Grenzen der Selbstmedikation	Beim Auftreten weiterer Symptome, die die Lebensqualität mindern, erneutem Einsetzen der Regelblutung oder wenn nach 3 Monaten keine Milderung der Beschwerden festzustellen ist, den Arzt aufsuchen	

Abb. 19.1 Beratungsschema: Patientin mit Eigendiagnose Wechseljahresbeschwerden

ger. Die Haare entlang der Stirnlinie, am Hinterkopf und seitlich bleiben meist in gewohntem Umfang erhalten. Nur selten kommt es zu einer regelrechten Glatzenbildung wie beim Mann, wo sich zu Beginn des Haarausfalls die typischen Geheimratsecken abzeichnen. Der Haarverlust kann bereits bei Jugendlichen im Alter von etwa 12 Jahren beginnen. Die Veranlagung zur androgenetischen Alopezie wird vererbt.

④ Behandelt wird androgenetische Alopezie (Abb. 19.2) bei Frauen und Männern mit z. T. unterschiedlichen Wirkstoffen (Tab. 19.4).

Eine weitere recht häufig zu beobachtende Form des Haarausfalls ist die Alopecia areata (kreisrunder Haarausfall). Charakteristisch ist hier der kreisrunde Haarausfall an mehreren Stellen des Deckhaars. Vielfach heilt diese Art des Haarausfalls spontan aus. Zur Behandlung werden Zink, Glucocorticoide oder auch Thymusextrakt eingesetzt.

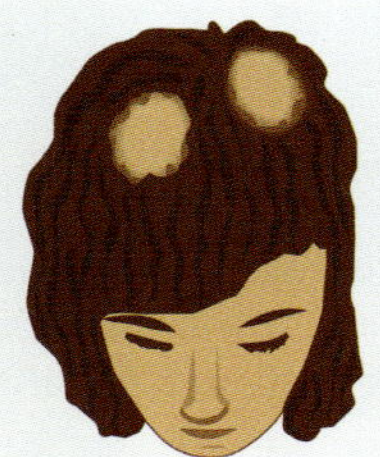

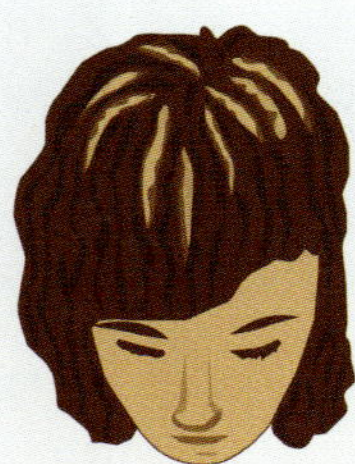

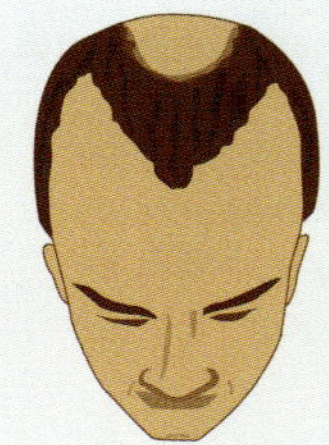

Abb. 19.2 Verschiedene Formen des Haarausfalls

Tab. 19.4 Beispiele für Therapeutika bei androgenetischer Alopezie

Arzneistoff	Handelsname (Bsp.)	Indikation	Anwendung
Minoxidil	Regaine® für Frauen (20 mg), für Männer (50 mg)	Mann und Frau	Mittel der ersten Wahl, äußerlich, 2 × tgl.
Antiandrogene (Cyproteronacetat, Dienogest, Drospirenon, Chlormadinon)	Cyproteron TAD® 50 mg (Rx)	Frauen mit Androgenisierungserscheinungen	Zur Kontrazeption und um einen regelmäßigen Zyklus zu gewährleisten, sollte zusätzlich ein orales Kontrazeptivum, eingenommen werden
Alfatradiol	Ell-Cranell® 250 µg	Mann und Frau	Äußerlich 1 × tgl.
Finasterid	Propecia® 1 mg (Rx)	Männer	Oral 1 × tgl.

 **Merke**

Zur Behandlung von arzneimittelinduziertem Haarausfall oder als erster Ansatz zur Behandlung bei Haarausfall unbekannter Genese sind Produkte mit Mikronährstoffen wie Pantothensäure, Cystin und Siliciumverbindungen (z. B. Priorin®), Kieselerde oder Vitamin H (Biotin, z. B. BIO-H-TIN® Vitamin H) eine sinnvolle Empfehlung. Die Präparate sollten für mindestens 12 Wochen als Kur eingenommen werden.

19.4 Benigne Prostatahyperplasie

Die benigne Prostatahyperplasie (BPH) ist ein gutartiger, testosteronabhängiger Tumor, der mit zunehmendem Alter häufiger auftritt. Etwa die Hälfte aller Männer über 60 Jahren ist von der Vergrößerung der Prostata betroffen. Nur bei etwa 30 % treten spürbare Beschwerden auf. Die Prostata umschließt einen Teil der Harnröhre und drückt durch die Vermehrung der Zellmassen diese zu. Die Symptome, die zunächst meist nur die Lebensqualität beeinflussen, sind kompensatorisch: durch Verminderung des Durchflusses häufiges nächtliches Wasserlassen, insgesamt ein abgeschwächter Harnstrahl trotz hohen Blasendrucks, Schmerzen beim Wasserlassen, Nachträufeln bis hin zum Harnverhalt (Ischurie). Diabetes mellitus, Herzinsuffizienz und die Einnahme von Anticholinergika begünstigen Miktionsprobleme. Eine mögliche Ursache kann der ab dem

Tab. 19.5 Arzneistoffprofil: 5α-Reduktasehemmer

Arzneistoff, Handelsname (Bsp.)	Dosierung, Bemerkungen
Dutasterid in Kombination mit α_{1a}- und α_{1d}-Adrenozeptor-Antagonist Tamsulosin (Duodart® 0,5 mg/0,4 mg)	1 × tgl., keine Anpassung bei älteren Patienten bzw. bei Niereninsuffizienz notwendig
Finasterid (Finascar® 5 mg, Proscar® 5 mg)	1 × tgl., keine Anpassung bei älteren Patienten bzw. Niereninsuffizienz notwendig (wird mit mind. 4 mg Doxazosin kombiniert verordnet; dadurch Steigerung der Wirksamkeit)

Besonderheiten

- NW: Duodart®: Impotenz, Ejakulationsstörungen, verringerte Libido, Brustvergrößerung und/oder Druckempfindlichkeit der Brust, Schwindel; Finasterid: Erschöpfungszustände, Schwindel (auch bei schnellem Positionswechsel), Ejakulationsstörungen

19

30. Lebensjahr langsam ansteigende Estrogenspiegel sein. Zeitgleich setzt nach der Pubertät langsam das natürliche altersbedingte Prostatawachstum ein. Dafür spräche auch, dass Adipositas den zirkulierenden Estrogenspiegel erhöht und Patienten mit einer Stammfettsucht häufiger von BPH betroffen sind. Wichtig ist es, schon bei leichten Symptomen den Arzt aufzusuchen, um ein Prostatakarzinom auszuschließen. Die BPH wird in 3 Schweregrade eingeteilt. Im Reizstadium oder Stadium I lässt die Stärke des Harnstrahls nach und die Patienten klagen über häufigen Harndrang. Treten zudem wegen unvollständiger Blasenentleerung häufiger Harnwegsinfekte auf, spricht man vom Restharnstadium oder Stadium II. Beim Stadium III, auch Dekompensationsstadium genannt, kommt es zum unwillkürlichen Harnabgang bei voller Blase und gleichzeitigem Harnverhalt, sodass eine Katheterisierung notwendig wird. In diesem Stadium hilft nur noch ein operativer Eingriff.

Die BPH hat heutzutage eine gute Prognose und lässt sich medikamentös behandeln. Nur in schweren Fällen, wenn das Risiko einer Urämie besteht, wird operativ behandelt. Neben rezeptfrei erhältlichen Phytopharmaka, werden je nach Schweregrad und ärztlicher Beurteilung auch verschreibungspflichtige Wirkstoffe therapeutisch genutzt. Die Wirkung der Phytopharmaka basiert überwiegend auf einer symptomatischen Verbesserung des Wasserlassens. Als Hauptinhaltsstoff von Sägepalmenfrüchten (Sabal serrulata, z. B. Horphagen® uno Weichkapseln), Brennnesselwurzel (Urtica dioica, z. B. Prostamed® Urtica Kapseln) und Kürbissamen (Cucurbita pepo, z. B. Granu Fink® Prosta forte 500 mg Kapseln) ist das β-Sitosterin zu nennen, das antiandrogen wirkt. Viele Präparate zur Behandlung der BPH enthalten Kombinationen wie Granu Fink® Prosta plus Sabal Hartkapseln (Sägepalmenfrüchte, Kürbissamen) oder Prostagutt® forte 160/120 mg Weichkapseln (Sägepalmenfrüchte, Brennnesselwurzel).

⑤ Allerdings unterbinden pflanzliche Arzneimittel nicht oder in nur sehr geringem Umfang das weitere Fortschreiten der Vergrößerung der Prostata. Auch die α_1-Adrenozeptor-Antagonisten wie Alfuzosin (z. B. Alfuzosin 5 mg 1A Pharma®), Doxazosin (Diblocin® PP 4 mg), Tamsulosin (Prostadil® 0,4 mg Kapseln) und Terazosin (Flotrin® 2 mg Pro) führen zu einer Relaxation der Muskulatur und deshalb zu geringeren Miktionsstörungen, aber sie stoppen das weitere Wachstum nicht. Trotzdem kann eine benigne Prostatahyperplasie mit diesen Arzneimitteln meist hinreichend behandelt werden. 5α-Reduktasehemmer unterbinden die Umwandlung von Testosteron in das prostatawachstumsfördernde Dihydrostestosteron (◘ Tab. 19.5).

19.5 Erektionsstörungen

Die Ursache von über 6 Monaten anhaltenden Erektionsstörungen sollte ärztlich abgeklärt werden. Rauchen gilt als ein besonders hoher Risikofaktor, aber auch Diabetes, Arteriosklerose, Polyneuropathien oder Hypertonie können Erektionsstörungen auslösen, ebenso die Einnahme einiger Arzneimittel, insbesondere Antidepressiva und einige Antihypertonika. Zunehmendes Alter begünstigt ebenfalls das Auftreten. Darüber hinaus treten Erektionsstörungen als Folge von Testosteronmangel, krankheitsbedingten Operationen z. B. an Prostata oder Rektum auf.

⑥ Die Behandlung mit dem Ziel der Wiederherstellung der Potenz erfolgt medikamentös mit den verschrei-

◘ Tab. 19.6 Oral anwendbare Arzneistoffe zur Behandlung der erektilen Dysfunktion

Arzneistoff, Handelsname (Bsp.)	Kontraindikationen	Nebenwirkungen	Dosierung
Yohimbin (Yocon Glenwood® 5 mg)	Koronare Herzerkrankung, Tachykardie, Hyper-/Hypotonie, Glaukom, Einnahme von Arzneimitteln zur Behandlung psychiatrischer oder neurologischer Erkrankungen, eingeschränkte Leber-/Nierenfunktion	Kopfschmerzen, Übelkeit, verstärkter Harndrang, Schlaflosigkeit, Unruhe, Angst	2 × tgl. 1 Tablette bis zu max. 3 × 2 Tabletten tgl., Therapiedauer ca. 8 Wochen 2–3 Wochen, Latenz bis zum Wirkungseintritt
Sildenafil (Viagra®)	Herzerkrankungen, ischämische Optikusneuropathie, Retinitis pigmentosa, schwere Leberinsuffizienz, Einnahme von Stickstoffmonoxid-Donatoren, Nitraten oder Molsidomin	Kopfschmerzen, Gesichtsflush, Dyspepsie, Schwindel, verstopfte Nase	60 Minuten vor dem Geschlechtsverkehr
Tadalafil (Cialis®)	Herzerkrankungen, ischämische Optikusneuropathie, schwere Niereninsuffizienz, Einnahme von Stickstoffmonoxid-Donatoren, Nitraten oder Molsidomin	Kopfschmerzen, Dyspepsie, Schwindel, verstopfte Nase, Gesichtsflush, Muskel- und Rückenschmerzen	Mindestens 30 Minuten vor dem Geschlechtsverkehr
Vardenafil (Levitra®)	Herzerkrankungen, ischämische Optikusneuropathie, schwere Leber-/Niereninsuffizienz, Einnahme von Stickstoffmonoxid-Donatoren, Nitraten oder Molsidomin, Einnahme von HIV-Protease-Inhibitoren wie Ritonavir und Indinavir; bei über 75-Jährigen orale Anwendung von Ketoconazol, Itraconazol	Kopfschmerzen, Gesichtsflush, Schwindel, verstopfte Nase, Dyspepsie, Übelkeit	25–60 Minuten vor dem Geschlechtsverkehr

bungspflichtigen Phosphodiesterase(PDE)-5-Hemmern oder bei bestehenden Kontraindikationen mit Yohimbin (◘ Tab. 19.6). Die wichtigste Kontraindikation ist die zeitgleiche Therapie mit Nitraten. Durch die Entspannung der Penismuskulatur während der PDE5-Hemmung kommt es zu einer Verbesserung der Durchblutung und das Blut kann ungehindert in die Schwellkörper fließen und eine Erektion auslösen. Yohimbin wirkt hingegen antagonistisch an α_2-Adrenorezeptoren, was ebenfalls zu einer gesteigerten Durchblutung führt.

Weitere Behandlungsoptionen sind die Schwellkörperautoinjektionstherapie (SKAT) mittels Caverject® Impuls 10/20 µg oder das Einführen einer Schmelztablette (Harnröhrenstäbchen), die sich dort auflöst und so den Wirkstoff freisetzt (Mediated Urethral System for Erection, Muse® 250/500/1000 µg Stäbchen). Beide basieren auf der lokalen stark gefäßerweiternden Prostaglandin-E_1-Wirkung und führen unmittelbar zu einer Erektion. Sie werden etwa 10–20 Minuten vor dem Geschlechtsverkehr angewendet.

Auch mechanisch, mit einer Vakuumpumpe, kann eine Erektion erreicht werden. Dafür wird ein Plastikzylinder über den Penis gestreift und mit einer Pumpe ein Vakuum erzeugt. Dies führt zu einer Erektion des Penis. Um diese aufrechtzuerhalten, muss nach Entfernen des Plastikzylinders ein Gummiring auf die Penisbasis gestreift werden. Nach 30 Minuten muss dieser jedoch wieder entfernt werden. Darüber hinaus gibt es noch die operative Versorgung mit Penisprothesen.

19.6 Exkurs: pharmakologische Unterschiede zwischen Frau und Mann

Ganz allgemein sind zwischen den Geschlechtern pharmakologische Unterschiede festzustellen, die in einigen Fällen Einfluss auf die Wirkspiegel haben können. Bislang sind jedoch nur wenige Wirkstoffe bekannt, in denen eine spezifische Anpassung der Dosierung erfolgt. Als Beispiel sei Zolpidem genannt, als einer der wenigen Wirkstoffe, bei denen seitens der FDA eine Maximaldosis für Frauen von 5 mg, für Männer von 10 mg empfohlen wird, da Frauen den Wirkstoff langsamer abbauen.

Besonders kritisch ist das Auftreten von QT-Zeit-Verlängerungen und Torsade de Pointes. Verlängert sich die QT-Zeit deutlich im Verhältnis zur Kammererregung, kann es zu Herzrhythmusstörungen bis hin zum Herzstillstand kommen. Frauen reagieren insgesamt sensibler und häufig bereits im normalen Dosierungsbereich auf Substanzen, die eine QT-Zeit-Verlängerung auslösen. Beispiele für Wirkstoffe, die eine QT-Zeit-Verlängerung auslösen sind Methadon, Erythromycin, Chinidin, Cisaprid, Citalopram u. a. m. Die CYP-Stoffwechselenzyme – so zeigen In-vitro-Studien – werden durch endokrin gebildete Sexualhormone beeinflusst. CYP3A4, das an etwa der Hälfte aller Arzneimittelmetabolisierungen beteiligt ist, findet sich bei Frauen aufgrund der Induktion der weiblichen Sexualhormone in der Leber in einer um etwa 50 % erhöhten Konzentration. Bei Männern hingegen ist der P-Glykoprotein-Spiegel im Vergleich zu Frauen um das 2,4-Fache höher.

Für die oft eingesetzten Betablocker ist bekannt, dass sie häufig über CYP2D6 abgebaut werden. Estrogene verhindern eine hohe Enzymaktivität von CYP2D6. Die Folge sind um 50–80 % erhöhte Blutspiegel von Metoprolol und Propranolol. Deshalb ist die Blutdrucksenkung bei gleicher Dosierung bei Frauen stärker ausgeprägt. Das zur Blutverdünnung eingesetzte ASS überrascht hinsichtlich seiner geschlechtsspezifischen Präventionswirkung. So profitieren primärpräventiv Frauen hinsichtlich eines Schlaganfalls, Männer sind hingegen besser vor Myokardinfarkten geschützt. In der Sekundärprävention sind solche Unterschiede nicht festzustellen.

Auch unter der Therapie mit Antidepressiva lassen sich bei Männern und Frauen unterschiedliche Effekte beobachten. Die Serotonin-Wiederaufnahme-Hemmer SSRI (Sertralin, Paroxetin oder Fluvoxamin) wirken bei prämenopausalen Frauen besser als bei postmenopausalen. In diesem Lebensabschnitt sind trizyklische Antidepressiva (Imipramin, Doxepin oder Amitriptylin) geeigneter. Bei Männern sind solche Unterschiede nicht zu beobachten. Das häufig angewendete Schmerzmittel Ibuprofen zeigt als einziges in der Gruppe der NSAR geschlechtsspezifische Unterscheide, wobei bislang nicht abschließend geklärt ist, warum die analgetische Wirkung bei Frauen stärker ausgeprägt ist als bei Männern. Möglicherweise ist die stärkere COX-Expression bei Männern dafür verantwortlich.

Es bleibt abzuwarten, ob in Zukunft deutlicher als bislang geschlechtsspezifische Dosierungsempfehlungen oder Indikationspräferenzen in den Fachinformationen berücksichtigt werden.

Ein weiterer Aspekt, der bei der Arzneimittelauswahl für Frauen im gebärfähigen Alter beachtet werden muss, ist eine Schwangerschaft. Bei teratogen wirksamen Substanzen wie Thalidomid, Retinoiden oder Valproaten sind deshalb bereits im Rahmen der Zulassung bestimmte Vorgaben, die bei der Verordnung und Abgabe zu berücksichtigen sind, festgelegt (▸ Kap. 2). Dank der Auswertungen der Pharmakovigilanzdaten – in Deutschland erhoben von Embryotox an der Berliner Charité – können die möglichen Risiken durch die Einnahme von Arzneimitteln während einer Schwangerschaft relativ gut eingeschätzt werden. Besondere Aufmerksamkeit benötigen Patientinnen, die mit Antiepileptika, oralen Antidiabetika oder Antihypertonika wie ACE-Hemmern behandelt werden. Hier sollte, wenn ein Kinderwunsch besteht, schon im Vorfeld mit dem behandelnden Arzt über eine angepasste Therapie gesprochen werden. Im Übrigen sind lediglich 2–3 % der auftretenden Missbildungen oder Schäden beim Neugeborenen nachweislich chemischer oder physikalischer Ursache. Die am häufigsten auftretenden substanzgebundenen Missbildungen sind auf den Alkoholkonsum während der Schwangerschaft zurückzuführen. Jährlich werden in Deutschland 4000–5000 Kinder mit einem fetalen Alkoholsyndrom (FAS) zur Welt gebracht. Auch Rauchen zählt zu den häufigen Auslösern für fetale Fehlentwicklungen. Beides sind Themen, für die auch Apotheker sensibilisieren sollten. Die Arzneimitteltherapie in der Schwangerschaft wird in ▸ Kap. 21 näher thematisiert.

Wichtiges in Kürze

① Das prämenstruelle Syndrom (PMS) ist ein Komplex, der bis zu 150 Symptome umfassen kann und bei ausgeprägter Symptomatik (bis hin zur Arbeitsunfähigkeit) am besten mit der Pille therapiert wird.
② Bei Dysmenorrhö helfen am besten Wärmflasche und krampflösende Mittel wie Butylscopolamin in Kombination mit Paracetamol.
③ Bei Wechseljahresbeschwerden sollte eine kritische Abwägung bezüglich systemisch wirkender Hormonpräparate erfolgen.
④ Androgenetische Alopezie ist bei Männern und Frauen erblich bedingter Haarausfall, der mit Minoxidil als Mittel der ersten Wahl äußerlich behandelt wird.
⑤ Die benigne Prostatahyperplasie kann vielfach mit einer symptomatisch ausgerichteten Therapie (pflanzliche Wirkstoffe, α_1-Adrenozeptor-Antagonisten) hinreichend behandelt werden.
⑥ Die medikamentöse Therapie von Erektionsstörungen ist bei Patienten mit kardiovaskulären Erkrankungen, die mit NO-Donatoren behandelt werden, nur sehr eingeschränkt möglich.

Weiterführende Literatur

Balthasar S. Frauen in der Apotheke. Govi-Verlag Pharmazeutischer Verlag, Eschborn 2007
Engels E. Männer in der Apotheke. Govi-Verlag Pharmazeutischer Verlag, Eschborn 2011
Geisslinger G, Menzel S, Gudermann T et al. Mutschler Arzneimittelwirkungen. 11. Aufl., Wissenschaftliche Verlagsgesellschaft, Stuttgart 2020
Hernandez Martinez MJ, Cascorbi I. Einfluss von Gender auf die Pharmakokinetik von Arzneistoffen. Pharmakon, 8 (2): 112–129, 2020
Rieder A, Lohff B (Hrsg). Gender Medizin. 2. Aufl., Springer Verlag, Wien 2008
Vaupel P, Schaible HG, Mutschler E. Anatomie, Physiologie, Pathophysiologie des Menschen. 6. Aufl., Wissenschaftliche Verlagsgesellschaft, Stuttgart 2015
Werning C (Hrsg). Medizin für Apotheker. Wissenschaftliche Verlagsgesellschaft, Stuttgart 2008

Tipps für PhiPs

Die sensible Beratung bei sogenannten Tabuerkrankungen, wie den im Kapitel vorgestellten, benötigt viel Erfahrung. Sprechen Sie mit Ihrem Ausbilder und erfahrenen Kollegen aus Ihrem Team darüber.
Das Thema Inkontinenz wurde im Kapitel nicht thematisiert. Erarbeiten Sie sich das Thema Inkontinenzversorgung mithilfe des BAK-Arbeitsbogens 14.
→ Arbeitsbogen Nr. 14 „Inkontinenzversorgung"

Tipps für Weiterzubildende

Die Beratung zu Tabuerkrankungen gehört sicher kommunikativ zu den Herausforderungen des Apothekenalltags. Hier sollten Sie auch im Gespräch mit Ihrem Ermächtigten Erfahrungen austauschen, wie Beratungen zu den beschriebenen Erkrankungen erfolgreich durchgeführt werden können. Kommunikationsprobleme können Sie als praktische Tätigkeit Nr. 15 dokumentieren und bewerten.
→ Praktische Tätigkeit Nr. 15 „Erfassung, Analyse und Reflexion eines typischen Kommunikationsproblems (z. B. mit Patient, Arzt, Pflegepersonal)"

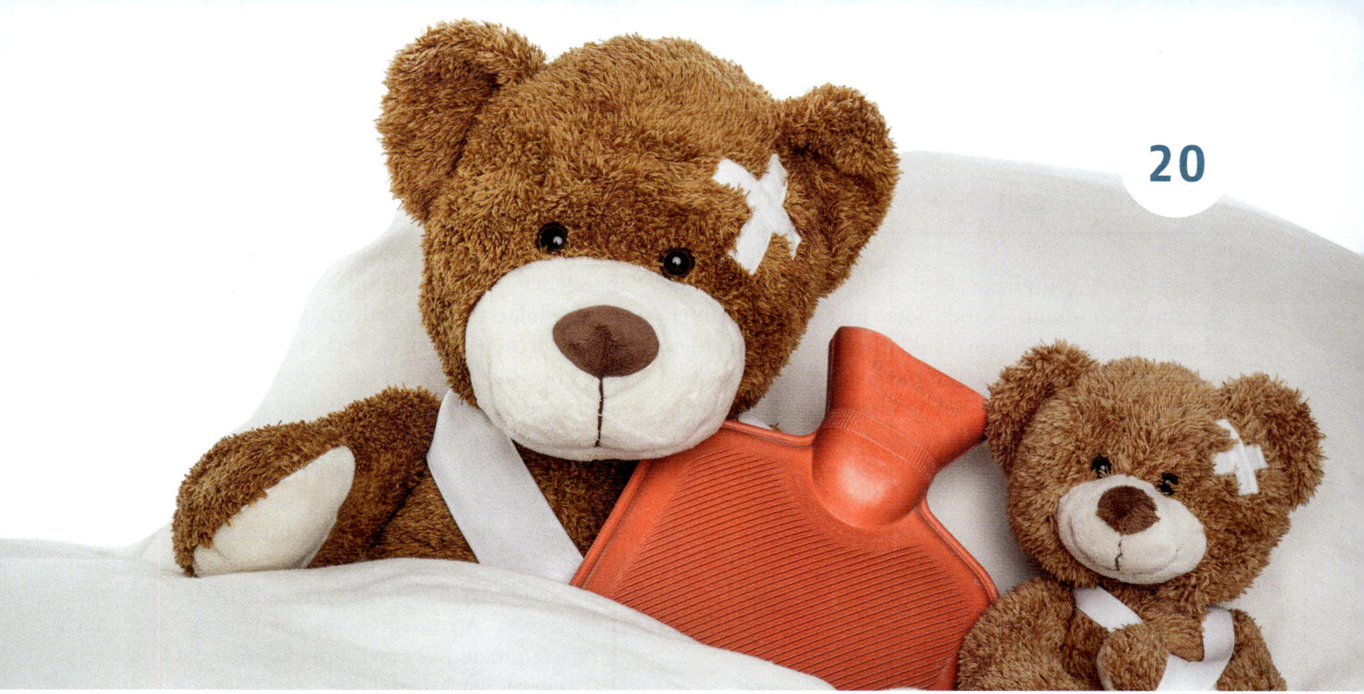

Arzneimitteltherapie bei Säuglingen, Kleinkindern und Kindern

Christine Bender-Leitzig

Die Arzneimitteltherapie Erwachsener ist nicht auf Kinder übertragbar. In der Offizin ist es wichtig, Eltern oder Betreuungspersonen sorgfältig zu beraten, sowohl in der Selbstmedikation als auch bei verordneten Arzneimitteln. Ein besonderes Augenmerk liegt auf der richtigen Dosierung sowie der Schulung zur korrekten Anwendung der Arzneimittel.

20.1 Grundlagen

Je nach Datengrundlage werden die Begrifflichkeiten Säugling, Kleinkind, Kind oder Jugendlicher unterschiedlich verwendet. Um Unklarheiten zu vermeiden, muss auf die exakte Definition geachtet und weitere Daten wie Gewicht und Körperoberfläche sollten hinzugezogen werden. Im diesem Kapitel werden die Altersgrenzen gemäß ZAK® (zugelassene Arzneimittel für Kinder) verwendet.

Verweis auf Online
Zugelassene Arzneimittel für Kinder (ZAK®)

20.2 Pharmakologische Besonderheiten

20.2.1 Pharmakokinetik

Resorption

Neugeborene weisen im Magen einen erhöhten pH-Wert von etwa 4 auf. Saure und fettlösliche Substanzen werden dadurch vermindert resorbiert, bei säurelabilen Stoffen kommt es zu erhöhten Plasmaspiegeln. Das ist beispielsweise bei Erythromycin relevant, geringere Plasmaspiegel können bei Phenobarbital, Phenytoin oder Carbamazepin auftreten. Die Magenentleerungszeit ist verlangsamt sowie die Darmmotilität vermindert, längere Resorptionsphasen sind die Folge. Auch die Gallensäuresekretion ist in der Neugeborenenphase vermindert. Dazu kommt, dass sich die Darmflora erst im Aufbau befindet. Oral verabreichte Arzneimittel sind bei Neugeborenen und jungen Säuglingen nur reduziert bioverfügbar und ihre Gabe schlecht zu steuern. Die rektale Aufnahme ist nicht altersabhängig beeinflusst und erhält daher häufig den Vorzug. Allerdings kann hier eine erhöhte Stuhlgangfrequenz die Resorption negativ beeinflussen. Die rektale Therapie mit Paracetamol, Diazepam und Glucocorticoiden kann betroffen sein. Auch bei dermaler Applikation muss aufgrund der erhöhten Permeabilität der Epidermis mit systemischen Effekten gerechnet werden. Bei Glucocorticoiden, Lidocain, Antihistaminika oder Neomycin kann es so zu unerwünschten Wirkungen kommen.

Verteilung

① Säuglinge und Kleinkinder unterscheiden sich in der Verteilung von Arzneistoffen stark von älteren Kindern und Erwachsenen. Dies hat verschiedene Ursachen. Zum einen ist der Anteil Körperwasser im Vergleich zum Körpergewicht deutlich erhöht. Das Gewicht eines Neugeborenen besteht zu ca. 80 % aus Wasser, ein normalgewichtiger Erwachsener besteht nur zu ca. 50–60 % aus Wasser. Neugeborene verfügen außerdem mit 45 % über einen erhöhten Anteil an Extrazellularflüssigkeit, der bei Erwachsenen nur noch bei ca. 20 % angesiedelt ist. Arzneistoffe, die sich vorwiegend im Extrazellularraum verteilen, müssen bei Früh- und Neugeborenen höher dosiert werden. Bei Stoffen, die sich überwiegend im Fettgewebe anreichern, reichen niedrigere Dosen aus. Zusätzlich zum Körpergewicht wird die Körperoberfläche herangezogen, beispielsweise zur Dosierung onkologischer Präparate. Ein weiterer Unterschied ist die erhöhte Durchlässigkeit der Blut-Hirn-Schranke für bestimmte Substanzen, z. B. Loperamid und Codein aber auch Hilfsstoffe wie Benzylalkohol oder Propylenglykol. Zentrale Nebenwirkungen wie Atemdepression, Sedierung aber auch extrapyramidale Nebenwirkung können die Folge sein. Ein weiterer wichtiger Unterschied ist die reduzierte Plasmaproteinbindung. Bei Substanzen mit hoher Plasmaeiweißbindung kommt es zu erhöhten Wirkspiegeln.

Metabolisierung

Nach der Geburt unterliegen alle Leberenzyme einem Reifeprozess und werden erst ist den folgenden Wochen und Monaten aktiv. Mehr als 70 % der häufig eingesetzten Arzneistoffe werden hepatisch metabolisiert. Hier kann es leicht zu stark erhöhten Plasmaspiegeln kommen, wenn die Biotransformation verlangsamt abläuft. Die Entwicklung der CYP-Isoenzyme verläuft mit unterschiedlicher Geschwindigkeit. CYP2C9, CYP2D6 oder CYP2E1 sind bereits wenige Tage nach der Geburt voll ausgereift, andere benötigen mehrere Wochen und wieder andere, wie CYP1A2, weisen am ersten Geburtstag erst die Hälfte ihrer vollständigen Aktivität auf. Enzyme, die die Phase-II-Reaktionen katalysieren, reifen im Lauf des 1. Lebensjahrs zu ihrer vollen Aktivität. Im Kleinkindalter verläuft die Metabolisierung dann mit erhöhter Geschwindigkeit ab. Grund dafür ist eine im Verhältnis zum Körpergewicht und -größe große Leber. Benötigt man bei Neugeborenen und Säuglingen eine geringe Dosierung, kann eine fehlende Dosisanpassung im Kleinkindalter eine Unterdosierung zur Folge haben. Kritische Arzneistoffe bezüglich der Metabolisierung sind Carbamazepin, Ciclosporin, Midazolam, Morphin und Phenytoin.

Ausscheidung

Die glomeruläre Filtrationsrate beträgt bei Neugeborenen ca. 2–4 ml/min. In den ersten beiden Lebenswochen steigt dieser Wert auf 70 ml/min an, um dann bei einem 3 Monate alten Säugling die Werte eines Erwachsenen oder sogar mehr zu erreichen. Dieser schnelle Anstieg macht eine permanente Dosisanpassung von Arzneistoffen, die über die Niere ausgeschieden werden, notwendig. Davon betroffen sind die Wirkstoffe Clindamycin, Digoxin oder Gentamicin.

Tab. 20.1 Kritische Hilfsstoffe in der Pädiatrie

Hilfsstoff	Mögliche Folgen
Ethanol	▪ Alkoholfreie Arzneimittel sind zu bevorzugen
Benzoesäure und Benzoate, Benzylalkohol	▪ Kinder bis 2 Jahre: Konjugation zum Metaboliten Hippursäure noch nicht vollständig funktionsfähig, ▪ Benzoesäure kumuliert, ▪ Enzephalopathien, Atmungsbeeinträchtigungen mit Todesfolge
Propylenglykol	▪ Laxierend durch Hyperosmolarität, ▪ unter 4 Jahren: Aktivität Akohol- und Aldehyd-Dehydrogenasen noch nicht voll ausgeprägt (Krampfanfälle, Herzarrhythmien, Leberschäden möglich)

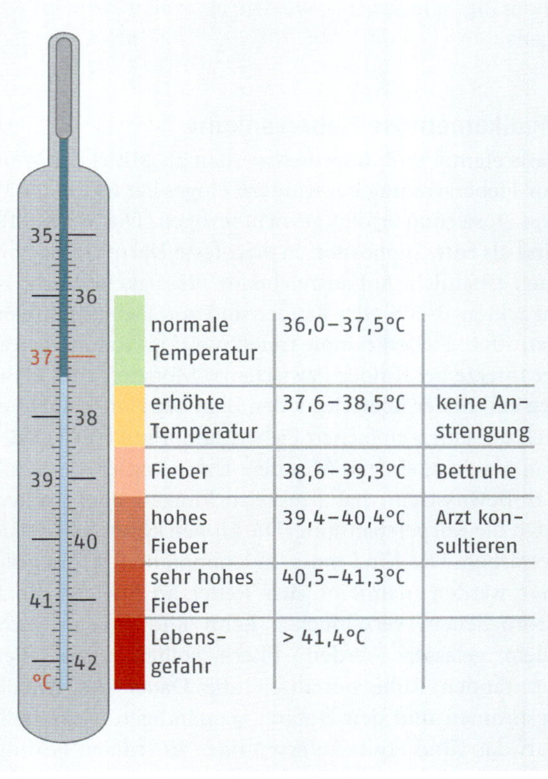

Abb. 20.1 Fiebertabelle

20.2.2 Pharmakodynamik

Bisher wenig erforscht sind pharmakodynamische Prozesse bei Kindern. Ein bekanntes Beispiel ist die geringere Wirksamkeit von β-adrenergen Bronchodilatatoren. Für diesen Effekt werden eine verminderte Anzahl bronchialer β-Rezeptoren verantwortlich gemacht. Allerdings spielen wahrscheinlich kleinere Atemwege und eine verringerte Schleimproduktion eine zusätzliche Rolle. Ibuprofen dagegen hat bei Säuglingen einen stärker ausgeprägten antipyretischen Effekt, welcher der relativ größeren Körperoberfläche zugeschrieben wird. Besonders im Säuglings- und Kleinkindalter müssen solche Arzneimitteleigenschaften bei der Dosisfindung berücksichtigt werden.

20.2.3 Kritische Hilfsstoffe bei Kindern

Arzneimittel, die zur Anwendung bei Kindern zugelassen sind, enthalten keine kritischen Hilfsstoffe in relevanten Mengen. Allerdings werden vor allem bei chronisch kranken Kindern Arzneimittel im Off-Label-Use eingesetzt. Hier muss vor der Abgabe geprüft werden, ob die verordneten Arzneimittel kritische Hilfsstoffe enthalten (Tab. 20.1). Besonders wichtig wird dies, wenn eine Substitution, z. B. durch Rabattverträge oder schlechte Lieferfähigkeit, notwendig wird. Gleiches gilt auch bei Herstellung in der Rezeptur.

20.3 Fieber

Fieber ist keine Krankheit, sondern eine Reaktion auf einen krankheitsbezogenen Prozess des kindlichen Organismus. Ab einer rektal gemessenen Körpertemperatur von 38,5 °C spricht man von Fieber. Eine Temperatur von 37,6–38,4 °C bezeichnet man als subfebril oder erhöhte Temperatur.

20.3.1 Fiebermessung

Die Körpertemperatur kann an verschiedenen Körperstellen bestimmt werden (Tab. 20.2).

Hält das Fieber länger als 3 Tage an, bei Kindern im ersten Lebensjahr oder wenn hohes Fieber nicht mit herkömmlichen Mitteln gesenkt werden kann, sollte der

Tab. 20.2 Fiebermessung

Ort der Messung	Besonderheiten
Rektale Messung (im After)	Messwert kommt der Körpertemperatur am nächsten, digitales Thermometer
Axilläre Messung (unter dem Arm)	Messung ungenau, digitales Thermometer, Differenz zur rektalen Messung (bis zu 0,5 °C niedriger)
Sublinguale Messung (unter der Zunge)	Messung ist leicht durch Nahrungsaufnahme oder Mundatmung zu beeinflussen, digitales Thermometer, Differenz zur rektalen Messung (bis zu 0,3–0,5 °C niedriger)
Aurikulare Messung (im Ohr)	Messwert genau, kann allerdings durch Cerumen oder unsachgemäße Anwendung verfälscht sein, Ohrthermometer
Messung an der Stirn	Messung kann als Orientierungshilfe gewertet werden, als exakte Temperaturbestimmung zu ungenau

Besuch beim Arzt erfolgen. Der Gang zum Arzt ist auch angezeigt, wenn Fieber nach einer Urlaubsreise einsetzt, vor allem, wenn das Kind sich im außer- oder südeuropäischen Ausland aufgehalten hat. Die absolut kritische Grenze liegt bei 40,5 °C. Der Kinderarzt kontrolliert bei fiebernden Säuglingen und Kleinkindern den Urin, um eine Harnwegsinfektion auszuschließen. Säuglingen und Kleinkindern wird hierzu ein Urinbeutel zur Gewinnung des benötigten Urins angeklebt.

20.3.2 Fiebersenkung

Praxistipp: Fiebersenkung

② Da Fieber bei Infekten durchaus einen physiologischen Nutzen hat, sollte nicht sofort zu fiebersenkenden Maßnahmen gegriffen werden. Ein Ausnahmefall sind Kinder, bei denen bereits ein Fieberkrampf aufgetreten ist oder ein Krampfleiden bekannt ist.

Grundregeln zur Fiebersenkung:

- Je jünger das Kind, desto sorgfältiger muss die Temperatur überwacht werden. Säuglinge unter 3 Monaten mit einer Körpertemperatur über 38,0 °C müssen dem Arzt vorgestellt werden.
- Kinder unter 5 Jahren: Fiebersenkung ab 38,0 °C.
- Kinder über 5 Jahren: Fiebersenkung ab 39,0 °C. Je schlechter der Zustand des Kindes ist, desto früher wird mit fiebersenkenden Medikamenten begonnen.
- Bei Kindern, die bereits einen Fieberkrampf hatten, sollte sofort mit fiebersenkenden Maßnahmen begonnen werden.
- Fiebersenkende Medikation nach einer Impfung soll nicht prophylaktisch gegeben werden.

Medikamentöse Fiebersenkung

Paracetamol und Ibuprofen werden als Mittel der Wahl zur Fiebersenkung bei Kindern eingesetzt (Tab. 20.3). Die Dosierung erfolgt gewichtbezogen. Die Wirkstoffe sind als Saft, Suppositorien oder feste Darreichungsformen erhältlich. Auf ausreichende Flüssigkeitszufuhr ist zu achten. 3–5 % aller Kinder sind von Fieberkrämpfen betroffen. Fieberkrämpfe treten meist im Rahmen viraler Infekte bei Kindern zwischen 6 Monaten und 5 Jahren auf. In der überwiegenden Zahl der Fälle handelt es sich um einen einfachen Fieberkrampf mit einer Dauer von maximal einigen Minuten. Dabei verliert das Kind das Bewusstsein, hat Muskelzuckungen oder verliert auch die Körperspannung. Die Lippen können sich blau verfärben. Das Kind muss im Krampfanfall sicher gelagert werden, damit es sich weder an Speichel noch Erbrochenem verschlucken kann und es darf nicht allein gelassen werden. Eltern sollten unter allen Umständen Ruhe bewahren, die Dauer des Anfalls bestimmen und den Notarzt verständigen. Keinesfalls darf das Kind etwas zu essen oder zu trinken bekommen oder sogar geschüttelt werden. Nach dem Anfall sollte Fieber gemessen werden und bei Bedarf das Fieber medikamentös gesenkt werden. Nach ärztlicher Verordnung können Eltern beim Fieberkrampf Diazepam rektal verabreichen. ASS ist für Kinder zur Fiebersenkung nicht geeignet. Als unterstützende Maßnahme können zur Fiebersenkung Wickel angelegt werden.

Die alternierende Gabe von Ibuprofen und Paracetamol wird allgemein kritisch beurteilt, obgleich sie häufig von Kinderärzten empfohlen wird. Ibuprofen senkte in Studien die Temperatur schneller, Paracetamol hatte den Vorteil einer längeren Wirkdauer. Zu beachten ist, dass keinesfalls die Höchstmenge überschritten sowie die Mindestabstände unterschritten werden.

Tab. 20.3 Arzneistoffprofil: Antipyretika

Arzneistoff, Handelsname (Bsp.)	Dosierung, Darreichungsform
Ibuprofen (Nurofen® Orange/Erdbeer, Dolormin®) als Suspension, Suppositorien, Schmelztabletten, Kapseln, Tabletten	7–10 mg/kg/ED, 20–30 mg/kg/d in 3–4 ED, max. 30 mg/kg/d
Paracetamol (ben-u-ron®) als Lösung, Suppositorien, Tabletten, Kapseln, Direktgranulat	Kinder: 0–12 Jahre: 10–15 mg/kg/ED max. 60 mg/kg KG/d p. o., < 3 Monate, < 4 kg 75 mg rektal: max. 2-mal/24 Stunden, < 3 Monate, 4–5 kg 75 mg rektal: max. 3-mal/24 Stunden, > 3 Monate ≥ 5 kg 75 mg rektal: max. 4-mal/24 Stunden, 6–9 Monate, 7–8 kg 125 mg rektal: max. 3-mal/24 Stunden 9–24 Monate, 9–12 kg 125 mg rektal: max. 4-mal/24 Stunden, 2–4 Jahre, 13–16 kg 250 mg rektal: max. 3-mal/24 Stunden

20

Wickel zur Fiebersenkung

Eine alternative fiebersenkende Therapie ist das Anlegen von Wickeln. Die Therapie mit Wickeln ist allerdings nur angezeigt, wenn Arme und Beine warm sind. Wickel können sowohl an der Wade als auch am Handgelenk als Pulswickel angelegt werden. Bei Säuglingen unter 6 Monaten therapiert man ausschließlich mit Pulswickeln. Ein Wickel besteht aus einem feuchten Innenwickel und einem trockenen Außentuch (○ Abb. 20.2). Die Temperatur des Innenwickels darf nicht mehr als 5 °C unter der gemessenen Körpertemperatur liegen. Der Patient wird nicht zu warm zugedeckt, um einen Hitzestau zu vermeiden. Sobald der Innenwickel zu trocken oder warm ist, wird er entfernt. Nach ungefähr einer Viertelstunde kann der nächste Durchgang gestartet werden.

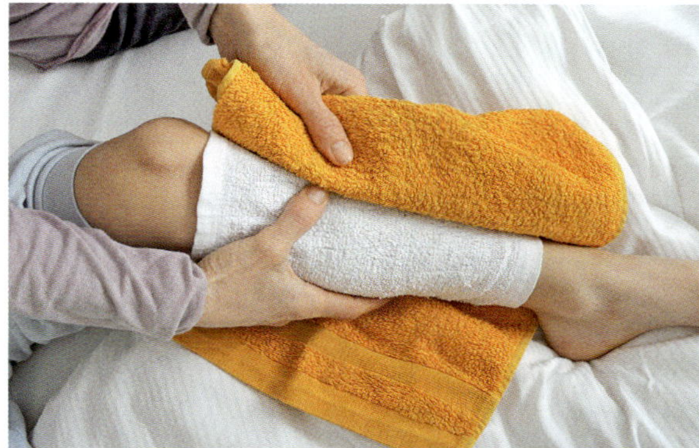

○ **Abb. 20.2** Wickel zur Fiebersenkung

20.4 Grippaler Infekt

Kleinkinder erkranken durchschnittlich 8–10-mal pro Jahr an einem grippalen Infekt. Da es eine Vielzahl verschiedener Erreger gibt, die einen grippalen Infekt auslösen können, dauert es im Normalfall einige Jahre, bis das Kind gegen die häufigsten Erreger immunisiert ist.

20.4.1 Schnupfen

Schnupfen tritt bei mehr als 80 % aller an grippalem Infekt erkrankten Patienten auf. Charakteristisch ist eine entzündete, geschwollene Nasenschleimhaut, die ein klares, wässriges Sekret produziert. Nach 2–3 Tagen verfärbt sich das Sekret meist gelblich. Schwierigkeiten beim Atmen, Essen und Trinken sind die Folge. Insbesondere bei Säuglingen muss für eine ausreichende Nasenatmung gesorgt werden, da sonst Trinkschwierigkeiten mit Verschlucken möglich sind. Verläufe mit eitrigem Nasensekret, Kopfschmerzen, Verdacht auf Allergie oder einer Dauer länger als 10 Tage, bedürfen immer ärztlicher Abklärung. Die Therapie erfolgt symptomatisch. Meer- oder Salzwasserlösungen befeuchten die Nasenschleimhaut und unterstützen durch die Verflüssigung des Schleims die Reinigung der Nase. Schulkinder können auch Nasenspülungen mit einer Nasendusche durchführen. Bei lokal angewendeten Sympathomimetika ist eine sorgfältige Aufklärung über Anwendungsdauer und -häufigkeit sehr wichtig. Überdosierungen von abschwellenden Nasentropfen führen bei Kindern zu schweren, zum Teil lebensbedrohlichen zentralen Nebenwirkungen. Dosiertropfer oder -sprays beugen Überdosierungen vor. Die Anwendungsdauer ist auf 7–10 Tage begrenzt. Säuglingen und Kleinkindern, welche noch nicht aktiv schnäuzen können, erleichtert die Anwendung von Nasensaugern das Entfernen des Nasensekrets. Wunde Haut an Nase und

Tab. 20.4 Arzneimittelauswahl bei Bronchitis

Arzneistoffe	Handelsname (Bsp.), Dosierung
Pflanzliche Expektoranzien	
Thymian	Bronchicum® Elixier (ab 6 Monaten), Aspecton® (ab 1 Jahr), Bronchipret® (Kombination mit Efeu, ab 1 Jahr)
Efeu	Prospan® (ab 1. Lebenstag), Sinuc® (ab 1 Jahr)
Synthetische Expektoranzien	
Ambroxol	Mucosolvan® (ab 1. Lebenstag)
Acetylcystein	ACC® (ab 2 Jahren), Fluimucil® (ab 2 Jahren)
Pflanzliche Antitussiva	
Eibisch	Phytohustil® (ab 1 Jahr)
Isländisches Moos	Isla® Moos (ab 4 Jahren), Neo Angin® Halsschmerzsaft (ab 1 Jahr)
Bronchodilatation bei spastischer Bronchitis	
Salbutamol inhalativ **Dosieraerosol** (Anwendung möglichst mit Spacer)	Sultanol®: Kinder 4–11 Jahre: 3–4 × tgl. 1 Sprühstoß tgl.
Salbutamol inhalativ **Vernebler** (Anwendung mit Kochsalz-Lsg. 0,9 %)	Salbuhexal® 6 mg/ml: Kinder 4–11 Jahre: 1–2 Tropfen pro Lebensjahr, max. 8 Tropfen
Salbutamol oral	Salbubronch® Elixier: Säuglinge und Kleinkinder 2–23 Monate: Einzeldosis 1,5–3 Tropfen /kg KG, max. 3 × tgl. 30 Tropfen; Kinder 2–13 Jahre: Einzeldosis: 15–30 Tropfen; Tageshöchstdosis: 60–120 Tropfen
Besonderheiten	
▪ **NW:** häufige Nebenwirkungen Salbutamol: Zittern, Schlafstörungen, Unruhe, Tachykardie, Übelkeit, Schwitzen. Aufgrund des Nebenwirkungsprofils sollte Salbutamol nicht direkt vor dem Schlafengehen verabreicht werden.	

Oberlippe vermeidet man mit einem Schutz der betroffenen Stellen mit einer fettreichen Wundsalbe.

20.4.2 Akute Bronchitis

Eine akute Bronchitis beginnt in der Regel mit einem trockenen, unproduktiven Husten, der im weiteren Verlauf in einen produktiven Husten mit Auswurf übergeht. Im Säuglings- bis Kleinkindalter kommt es häufig zu einer viral induzierten obstruktiven Bronchitis, die mit Atemnot und erschwerter Ausatmung einhergeht. Husten bei Kindern unter 2 Jahren sollte ärztlich abgeklärt werden. Auch bei eitrigem oder blutigem Schleim, starker Abgeschlagenheit, Fieber und einer Dauer von mehr als einer Woche muss ein Arzt aufgesucht werden. Bei akuter Bronchitis kommen Expektoranzien pflanzlichen oder synthetischen Ursprungs zum Lösen des Bronchialschleims zum Einsatz. Hustenreiz kann durch pflanzliche Wirkstoffe wie Eibisch oder Isländisches Moos wirksam gelindert werden (Tab. 20.4).

Zusatzhinweise

- Durch häufiges Trinken und Inhalieren werden die Schleimhäute befeuchtet und der Hustenreiz gelindert.
- Eine freie Nasenatmung ist wichtig für die physiologische Befeuchtung der Atemluft.

- Viel frische Luft, Ruhe und eine ausgewogene Ernährung fördert den Genesungsprozess.
- Die Anwendung von Brustwickel erleichtert das Abhusten.
- Hausmittel wie heiße Milch mit Honig (nicht für Kinder unter 1 Jahr) lindern den Husten.
- Einreibungen mit ätherischen Ölen helfen beim Abhusten, allerdings muss auf die der Altersgruppe anpassten Öle und Dosierungen geachtet werden. Vorsicht auch bei Allergikern!

Praxistipp: Pseudokrupp

Bei Kindern bis zu 5 Jahren kann es im Verlauf eines grippalen Infekts zu einem Anschwellen der Schleimhaut im Bereich des Kehlkopfs und der Stimmbänder kommen. Die Beschwerden treten häufig in den Abendstunden und nachts auf. Die Kinder leiden unter trockenem, bellendem Husten und einem erschwerten Einziehen der Atemluft. In schweren Fällen kommt es zu Erstickungsanfällen. Erste Maßnahmen sind:

- Aufsetzen des Kindes, die Atembeschwerden werden im Liegen schlimmer,
- feuchte, kalte Luft erleichtert die Atmung (Dusche, offenes Fenster, offener Kühlschrank),
- kleine Schlucke von kühlem Wasser oder Tee zu trinken geben,
- bei Atemnot: Notarzt rufen,
- auch leichte Anfälle müssen dem Arzt vorgestellt werden, um schwerwiegende Ursachen wie eine akute bakterielle Epiglottitis auszuschließen,
- Kinder, die häufiger betroffen sind, erhalten in aller Regel eine Notfallmedikation bestehend aus prednisolonhaltigen Suppositorien.

20.5 Augenentzündungen

Bakterielle Infektionen sind bei Neugeborenen, Säuglingen und Kleinkindern die am häufigsten auftretende Augenerkrankung.

③ Neugeborene können sich bereits beim Durchtritt durch den Geburtskanal am Vaginalsekret der Mutter infizieren. Bis in die 1990er Jahre war die sogenannte Credé-Prophylaxe gebräuchlich. Die Augen wurden direkt nach der Geburt mit einer Silbernitratlösung gereinigt, um einer Infektion vorzubeugen. Eine besser verträgliche Alternative ist die Gabe von antibiotischen Augentropfen. Heute wird die antibiotische Prophylaxe nur noch in begründeten Fällen durchgeführt (z. B. Infektion der Mutter mit Chlamydien oder Gonokokken). Ein weiterer Grund für verklebte Augen beim

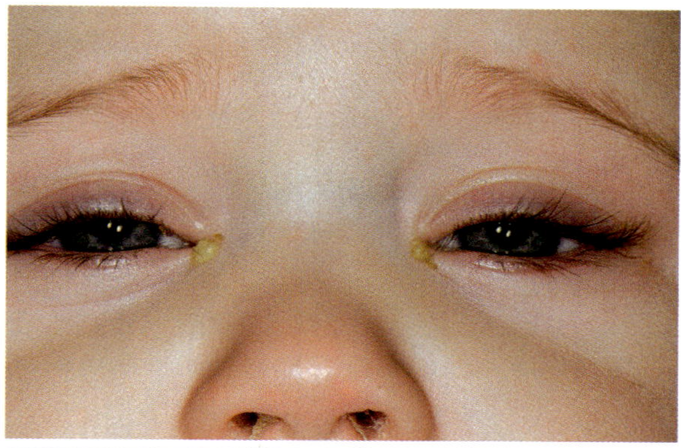

Abb. 20.3 Akute bakterielle Konjunktivitis beim Kind

Neugeborenen sind verengte Tränenkanäle. Durch den erschwerten Tränenabfluss verkleben die Augen mit einem gelblichen Sekret. Liegt keine schwerwiegende Infektion vor, besteht die Therapie im vorsichtigen Reinigen des Auges mit steriler Kochsalzlösung. Meist verschwinden die Beschwerden spontan, nur in seltenen Fällen muss der Tränenkanal operativ geweitet werden. Eine leichte Massage des Tränenkanals kann den Abfluss erleichtern. Eine akute bakterielle Konjunktivitis entsteht im Kleinkind- und Kindesalter meist durch Kontaktinfektion (Abb. 20.3).

Bei leichten Verläufen reicht es aus, das Auge mit steriler Kochsalzlösung zu spülen und Tränenflüssigkeit zu substituieren. Allerdings darf bis zur vollständigen Heilung keine Gemeinschaftseinrichtung besucht werden. Ein schneller Therapieerfolg wird durch eine lokale antibiotische Therapie erreicht (Tab. 20.5). Regelmäßiges Händewaschen und/oder -desinfizieren und sorgfältige Hygiene im Augenbereich beugen Kontaktinfektionen vor. Bei schweren Verläufen kann der Einsatz von oralen Antibiotika notwendig werden. Das Tragen einer Sonnenbrille schützt die Augen vor Wind und Sonnenlicht.

 **Cave**

Um eine ernsthafte Erkrankung der Augen auszuschließen, muss das Kind spätestens 3 Tage nach anhaltenden Beschwerden dem Arzt vorgestellt werden. Bei Auftreten von Fieber, Sehstörungen oder starker Rötung und Schwellung im Augenbereich muss sofort ein Arzt konsultiert werden.

Die Anwendung von Augentropfen bei Kindern wird im Kapitel „Beratungsintensive Arzneiformen“ ▸ Kap. 26.2, die Therapie der allergischen Konjunktivitis in ▸ Kap. 8.2 näher besprochen.

Tab. 20.5 Arzneistoffprofil: Ophthalmika bei Kindern

Arzneistoff, Handelsname (Bsp.)	Dosierung, Bemerkungen
Verklebte Augen bei Neugeborenen	
NaCl 0,9 %; Euphrasia Augentropfen (Weleda oder Wala®)	Verkrustungen werden vorsichtig mit Flüssigkeit aufgeweicht, Augen von **außen nach innen** reinigen, 1–3 × tgl.
Akute bakterielle Konjunktivitis bei Kleinkindern und Kindern	
NaCl 0,9 %	Häufige Anwendung, bis zu 12 × tgl
Azithromycin 1 % (Infectoazit®)	2 × tgl. für 3 Tage
Gentamicin (Infectogenta®, Gentamicin POS®)	4–6 × tgl. (Augentropfen), 2–3 × tgl. 0,5–1 cm (Augensalbe) oder in Kombination mit Tropfen: zur Nacht
Kanamycin (Kanamytrex®)	Alle 2–3 Stunden 1 Tropfen, nach Abklingen der Symptome 2–3 Tage weiter behandeln
Ofloxacin (Floxal®, Ofloxazin POS®)	4 × tgl., mindestens 4 Tage

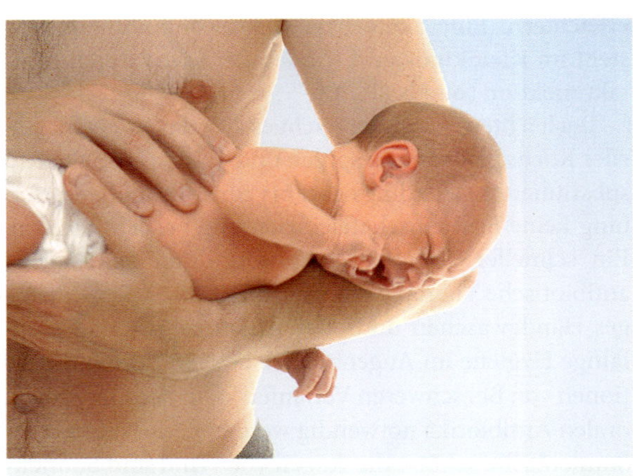

Abb. 20.4 Fliegergriff

20.6 Verdauungsbeschwerden

20.6.1 Säuglingskoliken

④ Viele Kinder leiden in den ersten Lebensmonaten unter einer schmerzhaften Verdauung. Sie fangen nach einer Mahlzeit oder am späten Nachmittag ohne erkennbaren Grund an zu schreien. Die Säuglinge nehmen eine typische Krampfhaltung ein, die Beine angezogen, die Hände zu Fäusten geballt. Der Bauch ist hart und gespannt, bei Stuhlgang klingen die Beschwerden ab. Meist verschwinden die Beschwerden nach ca. 3 Monaten spontan, in einigen Fällen halten sie bis zu einem halben Jahr an. Als Gründe werden die noch nicht ausgereifte Darmflora und Verdauung, vermehrtes Schlucken von Luft beim Trinken sowie eine allgemeine Reizüberflutung diskutiert. Therapeutisch werden zur Symptomlinderung entschäumende Präparate eingesetzt, die den Darm belastende Gasbläschen auflösen. Auch pflanzliche krampflösende Medikamente kommen zum Einsatz. Diese können sowohl innerlich als Tees, Tropfen oder Suppositorien als auch äußerlich als Salbe angewendet werden. Um die Beschwerden zu lindern ist ein weiterer Therapieansatz der Aufbau der Darmflora (Tab. 20.7).

Zusatzempfehlungen

- Bauchmassage im Uhrzeigersinn,
- warmes Kirschkernkissen auf den Bauch, warmes Bad nehmen,
- auf angenehme Umgebungstemperatur achten 20–22 °C, die Füße des Babys sollten warm sein,
- Fliegergriff, Baby liegt bäuchlings auf dem Unterarm der schaukelnden Person und wird mit der 2. Hand gesichert (Abb. 20.3),
- Stillposition überprüfen, bei Flaschenernährung auf kleine Lochgröße des Saugers achten, Anti-Kolik-Sauger verwenden.

Tab. 20.6 Therapeutika bei Säuglingskoliken

Arzneistoff, Handelsname (Bsp.)	Dosierung
Entschäumer	
Simeticon (sab simplex®)	15 Tropfen pro Mahlzeit
Simeticon (Lefax®)	1–2 Pumpstöße zu den Mahlzeiten
Simeticon (Espumisan®)	25 Tropfen pro Mahlzeit
Simeticon (Velgastin®)	22 Tropfen pro Mahlzeit
Krampflösende Präparate	
Atropa belladonna ex herba ferm 33a Dil. D2, wässriger Auszug aus Carvi fructus sicc. (5:1), Chamomilla recutita e radice ferm 33c Ø, Nicotiana tabacum e foliis ferm 33b Dil. D4 (Wala® Carum carvi comp Säuglingszäpfchen)	½ Zäpfchen 1–3 × tgl., Zäpfchen der Länge nach mit einem warmen Messer teilen, ab 3 Monaten
Carum carvi, ethanol. Decoctum D1 (Carum Carvi Baby-Kümmelzäpfchen, Paedia®)	1–2-mal tgl: 1 Zäpfchen
Fenchel, Anis, Kümmel	Mehrmals tgl. als Tee verabreichen, auch das Anrühren der Säuglingsnahrung mit Tee ist möglich
Kümmelöl (Windsalbe®)	Mehrmals tgl. den Bauch massieren
Probiotika	
Lactobacillus reuteri (Bigaia®)	1 × tgl. 5 Tropfen in lauwarmer Milch oder Muttermilch

Cave

Säuglinge, die über längere Zeit schreien und sich nicht beruhigen lassen, müssen dem Kinderarzt vorgestellt werden. Bevor Eltern an die Grenzen ihrer psychischen Belastbarkeit kommen, bieten Schreibaby-Ambulanzen Hilfestellungen an. Adressen in der Nähe findet man im Internet und sollten frühzeitig an betroffene Eltern weitergegeben werden, um mögliche stressbedingte Misshandlungen an Kindern zu verhindern.

20.6.2 Diarrhö und Obstipation

Definition

Normaler **Stuhlgang** bei Säuglingen und Kleinkindern: Der Stuhl von vollgestillten Säuglingen hat eine breiige Konsistenz und ist gelb bis ockerfarben. Eine Frequenz von bis zu 5 Stuhlgängen pro Tag bis zu 14 Tage ohne Stuhlgang liegt im Normbereich. Konsistenz und Farbe sowie Frequenz ändern sich mit Einführung der Beikost oder Flaschenmilch. Dann wird ein weicher Stuhlgang 2–3-mal tgl. bis alle 2–3 Tage ein Stuhlgang von weicher Konsistenz als normal angesehen.

Diarrhö – Durchfallerkrankungen

⑤ Von Durchfall beim Kind spricht man bei mehr als 3 dünnen Stühlen, beim Säugling von mehr als 5 dünnen Stühlen pro Tag. Durch den Verlust von Elektrolyten

Tab. 20.7 Therapeutika bei Durchfall

Handelsname (Bsp.)	Inhaltsstoffe
Rehydratationslösung	
Humana Elektrolyt®	Glucose, Maltodextrin, Natriumchlorid, Kaliumcitrat, Natriumcitrat
Oralpädon® 240 (Neutral, Erdbeer, Apfel-Banane)	Dinatriumhydrogencitrat, Glucose-Monohydrat (Ph. Eur.), Kaliumchlorid, Natriumchlorid
InfectoDiarrstop® LGG® (Kirsch, Banane, neutral)	*Lactobacillus rhamnosus* GG (LGG), Natriumcitrat, Kaliumchlorid, Natriumchlorid, Glucose, Aroma
Bakterienpräparate	
Omniflora® N	*Lactobacillus gasseri, Bifidobacterium longum*
InfectoDiarrstop® mono	*Lactobacillus rhamnosus* GG (LGG)
Hefepräparate	
Perenterol® junior	*Saccharomyces boulardii* Tuttifrutti-Aroma
Omniflora® akut	*Saccharomyces boulardii*
Pektine	
Aplona®	Apfelpulver

und Wasser kann es vor allem bei Säuglingen zu einer ernsten Erkrankung kommen. Ein chronischer Durchfall liegt vor, wenn die Beschwerden länger als 10–20 Tage bestehen. Die Ursachen sind vielfältig, in den meisten Fällen ist eine Darminfektion verantwortlich. Auch Nebenwirkungen von Arzneimitteln (Antibiotika, Laxanzien, Ibuprofen), Nahrungsmittelunverträglichkeiten (Gluten, Lactose, Zuckerersatzstoffe) oder Vergiftungen sind möglich. Bei älteren Kindern kommen zusätzlich seelischer Stress und psychische Belastung infrage.

Selbstmedikation und Grenzen der Selbstmedikation

Die wichtigste Therapiemaßnahme ist das Zuführen von ausreichend Flüssigkeit und Elektrolyten, um einer Dehydratation und Elektrolytentgleisung vorzubeugen. Als Faustregel gilt: orale Rehydratationslösung (ORL) anfangs teelöffelweise zuführen. Erst wenn kleine Mengen toleriert werden, kann die Menge auf 30–50 ml alle 15 Minuten gesteigert werden. Die Gesamtmenge ORL sollte ungefähr dem Gesamtflüssigkeitsverlust entsprechen. Gestillte Kinder können zwischen den ORL-Gaben zusätzlich an der Brust trinken. Die WHO empfiehlt weltweit orale Rehydratationslösungen mit einem Natriumgehalt von maximal 75 mmol/l. Colagetränke und Säfte sind aufgrund ihres hohen Zuckergehalts nicht geeignet zur Rehydratation. Zusätzlich können Hefepräparate eingesetzt werden. Die Hefe bindet und verdrängt schädliche Keime. Die Regeneration der Darmflora wird unterstützt, ohne die Darmmotilität zu beeinflussen. Auch Präparate mit Lactobazillen werden eingesetzt, um die Darmflora zu stabilisieren und die normale Funktion des Darms wiederherzustellen. Hefepräparate und Lactobazillen können therapiebegleitend bei Antibiotikagabe eingesetzt werden. Die prophylaktische Gabe zum Schutz vor Reisediarrhö hat sich ebenfalls bewährt. Während der Durchfallerkrankung ist eine leicht verdauliche Kost zu empfehlen. Zu vermeiden ist eine Nahrungskarenz, um den Organismus nicht weiter zu schwächen (Tab. 20.7). Allerdings sollten sehr süße, fettige und scharf gewürzte Speisen sowie fette Milchprodukte vom Speiseplan gestrichen werden. Ein Arztbesuch ist notwendig, wenn:

- das Kind unter 2 Jahre alt ist,
- das Kind Anzeichen von Dehydratation zeigt: stehende Hautfalten, eingefallene Fontanelle, apathisch

wirkt, mehr als 5 % seines Ausgangsgewichts verloren hat, geringe Urinmenge,
- die Durchfälle blutig sind,
- die Beschwerden länger als 3 Tage anhalten,
- als Begleitsymptome Fieber, starke Bauchschmerzen auftreten,
- besondere Umstände: Urlaubsreise, Verdacht auf Lebensmittelvergiftung, Lebensmittelunverträglichkeiten, Antibiotikatherapie.

Geeignete Nahrungsmittel bei Durchfall

- Geriebener Apfel mit Schale,
- Banane,
- Gemüsebrühe, gedünstetes Gemüse, Karottensuppe nach Moro,
- Haferflockensuppe,
- Kartoffeln, Reis, Nudeln,
- Heilnahrung.

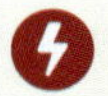

Cave

Loperamid darf bei Kindern unter 12 Jahren nur unter ärztlicher Aufsicht angewendet werden.

Obstipation

⑥ Von Verstopfung spricht man, wenn der Stuhlgang hart und trocken ist und/oder nur einmal pro Woche entleert wird. Bei Kindern entsteht leicht ein Teufelskreis. Wenn der Stuhlgang einmal Schmerzen verursacht hat, wächst die Angst vor dem Toilettengang und das Kind hält den Stuhl länger zurück. Die Folge ist noch festerer Stuhl, außerdem kann der natürliche Entleerungsreflex verloren gehen und sich die Verstopfung weiter verschlimmern. Dauert eine Verstopfung länger als 2 Monate an, spricht man von chronischer Verstopfung. Bei allen chronischen Verläufen sowie massiver akuter Verstopfung und Blut im Stuhl muss der Kinderarzt hinzugezogen werden, bei leichten Formen ist Selbstmedikation möglich. Die Behandlung einer chronischen Verstopfung erfordert viel Geduld und eine sorgfältige Betreuung durch den Kinderarzt. Ziel der Behandlung ist eine schmerzfreie, regelmäßige und komplette Darmentleerung. Es kann durchaus mehrere Monate dauern, bis sich wieder eine regelmäßige Verdauung eingestellt und sich das durch häufige Verstopfungen vergrößerte Darmvolumen normalisiert hat. Eine plötzlich auftretende Stuhlinkontinenz ist häufig Zeichen einer Verstopfung. Wenn harte Stuhlballen im Mastdarm sitzen, fließt nachfolgender weicher Stuhl an diesen Ballen vorbei und es kommt zu einer unkontrollierten Entleerung. Dies wird häufig als Durchfall fehlgedeutet.

Praxistipp: Verdauung bei Kindern

- Viel trinken, am besten Wasser oder ungesüßte Tees,
- auf ausreichende Bewegung achten,
- die Nahrung sollte vorwiegend ballaststoffreich sein (Gemüse, Obst, Vollkornprodukte),
- mild gesäuerte Lebensmittel (Joghurt, Buttermilch, Kefir, Molke) täglich verzehren,
- den Verzehr von Süßigkeiten, Kuchen und Weißmehlprodukten einschränken,
- eingeweichtes Trockenobst kann die Verdauung wieder anregen.

Als Akutmedikation können bei Kindern Klistiere oder Zäpfchen eingesetzt werden. Zur Therapie der chronischen Obstipation eignen sich Macrogolpräparate oder Lactulose (◘ Tab. 20.8). Unterstützend wirken auch Toilettentraining sowie das Führen eines Stuhltagebuchs. Pflanzliche Präparate, wie Sennesblätter, Rhabarberwurzel, Aloe, Faulbaumrinde oder auch Rizinusöl sind bei Kindern kontraindiziert.

20.7 Zahnungsbeschwerden und Kariesprophylaxe

Die Zahngesundheit spielt eine wichtige Rolle für die gesunde Entwicklung eines Kindes. Dauer und Ablauf der Entwicklung des Milchgebisses sind von Kind zu Kind sehr unterschiedlich (○ Abb. 20.5).

⑦ Typischerweise werden folgende Phasen durchlaufen: Im Alter von 4 Jahren sollte das Milchgebiss vollständig sein. Es besteht dann aus 8 Schneidezähnen, 4 Eckzähnen und 8 Mahlzähnen. Milchzähne haben eine wichtige Platzhalterfunktion für die bleibenden Zähne. Schon bei der Entwicklung des Milchzahns liegt daneben ein Zahnkeim für den späteren bleibenden Zahn. Daher ist auch die Vorbeugung von Karies im Milchzahngebiss wichtig für gesunde bleibende Zähne. Weiter spielt ein gesundes Gebiss eine entscheidende Rolle für die Kiefer- und Gesichtsentwicklung Die Milchschneidezähne fallen mit ungefähr 6 Jahren aus, die anderen Milchzähne folgen, bis mit etwa 12–13 Jahren der Zahnwechsel abgeschlossen ist. Nach dem 16. Lebensjahr erscheinen dann normalerweise noch die Weisheitszähne. Wenn die Zähne an die Oberfläche drängen, spannt, juckt und schmerzt der Kiefer. Die Speichelproduktion ist erhöht, was auch zu Hautausschlägen rund um den Mund führen kann. Weitere Symptome, die mit Zahnen in Verbindung gebracht werden, sind: Hochrote Bäckchen, rote, trockene Hautflecken, Fieber, Atemwegsinfekte, Appetitmangel, unruhiger Schlaf, Verdau-

◘ Tab. 20.8 Therapeutika bei Obstipation

Arzneistoff, Handelsname (Bsp.)	Dosierung, Bemerkungen
Klistiere und Suppositorien	
Natriumcitrat, Dodecyl(sulfoacetat), Natriumsalz, Sorbitol-Lösung 70 % (Microlax®)	Auch für Säuglinge geeignet, Klistier bei Bedarf, Wirkeintritt nach 5–20 Minuten, vor dem Gebrauch auf Körpertemperatur anwärmen, Spitze mit Fettcreme gleitfähig machen
Glycerol 85 % (Babylax®)	Auch für Säuglinge geeignet, Rectiole bei Bedarf, Wirkeintritt nach 5–20 Minuten, vor dem Gebrauch auf Körpertemperatur anwärmen
Glycerol 85 % (Glycilax® für Kinder)	Auch für Säuglinge geeignet, Zäpfchen bei Bedarf, Wirkeintritt nach 5–20 Minuten
Glycerol (Nene-Lax®)	Auch für Säuglinge geeignet, Zäpfchen bei Bedarf, Wirkeintritt nach 5–20 Minuten
Oral einzunehmende Laxanzien	
Macrogol 3500, Natriumchlorid, Natriumhydrogencarbonat, Kaliumchlorid; Geschmack Neutral/Schoko (Movicol® junior)	Zugelassen ab 2 Jahren, nach ärztlicher Anweisung auch früher möglich, Wirkeintritt nach 6–8 Stunden, auch zur langfristigen Therapie geeignet
Lactulose (Bifiteral®)	Zulassung für Kinder, Wirkeintritt nach 6–8 Stunden, auch zur langfristigen Therapie geeignet

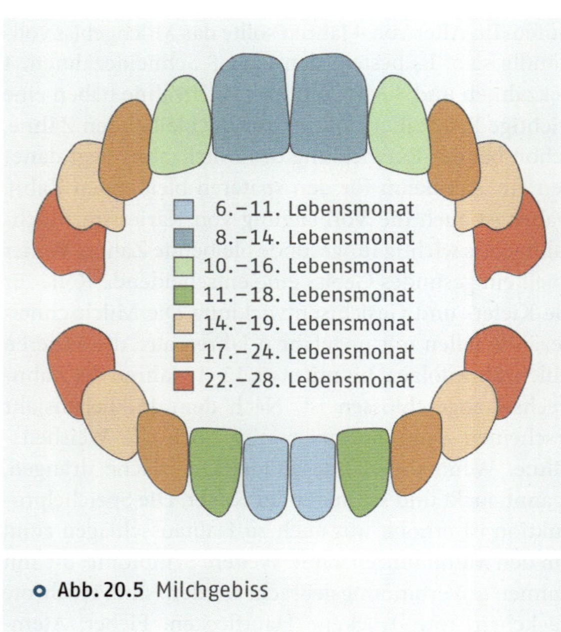

○ Abb. 20.5 Milchgebiss

ungsstörungen. Linderung schaffen lokal betäubende Gele, kühlende Beißspielzeuge oder homöopathische Komplexmittel. Bei starken Beschwerden können auch Analgetika wie Ibuprofen oder Paracetamol gegeben werden (◘ Tab. 20.9).

Neben einer sorgfältigen Mundhygiene und zuckerreduzierten Ernährung ist mittlerweile unbestritten, dass Fluorid in der Kariesprophylaxe eine entscheidende Rolle spielt. Besonders wichtig ist hier die kontinuierliche lokale Fluoridanwendung. Die Verwendung fluoridhaltiger Zahncreme wird hierzu von Zahnärzten empfohlen (○ Abb. 20.10).

In der Zeit des Zahnwechsels sind die kommenden Zähne besonders gefährdet, da der Schmelz noch nicht vollständig ausgehärtet ist und das Putzen zudem häufig schmerzt. Neben fluoridhaltiger Zahnpasta sollte fluoridhaltiges Speisesalz zum Kochen verwendet werden. Wenn keine fluoridierte Zahncreme verwendet wird, stehen als Alternative Fluoridtabletten zur Verfügung, die täglich gelutscht werden. Hier gilt es allerdings, die tägliche Gesamtfluoridzufuhr (Trinkwasser, Kochsalz, Babynahrung) des Kindes zu ermitteln, da es bei einer überhöhten Fluoridzufuhr zu weißen Schmelzflecken in den Zähnen kommen kann.

Tab. 20.9 Therapeutika bei Zahnungsbeschwerden

Arzneistoff, Handelsname (Bsp.)	Dosierung, Bemerkungen
Kamillentinktur, Lidocainhydrochlorid, Macrogollaurylether (Dentinox®-N Zahngel)	Erbsengroßes Stück Gel 2–3 × tgl. auf die betroffenen Stellen einmassieren
Kamillenblüten, Polidocanol (Kamistad® Baby)	2–3 × tgl. auf die betroffenen Stellen einmassieren
Kamille, Nelke, Salbei, Pfefferminze, Propolis (Osa® Pflanzen-Zahngel)	2–3 cm Gel mit dem Finger auf die betroffene Stelle des Zahnfleisches auftragen und einmassieren, max. 3 × tgl.
Matricaria recutita Dil. D6, Calcium phosphoricum Dil. D12, Magnesium phosphoricum Dil. C6, Calcium carbonicum Hahnemanni Dil. C8, Ferrum phosphoricum Dil. C8 (Osanit®)	Halbstündlich, bei starken Schmerzen auch viertelstündlich, eine Gabe von etwa 8 Streukügelchen, max. 6 × tgl. verabreichen

Tab. 20.10 Fluoridprophylaxe

Alter des Kindes	Fluoridgehalt der Zahnpasta	Menge
Ab Durchbruch des ersten Milchzahns bis zum 2. Geburtstag	500 ppm	Erbsengroß
	1000 ppm (alternativ)	Reiskorngroß
Vom 2. bis zum 6. Geburtstag	1000 ppm	Erbsengroß
>6 Jahre	1000–1500 ppm	Ca. 1 cm Strang

20.8 Hauterkrankungen im Kindesalter

20.8.1 Allgemeines

⑧ Anatomisch gesehen ähnelt die Haut eines Neugeborenen schon der Haut eines Erwachsenen. Die funktionelle Reife bildet sich erst nach und nach aus. Besonders betroffen sind Thermoregulation, Barrierefunktion, mechanische Belastbarkeit und transkutane Resorption. Bei topisch angewendeten Arzneistoffen ist eine möglicherweise erhöhte Bioverfügbarkeit zu berücksichtigen (▸ Kap. 20.2.1). Epidermis und Dermis sind bei Neugeborenen noch nicht miteinander vernetzt. Die Vernetzung findet in den ersten Lebenswochen statt, in dieser Zeit ist die Haut auf Scherkräfte wie sie beispielsweise beim Pflaster entfernen entstehen, besonders sensibel. Neugeborene verfügen über einen hohen Anteil an braunem Fettgewebe, was für die Thermogenese von Bedeutung ist. Im Verlauf des ersten Lebensjahrs wird das braune durch weißes Fettgewebe ersetzt. Auch die Fähigkeit zum Schwitzen ist beim Säugling noch nicht ausgereift, sodass die Kleidung der Umgebungstemperatur angepasst sein muss. Untersuchungen legen nahe, dass eine regelmäßige Hautpflege mit hautverwandten Lipiden und Feuchthaltefaktoren im Säuglings- und Kleinkindalter die Barrierefunktion der Haut unterstützt und sich positiv auf eine gesunde Entwicklung des Immunsystems auswirkt. Besonders wichtig ist dies für Kinder, die im Herbst oder Winter geboren werden. Trockene Heizungsluft, kalte Außentemperaturen und lange Kleidung trocknen die zarte Säuglingshaut stark aus.

20.8.2 Neugeborenenakne

Bei rund 20 % aller Neugeborenen kommt es zur Neugeborenen- oder Säuglingsakne (Acne neonatorum, ○ Abb. 20.6). Männliche Säuglinge sind deutlich häufiger betroffen als weibliche. Die Kinder haben offene und geschlossene Komedonen auf der Gesichtshaut, in schweren Fällen kann es auch zu Papeln und Pusteln kommen. Die Hauterscheinungen dürfen unter keinen Umständen manipuliert werden. Die Haut heilt nach 3–6 Monaten narbenlos ab. Als Ursache werden mütter-

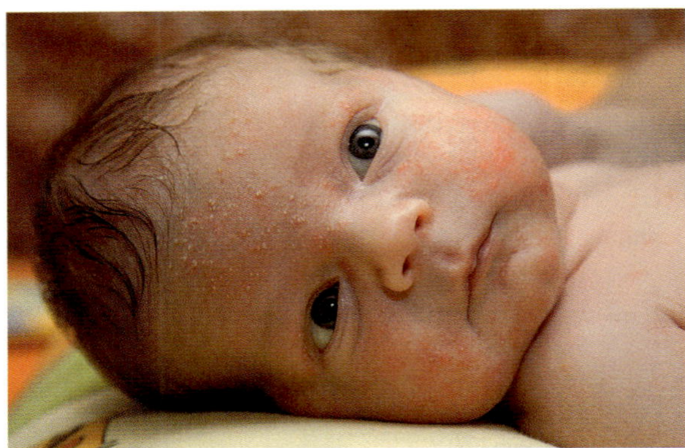

Abb. 20.6 Acne neonatorum

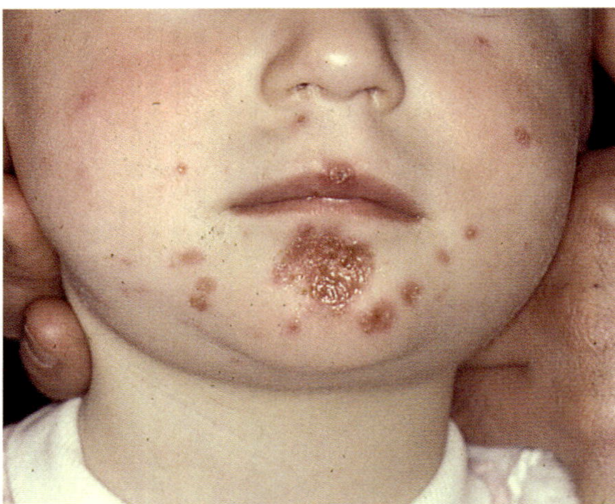

Abb. 20.7 Grindflechte, kleinblasige Form

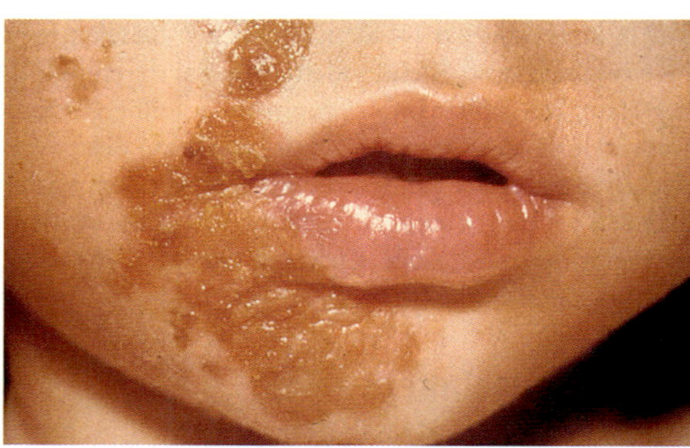

Abb. 20.8 Grindflechte, großblasige Form

liche Androgene, die transplazentar oder über die Muttermilch zum Kind gelangen, diskutiert. Androgene stimulieren die kindlichen Talgdrüsen und begünstigen so die Entstehung einer Acne neonatorum. Die Therapie besteht im Abwarten und milder Hautpflege, wobei in diesem Fall weniger immer mehr ist. Mögliche Hautpflegepräparate sind zum Bespiel: Eubos® Hautruhe Creme, Physiogel® Daily Moisture Therapy Creme, Weleda® Weiße Malve Gesichtscreme. Entzündete Pusteln werden mit einer octenidinhaltigen Lösung desinfiziert.

20.8.3 Seborrhoische Säuglingsdermatitis

Zwischen der 2. bis 10. Lebenswoche kommt es bei ca. 30 % der Säuglinge zur seborrhoischen Säuglingsdermatitis. Umgangssprachlich wird sie als Kopfgneis oder auch Milchschorf bezeichnet. Der deutsche Sprachgebrauch kann zu Verwirrung führen, da beide Bezeichnungen auch für die Frühform des atopischen Ekzems verwendet werden. Beide Krankheiten sind aber völlig unterschiedlich in Ausprägung und Prognose. Die Hautveränderungen der seborrhoischen Säuglingsdermatitis beginnen auf der Kopfhaut, es bilden sich gelblich, fettige, leicht ablösbare Schuppen, die nur selten jucken. Zum Teil ist auch die Brauenregion betroffen. Kommt es zu einem Befall im Windelbereich oder der intertriginösen Bereiche, muss ein Kinderarzt hinzugezogen werden. Als Therapie wird häufig das sogenannte „Abölen“ empfohlen. Die Kopfhaut wird über Nacht mit Mandelöl behandelt. Dabei weichen die Schuppen auf und können dann vorsichtig mit einem milden Shampoo abgewaschen werden. Weitere mögliche Präparate zur Entfernung sind Avène® Pédiatril Gel oder BabyBene® Gel. Jegliche Manipulation festsitzender Schuppen sollte unterbleiben, da sich entstandene Mikroläsionen superinfizieren können. Häufig bilden sich auch nach dem Entfernen wieder neue Schuppen aus. Die seborrhoische Säuglingsdermatitis heilt in nahezu allen Fällen im ersten Lebensjahr vollständig ab, kleinere Stellen verschwinden dann bis zum Schulkinderalter folgenlos. In ▸ Kap. 7.2 wird die Therapie der Neurodermitis besprochen.

20.8.4 Grindflechte

Grindflechte (Impetigo contagiosa) ist die häufigste bakterielle Hauterkrankung im Kindesalter. Die Erkrankung wird erregerbedingt in 2 Erscheinungsformen unterschieden:

- kleinblasige Form: β-hämolisierende Streptokokken der Gruppe A (Abb. 20.7),
- großblasige Form: *Staphylococcus aureus* (Abb. 20.8).

⑨ Die Ansteckung erfolgt durch Kontaktinfektion bei bereits an Impetigo contagiosa erkrankten Patienten oder über infiziertes Sekret aus Nasen- und Rachenraum. Auch Selbstansteckung ist möglich. Die Erkrankung ist hoch ansteckend, infizierte Personen dürfen keine Gemeinschaftseinrichtungen besuchen und müssen auf eine sorgfältige Hygiene achten. Es bilden sich

Bläschen und Pusteln, vorzugsweise im Gesicht und an den Händen, die leicht aufplatzen. Im Verlauf der Erkrankung sind die Läsionen mit goldgelben Krusten belegt. Leichte Formen können mit einem topisch applizierten Antibiotikum behandelt werden, größere Infektionen müssen systemisch therapiert werden. Mittel der Wahl sind Penicillin, Amoxicillin oder Cephalosporine.

Praxistipp: Grindflechte

- Auf eine sorgfältige Hygiene muss geachtet werden, um weitere Ansteckung zu vermeiden,
- große Läsionen abdecken, um den Kontakt zu minimieren,
- Hände häufig waschen, evtl. Händedesinfektionsmittel verwenden,
- Kleider, Handtücher oder Schmusetücher mindestens bei 60 °C waschen oder einen entsprechenden Hygienespüler verwenden,
- Fingernägel kurz halten (Erregerreservoir),
- kein gemeinsames Bad nehmen,
- Erkrankter muss eigene Handtücher, Waschlappen und Kämme verwenden,
- eine Gemeinschaftseinrichtung darf 24 Stunden nach erfolgreicher Antibiose wieder besucht werden.

 **Praktisch umgesetzt**

Impetigo contagiosa

Ein Mutter betritt mit ihrem Jungen (7 Jahre alt, 23 kg) die Apotheke. Der Arzt hat Folgendes verordnet:

Infectobicillin® Saft 750 mg 100 ml (Phenoxymethylpenicillin),

Dosierung 3,75–0–3,75 ml.

Wichtige Hinweise

- Schütteln Sie die Flasche vor jeder Entnahme.
- Für die Menge von 3,75 ml wird erst ½ Messlöffel entnommen, dann noch ¼ Messlöffel, hier besser eine Dosierspritze verwenden.
- Halten Sie die Behandlungsdauer von 10 Tagen auch bei vollständiger Genesung ein, um Komplikationen vorzubeugen.
- Lagern Sie die Flasche im Karton (Lichtschutz) im Kühlschrank.
- Informieren Sie alle Personen, die sich angesteckt haben könnten sowie besuchte Gemeinschaftseinrichtungen und halten Sie die nötigen Hygienemaßnahmen ein

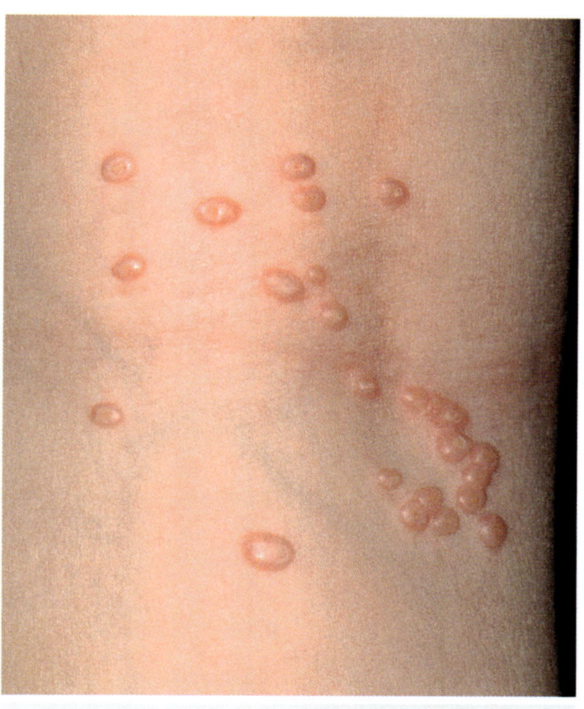

Abb. 20.9 Dellwarzen

20.8.5 Dellwarzen

Dellwarzen (Molluscum contagiosum) gehören nicht zu den eigentlichen Warzen-Erkrankungen, sondern werden durch das Pockenvirus Molluscum contagiosum ausgelöst. Dellwarzen sind bis zu 6 mm große Knötchen. In ihrer Mitte sitzt eine kleine Delle, aus der bei seitlichem Druck ein Molluscumkörperchen austritt (Abb. 20.9).

Die Ansteckung erfolgt durch Kontaktinfektion. Häufig betroffen sind Kinder bis 10 Jahren, ein zweiter Erkrankungsgipfel liegt dann im jungen Erwachsenenalter. Kinder mit gestörter Hautbarriere sowie immungeschwächte Patienten neigen zu einem ausgedehnten Befall. In den meisten Fällen heilt die Erkrankung nach bis zu 18 Monaten spontan ab. Die wichtigste Begleittherapie ist eine sorgfältige Hautpflege mit hautverwandten Lipiden, um die Barrierefunktion der Haut zu stärken. Die Mollusken können mit einer Kaliumhydroxid-Lösung (InfectoDell®) verätzt werden. Dabei muss mit äußerster Vorsicht vorgegangen werden, um schwere Verätzungen mit nachfolgender Narbenbildung zu vermeiden. Eine operative oder kryochirurgische Therapie durch den Arzt ist ebenfalls möglich.

20.8.6 Warzen

Warzen an Händen oder Füßen werden durch humane Papillomviren verursacht. Sie erreichen ihren Erkrankungsgipfel im zweiten Lebensjahrzehnt. Kinder leiden

Tab. 20.11 Präparate zur Behandlung von Warzen

Handelsname (Bsp.)	Arzneistoff	Hinweis
Ablösen		
Guttaplast® Pflaster	Salicylsäure	Pflaster auf Warzengröße zuschneiden, aufkleben, nach 2 Tagen wiederholen. Evtl. mit Fixierpflaster zusätzlich sichern.
Warz-ab® N	Salicylsäure	2-mal pro Tag auftragen, abgestorbene Haut vorsichtig mit einem Bimsstein entfernen, Therapie beibehalten bis die Warze vollständig entfernt ist
Clabin® plus, Duofilm®	Salicylsäure, Milchsäure	s. o.
Verrucid®	Salicylsäure, Essigsäure	s. o.
Verrumal® (Rx)	Fluorouracil, Salicylsäure	s. o., cave: Interaktion mit Brivudin (▸Kap. 5.3.2)
Vereisen		
Wartner®, Warzenentferner®, Verrukill® ratio, Scholl Freeze®	Dimethylether-Propan-Gemische	Nach Packungsbeilage Applikator vorbereiten, entsprechende Zeit die Warze vereisen
Verätzen		
Acetocaustin®	Chloressigsäure	1-mal pro Woche auftupfen, gesunde Haut mit Fettcreme schützen
Wartner® Stift	Trichloressigsäure	Warze mit Lösung betupfen, an 4 aufeinanderfolgenden Tagen, 4 Tage Wartezeit, bei Bedarf bis zu 4-mal wiederholen

meist unter Stachel- oder Dornwarzen. Beide Formen haben eine Spontanheilungsrate von über 90 %. Allerdings sollte eine Behandlung begonnen werden, wenn Warzen an einer druckbelasteten Stelle sitzen oder an den Händen. Dabei ist zu beachten, dass bei allen Therapiearten versucht wird, die infizierten Hautzellen absterben zu lassen (◘ Tab. 20.11). Häufig jedoch bleibt die Infektion bestehen und bildet neue Warzen aus. Erst nach vollständiger Ausheilung bilden sich die Warzen zurück und meist bleibt eine lebenslange Immunität vorhanden.

20.9 Parasitäre Erkrankungen

20.9.1 Läuse

Kopfläuse sind flügellose Insekten, die sich von menschlichem Blut ernähren. Sie können sich mithilfe ihrer Beine am menschlichen Haar festklammern. Haare waschen oder kämmen vertreibt sie nicht, bei sehr starkem Befall findet man sie außer auf Haupthaar auch in Brauen und Wimpern. Sie können bei engem, prolongierten (Haar-)Kontakt von einem Wirt auf den anderen übergehen. Ein adultes Weibchen hat eine Lebensdauer von ca. 4 Wochen und kann in dieser Zeit 90–140 Eier legen. Diese klebt es mit einer wasserunlöslichen Substanz am Haaransatz fest. Nach 7–10 Tagen schlüpfen Larven, die dann nach weiteren 7–10 Tagen ausgewachsen sind. Ohne Blutmahlzeit überleben Läuse maximal 2–3 Tage. Das Verschweigen eines Kopflausbefalls in Schule, Sportverein oder bei Freunden begünstigt die unkontrollierte Ansteckung und Ausbreitung. Die Behandlung eines Kopflausbefalls muss nach 9 Tagen wiederholt werden, um sicherzugehen, dass keine fortpflanzungsfähigen Tiere mehr vorhanden sind. Zusätzlich muss das Haar an Tag 5, 9 (nach der 2. Behandlung), 13 und 17 mit einem Nissenkamm ausgekämmt und auf weiteren Befall untersucht werden. Zum Auskämmen empfiehlt sich die Anwendung einer han-

Tab. 20.12 Therapeutika bei Kopflausbefall

Arzneistoff, Handelsname (Bsp.)	Dosierung, Bemerkungen
Zweistufen-Dimeticon (Nyda®)	Anwendung für Kinder ab 2 Jahren, Anwendung im **trockenen** Haar, 8 Stunden Einwirkzeit, leicht entflammbar
Dimeticon mit dem patentierten Penetrol® (Hedrin® Once Liquid Gel)	Kinder ab 6 Monaten, auf das vorgewaschene, **feuchte** Haar auftragen, 15 Minuten Einwirkzeit
White Oil (Mosquito® med Läuse-Shampoo 10)	Nicht für Kinder unter 12 Monaten, Anwendung im **trockenen** Haar, 10 Minuten Einwirkzeit, Anwendung nach 7 Tagen wiederholen
Permethrin (Infectopedicul®)	Unter 3 Jahren nur mit besonderer Vorsicht anzuwenden, nicht für Säuglinge unter 2 Monaten, Anwendung im **feuchten** Haar, 3 Tage nach der Anwendung kein Shampoo verwenden
Pyrethrumextrakt (Goldgeist®)	Säuglinge nur unter ärztlicher Aufsicht behandeln, für Kleinkinder max. 25 ml verwenden; Anwendung im **trockenen** Haar

20

delsüblichen Spülung, es erleichtert das Kämmen und macht die Tiere bewegungsunfähig. Für die Beratung sollte Informationsmaterial in verschiedenen Sprachen vorrätig gehalten werden (Tab. 20.12).

20.9.2 Madenwürmer

⑩ Juckreiz am Po und unspezifische Bauchschmerzen sind oft erste Anzeichen für eine Wurminfektion bei Kindern. Im Stuhl können kleine weiße Würmer sichtbar sein. Es handelt sich in aller Regel um eine Infektion mit Madenwürmern (Oxyuren). Der Infektionsweg verläuft anal-oral. Kinder infizieren sich mit Wurmeiern über verschmutzte Finger oder verunreinigte Gegenstände. Auch verseuchte Lebensmittel oder Wasser kommen als Infektionsquelle infrage. Im Verdauungstrakt entwickeln sich aus den Eiern Würmer. Die weiblichen Madenwürmer wandern zum After und legen dort ihre Eier ab. Nach der Eiablage stirbt das Weibchen, zum Teil findet man Würmer in Unterwäsche oder Schlafanzug. Ein starker Juckreiz ist die Folge. Permanente Reinfektionen halten den Wurmbefall aufrecht. Ein sogenanntes Tesa-Abstrich Präparat, bei dem ein Klebestreifen an die Afterhaut geklebt wird, gibt unter dem Mikroskop Aufschluss über eventuell vorhandene Wurmeier. Madenwurmeier bleiben bei Raumtemperatur und hoher Luftfeuchte (von ca. 60–80 %) bis zu 3 Wochen ansteckend. Aufgrund ihrer geringen Größe können sie auch mit dem Hausstaub aufgewirbelt und verschluckt werden. Bei Verdacht auf Wurmbefall sollte ein Arzt hinzugezogen werden. Ist ein Familienmitglied betroffen, empfiehlt sich eine Behandlung der gesamten Familie, denn durch die leichten Übertragungswege können sich Würmer schnell innerhalb einer Familie verbreiten.

Hygienemaßnahmen bei Wurmbefall

- Nach jedem Toilettengang müssen gründlich die Hände gewaschen werden.
- Auch in der Schule oder im Kindergarten müssen regelmäßig die Hände gewaschen werden.
- Die Fingernägel aller Betroffenen sollten möglichst kurz und sauber gehalten werden.
- Auf eine sorgfältige Hygiene im Analbereich muss geachtet werden.
- Die Bettwäsche und die körpernahe Wäsche der betroffenen Personen muss gewaschen werden (> 60 °C). Bei abendlicher Einnahme des Antihelminthikums ist es sinnvoll, dies am folgenden Morgen zu tun.
- Beim Bettenmachen soll das Aufwirbeln der Wurmeier durch das Aufschütteln der Decke vermieden werden.
- Badezimmer, Toilette und Schlafräume feucht wischen. Die Tücher werden anschließend entsorgt oder bei > 60 °C gewaschen.
- Falls möglich, Teppichböden mit einem Gerät saugen, das den Staub nicht wieder verwirbelt und dessen Staubbeutel und Filter sich ohne erneute Verwirbelung entsorgen lassen.

Tab. 20.13 Anthelminthika

Arzneistoff, Handelsname (Bsp.)	Indikation	Dosierung, Bemerkungen
Pyrantel (Helmex®, Rx)	Madenwürmer, Spulwürmer, Hakenwürmer, Amerikanischer Hakenwurm	10 mg/kg Körpergewicht max. 1 g, einmalige Gabe, Kontrolluntersuchung nach 6 Monaten, dann evtl. 2. Behandlung, Zulassung für Kinder ab 6 Monaten
Pyrvinium (Molevac®)	Madenwürmer	50 mg/10 kg Körpergewicht, max. 400 mg, einmalige Gabe, Wiederholung nach 2–4 Wochen, Zulassung für Kinder ab 1 Jahr, Stuhl verfärbt sich hellrot
Mebendazol (Vermox®, Rx)	Madenwürmer, Spulwürmer, Peitschenwürmer, Hakenwürmer, Bandwürmer, Zwergfadenwürmer	2 × 1 Tablette für 3 Tage, 2. Gabe, falls ein weiterer Befall nachweisbar ist, nicht für Kinder unter 2 Jahren
Besonderheiten		
▪ **NW:** gastrointestinale Beschwerden, Schwindel, Kopfschmerzen, Anstieg der Transaminasen.		

Zur Entwurmung setzt man verschiedene Therapeutika ein (Tab. 20.13). Doch eine medikamentöse Therapie ist nur effektiv, wenn die Hygienemaßnahmen, allen voran häufiges Händewaschen, streng eingehalten werden.

20.10 Mittelohrentzündung

⑪ Ohrenschmerzen betreffen mehr als 80 % aller Kinder in den ersten Lebensjahren. Meist findet man eine Kombination aus Infektion der oberen Atemwege mit einer Entzündung eines oder beider Ohren (Otitis media). Die kindliche Ohrtrompete ist kürzer und weiter als beim Erwachsenen. Sie verstopft bei einer Infektion leichter, das Sekret kann nicht mehr abfließen, die Entzündung steigt ins Mittelohr auf. Betroffene Kinder leiden unter stechenden, zum Teil pulsierenden Ohrenschmerzen. Begleitsymptome sind heftige Kopfschmerzen, hohes Fieber und Minderung des Hörvermögens. Manchmal kommt es zu einem Riss im Trommelfell, eitriges Sekret läuft aus dem Ohr. Die Entleerung führt zum direkten Abklingen der Schmerzen. Kinder mit Ohrenschmerzen müssen dem Kinderarzt vorgestellt werden, um mögliche Komplikationen der Erkrankung rechtzeitig zu erkennen und behandeln zu können. Bei unkomplizierten Verläufen besteht die Therapie in der Gabe von Analgetika zur Schmerzlinderung und abschwellenden Nasentropfen, um die Belüftung des Ohrs zu erreichen. Antibiotikagabe ist nur bei Risikopatienten sowie komplizierten Verläufen indiziert. Etwa 80 % der Patienten erfahren eine Besserung innerhalb von 3 Tagen. Genauer wird die antibiotische Behandlung der Otitis media in ▸ Kap. 5.2.1 besprochen.

Praxistipp: Mittelohrentzündung

- Zwiebelsäckchen lindern den Schmerz und wirken mild entzündungshemmend.
- Rotlicht oder lokale Wärmeanwendung lindert die Schmerzen.
- In der Zeit des Infekts sollten die Ohren nicht nass werden, Vorsicht beim Baden, Duschen oder Schwimmen.
- Die Hochlagerung des Kopfs erleichtert den Abfluss des Sekrets.

20.11 ADS, ADHS

Man unterscheidet beim Aufmerksamkeitsdefizit-Syndrom zwischen vorwiegend ruhigen Kindern mit Konzentrationsstörungen (ADS) und hyperaktiven Kindern, die Störungen der Motorik, Impulskontrolle und der Wahrnehmung (ADHS) zeigen. Als Ursache nimmt man Weiterleitungsstörungen im Neurotransmitterbereich an, vor allem von Dopamin und Noradrenalin.

Tab. 20.14 Arzneimittel bei ADHS/ADS

Arzneistoff, Handelsname (Bsp.)	Wirkungseintritt nach ca.	Wirkdauer (Stunden)	Mittlere tägliche Dosis pro Tag (TD)
Stimulanzien			
Methylphenidat nicht retardiert (Medikinet®, Ritalin®, Methylpheni TAD®, Methylphenidat 1A-Pharma®, Methylphenidat Hexal®), BtM	20 Minuten	2–5	0,6 mg/kg KG in (1–)2–3 TD
Methylphenidat retardiert (Medikinet® retard, Equasym® retard, Ritalin® LA), BtM	30 Minuten	6–8	1 mg/kg KG in 1–2 TD evtl. in Kombination mit nicht retardiertem MPH
Methylphenidat OROS-Technik (Concerta®, Methylphenidat HCl NX®), BtM	60 Minuten	8–12	1 mg/kg KG in 1–2 TD evtl. in Kombi mit nicht retardiertem MPH
Dexamfetaminsulfat (Attentin®), BtM	60 Minuten	6–8	Initialdosis 1,25–2,5 mg, max. Dosierung 20 mg, 1 TD
Lisdexamfetamin (Elvanse®), BtM	60 Minuten	Ca. 9–13	Initialdosis 30 mg, max. Dosis 70 mg, 1 TD
Nichtstimulanzien			
Atomoxetin (Strattera®), Rx	Ca. 2–4 Wochen	Ca. 24	1,2–1,4 mg/kg KG in 1 TD oder Tagesdosis geteilt in 2 TD, evtl. in Kombination mit MPH

Besonderheiten

- **NW:** Appetitlosigkeit, Bauchschmerzen, Schlafstörungen (Stimulanzien), Müdigkeit und Mattigkeit (Atomoxetin), Kopfschmerzen, Dysphorie, Weinerlichkeit, Schwindel, temporäre Wachstumsverzögerung, Auslösen oder Verschlechtern von Tic-Störung, leichte Puls- und Blutdruckerhöhung, suizidale Verhaltensweisen,
- **WW:** MAO-Hemmer, CYP2D6-Inhibitoren, Salbutamol.

Eine genetische Komponente der Erkrankung gilt mittlerweile als gesichert. „Schlechte“ Erziehung wird als Ursache ausgeschlossen, ein schwieriges Umfeld kann sich allerdings negativ auf den Verlauf und die Schwere der Erkrankung auswirken. Für eine sichere Diagnose müssen die Beschwerden länger als 6 Monate bestehen und möglichst schon vor dem 7. Lebensjahr aufgetreten sein.

⑫ Die Diagnose sollte das komplette Lebensumfeld berücksichtigen. Neben der Befragung des Kindes, der Eltern, der Erzieher und Lehrkräfte unterstützt eine neurologische Untersuchung und eine Verhaltensbeobachtung die Diagnostik. Die medikamentöse Intervention stellt immer nur einen Teil der Therapie dar (Tab. 20.14). Weitere Therapiemaßnahmen sind Verhaltenstherapie und Selbstmanagement, Elterntraining und Intervention in Schule oder Kindergarten. ADHS/ADS ist eine Krankheit, die unbedingt einer Therapie bedarf, sie heilt nicht von alleine wieder aus und kann auch bis ins Erwachsenenalter bestehen. Unbehandelte Kinder haben ein deutlich erhöhtes Risiko einer negativ beeinflussten Schul- und Berufslaufbahn sowie vermehrt Probleme in zwischenmenschlichen Beziehungen. Auch sind Betroffene stärker gefährdet psychisch zu erkranken oder eine Suchtproblematik zu entwickeln.

Wichtiges in Kürze

① Resorption, Verteilung, Metabolisierung und Ausscheidung unterscheiden sich zum Teil grundlegend von der Kinetik Erwachsener.
② Fieber ist ein Abwehrmechanismus des Körpers, fiebersenkende Maßnahmen werden nach verschiedenen Kriterien eingesetzt.
③ Bakterielle Augenentzündungen bei Kindern haben verschiedene Ursachen und müssen nicht zwangsläufig antibiotisch behandelt werden.
④ Der Verdauungstrakt Neugeborener durchläuft in den ersten Lebensmonaten verschiedene Anpassungsvorgänge.
⑤ Kinder sind bei Durchfallerkrankungen besonders durch Dehydratation gefährdet.
⑥ Verstopfungen bei Kindern müssen konsequent therapiert werden.
⑦ Kariesprophylaxe ab dem ersten Zahn ist eine wichtige Grundlage für ein gesundes Gebiss.
⑧ Die Haut durchläuft eine Vielzahl von Anpassungsvorgängen in den ersten Lebensjahren.
⑨ Impetigo contagiosa ist eine hoch ansteckende bakterielle Hautinfektion.
⑩ Wurmbefall hat meist unspezifische Erkrankungsanzeichen.
⑪ Mittelohrentzündungen treten häufig in Kombination mit Infektionen der oberen Atemwege auf.
⑫ Das Aufmerksamkeitsdefizit-Syndrom bei Kindern erfordert eine sorgfältige Diagnostik und eine optimal auf das Kind abgestimmte Therapie.

Weiterführende Literatur

Arbeitsgemeinschaft ADHS der Kinder- und Jugendärzte. Langfassung der interdisziplinären evidenz- und konsensbasierten (S3) Leitlinie „Aufmerksamkeitsdefizit-/Hyperaktivitätsstörung (ADHS) im Kindes-, Jugend- und Erwachsenenalter“. AWMF-Registernummer 028–045. www.awmf.org/uploads/tx_szleitlinien/028-045l_S3_ADHS_2018-06.pdf (06.11.2020)

Berufsverband der Augenärzte Deutschlands (BVA), Deutsche Ophthalmologische Gesellschaft (DOG). Leitlinie Nr. 12 Bakterielle Konjunktivitis, 2011

Berufsverband der Kinder- und Jugendärzte. www.kinderaerzte-im-netz.de (Zugriff 06.11.2020)

Bruhn C, Frey O, Wagner R. Das Kind in der Apotheke. Deutscher Apotheker Verlag, Stuttgart 2005

Deutsche Dermatologische Gesellschaft (DDG), Berufsverband Deutscher Dermatologen, Deutsche Gesellschaft für Infektiologie (DGI) et al. S2k + IDA Leitlinie: Diagnostik und Therapie Staphylococcus aureus bedingter Infektionen der Haut und Schleimhäute. AWMF-Register Nr. 013/038, 2011

Deutsche Gesellschaft für Allgemeinmedizin und Familienmedizin (DEGAM). DEGAM-Leitlinie Nr. 7, S2k-Leitlinie Ohrenschmerzen. AWMF-Register Nr. 053/009, 2014

Deutsche Gesellschaft für Zahn-, Mund- und Kieferheilkunde. www.dgzmk.de (Zugriff 06.11.2020)

Deutsche Gesellschaft für Zahn-, Mund- und Kiefernheilkunde (DGZMK), Deutsche Gesellschaft für Zahnerhaltung (DGZ), Deutsche Gesellschaft für Kinderzahnheilkunde (DGK) et al. S2k-Leitlinie Fluoridierungsmaßnahmen zur Kariesprophylaxe. AWMF-Register Nr. 083/001, 2013

Harnack GA, Janssen F (Begr), Linse L, Wulff B (Bearb). Pädiatrische Dosistabellen. 15. Aufl., Wissenschaftliche Verlagsgesellschaft, Stuttgart 2018

Hexal AG. Zugelassene Arzneimittel für Kinder. www.zak-kinder-arzneimittel.de (Zugriff 06.11.2020)

Karow T, Lang-Roth R. Allgemeine und Spezielle Pharmakologie und Toxikologie. 28. Aufl., Karow-Verlag, 2020

Robert Koch-Institut. www.rki.de (Zugriff 06.11.2020)

Neubert A, Botzenhardt S. Mehr oder weniger? Dtsch Apoth Ztg, (154) 24: 56–62, 2014

Traupe H, Hamm H. Pädiatrische Dermatologie. 2. Aufl., Springer Verlag, Berlin 2006

Schäfer C, Ude C, Ude M. Pädiatrische Pharmazie. Deutscher Apotheker Verlag, Stuttgart 2019

Tipps für PhiPs

Kinderarzneimittel werden oft in speziellen Dosierungen und Darreichungsformen angewendet. Machen Sie sich mit den Dosierungen der häufigsten Kinderarzneimittel vertraut und erarbeiten Sie Abgabehinweise für die bei Kindern häufig angewendeten Darreichungsformen. Nutzen Sie hierzu auch die Informationen aus ▸Kap. 26 „Beratungsintensive Arzneiformen" und den BAK-Arbeitsbogen 24.
→ Arbeitsbogen Nr. 24 „Darreichungsformen – Auswahl und Beratung"

Tipps für Weiterzubildende

Spezifische Dosierungen oder Anwendungsformen bei Arzneimitteln für Kinder bieten viel Raum für Ihre Weiterbildung. Zu diesem Thema stehen Ihnen viele Informationen, wie Bücher, Leitlinien oder Datenbanken zur Verfügung. Strukturieren Sie für sich die Informationsmöglichkeiten und bewerten Sie diese. Ziel ist, dass Sie während Ihrer Weiterbildung die Beratung dieser Patientengruppe optimieren. Hierzu wird auch ein spezielles Weiterbildungsseminar A.9 „Besonderheiten der Pharmakotherapie bei Säuglingen, Kleinkindern und Kindern" angeboten. Themen für Ihre Projektarbeit lassen sich aus diesem Bereich viele ableiten. Interessant wären beispielsweise eine vertiefte Betrachtung kindgerechter Darreichungsformen und der Einsatz in der pharmazeutischen Beratung.

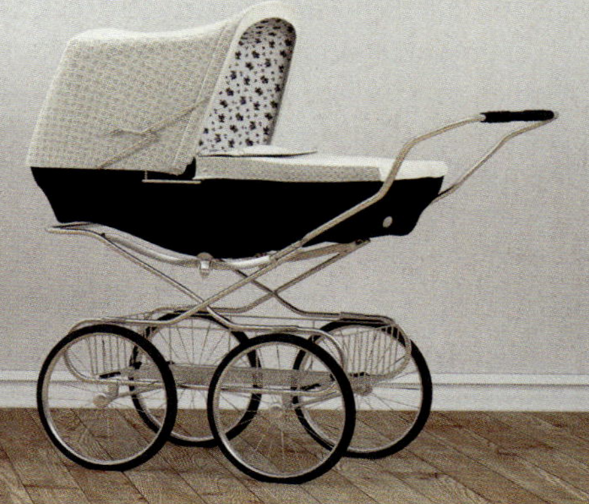

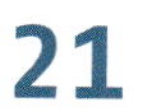

Arzneimitteltherapie bei Schwangeren und Stillenden

Dr. Andrea Gerdemann

Der Informationsbedarf von Schwangeren und Stillenden ist groß. Die Angaben aus Packungsbeilage oder Fachinformation helfen oft nicht weiter, eher verunsichern sie die Schwangere und können vielleicht dazu führen, dass das dringend benötigte Arzneimittel gar nicht erst eingenommen wird. Wenn dann unsere Gesellschaft den Zustand der Schwangerschaft auch noch als einen pathologischen behandelt (und Schwangere sind alles andere als krank), dann ist die Apotheke gefragt, den Frauen kompetent mit Rat und Tat zur Seite zu stehen.

21.1 Grundlagen

Bei einer Schwangerschaft geht das neu entstehende Leben durch verschiedene Entwicklungsstufen. Neben einer genetischen Prädisposition für die Empfindlichkeit gegenüber toxischen Einflüssen hängt es von weiteren Faktoren (z. B. Zeitpunkt der Einwirkung, Dosis der Noxe, Plazentapassage) ab, ob und in welchem Umfang es durch eine exogene Noxe zu einer Schädigung des Ungeborenen kommt.

Phase 1: Blastogenese (Tag 1–14 nach Befruchtung der Eizelle). Hier gilt das Alles-oder-Nichts-Prinzip: Schwere Schädigungen führen in der Regel zum Absterben des Embryos (Abort), während leichtere durch pluripotente Zellen vollständig kompensiert werden.

Phase 2: Embryonalphase (Tag 14 bis Ende 8. Woche). Die Embyronalphase ist die sensibelste gegenüber exogenen Noxen. In dieser Phase entstehen die Organe und Organsysteme; Schädigungen können zu schweren morphologischen Anomalien und Einzelfehlbildungen oder auch Abort führen. Die Entstehung einer bestimmten Fehlbildung kann nur in bestimmten Zeiträumen verursacht werden und hängt dabei mehr von der Entwicklungsphase des Embryos als von der einwirkenden Noxe ab. In dieser Phase spricht man von Embryotoxizität oder auch Teratogenität. Ein bekanntes Beispiel ist Thalidomid (Contergan®), ein Schlafmittel, das Ende der 1950er- bzw. Anfang der 1960er-Jahre zu schweren Missbildungen und damit zum Contergan-Skandal führte.

Phase 3: Fetogenese (9. Woche bis Geburt). In dieser Phase reifen die Organe aus, es findet eine Enddifferenzierung statt. Bei einer Einwirkung exogener Noxen treffen diese auf bereits differenzierte Strukturen. Mögliche Folgen sind morphologische oder auch funktionelle Defekte, die sowohl vorübergehend als auch bleibend sein können. In dieser Phase spricht man von Fetotoxizität. Beispiel eines vorübergehenden Defekts sind z. B. mögliche Elektrolytstörungen des Neugeborenen nach Diuretika-Einnahme von Schwangeren.

Das höchste Fehlbildungsrisiko besteht also innerhalb der ersten 3 Monate der Schwangerschaft, einer Zeit, in der eine Schwangerschaft möglicherweise noch gar nicht bekannt ist. Andererseits ist zu bedenken, dass bei über 60 % die Fehlbildungsursache unbekannt ist und nur 2–10 % der Fehlbildungen auf exogene Noxen (hierzu gehören neben Arzneimitteln auch Genuss- und Suchtmittel, Umweltchemikalien sowie radioaktive Strahlung) zurückgehen. Besonders interessant – insbesondere für die Beratung der Schwangeren in der Apotheke – ist, dass die größte Zahl der tatsächlichen Fehlbildungen nicht auf Arzneimittel, sondern auf Alkoholkonsum in der Schwangerschaft zurückzuführen ist!

Merke

Es gilt grundsätzlich: **kein** Alkohol in der Schwangerschaft! Auch kein Gläschen in Ehren.

21.2 Häufige Beschwerden in der Selbstmedikation

① Viele der im Verlauf einer Schwangerschaft auftretenden typischen Beschwerden können im Rahmen der Selbstmedikation behandelt werden. Zu den häufigsten Beschwerden zählen neben dem grippalen Infekt, Übelkeit und Erbrechen, Schlafstörungen sowie Kopf- und Gliederschmerzen. Etwa 70 % der Arzneimittel, die während einer Schwangerschaft eingenommen werden, sind nicht ärztlich verordnet. Dies verdeutlicht die Wichtigkeit der kompetenten Beratung von Schwangeren in der Apotheke. Eine hilfreiche Unterstützung hierbei stellt die Datenbank **Embryotox** (Arzneimittelsicherheit in Schwangerschaft und Stillzeit) dar. Was ist Embryotox? Embryotox ist die Informationsseite des Pharmakovigilanz- und Beratungszentrums für Embryonaltoxikologie, ein öffentlich gefördertes und unabhängiges Institut. Die Datenbank, die bislang über 400 Arzneistoffe umfasst, bietet seit 1988 unabhängige Informationen zur Verträglichkeit der wichtigsten Medikamente sowie zur Behandlung häufig vorkommender Krankheiten in Schwangerschaft und Stillzeit. Die Angaben auf dieser Internetseite beruhen auf aktuellen wissenschaftlichen Daten und stimmen nicht immer mit den Informationen überein, die sich in Produktinformationen, auf Beipackzetteln oder auch in der Roten Liste finden. Die in Embryotox aufgeführten Substanzen werden, je nach Erfahrungsumfang, in 5 verschiedene Kategorien eingeteilt (◘ Tab. 21.1).

Da auch die schwangere Patientin Zugang zu dieser Datenbank hat, kann sie das im Beratungsgespräch Erörterte dort noch einmal nachlesen. Die im Folgenden aufgeführten Empfehlungen für die Selbstmedikation in der Schwangerschaft und Stillzeit entsprechen den Empfehlungen der Embryotox-Datenbank. Finden sich bestimmte Substanzen, die zwar in der Selbstmedikation bei den entsprechenden Indikationen eingesetzt werden, in diesem Abschnitt nicht, sind sie nicht in Embryotox aufgeführt.

21.2.1 Husten

Grenzen der Selbstmedikation

Die Selbstmedikation sollte nur über einen begrenzten Zeitraum erfolgen. Treten zusätzlich Fieber, Atemnot oder blutiger Auswurf auf, ist ein Arztbesuch angezeigt.

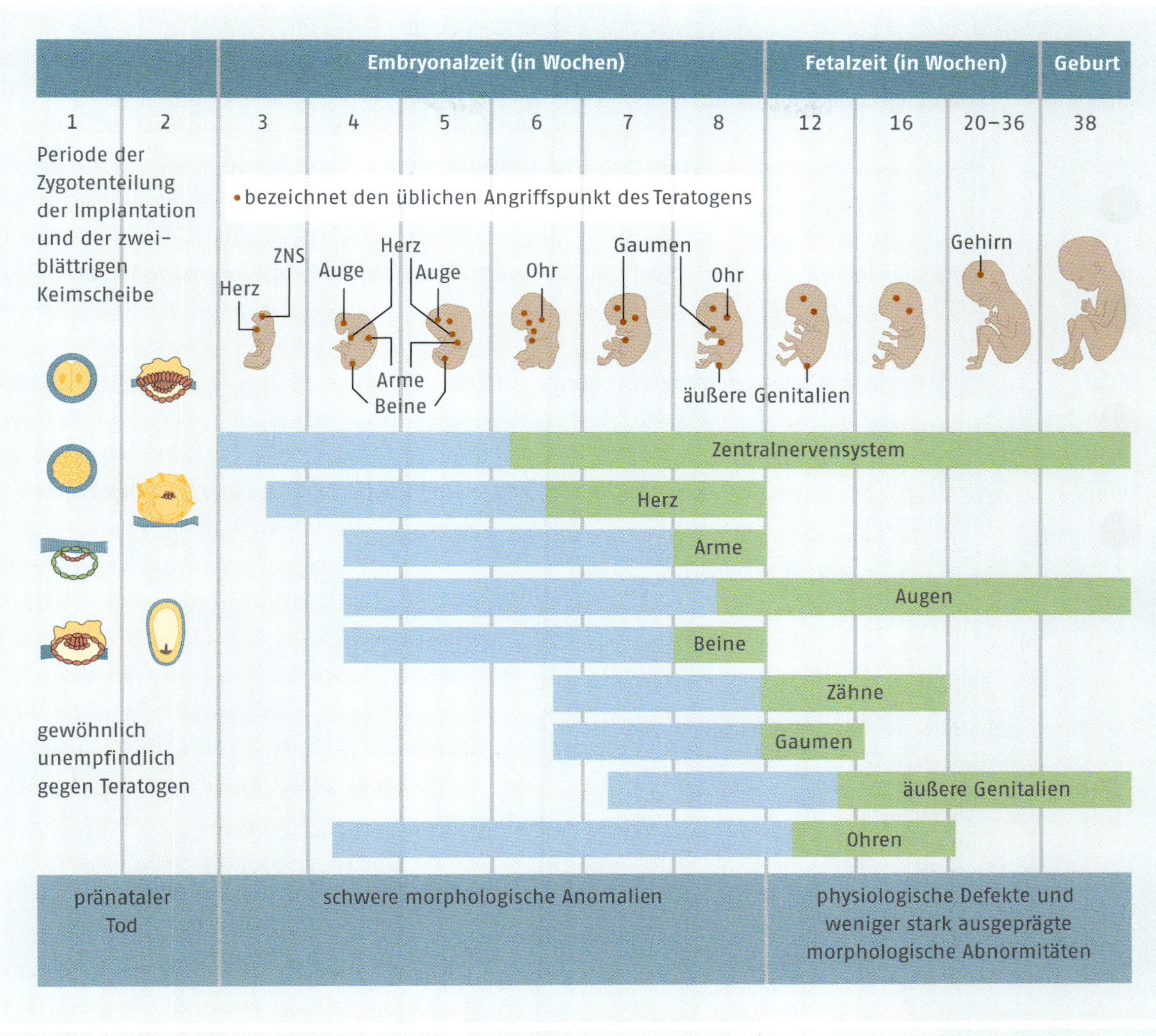

Abb. 21.1 Embryonalentwicklung

Auch bestimmte Medikamente (z.B. ACE-Hemmer) können einen Husten auslösen. Die Schwangere sollte bei ihrem nächsten Gynäkologenbesuch den Arzt über die durchgeführte Selbstmedikation informieren.

Nichtmedikamentöse Maßnahmen

Grundsätzlich gilt für die Selbstmedikation bei Schwangeren und Stillenden, dass immer zuerst eine Symptomlinderung mit nichtmedikamentösen Maßnahmen versucht werden sollte. Dazu gehören neben der Inhalation von Wasserdampf eine ausreichende Flüssigkeitszufuhr sowie Bewegung an der frischen Luft. Insbesondere im Winter muss auf genügende Luftfeuchtigkeit in den geheizten Räumen geachtet werden. Ebenso ist das Einatmen reizender Substanzen wie Staubpartikel, Schadstoffe oder Zigarettenrauch nicht nur bei Husten, sondern grundsätzlich bei Schwangeren und Stillenden zu vermeiden. Die Patientin sollte sich körperlich schonen, eventuell Bettruhe einhalten. Bei bestehendem Hustenreiz ist es wichtig, ausreichend häufig zu schlucken und den Hals feucht zu halten, dafür sind neben der bereits erwähnten Flüssigkeitszufuhr (Husten-)Bonbons genauso geeignet wie Lutschpastillen (z.B. Emser® Pastillen, Isla® Moos, GeloRevoice®). Einige Patientinnen empfinden eine Wärmeanwendung mit Hals- oder Brustwickeln als symptomlindernd.

Selbstmedikation

② Sind die nichtmedikamentösen Maßnahmen zur Symptomlinderung nicht ausreichend, können Schleimlöser, Hustenstiller oder auch pflanzliche Zubereitung zum Hustenlösen sowie zur Hustenreizlinderung eingesetzt werden (Abb. 21.1, Tab. 21.2, Tab. 21.3).

Als Mittel der 1. Wahl bei Reizhusten gilt Dextromethorphan, das in allen Phasen der Schwangerschaft eingesetzt werden kann (Tab. 21.2). Vorsicht ist allerdings

Tab. 21.1 Erfahrungsumfang der Embryotox-Datenbank bei Exposition im 1. Trimenon

Kategorie	Erfahrungsumfang Embryotox
Sehr hoch	Mehr als 2000 systematisch ausgewertete Schwangerschaften
Hoch	Umfangreiche Erfahrungen oder mehr als 300 systematisch ausgewertete Schwangerschaften
Mittel	50–300 systematisch ausgewertete Schwangerschaften
Gering	Weniger als 50 systematisch ausgewertete Schwangerschaften oder größere Fallzahlen von zweifelhafter Qualität
Keine	–

Patientin, schwanger, verlangt Mucosolvan® Hustensaft			
Fragen	Hinterfragen der Eigendiagnose oder des Arzneimittelwunschs	Für wen?	Für sie selbst
		Beschwerden?	Festsitzender Husten, der Schleim kann schlecht abgehustet werden; wenn sie sich hinlegt, werden die Beschwerden schlimmer
		Seit wann?	Seit 2 Tagen
	Auswahl bzw. Beurteilung des Arzneistoffs und des Fertigarzneimittels	Ist das gewünschte Arzneimittel für die Behandlung geeignet?	Ja
		Gibt es weitere Erkrankungen?	Nein
		Werden weitere Arzneimittel eingenommen?	Ja, Folio®
Entscheiden	Selbstmedikation möglich?	Sind Grenzen der Selbstmedikation überschritten oder gab es schon eine ärztliche Behandlung?	Selbstmedikation möglich: bislang unproblematische Schwangerschaft
Informieren	Information zum Arzneimittel und zur Abgabe	Anwendung: an den ersten 2–3 Tagen 3-mal täglich 5 ml, danach 2-mal täglich 5 ml, Einnahme zu oder unabhängig von den Mahlzeiten mithilfe des beigefügten Messbechers, Hinweis: Mucosolvan® enthält keinen Alkohol!	
	Grenzen der Selbstmedikation	Bei Fieber, Atemnot oder auch blutigem Auswurf, wenn keine Symptombesserung innerhalb einer Woche eintritt; den behandelnden Gynäkologen beim nächsten Arztbesuch über die Selbstbehandlung informieren	

Abb. 21.2 Beratungsschema: Patientin mit Eigendiagnose Husten

Tab. 21.2 Arzneistoffprofil: Hustenstiller Dextromethorphan

Arzneistoff, Handelsname (Bsp.)	Dosierung, Bemerkungen
Dextromethorphan (Hustenstiller-ratiopharm®, Silomat® DMP), Erfahrungsumfang Embryotox: hoch 	Erwachsene und Jugendliche > 12 Jahre: 3–4 × tgl. 30 mg ED, max. Dosis 120 mg/d, Einnahme vorzugsweise zur Nacht, Anwendung in allen Phasen der Schwangerschaft kurzzeitig möglich; Stillzeit: kurzzeitige Anwendung bei quälendem, unproduktivem Reizhusten möglich

Besonderheiten

- **Schwangerschaft:** bislang keine Hinweise auf Teratogenität oder fetotoxische Effekte,
- **Stillzeit:** Vorsicht bei Kindern mit Apnoeneigung, da eine atemdepressive Wirkung nicht vollständig ausgeschlossen werden kann,
- **Relative KI:** produktiver Husten,
- **Sonstige** in therapeutischen Dosen antitussive Wirkung, aber keine analgetische, atemdepressive oder psychotomimetische Wirkung (trotz Opioidstruktur),
- **Cave:** wegen des geringen, aber noch vorhandenen Suchtpotenzials sollte Dextromethorphan nur kurzzeitig angewendet werden; Patientinnen mit eingeschränkter Leberfunktion, gleichzeitige Einnahme von MAO-Hemmern.

aufgrund des zwar schwachen, aber noch vorhandenen Suchtpotenzials geboten, daher wird nur eine kurzzeitige Anwendung im Rahmen der Selbstmedikation empfohlen. Gleiches gilt für die Stillzeit. Bei Säuglingen mit Apnoeneigung ist zu bedenken, dass eine atemdepressive Wirkung nicht vollständig ausgeschlossen werden kann. Daten zum Übergang in die Muttermilch liegen nicht vor. Weitere hustenstillende Substanzen aus der Selbstmedikation wie z. B. Pentoxyverin finden sich nicht in Embryotox.

Bei den Expektoranzien finden sich Ambroxol, Bromhexin und Acetylcystein bei Embryotox, alle mit einem geringen bis mittleren Erfahrungsumfang (◘ Tab. 21.3). Die Datenlage aller 3 Substanzen ist dürftig, was eine Bewertung schwierig macht. Allerdings kann man davon ausgehen, dass aufgrund der weiten Verbreitung etliche Schwangere diese Medikamente eingenommen haben, ohne dass bisher über Schädigungen für das ungeborene oder auch gestillte Kind berichtet wurde. Auch hier gilt wieder, dass die Patientinnen zuerst mit nichtmedikamentösen Maßnahmen versuchen sollten, ihre Symptome zu lindern. Reicht das nicht, können alle 3 Substanzen während der Schwangerschaft oder auch Stillzeit eingenommen werden.

Auch Phytopharmaka finden sich bei den Mitteln gegen Husten in der Embryotox-Datenbank: Thymianextrakt sowie Efeuextrakt sind mit keinem Erfahrungsumfang aufgeführt, eine Anwendung erscheint jedoch akzeptabel (◘ Tab. 21.4). Allerdings ist es sicherlich sinnvoller, im Beratungsgespräch auf besser untersuchte Substanzen, wie beispielsweise Acetylcystein zu verweisen. Daten zur Verträglichkeit für den gestillten Säugling existieren nicht.

Merke

Ist eine Behandlung mit nichtmedikamentösen Maßnahmen nicht ausreichend, sind bei Reizhusten Dextromethorphan sowie als Schleimlöser Acetylcystein, Ambroxol und Bromhexin die Mittel der 1. Wahl. Dextromethorphan darf wegen seiner potenziellen Suchtgefahr nur kurzzeitig eingesetzt werden.

21.2.2 Schnupfen

Eine Besonderheit des Schnupfens stellt die Rhinopathia gravidarum dar, eine chronische Rhinitis während der Schwangerschaft. 20–30 % der schwangeren Frauen sind davon betroffen, die Beschwerden können zu jedem Zeitpunkt der Schwangerschaft auftreten und verschwinden innerhalb von 2 Wochen nach der Geburt. Die Ursache ist nicht eindeutig geklärt, man vermutet, dass hormonelle Einflüsse eine Rolle spielen. Raucherinnen und Patientinnen mit vorbestehender ganzjähriger Allergie und chronischer Sinusitis haben ein erhöhtes Risiko, daran zu erkranken.

Grenzen der Selbstmedikation

Die Selbstmedikation sollte nur über einen begrenzten Zeitraum erfolgen. Besteht der Verdacht auf einen bak-

Tab. 21.3 Arzneistoffprofil: Schleimlöser

Arzneistoff, Handelsname (Bsp.)	Dosierung, Bemerkungen
Ambroxolhydrochlorid (Mucosolvan®, Ambroxol-ratiopharm®), Erfahrungsumfang Embryotox: gering	Erwachsene und Jugendliche > 12 Jahre: 2–3 × tgl. 30 mg ED, max. Dosis 60–90 mg/d; Einnahme in den ersten 2–3 Tagen 3 ×, dann 2 × am Tag, kann während der Schwangerschaft eingenommen werden, gehört zu den Mukolytika der Wahl in der Stillzeit
Bromhexinhydrochlorid (Bisolvon®, Bromhexin Krewel Meuselbach®), Erfahrungsumfang Embryotox: gering	Erwachsene und Jugendliche > 14 Jahre: 3 × tgl. 8–16 mg ED, max. Dosis 24–48 mg/d, kann während der Schwangerschaft eingenommen werden, gehört zu den Mukolytika der Wahl in der Stillzeit
N-Acetylcystein (ACC®, Generika), Erfahrungsumfang Embryotox: mittel	Erwachsene und Jugendliche > 14 Jahre: 1–3 × tgl. 200–600 mg ED, max. Dosis 600 mg/d, kann während der Schwangerschaft eingenommen werden, gehört zu den Mukolytika der Wahl in der Stillzeit.

Besonderheiten

- **Schwangerschaft:** Ambroxol und Bromhexin: keine systematischen Studien zur Anwendung, Hinweise auf Embryotoxizität oder Fetotoxizität existieren nicht; Acetylcystein: bislang keine Hinweise zu Teratogenität oder Fetotoxizität,
- **Stillzeit:** zur Anwendung von Ambroxol und Bromhexin in der Stillzeit keine Unverträglichkeiten bekannt, Acetylcysteintherapie der Mutter für den gestillten Säugling gut verträglich,
- **Cave:** Ambroxol und Bromhexin: Patientinnen mit eingeschränkter Nierenfunktion, Lebererkrankung; bei schwerer Nieren- oder Leberinsuffizienz – **keine** Selbstmedikation! Acetylcystein: Patientinnen mit Asthma bronchiale, Ulkusanamnese, Histaminunverträglichkeit.

Tab. 21.4 Arzneistoffprofil: pflanzliche Hustenmittel

Arzneistoff, Handelsname (Bsp.)	Dosierung, Bemerkungen
Thymian (Aspecton®, Thymiverlan®), Erfahrungsumfang Embryotox: keiner	Erwachsene und Jugendliche > 12 Jahre: 3–4 × tgl. 1–2 g Fluidextrakt aus Thymiankraut, Anwendung in Schwangerschaft erscheint akzeptabel, sinnvoller erscheint es, besser untersuchte Substanzen einzusetzen
Efeu (Bronchoverde®, Prospan®), Erfahrungsumfang Embryotox: keiner	Erwachsene und Jugendliche > 12 Jahre: 3 × tgl. 35 mg Efeublätter-Trockenextrakt, Anwendung in Schwangerschaft erscheint akzeptabel, sinnvoller erscheint es, besser untersuchte Substanzen einzusetzen

Besonderheiten

- **Sonstige:** keine Hinweise auf Teratogenität oder Fetotoxizität, systematische Studien fehlen jedoch,
- **Cave:** Alkoholgehalt der Zubereitungen! Stillprobleme aufgrund von Geschmacksveränderungen der Milch durch ätherische Öle!

Tab. 21.5 Arzneistoffprofil: topische α-Sympathomimetika

Arzneistoff, Handelsname (Bsp.)	Dosierung, Bemerkungen
Xylometazolin (Olynth®, Otriven®, Generika), Erfahrungsumfang Embryotox: hoch	Erwachsene und Jugendliche > 12 Jahre: bis zu 3 × tgl. 1–2 Tropfen oder 1 Sprühstoß 0,05–0,1%iger Lösung ED pro Nasenloch, indikationsgerechte Anwendung während der gesamten Schwangerschaft kurzzeitig möglich, Stillzeit: kurzzeitige Anwendung bei entsprechender Indikation möglich
Oxymetazolin (Nasivin®, Generika), Erfahrungsumfang Embryotox: hoch	Erwachsene und Jugendliche > 12 Jahre: bis zu 3 × tgl. 1–2 Tropfen oder 1 Sprühstoß 0,05–0,1%iger Lösung ED pro Nasenloch, indikationsgerechte Anwendung während der gesamten Schwangerschaft kurzzeitig möglich, Stillzeit: kurzzeitige Anwendung bei entsprechender Indikation möglich

Besonderheiten

- **Schwangerschaft:** Hinweise auf eine mögliche teratogene Wirkung sowie fetotoxische Effekte haben sich auch bei weit verbreitetem Einsatz in der Schwangerschaft nicht ergeben (aufgrund der geringen resorbierten Menge auch nicht zu erwarten). Bei wesentlich höherer Dosierung können systemische Wirkungen, z. B. eine Vasokonstriktion der Uterusgefäße und eine Minderperfusion der Plazenta mit Hypoxie und Bradykardie beim Feten, nicht komplett ausgeschlossen werden.
- **Stillzeit:** Bei umfangreicher Anwendung in der Stillzeit wurden keine Symptome bei gestillten Säuglingen berichtet. Daten zum Übergang in die Muttermilch liegen nicht vor; jedoch wird aufgrund der lokalen Anwendung und der geringen resorbierten Menge allenfalls mit einem geringen Übergang in die Muttermilch gerechnet.
- Beim Emser® Nasenspray findet sich der Hinweis in der Fachinformation, dass keine Beschränkungen für die Anwendung in Schwangerschaft und Stillzeit bestehen.

teriellen Infekt (Fieber, eitriges Sekret), eine Sinusitis (Schmerzen im Bereich von Stirn und Augen, insbesondere beim Bücken) oder auch eine Mittelohrentzündung (starke Ohrenschmerzen), sollte ein Arzt aufgesucht werden. Der Erkältungsschnupfen ist vom allergisch bedingten Schnupfen abzugrenzen, da dieser anders behandelt wird. Die Schwangere sollte bei ihrem nächsten Gynäkologenbesuch den Arzt über die durchgeführte Selbstmedikation informieren.

Nichtmedikamentöse Maßnahmen

Grundsätzlich gilt für die Selbstmedikation bei Schwangeren und Stillenden, dass immer zuerst eine Symptomlinderung mit nichtmedikamentösen Maßnahmen versucht werden sollte. Dazu gehören z. B. Nasenspülungen (Abb. 21.2) oder Nasensprays mit (isotonischen) Salzlösungen, die Inhalation von Wasserdampf und eine ausreichende Flüssigkeitszufuhr zur Sekretverflüssigung. Für eine hinreichende Luftfeuchtigkeit (gerade im Winter bei geheizten Räumen) ist zu sorgen.

Selbstmedikation

③ Sind die nichtmedikamentösen Maßnahmen zur Symptomlinderung nicht ausreichend, können topische Schnupfenmittel über ihre vasokonstriktorische Wirkung ein Abschwellen der Schleimhäute und damit eine Symptomlinderung erreichen (Tab. 12.5).

Zu den Substanzen der Wahl zählen Xylometazolin und Oxymetazolin. Für die Rhinopathia gravidarum empfiehlt Embryotox eine Behandlung mit Kochsalzlösung.

Merke

Ist eine Behandlung mit nichtmedikamentösen Maßnahmen nicht ausreichend, können topische α-Sympathomimetika in möglichst niedriger Dosierung kurzzeitig angewendet werden. Bei topischen α-Sympathomimetika besteht die Gefahr von Gewöhnung, Schleimhautatrophie der Nasenschleimhäute und Abusus bei längerer Anwendung. Bei der schwangerschaftsbedingten Rhinitis (Rhinopathia gravidarum) sind Nasensprays oder -tropfen mit Kochsalzlösung die Mittel der Wahl.

21.2.3 Übelkeit und Erbrechen

An Übelkeit leiden 50–75 % der Schwangeren in der Frühschwangerschaft. Sie tritt häufig morgens auf, kann aber auch über den gesamten Tag anhalten. Bei jeder zweiten Schwangeren kommt es zusätzlich zu Erbrechen. Die Symptome beginnen in den meisten Fällen um die 4. Schwangerschaftswoche (SSW) und enden mit der 20. SSW. Sie sind sehr unterschiedlich stark ausgeprägt und können von leichtem Unwohlsein bis hin zu schwerem Erbrechen mit Gewichts- und Elektrolytverlust, was einen Krankenhausaufenthalt nötig macht, schwanken. Bei den Ursachen werden mehrere Faktoren diskutiert: Die individuelle Reaktion der Schwangeren auf das am Anfang der Schwangerschaft im Körper produzierte β-HCG (humanes Choriongonadotropin), das seinen Höchstwert in der 12. SSW erreicht und ab der 16. SSW eigentlich nicht mehr nachweisbar ist, höhere Prostaglandin-Spiegel in der Schwangerschaft, ein relaxierter unterer Ösophagussphinkter, ein Vitamin-B_6-Mangel oder auch eine gesteigerte Geruchsempfindlichkeit. Etwa ein Fünftel der Frauen leiden während der gesamten Gravidität an Übelkeit.

Grenzen der Selbstmedikation

Die Selbstmedikation sollte nur für eine kurze Zeit erfolgen. Diese Empfehlung widerspricht dem Verlauf der Schwangerschaftsübelkeit, die sich über mehrere Wochen oder sogar über den gesamten Zeitraum der Schwangerschaft hinziehen kann. Daher gilt hier die Empfehlung, dass die Schwangere eine antiemetische Therapie grundsätzlich unter der Aufsicht ihres behandelnden Frauenarztes durchführen sollte, auch wenn ihr in der Apotheke im Rahmen des Beratungsgesprächs ein Mittel gegen ihre akuten Beschwerden empfohlen wurde. Darüber hinaus gibt es einige gut wirksame Substanzen, z. B. Doxylamin, die aber in Deutschland nicht zur Behandlung von Übelkeit und Erbrechen zugelassen sind, sodass sie nur im Off-Label-Use angewendet werden können.

Bei starker Übelkeit (Hyperemsis), Schwindel, Ohnmacht, Kopfschmerzen oder auch Fieber sollten die Patientinnen direkt an ihren Gynäkologen verwiesen werden. Gleiches gilt für Schmerzen im unteren Bauchraum oder Unterleibsblutungen.

Nichtmedikamentöse Maßnahmen

Sind die Symptome nur leicht ausgeprägt, können häufig schon nichtmedikamentöse Maßnahmen helfen die Symptome zu lindern. Hierzu gehören beispielsweise:

- 30 Minuten vor dem Aufstehen eine Kleinigkeit essen,
- zwischen den Mahlzeiten viel trinken,
- über den Tag verteilt mehrere kleine Mahlzeiten (proteinreich, fettarm, leicht verdaulich) zu sich nehmen,
- Gerüche vermeiden, die Übelkeit verursachen können,
- sich nach dem Essen nicht hinlegen.

Selbstmedikation

④ Wird mit nichtmedikamentösen Maßnahmen nicht die gewünschte Linderung erzielt, kann eine antiemetische Therapie unter der Kontrolle des Gynäkologen durchgeführt werden. Die Auswahl ist groß, die Studienlage zur Wirksamkeit mäßig. Als Mittel der 1. Wahl empfiehlt Embryotox das Antihistaminikum Meclozin, das aber seit 2007 nicht mehr in Deutschland zugelassen ist. Meclozin kann jedoch laut Embryotox über die Internationale Apotheke bezogen werden. Als weitere Antihistaminika für die antiemetische Therapie finden sich Doxylamin (Off-Label-Use) sowie Dimenhydrinat oder Diphenhydramin (◘ Tab. 21.6).

Weitere Behandlungsmöglichkeiten stellen Pyridoxin (◘ Tab. 21.7) und Ingwer (beide auch in Embryotox) dar. Beide reduzieren die morgendliche Übelkeit, bei der Reduktion von Erbrechen scheint Ingwer Vitamin B_6 überlegen zu sein. Bei Ingwer ist allerdings beachten, dass es Sodbrennen als Nebenwirkung auslösen kann.

Der Erfahrungsumfang für Ingwer in Embryotox ist hoch. Bislang wurde weder ein erhöhtes Abort- noch Fehlbildungsrisiko bei einer Einnahme von Ingwer beschrieben. Da Ingwer in vitro eine Hemmung der Thromboxansynthese bewirkt, wurde diskutiert, ob Ingwer die Testosteron-Rezeptor-Bindungen beim Fetus beeinflussen könnte. In üblicher therapeutischer Dosierung gibt es dafür bislang keinen Anhalt. Auch Hinweise auf fetotoxische Wirkungen fehlen. Daher kommt die Datenbank zu der Empfehlung, dass Ingwer in allen Phasen der Schwangerschaft in üblicher Dosierung eingenommen werden kann. Zur Anwendung während der Stillzeit liegen keine Untersuchungen vor. Eine kurzzeitige Anwendung ist nach Einschätzung von Embryotox aber vermutlich akzeptabel. Zintona®, das in Österreich für die Behandlung der frühen Schwangerschaftsübelkeit sowie zur Prophylaxe der Reisekrankheit zugelassen ist, enthält pro Kapsel 250 mg Ingwerwurzelstock. Die Dosierung bei Schwangerschaftsübelkeit beträgt 2 Kapseln am Morgen; bei Wiederauftreten der Beschwerden können 2 weitere Kapseln eingenommen werden. Die Tageshöchstdosis beträgt 4 Kapseln, entsprechend 1 g Ingwerwurzelstock.

Da Metoclopramid nach Meclozin laut Embryotox zu den Mitteln der Wahl bei Schwangerschaftserbrechen gehört, wird es hier trotz Verschreibungspflicht aufgeführt (◘ Tab. 21.8). Bei der Einnahme von Metoclopramid ist auf das Risiko extrapyramidal-motorischer Störungen als Nebenwirkung zu achten.

Tab. 21.6 Arzneistoffprofil: H_1-Antihistaminika

Arzneistoff, Handelsname (Bsp.)	Dosierung, Bemerkungen
Dimenhydrinat (Vomex®, Vomacur®, Generika), Erfahrungsumfang Embryotox: sehr hoch	Erwachsene und Jugendliche > 14 Jahre: 1–4 × tgl. 50–100 mg ED, vorübergehende Anwendung für einige Tage (im 1. und 2. Trimenon, **nicht** im 3. Trimenon) akzeptabel, falls kein Frühgeburtsrisiko besteht; Stillzeit: Anwendung für einige Tage akzeptabel
Diphenhydramin (Emesan®, Generika), Erfahrungsumfang Embryotox: sehr hoch	Erwachsene und Jugendliche > 12 Jahre: 1–3 × tgl. 25–50 mg ED, vorübergehende Anwendung für einige Tage (im 1. und 2. Trimenon, **nicht** im 3. Trimenon) akzeptabel, falls kein Frühgeburtsrisiko besteht, **nicht** zusammen mit Benzodiazepinen oder anderen sedierenden Arzneistoffen; Stillzeit: Anwendung für einige Tage akzeptabel
Doxylamin (Gittalun®, Hoggar® Night, Generika), Off-Label-Use, Erfahrungsumfang Embryotox: sehr hoch	Erwachsene und Jugendliche > 12 Jahre: 1 × tgl. 25–50 mg TD, Anwendung während der gesamten Schwangerschaft möglich (Mittel der Wahl, auch in Kombination mit Pyridoxin); Stillzeit: Einzeldosen akzeptabel
Meclozin (Itinerol® B6, fixe Kombination aus Meclozin, Coffein und Pyridoxin), Erfahrungsumfang Embryotox: sehr hoch	Erwachsene und Jugendliche > 12 Jahre: max. 2–4 × tgl. 25–100 mg ED, indikationsgerechte Anwendung während der gesamten Schwangerschaft möglich, Stillzeit: kann verwendet werden

Besonderheiten

- **Schwangerschaft:** H_1-Antihistaminika der 1. und 2. Generation sind als Gruppe sehr gut untersucht; in zwei großen Metaanalysen von 1997 und 2017 konnten keine erhöhten vorgeburtlichen Risiken ermittelt werden.
- **Stillzeit:** Keine Fallberichte zu Meclozin in Stillzeit, Symptome wie Unruhe oder Schläfrigkeit beim gestillten Säugling möglich.
- **Cave:** Diphenhydramin und Dimenhydrinat wegen möglicher kontraktionsfördernder Wirkung **nicht** im 3. Trimenon; Dimenhydrinat, Diphenhydramin, Doxylamin: Patientinnen mit Leberinsuffizienz, COPD, Asthma bronchiale.

Tab. 21.7 Arzneistoffprofil: Pyridoxin (Vitamin B_6)

Arzneistoff, Handelsname (Bsp.)	Dosierung, Bemerkungen
Pyridoxin (Vitamin B_6 20 mg Jenapharm®, B_6-Vicotrat®, Generika), Erfahrungsumfang Embryotox: hoch	Erwachsene (bei morgendlichem Erbrechen): 1–3 × tgl. 10–25 mg ED, bei vorhandener Indikation spricht nichts gegen eine Behandlung; Stillzeit: Anwendung möglich, bei sehr hohen Dosen Hemmung der Milchbildung möglich (bei bis zu 20 mg/d keine negativen Einflüsse auf Milchbildung)

Besonderheiten

- **Schwangerschaft:** keine Hinweise auf teratogene oder fetotoxische Wirkung bei üblicher Dosierung, max. Tagesdosis bei Hyperemesis-Behandlung: 80 mg,
- **Stillzeit:** bei (notwendiger) Pyridoxin-Substitution kann weiter gestillt werden,
- **Cave:** mögliche Hemmung der Milchbildung bei sehr hohen Vitamin-B_6-Dosierungen,
- Nausema®, das Vitamin B_1, B_6 und B_{12} enthält, und als Nahrungsergänzungsmittel am Markt verfügbar ist, „kann in Schwangerschaft und Stillzeit eingenommen werden".

Tab. 21.8 Arzneistoffprofil: Metoclopramid

Arzneistoff, Handelsname (Bsp.)	Dosierung, Bemerkungen
Metoclopramid, Rx (Paspertin®, Generika), Erfahrungsumfang Embryotox: sehr hoch 	Erwachsene: 1–3 × tgl. 10 mg ED, Mittel der Wahl; besonders wirksam bei Übelkeit und Erbrechen mit gastroösophagealem Reflux, v. a. im 2. Schwangerschaftsdrittel; Stillzeit: indikationsgerecht über kurze Zeit einsetzbar

Besonderheiten

- **Schwangerschaft:** Es wurde keine erhöhte Fehlbildungsrate beobachtet. Metoclopramid kann die Prolactinsekretion stimulieren, bisher wurden jedoch weder bei Müttern noch bei den Feten entsprechende unerwünschte Wirkungen registriert.
- **Stillzeit:** In Einzelfällen sind messbare Plasmaspiegel sowie Blähungen, andere abdominelle Symptome oder leicht erhöhte Prolactinwerte im Zusammenhang mit einer Metoclopramid-Einnahme der stillenden Mutter beschrieben. Ernsthafte Symptome oder Störungen der Hypophysenregulation bei gestillten Kindern sind kaum zu erwarten. Metoclopramid wird gelegentlich auch zur Förderung der Milchbildung eingesetzt.

Merke

Eine antiemetische Therapie der Schwangeren sollte grundsätzlich unter Aufsicht des Arztes durchgeführt werden. Ist eine Behandlung mit nichtmedikamentösen Maßnahmen nicht ausreichend, steht eine Vielzahl an Antiemetika zur Verfügung, von denen Meclozin und Doxylamin die Mittel der Wahl sind. Pyridoxin (Vitamin B_6) und Ingwer stellen Alternativen dar, die bei bestehender Indikation und üblicher Dosierung über den gesamten Zeitraum der Schwangerschaft angewendet werden können.

21.2.4 Schlafstörungen

Probleme beim Ein- oder auch Durchschlafen gehören mit zu den häufigen Beschwerden im Verlauf der Schwangerschaft, etwa jede Dritte Schwangere ist betroffen. Die Gründe für die Schlafprobleme sind vielfältig: die Frauen müssen sich auf einen neuen Lebensabschnitt einstellen, häufig verbunden mit ungewohnten Gedanken oder auch Sorgen. Darüber hinaus vollbringt der Körper Hochleistungen und der Hormonspiegel steigt an. Insbesondere im ersten Trimester leiden viele Schwangere unter Übelkeit oder auch einem vermehrten nächtlichen Harndrang, was ebenfalls zu Schlafproblemen führen kann. Gegen Ende der Schwangerschaft sind heftige Kindsbewegungen oder auch Sodbrennen mögliche Ursachen. Außerdem ist es mit wachsendem Babybauch immer schwieriger eine bequeme Schlafposition zu finden.

Grenzen der Selbstmedikation

Die Selbstmedikation sollte nur über einen begrenzten Zeitraum erfolgen. Ein Arztverweis ist notwendig, wenn der Verdacht besteht, dass die Schlafstörung durch Einnahme von Arzneimitteln oder Erkrankungen ausgelöst sein kann. Etliche Pharmaka haben vor allem bei längerfristiger Einnahme einen negativen Einfluss auf den Schlaf. So können unter anderem Antidepressiva, Betablocker, α-Sympathomimetika, α-Blocker, Theophyllin, Glucocorticoide oder Schilddrüsenhormone zu Schlafstörungen führen. Auch Grunderkrankungen wie beispielsweise Depressionen, Angststörungen, chronische Schmerzen, rheumatische Erkrankungen, Asthma oder COPD können den Schlaf stören. Die Schwangere sollte bei ihrem nächsten Gynäkologenbesuch den Arzt über ihre durchgeführte Selbstmedikation informieren.

Nichtmedikamentöse Maßnahmen

Kommt eine Patientin mit Schlafstörungen in die Apotheke, ist es wichtig, im Beratungsgespräch herauszufinden, ob die Patientin eine adäquate Einstellung zum Schlaf hat oder ob vielleicht schlafschädliche Gewohnheiten die Ursache der Schlafstörungen sind. Ist das der Fall, kann häufig schon eine Vermittlung von Regeln zur Schlafhygiene für eine Linderung der Beschwerden ausreichend sein.

Regeln zur Schlafhygiene

- Körperliche Aktivität sollte regelmäßig zum Tagesablauf gehören. Es sollten allerdings körperliche Anstrengung, soweit möglich, nach 18 Uhr vermieden werden.

Tab. 21.9 Arzneistoffprofil: H_1-Antihistaminika

Arzneistoff, Handelsname (Bsp.)	**Dosierung, Bemerkungen**
Diphenhydramin (Betadorm®-D, Vivinox® Sleep, Generika), Erfahrungsumfang Embryotox: sehr hoch 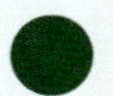	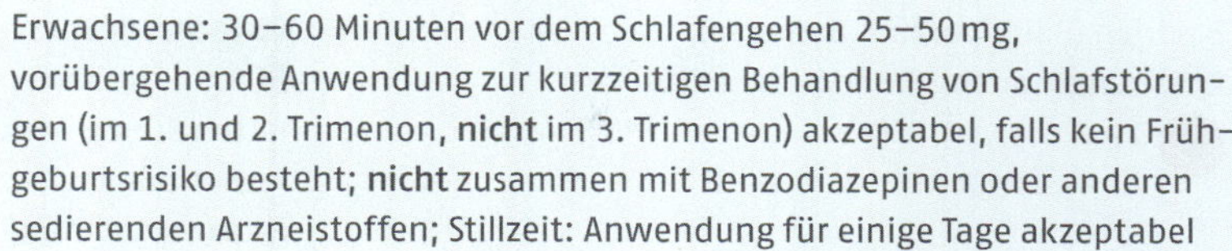 Erwachsene: 30–60 Minuten vor dem Schlafengehen 25–50 mg, vorübergehende Anwendung zur kurzzeitigen Behandlung von Schlafstörungen (im 1. und 2. Trimenon, **nicht** im 3. Trimenon) akzeptabel, falls kein Frühgeburtsrisiko besteht; **nicht** zusammen mit Benzodiazepinen oder anderen sedierenden Arzneistoffen; Stillzeit: Anwendung für einige Tage akzeptabel
Doxylamin (Gittalun®, Hoggar® Night, Generika), Erfahrungsumfang Embryotox: sehr hoch 	Erwachsene und Jugendliche >12 Jahre: 30–60 Minuten vor dem Einschlafen 25–50 mg, Mittel der Wahl zur kurzzeitigen Behandlung von Schlafstörungen; Stillzeit: Einzeldosen akzeptabel

Besonderheiten

- **Schwangerschaft:** H_1-Antihistaminika der 1. und 2. Generation sind als Gruppe sehr gut untersucht; in zwei großen Metaanalysen von 1997 und 2017 konnten keine erhöhten vorgeburtlichen Risiken ermittelt werden.
- **Stillzeit:** Wie bei allen Antihistaminika können Symptome wie Sedierung oder Übererregbarkeit beim gestillten Säugling nicht ausgeschlossen werden.
- **Cave:** Diphenhydramin wegen möglicher kontraktionsfördernder Wirkung **nicht** im 3. Trimenon; Patientinnen mit Leberinsuffizienz, COPD, Asthma bronchiale.

- Wenn man nicht auf den Mittagsschlaf verzichten möchte, sollte er auf maximal 30 Minuten täglich vor 14 Uhr begrenzt sein.
- Am Nachmittag sollten keine coffeinhaltigen Getränke wie Kaffee oder Tee getrunken werden.
- Abends sollte möglichst kein Alkohol getrunken werden. Keinesfalls sollte Alkohol als (Ein-)Schlafmittel konsumiert werden. Anmerkung: Schwangere sollten grundsätzlich auf Alkohol verzichten! Auch kein „Gläschen in Ehren“!
- Vor dem Schlafengehen sollten keine schweren Mahlzeiten eingenommen werden.
- Ein Einschlafritual, wie eine kurze, entspannende Bettlektüre kann helfen.
- Lästige Lichtquellen und Lärmgeräusche sollten beseitigt oder reduziert werden.
- Es sollte für ein angenehmes Raumklima im Schlafzimmer gesorgt werden. Die Temperatur sollte weder zu hoch noch zu niedrig sein.
- Man sollte möglichst regelmäßig etwa zur selben Zeit schlafen gehen und etwa zur selben Zeit aufstehen.
- Im Bett am besten nicht essen oder fernsehen. Es soll ein Reflex im Körper ausgelöst werden: ins Bett gehen bedeutet schlafen.
- Wenn das Einschlafen einfach nicht gelingen will, sollte man spätestens nach 20 Minuten wieder aufstehen. Man sollte sich erst wieder hinlegen, wenn die nötige Bettschwere zum Einschlafen empfunden wird.
- Es sollte vermieden werden, nachts auf die Uhr zu schauen. Der Wecker sollte am besten so gedreht werden, dass er nicht zu sehen ist.
- Zusätzlich können Entspannungsmethoden, wie Yoga, autogenes Training oder progressive Muskelrelaxation vor dem Schlafengehen hilfreich sein.

Selbstmedikation

⑤ Reichen die oben aufgeführten Maßnahmen nicht aus, kann im Rahmen der Selbstmedikation auf H_1-Antihistaminika oder auch pflanzliche Sedativa zurückgegriffen werden. Als Mittel der Wahl empfiehlt Embryotox das Antihistaminikum Doxylamin sowie – mit Einschränkungen – Diphenhydramin (Tab. 21.9).

Die zu den pflanzlichen Sedativa zugehörigen Baldrianwurzel-Zubereitungen ergaben in klinischen Untersuchungen Hinweise auf eine verkürzte abendliche Einschlafzeit sowie eine Verbesserung der Schlafqualität, wobei unklar ist, welchem der Inhaltsstoffe diese Wirkung zugeschrieben werden kann (Tab. 21.10).

Weitere pflanzliche Sedativa wie Hopfen, Melisse oder auch Passionsblume finden sich nicht in Embryotox. Ihr Nutzen zur Behandlung von Schlafstörungen ist nicht ausreichend durch kontrollierte Studien untersucht.

Tab. 21.10 Arzneistoffprofil: Baldrianextrakt

Arzneistoff, Handelsname (Bsp.)	Dosierung, Bemerkungen
Baldrian (Baldriparan®, Generika), Erfahrungsumfang Embryotox: mittel 	Erwachsene und Jugendliche > 12 Jahre: 1–3 × tgl. 500–600 mg Trockenextrakt ED, bei Schlafstörungen 1–2 Tabletten 30–60 Minuten vor dem Schlafengehen, Anwendung während der Schwangerschaft und Stillzeit ist akzeptabel auf nichtalkoholische Zubereitungen ist zu achten
Besonderheiten	
▪ **Schwangerschaft:** Baldrian bisher nicht als bedenklich erwiesen, bislang weder Hinweise auf teratogene noch fetotoxische Effekte, systematische Untersuchungen zu fetotoxischen Wirkungen fehlen allerdings, ▪ **Stillzeit:** bislang keine Hinweise auf Unverträglichkeiten beim gestillten Kind, ▪ **Cave:** Alkoholgehalt der Zubereitungen.	

Merke

Schlafstörungen gehören zu den häufigen Beschwerden im Verlauf der Schwangerschaft. Erzielt eine nichtmedikamentöse Behandlung keine ausreichende Linderung der Beschwerden, können die Ein- und Durchschlafprobleme im Rahmen der Selbstmedikation mit Doxylamin oder Diphenhydramin (unter Beachtung der Einschränkungen) kurzzeitig behandelt werden. Zubereitungen aus Baldrian-Trockenextrakt stellen eine pflanzliche Alternative in der Behandlung von Schlafstörungen dar; hier ist allerdings auf die Abgabe nichtalkoholischer Zubereitungen zu achten!

21.2.5 Schmerzen

Dieser Absatz gibt Ihnen eine Kurzübersicht über die Wirkstoffe zur Behandlung von Schmerzen, die bei Schwangeren im Rahmen der Selbstmedikation (basierend auf der Embryotox-Datenbank) empfohlen werden können. Weitere und detailliertere Informationen finden sich in (▸ Kap. 3).

Grenzen der Selbstmedikation

Die Selbstmedikation sollte nur über einen begrenzten Zeitraum erfolgen. Bei ihrem nächsten Gynäkologenbesuch sollte die Schwangere den Arzt über ihre durchgeführte Selbstmedikation informieren. Bei Fieber, Schmerzen im unteren Bauchraum oder besonders starken Beschwerden sollten die Schwangeren ihren Arzt aufsuchen.

Nichtmedikamentöse Maßnahmen

Auch bei Schmerzen können – je nach Schmerzart – nichtmedikamentöse Maßnahmen zur Symptomlinderung beitragen:

Kopfschmerzen

- Kältekompressen auf Stirn, japanisches Heilpflanzenöl auf die Stirn/Schläfen tupfen,
- Wärmeanwendung (Heizkissen, warmes Vollbad, Wärmepads, z. B. ThermaCare®) bei Verspannungen im Schulter- und/oder Nackenbereich, die zu Kopfschmerzen führen,
- bei Kopfschmerzen, die durch Muskelverspannungen verursacht sind, können Entspannungsmethoden wie Yoga, autogenes Training oder progressive Muskelrelaxation nach Jacobson helfen,
- auf ausreichende Flüssigkeitszufuhr achten,
- Akupunktur, chiropraktische sowie osteopathische Behandlungen,
- ausgeglichene Lebensführung, Ausdauertraining (Walking, Schwimmen).

Rückenschmerzen

- Hilfreich sind Wärmeanwendung (Heizkissen, warmes Vollbad, Wärmepads, z. B. ThermaCare®) bei Muskelverspannungen im (unteren) Rückenbereich,
- gezielt die Rückenmuskulatur trainieren,
- in Bewegung bleiben, sich hinlegen oder etwa Bettruhe verschlimmern häufig die Symptomatik,
- bei Muskelverspannungen: Entspannungsmethoden wie Yoga, autogenes Training oder progressive Muskelrelaxation können die Symptome verbessern.

Tab. 21.11 Arzneistoffprofil: nichtsteroidale Antirheumatika (NSAR)

Arzneistoff, Handelsname (Bsp.)	Dosierung, Bemerkungen
Paracetamol (ben-u-ron®, Generika), Erfahrungsumfang Embryotox: hoch	Erwachsene und Jugendliche > 12 Jahre: 500–1000 mg, 3–4 × tgl., Tageshöchstdosis: 4000 mg, in jeder Phase der Schwangerschaft Mittel der Wahl; Stillzeit: neben Ibuprofen Mittel der Wahl
Ibuprofen (Aktren®, Nurofen®, Generika), Erfahrungsumfang Embryotox: hoch	Erwachsene und Jugendliche > 12 Jahre: 200–400 mg, 1–4 × tgl., Tageshöchstdosis: 1200 mg, Mittel der Wahl **nur** in 1. und 2. Trimenon (bis SSW 28), danach kontraindiziert; Stillzeit: Mittel der Wahl neben Paracetamol
Acetylsalicylsäure (Aspirin®, Generika), Erfahrungsumfang Embryotox: hoch	Erwachsene und Jugendliche > 16 Jahre: 500–1000 mg 1–6 × tgl., Tageshöchstdosis: 3000 mg, Mittel der 2. Wahl bis SSW 28, danach kontraindiziert; **Ausnahme:** Low-Dose-Behandlung bei entsprechender Indikation nach Nutzen-Risiko-Abwägung über die gesamte Schwangerschaft möglich, Stillzeit: nur gelegentliche Einnahme von ASS als Schmerzmittel bis 1,5 g/d vertretbar (regelmäßige Einnahme nicht!), Paracetamol und Ibuprofen sind zu bevorzugen; unproblematisch ist eine Low-Dose-Behandlung mit 100–300 mg pro Tag

Besonderheiten

- **Schwangerschaft:** Paracetamol: Nach heutigem Wissen ist Paracetamol sicher. Hinweise zu schädigenden Folgen für das Neugeborene oder auch erhöhtem Fehlbildungsrisiko konnten bislang nicht bewiesen werden (weitere Infos unter www.embryotox.de/das-institut/aktuelles/details/paracetamol-maerz-2018/).
  Ibuprofen/ASS: nichtsteroidale Antirheumatika (NSAR) können etwa ab der 28 SSW über die Hemmung der Prostaglandinsynthese zum vorzeitigen Verschluss des Ductus arteriosus (DA) Botalli beim Fetus führen, wobei die Empfindlichkeit des DA mit zunehmendem Gestationsalter wächst. ASS: Unter der Geburt wurde ein erhöhter mütterlicher Blutverlust nach Salicylateinnahme beobachtet. Das Risiko für intrakranielle Blutungen kann insbesondere bei Frühgeborenen bei analgetische Einzeldosen von 500 mg kurz vor der Geburt erhöht sein. Wenn möglich, sollte eine Low-Dose-Behandlung von ASS, sofern nach Nutzen-Risiko-Abwägung möglich, kurz vor der Geburt abgesetzt werden.
- **Stillzeit:** Hinweise auf Unverträglichkeiten beim Säugling existieren nicht.
- **Cave:** Bei Leber- und Niereninsuffizienz muss die Paracetamol-Dosis reduziert werden.
- In allen 3 **Fachinformationen** wird eine Anwendung in der Schwangerschaft **als möglich erwähnt**; allerdings **mit der Einschränkung:** Anwendung, wenn nötig mit der geringsten wirksamen Dosis für den kürzest möglichen Zeitraum und mit der geringst möglichen Häufigkeit. ASS und Ibuprofen sind nur bis zur 24. SSW einsetzbar, danach besteht eine Kontraindikation.

21

Selbstmedikation

⑥ Reichen die oben aufgeführten Maßnahmen nicht aus, stehen verschiedene Substanzen für die Selbstmedikation zur Verfügung (Tab. 21.11).

Merke

Schmerzen wie beispielsweise Kopf- oder auch Rückenschmerzen, können im Rahmen der Selbstmedikation behandelt werden, wenn nichtmedikamentöse Maßnahmen keine ausreichende Linderung bringen. Das Schmerzmittel der ersten Wahl ist Paracetamol, wobei zu beachten ist, dass diese Substanz keine antiphlogistische Wirkung besitzt. Ibuprofen, das zusätzlich antiphlogistisch wirkt, ist ebenfalls Mittel der ersten Wahl, darf aber nur bis zur 28. Schwangerschaftswoche eingesetzt werden. Als Mittel der zweiten Wahl ist Acetylsalicylsäure (in analgetischer Dosierung) anzusehen; es darf jedoch ebenfalls nur bis zu 28. SSW eingesetzt werden. In blutverdünnender Dosierung (Low-Dose-Behandlung) kann ASS nach Nutzen-Risiko-Abwägung über den gesamten Zeitraum der Schwangerschaft angewendet werden. Ein Absetzen kurz vor der Geburt wird allerdings, wenn möglich, empfohlen.

21.2.6 Sodbrennen

Ist der Tonus des Ösophagussphinkters erniedrigt, kommt es zum insuffizienten Verschluss und möglichem Rückfluss von Mageninhalt und -säure, die Ursache für Sodbrennen. Typische Symptome sind neben saurem Aufstoßen, ein brennender Schmerz/Druckgefühl hinter dem Brustbein sowie ein unangenehmes Druck- oder Völlegefühl. Auch ein Brennen im Rachen, eine belegte Stimme, Heiserkeit oder morgendliches Räuspern sowie Reizhusten können Begleiterscheinungen sein. Die Beschwerden treten insbesondere nach fettreichen Mahlzeiten, beim Bücken oder Liegen oder auch nachts auf. Neben Muskelschwäche, einigen Erkrankungen, Medikamenten oder Rauchen, kann auch eine Schwangerschaft aufgrund des erhöhten Progesteronspiegels zur Tonusminderung des unteren Speiseröhrenschließmuskels führen. Ein weiterer Grund für Sodbrennen in der Schwangerschaft ist der erhöhte Platzbedarf des Fetus. Im Verlauf einer Schwangerschaft leiden 30–50 % der Schwangeren unter Sodbrennen.

Grenzen der Selbstmedikation

Die Selbstmedikation sollte nur über einen begrenzten Zeitraum erfolgen. Die Schwangere sollte bei ihrem nächsten Gynäkologenbesuch den Arzt über ihre durchgeführte Selbstmedikation informieren. Bei besonders starken Beschwerden müssen die Schwangeren ihren Arzt aufsuchen. Ebenfalls abgeklärt werden müssen ständiger Nüchternschmerz, Gewichtsabnahme, Schluckstörungen, anhaltende Schmerzen hinter dem Brustbein oder im Oberbauch, Husten oder Luftnot, Schwindel, Verdacht auf arzneimittelbedingte Magenbeschwerden oder auch eine bekannte Ulkusanamnese.

Nichtmedikamentöse Maßnahmen

Beim Beschwerdebild Sodbrennen kann häufig schon mit einer Änderung von Ernährungs- und Lebensgewohnheiten eine deutliche Verbesserung der Beschwerden erreicht werden. Folgende Änderungen haben sich als hilfreich erwiesen:

- großvolumige, fettreiche oder stark gewürzte Mahlzeiten meiden (setzen Muskeltonus des Schließmuskels herab, erhöhen Druck im Bauchraum),
- auf Fett und Zucker zugunsten von Protein (Joghurt, Käse, Milch) verzichten,
- über den Tag verteilt mehrere kleine Mahlzeiten zu sich nehmen,
- Mahlzeiten im Sitzen einnehmen,
- die letzte Abendmahlzeit nicht zu spät einnehmen → 2–3 Stunden vor dem Schlafengehen,
- Alkohol und Kaffee einschränken bzw. meiden,
- Verzicht auf kohlensäurehaltige, saure und zuckerhaltige Getränke (Mineralwasser, Fruchtsäfte, Limonaden) → stilles Wasser oder auch Früchtetees bevorzugen,
- nach dem Essen einen Kaugummi kauen um den Speichelfluss anzuregen,
- mit leicht erhöhtem Kopfteil bzw. Oberkörper schlafen,
- auf regelmäßige Bewegung achten, z. B. anstelle eines Mittagsschlafs einen Verdauungsspaziergang machen,
- nicht zu enge Kleidung tragen,
- Stress reduzieren.

Selbstmedikation

⑦ Führen die nichtmedikamentösen Maßnahmen nicht zum Erfolg, können die Schwangeren aus verschiedenen Wirkstoffen für die Selbstbehandlung von Sodbrennen wählen. Als Mittel der 1. Wahl gelten Antazida, wie Magaldrat und Hydrotalcit (Tab. 21.12). Aber auch Omeprazol und Pantoprazol können über die gesamte Schwangerschaft als Alternativen angewendet werden, sollten Antazida nicht ausreichend wirken.

Protonenpumpen-Inhibitoren (PPI) wie Omeprazol und Pantoprazol blockieren das für die Säuresekretion im Magen wichtige Enzym H^+/K^+-ATPase. Es kommt zu einer fast vollständigen Unterdrückung der Salzsäure-Sekretion. Die Wirkung der PPI hält über 1–5 Tage an. Omeprazol ist plazentagängig (Tab. 21.13).

Tab. 21.12 Arzneistoffprofil: Antazida

Arzneistoff, Handelsname (Bsp.)	Dosierung, Bemerkungen
Magaldrat (Riopan®, Generika), Erfahrungsumfang Embryotox: hoch 	Erwachsene und Jugendliche > 12 Jahre: 800–1600 mg mehrmals täglich zwischen den Mahlzeiten und vor dem Schlafengehen, Tageshöchstdosis: 6400 mg, kann in der Schwangerschaft als Antazidum in normaler Dosierung eingesetzt werden; Stillzeit: gehört zu den Mitteln der Wahl, darf indikationsgerecht eingenommen werden 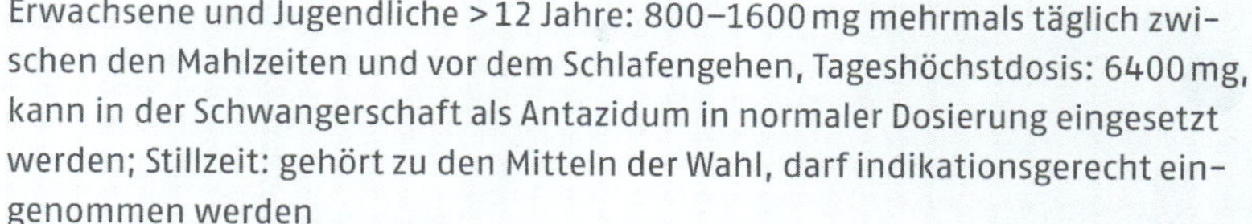
Hydrotalcit (Talcid®, Generika), Erfahrungsumfang Embryotox: hoch 	Erwachsene und Jugendliche > 12 Jahre: 500–1000 mg mehrmals täglich zwischen den Mahlzeiten und vor dem Schlafengehen, Tageshöchstdosis: 6000 mg, kann in der Schwangerschaft als Antazidum in normaler Dosierung eingesetzt werden; Stillzeit: gehört zu den Mitteln der Wahl, darf indikationsgerecht eingenommen werden

Besonderheiten

- **Schwangerschaft:** Hinweise auf negative Auswirkungen auf die Schwangerschaft haben sich bei umfangreicher Anwendung nicht ergeben. Obwohl gelegentlich diskutiert wird, dass aus Antazida resorbiertes Aluminium zu funktionellen Störungen im ZNS und in den Nieren des Fetus führen könnte, haben sich dafür klinisch bisher keine Hinweise ergeben. Systemische Wirkungen sind aufgrund geringer Resorptionsquoten von Aluminium und Magnesium aus den Antazida nicht zu erwarten.
- **Stillzeit:** Systematische Untersuchungen zur Stillzeit liegen nicht vor. Über Symptome bei gestillten Säuglingen wurde bisher nicht berichtet.
- **Cave:** Patientinnen mit Niereninsuffizienz.
- Gaviscon®, ein Antazidum, das Alginate enthält, „kann während der Schwangerschaft/Stillzeit eingenommen werden" (findet sich jedoch nicht in Embryotox). Gleiches gilt für Rennie®, das Calcium- und Magnesiumcarbonat enthält. Auch hier findet sich in der Gebrauchsanweisung der Hinweis: „Rennie® kann während der Schwangerschaft und Stillzeit gemäß den Einnahmeempfehlungen eingenommen werden."

21

 **Merke**

Sodbrennen ist eines der häufigsten Symptome in der Schwangerschaft. Neben dem erhöhten Platzbedarf des Fetus führen auch erhöhte Progesteronspiegel zu einer Tonusminderung des Ösophagussphinkter. Häufig können bereits nichtmedikamentöse Maßnahmen zu einer ausreichenden Symptomlinderung führen. Ist eine nichtmedikamentöse Behandlung nicht ausreichend, können die Beschwerden im Rahmen der Selbstmedikation mit Antazida wie Magaldrat oder Hydrotalcit sowie den PPI Omeprazol und Pantoprazol behandelt werden.

21.2.7 Obstipation

Von einer Verstopfung spricht man, wenn die Patientin zu selten Stuhlgang hat (weniger als dreimal pro Woche) oder, wenn der Stuhl hart ist und nur durch starkes Pressen und/oder unter Schmerzen abgesetzt werden kann. Das Gefühl, an einer Obstipation zu leiden, ist sehr individuell, da auch die Passagezeit der Nahrung durch den Gastrointestinaltrakt sehr individuell ist. Einige Personen haben täglich Stuhlgang, andere nur alle 2–3 Tage. Verstopfung ist ein weiteres häufiges Beschwerdebild im Verlauf einer Schwangerschaft. Etwa 40 % aller Schwangeren klagen darüber. Die hormonellen Veränderungen in der Schwangerschaft bewirken eine Tonusminderung der Darmmuskulatur und führen zu einer verlangsamten Darmpassage des Speisebreis. Die gesteigerte Resorption von Wasser und Elektrolyten begünstigt dies zusätzlich. Außerdem steigt mit wachsender Größe des Fetus der Druck auf den Dickdarm; auch die Beckenbodenmuskulatur wird durch den wachsenden Uterus geschwächt; einige Schwangere sind körperlich weniger

Tab. 21.13 Arzneistoffprofil: Protonenpumpen-Inhibitoren (PPI)

Arzneistoff, Handelsname (Bsp.)	Dosierung, Bemerkungen
Omeprazol (OMEP® akut, Antra®, Generika), Erfahrungsumfang Embryotox: sehr hoch ●	Erwachsene: 1 × tgl. 20 mg ED, Mittel der Wahl bei Refluxösophagitis und Eradikation von *Helicobacter pylori*; Stillzeit: kann eingesetzt werden, falls ein PPI erforderlich ist
Pantoprazol (PANTOZOL Control®, Generika), Erfahrungsumfang Embryotox: hoch ●	Erwachsene: 1 × tgl. 20 mg ED, Mittel der Wahl bei Refluxösophagitis und Eradikation von *Helicobacter pylori*, das besser untersuchte Omeprazol ist vorzuziehen; Stillzeit: kann eingesetzt werden, falls ein PPI erforderlich ist

Besonderheiten

- **Schwangerschaft:** In verschiedenen Studien zu Protonenpumpen-Inhibitoren wurden etwa 6000 Schwangere (der überwiegende Anteil mit Omeprazol) vorwiegend prospektiv ausgewertet. Dabei wurde kein erhöhtes Fehlbildungsrisiko beobachtet. Fetotoxische Effekte wurden bisher nicht beschrieben.
- **Stillzeit:** Es gibt nur eine Publikation zum Stillen unter mütterlicher Omeprazol-Therapie, auf der die Daten zum Übergang in die Muttermilch beruhen. Die kindliche Dosis liegt deutlich unterhalb der therapeutischen Dosis im Säuglingsalter. Aufgrund der hohen Plasmaeiweißbindung und der geringen oralen Verfügbarkeit bei Aufnahme zusammen mit der Muttermilch werden keine Symptome bei den gestillten Kindern erwartet und wurden bisher auch nicht beschrieben. Zu Pantoprazol existieren nur Einzelfallberichte.
- **Cave:** Patientinnen mit Leberinsuffizienz.

aktiv als vorher – all dies sind mögliche Ursachen für eine Obstipation.

Grenzen der Selbstmedikation

Die Selbstmedikation sollte nur über einen begrenzten Zeitraum erfolgen. Besteht der Verdacht, dass die Verstopfung Ursache einer unerwünschten Arzneimittelwirkung (z. B. bei Einnahme von Eisenpräparaten, aluminiumhaltigen Antazida, Antidepressiva) oder einer Erkrankung (z. B. Diabetes mellitus, Hypothyreose) ist, sollte die Schwangere an ihren Arzt verwiesen werden. Das gilt auch bei unklaren, krampfartigen Abdominalschmerzen, bei Blut im oder auf dem Stuhl, bei Obstipation mit Übelkeit und Erbrechen oder auch dann, wenn Verstopfung und Durchfall im Wechsel auftreten. Die Schwangere sollte bei ihrem nächsten Gynäkologenbesuch den Arzt über ihre durchgeführte Selbstmedikation informieren.

Nichtmedikamentöse Maßnahmen

Unter einer Obstipation leiden etliche Schwangere aufgrund der physiologischen Veränderungen des Körpers während der Schwangerschaft. Häufig können bereits nichtmedikamentöse Maßnahmen helfen, die Symptome zu lindern. Eine Schwangere sollte grundsätzlich immer zuerst eine Behandlung der Beschwerden mit nichtmedikamentösen Therapiemaßnahmen versuchen. Hierzu gehören beispielsweise:

- Umstellung der Ernährungsgewohnheiten auf ballaststoffreiche Kost. Das heißt Vermeidung von „stopfenden" Nahrungsmitteln wie Teigwaren, Schokolade, Weißbrot, Kakao und stattdessen Verzehr von Vollkornprodukten, Obst, Gemüse. Die Deutsche Gesellschaft für Ernährung (DGE) empfiehlt mindestens 30 g Ballaststoffe pro Tag.
- Auf eine ausreichende Flüssigkeitszufuhr sollte die Schwangere achten, auch wenn eine erhöhte Flüssigkeitsaufnahme nach aktueller Datenlage noch keine positive Wirkung gegen Obstipation belegen konnte.
- In Einzelfällen kann auch ein morgendliches kaltes Glas Wasser auf nüchternen Magen helfen, die Darmperistaltik anzuregen.
- Durch die Einnahme von Füll- und Quellstoffen wie indische Flohsamenschalen oder auch Leinsamen (als Mittel der 1. Wahl in Embryotox) wird das Stuhlvolumen erhöht und die Verdauung angeregt. Wichtiger Hinweis für die Patientin: Ausreichend trinken, damit die Schleimstoffe der Drogen richtig aufquellen und wirken können! Bei zu geringer Flüssigkeitsaufnahme kann das Ganze ins Gegenteil umschlagen (bis hin zu einem Darmverschluss).
- Körperlich aktiv sein mit täglichen Spaziergängen, Ausdauersportarten etc.

Tab. 21.14 Arzneistoffprofil: osmotisch wirkende Laxanzien

Arzneistoff, Handelsname (Bsp.)	Dosierung, Bemerkungen
Lactulose (Bifiteral®, Generika), Erfahrungsumfang Embryotox: gering	Erwachsene: 1–2 × tgl. 5–10 g ED, kann in allen Stadien der Schwangerschaft eingesetzt werden, wenn Füll- bzw. Quellstoffe nicht wirksam sind; Stillzeit: Mittel der Wahl
Macrogol (Movicol®, Generika), Erfahrungsumfang Embryotox: gering	Erwachsene: 1–3 × tgl. 15 g (in Wasser aufgelöst) ED, kann in allen Stadien der Schwangerschaft eingesetzt werden, wenn Füll- bzw. Quellstoffe nicht wirksam sind; Stillzeit: Mittel der Wahl

Besonderheiten

- **Schwangerschaft:** Studien zur Anwendung von Lactulose oder Macrogol in der Schwangerschaft liegen nicht vor; breite Markterfahrung und die geringe Resorptionsquote sprechen gegen ein teratogenes Risiko; bisherige Beobachtungen sprechen gegen ein fetotoxisches Risiko,
- **Stillzeit:** Berichte über Symptome von unter Lactulose oder Macrogol therapierten Stillenden liegen nicht vor,
- **Sonstige:** Lactulose kann Blähungen verursachen (insbesondere zu Beginn der Anwendung).
- In der Gebrauchsanweisung von Lactulose wird darauf hingewiesen, dass „Lactulose während Schwangerschaft und Stillzeit angewendet werden kann".

21

- Sich ausreichend Zeit für die Verdauung nehmen: Den Toilettengang in den Tagesablauf einplanen, den Stuhlgang nicht unterdrücken!
- Vermeidung von Stress. Zusätzlich können Entspannungsmethoden wie Yoga, autogenes Training oder progressive Muskelrelaxation unterstützend wirken.

Selbstmedikation

⑧ Reichen die oben aufgeführten Maßnahmen nicht aus, können Schwangere auf Laxanzien zurückgreifen. Allerdings gilt: Laxanzien sollten nur bei schwerer Obstipation und nach dem erfolglosen Einsatz diätetischer und physikalischer Maßnahmen (siehe oben) eingesetzt werden. Die Anwendung sollte möglichst kurzfristig erfolgen, da Wasserverluste und Elektrolytveränderungen den Feten schädigen könnten.

Als Mittel der 1. Wahl verweist Embryotox auf Füll- und Quellstoffe (siehe nichtmedikamentöse Maßnahmen), da diese nicht resorbiert werden und die Darmperistaltik fördern. Hierbei ist jedoch wichtig, dass die Schwangere auf eine ausreichende Flüssigkeitszufuhr achtet. Ist die Wirkung der Quellmittel unzureichend, sind Lactulose oder Macrogol die Abführmittel der Wahl. Kann mit diesen Substanzen auch keine ausreichende Symptomverbesserung erreicht werden, kommt kurzfristig Bisacodyl oder Glycerol infrage. Gleiches gilt für Natriumpicosulfat oder auch Sobitol, rektal angewendet.

Lactulose und Macrogol (Polyethylenglycol) sind osmotisch wirkende Laxanzien. Macrogol hat ein hohes Molekulargewicht und wird praktisch nicht aus dem Magen-Darm-Trakt resorbiert. Lactulose, ein osmotisch wirkendes Disaccharid aus Galactose und Fructose, ist im Magen-Darm-Trakt ebenfalls schwer resorbierbar. Über die Bindung von Wasser bilden sie große Kotmengen mit weicher Konsistenz; die Darmperistaltik wird angeregt. Darüber hinaus wird Lactulose im Kolon von Darmbakterien zu kurzkettigen organischen Säuren abgebaut, diese wirken zusätzlich steigernd auf die Darmperistaltik. Weitere osmotisch wirkende Laxanzien wie Lactose oder Lactitol finden sich nicht in Embryotox (Tab. 21.14).

Bisacodyl und Natriumpicosulfat, beides Triarylmethan-Derivate, die nur zu einem geringen Anteil aus dem Gastrointestialtrakt resorbiert werden, wirken stimulierend auf die propulsive Motilität des Kolons. Sie hemmen die Wasserresorption aus dem Darm und machen den Stuhl dadurch weicher (Tab. 21.15).

Die beiden mehrwertigen Alkohole Glycerol und Sorbitol werden rektal entweder als Zäpfchen oder Mikroklysmen angewendet. Sie wirken schwach osmotisch und weichen die Fäzes auf. Beide Substanzen werden rektal appliziert kaum resorbiert. Bei Embryotox sind Glycerol und Sorbitol unter der Rubrik Medikamente zwar nicht aufgeführt, allerdings wird bei der allgemeinen Besprechung der Erkrankungen (Obstipation) auf sie verwiesen (Tab. 21.16). Auch in den Fachinformationen von Glycilax® und Microlax® wird aufgeführt, dass sowohl Glycerol als auch Sorbitol während Schwangerschaft und Stillzeit angewendet werden können.

Tab. 21.15 Arzneistoffprofil: antiresorptiv oder hydragog wirkende Laxanzien

Arzneistoff, Handelsname (Bsp.)	Dosierung, Bemerkungen
Bisacodyl (Dulcolax®, Generika), Erfahrungsumfang Embryotox: gering	Erwachsene: 1 × tgl. 5–10 mg ED peroral oder 1 × tgl. 10 mg rektal, kann kurzfristig in der Schwangerschaft eingesetzt werden, wenn Füll- bzw. Quellstoffe bzw. Lactulose oder Macrogol nicht ausreichend wirksam sind; Stillzeit: Anwendung möglich
Natriumpicosulfat (Laxoberal®, Agiolax® Pico, Generika), Erfahrungsumfang Embryotox: gering	Erwachsene: 1 × tgl. 5–10 mg ED, kann kurzfristig in der Schwangerschaft eingesetzt werden, wenn Füll- bzw. Quellstoffe bzw. Lactulose oder Macrogol nicht ausreichend wirksam sind; Stillzeit: Anwendung möglich

Besonderheiten

- **Schwangerschaft:** Studien zur Anwendung von Bisacodyl oder Natriumpicosulfat in der Schwangerschaft liegen nicht vor; breite Markterfahrung und die geringe Resorptionsquote sprechen gegen ein teratogenes Risiko; bisherige Beobachtungen sprechen gegen ein fetotoxisches Risiko,
- **Stillzeit:** bisherige Erfahrungen sprechen gegen ein relevantes Risiko für den gestillten Säugling,
- **Sonstige:** krampfartige Bauchschmerzen aufgrund der motorischen Wirkung können vorkommen.

Tab. 21.16 Arzneistoffprofil: defäkationsfördernde Laxanzien

Arzneistoff, Handelsname (Bsp.)	Dosierung, Bemerkungen
Glycerol (Glycilax®), Erfahrungsumfang Embryotox: nicht gelistet	Erwachsene: 1 × tgl. 1–2 g Glycerol 85 % ED; bei hartnäckigen Verstopfungen kann ein weiteres Zäpfchen eingeführt werden, Fachinformation: Berichte über schädliche Wirkungen bei rektaler Anwendung während der Schwangerschaft und Stillzeit beim Menschen nicht bekannt
Sorbitol (Microlax®), Erfahrungsumfang Embryotox: nicht gelistet	Erwachsene: 1 × tgl. 1 Miniklistier ED (450 mg Natriumcitrat, 64,5 mg Dodecyl(sulfoacetat), Natriumsalz 70 %, 4465 mg Sorbitol-Lösung 70 %), Fachinformation: bei bestimmungsmäßigem Gebrauch während Schwangerschaft und Stillzeit anwendbar

Besonderheiten

- Fachinformation Microlax®: „Es gibt keine Studien an schwangeren Frauen. Da dieses Arzneimittel bei bestimmungsgemäßer Anwendung wahrscheinlich eine geringe systemische Resorption aufweist, sind bei Anwendung während der Schwangerschaft und Stillzeit keine negativen Auswirkungen auf die Gesundheit des Fetus/Neugeborenen zu erwarten."
  Ähnliches findet sich bei Glycilax®: Berichte über schädliche Wirkungen bei rektaler Anwendung während Schwangerschaft und Stillzeit beim Menschen sind nicht bekannt.

Bei den salinischen Osmolaxanzien beurteilt Embryotox Glaubersalz als aktzeptabel, während bei Bittersalz Zurückhaltung empfohlen wird. Wegen der Gefahr der Störung von Elektrolyt- und Flüssigkeitshaushalt und insbesondere vor dem Hintergrund, dass besser erprobte Substanzen existieren, sollten Schwangere diese Substanzen besser meiden. Kontraindiziert bei Schwangeren sind Anthrachinon-Derivate wie Senna, Rhabarberwurzel, Faulbaumrinde und Aloe. Für diese antiresorptiv, hydragog wirkenden Substanzen wird diskutiert, ob sie eine stimulierende Wirkung auf die Uterusmuskulatur haben und damit Wehen auslösend sein könnten. Auch Paraffin und Rizinusöl sollten nicht als Laxanzien während der Schwangerschaft angewendet werden. Zu Rizinusöl findet sich folgende Anmerkung in Embryotox: „Rizinusöl sollte aus prinzipiellen Erwägungen in der Schwangerschaft gemieden werden. Von einer unkritischen Anwendung als Wehenmittel muss abgeraten werden, da der genaue Wirkmechanismus an der Uterusmuskulatur ungeklärt ist. Es liegen vereinzelt Berichte über schwerwiegende Auswirkungen bei Müttern und Kindern vor. Ein nennenswerter Übergang von Rizinusöl zum gestillten Kind ist zwar aufgrund der schlechten oralen Bioverfügbarkeit unwahrscheinlich. Allerdings wird die Resorption fettlöslicher Vitamine durch Rizinusöl gehemmt. Rizinusöl sollte auch in der Stillzeit möglichst gemieden werden. Bei zwingender Indikation erfordert eine kurzfristige Anwendung keine Einschränkung des Stillens."

 **Merke**

Die Obstipation gehört zu den häufigen Beschwerden im Verlauf einer Schwangerschaft. Häufig können bereits nichtmedikamentöse Maßnahmen zu einer ausreichenden Symptomlinderung führen, z. B. die Anwendung von Füll- und Quellstoffen (indische Flohsamenschalen, Leinsamen), die in Embryotox als Mittel der 1. Wahl aufgeführt werden. Bei unzureichender Wirkung der nichtmedikamentösen Maßnahmen sind Lactulose oder Macrogol die Abführmittel der Wahl. Weitere Alternativen, die kurzfristig eingesetzt werden können, sind Bisacodyl, Natriumpicosulfat oder auch Glycerol und Sobitol, rektal angewendet. Grundsätzlich gemieden werden sollten neben den Anthrachinon-Derivaten auch Rizinusöl und Paraffinöl.

21.2.8 Vaginalinfektionen

⑨ Vaginalinfektionen während der Schwangerschaft sind kein Fall für die Selbstmedikation – sie gehören in die Hand des Gynäkologen! Eine Selbstmedikation sollte nur im Notfall oder zur Überbrückung bis zum Arztbesuch durchgeführt werden!

Aufgrund der Hormonumstellungen sind Vaginalmykosen im Verlauf einer Schwangerschaft nicht selten. Mittel der Wahl sind Nystatin und Clotrimazol, die in allen Phasen der Schwangerschaft angewendet werden können. Bei bakteriellen Vaginosen besteht die Gefahr aufsteigender Infektionen, die zu vorzeitigem Blasensprung, Wehen oder sogar zu Frühgeburten führen können. Standardsubstanzen zur Behandlung sind Metronidazol (systemisch) oder Clindamycin (lokal).

Wichtiges in Kürze

① Im Verlauf einer Schwangerschaft kann es zu typischen Beschwerden kommen, die üblicherweise im Rahmen der Selbstmedikation behandelt werden. Häufig sind Schwangere jedoch unsicher, ob sie eine Selbstbehandlung durchführen dürfen oder sollen. Für etliche Situationen ist dies ganz eindeutig mit ja zu beantworten, allerdings immer unter der Voraussetzung, dass die nichtmedikamentösen Maßnahmen nicht erfolgreich waren, die Grenzen der Selbstmedikation beachtet werden und die Schwangere ihren behandelnden Gynäkologen beim nächsten Arztbesuch über die durchgeführte Selbstbehandlung informiert.
② Mittel der ersten Wahl in der Selbstmedikation bei Husten sind kurzzeitig Dextromethorphan als Hustenstiller und Ambroxol, Bromhexin sowie Acetylcystein als Hustenlöser.
③ Mittel der ersten Wahl in der Selbstmedikation bei Schnupfen sind Xylometazolin und Oxymetazolin (kurzzeitig) und Kochsalzlösung (Rhinopathia gravidarum).
④ Mittel der ersten Wahl in der Selbstmedikation bei Übelkeit/Erbrechen sind Doxylamin und Meclozin.
⑤ Mittel der ersten Wahl in der Selbstmedikation bei Schlafstörungen ist Doxylamin.
⑥ Mittel der ersten Wahl in der Selbstmedikation bei Schmerzen sind Paracetamol und Ibuprofen (nur bis zur 28. SSW).
⑦ Mittel der ersten Wahl in der Selbstmedikation bei Sodbrennen sind Magaldrat und Hydrotalcit.
⑧ Mittel der ersten Wahl bei der Selbstmedikation der Obstipation sind Lactulose und Macrogol.
⑨ Vaginalinfektionen sind kein Fall für die Selbstmedikation!

Weiterführende Literatur

ABDA – Bundesvereinigung Deutscher Apothekerverbände. Leitlinien und Arbeitshilfen der ABDA – Arbeitshilfe: Patienteninformation Schlafstörungen 2009. www.abda.de (Mitgliederbereich)

Bittinger M, Geißler B, Probst A et al. S2k-Leitlinie – Gastroösophageale Refluxkrankheit. Bayer Aerztebl, 10: 488–495, 2015

Deutsche Gesellschaft für Gastroenterologie, Verdauungs- und Stoffwechselkrankheiten (DGVS). S2k-Leitlinie – Gastroösophageale Refluxkrankheit. AWMF-Register Nr. 021/013, 2014

Deutsche Gesellschaft für Neurogastroenterologie und Motilität (DGNM), Deutsche Gesellschaft für Verdauungs- und Stoffwechselkrankheiten (DGVS) et al. S2k-Leitlinie – Chronische Obstipation: Definition, Pathophysiologie, Diagnostik und Therapie. AWMF-Register Nr. 021/019, 2013

Deutsche Gesellschaft für Schlafforschung und Schlafmedizin (DGSM). S3-Leitlinie Nicht erholsamer Schlaf/Schlafstörungen. AWMF-Register Nr. 063/001, 2009

Fachinformationen. www.fachinfo.de

Friebe-Hoffmann U, Hoffmann TK. Rhinopathia gravidarum und ihre Folgeerscheinungen. Der Gynäkologe, 38 (7): 605–612, 2005

Friese K, Mörike K, Neumann G et al. Arzneimittel in der Schwangerschaft und Stillzeit – ein Leitfaden für Ärzte und Apotheker. 8. Aufl., Wissenschaftliche Verlagsgesellschaft, Stuttgart 2015

Griese N, Schulz M. Schlafstörungen – Spürsinn und Sensibilität zeigen. Pharm Ztg, (154) 7: 20–28, 2009

Hinneburg I. Schwangerschaftserbrechen – viele Therapieoptionen, wenig Evidenz. Pharm Ztg, (156) 3: 30–33, 2011

Lennecke K, Hagel K, Przondziono K. Selbstmedikation für die Kitteltasche. 6. Aufl., Deutscher Apotheker Verlag, Stuttgart 2016

Mylonas I, Gingelmaier A, Kainer F. Erbrechen in der Schwangerschaft. Dtsch Aerztebl, 104 (25): 1821–1827, 2007

Neubeck M. Evidenzbasierte Selbstmedikation. 2. Aufl., Deutscher Apotheker Verlag, Stuttgart 2015

Pharmakovigilanz- und Beratungszentrum für Embryonaltoxikologie (Embryotox). Informationsseite Arzneimittelsicherheit in Schwangerschaft und Stillzeit. www.embryotox.de (Zugriff 06.11.2020)

Schmollich M, Jansen AC. Arzneimittel in Schwangerschaft und Stillzeit. Hippokrates Verlag, Stuttgart 2015

Schneider M. Schlafstörungen. Deutscher Apotheker Verlag, Stuttgart 2011

Schrulle H. Darmerkrankungen. Deutscher Apotheker Verlag, Stuttgart 2010

Schrulle H. Säurebedingte Magenerkrankungen. Deutscher Apotheker Verlag, Stuttgart 2012

Tipps für PhiPs

Die Beratung von Schwangeren sollten Sie mit Ihrem Ausbilder intensiv vorbereiten und besprechen. Dieses Kapitel bietet Ihnen eine Grundlage hierfür.

Tipps für Weiterzubildende

Bei diesem Thema herrscht oft Verunsicherung. Sie können auf den Bereich der Beratung von Schwangeren und Stillenden einen Schwerpunkt während Ihrer Weiterbildung legen und beispielsweise einen Beratungsleitfaden für das Apothekenteam erstellen. Dies trägt zu einer einheitlichen und sicheren Beratung von Schwangeren und Stillenden durch das gesamte Apothekerteam bei. Diese Arbeit kann als Projektarbeit umgesetzt werden. Die Teilnahme am Seminar A.10 „Besonderheiten der Pharmakotherapie bei Schwangeren und Stillenden" ergänzt Ihre Kenntnisse auf diesem Feld.

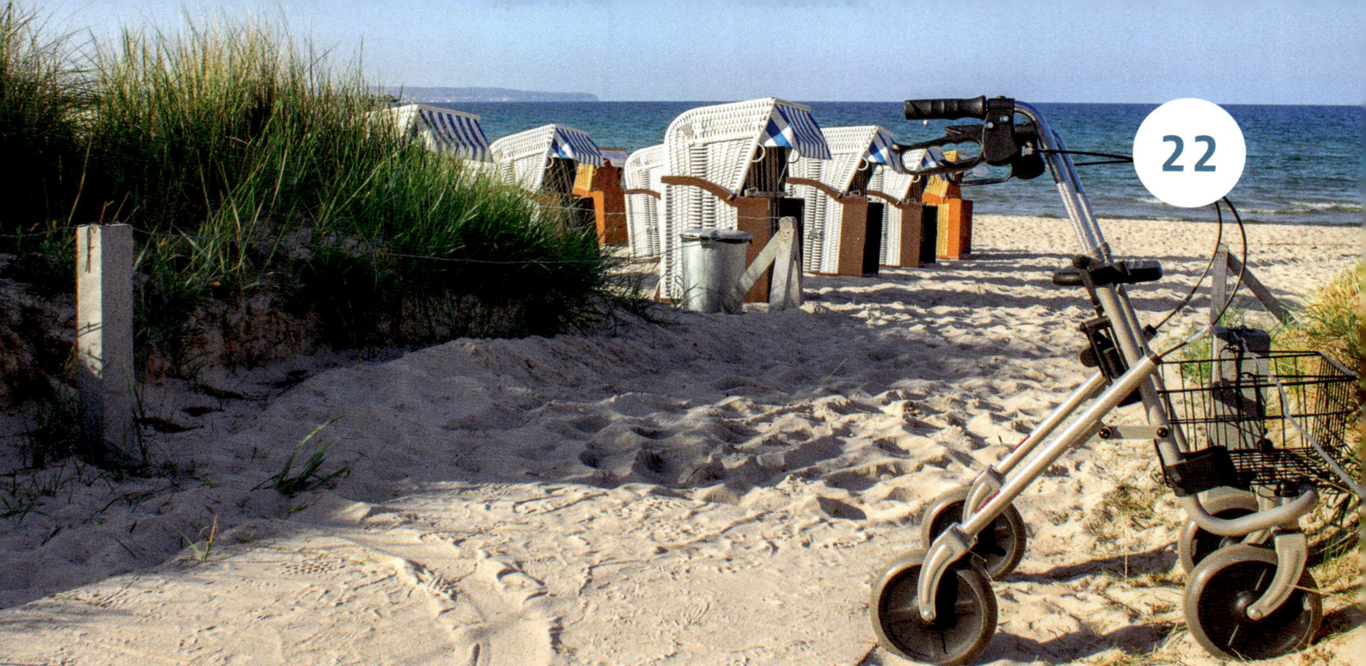

22

Arzneimitteltherapie bei älteren Patienten

Prof. Dr. Hanna M. Seidling, Prof. Dr. Walter E. Haefeli

Ältere Menschen sind häufig Kunden in der öffentlichen Apotheke und nahezu 90 % der über 65-Jährigen geben an, regelmäßig Arzneimittel einzunehmen. Auch wenn die Arzneimittelanwendung damit für viele Patienten oft schon seit Langem zum Alltag gehört, verdienen die Beratung gerade von chronisch kranken Patienten und die kontinuierliche Überprüfung der Arzneimitteltherapie besondere Aufmerksamkeit. Dieses Kapitel legt einen Schwerpunkt auf die kritische Bewertung und individualisierte Optimierung der Medikation geriatrischer Patienten.

22.1 Grundlagen

① Nach WHO werden Menschen meist ab ≥ 65 Jahren als älter bezeichnet. Diese Grenze findet sich oft auch in klinischen Studien und entsprechend auch in Fachinformationen wieder. Wenn man aber neben medizinischen auch soziologische und demografische Besonderheiten berücksichtigt, so erscheinen die Begrifflichkeiten des dritten und vierten Alters geeigneter, wobei das vierte Alter üblicherweise auf Menschen über 80 Jahre verweist. Dabei versteht die Altersforschung das Altern als hochindividuellen Prozess, der sich weniger an einem bestimmten chronologischen Lebensalter orientiert als vielmehr am Gesamtzustand des Patienten zu einem bestimmten Zeitpunkt. Zwar nimmt mit zunehmendem Lebensalter das Risiko für Multimorbidität zu, wann genau dies jedoch eintritt und welche Beeinträchtigungen für den Patienten damit einhergehen, ist hoch variabel. Wie gut das Leben gemeistert wird und wie funktional und selbstständig ein Patient die (instrumentellen) Aktivitäten des täglichen Lebens (**activities of daily living, ADL**), zu denen auch die Arzneimitteltherapie gehört, noch ausführen kann, beschreibt schlussendlich treffender als das chronologische Alter, wie eingeschränkt eine Person im Alltag ist und welche Art von Unterstützung sie braucht. Um eine individuelle Therapieentscheidung treffen zu können, sind deshalb geriatrische Assessments und das Erkennen individueller Grenzen, z. B. bedingt durch **Gebrechlichkeit (Frailty)**, bedeutungsvoller und fix definierten Altersgrenzen weit überlegen.

 Merke

Altern ist ein individuell hoch variabler Prozess, dessen Resultat zu einem gegebenen Zeitpunkt weniger vom chronologischen Lebensalter des Patienten bestimmt wird als vielmehr von Summe und Art der Einschränkungen und ihrer dynamischen Entwicklung.

22.2 Pharmakologische Besonderheiten

Bei älteren Patienten kann sich aufgrund veränderter physiologischer Eigenschaften die Pharmakokinetik und/oder Pharmakodynamik von Arzneistoffen verändern.

Im Folgenden soll ein kurzer Überblick über die veränderten physiologischen Eigenschaften gegeben werden. Am relevantesten für die Pharmakokinetik ist dabei die Veränderung der glomerulären Filtrationsrate und für die Pharmakodynamik die funktionelle Einschränkung vieler Zielorgane (z. B. ZNS), wodurch sie sensitiver werden, bereits auf niedrigere Konzentrationen reagieren und weniger Gegenregulations- und Kompensationsmöglichkeiten haben.

22.2.1 Pharmakokinetik

Resorption

Für ältere Patienten ist gelegentlich ein leicht erhöhter Magen-pH-Wert, eine verlangsamte Magenentleerung, eine geringere Absorptionsfläche im Gastrointestinaltrakt und eine insgesamt verringerte gastrointestinale Motilität beschrieben, was theoretisch Zeitpunkt und Höhe der Spitzenkonzentration von einzelnen Arzneistoffen beeinflussen könnte, jedoch in der Praxis nicht immer gezeigt wurde.

Verteilung

Aufgrund der Abnahme von Gesamtmuskelmasse und Körperwasser und der relativen Zunahme des Körperfetts verringert sich typischerweise das Verteilungsvolumen von hydrophilen Substanzen, wohingegen es sich bei lipophilen Substanzen erhöht. Dies erklärt beispielsweise die deutlich verlängerte Eliminationshalbwertszeit von Diazepam bei Betagten.

Metabolismus

Der hepatische Blutfluss und die Lebermasse sind bei älteren Patienten verringert, was sowohl den First-Pass-Effekt von High-extraction-ratio-drugs (z. B. Opioide oder Calciumkanalblocker) als auch die Metabolisierung von hepatisch eliminierten Substanzen beeinflussen könnte. Der im Alter geringere First-Pass-Effekt von High-extraction-ratio-drugs führt zu einer erhöhten Bioverfügbarkeit und v. a. zu höheren Spitzenkonzentrationen. Deshalb sollten insbesondere für Substanzen mit enger therapeutischer Breite oder kritischen unerwünschten Arzneimittelwirkungen bei älteren Patienten geringere Einzeldosierungen gewählt werden (lieber öfter wenig als einmal viel verabreichen).

Elimination

Die für die Arzneimitteltherapie insgesamt bedeutungsvollsten physiologischen Veränderungen betreffen die Niere. Mit zunehmendem Alter nimmt die Anzahl der Nephrone ab, wodurch der renale Blutfluss reduziert und die tubuläre Funktion beeinträchtigt werden. Bedingt durch zunehmende Sklerotisierung von Glomeruli und Abnahme von funktionsfähigen Nephronen nimmt die glomeruläre Filtrationsrate ab dem 30. Lebensjahr jährlich um ca. 0,4–1 ml/min ab. Dadurch ist zu erwarten, dass bei älteren Patienten die Nierenfunktion substanziell eingeschränkt ist – was bei einer Mehrheit der Patienten auch so zutrifft. Tatsächlich hat von den über 65-Jährigen etwa jeder Dritte eine Nierenfunktion von <60 ml/min. Wie die meisten Alterungsprozesse ist auch dies individuell variabel und ca. 30 % der älteren Patienten haben keine relevante Einschränkung der Nierenfunktion.

Ungefähr 14 % aller Arzneistoffe werden als Aktivsubstanz hauptsächlich renal eliminiert. Bei eingeschränkter Nierenfunktion muss deshalb deren Dosierung angepasst werden oder sie sollten gar nicht eingesetzt werden. Die Nierenfunktion von älteren Patienten zu kennen ist deshalb essenziell. Sie sollte regelmäßig, z. B. alle 6 Monate, überprüft und die bestehende oder neu geplante Therapie darauf abgestimmt werden.

Wird in der öffentlichen Apotheke eine Medikationsanalyse Typ 2a (d. h. basierend auf den Medikationsdaten und dem Patientengespräch, ▸ Kap. 23) durchgeführt, so sollte immer bedacht werden, dass ohne klinische oder laborchemische Parameter Fehldosierungen oder Kontraindikationen aufgrund einer eingeschränkten Nierenfunktion oft nicht erkannt werden können. Zu den Wirkstoffen, die häufig bei älteren Patienten eingesetzt werden, jedoch bei einer eingeschränkten Nierenfunktion kontraindiziert sind, zählt z. B. Metformin, das unterhalb einer Clearance von 60 ml/min in reduzierter Dosis verabreicht werden muss bzw. unterhalb von 30 ml/min kontraindiziert ist. Oft gibt es innerhalb einer Wirkstoffgruppe Substanzen einschließlich ihrer aktiven (oder toxischen) Metaboliten, die kaum über die Niere (d. h. überwiegend extrarenal) eliminiert werden, sodass es möglich ist, auf diese Substanzen auszuweichen. Beispiele für renal eliminierte Substanzen oder deren Metaboliten und einen jeweils eher extrarenal eliminierten Vertreter der gleichen Wirkstoffklasse sind in ◘ Tab. 22.1 aufgeführt.

Zur Bestimmung der Nierenfunktion werden typischerweise Schätzformeln wie die CKD-EPI-Formel oder die MDRD-Formel eingesetzt, die ausgehend vom Serumkreatininwert unter Berücksichtigung weiterer Patientencharakteristika, z. B. dem Geschlecht, die glomeruläre Filtrationsrate schätzen (◘ Tab. 22.2). Für einige Substanz(grupp)en sind von den Zulassungsbehörden bestimmte Schätzformeln als bindend für die Dosiswahl vorgegeben (z. B. Cockcroft-Gault-Formel für direkte orale Antikoagulanzien).

Die (geschätzte) glomeruläre Filtrationsrate kann in 5 Kategorien eingeteilt werden, um die Nierenfunktion zu bewerten (◘ Tab. 22.3). Diese Kategorien weichen leicht von den Kategorien nach KDIGO (kidney disease – improving global outcomes) ab, anhand der die chronische Nierenerkrankung klassifiziert werden kann.

Typischerweise sind Dosisanpassungen von renal eliminierten Substanzen ab einer mittelschweren Niereninsuffizienz notwendig.

22.2.2 Pharmakodynamik

Auch die Pharmakodynamik ist für einige Wirkstoffe im Alter verändert. Dies ist manchmal durch eine veränderte Rezeptorexpression oder -sensibilität bedingt,

◘ **Tab. 22.1** Renale bzw. extrarenale Elimination von Arzneistoffen oder ihren aktiven Metaboliten (Auswahl)

Renale Elimination	Eher extrarenale Elimination
Atenolol	Metoprolol
Glibenclamid, Glimepirid	Gliquidon
Digoxin	Digitoxin
Morphin (Morphin-6-Glucuronid), Pethidin (Normeperidin)	Tramadol, Fentanyl

22

◘ **Tab. 22.2** Formeln zur Abschätzung der Nierenfunktion

Bezeichnung	Geschätzter Parameter	Formel
CKD-EPI	GFR (ml/min/1,73 m²)	$eGFR_{CKD\text{-}EPI}$ = Faktor 1 (Kreatinin/Faktor 2)$^{-\text{Faktor 3}}$ · $0{,}993^{\text{Alter}}$, Faktor 1: abhängig von Hautfarbe und Geschlecht, Faktor 2: 0,7 bei Frauen, 0,9 bei Männern, Faktor 3: abhängig von Hautfarbe, Geschlecht und Serumkreatininwert
MDRD	GFR (ml/min/1,73 m²)	$eGFR_{MDRD} = 175 \cdot \text{Kreatinin}^{-1,154} \cdot \text{Alter}^{-0,203}$ · (0,742 nur bei Frauen) · (1,212 nur bei Afroamerikanern)
Cockcroft-Gault	Kreatinin-Clearance (ml/min)	$eCL_{Krea} = \frac{(140 - \text{Alter}) \cdot \text{Gewicht}}{72 \cdot \text{Kreatinin}}$ · (0,85 bei Frauen)

wie es z. B. für β-adrenerge Rezeptoren oder Anästhetika beschrieben ist. Tatsächlich gibt es jedoch wesentlich mehr Studien, die eine veränderte Rezeptorexpression und/oder -sensibilität festgestellt haben, als Studien, die auch messbare pharmakodynamische Veränderungen der entsprechenden Arzneimittel dokumentieren. Umgekehrt wird jedoch bei einigen Arzneimitteln ein verändertes Ansprechen festgestellt, ohne dass ein veränderter Effekt an den entsprechenden Rezeptoren messbar wäre. Es liegt daher nahe, dass eine veränderte Pharmakodynamik von fortgeschrittenen und irreversiblen Veränderungen der Zielstruktur geprägt und durch eingeschränkte Gegenregulations- und Kompensationsmöglichkeiten mitbedingt ist. Dies ist auch mit ein Grund dafür, dass bei der Arzneimitteltherapie älterer Patienten der Dosierungsgrundsatz **start low, go slow**, manchmal aber auch **start low, stay low** gilt.

Dies bedeutet jedoch nicht, dass prinzipiell Therapien vermieden werden sollten. Tatsächlich ist der Nutzen vieler Substanzen inzwischen auch bei älteren oder sehr alten Patienten belegt und eine Unterversorgung, d. h. das Ausbleiben einer Therapie, kann ebenso mit einer reduzierten Lebensqualität einhergehen wie die Anwendung einer nicht geeigneten Therapie (Underuse).

② Vergleicht man die Wirksamkeit von Therapien bei betagten und jüngeren Patienten (z. B. Prophylaxe von kardialen Zweitereignissen nach Herzinfarkt), so fällt auf, dass die relative Risikoreduktion der Arzneimittel (z. B. Statine) über weite Bereiche altersunabhängig ist. Da jedoch das absolute Risiko für kardiale Ereignisse mit dem Alter zunimmt, bedeutet das, dass viel mehr ältere Patienten von der Therapie profitieren. Das unterstreicht, wie wichtig es ist, fehlende aussichtsreiche Therapien zu erkennen und zu beginnen.

Merke

Die häufigste physiologische Veränderung im Alter mit substanzieller Auswirkung auf die Pharmakokinetik von Arzneistoffen ist die Einschränkung der Nierenfunktion. Pharmakodynamische Änderungen resultieren zumeist aus eingeschränkten Gegenregulations- und Kompensationsmöglichkeiten.

22.3 Geriatrisches Syndrom

Der Begriff „Geriatrisches Syndrom“ wird oftmals verwendet, um einen allgemeinen (Krankheits-)Zustand bei älteren Patienten zu beschreiben, der von diversen Symptomen und Einschränkungen geprägt ist, die das Resultat verschiedener Krankheitsprozesse sein können

Tab. 22.3 GFR-Kategorien zur Abschätzung der individuellen Nierenfunktion. Nach EMA/CHMP/83874/2014

GFR (ml/min)	Bezeichnung
≥ 90	Normale Nierenfunktion
60 bis < 90	Leichte Niereninsuffizienz (mild renal impairment)
30 bis < 60	Mittelschwere Niereninsuffizienz (moderate renal impairment)
< 30 und keine Dialysetherapie	Schwere Niereninsuffizienz (severe renal impairment)
< 15 und Notwendigkeit einer Dialysebehandlung	Terminale Niereninsuffizienz (end stage renal disease)

und deshalb oft keiner klaren organischen Grunderkrankung zugeordnet werden können.

Zu den typischen geriatrischen Syndromen zählen z. B. Gebrechlichkeit (Frailty), kognitive Beeinträchtigungen, Delir, Inkontinenz, Stürze, Schlafstörungen, Müdigkeit und Schwindel. Sie alle sind mit einer Beeinträchtigung der Lebensqualität assoziiert und können oftmals durch die Arzneimitteltherapie (indirekt) verschlechtert werden. Aufgrund der multifaktoriellen Ursachen ist eine Linderung oft schwierig und nur durch kombinierte Maßnahmen möglich. Umso wichtiger ist es, ein umfassendes (geriatrisches) Assessment zu implementieren und in Medikationsanalysen das Augenmerk auch auf entsprechende unerwünschte Arzneimittelwirkungen zu richten, um so zu prüfen, welche Einschränkungen vorliegen und welche möglichen Gründe dafür in Betracht kommen, die dann wiederum als Grundlage für die Ableitung von Optimierungsstrategien genutzt werden können.

22.3.1 Kognitive Beeinträchtigungen

Milde kognitive Einschränkungen (MCI), am häufigsten manifestiert durch ein verschlechtertes (Kurzzeit-)Gedächtnis, können entweder im normalen Alterungsprozess auftreten oder eine Vorstufe zur Demenz darstellen. Sie können aber auch durch Begleitkrankheiten (z. B. Depression) oder die Arzneimitteltherapie selbst bedingt und damit reversibel sein. Da Abgrenzung und Diagnose nicht immer trennscharf sind, schwanken die berichteten Inzidenzraten erheblich. Durchschnittlich mag wohl knapp jeder Zehnte bei den 65–69-Jährigen und ungefähr jeder Vierte bei den 80–84-Jährigen betroffen sein.

Grundsätzlich sollen bei allen Patienten mit milden kognitiven Einschränkungen reversible Ursachen gesucht und ggf. eliminiert werden. Dazu zählt insbesondere die Überprüfung und ggf. Optimierung der Arzneimitteltherapie (so waren z. B. Benzodiazepine, Anticholinergika, Antihistaminika und Opioide mit milden kognitiven Einschränkungen assoziiert), aber auch die Prüfung der Schlafqualität und Suche nach einer Depression und einer Anämie bzw. Vitamin-B_{12}-Mangel. Außerdem muss kritisch überprüft werden, ob diese Patienten Unterstützung bei der Durchführung ihrer Therapie brauchen.

22.3.2 Delir bzw. anticholinerge Syndrome

Anticholinergika werden bei einigen Indikationen wie Parkinson-Syndrom, Spasmen der glatten Muskulatur oder obstruktiven Atemwegserkrankungen therapeutisch eingesetzt. Häufiger jedoch werden anticholinerge Effekte als unerwünschte Arzneimittelwirkungen beobachtet. Über 100 Substanzen sind bekannt, die periphere oder eben auch zentrale anticholinerge unerwünschte Arzneimittelwirkungen verursachen. Zu den peripheren anticholinergen Effekten zählen Harnverhalt, Obstipation, Mundtrockenheit und Pupillenweitstellung (Lichtempfindlichkeit und Einschränkung der Akkommodation). Zu den zentralen anticholinergen Effekten zählen Halluzinationen und Delir. Das Risiko und vermutlich auch das Ausmaß der anticholinergen Effekte hängen dabei von der anticholinergen Last eines Patienten ab, die umso höher ist, je mehr Anticholinergika oder je höhere Dosierungen eingenommen werden. Bis zum Erreichen eines individuellen Maximums (d. h. bis eine Sättigung muskarinischer Rezeptoren erreicht ist) bedingt eine höhere anticholinerge Last wahrscheinlich auch ein höheres Nebenwirkungsrisiko; darüber hinaus werden die Risiken wahrscheinlich nicht weiter zunehmen (Plateaueffekt). Das wiederum bedeutet, dass bei empfindlichen Patienten die unerwünschten Arzneimittelwirkungen möglicherweise erst dann verschwinden, wenn alle Anticholinergika abgesetzt wurden, während eine Teilreduktion oft nur wenig erfolgreich ist. Es existiert eine Vielzahl sehr heterogener Listen zur Identifikation von Anticholinergika, anhand derer die Medikation eines Patienten überprüft werden kann. Das einzige Werkzeug, das neben der Substanzeigenschaft selbst auch noch die aktuelle Dosierung berücksichtigt und in vielen Untersuchungen besser prädiktiv war, ist der Drug-Burden-Index, der auch zuweilen Bestandteil von geriatrischen Assessments ist (▸ Kap. 25.3.4).

Verweis auf Online
Drug-Burden-Index

22.3.3 Inkontinenz

Inkontinenz bei älteren Patienten ist häufig und für den Patienten selbst, aber auch pflegende Angehörige oft sehr belastend. Da Inkontinenz oft nicht mit dem Hausarzt besprochen wird, werden auch Therapieoptionen nicht ausgeschöpft. Im Umkehrschluss ist bei einer medikamentösen Therapie der Inkontinenz darauf zu achten, dass bei sensiblen Patienten Anticholinergika vermieden werden.

22.3.4 Stürze

Ungefähr eine von drei älteren, zu Hause lebenden Personen stürzt jedes Jahr mindestens einmal. Während in den meisten Fällen die Sturzfolgen eher gering sind, endet ca. jeder zehnte Sturz mit einer Fraktur. Zu den häufigsten Frakturarten bei älteren Patienten zählt dabei der Oberschenkelhalsbruch, der gleichzeitig bei älteren Frauen eine der häufigsten Diagnosen für eine Krankenhausaufnahme ist. Außer durch pathophysiologische Faktoren, z. B. Störungen von Gleichgewicht, Sehvermögen oder Komorbidität wie Schmerzsyndromen, kann das Sturzrisiko insbesondere durch die Arzneimitteltherapie erhöht sein. In retrospektiven Fall-Kontroll-Studien und in prospektiven Beobachtungsstudien wurden verschiedene Arzneimittelgruppen ermittelt, die das Sturzrisiko erhöhen. Dazu zählen sowohl psychotrope Substanzen wie Sedativa, Antipsychotika, Anxiolytika und Antidepressiva als auch Substanzen mit Einfluss auf die orthostatische Kreislaufregulation und den Herzrhythmus, z. B. Vasodilatoren, Antihypertensiva und Antiarrhythmika.

22.3.5 Schlafstörungen

Ältere Patienten berichten oft von unspezifischen Schlafstörungen. Tatsächlich verändert sich der Schlafrhythmus mit zunehmendem Alter mit insgesamt kürzeren Nachtschlafzeiten, früherem Erwachen, oft rascherer Erschöpfung (frühere Müdigkeit am Abend) und dem Gefühl, der Schlaf sei „leichter" und weniger tief. Oftmals wird dann das Schlafdefizit der Nacht durch kurze Nickerchen am Tag kompensiert, die jedoch wiederum dazu beitragen können, dass der Nachtschlaf sich noch weiter verschlechtert. Außerdem führen die Rahmenbedingungen (z. B. in Pflegeheimen) oft dazu, dass ältere Patienten (zu) früh zu Bett gebracht werden, wodurch es zu Durchschlafproblemen kommen kann. Insgesamt ist also auch bei älteren Patienten eine gute Schlafhygiene wichtig, was unmittelbaren Einfluss auch auf deren Betreuer hat.

Insbesondere wenn trotz guter Schlafhygiene verstärkte Müdigkeit am Tag beobachtet wird, sollten weitere Ursachen gesucht werden. So sind einige Erkrankungen mit Schlafstörungen assoziiert, insbesondere dann, wenn sie therapeutisch schlecht eingestellt sind. Dazu gehören z. B. Schmerzsyndrome, die ebenso den Nachtschlaf stören können wie ein Restless-Legs-Syndrom, z. B. bei chronischer Nierenerkrankung oder Anämie.

Gleichzeitig sind Schlafstörungen (Insomnien, Parasomnien oder Hypersomnien) auch als UAW zahlreicher psychotroper Arzneimittel beschrieben (z. B. SSRI), sodass hier im Rahmen von Medikationsanalysen ein besonderer Schwerpunkt gelegt werden sollte.

22.3.6 Müdigkeit

Müdigkeit ist ein unspezifisches Symptom, das einerseits eng mit den zuvor beschriebenen Schlafstörungen zusammenhängen kann, andererseits oft auch mit Begleitkrankheiten (z. B. Parkinson, Tumoren, Gebrechlichkeit). Gleichzeitig kann (Tages-)Müdigkeit auch als Nebenwirkung von Arzneimitteln auftreten, u. a. bei Antidepressiva, Antiepileptika, Benzodiazepinen oder Betablockern und sollte daher im Rahmen von Medikationsanalysen überprüft werden.

22.3.7 Schwindel

③ Über ein Drittel der älteren Patienten berichtet im Alltag von Schwindelgefühlen. Auch Schwindel ist zunächst ein unspezifisches Symptom, das im Patientengespräch genauer präzisiert werden muss, um auf mögliche Ursachen schließen zu können. Dazu gehört vor allem die Abgrenzung von orthostatischem Schwindel von Gleichgewichtsstörungen und Drehschwindel. In allen Fällen sollte dem Schwindel nicht nur wegen der von den Patienten empfundenen Einschränkung der Lebensqualität Beachtung geschenkt werden, sondern auch, weil unter Schwindel das Risiko für Stürze mit den bereits zuvor beschriebenen Folgen erhöht ist. Die Gründe für unspezifischen Schwindel sind typischerweise multifaktoriell und schließen Polymedikation oder spezifische Vorerkrankungen (z. B. Depression, Herzinfarkt, Höreinschränkungen) mit ein. Bei ca. 20–25 % der älteren Patienten haben die Arzneimitteleinnahme bzw. die unerwünschten Arzneimittelwirkungen zum Auftreten des Schwindels beigetragen, sodass auch hier einer Medikationsanalyse wieder besondere Bedeutung zukommt. Typische Vertreter sind Anticholinergika, Erstgeneration-Antihistaminika, Antihypertensiva, Muskelrelaxanzien, ototoxische Substanzen (Aminoglykoside, platinhaltige Onkologika, hoch dosierte Schleifendiuretika) und zahlreiche psychotrope Substanzen.

 **Merke**

Typische Symptome, die über die ältere Patienten berichten, sollten im Rahmen eines geriatrischen Assessments erfasst und hinsichtlich ihrer Ursachen bewertet werden. Im Rahmen von Medikationsanalysen sollte – vor dem Hintergrund der Vermeidung von Verordnungskaskaden – immer auch beachtet werden, dass die Symptome durch unerwünschte Arzneimittelwirkungen bedingt sein können.

22.4 Besonderheiten der Arzneimitteltherapie

Neben den altersbedingten physiologischen Veränderungen gibt es mehrere Kriterien, die die Arzneimitteltherapie bei älteren Patienten mitbestimmen und helfen, eine individualisierte Auswahl für die Arzneimitteltherapie zu treffen. Nicht alle Online-Rechner zur Berechnung der Nierenfunktion rechnen richtig. Empfohlen ist z. B. die Homepage www.nierenrechner.de oder die Verwendung von Medizinprodukten (z. B. www.easydoac.de).

22.4.1 Therapieziele

Ganz allgemein muss beachtet werden, dass sich Therapieziele im Lauf des Alter(n)s verändern und zunehmend von der aktuellen Lebenssituation des Patienten geprägt werden. Während bei (jungen) Erwachsenen oftmals kurative, lebensverlängernde Therapieziele im Vordergrund stehen, rücken beim älteren Patienten die Stabilisierung der Versorgungssituation mit einem möglichst langen Erhalt der Selbstständigkeit, der sozialen Teilhabe oder eine Reduktion der Morbidität (Linderung, Erhaltung der funktionellen Selbstständigkeit) in den Vordergrund, während die bedingungslose Verlängerung des Lebens (und damit ein primäres Leitlinienziel) an Bedeutung verliert. Die individuelle Definition dieser Therapieziele in Abstimmung mit dem Patienten, also das Erfassen und Berücksichtigen persönlicher Präferenzen, ist eine besondere Herausforderung in der Arzneimitteltherapie bei älteren Patienten und geht Hand in Hand mit der Berücksichtigung des individuellen Gesundheitszustands und dem Ableiten von Therapieentscheidungen einher.

22.4.2 Multimorbidität

Im Alter nimmt die Multimorbidität zu, das heißt, die Patienten leiden oft unter mehreren Erkrankungen gleichzeitig. Angaben zur Häufigkeit von Multimorbidität im Alter schwanken nach Definition (z. B. Anzahl der Erkrankungen) und Erhebungsmethode (z. B. Eigenangabe des Patienten versus Diagnose durch den Hausarzt). In der Berliner Altersstudie gaben die Ärzte bei nahezu einem Drittel der 70-Jährigen und fast der Hälfte der 85-Jährigen mindestens 5 behandlungsbedürftige Erkrankungen an. Zu den häufigen Krankheitsbildern zählen kardiovaskuläre Erkrankungen sowie Erkrankungen des Bewegungsapparats (inkl. Stürze), aber auch ca. zwei Drittel der Krebserkrankungen betreffen Patienten über 65 Jahre. Psychische Erkrankungen treten ähnlich oft wie in jüngeren Bevölkerungsgruppen auf und Demenzerkrankungen steigen insbesondere bei Patienten zwischen 80 und 90 Jahren substanziell an. Die Qualitätssicherung der Arzneimitteltherapie wird daher besonders anspruchsvoll, da typischerweise mehrere Erkrankungen gleichzeitig zu behandeln sind. Tatsächlich sind die meisten Zulassungsstudien und darauf basierend auch die meisten Therapieleitlinien nur für die Behandlung definierter, einzelner Krankheitsbilder entwickelt worden. Das bloße Kombinieren einzelner Therapieleitlinien würde so nicht nur zu einer Vielzahl gleichzeitiger Therapien führen, sondern birgt das Risiko, dass sich die Leitlinien widersprechen oder zumindest keine gesicherte Evidenz für die gleichzeitige Anwendung besteht.

④ Zwar bleibt die Behandlung einer Grunderkrankung auch bei Vorliegen von Begleiterkrankungen weiterhin sinnvoll (z. B. die Hypertonie eines Patienten sollte weiterhin behandelt werden, auch bzw. erst recht wenn gleichzeitig ein Diabetes Typ 2 diagnostiziert wurde), doch können die primären Leitlinienziele (z. B. Mortalitätssenkung) mit zunehmendem Alter von den individuellen Therapiezielen des Patienten abweichen und Verbleib im eigenen häuslichen Umfeld und Erhalt der Selbstständigkeit (Autonomie) und schließlich die Lebensqualität in den Vordergrund der Patientenpräferenzen rücken, was im therapeutischen Gesamtkonzept berücksichtigt werden sollte.

22.4.3 Medication Management Capacity

Typischerweise finden insbesondere im ambulanten Versorgungssektor viele Teilschritte der Arzneimitteltherapie in der Verantwortung des Patienten statt. Dazu zählt sowohl das Koordinieren und Einhalten von Arztterminen, als auch die Versorgung mit und Anwendung von Arzneimitteln und schließlich auch die Überprüfung und das Berichten über den Therapieerfolg oder -misserfolg. Die funktionale und kognitive Kompetenz, die ein Patient braucht, um die ihm zugedachten Aufgaben im Rahmen der Arzneimitteltherapie wahrzunehmen, wird als **Medication Management Capacity**, also die Fähigkeit zur Durchführung einer Arzneimitteltherapie, bezeichnet. Altersbedingte physische und kognitive Einschränkungen können die Medication Management Capacity einschränken. Damit eine selbstverantwortliche Arzneimittelanwendung erfolgreich verläuft, muss die Medication Management Capacity eines Patienten für die geplante Therapie ausreichen. Gibt es ein Ungleichgewicht, kann sowohl versucht werden, die Medication Management Capacity des Patienten zu erhöhen (z. B. durch Schulung und Training), als auch die Anforderungen, die die Therapie an den Patienten stellt, zu reduzieren (z. B. durch Vereinfachung der Therapieregime). Die Medication Management Capacity von Patienten kann durch mehrere Werkzeuge gemessen werden. Einige davon arbeiten dabei mit der individuellen Medikation des Patienten (Praxisübungen) und alle sind im Alltag relativ zeitaufwendig.

⑤ Die Komplexität einer Verordnung kann mit unterschiedlichen Werkzeugen gemessen werden. Eines dieser Werkzeuge ist der **Medication Regimen Complexity Index (MRCI)**, von dem es auch eine deutsche validierte Fassung gibt. Der MRCI ist in 3 Abschnitte unterteilt, in denen die unterschiedlichen Darreichungsformen, die Einnahmeschemata und die notwendigen Anwendungshinweise, die in einer bestimmten Medikation vorkommen, gewichtet werden. Durch gezielte Interventionen kann die Komplexität einer Therapie reduziert werden, z. B. indem auf niedrigere Wirkstärken umgestellt wird, um Teilen zu verhindern oder retardierte Darreichungsformen angewendet werden, um Einnahmezeitpunkte zu reduzieren oder indem Einnahmezeitpunkte vereinheitlicht werden. Welche Reduktion jedoch nötig ist, um Endpunkte wie Adhärenz, aber möglicherweise auch unerwünschte Arzneimittelwirkungen oder sogar Rehospitalisierungen zu beeinflussen, ist noch nicht ausreichend bekannt.

Merke

Damit ein Patient seine Arzneimitteltherapie erfolgreich durchführen kann, muss seine Medication Management Capacity ausreichend hoch oder das Therapieregime ausreichend einfach sein.

22.4.4 Patientenpräferenzen

Aufgrund der Verschiebung von Therapiezielen müssen Arzneimitteltherapien kontinuierlich individuell angepasst und entsprechend kontextabhängig beurteilt werden. Im Vordergrund steht bei vielen älteren Patienten ein möglichst langer Erhalt der Selbstständigkeit, sozusagen ein „gutes Altern", das oftmals höher bewertet wird als eine bloße Verlängerung der Lebensdauer. Dabei ist der Begriff „gutes Altern" jedoch nicht standardisiert, sondern wird individuell mit unterschiedlichen Eigenschaften bewertet. Folglich geben ältere Patienten möglicherweise eher an, ein Arzneimittel zur Primärprävention von Erkrankungen nicht anwenden zu wollen, wenn es mit unerwünschten Arzneimittelwirkungen einherginge, die sie im Alltag beeinträchtigen würden. Umso wichtiger ist daher, den zu erwarteten Nutzen und die zu erwartenden Risiken in Form von unerwünschten Arzneimittelwirkungen mit dem Patienten gemeinsam zu diskutieren und unter Würdigung der individuellen Patientenpräferenzen gemeinsam eine Entscheidung zu treffen (shared decision making).

22.4.5 Evidenzbasierte Therapie

Es gibt heute mehrere implizite und explizite Werkzeuge zur Unterstützung einer guten Verordnungsqualität bei älteren Patienten. Dabei versteht man unter implizit, dass allgemeine Hinweise zur Optimierung der Therapie gegeben werden, ohne dass auf konkrete Arzneimittel, Wirkstoffe oder Verordnungskonstellationen eingegangen wird. Im Gegensatz dazu beschreiben explizite Werkzeuge ein spezifisches Problem und empfehlen eine konkrete Maßnahme. Exemplarisch sollen hier nur einige wenige Werkzeuge vorgestellt werden, die insbesondere in Deutschland angewendet werden.

Während die impliziten Werkzeuge auf den ersten Blick umfassender und vollständiger erscheinen, sind sie doch im Detail schwieriger anzuwenden, da keine konkreten Hinweise angeboten werden und die Bearbeitung dadurch extrem zeitaufwendig und im Ergebnis oftmals vom Bearbeiter abhängig wird. Zu den am häufigsten angewendeten impliziten Werkzeugen gehört der **Medication-Appropriateness-Index (MAI)**, der eine systematische Prüfung der gesamten Therapie hinsichtlich 10 unterschiedlicher Kriterien vorschlägt. Dabei ist der MAI nicht auf eine bestimmte Altersklasse beschränkt, sondern kann grundsätzlich bei allen Patienten angewendet werden. Prinzipiell werden für jedes Arzneimittel jedes der 10 Kriterien geprüft und gemäß der dreistufigen Likert-Skala bewertet (z. B. von angemessen bis unangemessen). Anschließend können die Ergebnisse der einzelnen Kriterien gewichtet werden (z. B. kann eine fehlende Indikation schwerer zu bewerten sein als eine ungeeignete Therapiedauer). Folgende Kriterien werden dabei geprüft:

- Besteht eine Indikation?
- Ist die Wirksamkeit im Alltag (Effectiveness) für die individuelle Situation nachgewiesen?
- Ist die Dosierung korrekt?
- Sind die Anwendungshinweise richtig?
- Sind die Anwendungshinweise durchführbar?
- Bestehen Wechselwirkungen zwischen Arzneimitteln?
- Bestehen Wechselwirkungen zwischen Arzneimitteln und Grunderkrankungen?
- Bestehen Therapiedopplungen?
- Ist die Therapiedauer geeignet?
- Handelt es sich um die kostengünstigste Alternative?

Der MAI kann helfen, im Alltag eine Therapie nach einem strukturierten Vorgehen zu bewerten. Er gibt nicht vor, anhand welcher Quellen die Therapie bewertet werden soll, wie erkannt werden soll, ob z. B. Wechselwirkungen vorliegen und wenn ja, welche eine Verordnung tatsächlich ungeeignet machen oder wie sie berücksichtigt werden sollen. Insofern besteht das Risiko, dass der MAI von unterschiedlichen Personen unterschiedlich interpretiert wird. Wenn er in Studien angewendet wird, ist es daher umso wichtiger, eine Interpretationshilfe oder zusätzliche, explizite Kriterien festzulegen.

Eine weitere Limitation des MAI ist, dass wichtige Ebenen mit Bedeutung für die Lebensqualität, z. B. eine Unterversorgung, nicht berücksichtigt sind. Die Hausärztliche Leitlinie Multimedikation der Leitliniengruppe Hessen und der DEGAM greift den MAI als Werkzeug zur Bewertung der Medikation auf, ergänzt ihn um einige Aspekte, eben z. B. das Abklären einer Unterversorgung, aber auch das Ausstellen eines schriftlichen Medikationsplans sowie eine Überprüfung der Adhärenz, und bettet ihn in ein Versorgungskonzept ein, das eine wiederkehrende Überprüfung der Medikation in regelmäßigen Abständen, eine kritische Prüfung insbesondere neuer Verordnungen und eine Reduktion der Multimedikation, basierend auf einer individuellen Prioritätensetzung vorschlägt. Immer wieder sollen auch Absetz- oder Ausschleichversuche erwogen werden (Deprescribing). Besonders erfolgreich sind Absetzversuche von Diuretika (außerhalb der Behandlung von Herzinsuffizienz und Hypertonie), Protonenpumpen-Inhibitoren, aber auch bei Antihypertensiva, Benzodiazepinen und Antidepressiva.

Einfacher im Alltag anzuwenden sind spezielle Werkzeuge wie die PRISCUS-Liste, die FORTA-Klassifikation oder die START/STOPP-Kriterien.

Die **PRISCUS-Liste** wurde in einem Expertengremium entwickelt und benennt über 80 Arzneistoffe, die – basierend auf publizierter Evidenz und gemäß einer gepoolten Expertenmeinung – im Alter ein schlechteres Nutzen-Risiko-Profil haben als bei jüngeren Erwachsenen.

Verweis auf Online
Priscus-Liste (Aktualisierung erfolgt 2021)

Dabei werden die Einzelsubstanzen (z. B. Indometacin) – sortiert nach den übergeordneten Arzneistoffgruppen (z. B. Analgetika, Antiphlogistika) – aufgeführt, jeweils ergänzt mit einer durch Quellen belegten Begründung für die Aufnahme in die Liste (bei Indometacin z. B. aufgrund des erhöhten Risikos für gastrointestinale Blutungen, Ulzerationen oder Perforationen), einer Therapiealternative (bei Indometacin z. B. Paracetamol oder schwächere NSAR) oder Maßnahmen, die ergriffen werden sollten, falls der Arzneistoff dennoch eingesetzt werden soll (bei Indometacin z. B. der Einsatz von Protonenpumpen-Inhibitoren). Darüber hinaus gibt die PRISCUS-Liste auch Hinweise, welche Komorbiditäten insbesondere vermieden werden sollten (bei Indometacin z. B. Herz-Kreislauf-Erkrankungen). In Einzelfällen gilt eine Empfehlung der PRISCUS-Liste nicht allgemein für einen Arzneistoff, sondern nur für eine spezifische, typischerweise hohe Dosierung (z. B. bei Benzodiazepinen) oder bei einer speziellen Wirkstofffreisetzung (z. B. bei Nifedipin, wo nur auf die schnellfreisetzenden Arzneiformen eingegangen wird). Bisher ist es weder durch Anwendung der PRISCUS-Liste noch durch ihren amerikanischen Vorgänger, der Beers-Liste, gelungen, relevante klinische Endpunkte prospektiv günstig zu beeinflussen, sodass deren Nutzen und prädiktiver Wert noch zu beweisen sind.

Die Kriterien von **FORTA** (Fit fOR The Aged) bewerten typische Arzneistoffe oder Arzneistoffgruppen häufiger Indikationsgebiete hinsichtlich ihres Nutzen-Risiko-Profils und geben an, ob ein Arzneistoff bzw. eine Arzneistoffgruppe zur Behandlung einer bestimmten Indikation eher geeignet oder ungeeignet ist. Anhand der vorhandenen Evidenz werden vier Kategorien unterschieden:

- **Kategorie A** listet Arzneistoffe, die bei älteren Patienten in größeren klinischen Studien eine positive Nutzenbewertung erhielten (z. B. ACE-Hemmer zur Behandlung der arteriellen Hypertonie).
- **Kategorie B** listet Arzneistoffe mit nachgewiesener Wirksamkeit bei älteren Patienten, jedoch mit Einschränkungen hinsichtlich Wirksamkeit und Sicherheit (z. B. Betablocker zur Behandlung der arteriellen Hypertonie).
- **Kategorie C** listet Arzneistoffe mit einem ungünstigen Nutzen-Risiko-Verhältnis bei älteren Patienten (z. B. Alphablocker zur Behandlung der arteriellen Hypertonie).
- **Kategorie D** schließlich listet Arzneistoffe, die bei älteren Patienten fast immer vermieden werden sollten (z. B. Clonidin zur Behandlung der arteriellen Hypertonie).

In der aktualisierten Fassung von 2018 umfassen die FORTA-Kriterien derzeit ca. 30 häufige Indikationsgebiete.

Verweis auf Online

FORTA-Liste

Der Nutzen der FORTA-Kriterien wurde in einer prospektiven Validierungsstudie gezeigt, in der durch die Anwendung der FORTA-Kriterien unerwünschte Arzneimittelwirkungen bei hospitalisierten Patienten reduziert wurden.

⑥ Im Gegensatz zur PRISCUS-Liste und den FORTA-Kriterien stellen die **START-STOPP-Kriterien** nicht ausschließlich einen Arzneistoff in den Vordergrund, sondern beurteilen eher spezifische Behandlungssituationen, für die neben dem Arzneimittel und der Indikation auch weitere Parameter wie die Komedikation beachtet werden. In der inzwischen zweiten Version werden 80 STOPP-Kriterien (potenziell inadäquate Medikation) und 34 START-Kriterien (fehlende Medikation) formuliert, die bei Vorliegen einer bestimmten klinischen Situation (z. B. Alter, Indikation und Komedikation) entweder von einer bestimmten Therapie abraten oder aber auch explizit eine bestimmte Therapie empfehlen. Beispiele für STOPP-Kriterien sind der Einsatz von Digoxin bei Patienten mit Herzinsuffizienz und normaler systolischer ventrikulärer Funktion oder der Einsatz von Thiaziddiuretika bei Vorliegen einer Hypokaliämie, Hyponatriämie, Hypercalcämie oder Gicht. Beispiele für START-Kriterien sind die Therapie mit oralen Antikoagulanzien bei Vorhofflimmern oder die Therapie mit Statinen bei Vorliegen einer koronaren, zerebralen oder peripheren vaskulären Erkrankung, solange der Patient nicht über 85 Jahre alt ist oder am Ende des Lebens steht.

10 Punkte zur Arzneimitteltherapie bei älteren Patienten

1. Übersicht über Polypharmazie behalten,
2. Applikation prüfen und wiederholt schulen,
3. Komplexität minimieren,
4. Adhärenz prüfen und fördern,
5. renal eliminierte Arzneimittel an Nierenfunktion anpassen,
6. bei psychotropen Arzneimitteln Dosis sehr vorsichtig wählen (eintitrieren),
7. Anticholinergika vermeiden,
8. Verordnungskaskaden suchen und vermeiden,
9. Absetzen (Deprescribing) prüfen,
10. Unterversorgung vermeiden.

Patient, Mitte 80, verlangt ein Mittel gegen Schwindel. Außerdem berichtet er, dass er häufig müde und schlapp sei.

Fragen	Hinterfragen der Eigendiagnose oder des Arzneimittelwunschs	Für wen?	Für ihn selbst
		Beschwerden?	Der Patient berichtet über Schwindel, vor allem nach dem Aufstehen. Die Müdigkeit sei seit einigen Wochen verstärkt. Er fühle sich schlapp und antriebslos und habe seit ein paar Wochen auch einen Hautausschlag.
		Wie oft?	Täglich
	Auswahl bzw. Beurteilung des Arzneistoffs und des Fertigarzneimittels	Gibt es weitere Erkrankungen?	Der Patient gibt an, keine weiteren Erkrankungen zu haben, berichtet aber von einem Herzinfarkt, den er vor einigen Jahren hatte.
		Werden weitere Arzneimittel eingenommen?	Ticlopidin AL® 250 mg, Bisoprolol-TAD® 5 mg, RamiLICH® comp 10 mg/25 mg, Allopurinol CT® 300 mg, Simva Basics® 30 mg, Concor® cor 5 mg
Entscheiden	Selbstmedikation möglich?	Sind Grenzen der Selbstmedikation überschritten oder gab es schon eine ärztliche Behandlung?	Schwindel und Müdigkeit könnten eine Nebenwirkung der bestehenden Therapie sein; evtl. durch eine orthostatische Hypotonie mit fehlendem Pulsanstieg unter hohen Dosen eines renal eliminierten Betablockers. Offene Fragen: Unabsichtliche Doppelverordnung von Bisoprolol? Ticlopidin mit unklarem Nutzen-Risiko-Verhältnis bei älteren Patienten! Unklare Indikation und (bei älteren Patienten mit potenziell eingeschränkter Nierenfunktion ggf. zu hohe) Dosierung von Allopurinol; ggf. erhöhte Harnsäurewerte als Nebenwirkung von Hydrochlorothiazid?
Informieren	Information zum Arzneimittel und zur Abgabe	Akut kein Arzneimittel abgeben, bezüglich der Symptomatik und der Doppelverordnung von Bisoprolol Rücksprache mit dem Arzt halten insbesondere wegen der orthostatischen Dysregulation; Medikationsanalyse anbieten	
	Grenzen der Selbstmedikation		

Abb. 22.1 Beratungsschema: Patient mit Eigendiagnose Schwindel

Wichtiges in Kürze

① Die Gruppe der älteren Patienten ist hoch variabel und entsprechend gibt es auch nur wenige Regeln, die verallgemeinernd für die Arzneimitteltherapie bei Älteren gelten. Im Vordergrund steht eine Erarbeitung von individuellen Therapiezielen gemeinsam mit dem Patienten. Besondere Bedeutung hat dabei die Identifizierung der Patientenpräferenzen. Wichtige Therapieziele sind oftmals die Erhaltung der Autonomie und die Lebensqualität, während Primärprävention und Mortalitätssenkung zunehmend in den Hintergrund treten.

② Die häufigste physiologische Veränderung im Alter mit substanzieller Auswirkung auf die Pharmakokinetik von Arzneistoffen ist die Einschränkung der Nierenfunktion. Pharmakodynamische Veränderungen resultieren zumeist aus eingeschränkten Gegenregulations- und Kompensationsmöglichkeiten.

③ Typische Symptome, von denen ältere Patienten berichten, sollten im Rahmen eines geriatrischen Assessments erfasst und hinsichtlich ihrer Ursachen bewertet werden. Dabei sollte vor dem Hintergrund der Vermeidung von Verordnungskaskaden immer auch beachtet werden, dass die Symptome durch unerwünschte Arzneimittelwirkungen bedingt sein können.

④ Da sich im Alterungsprozess die Rahmenbedingungen und auch die Therapieziele ständig ändern, müssen Therapien bei älteren Patienten kontinuierlich überprüft und angepasst werden. Neben Eskalationsstrategien wegen fortschreitenden Erkrankungen sind auch Deeskalationsstrategien wegen geringeren funktionellen Reserven notwendig.

⑤ Für die Überprüfung der Arzneimitteltherapie stehen verschiedene implizierte und explizite Werkzeuge zur Verfügung.

⑥ Die Grundsätze zur Behandlung von geriatrischen Patienten umfassen Besonderheiten bei der Auswahl und Dosierung der Arzneimittel, der Begleitung des Patienten während der Durchführung und Anwendung sowie beim Monitoring.

Praktisch umgesetzt

Arzneimittel geriatrisch bedenklich

Frau C. D., eine Stammkundin Ihrer Apotheke, löst für ihre seit Kurzem verwitwete Mutter ein Rezept ein. Für die 79-jährige Mutter wurden Amitriptylin 12,5 mg (1–0–1–0) und Lorazepam 2,5 mg (0–0–0–1) erstmalig verordnet.

Wichtige Hinweise

Beide Substanzen werden in der PRISCUS-Liste und der FORTA-Klassifikation als ungeeignet bei älteren Personen hervorgehoben. Insbesondere bei Benzodiazepinen ist das Sturzrisiko vor allem in den ersten Wochen der Anwendung erhöht. Die PRISCUS-Liste schlägt als Alternative pflanzliche Präparate (z. B. Baldrian) oder Z-Substanzen in niedriger Dosierung vor. Soll Amitriptylin hier als Antidepressivum angewendet werden, so ist es bei Älteren keine Erstlinien-Therapie, auch aufgrund der anticholinergen Effekte. Die Gabe von Amitriptylin sollte laut PRISCUS-Liste und STOPP-Kriterien zugunsten von SSRI vermieden werden. Darüber hinaus stellt sich die Frage nach der Indikation dieser Substanzen bei der Patientin. Falls es sich mehr um eine Trauersymptomatik als um eine Depression handelt, haben die Patienten oftmals eher Schwierigkeiten abends einzuschlafen, sodass man auf die kurzfristige Gabe von Z-Substanzen zur Nacht in niedriger Dosierung ausweichen sollte. Diese Punkte sollten mit dem behandelnden Arzt vor der Abgabe besprochen werden.

Weiterführende Literatur

Allen Maycock CA, Muhlestein JB, Horne BD et al. Statin therapy is associated with reduced mortality across all age groups of individuals with significant coronary disease, including very elderly patients. J Am Coll Cardiol, 40: 1777–1785, 2002

Atkin PA, Finnegan TP, Ogle SJ et al. Functional ability of patients to manage medication packaging: a survey of geriatric inpatients. Age Ageing, 23: 113–116, 1994

Aymanns C, Keller F, Maus S, Hartmann B, Czock D. Review on pharmacokinetics and pharmacodynamics and the aging kidney. Clin J Am Soc Nephrol, 5: 314–27, 2010

Deutsche Gesellschaft für Allgemeinmedizin und Familienmedizin (DEGAM). Hausärztliche Leitlinie Multimedikation. AWMF-Register Nr. 053/043, 2014

Dimitrow MS, Airaksinen MS, Kivelä SL et al. Comparison of prescribing criteria to evaluate the appropriateness of drug treatment in individuals aged 65 and older: a systematic review. J Am Geriatr Soc, 59: 1521–1530, 2011

Elliott RA, Marriott JL. Standardised assessment of patients' capacity to manage medications: a systematic review of published instruments. BMC Geriatr, 9: 27, 2009

Fried TR, Tinetti ME, Towle V et al. Effects of benefits and harms on older persons' willingness to take medication for primary cardiovascular prevention. Arch Intern Med, 171: 923–928, 2011

Gillespie LD, Robertson MC, Gillespie WJ et al. Interventions for preventing falls in older people living in the community. Cochrane Database Syst Rev, 9: CD007146, 2012

Haefeli WE. Polypharmazie und Arzneimitteltherapie im Alter. Eine Balance zwischen Einsetzen, Anpassen und Absetzen von Medikamenten. Klinikarzt, 43: 404–409, 2014

Hanlon JT, Schmader KE, Samsa GP et al. A method for assessing drug therapy appropriateness. J Clin Epidemiol, 45: 1045–1051, 1992

Hilmer SN, Mager DE, Simonsick EM et al. A drug burden index to define the functional burden of medications in older people. Arch Intern Med, 167: 781–787, 2007

Kircher W. Arzneiformen richtig anwenden. 4. Aufl., Deutscher Apotheker Verlag, Stuttgart 2016

Klotz U. Pharmacokinetics and drug metabolism in the elderly. Drug Metab Rev, 41: 67–76, 2009

Knopf H, Grams D. Medication use of adults in Germany: results of the German Health Interview and Examination Survey for Adults (DEGS1). Bundesgesundheitsblatt Gesundheitsforschung Gesundheitsschutz, 56 (5–6): 868–877, 2013

McLean AJ, Le Couteur DG. Aging biology and geriatric clinical pharmacology. Pharmacol Rev, 56: 163–84, 2004

Nationale Akademie der Wissenschaften Leopoldina, Deutsche Akademie der Technikwissenschaften (acatech), Union der deutschen Akademien der Wissenschaften. Medizinische Versorgung im Alter – welche Evidenz brauchen wir? Stellungnahme, Halle (Saale) 2015

O'Mahony D, O'Sullivan D, Byrne S et al. STOPP/START criteria for potentially inappropriate prescribing in older people: version 2. Age Ageing, 44: 213–218, 2015

Seidling HM, Lampert A, Lohmann K et al. Safeguarding the process of drug administration with an emphasis on electronic support tools. Br J Clin Pharmacol, 76 Suppl 1: 25–36, 2013

Shelton PS, Fritsch MA, Scott MA. Assessing medication appropriateness in the elderly: a review of available measures. Drugs Aging, 16: 437–450, 2000

Stange D, Kriston L, Langebrake C et al. Development and psychometric evaluation of the German version of the Medication Regimen Complexity Index (MRCI-D). J Eval Clin Pract, 18: 515–22, 2012

Statistisches Bundesamt, Deutsches Zentrum für Altersfragen, Robert Koch-Institut. Gesundheit und Krankheit im Alter. www.destatis.de/DE/Publikationen/Thematisch/Gesundheit/Gesundheitszustand/GesundheitKrankheitimAlter.html

Tinetti ME, Bogardus ST Jr, Agostini JV. Potential pitfalls of disease-specific guidelines for patients with multiple conditions. N Engl J Med, 351: 2870–2874, 2004

Wehling M, Burkhardt H, Kuhn-Thiel A et al. VALFORTA: a randomised trial to validate the FORTA (Fit fOR The Aged) classification. Age Ageing, 45: 262–267, 2016

Witticke D, Seidling HM, Lohmann K et al. Opportunities to reduce medication regimen complexity: a retrospective analysis of patients discharged from a university hospital in Germany. Drug Saf, 36: 31–41, 2013

Tipps für PhiPs

Bei geriatrischen, multimorbiden Patienten treten häufiger arzneimittelbezogene Probleme auf. Am Beispiel der Rezepte eines geriatrischen Patienten Ihrer Apotheke können Sie den BAK-Arbeitsbogen 11 bearbeiten und Abgabehinweise ableiten. Besprechen Sie Ihre Ergebnisse mit Ihrem ausbildenden Apotheker.

→ Arbeitsbogen Nr. 11 „Arzneimittelberatung – ärztliche Verordnung"

Falls Sie von einem geriatrischen Patienten Ihrer Apotheke Laborparameter zur Nierenfunktion haben, können Sie sich anhand dieser Werte praktisch mit dem Thema Dosisindividualisierung bei Niereninsuffizienz beschäftigen.

Tipps für Weiterzubildende

Ergänzt werden können die Inhalte dieses Kapitels durch den Besuch des Weiterbildungsseminars A.11 „Besonderheiten der Pharmakotherapie bei geriatrischen Patienten". Insbesondere das durchaus komplexe Thema Dosisindividualisierung bei älteren multimorbiden Patienten könnten Sie im Rahmen Ihrer Weiterbildung intensiv bearbeiten. Sollten Sie diesbezüglich Anfragen von Ärzten haben, könnten diese in Zusammenarbeit mit Ihrem Ermächtigten bearbeitet und als praktische Tätigkeit Nr. 8 dokumentiert werden. Als Projektarbeit könnte das Thema Betreuung von geriatrischen Patienten evtl. unter Durchführung eines Medikationsmanagements gewählt werden.

→ Praktische Tätigkeit Nr. 8 „Erfassung, Bearbeitung und Dokumentation einer Anfrage aus Fachkreisen unter Nutzung und Bewertung unterschiedlicher Informationsquellen"

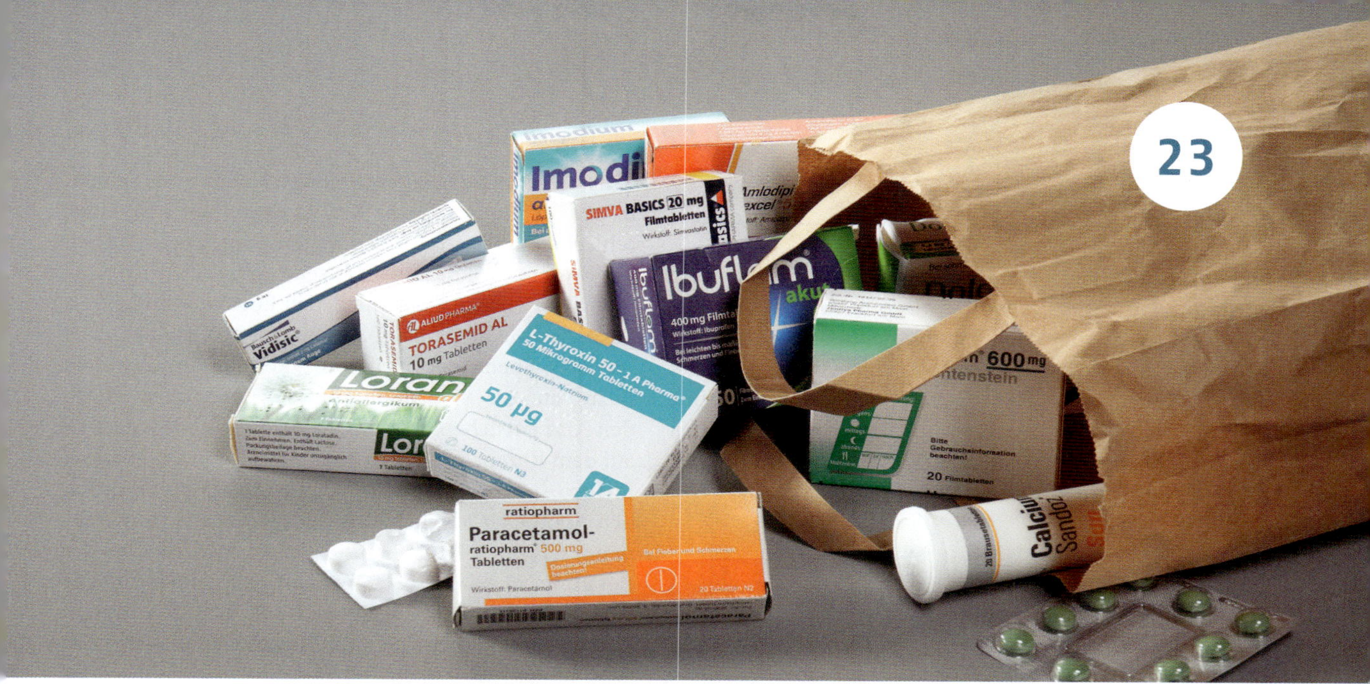

23 Medikationsanalyse und Medikationsmanagement

Dr. Nina Griese-Mammen, Dr. Uta Müller, Prof. Dr. Martin Schulz

Medikationsanalysen und Medikationsmanagement sind Dienstleistungen, die sich vor allem an Patienten mit einem erhöhten Risiko für arzneimittelbezogene Probleme richten. Das übergeordnete Ziel ist, die Effektivität der Arzneimitteltherapie zu erhöhen und Arzneimittelrisiken für den Patienten zu minimieren. Diese Dienstleistungen eröffnen dem Apotheker eine Möglichkeit, sich stärker als Heilberufler in den Medikationsprozess in Zusammenarbeit mit Patienten, Ärzten, Pflegenden sowie anderen Gesundheitsberufen einzubringen.

23.1 Grundlagen

① Medikationsanalysen und Medikationsmanagement sind relativ neue Dienstleistungen. Im ambulanten Bereich ergänzen Medikationsanalyse und -management die Beratung in der öffentlichen Apotheke. Diese Dienstleistungen zielen genauso wie die Information und Beratung über Arzneimittel darauf ab, die Arzneimitteleffektivität und die Arzneimitteltherapiesicherheit (AMTS) zu erhöhen.

Definition

Arzneimitteltherapiesicherheit **(AMTS)** ist die Gesamtheit der Maßnahmen zur Gewährleistung des optimalen Medikationsprozesses mit dem Ziel, Medikationsfehler und damit vermeidbare Risiken für den Patienten bei der Arzneimitteltherapie zu verringern.

② Bei einer Medikationsanalyse wird basierend auf einer strukturierten Prüfung der aktuellen Gesamtmedikation bewertet, ob arzneimittelbezogene Probleme (ABP) vorliegen. Aufgrund der größeren Datenbasis im Vergleich zur Beratung bei der Abgabe eines Arzneimittels und des systematischen Vorgehens ist eine Detektion von ABP möglich, die bei der Abgabe eines Arzneimittels in der Regel nicht erkannt werden können.

Eine Medikationsanalyse kann als eine eigenständige punktuelle Dienstleistung angeboten werden. Ein Medikationsmanagement ist dagegen ein langfristiger Service. Eine Medikationsanalyse ist dabei der Ausgangspunkt, an die sich eine kontinuierliche Betreuung des Patienten anschließt.

Bei den verschiedenen nationalen und internationalen Dienstleistungen bestehen neben dem zeitlichen Verlauf relevante Unterschiede im Anbieter, im Ort der Durchführung und in den Informationsquellen, die der Medikationsanalyse zugrunde liegen. Als Anbieter einer entsprechenden Dienstleistung finden sich neben Apothekern auch Ärzte, Krankenschwestern und multidisziplinäre Teams. Orte, an denen die Dienstleistung angeboten und zum Teil auch durchgeführt werden, sind somit Apotheken, Arztpraxen, Alten- und Pflegeheime, Krankenhäuser oder auch beim Patienten zu Hause.

23.1.1 Arzneimittelbezogene Probleme (ABP)

Das Spektrum von arzneimittelbezogenen Problemen (ABP) ist breit (▸Kap. 1). Sie können die Effektivität einer Pharmakotherapie einschränken und gesundheitliche Gefahren für den Patienten bergen. Möglicherweise führen sie zu einer Verschlechterung von Krankheitssymptomen, einer verzögerten Heilung oder einem insgesamt ungünstigeren Krankheitsverlauf bzw. einer schlechteren Prognose. Eine weitere Folge ist ein Anstieg der Kosten im Gesundheitswesen.

ABP können auf verschiedenen Ebenen während des gesamten Medikationsprozesses auftreten (◘ Abb. 23.1). Auf der Ebene der Heilberufe können Probleme in Bezug auf die Verordnung eines Arzneimittels durch den Arzt entstehen, z. B. falsche oder fehlende Angaben auf dem Rezept, Nichtbeachten einer Kontraindikation. Ebenso sind Fehler bei der Arzneimittelabgabe durch den Apotheker möglich, z. B. bei der Abgabe eines Arzneimittels mit falscher Stärke oder durch Fehler bei der Beratung zu einem OTC-Arzneimittel. Auch auf der Patientenebene können zahlreiche Probleme auftreten. Diese betreffen meist die unmittelbare Anwendung des Arzneimittels, z. B. wenn ein Patient oder ein pflegender Angehöriger die richtige Anwendung seines Arzneimittels nicht kennt oder die Dosierung selbstständig verändert. In diesen Fällen wird von einer mangelnden Therapietreue oder auch Nonadhärenz (▸Kap. 27.1.3) gesprochen. Auf der Arzneimittelebene können Nebenwirkungen auch bei bestimmungsgemäßem Gebrauch eines Arzneimittels auftreten. Diese sind im Gegensatz zu anderen ABP nicht vermeidbar.

Definition

Ein **Medikationsfehler** ist ein Abweichen von dem für den Patienten optimalen Medikationsprozess, das zu einer grundsätzlich vermeidbaren Schädigung des Patienten führt oder führen könnte. Medikationsfehler können jeden Schritt des Medikationsprozesses betreffen und von jedem am Medikationsprozess Beteiligten, insbesondere von Ärzten, Apothekern oder anderen Angehörigen eines Gesundheitsberufs sowie von Patienten, deren Angehörigen oder Dritten verursacht werden.

23.1.2 Detektion von arzneimittelbezogenen Problemen

Das Ziel der Information und Beratung bei der Abgabe eines Arzneimittels in der Apotheke ist das Erkennen, Lösen und Vermeiden von bestimmten ABP einschließlich der Sicherstellung einer korrekten Arzneimittelanwendung durch den Patienten oder eine Betreuungsperson (▸Kap. 1).

Nach § 20 der Apothekenbetriebsordnung (ApBetrO) fokussiert die Information und Beratung bei der Abgabe eines verordneten Arzneimittels auf die Sicherstellung der korrekten Arzneimittelanwendung und -lagerung sowie ggf. auf relevante Interaktionen und Nebenwirkungen des abgegebenen Arzneimittels. Bei

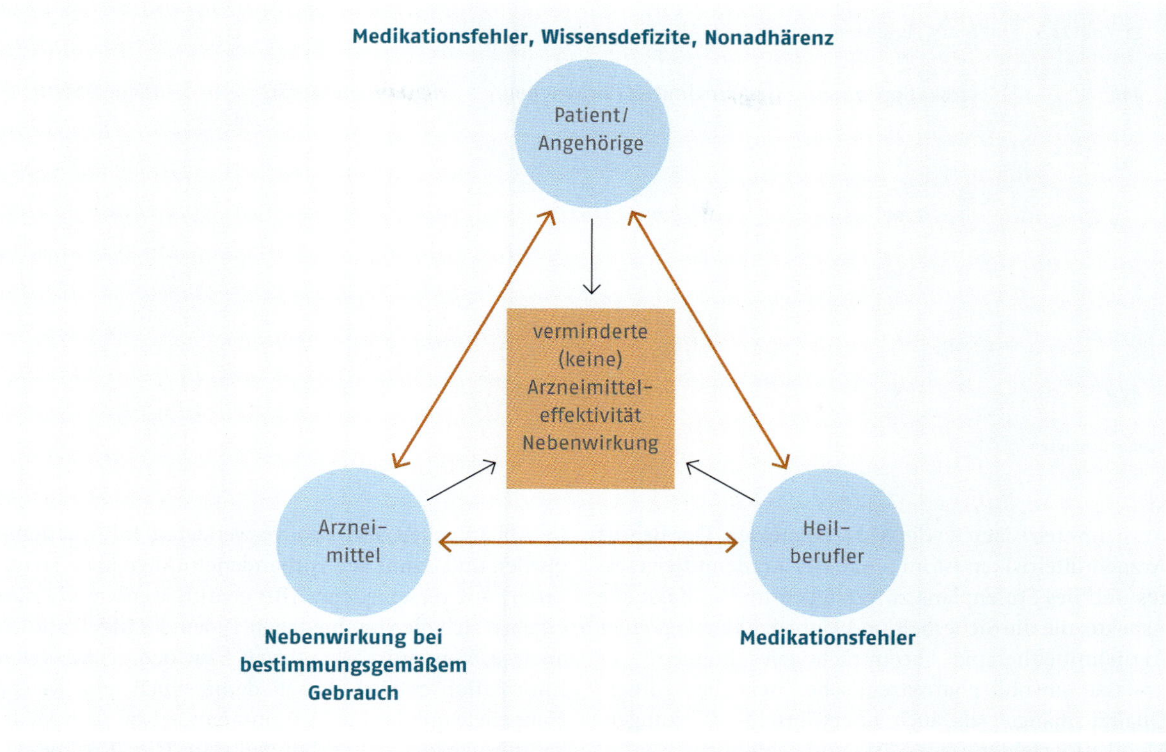

Abb. 23.1 Entstehungsebenen der arzneimittelbezogenen Probleme (ABP)

einem Arzneimittel für die Selbstmedikation ist zudem zu hinterfragen, ob die Grenzen der Selbstmedikation überschritten sind und ob das gewünschte Arzneimittel für den Patienten und seine Erkrankung geeignet ist.

Untersuchungen zur Erfassung von ABP in deutschen Apotheken liefern wichtige Informationen über Art und Häufigkeit von Problemen, die im Rahmen der Information und Beratung zu Arzneimitteln detektiert werden. Im Folgenden sind die 10 häufigsten klinisch relevanten ABP aufgelistet, die im Rahmen der ersten Studie zur Erfassung von ABP im Jahr 2005 dokumentiert wurden. An dieser Untersuchung beteiligten sich 1046 Apotheken und erfassten insgesamt 10427 arzneimittelbezogene Probleme.

Die 10 häufigsten **arzneimittelbezogenen Probleme** im Zusammenhang mit der Information und Beratung bei der Abgabe ärztlich verordneter Arzneimittel in der Apotheke:

1. Hinweis auf eine Arzneimittelinteraktion durch die Apothekensoftware,
2. Patient kennt seine Dosierung nicht,
3. mangelndes Wissen des Patienten über die korrekte Applikation bzw. Einnahme,
4. falsche Stärke verordnet,
5. falsche Darreichungsform verordnet,
6. falsches Arzneimittel verordnet,
7. unzweckmäßige Darreichungsform oder Sondenapplikation verordnet,
8. unbeabsichtigte Pseudo- oder Doppelmedikation,
9. Nebenwirkung,
10. Handhabungsprobleme (z.B. bei der Anwendung eines Inhalationssystems oder im Rahmen der Blutzuckerselbstmessung).

Im Rahmen der Selbstmedikation wurden darüber hinaus folgende ABP häufig identifiziert:

- Selbstmedikation ungeeignet,
- Präparat ungeeignet,
- Anwendungsdauer zu lange bzw. Missbrauch.

Eine leitliniengerechte Beratung stellt die Grundlage zum Erkennen von ABP dar. Ausgehend von häufigen ABP lassen sich Schwerpunkte in der Patientenberatung setzen. So kann beispielsweise in der Apotheke sichergestellt werden, dass jeder Patient bei der Abgabe eines Arzneimittels zur korrekten Dosierung und Anwendung beraten wurde.

Wenn eine Apotheke bei einem Arzneimittel Nebenwirkungen, Missbrauch oder einen Qualitätsmangel bemerkt, meldet sie dies an die Arzneimittelkommission der Deutschen Apotheker (AMK). Nach ApBetrO § 21 Abs. 3 sind Apotheken verpflichtet, bei Verdacht auf Qualitätsmängel, die vom Hersteller verursacht sind, ihre zuständige Überwachungsbehörde unverzüglich zu informieren. Die Berufsordnungen der Apothekerkammern verpflichten die Apothekerinnen und Apotheker,

Tab. 23.1 Typen der Medikationsanalyse (MA)

MA	Medikationsdaten	Arzneimittel (Brown-Bag)	Patientengespräch	Klinische Daten[1]
Typ 1	x	–	–	–
Typ 2a	x	Von Vorteil	x	–
	–	x	x	–
Typ 2b	x	–	–	x
Typ 3	x	Von Vorteil	x	x

[1] Labor, Diagnosen

Arzneimittelrisiken an die AMK zu melden. Der Begriff Arzneimittelrisiken ist im Sinne des Arzneimittelgesetzes und des Stufenplans zu verstehen und umfasst alle Aspekte, die die Sicherheit und Unbedenklichkeit einer Arzneimitteltherapie beeinträchtigen können. Er umfasst sowohl pharmazeutische, herstellerbedingte Qualitätsmängel, als auch unerwünschte Wirkungen, Medikationsfehler sowie Miss- und Fehlbrauch.

23.2 Medikationsanalyse

③ Bei einer Medikationsanalyse führt der Apotheker eine strukturierte Prüfung der aktuellen Gesamtmedikation, d.h. der rezeptpflichtigen, der nicht rezeptpflichtigen aber verordneten Arzneimitteln sowie der Selbstmedikation, durch und bewertet, ob ABP vorliegen. Für relevante ABP erarbeitet der Apotheker mögliche Lösungen. Anschließend werden Maßnahmen zur Lösung dieser ABP gemeinsam mit dem Patienten und ggf. mit dem behandelnden Arzt vereinbart und durchgeführt.

Medikationsanalyse als apothekerliche Tätigkeit

Eine Medikationsanalyse ist eine strukturierte Analyse der aktuellen Gesamtmedikation eines Patienten. Sie umfasst die vier Hauptschritte:

- Identifikation von Datenquellen und Zusammentragen der Informationen,
- Evaluation und Dokumentation von manifesten und potenziellen arzneimittelbezogenen Problemen,
- Erarbeitung möglicher Lösungen,
- Vereinbarung von Maßnahmen mit dem Patienten und ggf. mit den behandelnden Ärzten.

Ziele sind die Erhöhung der Effektivität der Arzneimitteltherapie und die Minimierung von Arzneimittelrisiken.

In Abhängigkeit von den verwendeten Informationsquellen und damit den vorhandenen Daten kann strukturiert auf verschiedene ABP geprüft werden. Hieraus ergeben sich die verschiedenen Typen der Medikationsanalyse. Von den vorhandenen bzw. den verwendeten Informationsquellen hängt damit auch ab, welche Hauptziele mit der Medikationsanalyse bzw. dem Medikationsmanagement verbunden sind. Die Dokumentation aller Schritte ist essenziell, um die Nachvollziehbarkeit, maximale Sicherheit, Qualität und Effektivität der Medikationsanalyse zu gewährleisten.

23.2.1 Identifikation von Datenquellen, Erfassen von Informationen

Im ersten Schritt erfolgen die Identifikation von vorhandenen Datenquellen und die Erfassung von Informationen, z.B. in einem Patientengespräch. Alle für die Evaluation relevanten Angaben werden zusammengetragen. In Abhängigkeit von den Datenquellen, die bei der Analyse berücksichtigt werden, unterscheidet man verschiedene Typen der Medikationsanalyse (◘ Tab. 23.1). Dabei kann man zwischen Medikationsdaten (Arzneimittelverordnungs- oder Abgabedaten aus Patientendateien oder von Medikationsplänen), Daten aus einem Patientengespräch (z.B. zur Anwendung der Arzneimittel und Akzeptanz der Pharmakotherapie) sowie klinischen Daten (wie Diagnosen und Laborwerte) differenzieren.

In Bezug auf die vorhandenen Daten sind grundsätzlich eine einfache (Typ 1) und eine erweiterte Medikationsanalyse (Typ 2a) in der öffentlichen Apotheke in Deutschland bereits heute durchführbar. Eine Medikationsanalyse mit Beurteilung der Laborwerte (Typ 2b) oder eine umfassende Medikationsanalyse (Typ 3) erfordern strukturelle Voraussetzungen, die bisher nur im stationären Bereich oder unter besonderen Voraussetzungen, z.B. im Rahmen von Studien, gegeben sind.

Medikationsdaten

Das Vorhandensein der aktuellen Medikationsdaten des Patienten ist eine Voraussetzung, um eine Medikationsanalyse durchführen zu können. Die Akut-, Dauer- und Bedarfsmedikation ist bei der Analyse so vollständig wie möglich zu betrachten. Informationen zu Arzneimitteln, die im Vorfeld der Analyse abgesetzt wurden, können zudem wichtige Informationen liefern. Nicht verschreibungspflichtige Arzneimittel sind, soweit dies mit den verwendeten Informationsquellen möglich ist, zu berücksichtigen.

Mögliche Informationsquellen, die Details zur Medikation liefern können, sind die Medikationsdatei des Patienten in der öffentlichen Apotheke, die Patientenakte im Krankenhaus, beim Arzt bzw. im Alten- und Pflegeheim, Arztbriefe, Daten der Krankenkasse, ein Medikationsplan des Patienten sowie zukünftig auch vermehrt die Anwendungen in der Telematikinfrastruktur, die Medikationsdaten enthalten (v. a. der elektronische Medikationsplan (eMP), der Notfalldatensatz und die elektronische Patientenakte). Des Weiteren kann die Medikation im Gespräch mit dem Patienten erhoben werden. Häufig ergänzen sich die unterschiedlichen Quellen in ihren Angaben zur Medikation. Diskrepanzen zwischen den verschiedenen Quellen geben wichtige Hinweise auf potenzielle ABP. In der Regel müssen Diskrepanzen zwischen den Angaben bzw. Quellen geklärt und fehlende Angaben, z. B. zum Grund der Einnahme bzw. zur Anwendung eines Arzneimittels, ergänzt werden.

Patientengespräch und Brown-Bag-Methode

Das Gespräch mit dem Patienten, zum Teil auch zusätzlich oder nur mit der Pflegekraft oder den pflegenden Angehörigen, ist bei den Typen 2a und 3 Teil der Medikationsanalyse. Vor diesem Gespräch sollte der Apotheker auf Basis der ihm vorliegenden Daten eine Risikoprüfung auf ABP wie Interaktionen, Doppelmedikation und Nonadhärenz durchführen. Bei dieser Risikoprüfung detektierte, potenzielle und manifeste ABP können so im Patientengespräch gezielt hinterfragt werden. In der öffentlichen Apotheke wird der Apotheker zur Erfassung der Gesamtmedikation meist einen sogenannten Brown-Bag-Review durchführen.

(4) Bei der Brown-Bag-Methode bittet der Apotheker den Patienten, alle Arzneimittel (inkl. Selbstmedikation) in die Apotheke zum Beratungstermin mitzubringen. Die Bezeichnung Brown-Bag geht zurück auf ein Projekt in den USA, bei dem die Studienteilnehmer eingeladen wurden, alle Medikamente in einer ihnen zugestellten braunen Tüte ins Studienzentrum zur Analyse mitzubringen. Die Brown-Bag-Methode ermöglicht ein sehr praktisches Vorgehen. Die Medikamente, welche bezüglich Handhabung und Wirkungen besprochen werden, liegen auf dem Tisch und es können Anwendungsschwierigkeiten vor Ort geklärt werden. Aufgedeckte Doppelmedikationen, beispielsweise wegen unbekannter Selbstmedikation, Ärztemustern oder Medikamenten von Drittpersonen (z. B. vom Partner) vermitteln ein vollständiges Bild und einen sehr wertvollen Einblick in das Patientenselbstmanagement. Fragen zur Lagerung zu Hause bzw. zum Bedarf nach einem Wochendosiersystem sind einfach zu eruieren.

Die Brown-Bag-Methode ist auch ein guter Ersatz, wenn keine objektiven Daten zur Medikation verfügbar sind, wenn also keine Medikationsdatei geführt wurde. Die Methode ist daher auch empfehlenswert bei Patienten, die neu in der Apotheke beraten bzw. betreut werden.

Patienten nehmen häufig Cremes, Salben, Augentropfen, Vitamin- und Mineralstoffpräparate wie Calcium oder Magnesium sowie pflanzliche Arzneimittel, v. a. freiverkäufliche, nicht als „Medikamente" wahr. Daher sollte der Patient gebeten werden, auch diese mitzubringen. Im Kühlschrank zu lagernde Arzneimittel sollten dagegen nicht in die Apotheke mitgebracht werden. Idealerweise notiert der Patient stattdessen die entsprechende PZN oder den Namen und die Wirkstärke oder er bringt den entsprechenden Beipackzettel mit. Um das Ergebnis zu optimieren, sollte der Patient möglichst auch schriftlich informiert werden, was er zum Termin in die Apotheke mitbringen soll.

Praktisch umgesetzt

Vorbereitung des Patientengesprächs zur Medikationsanalyse

Der Patient wird informiert, was er zum vereinbarten Gesprächstermin in die Apotheke mitbringen soll:

- Arzneimittel, die er dauerhaft anwendet (verordnete und selbst gekaufte),
- Arzneimittel, die er vorübergehend (akut) anwendet (verordnete und selbst gekaufte),
- Arzneimittel, die er bei Bedarf anwendet (verordnete und selbst gekaufte),
- ggf. vorhandene Medikationspläne sowie Anweisungen zur Dosierung und Anwendung – auch in elektronischer Form, z. B. als eMP auf der elektronischen Gesundheitskarte (eGK) des Patienten,
- ggf. weitere vorhandene Informationsquellen, z. B. Entlassungsbriefe aus dem Krankenhaus oder Arztbriefe,
- auch halbfeste Zubereitungen (Cremes, Salben) oder Augentropfen, Vitamin- und Mineralstoffpräparate, orale Kontrazeptiva sowie pflanzliche Präparate.

Der Patient wird informiert, was er zu dem Termin **nicht** mit in die Apotheke bringen soll:

- im Kühlschrank zu lagernde Arzneimittel (aber am besten deren Beipackzettel).

Das Gespräch beginnt mit der Erfassung der verordneten und selbst gekauften Arzneimittel, die der Patient aktuell einnimmt (Akut-, Dauer- und Bedarfsmedikation) sowie ihrer Anwendung einschließlich der Dosierung mit Tageszeiten (laut Patientenangabe).

Bringt der Patient zu dem Gesprächstermin eine größere Anzahl Arzneimittel mit, empfiehlt es sich, diese zu sortieren, damit man sich einen besseren Überblick über die Medikation verschaffen kann. In vielen Fällen bietet es sich an, den Brown-Bag des Patienten nach Anwendungsgebieten zu sortieren, auch wenn andere Sortierkriterien möglich sind.

Merke

Sortierkriterien für die Arzneimittel des Brown-Bag-Reviews sind z. B. Anwendungsgebiete sowie Dauer-, Akut- und Bedarfsmedikation, aber auch vom Arzt verordnete und in der Selbstmedikation erworbene Arzneimittel sowie Nahrungsergänzungsmittel.

Des Weiteren müssen durch strukturiertes Nachfragen gezielt ABP erfragt werden. Ein Gesprächsleitfaden, welcher auch die Dokumentation des Patientengesprächs ermöglicht, ist für die Erfassung der Gesamtmedikation und von ABP sehr hilfreich. Die Leitlinie der Bundesapothekerkammer zur Qualitätssicherung „Medikationsanalyse" stellt ein solches Formblatt als Arbeitshilfe zur Verfügung.

Verweis auf Online

Leitlinie der Bundesapothekerkammer zur Qualitätssicherung → Medikationsanalyse

23.2.2 Evaluation und Dokumentation von arzneimittelbezogenen Problemen

Der nächste Schritt umfasst die Evaluation der gesammelten Informationen. Es wird hinterfragt, was verordnet, abgegeben, (nicht) angewendet wurde, was evtl. vorliegen sollte, aber im Bestand des Patienten fehlt und was optimiert werden kann.

⑤ Von den verwendeten Informationsquellen hängt ab, welche ABP systematisch hinterfragt werden können (◘ Tab. 23.2). Hieraus ergeben sich die Typen der Medikationsanalyse. Bei einer Analyse ist es denkbar, dass sich verschiedene Heilberufler die Aufgaben bei der Evaluation und Erarbeitung von Lösungsvorschlägen teilen. Dieses Vorgehen kann z. B. durch einen unterschiedlichen Zugang zu Informationsquellen bedingt sein.

Die Bewertung erfolgt mithilfe des eigenen Fachwissens, von Leitlinien, durch Nutzung von Softwaretools und ggf. durch andere Instrumente zur Detektion von ABP. Für die Detektion, aber auch für die Erfassung von Daten und die Erstellung von Berichten und Medikationsplänen gibt es mittlerweile spezielle AMTS-Software (z. B. MediCheck®, Medinspector®, RP-Doc® und Scholz-Datenbank®).

Die Evaluation sollte standardisiert und strukturiert erfolgen, um reproduzierbare Ergebnisse zu ermöglichen. Bei jeder Dienstleistung sollte festgelegt sein, auf welche arzneimittelbezogenen Probleme mithilfe welcher Methoden und Instrumente geprüft wird. Hilfreich sind Leitfragen oder Checklisten, die Fragen zu verschiedenen zu prüfenden Kategorien von ABP zusammenstellen. Diese können Schritt für Schritt für jedes Arzneimittel bzw. jede Indikation abgearbeitet werden. Auf diese Weise ist eine systematische Evaluation möglich. In der Literatur werden verschiedene Vorgehensweisen und Instrumente beschrieben, mit denen dies in einer strukturierten Form erfolgen kann, z. B. der Medication-Appropriateness-Index (MAI; ▸ Kap. 22).

Praktisch umgesetzt

Dokumentation

Was genau dokumentiert wird, hängt von den vorhandenen Daten und damit vom Typ der Medikationsanalyse ab. Die Dokumentation der Daten der Medikationsanalyse kann in der Patientendatei, auf den zur Verfügung gestellten Arbeitshilfen oder eigenen Dokumentationsbögen erfolgen. Neben den Patientendaten sollten Daten zur Medikation und zu detektierten ABP festgehalten werden. Des Weiteren kann es hilfreich sein, die jeweiligen Verordner, die Anwendungsdauer der Arzneimittel und individuelle Bedürfnisse des Patienten bezüglich seiner Arzneimitteltherapie zu dokumentieren. Bei ABP sollten die Lösungsvorschläge, die Ergebnisse der Rücksprache mit dem Patienten und ggf. dem Arzt sowie die endgültigen Lösungen erfasst werden, wobei auch nicht (vollständig) gelöste ABP dokumentiert werden sollten.

Tab. 23.2 Möglichkeiten der systematischen Prüfung auf arzneimittelbezogene Probleme (ABP) in Abhängigkeit vom Typ der Medikationsanalyse

Problem	1	2a	2b	3
Interaktionen	x	x	x	x
(Pseudo-)Doppelmedikation	x	x	x	x
Dosierungsprobleme	x[1]	x	x	x
Kontraindikationen aufgrund von Alter- und Geschlecht	x	x	x	x
Mangelnde Therapietreue	x	x	(x)	x
Anwendungsprobleme		x		x
Ungeeignete Darreichungsformen		x		x
Interaktionen zwischen Arznei- und Nahrungsmitteln		x		x
Nebenwirkungen		x		x
Effektivität des Arzneimittels			x	x
Arzneimittel ohne Indikation			x	x
Indikationen ohne Arzneimittel			x	x
Kontraindikationen aufgrund von Erkrankungen und Allergien			x	x
Ungeeignete Therapiedauer			x	x

[1] Wenn die angewendete (ärztlich verordnete) Dosierung bekannt ist

Medikationsanalyse Typ 2a

Bei der Medikationsanalyse Typ 2a ist die Medikation mindestens auf die folgenden arzneimittelbezogenen Probleme systematisch zu prüfen:

- Interaktionen,
- (Pseudo-)Doppelmedikation,
- Dosierungsprobleme, z. B. ungeeignetes bzw. unzweckmäßiges Dosierungsintervall,
- Anwendungsprobleme, z. B. ungeeigneter bzw. unzweckmäßiger Anwendungszeitpunkt (auch in Zusammenhang mit Mahlzeiten),
- ungeeignete bzw. unzweckmäßige Darreichungsform,
- Nebenwirkungen, Unverträglichkeiten,
- mangelnde Therapietreue,
- Selbstmedikation ungeeignet,
- Präparate der Selbstmedikation für Indikation ungeeignet,
- Über- oder Unterdosierungen in der Selbstmedikation,
- Kontraindikationen in der Selbstmedikation,
- nicht sachgerechte Lagerung.

Neben Instrumenten, die Fragen zu verschiedenen zu prüfenden Kategorien von ABP zusammenstellen, existieren zahlreiche Instrumente und Softwarelösungen zur Detektion spezifischer ABP. So gibt es Softwarelösungen zur Detektion von Wechselwirkungen zwischen Arzneimitteln und Arznei- und Nahrungsmitteln, von Kontraindikationen (Erkrankungen, Allergien, Alter, Geschlecht z. B. durch das CAVE-Modul der ABDA-

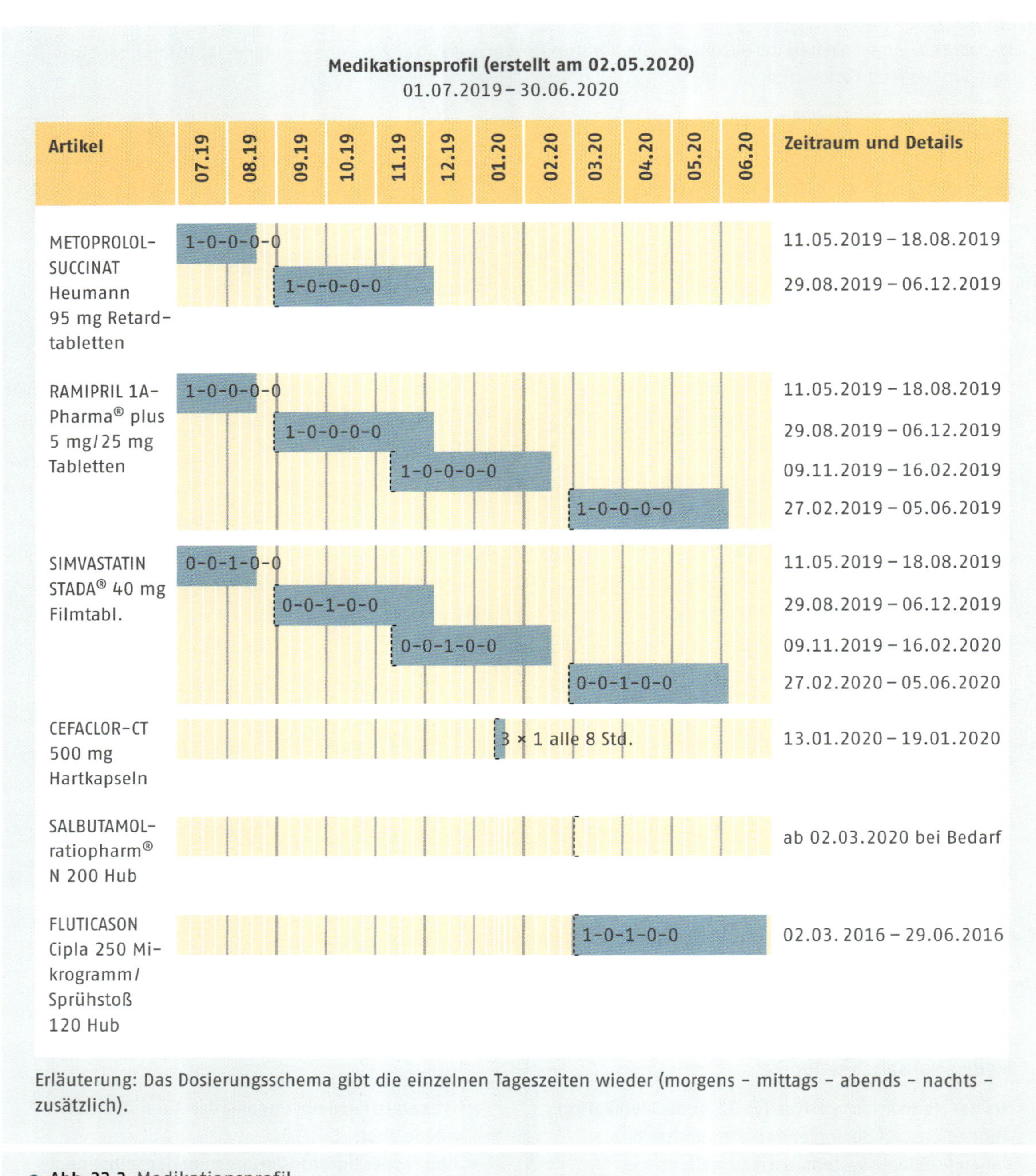

Abb. 23.2 Medikationsprofil

Datenbank) und mangelnder Therapie- und Einnahmetreue sowie zur Frage der Dosierung von Arzneimitteln bei Niereninsuffizienz. Sehr hilfreich für die Detektion von ABP ist die Darstellung der Medikation als Medikationsprofil (Abb. 23.2).

Insbesondere zur Detektion von potenziell inadäquater Medikation (PIM) aufgrund des erhöhten Lebensalters (meist ≥65 Jahre) existieren verschiedene Instrumente. Diese Listen beziehen sich damit **nur** auf die Fragestellung, ob das Arzneimittel für einen älteren Patienten geeignet bzw. ungeeignet ist. Dabei werden neben dem Alter meist auch die Erkrankungen des Patienten berücksichtigt. Beispiele sind die PRISCUS-Liste (PIM) und die FORTA-Liste (Positivliste geeigneter Medikamente, ▸ Kap. 22.3).

Hinweise zur Evidenz der Arzneimitteltherapie in Bezug auf das Indikationsgebiet finden sich insbesondere in Leitlinien. Zu nennen sind hier u. a. die Nationalen VersorgungsLeitlinien (NVL, www.leitlinien.de/nvl/), Therapieempfehlungen der Arzneimittelkommission der deutschen Ärzteschaft (AkdÄ), europäische Leitlinien, z. B. die Leitlinien der European Society of Cardiology (ESC; www.escardio.org/Guidelines), GINA (https://ginasthma.org/) oder GOLD (www.goldcopd.com) sowie Leitlinien aus anderen Ländern (z. B. NICE, SIGN). Die Linksammlung Pharmaziebibliothek des Deutschen Netzwerks Evidenzbasierte Medizin (DNEbM) vom Fachbereich der evidenzbasierten Pharmazie bietet neben dem Zugang zu Leitlinien auch weitere Informationen mit Relevanz für die evidenzbasierte Pharmazie.

Bei honorierten Dienstleistungen werden meist die Prozesse und zu verwendende Formblätter vorgegeben. Diese sollten als Hilfestellung zur Implementierung des Prozesses in der Apotheke umgesetzt werden. Bei einer Dienstleistung, die die Apotheke selbst entwickelt und anbietet, müssen die Prozesse für die eigene Apotheke erstellt werden. Eine Integration in das Qualitätsmanagementsystem der Apotheke ist sinnvoll. Hierfür können Leitlinien als Hilfestellung verwendet werden. Für die Dienstleistung der Medikationsanalyse vom Typ 2a hat die Bundesapothekerkammer eine Leitlinie zur Qualitätssicherung verabschiedet. Die Leitlinie „Medikationsanalyse" beschreibt die verschiedenen Schritte der Medikationsanalyse, nennt Voraussetzungen in der Apotheke und umfasst verschiedene Arbeitsmaterialien und Dokumentationshilfen.

23.2.3 Erarbeitung möglicher Lösungen

Nach der Identifikation sollte für jedes detektierte ABP die Relevanz bewertet und das ABP im Kontext der Bedürfnisse des Patienten priorisiert werden. Der Apotheker erarbeitet für detektierte ABP einen Lösungsvorschlag, soweit dies auf Basis der vorhandenen Daten möglich ist. Liegen klinische Daten nicht vor, ist die Bewertung eines potenziellen Problems oft erst nach Rücksprache mit dem Arzt möglich.

 **Merke**

Die identifizierten arzneimittelbezogenen Probleme sind hinsichtlich folgender Aspekte zu bewerten: Welche der identifizierten arzneimittelbezogenen Probleme erfordern eine Intervention? Welche arzneimittelbezogenen Probleme muss der Arzt und welche kann der Apotheker gemeinsam mit dem Patienten lösen?

23.2.4 Vereinbarung von Maßnahmen

Der nächste Schritt besteht darin, aus den detektierten ABP und den Lösungsvorschlägen Maßnahmen abzuleiten. Relevante potenzielle und manifeste ABP und deren Lösungsvorschläge diskutiert der Apotheker, wenn notwendig, mit den behandelnden Ärzten bzw. der Pflegekraft. Detektierte ABP sowie der Lösungsvorschlag sollten dem Arzt bzw. der Pflegekraft mithilfe eines standardisierten Formblatts zur Kenntnis gebracht werden.

Außerhalb der Selbstmedikation erfolgen die patientenbezogene Bewertung therapeutischer Lösungsvorschläge und die Entscheidung über ihre Umsetzung durch den verantwortlichen Arzt.

So liegen z. B. beim Medication-Appropriateness-Index (MAI) einige der Themenfelder im ärztlichen Zuständigkeitsbereich (z. B. Fragen zu Indikationen oder zur Therapiedauer), andere in der apothekerlichen Zuständigkeit (z. B. Arzneimittelanwendung) und einige sind gemeinsam zu bearbeiten (z. B. Förderung der Therapie- und Einnahmetreue). Dies erfordert eine abgestimmte Arzt-Apotheker-Zusammenarbeit. Im Regelfall werden therapeutische Interventionen vom Arzt und pharmazeutische Interventionen sowie die Begleitung der Selbstmedikation vom Apotheker mit dem Patienten diskutiert und vereinbart.

Wenn möglich, sollten die erarbeiteten Lösungsvorschläge in einem Abschlussgespräch mit dem Patienten besprochen werden. In diesem Gespräch sollte der Patient aktiv an der Lösung der arzneimittelbezogenen Probleme beteiligt werden.

Erstellung eines Medikationsplans

Erst wenn die Medikationsdaten möglichst vollständig sind und alle Angaben verifiziert wurden, kann ein Medikationsplan erstellt werden. Dies erfordert eine Konsolidierung durch Arzt und Apotheker. Die Patienten sollten den bundeseinheitlichen Medikationsplan (BMP) erhalten. Seit dem 01.10.2016 haben Patienten im Zuge des E-Health-Gesetzes Anspruch auf Erstellung eines BMP durch ihren Vertragsarzt. Er soll als Maßnahme einer verbesserten Arzneimitteltherapiesicherheit Patienten bei der korrekten Einnahme von mindestens 3 verordneten Arzneimitteln unterstützen. Die Kassenärztliche Bundesvereinigung (KBV), die Bundesärztekammer (BÄK) und der Deutsche Apothekerverband e. V. (DAV) haben in einer dreiseitigen Vereinbarung nach § 31a SGB V die Rahmenbedingungen sowie Inhalte des BMP festgelegt. Eine technische Spezifikation beschreibt Layout, Inhalte und technische Grundlagen. Sie dient der Softwareindustrie als Grundlage für eine einheitliche Implementierung des BMP in die Softwaresysteme von Ärzten, Apothekern und Krankenhäusern.

Mit Einführung der Telematikinfrastruktur wurde als eine der ersten Anwendungen der elektronische Medikationsplan (eMP) umgesetzt. Hierbei können auf der eGK des Patienten zusätzlich zu allgemeinen Angaben wie Name oder Geburtsdatum auch aktuelle und

Medikationsplan Seite 1 von 1	für: **Armin Müller** ausgedruckt von: Apotheke am Sachsendamm Thüringer Str. 22, 04157 Leipzig Tel.: 0341 - 1234567 EMail: apo-sachsendamm@amts-net.de	geb. am: **19.10.1959** ausgedruckt am: 16.09.2020

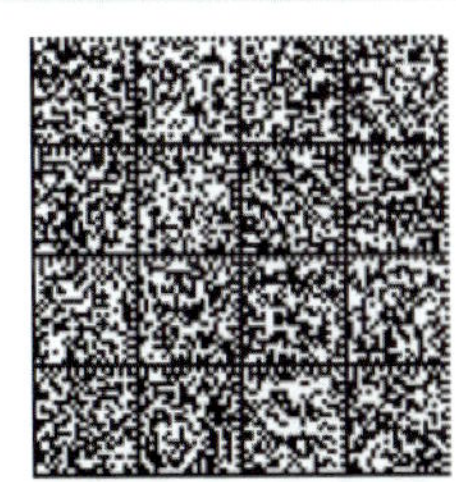

Wirkstoff	Handelsname	Stärke	Form	mor-gens	mit-tags	abends	zur Nacht	Einheit	Hinweise	Grund
Insulin normal	ACTRAPID Penfill	300 I.E.	Amp	10	6	8	0	I.E.	vor den Mahlzeiten	Diabetes mellitus
Insulin glargin	LANTUS SoloStar	300 I.E.	Spritze	0	0	28	0	I.E.		Diabetes mellitus
Metformin	METFORMIN Lich	1000 mg	Tabl	1	0	1	0	Stück	zu oder unmittelbar nach den Mahlzeiten	Diabetes mellitus
Torasemid	TORASEMID AL 10 mg Tabletten	10 mg	Tabl	1	1	0	0	Stück		Wassereinlagerung Beine
Ramipril Hydrochlorothiazid	RAMIPRIL comp. AbZ	5 mg 25 mg	Tabl	1	0	0	0	Stück	ggf. bei weiter niedrigem RR früh nur 0,5	Bluthochdruck
Bisoprolol hemifumarat	BISOPROLOL AbZ	5 mg	Tabl	1	0	0	0	Stück		Bluthochdruck

Selbstmedikation

Wirkstoff	Handelsname	Stärke	Form	mor-gens	mit-tags	abends	zur Nacht	Einheit	Hinweise	Grund
Cetirizin dihydrochlorid	CETIRIZIN HEXAL	10 mg	Tabl	0	0	0	1	Stück	nur bei Bedarf (Pollenflug)	Heuschnupfen

Abb. 23.3 Umsetzung des bundeseinheitlichen Medikationsplans (Beispiel)

historisierte Medikationsdaten, Kommentare zur Kommunikation zwischen beteiligten Leistungserbringern, medikationsrelevante Daten zu Allergien oder Unverträglichkeiten sowie medizinische Parameter wie Gewicht oder Kreatininwert (ggf. mit Erfassungsdatum) dokumentiert werden. Der eMP dient als Informations- und Kommunikationsmedium für die Heilberufe. Auf Basis dieser Daten soll für den Patienten ein BMP erstellt werden.

Der BMP ist ein Dokument für den Patienten, das seine aktuelle Gesamtmedikation inklusive Selbstmedikation übersichtlich auflistet. Er spezifiziert den Wirkstoff, Handelsnamen, Stärke, Darreichungsform, Dosierung bzw. Einnahmeregime, Einheit, wichtige Hinweise zur Anwendung sowie den Grund der Einnahme. Damit soll dem Patienten die korrekte Einnahme der Arzneimittel erleichtert und somit die AMTS verbessert werden.

Der Medikationsplan muss nicht nur aktuell und vollständig sein, um die AMTS zu verbessern, sondern auch von Patienten verstanden werden. In mehreren Untersuchungen wurde daher die Verständlichkeit des Medikationsplans bei Patienten mit Medikamentenerfahrung untersucht. Die Ergebnisse zeigen, dass ein signifikanter Anteil der Patienten mit Polymedikation neben der Aushändigung eines vollständigen, aktuellen und einheitlich in Form und Inhalt gestalteten Medikationsplans eine heilberufliche Beratung und Betreuung zum Plan benötigt. Insbesondere die Bedeutung der einzelnen Spalten sollte dem Patienten erläutert werden.

Merke

Der Medikationsplan sollte die folgenden Angaben enthalten: Wirkstoff, Handelsname, Stärke, Darreichungsform, Dosierung, Einheit, Anwendungshinweise und den Anwendungsgrund.

23.3 Medikationsmanagement

⑥ Ausgangspunkt für ein Medikationsmanagement ist eine Medikationsanalyse, an die sich eine kontinuierliche Betreuung des Patienten anschließt. Durch die kontinuierliche Betreuung werden vereinbarte Maßnahmen zu detektierten ABP und deren Ergebnis nachverfolgt sowie ggf. angepasst. Neu auftretende, manifeste und potenzielle Probleme, zum Bespiel bei neu verordneten oder selbst gekauften Arzneimitteln, können zeitnah erkannt und gelöst werden. Durch die prospektive Prüfung auf bestimmte ABP kann das Risiko für das Auftreten neuer ABP gesenkt werden. Zudem ermöglicht die kontinuierliche Betreuung eine systematische Prüfung auf Hinweise zur Nonadhärenz sowie eine langfristige Förderung der Therapie- und Einnahmetreue. Ein wesentlicher Bestandteil eines Medikationsmanagements ist das Erstellen und vor allem das Pflegen eines patientenindividuellen Medikationsplans (MP). Der MP dient dazu, die Gesamtmedikation eines Patienten zu erfassen und zu dokumentieren, um den Patienten über die eingesetzten Arzneimittel zu informieren und ihm Hinweise für deren richtige Anwendung und Indikationsgebiete zu geben. Ein Medikationsmanagement erfordert immer eine interprofessionelle Zusammenarbeit. Beispielsweise kann ein aktueller und vollständiger Medikationsplan nur gemeinsam durch Ärzte und Apotheker sinnvoll erstellt und fortlaufend aktualisiert werden.

Definition

Ein Medikationsmanagement baut auf einer Medikationsanalyse auf, an die sich eine kontinuierliche Betreuung des Patienten durch ein multidisziplinäres Team anschließt. Mit der kontinuierlichen Betreuung werden vereinbarte Maßnahmen zu detektierten arzneimittelbezogenen Problemen und deren Ergebnis nachverfolgt sowie ggf. angepasst. Neu auftretende, manifeste und potenzielle arzneimittelbezogene Probleme werden erkannt, gelöst oder vermieden. Ziele sind die fortlaufende und nachhaltige Erhöhung der Effektivität der Arzneimitteltherapie sowie die fortlaufende und nachhaltige Minimierung von Arzneimittelrisiken.

23.3.1 Honorierte Dienstleistungen

Die öffentliche Apotheke sollte Medikationsanalyse und Medikationsmanagement aufgrund des Ressourcenbedarfs nur als adäquat honorierte Dienstleistungen im Rahmen von Verträgen oder als vom Patienten honorierte Dienstleistung erbringen. Dienstleistungen ohne (externes) Honorar sind im Rahmen von Projekten und Studien möglich. Die einfachste Ausgangssituation ist, dass die Apotheke einem Vertrag über eine entsprechende Leistung beitreten kann. Ein Beitritt zu einem solchen Vertrag ist immer dann sinnvoll, wenn die Leistungen entweder bereits angeboten werden oder, bei neuer Umsetzung in der Apotheke, wenn ausreichend viele Patienten der im Vertrag definierten Patientengruppe im Patientenstamm (Kundendatei) der Apotheke sind. Denn nur bei regelmäßiger Erbringung einer solch komplexen Dienstleistung ist eine professionelle und effiziente Umsetzung möglich. Zusätzlich erleichtert es die Patientengewinnung erheblich, wenn die potenzielle Zielgruppe bekannt und ausreichend groß ist.

 **Praktisch umgesetzt**

Medikationsanalyse (MA) Typ 2a

Herr Grün, ein 75-jähriger Stammpatient der Apotheke, hat den Flyer zur neuen Dienstleistung einer MA gelesen und möchte das Angebot wahrnehmen. Diese für den Patienten kostenpflichtige Dienstleistung bietet die Apotheke allen Stammpatienten mit 5 oder mehr Arzneimitteln aktiv an. Die Apotheke hat diese Dienstleistung auf der Grundlage der Leitlinie zur Qualitätssicherung „Medikationsanalyse" der Bundesapothekerkammer selbst entwickelt. Es ist eine MA vom Typ 2a.
Herr Grün unterschreibt die Einverständniserklärung und der Apotheker bittet ihn, zu dem vereinbarten Termin alle Arzneimittel (ärztlich verordnete und Selbstmedikation), die er dauerhaft, akut und bei Bedarf anwendet und vorhandene Medikationspläne mitzubringen (siehe oben).
Herr Grün lebt mit seiner Ehefrau zusammen und holt seit mehreren Jahren für sich und seine Frau die Arzneimittel. Geistig wirkt er noch sehr fit, seit 2 Jahren fällt ihm das Gehen etwas schwerer.
Vor dem Gespräch schaut sich der Apotheker die Medikationsdatei an und überträgt die Daten zur Medikation der letzten 3 Quartale in den Dokumentationsbogen für das Patientengespräch (○ Abb. 23.4). Zudem führt er einen Interaktions-Check durch.

Der Interaktions-Check zeigt eine Interaktionsmeldung zwischen Methotrexat und ASS 100. Durch eine Hemmung der renalen Elimination von MTX durch ASS kann es zu Intoxikationen mit MTX kommen. Die Methotrexat-Produktinformationen empfehlen bei gemeinsamer Einnahme besondere Vorsicht. In der Fachinformation von ASS 100 wird die Anwendung von 15 mg und mehr MTX als Kontraindikation aufgeführt. Diese Interaktion wurde bereits mit dem Arzt besprochen und ist entsprechend in der Apothekensoftware hinterlegt. Der Patient soll beide Arzneimittel einnehmen.

23.3.2 Patientengespräch zur Datenerhebung

Herr Grün bringt seine Arzneimittel zu dem Patientengespräch mit und versichert, dass er neben diesen Arzneimitteln nichts einnimmt (○ Abb. 23.4). Alle Arzneimittel außer Folsäure und Methotrexat wurden vom Hausarzt verordnet, Methotrexat und Folsäure vom Rheumatologen. Im Gespräch erwähnt er, dass er Ibuprofen für seine Frau gekauft hat. Er nimmt es aber seit etwa 3 Wochen selbst, fast jeden Tag 3 Tabletten mit 400 mg wegen starker Schmerzen in den Gelenken. Mit dem Rheumatologen hat er dies nicht besprochen. Folsäure und Methotrexat nimmt er am Sonntag zusammen ein, alle anderen Arzneimittel nimmt er täglich ein. Er hat im letzten Jahr einen Medikationsplan bekommen, dann aber immer vergessen, ihn zum Arzt oder in die Apotheke mitzunehmen und findet ihn jetzt nicht mehr. Er nimmt die Arzneimittel Lercanidipin, Candesartan und ASS „für sein Herz". Er misst etwa einmal im Monat zu Hause seinen Blutdruck. Meist liegt er dann so bei 160 zu 90 mmHg. Aufgrund der Einnahme von Lercanidipin fragt der Apotheker nach dem Verzehr von Grapefruit. Grapefruit oder Grapefruitsaft nimmt Herr Grün nicht zu sich. Hinweise auf falsche Lagerung, Nebenwirkungen und mangelnde Einnahmetreue ergeben sich nicht.

Aufgrund der Ergebnisse der Blutdruckselbstmessung bietet der Apotheke eine Messung des Blutdrucks in der Apotheke an. Hierfür verwendet er den Informationsbogen Blutdruck (siehe Kapitel Hypertonie). Der Mittelwert der zweiten und dritten Messung liegt bei 145/85 mmHg. Daraus ergibt sich die Empfehlung, innerhalb der nächsten vier Wochen einen Arzttermin zu vereinbaren, um die gemessenen Werte zu besprechen.

NSAR, z. B. Ibuprofen, sollten möglichst nicht (langfristig) eingesetzt werden, wenn kardiovaskuläre Erkrankungen vorliegen. Der Patient nimmt zudem interagierende Arzneimittel ein (MTX, ASS zur TAH und Candesartan, ▸ Kap. 24.4.1, ▸ Kap. 24.4.6). Bei einer längeren gemeinsamen Einnahme von ASS und anderen NSAR sollte ein PPI zur Ulkusprophylaxe eingesetzt werden. Herr Grün möchte auf ein zusätzliches Schmerzmittel momentan nicht verzichten. Daher empfiehlt der Apotheker Herrn Grün Paracetamol (3 × tgl. 1 g p. o.) anstatt Ibuprofen einzunehmen und möglichst bald einen Termin mit dem Rheumatologen zu vereinbaren, um die Behandlung seiner Gelenkschmerzen zu besprechen. In 2 Tagen wird ein neuer Termin vereinbart, um das Ergebnis der Medikationsanalyse zu besprechen.

23.3.3 Pharmazeutische AMTS-Prüfung

Nach dem Gespräch führt der Apotheker anhand seiner Checkliste aus der Leitlinie eine Prüfung auf arzneimittelbezogene Probleme (ABP) durch.

Erfassung der Medikationsdaten des Patienten

Name des Patienten: Walter Grün | Geb.-Datum: 13.03.1941 | Datum: 05.12.2020

Medikations-datei	Brown Bag	Sonstige Datenquelle	Wirkstoff, Handelsname, Stärke und Darreichungsform (PZN)	Verordnender Arzt/ Selbstmedikation	Dosierung ① lt. Patient ② lt. Medikationsplan	Anwendungs-grund lt. Patient	Anmerkungen (z. B. Hinweise zu Anwendungsproblemen, Anwendungshinweise, Akut-, Dauer-, Bedarfsmedikation)
☒	☒	☐	METHOTREXAT 25 mg/ml Inj.Lsg. FER 20 mg/0,8 ml	Rheumatologe	① 1× sonntags ②	Rheuma	Morgens in den Oberschenkel
☒	☒	☐	FOLSÄURE 5 mg Tabletten	Rheumatologe	① 1× sonntags ②	Rheuma	Morgens zusammen mit MTX
☒	☒	☐	LERCANIDIPIN 10 mg Filmtabletten	Hausarzt	① 1-0-0 ②	Herz	Zum Essen
☒	☒	☐	CANDESARTAN 16 mg Tabletten	Hausarzt	① 1-0-0 ②	Herz	Zum Essen
☒	☒	☐	ASS 100 TAH Tabletten	Hausarzt	① 0-1-0 ②	Herz	Zum Essen
☐	☒	☐	IBUPROFEN 400 mg Filmtabletten	Selbstmedikation	① 1-1-1 ②	Rheuma	Zum Essen, seit drei Wochen fast jeden Tag wegen Gelenkschmerzen
☐	☐	☐			① ②		
☐	☐	☐			① ②		

Abb. 23.4 Erfassung der Medikationsdaten

Checkliste ABP

- (Pseudo-)Doppelmedikation,
- Interaktionen,
- Dosierungsintervall, Darreichungsform, Anwendungszeitpunkt (Mahlzeiten!) ungeeignet bzw. unzweckmäßig,
- Anwendungsprobleme,
- Nebenwirkungen,
- Probleme der Therapie- bzw. Einnahmetreue,
- Selbstmedikation:
  - Selbstmedikation ungeeignet, Präparate für Indikation ungeeignet, Über- oder Unterdosierungen, Kontraindikationen,
- nicht sachgerechte Lagerung.

23.3.4 Detektierte ABP und mögliche Lösungen

Interaktionen

- MTX und Ibuprofen/ASS,
- ASS zur TAH und Ibuprofen (▸ Kap. 24),
- NSAR und Candesartan (▸ Kap. 24),
- Lösung (▸ Kap. 23.3.2).

Unzweckmäßiges Dosierungsintervall zwischen Folsäure und MTX

Die Supplementierung mit Folsäure bzw. Folinat reduziert statistisch signifikant Nebenwirkungen und Therapieabbrüche unter MTX. Eine Folsäuresubstitution mit 5–10 mg sollte wöchentlich 24–48 Stunden nach der MTX-Gabe erfolgen. Es bestehen keine Hinweise auf eine Minderung der MTX-Effektivität.

Lösung: Einnahme von Folsäure am Montagmorgen.

Unzweckmäßiger Einnahmezeitpunkt

Herr Grün nimmt Lercanidipin zum Essen ein. Die übliche Dosis beträgt einmal täglich eine Filmtablette Lercanidipin 10 mg, immer zur gleichen Zeit, am besten morgens mindestens 15 Minuten vor dem Frühstück.

Lösung: Einnahme von Lercanidipin mindestens 15 Minuten vor dem Frühstück.

Bei ASS ist auch eine Einnahme am Morgen möglich. Hierdurch ergibt sich eine Einnahme aller Tabletten am Morgen. Durch weniger Einnahmezeitpunkte kann die Einnahmetreue gefördert werden.

Selbstmedikation

Eine Selbstmedikation mit Ibuprofen oder anderen NSAR ist bei dieser Indikation und der Erkrankung des Patienten ungeeignet (▸ Kap. 23.3.2).

Sonstiges

Effektivität der antihypertensiven Behandlung: Der Blutdruck von Herrn Grün ist nicht optimal eingestellt. Da Herr Grün ein Blutdruckmessgerät zu Hause hat, sollte er die nächsten 2 Wochen die Blutdruckmessung morgens und abends, jeweils vor der Mahlzeit und vor der Einnahme von blutdrucksenkenden Medikamenten durchführen und im Blutdrucktagebuch dokumentieren. Die gemessenen Werte sollte er dann zusammen mit den in der Apotheke gemessenen Werten mit dem Arzt innerhalb der nächsten 4 Wochen besprechen.

Verweis auf Online

Informationsbogen Blutdruck

23.3.5 Patientengespräch zu den Ergebnissen der Analyse

Der Apotheker informiert den Patienten über die detektierten Probleme und erläutert seine Lösungsvorschläge. Der Patient stimmt der morgendlichen Einnahme von ASS zu. Lercanidipin möchte er jetzt morgens im Bad nehmen. Dann liegen zwischen der Einnahme und dem Frühstück etwa 30 Minuten. Die Einnahme von Folsäure wird auf den Montagmorgen gelegt. Der Apotheker erläutert Herrn Grün auf Wunsch auch noch einmal die Anwendung von MTX. Die Nadel wird im 90-Grad-Winkel zur Haut tief eingestochen, die Lösung langsam injiziert und die Nadel erst nach 10 Sekunden wieder herausgezogen. Herr Grün hat einen Termin beim Rheumatologen in der nächsten Woche. Paracetamol hilft etwas bei seinen Schmerzen, ist aber nicht so gut wirksam wie Ibuprofen. Mit seinem Hausarzt will er über den Blutdruck sprechen, nachdem er 14 Tage regelmäßig den Blutdruck gemessen hat.

Der Apotheker passt darauf den Medikationsplan an und hält die Vereinbarungen schriftlich fest (● Abb. 23.5). In etwa einem Jahr sollte die Apotheke den Patienten erneut fragen, ob eine Medikationsanalyse durchgeführt werden soll.

Medikationsplan	für: **Walter Grün**	geb. am: 13.03.1941
	ausgedruckt von: Apotheke am Anger Hauptstraße 55, 01234 Am Ort Tel.: 04562 - 12345 E-Mail: ApoamAnger@info.de	ausgedruckt am: 09.12.2020

Wirkstoff	Handelsname	Stärke	Form	morgens	mittags	abends	zur Nacht	Einheit	Hinweise	Grund
Lercanidipin	Lercanidipin Heumann	10 mg	Tabl.	1	0	0	0	Stück	30 min vor dem Frühstück	Herz
Candesartan	Candesartan 1A-Pharma	16 mg	Tabl.	1	0	0	0	Stück	Zum Essen	Herz
Acetylsalicylsäure	ASS 100 Hexal	100 mg	Tabl.	1	0	0	0	Stück	Zum Essen	Herz
Methotrexat	Methotrexat AL 20 mg/08 ml	20 mg	Spritze	1 × sonntagmorgens				Stück		Rheuma
Folsäure	Folsäure Stada	5 mg	Tabl.	1 × montagmorgens				Stück	Zum Essen	Rheuma

Bei Bedarf

Paracetamol	Paracetamol 500 mg Hexal	500 mg	Tabl.	2	2	2	0	Stück	Bei Bedarf	Rheuma

Abb. 23.5 Medikationsplan nach Medikationsanalyse

Wichtiges in Kürze

① Medikationsanalyse und -management sind Dienstleistungen, die darauf abzielen die Arzneimitteltherapiesicherheit (AMTS) zu erhöhen. Diese kostenpflichtigen Dienstleistungen ergänzen die pharmazeutische Beratung in der Apotheke.

② Aufgrund der größeren Datenbasis bei der Medikationsanalyse bzw. beim Medikationsmanagement und dem systematischen Vorgehen ist eine Detektion von arzneimittelbezogenen Problemen (ABP) möglich, die bei der Abgabe eines Arzneimittels in der Regel nicht systematisch hinterfragt werden können.

③ Die Medikationsanalyse ist eine punktuelle und strukturierte Analyse der Gesamtmedikation des Patienten.

④ Bei der Brown-Bag-Methode bringt der Patient im Rahmen einer Medikationsanalyse alle Arzneimittel zum Gespräch in die Apotheke mit.

⑤ Von den verwendeten Informationsquellen hängt ab, welche ABP systematisch hinterfragt werden können. Hieraus ergeben sich die Typen der Medikationsanalyse.

⑥ Die Medikationsanalyse ist Ausgangspunkt für eine kontinuierliche Betreuung des Patienten im Rahmen eines Medikationsmanagements. Ein Medikationsmanagement wird durch ein multidisziplinäres Team durchgeführt.

Weiterführende Literatur

ABDA – Bundesvereinigung Deutscher Apothekerverbände. Bundeseinheitlicher Medikationsplan: IT-Umsetzung steht. www.abda.de/pressemitteilung/artikel/bundeseinheitlicher-medikationsplan-it-umsetzung-steht (Zugriff 06.11.2020)

ABDA – Bundesvereinigung Deutscher Apothekerverbände. www.abda.de/fileadmin/user_upload/assets/Medikations management/Grundsatzpapier_MA_MM_GBAM.pdf (Zugriff 27.07.2020)

ABDA – Bundesvereinigung deutscher Apothekerverbände, Geschäftsbereich Arzneimittel. AMTS, Medikationsanalyse, -plan, -management & Co.: Glossar, Pharm Ztg, 161 (8): 2117–2135, 2016 www.abda.de/fileadmin/user_upload/assets/Medikations management/Glossar_AMTS_20160825.pdf (Zugriff 27.07.2020)

ABDATA. ABDA-Datenbank – Interaktionsmodul. Eschborn

Aly AF. Arzneimitteltherapiesicherheit: Einheitlicher Plan für Deutschland. Pharm Ztg, 158 (16): 1412–1413, 2013

Aly AF. Definitionen zu Pharmakovigilanz und AMTS. Pharm Ztg, 159 (44): 3640–3644, 2014a

Aly AF. Arzneimitteltherapie: Ein „Was ist Was" der Sicherheit. Dtsch Arztebl, 111 (44): A-1892, 2014b

Arzneimittelinitiative Sachsen-Thüringen (ARMIN), www.arzneimittelinitiative.de (Zugriff 06.11.2020)

Barat I, Andreasen F, Damsgaard EM. Drug therapy in the elderly: what doctors believe and patients actually do. Br J Clin Pharmacol, 51: 615–622, 2001

Botermann L, Krueger K, Eickhoff C et al. Patients' handling of a standardized medication plan: a pilot study and method development. Patient Prefer Adherence, 10: 621–630, 2016

Botermann L, Monzel K, Krueger K et al. Evaluating patients' comprehensibility of a standardized medication plan. Eur J Clin Pharmacol, 72 (10): 1229–1237, 2016

Bundesapothekerkammer (BAK). Leitlinie der Bundesapothekerkammer zur Qualitätssicherung – Medikationsanalyse. →Leitlinien und Arbeitshilfen. www.abda.de (Zugriff 06.11.2020)

Griese N, Felberg M, Müller U et al. Optimierung der Arzneimitteltherapiesicherheit und Therapietreue: Medikationsmanagement. Pharm Unserer Zeit, 41 (4): 350–356, 2012

Griese-Mammen N, Müller U, Schulz M. Medikationsanalyse und -management – Grundsatzpapier definiert Begriffe. Pharm Ztg, 159 (29): 2310–2312, 2014

Krüger M, Griese N, Schulz M. Medikationsmanagement für Menschen mit Diabetes. Diabetes Stoffw Herz, 20 (3): 219–226, 2011

Schulz M, Botermann L, Krueger K et al. Grundlegende Voraussetzungen für die elektronische Abbildung von Arzneimitteldaten im Hinblick auf den Medikationsplan (Abschlussbericht). www.bundesgesundheitsministerium.de/fileadmin/Dateien/5_Publikationen/Gesundheit/Berichte/Abschlussbericht_Grundlegende_Voraussetzungen_fuer_die_elektronische_Abbildung.pdf (Zugriff 06.11.2020)

Tipps für PhiPs

Führen Sie mit Ihrem ausbildenden Apotheker gemeinsam eine Medikationsanalyse durch.
→ Arbeitsbogen Nr. 26 „Medikationsanalyse"
Machen Sie sich darüber hinaus mit dem CAVE-Modul Ihrer Apotheken-Software vertraut.
→ Arbeitsbogen Nr. 27 a „Arzneimittel-Risikoprüfung mit CAVE"

Tipps für Weiterzubildende

Sie besuchen während Ihrer Weiterbildung das Seminar A.2 „Medikationsanalyse und -management in der Apotheke" und das Seminar A.5 „Erkennen, Bewerten und Lösen von arzneimittelbezogenen Problemen". Mit den Informationen dieses Kapitels bieten diese Weiterbildungsseminare eine Grundlage für den praktischen Einstieg in das Thema Medikationsmanagement. Während Ihrer Weiterbildung fertigen Sie 2 Medikationsanalysen an und dokumentieren diese als praktische Tätigkeit Nr. 1. Zu Ihren Medikationsanalysen erhalten Sie von Ihrer Apothekerkammer ein schriftliches Feedback. Wenn Sie sich weiterführend mit dem Thema beschäftigen möchten, bietet sich die Teilnahme an der Bereichsweiterbildung „Geriatrische Pharmazie" an.
→ Praktische Tätigkeit Nr. 1 „Durchführung einer Medikationsanalyse (gemäß Leitlinie der Bundesapothekerkammer) vom Typ 2a für einen Patienten"

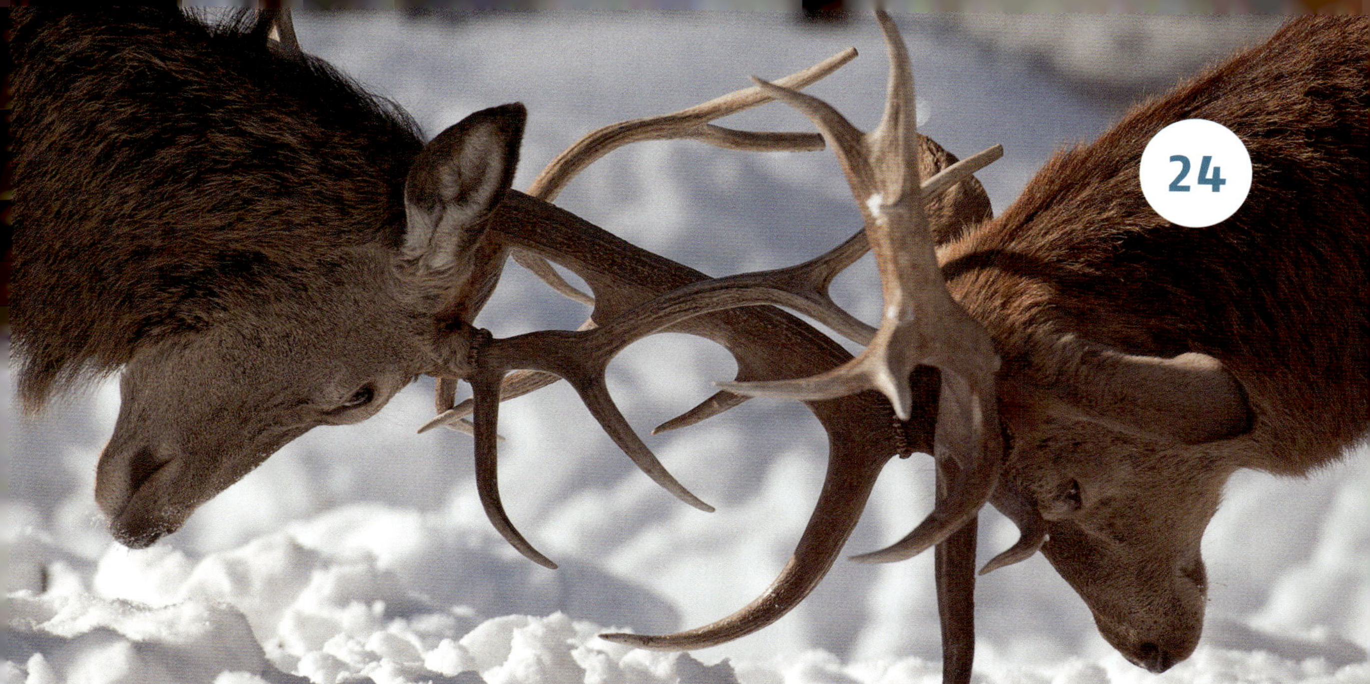

Interaktionsmanagement

Dr. Andrea Gerdemann, Dr. Nina Griese-Mammen, Prof. Dr. Martin Schulz

Patienten mit Polymedikation gehören zum Apothekenalltag. Je mehr Arzneimittel gleichzeitig eingenommen werden, desto höher ist die Wahrscheinlichkeit für Interaktionen. Daher sollten alle Arzneimittel der Stammpatienten dokumentieren werden (Medikationsplan!). Hierdurch kann bei neuen Arzneimitteln auf potenzielle Interaktionen geprüft werden. Ziel ist, potenziell klinisch relevante Interaktionen zu erkennen und vermeidbare Nebenwirkungen aufgrund von Interaktionen zu verhindern.

24.1 Grundlagen

① Interaktionen gehören zu den häufigsten in der Apotheke identifizierten arzneimittelbezogenen Problemen (ABP; ▸Kap. 1, ▸Kap. 23). Der erste Schritt zur Vermeidung ist das Erkennen der potenziellen Interaktion.

② Die Aufgabe in der Apotheke liegt neben dem Erkennen vor allem darin, ihre Relevanz für den individuellen Patienten zu bewerten. Daraus folgt, welche Maßnahmen sich für den Patienten ergeben. Auch wenn Interaktionen aufgrund der intraindividuellen Variabilität der Patienten oft schwer vorauszusagen sind, sind entscheidende Faktoren, die die Wahrscheinlichkeit für das Auftreten einer klinisch relevanten Interaktion erhöhen, bekannt. Wesentliche Kriterien für die klinische Relevanz von Interaktionen sind:

- steile Konzentrations-Wirkungs- bzw. -Nebenwirkungskurve,
- geringe therapeutische Breite,
- Interaktionen bereits bei therapeutischen Dosierungen,
- Risikofaktoren, die die Wahrscheinlichkeit für Nebenwirkungen aufgrund der Interaktion erhöhen (hierzu gehören z. B. Krankheitsstatus, Lebensalter sowie evtl. vorliegende Nieren- oder Leberfunktionsstörungen).

24.2 Interaktionsdatenbanken

③ Durch Speicherung der (gesamten) Medikationsdaten für einen Patienten in der Apotheke ist es möglich, bei jeder Arzneimittelabgabe einen Interaktions-Check zwischen der zuvor verordneten Medikation, Präparaten der Selbstmedikation sowie den aktuell abgegebenen Arzneimitteln durchzuführen. Hinweise auf Wechselwirkungen zwischen Arzneimitteln kann das Interaktionsmodul der ABDA-Datenbank geben, eines der wichtigsten Instrumente zur Detektion potenziellen Interaktionen in der öffentlichen Apotheke.

Bei der ABDA-Datenbank findet der Interaktions-Check auf Stoffpaarebene statt. Die Datenbank liefert zur genaueren Einschätzung einer Interaktion Informationen zur klinischen Relevanz (Schweregrad), zu Bewertung der Quellen, Risikofaktoren, Nebenwirkungen mit Symptomen, Monitoring sowie Maßnahmen zum Umgang mit der Interaktion. Diese Texte kann man bei den meisten Apothekensoftware-Programmen direkt aufrufen.

Unter Maßnahmen wird vorgeschlagen, wie die Interaktion gehandhabt werden kann; diesen Text sollte man sich bei einer Interaktionsmeldung als Erstes anschauen. Viele Datenbanken klassifizieren Wechselwirkungen, um den Nutzern den Umgang mit den Meldungen zu erleichtern. Dabei werden sehr unterschiedliche Klassifikationssysteme verwendet. Das Klassifikationssystem der ABDA-Datenbank orientiert sich an der jeweiligen Bedeutung und dem Schweregrad der aus der Interaktion möglicherweise resultierenden Nebenwirkung. ◘Tab. 24.1 gibt eine Übersicht über die verschiedenen Klassifikationen.

Merke

Datenbanken sind immer nur ein Hilfsinstrument zum Erkennen und Bewerten einer möglichen Interaktion. Ob die Interaktion für den jeweiligen Patienten relevant ist und ob interveniert werden muss, kann nur individuell im unmittelbaren Gespräch mit dem Patienten und mit den Daten der Medikationsdatei beurteilt werden. Nicht selten ist hierfür auch eine Rücksprache mit dem behandelnden Arzt notwendig.

24.3 Einstellung der Apothekensoftware

Die Unterstützung durch eine adäquate Software beim Interaktions-Check spielt eine entscheidende Rolle bei der Umsetzung in der Apotheke. Dabei ist die Umsetzung des Interaktions-Checks der ABDA-Datenbank bei den einzelnen Softwarehäusern zum Teil unterschiedlich. Je nach Softwarehaus wird die Interaktionsmeldung z. B. durch ein unauffälliges Blinken bis hin zum Stehenbleiben des Vorganges am Arbeitsplatz angezeigt. Auch der Zugriff auf die Texte der Interaktionsmonografie und die Dokumentation von Interaktionen sind unterschiedlich umgesetzt.

Problematisch ist die häufig geschilderte Warnhinweis-Ermüdung. Diese kann auftreten, wenn man mit Meldungen und Hinweisen bei der Arzneimittelabgabe „überschwemmt" wird. Dies ist insbesondere dann der Fall, wenn viele dieser Meldungen als nicht relevant für den Patienten eingestuft werden. Die Einstufung einer Interaktionsmeldung als nicht relevant für den individuellen Patienten kann verschiedene Gründe haben. Dies sind z. B. Meldungen zu Arzneimitteln, die der Patient nicht mehr einnimmt, zu einer Arzneimittelkombination, auf die der Patient stabil eingestellt ist oder auch Interaktionsmeldungen, die keine oder sehr selten klinische Relevanz besitzen.

Einstellung der Klassifikation: Bei den meisten Softwareanbietern kann man einstellen, welche Klassifikationen von Interaktionen angezeigt werden. In der ABDA-

Tab. 24.1 Klassifikationen für Interaktionen in der ABDA-Datenbank, 2020

Klassifikation	Bedeutung
Kontraindiziert	Die Interaktionspartner dürfen nicht miteinander kombiniert werden, d. h. sie sind kontraindiziert.
Schwerwiegend	Die Interaktion kann potenziell lebensbedrohlich sein oder zu schwerwiegenden, eventuell irreversiblen Folgen für den Patienten führen.
Mittelschwer	Die Interaktion kann zu therapeutisch relevanten Folgen für den Patienten führen.
Gering	Die Interaktion hat keine zwingend therapeutischen Folgen, sollte aber unter Umständen überwacht werden.
Produktspezifische Warnmeldung	Zur Interaktion liegen nur spezifische Hinweise eines pharmazeutischen Unternehmers vor, meist in Form einer Fachinformation.
Keine Interaktion zu erwarten	In der Literatur finden sich Hinweise, dass keine Interaktion auftritt, bzw. es sind keine Interaktionen aufgrund der Struktur oder der Pharmakokinetik/-dynamik zu erwarten.
Keine Aussage möglich	Eine Bewertung kann aufgrund der vorliegenden Literatur nicht vorgenommen werden.

Datenbank sind 7 verschiedene Klassifikationen aufgeführt (Tab. 24.1). Wenn alle Interaktionsmeldungen der verschiedenen Schweregrade angezeigt werden, kann dies zu der schon erwähnten Warnhinweis-Ermüdung führen. Daher ist eine praxistaugliche Empfehlung, den Interaktions-Check so einzustellen, dass die **ersten 3 Klassifikationen** angezeigt werden. Im Rahmen einer Medikationsanalyse sollten die ersten 3 Klassifikationen immer berücksichtigt werden. Wenn einzelne Klassifikationen ausgeblendet sind, ist es wichtig, dass dies allen, die mit der Datenbank arbeiten, bekannt ist. Insbesondere, wenn der Patient Nebenwirkungen beschreibt, sollten auch Interaktionen der anderen Klassifikationen zur Abklärung hinzugezogen werden.

Zeitraum der Überprüfung: Der Zeitraum, über den der Interaktions-Check durchgeführt wird, sollte nicht zu lang, aber auch nicht zu kurz sein. Auch dies kann in der Software eingestellt werden. Da bei der Dauermedikation häufig N3-Packungen verordnet werden und der Patient davon nicht selten nur eine halbe Tablette pro Tag einnehmen soll, ist ein siebenmonatiger Zugriff auf die Medikationshistorie sinnvoll.

④ **Kennzeichnung bearbeiteter Meldungen:** Um eine Warnhinweis-Ermüdung zu vermeiden, sollte der Fokus auf Interaktionsmeldungen bei einer Erstverordnung gelegt werden. Hierdurch ist die höchste Risikoreduktion möglich. Wichtig ist, dass die Software ermöglicht, Interaktionsmeldungen als bereits bearbeitet zu dokumentieren. Bei einigen Softwarehäusern ist eine einfache Markierung der Interaktionsmeldung als bereits abgeklärt möglich. Bei der darauf folgenden Abgabe wird diese Interaktionsmeldung dann z. B. in einer anderen Farbe angezeigt, sodass jeder Apothekenmitarbeiter erkennen kann, dass diese Interaktionsmeldung bei diesem Patienten bereits abgeklärt wurde. Diese Kennzeichnung sollte allerdings nur bei einer Dauermedikation erfolgen und wenn Dosisänderungen keine erneute Intervention erfordern. Eine Interaktionsmeldung zwischen Simvastatin und Clarithromycin sollte z. B. nicht als bearbeitet markiert werden, da bei einer erneuten Verordnung von Clarithromycin wieder eine Intervention notwendig ist. Dies kann eine Verordnung eines anderen Antibiotikums (zu empfehlen) oder die Pausierung mit dem Statin (nicht zu empfehlen) sein.

Meist ist zudem die Dokumentation der Interaktion mit einem Dokumentationsbogen für ABP des Softwaresystems möglich. Hier kann das Problem und vor allem die Lösung des Problems beschrieben und dokumentiert werden, beispielsweise ob der Arzt kontaktiert wurde. Bei einigen Softwaresystemen erscheint dann bei einer Wiederholungsverordnung eines interagierenden Arzneistoffs ein Hinweis, dass bereits eine Interaktionsberatung stattgefunden hat und jeder in der Apotheke kann nachvollziehen, welche Schritte und Absprachen zu dieser Interaktionsmeldung vorgenommen wurden.

Es ist grundsätzlich sinnvoll, dass eine bearbeitete Interaktionsmeldung weiterhin angezeigt wird, um bei

24

Tab. 24.2 Häufige Interaktionspartner

TOP	Interaktionspartner 1	Interaktionspartner 2	%	%[1]
1	ACE-Hemmer	Nichtsteroidale Antirheumatika (NSAR)	5,5	5,5
	Diuretika, kaliuretische		5,4	10,9
	Betablocker		3,4	14,3
	Sartane		2,7	17,0
2	Protonenpumpen-Inhibitoren	Diuretika	4,2	21,2
3	ACE-Hemmer	Diuretika, kaliumretinierende	3,6	24,8
4	Schilddrüsenhormone	Polyvalente Kationen	3,2	28,0
5	NSAR	Glucocorticoide	3,2	31,2
6	Sartane	Diuretika, kaliuretisch	3,0	34,2
7	β-Sympathomimetika	Betablocker	2,8	37,0
8	Simvastatin	Amlodipin	2,4	39,4
9	Acetylsalicylsäure	Ibuprofen	2,6	41,7
10	ACE-Hemmer	Allopurinol	2,3	44,0

[1] kumuliert

der ersten Wiederholungsmeldung die Möglichkeit zu haben, den Patienten zu fragen, wie er die Kombination vertragen hat. Auch wenn Patienten von potenziellen Nebenwirkungen berichten, ist es sinnvoll noch relevante Interaktionsmeldungen zu überprüfen.

Merke

Bei der Bearbeitung von Interaktionsmeldungen sollte auf Interaktionen bei der Erstverordnung fokussiert und die Bearbeitung im System dokumentiert werden.

24.4 Die 10 häufigsten Interaktionsmeldungen

Die Bayerische Landesapothekerkammer (BLAK) hat im Jahr 2019 untersucht, welche Interaktionsmeldungen in Bayern wie häufig auftreten (Tab. 24.2). An dieser Anwendungsbeobachtung nahmen 110 Apotheken mit 191 Studienteilnehmern teil. Jeder Studienteilnehmer dokumentierte 100 aufeinanderfolgende Patienten mit OTC-Wunsch bzw. einem verordneten Arzneimittel. Wenn eine Interaktionsmeldung auftrat (Interaktionsklassifikationen aus dem Jahr 2019: von schwerwiegende Folgen wahrscheinlich – kontraindiziert bis in bestimmten Fällen Überwachung bzw. Anpassung nötig), wurde diese und die Intervention zusätzlich festgehalten. Insgesamt wurden bei 4696 Patienten 6758 Interaktionsmeldungen dokumentiert.

⑤ Von den dokumentierten Wechselwirkungen machten 10 Interaktionen 44,0 % aller Interaktionsmeldungen aus. 26 Interaktionen waren für 70 % und 42 für 80 % der Interaktionsmeldungen verantwortlich. Die ersten vier Interaktionsmeldungen können aufgrund der Vergleichbarkeit des Interaktionsmechanismus, der Symptome und Maßnahmen zusammengefasst werden.

◘ Tab. 24.3 Mit NSAR interagierende Antihypertensiva

Wirkstoffklasse	Arzneistoff (Bsp.)
ACE-Hemmer	Enalapril, Ramipril
Betablocker	Bisoprolol, Metoprolol
Sartane	Candesartan, Valsartan
Diuretika, kaliumretinierend	Spironolacton
Diuretika, kaliuretisch	Furosemid, Torasemid

24.4.1 NSAR und Antihypertensiva

Die häufigste Interaktionsmeldung in der Apotheke betrifft die Interaktion zwischen NSAR und verschiedenen Antihypertensiva (◘ Tab. 24.3).

Auswirkung bzw. Effekt der Interaktion

Blutdruck: Der blutdrucksenkende Effekt von Antihypertensiva kann durch NSAR einschließlich selektiven COX-2-Hemmern (Coxibe) abgeschwächt werden. Eine relevante Blutdrucksteigerung kann ggf. schon nach wenigen Tagen auftreten. Bereits eine systolische Blutdruckerhöhung von 7 mmHg über einen längeren Zeitraum erhöht das Herzinfarkt- und Schlaganfall-Risiko.

Nierenfunktion: (ACE-Hemmer, Sartane, Diuretika): Aufgrund einer verringerten Nierenperfusion kann es zu einer Niereninsuffizienz kommen bzw. eine schon bestehende Nierenfunktionsstörung kann sich verschlechtern. Ein akutes Nierenversagen ist möglich, aber selten. Erhalten herzinsuffiziente Patienten NSAR und die aufgeführten Antihypertensiva, besteht das Risiko, dass es nicht nur zu einer Verschlechterung der Herzinsuffizienz kommt, sondern zusätzlich die oft schon eingeschränkte Nierenfunktion weiter abnimmt. Das Ausmaß des unerwünschten Effekts ist zeitlich nicht vorhersehbar, individuell sehr variabel und die Folgen können schwerwiegend sein.

Interaktionsmechanismus

Blutdruck: Unter NSAR steigt der periphere Gefäßwiderstand. Dies wird auf die verminderte Synthese vasodilatatorischer Prostaglandine sowie eine erhöhte Ansprechbarkeit der Gefäßwände auf vasokonstriktorische Reize zurückgeführt. Das erklärt, warum das Ausmaß der Interaktion von der Rolle der Prostaglandine bei der Wirkung des Antihypertensivums abhängt. Auch eine verstärkte Natriumretention ist an der Blutdrucksteigerung beteiligt.

Nierenfunktion: ACE-Hemmer, Diuretika und gering auch Angiotensin-II-Rezeptorantagonisten (Sartane) können schon alleine eine Verschlechterung der Nierenfunktion hervorrufen. Bei der Kombination von NSAR, einschließlich Coxiben, mit ACE-Hemmern, Sartanen sowie Diuretika können additive, die Nierenfunktion verschlechternde Effekte auftreten. Bei den Diuretika kann durch Hypovolämie bzw. Dehydratation die glomeruläre Filtrationsrate abnehmen. Bei ACE-Hemmern und Sartanen liegt die Ursache dagegen in der verminderten Bildung von Angiotensin II. Angiotensin II bewirkt eine postglomeruläre Vasokonstriktion und damit eine erhöhten Filtrationsdruck im Glomerulus. Prostaglandine erreichen diesen Effekt über eine präglomeruläre Vasodilatation. Dies hält eine ausreichende Perfusion der Niere auch bei reduziertem Blutfluss aufrecht (z. B. Dehydratation, Blutverlust, Diuretikaeinnahme oder Hypertonus). Bei Einnahme von RAAS-Blockern wird die verminderte postglomeruläre Vasokonstriktion durch vermehrte Bildung von Prostaglandinen aufgefangen und so die glomeruläre Filtrationsrate aufrechterhalten. Kommt es unter diesen Bedingungen zu einer Prostaglandinsynthese-Hemmung durch NSAR, kann eine Verminderung des renalen Blutzuflusses die Nierenfunktion weiter einschränken. Akutes Nierenversagen, Hyperkaliämie, Ödeme und Bluthochdruck können die Folge sein.

Diese Interaktion ist damit vor allem bei Risikopatienten mit Volumenmangel (z. B. durch hohe Diuretikadosen), mit deutlich eingeschränkter Auswurfleistung des Herzens bzw. Herzinsuffizienz oder mit eingeschränkter Nierenfunktion relevant, da in diesen Situationen die glomeruläre Filtration von Angiotensin-II- oder Prostaglandin-vermittelten Effekten abhängig ist.

Klinische Relevanz und Maßnahmen

Bei der antihypertensiven Therapie ist es die Erniedrigung des Blutdrucks, die das Risiko für Schlaganfall, Herzinfarkt, Herzinsuffizienz und Nierenschädigung verringert. Es gibt Hinweise, dass NSAR den Blutdruck bei normotensiven Menschen kaum und im Mittel um 1 mmHg erhöhen. Patienten mit einer antihypertensiven Arzneimitteltherapie wiesen variable Erhöhungen des Blutdrucks auf: systolisch bis zu 14 mmHg, diastolisch bis zu 2,3 mmHg. Der Blutdruck steigt aber nicht bei allen Patienten. Der mittlere arterielle Blutdruck (MAD) wurde in 2 Metaanalysen um etwa 5 mmHg erhöht. Nicht nur die Höhe des Blutdrucks, sondern auch dessen Schwankungen, die Blutdruckvariabilität, sind prädiktiv für die Mortalität sowie für kardiovaskuläre und renale Erkrankungen. Daher ist es für Hypertoniepatienten klinisch relevant, wenn der Blutdruck durch eine Einnahme von NSAR erhöht wird. Die Blutdruckbeeinflussung ist bei älteren Patienten stärker ausgeprägt als bei jüngeren. Weitere Risikofaktoren für das Auftreten dieser Interaktion sind eine verminderte Nierendurchblutung, z. B. bei Herzinsuffizienz oder Leberzirrhose sowie eine erhöhte Kochsalzempfindlichkeit.

Die Interaktion zwischen NSAR und Antihypertensiva ist vor allem bei Patienten mit kardiovaskulären und renalen Risikofaktoren relevant. Grundsätzlich sollten NSAR mit dem besten Sicherheitsprofil in der niedrigst wirksamen Dosierung und so kurzzeitig wie möglich angewendet werden. Ibuprofen (≤ 1200 mg/d) und Naproxen (≤ 500 mg/d) sind Diclofenac aufgrund dessen höherer Kardiotoxizität auch in der Selbstmedikation vorzuziehen. Eine Kombinationstherapie von ACE-Hemmern, Sartanen oder Diuretika und NSAR bzw. Coxiben ist u. a. deshalb nicht unproblematisch, weil diese vor allem bei älteren Patienten ein Risiko für ein Nierenversagen oder eine Verschlechterung einer Herzinsuffizienz in sich bergen. Eine verringerte Nierenfunktion ist wiederum Risikofaktor für die Entwicklung einer Hyperkaliämie, besonders dann, wenn gleichzeitig NSAR (inkl. Coxiben) und ACE-Hemmer, kaliumretinierende Diuretika oder Sartane eingenommen werden.

Bei den möglichen Maßnahmen ist zwischen dem Risiko einer Blutdruckerhöhung und dem erhöhten Risiko für Nierenfunktionsstörungen zu differenzieren. Bei Patienten, die keine Risikofaktoren wie Herzinsuffizienz oder eine Nierenfunktionsstörung aufweisen, steht das Risiko der Blutdruckerhöhung im Vordergrund. Bei NSAR-Einnahme sollte der Blutdruck, insbesondere zu Beginn der Therapie, engmaschig gemessen werden, am besten durch ein Selbstmonitoring des Patienten. Daher lautet die Empfehlung bei einer Erstverordnung, den Blutdruck in den nächsten 3 Wochen engmaschig zu messen, zu dokumentieren und die Werte mit dem Arzt oder Apotheker zu besprechen.

Bei einer Wiederholungsverordnung und schon längerer gemeinsamer Einnahme steht dagegen die Frage nach dem aktuellen Blutdruck im Vordergrund, um die Relevanz für den Patienten zu beurteilen. Wird der Blutdruck durch die Interaktion mit NSAR erhöht, sollte die Dosierung der NSAR so niedrig wie möglich gewählt werden. Paracetamol, Metamizol oder Tramadol können je nach Indikation Alternativen zu NSAR darstellen; sind aber nicht ohne eigene bzw. andere Risiken. Die Anpassung der antihypertensiven Therapie auf den erhöhten Blutdruck kann sowohl durch eine Dosiserhöhung als auch eine Kombinationstherapie erfolgen. Eine Rücksprache mit dem Arzt ist nur dann notwendig, wenn der Blutdruck des Patienten erhöht ist und dies möglicherweise auf die Einnahme von NSAR zurückzuführen ist. Hier stellt sich dann zuerst die Frage, ob NSAR weiter eingenommen werden sollten.

Bei chronischer Herzinsuffizienz und verminderter Nierenfunktion besteht ein relevantes Risiko, dass NSAR die Herz- und Niereninsuffizienz weiter verschlechtern oder in seltenen Fällen ein akutes Nierenversagen auslösen. Insgesamt sollten Patienten mit hohem kardiovaskulärem Risiko möglichst ganz auf NSAR verzichten. Eine Dreifachkombination von NSAR mit RAAS-Blockern (ACE-Hemmern oder Sartanen) und Diuretika sollte auf Situationen ohne akzeptable Alternative beschränkt bleiben.

Daher sollte bei einer Kombination von NSAR und den genannten Antihypertensiva immer abgeklärt werden, ob bei einem Patienten eine Herz- oder Nierenfunktionsstörung vorliegt. Bei Patienten mit einer schweren Nierenfunktionsstörung sind NSAR grundsätzlich kontraindiziert. Bei Patienten mit leicht bis mäßig eingeschränkter Nierenfunktion oder bei Hypovolämie kann nach Abwägung eine Kombination mit den genannten Antihypertensiva erfolgen. Hier muss allerdings die Nierenfunktion und der Blutdruck überwacht werden und ein ausgeglichener Flüssigkeitshaushalt sichergestellt sein. Eine Selbstmedikation sollte hier möglichst nicht erfolgen. Herzinsuffiziente Patienten (mit und ohne Hinweis auf Nierenfunktionsstörung) sollten möglichst keine NSAR einnehmen. Bei schwerer Herzinsuffizienz sind NSAR kontraindiziert.

Eine niedrige Dosierung eines NSAR wie in der Selbstmedikation verwendet, ist zwar wahrscheinlich weniger riskant, doch sollten bei kardialen Risiken NSAR auch hier nicht empfohlen werden. Bei einem Präparatewunsch ist immer über mögliche Risiken aufzuklären und gegebenenfalls von NSAR abzuraten. Auch wenn für Paracetamol (unter anderem) kardiovaskuläre Risiken beschrieben wurden, wird diese Substanz in einem aktuellen Review als am geringsten problematisches Analgetikum bzw. Antipyretikum bei gelegentlicher Anwendung eingestuft. Daher ist Paracetamol gerade in der Selbstmedikation eine mögliche Alternative, wenn keine Entzündungshemmung erforderlich ist. Bei einem verordneten NSAR ist eine Rücksprache mit dem Arzt notwendig, wenn unklar ist, ob die vorhandene Risikokonstellation (Herzinsuffizienz, Niereninsuffizienz, Hypovolämie plus Interaktion) dem verordnenden Arzt bekannt ist.

24.4.2 ACE-Hemmer und Allopurinol

Auswirkung bzw. Effekt der Interaktion

Es besteht die Gefahr immunologischer Reaktionen z. B. in Form von Fieber, Hautreaktionen, Anaphylaxie, Infektionen und Stevens-Johnson-Syndrom. Das Stevens-Johnson-Syndrom ist eine infekt- oder arzneimittelallergisch bedingte Hauterkrankung mit schweren

Störungen des Allgemeinbefindens und hohem Fieber. Die Schleimhäute sind beteiligt, es bilden sich schmerzhafte Blasen im Mund-, Rachen- und Genitalbereich sowie eine erosive Konjunktivitis.

Interaktionsmechanismus

Möglicherweise liegt eine additive Wirkung auf immunologische Parameter vor. Es ist aber auch möglich, dass die vorliegenden Fallberichte nur mit der Einnahme von Allopurinol oder auch des ACE-Hemmers zu erklären sind, da jeder Arzneistoff für sich genommen immunologische Reaktionen hervorrufen kann.

Klinische Relevanz und Maßnahmen

Ob es sich bei den beschriebenen Reaktionen um eine Interaktion handelt, ist nicht klar belegt. Die Reaktion tritt sehr selten auf und ist nach heutigem Kenntnisstand nicht vorhersehbar. In den Fachinformationen der ACE-Hemmer wird angegeben, dass die gleichzeitige Behandlung mit Allopurinol und ACE-Hemmern relativ kontraindiziert ist. Bei gemeinsamer Anwendung von Captopril und Allopurinol wird empfohlen, das weiße Blutbild und das Differenzialblutbild vor der Therapie, alle 2 Wochen während der ersten 3 Therapiemonate und danach in regelmäßigen Abständen zu kontrollieren. Bei anderen ACE-Hemmern soll die gemeinsame Einnahme laut Herstellern nur nach sehr kritischer Nutzen-Risiko-Bewertung und unter regelmäßiger Kontrolle klinischer und laborchemischer Parameter vorgenommen werden. Patienten sollten dahingehend beraten werden, ihrem Arzt alle Anzeichen einer Infektion zu berichten.

Die Arzneimittelkommission der Deutschen Ärzteschaft empfiehlt, Patienten zu Beginn der Behandlung mit Allopurinol über die Symptome aufzuklären, die auf eine beginnende Hautreaktion hindeuten können. Zu den Symptomen zählen Fieber, Augenbrennen, Schluckbeschwerden und Hautläsionen am Oberkörper. Für die Intervention in der Apotheke bei einer Erstverordnung bietet sich die Diskussion dieser Interaktion mit Ärzten an, die diese Kombination häufiger verordnen. Hier kann eine gemeinsame Interventionsstrategie entwickelt werden. Sie kann darin bestehen, dass die Apotheke den verordnenden Arzt dann informiert, wenn eine Erstverordnung von einem anderen Arzt vorliegt. Beide Heilberufler sollten über die Warnsymptome aufklären, ohne den Patienten zu verunsichern.

24.4.3 Schilddrüsenhormone und polyvalente Kationen

Auswirkung bzw. Effekt der Interaktion

Folgen dieser Interaktion können Symptome einer Hypothyreose wie Müdigkeit, Gewichtszunahme und Kälteintoleranz sein.

Interaktionsmechanismus

Bei dieser Interaktion mit polyvalenten Kationen handelt es sich um eine pharmakokinetische Interaktion, bei der zwei- und dreiwertige Kationen mit Schilddrüsenhormonen Komplexe bilden können. Als Folge kommt es zu einer verminderten Resorption des Wirkstoffs. Dies kann eine Beeinträchtigung der Wirkung mit klinisch relevantem Ausmaß nach sich ziehen.

Neben der Interaktion von Schilddrüsenhormonen mit polyvalenten Kationen sind vergleichbare Interaktionen mit Fluorchinolonen, Tetracyclinen und Bisphosphonaten (▸ Kap. 24.4.4) zu nennen.

Klinische Relevanz und Maßnahmen

Die Interaktion mit Levothyroxin ist für Eisen-, Calcium- und Aluminiumionen beschrieben. Bei Magnesium scheint diese Interaktion möglicherweise in nicht relevantem Ausmaß aufzutreten. Für weitere Kationen liegen keine Daten vor. Daher ist allen Patienten, die Aluminium, Calcium oder Eisen und zur Sicherheit auch Magnesium einnehmen, eine zeitlich versetzte Einnahme von mindestens 2, besser 4 Stunden zu empfehlen.

Bei den Einnahmehinweisen sollte allerdings bedacht werden, dass die Empfehlung praktikabel sein muss. Der Abstand von 2–3 Stunden ist in der Praxis oft nur schwer umzusetzen. So birgt ein zweistündiger Abstand das Risiko, dass der Patient die Einnahme des zweiten Arzneimittels zwischen Frühstück und Mittagessen gänzlich vergisst.

Levothyroxin sollte aufgrund einer verminderten Bioverfügbarkeit bei gleichzeitiger Einnahme mit Nahrung in einem Abstand von 30 Minuten vor dem Frühstück eingenommen werden. Bei gleichzeitiger Verordnung von Calcium und Levothyroxin kann Levothyroxin morgens vor dem Frühstück und Calcium zum Mittag- und/oder Abendessen eingenommen werden. Eisenhaltige Arzneimittel sollten normalerweise morgens nüchtern eingenommen werden. Hier empfiehlt sich, Levothyroxin vor dem Frühstück und das Eisenpräparat eine halbe Stunde vor dem Mittag- bzw. Abendessen oder bei schlechter Verträglichkeit zu diesen Mahlzeiten (eventuell mit einem Glas Orangensaft) zu nehmen. Bei der gleichzeitigen Einnahme von Levothyroxin und Antazida ist aufgrund der Anwendungshinweise nicht zu erwarten, dass beide Arzneimittel zur gleichen Zeit eingenommen werden. Eventuell kann darauf hingewiesen werden, das Antazidum aufgrund der möglichen Interaktion erst 2 Stunden und nicht bereits eine Stunde nach dem Frühstück einzunehmen.

Auch mit calciumhaltigen Nahrungsmitteln kann es zu der beschriebenen Interaktion kommen. Da Schilddrüsenhormone in der Regel lebenslang substituiert werden, ist es praxisfern, Milchprodukte zum Frühstück wegzulassen. Durch ein Monitoring der Schilddrüsenwerte kann eine mögliche Resorptionsverminderung

◘ Tab. 24.4 Einnahmeempfehlungen zu Bisphosphonaten (Quelle: Fachinformationen)

Arzneistoff, Handelsname (Bsp.)	Einnahmeempfehlung[1]	Abstand[2]
Alendronsäure (Fosamax®)	Vor dem Frühstück	Mindestens 30 Minuten vorher
Clodronsäure (Bonefos®, Ostac®)	Vor dem Frühstück	Mindestens 1 Stunde vorher
Etidronsäure (Didronel®)	Vor oder nach einer Mahlzeit mit mindestens 2 Stunden Abstand	Mindestens 2 Stunden vorher oder nachher
Ibandronsäure (Bondronat®, Bonviva®)	Nach einer nächtlichen Nüchternperiode (von mindestens 6 Stunden) und vor der ersten Nahrungs- oder Flüssigkeitsaufnahme des Tages	Mindestens 30 Minuten vorher (Bondronat®), mindestens 1 Stunde vorher (Bonviva®)
Risedronsäure (Actonel®)	Mindestens 30 Minuten vor dem Frühstück	Mindestens 30 Minuten vorher

[1] Allgemeine Einnahmeempfehlung (Abweichungen, Besonderheiten)
[2] Abstand zu Nahrung, Getränken oder Arzneimitteln, insbesondere polyvalenten Kationen

von Levothyroxin durch calciumhaltige Nahrungsmittel schon bei der Einstellung des Patienten berücksichtigt werden. Der regelmäßige Verzehr von Milchprodukten ist daher unproblematisch.

24.4.4 Bisphosphonate und polyvalente Kationen

Auswirkung bzw. Effekt der Interaktion

Eine weitere Arzneistoffgruppe, die eine relevante Interaktion mit polyvalenten Kationen aufweist, sind die Bisphosphonate. Folgen dieser Interaktion können je nach Einsatzgebiet der Bisphosphonate beispielsweise verminderte Knochendichte und Hypercalcämie sein.

Interaktionsmechanismus

Bei dieser Interaktion mit polyvalenten Kationen, wie Calcium-, Eisen-, Aluminium-, Magnesium- oder auch Zinkionen, handelt es sich um eine pharmakokinetische Interaktion, bei der die zwei- und dreiwertigen Kationen mit Bisphosphonaten Komplexe bilden können. Auch Adsorptionseffekte werden diskutiert. Als Folge kommt es zu einer verminderten Resorption des Bisphosphonats. Dies kann eine Beeinträchtigung der Wirkung mit klinisch relevantem Ausmaß nach sich ziehen.

Klinische Relevanz und Maßnahmen

Die Interaktion gehört zu den klinisch relevanten Interaktionen, obwohl die Datenlage hierzu sehr begrenzt ist. Patienten sollten immer darüber informiert werden, welcher Abstand zwischen Bisphosphonateinnahme und Mahlzeiten und zu weiteren Nahrungsergänzungs- oder Arzneimitteln eingehalten werden muss.

Müssen Antazida oder andere Präparate, die interagierende polyvalente Kationen enthalten, eingenommen werden, sollte die Einnahme zwischen 30 Minuten bis 2 Stunden nach der Einnahme der Bisphosphonate erfolgen. Die zeitlichen Abstände variieren bei den Fachinformationen der einzelnen Wirkstoffe (◘ Tab. 24.4). Am einfachsten für den Patienten ist sicherlich, beide Präparate zu verschiedenen Tageszeiten einzunehmen, z. B. Risedronsäure nüchtern 30 Minuten vor dem Frühstück mit einem Glas Leitungswasser und die polyvalenten Kationen zum Mittag- und/oder Abendessen. Weiterhin wichtig ist eine aufrechte Haltung während und mindestens 30 Minuten nach der Einnahme der Bisphosphonate, um Schädigungen der Speiseröhre vorzubeugen.

24.4.5 NSAR und Glucocorticoide, SSRI sowie gerinnungsaktive Arzneimittel

Auswirkung bzw. Effekt der Interaktion

Bei Einnahme von NSAR zusammen mit Glucocorticoiden, SSRI und gerinnungsaktiven Arzneimitteln ist das Risiko für gastrointestinale Blutungen und Ulzera erhöht. Problematisch ist, dass die Schleimhautschädigungen aufgrund der analgetischen und antiphlogistischen Wirkung der NSAR (und Glucocorticoiden) vom Patienten häufig nicht (rechtzeitig) bemerkt werden.

Interaktionsmechanismus

NSAR wirken ulzerogen. ASS hemmt zudem die Thrombozytenaggregation irreversibel. Hierdurch wird das für die Thrombozytenaggregation wichtige Thromboxan weniger gebildet; das Risiko für gastrointestinale Blutungen steigt zusätzlich. Andere Arzneimittel erhöhen das Risiko für Blutungen durch verschiedene Mechanismen. Alle aufgeführten gerinnungsaktiven Substanzen (siehe Kasten) erhöhen das Risiko für Blutungen bei einem vorhandenen Ulkus.

Glucocorticoide sind primär nicht ulzerogen. Sie bewirken indessen eine deutlich schlechtere Abheilung bestehender Ulzera und erhöhen das Risiko für eine Ulkusblutung auch bei niedriger Dosierung, wenn sie zusammen mit anderen ulzerogenen Medikamenten gegeben werden.

Das erhöhte Blutungsrisiko unter SSRI wird durch eine verminderte Aufnahme von Serotonin in Thrombozyten verursacht. Es handelt sich damit wahrscheinlich um einen Klasseneffekt. Thrombozyten enthalten etwa 99 % des gesamten Blut-Serotonins. Sie können selbst kein Serotonin produzieren, dieses wird durch aktiven Transport mithilfe von Transportproteinen in die Thrombozyten aufgenommen. Am Ort einer vaskulären Läsion setzen Thrombozyten Serotonin frei, wodurch es zur Vasokonstriktion und zu einer verstärkten Plättchenaggregation kommt. Durch SSRI kann Serotonin nur unzureichend durch aktiven Transport mithilfe von Transportproteinen in die Thrombozyten aufgenommen werden. Darüber hinaus ist für SSRI eine direkte Steigerung der Magensäureproduktion beschrieben.

Risikofaktoren für NSAR-induzierte gastrointestinale Nebenwirkungen

- Höheres Lebensalter (ab 65 Jahren),
- Ulzera in der Anamnese, frühere gastrointestinale Blutung, *Helicobacter-pylori*-Infektion,
- Komedikation mit Glucocorticoiden,
- Komedikation mit SSRI,
- Komedikation mit gerinnungsaktiven Arzneimitteln: ASS zur Thrombozytenaggregationshemmung (TAH), andere TAH, Vitamin-K-Antagonisten, direkte orale Antikoagulanzien (DOAK), Heparin.

Klinische Relevanz und Maßnahmen

Durch die kombinierte Einnahme eines Glucocorticoids und NSAR wird das Risiko für gastrointestinale Blutungen deutlich erhöht. Dies konnte in vielen Studien nachgewiesen werden. Auch niedrig dosierte ASS, die zur Thrombozytenaggregationshemmung eingenommen wird, erhöht das Risiko. Auch wenn die einzelnen NSAR unterschiedlich stark ulzerogen wirken, lassen die Studienergebnisse keine Rückschlüsse darauf zu, ob dies auch für die Interaktion zwischen NSAR und den genannten Arzneistoffen zutrifft.

Die Darreichungsform ist vor allem bei Glucocorticoiden und NSAR entscheidend für das Interaktionspotenzial. Lokal angewendet, z. B. als Nasenspray oder Creme, ist aufgrund der geringen systemischen Wirkung keine Interaktion zwischen den beiden Substanzen zu erwarten. Auch bei Dosieraerosolen oder Pulverinhalatoren ist die Wahrscheinlichkeit für das Auftreten der Interaktion sehr gering. Bei systemischer Gabe ist die mögliche gastrointestinale Schädigung der NSAR unabhängig von der Darreichungsform. Auch die Gabe in magensaftresistenten Kapseln oder als Suppositorien schützt nicht vor gastrointestinalen Nebenwirkungen.

Die S2k-Leitlinie *Helicobacter pylori* und gastroduodenale Ulkuskrankheit gibt Empfehlungen zur Ulkusprophylaxe bei Einnahme von NSAR. So sollte zu Beginn der Therapie mit NSAR gleichzeitig eine Therapie mit einem Protonenpumpen-Inhibitor (PPI) durchgeführt werden, sofern mindestens ein Risikofaktor für NSAR-induzierte gastrointestinale Ulzera vorliegt. Studien haben belegt, dass das Risiko für solche Blutungen durch die Einnahme von PPI signifikant gesenkt werden kann. Eine Komedikation mit den aufgeführten Arzneimitteln (siehe Kasten) gehört zu den genannten Risikofaktoren.

Bei einer Verordnung von systemisch wirkenden NSAR und Glucocorticoiden, SSRI und gerinnungsaktiven Substanzen sollte zuerst die geplante Dauer der gemeinsamen Gabe erfragt werden. Muss ein Patient NSAR und einen Arzneistoff der genannten Gruppen länger als eine Woche gleichzeitig einnehmen, sollte immer geklärt werden, ob ein PPI verordnet wurde. Ist das nicht der Fall, ist in den meisten Fällen eine Rücksprache mit dem Arzt notwendig. Anzusprechen sind dabei mögliche Risikofaktoren des Patienten, die Dosierung und die geplante Einnahmedauer der beiden Substanzen, bisherige Erfahrungen mit dieser Kombination, mögliche weitere verordnete Arzneimittel sowie die Frage, ob eine Ulkusprophylaxe durchgeführt werden soll. Bei einer Rücksprache mit dem Arzt können neben der Möglichkeit einer Ulkusprophylaxe mit PPI, Möglichkeiten von medikamentösen Alternativen zu NSAR je nach Erkrankung und Risikoprofil des Patienten, z. B. Paracetamol, Metamizol oder Opioide, diskutiert werden.

24.4.6 ASS und nichtopioide Analgetika

Auswirkung bzw. Effekt der Interaktion

Unter der Gabe von ASS mit Ibuprofen, Naproxen oder Metamizol ist die Thrombozytenaggregationshemmung schwächer als unter der alleinigen ASS-Gabe. Wird ASS zur Herzinfarkt- oder Schlaganfallprophylaxe eingesetzt, könnte das Risiko für das Auftreten von Herzinfarkten und Schlaganfällen erhöht sein. Zudem ist das Risiko für gastrointestinale Ulzera bei gleichzeitiger

Einnahme mit Ibuprofen und Naproxen (Maßnahmen siehe NSAR und erhöhtes Risiko von Ulzera durch interagierende Arzneimittel) erhöht.

Interaktionsmechanismus

Im Inneren der Cyclooxygenase (COX-1) befindet sich ein schmaler Kanal mit Bindungsstellen für ASS und Ibuprofen in der Nähe des katalytischen Zentrums. ASS hemmt die Cyclooxygenase, indem sie einen Acetylrest auf einen Aminosäurerest (Serin) in der Nähe des katalytischen Zentrums überträgt. Vermutet wird, dass Ibuprofen, Naproxen und Metamizol durch Bindung an die COX-1 die Bindungsstelle für ASS sterisch abschirmen. Diclofenac, Paracetamol und opioide Analgetika verringerten die thrombozytenaggregationshemmende Wirkung von ASS nicht. Ein Grund könnte die Bindung an verschiedenen Stellen der COX-1 sein. Dadurch wird ein geringerer Anteil der COX-1 in den Thrombozyten durch ASS acetyliert. Ein Teil des Enzyms bleibt somit aktiv und kann proaggregatorisches Thromboxan am katalytischen Zentrum bilden. Der abschirmende Effekt des Ibuprofens hält offenbar aufgrund der kurzen Halbwertszeit des Ibuprofens von etwa 2 Stunden nur etwa 8 Stunden an.

Klinische Relevanz und Maßnahmen

Die Interaktion zwischen ASS und den genannten Analgetika ist potenziell relevant; allerdings gibt es noch keine eindeutigen Daten zur klinischen Relevanz. Beim derzeitigen Kenntnisstand ist die Wahrscheinlichkeit allerdings hoch, dass die Interaktion eine klinische Relevanz besitzt.

Die beschriebene Wechselwirkung lässt sich verhindern bzw. abschwächen, indem der Patient ASS und Ibuprofen bzw. Metamizol zeitlich getrennt einnimmt. Die beiden Analgetika sollten dabei frühestens 30 Minuten nach ASS eingenommen werden. Die letzte abendliche Einnahme der Analgetika sollte einen größtmöglichen zeitlichen Abstand zur Einnahme von ASS am Morgen aufweisen. Die genannte Einnahmeempfehlung verhindert bei magensaftresistenten ASS-Arzneiformen und retardierten NSAR-Arzneiformen diese Interaktion jedoch nicht. Aufgrund der längeren Halbwertszeit von Naproxen kann hier die Interaktion durch eine zeitliche Trennung der Einnahme nicht verhindert werden. Grundsätzlich sollte die gemeinsame Einnahme kritisch hinterfragt werden und so kurz und die Dosierung der Analgetika so niedrig wie möglich erfolgen. Zu bedenken ist auch, dass die erforderlichen Einnahmehinweise für Patienten recht kompliziert umzusetzen sind.

Diclofenac, Paracetamol, Coxibe und auch opioide Analgetika, die allesamt keine relevanten COX-1-Inhibitoren sind, interagieren nach derzeitigem Kenntnisstand nicht mit niedrig dosiertem ASS.

Bei gelegentlicher Einnahme von Ibuprofen, Naproxen oder Metamizol ist aufgrund der langen Dauer der thrombozytenaggregationshemmenden Wirkung von ASS kein Interaktionsrisiko zu erwarten. Werden Ibuprofen und Naproxen zur gelegentlichen Einnahme in der Selbstmedikation abgegeben, ist es unerlässlich, die Patienten immer über die Risiken einer längeren gemeinsamen Einnahme mit ASS aufzuklären. Der Hinweis auf die Vermeidung der Interaktion durch eine zeitliche Trennung der Einnahme kann sinnvoll sein.

Bei dieser Interaktion sind allgemein die kardiovaskulären Nebenwirkungen der NSAR zu berücksichtigen. So ist Ibuprofen in Dosierungen von 2400 mg pro Tag und mehr bei scherwiegenden Herz-Kreislauf-Erkrankungen zu vermeiden. Diclofenac ist bei zahlreichen kardiovaskulären Erkrankungen kontraindiziert. Bei der Kombination von NSAR mit niedrig dosiertem ASS ist zudem das Risiko für gastrointestinale Blutungen zu beachten. Die Auswahl von Analgetika für Patienten, die niedrig dosiertes ASS einnehmen, sollte an der maximalen Hemmung der Thrombozytenaggregation bei möglichst niedrigem Risiko für gastrointestinale Blutungen oder eine Verschlechterung kardiovaskulärer Erkrankungen ausgerichtet sein.

24.4.7 β-Sympathomimetika und Betablocker

Auswirkung bzw. Effekt der Interaktion

Die bronchodilatatorische Wirkung der β-Sympathomimetika kann vor allem durch nichtselektive β-Rezeptorenblocker abgeschwächt oder aufgehoben werden. Sowohl die Abschwächung der Wirkung der β-Sympathomimetika als auch die durch Betablocker ausgelöste Bronchokonstriktion können einen Asthmaanfall auslösen.

Interaktionsmechanismus

Bei dieser Interaktion spielen 2 Aspekte eine Rolle. Zum einen ist eine verringerte Wirkung der β-Sympathomimetika durch Betablocker möglich. Nichtselektive β-Rezeptorenblocker antagonisieren die bronchodilatatorische Wirkung von β-Sympathomimetika unter anderem im Bronchialsystem. Bei β_1-selektiven Betablockern ist dies in Abhängigkeit von der Dosis meist nur gering ausgeprägt, sodass β-Sympathomimetika weiterhin bronchodilatatorisch wirken.

Zum anderen können Betablocker unabhängig von der Einnahme eines β-Sympathomimetikums einen Asthmaanfall auslösen (Kontraindikation bei obstruktiven Bronchialerkrankungen wie Asthma). Auch hier muss zwischen nichtselektiven und β_1-selektiven Betablockern unterschieden werden. Bei Asthma können insbesondere nicht β_1-selektive Betablocker über eine Blockade der β_2-Adrenozeptoren zu einer Bronchialobstruktion und damit zu einem Anfall führen. Aber auch β_1-selektive Betablocker können einen akuten Bronchospasmus bei Asthmatikern auslösen.

Klinische Relevanz und Maßnahmen

Nichtselektive Betablocker sind bei Patienten mit Asthma kontraindiziert und sollten bei COPD vermieden werden. Dies gilt bei Asthma auch für Betablocker in Augentropfen. Eine gleichzeitige Verordnung von β-Sympathomimetika kann die Gefahr für einen Bronchospasmus nicht vollständig aufheben. Eine Ausnahme stellt Carvedilol dar, das bei COPD ausnahmsweise angewendet werden kann, wenn der zu erwartende Nutzen die möglichen Risiken einer Anwendung überwiegt (Fachinformation). Wird Carvedilol bei COPD-Patienten eingesetzt, so sollten die Patienten während der Einstellung auf Carvedilol engmaschig überwacht werden.

Ein Asthma bronchiale ist keine absolute Kontraindikation für eine Therapie mit β_1-selektiven Betablockern. Wenn diese bei der vorgesehenen Indikation Morbidität und Mortalität reduzieren (z. B. Herzinsuffizienz) sowie keine vergleichbaren Alternativen zur Verfügung stehen, kann bzw. sollte ein Einsatz erwogen werden. Bei einer Hypertonie stehen allerdings in der Regel nicht interagierende Alternativen zur Verfügung, die auch aufgrund ihres besseren Nutzen-Risiko-Verhältnisses zu bevorzugen sind. Bei Herzinsuffizienz und nach akutem Myokardinfarkt kann dagegen der (langfristige) Nutzen höher als das pulmonale Risiko sein. Sollten β_1-selektive Betablocker bei Asthmatikern zum Einsatz kommen, ist Voraussetzung, dass das Asthma bei Therapiebeginn optimal behandelt ist. β_1-selektive Betablocker sollten dann in möglichst niedriger Dosierung eingesetzt werden. Der Patient muss zudem über ein rasch wirkendes β-Sympathomimetikum verfügen, um sich im Fall eines Bronchospasmus behandeln zu können. Bei COPD-Patienten können β_1-selektive Betablocker bei gleichzeitigem Monitoring eingesetzt werden. Das Risiko einer Bronchokonstriktion ist bei Patienten mit einer COPD unter Therapie mit Betablockern möglicherweise sogar niedriger. Zudem sind unter den COPD Patienten etliche, die angesichts einer koronaren Herzkrankheit oder einer Herzinsuffizienz von einem β_1-selektiven Betablocker profitieren könnten.

Bei der Erstverordnung sollte die Indikation des Betablockers abgeklärt werden. Bei Neuverordnung von nichtselektiven Betablockern bei Asthma und COPD-Patienten ist immer Rücksprache zu halten (Ausnahme: Carvedilol bei COPD-Patienten). Dies gilt auch für β_1-selektive Betablocker wie Metoprolol oder Bisoprolol, wenn sie bei Asthmapatienten eingesetzt werden sollen und eine andere Indikation als Herzinsuffizienz oder Zustand nach akutem Myokardinfarkt vorliegt. Berichtet der Patient bei einer Wiederholungsverordnung von einer Verschlechterung des Asthmas oder der COPD, die im Zusammenhang mit dem Betablocker stehen kann, sollte auch hier mit dem Arzt Rücksprache gehalten werden. Für die meisten Indikationen, insbesondere der arteriellen Hypertonie und der Glaukomtherapie, stehen Alternativen zur Verfügung. Bei der Glaukomtherapie sind dies Arzneistoffe aus anderen Arzneistoffgruppen wie Carboanhydrase-Hemmer, z. B. Dorzolamid und α_2-Sympathomimetika, z. B. Brimonidin. Sollten diese Arzneistoffgruppen keinen ausreichenden Effekt erzielen oder Kontraindikationen bestehen, kann der β_1-selektive Betablocker Betaxolol erwogen werden.

24.4.8 ACE-Hemmer und kaliumretinierende Diuretika

Auswirkung bzw. Effekt der Interaktion

Bei der Interaktion zwischen kaliumretinierenden Diuretika und ACE-Hemmern oder Sartanen kann sich aufgrund additiver Effekte auf die Kaliumretention eine Hyperkaliämie entwickeln. Eine Hyperkaliämie äußert sich häufig unspezifisch, gelegentlich durch Parästhesien oder Muskelzuckungen. Im weiteren Verlauf sind neuromuskuläre Beschwerden (z. B. Muskelschwäche, besonders an den unteren Extremitäten) und Herzrhythmusstörungen (Bradykardie sowie EKG-Veränderungen) typisch. Größter Risikofaktor für das Auftreten einer Hyperkaliämie ist eine eingeschränkte Nierenfunktion. Weitere Risikofaktoren sind erhöhtes Lebensalter, Diabetes mellitus, Dosierung von Spironolacton >25 mg pro Tag (wenn keine Hypokaliämie vorliegt), Verschlechterung der Herzinsuffizienz, Volumenmangel und weitere Arzneistoffe, die hyperkaliämisch wirken, z. B. NSAR, Betablocker, Ciclosporin, Tacrolimus, Heparin, Trimethoprim.

Von einer Hyperkaliämie spricht man, wenn die Serum-Kaliumwerte über 5,0 mmol/l liegen. Neben der absoluten Höhe der Serum-Kalium-Konzentration ist bei der Hyperkaliämie die Geschwindigkeit, mit der die Veränderung stattfindet, von großer Bedeutung. Eine Hyperkaliämie kann sich schnell, innerhalb einiger Tage, entwickeln. Bei langsamerer Erhöhung werden Serum-Kalium-Konzentrationen toleriert, die bei akuter Veränderung letal sein können. Interaktionen können zu einer akuten Veränderung der Kaliumspiegel führen. In der Regel sind Kaliumwerte über 6,5 mmol/l bedrohlich, Werte über 8 mmol/l oft tödlich.

Interaktionsmechanismus

ACE-Hemmer und Sartane erniedrigen die Aldosteron-Plasmaspiegel durch eine verminderte Freisetzung von Aldosteron. Aldosteron-Antagonisten, z. B. Spironolacton, verringern die Aldosteronwirkung am Rezeptor. Aldosteron vermittelt die Rückresorption von Natrium und die Ausscheidung von Kalium. Die verminderte

Bildung und gleichzeitig verringerte Wirkung von Aldosteron kann zu einer Kaliumretention führen. Normalerweise tritt eine Hyperkaliämie nur auf, wenn weitere Risikofaktoren vorhanden sind.

Die Interaktion zwischen ACE-Hemmern oder Sartanen und kaliumretinierenden Diuretika stellt, wie viele pharmakodynamische Interaktionen, eine Interaktion mit einem Klasseneffekt der beiden Arzneistoffgruppen dar. Daher kann diese Interaktion, wenn sie auftritt, nicht durch einen Wechsel innerhalb der Arzneistoffgruppe verhindert werden.

Klinische Relevanz und Maßnahmen

Die Interaktion zwischen ACE-Hemmern oder Sartanen und kaliumretinierenden Diuretika ist gut belegt und kann schwerwiegende Folgen haben. Die Wahrscheinlichkeit für das Auftreten der Interaktion hängt insbesondere vom Vorhandensein weiterer Risikofaktoren ab. Auch bei einer gemeinsamen Gabe dieser Kombination mit kaliuretischen Diuretika sind Hyperkaliämien möglich.

Bei Herzinsuffizienz mit reduzierter Auswurffraktion ist die Kombination von ACE-Hemmern und niedrig dosiertem Spironolacton oder Eplerenon aufgrund der Prognoseverbesserung Teil der Standardtherapie. Auch bei einer persistierenden Hypokaliämie trotz ACE-Hemmer-Behandlung sollten Aldosteron-Antagonisten oder ggf. andere kaliumretinierende Diuretika in Kombination mit ACE-Hemmern eingesetzt werden. Voraussetzung für die gemeinsame Gabe bei den oben genannten Indikationsgebieten ist ein engmaschiges Monitoring. Bei anderen als den genannten Indikationen sollte die Kombination möglichst vermieden werden, weil hier nach der aktuellen Studienlage das Risiko den Nutzen überwiegt.

Die Leitlinie chronische Herzinsuffizienz der European Society of Cardiology empfiehlt eine Startdosis von Eplerenon und Spironolacton von 25 mg. Dosiserhöhungen sind ggf. nach 4–8 Wochen möglich. Die Zieldosis liegt bei 50 mg. Kaliumbestimmungen sollten nach einer Woche sowie nach 4, 8 und 12 Wochen nach Beginn bzw. einer Dosissteigerung erfolgen, dann alle 3 Monate und nach einem Jahr in Intervallen von 4 Monaten. Bei einem Kaliumspiegel über 5,5 mmol/l oder einem Kreatininwert über 2,5 mg/dl (eGFR < 30 ml/min/1,73 m^2) sollte eine Halbierung der Dosis erfolgen. Bei einem Kaliumspiegel über 6,0 mmol/l oder einem Kreatininwert über 3,5 mg/dl (eGFR < 20 ml/min/1,73 m^2) wird der sofortige Abbruch der Therapie mit Spironolacton bzw. Eplerenon empfohlen. Bei einem Serumkaliumwert über 5,0 mmol/l und/oder einem Kreatininwert über 2,5 mg/dl sollte eine Therapie nicht mehr bzw. nur durch einen Spezialisten begonnen werden.

In der Apotheke sollte bei dieser Interaktionsmeldung hinterfragt werden, ob eine Erstverordnung bei einem Interaktionspartner vorliegt. Sollte dies der Fall sein, ist zu klären, ob der Patient in der nächsten Woche einen Termin zur Überprüfung der Kaliumwerte hat.

24.5 Fallbeispiel

Frau Hansen, eine 46 Jahre alte Patientin, kommt am 17.03.2020 mit einem Rezept über 50 Tabletten Ibuprofen 600 mg in die Apotheke. Der Interaktions-Check zeigt folgende Meldung (o Abb. 24.1).

In der Medikationshistorie der Patientin sind folgende Arzneimittel aufgelistet (o Abb. 24.2).

Die Nachfrage bestätigt, dass Frau Hansen das Cortisonpräparat als Dauermedikation einnimmt und Ibuprofen neu verordnet wurde. Ibuprofen hat sie vom Orthopäden wegen starker Rückenschmerzen verschrieben bekommen. Sie soll es bis zum nächsten Termin in 3 Wochen einnehmen. Ein PPI wurde nicht verordnet und sie hat auch kein entsprechendes Arzneimittel zu Hause. Vor 3 Jahren hatte ihr Ibuprofen bei den Rückenschmerzen gut geholfen.

Der Apotheker informiert Frau Hansen, dass er mit ihrem Orthopäden kurz Rücksprache halten möchte. Da der Orthopäde erst wieder morgen telefonisch zu erreichen ist, nimmt Frau Hansen das Ibuprofen mit. Die Apotheke meldet sich nach der Rücksprache mit dem Orthopäden. Sollte er einen PPI verordnen, bringt die Apotheke das Arzneimittel am Nachmittag vorbei.

Die Rücksprache am nächsten Tag ergibt, dass Frau Hansen zusätzlich Pantoprazol abends einnehmen soll. Die Arztpraxis schickt das neue Rezept und die Apotheke beliefert Frau Hansen und informiert über die Einnahme von Pantoprazol (1 × tgl. 20 mg abends).

24.6 Wechselwirkungen zwischen Arznei- und Nahrungsmitteln

⑥ Das Interaktionspotenzial zwischen Nahrungs- und Arzneimitteln ist nicht zu unterschätzen und reicht von verzögertem Wirkeintritt bis zum Auftreten von Nebenwirkungen und in Einzelfällen zum Therapieversagen. Die Informationen zu Einnahmezeitpunkten und möglichen Interaktionen mit Nahrungsmitteln sind daher ein wichtiger Bestandteil der Beratung in der Apotheke.

24.6.1 Die Frage nach dem „Wann"

Aufgrund der unterschiedlichen Effekte durch Nahrungsmittel gibt es Arzneimittel, die nüchtern, vor dem Essen, zum Essen oder nach dem Essen eingenommen werden sollten.

IBUPRROFEN AL 600 Filmtabletten

Ibuprofen AL 600 (Filmtabletten, ALIUD)	Predni H Tablinen 20 mg (Tabletten, Zentiva)	erhöhtes Risiko für gastrointestinale Blutungen und Ulzera schwerwiegend Datenlage gut

WARNMELDUNG MASSNAHMEN EXPERTENWISSEN

WARNMELDUNG

betroffene Stoffe	Ibuprofen – Prednisolon
Häufigkeit	nicht bekannt
Pharmakologischer Effekt (Kurzfassung)	erhöhtes Risiko für gastrointestinale Blutungen und Ulzera
Nebenwirkungen	Gastrointestinalblutung, Gastrointestinalulkus
mögliche Symptome	Blähung, Bluterbrechen, Blut im Stuhl, Schmerzen im Oberbauch, Schwarz verfärbter Stuhl (Teerstuhl), Übelkeit, Verdauungsbeschwerden durch Medikamente

Abb. 24.1 Interaktions-Check

Frau Iris Hansen

Stammdaten Konditionen Umsatz Service Notizen Gesundheit Medikation

Datum	Anzahl	Artikelname	Packung
01.03.2020	1	CALCIUM D3 AL Brausetabletten	120 St
01.03.2020	1	PREDNI H Tablinen 20 mg Tabletten	100 St
05.01.2020	1	AMOXI 750 1A Pharma Filmtabletten	10 St
09.12.2020	1	MAGNESIUM VERLA Brausetabletten	50 St
09.12.2019	1	CALCIUM D3 AL Brausetabletten	120 St
09.12.2019	1	PREDNIHEXAL 10 mg Tabletten	100 St
26.10.2019	1	CALCIUM D3 AL Brausetabletten	50 St
26.10.2019	1	PREDNIHEXAL 10 mg Tabletten	50 St

Abb. 24.2 Medikationshistorie

Nahrung verzögert die Magenentleerung und kann dadurch auch den Wirkeintritt von Arzneistoffen verzögern. Bei Arzneimitteln, die schnell wirken sollen, ist daher häufig eine nüchterne Einnahme sinnvoll. Arzneimittel, deren Resorption und Wirksamkeit durch die gleichzeitige Nahrungszufuhr stark reduziert werden, sollten ebenfalls nüchtern eingenommen werden. Dies gilt beispielsweise für das Antibiotikum Phenoxymethylpenicillin, Schilddrüsenhormone oder das Schleifendiuretikum Furosemid.

Eine Einnahme zum Essen oder nach dem Essen ist dann wichtig, wenn die Arzneimittel hierdurch besser verträglich sind. Beispiele hierfür sind das Antidiabetikum Metformin, das Antibiotikum Nitrofurantoin oder das Antidepressivum Venlafaxin. Durch die Einnahme mit Nahrung kann insbesondere bei lipophilen Arzneistoffen die Resorption optimiert werden. Dies erklärt, warum das Retinoid Isotretinoin und das Antimalariamittel Atovaquon zum Essen und das Parkinson-Therapeutikum Selegillin direkt nach dem Essen eingenommen werden sollen. Eine Einnahme zum Essen ist für viele Patienten leichter umzusetzen. Daher sollte aus Sicht der Therapietreue eine Einnahme zum Essen empfohlen werden, wenn nichts dagegen spricht.

Die Angaben zu Einnahmezeitpunkten im Beipackzettel sind für Patienten häufig schwer verständlich (◘ Tab. 24.5). Daher benötigen sie hierzu eine entsprechende Beratung in der Apotheke.

24.6.2 Die Frage nach dem „Womit"

Neben der Frage nach dem Zeitpunkt, ist bei der Einnahme von Arzneistoffen relevant, womit sie eingenommen werden. Welches Getränk ist für die Einnahme

Tab. 24.5 Einnahmezeitpunkte von Arzneimitteln (Auswahl)

Text Beipackzettel	Patientenhinweis
Unabhängig von den Mahlzeiten (z. B. Clopidogrel, Torasemid)	Die Einnahme kann entweder vor, zu oder nach dem Essen erfolgen.
Nüchtern (z. B. Furosemid, Phenoxymethylpenicillin)	Die Einnahme sollte 30 Minuten, besser 60 Minuten vor dem Essen oder frühestens 2, besser 3 Stunden nach dem Essen erfolgen.
Vor einer Mahlzeit (z. B. Glibenclamid)	Wird keine Zeitangabe in den Fachinformationen explizit aufgeführt z. B. bei Repaglinid (15 Minuten), sollte das Arzneimittel mindestens 30 Minuten vorher eingenommen werden.
Mit der Mahlzeit (z. B. Cefpodoximproxetil, Haloperidol)	Bei dieser Angabe ist das Medikament während des Essens oder kurz nach dem Essen einzunehmen.
Nach einer Mahlzeit (z. B. Selegilin und Moclobemid direkt nach dem Essen)	Direkt nach der Mahlzeit oder mit größerem Abstand, wenn mit einer präzisen Zeitangabe verknüpft, z. B. 2 Stunden nach dem Essen

oraler Arzneiformen geeignet, welche Nahrungsmittel sollten vermieden bzw. nur mit Abstand zur Arzneimitteleinnahme verzehrt werden?

Arzneimittel sollten möglichst bei aufgerichtetem Oberkörper mit einem Glas Leitungswasser (200 ml) eingenommen werden. Leitungswasser eignet sich hierfür besonders gut, auch im Vergleich zu Mineralwässern. Letztere enthalten teilweise erhebliche Mengen an Calcium- und Magnesiumionen, die mit bestimmten Arzneistoffen interagieren können. Durch die Einnahme mit ausreichend Flüssigkeit kann zudem vermieden werden, dass die festen Arzneiformen in der Speiseröhre hängen bleiben und Ulzerationen hervorrufen. Weiterhin wird so sichergestellt, dass sich die Arzneiform besser auflöst.

In einigen Fällen wird explizit ein anderes Getränk für die Einnahme empfohlen. Dieses gilt beispielsweise für das Retinoid Acitretin und das Antimykotikum Griseofulvin, die während der Mahlzeit vorzugsweise mit Milch eingenommen werden sollen, um die Resorption des Arzneistoffs zu verbessern.

24.6.3 Problematische Nahrungsmittel

Einige Interaktionen treten nur mit bestimmten Bestandteilen der Nahrung auf. Die in Milchprodukten enthaltenen Calciumionen können z. B. durch Komplexbildung die Resorption bestimmter Arzneistoffe vermindern. Eine Übersicht über potenziell relevante Wechselwirkungen zwischen Arzneimitteln und Nahrungsmitteln fasst Tab. 24.6 zusammen.

Wechselwirkungen zwischen Grapefruit und Arzneistoffen

Wirkungsverstärkung

CYP3A4-Substrate z. B. Calciumkanalblocker vom Nifedipin-Typ, Cholesterol-Synthese-Enzym-Hemmer (Atorvastatin, Lovastatin, Simvastatin), Immunsuppressiva (Ciclosporin, Tacrolimus, Everolimus, Sirolimus), Ivabradin, Ivacaftor, Lomitapid, Ranolazin, Colchicin, Terfenadin.

Wirkungsabschwächung

OATP-Substrate: Aliskiren, Bilastin, Fexofenadin, Celiprolol (evtl. Atenolol), Bioaktivierung durch CYP3A4: Cylophosphamid, Ifosfamid.

24.7 Alkohol – Risiken und Nebenwirkungen

Bei Arzneimitteln, deren Wirkung durch Alkohol beeinflusst wird, sollte kein oder nur sehr wenig Alkohol getrunken werden. Bei diesen Arzneimitteln sollte der Patient bei Erstverordnung bzw. Erstabgabe in der Apotheke einen entsprechenden Hinweis erhalten. In Kombination mit ZNS-wirksamen Stoffen wie beispielsweise Opioid-Analgetika, Benzodiazepinen bzw. Z-Substanzen sowie sedierenden Antihistaminika, Neuroleptika oder Antidepressiva kann eine verstärkte Sedierung, Benommenheit und in seltenen Fällen eine Atemdepression auftreten.

Tab. 24.6 Potenziell relevante Wechselwirkungen zwischen Arzneimitteln und Nahrungsmitteln, bei denen ein Hinweis bei Erstverordnung bzw. Erstabgabe notwendig ist

Nahrungsmittel	Arzneistoff	Effekt	Maßnahme
Calciumhaltige Nahrungsmittel: Milch und Milchprodukte, mit Calcium angereicherte Fruchtsäfte und calciumreiche Mineralwässer	Bisphosphonate wie Alendronat, Fluorchinolone wie Ciprofloxacin oder Norfloxacin, Schilddrüsenhormone wie Levothyroxin, Tetracycline wie Doxycyclin	Wirkungsverminderung der Arzneimittel	2 Stunden Abstand zum Verzehr von Milchprodukten
Fruchtsäfte z. B. Apfel-, Orangen-, Grapefruitsaft (Interaktionen mit Grapefruit)	Aliskiren, Celiprolol, Atenolol (Antihypertensiva), Fexofenadin, Bilastin (H_1-Antihistaminika)	Wirkungsverminderung der Arzneimittel	Mindestens 30 Minuten, besser 60 Minuten Abstand zu Fruchtsäften
Gerbstoffe (u. a. in Kaffee, Tee)	Eisenpräparate	Wirkungsverminderung von Eisenpräparaten	2 Stunden Abstand zu Kaffee oder Tee
Goji-Beeren (Bockshornfrüchte, *Lycium barbarum*) und deren Zubereitungen	Vitamin-K-Antagonisten (Phenprocoumon, Warfarin)	Wirkungsverstärkung der Vitamin-K-Antagonisten	Kein Verzehr von Goji-Beeren
Grapefruit (*Citrus paradisi* L.): Früchte und deren Zubereitungen	Siehe Kasten Wechselwirkungen zwischen Grapefruit und Arzneistoffen	Wirkungsverstärkung oder Wirkungsverminderung der Arzneimittel	Kein Verzehr von Grapefruit (Frucht und Saft)
Coffeinhaltige Lebensmittel: Kaffee, Tee, Cola, Mate, Energydrinks, größere Mengen Bitterschokolade	Clozapin	Wirkungsverstärkung von Clozapin	Keine abrupten Veränderungen des Coffeinkonsums
Coffeinhaltige Lebensmittel: Kaffee, Tee, Cola, Mate, Energydrinks, größere Mengen Bitterschokolade	Fluorchinolone: Enoxacin, unter bestimmten Voraussetzungen (s. Maßnahme) auch Ciprofloxacin und Norfloxacin	Wirkverstärkung von Coffein	Enoxacin: keine coffeinhaltigen Nahrungsmittel; Ciprofloxacin, Norfloxacin: bei Krampfanfällen oder Herzrhythmusstörungen in der Anamnese keine coffeinhaltigen Nahrungsmittel
Lakritze (mit sehr hohem Gehalt an Süßholzwurzelextrakt)	Antihypertensiva, insbesondere kaliuretische Diuretika	Blutdruckanstieg	Patienten mit Bluthochdruck sollten wenig oder keine Lakritze zu sich nehmen

24

◘ Tab. 24.6 Potenziell relevante Wechselwirkungen zwischen Arzneimitteln und Nahrungsmitteln, bei denen ein Hinweis bei Erstverordnung bzw. Erstabgabe notwendig ist (Fortsetzung)

Nahrungsmittel	Arzneistoff	Effekt	Maßnahme
Tyraminhaltige Nahrungsmittel (vergorene oder gereifte Lebensmittel wie Käse und haltbar gemachtes Fleisch)	Nichtselektive MAO-Hemmer: Tranylcypromin, Linezolid, Procarbazin; selektive MAO-Hemmer: Moclobemid, Rasagilin und Selegilin	Starker Blutdruckanstieg	Reduzierter Verzehr tyraminhaltiger Lebensmittel (Gebrauchsinformation beachten)
Vitamin-K-haltige Nahrungsmittel (Grünkohl, Spinat, Broccoli, Schnittlauch)	Vitamin-K-Antagonisten (Phenprocoumon, Warfarin)	Wirkungsverstärkung oder Wirkungsverminderung der Vitamin-K-Antagonisten	Ausgewogene bzw. gleich bleibende Ernährung mit Vitamin-K-haltigen Lebensmitteln

Durch Hemmung der Gluconeogenese in der Leber kann Alkohol bei Diabetikern Unterzuckerungen mit zeitlicher Verzögerung verstärken oder auslösen. Die Hypoglykämien können teilweise Stunden nach dem Alkoholkonsum auftreten. Insbesondere nächtliche Hypoglykämien können gefährlich sein, da sie unbemerkt verlaufen können. Dieses Risiko ergibt sich insbesondere dann, wenn Alkohol ohne begleitende Kohlenhydrataufnahme getrunken wird und die Patienten mit Insulin oder Insulin-freisetzenden Arzneistoffen, z. B. Glibenclamid, behandelt werden.

Für Diabetiker existieren keine speziellen Grenzwerte für die Alkoholzufuhr, es gelten daher dieselben Empfehlungen wie für Nichtdiabetiker. Eine moderate Alkoholaufnahme von 10 g pro Tag bei Frauen (ca. 0,25 l Bier oder 0,125 l Wein) und 20 g pro Tag bei Männern (ca. 0,5 l Bier oder 0,25 l Wein) sollte nicht überschritten werden. Diabetiker sollten Alkohol am besten nur zu einer kohlenhydrathaltigen Mahlzeit oder einem Imbiss trinken.

Bei folgenden Arzneistoffgruppen und Arzneistoffen sollten Patienten zu der Interaktion mit Alkohol informiert werden (◘ Tab. 24.7).

Wichtiges in Kürze

① Interaktionen gehören zu den häufigsten in der Apotheke identifizierten arzneimittelbezogenen Problemen (ABP).

② Die Aufgabe in der Apotheke liegt neben dem Erkennen vor allem darin, ihre Relevanz für den individuellen Patienten zu bewerten.

③ Durch Speicherung der (gesamten) Medikationsdaten für einen Patienten in der Apotheke ist es möglich, bei jeder Arzneimittelabgabe einen Interaktions-Check zwischen der zuvor verordneten Medikation, Präparaten der Selbstmedikation sowie den aktuell abgegebenen Arzneimitteln durchzuführen.

④ Um eine Warnhinweis-Ermüdung zu vermeiden, sollte der Fokus auf Interaktionsmeldungen bei einer Erstverordnung gelegt werden. Hierdurch ist die höchste Risikoreduktion möglich.

⑤ Nur wenige Interaktionsmeldungen machen den Großteil aller Interaktionsmeldungen aus. Diese sollten dem Apothekenteam bekannt sein.

⑥ Aufgrund von Wechselwirkungen zwischen Arznei- und Nahrungsmitteln sind Informationen zu Einnahmezeitpunkten und zu möglichen Interaktionen mit Nahrungsmitteln ein wichtiger Bestandteil der Beratung in der Apotheke.

Tab. 24.7 Arzneistoffe, bei deren Abgabe ein Hinweis auf die Interaktion mit Alkohol notwendig ist

Arzneimittel	Maßnahme
Clomethiazol	Alkohol strikt meiden
Acitretin	Frauen im gebärfähigen Alter: während der Behandlung und 2 Monate danach Alkohol strikt meiden
Methotrexat, Trabectedin, Isoniazid, Protionamid	Alkohol möglichst meiden, vor allem aber nicht regelmäßig zuführen
Vitamin-K-Antagonisten, nichtsteroidale Antirheumatika (NSAR), Nitrate	Gelegentlich moderate Alkoholmengen (100–200 ml Wein, 250–500 ml Bier) möglich
Griseofulvin, Nifuratel, Imidazol-Derivate (z. B. Metronidazol), Procarbazin, Tacrolimus- und Pimecrolimus-Salben, Dopaminagonisten (z. B. Bromocriptin, Amantadin)	Patienten auf die jeweiligen Unverträglichkeitsreaktionen mit Alkohol aufmerksam machen, Alkohol möglichst meiden
Verapamil	Patienten auf möglicherweise erhöhte Blutalkoholkonzentrationen hinweisen
Zentraldämpfende Arzneimittel (ältere, sedierende Antiepileptika, Anticholinergika, Cannabinoide, Opioid-Analgetika, Opioide, Antidepressiva, Benzodiazepine, Z-Substanzen, Antihistaminika, Neuroleptika, Chloralhydrat)	Patienten darauf hinweisen, dass schon geringe Alkoholmengen Benommenheit hervorrufen und die Konzentrationsfähigkeit sowie Fahrtauglichkeit beeinträchtigen können; keinesfalls größere Alkoholmengen zuführen

24

Weiterführende Literatur

ABDA – Bundesvereinigung Deutscher Apothekerverbände. Leitlinien und Arbeitshilfen. www.abda.de

ABDATA Pharma-Daten-Service. ABDA Datenbank – Neue Klassifikation der Interaktionen. Pharm Ztg, (165) 11: 730–733, 2020

ABDATA Pharma-Daten-Service. ABDA Datenbank – Wechselwirkungen zeigen Individualität. Pharm Ztg, (165) 39: 2594–2597, 2020

BLAK – persönliche Informationen zur bayernweiten Interaktionserhebung im Juli 2019

Diemert S, Griese-Mammen N, Strauch D et al. Sicher is(s)t sicher. Pharm Ztg, (159) 22: 1728–1729, 2014

Gerdemann A, Griese-Mammen N. Interaktions-Check in der Apotheke, Govi-Verlag Pharmazeutischer Verlag, Eschborn 2015

Griese N, Hämmerlein H, Schulz M. Ergebnisse der Aktionswoche Arzneimittelbezogene Probleme. Pharm Ztg, (151) 23: 2374–2383, 2006

Weitschies W, Mehnert W. Arzneimittelwechselwirkungen mit der Nahrung. Govi-Verlag Pharmazeutischer Verlag, Eschborn 2014

Tipps für PhiPs

Üben Sie den Umgang mit dem Interaktions-Check-Modul Ihrer Apothekensoftware.
→ Arbeitsbogen Nr. 18 „Arzneimittelberatung – Interaktions-Check"

Tipps für Weiterzubildende

Interaktionen – ein sehr wichtiges Thema für die Berufspraxis und Ihre Weiterbildung. Zusätzlich zu diesem Kapitel können Sie Ihr Wissen durch den Besuch des Seminars A.6 „Interaktionsmanagement in der Apotheke" vertiefen. Gemeinsam mit Ihrem Ermächtigten können Sie das Thema vielfältig bearbeiten. Beispielhaft sind hier nur die Bearbeitung von ärztlichen Anfragen, Durchführung von Teamschulungen oder Entwicklung einer Strategie zum Umgang mit Interaktionsmeldungen erwähnt. Je nachdem, wie intensiv Sie sich mit diesem Thema beschäftigen, können Sie dies als praktische Tätigkeit dokumentieren oder zusätzlich als Projektarbeit ausführlicher bearbeiten.
→ Praktische Tätigkeit Nr. 2 „Schulung des Apothekenteams anhand von Fallbeispielen, um das Team mit der eigenen Software und den Einstellungen des Interaktions-Checks vertraut zu machen"
→ Praktische Tätigkeit Nr. 3 „Management einer realen Interaktionsmeldung in der Apotheke und Dokumentation folgender Punkte (interagierende Arzneistoffe, falls relevant Medikationshistorie, Bewertung der klinischen Relevanz, Maßnahmen, Dokumentation, ggf. Follow-up)"
→ Praktische Tätigkeit Nr. 8 „Erfassung, Bearbeitung und Dokumentation einer Anfrage aus Fachkreisen unter Nutzung und Bewertung unterschiedlicher Informationsquellen"

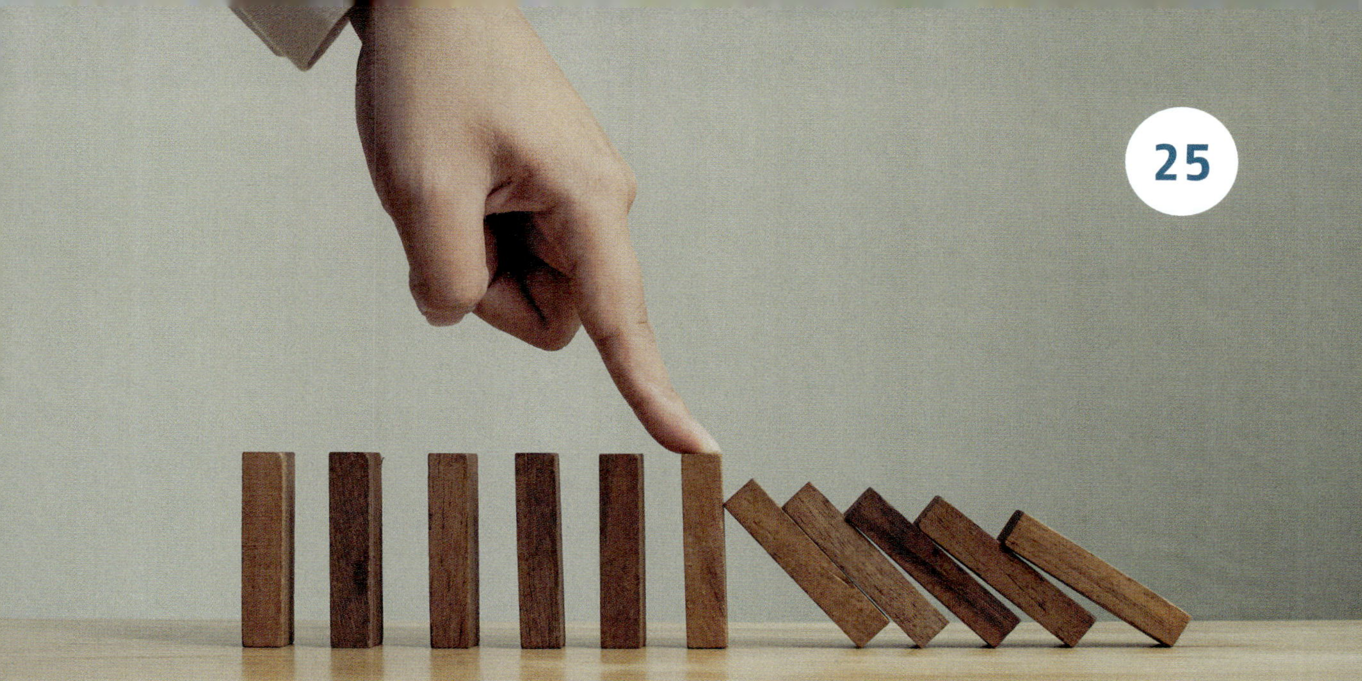

25

UAW-Management

Dr. Anette Lampert

Bei der Arzneimittelanwendung sind neben den gewünschten Effekten eine Vielzahl an unerwünschten Arzneimittelwirkungen (UAW) möglich. Diese können von leichten, möglicherweise akzeptierbaren bis hin zu schwerwiegenden, lebensbedrohlichen Nebenwirkungen reichen. Patienten setzen bei UAW-Verdacht oftmals ihr Arzneimittel ab oder verwenden weitere Arzneimittel, um neue Symptome, die als mögliche UAW unerkannt geblieben sind, zu behandeln. Dem pharmazeutischen Beratungsgespräch kommt eine besondere Bedeutung zu, um UAW zu identifizieren, Patienten über mögliche Alternativen zu informieren und Verordnungskaskaden zu vermeiden.

Tab. 25.1 Beispiele typischer Verordnungskaskaden

UAW auslösendes Arzneimittel	UAW	Arzneimittel, um die UAW zu behandeln
Cholinesterase-Inhibitoren	Inkontinenz	Anticholinergika (z. B. Tolterodin, Oxybutynin, Darifenacin)
Antihypertensiva, Opioide, Sedativa	Schwindel	Fludrocortison, Etilefrin, Betahistin, Dimenhydrinat, Flunarizin, Cinnarizin
NSAR	Hypertonie	Antihypertensiva
Thiaziddiuretika	Hyperurikämie, Gicht	Allopurinol, Colchicin
Metoclopramid	Bewegungsstörungen	Levodopa
ACE-Hemmer	Husten	Antitussiva, Antibiotika
Antibiotika, Antikonvulsiva, Digoxin, Nitrate, Schleifendiuretika, Opioide	Übelkeit	Dimenhydrinat, Metoclopramid
Neuroleptika	Extrapyramidale Störungen	Levodopa, Anticholinergika
Calciumkanalblocker	Knöchelödeme	Diuretika

Tabelle modifiziert nach Kalisch LM, Caughey GE, Roughead EE, Gilbert AL. The prescribing cascade. Aust Prescr, 34: 162–166, 2011

25.1 Unerwünschte Arzneimittelwirkungen und Verordnungskaskaden

Definition

Unerwünschte Arzneimittelwirkungen (UAW) bzw. Nebenwirkungen sind laut Arzneimittelgesetz schädliche und unbeabsichtigte Reaktionen auf das Arzneimittel. Bei Arzneimitteln zur Anwendung beim Menschen wurde der Zusatz „bei bestimmungsgemäßem Gebrauch" gestrichen, sodass auch solche Reaktionen als Nebenwirkung zählen, die beispielsweise auf Überdosierung, Fehlgebrauch, Missbrauch oder andere Medikationsfehler zurückzuführen sind.

UAW sind eine häufige Ursache für fehlende Adhärenz und können zu Krankenhauseinweisungen führen. Je nach Studienmethodik und Datengrundlage werden 0,2–41,3 % der Krankenhauseinweisungen auf UAW zurückgeführt (im Durchschnitt 12,5 %). UAW treten hauptsächlich zu Therapiebeginn auf. Patienten beklagen immer wieder unzureichend über Nebenwirkungen und den Umgang mit UAW aufgeklärt zu sein. Es ist schwierig, bei der Aufklärung über mögliche Nebenwirkungen das richtige Maß an Information zu finden, ohne Patienten zu verunsichern und möglicherweise den Therapieerfolg bei positivem Nutzen-Risiko-Verhältnis der Therapie zu gefährden. Grundsätzlich kann Patienten zu Therapiebeginn angeboten werden, dass sie sich bei neuen Symptomen, die nicht durch andere Ursachen erklärbar sind, in der Apotheke melden, um gemeinsam zu evaluieren, ob eine mögliche Nebenwirkung vorliegt.

Merke

Patienten sollten insbesondere über solche Nebenwirkungen aufgeklärt werden, die sie selbst erkennen können und bei denen unmittelbar Handlungsbedarf besteht, sobald sie auftreten.

Bleiben UAW als solche unerkannt und werden als neues behandlungsbedürftiges Symptom oder neue behandlungsbedürftige Erkrankung fehlinterpretiert, können Verordnungskaskaden die Folge sein (Tab. 25.1).

① Eine Verordnungskaskade beginnt, wenn eine Nebenwirkung mit einem weiteren Arzneimittel behandelt wird. Der Begriff ist in den meisten Fällen negativ behaftet als Fehlinterpretation einer UAW als neue Erkrankung. Bei einem positiven Nutzen-Risiko-Verhältnis der UAW verursachenden Therapie können Verordnungskaskaden unter Umständen jedoch in Kauf genommen werden (z. B. Laxanzien bei opioidinduzierter Obstipation oder Antiemese bei Chemotherapie-induziertem Erbrechen). Wichtig dabei ist, dieses Vorgehen mit dem Patienten zu besprechen und gemeinsam zu entscheiden, ob mit einer neuen Arzneimitteltherapie eine Nebenwirkung eines bereits vorhandenen Arzneimittels behandelt werden soll. Bei Patienten, die Risikofaktoren (z. B. höheres Alter, Polypharmazie, weibliches Geschlecht) für eine Verordnungskaskade aufweisen, empfiehlt es sich bei Therapiebeginn folgende Fragen zu stellen:

- Wird das neue Arzneimittel angesetzt, um eine mögliche UAW eines anderen Arzneimittels zu behandeln?
- Ist das Arzneimittel, das eine Verordnungskaskade auslöst, wirklich notwendig?
- Wie ist das Nutzen-Risiko-Verhältnis des Arzneimittels, das eine Verordnungskaskade auslöst?

Antibiotika, Antidementiva, Antiemetika, Antikonvulsiva, Antihypertensiva, nichtsteroidale Antirheumatika (NSAR), Opioide und Sedativa sind oftmals in Verordnungskaskaden involviert.

Merke

Insbesondere bei älteren Patienten mit Polypharmazie sollte bei Beginn einer neuen Arzneimitteltherapie auf mögliche Verordnungskaskaden geachtet werden. Bei positivem Nutzen-Risiko-Verhältnis der UAW auslösenden Therapie können Verordnungskaskaden unter Umständen in Kauf genommen werden. Patienten sollten dann darüber aufgeklärt werden, dass es sich um die Behandlung einer Nebenwirkung handelt.

25.2 Kausalitätsbewertung

Eine UAW ist charakterisiert durch die Vermutung, dass zwischen einem unerwünschten Ereignis und einer Arzneimittelgabe ein kausaler Zusammenhang besteht. Für die Kausalitätsbewertung stehen verschiedene Instrumente zur Verfügung.

② Ein praktikabler Ansatz für den Apothekenalltag bieten die WHO-UMC-Kausalitätskategorien (◘ Tab. 25.2). Die Kausalität zwischen einem unerwünschten Ereignis und der Arzneimittelgabe wird anhand verschiedener Bewertungskriterien, wie etwa dem zeitlichen Zusammenhang oder Ausschluss möglicher anderer Gründe, bestimmt. In den meisten Fällen kann eine Kausalität als möglich oder wahrscheinlich eingestuft werden. Nur sehr selten liegen ausreichend Informationen vor, dass der kausale Zusammenhang zwischen einem unerwünschten Ereignis und der Arzneimittelgabe als sicher eingestuft wird.

Ein weiteres häufig angewendetes Instrument, um die Kausalität zwischen einem unerwünschten Ereignis und einer Arzneimittelanwendung zu beurteilen, ist der Naranjo-Algorithmus. Hier werden verschiedene Fragen zur vermeintlichen UAW und der Arzneimittelgabe gestellt und je nach Antwort Punkte vergeben (◘ Tab. 25.3). Bei mindestens 9 Punkten gilt der kausale Zusammenhang zwischen Arzneimittelanwendung und Ereignis als sicher, bei 5–8 Punkten als wahrscheinlich, bei 1–4 Punkten als möglich und bei 0 Punkten als zweifelhaft.

25.3 Symptombezogene Übersicht unerwünschter Arzneimittelwirkungen

Unspezifische Symptome, z. B. Schwindel, trockene Augen, Husten, Harninkontinenz, Obstipation, Diarrhö, Muskelschmerzen oder Knöchelödeme, können auf eine UAW hinweisen. Diese Symptome sind oftmals Gegenstand einer pharmazeutischen Beratung und werden gegebenenfalls vom Patienten selbst behandelt. Für eine gezielte Patientenberatung und die Vermeidung von Verordnungskaskaden, sollten mögliche Zusammenhänge zwischen verschiedenen Alltagssymptomen und Wirkstoffen oder Arzneimittelgruppen bekannt sein und in die Entscheidungsfindung für eine mögliche weitere Arzneimitteltherapie einfließen.

25.3.1 Arzneimittelinduzierter Schwindel

Schwindel entsteht, wenn es zu einem Ungleichgewicht zwischen visuellen und somatosensorischen Reizen und Informationen des vestibulären Systems (Gleichgewichtsorgan) im Innenohr kommt. In der hausärztlichen Versorgung lassen sich etwa 60 % der Schwindelzustände nicht ursächlich einer Erkrankung beweisend zuordnen und verschwinden häufig wieder. Die restlichen 40 % können etwa zur Hälfte auf benignen paroxysmalen Lagerungsschwindel zurückgeführt werden und zur anderen Hälfte auf zervikogenen und vestibulären Schwindel, Orthostasereaktion, Rhythmusstörungen, Polyneuropathie, zerebrale Durchblutungsstörun-

Tab. 25.2 WHO-UMC-Kausalitätskategorien

Kausalität	Bewertungskriterien
Sicher	▪ Zeitlicher Zusammenhang zwischen dem Ereignis und der Arzneimittelanwendung ist überzeugend, ▪ andere Ursachen, z. B. Erkrankung oder andere Arzneimittelanwendung, sind ausgeschlossen, ▪ Reaktion beim Absetzen ist pharmakologisch bzw. pathologisch plausibel, ▪ Ereignis ist pharmakologisch erklärbar (es handelt sich z. B. um ein bekanntes pharmakologisches Phänomen im Zusammenhang mit dem Arzneimittel), ▪ Ereignis tritt bei erneuter Arzneimittelgabe wieder auf, falls notwendig
Wahrscheinlich	▪ Zeitlicher Zusammenhang zwischen dem Ereignis und der Arzneimittelanwendung ist annehmbar, ▪ andere Ursachen, z. B. Erkrankung oder andere Arzneimittelanwendung, sind unwahrscheinlich, ▪ Reaktion beim Absetzen ist klinisch nachvollziehbar, ▪ erneute Arzneimittelgabe nicht notwendig
Möglich	▪ Zeitlicher Zusammenhang zwischen dem Ereignis und der Arzneimittelanwendung ist annehmbar, ▪ andere Ursachen, z. B. Erkrankung oder andere Arzneimittelanwendung, sind möglich, ▪ Informationen zum Absetzen fehlen oder sind unklar
Unwahrscheinlich	▪ Zeitlicher Zusammenhang zwischen dem Ereignis und der Arzneimittelanwendung ist unwahrscheinlich (aber nicht unmöglich), ▪ andere Ursachen, z. B. Erkrankung oder andere Arzneimittelanwendung, sind wahrscheinlich
Nicht klassifizierbar	▪ Für die Bewertung sind weitere Informationen erforderlich
Nicht beurteilbar	▪ Zusammenhang kann nicht beurteilt werden, weil die Informationen unzureichend oder widersprüchlich sind

UMC: The Uppsala Monitoring Centre
Tabelle modifiziert nach WHO-UMC. The use of the WHO-UMC system or standardised case causality assessment. Verfügbar unter: www.who.int/medicines/areas/quality_safety/safety_efficacy/WHOcausality_assessment.pdf (Zugriff 20.04.2021)

gen, Migräne, Morbus Menière, obstruktive Herzerkrankungen oder arzneimittelinduzierten Schwindel. Antihypertensiva und Wirkstoffe, die Alpha-1-Rezeptoren blockieren (z. B. Tamsulosin, Doxazosin, Neuroleptika), Vasodilatatoren und Parkinsontherapeutika (z. B. Levodopa, Dopamin-Agonisten) sowie Antidiabetika können einen sogenannten Pseudovertigo auslösen. Pseudovertigo deshalb, weil der Ursprung nicht im vestibulären System liegt, sondern der Schwindel durch eine orthostatische Hypotonie oder im Fall der Antidiabetika durch Hypoglykämie verursacht wird.

③ Durch eine Dosistitration zu Therapiebeginn oder Dosisanpassung kann das Risiko eines arzneimittelinduzierten Pseudovertigo reduziert werden. Zentral dämpfende Wirkstoffe (z. B. Antikonvulsiva, trizyklische Antidepressiva, Opioide, Sedativa oder Neuroleptika) können ein zentrales vestibuläres Syndrom verursachen, das Patienten beschreiben, als fühlten sie sich betrunken. Darüber hinaus können ototoxische Wirkstoffe, wie etwa Aminoglykoside oder Cisplatin, vestibuläre Haarzellen im Innenohr irreversibel schädigen und somit zu Schwindel führen. Gerade bei Aminoglykosiden hängt das Ausmaß der Schädigung unter anderem von der Dosierung, Behandlungsdauer, Nierenfunktion und möglicher Begleittherapie mit weiteren ototoxischen Wirkstoffen (z. B. Schleifendiuretika) ab und erfordert ein kontinuierliches Drug-Monitoring während der Therapie.

Tab. 25.3 Naranjo-Algorithmus zur Kausalitätsbewertung

Kriterium	Ja	Nein	Unbekannt
Gibt es frühere Berichte für diese Reaktion?	+ 1	0	0
Ist das unerwünschte Ereignis nach der Gabe des verdächtigten Arzneimittels aufgetreten?	+ 2	− 1	0
Hat sich das unerwünschte Ereignis verbessert, nachdem das Arzneimittel abgesetzt oder ein spezifischer Antagonist verabreicht wurde?	+ 1	0	0
Ist das unerwünschte Ereignis wieder aufgetreten, nachdem das Arzneimittel wieder verabreicht wurde?	+ 2	− 1	0
Gibt es andere Ursachen (andere als das Arzneimittel), die alleine diese Reaktion verursacht haben könnten?	− 1	+ 2	0
Trat die Reaktion wieder auf, nachdem ein Placebo verabreicht wurde?	− 1	+ 1	0
Wurde eine toxische Konzentration des Wirkstoffs im Blut (oder anderen Körperflüssigkeiten) nachgewiesen?	+ 1	0	0
War die Reaktion stärker, wenn die Dosis gesteigert oder schwächer, wenn die Dosis reduziert wurde?	+ 1	0	0
Hatte der Patient in der Vorgeschichte eine ähnliche Reaktion auf dasselbe oder vergleichbare Arzneimittel?	+ 1	0	0
Konnte das unerwünschte Ereignis durch objektive Beweise bestätigt werden?	+ 1	0	0

Tabelle modifiziert nach Naranjo CA, Busto U, Sellers EM et al. A method for estimating the probability of adverse drug reactions. Clin Pharmacol Ther, 30 (2): 239–245, 1981

25

 Merke

Mögliche Ursachen für arzneimittelinduzierten Schwindel

Beispiele (Reihenfolge alphabetisch):

- Alpha-1-Rezeptorblocker,
- Aminoglykoside,
- Anticholinergika,
- Antidiabetika,
- Antihypertensiva,
- Antikonvulsiva,
- Levodopa, Dopamin-Agonisten,
- Neuroleptika,
- Opioide,
- Sedativa,
- trizyklische Antidepressiva,
- Vasodilatatoren.

25.3.2 Arzneimittelinduzierte trockene Augen

Trockene Augen (Keratoconjunctivitis sicca, Sicca-Syndrom) sind gekennzeichnet durch einen verstärkten Tränenfluss, Brennen und Jucken sowie Fremdkörpergefühl und Lichtempfindlichkeit bis hin zu Sehstörungen. Eine verminderte Tränenfilmproduktion und/oder eine erhöhte Verdunstung des Tränenfilms sind die wahrscheinlichsten Ursachen. Das Risiko für trockene Augen steigt mit zunehmendem Alter an. Weitere Risikofaktoren sind unter anderem weibliches Geschlecht, hormonelle Veränderungen (vor allem Verringerung der Androgene), Erkrankungen wie Diabetes mellitus oder Morbus Parkinson, das Tragen von Kontaktlinsen, Vitamin-A-Mangel, geringe Luftfeuchtigkeit sowie Arzneimittel mit sogenanntem Sicca-Effekt.

④ Betablocker (lokal am Auge oder systemisch angewendet), Thiaziddiuretika, Antihistaminika, Anticholinergika und Serotonin-Wiederaufnahmehemmer (SSRI) vermindern z. B. die Tränenfilmproduktion. Estrogene (orale Kontrazeptiva, Hormonersatztherapie) und Isotretinoin hemmen die Sekretion der Meibom-Drüsen, mit der Folge, dass weniger Lipide gebildet werden, der Tränenfilm destabilisiert wird und somit die Verdunstung zunimmt. Konservierungsmittel in Augentropfen, wie etwa Benzalkoniumchlorid, führen aufgrund der tertiären Amin-Struktur ebenfalls zu einer Destabilisierung des Tränenfilms und begünstigen die Verdunstung. Sofern ein positives Nutzen-Risiko-Verhältnis der UAW auslösenden Therapie vorliegt und der Patient bereit ist, die Nebenwirkung zu behandeln, verschaffen Augentropfen mit künstlichen Tränen oftmals Linderung.

 Merke

Mögliche Ursachen für arzneimittelinduzierte trockene Augen

Beispiele (Reihenfolge alphabetisch):

- Anticholinergika,
- Antihistaminika,
- Betablocker (lokal bzw. systemisch),
- Isotretinoin,
- Konservierungsmittel (v. a. Benzalkoniumchlorid),
- Estrogene (orale Kontrazeptiva, Hormonersatztherapie),
- SSRI,
- Thiaziddiuretika.

25.3.3 Arzneimittelinduzierter Husten

Husten gehört weltweit zu den häufigsten hausärztlichen Konsultationsgründen, wofür im Wesentlichen der im Rahmen von Erkältungsinfekten vorkommende Husten verantwortlich ist. Arzneimittel, z. B. ACE-Hemmer (ACE-Inhibitoren), sind eine häufige Ursache für chronisch-idiopathischen Husten. ACE-Hemmer hemmen nicht nur das „Angiotensin-converting enzyme", was für ihre therapeutische Wirkung wichtig ist, sondern auch den Abbau von Bradykinin, Substanz P und Prostaglandinen in der Bronchialschleimhaut, was die Sensitivität des Hustenreflexes erhöht. Etwa 10 % der Frauen und 5 % der Männer berichten über Husten unter einer Therapie mit ACE-Hemmer. Der Husten beginnt typischerweise in den ersten Tagen bis Wochen nach Therapiebeginn in Form von Kratzen und Kribbeln im Hals, kann jedoch auch bis zu 6 Monate nach Therapiebeginn auftreten. Es handelt sich um einen Klasseneffekt, der in der Regel unabhängig von der gewählten Dosis auftritt. Wenn ein Patient daher unter einem ACE-Hemmer chronisch hustet und dafür keine anderen offensichtlichen Gründe vorliegen, sollte die Therapie ohne weitere Diagnostik abgesetzt bzw. umgestellt werden. Naheliegend ist je nach gewünschtem therapeutischem Effekt eine Umstellung auf AT_1-Rezeptorantagonisten, die später in der Kaskade des Renin-Angiotensin-Aldosteron-Systems (RAAS) eingreifen und keinen Husten verursachen.

⑤ Analysen von Verordnungsdaten zeigen jedoch, dass etwa 15 % der Patienten, die an einem ACE-Hemmer-induzierten Husten leiden, fälschlicherweise ein Antitussivum verordnet wird (Selbstmedikation ist dabei nicht erfasst). Wird der ACE-Hemmer abgesetzt bessert sich die Symptomatik in der Regel innerhalb von 4–21 Tagen.

Amiodaron, Methotrexat und Nitrofurantoin können beispielsweise Nebenwirkungen an der Lunge verursachen, die sich in Form eines trockenen Hustens bemerkbar machen. Infolge der Lungentoxizität von Amiodaron können atypische Pneumonien als Ausdruck einer Überempfindlichkeitsreaktion (Hypersensitivitätspneumonitis), alveoläre oder interstitielle Pneumonien oder Fibrosen, Pleuritis sowie Bronchiolitis obliterans mit Pneumonie auftreten. Häufig sind nichtproduktiver Husten und Atemnot erste Anzeichen dieser Lungenveränderungen. Das Risiko für die Amiodaron-induzierte Lungentoxizität beträgt 5–6 % und ist in den ersten 12 Monaten am größten. Eine interstitielle Pneumonie, die sich unter anderem durch Husten und Atemnot äußert, ist eine unvorhersehbare und potenziell lebensbedrohliche Nebenwirkung von Methotrexat, die mit einer durchschnittlichen Prävalenz von 3,3 % bereits bei niedrigen Dosierungen auftritt. In einer Fall-Kontroll-Studie wurden höheres Alter, Diabetes mellitus sowie vorausgegangene Lungenerkrankungen, Hypoalbuminämie und vorausgegangene Therapie mit DMARD (Disease Modifying Anti-Rheumatic Drugs) als mögliche Risikofaktoren identifiziert, wobei der zugrunde liegende Mechanismus der Nebenwirkung weiterhin unklar ist. Unter der Anwendung von Nitrofurantoin wurden akute, subakute oder chronische Lungenreaktionen, wie interstitielle Pneumonie, bis hin zu tödlich verlaufenden Lungenfibrosen beobachtet, die sich zunächst als Husten und Atemnot äußern. Diese seltenen Reaktionen, deren Mechanismus unklar ist, traten meist bei Patienten unter Langzeittherapie mit Nitrofurantoin über mehr als 6 Monate auf, die z. B. im Rahmen der Harnwegsinfekt-Prophylaxe üblich ist. In allen 3 Fällen, wird das UAW auslösende Arzneimittel abgesetzt und eine Therapie mit Glucocorticoiden eingeleitet, jedoch bei bislang unklarem Wirksamkeitsnachweis.

 Merke

Mögliche Ursachen für arzneimittelinduzierten Husten

Beispiele (Reihenfolge alphabetisch):

- ACE-Hemmer,
- Amiodaron,
- Methotrexat,
- Nitrofurantoin.

25.3.4 Arzneimittelinduzierte Harninkontinenz

Mit zunehmendem Alter ist die Harninkontinenz ein häufiges und belastendes Symptom. Der Detrusormuskel der Blase unterliegt einem Alterungsprozess, der von strukturellen Veränderungen mit Verlust der Elastizität durch kollagenen Umbau begleitet ist. Unwillkürliche über Muskarinrezeptoren vermittelte Detrusorkontraktionen führen zu der im Alter häufig auftretenden überaktiven Blase mit Symptomen wie imperativem Harndrang, Pollakisurie sowie Dranginkontinenz mit unwillkürlichem Urinverlust. Arzneimittel, wie Parasympathomimetika (z. B. Rivastigmin, Donepezil) verstärken die Muskarinrezeptor-vermittelte Detrusormuskelkontraktion. Diuretika wiederum erhöhen die Harnmenge und können eine vorliegende Dranginkontinenz verstärken. Bei einem insuffizienten Sphinktermechanismus am Blasenauslass kann es zu einer Belastungsinkontinenz kommen. Eine passive intravesikale Druckerhöhung durch Niesen, Husten oder Lachen verursacht eine unwillkürliche Urinabgabe, ohne dass urodynamisch Detrusorkontraktionen nachweisbar sind. Neben organischen Ursachen können Arzneimittel, die Alpha-1-Rezeptoren blockieren (z. B. Neuroleptika), eine Belastungsinkontinenz verursachen, da die Kontraktion des Blasensphinkters über Alpha-1-Rezeptoren vermittelt wird. Seltenere Formen der Harninkontinenz sind die sogenannte Überlaufinkontinenz und die funktionelle Inkontinenz. Bei der Überlaufinkontinenz liegt aufgrund einer Obstruktion des Blasenausgangs oder eines schwachen Blasenmuskels eine Harnentleerungsstörung vor, sodass bei Überfüllung der Blase unwillkürlich tröpfchenweise Urin abgegeben wird. Bei der funktionellen Inkontinenz liegen keine organisch bedingten Störungen der Blasenfunktion vor. Arzneimittel wie Sedativa können eine funktionelle Inkontinenz verursachen. Patienten, die nachts Harndrang spüren, erreichen aufgrund sedierender Arzneimittel nicht rechtzeitig die Toilette und Urin wird unwillkürlich abgegeben.

 Merke

Mögliche Ursachen für arzneimittelinduzierte Harninkontinenz

Beispiele (Reihenfolge alphabetisch):

- Alpha-1-Rezeptorenblocker,
- Cholinesterase-Inhibitoren (z. B. Rivastigmin, Donepezil),
- Diuretika,
- Neuroleptika (z. B. Clozapin, Olanzapin, Risperidon),
- Sedativa.

⑥ Bei positivem Nutzen-Risiko-Verhältnis der UAW auslösenden Therapie und Fehlen einer nebenwirkungsärmeren Alternative kann eine Behandlung der Harninkontinenz in Erwägung gezogen werden. Anticholinergika (z. B. Darifenacin, Oxybutynin, Solifenacin, Trospiumchlorid oder Tolterodin) werden oftmals zur Verbesserung der Symptome bei überaktiver Blase mit oder ohne Inkontinenz eingesetzt. Insbesondere bei geriatrischen Patienten sind hierbei jedoch Risiken für weitere UAW zu berücksichtigen.

Exkurs: anticholinerge Effekte

Anticholinergika werden als urologische Spasmolytika bei der Therapie der Harninkontinenz eingesetzt, als Bronchodilatatoren bei chronisch-obstruktiver Lungenerkrankung (z. B. Ipratropium, Tiotropium) oder in der Parkinson-Therapie (z. B. Trihexyphenidyl, Biperiden). Weit häufiger treten anticholinerge Effekte jedoch in Form von UAW in Erscheinung. Trizyklische Antidepressiva (z. B. Amitriptylin), Neuroleptika (z. B. Clozapin, Olanzapin), Antihistaminika (z. B. Doxylamin, Diphenhydramin) oder Analgetika (z. B. Fentanyl, Morphin, Tramadol) sind nur einige der über 100 Wirkstoffe mit anticholinergen Eigenschaften. Typische periphere anticholinerge Effekte umfassen Mundtrockenheit, was Patienten das Sprechen oder Schlucken erschweren kann, Erweiterung der Pupillen und trockene Augen, was zu Lichtempfindlichkeit, Sehstörungen bis hin zum Glaukomanfall führen kann, Tachykardie, trockene Haut, Miktionsstörung sowie Obstipation. Zudem können bei ZNS-gängigen Wirkstoffen zentralnervöse Effekte auftreten, die zu Konzentrationsschwäche, Halluzinationen, Delir und kognitiven Einschränkungen führen können. Je mehr Arzneimittel mit anticholinergen Effekten kombiniert werden, ob nun als gewünschte oder unerwünschte Wirkung, und je höher die Dosierung der einzelnen Wirkstoffe, desto höher ist die anticholinerge Last des Patienten und desto höher ist das Risiko schwerwiegender Folgen (▸ Kap. 22).

25.3.5 Arzneimittelinduzierte Obstipation

Im Allgemeinen wird bei einer Stuhlfrequenz von weniger als 3 Stuhlgängen pro Woche von einer Obstipation gesprochen. Viele Patienten sind durch eine niedrige Stuhlfrequenz beunruhigt und berichten zudem über Völlegefühl und/oder starkes Pressen während der Stuhlentleerung. Als Ursache einer Obstipation kommen verschiedene pathophysiologische Mechanismen, wie etwa Störung der intrinsischen Motilität oder fehlende luminale Faktoren (Dehnung, chemische und taktile Reize), in Frage. Selten liegt eine endokrine, häufiger eine neurologische Erkrankung der Obstipation zugrunde oder es handelt sich um eine UAW. Calciumkanalblocker beispielsweise hemmen den Einstrom von Calcium in die glatten Muskelzellen der Darmschleimhaut, was die Kontraktion des glatten Muskels und die Darmperistaltik beeinträchtigt. Über anticholinerge Effekte vermindern Wirkstoffe mit anticholinergen Eigenschaften, z. B. trizyklische Antidepressiva, die Darmmotilität. Parkinsontherapeutika mit anticholinergen oder dopaminergen Effekten sowie Eisenpräparate und Antikonvulsiva können ebenfalls eine Obstipation begünstigen.

 Merke

Mögliche Ursachen für arzneimittelinduzierte Obstipation

Beispiele (Reihenfolge alphabetisch):
- Anticholinergika,
- Antikonvulsiva,
- Calciumkanalblocker,
- Eisenpräparate,
- Opioide,
- Parkinsontherapeutika.

Opioide sind am häufigsten mit einer arzneimittelinduzierten Obstipation vergesellschaftet. Da Opioidrezeptoren u. a. auf Nervenzellen des enterischen Nervensystems exprimiert werden, die maßgeblich für die Steuerung der Darmwandmuskulatur und der Drüsen im Gastrointestinaltrakt verantwortlich sind, beeinflussen Opioide sowohl die gastrointestinale Motilität als auch die Sekretion. Eine opioidinduzierte Obstipation betrifft zwischen 15–81 % der Patienten mit chronischen nichttumorbedingten Schmerzen und 74–84 % der Patienten mit tumorbedingten Schmerzen. Das Risiko nimmt mit Dauer der Therapie, Höhe der Dosis und Regelmäßigkeit der Anwendung zu. Erste Symptome können sich unmittelbar nach Therapiebeginn innerhalb weniger Tage entwickeln oder im zeitlichen Verlauf langsam progredient über Wochen und Monate zunehmen. Hochpotente, reine Opioidrezeptor-Agonisten, z. B. Fentanyl, Hydromorphon, Morphin oder Oxycodon, gehen mit einem höheren Risiko einer Obstipation einher als niedrigpotente Agonisten, wie etwa Tramadol und Tilidin. Das geringste Risiko für eine opioidinduzierte Obstipation hat aufgrund seiner geringen µ-Opioidrezeptor-Aktivität Tapentadol. Zudem ist bei der transdermalen Verabreichung von Buprenorphin das Obstipationsrisiko im Vergleich zur peroralen Gabe niedriger. Bei transdermalem Fentanyl ist der Unterschied zur peroralen Verabreichung weniger ausgeprägt.

⑦ Etwa ein Drittel der Patienten mit opioidinduzierter Obstipation reduzieren ihre Opioiddosis oder beenden die Opioidbehandlung vorzeitig. Daher ist ein wirksames UAW-Management für die Lebensqualität der Patienten essenziell. Allerdings erhalten nur etwa 30 % der Patienten zu Beginn einer Opioidtherapie begleitend Laxanzien oder andere symptomatische Präventivmaßnahmen. Konventionelle Laxanzien (z. B. Bisacodyl, Natriumpicosulfat, Macrogol, Sennapräparate) zählen aufgrund ihrer geringen Kosten international unverändert zu den Erstlinien-Therapien zur Behandlung einer opioidinduzierten Obstipation. Aufgrund des Pathomechanismus der opioidinduzierten Obstipation sind sogenannte periphere µ-Opioidrezeptorantagonisten (peripherally-acting µ-opioid receptor antagonists, PAMORA) wie Naloxegol, Methylnaltrexon oder Naloxon eine wirksame Alternative zu Laxanzien. Die medizinische Evidenz für den Einsatz von Präventivmaßnahmen zur Vermeidung opioidinduzierter Obstipation ist gering. Da die Behandlung einer klinisch-manifesten opioidinduzierten Obstipation jedoch deutlich aufwendiger und von einer geringeren Erfolgsquote geprägt ist, sollten aus pathophysiologischen Erwägungen vorbeugende Maßnahmen zu Therapiebeginn ergriffen werden.

25.3.6 Arzneimittelinduzierte Diarrhö

⑧ Diarrhö ist eine der häufigsten UAW, die etwa 7 % aller Nebenwirkungen ausmacht. Mehr als 700 Wirkstoffe können eine Diarrhö verursachen. Am häufigsten sind Antibiotika, magnesiumhaltige Antazida, lactose- oder sorbitolhaltige Produkte, nichtsteroidale Antirheumatika (NSAR), Colchicin, orale Antidiabetika und Cholinesterase-Inhibitoren involviert. Osmotisch aktive Substanzen, wie Lactulose, Mannitol, Sorbitol oder Magnesium sowie α-Glucosidase-Hemmer, die eine Malabsorption oder Maldigestion von Kohlenhydraten verursachen, führen zu einer osmotischen Diarrhö. Bei NSAR ist der zugrunde liegende Mechanismus weitgehend unklar. Eine Hypothese ist, dass durch die Hemmung der Prostaglandin-Synthese mehr Leukotriene in der intestinalen Mukosa gebildet werden, was zu einer lokalen Reduktion der Durchblutung, verbunden mit einer erhöhten Permeabilität für Bakterien oder Toxine, führt. Eine NSAR-assoziierte Diarrhö wurde vor allem bei älteren Patienten unter Langzeittherapie beobachtet.

Eine akute Diarrhö bessert sich in der Regel nach Absetzen des UAW auslösenden Arzneimittels. Bei manchen Wirkstoffen kann durch Dosisreduktion bereits eine Besserung herbeigeführt werden (z. B. α-Glucosidase-Hemmer, Metformin). Eine symptomatische Rehydratations-Therapie sollte je nach Schwere der Symptomatik erfolgen. Bei schwerwiegender Diarrhö kann eine Hospitalisierung mit parenteraler Rehydratation und Elektrolytüberwachung notwendig werden. Antiperistaltische Wirkstoffe, wie etwa Loperamid, können eingesetzt werden, um die Transitzeit zu verlangsamen. Geht die Diarrhö jedoch auf eine Veränderung der Mikroflora zurück oder bei schwerwiegender Diarrhö sollte der Einsatz nur nach strenger Nutzen-Risiko-Abwägung erfolgen, da Bakterien und Toxine im Darm möglicherweise zurückgehalten werden und es zu Komplikationen, wie einem toxischen Megakolon, kommen kann.

 Merke

Mögliche Ursachen für arzneimittelinduzierte Diarrhö

Beispiele (Reihenfolge alphabetisch):
- Antibiotika (z. B. Aminopenicilline, Cephalosporine, Clindamycin, Erythromycin),
- Colchicin,
- Cholinesterase-Inhibitoren (z. B. Donepezil, Rivastigmin),
- lactose- oder sorbitolhaltige Produkte,
- magnesiumhaltige Antazida,
- nichtsteroidale Antirheumatika,
- orale Antidiabetika (z. B. Acarbose, Metforim).

Antibiotika sind für etwa 25 % der Fälle mit arzneimittelinduzierter Diarrhö verantwortlich. Meistens verläuft die Diarrhö mild und tritt in den ersten Tagen nach Therapiebeginn auf. Die zugrunde liegenden Mechanismen sind oftmals multifaktoriell. Durch Antibiotika wird die physiologische Darmflora verändert, was einerseits die Proliferation pathogener Mikroorganismen begünstigen und andererseits die metabolische Funktion der intestinalen Mikroflora verändern kann. Erythromycin hingegen, vermittelt seine mötilitätssteigernde Wirkung direkt über den Motilin-Rezeptor. Das Risiko einer antibiotikaassoziierten Diarrhö hängt maßgeblich vom Wirkspektrum (insbesondere gegen Enterobacteriaceae und anaerobe Bakterien) und der luminalen Konzentration ab. Weitere Risikofaktoren sind die Therapiedauer, wiederholte Antibiotika-Therapien sowie die Kombination von Antibiotika. Die Dosis sowie der Verabreichungsweg scheinen das Risiko für eine Diarrhö nicht zu beeinflussen. Eine seltene, aber gefürchtete gastrointestinale UAW von Antibiotika (v. a. Aminopenicilline, Cephalosporine, Clindamycin) ist die pseudomembranöse Kolitis, die in den ersten 5–10 Behandlungstagen mit starker Diarrhö, Bauchschmerzen, Blähungen und Fieber auftritt. Neben dem Absetzen des UAW auslösenden Antibiotikums wird mit Metronidazol (parenteral oder oral) oder Vancomycin (oral) behandelt.

25.3.7 Arzneimittelinduzierte Muskelbeschwerden

Muskelbeschwerden sind ein Alltagssymptom, das auf eine Vielzahl unterschiedlicher Ursachen, z. B. körperliche Anstrengung (insbesondere bei untrainierten Personen), Viruserkrankungen, Vitamin-D-Mangel, Hypo- oder Hyperthyreose, Cushing-Syndrom oder Nebennierenrindeninsuffizienz, Hypoparathyreoidismus, Fibromyalgie, Polymyalgia rheumatica, Polymyositis, systemischer Lupus erythematodes, Sehnen- oder Gelenkerkrankungen, Trauma, epileptischer Anfall oder Schüttelfrost, periphere arterielle Verschlusskrankheit sowie Arzneimittel (z. B. Statine, Glucocorticoide, Colchicin oder antiretrovirale Arzneimittel wie Zidovudin) zurückgeführt werden kann. Bei Glucocorticoiden spielen vor allem Muskelatrophie, bei Colchicin eine Beeinflussung der Lysosomen und bei Zidovudin eine Schädigung der Mitochondrien pathophysiologisch eine Rolle. 25

 Merke

Mögliche Ursachen für arzneimittelinduzierte Muskelbeschwerden

Beispiele (Reihenfolge alphabetisch):
- Colchicin,
- Glucocorticoide,
- Statine,
- Zidovudin.

Etwa 10–30 % der Patienten unter Statin-Therapie berichten über Muskelsymptome, z. B. proximale, symmetrische Schmerzen, Verspannungen sowie Steifheit oder Krämpfe, die von Muskelschwäche begleitet sein können. Sehr selten (ca. 1:100 000 Patienten) kommt es zu einer Rhabdomyolyse mit starker Schädigung der Muskelzellen und Freisetzung von Myoglobin, was zu akutem Nierenversagen mit Todesfolge führen kann. Durch die Hemmung der HMG-CoA-Reduktase wird nicht nur die Cholesterolbiosynthese, sondern auch die Bildung weiterer Produkte des Mevalonat-Stoffwechsels (z. B. Coenzym Q_{10}) gehemmt. Verschiedene molekulare Mechanismen, wie Veränderung des zellulären Energiestoffwechsels sowie der Isoprenylierung von Signalproteinen und der Mitochondrien, werden daher als Ursache für statinassoziierte Muskelbeschwerden diskutiert. Insbesondere die Dosis und schließlich die Plasmakonzentration der Statine beeinflussen das Risiko für Muskelbeschwerden. Somit sind gerade Arzneimittelinteraktionen, welche die Statin-Plasmakonzentration erhöhen, zu berücksichtigen.

⑨ In vielen Fällen lassen sich vermeintlich statinassoziierte Muskelbeschwerden auf andere Ursachen, z. B. virale Infekte oder ungewöhnliche körperliche Aktivität, zurückführen. Mithilfe eines Punkteschemas kann die Wahrscheinlichkeit eines kausalen Zusammenhangs von Muskelbeschwerden und Statinen evaluiert werden (◘ Tab. 25.4).

Bei einem Verdacht sollte unter Berücksichtigung des kardiovaskulären Risikos des Patienten in Erwägung gezogen werden, die Statin-Therapie zunächst zu unterbrechen. Ein wichtiger, wenn auch unspezifischer, diagnostischer Parameter ist die Kreatinkinase (CK). Gehen Muskelzellen zugrunde, wird die CK im Plasma messbar und dient somit als Marker für eine Schädigung der Muskelzellen. Wenn die CK um mehr als das Vierfache der Referenzbereichsgrenze erhöht ist, sollte eine Re-Exposition vorsichtig unter engmaschiger Kontrolle und mit einer geringeren Dosierung bzw. einem weniger potenten Statin erfolgen. Bei fehlender oder geringer CK-Erhöhung kann die Statin-Re-Exposition schneller und mit dem ursprünglichen Präparat erfolgen. Durch das Pausieren und die Re-Exposition wird geprüft, ob die geschilderte Symptomatik tatsächlich im Zusammenhang mit der Statin-Gabe steht. Falls die Beschwerden nach der Re-Exposition wieder auftreten, sollte als nächstes auf die höchste tolerierbare Statin-Dosis titriert werden. Da die Dosierung im Zweiwochenrhythmus gesteigert werden sollte, beansprucht die Evaluation etwas Zeit. Je nach Begleitmedikation des Patienten müssen mögliche Arzneimittelinteraktionen bei der Auswahl des Statins berücksichtigt werden. Nach sorgfältiger Abklärung können mehr als 90 % der Betroffenen mit statinassoziierten Muskelbeschwerden langfristig mit Statinen weiterbehandelt werden.

◘ **Tab. 25.4** Punkteschema für die Diagnostik von statinassoziierten Muskelbeschwerden

Klinische Symptomatik	Punkte
Lokalisation bzw. Verteilung	
Symmetrisch Hüftbeuger/Oberschenkel	3
Symmetrisch Wade	2
Symmetrisch Schultergürtel	2
Unspezifisch asymmetrisch, intermittierend	1
Zeitlicher Zusammenhang mit Einnahmebeginn der Statine	
Symptome nach < 4 Wochen	3
Symptome nach 4–12 Wochen	2
Symptome nach > 12 Wochen	1
Nach Absetzen	
Besserung innerhalb < 2 Wochen	2
Besserung innerhalb 2–4 Wochen	1
Keine Besserung > 4 Wochen	0
Re-Exposition	
Symptome treten innerhalb von < 4 Wochen wieder auf	3
Symptome treten innerhalb von 4–12 Wochen wieder auf	1
Zusammenhang wahrscheinlich: 9–11, möglich: 7–8, unwahrscheinlich: < 7 Punkte	

Modifiziert nach Laufs U, Scharnagl H, Halle M et al. Behandlungsoptionen bei statinassoziierten Muskelbeschwerden. Dtsch Arztebl Int, 112: 748–755, 2015

25.3.8 Arzneimittelinduzierte Knöchelödeme

Knöchelödeme sind tastbare Schwellungen an den unteren Extremitäten, die durch Ausdehnung interstitieller Flüssigkeit entstehen. Neben kapillären Ursachen können Arzneimittel, die zu einer Gefäßerweiterung führen, z. B. Vasodilatatoren wie Minoxidil oder Hydralazin sowie Alpha-1-Rezeptorblocker Knöchelödeme verursachen oder verstärken.

 **Merke**

Mögliche Ursachen für arzneimittelinduzierte Knöchelödeme

Beispiele (Reihenfolge alphabetisch):
- Alpha-1-Rezeptorblocker,
- Calciumkanalblocker (z. B. Amlodipin, Nifedipin),
- Vasodilatatoren (z. B. Minoxidil, Hydralazin).

In klinischen Studien mit Calciumkanalblockern vom Dihydropyridin-Typ (z. B. Amlodipin, Nifedipin) weisen etwa 10 % der Studienteilnehmer Knöchelödeme auf. Mit Nichtdihydropyridinen (z. B. Verapamil, Diltiazem) und neueren Calciumkanalblockern vom Dihydropyridin-Typ (z. B. Lercanidipin) scheinen Knöchelödeme seltener zu sein. Die Symptome treten dosisabhängig auf. Unter Amlodipin entwickeln sich im ersten Behandlungsmonat typischerweise Knöchelödeme, während mit Nifedipin Symptome im Durchschnitt erst nach etwa 50 Behandlungstagen auftreten. Die Ödeme treten beidseitig auf, was als Abgrenzung zur chronisch venösen Insuffizienz, die eher asymmetrisch auftritt, wichtig ist. Die Knöchelödeme sind oftmals begleitet durch Wärme, Hautrötung und Petechien (kleine punktförmige Blutungen aus Kapillaren in der Haut). Langes Stehen verschlechtert und nächtliches Hochlagern der Beine verbessert die Ödeme. Die Symptome verschwinden innerhalb weniger Tage, wenn der Calciumkanalblocker als UAW auslösende Therapie abgesetzt wird.

⑩ Oftmals werden jedoch Diuretika verordnet, um die Knöchelödeme zu behandeln. Allerdings beruhen Knöchelödeme durch Calciumkanalblocker nicht auf einer Salz- und Wasserretention, sodass Diuretika häufig wirkungslos sind.

Weiterführende Literatur

Deutsche Gesellschaft für Allgemeinmedizin und Familienmedizin e. V. (DEGAM). S3-Leitlinie Akuter Schwindel in der Hausarztpraxis. https://www.awmf.org/uploads/tx_szleitlinien/053-018l_S3_Akuter_Schwindel_Hausarztpraxis_2018-07_1.pdf (Zugriff: 29.11.2020)

Deutsche Gesellschaft für Schmerzmedizin. DGS-PraxisLeitlinie Opioidinduzierte Obstipation, 2019. Verfügbar unter: www.dgs-praxisleitlinien.de/application/files/6415/5083/3602/PLL_OIC.pdf (Zugriff: 06.11.2020)

Laufs U, Scharnagl H, Halle M et al. Behandlungsoptionen bei Statin-assoziierten Muskelbeschwerden. Dtsch Arztebl Int, 112: 748–755, 2015

Wichtiges in Kürze

① Bei einer Verordnungskaskade wird eine unerwünschte Arzneimittelwirkung (UAW) mit einer weiteren Arzneimitteltherapie behandelt. Oft kommt es zu Verordnungskaskaden, wenn eine UAW als neues behandlungsbedürftiges Symptom fehlinterpretiert wird.

② Um die Kausalität eines unerwünschten Ereignisses und einer Arzneimittelanwendung zu beurteilen, dienen z. B. die WHO-UMC-Kausalitätskategorien oder der Naranjo-Algorithmus.

③ Durch eine Dosistitration zu Therapiebeginn bzw. Dosisanpassung von Antihypertensiva oder Antidiabetika kann das Risiko eines arzneimittelinduzierten Schwindels reduziert werden.

④ Eine verminderte Tränenfilmproduktion (z. B. durch Betablocker, Thiaziddiuretika, Antihistaminika, Anticholinergika, Serotonin-Wiederaufnahmehemmer) und/oder eine erhöhte Verdunstung des Tränenfilms (z. B. durch Estrogene, Isotretinoin, Benzalkoniumchlorid) sind mögliche Ursachen trockener Augen.

⑤ Analysen von Verordnungsdaten zeigen, dass etwa 15 % der Patienten, die an einem ACE-Hemmer-induzierten Husten leiden, fälschlicherweise ein Antitussivum verordnet wird.

⑥ Bei positivem Nutzen-Risiko-Verhältnis der Harninkontinenz auslösenden Therapie und dem Fehlen einer nebenwirkungsärmeren Alternative kann eine Behandlung beispielsweise mit Anticholinergika in Erwägung gezogen werden. Insbesondere bei geriatrischen Patienten sind hierbei jedoch Risiken für weitere UAW zu berücksichtigen.

⑦ Obwohl der Großteil der Patienten mit einer Opioidtherapie unter Obstipation leidet, erhalten nur etwa 30 % der Patienten zu Beginn der Therapie begleitend Laxanzien oder andere symptomatische Präventivmaßnahmen.

⑧ Diarrhö ist eine der häufigsten UAW, die etwa 7 % aller Nebenwirkungen ausmacht.

⑨ In vielen Fällen lassen sich vermeintlich Statin-assoziierte Muskelbeschwerden auf andere Ursachen wie virale Infekte oder ungewöhnliche körperliche Aktivität zurückführen.

⑩ Oftmals werden Diuretika verordnet, um Knöchelödeme, die durch Calciumkanalblocker verursacht wurden, zu behandeln. Allerdings beruhen diese Knöchelödeme nicht auf einer Salz- und Wasserretention, sodass Diuretika häufig wirkungslos sind.

Tipps für PhiPs

Mithilfe dieses Kapitels können Sie sich mit dem Thema „UAW-Management" vertraut machen. Besprechen Sie dies im Rahmen eines Ausbildungsgesprächs mit Ihrem ausbildenden Apotheker. Zusätzlich können Sie den BAK-Arbeitsbogen Nr. 15 „Risiken bei Arzneimitteln und Medizinprodukten" bearbeiten.
→ Arbeitsbogen Nr. 15 „Risiken bei Arzneimitteln und Medizinprodukten"

Tipps für Weiterzubildende

Unerwünschte Arzneimittelwirkungen – mit diesem Thema sollten Sie sich intensiv im Rahmen Ihrer Weiterbildung beschäftigen. Bearbeiten Sie eine UAW als praktische Tätigkeit Nr. 5.
→ Praktische Tätigkeit Nr. 5 „Erfassung, Bewertung, Dokumentation und Weiterleitung einer UAW an die zuständige Stelle".
Intensiver können Sie das Thema „Entwicklung eines UAW-Managementsystem in Ihrer Apotheke" als Projektarbeit bearbeiten.

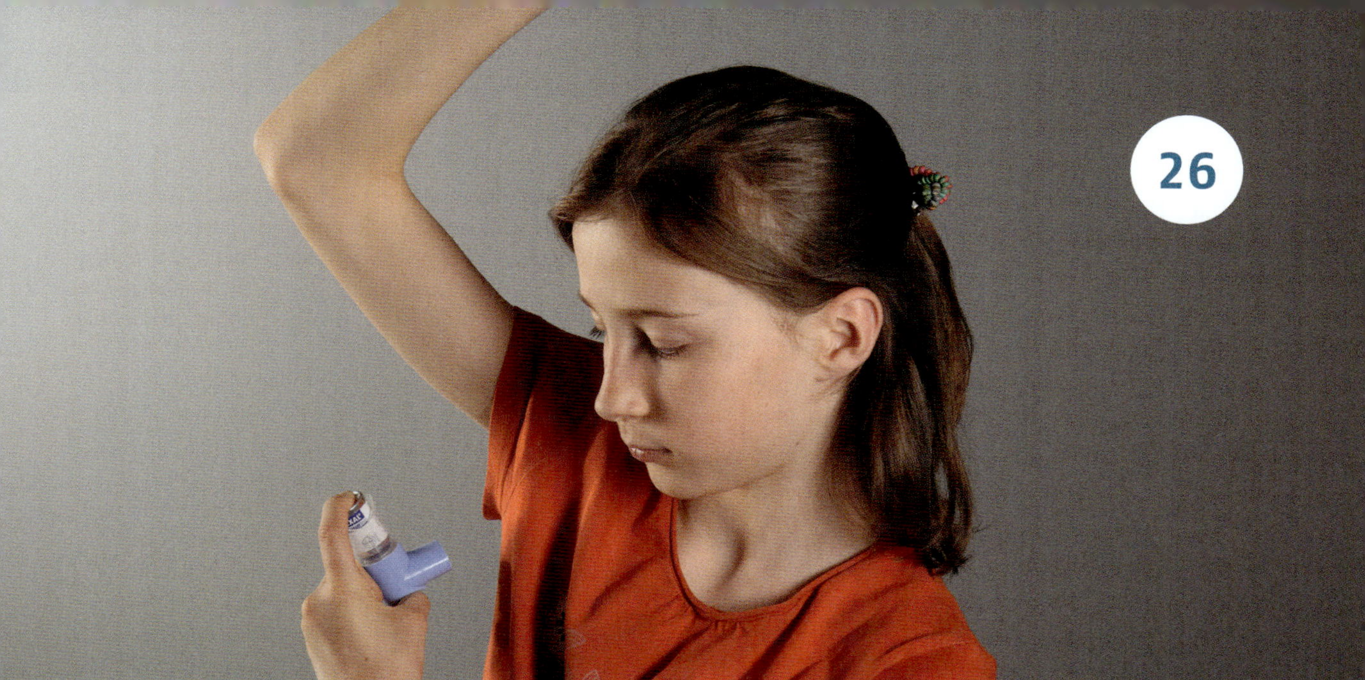

26

Beratungsintensive Arzneiformen

Dr. Anette Lampert, Patrick Schäfer

Ein entscheidender Schritt im Rahmen der Arzneimitteltherapie ist die korrekte Anwendung der Arzneiform durch den Patienten. Nur durch eine richtige Anwendung ist eine erfolgreiche Arzneimitteltherapie zu erreichen. Hierbei kommt dem pharmazeutischen Beratungsgespräch eine entscheidende Rolle zu. Im folgenden Kapitel werden beratungsrelevante Hinweise zur sicheren Anwendung der fehleranfälligsten Arzneiformen vorgestellt.

26.1 Beratung zur Arzneimittelanwendung

Die Anwendung jedes Arzneimittels ist fehleranfällig. Das Fehlerrisiko wird durch das Arzneimittel (z. B. Verabreichungsweg) und den Anwender, beispielsweise durch kognitive oder körperliche Einschränkungen (z. B. Fingerkraft), beeinflusst. Die Arzneimittelanwendung ist der zentrale Schritt im Medikationsprozess, bei dem die Arzneiform bzw. der Wirkstoff in den Patienten gelangt. Bei fehlerhafter Anwendung sind je nach Wirkstoff und Verabreichungsweg zum Teil schwerwiegende unerwünschte Arzneimittelwirkungen oder Therapieversagen die Folge, was zu unnötigen Verordnungen oder Anwendungen weiterer Arzneimittel führen kann, wenn der Anwendungsfehler als Ursache unerkannt bleibt. In der ambulanten Versorgung, wenn primär Patienten für die korrekte Durchführung verantwortlich sind, spielen Arzneimittelanwendungsfehler eine bedeutende Rolle. Patienten setzen ihr Arzneimittel bewusst ab, weil sie mit der Anwendung Schwierigkeiten haben oder sie halten die Therapie unbewusst nicht ein, weil sie die fehlerhafte Anwendung nicht bemerken. Gerade bei der Arzneimittelanwendung sind Unwissenheit und Missverständnisse über den richtigen Umgang mit dem Arzneimittel die Hauptursachen für Fehler. Daher ist die Kenntnis über mögliche Fallstricke bei der Anwendung verschiedener Arzneiformen entscheidend, um Patienten gezielt beraten zu können und schließlich eine sichere Arzneimittelanwendung zu ermöglichen.

① Die Verfahrensanweisung der Bundesapothekerkammer zur Information und Beratung des Patienten zur richtigen Anwendung von Darreichungsformen empfiehlt daher, bei jeder Abgabe eines Arzneimittels den Erklärungsbedarf zur Arzneiform zu prüfen. Dabei ist nicht nur das Arzneimittel, sondern auch die individuelle Situation des Patienten, wie etwa kognitive und körperliche Fähigkeiten, zu berücksichtigen. Der Erklärungsbedarf kann beispielsweise das Öffnen der Verpackung, die Entnahme der Arzneiform oder die Zusammensetzung von Einzelkomponenten umfassen. Je nach Arzneimittel sollte die Beratung Hinweise zu hygienischen Maßnahmen, zur Vorbereitung, Zubereitung, Einnahme bzw. Applikation, zu Besonderheiten, Applikationshilfen, Hilfsstoffen sowie Anwendungshäufigkeit und -dauer beinhalten. Zudem sollten Hinweise zur sachgerechten Aufbewahrung und Entsorgung gegeben werden. Patienten sollten während der Beratung ermutigt werden, bei Unklarheiten Fragen zu stellen, um Missverständnisse zu vermeiden. In manchen Fällen empfiehlt es sich, den Patienten im Anschluss an die Beratung die Anwendung erklären und gegebenenfalls zeigen zu lassen. Somit kann geprüft werden, ob relevante Anwendungsschritte richtig verstanden wurden und durchgeführt werden können. Idealerweise werden Beratungshinweise, insbesondere bei erstmaliger Anwendung des Arzneimittels, in schriftlicher Form dem Patienten mitgegeben, um nachhaltig die richtige Anwendung zu ermöglichen.

Merke

In der ambulanten Patientenversorgung ist fehlendes Wissen zum richtigen Umgang mit dem Arzneimittel die Hauptursache für Anwendungsfehler, die zu ausbleibendem Therapieerfolg oder unerwünschten Arzneimittelwirkungen führen können. Es empfiehlt sich daher bei jeder Arzneimittelabgabe, den Erklärungsbedarf zur Arzneimittelanwendung zu prüfen und gegebenenfalls kritische Anwendungsschritte zu hinterfragen, um Missverständnisse aufzuklären und eine sichere Arzneimittelanwendung zu ermöglichen.

Verweis auf Online

Verfahrensanweisung der Bundesapothekerkammer zur Information und Beratung des Patienten zur richtigen Anwendung von → Darreichungsformen

26.2 Arzneiformen zur Anwendung am Auge

Am Auge werden neben halbfesten Zubereitungen, wie Augensalben oder -gele, hauptsächlich Augentropfen angewendet. Gerade die Anwendung am Auge verlangt vom Patienten ein besonderes körperliches Geschick. Die richtige Anwendung ist daher insbesondere bei älteren Patienten oftmals durch verringerte Fingerkraft, fehlende Feinmotorik, Tremor der Hand oder des Kopfs, Schwierigkeiten den Kopf nach hinten zu neigen und Beeinträchtigungen des Sehens erschwert. Hinzu kommt, dass die Vielzahl an Präparaten mit individuellen Herausforderungen (z. B. Folienversiegelung des Deckels oder Erstöffnungssicherung, Kraftausübung auf den Behälterboden oder Zusammendrücken des Fläschchens zur Tropfenentnahme) die Anwendung erschweren kann. Patienten bemerken eine fehlerhafte Anwendung häufig nicht und überschätzen ihre Fähigkeit, das Arzneimittel richtig anzuwenden. In einer Studie mit Glaukom-Patienten, die ihre Augentropfen bereits seit mehr als 3 Jahren anwendeten, wurden bei 42 % der Teilnehmer Fehler bei der Anwendung beobachtet, obwohl lediglich 11 % der Teilnehmer zu Studienbeginn Schwierigkeiten berichteten. Weitere Untersuchungen zeigen, dass bis zu 9 von 10 Glaukom-Patienten ihre Augentropfen nicht richtig anwenden.

Je nach Präparat stellt bereits die Entnahme des Tropfens Patienten vor Herausforderungen. Für die Tropfenentnahme aus Einzeldosisbehältnissen muss beispielsweise eine größere Fingerkraft aufgebracht werden als bei den meisten Mehrdosenbehältnissen. Auch die Entnahme öliger Augentropfen oder Augentropfen mit höherer Viskosität erfordern eine größere Fingerkraft. Die Anwendung kann erleichtert werden, indem beispielsweise die Augentropfenflasche vor der Anwendung in der Handfläche angewärmt wird, Quetschfläschchen beim Eintropfen senkrecht gehalten werden und Zubereitungen mit höherer Viskosität vor der Anwendung kopfüber gehalten werden, damit Luftblasen nach oben steigen und aus dem Tropfausgang entweichen.

Gelingt die Tropfenentnahme, werden oftmals versehentlich mehrere Tropfen in den Bindehautsack eingebracht. Bereits das Volumen eines Tropfens (25–50 µl) übersteigt jedoch die Aufnahmekapazität des Auges mit maximal 10–20 µl. Überschüssige Flüssigkeit wird über den Tränenkanal abtransportiert und über Kapillaren der Bindehaut sowie über die Nasen-Rachen-Schleimhaut resorbiert. Somit erhöht sich die systemische Bioverfügbarkeit, was sich insbesondere bei Wirkstoffen bemerkbar macht, die bei peroraler Anwendung über einen ausgeprägten „First-Pass-Metabolismus" verfügen. Etwa ein Drittel der Patienten, die einen Betablocker wie Timolol am Auge anwenden, berichtet beispielsweise über einen bitteren Geschmack nach der Anwendung. Durch Umgehung der ersten Leberpassage nach der Verabreichung am Auge kann bei fehlerhafter Anwendung das Risiko für systemische Nebenwirkungen durch Timolol, wie etwa Bronchokonstriktion oder Beeinflussung der Herzfrequenz, steigen. Weit häufiger als eine Überdosierung erreicht der Tropfen jedoch nicht den Bindehautsack, sondern wird versehentlich auf das Augenlid oder die Wange getropft. Dies führt zu einem Therapieversagen, falls die Anwendung nicht richtig wiederholt wird.

② Hin und wieder müssen verschiedene Arzneimittel am gleichen Auge verabreicht werden. Hierbei sollten Patienten zwischen den Anwendungen einen zeitlichen Abstand von 15 Minuten einhalten, um einerseits möglichen lokalen Inkompatibilitäten vorzubeugen, aber auch um Auswascheffekte und ein Abfließen von überschüssigem Wirkstoff über den Tränenkanal zu vermeiden. Ein zu schnelles Abfließen des Wirkstoffs über den Tränenkanal, verbunden mit möglichen systemischen Nebenwirkungen, kann durch nasolakrimale Okklusion (◦ Abb. 26.1) wirksam verhindert werden. Nach erfolgreichem Einbringen eines Tropfens in den Bindehautsack wird das Auge für ca. eine Minute geschlossen und gleichzeitig mit dem Finger sanfter Druck auf den inneren Augenwinkel am Nasenknochen ausgeübt, um den Tränenkanal zu verschließen. Dadurch kann die systemische Resorption um 70 % verringert werden.

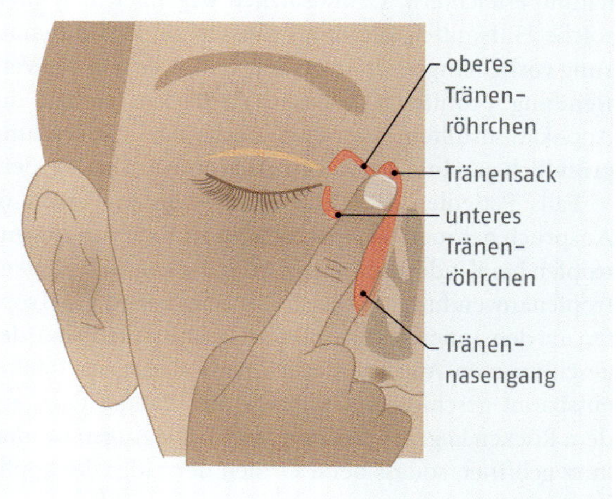

◦ **Abb. 26.1** Nasolakrimale Okklusion: Nach dem Eintropfen sollten die Augen für etwa 1 Minute geschlossen werden. Durch sanften Druck auf den inneren Augenwinkel am Nasenknochen wird der Tränenkanal verschlossen (nasolakrimale Okklusion). Der Wirkstoff verbleibt somit länger am Auge und die systemische Resorption des Wirkstoffs über die Nasen-Rachen-Schleimhaut wird reduziert.

Insgesamt sollte bei der Anwendung am Auge auf eine angemessene Hygiene geachtet werden. Das umfasst zum einen, dass Patienten sich vor der Anwendung ihre Hände waschen und zum anderen, dass die Tropfer- oder Tubenspitze nicht berührt wird. Darüber hinaus beschreiben verschiedene Fallberichte Verletzungen der Bindehaut oder Hornhaut, weil mit der Tropferspitze die Augenoberfläche berührt wurde.

Um die Augentropfenanwendung zu erleichtern, stehen Patienten verschiedene Hilfsmittel zur Verfügung. Allerdings liegt nur bei wenigen eine klinisch-wissenschaftliche Nutzenevaluation vor und es sollte im Einzelfall geklärt werden, welches Hilfsmittel dem Patienten die Augentropfenanwendung erleichtern kann. Die Applikationshilfen Eyedrop® Vanguard Design, Opticare®, Opticare® Arthro sowie Xal-Ease™ verbessern beispielsweise nachweislich die Zielgenauigkeit bei der Augentropfenanwendung und reduzieren das Risiko für eine Kontamination der Tropferspitze während der Anwendung. Opticare® und Xal-Ease™ unterstützen zudem die Entnahme der richtigen Tropfenzahl. Beide Applikationshilfen und Opticare® Arthro können Patienten mit reduzierter Fingerkraft die Tropfenent-

26

nahme erleichtern. Grundsätzlich begrüßen Patienten solche Hilfsmittel, allerdings müssen sie in die Benutzung vorher eingewiesen werden, damit sie von der Verwendung profitieren können. Außerdem sollten die Applikationshilfen vor und nach der Anwendung gründlich gereinigt und hygienisch aufbewahrt werden.

Falls Patienten die Hilfe einer weiteren Person in Anspruch nehmen oder für die Anwendung von Augentropfen bei Kindern, empfiehlt sich die kanthale Augentropfenanwendung (o Abb. 26.2). Dabei wird ein Tropfen in den inneren Lidwinkel (Canthus medialis) des geschlossenen Auges getropft (beide Augen sind dabei entspannt geschlossen), während der Patient flach auf dem Rücken liegt (ohne Kopfkissen). Die Augen werden kurz geöffnet, sodass beim Öffnen der Lider der applizierte Tropfen ins Auge fließt. Danach sollte das Auge wieder für ca. eine Minute geschlossen und der Tränenkanal mit dem Finger sanft abgedrückt werden (nasolakrimale Okklusion). Erwachsene können gegebenenfalls diese Variante mit etwas Übung auch selbst praktizieren, was insbesondere bei reduzierter Fingerkraft den Vorteil hat, dass beide Hände zur Tropfenentnahme verwendet werden können. Vor der Anwendung sollte der Lidwinkel gegebenenfalls von Sekretresten gesäubert werden. Bei der Anwendung durch eine weitere Person und insbesondere bei Kindern sollte die Hand während der Applikation an der Stirn oder Wange des Patienten abgestützt werden, um durch unvorsichtige Kopfbewegungen des Patienten eine Berührung und gegebenenfalls Verletzung des Auges zu vermeiden.

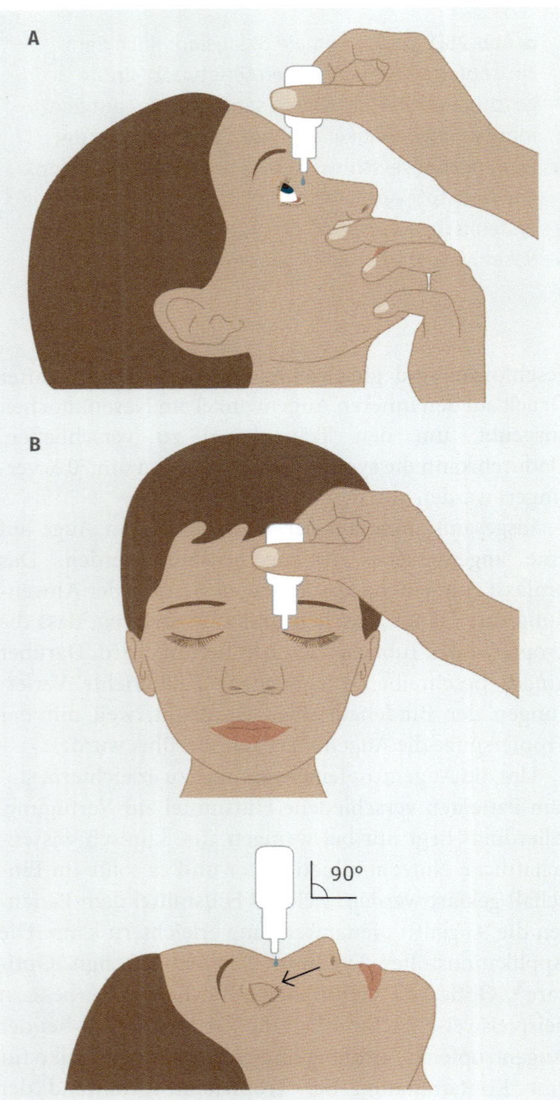

o **Abb. 26.2** A Anwendung durch Einträufeln in den Bindehautsack, B kanthale Augentropfenanwendung

Augentropfen richtig anwenden

1. Augentropfenflasche annähernd auf Körpertemperatur anwärmen für eine reizärmere Anwendung (z. B. in der Faust oder in der Hosentasche). Falls es sich um eine Augentropfensuspension handelt, sollte die Zubereitung durch leichtes Schwenken homogenisiert werden. Kontaktlinsen vor der Anwendung entfernen.
2. Hände waschen.
3. Schutzkappe abnehmen ohne die Tropferspitze zu berühren. Einzeldosisbehältnisse werden am besten durch zugfreies Drehen der Verschlusskappe geöffnet.
4. Kopf in den Nacken legen.
5. Beide Augen öffnen, Unterlid leicht nach unten ziehen, um den Bindehautsack zu öffnen und den Blick nach oben richten. Der Lidschlag kann unterdrückt werden, indem ein fester Punkt fokussiert wird.
6. Die Augentropfenflasche senkrecht über das geöffnete Auge halten und einen Tropfen in den Bindehautsack einbringen. Es sollte nicht direkt auf das Auge getropft oder die Augoberfläche berührt werden, um Kontaminationen sowie Reizungen des Auges und Tränenfluss zu vermeiden. Gegebenenfalls kann die Anwendung vor einem Spiegel die Applikation erleichtern.
7. Augen für ca. 1 Minute schließen (nicht zukneifen) und mit dem Finger sanften Druck auf den inneren Augenwinkel am Nasenknochen ausüben, um den Tränenkanal zu verschließen (nasolakrimale Okklusion).
8. Wenn weitere Augentropfen am gleichen Auge angewendet werden, sollten Patienten einen zeitlichen Abstand von 15 Minuten einhalten.

9. Da die Haltbarkeit von Augentropfen nach dem ersten Öffnen begrenzt ist, sollte auf der Augentropfenflasche das Aufbrauchdatum notiert werden.

Zusätzliche Hinweise zur Anwendung von halbfesten Zubereitungen am Auge

- Es sollte ein dünner Strang (meist 0,5–1 cm) der Zubereitung in den Bindehautsack eingebracht werden. Dabei sollten Patienten den Strang von der Augeninnenseite zur Augenaußenseite (von der Nase weg) führen und den Strang durch leichtes Drehen der Tube von der Tubenspitze abtrennen.
- Alternativ kann ein dünner Strang auf einen Finger aufgetragen (z. B. Außenseite des kleinen Fingers) und in Bindehautsack eingebracht werden. Die Hände müssen vorher gründlich gewaschen und die Tubenspitze sollte nicht berührt werden.
- Nach der Applikation sollten die Augen für ca. 1 Minute geschlossen bleiben. Durch gleichzeitiges Bewegen der Augäpfel kann sich der Wirkstoff möglichst gleichmäßig verteilen.
- Nach der Anwendung kann das Sehvermögen für einige Minuten eingeschränkt sein.

Verweis auf Online
Beratungs-Clip: Augentropfen

26.3 Transdermale therapeutische Systeme

Transdermale therapeutische Systeme (TTS) ermöglichen eine konstante Wirkstofffreisetzung über einen längeren Zeitraum. Zudem werden hohe Konzentrationsspitzen des Wirkstoffs im Blut verbunden mit konzentrationsbedingten unerwünschten Arzneimittelwirkungen vermieden. Generell können nur hochwirksame Arzneistoffe, die bereits in sehr niedrigen Konzentrationen wirksam sind, transdermal verabreicht werden. Eine falsche Anwendung oder unbeabsichtigte Exposition birgt somit ein besonderes Risiko. Im Vergleich zu anderen Arzneiformen, die von Patienten typischerweise selbst angewendet werden, erfordern TTS eine besondere Aufmerksamkeit, z. B. aufgrund des längeren Applikationsintervalls, der Notwendigkeit einer aktiven Beendigung der Anwendung und der Entsorgung nach der Anwendung. Zudem kommt es bei einigen Patienten bei der Anwendung von TTS zu Missverständnissen, weil sie eher eine lokale Wirkung als eine transdermale Resorption und systemische Verfügbarkeit des Wirkstoffs vermuten.

Bereits die Entnahme aus der Verpackung kann Patienten vor eine Herausforderung stellen, da TTS in der Regel kindersicher verpackt sind und somit häufig eine Schere zum Einsatz kommen muss, mit dem Risiko das TTS zu beschädigen. Generell sollten beschädigte TTS nicht mehr angewendet werden. Eine gängige Praxis ist jedoch, dass TTS zur Dosistitration oder gegebenenfalls aus Kostengründen zerschnitten und geteilte TTS aufgeklebt werden sollen. Die meisten TTS sind Matrixpflaster, bei denen die Menge des freigesetzten Wirkstoffs im Verhältnis zur Pflasteroberfläche steht. Da TTS in einer begrenzten Anzahl von Dosisstärken erhältlich sind und die Größe des Pflasters in der Regel mit der abgegebenen Wirkstoffmenge korreliert, erscheint die Halbierung des TTS zur Halbierung der Dosis theoretisch naheliegend. Allerdings ist diese Möglichkeit der Dosisanpassung sehr ungenau, was insbesondere in Anbetracht der hohen Potenz der applizierten Wirkstoffe problematisch ist. Eine Pilotstudie deutet zudem auf eine geringere Vorhersagbarkeit der Wirkstoffresorption bei zerschnittenen im Vergleich zu intakten TTS hin. Abgesehen von einer möglichen Veränderung der Resorption führt das Zerschneiden eines TTS zu scharfen Kanten, was die Haftfähigkeit beeinträchtigen kann und somit das TTS häufiger erneuert werden muss. Die meisten Hersteller raten vom Zerschneiden der TTS ab, vor allem weil Beweise für die Sicherheit und Wirksamkeit dieser Maßnahme fehlen. Insbesondere sollten TTS vom Reservoir-Typ nicht zerschnitten werden, da die Membran, welche die Wirkstoffabgabe kontrolliert, zerstört wird. Folglich wird die gesamte Dosis abrupt freigegeben und es kann zu unerwünschten Arzneimittelwirkungen kommen. Wenn eine bestimmte Dosierungsstärke benötigt wird, aber kommerziell nicht verfügbar ist (z. B. beim Ausschleichen einer transdermalen Therapie), könnte in Ausnahmefällen beispielsweise ein Tape zwischen dem TTS und der Haut angebracht werden, das der erforderlichen Dosisreduzierung proportional ist, um die Wirkstoffresorption zu reduzieren.

Bevor das TTS aufgeklebt werden kann, muss zunächst die Schutzfolie von der Klebeseite des TTS abgezogen werden (o Abb. 26.3). Diese ist häufig transparent und wird insbesondere von Patienten mit Sehbeeinträchtigung nur schwer erkannt. Zudem sollte die Klebefläche nicht berührt werden, da die Klebeeigenschaften durch kleine Hautschuppen, die haften bleiben, beeinträchtigt werden. TTS werden typischerweise am Oberkörper (z. B. im Brustbereich, am oberen Rücken oder am Oberarm) appliziert. In der Regel wird ein einziges TTS aufgeklebt. Verschiedene Fallberichte beschreiben schwerwiegende Nebenwirkungen, weil Patienten mehrere TTS aufgeklebt haben. Unzurei-

26

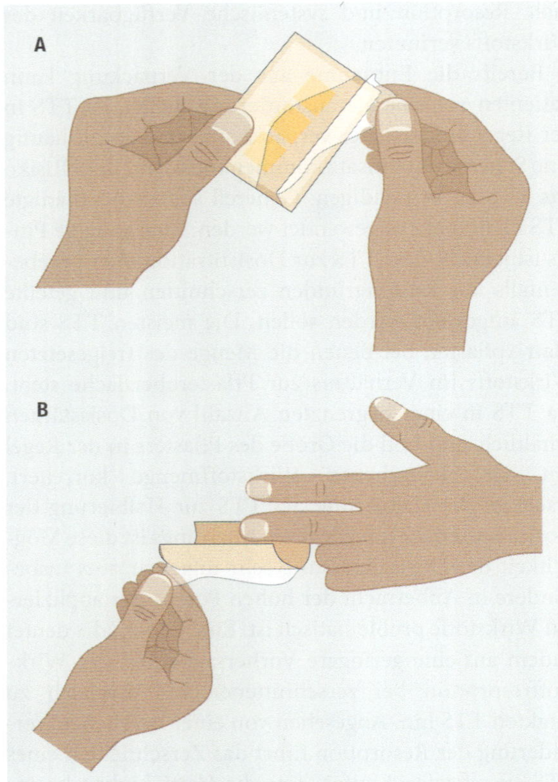

Abb. 26.3 TTS aufkleben. A Die Klebeseite transdermaler therapeutischer Systeme (TTS) ist durch eine Folie geschützt, die oftmals in der Mitte geteilt ist. Zunächst wird eine Hälfte der Folie entfernt. B Das TTS wird zur Hälfte aufgeklebt. Dann wird die zweite Hälfte abgezogen, um das TTS vollständig auf die Haut aufzukleben. Das TTS wird mit der flachen Hand für etwa 30 Sekunden mit leichtem Druck auf die Haut aufgeklebt.

chende Patienteninformationen führten beispielsweise dazu, dass ein Patient auf jede mögliche Applikationsstelle, die in der Packungsbeilage beschrieben war, zur gleichen Zeit ein TTS geklebt hatte. Ein anderer Patient klebte die verordneten „Schmerzpflaster" in Erwartung eines lokalen Effekts auf sämtliche schmerzenden Körperregionen. Die Hautstelle, auf die das TTS appliziert wird, sollte gesund, sauber und trocken sein. Die Anwendung eines Fentanyl-TTS auf irritierter Haut kann die Resorption beispielsweise um das Fünffache steigern. Auch die Anwendung alkoholhaltiger Reinigungsmittel oder Seife zur Reinigung der Haut sollte vermieden werden, da es die Haut reizen und allergische Reaktionen begünstigen kann. Die Hautstelle sollte möglichst frei von Haaren sein, da sonst Haftbarkeit und Wirkstoffresorption eingeschränkt sind. Durch das Haar selbst und durch ein kleines Luftpolster, das sich um das Haar bildet, würde die Diffusion des Wirkstoffs aus dem TTS in die Haut vermindert werden. Haare sollten gegebenenfalls mit einer Schere entfernt werden, da eine Rasur die Haut reizen und obere Hautschichten verletzen kann, was sich auf die Resorption auswirkt und das Auftreten unerwünschter Hautreaktionen begünstigt.

③ Ein von Patienten häufig genanntes Problem ist die schlechte Haftbarkeit des TTS. Die transdermale Wirkstoffaufnahme hängt wesentlich von der Verteilung des Wirkstoffs zwischen TTS und Haut ab und erfordert eine vollständige Adhäsion. Daher beeinträchtigt eine schlechte Haftung die Wirkstoffresorption, führt zu einer falschen Dosierung und schließlich verminderten Wirkung des Arzneimittels. Darüber hinaus müssen TTS, die nicht für die vorgesehene Dauer haften, häufiger ersetzt werden, was die Behandlungskosten erhöht. Hinzu kommt, dass TTS, die unbemerkt abfallen, zu versehentlicher Exposition von Unbeteiligten, z. B. Kindern, führen kann. Patienten behelfen sich oftmals damit, dass sie das TTS mit zusätzlichem Material fixieren. Hierbei sollte auf Luft- und Feuchtigkeitsdurchlässigkeit geachtet werden, sodass es nicht zu einer verstärkten Okklusion, verbunden mit einer erhöhten Wirkstoffresorption kommt. Zudem sollte eine Applikationsstelle gewählt werden, die keiner Reibung ausgesetzt ist.

Während des Applikationsintervalls sollten insbesondere Wärmeanwendungen, z. B. durch Wärmedecken, Sauna oder warme Bäder, vermieden werden, da sich die Wirkstoffresorption um ein Vielfaches erhöhen kann. Auch ausgiebiges Sonnenbaden, körperliche Aktivität oder Fieber können die Aufnahme erhöhen. Vermutlich verstärkt der wärmebedingt erhöhte Blutfluss der Haut die temperaturabhängige Diffusion und Wirkstoffresorption aus dem TTS. Patienten sollten vor einer möglichen Wärmeanwendung das TTS abnehmen und danach ein neues Pflaster aufkleben. Wurde ein TTS einmal entfernt, kann es in der Regel nicht erneut aufgeklebt werden. Kleine Hautschuppen, die auf der Klebefläche verbleiben, beeinträchtigen die Haftfähigkeit des TTS und somit die Wirkstoffresorption.

Beim Wechsel des TTS sollte generell das alte TTS zunächst entfernt und eine neue Hautstelle für die Applikation ausgewählt werden. Bis zu 97 % der Patienten erleiden unerwünschte Hautreaktionen wie Hautreizungen und -rötungen im Zusammenhang mit der transdermalen Anwendung. TTS verursachen eine Okklusion, was wichtig ist für die Wirkstoffresorption, aber gleichzeitig das Risiko für unerwünschte Hautreaktionen erhöht, insbesondere bei längeren Applikationsintervallen und wenn die Hautstelle nicht regelmäßig gewechselt wird. Generell empfiehlt es sich, nach der Applikation mindestens 7 Tage zu warten, bis ein TTS wieder auf dieselbe Hautstelle aufgeklebt wird. Vor der

Anwendung eines neuen TTS sollte das alte immer zuerst entfernt werden. Fallberichte beschreiben schwerwiegende Überdosierungen, weil das alte TTS nicht entfernt und das neue bereits appliziert wurde. Fentanyl-TTS, die typischerweise 72 Stunden appliziert werden, enthalten am Ende des Applikationsintervalls noch bis zu 84 % der anfänglichen Wirkstoffmenge. Diese hohen Wirkstoffmengen sind nötig, um über das gesamte Applikationsintervall den Konzentrationsgradienten für die Diffusion aus dem TTS in die Haut aufrechtzuerhalten.

Aufgrund der hohen Wirkstoffmengen am Ende der Applikation sollten Patienten über die richtige Entsorgung informiert werden, um eine versehentliche Exposition von Unbeteiligten oder Missbrauch zu vermeiden. Nach der Applikation sollten die TTS mit der Klebefläche nach innen zusammengefaltet werden, sodass die wirkstoffhaltige Seite geschützt ist. Patienten sollten gebrauchte TTS nach den lokalen Anforderungen (in der Regel im Restmüll) entsorgen und nicht über die Toilette oder das Kunstoffrecycling („Gelber Sack").

Transdermale therapeutische Systeme (TTS) richtig anwenden

1. Gebrauchtes TTS entfernen und mit der Klebeseite nach innen falten. Über den Hausmüll entsorgen.
2. Geeignete Hautstelle wählen. Die Hautstelle sollte unverletzt, ohne Hautreizungen und sauber sein sowie unbehaart oder von Haaren befreit (Haare mit einer Schere entfernen und nicht rasieren, um Hautreizungen zu vermeiden). Eine Reinigung mit Wasser ist ausreichend, da Seife, Cremes, Öle oder Lotionen die Aufnahme des Wirkstoffs verändern, die Haut reizen und die Haftbarkeit einschränken können.
3. Beim Entnehmen des TTS aus der Verpackung sollte darauf geachtet werden, das TTS nicht zu beschädigen, z. B. durch eine Schere. Beschädigte oder zerschnittene TTS sollten nicht angewendet werden.
4. Entfernen der Schutzfolie. Manche Folien sind in der Mitte geteilt, sodass erst eine Hälfte entfernt, das TTS zur Hälfte aufgeklebt und dann vorsichtig die zweite Hälfte abgezogen wird, um das TTS vollständig auf die Haut aufzukleben.
5. TTS mit der flachen Hand für ca. 30 Sekunden mit leichtem Druck auf die Haut aufkleben.
6. Nach der Anwendung Hände waschen.

Zusätzliche Hinweise zur TTS-Anwendung

- Die Wirkstoffaufnahme kann durch Wärme (z. B. Heizdecke, Wärmflasche, Sauna, warme Bäder, intensives Sonnenbaden, Fieber oder ausgiebige körperliche Aktivität) unkontrollierbar erhöht werden. Patienten sollten ihr TTS entfernen und nach der Wärmeanwendung oder dem Zustand mit erhöhter Körpertemperatur ein neues TTS aufkleben. Schwimmen, duschen und baden ist in der Regel möglich, wenn die Wassertemperatur nicht höher als 37 °C ist.
- Um unerwünschten Hautreaktionen vorzubeugen, empfiehlt es sich, die Hautstelle regelmäßig zu wechseln und mindestens 7 Tage zu warten, bis eine Hautstelle wieder mit einem TTS beklebt wird.
- Die Hautstelle und das Datum des nächsten TTS-Wechsels sollten notiert werden (z. B. auf der Verpackung oder auf einem Medikationsplan).
- Wenn ein TTS nicht mehr haftet, sollte es entsorgt werden. Sollte eine zusätzliche Fixierung des TTS gewünscht sein, ist auf Luft- und Feuchtigkeitsdurchlässigkeit des Materials zu achten.
- TTS sollten vor Kindern geschützt und getrennt von anderen Verbandmaterialien oder Pflastern gelagert werden, um Verwechslungen zu vermeiden.
- Manche TTS enthalten metallische Komponenten und sollten vor einer Mangnetresonanztomographie (MRT) entfernt werden, da es zu Verbrennungen kommen kann.

26

Verweis auf Online
Beratungs-Clip: TTS

26.4 Arzneiformen zur subkutanen Injektion

Seitdem zunehmend Biopharmazeutika als Arzneimittel zugelassen werden, nimmt die Anzahl und Vielfalt an Pens stetig zu. Die größten einheitlichen Arzneiformen-Gruppen, die Patienten selbst zur subkutanen Injektion anwenden, sind Insulinpens sowie Fertigspritzen mit niedermolekularen Heparinen, deren Anwendungen in diesem Kapitel näher betrachtet werden. Die subkutane Injektion stellt den Patienten vor einige Herausforderungen. Insbesondere zu Therapiebeginn sollten zudem psychologische Barrieren in einem ausführlichen Patientenberatungsgespräch evaluiert und besprochen werden.

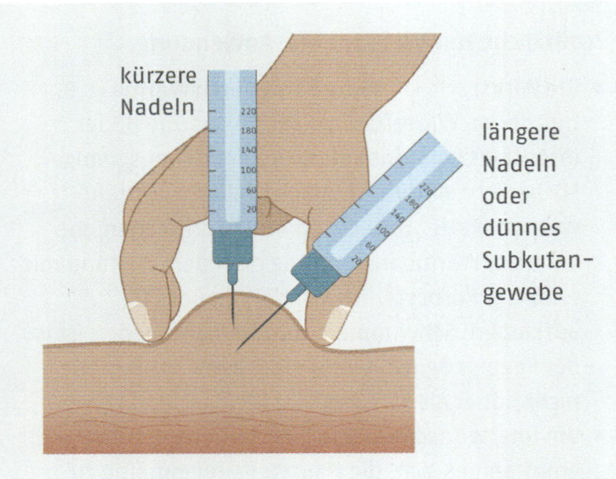

o Abb. 26.4 Hautfalte und Injektion. Für eine subkutane Injektion wird eine Hautfalte zwischen Zeigefinger und Daumen geformt. Je nach Nadellänge oder Dicke des Subkutangewebes wird senkrecht (kürzere Nadeln) oder schräg (längere Nadeln oder dünnes Subkutangewebe) in die Hautfalte injiziert.

Viele Faktoren können die Blutzuckerkontrolle beeinflussen. Während Nahrungsmittel, Adhärenz zum Therapieplan, Dosierung oder körperliche Aktivität häufiger als Ursache in Betracht gezogen werden, wird der Einfluss der Anwendung, z. B. Wahl der Injektionsstelle oder fehlendes Homogenisieren von Insulinsuspensionen, oftmals unterschätzt. Typische Injektionsstellen für Insuline sind Bauch, Oberschenkel, Gesäß oder Oberarm. Am häufigsten injizieren Patienten Insulin in Bauch oder Oberschenkel. Die Injektionsstelle beeinflusst, wie schnell Insulin aus dem Subkutangewebe resorbiert wird. Die schnellste Resorption erfolgt am Bauch, gefolgt von Oberarm und Oberschenkel. Am langsamsten erfolgt die Resorption aus dem Subkutangewebe des Gesäßes. Bei Insulin-Analoga scheint die Resorption weniger zwischen den unterschiedlichen Injektionsstellen zu schwanken.

④ Unabhängig von der Injektionsstelle sollte die Insulininjektion generell ins Subkutangewebe erfolgen. Eine versehentliche intramuskuläre Injektion sollte vermieden werden, da es aufgrund der rascheren Resorption im muskulären Gewebe zu einer Hypoglykämie kommen kann. Die Dicke der Haut und des Subkutangewebes von Erwachsenen schwankt je nach Körperregion (Hautdicke 2,2–2,4 mm und Subkutangewebe 10,8–15,5 mm). Das Risiko einer versehentlichen intramuskulären Injektion ist am Oberschenkel am höchsten und am Gesäß am niedrigsten. Bei Kindern ist das Subkutangewebe in der Regel etwas dünner. Eine Nadellänge von 4–5 mm ist bei den meisten Patienten ausreichend, um zuverlässig das Subkutangewebe zu erreichen. Bei der subkutanen Injektion am Bauch oder Gesäß müssen Patienten bei Verwendung dieser kürzeren Nadeln in der Regel keine Hautfalte bilden und können beispielsweise mit nur einer Hand injizieren. Bei Erwachsenen, die am Arm und am Oberschenkel injizieren, und bei Kindern sollte aufgrund der dünneren Subkutangewebsschicht auch bei 4–5 mm langen Nadeln in eine Hautfalte injiziert werden. Bei längeren Nadeln sollte grundsätzlich in eine Hautfalte injiziert werden, um das Insulin nur ins Subkutangewebe abzugeben (o Abb. 26.4). Eine Hautfalte wird gebildet, indem zwischen Zeigefinger und Daumen die Haut leicht angehoben wird. Wird die Hautfalte mit der ganzen Hand gebildet, besteht das Risiko, dass auch Muskelgewebe angehoben wird, was eine versehentliche intramuskuläre Injektion begünstigen würde. Die Injektion erfolgt in der Regel senkrecht zur Hautoberfläche. Bei gebrechlicheren älteren oder kachektischen Patienten und bei Kindern empfiehlt es sich jedoch, seitlich in die Hautfalte (etwa im 45°-Winkel) zu injizieren. Etwa die Hälfte der Diabetiker nutzt eine durchschnittliche Nadellänge von 8 mm, sodass in eine Hautfalte oder im 45°-Winkel injiziert werden sollte. Viele Ärzte tendieren dazu, adipösen Patienten längere Nadeln zu verordnen. Diese Verordnungspraxis lässt sich jedoch nicht durch Daten belegen, da der Body-Mass-Index (BMI) keinen klinisch relevanten Einfluss auf die Hautdicke hat (10 BMI-Einheiten führen zu weniger als 0,2 mm Veränderung der Hautdicke). Somit wird auch mit kürzeren Nadeln das Subkutangewebe zuverlässig erreicht.

 **Merke**

Wie kann eine intramuskuläre Injektion vermieden werden?

- Kurze Nadeln mit 4–5 mm sind am besten geeignet.
- Bei Injektion in den Oberarm oder Oberschenkel (dünnere Subkutangewebsschicht) sowie bei Verwendung längerer Nadeln (6, 8 oder 12,7 mm) sollte in eine Hautfalte injiziert werden, die zwischen Daumen und Zeigefinger gebildet wird.
- Injektion im 45°-Winkel in eine Hautfalte bei gebrechlichen älteren oder kachektischen Patienten sowie Kindern

Neben der Injektionsstelle beeinflussen Veränderungen im Subkutangewebe, wie sie durch Lipodystrophie entstehen können, die Insulinresorption. Etwa zwei Drittel der Patienten weisen mit der Zeit diese sichtbare und tastbare tumorähnliche Schwellung des Subkutangewebes auf. Diese entsteht primär durch wiederholte Verwendung der gleichen Pen-Nadel sowie fehlende Wechsel der Injektionsstelle und reduziert die Insulinresorption. Es gibt Hinweise darauf, dass sich bei der Injektion von Insulin-Analoga in Gewebe mit Lipodystrophie die Resorption weniger variabel verhält. Patienten verwenden gerne gewohnheitsmäßig die gleiche Injektionsstelle, da sie als weniger schmerzhaft empfunden wird und leicht zu erreichen ist. Allerdings sollten Patienten von Therapiebeginn an geschult werden, ein festes Rotationsschema der Injektionsstellen einzuhalten. Somit kann die Blutzuckerkontrolle verbessert und Lipodystrophie vermieden werden. Zudem sollte bei jeder Anwendung eine neue Pen-Nadel verwendet werden.

Praxistipp: Schmerzen bei subkutaner Insulininjektion vermeiden

- Insulin bei Raumtemperatur verwenden,
- falls die Hautstelle mit Alkohol desinfiziert wurde: warten, bis sich der Alkohol verflüchtigt hat,
- kurze und dünne Nadeln verwenden,
- nicht in eine Haarwurzel injizieren,
- bei jeder Injektion eine neue Nadel verwenden.

Für eine genaue Dosierung ist es insbesondere bei Insulinsuspensionen wichtig, die Suspension vor der Injektion zu homogenisieren, was lediglich von 9 % der Anwender praktiziert wird. Eine Studie zeigte, dass die Konzentration an Neutralem Protamin-Hagedorn (NPH)-Insulin bei unzureichendem Mischen der Suspension zwischen 5 % und 214 % schwankte, was sich in einer schwankenden Blutzuckerkontrolle widerspiegelte. Daher empfiehlt es sich, den Pen mit einer Insulinsuspension unmittelbar vor der Anwendung 10–20-mal in der Handfläche zu rollen oder sachte zu kippen. Insulin sollte nicht kräftig geschüttelt werden, da sich durch die Scherkräfte die Proteinstruktur verändern kann. Zudem sollte für eine genaue Dosierung vor der Injektion mögliche Luft aus der Patrone entfernt werden. Der Pen wird hierfür mit der Nadel senkrecht nach oben gehalten und 1–2 Einheiten werden herausgespritzt.

Es kann passieren, dass beim Herausziehen der Nadel aus der Injektionsstelle Insulin aus dem Injektionskanal zurückfließt. Da die genaue Menge schwer abgeschätzt werden kann, kann es zu Dosisungenauigkeiten und Schwankungen bei der Blutzuckerkontrolle kommen. Es gab vereinzelt Hinweise, dass mit kürzeren Nadeln ein Zurückfließen des Insulins wahrscheinlicher ist. Objektive Datenerhebungen konnten dies jedoch nicht bestätigen. Um eine vollständige Injektion zu gewährleisten, sollten Patienten nach der Injektion langsam bis 10 zählen, bevor sie die Pen-Nadel herausziehen (bei höheren Dosen gegebenenfalls etwas länger).

Nach der Anwendung sollten die Nadeln sicher entsorgt werden (z. B. in einem geschlossenen Behältnis). Pen-Nadeln sind grundsätzlich Einmalartikel. Durch das Entfernen der Nadel wird verhindert, dass Luft und Verschmutzung in den Pen eindringen.

Insulin, das gerade in Gebrauch ist, sollte bei Raumtemperatur und vor Licht sowie direkter Wärmeeinwirkung geschützt aufbewahrt werden (maximal ein Monat nach der ersten Anwendung und Verbrauch innerhalb des Verfalldatums). Ungeöffnete Insulinpens oder Patronen sollen im Kühlschrank gelagert werden, ohne dass das Insulin gefriert, da sich sonst die Proteinstruktur verändern kann.

Insulinpens richtig anwenden

1. Hände gründlich waschen.
2. Insulinsuspensionen vor der Anwendung 10–20-mal in der Handfläche rollen oder hin und her kippen bis es gleichmäßig milchig durchmischt ist. Nicht schütteln.
3. Pen-Kappe abziehen und neue Nadel aufsetzen. Äußere und innere Nadelschutzkappe abziehen und äußere Nadelschutzkappe aufbewahren, um mit ihr nach der Injektion die gebrauchte Nadel abzunehmen.
4. Mögliche Luft aus der Patrone entfernen, indem der Pen mit der Nadel senkrecht nach oben gehalten wird und 1–2 Einheiten herausgespritzt werden (solange wiederholen, bis Insulin austritt).
5. Gewünschte Insulindosis einstellen und gewünschte Injektionsstelle wählen.
6. Zwischen Zeigefinger und Daumen eine Hautfalte bilden und je nach Nadellänge senkrecht zur Hautoberfläche einstechen (6–8 mm Nadellänge) oder im 45°-Winkel (8–12,7 mm Nadellänge). Bei kurzen Nadeln (4–5 mm Nadellänge) ist in der Regel keine Hautfalte nötig.
7. Den Injektionsknopf gleichmäßig nach unten drücken.
8. Ca. 10 Sekunden warten, bevor die Nadel herausgezogen wird, um sicherzustellen, dass die Dosis vollständig injiziert wurde.
9. Nadel herausziehen, äußere Nadelschutzkappe aufsetzen und durch Drehen die Nadel vom Pen abnehmen und in einem sicheren Behältnis entsorgen.

Zusätzliche Hinweise zur Anwendung von Insulinpens

- Für jede Injektion eine neue Nadel verwenden, da die Nadel bei Mehrfachverwendung stumpf und somit die Injektion schmerzhafter und das Gewebe stärker geschädigt wird. Zudem kann es zu Verunreinigungen kommen.

26

- Bei jeder Anwendung 1–2 cm Abstand zur letzten Einstichstelle halten, um Gewebeveränderungen (Lipodystrophie) zu vermeiden. Eine Injektion in Gewebe mit Lipodystrophie kann die Insulinresorption reduzieren.
- Insulinvorräte im Kühlschrank lagern und darauf achten, dass es nicht gefriert. Insulin im Gebrauch bei Raumtemperatur und vor Licht sowie direkter Wärmeeinwirkung geschützt aufbewahren.
- Bei eingeschränkter Fingerkraft zur Auslösung des Pens, können Pen-Nadeln mit einem größeren Durchmesser verwendet werden.
- Falls die Bedienung eines Pens aufgrund von eingeschränktem Sehvermögen oder eingeschränkter Motorik schwerfällt, kann z. B. ein InnoLet® Pen verwendet werden.

Bei der subkutanen Injektion von niedermolekularen Heparinen handelt es sich in der Regel um eine vorübergehende Behandlung, die einer ausführlichen Patientenberatung bedarf. Einige Prinzipien der subkutanen Injektion, wie sie bei den Insulinpens beschrieben wurden, treffen auch bei der Anwendung von Fertigspritzen mit niedermolekularen Heparinen zu. Insbesondere ist darauf zu achten, dass es nicht versehentlich zu einer intramuskulären Injektion kommt. Daher sollte in der Regel in eine Hautfalte injiziert werden. Eine Besonderheit bei Heparin-Fertigspritzen ist, dass sie in der Regel mit einem Sicherungssystem ausgestattet sind, um Nadelstichverletzungen zu vermeiden. Bei manchen Präparaten (z. B. Clexane®) schiebt sich beispielsweise eine Schutzhülle automatisch über die Nadel, wenn diese aus der Injektionsstelle gezogen wird. Bei anderen muss die Nadel nach beendeter Injektion aktiv gesichert werden (z. B. Fraxiparin®). Soll nur eine Teilmenge des Heparins verabreicht werden, muss bei manchen Präparaten die überschüssige Flüssigkeitsmenge vor der Injektion herausgespritzt werden, da sonst der Nadelstichschutz nicht ausgelöst werden kann. Dabei sollte die Nadelspitze nach unten gerichtet werden. Dies ist insbesondere wichtig, wenn im Präparat eine Luftblase enthalten ist. Diese sollte nicht entfernt werden, da die Luftblase zum vollständigen Entleeren der Fertigspritze benötigt wird und das Ausfließen der injizierten Flüssigkeit aus dem Einstichkanal verhindern soll. Falls an der Kanüle Lösungstropfen haften, sollten diese vor der Injektion abgeschüttelt werden, da es sonst zu einem Hämatom an der Einstichstelle oder einer Reizung des Gewebes kommen kann. Die leere Spritze kann in der Regel in einem verschließbaren, bruchsicheren Behältnis über den Hausmüll entsorgt werden.

Verweis auf Online
Beratungs-Clip: subkutane Injektion

26.5 Feste Arzneiformen zur peroralen Anwendung

Feste perorale Arzneiformen werden am häufigsten für die Arzneimitteltherapie in Apotheken abgegeben. In den meisten Fällen läuft die Applikation fehlerfrei. Die Anwendung wird dann fehleranfällig, wenn beim Patienten körperliche Einschränkungen vorliegen (z. B. beim Schlucken), das Medikationsschema komplexer wird (z. B. weil eine Tablette geteilt werden muss) oder das Arzneimittel selbst Schwierigkeiten bereitet (z. B. weil die Verpackung oder der Blister schwer zu öffnen sind). In den meisten Fällen werden Tabletten oder Kapseln eingenommen und im Ganzen geschluckt. Aber auch Brausetabletten sowie Schmelz- und Bukkaltabletten gehören zur Gruppe der festen peroralen Arzneiformen. Sie sind insbesondere nützlich, wenn Patienten beispielsweise Schwierigkeiten beim Schlucken haben oder gerade bei Schmelz- und Bukkaltabletten eine Wirkstoffresorption bereits über die Mundschleimhaut gewünscht wird. Brausetabletten sollten unmittelbar vor der Anwendung in Wasser aufgelöst werden. Pulverreste, die gegebenenfalls im Glas hängen bleiben, sollten für eine vollständige Einnahme mit Wasser nachgespült und getrunken werden. Bei Schmelz- und Bukkaltabletten sollte explizit darauf hingewiesen werden, dass die Arzneiform bis zum vollständigen Zergehen im Mund verbleiben soll. Zudem werden diese Arzneiformen häufig durch Abziehen einer Folie aus dem Blister entnommen und sollten nicht herausgedrückt werden, da die Arzneiform sonst zerbrechen kann.

Jeder dritte Patient in der hausärztlichen Praxis berichtet über Probleme beim Schlucken von Tabletten oder Kapseln. Etwa die Hälfte der Patienten modifiziert daher die Arzneiform (z. B. Teilen der Tablette oder Öffnen der Kapsel) und 10 % nehmen ihr Arzneimittel nicht ein. Grundsätzlich sollten Tabletten und Kapseln mit ausreichend Flüssigkeit (idealerweise Wasser) eingenommen werden. Das Schlucken von Hartkapseln kann erleichtert werden, indem der Kopf beim Schlucken nach vorne gebeugt wird (◘ Abb. 26.5). Hartkapseln enthalten neben dem wirkstoffhaltigen Pulver oder Granulat auch Luft. Durch das Beugen des Kopfs nach vorne, schwimmt die Kapsel zum Zungengrund und kann leichter geschluckt werden. Beim Schlucken von Tabletten kann es helfen, aus einer PET-Flasche, deren Flaschenhals vollständig mit den Lippen umschlossen wird, mit kräftigen Schlucken Wasser anzusaugen und somit die Tablette in den Rachen zu spülen (◘ Abb. 26.6).

Diese Art der Anwendung sollte jedoch nur zum Einsatz kommen, wenn keine organischen Einschränkungen des Schluckvorgangs (z. B. nach Schlaganfall) vorliegen. Alternativ können Schluckhilfen, wie etwa ein Schluckgel (z. B. Gloup®, Nutilis® Aqua), Andickpulver für Flüssigkeiten (z. B. Nutilis® Powder) oder ein Überzug (z. B. Medcoat®), die Schluckbarkeit erleichtern. Allerdings sind diese Maßnahmen mit zusätzlichen Kosten für den Patienten verbunden und bieten sich insbesondere für kurzzeitige Arzneimitteltherapien an. Falls keine alternative, besser schluckbare Arzneiform zur Verfügung steht, kann in der Fachinformation geprüft werden, ob die Arzneiform suspendierbar ist, Tabletten zum erleichterten Schlucken geteilt oder Hartkapseln geöffnet werden dürfen. Grundsätzlich muss bei Veränderungen fester peroraler Arzneiformen neben galenischer Anforderungen geprüft werden, ob weitere Schutzmaßnahmen notwendig sind, weil es sich beispielsweise um einen Wirkstoff handelt der kanzerogen, mutagen oder reproduktionstoxisch (CMR) ist. Da bei der Modifikation von Tabletten oder Kapseln Bruchstaub und inhalierfähige Aerosole entstehen können, werden Familienmitglieder oder Pflegepersonal unnötig mit diesen Wirkstoffen belastet, die aufgrund ihres CMR-Potenzials schon in geringen Mengen Nebenwirkungen auslösen können. Falls eine Modifikation alternativlos ist, könnten die Tabletten beispielsweise in der Apotheke unter Schutzmaßnahmen geteilt und verkapselt werden. Beim Suspendieren kann die Tablette oder Kapsel in eine Einmalspritze gegeben werden, in die Wasser aufgezogen wird, sodass die feste Arzneiform in der Flüssigkeit zerfällt. Der Inhalt der Spritze wird dann vollständig in den Mund gegeben und die Spritze gegebenenfalls mit Wasser nachgespült, um Pulverreste aus der Spritze aufzunehmen. Manche Tabletten können zum erleichterten Schlucken geteilt werden. Hierbei ist es wichtig, Patienten darauf hinzuweisen, dass alle Tablettenteile eingenommen werden müssen, da von Herstellerseite nicht gewährleistet werden kann, dass eine exakte Dosishalbierung durch das Teilen realisiert wird. Jede Veränderung der Arzneiform sollte aus Gründen der Stabilität unmittelbar vor der Einnahme erfolgen. Bei geteilten Digoxin Tabletten, die in versiegelten Plastikboxen vor Licht geschützt aufbewahrt wurden, waren beispielsweise nach 30 Tagen nur noch 68 % des Wirkstoffs vorhanden. Werden feste perorale Arzneiformen vor der Einnahme in Medikamentendispensern ausgegeben, sollten diese ebenfalls aus Gründen der Stabilität trocken und vor Licht geschützt aufbewahrt werden. Zudem ist zu prüfen, ob Patienten den Medikamenten-

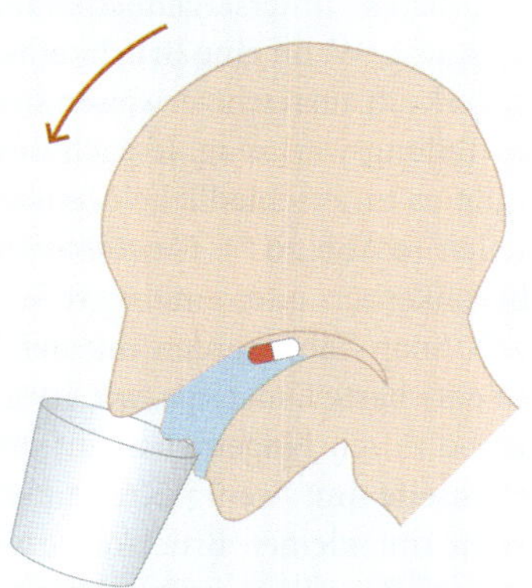

Patienteninformation Kapsel-Nick-Trick

1. Legen Sie die Kapsel auf die Zunge.
2. Nehmen Sie einen mittelgroßen Schluck Wasser, behalten Sie das Wasser zunächst im Mund.
3. Neigen Sie den Kopf nach vorne, indem Sie das Kinn leicht nach unten in Richtung Brustkorb bewegen.
4. Schlucken Sie nun mit nach vorne geneigtem Kopf die Kapsel und das Wasser.

Abb. 26.5 Schlucktechnik bei Kapseln (Kapsel-Nick-Trick)

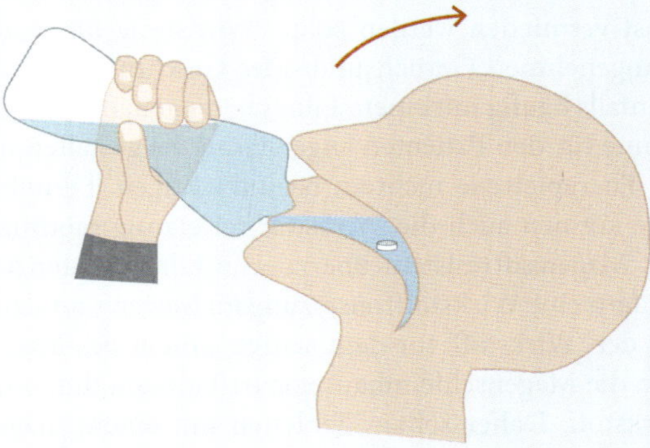

Patienteninformation Tabletten-Flaschentrick

1. Füllen Sie eine elastische Kunststoffflasche (PET-Flasche) mit Wasser.
2. Legen Sie die Tablette auf die Zunge und setzen Sie die Flasche so an den Mund, dass die Lippen die Flaschenöffnung fest umschließen.
3. Trinken Sie mit Hilfe von Saugbewegungen aus der Flasche und schlucken Sie sofort die Tablette und das Wasser.
4. Lassen Sie beim Schlucken keine Luft in die Flasche strömen. Die Kunststoffflasche muss sich beim Trinken zusammenziehen.

Abb. 26.6 Schlucktechnik bei Tabletten (Tabletten-Flaschen-Trick)

dispenser öffnen können, da je nach Modell eine ausreichende Fingerkraft und Feinmotorik erforderlich sind. Zudem wird oftmals die Arzneiform im ausgeschnittenen Blister ausgegeben. Die Entnahme der Tablette oder der Kapsel wird dadurch zusätzlich erschwert. Es gibt Fallberichte, die Perforationen der Speiseröhre beschreiben, weil die Arzneiform mitsamt zerschnittenem Blister geschluckt wurde.

Neben Schluckproblemen werden Tabletten weit häufiger aus ökonomischen Gründen und der Notwendigkeit einer Dosisindividualisierung geteilt. Ein Viertel bis ein Drittel aller verordneten Tabletten oder Dragees werden vor der Einnahme geteilt. Patienten begrüßen einerseits finanzielle Anreize, gleichzeitig berichten bis zu 70 % über Schwierigkeiten, ihre Tabletten exakt zu teilen. Bei großer therapeutischer Breite des Wirkstoffs bergen mögliche Dosisschwankungen durch ungenaues Teilen ein geringeres Risiko als bei enger therapeutischer Breite oder bei Anwendung geteilter Tabletten bei vulnerablen Patientengruppen, wie etwa Kindern. Maßgebend informiert die Fachinformation über die Teilbarkeit einer Tablette. Insbesondere Tabletten, die mit einem Film überzogen sind, sollten genau hinsichtlich ihrer Teilbarkeit geprüft werden. Der Filmüberzug kann beispielsweise den Wirkstoff vor der Inaktivierung durch Luftsauerstoff, Feuchtigkeit oder Licht schützen, sodass eine Entnahme aus der Originalverpackung unmittelbar vor Einnahme erfolgen und ein Teilen möglichst vermieden werden sollte. Wirkstoffe mit einem unangenehmen Geruch und/oder Geschmack werden ebenfalls häufig mit einem Film überzogen, um die Einnahme für den Patienten angenehmer zu gestalten und die Therapietreue nicht zu beeinträchtigen. Filmüberzüge können auch die Wirkstofffreisetzung modifizieren. Magensaftresistent überzogene Filmtabletten verhindern eine Wirkstofffreisetzung im Magen und schützen den Wirkstoff vor dem sauren Milieu des Magens bzw. die Magenschleimhaut vor Irritationen durch den Wirkstoff. Daher sollten Tabletten mit einem magensaftresistenten Filmüberzug nicht geteilt werden. Auch Filmtabletten mit einem Retard-Überzug, der eine kontinuierliche Wirkstofffreisetzung über einen längeren Zeitraum ermöglicht, dürfen nicht geteilt werden. Durch die Beschädigung des Filmüberzugs würde die gesamte Wirkstoffmenge in kurzer Zeit freigesetzt werden, was zu einer Überdosierung durch hohe initiale Plasmakonzentrationen führen kann. Eine Ausnahme bilden Tabletten, die aus Granulat oder kleinen Pellets hergestellt sind, die jeweils mit einem magensaftresistenten oder retardierenden Film überzogen sind (Multiple Units). Diese können gegebenenfalls an der Bruchkerbe geteilt werden, da der magensaftresistente bzw. retardierende Überzug nur die wirkstoffhaltigen Teilchen umgibt und nicht die ganze Tablette. Somit wird dieser bei der Teilung nicht beschädigt. Allerdings dürfen diese Arzneiformen weder zerkaut noch durch Mörsern zerkleinert werden. Neben der Galenik haben die Härte, Form und Größe der Tablette und die Beschaffenheit der Bruchkerbe einen Einfluss darauf, wie gut sich eine Tablette teilen lässt. Denn auch wenn Tabletten eine Bruchkerbe aufweisen, lassen sie sich nicht immer ohne Weiteres gleichmäßig teilen. Von 140 Patienten, die Tabletten mit einer Bruchkerbe teilen sollten, berichteten 28 %, dass beim Teilen ungleiche Hälften entstehen, 19 %, dass die Tabletten beim Teilen zerbröseln und 15 %, dass sie generelle Schwierigkeiten beim Teilen der Tabletten hatten. Tabletten können zudem mit sogenannten Schmuckkerben versehen sein, die nicht zur Teilung dienen und häufig zu Missverständnissen bei Patienten und Heilberuflern führen.

 **Merke**

Merkmale von Tabletten, die meist relativ einfach geteilt werden können

- Durchmesser bzw. Länge > 7 mm,
- oval oder oblong,
- relativ dünn,
- tiefe Bruchkerbe (idealerweise auf beiden Seiten),
- Snap-Tab.

⑤ Patienten stehen unterschiedliche Teilungswerkzeuge zur Verfügung. Wenn eine Bruchkerbe vorhanden ist und die Fingerkraft ausreicht, erweisen sich die Finger als genauestes Teilungswerkzeug. Je nach Beschaffenheit der Tablette gibt es unterschiedliche Methoden, um die Tablette zu teilen (○ Abb. 26.7). Gewölbte Tabletten mit sehr tiefen Bruchkerben oder einem großen Bruchkerbenwinkel (z. B. Snap-Tab) werden mit der Bruchkerbe nach oben auf eine harte Unterlage, wie etwa eine Tischplatte, gelegt und durch Fingerdruck auf die obere, gekerbte Tablettenseite mit wenig Kraftaufwand geteilt. Flache Tabletten mit kleiner Bruchkerbe werden zwischen Daumen und Zeigefinger mit der Bruchkerbe nach oben gehalten (Pinzettengriff) und mit den Zeigefingern über die Nagelkante der Daumen gebrochen. Flache Tabletten mit großer Bruchkerbe können mit relativ wenig Kraftaufwand geteilt werden, indem man die Tablette mit der Bruchkerbe nach unten auf eine harte Unterlage, z. B. eine Tischplatte, legt und auf die ungekerbte Oberseite mit Daumen oder Zeigefinger Druck ausübt. Alternativ können Tabletten mit Bruchkerbe auch in ein konkaves Gefäß, z. B. einen Eierbecher, gelegt werden. Durch die Wölbung auf der Unterseite des Eierbechers kann das Teilen per Fingerdruck erleichtert werden, die Tablettenbruchteile verbleiben im Gefäß und können nicht verloren gehen. Reicht die Fingerkraft nicht aus, um die Tabletten zu teilen, können Tablettenteiler die Patienten unterstützen. Diese Tablettenteiler eignen sich vor allem

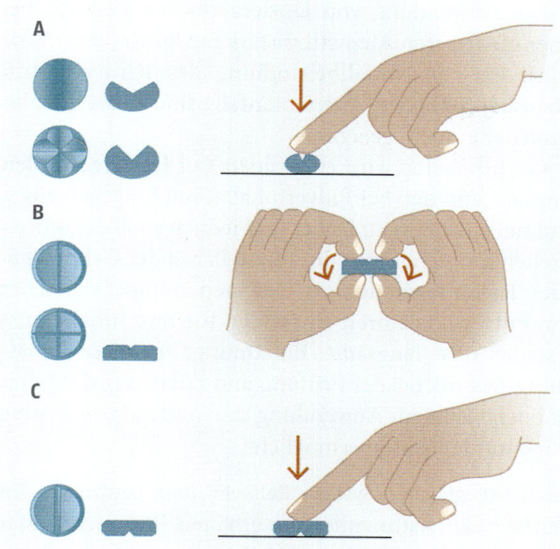

Abb. 26.7 A Gewölbte Tabletten, B flache Tabletten mit kleiner Bruchkerbe, C flache Tabletten mit großer Bruchkerbe

für runde Tabletten, da es bei ovalen oder Oblong-Tabletten häufig schwer fällt, die Tablette exakt einzulegen und zu halbieren. Zudem muss der Umgang mit dem Tablettenteiler geschult und überprüft werden. Nicht verwenden sollten Patienten Messer oder Scheren, da hier oftmals Bruchteile absplittern und somit die Dosiergenauigkeit nicht mehr gewährleistet werden kann.

Verweis auf Online
Beratungs-Clip: Tablettenteiler

26.6 Anwendung von Arzneiformen zur Inhalation

Die Anwendung von inhalativen Arzneiformen stellt einen hochkomplexen motorischen Ablauf für den Patienten dar. Eine gewisse Fingerfertigkeit sowie Koordinationsvermögen sind hierzu erforderlich. Schon kleine Abweichungen von der richtigen Inhalationstechnik können zu einer erheblichen Minderung der Arzneimittelwirkung und/oder dem Auftreten von unerwünschten Arzneimittelwirkungen führen.

⑥ Daher ist eine intensive Schulung und regelmäßige Kontrolle der korrekten Arzneimittelanwendung und Inhalationstechnik durch den Arzt oder eine geschulte Fachkraft sowie zusätzlich durch den Apotheker bei der Erstverordnung oder beim Wechsel des inhalativen Arzneimittels essenziell. In der Nationalen Versorgungsleitlinie Asthma ist die wichtige Rolle des Apothekers bei der Versorgung von Asthmapatienten explizit genannt. Dies unterstreicht die Bedeutung der pharmazeutischen Beratung zu inhalativen Arzneiformen und positioniert den Apotheker als wichtigen Partner im therapeutischen Team. Durch die VITA-Studie konnte gezeigt werden, dass die Fehlerquote bei der Anwendung inhalativer Arzneimittel bei knapp 80 % liegt. Durch eine effektive Patientenberatung kann der Apotheker die Quote auf 28 % senken. Aufgrund der Komplexität der durch den Patienten zu erlernenden Arzneimittelanwendung sollte bei der pharmazeutischen Beratung folgendermaßen vorgegangen werden:

- Schaffen einer optimalen Beratungsatmosphäre,
- Erklärung durch den Apotheker,
- Demonstration durch den Apotheker,
- Eigenrealisation durch den Patienten und Rückmeldung durch den Apotheker mit Wiederholungsmöglichkeit durch den Patienten.

Inhalatoren richtig anwenden

Die Zahl der auf dem Markt befindlichen Inhalationssysteme ist sehr groß. Für alle Inhalationssystem gilt folgendes grundsätzliches Vorgehen:

1. stets in derselben, aufrechten Körperhaltung inhalieren,
2. das Inhalationsgerät öffnen und vorbereiten,
3. vollständig seitlich (nicht in das Inhalationsgerät) ausatmen; danach noch nicht wieder einatmen, bis das Mundstück von den Lippen umschlossen ist,
4. Kopf leicht in den Nacken legen,
5. das Mundstück des Inhalationsgeräts mit den Lippen fest umschließen,
6. vollständig in einem Zug einatmen,
7. die Luft wenn möglich für 5–10 Sekunden anhalten; das Inhalationsgerät soll bereits während der Atempause abgesetzt werden, um ein versehentliches Ausatmen in das Gerät zu vermeiden,
8. mit der Nase oder der Lippenbremse ausatmen,
9. weitere Inhalation frühestens nach 1 Minute durchführen,
10. Schließen des Inhalationsgeräts,
11. nach der Inhalation von Steroiden den Mund ausspülen und zusätzlich etwas trinken oder besser etwas essen,
12. Inhalator regelmäßig reinigen.

Die Handhabung der Inhalationsgeräte wird in den jeweiligen Beratungs-Clips demonstriert.

Die Handhabung der Inhalationssysteme ist sehr fehleranfällig. Daher sind eine Schulung und die kontinuierliche Überprüfung der Inhalation essenziell

26

(▸Kap. 9.3.2). In ◘Tab. 26.1 werden exemplarisch häufige Fehler bei der Anwendung von Dosieraerosolen und Pulverinhalatoren aufgeführt.

Merke

Wurde das Aut-idem-Kreuz nicht gesetzt und sieht der Rabattvertrag einen Wechsel des Inhalationssystems vor, soll der Apotheker pharmazeutische Bedenken im Sinne des Rahmenvertrags erwägen.

Atemstromstärke: Die Atemstromstärke ist ein entscheidender Faktor bei der Auswahl des Inhalationssystems. Für die Therapie mit einem Pulverinhalator ist ein inspiratorischer Fluss von mindestens 30 l/min erforderlich, um das Pulver optimal zu dispergieren. Ein Atemfluss von 60 l/min führt bei allen Systemen zu einer guten Wirkstoffdeposition im Bronchialsystem.

Die Anwendung von Dosieraerosolen ist auch bei einer niedrigeren Atemstromstärke möglich (ab ca. 15 l/min). Für die Notfallbehandlung des schweren und lebensbedrohlichen Atemnotanfalls sind Pulverinhalatoren daher nicht geeignet.

Grundsätzlich wird empfohlen, bei Dosieraerosolen langsam und tief, bei Pulverinhalatoren hingegen zügig und tief einzuatmen. Dabei sind jedoch auch die individuellen Empfehlungen der Hersteller in der Gebrauchs- oder Fachinformation zu beachten. Einige Hersteller von Pulverinhalatoren empfehlen für ihre Inhalationssysteme eine langsame Einatmung, da diese Einatmungstechnik bei der Prüfung und Zulassung des Inhalationssystems zur Anwendung kam und die gewünschte Wirkstoffdeposition ermöglicht.

Möglichst gleiches System Reliever und Controller: Im Rahmen der Asthmatherapie erhalten Patienten in der Regel 2 inhalative Arzneimittel. Zum einen den Controller (z. B. inhalative Steroide, langwirksame β_2-Sympa-

Verweis auf Online

Dosieraerosole:

Beratungs-Clip: Dosieraerosol ohne Inhalationshilfe

Beratungs-Clip: Dosieraerosol mit Inhalationshilfe

… mit atemzuggesteuerter Arzneistoffgabe:

Beratungs-Clip: Autohaler®

Beratungs-Clip: Easi-Breathe®

Beratungs-Clip: Flutiform® K-Haler

Vernebler:

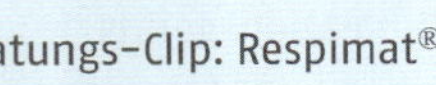
Beratungs-Clip: Respimat®

Wiederbeladbare Pulverinhalatoren:

Beratungs-Clip: Aerolizer®

Beratungs-Clip: Breezhaler®

Beratungs-Clip: Elpenhaler®

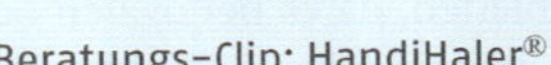
Beratungs-Clip: HandiHaler®

Beratungs-Clip: Genuair®/Novolizer®

Beratungs-Clip: Zonda®

Nicht wiederbeladbare Pulverinhalatoren:

Beratungs-Clip: Diskus®

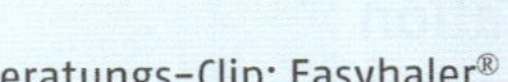
Beratungs-Clip: Easyhaler®

Beratungs-Clip: Ellipta®

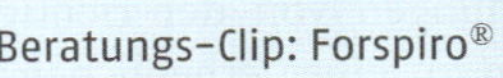
Beratungs-Clip: Forspiro®

Beratungs-Clip: Nexthaler®

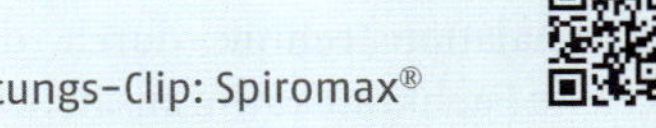
Beratungs-Clip: Spiromax®

Beratungs-Clip: Turbohaler®

Tab. 26.1 Beispiele von Fehlern bei der Handhabung von Dosieraerosolen und Pulverinhalatoren sowie deren Vermeidung (Autor Dr. Eric Martin)

Fehler, Probleme	Vermeidung
Dosieraerosole	
Fehlerhafte Haltung	Sprühkopf nach unten
Suspensionen nicht homogenisiert	Alles (auch Lösungen) schütteln!
Sprühdüse verstopft	Einmal wöchentlich zerlegen und Düsenbereich reinigen (warmes Wasser, ggf. weiche Zahnbürste)
Einatmungsstromstärke zu hoch	Zur Vermeidung von Impaktionsverlusten möglichst langsam einatmen
Mangelnde Koordination von Auslösung und langsamer Inhalation (Dosieraerosole)	Üben, wenn nicht behoben, atemzuginduziertes Dosieraerosol oder Spacer
Autohaler®: Atemmanöver nach Sprühstoß zu früh beendet	Nach Sprühstoßauslösung langsam und maximal einatmen, Atempause
Spacer: 2 Hübe auf einmal	Jeden Hub mit getrenntem Atemmanöver inhalieren
Spacer: elektrostatische Aufladung	Nach Ausspülen mit Seifenlösung nur ausschwenken, abtropfen lassen; nicht trocken reiben
Pulverinhalatoren	
Einatemstromstärke zu niedrig	Zur Vermeidung einer schlechten Aerosolqualität möglichst kräftig einatmen (atemzuggetriggerte Systeme wie z. B. Novolizer®, Nexthaler® lösen bei zu geringer Einatemstromstärke nicht aus)
Reizwirkung von Pulvern	Keine effektive Abhilfe (ggf. Wechsel auf anderes System)
Fehldosierung bei Ausatmen in den Inhalator	Device bereits zu Beginn der Atempause absetzen
Probleme beim Öffnen von Inhalationskapseln (Aufweichen, Dornen stumpf)	Unmittelbar vor Gebrauch aus Blister entnehmen und einsetzen, Device mindestens einmal im Jahr wechseln (Handihaler®, Novolizer®)
Schmerzen oder Kraftprobleme behindern das Öffnen der Pulverkapseln	Individuelle Eignung bei Patienten mit Rheuma, Arthrose, Gicht sowie bei Parkinson bzw. Zustand nach Apoplex prüfen; alternative Handhabung prüfen (Druckknopf in die Handfläche bzw. gegen die Tischplatte drücken)
Fehldosierung durch Haltungsfehler bei Reservoirsystemen	Turbohaler®, Easyhaler® etc. beim Dosieren senkrecht, Novolizer® waagrecht halten

thomimetika) zur Dauertherapie. Zum anderen den Reliever (z. B. schnellwirksame β_2-Sympathomimetika) zur Anfallsbehandlung und Symptomkontrolle (▸ Kap. 9). Soweit möglich sollten alle inhalativen Medikamente dasselbe Inhalationssystem (Pulverinhalator oder Dosieraerosol) besitzen.

Inhalationshilfen (Spacer): Die Anwendung von Dosieraerosolen stellt für viele Patienten ein besonders herausforderndes Manöver dar. Dies gilt insbesondere für Kinder, geriatrische Patienten sowie Patienten mit sehr schweren Lungenerkrankungen. Sollten die koordinativen Fähigkeiten für die Anwendung des Dosieraerosols nicht ausreichend gut sein, sollte eine Inhalationshilfe verwendet werden. Die sogenannten Spacer sind Hohlraumsysteme aus Kunststoff. Sie erleichtern den Inhalationsvorgang, da der Wirkstoff zunächst in den Hohlraum gesprüht wird und dann erst zeitlich versetzt eingeatmet wird. Spacer werden auf das Dosieraerosol aufgesteckt. Einige Hersteller bieten speziell auf die von ihnen vertriebenen Inhalationsgeräte abgestimmte Spacer an. Einige Spacer besitzen flexible Ansatzstücke, auf die unterschiedliche Dosieraerosole aufgesteckt werden können. Spacer mit Ventil haben den Vorteil, dass der Spacer beim Ausatmen nicht abgesetzt werden muss. Die Verwendung von Inhalationshilfen führt zu einer signifikanten Steigerung der bronchialen Wirkstoffdeposition.

Vorteile der Anwendung von **Spacern**:

- Das Auslösen des Dosieraerosols muss nicht mit dem Einatmen koordiniert werden.
- Das Risiko für die Entstehung von örtlichen (z. B. Mundsoor bei inhalativen Corticosteroiden) bzw. systemischen Nebenwirkungen wird reduziert.
- Der Kältereiz im Mund-Rachen-Raum wird vermindert.

Spacer richtig anwenden

Folgende Schritte sind bei der Inhalation mit Spacer durchzuführen

1. Schütteln des Dosieraerosols,
2. Schutzkappe des Dosieraerosols entfernen,
3. Mundstück des Dosieraerosols in den Spacer einstecken,
4. Schutzkappe vom Mundstück des Spacers entfernen,
5. stets in derselben, aufrechten Körperhaltung inhalieren,
6. langsam und entspannt ausatmen,
7. den Kopf gerade halten,
8. Mundstück der Dosierhilfe mit den Lippen fest umschließen,
9. Sprühstoß auslösen,
10. Substanznebel aus dem Spacer sofort langsam und möglichst tief einatmen,
11. Atem für etwa 5–10 Sekunden anhalten,
12. langsam ausatmen, dabei muss der Spacer nicht abgesetzt werden, denn die Ein- und Ausatmung kann über das Mundstück mit Ventil erfolgen (Ausnahme: Spacer ohne Ventil),
13. Spacer und Dosieraerosol trennen, Schutzkappe wieder auf das Dosieraerosol aufstecken,
14. nach der Inhalation von Steroiden den Mund ausspülen und zusätzlich etwas trinken oder besser etwas essen,
15. mind. einmal wöchentlich Reinigung des Spacers.

Peak-Flow-Meter: Als Mittel zur Therapieverlaufskontrolle kann die Messung des Atem-Spitzen-Flusses (Peak-Flow) eingesetzt werden. Dadurch kann eine relative Einschätzung der Obstruktion erfolgen.

Peak-Flow-Meter richtig anwenden

1. Die Peak-Flow-Messung ist in aufrecht stehender, ggf. auch aufrecht sitzender Position, jedoch stets in derselben Körperhaltung durchzuführen.
2. Der Messzeiger des Geräts ist auf die Ausgangsposition (Null-Wert) einzustellen.
3. Der Patient bringt das Peak-Flow-Meter in waagerechter Position vor den Mund.
4. Der Messzeiger darf dabei nicht von den Fingern des Patienten behindert werden.
5. Der Patient atmet so tief wie möglich ein.
6. Für die Messung umschließt der Patient das Mundstück fest mit den Lippen und pustet schnell und mit aller Kraft in das Gerät.
7. Der Peak-Flow-Wert ist auf der Höhe des Messzeigers abzulesen und zu notieren.
8. Die Messung ist 2 weitere Male durchzuführen.
9. Der beste der 3 Werte ist zusammen mit Datum und Uhrzeit zu dokumentieren.

Verweis auf Online

Beratungs-Clip Peak-Flow-Meter

Cave

Die ermittelten Peak-Flow-Werte sind gerätespezifisch. Daher sollte der Patient nach Möglichkeit immer sein eigenes Peak-Flow-Meter zum Arzt- bzw. Apothekenbesuch mitbringen.

Interpretation der Peak-Flow-Werte:

- Bestwert: Wert, den der Patient ohne Atembeschwerden im beschwerdefreien Intervall (unter Dauermedikation) regelmäßig pustet (Messung in 2–3 aufeinander folgenden beschwerdefreien Wochen gemittelt),
- Grenzwert (50–80 % des Bestwerts): Wert oberhalb des Grenzwerts – kein Hinweis auf eine bevorstehende oder vorliegende Atemwegsobstruktion; alle Werte zwischen Grenzwert und Alarmwert deuten auf eine Veränderung der Bronchien im Sinne einer leichten Obstruktion hin,
- Alarmwert (< 50 % des Bestwerts): Werte unterhalb des Alarmwerts deuten auf eine behandlungsbedürftige Atemwegsobstruktion hin.

In der Patientenkommunikation kann die Erläuterung mithilfe eines Ampelschemas (○ Abb. 26.8) hilfreich sein. Im ▸ Kap. 9.2.3 wird näher auf die Therapieüberwachung mithilfe der Peak-Flow-Messung eingegangen.

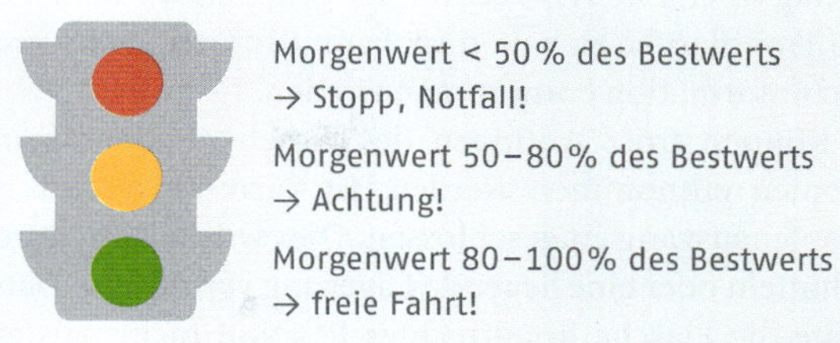

○ **Abb. 26.8** Ampelsystem zur Interpretation der Peak-Flow-Werte

26.7 Anwendung flüssiger Arzneiformen zum Einnehmen

Vor allem in der Pädiatrie und Geriatrie finden flüssige Arzneiformen zur peroralen Applikation wie Trockensäfte, Suspensionen und Lösungen Anwendung. Darüber hinaus eignen sie sich auch für Patienten mit Schluckschwierigkeiten. Insbesondere Trockensäfte stellen eine beratungsintensive Arzneiform dar.

Trockensaft richtig anwenden

1. Die geschlossene Flasche ist kräftig zu schütteln.
2. Die in der Packungsbeilage angegebene Menge Lösungsmittel in 2 Portionen zugeben. Nach jeder Zugabe des Lösungsmittels Flasche verschließen und kräftig schütteln. Als Lösungsmittel wird meist (aber nicht immer) Leitungswasser verwendet. Dieses sollte nicht direkt aus dem Wasserhahn in die Flasche gefüllt werden. Es empfiehlt sich, das Wasser aus einem Gefäß in die auf Augenhöhe befindliche Flasche zu überführen. Die meisten Flaschen verfügen über eine vorgegebene Volumenmarkierung direkt im Glas bzw. auf dem Etikett. Sollte dies nicht der Fall sein, muss das Lösungsmittel mittels Messbecher abgemessen werden. Bei manchen Trockensäften (z. B. Ciprobay® Saft 5 %) wird das Lösungsmittel mitgeliefert.
3. Sollte sich nach Zugabe des Lösungsmittels und nach dem Schütteln Schaum bilden, muss vor der weiteren Zugabe von Flüssigkeit gewartet werden, bis der Schaum sich gesetzt hat.

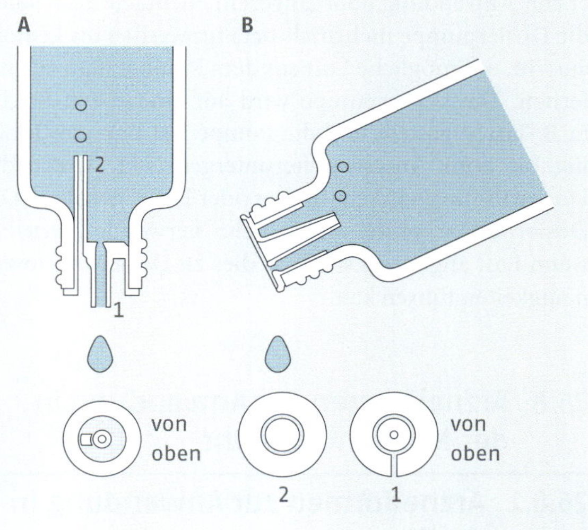

○ **Abb. 26.9** Korrekte Position von Tropfflaschen bei Entleerung. **A** Zentraltropfer mit Flüssigkeitsaustrittsröhre (1) und Belüftungskanal (2), **B** Randtropfer mit Ablaufrille (1) bzw. ohne (2)

Cave

⑦ Sowohl die Zubereitung als auch die individuelle Dosierung bei Trockensäften ist sehr fehleranfällig. Daher empfiehlt es sich, dem Kunden die Zubereitung durch die Apotheke anzubieten und die Anwendung der beigelegten Dosierhilfen sorgfältig zu erklären.

Zur Abmessung der Einzeldosen liegen der Packung in der Regel entsprechende Dosierhilfen (z. B. Messlöffel) bei. Bei Kindern empfiehlt sich auch die Nutzung von Dosierspritzen. Trockensäfte sind nach Herstellung nur für kurze Zeit verwendbar und besonders zu lagern (z. B. im Kühlschrank). Suspensionen sind vor jeder Anwendung zu schütteln und danach zeitnah anzuwenden.

Verweis auf Online

Beratungs-Clip: Zubereitung von Trockensäften. Oben: Trockensaft mit Löffel, unten: Trockensaft mit Spritze

Flüssige Arzneiformen werden häufig auch als Tropfen angewendet. Hierbei ist insbesondere auf die unterschiedlichen Tropfeinsätze zu achten. Man unterscheidet Zentraltropfer oder Randtropfer (○ Abb. 26.9). Die Patienten sollten in der Apotheke auf die korrekte Handhabung bei der Entnahme des abgegeben Arzneimittels hingewiesen werden. Zentraltropfer müssen bei der Entnahme der Lösung senkrecht, Randtropfer schräg in einem Winkel von 45° gehalten werden. Wie die Tropfflasche zu halten ist, kann der Gebrauchs- und Fachinformation entnommen werden.

Können trotz Antippen des Flaschenbodens keine Tropfen entnommen werden, ist vermutlich Luft im Tropfenausgang eingeschlossen. Dies wird häufig durch Schütteln oder eine liegende Lagerung verursacht. Dann sollte die Flasche in aufrechter Position mehrmals auf einen harten Untergrund (z. B. Tisch) geklopft werden, um Luftblasen aus dem Tropfenausgang zu entfernen.

Wenn eine größere Tropfenzahl angewendet werden soll, kommen häufig Dosierpumpen zum Einsatz (z. B. Tramadol-Pumplösung, Tilidin-Pumplösung). Vor der ersten Anwendung oder längerem Nichtgebrauch sollte die Dosierpumpe mehrmals betätigt werden bis Lösung austritt, um mögliche Luft aus dem Pumpsystem zu entfernen. Die Dosierpumpe wird auf eine ebene Fläche (z. B. Tisch) gestellt und die Pumpe fest und gleichmäßig bis zum Anschlag heruntergedrückt. Unter die Dosieröffnung wird ein Becher oder Löffel gehalten. Die Dosierpumpe sollte nicht mehr verwendet werden, wenn Luft angesaugt wird, da dies zu Dosierungsungenauigkeiten führen kann.

26.8 Arzneiformen zur Anwendung in der Nase und am Ohr

26.8.1 Arzneiformen zur Anwendung in der Nase

Am Applikationsort Nase werden meist Nasentropfen bzw. Nasensprays sowie halbfeste Zubereitungen angewendet. In der Regel soll eine lokale Wirkung erzielt werden, z. B. durch Dekongestiva. Jedoch werden auch systemisch wirksame Arzneimittel (z. B. Fentanyl, Nicotin, Desmopressin) in die Nase appliziert. Unter Umgehung des First-Pass-Effekts zeigen nasal applizierte systemisch wirksame Arzneistoffe einen Konzentrationsverlauf vergleichbar einer intravenösen Injektion.

Nasentropfen richtig anwenden

1. Reinigung der Nase durch Schnäuzen. Bei Säuglingen und Kleinkindern kann hierzu auch ein Nasensauger verwendet werden.
2. Erweiterung der Nasengänge durch leichtes Anheben der Nasenspitze mit dem Finger. Die Pipette wird ca. 0,5 cm weit in den Nasengang eingeführt, ohne die Nasenwände zu berühren.
3. Applikation von 1–2 Tropfen. Während des Einträpfelns den Kopf nach hinten legen, Luft durch die Nase ziehen und durch den Mund ausatmen. Die Tropfen sollten möglichst in Richtung Nasendach appliziert werden.
4. Unmittelbar nach der Applikation des Tropfens sollten Oberkörper und Kopf für 1–2 Minuten weit nach vorne unten gebeugt werden. Schnüffeln oder Drehen des gebeugten Kopfs nach links und rechts begünstigen die weitere Verteilung der Lösung im Nasenraum.
5. Die Tropfpipette ist mit zusammengedrücktem Saughütchen von der Nasenöffnung wegzuziehen, um eine Kontamination des Pipetteninneren bzw. der Restlösung zu verhindern.
6. Pipette vor Zurückstecken in die Flasche vollständig entleeren und mit einem Tuch reinigen.

Einträufeln in Rückenlage

Das Einträufeln in Rückenlage ist insbesondere für Kleinkinder und geriatrische Patienten geeignet. Hierbei liegt der Patient auf dem Rücken. Der Kopf sollte über die Unterlage herausragen und nach unten gebeugt werden. Nach dem Eintropfen wird der Kopf für jeweils 30 Sekunden in die verschiedenen Richtungen gedreht.

 **Cave**

⑧ Die AMK warnt vor dem Risiko schwerwiegender Nebenwirkungen, vor allem infolge versehentlicher Überdosierung bei abschwellenden Nasentropfen für Säuglinge und Kleinkinder. Daher sollte die Anwendung von Nasentropfen mit Pipettenmontur im Rahmen der pharmazeutischen Beratung genau erläutert werden. Eltern sollten über die Dosierungsempfehlung und die Anwendung der Dosierpipette gemäß Packungsbeilage informiert werden.

Anwendung von Nasensprays

Deutlich einfacher ist die Anwendung von Nasensprays. Hierbei sind folgende Schritte zu beachten:

Nasenspray richtig anwenden

1. Vor der ersten Anwendung Dosierpumpe einige Male außerhalb der Nase betätigen,
2. Reinigung der Nase durch Schnäuzen,
3. Schutzkappe entfernen,
4. Kopf leicht nach vorne beugen, Applikator ca. 1 cm in den Nasengang einführen, den anderen Nasengang zuhalten,
5. während des Sprühens Luft durch die Nasen ziehen und durch den Mund ausatmen,
6. Kopf leicht nach hinten beugen,
7. Applikator mit einem sauberen Tuch reinigen.

Bei Quetschsprühfläschchen muss darauf geachtet werden, dass diese zusammengedrückt aus der Nase gezogen werden.

Cave

Alle Nasalia sollten aus hygienischen Gründen nur von einem Patienten verwendet werden.

Nasenspülungen (Nasendusche)

Zur Nasenpflege bzw. als ergänzende Therapie bei Schnupfen oder Allergien werden Nasenspülungen angewendet. Der folgende Beratungs-Clip demonstriert die korrekte Anwendung der Nasendusche.

Nasensalbe

Zur Pflege der Nasenschleimhäute werden auch halbfeste Zubereitungen angewendet. Folgender Beratungs-Clip demonstriert die korrekte Anwendung von halbfesten Zubereitungen in der Nase.

26.8.2 Arzneiformen zur Anwendung am Ohr

Ohrentropfen sollten körperwarm angewendet werden. Kalte Flüssigkeiten können Schmerzen oder Schwindel hervorrufen. Folgende Schritte sollten bei der Anwendung von Ohrentropfen beachtet werden:

Ohrentropfen richtig anwenden

1. Anwärmen der Ohrentropfen durch Umschließen des Fläschchens mit der Hand oder einige Zeit in die Hosentasche stecken,
2. Tropfflasche öffnen, Tropfspitze nicht berühren,
3. Kopf zur Seite kippen oder sich auf die Seite legen,
4. bei Erwachsenen Ohrmuschel nach hinten und oben ziehen; bei Säuglingen nach hinten unten ziehen, gleichzeitig die Tropfen applizieren,
5. Seitenlage sollte für mindestens 1–2 Minuten beibehalten werden.

26.9 Arzneiformen zur vaginalen Anwendung

Vaginalia sind Arzneimittel, die in die Scheide eingeführt werden. Sie werden in der Regel zur Therapie lokaler Infektionen oder Erkrankungen im weiblichen Genitalbereich eingesetzt. Darüber hinaus erzielen einige Präparate auch systemische Wirkungen.

Halbfeste Zubereitungen zur vaginalen Anwendung: Cremes, Salben oder Gele zur vaginalen Anwendung werden in Einmaltuben oder Mehrdosenbehältnissen angeboten. Bei Mehrdosenbehältnissen sind in der Regel Applikatoren zu Einmal- oder Mehrfachanwendung beigepackt (Abb. 26.10).

Verwendung von Applikatoren (Zylinder-Kolben-Prinzip)

1. Hände waschen,
2. Tube senkrecht halten und den Applikator auf die Tube aufsetzen,
3. durch Drücken auf die Tube den Applikator mit der in der Packungsbeilage angegebene Menge füllen und wieder von der Tube abnehmen,
4. Applikator im Liegen (bei leicht angezogenen Beinen) oder im Stehen (wie beim Einführen eines Tampons) möglichst tief in die Scheide einführen und durch Druck auf den Kolben entleeren,
5. Hände waschen.

26

Vaginalzäpfchen (Ovula): Bei der Anwendung von Vaginalzäpfchen sind folgende Hinweise zu beachten:

- Hände waschen und gründlich abtrocknen,
- Vaginalzäpfchen vorsichtig aus der Verpackung entnehmen; nicht aus der Verpackung drücken, sondern die Verpackungsfolie vorsichtig abziehen, ggf. eine Schere zu Hilfe nehmen,
- Vaginalzäpfchen im Liegen (bei leicht angezogenen Beinen) möglichst tief in die Scheide einführen; danach für einige Minuten liegen bleiben,
- Hände waschen.

Verweis auf Online

Beratungs-Clip: Nasenspray

Beratungs-Clip: Nasendusche

Beratungs-Clip: Nasensalbe

Beratungs-Clip: Ohrentropfen

Beratungs-Clip: Vaginalcreme

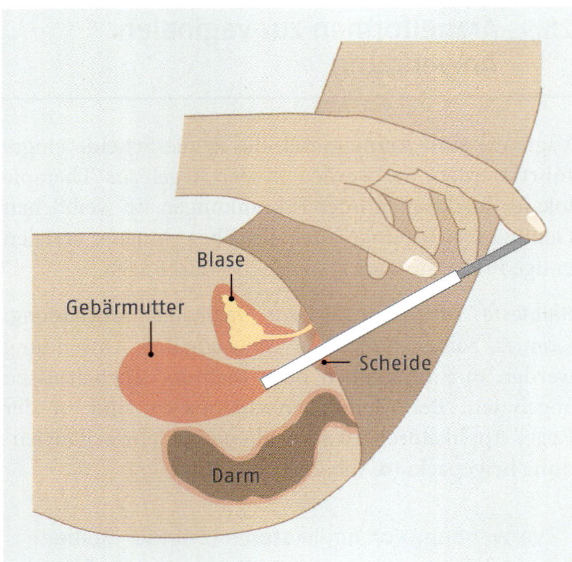

Abb. 26.10 Verwendung eines Applikators

 **Cave**

Konzeptionsverhütende Vaginalzäpfchen müssen etwa 15 Minuten vor dem Geschlechtsverkehr eingeführt werden. Hierbei sind die Angaben der Packungsbeilage zu beachten.

Vaginaltabletten: Bei der Anwendung von Vaginaltabletten sind folgende Hinweise zu beachten:

- Hände waschen und gründlich abtrocknen,
- Vaginaltablette vorsichtig aus der Verpackung entnehmen; nicht aus der Verpackung drücken, sondern die Verpackungsfolie vorsichtig abziehen, ggf. eine Schere zu Hilfe nehmen,
- Vaginaltablette im Liegen (bei leicht angezogenen Beinen) möglichst tief in die Scheide einführen; danach für einige Minuten liegen bleiben,
- Hände waschen.

Manchen Präparaten sind Einführhilfen (Applikatoren) beigepackt, die die Anwendung der Vaginaltablette erleichtern.

 **Verweis auf Online**
Beratungs-Clip: Vaginaltabletten

Allgemeine Hinweise zur Anwendung von Vaginalia: Zum Einführen von Vaginalia können Einmalfingerlinge verwendet werden. Bei Applikatoren zur Mehrfachanwendung ist die Einführungshilfe nach jeder Anwendung gründlich zu reinigen. Vaginalia sollten abends vor dem Schlafengehen angewendet werden. Während der Behandlung wird das Tragen einer Slipeinlage empfohlen. Tampons können den gelösten Wirkstoff aufnehmen und dadurch die Wirkung des Arzneimittels beeinflussen. Die Rezepturkomponenten der Vaginalia können mit dem Latexmaterial von Kondomen und Diaphragmen interagieren und die Funktionsfähigkeit der Produkte beeinträchtigen. Hierzu sollten die Angaben in der Packungsbeilage des Arzneimittels beachtet werden. Die feuchtigkeitsempfindlichen Vaginaltabletten und Vaginalzäpfchen sollten trocken aufbewahrt werden. Bei Vaginalzäpfchen ist analog der Rektalzäpfchen in der Regel eine Lagertemperatur unter 25 °C einzuhalten.

 **Cave**

⑨ Schwangere sollten Applikatoren zur Anwendung von Vaginalia nur nach Rücksprache mit dem behandelnden Arzt verwenden. Die Einführhilfe kann den Portiobereich (Übergang vom Gebärmutterhals in die Vagina) verletzten.

Vaginalring

Die erstmalige Anwendung eines Vaginalrings sollte durch den Arzt bzw. nur nach ausführlicher Einweisung durch den Arzt von der Anwenderin erfolgen. Beim Einführen wird der flexible Ring zu einer ovalen Form zusammengedrückt und dann möglichst tief eingeführt. Der Vaginalring kann durch Einhaken des Zeigefingers oder Fassen mit dem Zeige- und Mittelfinger entfernt werden.

26.10 Arzneiformen zur rektalen Anwendung

Als Arzneiformen zur rektalen Anwendung kommen vor allem Suppositorien, Mikroklysmen, Cremes, Salben, Gele und Rektalschäume zum Einsatz. Hierbei werden je nach Zusammensetzung und Wirkstoff lokale oder auch systemische Wirkungen erzielt. Bei systemisch wirksamen Arzneistoffen wird durch die Resorption im Rektum bis zu einem gewissen Grad eine Umgehung des First-Pass-Effekts erzielt. Sollte der Gesundheitszustand des Patienten eine orale Therapie nicht zulassen (z. B. starke Übelkeit, Fieberkrampf oder Schluckstörungen), stellt die rektale Applikation eine Alternative dar.

Suppositorien (Zäpfchen): Bei der Anwendung von Zäpfchen sind folgende grundlegende Hinweise zu beachten:

- Zäpfchen nicht aus der Verpackung drücken, sondern durch Abziehen der Verpackungsfolie freilegen und dann entnehmen. Sollte dies nicht möglich sein, kann auch die Verpackung vorsichtig mit einer kleinen Schere geöffnet werden.
- Das Teilen von Zäpfchen ist kritisch zu beurteilen und sollte nur in Ausnahmefällen bei Nichtverfügbarkeit der gewünschten Dosierung erfolgen. Sollte ein Teilen erforderlich sein, sollte dies entlang der Längsachse durchgeführt werden.
- Zur besseren Gleitfähigkeit kann das Zäpfchen mit Wasser befeuchtet werden. Creme oder Öl sollten hierzu nicht verwendete werden. Lipophile Stoffe können die Wirkstofffreisetzung beeinträchtigen.
- ⑩ Torpedoförmige Zäpfchen können mit der stumpfen Seite voran eingeführt werden. Dadurch wird das Verweilen des Zäpfchens im Rektum verbessert.
- Zäpfchen müssen mindestens 20 Minuten im Rektum verweilen, um richtig wirken zu können.

Zum Einführen von Zäpfchen bei Kindern sollten sich die Eltern setzen und das Kind mit dem Bauch an ihren Oberschenkel legen. Nach dem Einführen sollten die Gesäßhälften einige Minuten sanft zusammengedrückt werden, um das Herauspressen zu verhindern. Bei größeren Kindern und Erwachsenen empfiehlt es sich, sich auf die linke Seite zu legen und das rechte Bein anzuwinkeln. Während des Einführens sollte tief eingeatmet werden, dies entspannt die Muskulatur. Idealerweise erfolgt die Applikation des Zäpfchens nach dem Stuhlgang. Vor und nach der Anwendung ist auf eine strenge Händehygiene zu achten.

Verweis auf Online
Beratungs-Clip: Zäpfchen

Salben, Cremes und Gele zur rektalen Anwendung: Zur Behandlung von Analekzemen oder Hämorrhoiden etc. werden halbfeste Zubereitungen angewendet. Diese sollten mithilfe eines Applikators aufgetragen werden. Dieser wird auf die Tubenöffnung geschraubt. Man unterscheidet Applikatoren mit mehreren seitlichen oder einer Öffnung am Ende.

Vor und nach der Anwendung sollten gründlich die Hände gewaschen werden. Nach Aufschrauben des Applikators sollte durch sanften Druck auf die Tube eine kleine Menge des Arzneimittels aus dem Applikator austreten. Diese Menge sollte auf dem Applikator verteilt werden, um das Einführen zu erleichtern:

- Applikator mit seitlichen Öffnungen: Nach dem Einführen wird die entsprechende Menge des Arzneimittels herausgedrückt und durch vorsichtiges Drehen der Tube im Analkanal verteilt.
- Applikator mit einer Öffnung am Ende: Nach dem Einführen wird das Arzneimittel durch gleichmäßiges Drücken und Herausziehen der Tube über die gesamte Länge des Analkanals verteilt.

In beiden Fällen sollte durch seitliches Drücken am hinteren Ende der Tube das Arzneimittel entnommen werden. Dies verhindert ein Zurückziehen des verunreinigten Arzneimittels in den Applikator.

Nach der Anwendung sollte der Applikator mit einem Papiertuch gereinigt werden. Darüber hinaus sind die Reinigungshinweise in der Packungsbeilage zu beachten. Eine gründliche Reinigung des Applikators nach jeder Anwendung ist zu empfehlen.

Analdehner: Ein Analdehner ist ein kegelförmiger Applikator mit seitlichen Öffnungen. Er dient zur Applikation des Arzneimittels und gleichzeitig zum vorsichtigen Weiten des Analkanals. Der Analdehner wird auf die Tube geschraubt und zunächst mit wenig Arzneimittel bestrichen. Nach behutsamem Einführen und Herausdrücken des Arzneimittels unter vorsichtigem Vor- und Zurückziehen bzw. Drehen sollte der Analdehner einige Minuten im Analkanal verbleiben.

Praxistipp: Mikroklysmen

Bei der Anwendung von Mikroklysem (Einmaltuben zur rektalen Anwendung) muss darauf geachtet werden, dass der Applikator nach dem Entleeren bei zusammengedrückter Tube herzausgezogen wird. Damit wird verhindert, dass bereits appliziertes Arzneimittel wieder in die Tube zurückgezogen wird.

Weiterführende Literatur

Bates DW, Boyle DL, Vander Vliet MB, Schneider J, Leape L. Relationship between medication errors and adverse drug events. J Gen Intern Med, 10 (4): 199–205, 1995

Daniels R. Nasalia – Applikationsroute mit Tücken, Pharm Ztg, 13.04.2017

Daniels R. Was bei Inhalativa zu beachten ist, Pharm Ztg, 22/2018

Davies I, Williams AM, Muir KW. Aids for Eye Drop Administration. Surv Ophthalmol, 62 (3): 332–345, 2017

Deutsche Atemwegsliga e. V. www.atemwegsliga.de

Haefeli WE, Quinzler R, Seidling H. Arzneimittel richtig anwenden, 1. Aufl., Thieme Verlag, Stuttgart 2013

Hexal.de. Arzneimittel richtig anwenden. www.hexal.de/patienten/ratgeber/arzneimittel-richtig-anwenden (letzter Zugriff 25.04.2021)

Jaeschke R, Spindler T. Handbuch zur Pulmobox. 1. Aufl., Deutscher Apotheker Verlag, Stuttgart 2019

Kircher W. Arzneiformen richtig anwenden, 4. Aufl., Deutscher Apotheker Verlag, Stuttgart 2016

Lampert A, Seiberth J, Haefeli WE, Seidling HM. A systematic review of medication administration errors with transdermal patches. Expert Opin Drug Saf, 13 (8): 1101–1114, 2014

Mira JJ, Lorenzo S, Guilabert M et al. A systematic review of patient medication error on self-administering medication at home. Expert Opin Drug Saf, 14 (6): 815–38, 2015

Quinzler R, Haefeli WE. Tabletten teilen. Ther Umsch, 63 (6): 441–447, 2006

Saltiel-Berzin R, Cypress M, Gibney M. Translating the Research in Insulin Injection Technique: Implications for Practice. Diabetes Educ, 38 (5): 635–643, 2012

Schiele JT, Schneider H, Quinzler R et al. Two techniques to make swallowing pills easier. Ann Fam Med, 12 (6): 550–552, 2014

Zimmerman TJ, Kooner KS, Kandarakis AS, Ziegler LP. Improving the therapeutic index of topically applied ocular drugs. Arch Ophthalmol, 102 (4): 551–553, 1984

Wichtiges in Kürze

① Bei jeder Abgabe eines Arzneimittels sollte der Erklärungsbedarf zur Arzneiform geprüft werden, wobei nicht nur das Arzneimittel, sondern auch die individuelle Situation des Patienten, wie etwa kognitive und körperliche Fähigkeiten, zu berücksichtigen sind.

② Bei der Anwendung von Augentropfen kann ein zu schnelles Abfließen des Wirkstoffs über den Tränenkanal, verbunden mit möglichen systemischen Nebenwirkungen, durch nasolakrimale Okklusion (sanfter Fingerdruck auf den inneren Augenwinkel am Nasenknochen) wirksam verhindert werden.

③ Patienten beklagen häufig die schlechte Haftbarkeit transdermaler therapeutischer Systeme (TTS). Wird ein TTS zum Fixieren überklebt, sollte ein luft- und feuchtigkeitsdurchlässiges Material verwendet werden.

④ Insulin sollte ins Subkutangewebe injiziert werden. Durch die Wahl einer geeigneten Nadellänge und Injektionsstelle kann eine versehentliche intramuskuläre Injektion vermieden werden.

⑤ Wenn eine Bruchkerbe vorhanden ist und die Fingerkraft ausreicht, werden Tabletten durch Fingerdruck am genauesten geteilt.

⑥ Die Handhabung von Inhalatoren stellt einen hochkomplexen motorischen Ablauf für den Patienten dar und ist daher sehr fehleranfällig. Eine Schulung und kontinuierliche Überprüfung der Inhalation ist essenziell für den Therapieerfolg.

⑦ Sowohl die Zubereitung als auch die individuelle Dosierung bei Trockensäften ist sehr fehleranfällig. Daher empfiehlt es sich, dem Kunden die Zubereitung durch die Apotheke anzubieten und die Anwendung der beigelegten Dosierhilfen sorgfältig zu erklären.

⑧ Die Anwendung für Nasentropfen mit Pipettenmontur sollte genau erklärt werden. Bei der Fehlanwendung von abschwellenden Nasentropfen bei Säuglingen und Kleinlindern kann es vor allem infolge von versehentlicher Überdosierung zu schwerwiegenden Nebenwirkungen kommen.

⑨ Schwangere sollten Applikatoren zur Anwendung von Vaginalia nur nach Rücksprache mit dem behandelnden Arzt verwenden. Die Einführhilfe kann den Portiobereich verletzten.

⑩ Torpedoförmige Zäpfchen können mit der stumpfen Seite voran eingeführt werden. Dadurch wird das Verweilen des Zäpfchens im Rektum verbessert.

Tipps für PhiPs

Die korrekte Anwendung von Darreichungsformen ist ein wichtiger Bestandteil der pharmazeutischen Beratung. Machen Sie sich mit den unterschiedlichen Darreichungsformen vertraut. Die Bearbeitung des BAK-Arbeitsbogens 24 unterstützt Sie dabei. Dieses Wissen ist auch für die 3. Staatsexamensprüfung wichtig.

→ Arbeitsbogen Nr. 24 „Darreichungsformen – Auswahl und Beratung"

Tipps für Weiterzubildende

Nutzen Sie dieses Kapitel zum Auffrischen Ihrer Kenntnisse zu beratungsintensiven Arzneiformen. Vertiefen können Sie Ihr Wissen durch den Besuch des Weiterbildungsseminars A.8 „Beratungsintensive Arzneiformen". Im Rahmen Ihrer täglichen pharmazeutischen Beratung und der praktischen Tätigkeit Nr. 4 können Sie dieses Wissen aktiv einsetzen.

→ Praktische Tätigkeit Nr. 4 „Schulung eines Patienten zur Anwendung einer beratungsintensiven Arzneiform, z. B. Asthma-Device, Insulinpen, BtM-Pflaster, Rektalschaum, Antibiotikasaft"

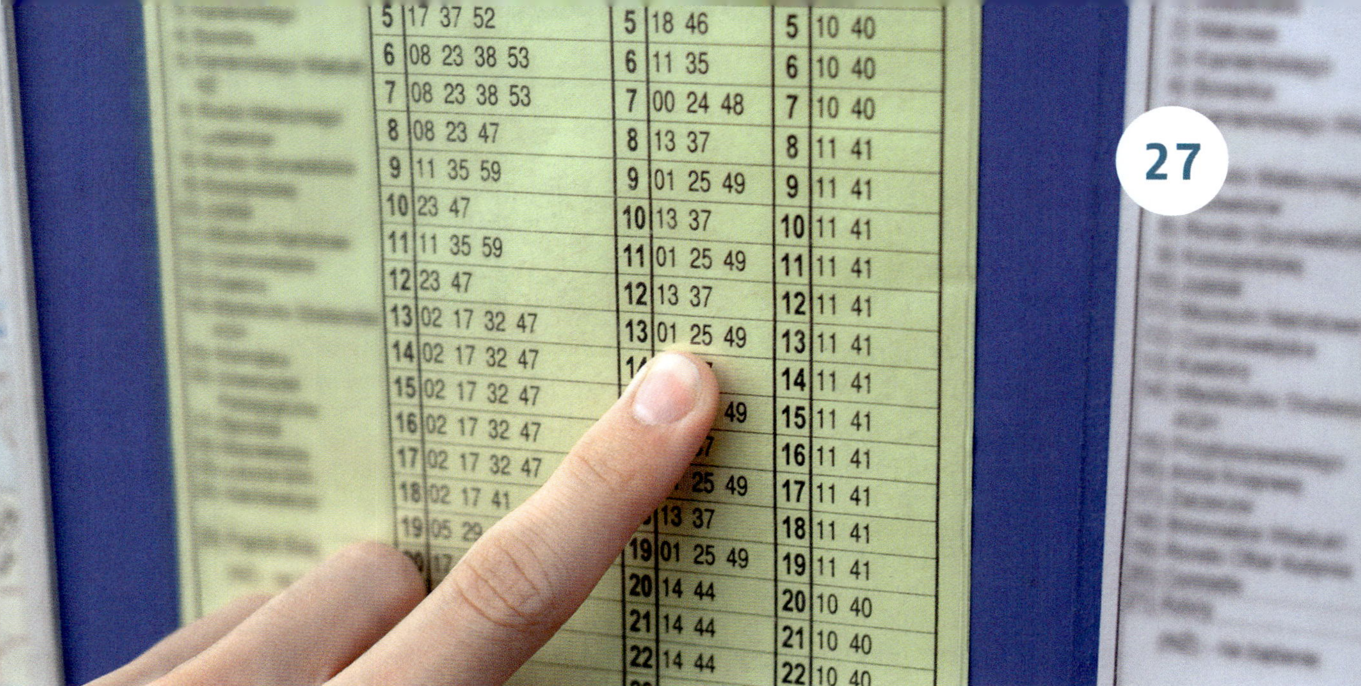

27

Förderung der Therapietreue

Prof. Dr. Thomas Messner, Ulrich Gehring, Dr. Nina Griese-Mammen, Prof. Dr. Martin Schulz

Es steht außer Frage, dass das richtige Arzneimittel in der richtigen Dosis zum richtigen Zeitpunkt zur Wiedererlangung oder Aufrechterhaltung der Gesundheit beiträgt. Für die korrekte Einnahme trägt der Patient die Verantwortung. Aktuelle Studien belegen jedoch, dass sich viele Patienten nicht an die Empfehlungen und Vorgaben halten oder Ihre Arzneimittel überhaupt nicht einnehmen. In diesem Kapitel wird die Problemstellung näher beleuchtet, und dargelegt, wie durch das pharmazeutische Beratungsgespräch die Therapietreue verbessert werden kann.

27.1 Adhärenz durch motivierende Gesprächsführung

Prof. Dr. Thomas Messner, Ulrich Gehring

27.1.1 Compliance, Adhärenz und Konkordanz

Die Therapietreue wurde viele Jahre mit dem Begriff Compliance gleichgesetzt. In dem Zusammenhang bedeutet Compliance schlicht Folgsamkeit. Neuere Begriffe wie Adhärenz und Konkordanz tragen einer aktiveren Rolle des Patienten Rechnung. Damit wird eine erweiterte Perspektive eingenommen, aus der das Phänomen der Therapietreue differenzierter betrachtet werden kann. Nachfolgend werden die aktuellen Terminologien kurz erläutert:

Der Begriff **Compliance** umschreibt das Ausmaß der Übereinstimmung des Patientenverhaltens mit den therapeutischen Empfehlungen. Ein Patient zeigt dann eine hohe Compliance, wenn er die Medikamente sowohl in Bezug auf die Persistenz als auch die Einnahmequalität so einnimmt, wie es ihm vonseiten des Arztes und Apothekers vermittelt wurde. Er gehorcht dem Mediziner und zeigt sich folgsam. Diese Perspektive impliziert eine passive Rolle des Patienten, der die vom Experten ausgesprochene Empfehlung auszuführen hat. Kommt er diesen Empfehlungen nicht nach, so wird er als nicht compliant bezeichnet.

Die **Adhärenz** umschreibt ebenfalls das Ausmaß des therapietreuen Verhaltens. Jedoch wird dem Patienten eine aktive Rolle zugewiesen. Er trägt die Therapieentscheidung mit und folgt nicht nur den Anweisungen des Experten. Therapietreue wird losgelöst von einem folgsamen, passiven Patientenbild und einem hierarchischen Arzt-Patienten-Verhältnis betrachtet. Den unfolgsamen Patienten, der sich einer medizinischen Anweisung widersetzt, gibt es aus diesem Blickwinkel nicht. Vielmehr wird von einem mündigen Patienten ausgegangen, der dem Arzt und anderen Professionellen im Gesundheitswesen in Augenhöhe gegenübersteht. In den weiteren Ausführungen wird bewusst der Begriff Adhärenz verwendet. Die damit einhergehende Betonung des aktiven, mitgestaltenden Patienten ist intendiert.

Während die Begriffe Compliance und Adhärenz auf das Verhalten des Patienten verweisen, zielt die Konkordanz auf die Gestaltung der Arzt-Patienten-Beziehung ab. Aus psychologischer Perspektive beschreibt der Begriff Konkordanz die Übereinstimmung der Gesamturteile von verschiedenen Urteilern. Übertragen auf die Arzt-Patienten-Interaktion bedeutet Konkordanz eine gleichberechtigte, kooperative Beziehung, die durch Respekt für die unterschiedlichen Ansichten, einen offenen Informationsaustausch und ein hohes Maß an Vertrauen gekennzeichnet ist. Gewissermaßen stellt das die Grundlage für eine hohe Adhärenz dar.

 **Definition**

- **Compliance** (Folgsamkeit, Gehorsamkeit) steht eher für ein passives Bild des Patienten. Seine Ressourcen stehen dabei nicht im Vordergrund.
- ① **Adhärenz** (Einhaltung) ist das aktuell gebräuchliche Wort für Therapietreue. Der Patient ist Mitentscheider und Mitgestalter seiner Therapie.
- **Konkordanz** (Übereinstimmung) ist eine Grundlage für Adhärenz.
- **Persistenz:** Der Anteil der Patienten, die nach einer definierten Zeit das verordnete Arzneimittel noch einnehmen, wird als „Persistenz" bezeichnet.

27.1.2 Bedeutung der Adhärenz

Der Blick in die Praxis zeigt, dass Patienten häufig nicht adhärent sind, wobei der Ausprägungsgrad von der einzelnen Situation und der Erkrankung abhängt. Aufgrund der komplexen Operationalisierung und der starken intersubjektiven Varianz fällt es schwer, genaue Zahlen zu benennen. In der Literatur werden je nach Erkrankung Raten der fehlenden Adhärenz im Bereich von 25–40 %, bei Langzeitmedikationen sogar bis zu 50–60 % angegeben. Die Zahlen sind aufgrund der unterschiedlichen Operationalisierung nur schwer zu vergleichen und können nicht verallgemeinert werden. Grundsätzlich kann jedoch davon ausgegangen werden, dass die mangelnde Adhärenz weit verbreitet ist und viele Patienten den Empfehlungen des Arztes oder Apothekers nicht (vollständig) folgen.

Mangelnde Adhärenz kann dazu führen, dass sich der Gesundheitszustand des Patienten nicht wie gewünscht bessert oder die Symptomatik chronifiziert. Möglicherweise führt ein Nichteinhalten der Empfehlungen aber auch unmittelbar zu schwerwiegenden Folgen. So geht beispielsweise rund die Hälfte aller Abstoßungsreaktionen nach Nierentransplantationen zulasten mangelhafter Adhärenz. Aktuelle Studien zeigen, dass geringe Adhärenz mit einer höheren Morbidität und Mortalität einhergehen.

Neben den Konsequenzen für den einzelnen Patienten resultieren aus mangelnder Adhärenz zusätzlich hohe Belastungen für das Gesundheitssystem. Durch weggeworfene Medikamente, unnötige Krankenhausaufenthalte, nicht notwendige Arztbesuche, weitere (medikamentöse) Behandlungen, Pflegemaßnahmen und Einschränkungen der Arbeitsfähigkeit einhergehend mit Ersatzleistungen entstehen direkte und indirekte Kosten. Diese belaufen sich nach Petermann

Tab. 27.1 5 Dimensionen der Adhärenz. Nach Sabaté 2003

Dimension	Beispiele
Patientenbezogene Faktoren	Ängste, Erwartungen, Informationsstand, Einstellungen, Motivation, Alter
Therapiebezogene Faktoren	Komplexität der Einnahme, Behandlungsdauer, unerwünschte Nebenwirkungen, Misserfolge bei vergleichbaren Therapien, Anzahl von gleichzeitig einzunehmenden Medikamenten
Krankheitsbezogene Faktoren	Verlauf und Progredienz, Leidensdruck, Aussicht auf Genesung, wahrgenommene Symptome, empfundene Schwere der Erkrankung
Sozioökonomische Faktoren	Finanzielle Möglichkeiten, kulturelle oder religiöse Hintergründe, Bildungsniveau
Gesundheitswesen	Verhältnis zwischen Patient und Arzt bzw. Apotheker, Erstattung der Kosten, Beratungsmöglichkeiten, Schnittstellenprobleme zwischen Heilberufen, (scheinbar) widersprüchliche Aussagen

(2004) in Deutschland auf bis zu 20 Milliarden Euro pro Jahr. Das entspricht etwa den Gesamtausgaben für Diabetes mellitus im Jahr 2005.

② Eine Steigerung der Adhärenz wird der Gesundheit des Einzelnen zugute kommen und gleichzeitig zu Einsparungen im Gesundheitssystem führen. Die WHO weist seit Längerem darauf hin, dass spürbare Verbesserungen der Adhärenz einen größeren gesundheitlichen Nutzen nach sich ziehen würden als jede andere Optimierung im Bereich der medikamentösen Therapie.

Merke

Zur Steigerung der Lebensqualität des Patienten und zur Vermeidung von Folgekosten ist die Adhärenz des Patienten eine notwendige und elementare Voraussetzung. Eine nachhaltige Verbesserung der Adhärenz ist ein Gewinn für Individuum und Gesellschaft. Im Bereich der Pharmazie ist sie eine der vordringlichsten Aufgaben.

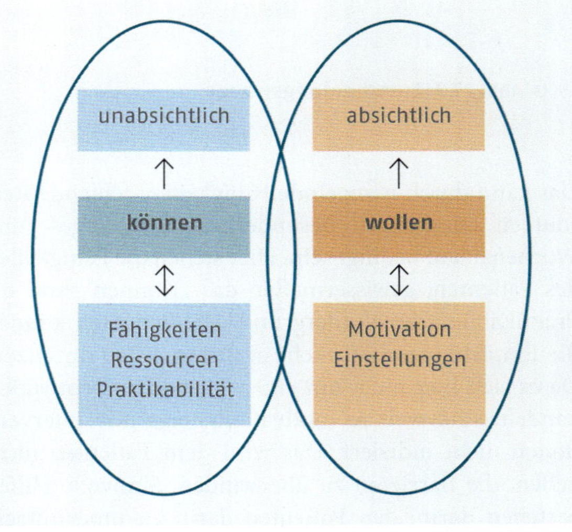

Abb. 27.1 Absichtlicher und unabsichtlicher Adhärenzmangel

27.1.3 Ursachen und Faktoren der Adhärenz

Die Gründe für mangelnde Adhärenz sind vielschichtig. Die Frage, ob ein Patient sich an die Therapieempfehlungen hält oder nicht, wird von vielen Faktoren beeinflusst. In einem Report der WHO werden 5 übergeordnete Dimensionen skizziert, die die Ausprägung der Adhärenz bestimmen. Diese sind in Tab. 27.1 gelistet.

Ob und in wie weit sich ein Patient adhärent verhält, hängt von der Ausprägung dieser unterschiedlichen Dimensionen und deren subjektiver Wahrnehmung ab.

Absichtlicher und unabsichtlicher Adhärenzmangel

③ Über die Dimensionen der WHO hinweg unterscheidet Rob Horne (2005) fehlende oder mangelnde Adhärenz dahingegen, ob sie absichtlich oder unabsichtlich erfolgt (Abb. 27.1).

Der **unbeabsichtigte Adhärenzmangel** ist vom Patienten nicht geplant, sondern das Resultat von praktischen Barrieren (Tab. 27.2). Die Entscheidung für die Medikamenteneinnahme ist in der Regel bereits getroffen. Jedoch gelingt es dem Patienten trotz hoher Motivation nicht, im Sinne der gebildeten Absicht zu handeln.

Tab. 27.2 Mögliche Ursachen des unabsichtlichen Adhärenzmangels

Ursachen	Beispiele
Fertigkeiten und Fähigkeiten	Schwierige und komplizierte Applikation und Handling des Medikaments, Ängste (z. B. Panik und Ängste vor Spritzen und Nadeln), fehlende Selbstwirksamkeit
Ressourcen	Fehlende oder unzureichende soziale Unterstützung (z. B. familiär), positive Erfahrungen
Besonderheiten im Tagesablauf	Schichtdienst, wechselnde Arbeitszeiten, Belastungen durch Kinder und Familie
Einnahmebarrieren	Würgereiz, unübersichtlicher Medikamentenplan, Tablettengröße, Geruch

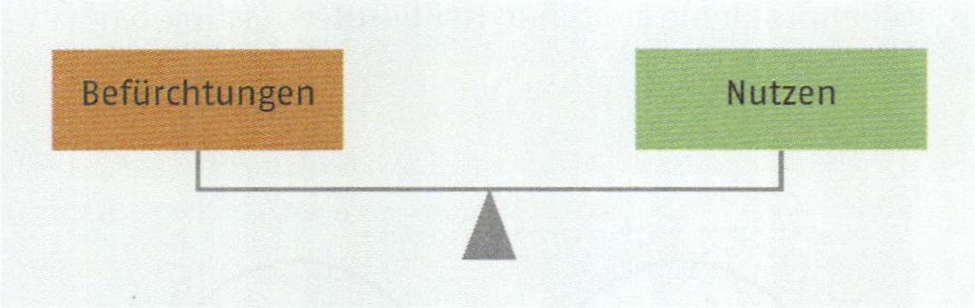

Abb. 27.2 Entscheidungswaage

Das kann durch mangelnde Fähigkeiten, fehlende Ressourcen oder durch Besonderheiten im Tages- und Wochenablauf bedingt sein. Hier stehen die Fähigkeiten des Patienten, gewissermaßen das „Können", und die Praktikabilität im Vordergrund. Die Patienten können die Empfehlungen oft nicht in ihrem Alltag umsetzen. Da es sich hier nicht um einen Mangel an Motivation handelt, sind weitere motivationssteigernde Interventionen nicht indiziert. Das wird dem Patienten nicht helfen, die Barrieren zu überwinden. Sinnvolle Hilfen bestehen darin, den Patienten darin zu unterstützen, Hindernisse zu beseitigen und Hinweise zu geben, wie die Einnahme erleichtert werden kann. Es ist von entscheidender Bedeutung, die individuellen Ursachen zu identifizieren und darauf entsprechend zu reagieren.

Der **absichtliche Adhärenzmangel** ist eng verknüpft mit der Haltung und den Einstellungen des Patienten. Er hat sich bewusst entschieden, das Medikament nicht einzunehmen und verhält sich entsprechend. Diese Entscheidung kann zu unterschiedlichen Zeitpunkten erfolgen. Möglicherweise hat sich der Patient schon bei der Verordnung des Medikaments entschieden, dieses nicht gemäß den Empfehlungen einzunehmen. Mancher Patient hat sich beim Arztbesuch noch keine klaren Gedanken über die Einnahme gemacht oder nimmt ein diffuses Bauchgefühl hinsichtlich der Medikation wahr. Er steht der Einnahme ambivalent gegenüber und hat sich noch nicht näher damit auseinander gesetzt. Auch in diesem Fall wird er, spätestens wenn die Medikamente zu Hause auf dem Tisch liegen, eine Entscheidung fällen, ob und inwiefern er den Empfehlungen folgt. Die Bildung einer Absicht ist das Ergebnis einer bewussten oder unbewussten Entscheidung des Patienten, die er aufgrund seiner Vorkenntnisse, Vorerfahrungen und Einstellungen trifft. Der Entscheidungsprozess wird maßgeblich von zwei Aspekten beeinflusst, die Rob Horne (2005) stark vereinfacht im Rahmen seines „Necessity – Concern – Framework" beschreibt (Abb. 27.2). Darin werden die entscheidenden praktisch relevanten Perspektiven zum Ausdruck gebracht. Zum einen ist die subjektiv empfundene Notwendigkeit (Necessity) der Therapie ein wichtiges Argument, das für die Einnahme sprechen kann. Der Patient weiß um oder glaubt an die Effektivität des Medikaments und verlässt sich auf den Nutzen, der sich aus der Einnahme ergibt.

Demgegenüber stehen die Ängste und Sorgen (Concern), die mit der Therapie einhergehen. Der Patient wird eine hohe Adhärenz zeigen, wenn er einen entsprechenden Nutzen erwartet und dieser gleichzeitig die Bedenken überwiegt. Möglicherweise sind die Ängste und Sorgen auch größer als die vom Patienten empfundene Notwendigkeit des Medikaments. In dem Fall steigt die Wahrscheinlichkeit, dass es nicht in der empfohlenen Art und Weise eingenommen wird. Die Gedanken um die Notwendigkeit und Sinnhaftigkeit des Medikaments auf der einen Seite und die Bedenken, die mit einer Einnahme einhergehen, werden gegeneinander abgewogen. Das hilft dem Patienten, sich seiner Absicht und seiner Haltung bewusst zu werden und eine Entscheidung für sich zu treffen.

Der absichtliche Adhärenzmangel kann in verschiedenen Ausprägungen auftreten (Tab. 27.3).

Tab. 27.3 Erscheinungsformen der intentionalen Nonadhärenz. Nach Petermann 2003

Erscheinungsform	Wie äußert sich diese?
Little bit each day	Das Medikament wird regelmäßig, jedoch nicht in ausreichender Dosis eingenommen.
Better more	Das Medikament wird regelmäßig, jedoch in höherer Dosis eingenommen.
On-off-Adhärenz	Das Medikament wird korrekt eingenommen. Wenn sich eine Wirkung einstellt, wird das Medikament abgesetzt und bei erneutem Auftreten der Symptomatik erneut eingenommen.
Drugswinging	Das Medikament wird je nach Krankheits- oder Behandlungsereignissen eingenommen.
Drugholidays	Das Medikament wird einige Zeit korrekt eingenommen. Es gibt jedoch auch Phasen, in denen eine Art Urlaub von den Medikamenten gemacht wird.
Drugdumping	Die Einnahme der Medikamente wird vorgetäuscht, indem beispielsweise Behälter entleert werden.
White-coat-Adhärenz	Unmittelbar vor einem Arzttermin werden die Medikamente wieder entsprechend der Empfehlungen eingenommen.

Steigerung der Adhärenz in der Apotheke

Die Adhärenz des Patienten kann auf unterschiedlichen Wegen unterstützt werden. Aufgrund der Position im Gesundheitssystem übernimmt der Apotheker hier eine Schlüsselrolle. Simons, Roth und Jaehde (2007) beschreiben vier Strategien zur Förderung der Adhärenz in der Apotheke, von denen 3 (Monitoring, Therapieanpassung, Verhaltensbeeinflussung) auf die Veränderung unabsichtlicher Adhärenz abzielen. Die vierte Strategie (Edukation) im Sinne einer individuellen Beratung ist als Königsweg der Beeinflussung der Adhärenz anzusehen.

Mittels **Monitoringverfahren** lässt sich die Adhärenz überwachen und begleiten. Dazu zählt sowohl die Dokumentation der Einnahme mittels Tagebüchern oder ähnlicher Verfahren, als auch die Kontrolle von medizinischen Parametern im Sinne der Überprüfung von Therapieergebnissen. Zu diesen Verfahren zählt beispielsweise die MEMS-Technologie (Medication Event Monitoring System), bei der spezielle Medikamentenbehälter eingesetzt werden. Ein in den Deckel des Behältnisses integrierter Mikrochip speichert jede Öffnung des Deckels. So lässt sich die Einnahme – so das Medikament denn auch eingenommen wird – sehr genau bestimmen und die entsprechenden Folgemaßnahmen können ergriffen werden. Eine weitere Möglichkeit zur Verbesserung der Adhärenz ist die Anpassung des Therapieregimes (**Therapieanpassung**). Kombinations- oder Retardpräparate vereinfachen beispielsweise die Einnahme und verhelfen so zu einer höheren Adhärenz. Die Steigerung der Adhärenz kann auch durch **Verhaltensbeeinflussungen** erreicht werden. Hierzu zählt beispielsweise das Cue-dosing, das systematische Verknüpfen der Einnahme mit Alltagshandlungen, z. B. dem Zähneputzen.

Alle genannten Strategien greifen an denkbaren Barrieren und Hindernissen an. Durch geeignete Maßnahmen soll das „Können" des Patienten unterstützt werden. Dadurch wird vermieden, dass er nicht trotz gebildeter Absicht einen Mangel an Adhärenz aufzeigt. Um absichtlichen Adhärenzmangel zu beeinflussen, bedarf es der vierten Strategie (**individuelle Beratung** und **Edukation**).

Durch ein adäquates Beratungsgespräch können individuelle Hindernisse und Barrieren, die den Patienten an der Umsetzung scheitern lassen, deutlich werden. Im Gespräch können diese identifiziert und gemeinsam Bewältigungsstrategien gefunden werden. Weiterhin wird in einem Beratungsgespräch auch die Motivation zur Einnahme des Medikaments – vereinfacht gesprochen das „Wollen" – in den Fokus genommen. Durch eine geeignete Form der Gesprächsführung kann der Patient bei seinem Abwägeprozess unterstützt werden und sich seine eigene Haltung vor Augen führen. So wird Motivation gefördert.

④ Die individuelle Beratung ist die wohl bedeutsamste und elementarste Strategie zur Steigerung der Adhärenz in der Apotheke. Mit dem Ansatz des Motiva-

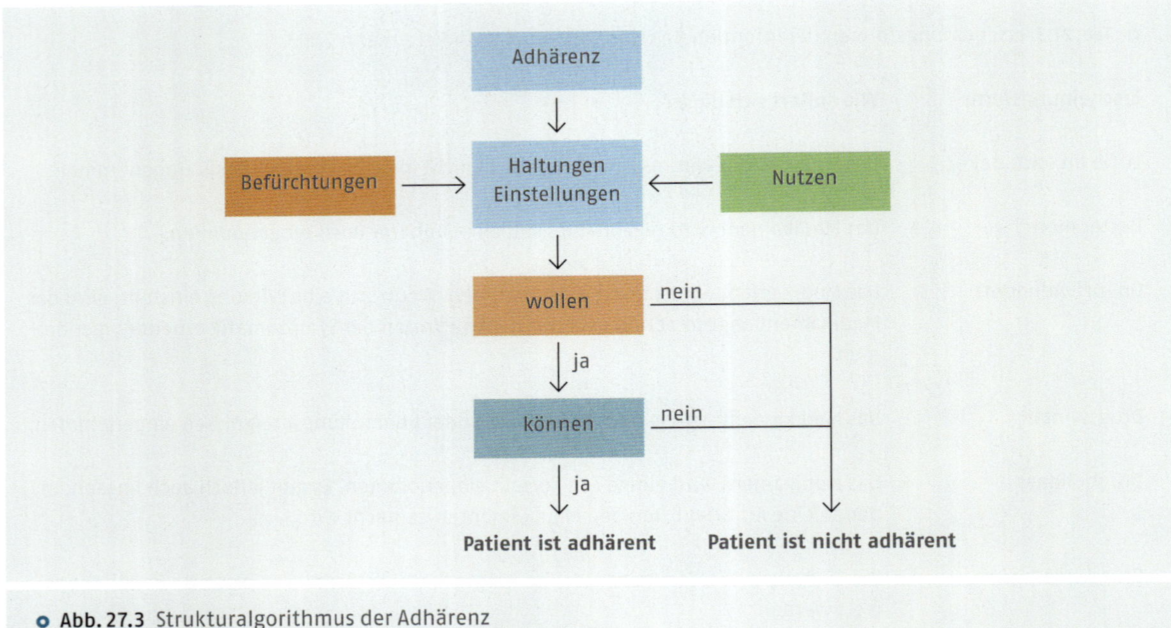

Abb. 27.3 Strukturalgorithmus der Adhärenz

tional Interviewing – motivierende Gesprächsführung (MI) steht dem Apotheker ein praxisbewährtes und evidenzbasiertes Konzept zur Verfügung, um dem Patienten bei der Umsetzung der Medikamenteneinnahme, beim Wollen sowie beim Können zu unterstützen (Abb. 27.3).

27.1.4 Motivierende Gesprächsführung

Was im Deutschen als motivierende Gesprächsführung bezeichnet wird, ist im angelsächsischen Sprachraum unter Motivational Interviewing (MI) bekannt. Diese Art der Gesprächsführung wurde ursprünglich entwickelt, um therapieunwillige Suchtklienten für eine weitergehende Behandlung zu motivieren. Der amerikanische Suchtforscher und Psychologieprofessor William Miller und sein britischer Kollege Steven Rollnick entwickelten aus der Praxis der Arbeit mit Suchtkranken, die häufig als schwierig, d. h. unmotiviert und widerständig gelten, diesen Ansatz, der sich in zahlreichen empirischen Untersuchungen als effizient erwiesen hat. Ursprünglich als Vorbereitung für weitere Maßnahmen (z. B. Therapie) konzipiert, führte MI häufig ohne weitere Behandlung zu signifikanten positiven Veränderungen.

MI ist ein eklektischer Ansatz, d. h. die Methoden werden aus verschiedenen Verfahren (z. B. Gesprächstherapie, kognitive Verhaltenstherapie, Kurzzeittherapie) abgeleitet und weiterentwickelt (z. B. das aktive Zuhören). Die praxisorientierten Interventionen erwiesen sich als hoch kompatibel mit verschiedenen sozialpsychologischen Theorien (z. B. Reaktanztheorie von Brehm, kognitive Dissonanztheorie von Festinger, Selbstwahrnehmungstheorie von Bem).

Aufgrund der nachgewiesenen Effektivität der Methode und weil das Thema, andere Menschen motivieren zu wollen oder zu müssen, nicht nur im Gesundheitswesen häufig vorkommt ist, hat MI international eine Art Siegeszug in den verschiedensten Bereichen der Arbeit mit Menschen angetreten. Insbesondere in Kontexten, in denen man mit konfrontativen Mitteln nicht mehr weiterkommt, wird MI empfohlen und eingesetzt. MI wird in verschiedenen Feldern des Gesundheitswesens angewendet (Förderung der Adhärenz, Diabetesprogramme, Mukoviszidosebehandlung, etc.) und auch in Zwangsberatungssituationen (Klient wurde vom Richter oder Chef geschickt, will aber auf gar keinen Fall da sein, etc.). Es ist ein pragmatischer, vergleichsweise schnell zu lernender Ansatz, um Menschen für eine Veränderung zu gewinnen und sich als Fachkraft dabei nicht zu verausgaben, d. h. einem Burnout vorzubeugen.

Definition

⑤ Miller und Rollnick (2015) geben eine pragmatische Definition: **Motivational Interviewing** (MI) ist ein kooperativer Gesprächsstil, mit dem wir einen Menschen in seiner eigenen Motivation und seinem eigenen Engagement für Veränderung stärken können.

27.1.5 Grundlagen der motivierenden Gesprächsführung

Es geht darum, auf geschmeidige, mit dem Widerstand gehende Weise Menschen darin zu begleiten, dass sie das finden, was sie wirklich wollen und was ihnen gut tut. Das dem MI zugrunde liegende Menschenbild klingt hier bereits an. Die Grundannahme ist, dass Menschen im Kern konstruktiv und motiviert sind. Wenn sie sich – von außen betrachtet – selbstschädigend, unvernünftig und unmotiviert zeigen, haben sie dafür subjektiv gute Gründe. Das offensichtliche Fehlen von Motivation wird als Feststecken in der Ambivalenz interpretiert. Ambivalenz meint, dass aus der Sicht des therapieunwilligen Patienten oder Kunden gute Gründe für eine Medikamenteneinnahme und gute Gründe dagegen sprechen. In einem motivationssteigernden Beratungsgespräch würden beide Seiten (pro und kontra Medikamenteneinnahme) erfragt, gewürdigt und abgewogen. In einem Beispiel (siehe Kasten) beschreiben Kremer und Schulz (2012) die Ambivalenz einer Patientin mit einer bipolaren Störung gegenüber den Psychopharmaka.

Vor- und Nachteile der Arzneimitteleinnahme

Vorteile

- Kann für meine Kinder da sein,
- kriege den Haushalt geregelt,
- kann mit meinem Mann sprechen,
- spare Geld,
- komme mit den Nachbarn klar,
- habe keinen Ärger mit dem Jugendamt,
- gehe mal ins Kino.

Nachteile

- Nehme Gewicht zu,
- schlafe schlecht,
- ist mir peinlich in der Apotheke,
- bin abhängig,
- habe keine Lust auf Sex.

An dem Beispiel wird deutlich, dass es aus der Sicht der Patientin wirklich gute Gründe für und gegen die Medikamente gibt. Während man früher gedacht hat, man müsse der Patientin die Vorteile nur sehr deutlich mitteilen und sie damit vom richtigen Verhalten überzeugen, ist heute klar, dass genau diese Vorgehensweise häufig kontraindiziert ist, weil sie das Gegenteil der eigentlichen Absicht, die regelmäßige Medikamenteneinnahme, erreicht. Aus motivationspsychologischer Sicht ist zu empfehlen, mit der Patientin die Ambivalenz zu erkunden, d. h. sie zu fragen, was dafür und dagegen spricht und mit ihr gemeinsam eine Gewichtung der genannten Argumente vorzunehmen.

 **Merke**

Menschen sind in der Regel nicht unmotiviert, sondern ambivalent, d. h. (innerlich) hin und her gerissen. Ambivalenz ist sehr menschlich. Motivation für eine Verhaltensänderung wird durch das vertrauensvolle und offene Erkunden der Ambivalenz gefördert.

Dazu ist eine bestimmte Haltung vonnöten, die durch vier Merkmale beschrieben wird:

Kommunikation auf Augenhöhe statt Expertenfalle: Menschen mögen in aller Regel nicht von oben herab behandelt werden. Der Fachmann, der als Experte Ratschläge, Empfehlungen bzw. Anordnungen gibt, bewirkt häufig das Gegenteil. Die natürliche Reaktion von Menschen, die sich nicht frei entscheiden können, ist Gegenwehr bzw. Widerstand. Aus diesem Grund wird ein motivationsförderndes Beratungsgespräch als Gespräch unter Experten verstanden. Der Kunde ist Experte für sich, seine Vorlieben, Wünsche und Nöte und der Apotheker ist Experte für Arzneimittel und ihre Wirkung auf Menschen.

Entlockend statt vorschreibend: Menschen glauben das, was sie selber sagen und werden sich ihrer Haltungen insbesondere dann bewusst, wenn sie diese aussprechen. Aus diesem Grund ist eine motivierende Gesprächsführung hervorlockend. Bereits Sokrates hat in seiner Art zu philosophieren diese Strategie angewendet und sie Mäeutik (Hebammenkunst) genannt. Um nachhaltige Veränderung zu fördern, ist nicht die Information, die ich jemandem gebe, entscheidend, sondern kluges Fragen und gutes Zuhören.

Anteilnehmend statt eigennützig: Das Beratungsgespräch steht im Dienst des Kunden. Sein Wohlergehen ist entscheidend und nicht merkantile oder sonstige Interessen.

Akzeptierend statt moralisierend: Wirkliche Veränderung beginnt mit Akzeptanz. Dieser Gedanke ist kontraintuitiv, weil Veränderung etwas Neues bedeutet. Um aber irgendwo anders hin zu kommen, müssen wir den Ausgangspunkt der Veränderung sehen und anerkennen, den Status quo akzeptieren, sonst wird die Veränderung ins Leere laufen. Akzeptanz bedeutet damit auch Respekt vor der Autonomie eines Menschen. Für ihre Förderung ist echte Empathie und Wertschätzung nötig. Die Voraussetzung dafür ist es, die Perspektive des Gegenübers einnehmen und würdigen zu können.

Merke

⑥ Der Geist von Motivational Interviewing: MI ist etwas, das wir **gemeinsam mit** einem Menschen tun, und nicht etwas, das wir **an** ihm durchführen oder das wir ihm verabreichen. Partnerschaftlichkeit, Akzeptanz, Mitgefühl und Evokation sind die vier Kernaspekte der MI-Haltung (Miller und Rollnick 2015).

⑦ Aus dieser Grundhaltung des MI (MI-Spirit) sind für motivierende Gespräche im Gesundheitssektor vier Prinzipien abzuleiten, die im Englischen mit dem Akronym RULE (resist, understand, listen, empower) abgekürzt und leichter merkbar gemacht werden:

Resist – widerstehe dem Reflex, Kunden bzw. Patienten zu korrigieren: Es ist ein verbreiteter und wohl normaler menschlicher Impuls, Dinge, die nicht so sind, wie sie sein sollen, zu richten bzw. zu korrigieren. Dazu gehört auch, denjenigen Menschen, die sich unvernünftig und selbstschädigend verhalten, zu sagen, was vernünftig ist und dass das, was das Gegenüber gerade macht, dem nicht entspricht. Die dahinterstehende Absicht ist ehrenvoll und doch erzeugt sie oft das Gegenteil dessen, was intendiert ist. Denn genauso menschlich ist es, dass die Adressaten unserer guten und helfenden Absichten sich diesen Überzeugungsversuchen widersetzen. Daraus könnte sich ein Zeit und Nerven kostendes, kommunikatives Ping-Pong-Muster entwickeln:

- Apotheker: Die regelmäßige Einnahme der Medikamente ist sehr wichtig!
- Kunde: Mir wird aber immer schlecht davon.
- Apotheker: Sie sollten sie aber trotzdem einnehmen.
- Kunde: Sie bekommen mir aber nicht.

Bei solchen (und anderen) Gesprächen sollten wir uns die psychologische Erkenntnis vor Augen führen, dass Menschen das glauben, was sie selber sagen. Wenn der Kunde in einem solchen Gespräch sich veranlasst sieht, immer wieder aussprechen zu müssen, was gegen die Medikamente spricht (weil aus seiner Sicht der Apotheker immer noch nicht verstanden hat, was daran problematisch ist), verstärkt er damit seine ablehnende Haltung gegenüber den Medikamenten. Um nachhaltige Motivation für Veränderung des Verhaltens zu erzielen, sollten wir diesem Impuls, helfen zu wollen widerstehen und unser intuitives Korrigierverhalten zügeln. Menschen sind in den meisten Fällen nicht völlig unmotiviert. Zumeist sind sie z. B. im Hinblick auf gesundheitsförderliches bzw. -schädliches Verhalten (innerlich) ambivalent. Ein Kerngedanke von MI ist es, die Betroffenen durch das Erforschen der Ambivalenz (was spricht für, was gegen die Einnahme der Medikamente) zu Fürsprechern der eigenen Veränderung werden zu lassen.

Understand – verstehe dein Gegenüber: „Dass man, wenn es in Wahrheit gelingen soll, einen Menschen zu einem bestimmten Ort zu führen, vor allen Dingen darauf achten muss, ihn dort zu finden, wo er ist und dort anfangen. Dieses ist das Geheimnis in jeder Kunst des Helfens. Jeder, der das nicht kann, ist selber ein Trugbild, wenn er meint, einem anderen helfen zu können. Um in Wahrheit einem anderen helfen zu können, muss ich mehr verstehen als er selber – aber doch wohl in erster Linie das verstehen, was er versteht" (Zitat: Sören Kierkegaard). Wenn ich in begrenzter Zeit jemandem im Hinblick auf eine Verhaltensänderung helfen möchte, ist es besser, ihn selbst nach Gründen für die Veränderung und nach möglichen Plänen zu fragen, als ihn durch eigene Erklärungen zu dieser Veränderung bringen zu wollen. Ich vermeide dadurch mögliche, sich selbst verstärkende Gegenrede und fange an das Gegenüber besser zu verstehen. Dieser Prozess fördert beim Anderen das Selbstverständnis und hilft ihm dadurch zu entdecken, was er wirklich will. Entscheidend für jedes Motivationsgespräch ist also, die Sicht des Gegenübers einzunehmen und zu verstehen. Dies heißt nicht, sie gut zu heißen bzw. inhaltlich zu teilen. Es geht darum, sie offenzulegen und gemeinsam mit dem Gesprächspartner anzuschauen. Dafür ist es hilfreich, sich metaphorisch neben den Gesprächspartner zu setzen und mit ihm zusammen eine Art gedachtes Fotoalbum, und zwar das persönliche Album des Gesprächspartners, anzuschauen. Diese Haltung ist gekennzeichnet von Empathie und wird personenzentriert genannt.

Listen – die Kunst der Kommunikation ist das Hören: MI möchte einen Weg aus der Ambivalenz, d. h. eine innere Klärung herbeiführen. Dafür ist es unabdingbar, die unterschiedlichen Aspekte der Ambivalenz zum Ausdruck bringen zu lassen. Dafür muss ich gut zuhören. Echtes Interesse und Empathie werden dadurch vermittelt und regen dazu an, die innere Klärung voranzutreiben. Nachhaltige Verhaltensänderungen verlangen nicht in erster Linie nach Expertenwissen, sondern nach Zuhören. Die guten Gründe für eine echte und dauerhafte Veränderung sind im Gegenüber zu finden und nicht in äußeren Instruktionen.

Empower – Bestärke und befähige dein Gegenüber: Adhärenz meint, dass die Kunden selbst ihre Gesundheit positiv beeinflussen (z. B. durch regelmäßige Medikamenteneinnahme, gesündere Ernährung, Bewegung). Ein Prinzip motivierender Gespräche ist es dabei, Diskrepanzen aufzudecken zwischen dem, was der Gesprächspartner tut, und dem, was er eigentlich will. Dabei kann es gut sein, dass Resignation und Hoffnungslosigkeit sichtbar werden, weil das, was mein

Gegenüber möchte, sehr weit weg ist von dem, was er macht und erlebt. Dies wird sich sehr wahrscheinlich motivationsfeindlich auswirken. So ist es ein weiteres Anliegen des Motivationsgesprächs, der Resignation entgegenzuwirken und Veränderungszuversicht und Hoffnung zu wecken bzw. zu stärken.

Zusammenfassende Regel (RULE) zur MI-Anwendung

- Resist the righting reflex: Widerstehe dem korrigierenden Reflex „es richten zu wollen".
- Understand your patient: Verstehe den Patienten und seine Sicht.
- Listen to your patient: Höre dem Patienten zu.
- Empower your patient: Befähige Deinen Patienten und steigere die Selbstwirksamkeit.

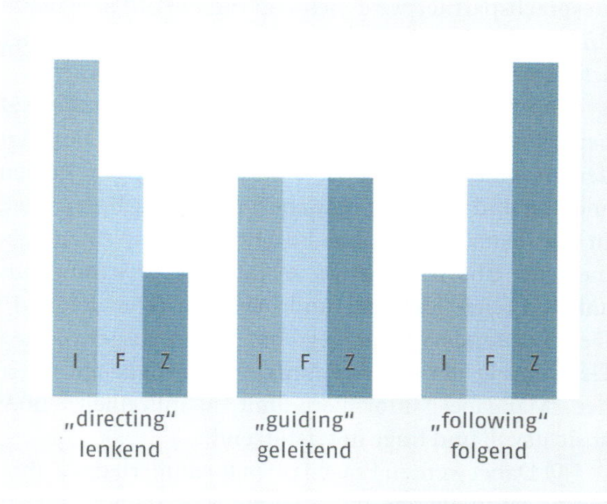

Abb. 27.4 Kommunikationsstile. I informieren, F fragen, Z zuhören.

Die Methoden der motivierenden Gesprächsführung

⑧ Wenn wir kommunizieren, benutzen wir 3 zentrale Kommunikationsfertigkeiten: das Fragen, das Informieren und das Hören. Durch die unterschiedliche Betonung und Gewichtung der einzelnen Fertigkeiten sind 3 unterschiedliche Kommunikationsstile zu differenzieren (Miller et al. 2012, Abb. 27.4).

Alle 3 Kommunikationsstile (lenkend, geleitend und folgend) haben ihre Berechtigung und ihre Vor- und Nachteile. Insbesondere Anlass, Intention und Kontext sind für die Stimmigkeit der gewählten Vorgehensweise entscheidend.

Der lenkende Kommunikationsstil ist geprägt von Ungleichheit im Hinblick auf Wissen bzw. Kompetenz oder Autorität bzw. Macht. Es findet überwiegend Informationsweitergabe statt. Die Fragen werden eher geschlossen, also vom Patienten kurz, z. B. mit ja oder nein, zu beantworten sein. Zuhören spielt eine untergeordnete bis gar keine Rolle. Diese direktive Form der Kommunikation kann sehr effektiv sein, sie kann durch klare Anweisungen Leben retten. Sie kann aber auch verletzen und das Gegenteil dessen bewirken, was intendiert ist. Im Gesundheitswesen ist sie sehr verbreitet, bereitet jedoch zunehmend Probleme. Die implizite Ungleichheit (Ich sage Dir als Experte, was Du tun musst) wird (immer häufiger) als Autonomieverletzung wahrgenommen und führt oftmals zu Lippenbekenntnissen oder einer bewussten Ablehnung bzw. Verweigerung. Im Hinblick auf Förderung intrinsischer Motivation ist sie offensichtlich eher kontraindiziert.

Lenkende Kommunikation: Ein Gespräch über die Behandlung aufgrund von HIV/Aids (nach Miller et al. 2012).

Apotheker	Wenn Sie Ihre Gesundheit möglichst lange erhalten wollen, ist es sehr wichtig, dass Sie Ihre Medikamente regelmäßig einnehmen. Haben Sie das bisher getan (geschlossene Frage)?
Kundin	Naja, es ist schwierig, alles immer genau zur richtigen Zeit einzunehmen; aber ich fühle mich schon ein bisschen besser, und das ist gut.
Apotheker	Ist Ihnen klar, dass Sie die Mittel jeden Tag einnehmen müssen, immer genau zur gleichen Zeit, und dass Sie die Einnahme auf keinen Fall einen Tag auslassen dürfen, auch wenn Sie sich besser fühlen (geschlossene rhetorische Frage)? Wie oft nehmen Sie Ihre Medikamente denn eigentlich ein (geschlossene Frage)?
Kundin	Das ist wirklich schwer, müssen Sie wissen. Wenn meine Mutter merkt, dass ich sie einnehme, merkt sie, was los ist, und dann erwartet mich nichts Gutes. Verstehen Sie, sie weiß es nicht.
Apotheker	Vielleich können Sie ins Bad gehen, um sie einzunehmen.
Kundin	Ja, aber ich habe ja auch das Baby, und es ist ganz generell ziemlich schwer, alles genau zum richtigen Zeitpunkt zu tun.
Apotheker	Wie oft haben Sie es versäumt, Ihre Medikamente einzunehmen?

Der Kommunikationsstil des Folgens bildet dazu den Gegenpol. Er ist gekennzeichnet durch gutes Zuhören und die Sicht des Patienten ist entscheidend. Informationsweitergabe spielt eine untergeordnete bis gar keine Rolle. Auch Fragen sind weniger wichtig als Hören. Der

27

Gesprächspartner wird vieles an diesem Stil angenehm finden. Wenn ein Patient weint, z. B. aufgrund einer schlechten Nachricht, ist dieser Stil angemessen.

Der geleitende Kommunikationsstil ist angezeigt bei Erkundungs- und Motivationsgesprächen. Diese Art der Gesprächsführung ist eine Mischung der beiden anderen und wird im Englischen als guiding bezeichnet. In der deutschen Sprache ist geleiten dafür eine angemessene Übersetzung. Es meint eine Mischung aus anleiten (eher lenkend) und begleiten (eher folgend). Der geleitende Stil basiert auf einer ausgewogenen Gewichtung der 3 Kommunikationsfertigkeiten unter der Maßgabe: Informiere mit Wahlfreiheit, höre absichtsvoll und frage unterstützend.

⑩ Dabei werden Fragen offen formuliert, das Zuhören findet in aktiver, reflektierender und empathischer Art statt und Informationen werden mit vorher eingeholter Erlaubnis und Wahlfreiheit im Hinblick auf die Umsetzung gegeben. Diese Basistechniken des Motivational Interviewing werden nachfolgend genauer beschrieben:

Offene Fragen

Es ist einfacher, geschlossene Fragen zu definieren als offene. Geschlossene Fragen sind Fragen, die ich digital, z. B. mit ja oder nein, beantworten kann. Auch die Fragen nach der Uhrzeit (Wie spät ist es?) oder meinem Namen (Wie heißen Sie?) sind geschlossen.

Offene Fragen laden zum Nachdenken, zur inneren Beteiligung und zur Introspektion ein, während geschlossene Fragen ohne innere Prozesse abgetan werden können. Es gilt der Satz: Wer fragt, führt. Wenn ich jemandem eine Frage stelle (ob geschlossen oder offen) erwarte ich eine Antwort. Ich bringe meinen Gesprächspartner durch jede Frage gewissermaßen in eine Bringschuld. Kommt keine Antwort, ist der kommunikative Akt nicht abgeschlossen und etwas stimmt nicht in der Kommunikation.

Mit geschlossenen Fragen führe ich eher misstrauisch (Haben Sie eine Idee?) und mit offenen Fragen eher mit Vertrauen (Welche Idee haben Sie?). Offene Fragen sind somit auch Zumutungen, die meinem Gegenüber zeigen, dass ich ihn ernst nehme und ihm etwas zutraue. Sie können für die fragestellende Person eine entlastende Wirkung haben, weil mit der offenen Frage die Verantwortung für die Arbeit an der Antwort dahin gegeben wird, wo sie hin gehört. Geschlossene Fragen dagegen bedeuten häufig eine Entlastung für die antwortende Person und eine Last für die fragestellende, weil die kurze Antwort sie schnell wieder in die Gesprächsführung bringt.

Typische offene Fragen

- Was wissen Sie bereits über Ihre Krankheit?
- Wie klappt es mit der Medikamenteneinnahme?
- Wie geht es Ihnen mit Ihren Medikamenten?
- Welche Probleme tauchen auf?
- Welche Nebenwirkungen spüren Sie?

Der auffordernde und öffnende Charakter offener Fragen stellt dementsprechend natürlich auch ein Risiko dar. Möglicherweise wird die Frage als zu große Zumutung empfunden und erzeugt Widerstand. Dies ist ein wichtiger Hinweis, der ernst genommen werden sollte. Im MI wird nicht nachgebohrt, sondern es gilt das Prinzip geschmeidig mit dem Widerstand mitzugehen.

Aktives Zuhören

Die englische Bezeichnung für diese zentrale Kernkompetenz professioneller Gesprächsführung ist reflective listening. Damit ist gemeint, dass ich in der Dienstleistung Kommunikation für eine begrenzte Zeit (und sehr bewusst) meine eigene Meinung zurückhalte und die Perspektive des Gesprächspartners einnehme. Ich stelle mich spiegelnd in den Dienst meines Gegenübers und reflektiere seine Äußerungen. Dies kann ich in unterschiedlicher Tiefe tun. Indem ich mich meinem Gesprächspartner zuwende, mit ihm Blickkontakt habe, mich nicht ablenken lasse und ggf. das von ihm Gesagte wörtlich wiederhole, zeige ich meinem Gegenüber zum einen, dass ich für ihn ganz Ohr bin. Zum anderen kann ich durch eine Reformulierung dessen, was der Kunde sagt, Klärungen herbeiführen und etwas auf den Punkt bringen.

- Kunde: Ich weiß nicht, ob die Medikamente sein müssen.
- Apotheker: Sie spüren keine Verbesserung.

In einer vertieften Variante des aktiven Zuhörens spreche ich meinem Gegenüber aus dem Herzen, d. h. ich gebe meine Wahrnehmung von dem, was mein Gegenüber eigentlich sagen möchte, wieder. Diese Anmutung stelle ich ihm zur Verfügung, um ihm zu einer inneren Klärung zu verhelfen und um eigene Klarheit über das Ausgesprochene zu erhalten. Entscheidend dabei ist die innere Haltung, nicht Recht haben zu wollen. Durch das aktive Zuhören wird dem Gesprächspartner ein mögliches Verständnis seiner Aussage zur Überprüfung angeboten. Nur er kann entscheiden, was wirklich gemeint ist.

- Kunde: Ich weiß nicht, ob die Medikamente sein müssen.
- Apotheker: Sie sind es leid, die Medikamente zu schlucken.

Entscheidend für gutes aktives Zuhören ist wirkliches Interesse am Gegenüber, Respekt und echte Empathie.

27.1.6 Informieren

Das Informieren wird in der pharmazeutischen Beratung höchstwahrscheinlich am häufigsten benutzt. Dies resultiert naturgemäß aus dem empfundenen Wissensvorsprung des Experten für Gesundheit. Diesem Experten steht auf der anderen Seite ein weiterer Experte gegenüber: der Patient als Experte seines Lebens und seiner Möglichkeiten. Unter Berücksichtigung der Grundhaltung des Motivational Interviewing kann ein Gespräch als Austausch unter Experten verstanden werden. Dabei sind insbesondere folgende von Miller et al. (2012) beschriebene Grundsätze zu beachten:

- Drosseln Sie Ihr Tempo, damit Sie schneller vorankommen.
- Bedenken Sie, es geht um Menschen, nicht um Informationsbehälter.
- Berücksichtigen Sie die übergeordneten Prioritäten des Patienten.
- Positive Botschaften sind wichtig.
- Denken Sie darüber nach, wie viele Informationen Sie wirklich übermitteln müssen.
- Übermitteln Sie Informationen behutsam.

In der Praxis haben sich dabei die folgenden unterschiedlichen Verfahren bewährt.

Um Erlaubnis bitten

Die Wahrung der Autonomie ist eine der Kernsäulen des Motivational Interviewing. Menschen lassen sich nicht gerne sagen, dass ihr Handeln und Erleben nicht in Ordnung ist und sie besser anders wären oder andere Dinge tun sollten. Geschieht dies vonseiten des Apothekers oder Arztes trotzdem, so werden viele Patienten sich verschließen und innerlich oder äußerlich Widerstand zeigen. Um das zu vermeiden und trotzdem hilfreiche Informationen zu übermitteln, werden Informationen im Rahmen von MI-Interventionen erst nach expliziter Erlaubnis ausgesprochen. Das kann auf unterschiedlichen Wegen erfolgen. Möglicherweise fragt ein Patient gezielt nach Informationen. In diesem Fall wäre die fachliche Information eine Antwort auf die vorab gestellte Frage. Die Erlaubnis wird sozusagen gleichsam mit der Frage erteilt. Eine weitere Möglichkeit besteht darin, den Patienten ausdrücklich um Erlaubnis zu bitten (Sind Sie einverstanden, dass ich Ihnen einmal meine Sicht erläutere?). Er kann nun entscheiden, ob er die Information anhören möchte oder nicht. So kann Widerstand vermieden werden, denn die Erlaubnis wurde vom Patienten erteilt. Im Apothekenalltag wird es aber auch vorkommen, dass wesentliche und wichtige Informationen übermittelt werden müssen, ohne auf eine explizite Erlaubnis seitens des Patienten angewiesen zu sein. Hier bietet es sich unter Bezug auf die eigene Rolle an, die Wahrheit direkt zu verkünden. (Als Apotheker gibt es da etwas, was ich Ihnen mitteilen muss.) Wenn dies zu direkt ist, kann die Information auch durch einleitende Sätze entschärft werden (Ich weiß nicht, was Sie von alldem halten, das ich Ihnen erzählen möchte …).

In jedem Fall ist eine fachliche Information besonders dann hilfreich, wenn der Patient diese auch akzeptiert und nicht Mauern des Widerstands errichtet werden.

Wahlmöglichkeiten anbieten

Eine weitere Möglichkeit, Informationen zur übermitteln, ohne die Autonomie des Gegenübers zu verletzen, ist das Anbieten von Wahlmöglichkeiten. Vergleichbar mit einem Buffet bietet der Berater mehrere Optionen an. Dabei ist zu beachten, dass diese nicht einzeln diskutiert werden. Vielmehr geht es darum, eine Auswahl an denkbaren Möglichkeiten zu servieren. Der Patient kann, ohne vorab auf eine Geschmacksrichtung reduziert zu werden, entscheiden und auswählen, was ihm schmeckt. Er bestimmt, was auf den Teller kommt.

Konkrete Strategie: hervorlocken – anbieten – hervorlocken

Der Informationsaustausch beginnt hier mit einer (offenen) Frage (hervorlocken). Der Patient wird gebeten, das eigene Interesse oder das vorhandene Wissen zu teilen. Das gelingt mit folgenden Fragemöglichkeiten:

- Was wissen Sie denn bereits über …?
- Was möchten Sie den über … noch wissen?

Dadurch gelingt es zum einen, den Wissensstand des Patienten zu erfassen. So können Informationen passgenau formuliert werden und es werden keine unnötigen – bereits bekannten – Informationen ausgetauscht. Da die Verarbeitungsgeschwindigkeit von Informationen bei Menschen begrenzt ist, ist diese Methode vor dem Hintergrund knapper Zeitressourcen zielführend. Das Wissen von Patienten ist möglicherweise lückenhaft oder fachlich nicht korrekt. Durch die Frage wird dies offen gelegt und eventuelle falsche Vorstellungen können Autonomie wahrend aufgedeckt und angesprochen werden.

Nun folgt der anbietende Teil. Durch die Beantwortung hat der Patient dem Berater bereits implizit oder explizit erlaubt, ihn zu informieren. An der Stelle werden nun die offenbarten Wissenslücken und Wünsche gezielt berücksichtigt und die Informationen können treffsicher gegeben werden. Der Information schließt sich direkt eine weitere hervorlockende Frage an. Diese lädt den Patienten dazu ein, zu den erhaltenen Informationen Stellung zu nehmen. Dabei haben sich Fragen wie „Wie klingt das für Sie?" bewährt. Durch die Methode „hervorlocken – anbieten – hervorlocken" können Patienten zielgerichtet und dosiert informiert werden, ohne die Autonomie zu verletzen und Widerstand zu ernten.

Das oben ausgeführte Beispiel könnte in einer geleitenden Gesprächsführung folgendermaßen aussehen.

Beispiel für geleitende Kommunikation

Ein Gespräch über die Behandlung aufgrund von HIV/Aids (nach Miller et al. 2012).

Apotheker	Wie geht es Ihnen mit den Medikamenten, die Sie einnehmen (offene Frage)?
Kundin	Ich nehme sie so ein, wie Sie es mir erklärt haben.
Apotheker	Vielen Menschen in Ihrer Situation fällt es schwer, sie alle zur richtigen Zeit einzunehmen (anbieten). Was ist für Sie die beste Möglichkeit sie einzunehmen? Wie machen Sie das (offene Frage)?
Kundin	Ich versuche, sie so einzunehmen, wie Sie es gesagt haben; aber das ist schwer, weil meine Mutter immer in der Nähe ist. Sie müssen wissen, dass sie nichts von der Sache weiß.
Apotheker	Es muss schwierig für Sie sein, dieses Geheimnis zu bewahren und Ihre Medikamente immer zum richtigen Zeitpunkt zu nehmen (aktives Zuhören).
Kundin	Das stimmt. Ich kann es ihr nicht erklären. Ist es ein großes Problem, wenn ich die Tabletten hin und wieder nicht einnehme?
Apotheker	Das ist tatsächlich ein Problem. Diese Mittel wirken nämlich nur, wenn man sie ganz regelmäßig und immer zur gleichen Zeit einnimmt (anbieten).
Kundin	Sie meinen also, dass ich die Medikamente auch dann regelmäßig einnehmen soll, wenn ich mich besser fühle?
Apotheker	Ganz genau. Es ist sehr wichtig, sie auch einzunehmen, wenn Sie sich besser fühlen (anbieten). Wie könnten Sie das in Ihrer Situation am besten schaffen (offene Frage)?
Kundin	Meine Mutter schnüffelt ständig hinter mir her. Wenn ich ihr sage, dass ich Aids habe, passiert etwas Schreckliches. Vielleicht wirft sie mich dann aus dem Haus oder versucht, mir das Baby wegzunehmen.
Apotheker	Sie fühlen sich nicht bereit, sie zu informieren (zuhören).
Kundin	Nein, im Moment nicht. Vielleicht später, aber im Moment fühle ich mich nicht stark genug.
Apotheker	Dann frage ich mich, wie Sie schaffen wollen, ihre Medikamente so einzunehmen, wie Sie es müssten (anbieten und hervorlocken).
Kundin	Eine Möglichkeit, die ich manchmal nutze, besteht darin, dass ich in mein Schlafzimmer gehe und die Tür hinter mir verschließe, wenn es Zeit ist, meine Medikamente einzunehmen.
Apotheker	Das erscheint mir sinnvoll. Darf ich Ihnen berichten, was andere in Ihrer Situation tun (bestätigen und um Erlaubnis bitten).
Kundin	[...]

Motivational Interviewing ist ein zugleich anleitender und begleitender Kommunikationsstil. Grundlegende Fertigkeiten dafür sind:

- unterstützende offene Fragen, die zur Introspektion einladen,
- aktives Zuhören, sich mit seinen Wahrnehmungen als Spiegel in den Dienst des Gesprächspartners stellen.

Informieren, indem ich zuerst nachfrage, was mein Gegenüber schon weiß und noch wissen möchte, dann Informationen anbieten, um abschließend hervorzulocken, was mein Gegenüber davon hält.

27.2 Förderung der Therapietreue (aus apothekerlicher Sicht)

Dr. Nina Griese-Mammen, Prof. Dr. Martin Schulz

27.2.1 Grundlagen

Apotheker können und sollten bei der Förderung der Therapietreue eine wichtige Rolle übernehmen. Ihre Interventionen sollten sich daran ausrichten, ob der Patient die Therapie gerade beginnt oder das Fortführen gefördert werden soll.

Die Adhärenz wird mit 3 Phasen beschrieben: Initiierung (Therapiebeginn), Implementierung (Umsetzung der Therapie) und Persistenz. Dabei haben sich international pharmazeutische Dienstleistungen etabliert, die auf die Unterstützung bei der Initiierung ausgerichtet sind und andere, die den Fokus auf die Implementierung und Persistenz richten.

27.2.2 Der Therapiebeginn

Die erste Phase, die Initiierung, beginnt, wenn der Patient die erste Dosis seiner verordneten Medikation genommen hat. Unter primärer Nonadhärenz versteht man, wenn ein Patient sein Erstverordnungsrezept gar nicht einlöst bzw. das Rezept zwar einlöst aber die Therapie dann nicht beginnt. Ein Therapiestart sollte nie als selbstverständlich angenommen werden. Sieht ein Patient die Notwendigkeit der Pharmakotherapie nicht, kann der Beginn der Medikamenteneinnahme erschwert werden, umso mehr, wenn er davor die neu diagnostizierte Krankheit nicht akzeptiert hat.

⑪ Bei Therapiebeginn ist generell viel Informations- und Erklärungsbedarf notwendig. Erst wenn der Patient von den Vorteilen einer Therapie überzeugt ist, kann eine Pharmakotherapie Erfolg versprechend begonnen werden. Daher sollten die Vorteile auch aktiv kommuniziert werden (siehe Merke-Kasten). Der Wille und die Fähigkeit jeder Person, einen Therapieplan wie verordnet umzusetzen, kann durch eine Vielzahl von Faktoren beeinflusst werden. Dazu zählen unter anderem persönliche Charaktereigenschaften, Lebenssituation, Einstellungen, Fertigkeiten und die eigene Fähigkeit, die regelmäßige Medikamenteneinnahme in eine Gewohnheit umzuwandeln und diese in den Alltag zu integrieren. Im Rahmen der Information und Beratung bei einer Neuverordnung ist entscheidend, den Patienten zur Einnahme des neuen Arzneimittels zu befähigen.

Merke

Wichtige Aspekte im Rahmen der Information und Beratung, die die Therapietreue fördern:

- Beratung zur Anwendung,
- Schwierigkeiten, die Patienten bei der konkreten Durchführung der Therapie bekommen könnten und die praktische Unterstützung, um diese Probleme zu bewältigen,
- Hinweise zu relevanten Nebenwirkungen.

27.2.3 Dienstleistungen zur Förderung des Therapiebeginns

Bei der Beratung und Information im Rahmen der Abgabe auf Rezept kann die Information nur begrenzt auf den Patienten und seinen Informationsbedarf zugeschnitten sein. Nach dem Start der Medikation und den ersten selbst gewonnenen Erfahrungen, treten zudem häufig weitere und neue Fragen auf. Dies betrifft z. B. die Frage, ob mögliche gesundheitliche Veränderungen mit der Einnahme des Arzneimittels zusammenhängen. Probleme bei der Anwendung werden dem Patienten auch häufig erst jetzt bewusst. Das erste Jahr wird als das am meisten relevante in Bezug auf Therapietreue und Persistenz bewertet.

In einer Untersuchung zum Start mit einem neuen Arzneimittel hatten nach 10 Tagen von 258 Patienten 13 Patienten das Arzneimittel auf ärztliche Empfehlung und 18 Patienten aus eigenem Antrieb (7 %) gestoppt. Von den verbliebenen Patienten nahm ein Drittel das Arzneimittel nicht wie verordnet ein. Dies war zu 55 % auf unbeabsichtigte und zu 45 % auf beabsichtigte Nonadhärenz zurückzuführen. Zwei Drittel der Patienten gaben einen weiteren Beratungsbedarf an. Die Fragen bezogen sich vor allem auf Nebenwirkungen, andere Sorgen bezüglich des Arzneimittels, z. B. Abhängigkeit und Anwendungsprobleme.

Gemischte Interventionen aus Wissensvermittlung und praktische Tipps scheinen die Adhärenz beim Therapiestart am meisten verbessern zu können. Gesichert ist, dass eine Intervention zielgerichtet auf die Probleme eines bestimmten Patienten eingehen und für seine Bedürfnisse maßgeschneidert sein muss. Um die Implementierung der Medikamenteneinnahme in den Alltag zu erleichtern, sollten Patienten wissen, wie sie bei einer vergessenen Dosiseinnahme vorgehen, insbesondere, innerhalb welcher Zeitspanne, die Einnahme nachgeholt werden darf. Auch Kenntnisse zu möglichen Nebenwirkungen, besondere der Umgang mit diesen Nebenwirkungen, erleichtern die Umsetzung.

New Medicine Service

Als eine der ersten honorierten pharmazeutischen Dienstleistungen, mit dem Ziel, die Therapietreue bei neuer Medikation zu verbessern, wurde der New Medicine Service (NMS) 2011 in England eingeführt. Die Aufgabe ist, Patienten beim Start mit einer neuen Arzneimitteltherapie für eine chronische Erkrankung zu unterstützen. Diese apothekerliche Intervention zur Verbesserung der Therapietreue wurde in randomisierten Studien getestet.

Die Intervention nutzt eine patientenzentrierte Kommunikation, bei der der Informationsbedarf und die Bedenken des Patienten berücksichtigt werden. Der Patient erhält im Rahmen von 3 kurzen Gesprächen innerhalb der ersten 5 Wochen nach dem Einlösen des Rezepts eine auf seine aktuellen Kenntnisse als auch auf sein Verhalten zugeschnittene Beratung. Dabei unterstützt der Apotheker den Patienten bei der Umsetzung der neu verordneten Arzneimitteltherapie. Zudem werden Probleme bei der Umsetzung sowie Hinweise zu potenziellen Nebenwirkungen identifiziert und mit dem Patienten und ggf. mit dem verordnenden Arzt einer Lösung zugeführt.

Der NMS wird von einem Apotheker der Apotheke, die die Erstverordnung abgibt, durchgeführt. Das Erstgespräch erfolgt persönlich, Folge- und Abschlussgespräch können persönlich in der Apotheke oder telefonisch erfolgen.

Im Fokus stehen dabei folgende Fragen:

- Gab es Probleme bei der Anwendung, z. B. Schluckbeschwerden, Probleme bei Teilbarkeit, wurden Nebenwirkungen festgestellt?
- Wurde das Arzneimittel regelmäßig eingenommen bzw. angewendet?
- Braucht der Patient weitere Hilfe bzw. Unterstützung?

Dienstleistungen zur Förderung der Therapietreue bei Neuverordnungen werden mittlerweile in einigen Ländern bei Arzneimitteln zur Behandlung bestimmter chronischer Erkrankungen angeboten. Primäre Ziele dieser strukturierten Begleitungen sind, die Therapietreue zu verbessern und die Arzneimitteltherapiesicherheit (AMTS) zu erhöhen. In England fokussiert der NMS auf vier Arzneistoffgruppen, die ein hohes Risiko für vermeidbare Krankenhauseinweisungen aufweisen. Dies sind Antihypertensiva, bei Asthma und COPD eingesetzte Arzneistoffe, Antikoagulanzien und Thrombozytenaggregationshemmer sowie Antidiabetika.

27.2.4 Implementierung und Persistenz – Unterstützung bei der Dauereinnahme

⑫ Dienstleistungen zur Unterstützung beim Therapiestart sind für Patienten wichtig. Es gibt allerdings keine Evidenz, dass eine geringe Einnahmetreue „geheilt" werden kann. Daher sind Dienstleistungen zur Förderung der Therapietreue auch dann wichtig und relevant, wenn der Therapiestart geklappt hat. Patienten benötigen insbesondere bei komplexen Therapieschemata häufige und kontinuierliche Interventionen, um die Therapietreue nachhaltig zu verbessern.

⑬ Als effektive Bestandteile komplexer Intervention haben sich edukative und verhaltensbeeinflussende Maßnahmen, ein intensiver Kontakt mit Heilberuflern und das patientenindividuelle Stellen von Arzneimitteln erwiesen. Dies wird bei komplexen Therapieschemata idealerweise im Rahmen eines Medikationsmanagements umgesetzt, das mit einer Medikationsanalyse startet. Ein solches Konzept wurde in der PHARM-CHF-Studie geprüft.

PHARM-CHF-Studie

Die randomisierte, kontrollierte Studie PHARM-CHF (**Pharm**acy-based interdisciplinary intervention for patients with **c**hronic **h**eart **f**ailure) untersuchte die Wirksamkeit einer kontinuierlichen, interdisziplinären Intervention in Bezug auf die Verbesserung der Einnahmetreue und der Verminderung von Arzneimittelrisiken. Eingeschlossen wurden Patienten von 60 Jahren und älter mit Herzinsuffizienz und einer stabilen medikamentösen Herzinsuffizienztherapie mit mindestens einem Diuretikum. Zudem mussten die Patienten in den letzten 12 Monaten wegen Herzinsuffizienz im Krankenhaus gewesen sein oder eine Überschreitung definierter Herzinsuffizienzmarker aufweisen.

Die Interventionspatienten wurden durch Studienärzte sowie Studienapotheker interdisziplinär betreut. Patienten der Interventionsgruppe suchten nach Randomisierung und erster ärztlicher Visite ihre vor der Randomisierung frei gewählte Apotheke auf. Erster Teil der Intervention war eine Medikationsanalyse Typ 2a (Brown-Bag-Review, ▸ Kap. 23). Das Ergebnis der Medikationsanalyse war ein konsolidierter Medikationsplan, mit dem das dauerhafte Stellen der Medikation startete. Der Patient kam alle 1–2 Wochen in die Apotheke, um seine individuell gestellte und auf AMTS geprüfte Medikation zu erhalten. Bei den Apothekenbesuchen beriet der Apotheker den Patienten zur Einnahme seiner Medikation, zur Einnahmetreue, zu seinem Gewichtsprotokoll sowie zu möglichen Wechsel- und Nebenwirkungen. Zudem wurden Blutdruck und Puls gemessen. Bei Anzeichen einer deutlichen Verschlechterung der Symptomatik oder bei arzneimittelbezogenen Problemen (ABP) wurde ein Arztbesuch angeraten bzw. der zuständige Arzt kontaktiert.

An der Studie nahmen 31 Studienärzte (Hausärzte, Internisten oder Kardiologen) und 69 Apotheken teil. Die Interventionsgruppe bestand aus 110 und die Kontrollgruppe aus 127 Patienten. Die Patienten waren durchschnittlich 74 Jahre alt, überwiegend männlich (62 %) und erhielten im Mittel 9 verschiedene Arzneimittel.

Die Intervention der PHARM-CHF-Studie verbesserte die mittlere Einnahmetreue von 3 kombiniert betrachteten Arzneistoffklassen bei Herzinsuffizienz und erhöhte gleichzeitig den Anteil einnahmetreuer Patienten signifikant und relevant. Die Anzahl an Patienten, die die Intervention erhalten müssen, um einen Patienten als einnahmetreu zu klassifizieren (NNT), ist mit weniger als 6 sehr niedrig. Die Intervention führte zudem zu einer klinisch bedeutsamen Verbesserung der gesundheitsbezogenen Lebensqualität der Patienten.

10 Maßnahmen, durch die Apotheker und Arzt die Therapietreue (am Beispiel chronische Herzinsuffizienz) verbessern können

1. Patientenperspektive berücksichtigen:
   - In der Beratung Therapieziele patientenverständlich ansprechen (sich besser fühlen, weniger Atemnot, bessere Belastung, Krankenhausaufenthalt vermeiden) und spezifische Interventionen (Monitoring von Symptomen und Therapietreue) kommunizieren, die helfen, angestrebte Ziele zu erreichen.
   - Wünsche des Patienten berücksichtigen.
   - Den Patienten aktiv auf vorhandene Fragen ansprechen.
   - Ratgeber zum Indikationsgebiet empfehlen/mitgeben.
2. Probleme antizipieren:
   - Potenziell relevante Nebenwirkungen ansprechen. Was denkt der Patient?
   - Patienten anbieten, sich bei Problemen zu melden.
3. Medikationsregime vereinfachen:
   - Lang wirkende Arzneistoffe bzw. retardierte Darreichungsformen oder fixe Kombinationspräparate (1 × tägliche Einnahme) bevorzugen.
4. Kosten, Rabattverträge und Ähnliches berücksichtigen:
   - Trotzdem Tablettenteilen vermeiden.
   - Multiple Wechsel zwischen Fertigarzneimitteln vermeiden; Rabattverträge/aut idem soweit möglich berücksichtigen, wenn notwendig „Pharmazeutische Bedenken äußern".
   - Finanzielle Probleme (z. B. Zuzahlung) ansprechen.
5. Patientenfreundlich beraten und Umsetzbarkeit berücksichtigen:
   - Medikationsplan erstellen, inklusive Dosierung und Grund der Einnahme für alle Arzneimittel (auch Selbstmedikation).
   - Medikationsplan erklären und sicherstellen, dass der Patient ihn verstanden hat.
   - Empfehlung zur Vereinbarung eines Apothekentermins für Medikationsanalyse bei komplexem Therapieregime.
6. Therapietreue verfolgen:
   - Patienten direkt fragen. Beispiele: „Wie oft haben Sie in den letzten vier Wochen vergessen, Ihre Medikamente einzunehmen?" „Wenn Sie sich besser fühlen, nehmen Sie dann manchmal keine Medikamente?"
   - Seit der letzten Verordnung übrig gebliebene Tabletten pro Packung prüfen → Reichweitenbestimmung.
   - Zeitpunkt von Wiederholungsverordnungen analysieren.
   - Drug-Monitoring oder Monitoring von Surrogaten (wie Blutdruck, LDL, INR).
7. Erinnerungs-/Einnahmehilfen nutzen:
   - Tagebücher empfehlen (z. B. Herztagebuch der Deutschen Herzstiftung, www.herzstiftung.de/Herztagebuch.html).
   - Dosierungshilfe bzw. Wochendosette durch Apotheke anbieten.
   - Stellen der Medikation durch Apotheke anbieten.
   - Erinnerungen an das nächste Rezept per SMS, E-Mail schicken.
   - (Elektronische) Erinnerungshilfen für jeden Zeitpunkt der Medikamenteneinnahme pro Tag empfehlen.
   - App empfehlen, die interaktiv gestaltet ist: Edukation, Erinnerungen, Medikamente, Mess-/Laborwerte, Therapietreue.
8. Intervention zur Verhaltensänderung erwägen:
   - Motivierende Gesprächsführung nutzen.
9. Austausch zwischen den an der Behandlung beteiligten Ärzten und Apotheken:
   - Medikationsplan nach § 31a SGB V: Ergänzen von Namen der abgegebenen Fertigarzneimittel, Selbstmedikation, Facharztverordnungen.
   - Austausch zu ABP inkl. Therapietreue, ggf. Ergebnissen der Medikationsanalyse (mit Einwilligung des Patienten).
10. Patientenansprache, wenn Therapietreue gefährdet ist (siehe Punkt 1):
   - Bei Entlassung von rekompensierten Patienten aus dem Krankenhaus Medikationsplan inklusive Entlassmedikation abgleichen und erläutern.

Verweis auf Online
Herztagebuch der Deutschen Herzstiftung

27

Wichtiges in Kürze

① Adhärenz (Einhaltung) ist das aktuell gebräuchliche Wort für Therapietreue. Der Patient ist Mitentscheider und Mitgestalter seiner Therapie.

② Eine Steigerung der Adhärenz wird der Gesundheit des Einzelnen zugute kommen und gleichzeitig zu Einsparungen im Gesundheitssystem führen.

③ Quer über die Dimensionen der WHO hinweg wird fehlende oder mangelnde Adhärenz dahingegen unterschieden, ob sie absichtlich oder unabsichtlich erfolgt.

④ Die individuelle Beratung ist die wohl bedeutsamste und elementarste Strategie zur Steigerung der Adhärenz in der Apotheke.

⑤ Motivational Interviewing ist ein kooperativer Gesprächsstil, mit dem wir einen Menschen in seiner eigenen Motivation und seinem eigenen Engagement für Veränderung stärken können.

⑥ MI ist etwas, das wir gemeinsam mit einem Menschen tun, und nicht etwas, das wir an ihm durchführen oder das wir ihm verabreichen. Partnerschaftlichkeit, Akzeptanz, Mitgefühl und Evokation sind die 4 Kernaspekte der MI-Grundhaltung.

⑦ Aus der Grundhaltung des MI (MI-Spirit) sind für motivierende Gespräche im Gesundheitssektor vier Prinzipien abzuleiten, die im Englischen mit dem Akronym RULE (resist, understand, listen, empower) abgekürzt und leichter merkbar gemacht werden.

⑧ Wenn wir kommunizieren, benutzen wir 3 zentrale Kommunikationsfertigkeiten: das Fragen, das Informieren und das Hören. Durch die unterschiedliche Betonung und Gewichtung der einzelnen Fertigkeiten sind 3 unterschiedliche Kommunikationsstile (lenkend, folgend, geleitend) zu differenzieren.

⑨ Der geleitende Kommunikationsstil ist angezeigt bei Erkundungs- und Motivationsgesprächen. Er basiert auf einer ausgewogenen Gewichtung der 3 Kommunikationsfertigkeiten unter der Maßgabe: Informiere mit Wahlfreiheit, höre absichtsvoll und frage unterstützend.

⑩ Beim geleitenden Kommunikationsstil werden Fragen offen formuliert, das Zuhören findet in aktiver, reflektierender und empathischer Art statt und Informationen werden mit vorher eingeholter Erlaubnis und Wahlfreiheit im Hinblick auf Umsetzung gegeben.

⑪ Im Rahmen der Information und Beratung bei einer Neuverordnung ist entscheidend, den Patienten zur Einnahme des neuen Arzneimittels zu befähigen.

⑫ Patienten benötigen bei chronischer Arzneimitteltherapie häufige und kontinuierliche Interventionen, um die Therapietreue nachhaltig zu verbessern.

⑬ Als effektive Bestandteile kontinuierlicher Intervention haben sich edukative und verhaltensbeeinflussende Maßnahmen, ein intensiver Kontakt mit Heilberuflern und das patientenindividuelle Stellen von Arzneimitteln erwiesen.

Weiterführende Literatur

Alfian SD, Denig P, Coelho A, Hak E. Pharmacy-based predictors of non-adherence, non-persistence and reinitiation of antihypertensive drugs among patients on oral diabetes drugs in the Netherlands. PLoS ONE, 14 (11): e0225390,2019

Allemann SS, Nieuwlaat R, van den Bemt BJF et al. Matching Adherence Interventions to Patient Determinants Using the Theoretical Domains Framework. Front Pharmacol, 7: 429, 2016

Aznar-Lou I, Fernández A, Gil-Girbau M et al. Impact of initial medication non-adherence on use of healthcare services and sick leave: A longitudinal study in a large primary care cohort in Spain. Br J Gen Pract, 67 (662): e614-e622, 2017

Clifford S, Barber N, Elliott R et al. Patient-centred advice is effective in improving adherence to medicines. Pharm World Sci, 28 (3): 165–70, 2006

Elliott RA, Boyd MJ, Salema NE et al. Supporting adherence for people starting a new medication for a long-term condition through community pharmacies: A pragmatic randomised controlled trial of the New Medicine Service. BMJ Qual Saf, 25 (10): 747–758, 2016

Elliott RA, Boyd MJ, Tanajewski L. New Medicine Service: Supporting adherence in people starting a new medication for a long-term condition: 26-week follow-up of a pragmatic randomised controlled trial. BMJ Qual Saf, 29 (04): 286–295, 2020

Elliott RA, Tanajewski L, Gkountouras G et al. Cost Effectiveness of Support for People Starting a New Medication for a Long-Term Condition Through Community Pharmacies: An Economic Evaluation of the New Medicine Service (NMS) Compared with Normal Practice. Pharmacoeconomics 35 (12): 1237–1255, 2017

Horne R, Weinman J, Hankins M. The beliefs about medicines questionnaire: The development and evaluation of a new method for assessing the cognitive representation of medication. Psychology & Health, 14 (1): 1–24, 1999

Horne R. Compliance, adherence and concordance. In: Taylor K, Harding G. Pharmacy Practice: 148–168. Taylor & Francis, New York 2005

Kremer G, Schulz M. Motivierende Gesprächsführung in der Psychiatrie. Psychiatrie Verlag, Köln 2013

Laufs U, Griese-Mammen N, Krueger K et al. Pharmacy-based interdisciplinary program for patients with chronic heart failure (PHARM-CHF): rationale and design of a randomized controlled trial, and results of the pilot study. Eur J Heart Fail, 20 (9): 1350–1359, 2018

Miller W, Rollnick S, Butler C. Motivierende Gesprächsführung in den Heilberufen. Probst Verlag, Lichtenau (Westf.) 2012

Miller W, Rollnick S. Motivierende Gesprächsführung. Lambertus, Freiburg 2015

Nieuwlaat R, Wilczynski N, Navarro T. Interventions for enhancing medication adherence. Cochrane Database Syst Rev 2014; 11: CD000011

Nottingham University School Of Pharmacy Department of Health Policy Research Programme Project: Understanding and Appraising the New Medicines Service in the NHS in England (029/0124): Department of Health Policy Research Programme Project

Petermann F. Compliance. In: Jerusalem M, Weber H. Psychologische Gesundheitsförderung: 695–706. Hogrefe Verlag, Göttingen 2003

Petermann F. Non-Compliance: Merkmale, Kosten und Konsequenzen. Managed Care, 4: 30–32, 2004

Sabaté E. Adherence to Long-Term Therapies – Evidence for Action. World Health Organization (WHO), Genf 2003

Schulz M, Griese-Mammen N, Anker SD et al. Pharmacy-based interdisciplinary intervention for patients with chronic heart failure: Results of the PHARM-CHF randomized controlled trial. Eur J Heart Fail, 21 (8): 1012–1021, 2019

Schulz M. Herausforderungen und Lösungsansätze: Therapietreue. KVH aktuell, Special Adhärenz, 3: 1–8, 2019

Schulz von Thun F, Ruppel J, Stratmann R. Miteinander reden: Kommunikationspsychologie für Führungskräfte. Rowohlt Verlag, Reinbeck 2010

Simons S, Roth S, Jaehde U. Therapietreue dauerhaft verbessern. Pharm Ztg, (152) 47: 16–23, 2007

Vrijens B, Geest S de, Hughes DA et al. A new taxonomy for describing and defining adherence to medications. Br J Clin Pharmacol, 73 (5): 691–705, 2012

Tipps für PhiPs

Die Adhärenz ist ein wichtiger Aspekt der pharmazeutischen Beratung. Mithilfe dieses Kapitels können Sie sich die Grundlagen der Förderung der Therapietreue aneignen und Ihre pharmazeutische Beratung dahingehend optimieren.

Tipps für Weiterzubildende

Der Adhärenz-Steigerung kommt bei der Arzneimitteltherapiesicherheit eine zentrale Rolle zu. Beschäftigen Sie sich intensiv mit den Möglichkeiten zur Optimierung der Therapietreue. Unterstützt wird dies durch das Weiterbildungsseminar A.7 „Förderung der Therapietreue". Dokumentieren Sie Ihre Erfahrungen als praktische Tätigkeit Nr. 6.

→ Praktische Tätigkeit Nr. 6 „Erfassung und Bewertung der Therapietreue eines Patienten sowie Ableitung, Umsetzung und Evaluation von Maßnahmen, um die Therapietreue zu erhöhen"

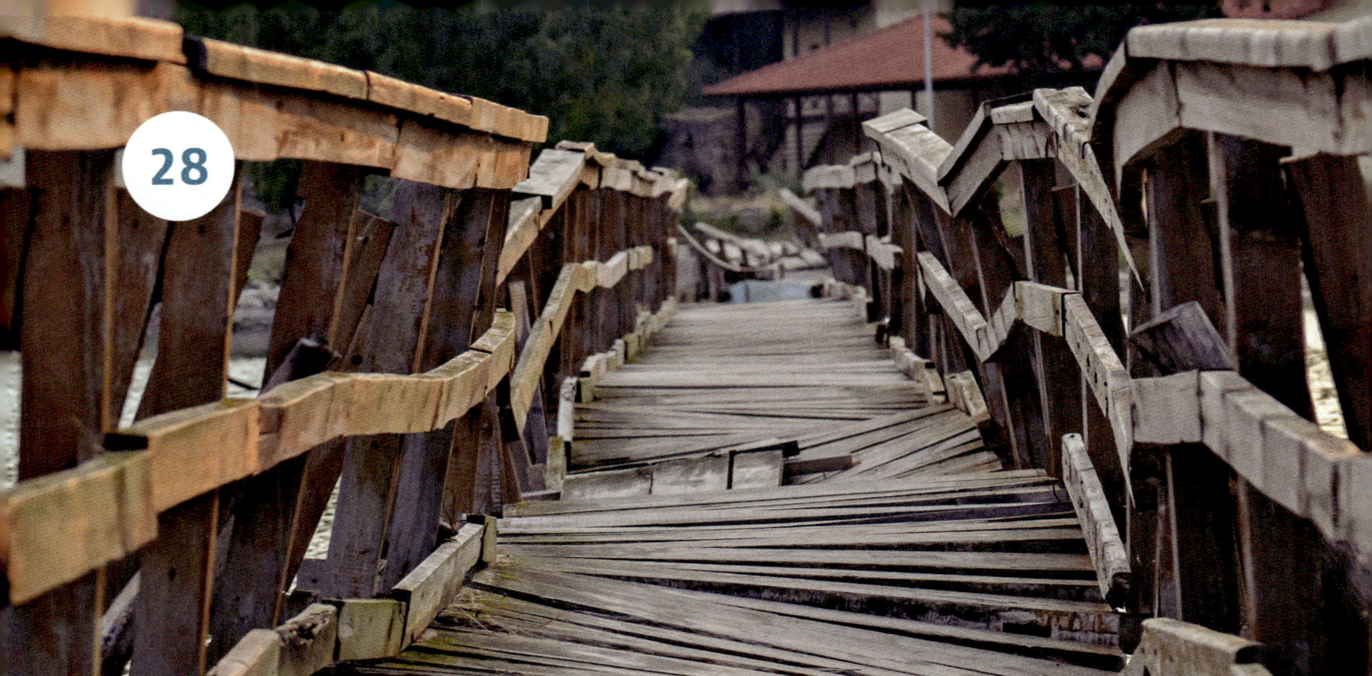

28

Pharmazeutische Bedenken

Dr. Nina Griese-Mammen, Dr. Ralf Goebel, Prof. Dr. Martin Schulz

① Nicht jeder Austausch eines verordneten Arzneimittels durch ein Rabattarzneimittel, der von der Apothekensoftware vorgeschlagen wird, ist unproblematisch und ohne Risiken. Risiken beim Austausch können z. B. bei Arzneistoffen mit problematischen Darreichungsformen auftreten. Durch die Möglichkeit, pharmazeutische Bedenken in der Apotheke geltend zu machen, können diese arzneimittelbezogenen Probleme allerdings verhindert werden.

28.1 Rechtlicher Hintergrund

Apotheken sind zur Abgabe eines preisgünstigen Arzneimittels verpflichtet, wenn der Arzt bei der Verordnung nur eine Wirkstoffbezeichnung angegeben oder die Ersetzung durch ein wirkstoffgleiches Arzneimittel nicht ausgeschlossen hat. Diese Pflicht zum Ersetzen von Arzneimitteln durch eine kostengünstigere wirkstoffgleiche Alternative – die sogenannte Aut-idem-Regelung (aut idem, lat.: oder das Gleiche) soll dazu beitragen, die Arzneimittelausgaben in der gesetzlichen Krankenversicherung zu senken. Seit Inkrafttreten des Gesetzes zur Stärkung des Wettbewerbs in der gesetzlichen Krankenkasse (GKV-WSG) im Jahr 2007 sind aufgrund der gesetzlichen Regelung in § 129 SGB V im Aut-idem-Bereich Arzneimittel mit Rabattvertrag nach § 130a Abs. 8 SGB V vorrangig abzugeben.

Durch die Anpassung des Rahmenvertrags zur Arzneimittelversorgung nach § 129 Abs. 2 SGB V kann bei pharmazeutischen Bedenken im begründeten Einzelfall von der Verpflichtung zur Abgabe des rabattbegünstigten Arzneimittels abgesehen werden. Dies gilt sowohl bei namentlicher Verordnung des Arzneimittels als auch bei Wirkstoffverordnungen.

Die §§ 9–14 des Rahmenvertrags nach § 129 Abs. 2 SGB V (Rahmenvertrag) bestimmen die Voraussetzungen für die Arzneimittelauswahl. Die Hinweise des Gemeinsamen Bundesausschusses (G-BA) zur Austauschbarkeit von Darreichungsformen (aut idem) unter Berücksichtigung ihrer therapeutischen Vergleichbarkeit finden sich in Anlage VII Teil A der Arzneimittel-Richtlinie.

Die allgemeinen Voraussetzungen, nach denen die Apothekensoftware prüft, ob Rabattarzneimittel im Aut-idem-Bereich vorliegen, sind:

a. gleicher Wirkstoff (die verschiedenen Salze, Ester, Ether, Isomere, Mischungen von Isomeren, Komplexe und Derivate eines Wirkstoffs gelten als ein und derselbe Wirkstoff, es sei denn, ihre Eigenschaften unterscheiden sich nach wissenschaftlichen Erkenntnissen erheblich hinsichtlich der Unbedenklichkeit oder der Wirksamkeit. Als wirkstoffgleich werden laut § 9 Abs. 3 Buchstabe a) Rahmenvertrag auch biotechnologisch hergestellte Arzneimittel angesehen, sofern diese auf das jeweilige Referenzarzneimittel Bezug nehmend zugelassen sind (§ 24b AMG) und sich in Ausgangsstoffen und Herstellungsprozess nicht unterscheiden; die Verpflichtung der Apotheke zur Berücksichtigung dieser Arzneimittel bei der Auswahl besteht für in Anlage 1 zum Rahmenvertrag als untereinander wirkstoffgleich aufgeführte Arzneimittel.
b. identische Wirkstärke,
c. identische Packungsgröße im Sinne des § 8 Rahmenvertrag,
d. gleiche oder austauschbare Darreichungsform,
e. Zulassung für ein gleiches Anwendungsgebiet (die Übereinstimmung in einem von mehreren Anwendungsgebieten ist ausreichend),
f. keine, einer Ersetzung des verordneten Arzneimittels, entgegenstehenden betäubungsmittelrechtlichen Vorschriften.

Substitutionsausschlussliste

Dem G-BA wurde 2014 über das 14. Gesetz zur Änderung des Fünften Buches Sozialgesetzbuch (14. SGB V ÄndG) die Aufgabe übertragen, Arzneimittel zu bestimmen, deren Ersetzung durch ein wirkstoffgleiches Arzneimittel ausgeschlossen ist. Dabei sollen vor allem Arzneimittel mit geringer therapeutischer Breite berücksichtigt werden. Für die Auswahl kann der G-BA weitere Kriterien festlegen.

Der erste Beschluss (1. Tranche) des G-BA trat am 10.12.2014 in Kraft. Seitdem dürfen Arzneimittel mit den Wirkstoffen des Teils B der Anlage VII der Arzneimittel-Richtlinie in der Apotheke nicht mehr gegen wirkstoffgleiche Arzneimittel ausgetauscht werden. Die Substitutionsausschlussliste zieht rechtlich dieselben Folgen nach sich wie die Regelung zum ärztlichen Aut-idem-Kreuz. Vonseiten des Arztes wird bei diesen Wirkstoffen immer die Abgabe eines bestimmten Präparats an einen Patienten veranlasst, soweit es sich nicht um eine Wirkstoffverordnung handelt.

Folgende Wirkstoffe in der jeweils genannten Darreichungsform nahm der G-BA bis November 2020 in den Teil B der Anlage VII seiner Arzneimittel-Richtlinie auf (Substitutionsausschlussliste):

- Beta-Acetyldigoxin (Tabletten), Digitoxin (Tabletten), Digoxin (Tabletten),
- Tacrolimus (Hartkapseln und Hartkapseln retardiert) und Ciclosporin (Weichkapseln und Lösung zum Einnehmen),
- Levothyroxin-Natrium (Tabletten), Levothyroxin Natrium und Kaliumiodid (fixe Kombination, Tabletten),
- Phenytoin (Tabletten),
- Phenobarbital (Tabletten),
- Primidon (Tabletten),
- Carbamazepin (Retardtabletten),
- Valproinsäure (auch als Natriumvalproat und Valproinsäure in Kombination mit Natriumvalproat; Retardtabletten),
- Phenprocoumon (Tabletten).

Kein Austausch, bei unterschiedlicher Applikationshöchstdauer bzw. -häufigkeit:
- Buprenorphin (transdermale Pflaster),
- Oxycodon (Retardtabletten),
- Hydromorphon (Retardtabletten).

Die Pflicht zum Austausch durch ein Rabattarzneimittel besteht nicht, wenn der Arzt diesen Austausch auf dem Rezeptvordruck durch Ankreuzen des Aut-idem-Kästchens ausschließt. Der Gesetzgeber gibt dem Arzt mit dieser Regelung die Möglichkeit, einen Austausch zwischen wirkstoffgleichen Arzneimitteln auszuschließen. Die Apotheke hat bei gesetztem Kreuz keine Auswahl mehr zwischen Original und Generikum bzw. zwischen verschiedenen Generika. Das Verhältnis zwischen Original und zugehörigem Import bleibt hiervon unberührt. Wenn das Aut-idem-Kästchen nicht angekreuzt ist und Rabattarzneimittel die Voraussetzungen a bis f erfüllen, so ist die Apotheke vertraglich verpflichtet, diese vorrangig abzugeben. Von der Verpflichtung zur Abgabe eines rabattbegünstigten Arzneimittels kann gemäß Rahmenvertrag nur in folgenden Ausnahmesituationen abgewichen werden (Abweichen von der Abgaberangfolge):
- Nichtlieferbarkeit (§ 11 Abs. 2),
- Nichtverfügbarkeit (§ 14 Abs. 1),
- in Fällen der Akutversorgung (§ 14 Abs. 2),
- im Notdienst (§ 14, Abs. 2),
- bei pharmazeutischen Bedenken (§ 14 Abs. 3).

Austausch von Packungsgrößen

Packungsgrößen gelten als identisch, die das gleiche Packungsgrößenkennzeichen (N1, N2, N3) nach der Packungsgrößenverordnung haben (§8, Abs. 3). Danach sind Packungen auszutauschen, die über ein gleiches Packungsgrößenkennzeichen verfügen. Geringfügige Abweichungen im Inhalt einer Packung stehen damit einem Austausch nicht entgegen. Bei Betäubungsmitteln darf dagegen nicht von der konkret verordneten Menge abgewichen werden. Die Bestimmung zur identischen Packungsgröße nach Rahmenvertrag §8, Abs. 3, dass eine Packungsgröße innerhalb der N-Bereiche ausgewählt werden kann, greift bei Betäubungsmitteln somit nicht.

28.2 Pharmazeutische Kompetenz und Verantwortung

Nach § 17 Abs. 5 S. 3 Apothekenbetriebsordnung ist es dem Abgebenden untersagt, bei Bestehen von pharmazeutischen Bedenken gegen das verordnete Arzneimittel dieses abzugeben, bevor die Bedenken ausgeräumt sind. Bestehen pharmazeutische Bedenken gegen das sich unter Beachtung der im Rahmenvertrag vorgegebenen Abgaberangfolge ermittelte Arzneimittel, darf dieses gleichfalls nicht abgegeben werden (§ 14 Abs. 3 Rahmenvertrag). Dabei sind die pharmazeutischen Bedenken auf dem Rezept schriftlich zu konkretisieren. Darüber hinaus ist ein Sonderkennzeichen anzugeben.

 Merke

② Pharmazeutische Bedenken bestehen, wenn durch den Austausch der Präparate trotz zusätzlicher Beratung des Patienten der Therapieerfolg oder die Arzneimitteltherapiesicherheit im konkreten Einzelfall gefährdet ist.

③ In bestimmten Situationen sollte der Austausch mit einem rabattbegünstigten Arzneimittel vor dem Hintergrund pharmazeutischer Bedenken kritisch überprüft werden. Eine Nichtabgabe eines rabattbegünstigten Arzneimittels kann aus einem einzelnen schwerwiegenden Problem oder aus einer Kombination mehrerer Probleme aus verschiedenen Problemkategorien resultieren (◘ Tab. 28.1). Beispiele finden sich in der Leitlinie „Gute Substitutionspraxis" der Deutschen Pharmazeutischen Gesellschaft (DPhG).

Im AMNOG hat der Gesetzgeber zum 1. Januar 2011 mit der sogenannten **Mehrkostenregelung** eine Wahlmöglichkeit für den Versicherten geschaffen: Dieser kann nunmehr in der Apotheke statt des rabattierten oder eines der 3 preisgünstigsten ein anderes austauschbares Arzneimittel erhalten. Verträgt der Patient also das Rabattarzneimittel und verweigert dies lediglich, so kann er in der Apotheke sein gewohntes Medikament bekommen, wobei er die der Krankenkasse entgangenen Rabatte sowie die Mehrkosten im Vergleich zu den gelisteten Preisen der Rabattarzneimittel selber zahlen muss (sogenanntes Wunscharzneimittel). Es gibt aber Patienten, denen ein Wechsel auf ein Rabattarzneimittel aufgrund ihrer Erkrankung nicht zu vermitteln ist. Dies kann z. B. bei psychisch Kranken oder Schwerkranken der Fall sein. In solchen Fällen sollten wegen der Gefahr der Nichteinnahme der notwendigen Medikamente pharmazeutische Bedenken geltend gemacht werden.

Tab. 28.1 Problemkategorien

Kategorie	Beschreibung (Beispiele)
A	Problematische Arzneistoffe: ■ geringe therapeutische Breite (z. B. Opioide), ■ hohes Nebenwirkungspotenzial (z. B. Opioide)
B	Problematische Applikationsformen bzw. Applikationssysteme bei Austausch: ■ (Pulver-)Inhalatoren/Dosieraerosole, ■ TTS/Pflaster (z. B. Fentanyl, Nitroglycerin), ■ Pens (Insuline, Interferone)
C	Gefährdung des Therapieerfolgs und/oder der Arzneimitteltherapiesicherheit durch geringe Therapie-/Einnahmetreue: ■ ältere Patienten mit Polymedikation, ■ depressive Patienten
D	Problematische Dosierung (mit Applikationshilfen): ■ Tropfen (Peroralia), ■ Säfte (Peroralia)
E	Problematische (lebensbedrohliche) Erkrankungen: ■ maligne Tumorerkrankungen, ■ Autoimmunerkrankungen, ■ HIV/AIDS
F	Problematische Patientengruppen: ■ Patienten mit neurologischen oder psychischen Krankheiten, ■ ältere, multimorbide Patienten
G	Problematische Hilfs- und Zusatzstoffe für bestimmte Patienten: ■ Allergie gegen Farb- oder Konservierungsstoffe oder Sulfite, ■ Alkohol (z. B. bei Alkoholikern)

28.3 Apothekenpraxis

④ Wenn sich pharmazeutische Bedenken aus dem Gespräch mit dem Patienten (bzw. den Angehörigen oder Pflegenden) ergeben haben, ist zu klären, ob sich das Problem durch Beratung lösen lässt. Ist dies nicht möglich, muss in diesem konkreten Einzelfall von der Abgabe des rabattbegünstigten Arzneimittels abgesehen werden (Abgaberangfolge beachten). Dieser Fall liegt z. B. vor, wenn der Patient eine Tablette teilen muss, das Rabattarzneimittel aber nicht teilbar ist. Gibt der Apotheker in einem solchen Fall nicht das rabattbegünstigte, sondern eines der vier preisgünstigen Arzneimittel oder das verordnete Arzneimittel ab, dann hat er dies auf dem Verordnungsblatt zu vermerken. Das Sonderkennzeichen (2567024) und der Faktor 8 (Abgabe eines der vier preisgünstigen) oder 9 (Abgabe des verordneten Arzneimittels) für pharmazeutische Bedenken sind auf dem Verordnungsblatt aufzudrucken. Es ist der Grund der abweichenden Abgabe auf dem Verordnungsblatt stichwortartig festzuhalten.

Praktisch umgesetzt

Ablauf pharmazeutischer Bedenken

- Prüfung, ob der Wechsel zu dem rabattbegünstigten Arzneimittel problematisch ist,
- Gespräch mit Patienten (bzw. Angehörigen oder Pflegenden), um das potenzielle Problem durch Beratung zu lösen,
- wenn trotz Beratung pharmazeutische Bedenken fortbestehen: keine Abgabe des rabattbegünstigten Arzneimittels, sondern Abgabe eines anderen Arzneimittels im Rahmen der Verordnung (Abgaberangfolge beachten),
- stichwortartige Angabe des Grunds für die Nichtabgabe auf dem Verordnungsblatt,
- Aufdruck des Sonderkennzeichens (2567024) zusammen mit dem Faktor 8 oder 9 für pharmazeutische Bedenken auf dem Verordnungsblatt.

28

28.4 Häufigkeit pharmazeutischer Bedenken

Über das Sonderkennzeichen 2567024 auf dem Rezept kann das Deutsche Arzneiprüfungsinstitut e. V. (DAPI) seit 2011 Auswertungen zur Häufigkeit pharmazeutischer Bedenken bei der Arzneimittelabgabe durchführen. In der Datenbank des DAPI liegen anonymisierte Abrechnungsdaten zulasten der GKV von über 80 % der öffentlichen Apotheken in Deutschland vor.

Dabei werden nur Rezeptzeilen betrachtet, bei denen ein Austausch durch ein Rabattarzneimittel möglich gewesen wäre. Bei diesen Rezeptzeilen war aut idem vom Arzt erlaubt, es gab Rabattarzneimittel mit entsprechenden Aut-idem-Kriterien zur Auswahl (auch unter Beachtung betäubungsmittelrechtlicher Vorgaben) und es wurden keine anderen Gründe für eine abweichende

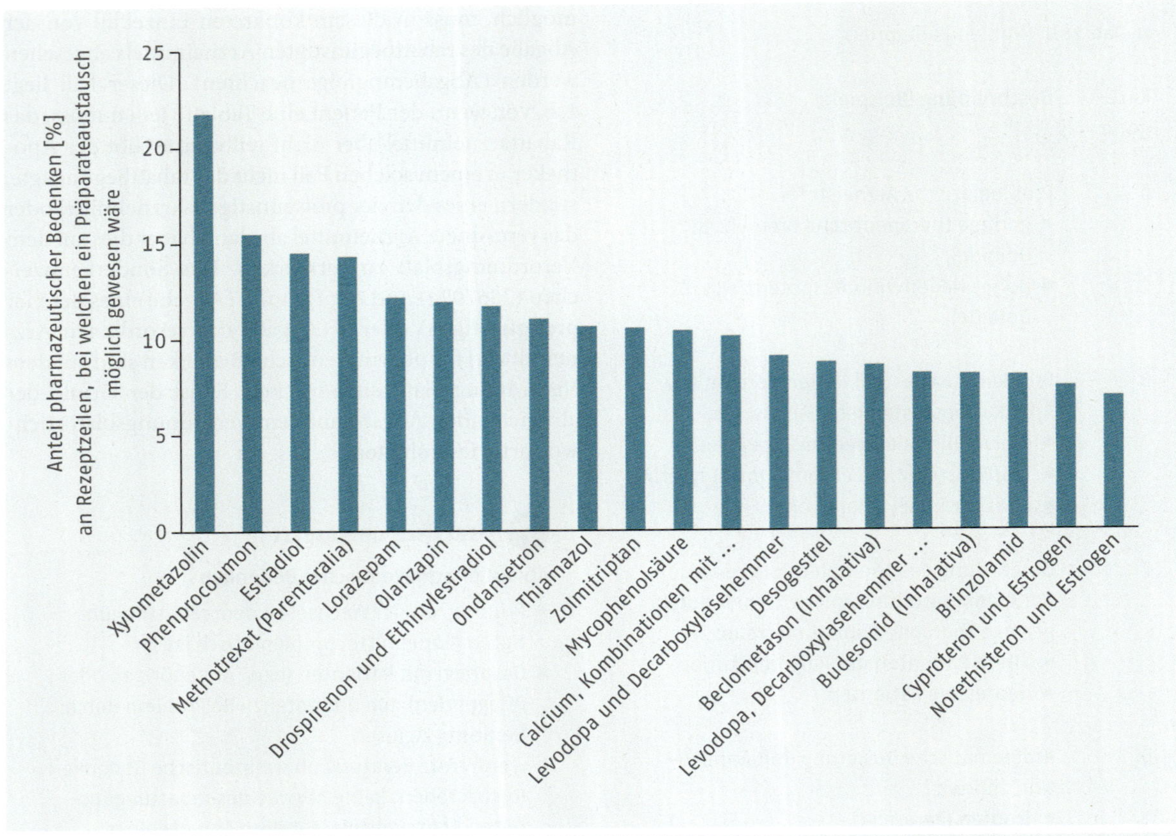

Abb. 28.1 Die 20 wichtigsten Wirkstoffe mit häufiger Dokumentation pharmazeutischer Bedenken in Deutschland im Jahr 2018

Abgabe, z. B. Nichtverfügbarkeit des Präparats, dokumentiert. Diese Rezeptzeilen machten im Jahr 2018 bundesweit 59 % aller abgegebenen Fertigarzneimittel aus.

Im Jahr 2018 wurden bundesweit über alle Wirkstoffe hinweg pharmazeutische Bedenken bei etwa 1,3 % aller für einen Präparateaustausch mit einem Rabattvertragsarzneimittel infrage kommenden Rezeptzeilen geltend gemacht. Da sich je nach Region beispielsweise das Krankheits- und Arzneimittelverordnungsspektrum und die Rabattvertragspartner der Krankenkassen unterscheiden, ist es nicht verwunderlich, dass teilweise deutliche regionale Unterschiede hinsichtlich der Dokumentation von pharmazeutischen Bedenken auftreten (Abb. 28.1).

28.5 Fallbeispiel aus dem Apothekenalltag

⑤ In bestimmten Situationen sollte die Abgabe eines rabattbegünstigten anstelle des verordneten Arzneimittels vor dem Hintergrund pharmazeutischer Bedenken kritisch überprüft werden. Eine solche Situation kann beispielsweise bei der Abgabe von Arzneistoffen mit problematischen Applikationssystemen vorliegen.

Am Beispiel einer Verordnung eines Budesonid-Pulverinhalators ist nachfolgend dargestellt, wie in der Apotheke vorgegangen werden könnte:

Für einen 66-jährigen Stammpatienten wurde Pulmicort® Turbohaler 200 µg, 200 ED verordnet. Nach der Eingabe des verordneten Arzneimittels und der Krankenkasse prüft die Apothekensoftware, ob rabattbegünstigte Arzneimittel vorliegen, die den gleichen Wirkstoff, die identische Wirkstärke und Packungsgröße, die gleiche oder austauschbare Darreichungsform auf Basis der entsprechenden Angabe im ABDA-Artikelstamm und eine Zulassung für ein gleiches Anwendungsgebiet aufweisen. Die Apothekensoftware zeigt bei der Eingabe von Pulmicort® Turbohaler 200 µg, 200 ED für den Patienten ein Rabattarzneimittel an (Abb. 28.2).

Das angezeigte Pulver-Inhalationssystem weist eine abweichende Inhalationstechnik zum verordneten Präparat auf. Die Software zeigt dieses unterschiedliche Inhalationssystem an, da für die Gleichheit der Darrei-

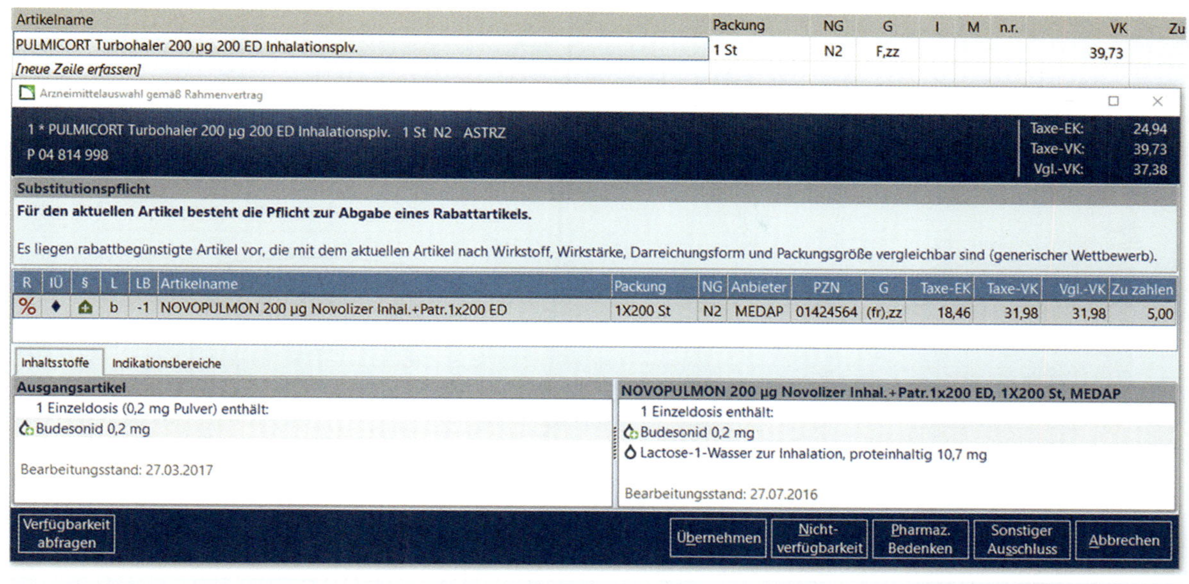

Abb. 28.2 Recherche nach Rabattarzneimitteln

chungsform laut Rahmenvertrag die entsprechende Angabe im ABDA-Artikelstamm (auf Basis der IfA-Meldung des Herstellers, ▸ Kap. 2) maßgeblich ist. Da beide aufgeführten Pulver-Inhalationssysteme als Inhalationspulver im ABDA-Artikelstamm geführt sind, werden diese von der Software aufgeführt.

In der Apotheke können gegen den Austausch eines rabattbegünstigten Applikationssystems mit abweichender Inhalationstechnik vom ursprünglich verordneten Präparat pharmazeutische Bedenken geäußert werden, wenn durch den Präparateaustausch der Therapieerfolg oder die Arzneimitteltherapiesicherheit des Patienten gefährdet ist. Wie die VITA-Studie gezeigt hat, liegt die Fehlerquote bei der Anwendung inhalativer Arzneimittel bei etwa 80 %. Dies zeigt, dass es sich hier um ein Fertigarzneimittel handelt, bei dem auch ohne Umstellung auf ein neues Inhalationssystem viele Fehler auftreten können, die die sichere Wirkung des inhalativen Arzneimittels beeinflussen. Um die mögliche Gefährdung des Patienten durch eine Umstellung auf ein Rabattarzneimittel mit anderer Inhalationstechnik zu erkennen, ist im ersten Schritt zu hinterfragen, ob es sich um eine Erst- oder eine Wiederholungsverordnung handelt. Bei einer Erstverordnung ist normalerweise keine Gefährdung des Patienten zu erwarten, es sei denn, besondere Patientenfaktoren (Fingerfertigkeit, Koordinationsschwierigkeiten) haben zur Auswahl dieses bestimmten Systems geführt. Bei der Wiederholungsverordnung sind folgende Fragen zu klären:

- Schafft der Patient die Umstellung auf ein anderes Inhalationssystem nach angemessener Erläuterung bzw. Demonstration der Inhalationstechnik in der Apotheke?
- Wie kommt der Patient mit dem bisherigen Inhalationssystem zurecht? Hat das Rabattarzneimittel ggf. sogar Vorteile?
- Gab es Gründe, warum er dieses Inhalationssystem verordnet bekommen hat?
- Wendet der Patient noch andere Arzneistoffe inhalativ an? Mit welcher Inhalationstechnik? Wie kommt er damit zurecht?

Im Verlauf des Beratungsgesprächs wird klar, dass die Umstellung auf ein anderes Inhalationssystem diesem 66-jährigen Patienten nicht vermittelt werden kann. Die Schulung der Inhalationstechnik war ein langer, aufwendiger Prozess. Die Apotheke entscheidet sich daher, pharmazeutische Bedenken gegen die Abgabe eines Rabattarzneimittels mit anderer Inhalationstechnik zu äußern und das verordnete Arzneimittel abzugeben. Die Dokumentation der pharmazeutischen Bedenken auf der Verordnung ist in ○ Abb. 28.3 dargestellt. Dabei ist darauf zu achten, dass die Software das Faktorenfeld mit der Schlüsselzahl (Faktor, ○ Abb. 28.3) bedruckt. Des Weiteren hinterlegt der Mitarbeiter elektronisch eine Notiz in der Patientendatei, sodass dieser Patient bei der nächsten Wiederholungsverordnung von Pulmicort® Turbohaler aus den benannten und dokumentierten Gründen erneut dieses Präparat bekommt und kein Rabattarzneimittel mit einer anderen Inhalationstechnik. Es kann auch eine Rücksprache mit dem Arzt sinnvoll sein, da auch der verordnende Arzt durch das Aut-idem-Kreuz ein bestimmtes Arzneimittel vorschreiben kann, das die Apotheke dann nicht austauschen darf.

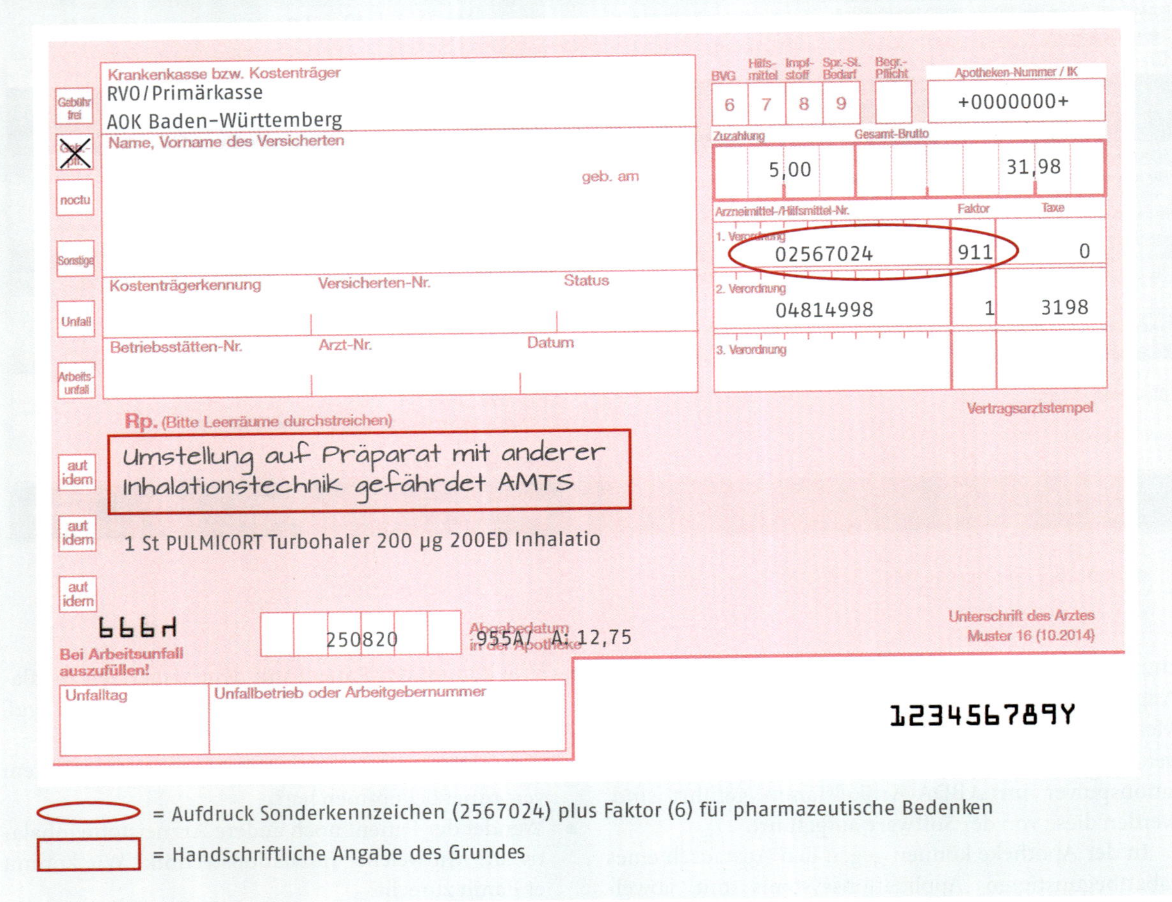

Gebühr frei | Geb.-pfl. (X) | noctu | Sonstige | Unfall | Arbeitsunfall

Krankenkasse bzw. Kostenträger
RVO / Primärkasse
AOK Baden-Württemberg

Name, Vorname des Versicherten
geb. am

Kostenträgerkennung | Versicherten-Nr. | Status

Betriebsstätten-Nr. | Arzt-Nr. | Datum

BVG	Hilfsmittel	Impfstoff	Spr.-St. Bedarf	Begr.-Pflicht	Apotheken-Nummer / IK
6	7	8	9		+0000000+

Zuzahlung	Gesamt-Brutto
5,00	31,98

Arzneimittel-/Hilfsmittel-Nr.	Faktor	Taxe
1. Verordnung 02567024	911	0
2. Verordnung 04814998	1	3198
3. Verordnung		

Rp. (Bitte Leerräume durchstreichen)

Umstellung auf Präparat mit anderer Inhalationstechnik gefährdet AMTS

aut idem | aut idem | aut idem

1 St PULMICORT Turbohaler 200 µg 200ED Inhalatio

Vertragsarztstempel

6664

250820 | Abgabedatum in der Apotheke | 955A/ A: 12,75

Unterschrift des Arztes
Muster 16 (10.2014)

Bei Arbeitsunfall auszufüllen!
Unfalltag | Unfallbetrieb oder Arbeitgebernummer

123456789Y

(Oval) = Aufdruck Sonderkennzeichen (2567024) plus Faktor (6) für pharmazeutische Bedenken

(Rechteck) = Handschriftliche Angabe des Grundes

Abb. 28.3 Dokumentation von pharmazeutischen Bedenken auf dem Rezept

Bei der Verordnung von Inhalationssystemen sind 2 weitere Punkte beim Austausch von Rabattarzneimitteln in der Apotheke zu berücksichtigen:

- Handelt es sich um ein wiederbeladbares Inhalationssystem? Hat der Patient bei Nachfüllpackungen den richtigen Inhalator zu Hause?
- Benutzt der Patient einen Spacer und passt das Mundstück an den Spacer.

Wichtiges in Kürze

① Durch pharmazeutische Bedenken können arzneimittelbezogene Probleme verhindert werden.

② Pharmazeutische Bedenken bestehen, wenn durch den Präparateaustausch trotz zusätzlicher Beratung des Patienten der Therapieerfolg oder die Arzneimitteltherapiesicherheit im konkreten Einzelfall gefährdet ist.

③ 7 Problemkategorien beschreiben beispielhaft Gründe für eine Nichtabgabe eines rabattbegünstigten Arzneimittels.

④ Pharmazeutische Gründe sind auf dem Verordnungsblatt zu vermerken und das Sonderkennzeichen (2567024) nebst zugehörigem Faktor 8 oder 9 aufzudrucken.

⑤ Problematische Applikationssysteme wie Dosieraerosole erfordern grundsätzlich die Prüfung auf pharmazeutische Bedenken.

Weiterführende Literatur

Czeche-Wimmer S, Damer S. Substitution von Fertigarzneimitteln. Govi-Verlag Pharmazeutischer Verlag, Eschborn 2014

Deutsche Pharmazeutische Gesellschaft (DPhG). Leitlinie Gute Substitutionspraxis, 2014

Deutsches Arzneiprüfungsinstitut. www.dapi.de (Zugriff 06.11.2020)

Engels D, Dunkel C. Pharmazeutische Bedenken. Deutscher Apotheker Verlag, Stuttgart 2016

Gemeinsamer Bundesausschuss (G-BA). Zusammenfassende Dokumentation über die Änderung der Arzneimittel-Richtlinie (AM-RL): Anlage VII – Hinweise zur Austauschbarkeit von Darreichungsformen (aut idem) gemäß § 129 Abs. 1a SGB V. www.g-ba.de (Zugriff 29.03.2021)

Goebel R, Griese N, Schulz M. Pharmazeutische Bedenken. Tipps für die Praxis. Pharm Ztg, 153 (38): 3612–3614, 2008

Gradl G, Krieg E, Schulz M. Rabattverträge nach § 130a Abs. 8 SGB V: Das Instrument der pharmazeutischen Bedenken. In: Höfel F (Hrsg). Versorgungsforschung – Einsichten, Beispiele und Akteure: 46–53. Schattauer Verlag, Stuttgart 2015

Hämmerlein A, Müller U, Schulz M. Pharmacist-led intervention study to improve inhalation technique in asthma and COPD patients. J Eval Clin Pract, 17 (1): 61–70, 2011

Tipps für PhiPs

Erstellen Sie eine Liste mit Arzneimittelbeispielen, bei denen bei der Abgabe in Ihrer Apotheke pharmazeutische Bedenken dokumentiert wurden. Beschreiben Sie auch jeweils die spezifische Beratungssituation, die zur Anwendung der pharmazeutischen Bedenken geführt hat.

Tipps für Weiterzubildende

Die Kenntnisse zu pharmazeutischen Bedenken haben Sie sich bereits im Rahmen ihrer Berufspraxis angeeignet. Dieses Kapitel dient zur Wiederholung und Auffrischung Ihres Fachwissens. Sie können hierzu eine Teamschulung konzipieren und durchführen. Dies trägt dazu bei, dass das gesamte Apothekenteam möglichst einheitlich mit pharmazeutischen Bedenken umgeht. Dokumentieren Sie die Planung und Durchführung als praktische Tätigkeit Nr. 17.

→ Praktische Tätigkeit Nr. 17 „Planung und Durchführung einer Teamfortbildung"

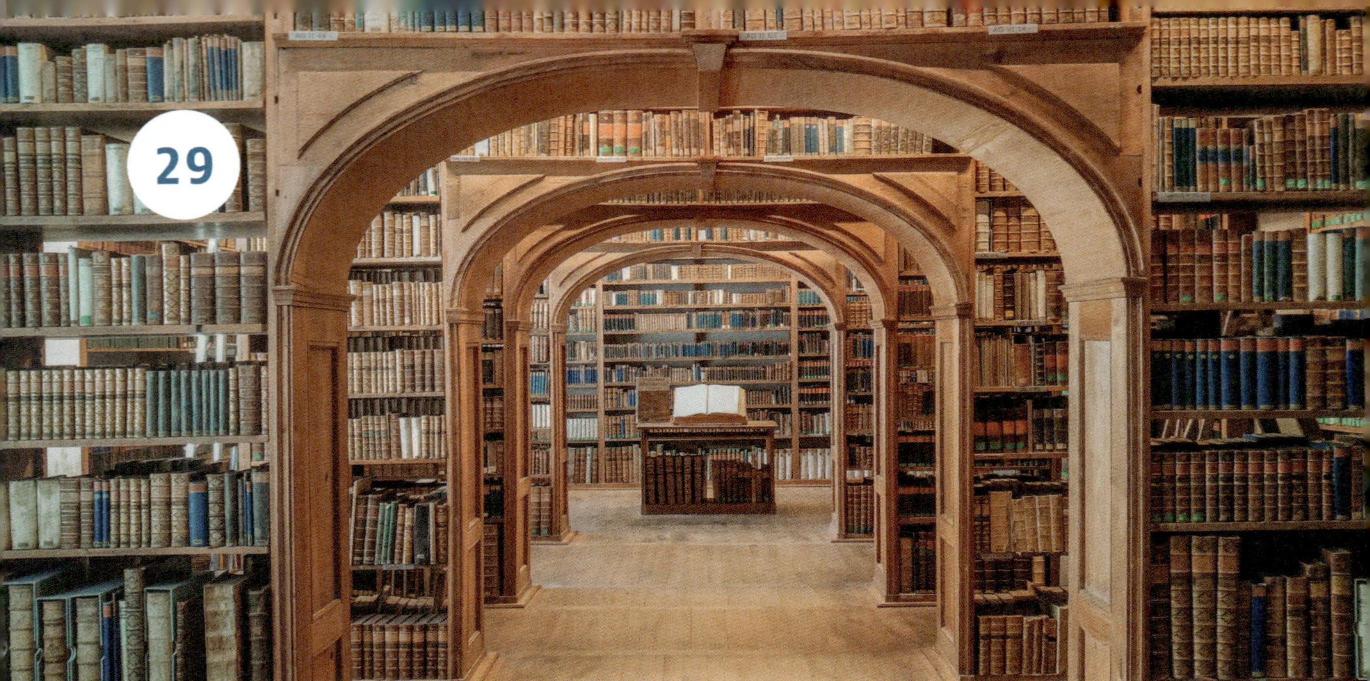

29

Arzneimittelinformation

Dr. Detlef Klauck

Fragen von Ärzten oder Patienten zur Arzneimitteltherapie gehören zum pharmazeutischen Alltag. Um pharmazeutische Fragestellungen kompetent und schnell beantworten zu können gilt es, die notwendigen Informationen zu beschaffen, zu bewerten und weiterzugeben. Die Tätigkeit der Beschaffung und Bewertung von Informationen zum Arzneimittel wird in diesem Kapitel besprochen.

29.1 Grundlagen

① Arzneimittelinformation umfasst die Beschaffung, Handhabung, Bearbeitung und Weitergabe von arzneimittelbezogenen Informationen. Sie ist Kernprozess der apothekerlichen Tätigkeit und stellt einen entscheidenden Beitrag zur pharmazeutischen Kompetenzsicherung dar.

Im Rahmen der Arzneimittelinformation werden Fragen aus mehreren inhaltlich unterschiedlichen Bereichen bearbeitet:
- pharmakologische Informationen,
- technologische Informationen,
- analytische Informationen (durch Prüfvorschriften oder Methodenvalidierung),
- ökonomische Informationen,
- rechtliche Informationen.

Themenunabhängig ist dagegen das Informationsmanagement (Ablauforganisation, Quellenverwaltung). Die Arzneimittelinformation hat zur Aufgabe, pharmazeutische Informationen zu beschaffen und zu bewerten, um eine Entscheidung in einer anstehenden Frage zu Arzneimitteln erleichtern bzw. begründen zu können. Die Frage kann von einem Außenstehenden (Patient, Arzt) oder im Rahmen der eigenen pharmazeutischen Tätigkeit (z. B. Plausibilitätsprüfung, Auswahl eines Analyseverfahrens) gestellt werden.

Merke

Ziel der Arzneimittelinformation ist die Unterstützung der Entscheidungsfindung des Anfragenden durch die Apotheke. Die eigentliche Entscheidung muss jedoch vom Anfragenden getroffen werden.

② Der Apotheker nimmt die Frage auf, analysiert sie und beschafft geeignete Materialien. Er bewertet diese hinsichtlich der gestellten Frage. Dabei werden die Erkenntnisse für den Empfänger aufbereitet. Im letzten Schritt wird die Antwort erstellt und an den Fragesteller übermittelt. An dieser Stelle wird auch geprüft, ob die erstellte Antwort ausreichend ist oder ob weitere Nacharbeiten notwendig sind.

Die grundsätzliche Vorgehensweise ist unabhängig vom inhaltlichen Schwerpunkt der zu bearbeitenden Frage. Die folgenden Abschnitte orientieren sich am üblichen Ablauf für die Bearbeitung von Anfragen auf dem Gebiet der Arzneimittelinformation.

Praktisch umgesetzt

Chloramphenicol-Ohrentropfen: Teil 1

Ein Patient legt eine Verordnung über Chloramphenicol-Ohrentropfen vor. Darf diese Verordnung beliefert werden?

29.2 Entgegennahme und Analyse der Frage

Entgegennahme: Beim Entgegennehmen der Frage ist es wichtig, möglichst alle für die Suche wichtigen Informationen zu erfassen. Dazu muss die Frage in strukturierter Form erfasst werden:

- Eingangsdaten (Datum, Frageweg, Zeit, Erfasser),
- Anfragender (Name, Adresse, Beruf: Person, Zielgruppe),
- Fragestellung (selbst neu formulieren),
- Hintergrundinformationen (schon vorliegende Informationen, ggf. Patientendaten),
- gewünschte Antwortform (Dringlichkeit, Antwortart, Umfang).

Die Nutzung eines Dokumentationsformulars (○ Abb. 29.1) verhindert das Vergessen wichtiger Informationen.

Frageanalyse: Bereits bei der Aufnahme erfolgt die inhaltliche Analyse der Frage. Im Ergebnis wird die Frage durch den Erfassenden neu formuliert und der Anfragende um Rückbestätigung gebeten. Die bestätige Formulierung sollte schriftlich festgehalten werden (z. B. Erfassungsbogen). Beim Formulieren therapeutischer Fragestellungen sind die vier Parameter des **PICO-Schemas** eine gute Hilfe:

- Patient (**P**atient: Krankheit, Status, Begleitmedikation),
- Therapie (**I**ntervention: Behandlungsoption),
- Vergleichsmedikation (**C**omparison: Therapiestandard oder Placebo),
- Ergebniswert, Zielgröße (**O**utput: Patientennutzen).

Die Neuformulierung der Frage dient dem:
- Vermeiden von Missverständnissen (gegenüber dem Fragenden, beim Weiterleiten an Dritte zur Bearbeitung),
- Vorbereiten der thematischen Zuordnung,
- Prüfen auf Vollständigkeit der Angaben,
- Bestätigen des „Suchauftrags" durch den Anfragenden.

Dokumentation von Anfragen

Anfragender (Name, ggf. Beruf, Anschrift, Kontakt)

☐ Patient/Kunde ohne Vorkenntnisse
☐ Patient/Kunde mit Vorkenntnissen
☐ Arzt
☐ Schwester/med. Personal
☐ Presse/Medien
☐ Sonstiges:

Tel. Fax eMail

Frage (ausformulieren!; ggf. Thema)

Hintergrundinformationen (Patientendaten, Medikation, Laborwerte, schon benutzte Quellen)

Antwort bis: pers: tel: Fax: eMail: fremdsprach:

Datum: Erfasser:

Rechercheweg

Antwort

Quellen

Anlagen

Datum: Bearbeiter:
ID-Nummer: Gegenkontrolle:

Abb. 29.1 Vorlage eines Dokumentationsbogens

 Merke

③ Beim Erfassen von Fragen wird die Problemstellung durch den Apotheker untersucht und dabei neu formuliert (PICO-Schema). Die neu formulierte Frage sollte vor einer weiteren Bearbeitung durch den Anfragenden bestätigt werden.

 Praktisch umgesetzt

Chloramphenicol-Ohrentropfen: Teil 2 Entgegennahme und Analyse der Frage

Ein Patient legt eine Verordnung über Chloramphenicol-Ohrentropfen vor. Darf diese Verordnung beliefert werden?

Kurzanalyse: Galenisch wahrscheinlich unproblematisch, Chloramphenicol war aber hinsichtlich der Therapiesicherheit vor Längerem in der Diskussion. Bei Unsicherheit Rückfrage: Wo sehen Sie Probleme? Neuformulierung der zu bearbeitenden Frage mit Schwerpunkt Arzneimittelrisiken: Entspricht der Einsatz von Chloramphenicol am Ohr dem Stand der Wissenschaft?

29.3 Quellenauswahl

Die Auswahl der Quellen richtet sich primär nach dem Fragethema. Um den Bearbeitungsaufwand im Apothekenalltag in Grenzen zu halten, sind zusätzlich weitere Aspekte zu beachten:

- thematische Eignung,
- Aufwand (Zugänglichkeit, Verfügbarkeit),
- Brauchbarkeit (Aktualität, Sprache, Verständlichkeit),
- Aussagekraft (Seriosität, Evidenzgrad, parteilich, unparteilich),
- notwendiger Detailgrad (praktische Bedeutung und Risiken der zu treffenden Entscheidung).

Beim praktischen Vorgehen bei der Auswahl der Quellen in der Apotheke sind Zugänglichkeit und Qualität der Quelle die entscheidenden Kriterien. Die Reihenfolge sollte sich an der folgenden Liste orientieren:

- ABDA-Datenbank,
- Fachinformation, Leitlinien,
- Bibliothek der Apotheke,
- Anfrage-Datenbank der Infostellen (z. B. AMINO) bzw. NRF-Hotline,
- Spezialanbieter,
- Fachliteratur (Studien),
- allgemeine Suche in Suchmaschinen,
- Konsultation einer Arzneimittel-Informationsstelle.

Beim Zusammentragen der Informationen ist darauf zu achten, dass neben der eigentlichen Information auch die nötigen Details zum Nachvollziehen (Quelle, offizielle Zitate, Stand und Zugriffsdatum, ggf. Suchweg oder Suchbegriffe) notiert werden. Sobald ausreichend Material verfügbar ist, wird die Suche beendet und zur Informationsbewertung übergegangen.

29.3.1 ABDA-Datenbank

Die einfachste und praktisch immer verfügbare Quelle ist die ABDA-Datenbank. Der größte Teil der in einer Apotheke eingehenden Fragen, auch komplexerer Natur, ist mit diesem Hilfsmittel lösbar. Thematisch sind fast alle Offizin- bzw. Beratungsthemen bearbeitbar. Wenig hilfreich ist die ABDA-Datenbank dagegen für Fragen der Technologie bzw. Rezeptur sowie bei analytischen und ökonomischen Fragen. Die Bedienung ist stark von der jeweiligen Benutzeroberfläche, d. h. in der Apotheke vom Warenwirtschaftssystem abhängig. Um die Leistungsfähigkeit der Datenbank im Apothekenalltag voll auszuschöpfen, sind Schulungen beim jeweiligen Softwarehaus zu empfehlen.

Die ABDA-Datenbank fasst gleichartige Informationen in Modulen zusammen. Diese Informationen sind entweder direkt über ein eigenes modulspezifisches Menü oder indirekt über Querverweise aus den Warenwirtschafts-Programmen zugänglich. Eine Gesamtsuche über alle Teildatenbanken wird üblicherweise nicht angeboten. Für eine erfolgreiche Suche ist es deshalb wichtig, mit der Suche im richtigen Modul zu beginnen (◘ Tab. 29.1).

29.3.2 Fachinformationen und Leitlinien

Für produktbezogene Fragen, bei denen die ABDA-Datenbank nicht weiterhelfen kann, ist die vom Hersteller erstellte und bei der Zulassung amtlich legitimierte Fachinformationen zu nutzen. Fachinformation (EU: SPC, Summary of Product Characteristics) sind bei der Zulassungsbehörde EMA (www.ema.europa.eu → find medicine), die der nationalen Zulassungen im amtlichen Internetportal www.pharmnet-bund.de oder beim Hersteller zu finden. Sie sind – ohne Garantie der Aktualität – auch in der ABDA-Datenbank und weiteren Internetportalen (z. B. www.fachinfo.de) hinterlegt.

Bei Entscheidungen zu verschiedenen etablierten Therapiemöglichkeiten, d. h. für den Vergleich unterschiedlicher Produkte sind die medizinischen Leitlinien Mittel der ersten Wahl. Hier sind die methodisch und inhaltlich hochwertigen S3-Leitlinien zu bevorzugen (▸ Kap. 29.4).

Tab. 29.1 Derzeit verfügbare Module der ABDA-Datenbank

Modul	Information
Fertigarzneimittel	Produktbezogene fachliche Informationen
Wirkstoffdossier	Biopharmazeutische und pharmakologische Informationen zu Wirkstoffen
Stoffliste	Sonstige Informationen zu Wirk- und Hilfsstoffen, z. B. rechtliche Informationen, Synonyme
AMTS-Modul	Gegenanzeigen, Nebenwirkungen, Wechselwirkungen, Patientenprofile (CAVE)
Plus X	Produktbezogene Informationen: z. B. Fachinformation, Sondengängigkeit, Teilbarkeit
Aktuelle Informationen	Sammlung bedeutsamer Meldungen für den Alltag: AMK-Meldungen für den Alltag, Produktneueinführungen, Rückrufe etc.

29.3.3 Bibliothek der Apotheke

Ebenfalls gut zugänglich sind die in der Apotheke verfügbaren Nachschlagewerke – hier ist vor einer Nutzung die Aktualität zu prüfen. Druckwerke haben ihren Vorteil bei eher zeitlosen Themen (allgemeine Pharmakologie, Phytotherapie, Galenik). Zudem ist die Akzeptanz gedruckt vorliegender Aussagen bei den Kunden bzw. Patienten im Beratungsgespräch recht hoch. Elektronische Medien sind eher für Themen mit raschem therapeutischem Fortschritt (z. B. Onkologie, Reisemedizin), bei stark trendgeprägten Themen (alternative Therapien, Ernährungsberatung) oder wegen der verfügbaren Suchfunktionen bei schwer überschaubaren Sachgebieten (z. B. Rechtsfragen) zu empfehlen.

Voraussetzung für die Anerkennung als Weiterbildungsstätte für Allgemeinpharmazie ist, dass die vorhandene Literatur und die wissenschaftlichen Informationen über das in der Apotheke gemäß § 5 Apothekenbetriebsordnung übliche Maß hinausgehen. Unter www.abda.de erhalten Sie eine Literaturliste, die aktuelle Vorschläge für unterschiedliche Themengebiete enthält.

29.3.4 Standeseigene Informationsstellen

Als nächstes bietet sich eine Suche in den beiden für Apotheken zugänglichen Datenbanken der standeseigenen Infostellen (z. B. Apothekerkammer, NRF) an. Der Vorteil dieser Quellen ist, dass die Antworten qualitativ hochwertig und in Form und Inhalt auf den Apothekenalltag zugeschnitten sind.

NRF-Hotline

Das für die Herausgabe der Rezepturensammlung verantwortliche Neue Rezeptur-Formularium (NRF) bietet neben der eigentlichen Rezeptursammlung auch einen Frageservice zu diesen Rezepturen an. Die im Lauf der Zeit angesammelten Fragen zu diesen Themen sind in den für Abonnenten zugänglichen und regelmäßig aktualisierten NRF-Rezepturhinweisen durchsuchbar. In diesen Hinweisen sind fast alle im Apothekenalltag auftretenden galenischen Fragen besprochen. Lösungsmöglichkeiten werden, sofern vorhanden, auch angedeutet.

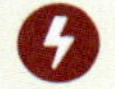 **Cave**

Fragen, die den pharmakologisch-therapeutischen Aspekt der Rezepturen behandeln, fallen nicht in den Zuständigkeitsbereich des NRF und werden vom NRF auch nicht beantwortet.

Kammer-Infostellen, AMINO

Während die in der Apotheke auftretenden Fragen immer mit einem Einzelfall verbunden sind, gibt es doch auch Fragen, die in vielen Apotheken auftreten bzw. von vielen Patienten gestellt werden. Bei einem Teil dieser Fragen, der nicht einfach mit den Mitteln der Apotheke gelöst werden kann, ist das Problem möglicherweise schon einmal von einer der Kammer-Infostellen (▸ Kap. 29.3.8) bearbeitet worden. Die Infostellen der im AMINO-Verbund zusammengeschlossenen 14 Apothekerkammern speichern die fachlichen Antworten in einer gemeinsamen Datenbank (AMINO-Datenbank), die den anderen Infostellen des Verbunds ebenfalls zur Verfügung steht. Häufig gestellte und besonders interessante Fragen sind in den meisten dieser Kammerbezirke auch für die Kammermitglieder zur selbstständigen Suche über die Mitgliederbereiche der Homepages der Kammern verfügbar. In der Anfrage-Datenbank werden neben der Frage und der Antwort auch die genutzten Quellen mit aufgeführt. Damit ist erkennbar, welche Informationen einzelfallspezifisch und welche auf andere Fragestellungen übertragbar sind. Thematisch wird das ganze Spektrum der Infostellen-Anfragen abgedeckt, d. h. neben dem Schwerpunkt zu Therapien, Wirkstoffen und Produkten sind auch Fragen zu Rezepturen, Analytik, Studienbewertung wie auch einzelne eher rechtliche Fragen zum Apothekenbetrieb (z. B. Verkehrsfähigkeit, Importe) enthalten. Zudem wird darauf geachtet, dass der aktuelle Stand des Wissens beachtet wurde: Angezeigt werden nur Einträge, die in den letzten 3 Jahren erstellt oder aktualisiert wurden. Zusätzlich zu den Anfragen werden auch eine gemeinsame Sammlung von Rezepturen (einschließlich Verweisen auf die NRF-Rezepturen und Rezepturhinweise) und eine aktuelle Sammlung von für den Apothekenalltag nutzbaren Internetadressen (Linkliste) bereitgestellt.

Die Informationen sind typischerweise über eine Freitextsuche nach persönlicher Anmeldung auf der jeweiligen Seite zugänglich. Als Suchbegriffe sind die Wirkstoffbezeichnungen oder Indikationen zu empfehlen.

Der Vorteil dieser Datenbank ist, dass hier praxisnahe, gut belegte und mit einer konkreten Handlungsempfehlung versehene Informationen zu fast allen Themen zur Verfügung stehen.

29.3.5 Spezialanbieter

Reichen die mit diesen Quellen gefundenen Informationen nicht aus, sollten externe spezialisierte Informationsanbieter konsultiert werden. Hier stehen für die Apotheken zur Verfügung:

- toxikologische Auskunftsdienste:
  - regionale Giftinformationszentren (siehe Notfalltafel der Apotheke),
  - Embryotox (www.embryotox.de),
- kommerzielle Anbieter, z. B.:
  - Produkthersteller (vorher klären, ob pharmakologische oder galenische Frage),
  - Großhandel,
  - Anbieter von spezialisierten Datenbanken (z. B. zur Medikationsanalyse: Medicheck, Scholz-Datenbank, RpDoc).

29.3.6 Fachliteratur und Studien

Für komplexe Fragestellungen bzw. für die Fälle, für die etwas mehr Zeit zur Verfügung steht, sollte unbedingt auch die Fachliteratur konsultiert werden.

Primärliteratur ist z. B. über die Datenbank „Medline“ (kostenfrei, z. B. www.ncbi.nlm.nih.gov/pubmed/) und die Portale verschiedener Fachzeitschriften wie JAMA, Lancet, NEJM, BMJ (teilweise kostenfrei) erreichbar. Deutlich einfacher und schneller nutzt man zuverlässige Sekundärliteratur, hier sind vor allem die Cochrane-Datenbank und die verschiedenen Leitlinien-Portale (www.awmf.org, www.leitlinien.de) zu nennen.

Eine Suchmöglichkeit über fachliche Literaturquellen (einschließlich Medline und deutschsprachiger Fachliteratur) gibt es unter www.pubpharm.de beim Fachinformationsdienst Pharmazie der TU Braunschweig.

29.3.7 Allgemeine Suche in Suchmaschinen

Bei der Nutzung von Internetquellen ist vor allem die Seriosität des Hilfsmittels bzw. der genutzten Suchmaschine zu prüfen. Eine unspezifische Suche über Wikipedia oder andere Informationsportale kann zur Vororientierung hilfreich sein. Suchmaschinen sind wegen der geringen Spezifität und Seriosität aber erst dann einzusetzen, wenn in den fachspezifischen Quellen keine Antwort gefunden werden konnte.

Bei der Nutzung von Suchmaschinen ist zu beachten, dass immer nur ein Teil der Informationen über das Internet frei verfügbar ist. Zudem sortieren und filtern die Suchmaschinen die Suchergebnisse nach eigenen Kriterien. Die Trefferanzeige einer Suchmaschine ist nie repräsentativ oder vollständig. Für wissenschaftliche Fragen sind spezielle Suchmaschinen verfügbar, die einen höheren Anteil fachlicher Treffer gewährleisten. Beispielsweise beschränkt Google Scholar die angezeigten Treffer auf wissenschaftliche Veröffentlichungen bzw. Quellen.

29.3.8 Arzneimittel-Informationsstellen

Für die Klärung fachlicher Fragen, die nicht mit den Mitteln der Apotheken in vertretbarer Zeit gelöst werden können, haben die Apothekerkammern Arzneimittelinformationsstellen eingerichtet. Der Zugang zu den einzelnen Infostellen wie auch das Spektrum der Fragen ist kammerspezifisch geregelt. Informationen über das Angebot sind bei der jeweils zuständigen Apothekerkammer erhältlich. Weiterführende Auflistungen von Quellen sind in der BAK-Leitlinie Arzneimittelinformation zu finden.

 **Praktisch umgesetzt**

Chloramphenicol-Ohrentropfen: Teil 3 Quellenauswahl

Mögliche Quellen zum Thema Wirkstoffe bzw. Arzneimittelsicherheit sind AMK-Meldungen, ABDA-Datenbank-Wirkstoffdossier, AMINO-Datenbanken, Fachbücher, Leitlinien.

Mögliche Quellen zum Thema Rezeptur sind NRF-Rezepturhinweis-Datenbank, AMINO-Datenbank, Rezeptur-Fachbücher, GD-online.

Fundstellen:

- ABDA-Datenbank (Stoffliste, FAM, Wirkstoffdossier): Antibiotikum mit CMR-Eigenschaften, nur als Reserveantibiotikum bei schweren Bindegewebs- und Hornhautinfektionen und gleichzeitigem Fehlen von Therapiealternativen. Blutbildkontrolle empfohlen. FAM Posifenicol® Augentropfen verfügbar,
- AMINO-Datenbank-Einträge: 3 Einträge, davon:
  - ein Hinweis auf FDA-Marktrücknahme wegen Blutbildschäden im Jahre 2012,
  - ein Hinweis auf Inhalte der Aufbereitungsmonographie,
- GD-online: Erwähnung als Reservemedikament.

29.4 Informationsbewertung

Die zusammengetragenen Informationen sind zunächst dahingehend zu untersuchen, ob sie zur Entscheidungsfindung beitragen können. Dabei sind die folgenden Punkten zu prüfen:

- inhaltliche Eignung,
  - Thema, Zielaussage,
  - Art der Veröffentlichung (Leitlinie, Einzelfallbericht, Analyse, Interpretation),
  - Datum, Alter,
- Qualität,
  - vom Autor bzw. Ersteller benutzte Quellen,
  - allgemeine Anforderungen an Studien und Publikationen,
- Zuverlässigkeit bzw. Risiko für Falschaussagen,
  - Herkunft (Autor, Region, Sponsor, Finanzierung),
  - Zuverlässigkeit oder Seriosität der Quelle,
- Brauchbarkeit, Aufbereitung,
  - Abbildungen,
  - Sprache (deutsch, englisch, aber auch Fremdwortanteil, Verständlichkeit, Lesbarkeit),
  - Angabe genutzter Quellen.

Die inhaltliche Eignung ist immer anhand der ursprünglichen Fragestellung zu prüfen. Für das häufigste Fragethema, den Vergleich zweier Behandlungsmöglichkeiten, ist das **PICO**-Schema (▸ Kap. 29.2) zu beachten. Die genutzten Quellen sollten diese vier Parameter in geeigneter Form berücksichtigen.

29.4.1 Zielwert und Streuung

Hintergrund der zu treffenden Entscheidung ist immer ein Vergleich mehrerer Behandlungs- bzw. Entscheidungsmöglichkeiten. Da der Einzeleffekt immer von einer Vielzahl nicht wiederholbarer Randbedingungen abhängig ist, sind durch Experimente oder Studien erhaltene Werte immer mit einer gewissen Unsicherheit (Streuung) verbunden. Ein Vorhersagewert oder -bereich für eine 100%ige Sicherheit ist nicht möglich. Aus praktischen Gründen wird bei der Studienbewertung meist eine Irrtumswahrscheinlichkeit von 5 % akzeptiert. Damit wird der Bereich als Vorhersagewert akzeptiert, in welchem mit 95%iger Sicherheit der richtige Wert liegt. Das zahlenmäßige **Ergebnis einer Vergleichsstudie** ist damit immer ein **mittlerer Unterschied** mit einem **zulässigen Streubereich** (○ Abb. 29.2).

Beim Vergleich wird geprüft, ob sich die Streubereiche überschneiden oder nicht. Wenn sie sich nicht überlagern, kann angenommen werden, dass ein Unterschied besteht und damit eine der Optionen besser geeignet ist. Die Lage der Mittelwerte ist für den Vergleich von untergeordneter Bedeutung.

Für den Vergleich mehrerer Studien ist der aus dem Logo der Cochrane-Collaboration bekannte Forest-Plot sehr gut geeignet: Hier werden die Studienergebnisse mit den jeweiligen Streubereichen übereinander dargestellt (○ Abb. 29.3).

Der Vergleichswert (Nullpunkt) liegt in der Mitte der X-Achse, die Streubereiche der Unterschiedswerte aus den einzelnen Studien sind als horizontale Balken dargestellt. Das in der Mitte der einzelnen Balken befindliche Symbol steht dabei für die Kollektivgröße und gibt folglich auch Auskunft über die Bedeutung der Studie. Studien, deren Streubereich den Nullpunkt umfassen, haben keinen Unterschied zur Vergleichsbehandlung belegen können. Unter dem Diagramm wird dann zur Verdeutlichung des Gesamtergebnisses der über alle Studien gewichtete Mittelwert dargestellt.

29.4.2 Number needed to treat/harm

Aus den relativen und absoluten Häufigkeiten der Therapieerfolge lassen sich Faktoren für die Berechnung der praktischen Bedeutung der Unterschiede ableiten. Aus den relativen Werten (z. B. 10 % weniger Erkrankungen unter der neuen Therapie), welche den therapeutischen Fortschritt darstellen, kann mithilfe der Erkrankungshäufigkeit der praktische Nutzen abgeschätzt werden. Dieser kann in Prozent angegeben werden. Sinnvoller

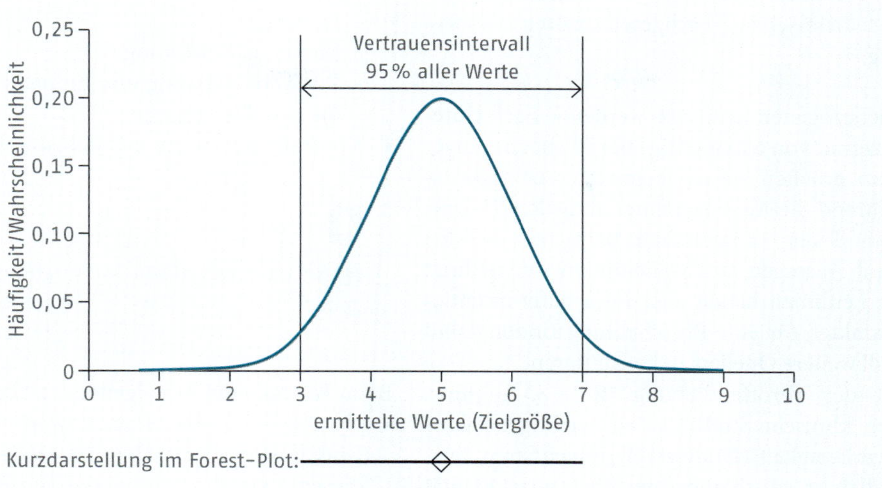

Abb. 29.2 Normalverteilung bei einem mittleren Messwert von 5. Bei einer Normalverteilung liegen die meisten Werte in der Nähe des Mittelwerts. Die Irrtumswahrscheinlichkeit gibt an, welcher Anteil von Werten bzw. mit welcher Wahrscheinlichkeit der Wert außerhalb des Vertrauensintervalls liegt. Bei einem Wert von 5 % liegen 95 % der erwarteten Werte bzw. der wahre Wert mit einer Wahrscheinlichkeit von 95 % innerhalb des Vertrauensintervalls.

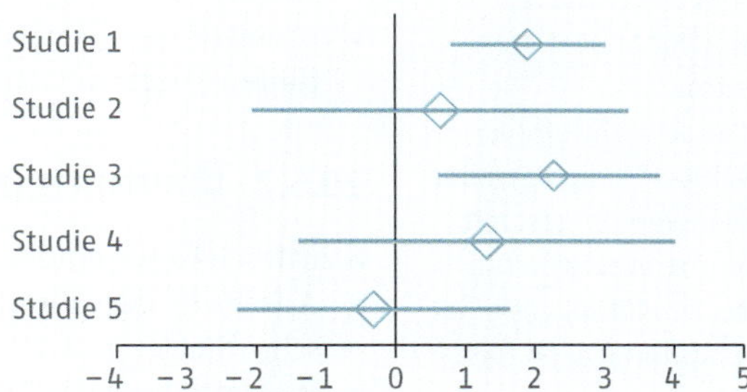

Abb. 29.3 Forest-Plot (Vergleich mehrerer Studien mit gleichen Zielkriterien): Auf der X-Achse ist der Abstand zum Mittelwert der Vergleichstherapie aufgetragen. Jede Studie erhält einen Balken.

ist aber die NNT (number needed to treat, entspricht 1 geteilt durch die absolute Veränderung). Diese Größe gibt die Anzahl Patienten an, welche behandelt werden muss, um einen Therapieerfolg zu erreichen. Bei Nebenwirkungen wird entsprechend mit der analog berechneten number needed to harm (NNH) gearbeitet.

29.4.3 Studienbewertung

Im Apothekenalltag ist es in vielen Fällen ausreichend, die wichtigsten Fehlerquellen (richtiger Studientyp, Kollektivgröße, praktische Bedeutung der Zielwerte, Vergleichstherapie) zu prüfen (▸ Kap. 32).

29.4.4 Leitlinien

Auch für die das Wissen zusammenfassenden medizinischen Leitlinien gibt es verschiedene Güteklassen. Das ergibt sich aus den mehr oder weniger aufwendigen Methoden, mit der sie erstellt werden können.

Leitlinien sind keine amtlichen Dokumente, sie können von beliebigen Fachgesellschaften herausgegeben werden. Im ungünstigsten Fall sind sogar einander widersprechende Aussagen in verschiedenen Leitlinien möglich. Neben den auf pharmazeutische Fragen ausgerichteten Leitlinien der Bundesapothekerkammer (www.abda.de) sind für therapeutische Fragestellungen vor allem 2 Seiten zu empfehlen:

- ÄZQ (Bundesärztekammer und kassenärztliche Bundesvereinigung): www.leitlinien.de,

- AWMF (Arbeitsgemeinschaft der Wissenschaftlichen Medizinischen Fachgesellschaften): www.awmf.org.

Die therapiebezogenen Leitlinien werden je nach Güte- und Evidenzgrad von S1 (niedrig) bis S3 (hoch) eingestuft. Zudem erhalten sie ein begrenztes Gültigkeitsfenster. Während die Aussagen einer aktuellen S3-Leitlinie als Stand der Wissenschaft betrachtet werden können, sind Aussagen aus S2-Leitlinien nur bedingt nutzbar. S1-Leitlinien haben eher informativ-orientierenden Charakter, für eine Entscheidungsfindung sind in jedem Fall weitere Quellen zu konsultieren.

Die Art der Veröffentlichung (z. B. S3-Leitlinie, Metaanalyse, klinische Studie) ist ein wichtiger Faktor für die Zuverlässigkeit (Evidenz) der ableitbaren Aussage. Zusätzlich ist jedoch unbedingt die innere Qualität zu beachten: Es gibt auch schlechte Metaanalysen, kaum validierte S1-Leitlinien und auf der anderen Seite auch gute Fallkontrollstudien (▸Kap. 32).

Praktisch umgesetzt

Chloramphenicol-Ohrentropfen: Teil 4 Bewertung

Die Grundlage der Bewertung bildet das aktuelle und recht ausführliche Wirkstoffdossier der ABDA-Datenbank zum Wirkstoff Chloramphenicol.
Gegenüber Keimen, die auch auf andere Antibiotika ansprechen, ist Chloramphenicol in der Wirkung weder gleichwertig noch überlegen. Die Anwendung ist mit deutlichen Risiken verbunden. Voraussetzungen für einen Einsatz sind damit Nachweis des Vorliegens einer schweren Infektion, die belegte Empfindlichkeit des Erregers, der Ausschluss der Einsatzmöglichkeit anderer Antibiotika und ärztliche Überwachung.
Nur am Auge besteht ein eindeutig positives Nutzen-Risiko-Verhältnis. Einsatzmöglichkeiten bestehen auch als Reserveantibiotikum bei schweren Infektionen (möglicherweise bei MRSA) in anderen Bereichen.

29.5 Formulieren, Erstellen und Übermitteln der Antwort

29.5.1 Formulieren und Erstellen der Antwort

Nachdem die Einzelquellen hinsichtlich der Güte und der enthaltenen Fakten und Bewertungen untersucht wurden, muss die Antwort auf die bearbeitete Frage formuliert werden:

- Auswahl relevanter Suchergebnisse (nur Belege zitieren, welche zur Beantwortung unbedingt nötig sind),
- Formulieren der Antwort (getrennt nach),
  - Fakten,
  - Meinung, Bewertung,
  - Zusammenfassung und Empfehlung (Antwort auf die gestellte Frage),
- Kontrolllesen (wenn möglich, durch Zweitperson).

Cave

④ Nie unkommentierte Informationen weitergeben!

Beim Formulieren ist Folgendes zu beachten:

- ⑤ Trennung von Fakten, Bewertung und Fazit; Antwort in der schriftlichen und mündlichen Form in diesen 3 voneinander getrennten Blöcken formulieren; die Trennung ermöglicht dem Anfragenden, auf Wunsch eine eigene Entscheidung zu treffen,
- Auswahl der für die Frage notwendigen Informationen (Verringerung der Quellenanzahl),
- zielgruppenspezifischer Wortschatz,
- nachträgliches Ersetzen von Fremdwörtern (Anglizismen), Abkürzungen und Fachbegriffen (verbessert die Lesbarkeit),
- genutzte und weiterführende Quellen im Text aufführen (Nachvollziehbarkeit).

29.5.2 Übermitteln der Antwort

Schriftlich bzw. mündlich:

- Anschrift der Einrichtung (für Rückfragen, nur schriftlich),
- Wiederholung von Fragestellung und -datum,
- Antworttext,
- Quellen,
- Bearbeiter,
- ggf. Anlagen.

Praktisch umgesetzt

Chloramphenicol-Ohrentropfen: Teil 5 Antwort formulieren

Chloramphenicol kann in seltenen Fällen als Reservemedikament auch am Ohr eingesetzt werden. Voraussetzung ist, dass eine schwere Infektion vorliegt, die mit anderen Antibiotika nicht behandelbar und der Erreger gegenüber Chloramphenicol empfindlich ist. Der Einsatz einer Rezeptur ist unter diesen Voraussetzungen sinnvoll. Ggf. sollte die Beachtung der Einschränkungen (Resistenztestung) durch eine Arztrücksprache abgeklärt werden.

29.6 Nachbereitung

29.6.1 Dokumentation

Auch für die Antwort ist eine Dokumentation empfehlenswert. Hierbei ist darauf zu achten, dass eine Dokumentation zeitaufwendig und nur bei einem positiven Nutzen-Aufwand-Verhältnis sinnvoll ist. Dementsprechend sollte apothekenspezifisch festgelegt werden (QMS), in welchen Fällen und in welchem Umfang zu dokumentieren ist. Mögliche Inhalte und Vorlagen können der BAK-Leitlinie entnommen werden.

Bei einer der Dokumentation ergeben sich Vorteile durch:

- Nachvollziehbarkeit bei Rückfragen,
- Verminderung des Suchaufwands bei Wiederholungsanfragen,
- Ermittlung von Themen für die aktive Kundenkommunikation (z. B. Wiederholungsfragen),

Die Dokumentation ist auch die Grundlage für die regelmäßige Anpassung des Sortiments bereitgehaltener Quellen ab die thematischen Schwerpunkte des Schulungsplans.

29.6.2 Quellenverwaltung

Im Apothekenbetrieb wird nur eine begrenzte Anzahl Quellen regelmäßig genutzt. Eine aktuell gehaltene Zusammenstellung dieser Quellen ist in vieler Hinsicht hilfreich:

- Übersicht, Zugriffsmöglichkeit (QMS!),
- Kostensenkung (Duplikatvermeidung),
- Form (nur häufig benötigte Quellen, Papier, elektronisch),
- regelmäßige Überarbeitung hinsichtlich:
  - Aktualität,
  - Qualität der Informationen,
  - Brauchbarkeit,
  - Duplikate,
  - Kosten, Aufwand und Preiswürdigkeit.

Praktisch umgesetzt

Quellenverwaltung

- Zur Quellenverwaltung eignet sich eine Liste mit folgendem Aufbau: laufende Nummer → Quelle → Thema → Standort-Zugangsdaten → letzte Aktualisierung → zuständiger Mitarbeiter → gültig bis TT/MM/JJ.

29.6.3 Teamschulungen

⑥ Regelmäßige Teamschulungen sind zur Anpassung der Kenntnisse an den Stand des Wissens notwendig. Aus den bearbeiteten Fragen und dem benötigten Zeitaufwand können thematische Schwerpunkte für solche Schulungen abgeleitet werden. Die Wünsche bzw. Anregungen sollten dokumentiert werden, damit sie im Rahmen der Schulungsplanung bzw. bei eingehenden Angeboten berücksichtigt werden können. Mögliche Schulungsinhalte können sein:

- Schulungen zu den Fragethemen (Indikationsgebiete, Rechtliches, z. B. EU-Zulassungen),
- Methodik, z. B.:
  - Suchmethodik, eigene Dokumentation,
  - Evidenz, Studienbewertung, Leitlinien,
  - Kommunikation mit den Kunden,
- Quellen und deren Handhabung:
  - ABDA-Datenbank,
  - Medline- bzw. Pubmed-Suche,
  - elektronische Datenbanken in der Apotheke.

Zusätzlich ist es hilfreich, wichtige oder interessante Antworten und Suchergebnisse bei Dienstbesprechungen oder im Rahmen von Erfa-Gruppen vorzustellen.

Praktisch umgesetzt

Chloramphenicol-Ohrentropfen, Teil 6 Nachbereitung

Information der Mitarbeiter in Rezeptur und Handverkauf über die eingeschränkten Einsatzmöglichkeiten von Chloramphenicol im Rezepturbereich und dem damit fast immer gegebenen Rücksprachebedarf mit dem Arzt bei der Annahme einer Verordnung.

Wichtiges in Kürze

① Arzneimittelinformation ist eine notwendige Unterstützung für alle fachlichen Kernleistungen in der Apotheke.

② Die Tätigkeit hat Ablaufcharakter, festgelegte Schritte sind einzuhalten.

③ Die richtige Formulierung der Frage ist für das Ergebnis entscheidend.

④ Geben Sie keine unkommentierten Informationen weiter.

⑤ Bei der Antwort ist zwischen Fakten, Bewertung und Zusammenfassung oder Empfehlung zu trennen.

⑥ Die ständige Aktualisierung von Fachkenntnissen und Quellen ist die Voraussetzung für effektives und fehlerarmes Arbeiten.

29

Weiterführende Literatur

ABDA – Bundesvereinigung Deutscher Apothekerverbände. Datenbank-Informationen. www.abdata.de/downloads (Zugriff 06.11.2020)

Bundesapothekerkammer (BAK). Leitlinie der Bundesapothekerkammer zur Arzneimittelinformation. www.abda.de (Zugriff 06.11.2020)

Literatur zur Studienbewertung: ▶ Kap. 32

Tipps für PhiPs

Machen Sie Sich mithilfe dieses Kapitels und des BAK Arbeitsbogens Nr. 27 mit den Recherchemöglichkeiten der ABDA-Datenbank vertraut. Bearbeiten Sie eine arzneimittelbezogene Frage eines Arztes oder eines Patienten analog des BAK-Arbeitsbogens Nr. 8. Besprechen Sie das Ergebnis mit Ihrem ausbildenden Apotheker.

→ Arbeitsbogen Nr. 8 „Arzneimittelinformation"
→ Arbeitsbogen Nr. 27 „Recherche mit der ABDA-Datenbank"

Tipps für Weiterzubildende

Weitere Informationen zu diesem Thema erhalten Sie im Weiterbildungsseminar A.3 „Arzneimittelinformation in der Apotheke". Analog dem in diesem Kapitel vorgestellten Vorgehen empfiehlt sich, Anfragen von Ärzten oder Patienten strukturiert zu bearbeiten. Dokumentieren Sie dies als praktische Tätigkeit Nr. 7 bzw. 8.

→ Praktische Tätigkeit Nr. 7 „Erfassung, Bearbeitung und Dokumentation einer Kundenanfrage unter Nutzung und Bewertung unterschiedlicher Informationsquellen"
→ Praktische Tätigkeit Nr. 8 „Erfassung, Bearbeitung und Dokumentation einer Anfrage aus Fachkreisen unter Nutzung und Bewertung unterschiedlicher Informationsquellen"

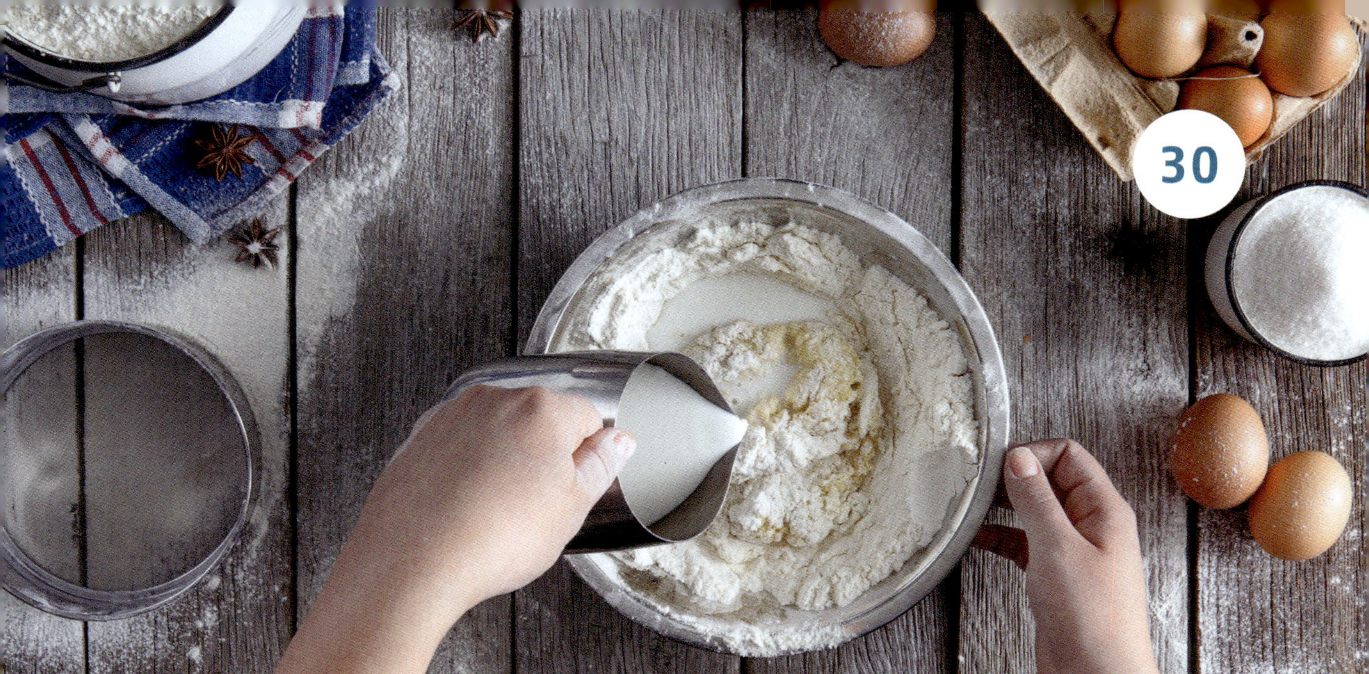

Arzneimittelherstellung

Dr. Andreas S. Ziegler

Die Herstellung von Arzneimitteln zählt seit jeher zu den ureigenen Aufgaben des Apothekerberufs. Die rechtlichen Vorgaben, die hohen Qualitätsansprüche und die Komplexität der pharmazeutischen Fragestellungen machen die offizinelle Arzneimittelproduktion zu einer anspruchsvollen Herausforderung. Dieses Kapitel ebnet den Weg und führt von der Plausibilitätsprüfung, über die Herstellung bis zur Kennzeichnung Schritt für Schritt durch alle wichtigen Aspekte des Rezepturalltags.

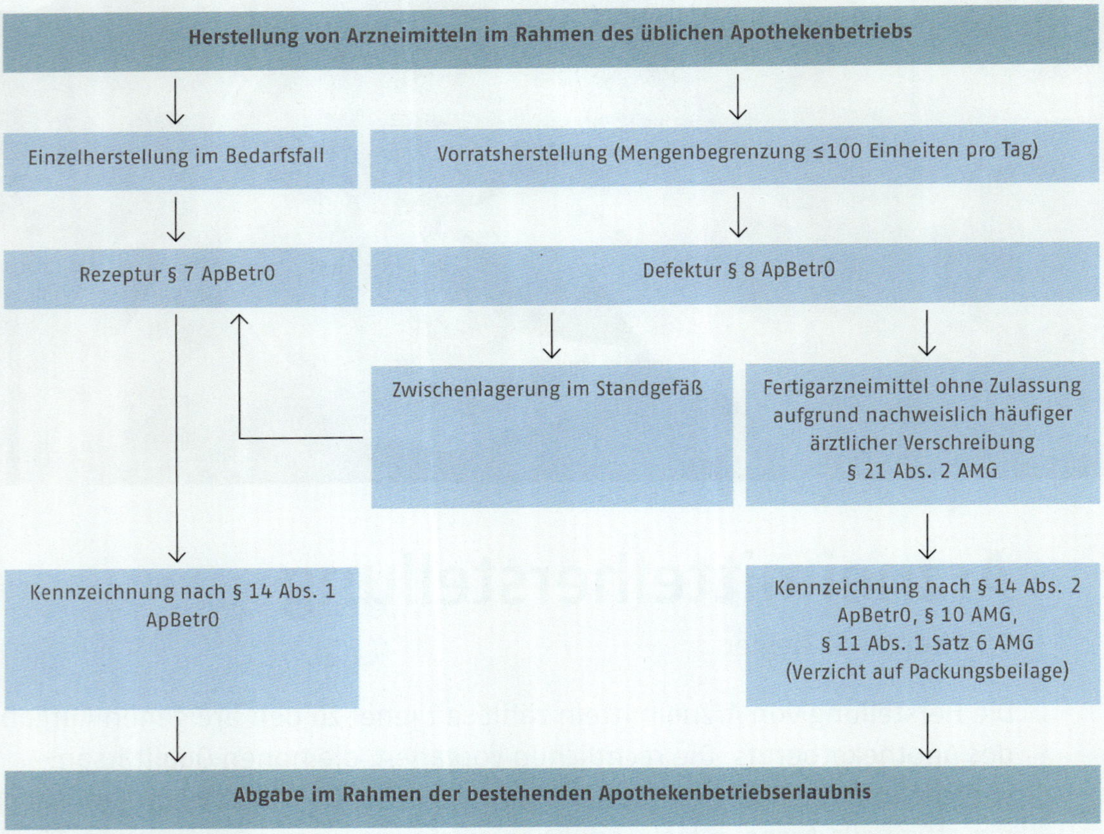

Herstellung von Arzneimitteln im Rahmen des üblichen Apothekenbetriebs

Einzelherstellung im Bedarfsfall

Vorratsherstellung (Mengenbegrenzung ≤100 Einheiten pro Tag)

Rezeptur § 7 ApBetrO

Defektur § 8 ApBetrO

Zwischenlagerung im Standgefäß

Fertigarzneimittel ohne Zulassung aufgrund nachweislich häufiger ärztlicher Verschreibung § 21 Abs. 2 AMG

Kennzeichnung nach § 14 Abs. 1 ApBetrO

Kennzeichnung nach § 14 Abs. 2 ApBetrO, § 10 AMG, § 11 Abs. 1 Satz 6 AMG (Verzicht auf Packungsbeilage)

Abgabe im Rahmen der bestehenden Apothekenbetriebserlaubnis

Abb. 30.1 Rechtsgrundlagen für die Arzneimittelherstellung im Rahmen des üblichen Apothekenbetriebs

30.1 Rechtliche Rahmenbedingungen

Während das Arzneimittelgesetz (AMG) Apotheken grundsätzlich ermächtigt, im Rahmen des üblichen Apothekenbetriebs Arzneimittel herzustellen, definiert die Apothekenbetriebsordnung (ApBetrO) die dafür geltenden konkreten rechtlichen Vorgaben. Abb. 30.1 gibt einen Überblick über entsprechende Möglichkeiten und einschlägige Rechtsgrundlagen.

30.1.1 Rezepturarzneimittel

① Die Apothekenbetriebsordnung (ApBetrO) definiert Rezepturarzneimittel in § 1a Abs. 8 als Arzneimittel, die in der Apotheke im Einzelfall aufgrund einer Verschreibung oder sonstigen Anforderung einer einzelnen Person hergestellt werden. Rezepturarzneimittel zur Humananwendung sind gem. § 21 AMG grundsätzlich nicht zulassungspflichtig, da sich die Zulassungspflicht nur auf Fertigarzneimittel bezieht. Wesentliches Merkmal der Rezeptur in Abgrenzung zum Fertigarzneimittel ist aber die patientenindividuelle Herstellung **nach** Eingang der Anforderung. Ein Rezepturarzneimittel liegt sowohl vor, wenn es aufgrund einer individuellen ärztlichen Verschreibung hergestellt wird, aber auch dann, wenn es sich um die Einzelherstellung aufgrund einer Bestellung eines Patienten handelt. In diesem Fall darf das Arzneimittel keine verschreibungspflichtigen Substanzen enthalten.

Definition

Rezepturarzneimittel sind Arzneimittel, die in der Apotheke im Einzelfall aufgrund einer Verschreibung oder auf sonstige Anforderung einer einzelnen Person und nicht im Voraus hergestellt werden.

30.1.2 Defekturarzneimittel

② Ein Defekturarzneimittel ist gemäß § 1a Abs. 9 ApBetrO ein Arzneimittel, das im Rahmen des üblichen Apothekenbetriebs im Voraus und an einem Tag in bis zu 100 abgabefertigen Packungen oder in einer diesen entsprechenden Menge hergestellt wird. Da die Regelungen zur Herstellung von Defekturarzneimitteln in § 8 ApBetrO aber nur Anwendung finden, wenn auch tatsächlich Defekturarzneimittel hergestellt werden, ist es wichtig, zwischen der Herstellung von Defekturarzneimitteln und der Herstellung von mehreren patientenindividuell bestimmten Rezepturarzneimitteln zu unterscheiden. Während im ersten Fall die Herstellung im Voraus, d.h. vor der tatsächlichen Anforderung des Arzneimittels für einen noch nicht näher bestimmten Patienten erfolgt, sind im zweiten Fall die Empfänger der Arzneimittel zum Zeitpunkt der Herstellung bereits bekannt.

Definition

Defekturarzneimittel sind Arzneimittel, die im Rahmen des üblichen Apothekenbetriebs im Voraus an einem Tag in bis zu hundert abgabefertigen Packungen oder in einer diesen entsprechenden Menge hergestellt werden.

Fertigarzneimittel nach der Hunderterregel

Fertigarzneimittel sind nach § 21 AMG grundsätzlich zulassungspflichtig. Unter bestimmten Voraussetzungen können sie jedoch nach § 21 Abs. 2 AMG von der Zulassungspflicht ausgenommen sein. Bei Defekturarzneimitteln ist insbesondere § 21 Abs. 2 Nr. 1 AMG relevant. Demnach bedürfen Arzneimittel keiner Zulassung, wenn sie zur Anwendung bei Menschen bestimmt sind und aufgrund nachweislich häufiger ärztlicher oder zahnärztlicher Verschreibung in den wesentlichen Herstellungsschritten in einer Apotheke in einer Menge bis zu hundert abgabefertigen Packungen an einem Tag im Rahmen des üblichen Apothekenbetriebs hergestellt werden und zur Abgabe im Rahmen der bestehenden Apothekenbetriebserlaubnis bestimmt sind. Diese Ausnahmeregelung ist exakt auf die in § 1a Abs. 9 ApBetrO definierte Defekturherstellung in der Apotheke zugeschnitten, sodass Defekturarzneimittel grundsätzlich von der Zulassungspflicht ausgenommen sind.

Praxistipp

Der zwingend geforderte Nachweis einer häufigen ärztlichen oder zahnärztlichen Verschreibung lässt sich durch die Sammlung von Rezeptkopien führen.

Cave

Bei nicht verschreibungspflichtigen Arzneimitteln, die auf wiederholten Kundenwunsch ohne ärztliche Verordnung angefertigt und abgegeben werden, ist eine Herstellung im Rahmen der Defektur nicht möglich, da hier keine häufige ärztliche oder zahnärztliche Verschreibung nachgewiesen werden kann.

Bulkware als Zwischen- oder Endprodukt

Wie aus o Abb. 30.1 hervorgeht, gelten als Defekturen auch Nicht-Fertigarzneimittel, die in einer vergleichbaren Menge als Zwischen- oder Endprodukt für eine spätere Weiterverarbeitung oder zum Abfüllen/Abpacken im Voraus hergestellt werden. Sie können als Ausgangsstoffe zur Herstellung von Rezeptur- oder anderen Defekturarzneimitteln dienen. Auch in diesem Fall gilt grundsätzlich eine mengenmäßige Beschränkung, wobei es nicht immer einfach ist, das Äquivalent zu 100 abgabefertigen Packungen festzulegen. Wird ein als Bulkware vorrätig gehaltenes Defekturarzneimittel beispielsweise je nach Verordnung in 50-, 100- und 200-g-Kruken abgefüllt und abgegeben, so stellt sich die Frage, welche Gebindegröße bei der Berechnung der Chargenobergrenze zugrunde zu legen ist. Auch wenn der Bulk zu einem späteren Zeitpunkt weiterverarbeitet oder als Rezeptur abgefüllt wird, ist das zwischengelagerte Produkt als fertige Defektur anzusehen und unterliegt damit der Prüfpflicht gem. § 8 ApBetrO (▸ Kap. 30.3.4 bis ▸ Kap. 30.3.5).

30.2 Ausgangsstoffprüfung und -dokumentation

③ Zur Herstellung von Arzneimitteln dürfen laut § 11 ApBetrO nur Ausgangsstoffe verwendet werden, deren ordnungsgemäße Qualität festgestellt ist. Grundsätzlich umfasst die Qualität eines Ausgangsstoffs die Identität, den Gehalt und die Reinheit sowie seine sonstigen chemischen, physikalischen oder biologischen Eigenschaften. Gemäß ApBetrO ist es ausreichend, zugleich aber auch unverzichtbar, in der Apotheke die Identität zu prüfen. Die übrigen Prüfungen können durch ein entsprechendes Prüfzertifikat des Ausgangsstoffherstellers nachgewiesen werden. Die Identitätsprüfung der Ausgangsstoffe ist zwingend vor ihrer Verwendung bei der Rezepturherstellung durchzuführen. Erst wenn die Identität einwandfrei feststeht, darf die Freigabe zur Verarbeitung erfolgen. Bei mehreren Behältnissen einer Charge (z.B. 100 g verteilt auf zwei 50-g-Behältnisse) muss jedes Behältnis überprüft werden. Nur so lassen sich Etikettierungs- oder Abpackfehler mit hinreichender Sicherheit entdecken. Dass derlei Verwechslungen bedauerlicherweise nie ganz auszuschließen sind, belegen einschlägige Fälle aus der Vergangenheit (◻ Tab. 30.1).

30.2.1 Ausgangsstoffe ohne Prüfzertifikat

④ Da Ausgangsstoffe ohne ein entsprechendes Prüfzertifikat vollständig (Identität, Gehalt und Reinheit) zu prüfen wären, ist davon auszugehen, dass Ausgangsstoffe ohne Prüfzertifikat in der Rezeptur kaum zum Einsatz kommen – verboten ist dies jedoch nicht. Ausgangsstoffe ohne (ausreichendes) Prüfzertifikat werden daher üblicherweise bereits beim Wareneingang zurückgewiesen. Sollte ein bestimmter Ausgangsstoff nicht bzw. nicht rechtzeitig mit Prüfzertifikat bezogen werden können, um die dringend notwendige Versorgung eines Patienten sicherzustellen, wäre es möglich, nicht zertifizierte Ausgangsstoffe nach vollständiger Prüfung (Identität, Gehalt und Reinheit) für die Rezepturherstellung einzusetzen. Die Verantwortung der Apothekenleitung für die ordnungsgemäße Qualität der Ausgangsstoffe bleibt durch das Fehlen eines entsprechenden Prüfzertifikats jedoch unberührt.

30.2.2 Ausgangsstoffe mit Prüfzertifikat

Bei Verwendung vorgeprüfter Ausgangsstoffe mit einem Prüfzertifikat muss aus den gemachten Angaben ersichtlich sein, dass der Ausgangsstoff nach den anerkannten pharmazeutischen Regeln geprüft wurde und das Prüfzertifikat alle Prüfkriterien enthalten, die zum Nachweis der erforderlichen Qualität notwendig sind (○ Abb. 30.2). Außerdem soll das Prüfzertifikat bei Wirkstoffen Auskunft über die GMP-konforme Herstellung geben. Die auf dem Prüfzertifikat angegebenen

◻ **Tab. 30.1** Beispiele für Ausgangsstoffe, die in der Vergangenheit beim Abfüllen durch den Hersteller nachweislich verwechselt wurden (Etikettierungs- oder Abpackfehler; Quelle: DAC/NRF)

Deklarierte Substanz	Tatsächlicher Inhalt
2-Propanol	Benzin
Erythromycin	Clotrimazol
Hamamelisblätter	Ginkgoblätter
Hartfett	Hartparaffin
Hydrocortison	Paracetamol
Hydrocortison	Triamcinolonacetonid
Johannisbrotkernpulver	Kalmuswurzelpulver
Prilocainhydrochlorid	Prednisolondihydrogenphosphat-Dinatrium
Tetracyclinhydrochlorid	Tetracainhydrochlorid
Wasser	Aluminiumacetattartrat-Lösung
Wasserstoffperoxid	Salmiakgeist

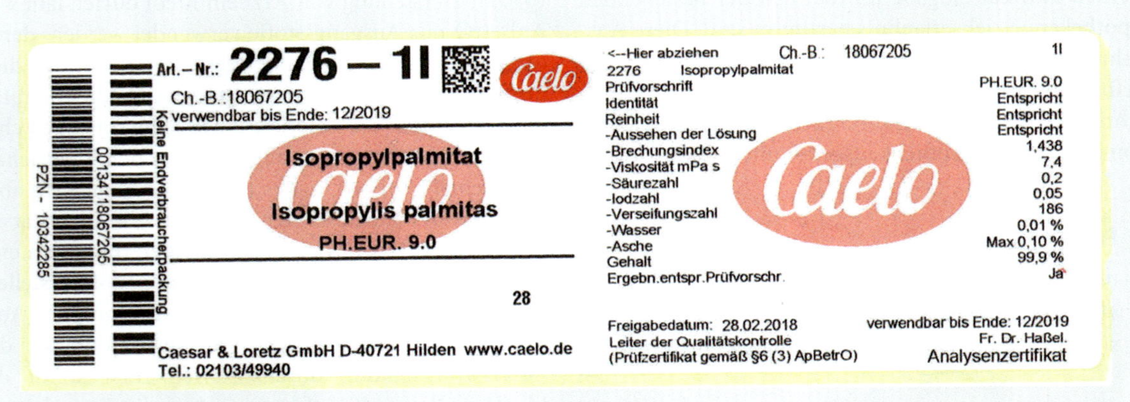

○ **Abb. 30.2** Prüfzertifikat eines Ausgangsstoffs, das die Reinheits- und Gehaltsprüfung in der Apotheke entbehrlich macht, nicht aber die Identitätsprüfung

Ergebnisse müssen mit den Soll-Werten der zum Zeitpunkt der Prüfung gültigen Arzneibuch-Monographie übereinstimmen. Ist die jeweilige Substanz nicht im Arzneibuch beschrieben, können auch andere anerkannte Spezifikationen (z. B. das DAC) als Referenz herangezogen werden. Erfüllt das Prüfzertifikat alle genannten Kriterien, kann auf eine vollständige Prüfung des Ausgangsstoffs verzichtet werden, die Durchführung der Identitätsprüfung ist jedoch in jedem Fall zwingend. Das Prüfzertifikat des Herstellers wird zusammen mit dem Prüfprotokoll der Apotheke (▸ Kap. 30.2.5) archiviert.

30.2.3 Zulässige Prüfmethoden

⑤ Existieren für den zu prüfenden Ausgangsstoff entsprechende Monographien im Europäischen, Deutschen oder Homöopathischen Arzneibuch, sollten diese Prüfvorschriften bevorzugt werden. Da das Arzneibuch jedoch immer weniger Identitätsprüfungen vorsieht, die auch im Apothekenlabor durchführbar sind, ist es mittlerweile de facto nicht mehr möglich, die Identität einiger, wichtiger Rezeptur-Wirkstoffe (z. B. Clobetasolpropionat oder Estradiolbenzoat) nach Arzneibuch zu prüfen. In diesen Fällen oder wenn der zu prüfende Ausgangsstoff nicht im Arzneibuch monographiert ist, gestattet es § 6 ApBetrO auch Methoden und Geräte einzusetzen, die nicht im Arzneibuch beschrieben sind – vorausgesetzt, dass damit gleichwertige Ergebnisse erzielt werden. Im Rahmen der Prüfung von Ausgangsstoffen können Apotheken daher auch alternative Prüfmethoden einsetzen, wie sie etwa im Deutschen Arzneimittel-Codex (DAC) oder in den Apothekengerechten Prüfvorschriften (erschienen im Deutschen Apotheker Verlag) zu finden sind.

30.2.4 Packmittelprüfung

Nach § 13 ApBetrO dürfen zur Herstellung von Arzneimitteln nur Primärpackmittel verwendet werden, die gewährleisten, dass sie Arzneimittel vor physikalischen, mikrobiologischen oder chemischen Veränderungen schützen und dementsprechend für die beabsichtigten Zwecke geeignet sind. Des Weiteren dürfen nach § 6 (1) ApBetrO in Verbindung mit § 55 (8) AMG bei der Herstellung von Arzneimitteln nur Primärpackmittel zum Einsatz kommen, die den anerkannten pharmazeutischen Regeln entsprechen und nach diesen Regeln auch geprüft wurden. Dies wird durch ein entsprechendes Prüfzertifikat des Herstellers nachgewiesen sowie durch eine Sichtkontrolle in der Apotheke bestätigt. Die apothekeninterne Packmittelprüfung umfasst demzufolge:

1. Prüfung auf Vorhandensein eines Prüfzertifikats, einschließlich der Beurteilung der darin gemachten Angaben (Arzneimitteleignung gewährleistet?),
2. Feststellung der Identität (Beschreibung),
3. Prüfung auf Sauberkeit und Unversehrtheit (Wiederholung unmittelbar vor Verwendung des Packmittels),
4. Dokumentation in einem Prüfprotokoll und Freigabe zur Verwendung.

30.2.5 Prüfprotokoll

Die in der Apotheke durchgeführten Ausgangsstoffprüfungen sind in einem Prüfprotokoll zu dokumentieren, das üblicherweise folgende Angaben enthält:

1. Bezeichnung des geprüften Ausgangsstoffs,
2. Charge bzw. Herstellungsdatum des Lieferanten,
3. interne Prüfnummer,
4. angewandte Prüfvorschrift,
5. Prüfmethoden und -ergebnisse und Angaben der erforderlichen Qualität,
6. Lagerungsbedingungen, Verwendbarkeitsfrist bzw. Nachprüfdatum festlegen,
7. ggf. Faktor zur Einwaagekorrektur vermerken,
8. Datum der Prüfung,
9. Name der/des Prüfenden,
10. Name der/des für die Prüfung verantwortlichen Apothekerin bzw. Apothekers.

Ein Prüfzertifikat, auf das im Prüfprotokoll Bezug genommen wird, muss als Anlage beigefügt werden, sodass sich eine vollständige Übersicht aller durchgeführten Prüfungen ergibt. Die Aufzeichnungen sind bis mindestens ein Jahr nach Ablauf des Verfalldatums, jedoch nicht weniger als 5 Jahre lang aufzubewahren. Nachträgliche Veränderungen oder Ergänzungen der Aufzeichnungen müssen als solche erkennbar sein. Die elektronische Dokumentation mithilfe von Software-Programmen (z. B. Dr. Lennartz Laborprogramm für Apotheken) ist ebenfalls zulässig und kann den Zeitaufwand drastisch reduzieren (▸ Kap. 30.3.6).

30.3 Herstelldokumentation

Die Vorgaben der Apothekenbetriebsordnung für die Herstellung von Rezeptur- bzw. Defekturarzneimittel in der Apotheke sind relativ detailliert und enthalten vor allem Minimalkriterien, die von der jeweiligen Dokumentation erfüllt werden müssen. Bei der Art und Weise (elektronisch oder auf Papier, individuelle Erstellung oder Bezugnahme auf Musterdokumente), wie diese Kriterien zu erfüllen sind, bleibt den Apotheken jedoch ein gewisser Gestaltungsspielraum, der nachfolgend erläutert wird. Wie die Protokolle zur Ausgangsstoffprüfung (▸ Kap. 30.2.5) sind auch alle Herstellungsdokumente gem. § 22 ApBetrO mindestens bis ein Jahr nach Ablauf des Verfalldatums aufzubewahren, jedoch nicht weniger als 5 Jahre. Eine tabellarische Übersicht über alle im Rahmen der Rezeptur- bzw. Defekturherstellung zu erstellenden Dokumente findet sich in ▫ Tab. 30.5 ganz am Ende des ▸ Kap. 30.3.

30.3.1 Plausibilitätsprüfung

Nach § 7 ApBetrO ist die Anforderung über die Herstellung eines Rezepturarzneimittels von einem Apotheker nach pharmazeutischen Gesichtspunkten zu beurteilen (Plausibilitätsprüfung). Laut Verordnungstext muss die Plausibilitätsprüfung insbesondere berücksichtigen:

- die Dosierung,
- die Applikationsart,
- die Art, Menge und Kompatibilität der Ausgangsstoffe untereinander sowie deren gleichbleibende Qualität in dem fertig hergestellten Rezepturarzneimittel über dessen Haltbarkeitszeitraum,
- die Haltbarkeit des Rezepturarzneimittels.

Die Plausibilitätsprüfung im Sinne der Apothekenbetriebsordnung geht demnach über eine bloße Prüfung der Kompatibilität der eingesetzten Rezepturbestandteile deutlich hinaus. Vielmehr sind die Rezepturzusammensetzung und ihre Anwendung in allen Facetten systematisch zu hinterfragen, um eine umfassende und pharmazeutisch fundierte Abschlussbewertung zu ermöglichen.

Ausgangsstoffe unbedenklich?

Da es nach § 5 Abs. 1 des Arzneimittelgesetzes (AMG) verboten ist, „bedenkliche Arzneimittel in den Verkehr zu bringen oder bei einem anderen Menschen anzuwenden", muss zunächst überprüft werden, ob einer der rezeptierten Bestandteile als bedenklich einzustufen ist. Die Bedenklichkeit ist gegeben, wenn „nach dem jeweiligen Stand der wissenschaftlichen Erkenntnisse der begründete Verdacht besteht, dass ein Arzneimittel bei bestimmungsgemäßem Gebrauch schädliche Wirkungen hat, die über ein nach den Erkenntnissen der medizinischen Wissenschaft vertretbares Maß hinausgehen". Der Vollständigkeit halber sei darauf hingewiesen, dass neben dem vorausgehend genannten Anwendungsverbot (§ 5 Abs. 1 AMG) nach § 7 Abs. 1 ApBetrO auch ein Anfertigungsverbot besteht.

Eine Liste bedenklicher Ausgangsstoffe wird regelmäßig von der Arzneimittelkommission der Deutschen Apotheker (AMK) aktualisiert und auf der Homepage der AMK bzw. in der pharmazeutischen Fachpresse publiziert.

Verweis auf Online
Bedenkliche Ausgangsstoffe der AMK

Therapiekonzept erkennbar?

Im nächsten Schritt ist zu prüfen, ob die Verordnung ein nachvollziehbares Therapiekonzept des Arztes erkennen lässt. Dies beginnt schon bei der Wahl der Darreichungsform, denn die vorgesehene Applikationsart sollte für die eingesetzten Wirkstoffe üblich, zumindest aber plausibel sein. Ferner ist zu überprüfen, ob alle Wirkstoffkonzentrationen bzw. die applizierten Einzeldosen innerhalb des für den jeweiligen Wirkstoff üblichen Dosierungsbereichs liegen. Hierbei ist zu beachten, dass die therapeutisch eingesetzten Konzentrationen eines Wirkstoffs je nach Applikationsart variieren können. Angesichts der Inkonsistenz mancher Literaturangaben ist die Bewertung der Wirkstoffkonzentration bzw. -dosierung allerdings nicht immer ganz einfach. Aus Gründen des Verbraucherschutzes sollte die eingesetzte Wirkstoffmenge bei widersprüchlicher Datenlage daher ggf. präventiv zurückhaltend gewählt werden.

Ist die Zubereitung stabil?

Da diverse Ausgangsstoffe (nicht nur Wirkstoffe!) nur in bestimmten pH-Bereichen stabil und/oder wirksam sind, muss überprüft werden, inwieweit die stabilen pH-Bereiche der einzelnen Substanzen untereinander bzw. bei flüssigen und halbfesten Zubereitungen mit dem pH-Wert des Lösungsmittels/der Grundlage kongruent sind. Sollte der Wirkstoff im pH-Bereich der Zubereitung nicht ausreichend wirksam bzw. stabil sein oder sollten Hilfsstoffe ihre Funktion (z. B. Konservierung) nicht erfüllen können, wären Anpassungen der Rezeptur vorzunehmen. Neben der pH-Abhängigkeit existiert noch eine ganze Reihe weiterer wirkstoffspezifischer Eigenschaften (z. B. Licht-, Hydrolyse- und Oxidationsempfindlichkeit, Grenzflächenaktivität, Hygroskopizität), die die Stabilität eines Rezepturarzneimittels möglicherweise nachteilig beeinflussen. Um darauf reagieren zu können, müssen für jeden einzelnen Inhaltsstoff potenziell kritische Substanzeigenschaften identifiziert und – falls nötig – geeignete Maßnahmen (z. B. Lichtschutz, wasserfreie Zubereitung, Sauerstoffausschluss oder Zusatz von Antioxidanzien etc.) ergriffen werden.

Alles kompatibel?

Der umfassendste und vermutlich zeitraubendste Teil des Plausibilitäts-Checks ist die Prüfung auf Kompatibilität der einzelnen Bestandteile. Für die Kompatibilitätsprüfung existieren diverse Listen, die mal nachgewiesene Kompatibilitäten und mal bekannte Inkompatibilitäten aufzählen. Hier gilt es genau hinzusehen, um keinem Fehlschluss zu erliegen. Am einfachsten ist die

Kompatibilitätsprüfung, wenn die Kompatibilität, z. B. für eine bestimmte Wirkstoff-Grundlagen-Kombination, bereits im Labor nachgewiesen wurde, da in diesem Fall detailliertere Betrachtungen entfallen können, sofern die Rezeptur keine weiteren Bestandteile enthält. Sollte dies nicht der Fall sein, muss die Rezeptur für jeden einzelnen Ausgangsstoff auf das Vorliegen von substanzspezifischen Inkompatibilitäten geprüft werden (▸ Kap. 30.5).

Bekannte Inkompatibilitäten sind seltener das Resultat einer systematischen Untersuchung als vielmehr Ergebnis zufälliger Beobachtungen, die im Rahmen der Rezepturentwicklung und -überprüfung dokumentiert wurden. Auch hierfür gibt es entsprechende Listen, die die in zahllosen Einzelpublikationen beschriebenen, individuellen Inkompatibilitäten für eine Vielzahl von Wirk- und Hilfsstoffen konsolidiert zusammenfassen. Dabei liegt es in der Natur solcher Listen, dass sie keinen Anspruch auf Vollständigkeit erheben können, da nicht abzusehen ist, welche substanzspezifischen Inkompatibilitäten möglicherweise bestehen, bislang aber noch nicht entdeckt bzw. beschrieben wurden. Trotz dieser Einschränkung sind die genannten Kompatibilitätslisten gegenwärtig in der Offizin der einzig gangbare und daher auch gemeinhin akzeptierte Weg zur Kompatibilitätsbeurteilung.

 **Cave**

Aus dem Fehlen bestimmter Stoffe bzw. Stoffkombinationen in einschlägigen Kompatibilitätslisten darf nicht geschlossen werden, dass diese per se keine Inkompatibilitäten aufweisen, möglicherweise ist die im konkreten Fall auftretende Inkompatibilität bislang einfach unentdeckt geblieben bzw. in der wissenschaftlichen Literatur noch nicht beschrieben worden.

Isotonisierung nötig?

Um Schmerzen bei der Applikation und/oder Gewebeschäden zu vermeiden, müssen Parenteralia, Ophthalmika, Nasalia sowie Auricularia, die möglicherweise mit dem Mittelohr in Berührung kommen, dem Milieu von Blut, Gewebe- und Tränenflüssigkeit durch Isotonisierung angepasst werden. Bei den genannten Darreichungsformen ist daher durch entsprechende Berechnung zu prüfen, ob die Zubereitung bereits isoton ist oder ob die Tonizität durch einen adäquaten Hilfsstoffzusatz angeglichen werden muss.

Ausreichend konserviert?

Im Hinblick auf die Konservierung sollte zunächst geprüft werden, ob der Wirkstoff in therapeutisch eingesetzter Konzentration selbst ausreichend antimikrobiell wirksam ist, da sich der Zusatz weiterer Konservierungsmittel dadurch unter Umständen erübrigt. Gleiches gilt bei Verwendung standardisierter Grundlagen, denen möglicherweise bereits Konservierungsmittel beigemischt sind. Wirken Arzneistoff, Grundlage oder Lösungsmittel alleine nicht ausreichend antimikrobiell, ist ggf. ein Konservierungsmittel hinzuzufügen, um die mikrobiologisch einwandfreie Qualität des Arzneimittels über den gesamten Anwendungszeitraum zu gewährleisten. Bei der Auswahl eines geeigneten Konservierungsmittels ist grundsätzlich nicht nur auf die richtige Konzentration der Substanz zu achten, sondern auch auf ihren antimikrobiell wirksamen pH-Bereich. Hierbei ist zu berücksichtigen, dass sich im Hinblick auf den pH-Bereich aus dem Stabilitätsoptimum des Wirkstoffs sowie aus der vorgesehenen Applikationsart möglicherweise gewisse Einschränkungen ergeben. Diese sind unbedingt zu respektieren, ggf. muss ein anderes, besser geeignetes Konservierungsmittel ausgewählt werden.

Wie lange ist die Aufbrauchfrist?

Rezepturen sind grundsätzlich mit dem konkreten Enddatum der Aufbrauchfrist zu kennzeichnen (▸ Kap. 30.7). Bei standardisierten Zubereitungen, die in Rezeptursammlungen monographiert sind, kann die Aufbrauchfrist in aller Regel der jeweiligen Monographie (z. B. NRF, ZRB) entnommen werden. Darüber hinaus existieren Richtwerte für die Aufbrauchfristen physikalisch und chemisch stabiler Rezepturen, die üblicherweise zur Ermittlung der Haltbarkeit von frei komponierten Rezepturen herangezogen werden (z. B. Plausibilitäts-Check Rezeptur, Deutscher Apotheker Verlag). Dieses Vorgehen erscheint insofern sachgerecht, als es ja das Ziel der obligatorischen Plausibilitätsprüfung ist, ggf. nach entsprechender Anpassung, eine Rezeptur zu erhalten, deren physikalische und chemische Stabilität gewährleistet ist. Bestehen dennoch Zweifeln an der längerfristigen Stabilität des Arzneimittels, ist im Einzelfall unter Einbeziehung individueller, rezepturspezifischer Erkenntnisse eine kürzere Aufbrauchfrist festzulegen. Für Zubereitungen mit zweifelhafter Stabilität sollte die Aufbrauchfrist maximal vier Wochen betragen oder sogar noch kürzer gewählt werden, wenn die physikalische und/oder chemische Stabilität der Zubereitung erfahrungsgemäß gering oder per se unbekannt ist. Bei Rezepturen, die therapiebedingt nur kurz angewendet werden sollen (z. B. Steinkohlenteer, Dithranol, stark wirksame Glucocorticoide) ist es im Zuge einer Risikominimierung sinnvoll, die Aufbrauchfrist und die abzugebende Menge an die vorgesehene Anwendungsdauer anzupassen.

Abschlussbewertung

Auf Grundlage der vorausgehend skizzierten Datenerhebung hat der Apotheker eine Abschlussbewertung vorzunehmen, aus der klar hervorgeht, ob bzw. unter welchen Bedingungen die Rezeptur hergestellt werden kann. Sollten sich aus der Plausibilitätsprüfung Unklarheiten, Implausibilitäten o. ä. ergeben, so ist ggf. mit dem verordnenden Arzt Rücksprache zu halten, um gemeinsam eine Problemlösung herbeizuführen. Das Ergebnis der ärztlichen Rücksprache und die sich daraus ergebenden Konsequenzen sind schriftlich festzuhalten.

Allerdings bedarf nicht jede Änderung einer Rezeptur einer Legitimation durch den Arzt. Zwar sieht § 7 Abs. 1 ApBetrO vor, dass ohne Zustimmung des Verschreibenden bei der Herstellung keine anderen als die in der Verschreibung genannten Ausgangsstoffe verwendet werden dürfen, dies gilt jedoch expressis verbis nicht für Ausgangsstoffe, die keine eigene arzneiliche Wirkung haben und die arzneiliche Wirkung nicht nachteilig beeinflussen können. Hilfsstoffe wie pH-Korrigenzien, Antioxidanzien, Emulgatoren, Konservierungsmittel o. ä. darf die Apotheke demnach ohne Rücksprache mit dem Verschreibenden entfallen lassen, austauschen, in ihrer Konzentration ändern oder hinzufügen, soweit anderweitige gesetzliche Vorschriften oder Bestimmungen des Arzneibuchs dem nicht entgegenstehen. Selbst die Grundlage einer topischen Zubereitung kann demnach in der Apotheke eigenverantwortlich (also ohne zwingende Rücksprache mit dem Arzt) gegen eine andere ausgetauscht werden, solange sie keine eigene arzneiliche Wirkung hat und die arzneiliche Wirkung der Zubereitung nicht nachteilig beeinflusst.

Laut § 7 ApBetrO ist die Plausibilitätsprüfung von einem Apotheker oder einer zur Vertretung berechtigten Person zu dokumentieren. Ihre Durchführung sowie die daraus resultierende Abschlussbewertung sind demnach durch die eigenhändige Unterschrift des Apothekers oder seiner Vertretung zu bestätigen.

Häufiger vorkommende Rezepturarzneimittel brauchen nicht bei jeder Anfertigung erneut auf Plausibilität geprüft werden, vielmehr kann die Herstelldokumentation auf die bereits erfolgte Plausibilitätsprüfung Bezug nehmen. Dies gilt jedoch (insbesondere auch zeitlich) nicht unbegrenzt, denn aus der Forderung des § 2a (1) ApBetrO, dass Arzneimittel nach Stand von Wissenschaft und Technik herzustellen, zu prüfen und zu lagern sind, ergibt sich implizit die Notwendigkeit, die Plausibilität von Rezepturarzneimitteln bisweilen erneut zu überprüfen. Hierfür ist zwar kein konkreter Zeitraum definiert, ein Überprüfungsintervall von 2 Jahren in der behördlichen Überwachungspraxis jedoch weitgehend anerkannt. Dass eine solche Forderung nicht aus der Luft gegriffen ist, zeigt ◘ Tab. 30.2, in der exemplarisch einige augenfällige Änderungen des wis-

Vereinfachte Plausibilitätsprüfung bei geprüften Standardrezepturen

Während bei frei komponierten Rezepturen für jede Formulierung alle Aspekte der Plausibilitätsprüfung individuell beurteilt werden müssen, ist der Plausibilitäts-Check bei geprüften Standardrezepturen deutlich weniger umfangreich, da galenische Kompatibilität und Stabilität in diesem Fall als gegeben angesehen werden können. Die monographierten Wirkstoffkonzentrationen sind therapeutisch üblich, bedenkliche Ausgangsstoffe nicht enthalten und die Laufzeit wurde auf Grundlage laboranalytischer Befunde festgelegt. In diesen Fällen genügt es daher, patientenindividuelle Aspekte, wie etwa Anwendungsbeschränkungen bei Kindern oder Schwangeren, zu prüfen. Sind die Auswahl von Rezeptur, Darreichungsform und Dosierung der Indikation bzw. den patientenindividuellen Bedürfnissen angemessen, ist eine verkürzte Dokumentation der Plausibilitätsprüfung ausreichend. Mitunter genügt es, auf dem Herstellungsprotokoll zu vermerken, dass es sich um eine standardisierte Rezeptur handelt, die galenisch plausibel ist und dass das Therapiekonzept patientenindividuell überprüft und für geeignet befunden wurde. Ein separates Plausibilitätsprüfungsprotokoll ist dann entbehrlich.

Derzeit existieren zwei Sammlungen standardisierter Rezepturen, für die eine solche vereinfachte Plausibilitätsprüfung mit Kurzdokumentation auf dem Herstellungsprotokoll in Frage kommt: Das Neue Rezeptur-Formularium (NRF) sowie die ZIEGLER REZEPTURBIBLIOTHEK® (ZRB). Die NRF-Monographien, werden im NRF-Labor erarbeitet, um den individuellen Bedarf bestimmter Patienten zu decken, für die keine industriell hergestellten Fertigarzneimittel zur Verfügung stehen. Hierbei verzichtet das NRF aus grundsätzlichen Erwägungen konsequent auf den Einsatz von proprietären Handelspräparaten, wie Fertigarzneimitteln oder Spezialgrundlagen einzelner Hersteller. Im Rezepturalltag zeigt sich jedoch, dass derlei Handelspräparate von Ärzten sehr gerne als Bestandteil von Rezepturarzneimitteln verordnet werden. Diese Lücke schließt die ZRB. Sie vereint geprüfte Rezepturen aus Firmendaten sowie validierte Vorschriften aus internationalen Formularien, auch solche, die bislang nicht in deutscher Sprache veröffentlicht wurden.

Tab. 30.2 Vergleich des plausibilitätsrelevanten, wissenschaftlichen Erkenntnisstands für die Jahre 2017 bzw. 2020 am Beispiel ausgewählter Wirkstoffprofile

Wirkstoff	Rezeptierbarer pH-Bereich		Therapeutische Konzentration (%)	
	2017	2020	2017	2020
Benzydaminhydrochlorid	4,5	4,5	**0,15**	**2–3 (Haut)** 0,15 (buccal)
Betamethasondipropionat	4–8	4–8	**0,05**	**0,05–0,1**
Ciclopirox-Olamin	**Unbekannt**	**3–9**	1	1
Clobetasolpropionat	**2–5**	**2–9**	0,05	0,05
Dexamethason	2–7	2–7	**0,05**	**0,05–0,1**
Glycerol	1–9	1–9	**5–10**	**5–15**
Glyceroltrinitrat	–	–	**0,2** 2 (Raynaud-Syndrom)	**0,2–0,4** 2 (Raynaud-Syndrom)
Milchsäure	**1–8**	**1–10**	5–10	5–10
Prednicarbat	**3,5–5,5**	**3,5–8**	0,25	0,25
Salicylsäure	**≤3**	**≤4**	1–60	1–60

senschaftlichen Erkenntnisstands zu prominenten Rezepturwirkstoffen gelistet sind.

 Merke

Aufgrund des stetig voranschreitenden wissenschaftlichen Erkenntnisstandes sollte die Plausibilitätsprüfung auch bei wiederholter Herstellung eines bestimmten Rezepturarzneimittels etwa alle 2 Jahren aktualisiert werden.

Während bei Rezepturarzneimitteln gem. § 7 (1b) ApBetrO vor der Anfertigung zwingend eine Plausibilitätsprüfung durchzuführen ist, wird dies bei Defekturarzneimitteln in der Apothekenbetriebsordnung nicht explizit gefordert. Auf eine dahingehende Vorschrift für Defekturarzneimittel wurde verzichtet, weil ihre Herstellung entweder aufgrund validierter Rezepturformeln erfolgt (z. B. Standardzulassungen), für die die Plausibilität vorausgesetzt werden kann, oder aufgrund häufiger ärztlicher Verordnung und damit ursprünglich auf einer ärztlichen Rezepturanforderung basiert haben muss. Daraus ergibt sich, dass zumindest vor dem Erreichen der Defekturgrenze eine Plausibilitätsprüfung der Rezeptur stattgefunden haben muss. Dies heißt jedoch nicht, dass ein Arzneimittel, das die Defekturgrenze einmal überschritten hat, keiner weiteren pharmazeutischen Bewertung mehr zu unterziehen ist. Denn die oben genannte Verpflichtung zur Herstellung von Arzneimitteln nach Stand von Wissenschaft und Technik (§ 2a (1) ApBetrO) gilt selbstverständlich auch für Defekturarzneimittel. Es erscheint daher geboten, auch Defekturarzneimittel von Zeit zu Zeit einer Plausibilitätsprüfung zu unterziehen, um zu gewährleisten, dass die Formulierung dem aktuellen wissenschaftlichen Erkenntnisstand entspricht.

30

30.3.2 Herstellungsanweisung

Laut Apothekenbetriebsordnung müssen alle Rezepturen grundsätzlich nach standardisierten und von einem Apotheker (oder einer vertretungsberechtigten Person) unterschriebenen Herstellungsvorschriften angefertigt werden (Tab. 30.3). Dem Verordnungstext zufolge muss die Herstellungsvorschrift mindestens allgemeine

■ Tab. 30.3 Pflichtangaben in Herstellungsanweisungen nach ApBetrO

Rezeptur (§ 7 ApBetrO, Abs. 1a)	Defektur (§ 8 ApBetrO, Abs. 1)
Herstellungstechnik, zu verwendende Ausrüstungsgegenstände, Vorbereitung des Arbeitsplatzes	
Inprozesskontrollen	
Verpackungsmaterialien und Kennzeichnung	
Vorbereitung des Arbeitsplatzes	
Freigabe	
Plausibilitätsprüfung (§ 7 Abs. 1b ApBetrO)	Ausgangsstoffe
	Maßnahmen, um Kreuzkontaminationen und Verwechslungen zu vermeiden
	Lagerungsbedingungen und Vorsichtsmaßnahmen (soweit erforderlich)

Festlegungen zur Herstellung (Herstellungstechnik, Ausrüstungsgegenstände, Inprozesskontrollen) der jeweiligen Darreichungsform treffen sowie zur Primärverpackung bzw. Kennzeichnung und zur Vorbereitung des Arbeitsplatzes. Je nachdem, wie viele verschiedene Darreichungsformen in der jeweiligen Apotheke hergestellt werden, kann hier ein enormer Aufwand auf „rezepturträchtige" Apotheken zukommen, da für jede Darreichungsform eine eigene Herstellungsanweisung erforderlich ist. Mitunter können für eine Darreichungsform sogar mehrere Herstellungsanweisungen notwendig werden, etwa wenn Cremes sowohl im automatischen Mischsystem als auch in der Fantaschale hergestellt werden.

 **Cave**

Eine allgemeine, nur darreichungsformbezogene Herstellungsanweisung ist bei Defekturarzneimitteln nicht ausreichend. Vielmehr sind dort qualitative und quantitative Zusammensetzung obligatorischer Bestandteil der vorgeschriebenen, formulierungsspezifischen Herstellungsanweisung.

Allerdings sieht die Apothekenbetriebsordnung bezüglich der Herstellungsanweisungen auch eine erhebliche Erleichterung vor. Im Gegensatz zu Plausibilitätsprüfung und Herstellungsprotokoll müssen Herstellungsanweisungen nicht zwangsläufig von Grund auf in der Apotheke selbst erstellt werden, vielmehr gibt es die Möglichkeit, standardisierte bzw. allgemeine Herstellungsanweisungen (z. B. im Dokumentationsordner „Rezeptur nach ApBetrO", Deutscher Apotheker Verlag) einzusetzen.

30.3.3 Herstellungsprotokoll

Die Zubereitung des Arzneimittels gemäß Herstellungsanweisung ist von der herstellenden Person in einem Herstellungsprotokoll zu dokumentieren (■ Tab. 30.4). Das Herstellungsprotokoll muss die zugrunde liegende Herstellungsanweisung nennen. Aus ihm müssen sich alle wichtigen Arbeitsschritte rückverfolgen lassen. Insbesondere müssen die eingesetzten Ausgangsstoffe sowie ihre Einwaagen und Chargenbezeichnungen (oder Prüfnummern) festgehalten werden. Auch beim Herstellungsprotokoll sind Unterschiede zwischen Rezeptur- und Defekturarzneimitteln zu berücksichtigen (■ Tab. 30.4).

30.3.4 Prüfanweisung für Defekturarzneimittel

Die bei Rezepturen erlaubte organoleptische Prüfung ist bei Defekturen nicht ausreichend, da laut dem Bundesgesundheitsministerium bei einer Arzneimittelherstellung, die über den Einzelfall hinausgeht, unter Sicherheitsaspekten nicht auf jegliche analytische Prüfung zur Feststellung der Qualität des hergestellten Endprodukts verzichtet werden kann. Wie bei anderen Arzneimittelherstellern ist auch bei der Defekturherstellung in der Apotheke für jede Prüfung eine schriftliche Anweisung zu erstellen (■ Tab. 30.5). Für die Prüfung von Defektur-

Tab. 30.4 Pflichtangaben in Herstellungsprotokollen nach ApBetrO

Rezeptur (§7 ApBetrO, Abs. 1c)	Defektur (§8 ApBetrO, Abs. 2)
Art und Menge der Ausgangsstoffe und deren Chargenbezeichnungen oder Prüfnummern	
Herstellungsparameter	
Ergebnisse der Inprozesskontrollen	
Name der herstellenden Person	**Unterschrift** der herstellenden Person
Namen des Patienten und des verschreibenden Arztes	Herstellungsdatum und Chargenbezeichnung
Bei Tierarzneimitteln den Namen des Tierhalters, die Tierart sowie den Namen des verschreibenden Tierarztes	Gesamtausbeute und, soweit zutreffend, die Anzahl der abgeteilten Darreichungsformen
Bei Herstellung auf Kundenanforderung dessen Namen	Verfalldatum oder das Nachtestdatum
Freigabe durch Apotheker unter Berücksichtigung der **organoleptischen Prüfung**	**Freigabe** durch Apotheker unter Berücksichtigung der **analytischen Prüfung** (im **Prüfprotokoll** dokumentiert)

arzneimitteln ist demnach eine Prüfvorschrift anzufertigen, die von einem Apotheker zu unterschreiben ist. Die Prüfanweisung dient der Arzneimittelsicherheit und muss mindestens Angaben enthalten:

- zur Probenentnahme,
- zur Prüfmethode,
- zur Art der Prüfung, einschließlich der zulässigen Soll- oder Grenzwerte.

Einfacher als die Erstellung eigener Dokumente ist der Rückgriff auf Musterprüfanweisungen (z. B. Arbeitshilfen Defektur mit Risikobeurteilung, Deutscher Apotheker Verlag) oder die Bezugnahme auf bekannte, allgemein anerkannte Prüfvorschriften (z. B. aus dem Arzneibuch).

30.3.5 Prüfprotokoll für Defekturarzneimittel

Wie bei der Herstellung, so ist auch bei der Prüfung durch ein Protokoll nachzuweisen, dass die Vorgaben der Anweisung eingehalten bzw. umgesetzt wurden. Das Prüfprotokoll ist gem. §8 Abs. 4 ApBetrO von der Person zu erstellen, die die Prüfung durchgeführt hat. Es muss mindestens folgende Angaben erhalten:

- Bezeichnung des geprüften Defekturarzneimittels sowie dessen Chargenbezeichnung und/oder Herstelldatum,
- Nennung der zugrunde liegenden Prüfanweisung,
- Datum der Prüfung,
- Prüfergebnis sowie ggf. dessen Bewertung,
- Freigabe des Prüfergebnisses durch den verantwortlichen Apotheker, der die Prüfung durchgeführt oder beaufsichtigt hat.

Grundsätzlich gilt: Die Prüfung muss anhand des Prüfprotokolls vollständig nachvollziehbar sein. Eine pauschale Protokollierung, dass eine Prüfung erfolgt ist und keine Mängel festgestellt wurden, genügt nicht. Hieraus ergibt sich möglicherweise die Notwendigkeit, weitere Daten auf dem Prüfprotokoll festzuhalten. Ein Verzicht auf die analytische Prüfung ist im Gegensatz zur Prüfung von Rezepturarzneimitteln nicht möglich. Nach bestandener Prüfung ist nur der Apotheker berechtigt, das Arzneimittel auf Basis des Prüfergebnisses freizugeben. Das Prüfprotokoll ist – wie auch sonst bei Prüfprotokollen vorgesehen – von dem die Prüfung durchführenden oder beaufsichtigenden Apotheker mit einem Namenszeichen zu versehen.

30.3.6 Papierlose Dokumentation

Die papierlose elektronische Dokumentation kann bei der Bewältigung des mit der Rezeptur- bzw. Defekturherstellung einhergehenden Dokumentationsaufwands sowie bei der Archivierung eine erhebliche Erleichterung darstellen. Die Apothekenbetriebsordnung sieht daher ausdrücklich vor, dass Aufzeichnungen auch auf Bild- oder Datenträgern vorgenommen und aufbewahrt werden können. Dies ist allerdings an gewisse Voraus-

▫ **Tab. 30.5** Zusammenfassung der Dokumentationspflichten bei der Herstellung von Rezeptur- und Defekturarzneimitteln gem. ApBetrO

Parameter	Rezepturarzneimittel	Defekturarzneimittel
Rechtsgrundlage	**§§6, 7**	**§§6, 8**
Plausibilitätsprüfung	Ja	Bedingt verzichtbar (vgl. Erläuterungen in ▸Kap. 30.3.1)
Herstellungsanweisung/-protokoll	Ja	Ja
Prüfanweisung/-protokoll	Nein	Ja
Prüfung	Inprozesskontrollen und organoleptische Endprüfung	Inprozesskontrollen und Endprüfung gem. Prüfanweisung
Kennzeichnung	§14 Abs. 1 ApBetrO	§14 Abs. 2 ApBetrO in Verb. mit §10 Abs. 1 AMG

setzungen geknüpft. Demnach muss die papierlose Dokumentation gemäß § 22 Abs. 2 ApBetrO so geführt werden, dass:

- bei Aufzeichnungen, die nach der Apothekenbetriebsordnung mit einem Namenszeichen zu versehen sind, selbige durch eine elektronische Signatur ersetzt werden (anstatt der eigenhändigen Unterschrift ist eine **qualifizierte** elektronische Signatur notwendig),
- sichergestellt ist, dass die Daten während der Aufbewahrungsfrist verfügbar sind und innerhalb einer angemessenen Frist lesbar gemacht werden können,
- der ursprüngliche Inhalt einer Eintragung nicht unkenntlich gemacht wird (Es dürfen keine Veränderungen vorgenommen werden, die nicht erkennen lassen, ob sie bei oder nach der ursprünglichen Eintragung vorgenommen worden sind),
- die Aufbewahrungsfristen eingehalten werden.

Verlangt die Apothekenbetriebsordnung für ein bestimmtes Dokument lediglich das Namenszeichen, ist hierfür eine einfache elektronische Signatur (ES) ausreichend. Diese lässt sich z. B. durch Eingabe des Namenskürzels über die Tastatur erzeugen.

Fordert die Apothekenbetriebsordnung die eigenhändige Unterschrift des Dokumentierenden, ist eine qualifizierte elektronische Signatur (QES) notwendig. Hierfür benötigt jede signierende Person eine persönliche Signaturkarte, die von einer autorisierten Zertifizierungsstelle (z. B. der Bundesdruckerei) ausgestellt sein muss. Auch der elektronische Heilberufeausweis (eHBA) kann hierfür grundsätzlich genutzt werden. Zusätzlich bedarf es eines Kartenlesegeräts. Die eigentliche elektronische Unterschrift erfolgt dann durch Eingabe einer PIN auf der Tastatur des Kartenlesers.

30.4 Hygiene in der Rezeptur

⑥ Im Europäischen Arzneibuch sind Anforderungen an die mikrobiologische Qualität pharmazeutischer Zubereitungen beschrieben. Je nach Kategorie und Anwendungsart der dort genannten Darreichungsformen dürfen bestimmte mikrobiologische Grenzwerte nicht überschritten werden. Dies gilt auch für die Arzneimittelherstellung in der Apotheke, die demnach geeignete Maßnahmen zur Sicherstellung der mikrobiologischen Qualität des jeweiligen Arzneimittels treffen muss. Dieser Sachverhalt findet Niederschlag in § 4a ApBetrO, der die Erstellung eines Hygieneplans vorschreibt. Die darin festgelegten Prozesse müssen dem jeweiligen Risiko angemessen sein und eigenverantwortlich umgesetzt werden. Der obligatorische Hygieneplan umfasst neben der Arzneimittelherstellung und -prüfung alle Aspekte der Personal- und Raumhygiene des gesamten Apothekenbetriebs.

Verweis auf Online
Video Hygienemaßnahmen in der Rezeptur (ZL – Zentrallaboratorium Deutscher Apotheker e. V.)

30.4.1 Personalhygiene

In der Rezeptur sollte das Personal einen sauberen, geschlossenen Kittel tragen, lange Haare zusammenbinden, kurze Fingernägel und keinen Hand- bzw. Unterarmschmuck tragen. Ansteckende Krankheiten oder offene Verletzungen der Haut an unbedeckten Körperstellen müssen dem Verantwortlichen gemeldet werden. Dieser entscheidet über spezifische Maßnahmen. Beim Auftreten von Krankheitssymptomen ist die Rezeptur einer Kollegin oder einem Kollegen zu überlassen, dies gilt insbesondere beim geringsten Verdacht auf das Vorliegen einer Erkrankung, die vom Infektionsschutzgesetz erfasst ist. Alle Herstellungsvorgänge sind in dem dafür bestimmten Bereich möglichst ohne Unterbrechung durchzuführen. Sind Unterbrechungen nicht zu vermeiden, müssen offene Produkte abgedeckt und gekennzeichnet werden. An den Waschplätzen sollten Spender mit hautschonender Waschlotion sowie Desinfektionsmittellösung bereit stehen, damit die Hände problemlos unmittelbar vor den Herstellungsarbeiten und nach einer unvermeidbaren Arbeitsunterbrechung gereinigt und desinfiziert werden können. Das offene Produkt darf nicht mit bloßen Händen berührt werden. Es sollten daher geeignete Einmalhandschuhe zur Verfügung stehen. Bei Verwendung unsteriler Handschuhe sind diese zu desinfizieren. Zur Qualifizierung der Mitarbeiter ist mindestens einmal pro Jahr eine interne Hygieneschulung durchzuführen. Neue Mitarbeiter sind bei ihrem Eintritt in den Betrieb mit dem Hygienekonzept vertraut zu machen. Da viele Aspekte des Hygienemanagements auch den Verantwortungsbereich des nicht pharmazeutischen Personals betreffen (z. B. das Wischen von Böden und Regalen, die Lagerung von Packmitteln und Ausgangsstoffen etc.), ist dieses ebenfalls im Hygienekonzept der Apotheke zu unterweisen.

30.4.2 Raumhygiene

Gemäß § 4 Abs. 2b ApBetrO muss der Rezepturarbeitsplatz nach drei Seiten raumhoch abgetrennt sein. Wird die Rezeptur in das Labor verlegt, ist eine Trennung der Arbeitsbereiche vorzunehmen, um einen ordnungsgemäßen Betrieb sicherzustellen. Es dürfen sich keine Pflanzen oder Tiere in der Nähe der Rezeptur befinden. Toiletten dürfen nicht in direkter Verbindung zum Herstellungsbereich stehen. Abwaschvorrichtungen müssen von der Arbeitsfläche klar getrennt sein. Geschlossene, deckenhohe Schränke sind gegenüber offenen Regalen zu bevorzugen. Im gesamten Herstellungsbereich ist größtmögliche Ordnung zu halten. An Lüftungsfenstern sind ggf. Fliegengitter anzubringen, auf eine Belüftung durch Fenster in Kellerschächten sollte grundsätzlich verzichtet werden.

Cave

Tees und pulverisierte Drogen dürfen im Bereich der Arzneimittelherstellung wegen der Staubbelastung und wegen des Produktschutzes weder verpackt oder gemischt, noch umgefüllt werden. Hierfür muss ein separater Teeabfüllplatz zur Verfügung stehen.

Im Herstellungsbereich dürfen keine fremden Tätigkeiten, wie etwa das Auspacken oder Lagern von Ware oder die Aufbewahrung und Reinigung medizinsicher Leihgeräte etc. ausgeführt werden. Auch ein Missbrauch als Pausenraum ist auszuschließen. Abfälle sind in geeigneten Behältern zu sammeln, die täglich geleert und einmal pro Monat feucht ausgewischt werden. Böden, Wände und Oberflächen müssen leicht zu reinigen sein, sodass die Gefahr einer mikrobiellen Kontamination möglichst gering ist. Der Boden im Herstellungsbereich sollte möglichst täglich, Regale monatlich feucht gewischt werden. Im Rahmen des Reinigungs- und Hygieneplans ist insbesondere festzulegen, wann und wie häufig die Rezepturarbeitsfläche zu reinigen und zu desinfizieren ist.

30.4.3 Hygiene bei Ausgangsstoffen und Packmitteln

Die Verwendung mikrobiell einwandfreier Ausgangsstoffe und Packmittel ist eine weitere wesentliche Voraussetzung für die hygienische Arzneimittelherstellung. Das Einhalten entsprechender Grenzwerte wird in der Regel durch ein entsprechendes Prüfzertifikat des Ausgangsstoff- bzw. Packmittelproduzenten nachgewiesen (▸ Kap. 30.2.2). Das Einbringen von Gegenständen und Behältnissen in den Herstellungsbereich birgt grundsätzlich die Gefahr eines Eintrags von Kontaminationen. Um dies zu vermeiden, sind Primärverpackungen von Wirk- und Hilfsstoffen vor dem Einbringen dieser Stoffe in den Herstellungsbereich zu reinigen und Sekundärverpackungen zu entfernen. Angebrochene Packmittelgebinde sind so zu lagern, dass eine nachträgliche Kontamination ausgeschlossen wird. Die Wiederverwendung von Abgabebehältnissen ist grundsätzlich unzulässig.

30

30.4.4 Hygiene bei der Herstellung

Die für die Herstellung notwendigen Geräte, insbesondere Waagen, sollten sich im Herstellungsbereich befinden, damit der Wägeprozess mit offenen Ausgangsstoffen unter den hygienisch kontrollierten Bedingungen des Herstellungsbereichs stattfindet. Ferner bärge die Wägung außerhalb der Rezeptur die Gefahr eines Eintrags von Kontaminationen in den Herstellungsbereich.

Umgekehrt sollten im Herstellungsbereich nur diejenigen Geräte aufbewahrt werden, die für die Herstellung notwendig sind. Waagen sind vor Arbeitsbeginn und nach jedem Herstellungsvorgang mit einem geeigneten Desinfektionsmittel zu desinfizieren. Das Wasserbad ist wenigstens einmal monatlich zu säubern. Die für die Arzneimittelherstellung benötigten Arbeitsgeräte sind trocken aufzubewahren und vor Kontamination zu schützen. Für die Rezeptur verwendete Geräte müssen in hygienisch einwandfreiem Zustand sein. Produktberührende Teile sind – vorzugsweise unmittelbar vor dem Gebrauch – zu desinfizieren. Für Maschinen und Geräte müssen spezifische Reinigungsvorschriften vorhanden sein. Diese finden sich meist in den Gerätemanualen der Hersteller. Für die Entsorgung von Rezepturabfällen sollten geschlossene Behälter mit Einhängesäcken und Fußpedal verwendet werden. So wird gewährleistet, dass Abfälle hygienisch aus der Rezeptur entfernt werden können und die herstellende Person den Abfallbehälter beim Öffnen nicht berühren muss. Zum Abtrocknen der Hände sollten, wenn möglich, keimarme Einmalhandtücher verwendet werden.

30.4.5 Hygieneplan

Laut § 4a Satz 3 ApBetrO ist ein Hygieneplan zu erstellen, der die schriftlich niedergelegten Maßnahmen zur Einhaltung und Gewährleistung bestimmter Hygienestandards enthält. Der Hygieneplan umfasst gemäß ApBetrO folgende Pflichtangaben:

- die Häufigkeit und Art der Reinigung der Herstellungsbereiche oder Herstellungsräume,
- soweit erforderlich, die Häufigkeit einer Desinfektion der Herstellungsbereiche und Herstellungsräume,
- die einzusetzenden Mittel und Geräte.

Auch die Durchführung der Hygienemaßnahmen ist laufend zu dokumentieren. Es entspricht dem Wesen eines Hygienemanagements, die im Hygieneplan getroffenen Festlegungen regelmäßig zu überprüfen und dem jeweils aktuellen Stand von Wissenschaft und Technik anzupassen. Regelmäßige Selbstinspektionen sind daher integraler Bestandteil jedes Hygieneplans. Sie sollten mindestens einmal pro Jahr unter Zuhilfenahme entsprechender Checklisten durchgeführt werden. Dabei sind die Räumlichkeiten, Geräte und Herstellungsabläufe sowie die Dokumentation zu überprüfen.

30.5 Inkompatibilitäten

 **Definition**

Unter Inkompatibilitäten versteht man physikalische und/oder chemische Wechselwirkungen zwischen zwei oder mehreren Bestandteilen eines Arzneimittels, die während seiner Zubereitung, Lagerung oder Anwendung zum Auftreten unerwünschter Erscheinungen führen.

Bei Inkompatibilitäten handelt es sich demnach um unbeabsichtigte, qualitätsmindernde Veränderungen, die die Wirkung beeinträchtigen, eine exakte Dosierung verhindern oder das Erscheinungsbild der Arzneiform so nachteilig beeinflussen, dass die Akzeptanz durch den Patienten nicht mehr gewährleistet ist.

⑦ Inkompatibilitäten können in 2 Formen auftreten:

- **Manifeste Inkompatibilitäten** geben sich durch sensorisch wahrnehmbare Erscheinungen zu erkennen und sind leicht mit bloßem Auge feststellbar.
- **Larvierte Inkompatibilitäten** sind äußerlich nicht erkennbare Mängel, die den therapeutischen Nutzen eines Arzneimittels dennoch mindern oder gar aufheben. Zu ihrer Erkennung sind analytische Maßnahmen erforderlich.

In der Praxis ist eine scharfe Abgrenzung von manifesten und larvierten Inkompatibilitäten häufig nicht möglich, da Kompatibilitätsaussagen grundsätzlich konzentrationsabhängig sind. Substanzen, die in höheren Konzentrationen unverträglich sind, können folglich in niedrigeren Konzentrationen durchaus kompatibel sein. Allerdings ist es auch möglich, dass eine Substanz, die in einem bestimmten Konzentrationsbereich eine manifeste Inkompatibilität auslöst, in anderer Konzentration zwar keinen offensichtlichen Mangel verursacht, aber dennoch die Ursache einer larvierten Inkompatibilität darstellt. Eine Übersicht häufig auftretender manifester oder larvierter Inkompatibilitäten und ihrer Ursachen findet sich in ○ Abb. 30.3 und ○ Abb. 30.4.

Grundsätzlich können alle in einer Arzneiform enthaltenen Substanzen am Zustandekommen von Inkompatibilitäten beteiligt sein. So kann es sowohl Unverträglichkeiten zwischen Wirkstoff und Hilfsstoff, als auch zwischen Wirkstoffen untereinander und Hilfsstoffen untereinander geben. Auch Verpackungsmittel können mit verschiedenen Bestandteilen einer Zubereitung unverträglich sein.

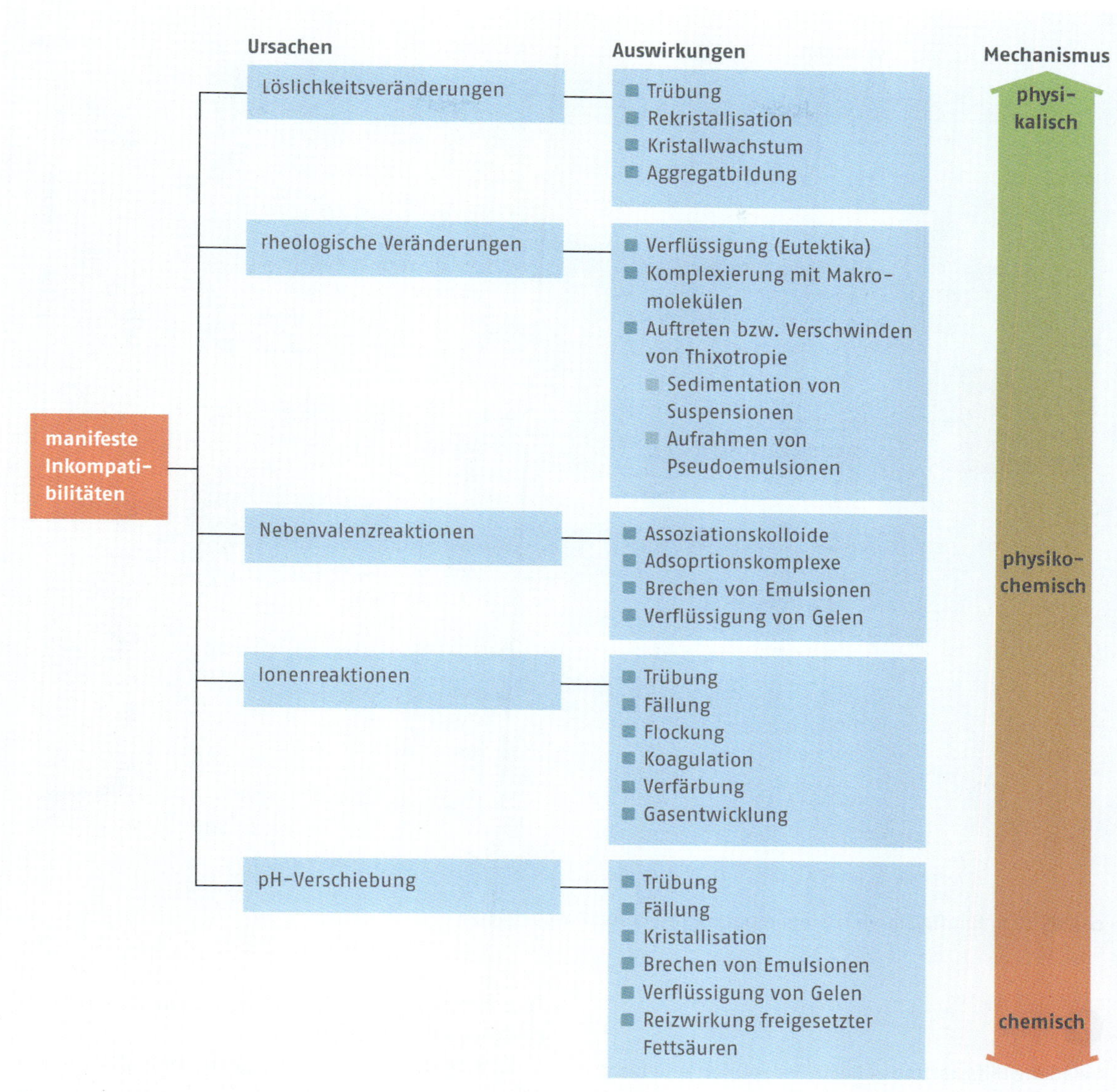

Abb. 30.3 Häufige manifeste Inkompatibilitäten und ihre Ursachen

30

30.5.1 Ionische Wechselwirkungen

Tragen Wirk- bzw. Hilfsstoffe derselben Zubereitung entgegengesetzte Ladungen, so kann es zur Bildung schwer löslicher Salze kommen. Dadurch kann die Bioverfügbarkeit eines Wirkstoffs erheblich eingeschränkt sein. Hierbei spielen vor allem große organische Moleküle eine entscheidende Rolle. Begleitionen wie Na^+ oder Cl^- oder die vergleichsweise kleinen Moleküle organischer Säurereste wie Lactat oder Acetat verursachen im Allgemeinen keine Kompatibilitätsprobleme.

Allerdings sind nicht nur Wirkstoffe von ladungsbedingten Inkompatibilitäten betroffen. Beispielsweise kann die freie Konzentration eines ionischen Konservierungsmittels durch (teilweise) Ausfällung so weit absinken, dass die Konservierung der Zubereitung nicht mehr gewährleistet ist. Darüber hinaus kann die Bindung eines ionischen Hilfsstoffs, der für die physikalischen Eigenschaften des Systems wichtig ist, dessen effektive Konzentration so weit verändern, dass manifeste Inkompatibilitäten, wie etwa die Verflüssigung eines Gels o. ä. auftreten.

Ionische Wechselwirkungen sind als Ursachen für Inkompatibilitäten insofern von großer Bedeutung, als viele wichtige Wirkstoffe in Salzform verarbeitet werden.

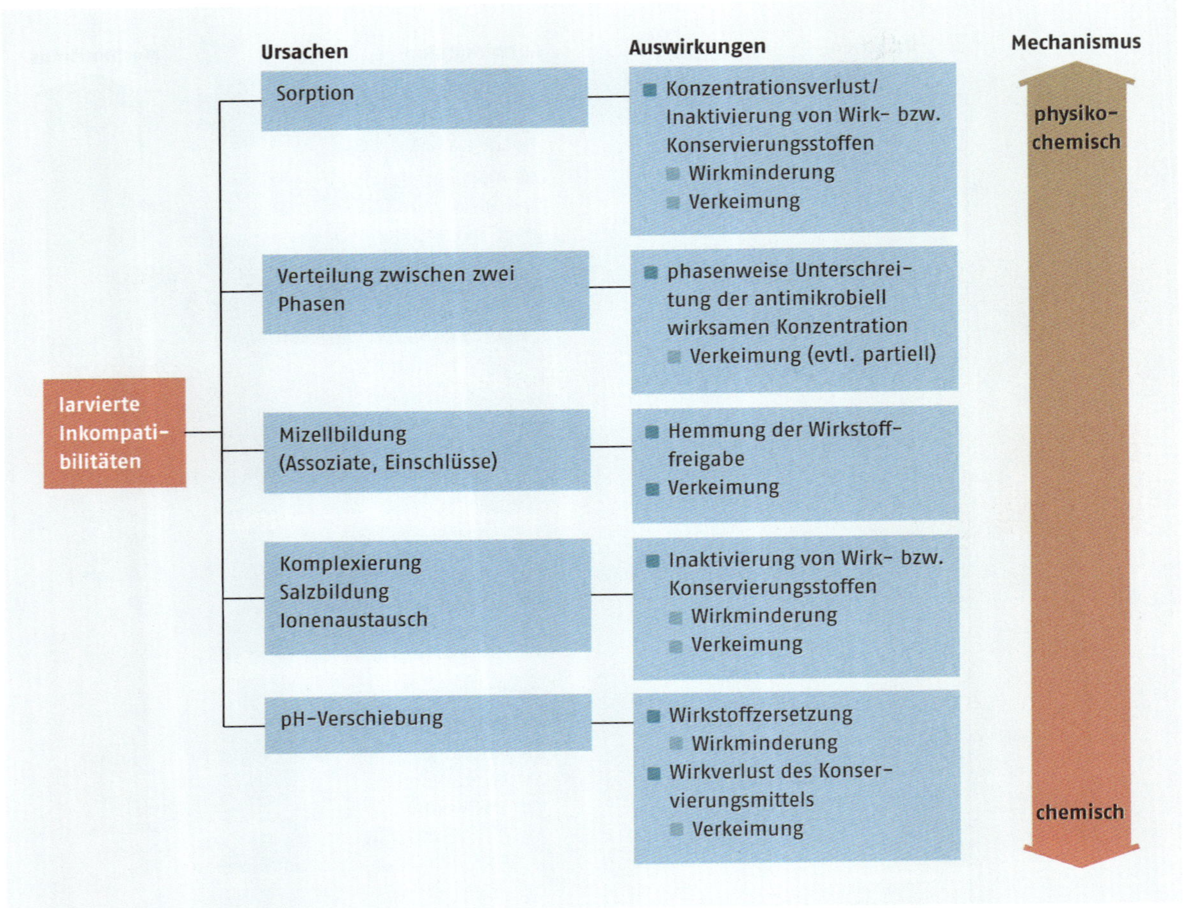
Ursachen
Auswirkungen
Mechanismus
larvierte Inkompatibilitäten
Sorption
■ Konzentrationsverlust/ Inaktivierung von Wirk- bzw. Konservierungsstoffen
■ Wirkminderung
■ Verkeimung
Verteilung zwischen zwei Phasen
■ phasenweise Unterschreitung der antimikrobiell wirksamen Konzentration
■ Verkeimung (evtl. partiell)
Mizellbildung (Assoziate, Einschlüsse)
■ Hemmung der Wirkstofffreigabe
■ Verkeimung
Komplexierung
Salzbildung
Ionenaustausch
■ Inaktivierung von Wirk- bzw. Konservierungsstoffen
■ Wirkminderung
■ Verkeimung
pH-Verschiebung
■ Wirkstoffzersetzung
■ Wirkminderung
■ Wirkverlust des Konservierungsmittels
■ Verkeimung
physikochemisch
chemisch

○ **Abb. 30.4** Häufige larvierte Inkompatibilitäten und ihre Ursachen

> ⚡ **Cave**
>
> Geladene Hilfsstoffmoleküle in Rezepturen sind nicht immer explizit ausgewiesen, sondern können auch als Bestandteil der rezeptierten DAC- bzw. DAB-Grundlage oder eines Handelsprodukts vorkommen. In diesen Fällen muss daher anhand der Zusammensetzung der Grundlage überprüft werden, ob gegensätzlich geladene Ionen in der Zubereitung enthalten sind.

30.5.2 Wechselwirkungen mit Macrogol- bzw. Cellulosederivaten

Bei Dermatika werden für hydrophile Cremes häufig nichtionische Emulgatoren mit Macrogol-Komponenten (z. B. Polysorbate) eingesetzt. Nichtionische Cellulosederivate (z. B. Hydroxyethylcellulose) werden häufig als Hydrogelbildner oder Verdickungsmittel verwendet. Die genannten Substanzklassen bilden mit phenolischen Wirkstoffen Wasserstoffbrückenbindungen, die zum Brechen der Emulsion bzw. zum Ausflocken des Hydrogels führen können.

Es wird daher empfohlen, die Kombination von Phenolen mit Macrogol- bzw. Cellulosederivaten grundsätzlich zu vermeiden. Es sei denn, die phenolische Partialstruktur eines Wirkstoffs hat für dessen Stabilität bzw. Kompatibilität mit anderen Wirk- bzw. Ausgangsstoffen erfahrungsgemäß keine oder allenfalls geringe Bedeutung (◘ Tab. 30.7). In allen andern Fällen ist sicherheitshalber von galenisch relevanten Inkompatibilitäten auszugehen.

30.5.3 pH-Verschiebungen

Wirkstoffe mit bestimmten funktionellen Gruppen (z. B. Ester, Amide, Lactone oder Lactame) sind in wässrigen Medien besonders hydrolyseempfindlich. Häufig ist die Hydrolyse-Anfälligkeit pH-abhängig. In vielen Fällen ist es daher möglich, die Hydrolyse auf ein tolerierbares Minimum zu reduzieren, indem man sich dem jeweiligen pH-Optimum so weit wie möglich annähert. Der Hinweis auf die Hydrolyseempfindlichkeit eines

Tab. 30.6 Einarbeitung des kationischen Wirkstoffs Ethacridinlactat in verschiedene Grundlagen

Erscheinungsbild nach Einarbeitung des katonischen Wirkstoffs Ethacridinlactat	
Anionische hydrophile Creme SR DAC	Nichtionische hydrophile Creme SR DAC
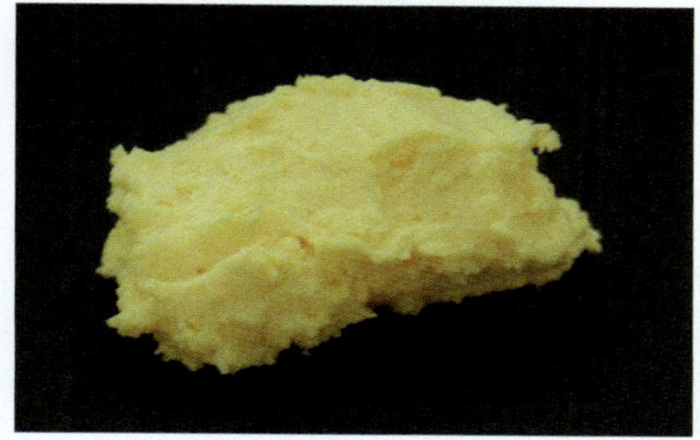	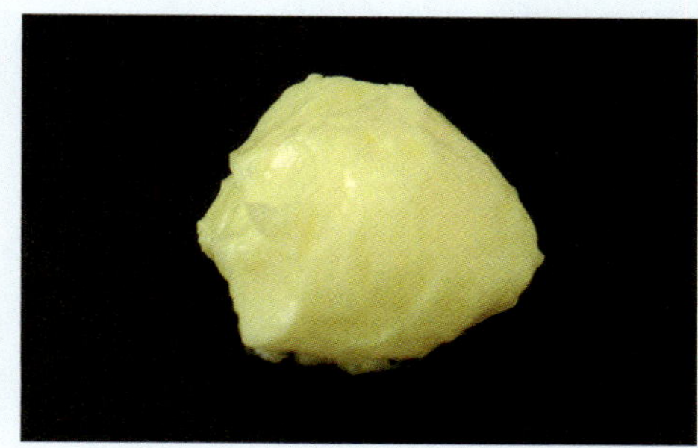
Zusammensetzung der Grundlagen	
Emulg. Cetylstearylalkohol (Typ A) 21,00 g bestehend aus: ▪ Cetylstearylalkohol ▪ Natriumcetylstearylsulfat	Nichtionische emulgierende Alkohole DAC 21,00 g bestehend aus: ▪ Cetylstearylalkohol ▪ Macrogol-80-cetylstearylether ▪ Glycerolmonostearat 40–55 Typ I
2-Ethylhexyllaurat	10,00 g
Glycerol 85 %	5,00 g
Kaliumsorbat	0,14 g
Wasserfreie Citronensäure	0,07 g
Gereinigtes Wasser	63,79 g

 Praktisch umgesetzt

Ionische Wechselwirkung

Ärztliche Verordnung:

Ethacridinlactat	0,5 g
Anionische hydrophile Creme SR DAC ad	100,0 g

Problem

Die verordnete Grundlage Anionische hydrophile Creme SR DAC enthält als Komplexemulgator Emulgierenden Cetylstearylalkohol (Typ A), der laut Ph. Eur. aus Cetylstearylalkohol und Natriumcetylstearylsulfat besteht. Als kationischer Wirkstoff reagiert Ethacridinlactat mit dem anionischen Cetylstearylsulfat unter Salzbildung. Dadurch wird dem Komplexemulgator das Fettalkoholsulfat entzogen, die Grenzfläche ist nicht mehr ausreichend stabilisiert und die Emulsion bricht.

Lösung

Austausch der Anionischen hydrophilen Creme SR DAC durch Nichtionische hydrophile Creme SR DAC (Tab. 30.6). Die Zusammensetzung der beiden Grundlagen ist nahezu identisch. Sie unterscheidet sich lediglich durch den Emulgator. Statt des Emulgierenden Cetylstearylalkohols (Typ A) enthält die Nichtionische hydrophile Creme SR DAC Nichtionische emulgierende Alkohole. Hierbei handelt es sich um eine Mischung aus den ausschließlich nichtionischen Komponenten Cetylstearylalkohol, Macrogol-80-cetylstearylether und Glycerolmonostearat. Es besteht demnach keine Gefahr der Salzbildung zwischen Ethacridinlactat und dem eingesetzten Emulgator.

Tab. 30.7 Galenische Relevanz des phenolischen Charakters ausgewählter Rezepturwirkstoffe. Cave: Abweichendes Verhalten ist im konkreten Einzelfall möglich.

Phenolischer Charakter präventiv als galenisch relevant einzuschätzen	Phenolischer Charakter häufig galenisch nicht relevant
▪ Basisches Bismutgallat, ▪ Chlortetracyclinhydrochlorid, ▪ Epinephrinhydrochlorid, ▪ Epinephrintartrat, ▪ Hydrochinon, ▪ Methylsalicylat, ▪ Oxytetracyclinhydrochlorid, ▪ Paracetamol, ▪ p-Hydroxybenzoesäureester, ▪ Phenylephrinhydrochlorid, ▪ Resorcin, ▪ Steinkohlenteerlösung, -spiritus, ▪ Tannin(eiweiß), ▪ Tetracyclinhydrochlorid, ▪ Triclosan	▪ Alfatradiol, ▪ Chinolinolsulfat-Kaliumsulfat, ▪ Chinolinolsulfat-Monohydrat, ▪ Clioquinol, ▪ Dithranol, ▪ 17α-Estradiol, ▪ 17β-Estradiol, ▪ Estradiol-Hemihydrat, ▪ Estradiolvalerat, ▪ Estriol, ▪ 8-Hydroxychinolinsulfat-Kaliumsulfat, ▪ 8-Hydroxychinolinsulfat-Monohydrat, ▪ Salicylsäure, ▪ α-Tocopherol, ▪ Vitamin E

Wirkstoffs ist demzufolge kein zwangsläufiges Ausschlusskriterium für dessen Verarbeitung in wässrigen Zubereitungen, insbesondere wenn der rezeptierbare pH-Bereich eingehalten wird.

Durch Protonierung oder Deprotonierung von Basen und Säuren bzw. ihrer jeweiligen Salze in Folge von pH-Verschiebungen können zudem folgende Sekundärinkompatibilitäten auftreten:

- Ionenreaktionen durch Bildung neuer Ionen (▸ Kap. 30.5.1),
- Ausfällungen durch Überführung von Substanzen in Formen, die im betreffenden Medium unlöslich sind,
- Zusammenbruch von Polyacrylat- und Carboxymethylcellulosegelen (Zurückdrängung der Dissoziation der anionischen, funktionellen Gruppen durch Ansäuern),
- Brechen von Emulsionen durch Protonierung,
- Inaktivierung/Ausfällung von Konservierungsmitteln.

Daher sollte stets überprüft werden, inwieweit die rezeptierbaren pH-Bereiche der einzelnen Ausgangsstoffe untereinander sowie mit dem pH-Wert der Grundlage/des Lösungsmittels übereinstimmen. Sollte der Wirkstoff im pH-Bereich der Zubereitung nicht ausreichend wirksam bzw. stabil sein oder sollten Hilfsstoffe ihre Funktion, z. B. Konservierung, nicht erfüllen können, wären entsprechende Anpassungen der Rezeptur vorzunehmen, z. B. Pufferung (▫ Tab. 30.10), Grundlagenaustausch etc.

30.5.4 Grenzflächenbedingte Inkompatibilitäten

Grenzflächenaktive Wirkstoffe treten in Cremes und Emulsionen in Konkurrenz mit den enthaltenen Emulgatoren und destabilisieren dadurch das Emulsionssystem als Ganzes (▫ Tab. 30.8). Prinzipiell können alle tensidartig wirkenden Stoffe mit Emulgatoren wechselwirken, allerdings muss dies nicht immer ein Problem sein; der Effekt kann sogar gezielt eingesetzt werden, um eine Stabilisierung zu bewirken (z. B. bei Komplexemulgatoren). Werden grenzflächenaktive Substanzen allerdings unkontrolliert kombiniert, führt das meist zu Unverträglichkeiten bis hin zum Brechen der Emulsionssysteme. Grenzflächenaktive Wirkstoffe sollten daher in solchen Systemen nicht verarbeitet werden, sofern keine geprüfte Rezeptur vorliegt.

Merke

Voraussagen, ob bzw. inwieweit bestimmte grenzflächenaktive Substanzen in einer bestimmten Creme oder Emulsion verarbeitet werden können, sind im Allgemeinen nicht möglich. Daher sollte bevorzugt auf erprobte Vorschriften zurückgegriffen werden, die in nationalen und internationalen Vorschriftensammlungen sowie einschlägigen Kompatibilitätstabellen zusammengestellt sind.

Tab. 30.8 Zusammensetzungen von Hydrophober Basiscreme DAC, Basiscreme DAC und einer wasserarmen hydrophoben Alternative Hydrophober Basiscreme DAC und deren Auswirkung bei der Einarbeitung von 5,0 % Polidocanol

Hydrophobe Basiscreme DAC mit 5,0 % Polidocanol		Basiscreme DAC mit 5,0 % Polidocanol		Wasserarme hydrophobe Alternative mit 5,0 % Polidocanol	
Hydrophobe W/O-Creme mit 70 % hydrophilen Anteilen		Ambiphile Creme mit tendenziell hydrophilem Charakter		Hydrophobe W/O-Creme mit 20 % hydrophilen Anteilen	
Triglyceroldiisostearat	3,0 g	Glycerolmonostearat 60	4,0 g	Triglyceroldiisostearat	7,5 g
Isopropylpalmitat	2,4 g	Cetylalkohol	6,0 g	Isopropylpalmitat	6,0 g
Hydrophobes Basisgel DAC	24,6 g	Mittelkettige Triglyceride	7,5 g	Hydrophobes Basisgel DAC	61,5 g
Kaliumsorbat	0,14 g	Weißes Vaselin	25,5 g	Propylenglycol	10,0 g
Wasserfreie Citronensäure	0,07 g	Macrogol-20-glycerolmonostearat	7,0 g	Magnesiumsulfat-Heptahydrat	0,1 g
Magnesiumsulfat	0,5 g	Propylenglycol	10,0 g	Gereinigtes Wasser	9,9 g
Glycerol 85 %	5,0 g	Gereinigtes Wasser	40,0 g		
Gereinigtes Wasser	64,29 g				

30.6 Wichtige Aspekte bei der Herstellung bestimmter Arzneiformen

30.6.1 Einwaagekorrektur

(8) Ein wesentliches Kriterium für die Qualität eines Arzneimittels ist, unabhängig von seiner Darreichungsform, der korrekte Wirkstoffgehalt. Bei einigen Wirkstoffen ist jedoch bereits die Arzneibuchspezifikation so weit gefasst, dass selbst bei Bezug verschiedener arzneibuchkonformer Chargen erhebliche Gehaltsunterschiede möglich sind.

Um den chargenspezifischen Mindergehalt auszugleichen, ist daher bei der Rezepturherstellung eine Einwaagekorrektur vorzunehmen, bei der insbesondere folgende Aspekte zu berücksichtigen sind:

- geminderter Gehalt laut Prüfzertifikat (z. B. Erythromycin),
- Wassergehalt (z. B. Silbereiweiß),
- Kristallwasser (z. B. Aluminiumchlorid-Hexahydrat bei Verordnung von Aluminiumchlorid),
- Verordnung einer Wirkkomponente (z. B. Clindamycindihydrogenphosphat bei Verordnung von Clindamycin).

Die Berechnung der Einwaagekorrektur kann mit einem einfachen Dreisatz erfolgen oder – wenn mehrere der vorgenannten Gründe gleichzeitig vorliegen – recht komplex werden. Eine ausführliche Erklärung der Berechnungen befindet sich in Kapitel I.2.1.1 des DAC/NRF. Bei der Herstellung wird die verordnete Substanzmenge mit dem errechneten Korrekturfaktor multipliziert und ergibt so die korrigierte Solleinwaage des

Wirkstoffs, die auch im Herstellungsprotokoll zu vermerken ist. Auf dem Etikett ist hingegen nicht die korrigierte Solleinwaage, sondern die verordnete Nominalmenge des Wirkstoffs zu deklarieren.

Eine Einwaagekorrektur wird nur bei Wirk- und Konservierungsstoffen vorgenommen und in der Regel in Form eines auf 3 Nachkommastellen gerundeten Einwaagekorrekturfaktors angegeben. Bei der Verarbeitung von Fertigarzneimitteln als Rezepturbestandteil erfolgt keine Einwaagekorrektur, selbst hergestellte Konzentrate sind mit einem Einwaagekorrekturfaktor zu kennzeichnen, wenn die Herstellungsdokumentation einen relevanten Mindergehalt ausweist. Negative Einwaagekorrekturen bei Gehaltsangaben über 100 % auf dem Prüfzertifikat (z. B. aufgrund der Streuung des Analyseverfahrens) bleiben, außer bei einem Wirkstoffgehalt > 110 % nach Risikobeurteilung, unberücksichtigt.

30.6.2 Halbfeste Zubereitungen zur kutanen Anwendung

Bei halbfesten Zubereitungen zur kutanen Anwendung handelt es sich um streichfähige Darreichungsformen zur Applikation auf der Haut oder Schleimhaut. Nach Arzneibuch können sie in Salben, Cremes, Gele oder Pasten eingeteilt werden, die ihrerseits sowohl hydroals auch lipophil vorliegen können (Abb. 30.5). In der öffentlichen Apotheke bilden halbfeste Zubereitungen

Praktisch umgesetzt

Einwaagekorrektur

Ärztliche Verordnung:

Hydrophile Erythromycin-Creme 1 % (NRF 11.77.) 100,0 g

Problem

Wie aus dem Analysenzertifikat der in der Apotheke vorhandenen Erythromycin-Charge hervorgeht, weist diese nicht nur einen Wassergehalt von 3,72 % auf, sondern auch einen Wirkstoffgehalt von gerade einmal 93,7 % bezogen auf die wasserfreie Substanz. Die Verarbeitung von 1 g der vorhandenen Erythromycin-Charge in 100 g Zubereitung würde zu einem erheblich verminderten Wirkstoffgehalt des Arzneimittels führen.

Lösung

Der Mindergehalt des Wirkstoffs ist durch eine entsprechende, chargenspezifisch errechnete Mehreinwaage des Ausgangsstoffs auszugleichen. Die Formel zu Berechnung des Einwaagekorrekturfaktors findet sich im NRF-Kapitel I.2.1.1. bzw. in den DAC/NRF-Tools.

Der für diese Charge errechnete Einwaagekorrekturfaktor von 1,108 entspricht einer Mehreinwaage von 10,8 % bei der Herstellung dieses Arzneimittels!

ANALYSENZERTIFIKAT MIT SPEZIFIKATION

PRODUKT	Erythromycin, mikronisiert	
SYNONYM	Erythromycinum (Base)	
CHARGE	0110899	
PRUEFVORSCHRIFT	PH.EUR. 8.0	
VERFALLDATUM	31.03.2019	
PRÜFUNG	SPEZIFIKATION	ERGEBNIS
Wasser	max. 6,5 %	3,72 %
Sulfatasche	max. 0,2 %	0,01 %
Gehalt (Summe Ery A, B, C)	93,0 bis 102,0 %	93,7 %

Berechnung des Einwaagekorrekturfaktors f_E für Erythromycin nach DAC/NRF:

$$f_E = \left(\frac{100{,}0\%}{c_s^*}\right) \div (100{,}0\% - w)$$

$$f_E = \left(\frac{100{,}0\%}{93{,}7\%}\right) \div (100{,}0\% - 3{,}72\%) = 1{,}108$$

Verweis auf Online

Video: Gute Wägepraxis (ZL – Zentrallaboratorium Deutscher Apotheker e. V., https://zentrallabor.com/tutorials/)

Video: Standort- und Umgebungsbedingungen beim Wiegen (ZL – Zentrallaboratorium Deutscher Apotheker e. V.)

Salbensystematik des Europäischen Arzneibuchs

	Salben einphasige Grundlagen, in denen feste oder flüssige Substanzen dispergiert sein können	**Cremes** mehrphasige Zubereitungen, die aus einer lipohilen und einer wässrigen Phase bestehen	**Gele** gelierte Flüssigkeiten, die mithilfe geeigneter Quellmittel hergestellt werden	**Pasten** Grundlagen, die große Anteile von fein dispergierten Pulvern enthalten
lipophil	**Hydrophobe Salben** ▪ können nur wenig H_2O aufnehmen ▪ typische Bestandteile: Hartparaffin, dick- und dünnflüssiges Paraffin, pflanzliche Öle, tierische Fette, synthetische Glyceride, Wachse und flüssige Polyalkylsiloxane	**Lipophile Cremes** ▪ enthalten meist W/O-Emulgatoren ▪ die äußere Phase ist lipophil ▪ typische Bestandteile: Wollwachsalkohole, Sorbitanester oder Monoglyceride	**Lipophile Gele (Oleogele)** ▪ typische Bestandteile: dickflüssiges Paraffin mit Zusatz von Polyethylen oder fette Öle, die durch Zusatz von hochdispersem SiO_2, Al- oder Zn-seifen geliert werden	**Pasten** ▪ enthalten große Anteile von fein dispergierten Pulvern ▪ keine Aussage über die Menge an dispergiertem Pulver
	Wasseraufnehmende Salben ▪ können größere Mengen H_2O aufnehmen ▪ bilden in Abhängigkeit von der Art des Emulgators W/O- oder O/W-Emulsionen ▪ typische Bestandteile: hydrophobe Salbengrundlagen und geeignete Emulgatoren			
hydrophil	**Hydrophile Salben** ▪ sind mit H_2O mischbar ▪ typische Bestandteile: Mischungen von flüssigen und festen Macrogolen ▪ können Wasser in geeigneten Mengen enthalten	**Hydrophile Cremes** ▪ enthalten meist O/W-Emulgatoren ▪ die äußere Phase ist hydrophil ▪ typische Bestandteile: Na- oder Trolaminseifen, sulfatierte Fettalkohole, Polysorbate oder Ester von Polyethoxyfettsäuren und den entsprechenden Polyethoxyalkoholen, ggf. in Mischung mit W/O-Emulgatoren	**Hydrophile Gele (Hydrogele)** ▪ typische Bestandteile: Wasser, Glycerol oder Propylenglycol, die mit Poloxameren, Stärke, Cellulosederivaten, Carbomeren oder Mg-Al-Silikaten geliert werden	

Abb. 30.5 Salbensystematik des Europäischen Arzneibuchs

30

◘ Tab. 30.9 Vor- und Nachteile der Arbeit mit automatischen Mischsystemen im Vergleich zur Fantaschale

Fantaschale		Automatische Mischsysteme	
–	Offenes System (höheres mikrobiologisches Kontaminationsrisiko)	+	Geschlossenes System (Verringerung des mikrobiologischen Kontaminationsrisikos)
–	Zusätzlicher Abfüllschritt erforderlich	+	Herstellung in der Primärverpackung
+	Ständige Produktbeobachtung möglich	–	Produktbeobachtung erschwert (Öffnung des geschlossenen Systems erforderlich)
+	Geringere thermische Belastung durch geringeren Energieeintrag beim manuellen Mischen	–	Temperaturanstieg durch Reibung im Mischsystem (→ evtl. Kristallwachstum bei Suspensionssalben)
–	Längere Mischzeiten bis zum Erreichen einer ausreichenden Produkthomogenität	+	Überlegene Homogenität in vergleichsweise kurzer Zeit erreichbar
+	Physikalische Instabilitäten werden schneller sichtbar	–	Vortäuschung einer kurzfristigen physikalischen Stabilität
–	Unvermeidbare Schwankungen von Mischintensität und -dauer	+	Standardisierung durch Festlegung konkreter Herstellungsparameter
+	Komplexe Herstellungsprozesse (Aufschmelzen, Vereinigung getrennter Teilansätze etc.) gut realisierbar	–	Komplexe Herstellprozesse im „Eintopf-Verfahren" schwer abzubilden

die mit Abstand am häufigsten hergestellte Gruppe von Rezepturarzneimitteln. Dabei kann eine lokale oder (seltener) eine systemische Wirkung intendiert sein.

Herstellungsmethoden

⑨ Mit der manuellen Herstellung in der Fantaschale und der Verarbeitung in automatischen Mischsystemen, haben sich für die Herstellung halbfester Arzneiformen zwei Methoden etabliert, die sich beide durch verschiedene Vor- und Nachteile auszeichnen (◘ Tab. 30.9).

Verweis auf Online

Video: Herstellung halbfester Zubereitungen (ZL – Zentrallaboratorium Deutscher Apotheker e. V.)

Manuelle Herstellung in der Fantaschale

Die Art und Weise der Verarbeitung in der Fantaschale hängt im Wesentlichen von den Lösungseigenschaften des Wirkstoffs ab. Ist seine Löslichkeit in (einem Teil) der Grundlage bei Raumtemperatur ausreichend hoch, können Lösungszubereitungen hergestellt werden. In den meisten Fällen besitzen Wirkstoffe jedoch nur eine geringe Löslichkeit in der rezeptierten Grundlage. In diesen Fällen erfolgt die Herstellung als halbfeste Suspensionszubereitung. Da die Löslichkeit eines Wirkstoffs in der Salbengrundlage bei Individualrezepturen häufig schwer abzuschätzen ist, geht man bei der Herstellung frei komponierter Rezepturen in der Regel grundsätzlich von Suspensionszubereitungen aus.

Zubereitungen mit gelöstem Wirkstoff

Bei Lösungssalben ist der Arzneistoff in der Salbengrundlage vollständig gelöst. Die Wirkstoffe sollen dabei möglichst bei Raumtemperatur in Lösung gebracht werden, denn durch Erwärmen während der Herstellung können sie beim anschließenden Abkühlen oder auch während der Lagerung auskristallisieren. Dabei können große und evtl. scharfkantige Kristalle entstehen, die die Freisetzung des Wirkstoffs möglicherweise deutlich vermindern bzw. zu Hautreizungen führen.

Zubereitungen mit suspendiertem Wirkstoff

Die Zubereitung niedrig konzentrierter Suspensionszubereitungen mit Fantaschale und Pistill folgt in der Regel einem dreistufigen Verfahren:

1. Sehr fein oder mikrofein gepulverten Wirkstoff mit der Grundlage oder einem flüssigen Hauptbestandteil anreiben, der das Pulver benetzt, aber allenfalls wenig löst (Anreibung, ◘ Tab. 30.11). Erfahrungsgemäß ist die Flüssigkeitsmenge im Hinblick auf die effektive Zerteilung von Agglomeraten und auf die Erkennung eventueller Agglomerate abzustimmen. Allgemein wird empfohlen:
   - Pulvermengen <0,1 g einmal im Verhältnis 1:10 anzureiben,
   - Pulvermengen ≥0,1 g zweimal im Verhältnis 1:2 anzureiben.
2. Anreibung mit der Grundlage zu etwa einem Zehntel der Ansatzmenge aufstocken und unter Abschaben verreiben (Aufstockung).
3. Aufstockung mit Grundlage und eventuell weiteren Bestandteilen zur Ansatzmenge ergänzen und unter Abschaben verrühren.

Sollten trotz dieses Verfahrens dennoch größere Wirkstoffpartikel vorliegen, die als störend empfunden werden, erfolgt eine Homogenisierung auf dem Dreiwalzenstuhl.

Bei der Herstellung von Suspensionssystemen sind Übersättigungen grundsätzlich zu vermeiden. In ihrer Folge treten häufig Rekristallisationsphänomene auf, die zu einem unkontrollierten Partikelwachstum führen. Meist entstehen Übersättigungen infolge einer Erwärmung des Ansatzes, da sich mit der Temperatur auch die Löslichkeit des Wirkstoffs erhöht, die dann beim Abkühlen wieder abnimmt. Ferner können Übersättigungen auftreten, wenn sich in einem Teilansatz mehr Wirkstoff löst als in der fertigen Zubereitung. Das ist vor allem bei der Wahl des Anreibemittels und gelegentlich bei der Reihenfolge der zugegebenen Bestandteile zu beachten.

Aus Gründen der Zeitersparnis kann auf Rezepturkonzentrate zurückgegriffen, da diese je nach Konzentration und Menge der Anreibung oder Aufstockung vergleichbar sind und die entsprechenden Prozessschritte entfallen. Dem stehen allerdings die, im Vergleich zu den Einzelsubstanzen häufig höheren, Ausgangsstoffpreise nachteilig gegenüber.

 **Cave**

Melamin-Fantaschalen

Wie analytische Untersuchungen ergaben, sind die in Apotheken seit Langem gebräuchlichen Fantaschalen und Pistille aus Melaminharz weder säurefest noch hitzebeständig. Bei pH < 3 oder Temperaturen über 70 °C zersetzt es sich in Formaldehyd und Melaminmonomere, weshalb für Herstellungsvorgänge bei diesen Bedingungen Fantaschalen aus Glas- oder Edelstahl vorhanden sein müssen. Darüber hinaus ad- und desorbiert Melamin bestimmte Arzneistoffe (z. B. Dithranol, Rifampicin, Steinkohlenteer, verschiedene Farbstoffe) und birgt daher die Gefahr der Kreuzkontamination.

Automatische Mischsysteme

Bei automatischen Mischsystemen erfolgt der Mischvorgang mithilfe eines elektrisch angetriebenen Mischwerkzeugs. Für die Herstellung werden alle Rezepturbestandteile in eine spezielle Spenderdose eingewogen, danach erfolgt der eigentliche Mischvorgang. Eine vertikale Durchmischung wird je nach Gerät durch eine manuelle oder automatische Auf-und-ab-Bewegung der Spenderdose gewährleistet. Die Rührzeiten bewegen sich im Bereich von 1–10 Minuten, die Umdrehungszahlen liegen typischerweise zwischen 500 und 2000 Umdrehungen pro Minute. Ihre Wahl richtet sich hauptsächlich nach der Konsistenz bzw. Art der Grundlage, während die Mischzeiten vor allem von der zu mischenden Rezepturmenge und den galenischen Eigenschaften der Wirkstoffe abhängig sind. Eine Rezeptur, in der sich kristalliner Harnstoff während des Mischvorgangs lösen soll, wird beispielsweise länger gerührt, als eine Rezeptur in der Clotrimazol dispergiert werden soll. Nach Abschluss des Mischvorgangs wird die Rührwelle entnommen und die Kruke mit einem Drehspindelfuß verschlossen.

Da während des Mischvorgangs keine Teilchenzerkleinerung stattfindet, sollen in automatischen Mischsystemen nach Möglichkeit nur mikronisierte, zumindest aber sehr fein gepulverte Wirkstoffe verarbeitet werden. Vor allem bei Verarbeitung kleiner Wirkstoffmengen ist die Verwendung von Stammverreibungen zu empfehlen. Insbesondere bei Suspensionssystemen sichern Stammverreibungen die erforderliche Teilchengröße und die Dispersität der Zubereitung. Dadurch können herstellungstechnisch aufwendige Arbeitsschritte wie etwa die Nachbearbeitung mit dem Dreiwalzenstuhl oftmals entfallen. Für eine homogene Verteilung der pulverförmigen Feststoffe ist es erforderlich, die Einwaage nach dem Sandwich-Verfahren durchzuführen (◘ Abb. 30.6).

Wirkstoffanteil ≥1%

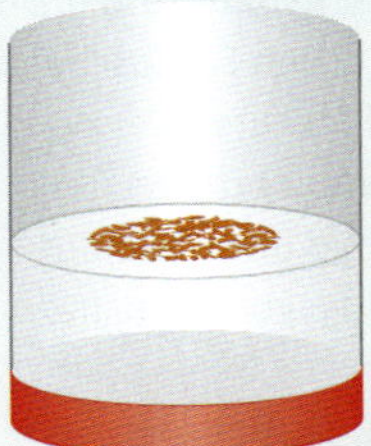

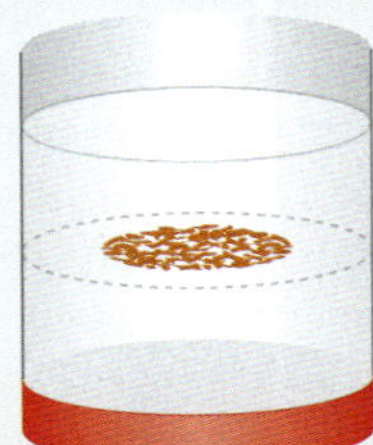

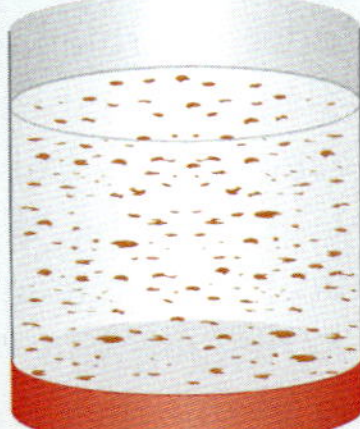

Nach Vorlage der halben Grundlagenmenge können Wirkstoffanteile ≥1% auf der gesamten Oberfläche (außer Randbereich) verteilt werden.

Nach dem Einfüllen der zweiten Hälfte der Grundlage ist die „Wirkstoffscheibe" von allen Seiten mit der Grundlage umgeben.

Eine ausreichende Zeit mit angemessener Umdrehungszahl mischen, bis der Wirkstoff homogen in der Zubreitung verteilt ist.

Wirkstoffanteil <1%

Richtige Verarbeitung

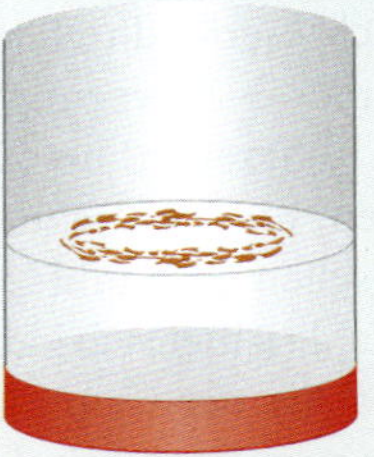

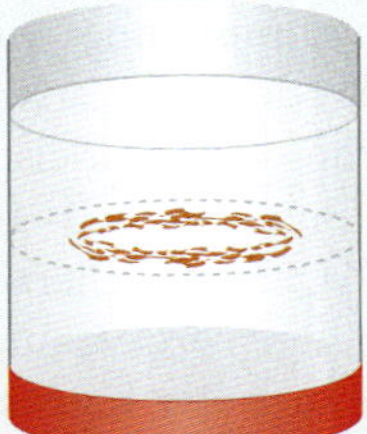

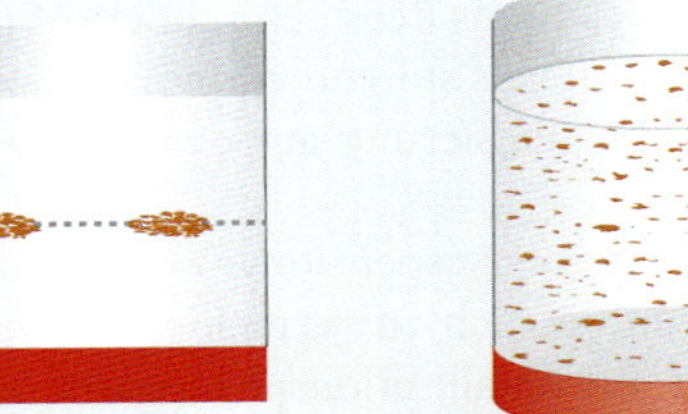

Feststoffe nach Vorlage der halben Grundlagenmenge ringförmig zugeben.

Nach dem Einfüllen der zweiten Hälfte der Grundlage ist der „Wirkstoffring" von allen Seiten mit der Grundlage umgeben.

Eine ausreichende Zeit mit angemessener Umdrehungszahl mischen, bis der Wirkstoff homogen in der Zubreitung verteilt ist.

Falsche Verarbeitung

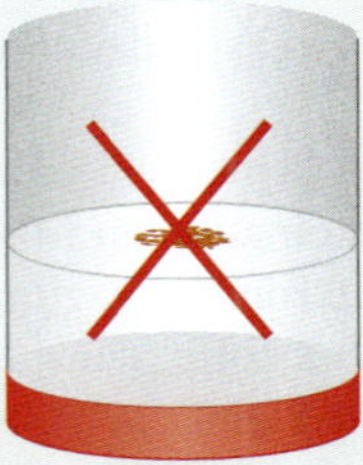

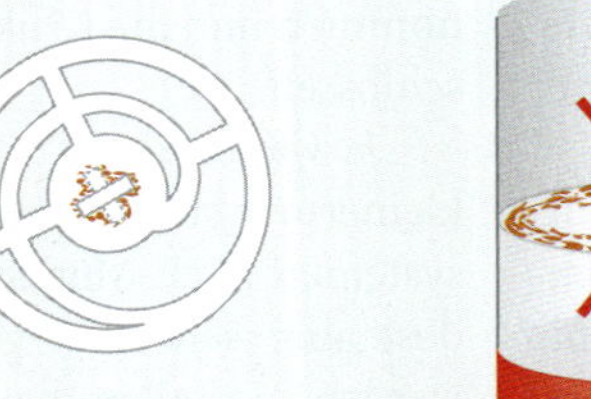

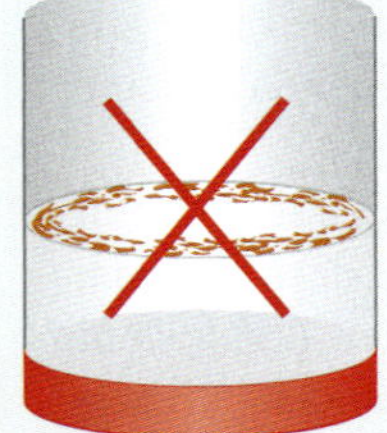

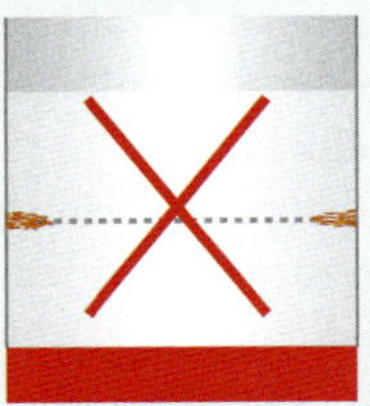

Feststoffe nicht mittig zugeben, um ein Anhaften an der Rührwelle zu vermeiden.

Feststoffe nicht am Rand zugeben, um ein Anhaften an der Gefäßwand (Cave: Adsorptionsphänomene) oder eine unzureichende Erfassung durch die Mischscheibe (Todbereiche) zu vermeiden.

Abb. 30.6 Korrekte Anwendung des Sandwich-Verfahrens zur Verarbeitung von Wirkstoffen in automatischen Mischsystemen

Thermolabile Substanzen können in automatischen Rührgeräten grundsätzlich verarbeitet werden, allerdings ist darauf zu achten, dass sich die Zubereitung während des Mischens nicht zu sehr erwärmt. Möglicherweise empfiehlt sich die Arbeit mit ca. vier Stunden im Kühlschrank vorgekühlten Grundlagen, die eine etwaige Erwärmung der Zubereitung kompensieren. Auch eine Verarbeitung in Rührintervallen mit eingeschobenen Abkühlphasen kann ein probates Mittel sein, um einen Temperaturanstieg zu verhindern.

Verweis auf Online

Video: Umgang mit automatischen Rührsystemen (ZL – Zentrallaboratorium Deutscher Apotheker e. V.)

Hilfsstoffe und Rezepturhilfen

Rezepturkonzentrate und Stammzubereitungen

Einige wichtige Ausgangsstoffe für die Rezepturherstellung werden als Vormischung in Form sogenannter Rezepturkonzentrate bzw. Stammzubereitungen angeboten. Meist handelt es sich dabei um Stoffe, die ein Gefahrenpotenzial besitzen oder sehr niedrig dosiert werden müssen. Bei zahlreichen Rezepturproblemen bieten sie eine adäquate Lösung, die die Arzneimittelzubereitung schneller und sicherer macht. Insbesondere bieten Rezepturkonzentrate bzw. Stammzubereitungen folgende Vorteile:

- genaue Dosierung kleiner Stoffmengen (niedrig dosierte Bestandteile können häufig anders gar nicht ausreichend genau eingewogen werden),
- bessere Handhabung pulverförmiger Substanzen,
- Arbeitsschutz bei der Einwaage von Gefahrstoffen (z. B. Tretinoin, Thalidomid),
- geringere Teilchengröße und bessere Dispersität der fertigen Zubereitung (z. B. Salicylsäure),
- Zeitersparnis durch Wegfall der Vorverreibung.

Rezepturkonzentrate bzw. Stammzubereitungen können sowohl Hilfsstoff- als auch Wirkstoffkonzentrate darstellen und in unterschiedlichen Erscheinungsformen vorliegen:

- Lösungen (z. B. Dexpanthenol-Stammlösung 50 %, edetathaltige Benzalkoniumchlorid-Lösung 0,1 %),
- halbfeste Verreibungen mit:
  - gelöstem Wirkstoff (z. B. Butylhydroxytoluol-Paraffinkonzentrat 2 % NRF S.35.),
  - suspendiertem Wirkstoff (z. B. Betamethason-V 1,22 % Cordes® RK, Prednisolonacetat-Verreibung 10 % mit weißem Vaselin),
- Pulververreibungen (z. B. Triamcinolonacetonid-Verreibung 10 % mit Reisstärke, Eisenoxid-Stammverreibung NRF S.10.).

Fertig bezogene Konzentrate müssen in der Apotheke als Ausgangsstoffe behandelt werden. Ihre pharmazeutische Qualität muss durch ein Prüfzertifikat des Herstellers belegt sein. Werden Rezepturkonzentrate in der Apotheke selbst hergestellt, dann handelt es sich dagegen um Defekturarzneimittel nach § 8 ApBetrO (▸ Kap. 30.1.2, ○ Abb. 30.1). Auch bei Wirkstoffkonzentraten kann die tatsächliche von der nominellen Konzentration so weit abweichen, dass der Mindergehalt durch Mehreinwaage bei der Herstellung kompensiert werden muss (Einwaagekorrektur, ▸ Kap. 30.6.1).

pH-Korrigenzien

Einige Wirkstoffe sind nur in bestimmten pH-Fenstern ausreichend chemisch stabil und therapeutisch wirksam. Gleiches gilt für eine Vielzahl von Konservierungsmitteln. Je geringer der Wasseranteil einer Zubereitung, desto schwieriger ist es, den pH-Wert zuverlässig zu messen. Teilweise ist der tatsächliche pH-Wert einer direkten Messung gar nicht zugänglich und muss anhand von Verdünnungsreihen durch Extrapolation ermittelt werden, was seine Relevanz für die Stabilität und Kompatibilität jedoch nicht schmälert. Für den Fall, dass eine Anpassung des pH-Werts erforderlich und möglich ist, listet □ Tab. 30.10 eine Auswahl häufig in Rezepturen eingesetzter pH-Korrigenzien.

Anreibemittel

Um eine homogene Suspension zu erhalten, müssen viele Wirkstoffe (auch bei Verwendung mikrofein gepulverter Qualitäten) mit einem Anreibemittel angerieben werden. Hierzu wird die Substanz mit einer geeigneten Flüssigkeit oder mit einem kleinen Teil der Grundlage kräftig und ausreichend lange zu einer gleichmäßig verteilten Suspension angerieben. Das Anreibemittel hat großen Einfluss auf die Qualität einer Suspensionszubereitung. □ Tab. 30.11 fasst die wichtigsten Auswahlkriterien zusammen und listet häufig vorkommende Beispiele.

Konservierungsmittel

Arzneimittel müssen nicht nur hygienisch hergestellt werden, sondern auch während des gesamten Anwendungszeitraums mikrobiologisch einwandfrei bleiben. Da Rezepturen meist in Mehrdosenbehältnisse abgefüllt sind, wird mikrobiell anfälligen Zubereitungen in der Regel ein Konservierungsmittel zugesetzt, das das Produkt vor mikrobiellem Verderb schützt. Wenn die Konservierung ausgeschlossen werden soll, hat der Arzt dies auf dem Rezept zu vermerken. In diesem Fall ist die Aufbrauchfrist entsprechend zu verkürzen. Sollte der Wirkstoff in therapeutisch eingesetzten Konzentrationen selbst ausreichend antimikrobiell wirksam sein, erübrigt sich in der Regel der Zusatz weiterer Konservierungsmittel. Gleiches gilt für die Verwendung stan-

Tab. 30.10 In der Rezeptur verwendete pH-Korrigenzien und ihre Einsatzbereiche (Auswahl)

Korrigens	Einsatzbereich
Puffer	
Citrat-Puffer	▪ Stabilisierung hydrolyseempfindlicher Corticosteroide (z. B. Betamethasonvalerat oder Dexamethason), ▪ meist Natriumcitrat-Dihydrat-Lösung 0,5 % (m/m) und Citronensäure-Lösung 0,5 % (m/m) zu gleichen Teilen (pH 4,2) in 5 %iger Konzentration bezogen auf die Gesamtmasse der Zubereitung
Lactat-Puffer	▪ Pufferung von Harnstoff-Zubereitungen und Vaginalgelen, ▪ meist Natriumlactat-Lösung 50 % (m/m) und Milchsäure 90 % (m/m) im Verhältnis 4 + 1 und in 5 %iger Konzentration bezogen auf die Gesamtmasse der Zubereitung
Phosphat-Citrat-Puffer	▪ Pufferung wasserhaltiger Metronidazol- oder Triclosan-Zubereitungen, ▪ 48,5 ml 0,1 M-Citronensäure-Lsg. und 51,5 ml 0,2 M-Natrium-monohydrogenphosphat-Dihydrat-Lösung (pH 5)
Säure	
Citronensäure	▪ pH-Einstellung bei Konservierung mit Natriumbenzoat oder Kaliumsorbat
Base	
Trometamol	▪ Teilneutralisation von Polyacrylsäure, insbesondere in alkoholhaltigen Gelen; zur pH-Erhöhung
Natriumhydroxid	▪ Teilneutralisation von Polyacrylsäure; Verwendung ausschließlich als verdünnte Lösung

Tab. 30.11 Kriterien zur Auswahl eines geeigneten Anreibemittels bei der Herstellung halbfester Suspensionszubereitungen

Das Anreibemittel sollte ...	Beispiele
die Zusammensetzung der Grundlage möglichst wenig verändern/beeinflussen	▪ Grundlage selbst ist als Anreibemittel zu verwenden. ▪ Bei Basiscreme DAC sind Neutralöl, dickflüssiges Paraffin oder Propylenglycol als Anreibemittel besonders geeignet, da die Substanzen bereits Bestandteil der Grundlage sind.
kein bzw. allenfalls äußerst geringes Lösevermögen für den Wirkstoff aufweisen	▪ Für Erythromycin sind mittelkettige Triglyceride geeignet, nicht aber Propylenglycol, da sich der Wirkstoff darin zu gut löst.
gut in die (äußere Phase der) Grundlage eingearbeitet werden können	▪ Für hydrophobe Rezepturen eignen sich dickflüssiges Paraffin oder mittelkettige Triglyceride. ▪ Für hydrophile Rezepturen eignen sich Propylenglycol oder Glycerol 85 %.
gute Benetzungseigenschaften für den Wirkstoff aufweisen, um Verklumpungen zu vermeiden	▪ Für Glucocorticoide eignen sich mittelkettige Triglyceride. ▪ Für Erythromycin eignen sich wasserfreies Glycerol, mittelkettige Triglyceride oder eine 10%ige Polysorbat-20-Lösung (Wasser allein würde den Wirkstoff unzureichend benetzen).

dardisierter Grundlagen, denen häufig bereits Konservierungsmittel in adäquater Menge beigemischt sind. Vor dem Zusatz von Konservierungsmitteln ist daher grundsätzlich zu prüfen, ob die Zubereitung nicht bereits durch den Wirkstoff, die Grundlage oder sonstige Hilfsstoffe ausreichend konserviert ist. Sollte dies nicht der Fall sein, ist ein geeignetes Konservierungsmittel auszuwählen. Dabei ist darauf zu achten, dass das Konservierungsmittel für die jeweilige Applikationsart geeignet ist (▫ Tab. 30.12). Um eine adäquate antimikrobielle Wirksamkeit zu gewährleisten, muss eine ausreichend hohe Konzentration des freien Konservierungsmittels in der wässrigen Phase der Zubereitung vorliegen. Ferner ist zu beachten, dass manche Konservierungsmittel nur in bestimmten pH-Bereichen antimikrobiell wirksam sind, und dass einige Konservierungsmittel aufgrund toxikologischer Relevanz oder lokaler Reizerscheinungen in bestimmten Fällen nicht eingesetzt werden dürfen.

▫ **Tab. 30.12** Charakteristika von in der Rezeptur verwendeten Konservierungsmitteln (Auswahl)

Konservierungsmittel	pH-Bereich	Konzentration (%)	Besondere Eigenschaften	Bevorzugte Verwendung	Cave
Organische Stickstoffverbindungen					
Benzalkoniumchlorid	4–8 (pH-Optimum 7–8)	0,005–0,02	Grenzflächenaktiv, synergistischer Effekt bei Zusatz von 0,1 % Natriumedetat	Ophthalmika, Inhalanda, Nasalia, Dermatika, Auricularia, Mund- und Rachentherapeutika	Einschränkung bei Nasalia, wegen Beeinträchtigung des Flimmerepithels
Chlorhexidindiacetat Chlorhexidindigluconat	5–8 (pH-Optimum 5–6)	0,01–0,1	Zersetzung zum toxikologisch relevanten 4-Chloranilin	Dermatika, Mund- und Rachentherapeutika, Ophthalmika, Rektalia, Vaginalia	Auricularia, Nasalia (lokale Reizungen), Wundbehandlung
Carbonsäuren					
Benzoesäure	≤ 5	0,1–0,5	Aufbewahrung unter Lichtschutz	Dermatika, Rektalia, Vaginalia, Oralia, Mund- und Rachentherapeutika	Pädiatrie, weil toxikologisch relevant, Ophthalmika, Nasalia, verletztes Ohr, Inhalanda
Natriumbenzoat		0,15–1,0	Wirkform ist die freie Säure, pH ggf. durch wasserfreie Citronensäure senken		
Sorbinsäure	3,5–5,5	0,05–0,2	Oxidative Zersetzung (→ Lichtschutz), wasserdampfflüchtig	Dermatika, Rektalia, Vaginalia, Oralia, Nasalia, Mund- und Rachentherapeutika	Ophthalmika, Inhalanda
Kaliumsorbat		0,07–0,3	Wirkform ist die freie Säure, pH ggf. durch wasserfreie Citronensäure senken		

Tab. 30.12 Charakteristika von in der Rezeptur verwendeten Konservierungsmitteln (Auswahl) (Fortsetzung)

Konservierungs-mittel	pH-Bereich	Konzen-tration (%)	Besondere Eigenschaften	Bevorzugte Verwendung	Cave
Alkohole					
Benzylalkohol	≤ 8 (pH-Optimum ≤ 5)	0,5–2	Oxidationsempfindlich, moderate Verteilung in die Lipidphase	Dermatika, Parenteralia	Pädiatrie, weil toxikologisch relevant
Ethanol	pH-unabhängig	≥ 18 (V/V)	Austrocknend, hautreizend	Dermatika, Auricularia, Oralia	Pädiatrie, weil toxikologisch relevant
2-Propanol		≥ 15 (V/V)		Dermatika, Auricularia	
Propylenglycol		10–50 bezogen auf die hydrophile Phase		Dermatika, Auricularia, Oralia, Rektalia, Vaginalia	
Phenole					
Methyl-4-hydroxybenzoat	1–8,5 (Salzbildung bei pH > 8)	0,05–0,2	Abwandern in die lipophile Phase möglich: Konz. ↓, Ausfällung des Propylesters bei Aufbewahrung im Kühlschrank	Dermatika, Rektalia, Vaginalia, Oralia, Mund- und Rachentherapeutika, Inhalanda, Parenteralia, Auricularia	Allergierisiko, Ophthalmika und Nasalia (lokale Reizungen), Propyl-4-hydroxybenzoat in Oralia nicht in der Pädiatrie oder während der Schwangerschaft
Propyl-4-hydroxybenzoat		0,01–0,03			
Mischung aus Methyl- und Propylhydroxybenzoat (3 + 1)		0,05–0,1			
Organo-Quecksilberverbindungen					
Thiomersal	4–8	0,001–0,01	Zerstörung durch Oxidationsmittel, Wirkminderung durch Elektrolyte, Adsorption an Grenzflächen, Gummi und Kunststoffe	Ophthalmika (vereinzelt Parenteralia)	Organo-Quecksilberverbindungen sollten, wenn möglich, vermieden werden

30.6.3 Kapseln

Die rezepturmäßige Herstellung von Kapseln hat in letzter Zeit wieder vermehrt an Bedeutung gewonnen, da sie – insbesondere in der Pädiatrie – eine patientenindividuelle Dosierung ermöglicht, wenn keine geeigneten Fertigarzneimittel zur Verfügung stehen. Laut Arzneibuch sind Kapseln feste, einzeldosierte Arzneimittel von unterschiedlicher Form und Größe mit einer harten oder weichen Hülle, die üblicherweise zum Einnehmen bestimmt sind. Ihr Inhalt kann fest, flüssig oder pastös sein. Er kann aus einem oder mehreren Wirkstoffen mit oder ohne Hilfsstoff bestehen.

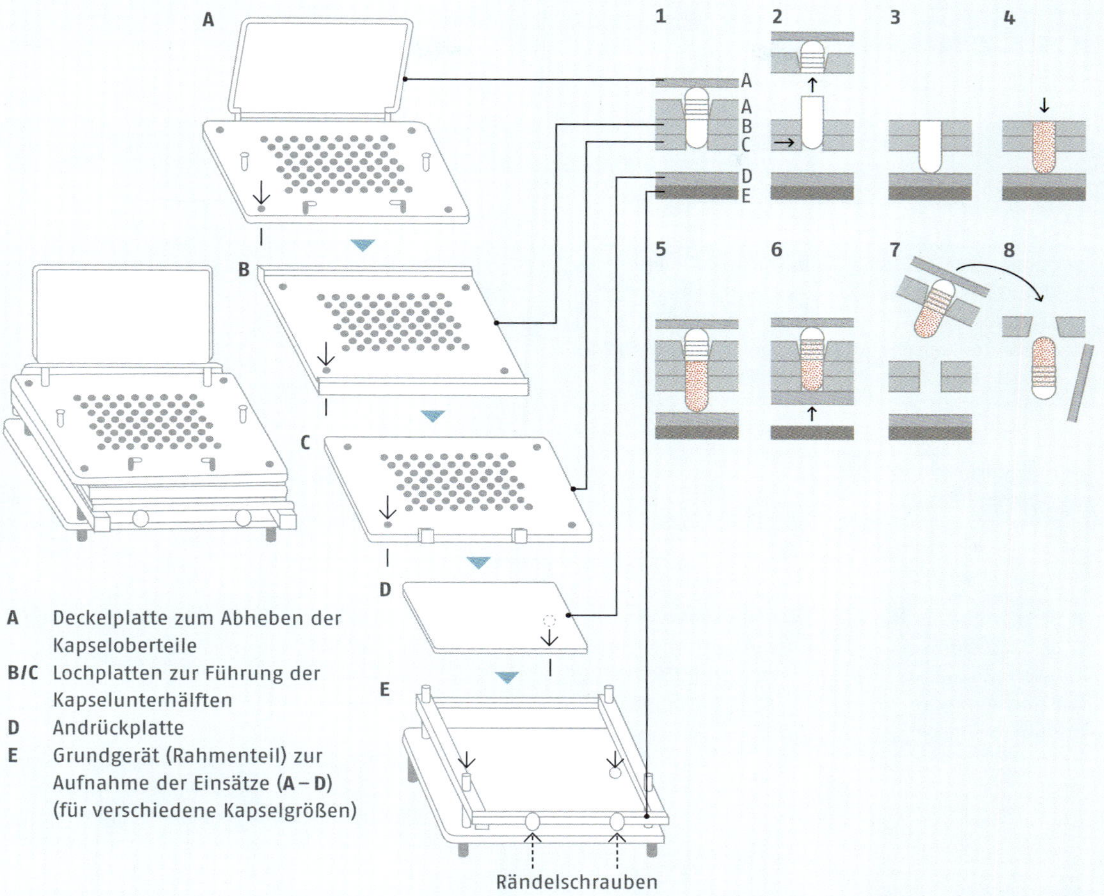

A Deckelplatte zum Abheben der Kapseloberteile
B/C Lochplatten zur Führung der Kapselunterhälften
D Andrückplatte
E Grundgerät (Rahmenteil) zur Aufnahme der Einsätze (**A – D**) (für verschiedene Kapselgrößen)

Rändelschrauben

Abb. 30.7 Schematischer Aufbau und Funktionsweise eines Kapselfüllgeräts (Erläuterungen im Text)

Herstellungsmethoden

In der Apothekenrezeptur spielen nahezu ausschließlich Steckkapseln aus Hartgelatine eine Rolle. Sie bestehen aus zwei zusammensteckbaren Teilen, dem Kapselboden (Unterteil) und der Kapselkappe (Oberteil). Hartgelatinekapseln sind in einfacher Weise zu füllen (Abb. 30.7). Die Leerkapseln werden dabei mit dem Kapselboden nach unten in die Lochplatten der Kapselfüllmaschine eingesteckt (1) und die Kapselböden durch leichtes Verschieben der beiden unteren Lochplatten fixiert (2). Nach Abheben der Kapselkappen mit der Deckelplatte (2) werden die Lochplatten wieder zurückverschoben, sodass die Kapseln nach unten auf die Andrückplatte durchfallen (3). Anschließend wird das genau abgemessene Füllgut gleichmäßig in die vorgesehene Kapselanzahl gefüllt (4). Vor dem Einfüllen des Kapselinhalts ist unbedingt zu prüfen, ob die Kapselunterteile bündig mit der oberen Lochplatte abschließen. Ist dies nicht der Fall, muss mithilfe der Stellschrauben an den Füßen des Geräts die Andrückplatte entsprechend so nach oben oder unten justiert werden, dass die Kapselunterteile bündig mit der oberen Lochplatte abschließen. Zuletzt werden die Kapselkappen wieder aufgesetzt (5) und mithilfe der Andrückplatte bis zum Einrasten der Hauptverriegelung über die gefüllten Kapselböden gedrückt (6). Durch Abheben der Deckelplatte werden die verschlossenen Kapseln aus der Kapselmaschine entnommen (7). Zuletzt wird die Deckelplatte umgedreht und der Deckel geöffnet, sodass die fertigen Kapseln aus der Maschine fallen (8).

Verweis auf Online

Video: Handhabung der Kapselfüllmaschine (ZL – Zentrallaboratorium Deutscher Apotheker e. V.)

In Abhängigkeit von der vorliegenden Form des Wirkstoffs variiert die konkrete Ausgestaltung des vorausgehend allgemein beschriebenen Verfahrens (Abb. 30.8).

30

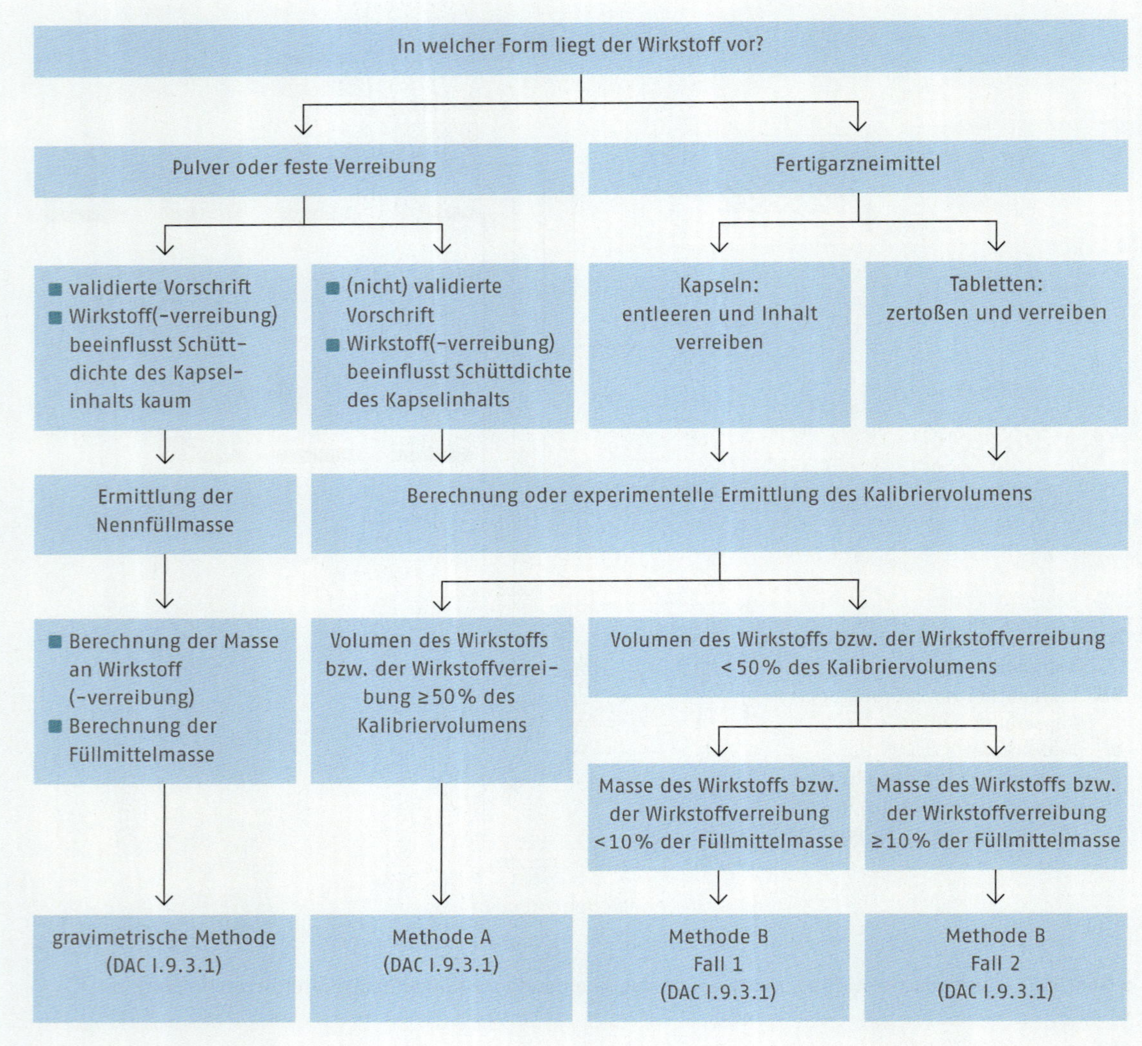

Abb. 30.8 Befüllungsmethoden von Hartgelatinekapseln in Abhängigkeit von Wirkstoffform und Wirkstoffanteil

Pulverbefüllte Kapseln aus Ausgangsstoffen

⑩ Bei der Herstellung pulverbefüllter Kapseln richtet sich die anzuwendende Herstellungstechnik nach den Eigenschaften des Wirkstoffs bzw. der Wirkstoffverreibung sowie nach deren Anteil an der fertigen Kapselfüllung (Abb. 30.8). Voraussetzung für die Herstellung nach der gravimetrischen Methode ist eine definierte und möglichst gut reproduzierbare Schüttdichte des Kapselinhalts. Diese ist vor allem bei niedrig dosierten Kapseln gegeben, da hier das standardisierte Füllmittel die Schüttdichte des Kapselinhalts dominiert und somit feststeht, welche Masse das Volumen des Kapselbodens bei erschütterungsfreiem Arbeiten und lockerer Befüllung aufnimmt. Weiter verbreitet und hinsichtlich der physikalischen Eigenschaften des Kapselinhalts mit weniger Restriktionen behaftet, ist die volumetrische Methode (auch Messzylindermethode genannt). Bei Verwendung dieser Herstellungstechnik sind die folgenden Fälle zu unterscheiden:

- Kapseln mit hohem Wirkstoffanteil (≥ 50 %),
- Kapseln mit mittlerem bzw. geringem Wirkstoffanteil (≥ 10 und < 50 %),
- Kapseln mit sehr geringem Wirkstoffanteil (< 10 %).

Welche der nachfolgend beschriebenen Herstellungsmethode für den jeweiligen Wirkstoffanteil angemessen ist, ergibt sich aus dem Schema in Abb. 30.8.

Gravimetrische Methode

Die gravimetrische Methode ist die jüngste Herstellungstechnik für pulverbefüllte Kapseln. Sie wurde vom DAC/NRF als Alternative zu den nachfolgend dargestellten volumetrischen Methoden entwickelt und erfordert weniger Umfüllvorgänge während der Herstellung, wodurch sich die Fehleranfälligkeit reduzieren soll. Inwieweit sich diese Erwartungen tatsächlich erfüllen, bleibt derzeit noch abzuwarten. Vorbedingung für die gravimetrische Kapselherstellung ist die Festlegung einer definierten Masse an Füllgut pro Kapsel, aus der sich dann wiederum die entsprechenden Wirkstoff- und Füllmittelmassen ableiten lassen. Mit dieser Angabe lässt sich die Ansatzmenge für jede beliebige Kapselanzahl errechnen.

 **Merke**

⑪ Die gravimetrische Methode eignet sich nur für Kapseln mit geringem Wirkstoffanteil (< 10 %), da nur dann die physikalischen Eigenschaften des Füllgutes hauptsächlich vom Füllmittel bestimmt werden, wohingegen die Beschaffenheit des Wirkstoffpulvers vernachlässigbar ist. Fertigarzneimittel können – auch wenn der Wirkstoffgehalt den o. g. Vorgaben entspricht – nicht nach der gravimetrischen Methode verarbeitet werden, da die enthaltenen Tablettierhilfsstoffe in der Regel einen zu großen Einfluss auf die physikalischen Eigenschaften der Pulvermischung haben.

Eine entscheidende Voraussetzung für die Anwendbarkeit der gravimetrischen Methode ist der Einsatz eines Füllmittels mit definierter Dichte, da nur dann eine Umrechnung des zu befüllenden Kapselvolumens in ein Füllmittelmasseäquivalent möglich ist. Geeignet ist beispielsweise das standardisierte Mannitol-Siliciumdioxid-Füllmittel (NRF S.38.) mit einer Schüttdichte D zwischen 0,475 und 0,575 g/ml. Der Einsatz anderer Füllmittel setzt in aller Regel eine individuelle Validierung des gravimetrischen Herstellungsverfahrens voraus. Die Herstellung folgt dem Ablaufschema in ○ Abb. 30.9. Dabei werden Wirkstoff und Füllmittel zunächst getrennt voneinander eingewogen:

Die Wirkstoffmenge für den Ansatz ($m_{Wirkstoff\text{-}Ansatz}$) errechnet sich zu:

$$m_{Wirkstoff-Ansatz} = m_{Wirkstoff-Einzeldosis} \cdot f_E \cdot f_{SiO_2} \cdot f_P \cdot x$$

$m_{Wirkstoff\text{-}Ansatz}$ Wirkstoffmasse für den Ansatz | $m_{Wirkstoff-Einzeldosis}$ Sollmasse des Wirkstoffs pro Kapsel gemäß Verordnung (Wirkstoffdosis) | f_E Einwaagekorrekturfaktor der Rezeptursubstanz | f_{SiO_2} Korrekturfaktor für eine evtl. Wirkstoff-Siliciumdioxid-Vorverreibung (nicht erforderlich bei mikrofein und sehr fein gepulverten Wirkstoffen) | f_P Faktor für den Wirkstoff-Produktionszuschlag | x Anzahl der herzustellenden Kapseln

Die Masse Füllmittel für den Ansatz ($m_{FM\text{-}Ansatz}$) errechnet sich zu:

$$m_{FM-Ansatz} = m_{KI} \cdot x - m_{Wirkstoff-Ansatz}$$

$m_{FM\text{-}Ansatz}$ Füllmittelmasse für den Ansatz | m_{KI} Masse Kapselinhalt (bei niedrigen Wirkstoffdosen entspricht sie der Nennfüllmasse des Füllmittels) | x Anzahl der herzustellenden Kapseln | $m_{Wirkstoff\text{-}Ansatz}$ Wirkstoffmasse für den Ansatz

Nach dem Abwiegen wird eine mindestens der Wirkstoffmasse und maximal dem Zehnfachen der Wirkstoffmasse entsprechende Menge des Füllmittels in einer glatten Schale vorgelegt (○ Abb. 30.9). Anschließend wird auch der abgewogene Wirkstoff in die Schale überführt. Nach einer Vermischung der beiden Komponenten unter mindestens dreimaligem Wechsel von Verrühren und Abschaben wird das restliche Füllmittel (ggf. portionsweise) ergänzt und der Ansatz nach jeder Zugabe unter mindestens dreimaligem Wechsel von Verrühren und Abschaben gemischt. Nach einer ersten gleichmäßig planen Befüllung der Kapselunterteile verbleibt im Regelfall zunächst ein geringer Pulverrest. Durch eine leichte Erschütterung des Kapselfüllgeräts wird das Pulver in den Kapselböden etwas verdichtet, sodass der Pulverüberstand in die dabei entstehenden Leervolumina der Kapseln eingestrichen werden kann. Die letzten beiden Schritte sind im Bedarfsfall solange zu wiederholen bis die gesamte Pulvermenge gleichmäßig auf alle Kapseln verteilt ist.

Volumetrische Methode (Messzylindermethode)

Wie aus ○ Abb. 30.8 hervorgeht, kommen bei der volumetrischen Kapselbefüllung, in Abhängigkeit von der Wirkstoffmenge, verschiedene Methoden zum Einsatz, die nachfolgend erläutert werden. All diesen Methoden gemein ist jedoch, dass vor der eigentlichen Herstellung das Kalibriervolumen ermittelt werden muss. Laut DAC/NRF ist es möglich, aber nicht erforderlich, das Kalibriervolumen (Gesamtleervolumen aller Kapselhüllen des Ansatzes) unter Verwendung des vorgesehenen Füllmittels experimentell zu bestimmen. Stattdessen wird das Kalibriervolumen V_K aus dem Nennvolumen $V_{nominal}$ der verwendeten Kapselhüllen errechnet:

$$V_K = x \cdot V_{nominal}$$

V_K Kalibriervolumen | x Kapselanzahl | $V_{n\ ominal}$ Nennvolumen einer Kapsel (die Nennvolumina normierter Standardkapseln sind ○ Abb. 30.11 zu entnehmen)

Der rechnerisch ermittelte Wert ist geringfügig höher als das tatsächliche Kapselleervolumen und stellt sicher, dass die entsprechend größere Pulvermenge für eine vollständige Kapselfüllung ausreicht.

30

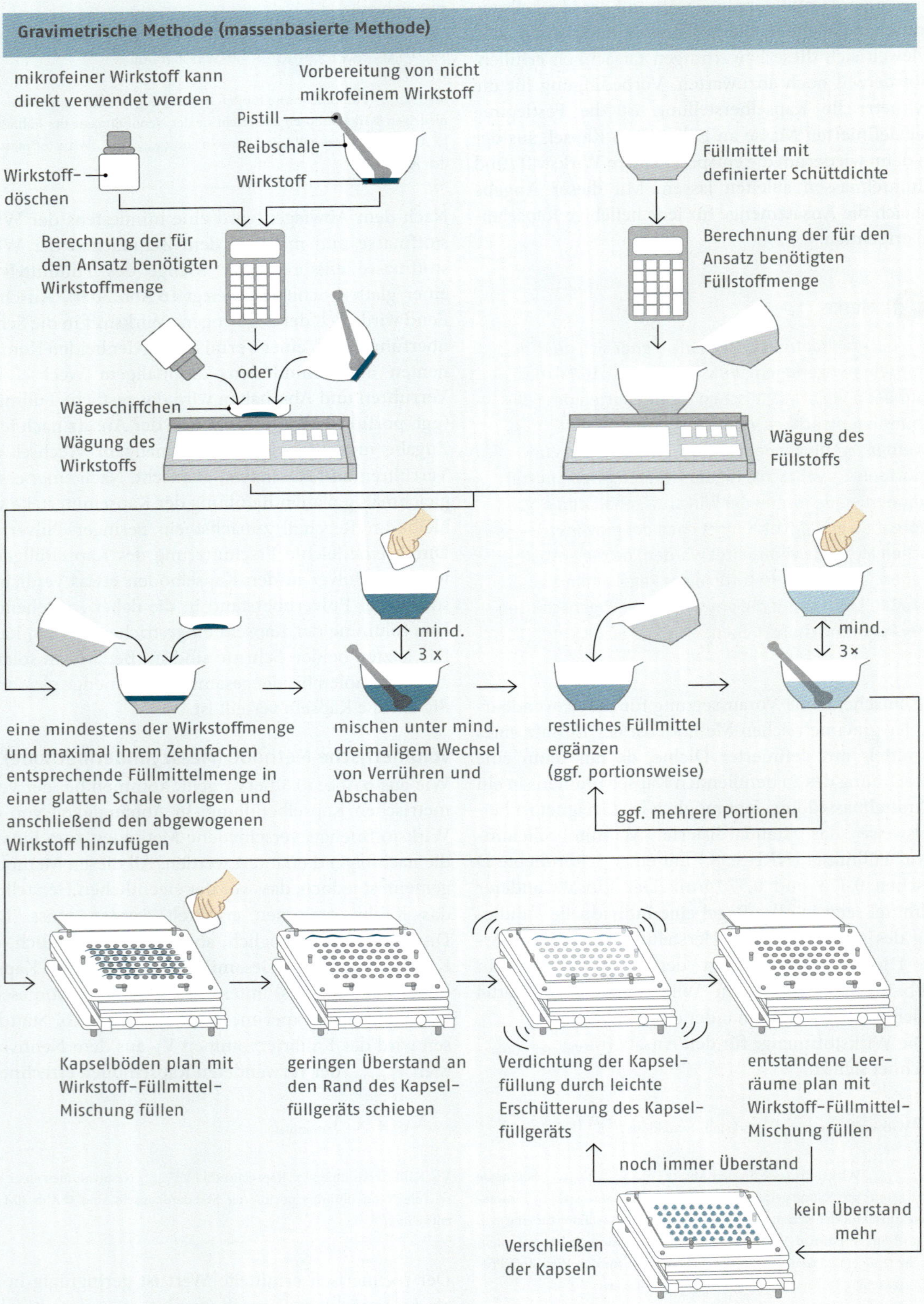

Abb. 30.9 Ablaufschema zur Herstellung von Pulverkapseln nach der gravimetrischen Methode

DAC-Methode A

Die Herstellung pulverbefüllter Kapseln mit hohem Wirkstoffanteil (> 50 % bezogen auf das Kalibriervolumen) erfolgt üblicherweise nach der in DAC-Kapitel I.9.3.1. beschriebenen Methode A (o Abb. 30.10). Dabei wird die erforderliche Wirkstoffmenge unter mehrmaligem Abschaben in einer Fantaschale mit 0,5 % Hochdispersem Siliciumdioxid verrührt und locker in den Messzylinder überführt. Durch Zusatz des Füllmittels wird auf das Kalibriervolumen aufgefüllt und das gesamte Pulver erneut in die Fantaschale überführt. Dort wird das Füllgut unter mehrmaligem Abschaben ohne Druck sorgfältig vermischt (z. B. mithilfe von Kartenblättern) und anschließend gleichmäßig auf die vorgesehene Anzahl an Kapseln verteilt, falls erforderlich unter vorsichtigem Aufklopfen des Kapselfüllgeräts.

Merke

Wird die gesamte Pulvermenge vor dem Einstreichen in der Mitte der Kapselmaschine aufgehäuft, führt dies erfahrungsgemäß zu Füllungsschwankungen, wobei in den Ecken liegende Kapseln meist weniger Masse enthalten. Um eine gute Gleichförmigkeit der Masse aller Kapseln zu erreichen, wird daher empfohlen, die Pulvermischung vor dem Einstreichen gleichmäßig auf die Stege des Kapselfüllgeräts zu verteilen.

DAC-Methode B

Pulverbefüllte Kapseln mit geringem Wirkstoffanteil werden nach der in DAC-Kapitel I.9.3.1. beschriebenen Methode B hergestellt. Um bei (sehr) niedriger Dosierung eine ausreichende Mischgüte zu gewährleisten, darf die im ersten Mischungsschritt herzustellende Menge an Wirkstoff-Füllmittel-Mischung nicht größer sein als das Zehnfache der für den Ansatz erforderlichen Wirkstoffeinwaage. Deshalb ist zunächst abzuschätzen, ob die Masse an Wirkstoff kleiner oder größer ist, als ein Zehntel der Masse an Füllmittel, die voraussichtlich benötigt wird, um auf das Kalibriervolumen aufzufüllen. Im erstgenannten Fall ist – wie nachfolgend beschrieben – eine Vorverreibung notwendig, die sich im zweitgenannten Fall erübrigt. Zur Abschätzung der benötigten Füllmittelmasse kann näherungsweise mit einer Schüttdichte von 0,5 g/ml gerechnet werden. Lediglich bei Füllmitteln auf der Basis von Mikrokristalliner Cellulose ist – davon abweichend – ein Wert von 0,3 g/ml anzunehmen.

Fall 1 (sehr niedrige Dosis): Beträgt die einzusetzende Wirkstoffmasse weniger als ein Zehntel der voraussichtlich benötigten Masse an Füllmittel, wird der Wirkstoff in einer Fantaschale zunächst bis zum Zehnfachen seiner Masse mit Füllmittel aufgestockt und unter mehrmaligem Abschaben verrührt. Die Wirkstoff-Füllmittel-Mischung wird locker in den leeren Messzylinder eingefüllt, durch Zusatz weiteren Füllmittels auf das Kalibriervolumen aufgefüllt und das gesamte Pulver erneut in die Fantaschale überführt. Dort wird das Füllgut unter mehrmaligem Abschaben ohne Druck sorgfältig vermischt (z. B. mithilfe von Kartenblättern) und anschließend gleichmäßig auf die vorgesehene Anzahl an Kapseln verteilt.

Fall 2 (mittlere bzw. niedrige Dosis): Beträgt die einzusetzende Wirkstoffmasse mehr als ein Zehntel der voraussichtlich benötigten Masse an Füllmittel, werden in einem Messzylinder etwa 25 % des Kalibriervolumens an Füllmittel vorgelegt. Dann wird der Wirkstoff hinzugefügt, mit Füllmittel auf das Kalibriervolumen aufgefüllt und die gesamte Wirkstoff-Füllmittel-Mischung in eine Fantaschale überführt. Dort wird das Füllgut unter mehrmaligem Abschaben ohne Druck sorgfältig vermischt (z. B. mithilfe von Kartenblättern) und anschließend gleichmäßig auf die vorgesehene Anzahl an Kapseln verteilt.

Pulverbefüllte Kapseln aus Fertigarzneimitteln

Da der gewünschte Wirkstoff nicht immer als Rezeptursubstanz zur Verfügung steht, werden manchmal auch Fertigarzneimittel für die rezepturmäßige Kapselherstellung verwendet. Hierfür kommen jedoch nur Fertigarzneimittel in Betracht, die verrieben werden dürfen. Demnach handelt es sich in der Regel um feste Darreichungsformen, die ihren Wirkstoff rasch freigeben und keinen Überzug tragen. Retardtabletten, magensaftresistent überzogene Tabletten oder Kapseln, Schicht- oder Manteltabletten sind demnach ungeeignet. Filmtabletten und Dragees können notfalls verwendet werden, sofern nach dem Verreiben ein für den jeweiligen Arzneistoff ausreichender Licht- und Feuchtigkeitsschutz gewährleistet ist.

Bei der Verarbeitung von Fertigarzneimitteln muss zunächst die, in Abhängigkeit von Wirkstoffmenge und Ansatzgröße benötigte Menge an Fertigarzneimittel-Tabletten oder -Kapseln ermittelt werden. Die erforderliche Wirkstoffgesamtmenge berechnet sich nach:

$$m_{Ansatz} = n_{Verordnung} \cdot m_{Kapsel}$$

m_{Ansatz} für den Gesamtansatz benötigte Wirkstoffmenge [mg] | $n_{Verordnung}$ verordnete Kapselanzahl [Stück] | m_{Kapsel} verordnete Wirkstoffmenge pro herzustellender Kapsel [mg/Stück]

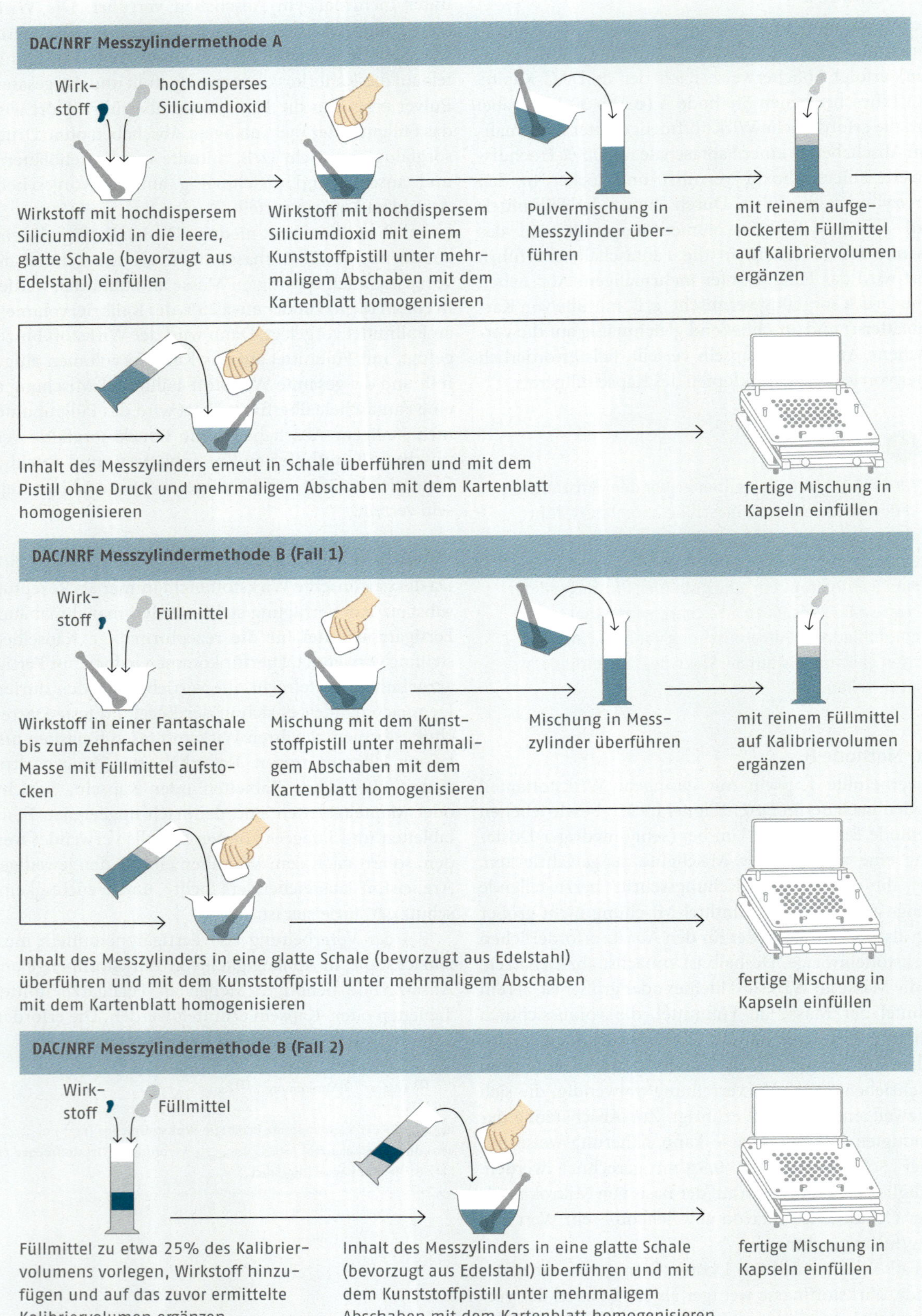

Abb. 30.10 Ablauf verschiedener volumetrischer Herstellungsmethoden für pulverbefüllte Kapseln

Die benötigte Anzahl an Fertigarzneimittel-Tabletten bzw. -Kapseln ergibt sich aus der Formel:

$$A_{FAM} = \frac{m_{Ansatz}}{m_{FAM-ED}}$$

A_{FAM} Anzahl der benötigten Fertigarzneimittel-Tabletten bzw. -Kapseln [Stück] | m_{Ansatz} für den Gesamtansatz benötigte Wirkstoffmenge [mg] | m_{FAM-ED} pro Einzeldosis (ED) des Fertigarzneimittels enthaltene Wirkstoffmenge [mg/Stück]

Grundsätzlich stellt sich die Frage, ob aus Gründen der Wirtschaftlichkeit von wenigen hoch dosierten Arzneiformen ausgegangen werden soll oder aus Gründen der Qualitätssicherung von einer größeren Zahl bereits relativ niedrig dosierter Arzneiformen.

Hierbei ist zu berücksichtigen, dass eine einzelne Tablette nicht zwangsläufig die deklarierte Wirkstoffmenge enthalten muss, sondern ihr Wirkstoffgehalt zumindest innerhalb der vom Arzneibuch vorgegeben

 **Praktisch umgesetzt**

Kapselherstellung

Ärztliche Verordnung:

Furosemid	17 mg
Kapselfüllstoff (NRF S.38.)	q.s.
M.f.caps. d.tal.dos. Nr. X	

Problem

Es sollen 10 Kapseln hergestellt werden, von denen jede 17 mg Furosemid enthält. Allerdings ist Furosemid als Ausgangsstoff gegenwärtig nicht erhältlich und auf gängigen Apothekenwaagen in so geringen Mengen ohnehin nur schwer mit hinreichender Genauigkeit wägbar.

Lösung

Die Herstellung kann unter Verarbeitung eines Fertigarzneimittels erfolgen. Zur Verfügung stehen beispielsweise Furosemid-Tabletten mit einem Wirkstoffgehalt von 40 mg pro Tablette. Die erforderliche Wirkstoffgesamtmenge beträgt:

$$m_{Ansatz} = 10 \text{ Kapseln} \cdot 17 \frac{\text{mg}}{\text{Kapsel}} = 170 \text{ mg}$$

Die benötigte Anzahl an Furosemid 40-mg-Tabletten errechnet sich demnach zu:

$$A_{FAM} = \frac{170 \text{ mg}}{40 \text{ mg/Tablette}} = 4{,}25 \text{ Tabletten}$$

Eine ausreichende Dosiergenauigkeit ist nur zu erzielen, wenn bei der Verarbeitung ausschließlich ganze Tabletten oder Kapseln eingesetzt werden. Eine Teilung ist daher unbedingt zu vermeiden. Eine Möglichkeit, dies zu umgehen, ist die Herstellung einer Anzahl von Kapseln, die nicht mit der verordneten Anzahl Kapseln übereinstimmt. Überschüssig hergestellte Kapseln müssen hierbei verworfen werden.

In diesen Fällen muss in einem weiteren Rechenschritt das kleinste gemeinsame Vielfache (kgV) aus der für den Gesamtansatz benötigten Wirkstoffmenge und der pro Einzeldosis des Fertigarzneimittels enthaltenen Wirkstoffmenge ermittelt werden. Das kleinste gemeinsame Vielfache von 170 mg und 40 mg beträgt 680 mg. Es müssen also 680 mg Furosemid in Form eines Fertigarzneimittels eingesetzt werden. Da sich die Dosierung pro Kapsel jedoch nicht ändern darf, muss zwangsläufig die Anzahl der herzustellenden Kapseln neu berechnet und angepasst werden. Es ergibt sich dementsprechend:

$$n_{Herstellung} = \frac{\text{kgV}}{m_{Kapsel}} = \frac{680 \text{ mg}}{17 \text{ mg/Kapsel}} = 40 \text{ Kapseln}$$

$n_{Herstellung}$ Anzahl herzustellender Kapseln [Stück] | kgV kleinstes gemeinsames Vielfaches der für den Gesamtansatz benötigten und der pro Einzeldosis des Fertigarzneimittels enthaltenen Wirkstoffmenge | m_{Kapsel} Wirkstoffmenge pro herzustellender Kapsel [mg/Stück]

$$A_{FAM} = \frac{\text{kgV}}{m_{FAM-ED}} = \frac{680 \text{ mg}}{40 \text{ mg/Tablette}} = 17 \text{ Tabletten}$$

A_{FAM} Anzahl der benötigten Fertigarzneimittel-Tabletten/Kapseln [Stück] | kgV kleinstes gemeinsames Vielfaches der für den Gesamtansatz benötigten und der pro Einzeldosis des Fertigarzneimittels enthaltenen Wirkstoffmenge | m_{FAM-ED} pro Einzeldosis (ED) des Fertigarzneimittels enthaltene Wirkstoffmenge [mg/Stück]

Anstelle der verordneten 10 Kapseln müssen in diesem Beispiel somit 40 Kapseln hergestellt werden. Hierfür werden 17 Tabletten Furosemid 40 mg benötigt. Dies liegt in der Größenordnung der allgemeinen Empfehlung bzgl. der Verwendung von mindestens 20 abgeteilten Einzeldosen für die Herstellung pädiatrischer Kapseln und wird in diesem Fall als ausreichend beurteilt, zumal bei strikter Einhaltung der mindestens 20 abgeteilten Einzeldosen unter Berücksichtigung des nächsten gemeinsamen Vielfachen mindestens 80 Kapseln aus 34 Furosemid-Tabletten hergestellt werden müssten, wodurch ein inakzeptabel großer Verwurf entstünde.

 **Cave**

Bei der Berechnung der für die Kapselherstellung aus Fertigarzneimitteln benötigten Anzahl von Fertigarzneimitteltabletten oder -kapseln ist zu beachten, ob sich die Angaben der Wirkstoffmengen nur auf den wirksamen Bestandteil oder auf dessen Salz beziehen.

Grenzen schwanken kann. Bei der Verarbeitung zu Kapseln kommen zwangsläufig weitere Dosierungenauigkeiten hinzu. Bei der Verarbeitung weniger oder gar einzelner Tabletten, die bereits bei der Herstellung am unteren oder oberen Akzeptanzlimit des Arzneibuchs lagen, können die erlaubten Grenzen für die Dosiergenauigkeit der daraus hergestellten Kapseln infolgedessen leicht überschritten werden. Zu empfehlen ist daher – zumindest bei der Kapselherstellung für die Pädiatrie – wenigstens 20 Tabletten durch Verreibung fein zu pulverisieren. Aus dem Pulver wird dann das für die herzustellende Kapselanzahl benötigte Aliquot entnommen und weiterverarbeitet. Durch die Verwendung dieser Mindestanzahl von Tabletten werden die Extremwerte der Gehalte einzelner Tabletten nivelliert.

Dosiergenauigkeit

Eine gleichmäßige Verteilung des Arzneistoffs im Füllmittel ist für die Dosiergenauigkeit der Kapseln von entscheidender Bedeutung. Häufige Ursache für Fehldosierungen sind einerseits fehlerhafte Einwaagen bzw. vergessene Einwaagekorrekturen, andererseits jedoch auch verfahrensbedingte Wirkstoffverluste, z. B. durch mehrmaliges Überführen der Wirkstoff-Hilfsstoff-Mischung vom Kapselfüllgerät oder der Fantaschale in den Messzylinder.

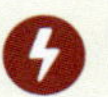 **Cave**

⑫ Bei Kapseln, die volumendosiert hergestellt werden, darf es bei den erforderlichen Mischvorgängen zu keiner Volumenänderung (z. B. durch Zermahlung der Pulverpartikel) kommen, da sonst nicht mehr genügend Pulver für die Befüllung aller Kapseln vorhanden und eine ungleichmäßige Dosierung unausweichlich wäre. Ursache für eine Volumenkontraktion können auch Stampfvorgänge sein, wodurch das Schüttvolumen des Pulvers (unkontrolliert) in das geringere Stampfvolumen übergeht. Jegliches Rütteln oder Aufstampfen der Kapselmaschine ist daher unbedingt zu vermeiden – außer ganz am Ende des Herstellprozesses, wenn es darum geht, einen geringen Pulverüberstand abschließend in die Kapselhüllen zu verteilen.

Insbesondere bei niedrig dosierten Wirkstoffen ist der Einsatz von Stammverreibungen anzuraten. Diese Verreibungen sollten vorzugsweise in einem leicht umzurechnenden Verhältnis (z. B. 1 + 9) hergestellt oder als Ausgangsstoff fertig bezogen werden.

Die Ph. Eur. beschreibt zur Überprüfung der Dosierungsgenauigkeit einzeldosierter Arzneizubereitungen sowohl gehalts- als auch massebezogene Methoden. Aufgrund des insgesamt geringeren Aufwands dürfte die Prüfung auf Gleichförmigkeit der Masse der des Gehalts in der Apotheke grundsätzlich vorgezogen werden. Dies wird bei Rezepturarzneimitteln im Allgemeinen auch als ausreichend erachtet.

Bei der Prüfung auf Gleichförmigkeit der Masse nach der Ph.-Eur.-Vorschrift 2.9.5. werden 20 nach dem Zufallsprinzip ausgewählte Kapseln einzeln gewogen und deren Durchschnittsmasse errechnet. Bei höchstens 2 der 20 Einheiten darf die Einzelmasse um einen höheren als in ◘ Tab. 30.13 angegebenen Prozentsatz von der Durchschnittsmasse abweichen, jedoch darf bei keiner Einheit die Masse um mehr als das Doppelte dieses Prozentsatzes abweichen.

Bei Kapseln ist laut Ph. Eur. zur Ermittlung der Einzelmassen bzw. der Durchschnittsmasse wie folgt zu verfahren: Eine Kapsel wird zunächst mit Inhalt gewogen und anschließend geöffnet und möglichst vollständig entleert. Dann wird die leere Kapselhülle gewogen und die Masse des Inhalts als Differenz beider Wägungen errechnet.

In der Ph. Eur. nicht vorgesehen, aber alternativ – auch im DAC/NRF – praktiziert, ist eine vereinfachte Berechnung des Kapselinhalts, indem von allen gewogenen Kapselgesamtmassen die zuvor anhand einer ausreichend großen Stichprobe von leeren Kapselhüllen ermittelte durchschnittliche Kapselleermasse als fixer Wert abgezogen wird.

Als weitere Inprozess- bzw. Qualitätskontrollen kommen die in DAC-Kapitel I.9.3.1. beschriebenen Prüfungen auf Masseeinheitlichkeit, Masseverlust und Masserichtigkeit in Betracht, wobei die beiden letztgenannten nur bei der gravimetrischen Herstellungsmethode eingesetzt werden können. Die im DAC genannten Prüfmethoden beruhen, wie die des Arzneibuchs, auf der Wägung einer gewissen Anzahl von Kapseln und der anschließenden Ermittlung, wie weit die Stichprobe von einem bestimmten Mittel- bzw. Sollwert abweicht. Für die dabei durchzuführenden Berechnungen steht die Arbeitshilfe „Pulvergefüllte Hartkapseln: Ansatzberechnung und Inprozessprüfung" der DAC/NRF-Tools zur Verfügung.

◘ **Tab. 30.13** Bei der Gleichförmigkeitsprüfung von Kapseln zulässige Abweichungen von der Durchschnittsmasse (Ph. Eur. 2.9.5)

Durchschnittsmasse	Zulässige Abweichung von der Durchschnittsmasse
Weniger als 300 mg	10 %
300 mg und mehr	7,5 %

Materialien zur Kapselherstellung

Kapselhüllen

Die in Apotheken üblicherweise eingesetzten Hartgelatinekapseln bestehen aus zwei zusammensteckbaren Teilen, dem Kapselboden (Unterteil) und der Kapselkappe (Oberteil). Das Hüllmaterial besteht aus Gelatine, Wasser und Farbstoffen/Farbpigmenten. Um eine eindeutige Kenntlichmachung und Identifizierbarkeit der Kapseln zu gewährleisten, sind Kapseln in verschiedenen Farben erhältlich. Grundsätzlich sollten die Kapselhüllen jedoch opak sein, um einen optimalen Schutz für lichtempfindliche Stoffe zu bieten. Für homöopathische Kapseln schreibt das HAB farblose Kapseln vor. Letztere sollten auch stets für pulverbefüllte Kapseln eingesetzt werden, die nicht geschluckt, sondern vor der Einnahme entleert werden. Da die Kapselhülle mit dem Inhalt zusammen eingenommen wird, handelt es sich dabei nicht um ein Packmittel, sondern um einen Bestandteil des Arzneimittels.

Hartgelatinekapseln sind normiert und decken üblicherweise Füllvolumina (Volumen des Unterteils) von 0,13–1,37 ml ab (o Abb. 30.11). In der Apothekenrezeptur finden bevorzugt Kapseln der Größen 0 und 1 mit Füllvolumina von 0,68 bzw. 0,50 ml Verwendung. Um eine möglichst leichte Einnahme zu gewährleisten, sollte grundsätzlich die kleinstmögliche Kapselgröße gewählt werden.

Füllmittel

Füllmittel werden in der Kapselrezeptur gebraucht, um bei gegebener Dosierung das Wirkstoffvolumen so zu ergänzen, dass die Wirkstoff-Hilfsstoff-Mischung den richtig dosierten Wirkstoff in einer Pulvermenge enthält, die das gesamte Volumen eines Kapselunterteils ausfüllt. Geeignete Füllmittel sollen gegenüber dem Wirkstoff und der Kapselhülle inert sein und eine gute Rieselfähigkeit aufweisen. Letzteres wird in der Regel durch Zusatz eines Fließregulierungsmittels erreicht. Aus Praktikabilitätsgründen empfiehlt es sich, in der Rezeptur mit einem Standardfüllmittel zu arbeiten. Meist wird hierfür eine Mischung aus 99,5 % Mannitol und 0,5 % hochdispersem Siliciumdioxid verwendet.

Lediglich bei Herstellungsschwierigkeiten oder wenn sich der Einsatz bei einem bestimmten Patienten aus pharmakologischen oder medizinischen Gründen verbietet, sollte ein anderes als das Standardfüllmittel eingesetzt werden. Infrage kämen hierfür Lactose-Monohydrat, Mikrokristalline Cellulose, Glucose, Saccharose und Maisstärke. Als Fließregulierungsmittel wäre Magnesiumstearat in einer Konzentration von 0,3 % eine Alternative zu hochdispersem Siliciumdioxid. Bei der Therapie von Früh- und Neugeborenen ist bei der Wahl des Füllmittels besonders darauf zu achten, dass die Menge löslicher Füllstoffe nicht zu Hyperosmolarität führt.

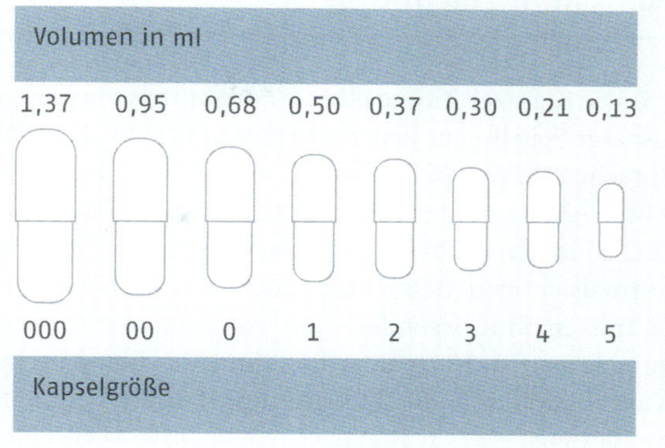

o **Abb. 30.11** Normierte Kapselgrößen und ihre jeweiligen Nennvolumina

30.6.4 Augenzubereitungen

Der Umfang dieses Werks erlaubt es leider nicht, die einzelnen Arbeitsschritte bei der Herstellungen von Augenarzneimitteln im Detail vorzustellen. Der Verzicht auf weitergehende Ausführungen zu dieser Thematik erscheint vertretbar, da diese Darreichungsformen meist nur in einer kleinen Anzahl von darauf spezialisierten Apotheken hergestellt werden. Eine ausführliche, aktuelle und praxisnahe Beschreibung der Herstellung von Zubereitungen zur Anwendung am Auge finden Sie in Thoma/Daniels. Apothekenrezeptur und -defektur. 9. Aktualisierungslieferung, Deutscher Apotheker Verlag, Stuttgart 2020.

Verweis auf Online

Video: Herstellung von Augentropfen in der Apotheke (ZL – Zentrallaboratorium Deutscher Apotheker e. V.)

30.7 Kennzeichnung

⑬ Die Kennzeichnung eines Arzneimittels muss in gut lesbarer Schrift, auf dauerhafte Weise und in deutscher Sprache erfolgen (§ 14 Abs. 1 Satz 2 ApBetrO und § 10 Abs. 1 AMG). Laut einem Urteil des Bundesgerichtshofs (BGH) ist eine Schrift „gut lesbar", wenn sie für einen normalsichtigen Betrachter unter normalen Sichtverhältnissen ohne besondere Konzentration und Anstrengung lesbar ist. Nach einer Richtlinie der Europäischen Kommission soll die Etikettierung bei Arzneimitteln mindestens eine 7 Punkt große Schrift verwenden. Abgesehen von der Schriftgröße muss auch das Druckbild im Ganzen (Farbe, Kontrast, Drucktyp, Zeilenabstand u. a.) in Betracht gezogen werden. So kann beispielsweise helle Schrift auf dunklem Hintergrund die Lesbarkeit erheblich beeinträchtigen. Die Forderung einer „dauerhaften" Kennzeichnung ist dann erfüllt, wenn die Beschriftung wischfest ist und nicht ohne Beschädigung vom Abgabegefäß entfernt werden kann. Aus Gründen der Arzneimittelsicherheit müssen Arzneimittel grundsätzlich in deutscher Sprache gekennzeichnet werden (einzige Ausnahme: Zusammensetzung von Rezepturarzneimitteln). Abkürzungen dürfen nur verwendet werden, soweit sie allgemein verständlich und gebräuchlich sind. Die zwingend vorgeschriebene deutsche Kennzeichnung kann bei ausländischen Kunden allerdings zu Verständigungsschwierigkeiten führen. Daher sollten besonders relevante Angaben (z. B. Art der Anwendung und Gebrauchsanweisung) neben Deutsch, nach Möglichkeit, auch in der betreffenden Fremdsprache vermerkt werden.

Pflichtangaben für die Kennzeichnung von Rezepturarzneimittel finden sich in § 14 Abs. 1 ApBetrO. Davon abweichend sind auf Defekturarzneimittel gem. § 14 Abs. 2 ApBetrO die Kennzeichnungsbestimmungen des § 10 AMG anzuwenden. Eine detaillierte Übersicht aller relevanten Unterschiede bei der Kennzeichnung von Rezeptur- und Defekturarzneimitteln ist ◘ Tab. 30.14 zu entnehmen.

Grundsätzlich sehen § 10 und § 11 AMG für Fertigarzneimittel auch eine Kennzeichnung in Blindenschrift sowie die Beifügung einer Packungsbeilage vor. Hiervon hat der Gesetzgeber Rezeptur- und Defekturarzneimittel jedoch bewusst ausgenommen.

Die Pflicht zur Aufnahme weiterer Warnhinweise, die von der Arzneimittel-Warnhinweisverordnung (AMWarnV) vorgeschrieben werden, bleibt von den vorgenannten allgemeinen Kennzeichnungsvorschriften unberührt. Daraus ergibt sich, dass Ethanol bzw. Tartrazin enthaltende Rezeptur- und Defekturarzneimittel mit einem, den Vorgaben der §§ 2 und 3 AMWarnV entsprechenden Warnhinweis zu kennzeichnen sind.

Um sicherzustellen, dass die unterschiedlichen Kennzeichnungsvorschriften für Rezeptur- und Defekturarzneimittel nicht aufgrund der inhaltlichen, räumlichen und organisatorischen Nähe von Rezeptur- und Defekturherstellung in der Apotheke im Lauf der Zeit verschwimmen, liefern ◉ Abb. 30.12 und ◉ Abb. 30.13 synoptische Zusammenfassungen der jeweils einschlägigen Kennzeichnungsvorschriften.

◘ **Tab. 30.14** Pflichtangaben für die Kennzeichnung von Rezeptur-/Defekturarzneimitteln (redaktionell bearbeitet)

Rezepturarzneimittel-Kennzeichnung (§ 14 ApBetrO)	Defekturarzneimittel-Kennzeichnung (§ 10 AMG)
Name und Anschrift der abgebenden Apotheke und, soweit unterschiedlich, des Herstellers	Name oder Firma und Anschrift des pharmazeutischen Unternehmers (in diesem Fall der Apotheke)
–	Bezeichnung des Arzneimittels, gefolgt von der Angabe der Stärke und der Darreichungsform und, soweit zutreffend, dem Hinweis, dass es zur Anwendung für Säuglinge, Kinder oder Erwachsene bestimmt ist
Inhalt nach Gewicht, Nennvolumen oder Stückzahl	Inhalt nach Gewicht, Nennvolumen oder Stückzahl
Art der Anwendung	Art der Anwendung
Gebrauchsanweisung	Raum für die Angabe der verschriebenen Dosierung (Eintragung bei Abgabe)

Tab. 30.14 Pflichtangaben für die Kennzeichnung von Rezeptur-/Defekturarzneimitteln (redaktionell bearbeitet)

Rezepturarzneimittel-Kennzeichnung (§14 ApBetrO)	Defekturarzneimittel-Kennzeichnung (§10 AMG)
Wirkstoffe nach Art und Menge und sonstige Bestandteile nach der Art (soweit es sich um eine patientenindividuell hergestellte parenterale Zubereitung handelt, sind zusätzlich die Bezeichnung des verarbeiteten Fertigarzneimittels, die Chargenbezeichnung sowie der Name des pharmazeutischen Unternehmers anzugeben.)	Die Wirkstoffe nach Art und Menge und sonstige Bestandteile nach der Art; enthält das Arzneimittel bis zu 3 Wirkstoffe, muss der internationale Freiname (INN) aufgeführt werden oder, falls dieser nicht existiert, die gebräuchliche Bezeichnung; dies gilt nicht, wenn die Wirkstoffbezeichnung bereits in der Bezeichnung des Arzneimittels enthalten ist (soweit es sich um gentechnologisch gewonnene Arzneimittel handelt, ist neben dem Wirkstoff auch die Bezeichnung des bei der Herstellung verwendeten gentechnisch veränderten Organismus bzw. die Zelllinie anzugeben)
Herstellungsdatum	Chargenbezeichnung, soweit das Arzneimittel in Chargen in den Verkehr gebracht wird, mit der Abkürzung „Ch.-B.", soweit es nicht in Chargen in den Verkehr gebracht werden kann, das Herstellungsdatum
Verwendbarkeitsfrist mit dem Hinweis „verwendbar bis" oder „verw. bis" unter Angabe von Tag, Monat und Jahr und, soweit erforderlich, Angabe der Haltbarkeit nach dem Öffnen des Behältnisses oder nach Herstellung der gebrauchsfertigen Zubereitung	Verfalldatum mit dem Hinweis „verwendbar bis" oder mit der Abkürzung „verw. bis"
Hinweise auf besondere Vorsichtsmaßnahmen, für die Aufbewahrung oder für die Beseitigung von nicht verwendeten Arzneimitteln oder sonstige besondere Vorsichtsmaßnahmen, um Gefahren für die Umwelt zu vermeiden (soweit erforderlich)	Hinweise auf besondere Vorsichtsmaßnahmen, für die Aufbewahrung oder für die Beseitigung von nicht verwendeten Arzneimitteln oder sonstige besondere Vorsichtsmaßnahmen, um Gefahren für die Umwelt zu vermeiden (soweit erforderlich)
Name des Patienten, soweit das Rezepturarzneimittel aufgrund einer Verschreibung zur Anwendung bei Menschen hergestellt wurde	–
–	Hinweis „Verschreibungspflichtig" bzw. „Apothekenpflichtig" (falls zutreffend)
–	Verwendungszweck bei nicht verschreibungspflichtigen Arzneimitteln
–	Hinweis, dass Arzneimittel für Kinder unzugänglich aufbewahrt werden sollen (Ausnahme: Heilwässer)
–	Zulassungsnummer mit der Abkürzung „Zul.-Nr.", es sei denn das Arzneimittel ist von der Zulassungspflicht freigestellt

Kennzeichnung von Rezepturarzneimitteln nach § 14 Abs. 1 ApBetrO

In gut lesbarer Schrift, auf dauerhafte Weise und mit Ausnahme der Wirkstoffe und sonstigen Bestandteile in deutscher Sprache auf den Behältnissen und – soweit verwendet – den äußeren Umhüllungen.

1 Patientenname	9 Wirkstoffe nach Art und Menge mit entsprechender Maßeinheit, sonstige Bestandteile nach der Art[1]. Bei der Verwendung von Fertigarzneimitteln genügt die Angabe der Bezeichnung.
2 Art der Anwendung[1] 3 Gebrauchsanweisung[1] 4 Hergestellt am: Herstellungsdatum[1] Verwendbar bis: Enddatum[1] 5 Haltbarkeit nach Anbruch 6 (Warn-, Gefahren-, Aufbewahrungs-, Entsorgungs-)Hinweise[1] 7 Enthält ... Vol.-% Alkohol[2] 8 Name und Anschrift der abgebenden Apotheke und soweit unterschiedlich des Herstellers[1], zusätzlich Angabe der Telefonnummer empfohlen	Inhalt nach Gewicht, Nennvolumen (mit entsprechender Maßeinheit) oder Stückzahl[1]

1 Die Angabe des **Patientennamens** wird grundsätzlich empfohlen. Bei Rezepturarzneimitteln, die aufgrund einer Verschreibung zur Anwendung bei Menschen hergestellt werden, ist sie zwingend vorgeschrieben (§ 14 Abs. 1 Nr. 9 ApBetrO).

2 **Art der Anwendung:** z. B. „zum Auftragen auf die Haut", „zum Einbringen in den Bindehautsack", „zum Gurgeln"

3 **Gebrauchsanweisung:** z. B. „morgens und abends dünn auftragen", „dreimal täglich eine Kapsel" (§ 14 Abs. 1 Nr. 4 ApBetrO)

4 Hier ist das **Enddatum** (Tag/Monat/Jahr) der Verwendbarkeitsfrist anzugeben.

5 Die **Haltbarkeit nach dem Öffnen** des Behältnisses oder nach Herstellung der gebrauchsfertigen Zubereitung ist nur „soweit erforderlich" anzugeben und daher nicht in jedem Fall zwingend.

6 **Allgemeine Hinweise**: z. B. „Vor Gebrauch schütteln!", „Nicht unverdünnt anwenden!", „Nicht in die Augen gelangen lassen!", „Verfärbt Textilien!"

Aufbewahrungshinweise: z. B. „Lagerung bei normaler Raumtemperatur (bis 25 °C)", „Kühl lagern (bis 20 °C)", „Im Kühlschrank aufbewahren (2 bis 8 °C)", „Vor Licht schützen!"

Entsorgungshinweise: z. B. „Arzneimittel keinesfalls über das Abwasser entsorgen!", „Größere Restbestände nicht im Hausmüll entsorgen!", „Restbestände können zur ordnungsgemäßen Vernichtung in der Apotheke abgegeben werden."

7 Soweit erforderlich Alkoholwarnhinweise oder andere **Warnhinweise** gem. AMWarnV.

8 **Name und Anschrift der abgebenden Apotheke** und soweit unterschiedlich des Herstellers[1].

9 Bei der Verarbeitung von Fertigarzneimitteln genügt deren Bezeichnung. Soweit es sich allerdings um patientenindividuell hergestellte parenterale Zubereitungen handelt, sind zusätzlich die Chargenbezeichnung des verarbeiteten Fertigarzneimittels sowie der Name des pharmazeutischen Unternehmers anzugeben.

Rechtliche Grundlagen: [1]§ 14 ApBetrO, [2]§ 2,3 AMWarnV

Abb. 30.12 Kennzeichnung von Rezepturarzneimitteln nach § 14 Abs. 1 ApBetrO

Kennzeichnung von Defekturarzneimitteln aufgrund häufiger (zahn-)ärztlicher Verschreibung (Hunderterregel) nach § 14 Abs. 2 ApBetrO in Verbindung mit § 10 AMG

In gut lesbarer Schrift, auf dauerhafte Weise und in deutscher Sprache auf Behältnissen und – soweit verwendet – den äußeren Umhüllungen (bei FAM, die zur klinischen Prüfung bestimmt sind, sowie bei Homöopathika und traditionellen pflanzlichen Arzneimitteln gelten gesonderte Vorschriften, die ebenfalls dem AMG zu entnehmen sind).

Ggf. Platzhalter für Patientennamen (empfohlen, nicht vorgeschrieben)	
1 Bezeichnung Stärke Darreichungsform[1] Ggf. Hinweis, dass zur Anwendung für Säuglinge, Kinder oder Erwachsene bestimmt ist **2** Wirkstoffe[1] **3** Darreichungsform[1] **4** Verwendungszweck[1] **5** Art der Anwendung[1] **6** Verwendbar bis: Enddatum[1] **7** Ggf. Status „Apothekenpflichtig" oder „Verschreibungspflichtig"[1] **8** Arzneimittel für Kinder unzugänglich aufbewahren! **9** (Warn-, Gefahren-, Aufbewahrungs-, Entsorgungs-) Hinweise[1] **10** Enthält .... Vol.-% Alkohol[2] Name und Anschrift der Apotheke[1], zusätzlich Angabe der Telefonnummer empfohlen	**2** Wirkstoffe nach Art und Menge mit entsprechender Maßeinheit, sonstige Bestandteile nach der Art[1,3] **11** Dosierung:[1] **12** Zulassungsnummer und Chargenbezeichnung[1] Inhalt nach Gewicht, Nennvolumen (mit entsprechender Maßeinheit) oder Stückzahl[1]

1 **Bezeichnung des Arzneimittels gefolgt von Stärke und Darreichungsform** und – soweit zutreffend – Hinweis, dass das Arzneimittel zur Anwendung für Säuglinge, Kinder oder Erwachsene bestimmt ist (§ 10 Abs. 1 Nr. 2 AMG).

Bezeichnung: Der pharmazeutische Untemehmer ist in seiner Wahl der Bezeichnung grundsätzlich frei (z. B. Rheumasalbe, Folsäure-Tabletten, Dr. Schröders Hustentee). Geschützte Markenbezeichnungen dürfen nicht verwendet und keine unlauteren Heilsversprechen gemacht werden.

Stärke: Die Stärke ist als Massen- oder Konzentrationsangabe mit Maßeinheit aufzuführen[1].

Die Angaben der Stärke, der Darreichungsform und der Personengruppe sind entweder Bestandteil der Bezeichnung oder folgen dieser unmittelbar. Soweit es sich um gentechnologisch gewonnene Arzneimittel handelt, der Wirkstoff und die Bezeichnung des bei der Herstellung verwendeten gentechnisch veränderten Organismus oder die Zelllinie.

2 **Wirkstoffe:** Internationale Kurzbezeichnung der WHO (INN).

3 **Darreichungsform:** Gesonderte Angabe neben der Angabe nach Ziffer 1 erforderlich. Darreichungsform ist die galenische Form, in der das Arzneimittel angewendet wird (z. B. Injektionslösung). Nicht ausreichend: Angaben über Verpackung (z. B. Ampulle) oder über die Anwendung (z. B. zur Injektion).

4 **Verwendungszweck** (z. B. „Hustensaft", „Rheumasalbe"): Die Angabe ist optional, bei nicht verschreibungspflichtigen Arzneimitteln zwingend!

▸

Abb. 30.13 Kennzeichnung von Defekturarzneimitteln nach §14 Abs. 2 ApBetrO in Verbindung mit §10 Abs. 1 AMG

5 **Art der Anwendung:** z.B. „Zum Auftragen auf die Haut", „Zum Einbringen in den Bindehautsack", „Zum Gurgeln"

6 **Verwendbar bis:** Hier ist das Verfalldatum (Tag/Monat/Jahr) anzugeben. Die zusätzliche Angabe eines Tages bei der Aufbrauchfrist wird für Defekturarzneimittel in Analogie zu Rezepturarzneimitteln empfohlen!

7 **Status:** Bei Arzneimitteln, die nur auf ärztliche, zahnärztliche oder tierärztliche Verschreibung abgegeben werden dürfen, der **Hinweis „Verschreibungspflichtig"**, bei sonstigen Arzneimitteln, die nur in Apotheken an Verbraucher abgegeben werden dürfen, der **Hinweis „Apothekenpflichtig"**.

8 **Kinderwarnhinweis:** Der **Hinweis, dass Arzneimittel unzugänglich für Kinder aufbewahrt werden sollen**, ist immer aufzubringen, es sei denn, es handelt sich um Heilwässer.

9 **Allgemeine Hinweise:** z.B. „Vor Gebrauch schütteln!", „Nicht unverdünnt anwenden!", „Nicht in die Augen gelangen lassen!", „Verfärbt Textilien!"

Aufbewahrungshinweise: z.B. „Aufbewahrung bei Raumtemperatur (bis 25°C)", „Kühl aufbewahren (bis 20°C)", „Im Kühlschrank aufbewahren (2 bis 8°C)", „Vor Licht schützen!"

Entsorgungshinweise: z.B. „Arzneimittel keinesfalls über das Abwasser entsorgen!", „Größere Restbestände nicht im Hausmüll entsorgen!", „Restbestände können zur ordnungsgemäßen Vernichtung in der Apotheke abgegeben werden."

10 **Alkoholwarnhinweis** oder andere Warnhinweise gem. AMWarnV.

11 **Dosierung:** Raum für die Angabe der verschriebenen Dosierung, um diese bei der Abgabe zu ergänzen!

12 **Zulassungsnummer:** Mit der Abkürzung „Zul.-Nr."; kann entfallen, wenn das Arzneimittel von der Zulassungspflicht freigestellt ist (§ 14 Abs. 2 ApBetrO i.V. m. § 21 Abs. 2 Nr. 1 AMG).

Chargenbezeichnung: Mit der Abkürzung „Ch.-B."; soweit das Arzneimittel nicht in Chargen in den Verkehr gebracht werden kann, das Herstellungsdatum.

Rechtliche Grundlagen: § 14 ApBetrO, [1]§ 10 AMG, [2]§ 2,3 AMWarnV

Abb. 30.13 Kennzeichnung von Defekturarzneimitteln nach §14 Abs. 2 ApBetrO in Verbindung mit §10 Abs. 1 AMG (Fortsetzung)

Wichtiges in Kürze

① Rezepturarzneimittel werden in der Apotheke individuell für eine einzelne Person und nicht im Voraus hergestellt. Die Rezepturdokumentation umfasst Plausibilitätsprüfung, Herstellungsanweisung und Herstellungsprotokoll.

② Von Defekturarzneimitteln können im Voraus bis zu 100 abgabefertige Packungen täglich hergestellt werden. Ihre Dokumentation umfasst neben Herstellungsanweisung und Herstellungsprotokoll auch Prüfanweisung und Prüfprotokoll. Eine Plausibilitätsprüfung ist sinnvoll, ist aber laut ApBetrO nicht explizit gefordert.

③ Bei allen Ausgangsstoffen, die in der Apotheke weiterverarbeitet werden, ist zwingend eine Identitätsprüfung durchzuführen.

④ Wird die Substanz ohne Prüfzertifikat geliefert, wäre sogar eine vollständige Prüfung (Identität, Gehalt und Reinheit) erforderlich. Aufgrund des dadurch ggf. entstehenden hohen analytischen Aufwands, kommen in der Rezeptur jedoch üblicherweise nur Ausgangsstoffe mit Prüfzertifikat zum Einsatz.

⑤ Arzneibuchprüfungen ist grundsätzlich der Vorzug zu geben. Allerdings dürfen auch alternative Prüfmethoden (Mischschmelzpunkt o.ä.) eingesetzt werden, z.B. wenn die Durchführung der Arzneibuch-Methode aufgrund der Laborausstattung der Apotheke nicht möglich ist oder eine solche Methode nicht existiert.

⑥ Der obligatorische Hygieneplan umfasst neben der Arzneimittelherstellung und -prüfung alle Aspekte der Personal- und Raumhygiene des gesamten Apothekenbetriebs.

⑦ Es werden manifeste (sensorisch wahrnehmbare) und larvierte (äußerlich nicht erkennbare) Inkompatibilitäten unterschieden. Inkompatibilitätslisten können keinen Anspruch auf Vollständigkeit erheben, da nicht abzusehen ist, welche Inkompatibilitäten möglicherweise bestehen, bislang aber noch nicht entdeckt bzw. beschrieben wurden.

⑧ Mindergehalte von Wirk- und Konservierungsstoffen sind durch entsprechende Mehreinwaagen bei der Arzneimittelherstellung auszugleichen. Hierzu ist ein chargenspezifischer Einwaagekorrekturfaktor zu errechnen.

⑨ Mit der manuellen Herstellung in der Fantaschale und der Verarbeitung in automatischen Mischsystemen, haben sich für die offizinelle Herstellung halbfester Arzneiformen zwei Methoden etabliert. Die konkrete Ausgestaltung des Herstellungsverfahrens hängt in beiden Fällen im Wesentlichen von den Lösungseigenschaften des Wirkstoffs ab.

⑩ Bei der Herstellung pulverbefüllter Kapseln richtet sich die anzuwendende Herstellungstechnik im Wesentlichen nach dem Anteil des Wirkstoffs an der fertigen Kapselfüllung.

⑪ Die gravimetrische Methode eignet sich nur für Kapseln mit geringem Wirkstoffanteil (< 10 %), da die physikalischen Eigenschaften des Füllgutes nur dann hauptsächlich vom Füllmittel bestimmt werden. Fertigarzneimittel sollten grundsätzlich nicht nach der gravimetrischen Methode verarbeitet werden.

⑫ Bei Kapseln, die volumendosiert hergestellt werden, sind alle Herstellungsschritte zu vermeiden, die möglicherweise zu einer Volumenveränderung der Kapselfüllung führen: Pulver, die nur gemischt werden sollen, dürfen daher nicht verrieben oder gar vermahlen werden.

⑬ Die Kennzeichnung eines Arzneimittels muss in gut lesbarer Schrift, auf dauerhafte Weise und in deutscher Sprache erfolgen. Pflichtangaben für Rezepturarzneimittel finden sich in § 14 Abs. 1 ApBetrO, die für Defekturarzneimittel in § 10 Abs. 1 AMG.

Weiterführende Literatur

Albert K. Dritter Band des DAC: Alternativ-Verfahren zur Identifizierung von Ausgangsstoffen. Pharm Ztg 34/2006. Govi-Verlag Pharmazeutischer Verlag, Eschborn 2006

Bergner A. Praxishilfe Rezeptur, 2. Aufl., Deutscher Apotheker Verlag, Stuttgart 2021

Cyran W (Begr), Rotta C (Hrsg). Apothekenbetriebsordnung Kommentar. 5. Aufl. inkl. 3. Akt.lfg., Deutscher Apotheker Verlag, Stuttgart 2020

DAC/NRF-Kommission, ABDA – Bundesvereinigung Deutscher Apothekerverbande (Hrsg). Deutscher Arzneimittel-Codex®/ Neues Rezeptur-Formularium® (DAC/NRF). Govi-Verlag Pharmazeutischer Verlag, Eschborn und Deutscher Apotheker Verlag, Stuttgart 2019

Deutsches Arzneibuch 2020. Amtliche Ausgabe. 5. Aufl., Deutscher Apotheker Verlag, Stuttgart 2020

Europäisches Arzneibuch (Grundwerk 10.0 inkl. 2. Nachtrag) Deutscher Apotheker Verlag, Stuttgart 2021

Fischer U, Schüler K. Rezeptur – Qualität in 7 Schritten, 2. Aufl., Deutscher Apotheker Verlag, Stuttgart 2016

Gesellschaft für Dermopharmazie (GD). Leitlinien zur dermatologischen Rezeptur. www.gd-online.de/german/persoenlich/leitvorstand.htm (Zugriff 06.11.2020)

Saalfrank V. Elektronische Unterschrift – Papierlose Dokumentation gemäß Apothekenbetriebsordnung. Dtsch Apoth Ztg, (158) 11: 74–76, 2013

Schiffter HA, Ziegler AS. Formelsammlung Pharmazie für Studium und Beruf, 1. Aufl., Deutscher Apotheker Verlag, Stuttgart 2013

Thoma K (Begr), Daniels R (Bearb). Apothekenrezeptur und -defektur. 8. Akt.-lfg, Deutscher Apotheker Verlag, Stuttgart 2019

Wessinger S, Mecking B. Vademecum für Pharmazeuten, 19. Aufl., Deutscher Apotheker Verlag, Stuttgart 2017

Ziegler AS. Defektur – Risikobasiertes Stufenmodell und apothekengerechte Prüfmethoden. 1. Aufl., Deutscher Apotheker Verlag, Stuttgart 2014

Ziegler AS. Plausibilitäts-Check Rezeptur, 5. Aufl., Deutscher Apotheker Verlag, Stuttgart 2019

Tipps für PhiPs

Ein wichtiger Teil Ihrer praktischen Ausbildung beschäftigt sich mit der Arzneimittelherstellung. Nutzen Sie die Zeit, um möglichst viel praktische Erfahrungen in der Herstellung unterschiedlicher Darreichungsformen zu sammeln. Zum Thema Rezeptur und Defektur stehen Ihnen zwei BAK-Arbeitsbögen zur Vertiefung Ihres Wissens zur Verfügung.

→ Arbeitsbogen Nr. 5 „Herstellung von Rezepturarzneimitteln"

→ Arbeitsbogen Nr. 5 a „Herstellungsanweisung"

Der Herstellung ist die Prüfung der verwendeten Ausgangssubstanzen vorgeschaltet. Dieses Thema sollten Sie ebenfalls im Rahmen Ihrer praktischen Ausbildung erarbeiten. Unterstützend kann hierbei der Arbeitsbogen Nr. 3 sein.

→ Arbeitsbogen Nr. 3 „Prüfung von Ausgangsstoffen"

Tipps für Weiterzubildende

Auch wenn die Herstellung von Rezepturen oft durch die PTA Ihrer Apotheke ausgeführt wird, ist es unerlässlich, dass Sie sich im Rahmen der Weiterbildung mit dem Thema Rezeptur und Defektur beschäftigen. Ergänzend zu diesem Kapitel können Sie Ihr Wissen durch das Seminar A.4 „Arzneimittelherstellung in der Apotheke" vertiefen. Führen Sie folgende praktische Tätigkeiten während Ihrer Weiterbildung durch:

→ Praktische Tätigkeit Nr. 11 „Plausibilitätsbeurteilung und Herstellung eines ärztlich verordneten Rezepturarzneimittels"

→ Praktische Tätigkeit Nr. 12 „Erarbeitung oder Überarbeitung der Herstellungsvorschrift für ein Rezeptur- oder Defekturarzneimittel"

Darüber hinaus nehmen Sie als praktische Tätigkeit Nr. 13 an einem Ringversuch teil, um die Qualität des von Ihnen hergestellten Arzneimittels zu überprüfen.

→ Praktische Tätigkeit Nr. 13 „Teilnahme an einem Ringversuch mit einem vom Weiterzubildenden selbst hergestellten Rezepturarzneimittel"

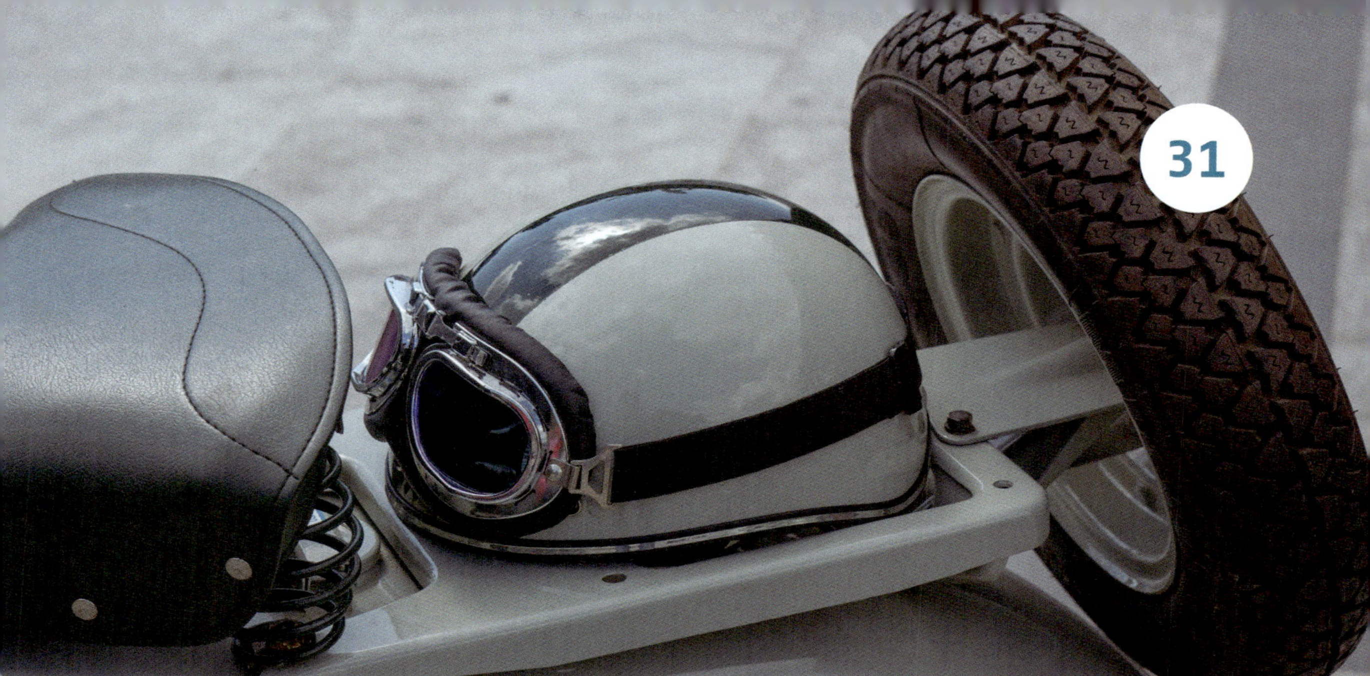

Prävention und Gesundheitsförderung

Dr. Helmut Schlager

Prävention ist das Leben gesund genießen! – Wie es den Apothekern gelingen kann diesen Slogan in die Praxis umzusetzen, zeigt das folgende Kapitel.

31.1 Grundlagen

① Eine gute Beratung zu verschreibungspflichtigen Arzneimitteln sowie in der Selbstmedikation und die kontinuierliche Begleitung der Patienten durch pharmazeutische Betreuung, Medikationsanalyse und Medikationsmanagement stellen die Kernkompetenzen der Apotheker dar. Prävention und Gesundheitsförderung erscheinen dagegen oftmals als Kür, die man je nach Interessenschwerpunkten in der Apotheke anbietet oder eben nicht. In den meisten Indikationsgebieten müssen Präventionsaspekte jedoch ganz im Sinne einer umfassenden Betreuung berücksichtigt werden. In der Apotheke als Gesundheitszentrum sollten die Menschen durch eine gut strukturierte Präventionskette „lebenslänglich" umfassend begleitet werden.

Die Berufsordnungen vieler Apothekerkammern haben Prävention und Gesundheitsförderung als Aufgabe des Apothekers festgeschrieben. Um sich in diesem Tätigkeitsbereich erfolgreich engagieren zu können, wurden in den letzten Jahren Präventionsideen erforscht, erfolgreiche Projekte entwickelt und diese letztlich für die praktische Umsetzung in der Apotheke zur Verfügung gestellt.

Zusätzlich ist die Durchführung geeigneter Schulungsmaßnahmen zur Professionalisierung der im Bereich der Prävention tätigen Personen erforderlich. Die Bundesapothekerkammer hat dies durch die Entwicklung einer Bereichsweiterbildung „Prävention und Gesundheitsförderung" erreicht. Auch der Aufbau von Netzwerken aktiver Partner im Gesundheitswesen zur Intensivierung der Zusammenarbeit im Bereich der Prävention ist für eine gute Präventionspraxis essenziell.

Ziele von Prävention und Gesundheitsförderung

Prävention

- Gesundheit für alle unabhängig von Herkunft, sozialem und wirtschaftlichem Status erhalten,
- Krankheiten und ihre Folgen mildern oder verbessern,
- hohe Lebensqualität trotz chronischer Krankheit erreichen,
- weniger Menschen, die an vermeidbaren, nicht übertragbaren Krankheiten leiden,
- weniger Menschen, die vorzeitig sterben.

Gesundheitsförderung

- Aufbau individueller Kompetenzen zur Pflege eines gesunden Lebensstils,
- Gestaltung gesundheitsfördernder Strukturen (Lebenswelten).

31.2 Prävention in der Apotheke

Präventionsthemen gibt es von A wie Arzneimittelmissbrauch bis Z wie Zeckenschutz. Für die Entscheidung, auf welche Präventionsmaßnahmen und -konzepte man sich in seiner Apotheke konzentrieren möchte, lohnt es, die Apothekenbetriebsordnung (ApBetrO), den Leistungskatalog der Beratungs- und Serviceangebote in Apotheken (LeiKa) der ABDA sowie verschiedene fertig ausgearbeitete Präventionskonzepte zu studieren und zu überlegen, wie und auf welcher Ebene man in die Präventionsarbeit einsteigt.

Im Rahmen der Novellierung der ApBetrO im Jahr 2012 wurden vom Gesetzgeber die apothekenüblichen Dienstleistungen neu gefasst. Die ApBetrO stellt die Aufgabe der Apotheker in der Prävention klar heraus. Genauer umschreibt der LeiKa die Möglichkeiten entsprechender Dienstleistungen (▸ Kap. 31.5).

Für die Auswahl geeigneter Aktionsthemen ist v. a. auch das Interesse der Kunden entscheidend. Die Apotheke kann dieses im Rahmen eines Projekts zur Befragung der eigenen Kunden ermitteln. Alternativ kann auf die Daten der Bestands- und Bedarfsanalyse der Präventionsaktivitäten von Apotheken des Wissenschaftlichen Instituts für Prävention im Gesundheitswesen der Bayerischen Landesapothekerkammer (WIPIG) zugegriffen werden, der zufolge die nachstehenden 10 beliebtesten Präventionsangebote identifiziert wurden: Impfpass-Check, Aktionstag mit Blutfettwertemessungen, zu Vorsorgeuntersuchungen, zur Hautkrebsprävention und zur Venengesundheit, „Stabile Knochen ein Leben lang", Aktionstag mit Blutdruckmessung, Aktionstag zur Zahngesundheit, zur Stressbewältigung, Aktionstag mit Blutzuckermessung.

Außerdem findet man auf der ABDA-Homepage im Mitgliederbereich die Ergebnisse des alljährlich erhobenen ABDA-Datenpanels, u. a. mit einem guten Überblick zu den in deutschen Apotheken angebotenen Dienstleistungen und Messungen.

Zu guter Letzt sollten aber auch die persönlichen Kompetenzen und Vorlieben mit ins Kalkül gezogen werden, denn je höher die eigene Qualifikation und Motivation, desto besser sind die Chancen auf einen Erfolg der entsprechenden Aktionen.

In den folgenden Kapiteln werden die wichtigsten Präventionsthemen mit entsprechenden Konzepten zur Durchführung in der Apotheke vorgestellt.

31.2.1 Prävention von Diabetes mellitus

② Diabetes mellitus ist weltweit eine der größten Herausforderungen für das Gesundheitswesen. Die International Diabetes Federation schätzt, dass im Jahr 2019 weltweit 463 Millionen Menschen von dieser Stoffwechselerkrankung betroffen waren. Bis zum Jahr 2030 rechnet man mit einem Anstieg auf 578 Millionen Erkrankte. 90 % der Menschen mit Diabetes sind von Typ-2-Diabetes betroffen. Dieser Form der Stoffwechselstörung könnte in vielen Fällen vorgebeugt werden. Wesentliche Bausteine der Diabetesprävention sind die Aufklärung, die Früherkennung durch Screening und die langfristige Unterstützung gefährdeter Personen.

Präventionsprogramm GLICEMIA

Um Typ-2-Diabetes wirksam vorzubeugen, sind ein gesunder Lebensstil mit ausgewogener Ernährung, regelmäßiger Bewegung und das Nichtrauchen notwendig.

Mit GLICEMIA wurde ein Konzept zur Prävention von Typ-2-Diabetes entwickelt sowie dessen Umsetzbarkeit und der Nutzen für die Gesundheit der Teilnehmer im Rahmen einer groß angelegten cluster-randomisierten kontrollierten klinischen Studie belegt.

Apotheken können gefährdete Personen mit diesem strukturierten Programm bei der Lebensstilmodifikation unterstützen. Das Programm umfasst in der Regel 3 individuelle Beratungen im Abstand von je 6 Monaten und 6 Gruppenschulungen mit dem Ziel, Risikofaktoren für Typ-2-Diabetes (Übergewicht, Fehlernährung, Bewegungsmangel, Medien- und Tabakkonsum) zu vermindern.

Im Rahmen der Einzelgespräche werden zuerst die individuellen Ziele und Maßnahmen des Lebensstils festgelegt. Idealerweise nach 6 Monaten wird die Umsetzung der festgelegten Maßnahmen besprochen und das Erreichen der Ziele überprüft. Außerdem werden neue bzw. weitere Maßnahmen festgelegt. Im dritten Beratungs- bzw. Abschlussgespräch, idealerweise nach weiteren 6 Monaten, werden wiederum die Umsetzung der Maßnahmen sowie das Erreichen des Ziels besprochen. Bei Bedarf kann selbstverständlich auch ein weiterführendes Betreuungsangebot gemacht werden.

Mit den Gruppenschulungen „Das bisschen Zucker macht doch nichts?“, „Richtig essen und genießen“, „Gezielt und gesund einkaufen“, „Glücksspirale Bewegung“, „Lebensstiländerung und der innere Schweinehund“ sowie „Fitter geworden? Dabei bleiben!“ werden die Inhalte der individuellen Gespräche vertieft und verstetigt, wobei die Gruppendynamik positiv motivierend zum individuellen Erfolg beiträgt.

Die Teilnehmer sollten neben der Teilnahme an den Gruppenschulungen ein Selbstmonitoring der Bewegungsaktivitäten mit einem Schrittzähler durchführen. Es werden auch hierfür persönliche Ziele vereinbart und ein Präventionsratgeber Diabetes als schriftliches Informationsmaterial mit Hinweisen zur Lebensstilmodifikation sowie ein Präventionspass zur Dokumentation der Messwerte ausgegeben. Das Programm soll mindestens über eine Dauer von 6–12 Monaten durchgeführt werden. In den ersten 6 Monaten sind in Präventionsprogrammen die größten Verbesserungen zu erwarten, die folgenden 6 Monate dienen insbesondere zur Stabilisierung des Verhaltens und des Körpergewichts. Diese strukturierte Vorgehensweise entspricht auch den Anforderungen des GKV-Leitfadens Prävention, in dem ein Umfang von mindestens 8 Einheiten von je 45 Minuten Dauer empfohlen wird. Drei individuelle Beratungen sind in der Regel für viele Teilnehmer ausreichend (Erst-, Folge- und Abschlussberatung), einzelne Personen benötigen eine intensivere Betreuung. Bietet man das Programm für Gruppen an, was nicht nur aus Effizienzgründen klar vorzuziehen ist, sollte man Gruppen von maximal 15 Personen betreuen, um intensiv auf alle Teilnehmer eingehen zu können. Dies entspricht u. a. auch den Empfehlungen der Leitlinien und des GKV-Leitfadens Prävention.

Die Ergebnisse der Studie haben belegt, dass sowohl ein von den Teilnehmern subjektiv empfundener, als auch ein objektiv messbarer Nutzen vorhanden ist.

Die Präventionsbetreuung führte in der Interventionsgruppe zu einer signifikanten Reduktion des 10-Jahres-Diabetes-Risikos gemäß FINDRISK-Score (o Abb. 31.1). Außerdem waren signifikante Verbesserungen bei den Risikofaktoren Übergewicht und Bewegungsmangel zu beobachten. Auch die körperliche Lebensqualität nahm signifikant zu.

Präventionsprogramm GLICEMIA 2.0

Bei GLICEMIA 2.0 handelt es sich um eine randomisierte, kontrollierte Studie zur Sekundär- und Tertiärprävention bei Typ-2-Diabetes. Das Ziel dieses auf GLICEMIA aufbauenden Projekts war, ein strukturiertes Programm zur Sekundär- und Tertiärprävention von Typ-2-Diabetikern zu entwickeln. Ein solches Programm kann ganz wesentlich dazu beitragen, bei Neuerkrankungen die Chronifizierung und bei bereits manifestierter Erkrankung Folgeschäden, wie Neuro- und Nephropathien, aber auch kardiovaskuläre Komplikationen zu verhindern. Die Durchführung des Projekts war auf öffentliche Apotheken ausgelegt, die mit einer intensiven Lebensstilintervention und einem Medikationsmanagement die Symptomlage der Patienten verbessern sollten. Die Inhalte wurden sowohl in persönlichen Gesprächen als auch in Gruppenschulungen vermittelt. Die Studienapotheker standen den Teilnehmern als persönliche Ansprechpartner zur Verfügung. Hierbei wurden Teile des Schulungsprogramms von GLICEMIA verwendet. Das Programm wurde jedoch um einige Punkte erweitert. Ein Medikationsmanagement ergänzt die Lebensstilintervention, um die Diabetes-Patienten optimal betreuen zu können. Als primärer klinischer Endpunkt wurde der HbA_{1c}-Wert der Teilnehmer überprüft. Hierbei wurde gezeigt, dass die intensive Betreuung durch den Apotheker diesen Laborparameter signi-

Gesundheitscheck Diabetes

FINDRISK – Mit nur 8 einfachen Fragen können Sie ein mögliches Risiko, in den nächsten 10 Jahren an Diabetes-Typ-2 zu erkranken, vorhersehen. Nutzen Sie die Chance – Machen Sie den Test, und bleiben Sie möglichst lange gesund!

Wie alt sind Sie?

- ☐ unter 35 Jahren — 0 Punkte
- ☐ 33 bis 44 Jahre — 1 Punkt
- ☐ 45 bis 54 Jahre — 2 Punkte
- ☐ 55 bis 64 Jahre — 3 Punkte
- ☐ älter als 64 Jahre — 4 Punkte

Wurde bei mindestens einem Mitglied Ihrer Verwandtschaft Diabetes diagnostiziert?

- ☐ nein — 0 Punkte
- ☐ ja, in der entfernten Verwandtschaft, bei leiblichen Großeltern, Tanten, Onkeln, Cousinen oder Cousins — 3 Punkte
- ☐ ja, in der nahen Verwandtschaft bei leiblichen Eltern, Kindern, Geschwistern — 5 Punkte

Welchen Taillenumfang messen Sie auf Höhe des Bauchnabels?

Frau	Mann	
☐ unter 80 cm	unter 94 cm	0 Punkte
☐ 80 bis 88 cm	94 bis 102 cm	3 Punkte
☐ über 88 cm	über 102 cm	4 Punkte

Haben Sie täglich mindestens 30 Minuten körperliche Bewegung?

- ☐ ja — 0 Punkte
- ☐ nein — 2 Punkte

Wie oft essen Sie Obst, Gemüse oder dunkles Brot (Roggen- oder Vollkornbrot)?

- ☐ jeden Tag — 0 Punkte
- ☐ nicht jeden Tag — 1 Punkt

Wurden Ihnen schon einmal Medikamente gegen Bluthochdruck verordnet?

- ☐ nein — 0 Punkte
- ☐ ja — 2 Punkte

Wurden bei ärztlichen Untersuchungen schon einmal zu hohe Blutzuckerwerte festgestellt?

- ☐ nein — 0 Punkte
- ☐ ja — 5 Punkte

Wie ist bei Ihnen das Verhältnis von Körpergröße zu Körpergewicht (Body-Mass-Index)?

- ☐ unter 25 — 0 Punkte
- ☐ 25 bis 30 — 1 Punkt
- ☐ über 30 — 3 Punkte

Den BMI errechnen Sie folgendermaßen: Körpergewicht (in Kilogramm) dividiert durch die Körpergröße (in Metern) im Quadrat (oder einfach nach dieser Tabelle).

Fettsucht — Übergewicht — Normalgewicht — Untergewicht

Körpergewicht (Kilogramm) \ Körpergröße (Meter)	1,50		1,60		1,70		1,80		1,90		2,00
110	48	45	43	40	38	36	34	32	30	29	27
	46	43	41	38	36	34	32	31	29	28	26
100	44	41	39	37	34	33	31	29	28	26	25
	42	39	37	35	33	31	29	28	26	25	24
90	40	37	35	33	31	29	28	26	25	24	23
	38	35	33	31	29	28	26	25	24	22	21
80	35	33	31	29	28	26	25	23	22	21	20
	33	31	29	28	26	25	23	22	21	20	18
70	31	29	27	26	24	23	22	21	20	19	18
	29	27	26	24	23	21	20	19	18	17	16
60	27	25	24	22	21	20	19	18	17	16	15
	25	23	22	20	19	18	17	16	16	15	14
50	23	21	20	19	18	17	16	15	14	13	13
	20	19	18	17	16	15	14	14	13	12	12

Gesamtpunktzahl: ________

Abb. 31.1 FINDRISK-Fragebogen (www.diabetesstiftung.de → Prävention, mit Auswertung)

fikant senkte. Dieses Ergebnis kann im Kontext der Prävention als klinisch relevant bewertet werden. Literaturdaten belegten, dass eine Reduktion im HbA_{1c}-Wert das Risiko für mikrovaskuläre Komplikationen vermindern konnte. Zusätzlich wurde eine pharmakoökonomische Auswertung durchgeführt, welche die Kosteneffizienz des neuen Konzepts für Patienten mit initial hohen HbA_{1c}-Werten über 7,9 nachwies. Nach Beendigung der Studie wurde das Programm ausführlich von den Teilnehmern evaluiert. Die Ergebnisse sollten insbesondere dazu dienen, das Programm zu optimieren, um es anschließend Apotheken für eine flächendeckende Umsetzung zur Verfügung zu stellen. Damit werden die Beratung und das Wissen von Apothekern besser in die Präventionsbetreuung von Diabetes-Patienten integriert.

31.2.2 Prävention von Herz-Kreislauf-Erkrankungen

③ Herz-Kreislauf-Erkrankungen, z. B. Herzinfarkt oder Schlaganfall, sind in den westlichen Industrieländern etwa für die Hälfte aller Todesfälle verantwortlich.

Die wichtigsten Risikofaktoren für den Herzinfarkt sind Fettstoffwechselstörungen, die zu Atherosklerose führen. Sie können durch einen ungünstigen Lebensstil ausgelöst oder verschlechtert werden. Damit es nicht soweit kommt, muss alles vermieden werden, was zu einer Schädigung der Gefäße führt und die Entstehung von Ablagerungen begünstigt. Hier stehen an erster Stelle der Bluthochdruck und das Rauchen. Weitere beeinflussbare Risikofaktoren sind extremes Übergewicht, erhöhte Harnsäurewerte und erhöhter Blutzucker.

Jeder Mensch kann sein individuelles Risiko durch eine gesunde Lebensführung positiv beeinflussen. Dazu muss man jedoch seine persönlichen Risikofaktoren kennen. Apotheker eignen sich durch ihre niedrigschwellige Erreichbarkeit ideal dazu, Risikopersonen anzusprechen, zu beraten und ggf. an den Arzt zu verweisen.

Als Partner für die **Vorsorge** kann die Apotheke zahlreiche **Maßnahmen anbieten** und mit entsprechendem Informationsmaterial begleiten.

- Krankheitsentstehung vorbeugen:
  - Aufklärung über Risikofaktoren und gesunden Lebensstil im Beratungsgespräch, mit Informationsmaterialien oder durch Vorträge der Apotheke,
- rechtzeitig handeln bei vorhandenen Risikofaktoren:
  - regelmäßige Verlaufskontrollen von Blutdruck, Blutzucker, Blutfettwerten, Body-Mass-Index, ggf. auch des Taille-Hüft-Quotienten,
  - Ernährungsberatung,
  - falls erforderlich: Hinweis auf Arztbesuch,
- Folgeschäden vermeiden:
  - Beratung zur korrekten Medikamenteneinnahme und zum richtigen Umgang mit z. B. Blutdruckmessgeräten,
  - Überprüfung von Wechsel- und Nebenwirkungen der Medikamente.

13 Apotheken haben das Projekt „Herzensangelegenheit 50+“ zur Vorbeugung von Herzinfarkt durchgeführt, das vom WIPIG wissenschaftlich begleitet wurde. Dabei wurden individuelle kardiovaskuläre Risikofaktoren bei 50- bis 70-Jährigen erfasst und es wurde nach einem Jahr geprüft, ob deren Ausprägung durch die individuelle Präventionsbegleitung von Apothekern vermindert werden konnte. Aus den Ergebnissen wurde ein Konzept zur Vorbeugung von Herzinfarkt erarbeitet, das jeder Apotheke eine sinnvolle Präventionsbegleitung ermöglicht.

Verweis auf Online
Wissenschaftliches Institut für Prävention im Gesundheitswesen (WIPIG)

Mögliche Präventionsmaßnahmen

Vorträge: Vorträge können einzeln, aber auch als Vortragsreihe zur Information von Kunden, Vereinen, Betrieben etc. gehalten werden. Als Themen für Präventionsvorträge bieten sich u. a. an: Cholesterol, Atherosklerose, Fettstoffwechsel, Maßnahmen und Ernährungsempfehlungen sowie weitere Tipps zur Verminderung des Herzinfarktrisikos. Vertiefen kann man dies mit Vorträgen zu den Themen „Metabolisches Syndrom“, „Triglyceride“ oder mit „Wie steht es um Ihr Herz“. So können Informationen zu Erkrankungen des Herz-Kreislauf-Systems, Risikofaktoren, Möglichkeiten der Prävention, Wege der Risikoermittlung und gute Gründe aktiv zu werden vermittelt werden.

Premium-Angebot für ausgewählte Kunden: Risikopersonen werden durch ein gezieltes Angebot der Risikobestimmung und Beratung angesprochen. Zielgruppe sind v. a. Personen mit einer positiven Familienanamnese für eine vorzeitige KHK. Das Angebot ist zeitlich nicht an einen bestimmten Aktionszeitraum gebunden. Die Zahl der Teilnehmer ist gut steuerbar und die Betreuung auch in kleinem Rahmen durchführbar – daher ist das Konzept auch geeignet für Apotheken mit geringer zeitlicher und personeller Kapazität, die ausgewählten Kunden ein besonderes Angebot zukommen lassen möchten.

Screening-Aktionstag/-woche: Die Durchführung ist in der Apotheke oder z. B. auf einer Messe, bei einem Gesundheitstag der Gemeinde oder im Betrieb möglich;

wahlweise mit oder ohne Angebot einer weiteren Beratung in der Apotheke. Dies trägt dazu bei, dass viele Menschen hinsichtlich ihres Herzinfarktrisikos sensibilisiert werden und schriftliche Informationen über individuelle Präventionsempfehlungen erhalten können.

Im Apothekenalltag: Unterstützung der Beratung durch Informationsblätter, z. B. bei Rezepteinlösung von Antihypertensiva, Antidiabetika oder Medikamenten zur Senkung der Blutfette. So können die Kunden der Apotheke zu Hause in Ruhe noch einmal alles nachlesen.

31.2.3 Impfen – die beste Prävention

In Deutschland empfiehlt die Ständige Impfkommission (STIKO), wer sich gegen welche Erkrankungen impfen lassen sollte (▸ Kap. 6).

④ Es herrscht keine generelle Impfpflicht, sondern es liegt in der Verantwortung jedes Einzelnen, sich und seine Kinder impfen zu lassen. Allerdings wurde schon im 2015 veröffentlichten Präventionsgesetz festgeschrieben, dass bei Masernausbruch in einer Gemeinschaftseinrichtung die zuständige Behörde Personen, die weder einen Impfschutz noch eine Immunität gegen die Masern nachweisen können, den Zutritt zu Gemeinschaftseinrichtungen zu verbieten hat. Darüber hinaus sieht das zum 01.03.2020 neu eingeführte Masernschutzgesetz eine vielfältige Förderung der Impfprävention vor. Im Zentrum steht der Schutz vor Masern in Gemeinschaftseinrichtungen und -unterkünften sowie in medizinischen Einrichtungen. Alle Kinder (ab dem 1. Geburtstag) müssen beim Eintritt in bestimmte Einrichtungen wie Kindertagesstätten oder Schulen den empfohlenen Masernimpfschutz (oder ärztlich dokumentierte Immunität oder Kontraindikation) vorweisen. Das Gleiche gilt für nach 1970 geborene Personen, die in diesen oder in medizinischen Einrichtungen tätig sind.

Bei einer hohen Durchimpfungsrate hat die jeweilige Krankheit weniger Möglichkeiten sich zu verbreiten und wird schließlich ausgerottet. Laut Aussage der WHO ist beispielsweise eine Impfquote von 95 % erforderlich, um eine Elimination der Masern zu erreichen. So werden auch Personen vor einer Erkrankung geschützt, die nicht geimpft werden können, z. B. immungeschwächte Menschen.

Aktion Impfpass-Check: Wenn man in der Apotheke einen Impfpass-Check als Aktion anbieten möchte, sollte man diese mithilfe eines Leitfadens sorgfältig planen. Bei der Überprüfung der Impfpässe helfen Merkblätter über die Erkrankungen, die Argumente warum Impfungen so wichtig sind, die dazu gehörigen STIKO-Empfehlungen und Materialien zum übersichtlichen Eintragen von Impflücken (○ Abb. 31.2). Mit Plakaten und Pressemitteilungen kann die Apotheken-Aktion beworben werden. Der Erfolg wird mithilfe eines Kundenfragebogens überprüft.

Beteiligung an Impfwochen: Jedes Jahr bieten beispielsweise die Welt-Impfwoche, entsprechende regionale Aktionen oder indikationsbezogene Tage, z. B. der Weltpoliotag, Anlass entsprechende Impfberatungsaktivitäten zu initiieren. Das kann in der eigenen Apotheke, aber auch außerhalb in Schulen oder Betrieben durchgeführt werden und zeigt die Kompetenz des Apothekers in diesem so wichtigen Bereich.

Aufklärungsvorträge: Apotheker können Vorträge anbieten, um Erwachsene – insbesondere Eltern und Erzieher – über das Impfen aufzuklären. Neben einem Überblick über die verschiedenen Impfarten sollte dabei auf die jeweiligen typischen Erkrankungen eingegangen werden, gegen die eine Impfung möglich ist. Auch an eine Abwägung von Pro und Contra des Impfens sollte aufgrund einer möglichen konstruktiven Diskussion mit den Teilnehmern gedacht werden.

31.3 Blutuntersuchungen in der Apotheke

⑤ Für viele Präventionsaktivitäten wie auch in der Diabetes- und Herzinfarktvorsorge sind Screeningverfahren als Grundlage der jeweiligen Strategien heranzuziehen. Bei laboratoriumsmedizinischen Untersuchungen wie Blutzucker- oder Cholesterolmessungen in der Apotheke sind die Leitlinien der Bundesapothekerkammer (BAK) einzuhalten, um den Vorgaben des § 9 der Medizinprodukte-Betreiberverordnung (MPBetreibV) zu entsprechen. Die Einhaltung dieser Richtlinien gewährleistet die Ermittlung korrekter Messwerte und somit eine optimale Beratung des Patienten. Apotheken sollten bei Blutuntersuchungen daher in jedem Fall die Leitlinien der BAK beachten.

Maßnahmen der internen Qualitätskontrolle

- Gerätekontrolle gemäß den Angaben des Herstellers, z. B. automatische Selbstkontrolle des Geräts beim Einführen des Teststreifens,
- Systemkontrolle, d. h. Durchführung einer Kontrollprobeneinzelmessung in der Regel mit einer Kontrollprobe des Messgeräteherstellers.

Die Gerätekontrolle ist jeden Tag, an dem das Gerät benutzt wird, durchzuführen. Die Häufigkeit der Systemkontrolle ist dagegen von der Anzahl der Messungen in der Apotheke abhängig (□ Tab. 31.1).

Impfpass-Check

Datum ____________

Impfpass-Check für Herrn/Frau ______________________________ Alter ____________

Impfung	Datum der letzten Impfung	Zeitpunkt der nächsten Auffrisch-impfung	Impfschutz vollständig vorhanden	Impflücke	Empfehlung
Rotaviren					
Tetanus (Wundstarrkrampf)					
Diphtherie					
Pertussis (Keuchhusten)					
Hib H. influenzae Typ b					
Poliomyelitits (Kinderlähmung)					
Hepatitis B					
Pneumokokken					
Meningokokken C					
Masern					
Mumps, Röteln					
Varizellen (Windpocken)					
HPV Humane Papillomaviren (Gebärmutterhalskrebs)					
Herpes zoster					
Influenza (Grippe-Virus)					

In den Impfpass-Check wurden die von der STIKO empfohlenen Standard- und Auffrischimpfungen (Stand August 2020) übernommen.

Zu speziellen Impfungen für Reisen, bestimmte Berufs- und Risikogruppen, vor einer geplanten Schwangerschaft usw. fragen Sie Ihren Arzt oder Apotheker.
Sprechen Sie mit Ihrem Apotheker über Ihren Impfschutz!

Der Impfpass-Check wurde durchgeführt in Ihrer Apotheke:

Abb. 31.2 Impfpass-Check

Tab. 31.1 Häufigkeit der Systemkontrolle nach BAK-Leitlinie

Bestimmungen pro Kalenderwoche	Kontrollprobeneinzelmessung	Festlegung treffen, z. B.
1–6 Bestimmungen des Analyten in Kapillarblut	Mindestens 1 × wöchentlich bei Benutzung	9 Uhr, montags
7–15 Bestimmungen des Analyten in Kapillarblut	Mindestens 1 × tgl. bei Benutzung	9 Uhr, tgl.
> 15 Bestimmungen des Analyten in Kapillarblut	Mindestens 2 × tgl. bei Benutzung (mind. 4 Stunden Abstand zwischen den Messungen)	9 Uhr und 14 Uhr, tgl.

Die Maßnahmen der internen Qualitätskontrolle sind zu dokumentieren. Hierfür sollte die Qualitätskontrollkarte, eine weitere Arbeitshilfe der BAK, verwendet werden.

Für die externe Qualitätskontrolle ist einmal pro Jahr an einem Ringversuch, z. B. beim Zentrallaboratorium Deutscher Apotheker e. V. (ZL), teilzunehmen. Die Teilnahme ist ebenso wie das Ergebnis zu dokumentieren. Die Dokumentation der internen und externen Qualitätskontrolle ist mindestens 5 Jahre aufzubewahren.

Wird beim Arzt die Diagnose für eine Fettstoffwechselstörung gestellt, gibt es je nach Art der Fettstoffwechselstörungen mehrere Möglichkeiten der Behandlung. Eine wichtige Grundlage jeder Therapie ist die Lebensstiloptimierung. Bringen Maßnahmen wie Ernährungsumstellung, Bewegungssteigerung und/oder ein Rauchstopp nicht den gewünschten Erfolg, können auch Medikamente (insbesondere Statine) eingesetzt werden, die die Blutfettwerte verbessern können. Apotheker können auch hier durch Screening-Aktionen Risikopatienten sensibilisieren.

31.4 Blutdruckmessung in der Apotheke

Jeder dritte Erwachsene in Deutschland leidet nach Schätzungen des Robert Koch-Instituts an Bluthochdruck (Frauen 30 %, Männer 33 %). Bei der Entstehung spielt neben der familiären Komponente der persönliche Lebensstil eine entscheidende Rolle. Apotheker können mit Beratung sowie mit regulär angebotenen Blutdruckmessungen oder Blutdruck-Messaktionen zur Aufklärung beitragen und unentdeckte Hypertoniker einer ärztlichen Therapie zuführen.

Die Kombination von Bluthochdruck mit zwei oder mehreren weiteren Risikofaktoren erhöht das Herzinfarktrisiko stark. Der Blutdruck sollte unter 140/90 mmHg liegen. Sofern die Therapie gut vertragen wird, empfehlen die Deutsche Gesellschaft für Kardiologie und die European Society of Cardiology für die meisten Patienten unter Behandlung sogar Blutdruckwerte von 130/80 mmHg oder niedriger. Bei Patienten unter 65 Jahren soll der systolische Blutdruck in den meisten Fällen auf 120–129 mmHg gesenkt werden. Bei älteren Patienten (> 65 Jahre) wird für den systolischen Blutdruck empfohlen, einen Zielbereich von 130–139 mmHg anzustreben. Ein diastolischer Zielwert < 80 mmHg sollte für alle hypertensiven Patienten erwogen werden, unabhängig vom Ausmaß des Risikos und von Begleiterkrankungen.

Gewichtsabnahme: Patienten sollten das normale Körpergewicht anstreben. Diäten, die eine rasche Gewichtsabnahme versprechen, sind hierfür ungeeignet. Sie bergen gesundheitliche Risiken. Eine mäßige Reduktion der täglich aufgenommenen Kalorien in Kombination mit einer Steigerung der körperlichen Aktivität ist zu bevorzugen. Das Ansprechen auf die Gewichtsabnahme ist individuell unterschiedlich. Es kommt nicht bei jedem zu einer Blutdrucksenkung. Diätpläne sollten individuell auf den Patienten angepasst werden.

Kochsalzkonsum: Der Kochsalzkonsum sollte auf 5 g pro Tag eingeschränkt werden. Auch das Ansprechen auf eine Einschränkung des Kochsalzkonsums sollte individuell ausprobiert werden, da sie nicht bei jedem hilft. Frische Kräuter wie Schnittlauch oder Petersilie helfen, ein schmackhaftes Essen mit weniger Salz zuzubereiten. Problematisch sind Fertiggerichte, da sie oftmals neben viel Kochsalz auch versteckte Fette enthalten. Es wird empfohlen, frische und unverarbeitete Nahrungsmittel zu verwenden.

Praxistipp: Hinweise für Patienten mit erhöhtem Blutdruck

- Patienten sollten ein normales Körpergewicht anstreben und den Kochsalzkonsum reduzieren.
- Der Alkoholkonsum ist auf maximal 10–12 g für Frauen und 20–24 g für Männer einzuschränken (20 g entsprechen ca. 0,5 l Bier oder 0,25 l Wein). Zusätzlich sollte an mindestens 2 Tagen pro Woche ganz auf Alkohol verzichtet werden.
- Gesättigte Fettsäuren (v. a. in tierischen Fetten enthalten) sollten reduziert werden.
- Steigerung der Kaliumaufnahme durch vermehrten Verzehr von Obst und Gemüse: Vermieden werden sollten Gemüsekonserven, da diese viel Natrium enthalten. Eine gute Alternative hierzu ist tiefgefrorenes, ungewürztes Gemüse.
- Rauchstopp: Rauchen erhöht das Risiko für Arterienverkalkung. Außerdem hat Nicotin einen blutdrucksteigernden Effekt.
- Regelmäßige körperliche Aktivität: am besten mindestens 5-mal pro Woche 30 Minuten mit moderater Intensität, z. B. Walken, Schwimmen oder Radfahren.
- Stressabbau: Entspannungsverfahren wie Meditation, autogenes Training oder Yoga erlernen und regelmäßig praktizieren. Gebete, Auszeiten und Ruhephasen pflegen.

Zusammenfassend kann man sagen, dass der Effekt auf den Blutdruck umso größer ist, je mehr Maßnahmen eingehalten werden. Die meisten der empfohlenen Maßnahmen wirken sich ebenfalls günstig auf die Konzentration des LDL-Cholesterols und auf eine erhöhte Harnsäurekonzentration im Blut aus.

Patienten mit erhöhten Triglyceriden (typischerweise Patienten mit metabolischem Syndrom) sollten jedoch wenig Obst essen (wegen des Fruchtzuckers) und stattdessen Gemüse bevorzugen. Vor allem auf Fruchtsäfte oder Trockenobst sollte verzichtet werden, da diese Produkte besonders viel Fructose enthalten.

31.5 Leistungskatalog der Beratungs- und Serviceangebote

⑥ Mit dem von der ABDA herausgegebenen Leistungskatalog der Beratungs- und Serviceangebote in Apotheken (LeiKa) steht den Apotheken ein Manual zur qualitätsgesicherten und übersichtlich strukturierten Umsetzung von Präventionsleistungen zur Verfügung. Neben den arzneimittelbezogenen werden zahlreiche weitere Dienstleistungen, wie die gezielte Bestimmung physiologischer Parameter und anderer Messwerte beschrieben. Zu diesen Screeningverfahren gehören insbesondere Blutdruck-, Blutzucker- und Blutfettmessungen in der Apotheke. Auch individuelle Beratungsleistungen werden erläutert und Umsetzungshilfen zur Verfügung gestellt. Der LeiKa beschreibt diese Angebote und verknüpft sie mit Qualitätsanforderungen. Da all diese Leistungen über den gesetzlichen Versorgungsauftrag der Apotheke hinausgehen, müssen sie natürlich auch gesondert honoriert werden. Daher werden im LeiKa auch Zeiteinheiten, Personalbedarf und Kalkulationshilfen beschrieben, um den Wert der Dienstleistungen abzubilden.

Die **Leistungsbeschreibungen** sind wie folgt aufgebaut: Leistung, Leistungsumfang, Regelzeitvolumen, Personal, Grundlagen, z. T. technische Voraussetzung und weiterführende Qualifikationsangebote, ergänzende Informationsquellen, Erläuterungen sowie Aufwandsermittlung.

Im Anhang „Modellhafte Aufwandsermittlung" wird erläutert, wie der Preis für die entsprechende Dienstleistung ermittelt werden kann. Den LeiKa finden Sie unter www.abda.de im Mitgliederbereich (◻ Tab. 31.2).

Merke

Der LeiKa fördert die konsequente Hinwendung zum Kunden, der Sicherheit, Qualität und Individualität sucht. Er beschreibt die genaue Art der Erbringung der Dienstleistungen und gibt Hilfe bei der Aufwandsermittlung. Diese sollte Grundlage aller besonderen Dienstleistungen sein.

Tab. 31.2 LeiKa-Dienstleistungen Prävention – Bestimmung physiologischer Parameter und anderer Messwerte

Parameter	Regelzeitvolumen, Personal	Grundlagen
Blutdruckbestimmung	10 Minuten (exkl. Wartezeit von mindestens 3–5 Minuten vor der Messung), pharmazeutisches Personal	SOP Blutdruckmessung in der Apotheke
Blutzuckerbestimmung	15 Minuten, pharmazeutisches Personal	Leitlinie der Bundesapothekerkammer zur Qualitätssicherung, geltende Hygiene- u. Arbeitsschutzbestimmungen
Bestimmung des Gesamtcholesterols	15 Minuten, pharmazeutisches Personal	
Bestimmung des Lipidprofils	15 Minuten, pharmazeutisches Personal	
Bestimmung des BMI	10 Minuten, pharmazeutisches Personal	BMI-Klassifikation der WHO für Erwachsene, SOP Bestimmung von Body-Mass-Index und Körperfettverteilung (Taille-Hüftumfangsverhältnis)
Bestimmung des Taillenumfangs	10 Minuten, pharmazeutisches Personal	SOP Bestimmung des Taillenumfangs
Bestimmung des Taille-Hüft-Quotienten	10 Minuten, pharmazeutisches Personal	SOP Bestimmung von Body-Mass-Index und Körperfettverteilung (Taille-Hüftumfangsverhältnis)
Peak-Flow-Messung	15 Minuten, pharmazeutisches Personal	SOP Patientenberatung im Rahmen der Peak-Flow-Messung
Beratungsleistungen		
Ernährungsberatung	30 Minuten, Apotheker mit abgeschlossener Weiterbildung Ernährungsberatung	Leitlinie der Bundesapothekerkammer zur Qualitätssicherung
Impfberatung	15 Minuten, Apotheker, evtl. Unterstützung durch pharmazeutisches Personal	Impfempfehlungen der STIKO am RKI, Leitlinie der deutschen Gesellschaft für Tropenmedizin und Internationale Gesundheit
Reiseberatung	30 Minuten, Apotheker, evtl. Unterstützung durch pharmazeutisches Personal	Leitlinie der deutschen Gesellschaft für Tropenmedizin und Internationale Gesundheit
Beratung zur Tabakentwöhnung	20 Minuten, pharmazeutisches Personal	Leitlinie Tabakentwöhnung der deutschen Gesellschaft für Suchtforschung und Suchttherapie und der deutschen Gesellschaft für Psychotherapie und Nervenheilkunde
Beratung zur Blutzuckerselbstkontrolle	30 Minuten, pharmazeutisches Personal	SOP Patientenberatung zur Blutzuckerselbstkontrolle, geltende Hygiene- u. Arbeitsschutzbestimmungen

Tab. 31.2 LeiKa-Dienstleistungen Prävention – Bestimmung physiologischer Parameter und anderer Messwerte

Parameter	Regelzeitvolumen, Personal	Grundlagen
Qualitäts-Check der Blutzuckerselbstkontrolle	30 Minuten, pharmazeutisches Personal	SOP Patientenberatung zur Blutzuckerselbstkontrolle, geltende Hygiene- u. Arbeitsschutzbestimmungen
Beratung zur Blutdruckselbstkontrolle	20 Minuten, pharmazeutisches Personal	SOP Patientenberatung bei der Blutdruckselbstkontrolle, SOP Blutdruckmessung in der Apotheke
Risikoermittlung mittels FINDRISK	20 Minuten, pharmazeutisches Personal	Fragebogen FINDRISK

SOP Standardarbeitsanweisung für die Apotheke, **RKI** Robert Koch-Institut, **STIKO** Ständige Impfkommission

Wichtiges in Kürze

① Präventionsaspekte gehören in den meisten Indikationsgebieten zu einer umfassenden Beratung in der Apotheke.

② Diabetes mellitus ist weltweit eine der größten Herausforderungen für das Gesundheitswesen. Wesentliche Bausteine der Diabetesprävention sind die Aufklärung, die Früherkennung durch Screening und die langfristige Unterstützung gefährdeter Personen.

③ Herz-Kreislauf-Erkrankungen, z. B. Herzinfarkt oder Schlaganfall sind in den westlichen Industrieländern etwa für die Hälfte aller Todesfälle verantwortlich. Der wichtigste Risikofaktor für den Herzinfarkt sind Fettstoffwechselstörungen, die zu Atherosklerose führen. Präventionsmaßnahmen zielen in erster Linie auf den Bluthochdruck und das Rauchen ab. Weitere beeinflussbare Risikofaktoren sind extremes Übergewicht, erhöhte Harnsäure- und/oder Blutzuckerwerte.

④ Es herrscht keine generelle Impfpflicht, sondern liegt in der Verantwortung jedes Einzelnen, sich und seine Kinder impfen zu lassen. Einzige Ausnahme: das zum 01.03.2020 bundesweit eingeführte Masernschutzgesetz mit Regeln zum Schutz vor Masern in Gemeinschaftseinrichtungen und -unterkünften sowie in medizinischen Einrichtungen. Bei einer hohen Durchimpfungsrate hat die jeweilige Krankheit weniger Möglichkeiten sich zu verbreiten und wird schließlich ausgerottet. So werden auch Personen vor einer Erkrankung geschützt, die nicht geimpft werden können, z. B. immungeschwächte Menschen.

⑤ Für viele Präventionsaktivitäten wie auch in der Diabetes- und Herzinfarktprävention sind Screeningverfahren als Grundlage der jeweiligen Strategien heranzuziehen. Apotheken sollten bei Blutuntersuchungen in jedem Fall die Leitlinien der Bundesapothekerkammer (BAK) beachten, um den Vorgaben des § 9 MPBetreibV zu entsprechen.

⑥ Mit dem von der ABDA herausgegebenen Leistungskatalog der Beratungs- und Serviceangebote in Apotheken (LeiKa) steht den Apotheken ein Manual zur qualitätsgesicherten und übersichtlich strukturierten Umsetzung von Präventionsleistungen zur Verfügung. Neben den arzneimittelbezogenen werden zahlreiche weitere Dienstleistungen, wie die gezielte Bestimmung physiologischer Parameter und anderer Messwerte beschrieben. Zu diesen Screeningverfahren gehören insbesondere Blutdruck-, Blutzucker- und Blutfettmessungen in der Apotheke.

Weiterführende Literatur

ABDA – Bundesvereinigung Deutscher Apothekerverbände. www.abda.de → Für Apotheker → Qualitätssicherung → Leitlinien → Leitlinien und Arbeitshilfen → Blutuntersuchungen → Kommentar zur Leitlinie: Physiologisch-chemische Untersuchungen – Durchführung der Blutuntersuchungen (Zugriff 06.11.2020)

ABDA – Bundesvereinigung Deutscher Apothekerverbände. www.abda.de → Für Apotheker → ABDA-Datenpanel und → LeiKa (Mitgliederbereich)

Bundesministerium für Gesundheit. www.bmg.bund.de → Themen → Prävention → Impfungen (Zugriff 06.11.2020)

Dörje F, Gnadt M, Leuner K et al. Bestands- und Bedarfsanalyse. Präventionsangebote von Apotheken. Pharm Ztg, 158 (17): 86–90, 2013

Impfen – Geimpft? Geschützt! www.wipig.de/materialien/projekte-downloads/item/impfen (Zugriff 06.11.2020)

Schmiedel K, Mayr A, Fießler C et al. Effects of the lifestyle intervention program GLICEMIA in persons at risk for type 2 diabetes: a cluster-randomized controlled trial. Diabetes Care, 38 (5): 937–939, 2015

Schmiedel K, Mayr A, Fießler C et al. FINDRISK im Praxistest. Eine Interventionsstudie zur Diabetesprävention. Diabetologe, 11 (7): 579–586, 2015

Wissenschaftliches Institut für Prävention im Gesundheitswesen. www.wipig.de → Suche (Mitgliederbereich)

Wissenschaftliches Institut für Prävention im Gesundheitswesen. www.wipig.de → Über uns → Wissenschaft → Wissenschaftliche Projekte → Bestands- und Bedarfsanalyse der Präventionsaktivitäten von Apotheken (Zugriff 06.11.2020)

Wissenschaftliches Institut für Prävention im Gesundheitswesen. www.wipig.de → Über uns → Wissenschaft → Wissenschaftliche Projekte → GLICEMIA/GLICEMIA 2.0/Herzensangelegenheit 50+ (Zugriff 06.11.2020)

Viele Textpassagen dieses Kapitels wurden bereits existierenden Materialien des Wissenschaftlichen Instituts für Prävention im Gesundheitswesen (WIPIG) entnommen. Einen sehr großen Anteil daran, insbesondere zu den Themen Diabetesprävention und Prävention von Herz-Kreislauf-Erkrankungen, haben unsere ehemaligen wissenschaftlichen Mitarbeiterinnen Dr. Karin Schmiedel und Dr. Silvia Grote erarbeitet, denen daher an dieser Stelle sehr herzlich für ihre Arbeit gedankt werden soll!

Tipps für PhiPs

Sie sollten sich während Ihres Praktikums auch mit Präventionsangeboten der öffentlichen Apotheke auseinandersetzen. Machen Sie sich insbesondere mit den angebotenen Screening-Verfahren Ihrer Praktikumsapotheke vertraut.
→ Arbeitsbogen Nr. 21 „Bestimmung physiologischer Parameter – Blutuntersuchungen"
→ Arbeitsbogen Nr. 22 „Bestimmung physiologischer Parameter – Blutdruckmessung"
→ Arbeitsbogen Nr. 23 „Bestimmung physiologischer Parameter – Bestimmung der Körperfettverteilung"

Tipps für Weiterzubildende

Sie können im Rahmen Ihrer Weiterbildung ein Präventionsprojekt ausarbeiten und in der Apotheke umsetzen. Die Konzeption, Durchführung und Evaluation des Präventionsprojekts kann dann als Projektarbeit zusammengestellt werden. Mögliche Themen werden Ihnen in diesem Kapitel vorgestellt. Wer sich im Bereich Prävention verstärkt engagieren möchte, kann sich mit der 80-stündigen Bereichsweiterbildung „Prävention und Gesundheitsförderung" für eine fachlich fundierte Dienstleistungserbringung zusätzlich qualifizieren.

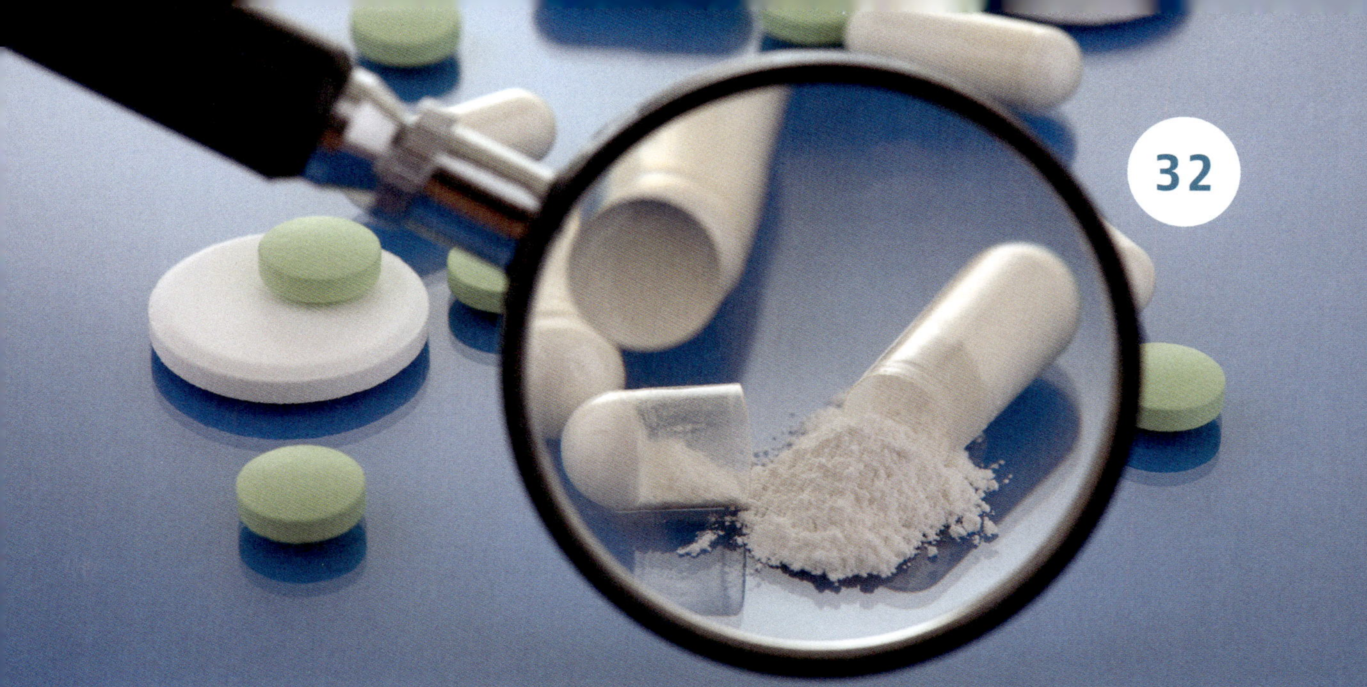

Bewertung klinischer Studien, evidenzbasierte Pharmazie

Dr. Birgit Schindler

Wie können Apotheker als unabhängige pharmazeutische Berater Patienten verlässliche Informationen zu Nutzen und Schaden von Arzneimitteln geben? Evidenzbasierung ist eine Navigationshilfe durch die täglich generierte Informationsfülle, gerade in Zeiten um sich greifender Fake News. Das folgende Kapitel bietet eine Einführung in die evidenzbasierte Pharmazie.

Tab. 32.1 Evidenzstufen. Deutsches Netzwerk Evidenzbasierte Medizin e.V. www.ebm-netzwerk.de/de/service-ressourcen/ebm-basics

1	Systematische Übersichtsarbeit von randomisiert kontrollierten Studien
2	Randomisierte kontrollierte Studie oder Beobachtungsstudie mit dramatischem Effekt
3	Nicht randomisierte kontrollierte Kohortenstudie
4	Fallserien, Fall-Kontroll-Studien oder historisch kontrollierte Studien
5	Pathophysiologisch-mechanistische Argumente, Expertenmeinung

32.1 Grundlagen

32.1.1 Was bedeutet evidenzbasiert?

Die Bedeutung des deutschen Begriffs Evidenz ist Deutlichkeit, Offensichtlichkeit. Etwas, das evident ist, leuchtet also unmittelbar ein und bedarf keines weiteren Beweises. Das englische Wort *evidence* hat dagegen die Bedeutung Nachweis, Beleg, Beweis – also irgendwie das Gegenteil von evident. Ungeachtet dieses linguistischen Widerspruchs hat sich im deutschen Sprachgebrauch der Begriff evidenzbasiert durchgesetzt, und nicht wie sprachlich korrekter beweisgestützte oder wissensbasierte Medizin.

Eigentlicher Urheber der aktuellen internationalen Bemühungen um eine evidenzbasierte Medizin ist der britische Epidemiologie Archie Cochrane. Nach ihm ist das internationale Netzwerk zur Aufbereitung von Informationen zu therapeutischen Fragen, die Cochrane Collaboration, benannt.

① In der pharmazeutischen Beratung müssen Fragen nach Nutzen und Schaden einer Therapie beantwortet werden. Das Anliegen einer evidenzbasierten Pharmazie ist es, Beratungsentscheidungen eine wissenschaftliche Grundlage zu geben.

32.1.2 No evidence or evidence of no effect?

Manchmal gibt es gar keine Studien zu einer bestimmten Fragestellung oder die Qualität der vorhandenen ist so schlecht, dass man sich auf deren Aussagen nicht verlassen kann. Das heißt nicht automatisch, dass auch die Wirksamkeit oder der Nutzen fehlt, aber es fehlt ein Beleg, der uns davon überzeugen könnte.

32.1.3 Nur die halbe Wahrheit: Verzerrung durch Nichtpublizieren

Vermutet wird, dass weltweit die Hälfte aller Studien gar nicht oder nur teilweise publiziert wird, oft, weil die Ergebnisse nicht in die gewünschte Richtung gehen. Diese selektive Publikationspraxis, bei der Studien mit positiven Ergebnissen eher zur Publikation gebracht werden als Studien mit „negativen“ oder nichtsignifikanten Resultaten, erzeugt ein verzerrtes Bild der Wirklichkeit. Dabei ist der Informationswert eines „negativen“ Resultats für die Patienten ebenso wichtig wie ein „positives“.

32.2 Qualitätsbewertung klinischer Studien

Qualitativ hochwertige randomisierte kontrollierte Studien (RCT) mit geringem Risiko für systematische Fehler (Bias) haben neben hochwertigen systematischen Übersichtsarbeiten (Reviews) den höchsten Evidenzgrad, das heißt, sie liefern die höchste Sicherheit bezüglich der dargestellten Zusammenhänge (Tab. 32.1).

32.2.1 Die Königin der Studien

③ Randomisierte kontrollierte Studien (RCT) stellen die zuverlässigste Versuchsanordnung dar, um den Effekt von zwei Therapien miteinander zu vergleichen. Die Patienten werden hierbei mit einem allein vom Zufall abhängigen Verfahren durch Verwendung von Zufallszahlen oder Computeralgorithmen auf verschiedene Behandlungsgruppen verteilt (**Randomisierung**). Die Behandlungszuteilung muss zudem allen an der Behandlung beteiligten Personen über den gesamten Studienzeitraum verborgen bleiben (*concealment of allocation*). Dadurch soll sichergestellt werden, dass alle

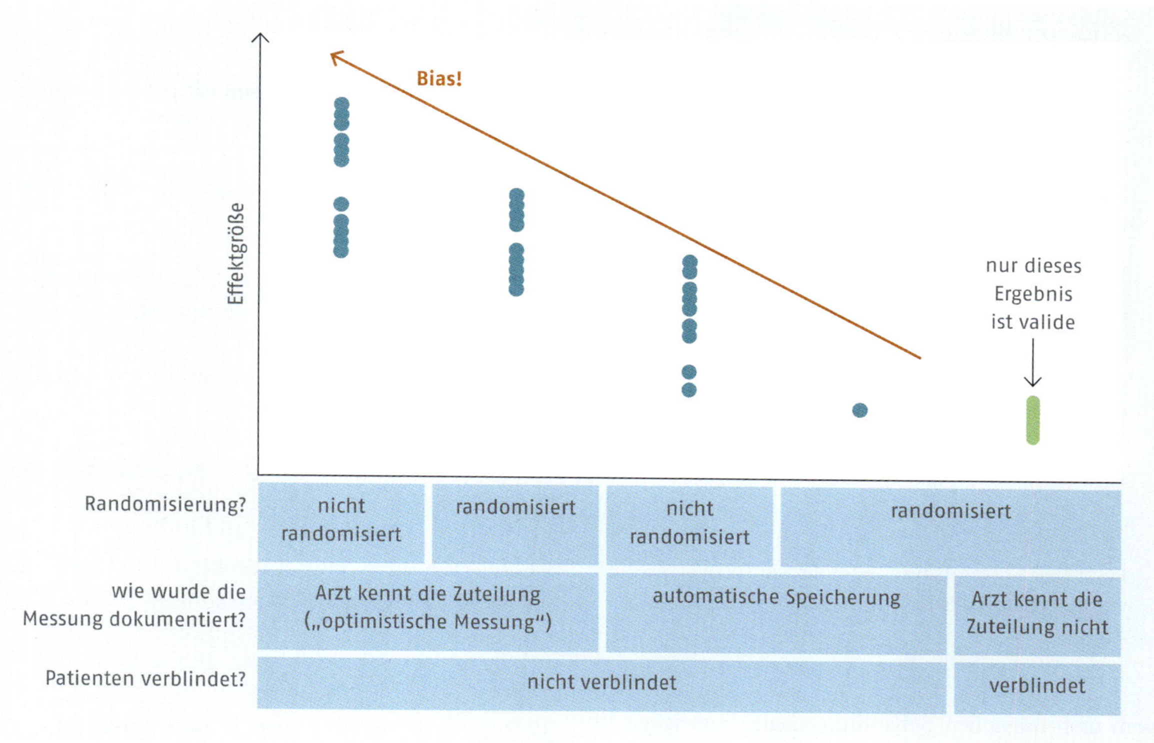

Abb. 32.1 Je höher die Qualität des Studiendesigns, desto geringer der gemessene Behandlungseffekt

Störgrößen (*confounder*) in den Behandlungsgruppen gleich verteilt sind. Nur bei Strukturgleichheit der Behandlungsgruppen kann später ein beobachteter Unterschied tatsächlich auf den Einfluss der Behandlung zurückgeführt werden.

Als kontrolliert gilt eine Studie, wenn die Ergebnisse der Gruppe, an der eine neue Therapie erprobt wird (Interventionsgruppe), mit denen einer Kontrollgruppe (meist Placebo oder Standardtherapie) verglichen werden.

Auch die **Verblindung** aller Beteiligten trägt zur Vermeidung von systematischen Fehlern bei. Eine Studie ohne Verblindung wird als „offene Studie" bezeichnet.

Eine gute Übersicht zu allen Aspekten einer evidenzbasierten Pharmazie gibt die Linksammlung „Pharmaziebibliothek", die vom Fachbereich Evidenzbasierte Pharmazie des Deutschen Netzwerks Evidenzbasierte Medizin e. V. zusammengestellt und jährlich aktualisiert wird.

Verweis auf Online

Pharmaziebibliothek des Fachbereich Evidenzbasierte Pharmazie des Deutschen Netzwerks Evidenzbasierte Medizin e. V.

32.2.2 Umgang mit Studienabbrechern

Bei der statistischen Auswertung einer randomisierten kontrollierten Studie ist wichtig, dass alle teilnehmenden Patienten in die Auswertung einbezogen werden. Denn nur so kann die Strukturgleichheit der Behandlungsgruppen, die durch die Randomisierung erreicht wurde, aufrechterhalten werden. Auch bei guter Studienplanung und sorgfältiger Betreuung wird es Patienten geben, die nicht zu vorgesehenen Untersuchungen erscheinen oder die Studie abbrechen. Das primäre Auswertungskollektiv ist das sogenannte **Intention-to-treat**(ITT)-Kollektiv, bei dem alle Patienten in der Behandlungsgruppe ausgewertet werden, der sie randomisiert zugeteilt wurden. Bei diesem Kollektiv fließen auch Daten von Patienten in die Auswertung ein, die die Studienbehandlung nicht wie vorgesehen erhielten oder die Studie vorzeitig beendeten. Die ITT-Analyse ist ein konservativer Ansatz, der den Effekt der Behandlung eher unterschätzt. Allerdings halten sich in der Praxis auch nicht alle Patienten an die Therapievorschrift, sodass die ITT-Analyse zum Teil auch die Alltagsbedingungen abbildet.

Eine andere Analysestrategie ist die Auswertung basierend auf dem **Per-protocol**(PP)-Kollektiv. Dabei werden Patienten ausgeschlossen, deren Behandlung

Tab. 32.2 Fehlinterpretationen bei Surrogatendpunkten

Surrogatendpunkt	Ergebnis bei Überprüfung anhand patientenrelevanter Endpunkte
Blutzuckerzielwerte bei Typ-2-Diabetes werden durch intensivierte Blutzuckersenkung häufiger erreicht	Intensivierte Blutzuckersenkung erhöht bei Typ-2-Diabetes die Mortalität
Hochdosierte Fluoride zum Einnehmen erhöhen die Knochendichte deutlich	Hochdosierte Fluoride verändern die Knochenstruktur (Glasknochen) und führen zu vermehrten Frakturen
Flecainid kann bei bekannten Arrhythmien den Sinusrhythmus wieder herstellen	Flecainid führte bei älteren Menschen nach Herzinfarkt häufiger zum Tod
Rosiglitazon senkt den Blutzuckerspiegel	In randomisierten Studien erhöht Rosiglitazon das Risiko für kardiovaskuläre Ereignisse
Retardierte Nicotinsäure senkt die Blutfettwerte und verringert die Dicke der Intima media in der Aorta carotis	Retardierte Nicotinsäure hat keinen relevanten Einfluss auf die Rate kardiovaskulärer Ereignisse

vom ursprünglichen Behandlungsplan abgewichen ist. Da mit dem Ausschluss von Patienten aus der Analyse die durch die verdeckte Randomisierung erzielte Strukturgleichheit der Gruppen verloren gehen kann, ist die PP-Analyse anfällig für Fehlinterpretationen. Zudem steht ein Studienabbruch häufig in Zusammenhang mit der Therapie (z.B. ausbleibende Linderung oder unerträgliche Nebenwirkungen) und die ausscheidenden Patienten sind in der Regel nicht gleichmäßig auf Interventions- und Kontrollgruppe verteilt. Dadurch besteht die Gefahr, dass das Ergebnis der Studie bei einer PP-Analyse systematisch verzerrt wird, meist zugunsten der Interventionsgruppe.

Die Autoren eines RCT sollten angeben, wie sie mit den fehlenden Daten der Studienabbrecher in der Auswertung umgegangen sind. Dafür sind verschiedene statistische Herangehensweisen gebräuchlich. Bei der „**last observation carried forward**"-Methode wird der letzte beobachtete Wert eingesetzt. Dadurch kann allerdings die Wirksamkeit des Mittels in der Interventionsgruppe überschätzt werden, wenn Patienten mit gutem Ansprechen wegen starker Nebenwirkungen die Studie (und damit die Therapie) abbrechen. Deshalb ist es häufig sinnvoll, die Wirksamkeit der Therapie auf der Basis von **Best-Case**- und **Worst-Case**-Szenarien abschätzen.

Cave

Bei einer hohen Zahl von Studienabbrechern werden Abschätzungen generell unzuverlässig.

32.2.3 Endpunkte von Interventionsstudien

In der pharmazeutischen Beratung interessieren in erster Linie medikamentöse, aber auch nichtmedikamentöse Maßnahmen (z.B. Verzicht auf Kochsalz bei hohem Blutdruck) und solche, die prophylaktisch angewendet werden (z.B. Vitamin C zur Prophylaxe von Erkältungskrankheiten).

In der klinischen Forschung werden sehr unterschiedliche Ergebnisparameter als Endpunkte von Studien gemessen. Es sollte immer klar sein, welcher Endpunkt der primäre Endpunkt ist. Im Idealfall ist das diejenige Zielgröße, die für die Patienten am relevantesten ist. Während die sogenannten harten Ergebnisparameter wie Mortalität (Sterberate), Morbidität (Symptomatik, Herzinfarkte, Schlaganfälle, Knochenbrüche, Krankenhauseinweisungen) und Lebensqualität als patientenrelevante Endpunkte in ihrer Bedeutung für die Betroffenen klar sind, ist dies bei den weitaus häufiger gemessenen Surrogatendpunkten umstritten. Surrogatendpunkte fungieren als Stellvertreter der wichtigen harten Endpunkte und werden gerne als Studienendpunkte gewählt, weil sie einfacher, schneller und damit kostengünstiger zu generieren sind. Typische Surrogatendpunkte sind Laborparameter wie Blutdruck, Cholesterol, HbA_{1c}, Knochendichte, mit bildgebenden Verfahren sichtbar gemachte Krankheitsausprägungen ohne Symptomatik oder progressionsfreies Überleben in der Onkologie. Diese Endpunkte stehen nur mittelbar mit der Erkrankung in Verbindung und bergen somit die Gefahr von Fehlinterpretationen (Tab. 32.2).

Tab. 32.3 Auswahl akzeptierter Surrogatendpunkte

Erkrankung	Surrogatendpunkt
HIV	CD4-Zellzahl und HIV-Viruslast als Surrogat für verminderte Krankheitslast und Sterblichkeit
Hepatitis C	Virusfreiheit 12 bzw. 24 Wochen nach Ende der Behandlung als Ersatzkennzeichen für das verminderte Auftreten von Leberkrebs
Diabetes mellitus Typ 1	HbA_{1c} als Surrogat für mikrovaskuläre Ereignisse, nicht für makrovaskuläre Ereignisse

Surrogatendpunkte lassen sich erst dann in ihrer Bedeutung für den Patienten eindeutig interpretieren, wenn es gelungen ist, eine zuverlässige Korrelation zwischen der Ausprägung des Surrogatendpunkts und dem relevanten klinischen Endpunkt nachzuweisen (Tab. 32.3).

32.2.4 Qualitätsmerkmale eines RCT: Wo lauern Fehlerquellen?

Nur wenn in einer Interventionsstudie durch adäquate Randomisierung und verdeckte Zuteilung eine Strukturgleichheit zwischen den Behandlungsgruppen erreicht wurde, die Verblindung aller Studienbeteiligten der Garant für eine Beobachtungsgleichheit war und die Nachbeobachtung des Patientenkollektivs möglichst vollständig war, kann man von glaubwürdigen Studienergebnissen ausgehen. Um beurteilen zu können, inwieweit die Ergebnisse für die Stichprobe von Patienten, die untersucht wurden, korrekt sind (**interne Validität**), müssen Leser das Design, die Durchführung und die Ergebnisauswertung der Studie nachvollziehen können. Grundvoraussetzung für die Überprüfung der internen Validität durch den Leser ist, dass die Autoren ihre Methoden in der Veröffentlichung vollständig transparent darstellen. Systematische Fehler (*Bias*) können im Studienverlauf an verschiedenen Stellen lauern (Abb. 32.1).

Verweis auf Online
Informationen zur internen Validität

32.2.5 Ergebnisdarstellung

Bei der Ergebnisprüfung ist es wichtig zu kontrollieren, ob behauptete signifikante Effekte tatsächlich auch für den primären Endpunkt gefunden wurden. Denn nur hierfür ist die Statistik beweisend ausgelegt. Misstrauisch sollte man werden, wenn kein Unterschied beim primären Endpunkt festgestellt wurde, die Autoren sich aber in der Diskussion auf Unterschiede bei den sekundären Endpunkten konzentrieren.

Je nachdem welcher Endpunkt erhoben wurde, werden die gefundenen Effekte unterschiedlich dargestellt. Bei patientenrelevanten Endpunkten wie Mortalität oder Morbidität (z. B. Herzinfarkt, epileptischer Anfall) werden in der Regel die Ereignisraten miteinander verglichen. Solche Endpunkte, die mit einer Ja-nein-Frage geprüft werden können, sind binäre Endpunkte. Die Maßzahlen, mit denen ein binäres Studienereignis quantifiziert wird, sind relative und absolute Risikoreduktion.

Merke

- Die relative Risikoreduktion nimmt in aller Regel höhere Werte an als die absolute Risikoreduktion und führt daher eher zu einer Überbewertung des beobachteten Effekts. Eine Risikoreduktion von 50 % scheint beeindruckend – dies kann jedoch z. B. einer Risikoreduktion von 2 % auf 1 % entsprechen. Die dazugehörende absolute Risikoreduktion von 1 % erscheint dagegen weit weniger beeindruckend.
- ③ Nicht jedes statistisch signifikante Ergebnis ist automatisch ein wichtiges oder relevantes Ergebnis für den Patienten.

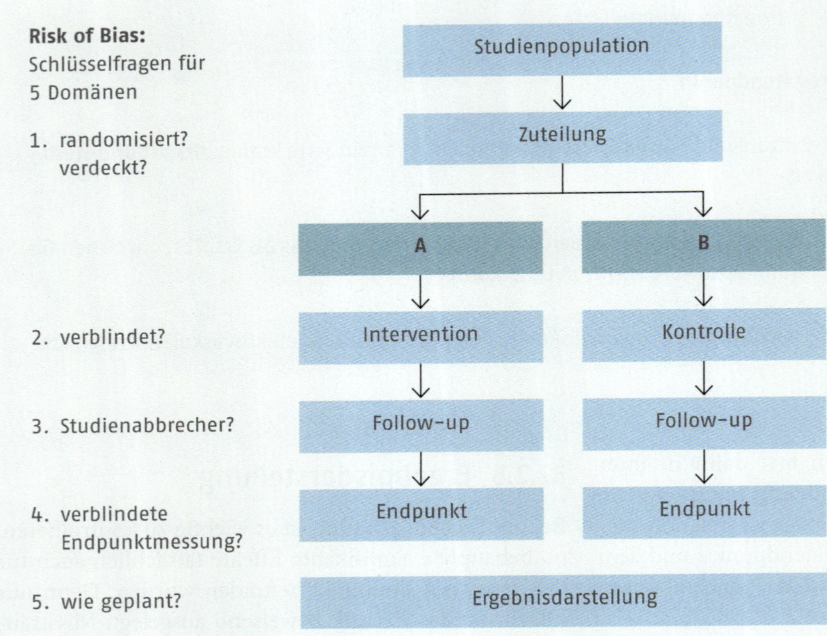

Abb. 32.2 Interne Validität: Überprüfung von Fehlerquellen

 **Definition**

p-Wert beziffert die statistische Unsicherheit eines Studienergebnisses. Je kleiner der p-Wert, desto deutlicher spricht das Ergebnis gegen die Nullhypothese „kein Unterschied zwischen den Behandlungsgruppen." Ist der p-Wert kleiner als 0,05, gilt das Ergebnis als statistisch signifikant.
Konfidenzintervall beschreibt die Unsicherheit eines Studienergebnisses anhand wahrscheinlicher Ergebniswerte. Je enger das Intervall, umso genauer kann das Ergebnis geschätzt werden.
Statistische Signifikanz liegt vor, wenn ein Studienergebnis trotz einer verbleibenden Irrtumswahrscheinlichkeit nicht mehr plausibel als zufällig erklärt werden kann. In der klinischen Forschung werden Ergebnisse als ausreichend sicher akzeptiert, wenn die verbleibende Irrtumswahrscheinlichkeit unter 5 % liegt.

32.3 Übertragbarkeit in die Praxis

32.3.1 Hätte mein Patient an der Studie teilnehmen können?

Um beurteilen zu können, ob die Ergebnisse auf den individuellen Patienten übertragbar sind oder ob sich sein Grundrisiko von dem des Studienkollektivs unterscheidet, müssen die Ein- und Ausschlusskriterien einer Studie unter die Lupe genommen werden. Oft werden Kinder, ältere Patienten oder Patienten mit chronischen (Zusatz-)Erkrankungen ausgeschlossen. Die Berichte dieser Studien sind dann nicht ohne Weiteres auf diese übertragbar.

Weitere Fragen, die vor der individuellen Empfehlung geprüft werden müssen:

- Ist der Patient in der Lage, die Therapie in der untersuchten Weise durchzuführen?
- Können die Rahmenbedingungen der Studiendurchführung auch im Alltag umgesetzt werden?
- Wie beurteilt der Patient selbst den Nutzen gegenüber dem möglichen Schaden und ggf. auch im Verhältnis zu den Kosten?

32.3.2 Fallbeispiel aus dem Apothekenalltag

Praktisch umgesetzt

Recherche: Zink bei Erkältung

Ein Außendienstmitarbeiter war in Ihrer Apotheke und wollte Sie überzeugen, das Zink-Präparat Zink-Antivir in die Sichtwahl aufzunehmen. Die Wirksamkeit sei in Studien nachgewiesen.
Ihre eigene Literaturrecherche ergibt eine aktuelle, herstellerunabhängige Studie, die im Volltext frei zugänglich ist (H. Hemilä et al., 2020). Sie beschließen, diese Studie genauer unter die Lupe zu nehmen. In Tab. 32.4 und Tab. 32.5 wird die Vorgehensweise bei der kritischen Beurteilung einer Studie (critical appraisal) anhand dieses Beispiels vorgestellt.

Verweis auf Online

Hemilä H et al., 2020: Zinc acetate lozenges for the treatment of the common cold: a randomised controlled trial

④ Mithilfe der folgenden Checkliste kann jede Studie systematisch analysiert werden, um im Rahmen der Beratung von Patienten oder Ärzten eine valide Entscheidungsgrundlage zu haben. Am Beispiel der Studie von Hemilä et al., 2020 wird das Vorgehen dargestellt.

- **PICO-Frage** (▸ Kap. 29.2): Können Zink-Lutschtabletten eine Erkältung bei Erwachsenen verkürzen?
- **Patienten:** Erwachsene, die normalerweise eine oder mehrere Erkältungen pro Wintersaison haben (städtische Angestellte in Helsinki).
- **Verum:** Zink-Lutschtabletten (13 mg Zinkacetat), bei den ersten Symptomen, 6 Tabletten pro Tag.
- **Kontrolle:** Placebo-Lutschtabletten, bei den ersten Symptomen, 6 Tabletten pro Tag.
- **Zielgröße:** Genesung (Selbsteinschätzung der Patienten).

Tab. 32.4 Beurteilung der internen Validität einer Studie (Beispiel)

Parameter	Kommentar für vorliegende Studie
Strukturgleichheit	
Wurden die Patienten den Behandlungsgruppen rein zufällig zugeteilt (Randomisierung)?	Ja, eine ansonsten nicht an der Studiendurchführung beteiligte Person erzeugte den Randomisierungscode
Wurde die Behandlungsfolge über den gesamten Studienzeitraum geheim gehalten (concealment of allocation)?	Ja, die Medikation wurde verschlüsselt an die Studienteilnehmer verschickt, die Trennung zwischen Zuteilung und Behandlung war gewährleistet
Hat die Randomisierung nachprüfbar funktioniert? Wurde hierfür eine Tabelle (table one) präsentiert, um die Vergleichbarkeit der Charakteristika zu Studienbeginn zu überprüfen?	In der Tabelle 1 sind 10 Charakteristika der 87 Patienten, die in die Auswertung eingingen, dargestellt. Es fehlen Angaben zum Raucherstatus. In der Placebogruppe hatten mehr als doppelt so viele Teilnehmer in den letzten 5 Jahren eine Sinusitis. Auch bei anderen Merkmalen fallen gewisse Unterschiede zwischen den Gruppen auf.
Auswertungsgleichheit	
War die Messung des primären Endpunkts objektiv?	Nein, subjektiver primärer Endpunkt: Patienten dokumentierten täglich die Schwere von 12 Erkältungssymptomen auf einer vierstufigen Skala von 0–3 und bestimmten selbst den Zeitpunkt ihrer Genesung
Waren Patienten, Studienärzte und Auswerter gegenüber der Behandlungsart verblindet?	Ja, die Studie wurde doppelblind durchgeführt, die Verblindung der Patienten und der Auswerter wird beschrieben. Studienärzte waren nicht involviert.

Tab. 32.4 Beurteilung der internen Validität einer Studie (Beispiel, Fortsetzung)

Parameter	Kommentar für vorliegende Studie
Wurde die Verblindung überprüft?	Die Placebo-Lutschtablette enthielt statt Zinkacetat das ebenfalls leicht bitter schmeckende Sucroseacetat und war ansonsten identisch. Die Verblindung wurde am ersten Tag überprüft. 65 % konnten ihre Gruppenzugehörigkeit nicht korrekt einschätzen, sodass die Verblindung – zumindest zu diesem Zeitpunkt – trotz des schlechten Geschmacks von Zink funktioniert zu haben scheint.
Behandlungsgleichheit	
Wurden die Patienten – abgesehen von der zufällig zugeteilten Studienmedikation – in den jeweiligen Behandlungsgruppen ähnlich behandelt?	Ja. Die Studienteilnehmer durften ihre übliche Dauermedikation sowie freiverkäufliche Arzneimittel ohne Einschränkung anwenden.
Angaben zur Begleittherapie?	Nein, es wurde keine Dokumentation zur Anwendung anderer Medikamente gefordert
Vollständige Nachbeobachtung	
Finden sich alle Patienten, die in die Studie aufgenommen wurden, in der Analyse wieder?	Von den 253 Patienten, die vor der Erkältungssaison randomisiert wurden, berichten 88 im Studienzeitraum (01.12.2017 bis 30.04.2018) von einer Erkältung und 87 machten Angaben zum primären Endpunkt (42 in der Placebo-Gruppe und 45 in der Zink-Gruppe). Das sind weniger als ein Drittel der ursprünglich randomisierten Patienten. Es fehlen Angaben dazu, wie viele der zum Zeitpunkt der Randomisierung gesunden Patienten vorzeitig ausschieden. Da nur Patienten eingeschlossen wurden, die in der Vergangenheit mindestens eine Erkältung pro Wintersaison hatten (die Mehrheit gab sogar an, normalerweise 2 oder mehr zu haben), aber im Studienzeitraum lediglich 88 (von 253) eine Erkältung berichten, lässt dies auf eine erhebliche Drop-out-Rate schließen.
Wie viele Patienten beendeten die Studie vorzeitig und aus welchem Grund? Waren die Anzahl der ausgeschiedenen Patienten und die Gründe für das Ausscheiden zwischen den Behandlungsgruppen vergleichbar?	Es findet sich lediglich eine Angabe dazu, wie viele Patienten nach Beginn der Erkältung die Studie abbrachen: Eine Patientin der Zink-Gruppe brach die Studie am ersten Tag wegen starker Unverträglichkeitsreaktionen ab.
Wurden alle Patienten in den ihnen zugewiesenen Behandlungsgruppen analysiert?	Die Patientenzahlen unter der Kaplan-Meier-Kurve lassen darauf schließen, dass die vorgesehene ITT-Analysemethode eingehalten wurde.
Statistische Planung der Studie	
War die Teilnehmerzahl für die statistische Beweisführung ausreichend (Beschreibung der Fallzahlplanung)?	Eine nachvollziehbare Fallzahlplanung wird angegeben. Das Nichtauftreten einer Erkältung im Studienzeitraum soll dabei berücksichtigte worden sein, ebenso eine gewisse Drop-out Rate, deren vermutete Größenordnung jedoch nicht spezifiziert wird.

Nach Bearbeitung der Checkliste fällt auf, dass bei mehr als einem Drittel der randomisierten Studienteilnehmer entweder keine Erkältung im Studienzeitraum auftrat oder die Teilnehmer aus nicht genannten Gründen verloren gingen (drop-out). Einerseits konnte durch die Randomisierung gesunder Personen, die bereits im Voraus mit der Studienmedikation versorgt wurden, eine möglichst kurze Zeitspanne (im Median lediglich vier Stunden) zwischen Symptom- und Medikationsbeginn erreicht werden. Andererseits ist durch die hohe Drop-out-Rate die durch die Randomisierung erzeugte Strukturgleichheit gefährdet. Ein Hinweis, dass dies tatsächlich der Fall sein könnte, findet sich in der Tabelle der Baseline-Charakteristika. Hier fallen gewisse Unterschiede zwischen den Behandlungsgruppen auf: Personen der Placebogruppe scheinen etwas „anfälliger" zu sein, u. a. hatten sie häufiger Sinusitis oder eine Bronchitis in der Vergangenheit und ihre durchgemachten Erkältungen dauerten länger. Dies könnte dazu führen, dass die Ergebnisse zugunsten der Zink-Gruppe verzerrt werden. Bei der Ergebnisinterpretation sollte man daher die etwas schlechtere Ausgangssituation der Placebo-Patienten im Hinterkopf haben. Ansonsten ist die interne Validität recht gut, d. h. die Studie scheint glaubwürdige Ergebnisse liefern zu können.

Bevor man sich mit der Ergebnisdarstellung befasst, lohnt es sich zu überlegen, welches Therapieziel man selbst mit der Einnahme von Zink erreichen wollte. Eine Erkältung umfasst verschiedene Symptome – eine laufende Nase, Halsschmerzen, Husten, Kopf- und Gliederschmerzen, die bei den Betroffenen in sehr unterschiedlichen Ausprägungen auftreten können. Bei der Betrachtung einzelner Symptome wären daher direkte Vergleiche mit verfügbaren Arzneimitteln wie beispielsweise peripher wirkenden Schmerzmitteln und gefäßverengenden Nasentropfen wünschenswert. Die vorliegende Studie war aber placebokontrolliert und Zink soll antiviral und immunstimulierend wirken. Wenn die Einnahme von Zink die Erkältungsdauer reduzieren könnte, wäre das ein echter Gewinn.

Eine Übersicht zur Beurteilung der Größe und Wichtigkeit der Studienergebnisse finden Sie in ◘ Tab. 32.5.

In der vorliegenden Studie verkürzte die Behandlung mit Zink-Lutschtabletten die Erkältungszeit nicht. Numerisch war die Erkältungsdauer in der Zink-Gruppe sogar länger, allerdings war dieser Unterschied statistisch nicht signifikant. Die Placebo-Patienten waren gemäß Baseline-Charakteristika sogar etwas anfälliger für längere bzw. schwerer verlaufende Erkältungen, sodass hier keine Verzerrung zugunsten der Zink-Patienten vorlag (sondern im Gegenteil: Patienten der Zink-Gruppe waren hinsichtlich ihrer Baseline-Charakteristika durchschnittlich „gesünder"). Die Autoren fanden in einer nachträglich durchgeführten Analyse Hinweise, dass die unangenehmen Auswirkungen der Zink-Lutschtabletten im Mund-Rachenbereich (schlechter Geschmack, trockener Mund, Irritationen der Mundschleimhaut) das Ergebnis beeinflusst haben könnten.

Die gefundenen Ergebnisse lassen Sie an der Aussage des Firmenmitarbeiters „die Wirksamkeit von Zink bei Erkältungen sei in Studien bewiesen" zweifeln. Wie verhält es sich jedoch mit anderen Zink-Formulierungen und Dosierungen?

Im Schnitt wurden in der vorliegenden Studie rund 5 Lutschtabletten pro Tag angewendet. Die untersuchten Tabletten, die in Finnland als Medizinprodukt erhältlich sind, lösen sich vergleichsweise schnell auf (innerhalb von 8 Minuten). Die Patienten in der Verum-Gruppe nahmen pro Tag rund 65 mg Zink zu sich. In vorangegangenen Studien war die Auflösungszeit erheblich länger (15–30 Minuten) und die Gesamt-Zink-Dosis pro Tag höher.

Für Zink-Lutschtabletten mit deutlich anderen Tagesdosen sind die Ergebnisse dieser Studie daher nicht anwendbar.

⑤ Für eine definitive Empfehlung reicht eine Einzelstudie häufig nicht aus. Eine wertvolle Hilfe wäre ein methodisch hochwertiges, aktuelles systematisches Review, das alle bisher zu dieser Fragestellung durchgeführten Studien zusammenfasst. Für unser Fallbeispiel liegt ein Cochrane Review aus dem Jahr 2015 vor, das einen Überblick über die vorhandenen randomisiert kontrollierten Studien zum Einsatz von Zink bei Erkältungen liefert (Singh und Das, 2015). Es besitzt allerdings derzeit innerhalb der Cochrane Library den Status „withdrawn". Die Überarbeitung wurde wohl vor allem durch Kritik verschiedener Kommentatoren an der Ergebnisdarstellung und -interpretation in Gang gesetzt. Die Autoren waren beim Einschluss von Studien sehr großzügig, sodass die Datenbasis der Metaanalyse einen Qualitätsmangel aufweist.

Merke

Bei einer Metaanalyse, die Teil eines systematischen Reviews sein kann, handelt es sich um eine statistische Methode zur quantitativen Zusammenfassung („Poolen") der individuellen Ergebnisse von Studien.

Die Beweisstärke der gefundenen Studien ist insgesamt für die Behandlung schwach, für die Prophylaxe sehr schwach. Mit Zink-Lutschtabletten in hoher Dosierung (≥ 75 mg pro Tag) lassen sich noch die besten therapeutischen Ergebnisse erzielen. Eine Erkältung könnte sich dann um durchschnittlich einen Tag verkürzen lassen.

Tab. 32.5 Beurteilung der Größe und Wichtigkeit der Studienergebnisse

Parameter	Kommentar für vorliegende Studie
Definition des Patientenkollektivs	
Auf welche Patienten ist das Ergebnis übertragbar? (Aus- und Einschlusskriterien)	Eingeschlossen wurden gesunde Angestellte über 18 Jahre, die normalerweise eine oder mehrere Erkältungen pro Winter haben. 90 % waren Frauen und 74 % hatten regelmäßig Kontakt mit Kindern. Ausgeschlossen wurden Schwangere, Stillende sowie Menschen mit chronischem Schnupfen oder Husten. Die Patienten begannen mit der Anwendung im Median bereits vier Stunden nach Beginn der Erkältungssymptome.
Relevanz der Zielgrößen	
Wie lauten die Zielgrößen	
Primäre Zielgröße	Zeit bis zur Genesung (subjektive Beurteilung durch die Patienten)
Sekundäre Zielgröße	Keine
Größe und Genauigkeit des Behandlungseffekts	
Wie groß ist der Behandlungseffekt?	
Primäre Zielgröße	Mediane Dauer der Erkältungssymptome: Placebo-Gruppe: 5 Tage, Zink-Gruppe: 7 Tage. Nach 5 Tagen fühlen sich in der Placebo-Gruppe noch 64 % erkältet (nach 10 Tagen: 19 %), in der Zink-Gruppe sind es 69 % (nach 10 Tagen: 27 %).
Wie präzise ist der Behandlungseffekt geschätzt?	
Primäre Zielgröße	Der Unterschied zwischen den Gruppen war über den berechneten Beobachtungszeitraum von 10 Tagen nicht signifikant ($p < 0{,}0001$).
Waren Subgruppenanalysen geplant?	Neben der Hauptanalyse (n = 87), wurde eine nicht im Voraus geplante Subgruppenanalyse durchgeführt: Teilnehmer mit und ohne unerwünschte Wirkungen (im Wesentlichen schlechter Geschmack). Das Ergebnis dieser Analyse deutet darauf hin, dass die durch Zink verursachte Störung des Geschmacks für die in der Zink-Gruppe numerisch längere Zeit bis zur Genesung verantwortlich sein könnte.

Goldstandard für konzentrierte Evidenz: Cochrane Reviews

Die Erarbeitung hochwertiger systematischer Reviews (Übersichtsarbeiten) zur Bewertung von Therapien mit einer reproduzierbaren und transparenten Methodik hat sich die Cochrane Collaboration, eine gemeinnützige internationale Organisation von unabhängigen Wissenschaftlern, Ärzten und anderen Gesundheitsberufen, zum Ziel gemacht. Die von ihr gesetzten Standards sind heute allgemein anerkannt. In der Cochrane Collaboration engagieren sich in über 130 Ländern mehr als 79000 Menschen, zumeist ehrenamtlich und interdisziplinär. Durch diese Arbeit sollen die Ergebnisse klinischer Studien einfacher zugänglich gemacht und evidenzbasierte Entscheidungen für alle im Gesundheitswesen Tätigen ermöglicht werden. Jede dieser Übersichtsarbeiten geht von einer präzise formulierten Fragestellung aus, z. B.: Können Probiotika eine Clostridium-difficile-assoziierte Diarrhö verhindern? Oder: Helfen Antibiotika bei einer Halsentzündung? In der Cochrane Library (www.cochranelibrary.com) sind die Abstracts und Zusammenfassungen von Cochrane Reviews allgemein und kostenfrei zugänglich. Der allgemeine Online-Zugriff auf die Volltexte ist in Deutschland – im Unterschied zu einigen anderen europäischen Ländern – derzeit leider nicht möglich.

Trotz des guten Rufs der Cochrane Reviews sollte man als Leser aber auch bei diesen genau hinschauen und nicht blind dem Abstract oder dem Plain Language Summary vertrauen. Denn Subjektivität bei der Ergebnisinterpretation lässt sich auch bei einem systematisch geplanten Review nicht ganz ausschließen. Gerade am Beispiel Zink bei Erkältungen machte ein Cochrane Review Furore, dessen allzu positive Schlussfolgerungen inzwischen revidiert wurden (Singh und Das, 2015).

Was bedeutet das Logo der Cochrane Collaboration?

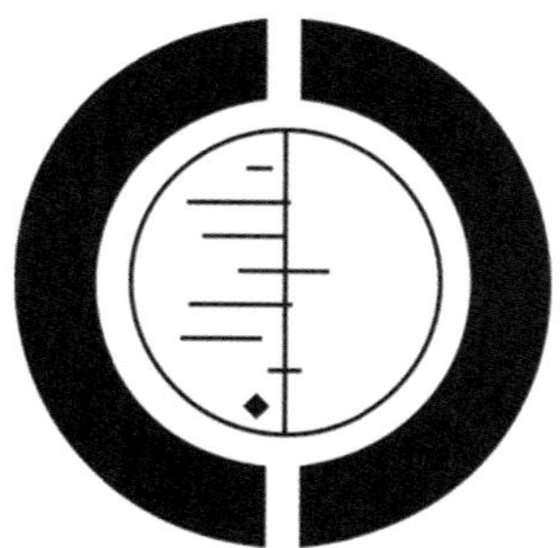

Umrahmt von zwei „C"s für Cochrane Collaboration ist der Forest Plot eines der ersten Cochrane Reviews abgebildet (Glucocorticoide bei vorzeitiger Wehentätigkeit). Obwohl bereits seit Anfang der 1970er Jahre Daten aus klinischen Studien vorlagen, die zeigten, dass Glucocorticoide das Überleben von Frühgeborenen verbessern, war das lange nicht ausreichend bekannt. Erst 1989 konnte schließlich eine systematische Übersicht das Ergebnis überzeugend darlegen.

Verweis auf Online

Video: Erläuterung des Cochrane-Logos

Wichtiges in Kürze

① Eine evidenzbasierte pharmazeutische Beratung beinhaltet sowohl die Nutzung der besten verfügbaren Evidenz, das Einbringen der pharmazeutischen Erfahrung und unbedingt auch die Berücksichtigung der Präferenzen des Patienten.

② Randomisierte kontrollierte Studien (RCT) stellen die zuverlässigste Versuchsanordnung dar, um den Effekt von zwei Therapien (z. B. Verum versus Placebo) miteinander zu vergleichen. Nur wenn durch adäquate Randomisierung und verdeckte Zuteilung eine Strukturgleichheit zwischen den Behandlungsgruppen erreicht wurde, die Verblindung aller Studienbeteiligten der Garant für eine Beobachtungsgleichheit war und die Nachbeobachtung des Patientenkollektivs möglichst vollständig war, kann man von glaubwürdigen Studienergebnissen ausgehen.

③ Nicht alle Zielgrößen, die in Studien untersucht werden, oder Unterschiede, die zwischen Behandlungsgruppen gefunden werden, sind wichtig für die Therapieentscheidung eines Patienten. Und nicht jedes statistisch signifikante Ergebnis ist automatisch ein wichtiges oder relevantes Ergebnis für den Patienten.

④ Die Qualitätsbewertung einer Studienpublikation (critical appraisal) umfasst mehrere Arbeitsschritte: Methodenprüfung, Ergebnisprüfung, Abschätzung von Nutzen und Schaden für den individuellen Patienten. Dabei kann die Qualität der Studienmethodik und der Ergebnisse anhand formaler Kriterien kontrolliert werden (Checkliste, wie in diesem Kapitel exemplarisch dargestellt). Bei der Übertragung der Studienergebnisse auf den individuellen Patienten bedarf es zusätzlich eines therapeutischen Werturteils, angepasst an die individuellen Gegebenheiten, Wünsche und Vorstellungen des Patienten.

⑤ Qualitativ hochwertige, aktuelle, systematische Übersichtsarbeiten (Reviews) fassen die aus klinischen Studien gewonnene Evidenz zu einer bestimmten klinischen Fragestellung zusammen. Sie sollten eine fokussierte klinische Fragestellung untersuchen und auf einer umfassenden und reproduzierbaren Literatursuche basieren. Wichtig ist außerdem, dass für die einschlussfähigen Studien im Voraus klare Ein- und Ausschlusskriterien definiert wurden und dass die methodische Qualität der eingeschlossenen Studien durch die Autoren bewertet und transparent dargestellt wird.

Weiterführende Literatur

Deutsches Netzwerk Evidenzbasierte Medizin. www.ebm-netzwerk.de/de/service-ressourcen/pharmaziebibliothek/pharmaziebibliothek2.2 (Zugriff 06.11.2020)

Evans I, Thornton H, Chalmers I et al. Deutsch von Antes G. Wo ist der Beweis? Plädoyer für eine evidenzbasierte Medizin. http://de.testingtreatments.org/wp-content/uploads/2013/07/wo_ist_der_beweis_volltext.pdf. Verlag Hans Huber, Bern 2013

Hemilä H, Haukka J, Alho M, Vahtera J, Kivimäki M. Zinc acetate lozenges for the treatment of the common cold: a randomised controlled trial. BMJ Open. 2020, 10: e031662, 2020

Günther J, Schindler B, Suter-Zimmermann K et al. Evidenzbasierte Pharmazie. Eine Schritt-für-Schritt-Anleitung. Deutscher Apotheker Verlag, Stuttgart 2018

Singh M, Das RR. WITHDRAWN: Zinc for the common cold. Cochrane Database Syst Rev. 2015; 2015(4): CD001364.

Sterne JAC, Savović J, Page MJ et al. RoB 2: a revised tool for assessing risk of bias in randomised trials. BMJ, 366: l4898, 2019

Wiffen P, Eriksson T, Lu H. Chapter 1: Ensuring pharmacy practice is fit for purpose in evidence-based pharmacy. 2nd ed., Eur J Hosp Pharm, 20: 308–312, 2014

Wiffen P, Eriksson T, Lu H. Chapter 2: Introduction to evidence-based practice in evidence-based pharmacy. 2nd ed., Eur J Hosp Pharm, 20: 324–327, 2014

Wiffen P, Eriksson T, Lu H. Chapter 3: Asking and formulating the right questions and finding useful resources in evidence-based pharmacy. 2nd ed., Eur J Hosp Pharm, 21: 2–6, 2014

Tipps für PhiPs

Wenden Sie Ihr im Studium erworbenes Wissen zur evidenzbasierten Pharmazie an, indem Sie beispielsweise die Evidenz eines in der Selbstmedikation häufig abgegebenen Arzneimittels überprüfen.

Tipps für Weiterzubildende

Evidenzbasierte Pharmazie wird immer wichtiger. Untersuchen Sie anhand des im Kapitel vorgestellten Vorgehens Informationen von pharmazeutischen Herstellern und bewerten Sie die Qualität einer klinischen Studie. Dokumentieren Sie diese als praktische Tätigkeit Nr. 9 und 10. Dies trägt dazu bei, dass Ihre Beratung nach evidenzbasierten Kriterien erfolgt. Vertiefte Informationen erhalten Sie beim Besuch des Weiterbildungsseminars A.12 „Klinische Studien". Die Qualitätsbewertung (critical appraisal) einer wissenschaftlichen Studie kann als Projektarbeit eingereicht werden.

→ Praktische Tätigkeit Nr. 9 „Kritische Beurteilung einer Firmenbroschüre mit Aussagen zur Wirksamkeit und Sicherheit eines Arzneimittels"

→ Praktische Tätigkeit Nr. 10 „Bewertung der Qualität einer klinischen Studie"

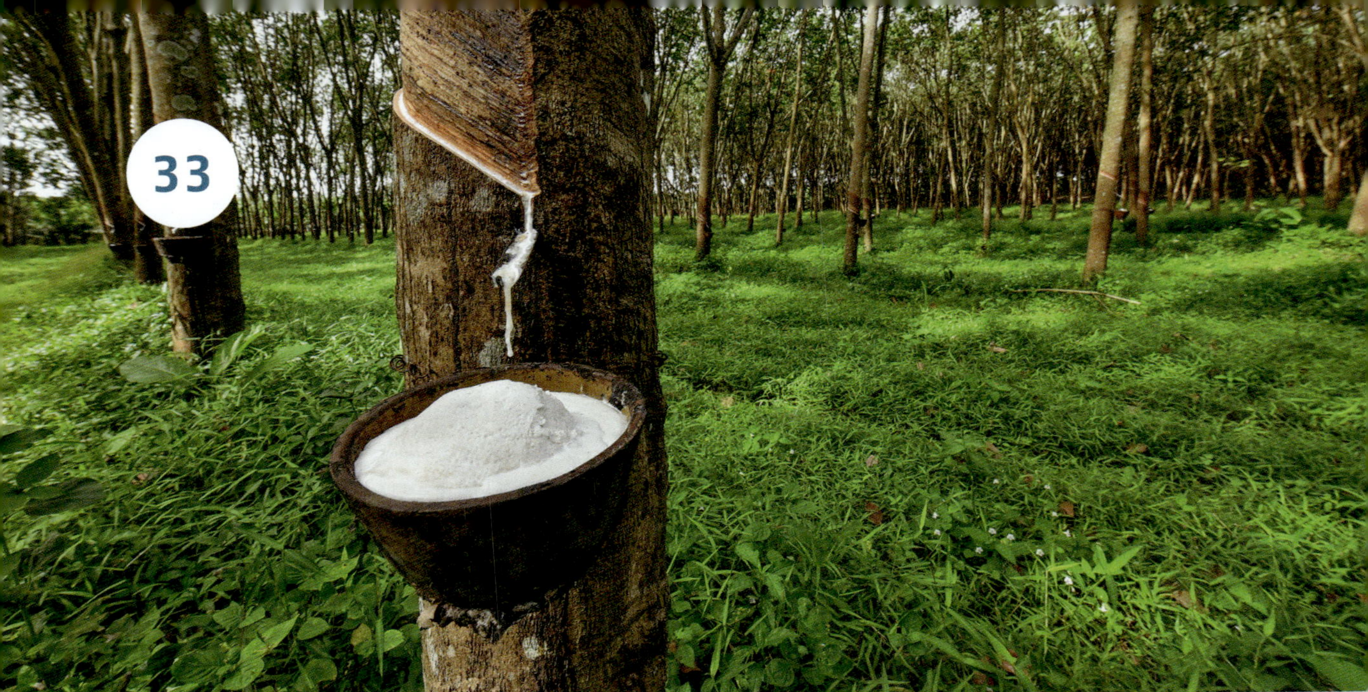

33

Laborwerte

Dr. Constanze Schäfer

Laborwerte spielen in der Verlaufsbeurteilung und als Teil der Diagnostik in der ärztlichen Therapie eine wichtige Rolle. Patienten haben häufig Fragen zu ihren Laborwerten. Im folgenden Kapitel werden die wichtigsten Laborparameter nähere erläutert.

① Laborwerte sind ein Instrument der Diagnostik und der Therapiebeobachtung. Auch wenn in der Apotheke meist nur der Blutdruck gemessen oder eine Bestimmung der Blutzuckerwerte vorgenommen wird, wenden sich Patienten oft an das pharmazeutischen Personal mit Fragen zu Laborwerten und deren Bedeutung. Zum einen, weil Patienten durch abweichende Werte verunsichert sind, wenn sie z. B. ihren Laborbefund als Kopie in der Hand halten, andererseits, wenn sie im Gespräch mit dem Arzt den Zusammenhang zwischen den Werten und einer möglichen Diagnose nicht verstanden haben.

② Allerdings hat ein einzelner Laborwert im Bereich der Diagnostik selbst nur eine geringe Aussagekraft und muss immer als ein Puzzlestein der Anamnese angesehen werden. Beim Beraten von Patienten ist in zweierlei Hinsicht Zurückhaltung geboten:

- Diagnosen darf nur der Arzt stellen. Nach dem Heilpraktikergesetz darf der Apotheker keine Diagnosen stellen. Es sollte auch kein Hinweis auf eine möglicherweise mit dem Befundwert verknüpfte Erkrankung gegeben werden.
- Laborwerte allein sagen relativ wenig über den Gesundheitszustand des Patienten aus. Im Beratungsgespräch dürfen sie mit Referenzwerten verglichen und eingeordnet werden.

③ Dennoch geben Laborwerte Hinweise auf die Adhärenz von Patienten (z. B. in Bezug auf Harnsäurewerte bei einer Gicht), können für die Dosisfindung (Nierenwerte) oder bei der Auswahl von Wirkstoffen (z. B. Furosemid und Kaliumspiegel) relevant sein (◘ Tab. 33.1). In der folgenden tabellarischen Übersicht sind häufig bestimmte und von Patienten in der Apotheke oft nachgefragte Laborwerte mit ihren Normwerten, relevanten Störfaktoren und einigen möglichen Ursachen für Abweichungen zusammengestellt.

◘ **Tab. 33.1** Die wichtigsten Laborwerte, relevante Störfaktoren und Gründe für die Bestimmung des Laborwerts (Auswahl). + führt zu erhöhten Werten, – führt zu erniedrigten Werten

Normwerte	Störfaktor	Grund der Bestimmung
Metabolismus		
Harnstoff		
▪ Frauen über 50 Jahre: 21–43 mg/dl (3,5–7,2 mmol/l), ▪ Männer über 50 Jahre: 18–55 mg/dl (3,0–9,2 mmol/l)	Erhöhte Proteinzufuhr	Allgemeines Stoffwechselmonitoring und zur Abklärung von Nierenfunktionsstörungen, + Einschränkung der Nierenfunktion, proteinreiche Diät, katabole Stoffwechsellage
Glucose		
▪ Nüchtern: 55–100 mg/dl bzw. 3,1–5,6 mmol/l, ▪ Hypoglykämie: < 45 mg/dl (< 2,5 mmol/l), ▪ Hyperglykämie > 110 mg/dl (> 6,1 mmol/l)	Erhöhend: Phenytoin, Prednisolon, Propranolol, Thiazide, Chlorpromazin, Indometacin, Levodopa Senkend: Cimetidin, Clofibrat, Paracetamol	Diagnose und Verlaufskontrolle des Diabetes mellitus (unabhängig von der Nahrungsaufnahme > 200 mg/dl (11,1 mmol/l) → Diabetes mellitus) sowie zur Beurteilung diverser endokriner Erkrankungen. + Diabetes mellitus, Morbus Cushing, Akromegalie, – Hepathopathie, Alkoholismus

▫ **Tab. 33.1** Die wichtigsten Laborwerte, relevante Störfaktoren und Gründe für die Bestimmung des Laborwerts (Auswahl). + führt zu erhöhten Werten, – führt zu erniedrigten Werten (Fortsetzung)

Normwerte	Störfaktor	Grund der Bestimmung
HbA_{1c}		
▪ Normbereich: < 39 mmol/mol (< 5,7 %), ▪ Diagnosekriterium Diabetes: ≥ 48 mmol/mol (: ≥ 6,5 %), ▪ Zielwert für Typ 1-Diabetes: < 58 mmmol/mol (< 7,5 %), ▪ Zielwert für Typ 2-Diabetes: 48–58 mmol/mol (6,5–7,5 %)	Erhöhend: Eisen-, Vitamin-B_{12}-Mangel, Alkohol- und Opioidabusus Senkend: Bluttransfusionen, Erypo-Behandlung, Blutspenden, Behandlung von Eisenmangel und Vitamin-B_{12}-Mangel Vitamin C und E sowie Schwangerschaft können Werte in beide Richtungen beeinflussen	Diagnose und Verlaufskontrolle des Diabetes mellitus, + Diabetes mellitus
Harnsäure		
▪ Frauen: 2,3–6,1 mg/dl (137–363 µmol/l), ▪ Männer: 3,6–8,2 mg/dl (214–268 µmol/l)	Erhöhend: Hydrochlorothiazid, Ciclosporin, Furosemid, Levodopa, Pyrazinamid Senkend: Allopurinol, Salicylsäure, Clofibrat, Phenylbutazon	Diagnose und Verlaufskontrolle von Gicht und metabolischem Syndrom, außerdem ein Parameter zur Beurteilung der Niereninsuffizienz und zur Abschätzung der Folgen einer Strahlentherapie, + Gicht, Zytostatikatherapie, Radiotherapie, Fasten, Niereninsuffizienz, Therapie mit Thiaziden, Ciclosporin, L-Dopa, – Urikosurika-Therapie
Gesamtcholesterol		
▪ < 160 mg/dl (4,14 mmol/l)	Erhöhend: Chlortalidon, Hydrochlorothiazid Senkend: Metamizol, Methyldopa	Durchführen eines Arterioskleroseмonitorings, insbesondere zur Verlaufskontrolle von Cholesterolstoffwechselstörungen, + erhöhtes Arterioskleroserisiko
LDL-Cholesterol		
▪ Hohes Risiko > 160 mg/dl (4,1 mmol/l), ▪ mäßig erhöhtes Risiko > 135 mg/dl (3,5 mmol/l), ▪ geringes Risiko bis zu 100 mg/dl (2,6 mmol/l)		Arterioskleroseмonitoring, insbesondere zur Verlaufskontrolle von Cholesterolstoffwechselstörungen, + erhöhtes Arterioskleroserisiko
HDL-Cholesterol		
▪ 40–60 mg/dl (0,46–0,69 mmol/l)		Arteriosklerosemonitoring, insbesondere zur Verlaufskontrolle von Cholesterolstoffwechselstörungen, – erhöhtes Arterioskleroserisiko

Tab. 33.1 Die wichtigsten Laborwerte, relevante Störfaktoren und Gründe für die Bestimmung des Laborwerts (Auswahl). + führt zu erhöhten Werten, – führt zu erniedrigten Werten (Fortsetzung)

Normwerte	Störfaktor	Grund der Bestimmung
Triglyceride		
▪ <150 mg/dl (1,71 mol/l), ▪ >160 mg/dl bereits erhöhtes Arterioskleroserisiko	Erhöhend: Estrogene, Glucocorticoide, Betablocker, Thiazide	Parameter zur Beurteilung des Arterioskleroserisikos, + Adipositas, Diabetes mellitus, Gicht, Alkoholismus, Morbus Cushing
Kreatinin		
▪ Frauen: 0,56–0,91 mg/dl (50–80 µmol/l), ▪ Männer: 0,64–1,05 mg/dl (57–93 µmol/l)	Erhöhend: Cimetidin, Corticosteroide, ACE-Hemmer, Salicylsäure, Cotrimoxazol, Ciclosporin	Nierenfunktionsbestimmung, z. B. zum Monitoring des altersbedingten Nachlassens der Nierenleistung oder einer Niereninsuffizienz anderer Genese, + Niereninsuffizienz bis Nierenversagen
Bilirubin (BILI, gesamt)		
▪ 0,1–1,2 mg/dl		Allgemeine Beurteilung des Leberstoffwechsels und als Diagnose- bzw. als Verlaufsparameter bei Ikterus verschiedener Genese (z. B. Neugeborene, Hepatitis, Gallensteine), + hämolytische Anämie, Neugeborenen-Ikterus; Leberschädigung durch Infektion, Vergiftung, Tumor
Elektrolyte, Spurenelemente		
Calcium (Ca, Ca^{2+})		
▪ 8,6–10,3 mg/dl (2,15–2,58 mmol/l), ▪ ionisiertes Ca: 4,5–5,3 mg/dl (1,12–1,32 mmol/l)	Erhöhend: Vitamin-A/D-Überdosierung, Thiazide, Tamoxifen Senkend: Glucocorticoide, Diuretika, Antiepileptika, Lithium, Propranolol	Beurteilung des Knochenstoffwechsels und der homöostatischen Regulation, als Verlaufsparameter bei Osteoporose, Endokrinopathien, Tumorerkrankungen, + Überdosierung Vit. A oder D, Morbus Addison, Hyperthyreose, Thiazidtherapie, primärer Hyperparathyreoidismus, Tumorerkrankungen, – Vitamin-D-Mangel, Pseudo-Hyperparathyreoidismus, chronische Niereninsuffizienz, Leberzirrhose, Leukämie, osteoblastische Metastasen, Therapie mit Glucocorticoiden, Antiepileptika, Diuretika
Natrium (Na)		
▪ 135–145 mmol/l	Erhöhend: Mannitol, Diuretika Senkend: z. B. Carbamazepin, Cyclophosphamid, Paracetamol, NSAR, Morphin, Clofibrat, Antidepressiva	Beurteilung des Elektrolytstatus; dient z. B. bei Nierenerkrankungen, Ödemen, arterieller Hypertonie, Exsikkose als ein Verlaufsparameter, + Exsikkose, osmotische Diurese, Hyperaldosteronismus, – Erbrechen, Durchfall, Glucocorticoid- und Mineralocorticoidmangel, Leberzirrhose, schwere Hypothyreose

Tab. 33.1 Die wichtigsten Laborwerte, relevante Störfaktoren und Gründe für die Bestimmung des Laborwerts (Auswahl). + führt zu erhöhten Werten, – führt zu erniedrigten Werten (Fortsetzung)

Normwerte	Störfaktor	Grund der Bestimmung
Kalium (K)		
▪ 3,6–4,8 mmol/l (Werte bei chronischer Herzinsuffizienz 4,0–4,8 mmol/l)	Erhöhend: Digitalis, ACE-Hemmer, nichtselektive Betablocker, NSAR, kaliumsparende Diuretika, Sartane, Ciclosporin Senkend: Furosemid, Thiazide, Laxanzien, Penicillin, Carbenicillin	Beurteilung des Säure-Base-Haushalts, + Azidose unterschiedlicher Genese, Digitalisvergiftung, Nierenschäden, Morbus Addison, zu hohe Kaliumaufnahme bzw. Einnahme kaliumsparender Diuretika, – häufiges Erbrechen (Bulimie), Laxanzienabusus, gutartige Tumoren der Nebennierenrinde, Leberzirrhose, Nierenerkrankungen, Magnesiummangel, entgleister Diabetes mellitus
Eisen (Fe)		
▪ 45–160 µg/dl		Parameter zur allgemeinen Beurteilung des Blutbilds, gibt z. B. Hinweise auf Anämie oder Eisenüberladung, Wert ist nur im Zusammenhang z. B. mit Ferritin aussagekräftig, + Überdosierung Eisen, Eisenspeichererkrankung (Hämochromatose), Alkoholismus, Hepatitis C, – Eisenmangel
Ferritin		
▪ Frauen: 9–140 µg/l, ▪ Männer: 18–360 µg/l		Parameter zur allgemeinen Beurteilung des Blutbilds, gibt z. B. Hinweise auf Anämie oder Eisenüberladung, der Wert ist nur im Zusammenhang z. B. mit Eisen aussagekräftig, + Eisenüberladung, Lebererkrankungen, Infektionen, Tumoren, Leukämie, – Eisenmangel
Transferrin		
▪ 200–360 mg/dl, ▪ Sättigung: 16–45 %, ▪ Berechnung der Sättigung: TfS (%) = Fe im Serum (µg/l)/Transferrin im Serum (mg/dl) × 70,9		Trägerprotein von Eisen im Blut zur allgemeinen Beurteilung des Blutbilds, gibt z. B. Hinweise auf Anämie oder Eisenüberladung, der Wert ist nur im Zusammenhang z. B. mit Eisen aussagekräftig, + Eisenüberladung, Lebererkrankungen, – Eisenmangel
Blutsenkung		
▪ Unter 50 Jahre Frau: < 20, ▪ unter 50 Jahre Mann: < 15, ▪ über 50 Jahre Frau: < 30, ▪ über 50 Jahre Mann: < 20	Während der Menstruation erhöht Erhöhend: orale Antikontrazeptiva Senkend: Corticoide, NSAR	Unspezifischer Hinweis auf Entzündungsreaktion im Körper, + Entzündungen, Infektionen, rheumatische Erkrankungen, Tumorerkrankungen, Plasmozytom, Anämie, Herzinfarkt, Lungenembolie, – Sichelzellanämie

Tab. 33.1 Die wichtigsten Laborwerte, relevante Störfaktoren und Gründe für die Bestimmung des Laborwerts (Auswahl). + führt zu erhöhten Werten, – führt zu erniedrigten Werten (Fortsetzung)

Normwerte	Störfaktor	Grund der Bestimmung
Blutgerinnung als Therapiekontrolle		
Quickwert (TPZ)		
▪ 70–120 %	Senkend: Phenprocoumon und Derivate	Therapiekontrolle, unter Phenprocoumon meist zwischen 15–30 %
INR		
▪ 1,0	Senkend: Phenprocoumon und Derivate	Therapiekontrolle, unter Phenprocoumon meist zwischen 2,0–4,5
Anti-Xa-Aktivität		
▪ <0,1 IE/ml	Senkend: Heparin	Dient der Therapiekontrolle, unter Heparin meist zwischen 0,4–0,6
Kleines Blutbild – dient zur Abklärung von Anämien		
Erythrozyten		
▪ Frauen: 4,1–5,1 × 10^{12}/l, ▪ Männer: 4,5–5,9 × 10^{12}/l		Hinweis auf Anämien, hämatologische Erkrankungen und auch den allgemeinen Gesundheitszustand im Zusammenhang mit anderen Parametern, morphologische Unterscheidung der Anämie erfolgt durch Erythrozytenindizes
Erythrozytenindizes: ▪ mean cell volume (MCV, mittleres Volumen der Erythrozyten: Hämotokrit/Erythrozytenzahl) 81–96 Femtoliter, ▪ mean corpuscular haemoglobin (MCH, mittlerer Hämoglobingehalt der Erythrozyten: Hb/Erythrozytenzahl) 27–34 Picogramm, ▪ mean corpuscular haemoglobin concentration (MCHC, mittlere Hämoglobinkonzentration der Erythrozyten: Hb/Hämatokrit) 32–36 g/dl		
Hämoglobin (Hb)		
▪ Frauen: 12,0–16,0 g/dl (7,5–9,9 mmol/l), ▪ Männer: 13,5–17,5 g/dl (8,4–10,9 mmol/l)	Erhöhend: Androgene, Glucocorticoide	Hinweis auf Anämien, hämatologische Erkrankungen und auch den allgemeinen Gesundheitszustand im Zusammenhang mit anderen Parametern
Hämatokrit		
▪ Frauen: 36–48 %, ▪ Männer: 40–53 %		Hinweis auf Anämien, hämatologische Erkrankungen und auch den allgemeinen Gesundheitszustand im Zusammenhang mit anderen Parametern
Leukozyten		
▪ 4–10 × 10^{9}/l	Agranulozytose nach u. a. Sulfonamiden, Antiepileptika, Chloramphenicol, Metamizol, Clozapin	Erhöhte Werte geben Hinweis auf Entzündungen oder Infektionen, wird z. B. zur Beurteilung des Verlaufs einer Sepsis bestimmt, Agranulozytose: Wert der neutrophilen Granulozyten <500 Zellen/µl Blut

Tab. 33.1 Die wichtigsten Laborwerte, relevante Störfaktoren und Gründe für die Bestimmung des Laborwerts (Auswahl). + führt zu erhöhten Werten, – führt zu erniedrigten Werten (Fortsetzung)

Normwerte	Störfaktor	Grund der Bestimmung
Thrombozytenzahl		
▪ 140–360 × 10^9/l	Senkend: Sulfonamide, Analgetika	Parameter zur Beurteilung der Aktivität des Knochenmarks und damit des blutbildenden Systems
C-reaktives Protein (CRP)		
▪ Empfohlener oberer Grenzwert < 5,0 mg/l: ▪ 20–24 Jahre: < 5,1 mg/l, ▪ 45–63 Jahre: < 3,3 mg/l, ▪ 65–72 Jahre: < 9,3 mg/l		Als Akute-Phase-Protein wird es bestimmt bei Verdacht auf Infektionen und zur Abklärung, ob es sich um eine virale oder bakterielle Infektion (hier meist deutlicherer Anstieg) oder um eine rheumatische Entzündung (neben weiteren Werten deutliche Erhöhung) handelt; zugleich dient es der Infektionskontrolle und als ein Parameter zur Risikoeinstufung der KHK, + rheumatische Erkrankungen, Morbus Crohn/Colitis ulcerosa, Tumoren; Virusinfektionen, akute Pankreatitis; bakterielle Infektionen und Sepsis (deutlich erhöhte Werte)
Enzyme/Leberstoffwechsel		
Alkalische Phosphatase (AP)		
▪ Frauen: 35–105 U/l, ▪ Männer: 40–130 U/l		Cholestaseparameter: stark erhöhte Werte von AP, Bilirubin (BILI) und GGT geben z. B. einen Hinweis auf Gallensteine, im letzten Drittel der Schwangerschaft und bei Kindern kommt es regulär zu erhöhten Werten (Knochenwachstum), + Hepatitis, Leberzirrhose, Vitamin-D-Stoffwechselstörungen, Osteoporose, renale Osteopathie, Marker für Tumorerkrankungen, – Hypophosphatasie, corticoidbedingte Osteoporose, Proteinmangel
Gamma-Glutamyl-Transferase (GGT)		
▪ Frauen: ≤ 40 U/l, ▪ Männer: ≤ 60 U/l	Erhöhend: Antiepileptika, orale Kontrazeptiva, Thyreostatika, Anabolika, Tuberkulostatika	Cholestaseparameter: stark erhöhte Werte von AP, Bilirubin (BILI) und GGT geben z. B. einen Hinweis auf Gallensteine, auch zu Diagnose und Verlaufskontrolle bei Pilzvergiftungen und nekrotisierender Hepatitis, + Virsuhepatitis, Leberzirrhose, Cholestasen, Ikterus, Lebertumoren, Leberschäden durch Arzneimittel oder Gifte

▫ **Tab. 33.1** Die wichtigsten Laborwerte, relevante Störfaktoren und Gründe für die Bestimmung des Laborwerts (Auswahl). + führt zu erhöhten Werten, – führt zu erniedrigten Werten (Fortsetzung)

Normwerte	Störfaktor	Grund der Bestimmung
Alanin-Aminotransferase (ALAT, GPT)		
▪ Frauen: <35 U/l, ▪ Männer: <50 U/l	Erhöhend: Antiepileptika, oralen Kontrazeptiva, Thyreostatika, Anabolika, Tuberkulostatika	Parameter zur Diagnose und der Verlaufskontrolle von Lebererkrankungen, ASAT und ALAT stark erhöht: Hinweis auf Virushepatitis, + Leberschäden
Aspartat-Aminotransferase (ASAT, GOT)		
▪ Frauen: <35 U/l, ▪ Männer: <50 U/l	Erhöhend: Antiepileptika, oralen Kontrazeptiva, Thyreostatika, Anabolika, Tuberkulostatika	Parameter zur Diagnose und der Verlaufskontrolle von Lebererkrankungen, ASAT und ALAT stark erhöht: Hinweis auf Virushepatitis, + Virushepatitis, Lebererkrankungen, Herzinfarkt
Schilddrüsenhormone		
Procalcitonin		
▪ <0,5 µg/l		Zur Überwachung bei Hochrisiko-Patienten mit Gefahr für bakteriell bedingtes Multiorganversagen oder Sepsis, + Sepsis
T_3		
▪ 2,2–4,7 pg/ml		Kontrolle der Schilddrüsenfunktion bei Hyperthyreose-Therapie, + Hyperthyreose, – Hypothyreose
T_4 (freies)		
▪ 0,73–1,95 ng/dl		Kontrolle der Schilddrüsenfunktion bei Hyperthyreose-Therapie, + Hyperthyreose, – Hypothyreose
TSH		
▪ 0,30–3,6 mIU/l		+ Hypothyreose, – Morbus Basedow und autoimmun-verursachte Thyreoiditis, Schilddrüsenkarzinom

Wichtiges in Kürze

① Laborwerte sind ein Instrument der Diagnostik und der Therapiebeobachtung. Sie sind ein diagnostisches Hilfsmittel. Ihre Aussagekraft muss immer als ein Puzzlestein der Anamnese angesehen werden.

② Bei der Interpretation von Laborwerten in der Apotheke ist Zurückhaltung geboten.

③ Laborwerte geben Hinweise auf die Adhärenz von Patienten (z. B. Cholesterol), können für die Dosisfindung (Nierenwerte) oder bei der Auswahl von Wirkstoffen (z. B. Furosemid) relevant sein.

Weiterführende Literatur

Dewald B, Schäfer C. Laborwerte bestimmen, bewerten, vermitteln. Wissenschaftliche Verlagsgesellschaft, Stuttgart 2010

Findeisen P. Laborwerte im Beratungsgespräch. Govi-Verlag Pharmazeutischer Verlag, Eschborn 2013

Halwachs-Baumann G. Labormedizin. 2. Aufl., Springer Verlag, Wien 2010

Thomas L. Labor und Diagnose. 8. Aufl., TH-Books, Frankfurt/Main 2008

Tipps für PhiPs

Im Beratungsgespräch werden von Patienten oft die vom Arzt erhobenen Laborparameter angesprochen. Mithilfe dieses Kapitels können Sie sich mit den gängigsten Laborparametern vertraut machen.

Tipps für Weiterzubildende

Die Informationen dieses Kapitels dienen Ihnen zur Wiederholung und als Nachschlagemöglichkeit.

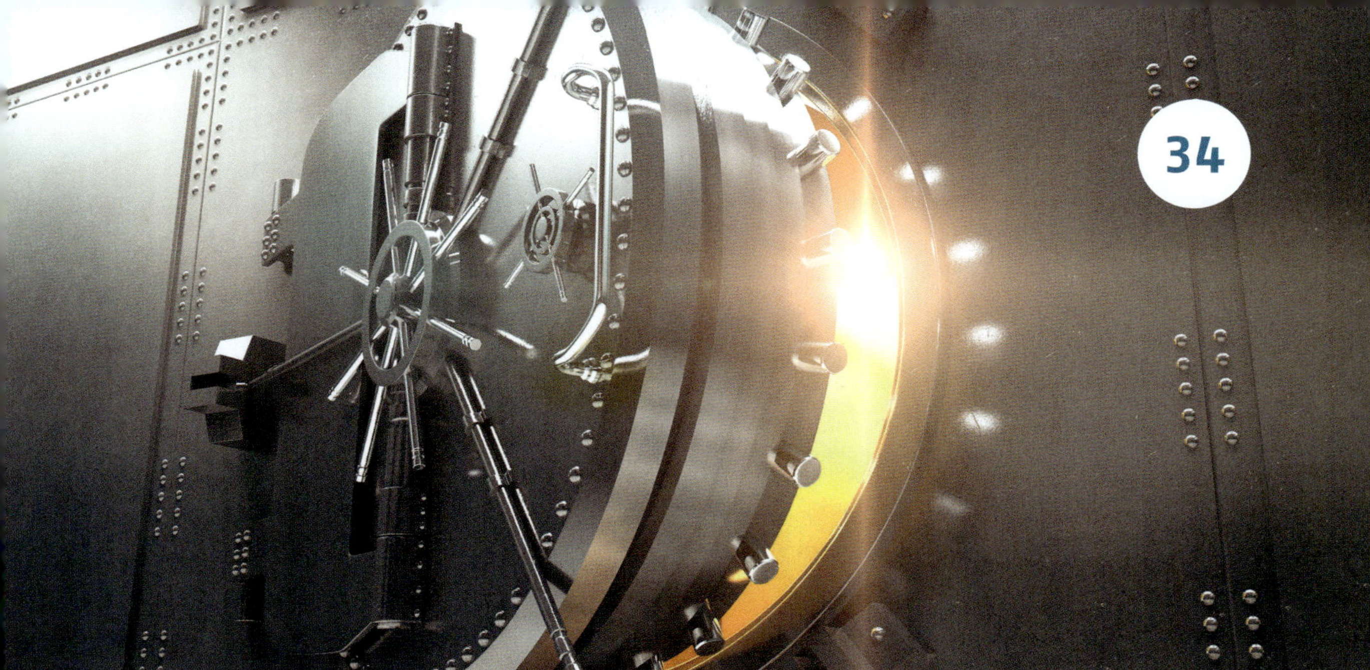

Umgang mit Betäubungsmitteln

Dr. Sigrun Rich

Der Handel mit Betäubungsmitteln und Drogenausgangsstoffen (Grundstoffen) unterliegt besonderen Regelungen und konsequenter Überwachung. Dies betrifft auch den legalen Umgang mit Arzneimitteln, die unter das Betäubungsmittelgesetz fallen. Sicheres und sorgfältiges Arbeiten im Umgang mit Betäubungsmitteln ist daher wichtig und hilfreich.

Tab. 34.1 Anlagen zum Betäubungsmittelgesetz

BtMG	Verkehrsfähigkeit	Beispiele
Anlage I	Nicht verkehrsfähige Betäubungsmittel	LSD, Heroin (Diamorphin), Psilocybin
Anlage II	Verkehrsfähige, aber nicht verschreibungsfähige Betäubungsmittel	Meprobamat, Metamfetamin, Methaqualon, Cannabis und Diamorphin für die Herstellung von Zubereitungen zu medizinischen Zwecken
Anlage III	Verkehrsfähige und verschreibungsfähige Betäubungsmittel	Cocain, Codein, Cannabis zu medizinischen Zwecken, Diazepam, Dronabinol, Opium, Methadon, Morphin, Tilidin, Zolpidem

34.1 Betäubungsmittelverkehr

34.1.1 Rechtliche Grundlagen

① In Deutschland regelt das Betäubungsmittelgesetz (BtMG) den Betäubungsmittelverkehr. Es legt die Bedingungen für die Erlaubnis zum Verkehr mit Betäubungsmitteln (BtM) oder die Pflichten im BtM-Verkehr fest. Aber auch die Überwachung und die Strafvorschriften bei illegalem Umgang mit Betäubungsmitteln sind darin geregelt. Betäubungsmittel im Sinne des BtMG sind die in den Anlagen I bis III aufgeführten Stoffe und Zubereitungen (Tab. 34.1).

Merke

Für einige der in den Anlagen II und III genannten Stoffe sind bestimmte Zubereitungen (bis zu bestimmten Konzentrationsgrenzen oder Mengen) von der Einstufung als BtM ausgenommen. Viele Benzodiazepin-Präparate, Tilidin in fester Retardform, bestimmte phenobarbital- oder zolpidemhaltige Arzneimittel, aber auch Opium in Homöopathika (ab D6 und höher) fallen daher als ausgenommene Zubereitungen unter die normale Verschreibungspflicht oder sind rezeptfrei. Dies gilt allerdings nicht für den Einzelimport oder die Ausfuhr!

Neben dem BtM-Gesetz gibt es verschiedene Verordnungen, die für den Umgang mit BtM in der Apotheke wichtig sind. Die Betäubungsmittel-Verschreibungsverordnung (BtMVV) regelt das Verschreiben, die Abgabe und die Nachweisführung (Dokumentation) von BtM bei der Versorgung von Patienten. Die Betäubungsmittel-Binnenhandelsverordnung (BtMBinHV) regelt den Erwerb und die Abgabe von BtM zwischen berechtigten Teilnehmern am BtM-Verkehr, z. B. zwischen Großhandel und Apotheke.

Exkurs: Grundstoffüberwachung

Das Grundstoffüberwachungsgesetz (GÜG) regelt in Deutschland den Handel sowie die Ein- und Ausfuhr von Stoffen, die als Drogenausgangsstoffe verwendet werden. Stoffe, die unter die Grundstoffüberwachung fallen, sind dabei in vier Kategorien eingestuft, die unterschiedlich strengen Auflagen für Bezug, Abgabe, Ein- und Ausfuhr unterliegen.

② Der Umgang mit Chemikalien, die als Grundstoff für die Drogenherstellung verwendet werden (Drogenausgangsstoffe), ist reglementiert. Der übliche Apothekenbetrieb ist davon in der Regel nicht betroffen. Denn einerseits besteht für Apotheken eine Sondererlaubnis für den Besitz und das Inverkehrbringen erfasster Stoffe der Kategorie 1 im Rahmen des Aufgabenbereichs der Apotheken. Für Stoffe der Kategorien 2 A und 2 B werden die Schwellenwerte im normalen Apothekenbetrieb meist nicht überschritten (Tab. 34.2). Andererseits kommt eine Abgabe von Chemikalien, die der Grundstoffüberwachung in Kategorie 1 und 2 unterliegen, in der Apotheke mangels eines plausiblen Verwendungszwecks kaum vor. Auf die Abgabe von Chemikalien in der Apotheke wird in ▸Kap. 35.3.2 näher eingegangen.

Die Bundesopiumstelle (BOPST) ist die zuständige Behörde für die Überwachung des Inverkehrbringens von Grundstoffen und die Erteilung von Erlaubnissen (www.bfarm.de → Bundesopiumstelle → Grundstoffe).

Tab. 34.2 Grundstoffe in der Überwachung

Kategorie	Überwachung	Grundstoff (Bsp.)
1	Abgabe nur an Erlaubnisinhaber (Sondererlaubnis für Apotheken), erforderliche Endverbleibserklärung des Kunden und Warenbegleitpapiere des Lieferanten	▪ Ephedrin (inkl. Ephedra herba!), ▪ Pseudoephedrin, ▪ Norephedrin, ▪ Ergotamin, ▪ Lysergsäure
2 A	Bei Überschreitung der Schwellenwerte pro Jahr: Anzeige- und Registrierungspflicht bei Inverkehrbringen, für Essigsäureanhydrid zusätzlich Registrierungspflicht für Verwender	▪ Essigsäureanhydrid (100 l/Jahr)
2 B		▪ Kaliumpermanganat (100 kg/Jahr), ▪ Phenylessigsäure (1 kg/Jahr), ▪ Piperidin (0,5 kg/Jahr), ▪ Anthranilsäure (1 kg/Jahr)
3	Besondere Vorschriften bei der Ein- und Ausfuhr	▪ Salzsäure, Schwefelsäure, Toluol, Diethylether, Aceton, Methylethylketon
4	Genehmigungspflicht für die Ausfuhr	▪ Ephedrin oder seine Salze enthaltende Arznei-/Tierarzneimittel, ▪ Pseudoephedrin oder seine Salze enthaltende Arznei-/Tierarzneimittel

34.1.2 Erwerb und Abgabe von Betäubungsmitteln

Erlaubnis

③ Der Verkehr mit Betäubungsmitteln (BtM) ist bis zum Verbrauch, also im Fall der Apotheke bis zur Abgabe an den Patienten, lückenlos geregelt. Jeder, der BtM anbauen, herstellen, mit ihnen Handel treiben, einführen, ausführen, abgeben, veräußern, sonst in den Verkehr bringen, erwerben oder ausgenommene Zubereitungen herstellen will, benötigt dafür eine Erlaubnis (§ 3 BtMG). Das gilt beispielsweise für Hersteller oder Großhändler. Für Apotheken sieht das BtMG in § 4 Ausnahmen von der Erlaubnispflicht vor. Die Apotheke benötigt für den üblichen Apothekenbetrieb (Bezug, Herstellung und Abgabe von BtM) keine BtM-Erlaubnis. Es genügt eine Anzeige durch den Inhaber für seine Apotheke und mögliche Filialen bei der Bundesopiumstelle (BOPST). Die Apotheke erhält eine BtM-Nummer für ihren Betrieb.

Alle Fragen zu notwendigen Erlaubnissen im Zusammenhang mit BtM regelt die BOPST. Sie gehört zum Bundesinstitut für Arzneimittel und Medizinprodukte (BfArM).

Verweis auf Online
Informationen zur Erlaubnis und Kontaktdaten zur Bundesopiumstelle: → Apotheken und tierärztliche Hausapotheken

Erwerb

④ Für Erwerb und Abgabe von Betäubungsmitteln (BtM) zwischen berechtigten Teilnehmern am BtM-Verkehr ist das sogenannte Abgabebeleg-Verfahren nach der Betäubungsmittel-Binnenhandelsverordnung (BtMBinHV) anzuwenden. Der vierteilige Abgabebeleg stellt die lückenlose Nachverfolgbarkeit eines BtM sicher.

Beim Abgabebeleg handelt es sich um ein amtliches Formblatt, das aus vier Komponenten besteht: Abgabemeldung, Empfangsbestätigung (◘ Abb. 34.1), Lieferschein und Lieferscheindoppel.

1. Bei der Abgabe eines BtM (damit ist nicht die Abgabe auf BtM-Rezept gemeint!) müssen alle Angaben zum Abgebenden (z. B. pharmazeutischer Großhändler), zum Erwerber (z. B. Apotheke), zum Betäubungsmittel und zum Abgabedatum auf den vier Formularteilen gemacht werden. Abgaben im Filialverbund (Ver-

34

Abgabebeleg-Nr. 70084507

Empfangsbestätigung

Betäubungsmittel-Abgabebeleg

Abgabedatum 101220

BtM-Nr. des Abgebenden 1111111

Die Empfangsbestätigung ist dem Erwerber vom Abgebenden zusammen mit den Betäubungsmitteln und dem Teil Lieferschein zu übersenden.
Der Erwerber hat auf ihr den Empfang nach Prüfung mit Datum und Unterschrift zu bestätigen und sie an den Abgebenden spätestens am nächsten auf den Erwerb folgenden Werktag zurückzusenden.
Der Abgebende hat die Empfangsbestätigung drei Jahre aufzubewahren.

Name oder Firma und Anschrift des Abgebenden
Pharmagroßhandel
Pharmagroßhandelsstr. 100
00000 Pharmastadt

Pharmazentralnummer	Anzahl		Packungseinheit	Maßeinheit kg/g/mg/St.	Bezeichnung des Betäubungsmittels
04636918	1	×	20	St.	MST Mundipharma Retardtbl. 10 mg
		×			
		×			
		×			

BtM-Nr. des Erwerbers 2222222

Empfangsdatum Ⓛ 101220

Nur für Berichtigungsvermerke des Erwerbers Ⓝ
(z. B. falsche Packungsgröße)

Name oder Firma und Anschrift des Erwerbers
Musterapotheke
Musterstr. 1 Ⓜ
00000 Musterstadt

Unterschrift des Erwerbers

Bundesdruckerei – Nachdruck verboten –

Abb. 34.1 Mit der Empfangsbestätigung wird der korrekte Erwerb von Betäubungsmitteln bestätigt.

bundapotheken) werden zusätzlich mit „VA" gekennzeichnet!

2. Die Abgabemeldung wird dem BfArM/BOPST innerhalb einer Woche nach Abgabe zugeschickt.
3. Die Empfangsbestätigung und der Lieferschein werden mit dem Betäubungsmittel an den Empfänger geschickt.
4. Das Lieferscheindoppel bleibt bis zur Rücksendung der Empfangsbestätigung beim Abgebenden.
5. Der Empfänger unterschreibt die Empfangsbestätigung nach Prüfung der Angaben und der gelieferten BtM, trägt das Empfangsdatum ein (beides mit Kugelschreiber oder elektronischer Signatur) und schickt sie spätestens am folgenden Werktag zurück an den Abgebenden. Festgestellte Abweichungen werden auf der Empfangsbestätigung vermerkt.
6. Der Lieferschein verbleibt in der Apotheke und muss dort 3 Jahre (nach Datum sortiert) aufbewahrt werden.

Praxistipp: Empfangsbestätigung

Das Prüfen und Abzeichnen der Empfangsbestätigung – und damit den Empfang von BtM in der Apotheke – muss nicht zwingend der Apothekenleiter vornehmen. Er kann damit auch eine oder mehrere geeignete Personen aus dem Fachpersonal (Apotheker, PTA, PKA) beauftragen. Dies sollte er schriftlich – am besten im QM-Handbuch – festlegen und die korrekte Durchführung regelmäßig prüfen.

Es gibt auch ein elektronisches BtM-Abgabebeleg-Verfahren, bei dem die Abgabebelege elektronisch ausgefüllt werden. Die einzelnen Belege können dann für das weitere Verfahren ausgedruckt werden. Nähere Informationen dazu erhält man bei der BOPST.

Abgabe

Die Abgabe von Betäubungsmitteln ist für Apotheken in § 12 BtMVV geregelt. Sie erfolgt für Patienten auf Vorlage eines gültigen BtM-Rezepts. (Für den Stationsbedarf eines Krankenhauses, den Notfallbedarf einer Palliativeinrichtung oder den Bedarf des Rettungsdiensts wird ein BtM-Anforderungsschein vorgelegt.) Auf die erforderlichen Angaben auf dem BtM-Rezept wurde bereits in ▸ Kap. 2 genauer eingegangen. Auf mündliche oder telefonische Anweisung eines Arztes oder gefaxte BtM-Rezepte darf kein BtM abgegeben werden. Auch eine Abgabe im Voraus auf ein per Post verschicktes BtM-Rezept ist nicht zulässig. Der Postversand von BtM-Rezepten ist auf ärztliche Verantwortung zwar möglich, aber nicht empfohlen. Das Risiko trägt der Versender.

Die Abgabe eines BtM darf nur auf ein Rezept erfolgen, das den Anforderungen der BtMVV entspricht. Dies gilt auch für die Einhaltung der Verschreibungshöchstmengen (§§ 2–4 BtMVV). Die festgelegten Höchstmengen für einzelne BtM sind unterschiedlich. Je nachdem, ob sie von einem Arzt, Zahnarzt oder Tierarzt für Patienten oder Tiere oder für den Praxisbedarf oder den Stationsbedarf verschrieben werden.

Aus der Liste der Betäubungsmittel, für die eine Höchstmenge festgesetzt ist (§ 2 Abs. 1a BtMVV), darf ein Arzt für einen Patienten innerhalb von 30 Tagen gleichzeitig 2 verschiedene BtM verschreiben. Von den anderen BtM der Anlage III darf nur eines für den Patienten verschrieben werden. Die Höchstmengen oder die Zahl der verschriebenen BtM können vom Arzt überschritten werden. Das Rezept, bei dem die Höchstmenge überschritten wird, muss dann mit einem „A" im Verordnungsfeld gekennzeichnet sein.

 **Praktisch umgesetzt**

BtM-Rezept wird in der Apotheke vorgelegt

Für einen Patienten werden auf einem Rezept gleichzeitig Morphin 2 % Tropfen 50 ml (entspricht 1000 mg Morphinhydrochlorid), Morphin 30 mg Retardtabletten 50 Stück (entspricht 1500 mg Morphinsulfat) und Fentanyl 25 µg/h Matrixpflaster 5,78 mg/Pflaster 5 Stück (entspricht 28,9 mg Fentanyl) verordnet. Das Rezept ist nicht mit „A" gekennzeichnet.

Frage: Ist das Rezept korrekt?

Ja, für Morphin liegt die Höchstmenge bei 24 000 mg und für Fentanyl bei 500 mg. Damit sind weder die Höchstmengen für Morphin (gesamt 2500 mg) noch für Fentanyl (28,9 mg Fentanyl) überschritten. Obwohl 3 Arzneimittel verschrieben wurden, handelt es sich nur um 2 verschiedene BtM. Da beide Stoffe aus der Gruppe (§ 2 Abs. 1a BtMVV) sind, aus der 2 BtM gleichzeitig verordnet werden dürfen, muss das Rezept **nicht** mit einem „A" gekennzeichnet werden.

Sofern nichts anders festgelegt ist, gilt die für ein BtM festgesetzte Höchstmenge auch für dessen Salze und Molekülverbindungen. Bei der Berechnung der Höchstmenge auf einer Verschreibung werden daher die Massen der im Arzneimittel enthaltenen Salze, Ester oder anderen Molekülverbindungen verwendet.

Praxistipp

Die Höchstmenge für Cannabis in Form von getrockneten Blüten wurde auf 100 g festgelegt. Das gilt für alle Sorten und ist unabhängig vom THC- oder Cannabidiol-Gehalt.

Rücknahme, Rückgabe oder Weitergabe von BtM

Die Rücknahme, Rückgabe oder Weitergabe von BtM durch Apotheken ist unter bestimmten Umständen ohne weitere Erlaubnis möglich. Dies sind:

- die Rückgabe von BtM an den Großhandel oder Hersteller, von dem das BtM bezogen wurde,
- die Weitergabe von BtM an einen Nachfolger im Apothekenbetrieb,
- die Rücknahme von BtM zur Untersuchung oder zur Vernichtung,
- die Entgegennahme zur Weitergabe an eine berechtigte Untersuchungsstelle,
- die Weitergabe von BtM, die als Fertigarzneimittel in transdermaler oder transmukosaler Darreichungsform zur dringenden Versorgung eines Palliativpatienten benötigt werden, an eine andere Apotheke, wenn diese das BtM nicht vorrätig hat,
- die Weitergabe innerhalb eines Filialverbunds (z. B. von der Haupt- an die Filialapotheke).

Eine Weitergabe oder Rückgabe von BtM erfolgt mit dem Abgabebeleg-Verfahren. Abgabebelegsätze können über die pharmazeutischen Fachbuchhandlungen oder direkt von der Bundesanzeiger Verlagsgesellschaft mbH bezogen werden. Einzelformularsätze sind manchmal auch über den pharmazeutischen Großhandel erhältlich. Für die Rücknahme von BtM zur Untersuchung oder Vernichtung, beispielsweise aus einem Heim, ist kein Abgabebeleg erforderlich. Die entsprechenden BtM werden am besten gleich vernichtet oder untersucht, damit keine gesonderte Kennzeichnung und Lagerung notwendig wird.

34.1.3 Dokumentation des BtM-Bestands

34

⑤ Der Verbleib von Betäubungsmitteln muss lückenlos bis zur Abgabe auf BtM-Rezept nachgewiesen werden (○ Abb. 34.2). Die Dokumentation ist genau vorgeschrieben. Die Nachweisführung muss nach amtlichem Formblatt erfolgen. Dafür können eine geeignete Software oder wie früher Karteikarten und Betäubungsmittelbücher benutzt werden. Die Vorgaben zur Nachweisführung sind in §§ 13–14 BtMVV festgelegt. Eintragun-

Bezeichnung[1] des Betäubungsmittels	Nachweispflichtiger Teilnehmer (Name oder Firma und Anschrift der Apotheke bzw. tierärztlichen Hausapotheke, Name und Anschrift – des Arztes, Zahnarztes bzw. Tierarztes, – des Krankenhauses bzw. der Tierklinik, und Bezeichnung der Teileinheit)	Lfd. Nr. der Karte (für das bezeichnete Betäubungsmittel)
MST 10 Mundipharma Retardtbl. (A)	Musterapotheke Musterstr. 15 12345 Musterstadt (B)	

Datum des Zugangs bzw. des Abgangs (C)	Bei Zugang: Name oder Firma und Anschrift des Lieferers oder sonstige Herkunft Bei Abgang: Name oder Firma und Anschrift des Empfängers oder sonstiger Verbleib (D)	Zugang (in g, mg, ml oder Stück)	Abgang (in g, mg, ml oder Stück)	Bestand (in g, mg, ml oder Stück)	Name und Anschrift des Arztes, Zahnarztes bzw. Tierarztes[2]	Nummer des Betäubungsmittelrezeptes oder -anforderungsscheins[3]	Datum der Prüfung und Namenszeichen des i. S. der BtMVV verantwortlichen Arztes, Zahnarztes, Tierarztes bzw. Apothekers
10 12 20	Pharmagroßhandel, Pharmagroßhandelstr. 100, 00000 Ph Stadt	20		20			Sch
15 12 20	Max Mustermann, Musterstr. 12 00000 Musterstadt		20	0	Dr. Med. Hans Heil, Musterstr. 15, 00000 Musterstadt	123456789	Sch
		(E)	(F)	(G)	(H)	(I)	(J)
			Übertrag ▶				

1) Bei Fertigarzneimitteln ArzneimittelbezeichnungDarreichungsform, Bezeichnung und Gewichtsmenge – bei homöopathischen Arzneimitteln statt dessen Verdünnungsgrad – des enthaltenen Betäubungsmittels je nach Packungseinheit bzw. je abgeteilte Form

2) Nicht erforderlich, wenn mit der Angabe unter »Nachweispflichtiger Teilnehmer« identisch.

3) In Apotheken im Falle der Abgabe auf Verschreibung, in Krankenhäusern und Tierkliniken im Falle des Erwerbs auf Verschreibung.

Abb. 34.2 Amtliche Karteikarte zum Nachweis von Verbleib und Bestand der BtM

gen bei Bestandsänderung müssen unverzüglich vorgenommen werden. Dies ist nicht nur vorgeschrieben, sondern in der Praxis auch empfehlenswert. Gibt es viele Bestandsänderungen in kurzer Zeit, verliert man sonst schnell den Überblick. Am Ende jedes Kalendermonats muss der Apothekenleiter die Eintragungen über Zu- und Abgänge und Bestände der BtM prüfen und bei Bestandsänderung durch Namenszeichen und Prüfdatum bestätigen. Dafür müssen bei elektronischer Nachweisführung am Ende des Kalendermonats Ausdrucke erstellt werden.

Praxistipp: Nachweisführung

Obwohl der Apothekenleiter für den BtM-Verkehr in seiner Apotheke und damit für die Nachweisführung verantwortlich ist, kann er mit den Eintragungen auch geeignete Mitarbeiter betrauen. Es empfiehlt sich, solche Festlegungen schriftlich im QM-Handbuch zu dokumentieren. Die monatliche Überprüfung der BtM-Kartei und der Bestände muss allerdings durch den Apothekenleiter selbst erfolgen und abgezeichnet werden.

Für die Nachweisführung (Dokumentation) sind für jedes Betäubungsmittel folgende Angaben erforderlich:

1. Arzneimittelbezeichnung,
2. Datum des Zu- oder Abgangs,
3. zugegangene oder abgegangene Menge und der sich daraus ergebende Bestand (bei Stoffen und nicht abgeteilten Zubereitungen die Gewichtsmenge in Gramm oder Milligramm, bei abgeteilten Zubereitungen die Stückzahl, bei flüssigen Zubereitungen im Rahmen einer Behandlung auch in Millilitern),
4. Name und Anschrift des Lieferers oder des Empfängers,
5. Name und Anschrift des verschreibenden Arztes, Zahnarztes oder Tierarztes und die Nummer des BtM-Rezepts oder -Anforderungsscheins.

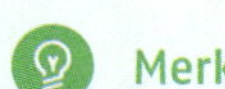

Merke

Die **Aufbewahrungsfrist** für alle BtM-Dokumente (Lieferscheine, BtM-Rezepte, Karteikarten, EDV-Ausdrucke, BtM-Bücher oder Vernichtungsprotokolle) beträgt **3 Jahre.**

Der Apothekenleiter muss Teil I der belieferten BtM-Rezepte nach Abgabedatum geordnet 3 Jahre aufbewahren. Wechselt der Inhaber der Apotheke, können die BtM-Bestände der Apotheke auf den neuen Inhaber übertragen werden. Die Bestände in der Nachweisführung des bisherigen Inhabers werden dann auf „Null" gesetzt und in die Kartei des neuen Inhabers eingetragen. Die Nachweise (BtM-Rezepte, Lieferscheine, Nachweisführung, Vernichtungsprotokolle), die bis zu diesem Zeitpunkt dokumentiert wurden, verbleiben beim bisherigen Inhaber. Sie können 3 Jahre nach der letzten Eintragung vernichtet werden.

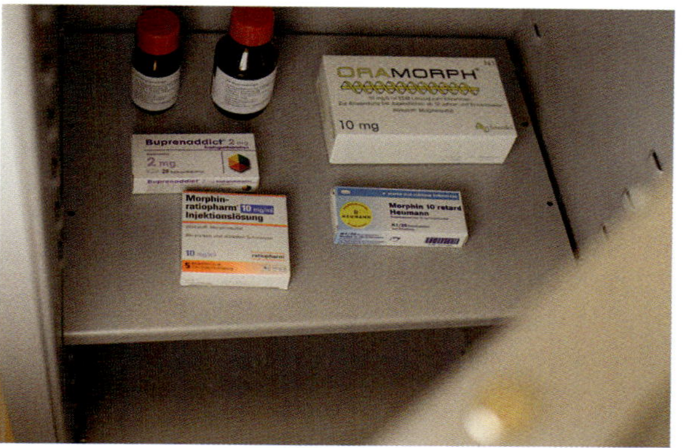

○ Abb. 34.3 Blick in den BtM-Schrank bzw. BtM-Tresor

34.1.4 Lagerung und Anlieferung von BtM

⑥ Betäubungsmittel müssen gesondert aufbewahrt und gegen unbefugte Entnahme gesichert werden (§ 15 BtMG). Daher lagern Betäubungsmittel in Apotheken meist in einem Tresor oder mindestens in einem gesicherten BtM-Schrank (○ Abb. 34.3) Sofern BtM im Kühlschrank lagern, ist dieser ebenfalls zu sichern. Die Bundesopiumstelle hat dazu Sicherungsrichtlinien veröffentlicht. Sicherungsmaßnahmen gelten auch für die Lieferung von BtM an die Apotheke. Daher werden BtM vom pharmazeutischen Großhandel meist nur tagsüber ausgeliefert.

34.1.5 Entsorgung

⑦ Eine weitere Besonderheit bei Betäubungsmitteln (BtM) betrifft die Entsorgung. Auch dafür legt das Betäubungsmittelgesetz (BtMG) die Rahmenbedingungen fest. So schreibt § 16 BtMG vor, dass Betäubungsmittel in Gegenwart von 2 Zeugen vernichtet werden müssen. Die Vernichtung darf darüber hinaus nicht schädlich für Mensch und Umwelt sein. Die vernichteten BtM dürfen nicht wiedergewinnbar sein. Die Vernichtung ist mit dreijähriger Aufbewahrungsfrist schriftlich zu dokumentieren. Daher ist eine direkte Entsorgung über den Hausmüll oder über einen Abfallentsorger in der Apotheke nicht möglich.

Konkrete Vorschriften für die Vernichtung von BtM gibt es allerdings nicht. Hier ist der Sachverstand der Apotheker gefragt.

Praxistipp: BtM-Vernichtung

Entblistern von Tabletten, Mörsern, Versetzen mit heißem Wasser, Aufnehmen der Lösung mit aufsaugenden Materialien, z. B. Katzenstreu, Sägespäne oder Zellstoff, dann Verbringen in den Hausmüll. In gleicher Weise kann sinngemäß mit Cannabisblüten oder Arzneilösungen/Injektabilia verfahren werden. Bei therapeutischen Pflastern: Zerschneiden in Schnipsel und Verbringen in den Hausmüll

Für das Vernichtungsprotokoll gibt es keine formalen Vorschriften. Mustervorlagen für Apotheken gibt es aber bei den Fachbuchverlagen. Hilfestellungen dazu geben auch die meisten Landesapothekerkammern.

Die Rücknahme nicht mehr benötigter BtM von Patienten, Arztpraxen oder Heimen zur Vernichtung in der Apotheke ist ohne Erlaubnis oder Dokumentation möglich. Arztpraxen oder Heime benötigen für ihre BtM-Dokumentation häufig eine Bestätigung über die Vernichtung. Eine Kopie des Vernichtungsprotokolls, mit einer genauen Aufzählung welche BtM in welcher Menge vernichtet wurden, reicht dafür meist schon aus.

34.2 Versorgung besonderer Patientengruppen mit Betäubungsmitteln

34.2.1 Versorgung von Substitutionspatienten

Für die Versorgung von opioidabhängigen Patienten mit Substitutionsmitteln gelten besondere Vorschriften (§ 5 BtMVV). BtM-Rezepte zur Substitution müssen in jeder Apotheke beliefert werden, in der sie vorgelegt werden. Die sogenannten Substitutionsrezepte sind besonders gekennzeichnet (▸ Kap. 2.2.4). Für die Substitutionsbehandlung darf der **Arzt** verschreiben:

- Zubereitungen von Levomethadon (z. B. L-Polamidon® zur Substitution, L-Polaflux®), Methadon (z. B. NRF-Rezeptur, Methaliq®), Buprenorphin (z. B. Subutex®),
- Zubereitungen von Codein oder Dihydrocodein (in begründeten Ausnahmefällen),
- ein anderes zur Substitution zugelassenes Arzneimittel (z. B. Substitol®), das nicht Diamorphin enthält.

⑧ Bei der Versorgung von Substitutionspatienten sind 2 Fälle zu unterscheiden (◘ Tab. 34.3):

- Sichtbezug: Patienten müssen ihre Substitutionsmittel unter Aufsicht einnehmen,
- Take-Home: Patienten dürfen ihre Substitutionsmittel eigenverantwortlich einnehmen.

Eine Leitlinie der Bundesapothekerkammer über die Herstellung und Abgabe der Betäubungsmittel zur Opioidsubstitution beschreibt die Prozesse in der Apotheke und bietet Arbeitshilfen für die praktische Umsetzung, z. B. eine Vorlage für eine Vereinbarung zum Sichtbezug in der Apotheke.

Verweis auf Online

Leitlinie: Herstellung und Abgabe der Betäubungsmittel zur Opioidsubstitution. ABDA Leitlinien und Arbeitshilfen → Opioidsubstitution

Die Durchführung des Sichtbezugs in der Apotheke ist eine freiwillige Leistung der Apotheke. Sie bedarf einer schriftlichen oder elektronischen Vereinbarung mit dem Arzt. Darin muss Folgendes festgelegt werden:

1. Benennung einer verantwortlichen Person in der Apotheke,
2. fachliche Einweisung des eingesetzten, pharmazeutischen Personals,
3. Regelungen für die Kontrollmöglichkeiten für den Arzt.

Wichtige Punkte für die Umsetzung des Sichtbezugs in der Apotheke

- Substitutionsmittel des Patienten werden mit seinem Namen gekennzeichnet und im Tresor oder BtM-Schrank der Apotheke sicher aufbewahrt. Sie sind nicht mehr Bestandteil des Apothekenbestands, sondern werden als Patientenbestand unter Verantwortung des Arztes gelagert.
- Für die Substitutionsmittel des Patienten muss eine „patientenbezogene Dokumentation“ erfolgen (§ 13 Abs. 1 BtMVV), die am Ende des Kalendermonats geprüft und abgezeichnet wird. Übernimmt der Arzt die Prüfung nicht selbst, erfolgt sie durch den Apotheker. Er muss den Arzt in diesem Fall über die erfolgte Prüfung und Nachweisführung schriftlich oder elektronisch informieren. Eine Vorlage für die „Patientenbezogene Dokumentation“ steht in der BAK-Leitlinie zur Opioidsubstitution als Arbeitshilfe zur Verfügung.
- Für die Einweisung des eingesetzten Personals für den Sichtbezug liegen bisher keine besonderen Kriterien vor. Der Arzt kann auch den Apothekenleiter mit der Einweisung beauftragen. Näheres wird dazu regelt die jeweilige Vereinbarung.
- Eine Honorierung der Dienstleistung „Sichtbezug in der Apotheke“ kann über die gesetzliche Krankenkasse erfolgen. Verträge – wie in Baden-Württemberg – gibt es bisher selten.

Tab. 34.3 Wesentliche Merkmale von Sichtbezug und Take-Home-Versorgung

Sichtbezug	Take-Home-Versorgung
Patient muss die Substitutionsmittel in der **Arztpraxis** (oder einer Vergabestelle) **unter Aufsicht** einnehmen	Patient darf die Substitutionsmittel mit **nach Hause** nehmen und **eigenverantwortlich** einnehmen
Das **Substitutionsmittel** wird nach Vorlage des Substitutionsrezepts von der Apotheke **an die Arztpraxis oder die benannte Vergabestelle abgegeben.** Falls die Sichtvergabe in der Apotheke stattfinden soll, erfolgt die „Abgabe" in den Patientenbestand in der Apotheke.	**Patient** legt das **Take-Home-Rezept** in einer Apotheke seiner Wahl vor und nimmt die verordneten Substitutionsmittel mit nach Hause
Rezeptkennzeichnung: **„S"**, bei Höchstmengenüberschreitung „A"	Rezeptkennzeichnung: **„ST"**, bei Z-Rezepten **„SZ"**, **Reichdauer in Tagen,** bei Höchstmengenüberschreitung „A"
Verordnungsmenge ist nicht begrenzt (Höchstmengen sind zu beachten)	Verordnungsmenge ist begrenzt (Höchstmengen sind zu beachten), **ST-Rezepte:** Verordnungsmenge ist über die Reichdauer auf den **Bedarf von max. 7 Tagen** in **Einzelfällen auf bis zu 30 Tagen** begrenzt, **SZ-Rezepte:** zur Überbrückung der Versorgung von Sichtbezugspatienten am Wochenende und an Feiertagen auf den **Bedarf von 2 Tagen bis max. 5 Tagen** (bei Feiertag in der Woche) begrenzt, maximal ein SZ-Rezept pro Woche möglich
Abgabe des Substitutionsmittels in der Originalverpackung/im Mehrdosenbehältnis	**Abgabe** des Substitutionsmittels in **Einzeldosen in kindergesicherter Verpackung** vorgeschrieben
Mögliche **Vergabestellen:** Arztpraxis, Apotheke, Krankenhaus, Alten- oder Pflegeheim, Hospiz, behördlich anerkannte Einrichtung	**Abgabe** (Mitgabe) von Substitutionsmitteln ist nur **in der Apotheke** möglich (§43 Arzneimittelgesetz – Apothekenpflicht), Ausnahme: Mitgabe der Tagesrestdosis bei Codein/DHC durch den Arzt gestattet

ST-Mischrezepte

Der substituierende Arzt kann patientenindividuelle Zeitpunkte festlegen, an denen Teilmengen des verschriebenen Substitutionsmittels in der Apotheke:

- an den Patienten abgegeben,
- an die Substitutionsarzt-Praxis abgegeben oder
- zum unmittelbaren Verbrauch überlassen

werden sollen.

Ein „Überlassen zum unmittelbaren Verbrauch" (Sichtbezug) in der Apotheke kann nur dann erfolgen, wenn dies vorher mit der Apotheke schriftlich oder elektronisch vereinbart wurde.

Dokumentation: Unabhängig von der weiteren Abgabe oder Überlassung wird die gesamte verordnete Substitutionsmittelmenge bei Mischrezepten in den Patientenbestand überführt und die Teilmengenabgaben oder -überlassungen dort patientenbezogen dokumentiert. Dies erleichtert auch die Rezeptabwicklung.

34.2.2 Versorgung von Patienten in Heimen, Hospizen oder Einrichtungen der Palliativversorgung

Apotheken, die mit Alten- oder Pflegeheimen einen Versorgungsvertrag haben, beliefern die Patienten mit den verschriebenen Betäubungsmitteln und überprüfen in diesen Einrichtungen regelmäßig (mind. halbjährlich) die BtM-Bestände. Auch für die BtM im Heim ist eine Nachweisführung nach BtMVV vorgeschrieben. Das ist Aufgabe der Einrichtung.

Für das Verschreiben von Betäubungsmitteln für Patienten in **Alten- oder Pflegeheimen, Hospizen** oder in der spezialisierten ambulanten **Palliativversorgung** (SAPV) gibt es in der BtMVV aber noch zusätzliche Regelungen (§ 5c BtMVV). Der Arzt wird darin ermächtigt, die Verantwortung für die BtM der Patienten zu übernehmen, die dies nicht mehr eigenverantwortlich können. Für diese Patienten kann der Arzt bestimmen, dass das BtM-Rezept nicht dem Patienten ausgehändigt, sondern von ihm selbst oder beauftragtem Personal in der Apotheke vorgelegt wird. Er kann das Personal der jeweiligen Einrichtung beauftragen, die BtM dem Patienten zu überlassen und er darf die BtM der Patienten unter seiner Verantwortung in der betreffenden Einrichtung lagern. Die Lagerung und Dokumentation für BtM, die nach § 5c BtMVV verordnet werden, erfolgt in der Regel in der Einrichtung. Meist wird das Pflegepersonal im Auftrag des Arztes die Karteiführung übernehmen, so wie es auch die Nachweisführung für die BtM anderer Bewohner übernimmt. Bei § 5c BtMVV-Beständen muss der Arzt am Ende des Kalendermonats vom beauftragten Pflegepersonal über die Prüfung unterrichtet werden, wenn er dies nicht selbst vornimmt.

⑨ Betäubungsmittel, die unter Verantwortung des Arztes in einer Einrichtung gelagert wurden, können vom Arzt einem anderen Patienten in der Einrichtung weiter verschrieben, in den Notfallvorrat eines Hospizes oder einer Einrichtung der SAPV überführt oder an die Apotheke zur Weiterverwendung in einem Heim, Hospiz oder einer SAPV-Einrichtung zurückgegeben werden.

Eine **Rückgabe** von nicht mehr benötigten **Betäubungsmitteln** nach § 5c Abs. 4 Nr. 2 BtMVV an Apotheken zur Weiterverwendung in einem Alten- oder Pflegeheim, Hospiz oder einer SAPV-Einrichtung kommt in der Praxis selten vor. Denn es liegen keine Kriterien für eine Prüfung oder Informationen zur Haftung vor. Ist das BtM nicht mehr für eine Wiederabgabe geeignet, muss es entsorgt werden. Häufiger werden nicht mehr benötigte BtM von Pflege- und Palliativpatienten aus der Verantwortung des Arztes daher in einen **Notfallvorrat** eines Hospiz oder einer Einrichtung in der SAPV überführt. Nach § 5d BtMVV dürfen diese einen Notfallvorrat bereithalten. Dafür muss mit einer Apotheke eine schriftliche Vereinbarung zur Belieferung und halbjährlichen Überprüfung geschlossen werden. Diese muss von der Apotheke bei der zuständigen Landesbehörde angezeigt werden.

Wichtiges in Kürze

① Der Betäubungsmittelverkehr wird durch das Betäubungsmittelgesetz (BtMG) geregelt. Es legt die Vorgaben für die Erlaubnis zum Verkehr mit Betäubungsmitteln (BtM) oder die Pflichten im BtM-Verkehr fest.

② Der Umgang mit Grundstoffen für die Drogenherstellung (Drogenausgangsstoffe) ist reglementiert. Der übliche Apothekenbetrieb ist davon in der Regel nicht betroffen.

③ Die Apotheke benötigt für den üblichen Apothekenbetrieb keine BtM-Erlaubnis. Es genügt eine Anzeige bei der Bundesopiumstelle. Die Apotheke erhält eine BtM-Nummer.

④ Der Bezug von Betäubungsmitteln in der Apotheke erfolgt mit dem Abgabebeleg-Verfahren. Ein vierteiliges Formular (Abgabebeleg) stellt die lückenlose Nachverfolgbarkeit des BtM sicher.

⑤ Der Verbleib von Betäubungsmitteln muss lückenlos bis zur Abgabe auf BtM-Rezept nachgewiesen werden. Die Betäubungsmittel-Verschreibungsverordnung legt fest, was dokumentiert werden muss.

⑥ Die Lagerung von Betäubungsmitteln muss in geeigneten, gesicherten BtM-Schränken oder Tresoren erfolgen.

⑦ Die umweltgerechte Vernichtung von Betäubungsmitteln muss eine Wiedergewinnung ausschließen. Sie kann in der Apotheke unter Gegenwart von zwei Zeugen erfolgen, die auch das Vernichtungsprotokoll mit unterschreiben müssen.

⑧ Die Versorgung von Substitutionspatienten ist in § 5 BtMVV ausführlich geregelt. Es werden zwei Versorgungsformen unterschieden: Sichtbezug unter Aufsicht oder eigenverantwortliche Einnahme zu Hause (Take-Home).

⑨ Für pflegebedürftige Patienten in Heimen oder Hospizen oder in der ambulanten Palliativversorgung können BtM unter Verantwortung des Arztes gehandhabt werden. Diese BtM können deshalb vom verantwortlichen Arzt für einen anderen Patienten in der Einrichtung weiterverschrieben werden.

Weiterführende Literatur

Betäubungsmittel-Binnenhandelsverordnung vom 16. Dezember 1981 (BGBl. I S. 1425), zuletzt geändert durch Artikel 1 der Verordnung vom 17. August 2011 (BGBl. I S. 1754)

Betäubungsmittelgesetz in der Fassung der Bekanntmachung vom 1. März 1994 (BGBl. I S. 358), zuletzt geändert durch Artikel 1 der Verordnung vom 10. Juli 2020 (BGBl. I S. 1691)

Betäubungsmittel-Verschreibungsverordnung vom 20. Januar 1998 (BGBl. I S. 74, 80), zuletzt geändert durch Artikel 2 der Verordnung vom 2. Juli 2018 (BGBl. I S. 1078)

Bundesapothekerkammer (BAK). BAK-Leitlinien. www.abda.de → Für Apotheker → Qualitätssicherung → Leitlinien (Zugriff 06.11.2020)

Bundesinstitut für Arzneimittel und Medizinprodukte (BfArM). www.bfarm.de → Bundesopiumstelle → Grundstoffe (Zugriff 06.11.2020)

Bundesinstitut für Arzneimittel und Medizinprodukte (BfArM). www.bfarm.de → Bundesopiumstelle → Betäubungsmittel (Zugriff 06.11.2020)

Tipps für PhiPs

Den sicheren Umgang mit BtM erlernen Sie in Ihrem Praktikum. Neben den wichtigen Informationen aus diesem Kapitel, sollten Sie das Thema BtM auch in einem Ausbildungsgespräch mit Ihrem ausbildenden Apotheker besprechen.

Tipps für Weiterzubildende

Aufgrund Ihrer Berufspraxis haben Sie schon einige Erfahrung im Umgang mit BtM. Dieses Kapitel dient zur Vertiefung Ihres Wissens. Sollten Sie in Ihrer Apotheke die Betreuung von Opioidabhängigen im Sichtbezug durchführen, ist die Erstellung Ihrer Projektarbeit zu diesem Thema eine interessante Möglichkeit.

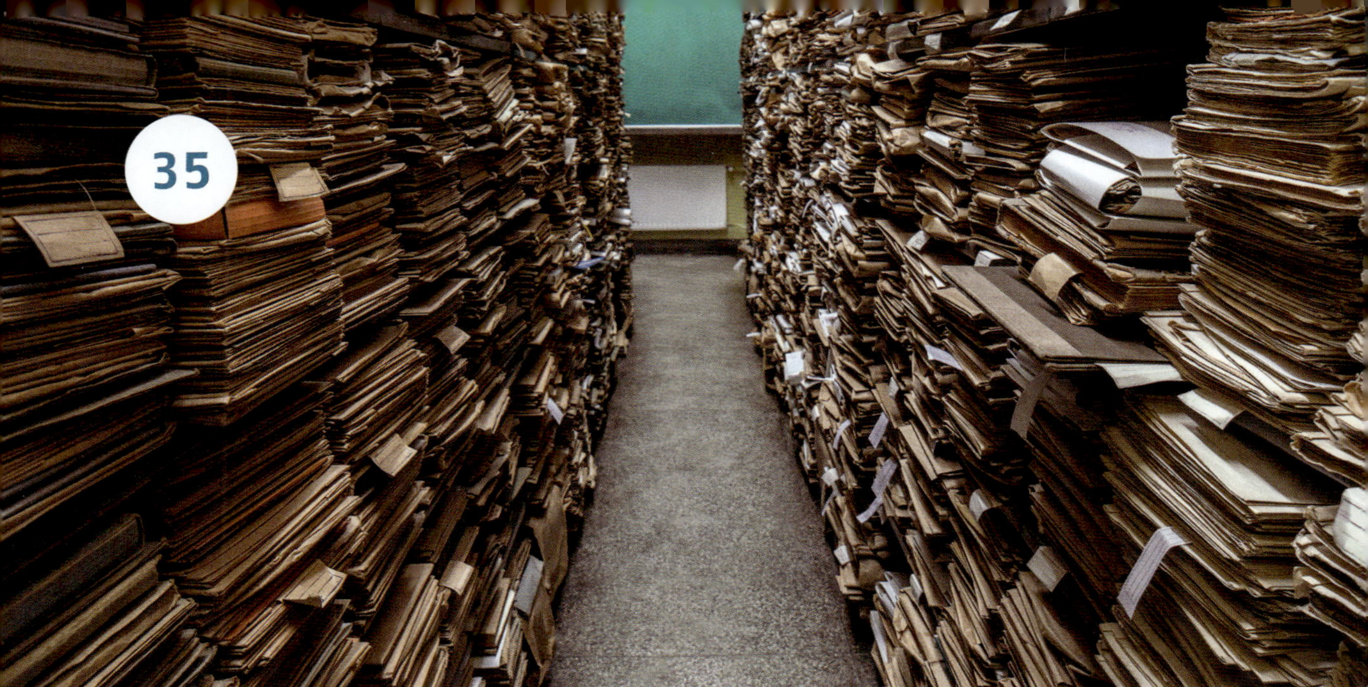

35

Dokumentation

Dr. Constanze Schäfer

In der Apotheke sind zahlreiche Vorgänge zu dokumentieren. In diesem Kapitel werden die wichtigsten Dokumentationspflichten der Apotheke vorgestellt. Die Regelungen zu den betäubungsmittelrechtlichen Dokumentationen finden sich im Kapitel Betäubungsmittel (▸ Kap. 34). Alle Dokumentationspflichten rund um das Herstellen einer Rezeptur haben wir für Sie im Kapitel Rezeptur (▸ Kap. 30) zusammengestellt.

35.1 Dokumentationen nach Apothekenbetriebsordnung

35.1.1 Qualitätsmanagement

Seit der Novellierung der Apothekenbetriebsordnung 2012 ist der Apothekenleiter verpflichtet, ein Qualitätsmanagementsystem (ApBetrO § 2a) einzurichten, das die pharmazeutischen Kernprozesse abbildet, die die Arzneimittel- und Arzneimitteltherapiesicherheit beeinflussen. Um in diesen Bereichen ein möglichst hohes Maß an Qualität zu erreichen und zu erhalten, sind bestimmte Prozesse bei der Einrichtung eines Qualitätsmanagementsystems zu erfüllen und auch zu dokumentieren. Dazu zählen: Betriebs- und Personalorganisation, Warenwirtschaft, Kennzahlen, interne Audits und Ergebnisse der Selbstinspektion, Fehler- und Beschwerdemanagement sowie Korrektur- und Vorbeugungsmaßnahmen mit dem Ziel der kontinuierlichen Verbesserung. Die im QM-Handbuch niedergelegten Kernprozesse müssen regelmäßig überprüft und das Ergebnis dokumentiert werden. Ob dies in Papierform oder elektronisch erfolgt, spielt dabei keine Rolle. Eine Zertifizierung des Handbuchs ist nicht vorgeschrieben. Erbringt die Apotheke besondere Dienstleistungen wie das Herstellen von sterilen Zytostatika oder die Verblisterung von Arzneimitteln, fordert die Apothekenbetriebsordnung ein Qualitätsmanagementsystem für diese Bereiche (ApBetrO §§ 34–35).

Im Rahmen des Qualitätsmanagements werden jedoch nicht nur die Prozesse, sondern auch Zuständigkeiten und möglicherweise die Qualifikationsanforderungen an die Mitarbeiter beschrieben. So fordert die Apothekenbetriebsordnung (§ 20) über das Qualitätsmanagement hinaus, dass der Apothekenleiter für jeden Mitarbeiter des nichtapprobierten pharmazeutischen Personals schriftlich die individuelle Informations- und Beratungsbefugnis festlegt (▸ Kap. 1). Diese sollte regelmäßig, z. B. im Rahmen eines Mitarbeitergesprächs, an die berufliche Weiterqualifizierung und die zunehmende Berufserfahrung angepasst werden.

Auch organisatorische Aspekte, z. B. Lagertemperatur oder Hygiene, sind für die Gewährleistung der Arzneimittelsicherheit bedeutsam und sollten deshalb im Qualitätsmanagementsystem abgebildet werden. So empfiehlt es sich, die Lagertemperatur in der Offizin, im Kühlschrank und soweit andere Lagerplätze in der Apotheke genutzt werden, einmal täglich zu ermitteln und zu dokumentieren. Im Kühlschrank wird hierfür ein Minimum-Maximum-Thermometer eingesetzt (▸ Kap. 40.2). Entsprechende Maßnahmen für den Botendienst zur Einhaltung der Lagerungsvorschriften für die jeweiligen Arzneimittel gehören ebenfalls zum Qualitätsmanagement.

Nicht nur für die Rezepturherstellung, sondern auch für Lagerung und Abgabe von Arzneimitteln, fordert die Apothekenbetriebsordnung (§ 4a) hygienische Standards. Unter Berücksichtigung des Kontaminationsrisikos unterscheidet man in der Praxis zwischen täglichen, monatlichen und in größeren Zeitabständen zu erfolgenden Reinigungen. Arbeitsflächen in der Rezeptur oder der Handverkaufstisch sollten mindestens einmal täglich gründlich mit einem Oberflächendesinfektionsmittel gereinigt werden. Für die Schubschränke hingegen ist eine einmal jährliche Reinigung ausreichend. Neben einem Hygieneplan, wann, was, durch wen und wie gereinigt wird, sollte zusätzlich die tatsächliche Durchführung mittels einfacher Abzeichnungssysteme (z. B. Datumsliste) dokumentiert werden.

① In der Apothekenbetriebsordnung sind darüber hinaus zahlreiche Dokumentationsvorschriften zu finden, die letztendlich die Arzneimitteltherapie- und Patientensicherheit gewährleisten sollen. Dazu gehören Qualitätsprüfungen von Fertigarzneimitteln und apothekenpflichtigen Medizinprodukten ebenso wie die Möglichkeit, Patienten, die mit Blutprodukten behandelt wurden, auch Jahre später über eine Chargendokumentation identifizieren zu können.

② Für alle in der Apothekenbetriebsordnung vorgeschriebenen Dokumentationen können – soweit vorhanden – elektronische Systeme eingesetzt werden. Es ist jedoch unbedingt darauf zu achten, falls das Namenszeichen bzw. die Unterschrift des verantwortlichen Apothekers notwendig ist, dass die Dokumentation in Papierform erfolgt, so lange bis eine elektronische Signatur genutzt wird. Im Alltag spielen für die Qualitätssicherung neben der Herstellung von Arzneimitteln vor allem die in den folgenden Kapiteln beschriebenen und nach Apothekenbetriebsordnung zu dokumentierenden Vorgänge eine wichtige Rolle:

35.1.2 Prüfung von Fertigarzneimitteln und (apothekenpflichtigen) Medizinprodukten

Einen wesentlichen Bestandteil der Produktsicherheit von Fertigarzneimitteln und apothekenpflichtigen Medizinprodukten stellt die stichprobenartige Prüfung dieser Produkte in den öffentlichen Apotheken dar (ApBetrO § 12). Bezieht sich die Apothekenbetriebsordnung nur auf apothekenpflichtige Medizinprodukte, so sehen die Bestimmungen der Medical Device Regulation (MDR) für Händler ab Mai 2021 eine Ausweitung einer stichprobenartigen Prüfung für alle feilgehaltenen Medizinprodukte unter Berücksichtigung weiterer Kriterien vor (▸ Kap. 35.2.3). Die Dokumentation nach Apothekenbetriebsordnung muss 5 Jahre aufbewahrt werden. Mit dieser einfachen und zugleich sehr effektiven Maßnahme lassen sich optisch erkennbare Qualitätsmängel wie Veränderungen am Arzneimittel, fehlende bzw. verwechselte Gebrauchsinformationen oder andere Abweichungen schnell identifizieren. Über die Meldung solcher Vorkommnisse durch die prüfenden Apotheken an die Arzneimittelkommission (AMK) und die zuständige Aufsichtsbehörde, z. B. Regierungspräsidium oder Bezirksregierung, können alle Apotheken zeitnah informiert werden. Die täglichen Prüfungen und deren Dokumentation (Übereinstimmung bezüglich Verpackung und Inhalt sowie organoleptisch identifizierbarer Qualitätsmängel) sollten sowohl aktuelle Warensendungen als auch Bestände in der Apotheke berücksichtigen, weil einige Veränderungen an Arzneimitteln sich erst im Zeitverlauf zeigen.

35.1.3 Abgabe von Importarzneimitteln

Aufgrund arzneimittelrechtlicher Vorschriften nach AMG § 73 Abs. 3 oder Abs. 3a ist es der Apotheke im Einzelfall erlaubt, für einen Patienten Arzneimittel aus dem Ausland zu importieren. Dieser Vorgang muss gemäß ApBetrO § 18 dokumentiert werden. Handelt es sich dabei um ein apothekenpflichtiges Arzneimittel, das aus einem EU/EWR-Staat importiert wird, reicht es aus, Namen und Anschrift der Person, für die das Arzneimittel bestimmt ist, zu dokumentieren. Bei verschreibungspflichtigen Arzneimitteln und für Arzneimittel, die aus einem Drittstaat stammen, muss neben dem Namen und der Anschrift der Person, für die das Arzneimittel bestimmt ist, auch der Name und die Anschrift des verordnenden Arztes notiert werden. Wird ein Betäubungsmittel bzw. ein verschreibungspflichtiges Tierarzneimittel importiert, müssen zusätzlich die darüber hinausgehenden Dokumentationspflichten – Dokumentation von Zu- und Abgang des Betäubungsmittels bzw. Dokumentation von Erwerb und Abgabe eines verschreibungspflichtigen Tierarzneimittels – beachtet werden. Wichtig zu wissen ist, dass der Apotheker für die Qualität der importierten Arzneimittel haftet, da Präparate aus dem Ausland nicht der deutschen Herstellerhaftung unterliegen.

35.1.4 Abgabe von Blutprodukten

Arzneimittel, die aus Blut oder Blutbestandteilen gewonnen werden, unterliegen im Sinne des Verbraucherschutzes einer besonderen Dokumentationspflicht nach ApBetrO § 17 Abs. 6a, um im Fall einer Infektion oder Kontamination des jeweiligen Produkts eine Nachverfolgung durchführen zu können (◘ Tab. 35.1). Außer dem Hersteller, dem Großhandel, den Arztpraxen und Krankenhäusern sind auch die Apotheken in dieses Sicherheitssystem eingebunden. Neben der Bezeichnung des Arzneimittels und seiner Chargenbezeichnung sowie dem Datum des Erwerbs sind Name und Anschrift des Lieferanten, Name und Anschrift des verordnenden Arztes sowie Name, Vorname, Geburtsdatum und Adresse des Patienten zu dokumentieren. Ist das Präparat für den Praxisbedarf verordnet, wird dies anstatt der Patientendaten vermerkt. Die Dokumentation zu Blutprodukten, die dem Transfusionsgesetz (TFG) unterliegen, ist mindestens 30 Jahre aufzubewahren oder zu speichern. Werden die Aufzeichnungen darüber hinaus aufbewahrt, sind sie zu anonymisieren.

◘ **Tab. 35.1** Ausgewählte Beispiele für dokumentationspflichtige Blutprodukte und Plasmaderivate

Arzneistoffgruppe	Handelsname (Bsp.)
Blutgerinnungsfaktor VII	Immuseven 600 IE Blutgerinnungsfaktor VII
Blutgerinnungsfaktor IX	Octanine® F 500 oder 1000
C1-Inaktivator	Berinert® 500 IE
Humanalbumin	Alburex®
Plasminogen	Actilyse®
Antithrombin III	AT III NF 500 oder 1000
Blutgerinnungsfaktor VIII	Esperoct® 500/1000/1500/2000/3000 IE
Blutgerinnungsfaktor XIII	Fibrogammin®
Immunglobuline	Tetagam®
Plasmaproteinlösung	Plasbumin® 20 oder 25
Gentechnisch hergestellte Plasmaproteine zur Behandlung von Hämostasestörungen	Fibrogammin® 250

Merke

Bei der Abgabe eines Produkts zur Behandlung von Gerinnungsstörungen bei Hämophilie ist zusätzlich der verschreibende Arzt zu informieren. Die Apotheke muss folgende Informationen weitergeben:
- Bezeichnung des Arzneimittels,
- Chargenbezeichnung und abgegebene Menge,
- Datum der Abgabe,
- Name, Vorname, Geburtsdatum und Wohnort des Patienten.

35.1.5 Abgabe von Thalidomid, Lenalidomid und Pomalidomid

Zum Schutz des ungeborenen Lebens wurde bei der Arzneimittelzulassung dieser teratogen wirkenden Substanzen ein Sicherheitskonzept entwickelt und ein zweiteiliges Verordnungsblatt – das sogenannte T-Rezept – (Teil I zur Abrechnung, Teil II muss nach § 3a Abs. 7 der AMVV innerhalb einer Woche an das BfArM verschickt werden) eingeführt. Das Sicherheitskonzept umfasst Aufklärungspflichten des Arztes, regelmäßig durchzuführende Schwangerschaftstests bei gebärfähigen Frauen sowie Vorschriften zu maximalen Abgabemengen (für Frauen im gebärfähigen Alter darf das Medikament für maximal 4 Wochen, in allen anderen Fällen für maximal 12 Wochen verordnet werden). Der Arzt muss durch Ankreuzen auf dem Verordnungsblatt die Beachtung der Sicherheitsmaßnahmen gemäß Fachinformation (erstes Feld), die erfolgte Aufklärung und Information des Patienten mit Aushändigung der entsprechenden Materialien (zweites Feld) dokumentieren sowie angeben, ob es sich bei der Anwendung um einen In-Label- oder Off-Label-Use handelt (drittes oder viertes Feld; ▸ Kap. 2). In der Apotheke muss vor der Abgabe überprüft werden, ob die entsprechenden Angaben auf dem Rezept vermerkt sind. Ist dies nicht der Fall, darf das Rezept nicht beliefert werden. Das Rezept hat außerdem nur eine Gültigkeit von 6 Tagen (Ausstellungstag plus 6 Tage). Die Abgabe in der Apotheke muss nach ApBetrO § 17 Abs. 6b wie folgt dokumentiert werden: Arzneimittelbezeichnung, Menge und Charge, Lieferant und Lieferdatum, verschreibender Arzt, Name und Anschrift des Patienten sowie Abgabedatum und Versanddatum des Teils II an das BfArM.

35.1.6 Arzneimittelverkehr zwischen den Apotheken

Wegen der Zunahme an Arzneimittelfälschungen ist auch der Arzneimittelverkehr zwischen Apotheken dokumentationspflichtig. Folgende Situationen des Arzneimittelverkehrs werden im § 17 Abs. 6c der Apothekenbetriebsordnung berücksichtigt:

- Einkaufsgemeinschaften,
- der Arzneimittelverkehr innerhalb eines Filialverbunds,
- Bezug von Zytostatikazubereitungen aus einem anderen Apothekenbetrieb,
- die bei Apothekeninhaberwechsel notwendige Übergabe des Arzneimittelbestands,
- das kollegiale Aushelfen eines dringend benötigten Arzneimittels aus einer benachbarten Apotheke.

In allen vorgenannten Fällen müssen Bezeichnung und Menge des Arzneimittels, die Charge, das Datum von Erwerb und Abgabe sowie Name und Anschrift von Empfänger und Abgebendem dokumentiert werden. Beim kollegialen Aushelfen bestätigt der Apotheker zudem, dass eine andere Versorgung – hiermit ist die reguläre Beschaffung in der gebotenen Dringlichkeit über den Großhandel gemeint – im gegebenen Fall nicht möglich war.

35.1.7 Dokumentation der Abgabe von Tierarzneimitteln

Tierärzte besitzen das Dispensierrecht zur Versorgung, der von ihnen behandelten Tiere. Dennoch werden für die Behandlung von Haustieren in der Apotheke auch tierärztliche Verordnungen vorgelegt. Die Abgabe eines apothekenpflichtigen Arzneimittels für ein Tier wird unabhängig von seiner Zulassung als Human- oder Veterinärarzneimittel nicht dokumentiert. Bei der Verordnung von verschreibungspflichtigen Humanarzneimitteln, werden lediglich Arzneimittelbezeichnung, Charge, Abgabedatum, Name und Anschrift des Tierarztes und die Daten des Tierhalters dokumentiert. Bei verschreibungspflichtigen Veterinärarzneimitteln muss zusätzlich auch der Erwerb – also Datum, Liefermenge und Lieferant – eingetragen werden. Mit dieser Regelung soll ein Missbrauch von Tierarzneimitteln vermieden werden. Darüber hinaus ist der Apothekenleiter verpflichtet, einmal im Jahr seinen Bestand mit der Tierarzneimitteldokumentation abzugleichen.

35.1.8 Maßnahmen bei Arzneimittelrisiken

Die Dokumentation von Maßnahmen beim Auftreten von Arzneimittelrisiken (ApBetrO § 6, § 21) ist ein Teil des in Deutschland implementierten Pharmakovigilanz-Systems. Damit tragen Apotheker aktiv zur Arzneimittel- und Arzneimitteltherapiesicherheit bei. Die Meldungen zu Vorkommnissen an die Arzneimittelkommission (AMK) und die zuständige Aufsichtsbehörde, z. B. Regierungspräsidium oder Bezirksregierung, mit Fertigarzneimitteln und apothekenpflichtigen Medizinprodukten müssen dokumentiert werden. Eine Kopie der Meldung reicht dafür aus. Ebenso dokumentiert werden die Bearbeitung von Rückrufen oder Überprüfungen von Chargen, die sich im Rückruf befinden. Zur Dokumentation können die entsprechenden Ruckrufbögen aus der Deutschen Apotheker Zeitung oder der Pharmazeutischen Zeitung genutzt werden. Der Apotheker hat zudem auszuschließen, dass mangelhafte Produkte in die Vertriebskette gelangen.

35.2 Dokumentation nach Medizinprodukterecht

③ Die medizinprodukterechtlichen Vorschriften für das Betreiben und Anwenden von Medizinprodukten in der Apotheke schreiben Dokumentationspflichten mit dem Fokus auf Sicherheit und Funktion vor. Hierunter fallen z. B. Blutdruckmessgeräte oder Blutzuckermessgeräte, die für Messungen in der Apotheke verwendet werden oder Muttermilchpumpen und Inhalationsgeräte, die an Patienten als Leihgeräte ausgegeben werden.

35.2.1 Medizinproduktebuch

Für alle nicht implantierbaren und aktiven Medizinprodukte muss gemäß Medizinproduktebetreiberverordnung ein Medizinproduktebuch (MPBetreibV § 12) geführt werden. „Aktiv" bedeutet, dass das Medizinprodukt eine Energiequelle benötigt (Batterie, Strom). Zu den nicht implantierbaren aktiven Medizinprodukten zählen z. B. Blutdruck- und Blutzuckermessgeräte, die mit Batterien betrieben werden. Mit dem Medizinproduktebuch werden die Durchführung sicherheits- und messtechnischer Kontrollen, das Auftreten von Funktionsstörungen und deren Behebung, Meldungen von Vorkommnissen an Behörden und Hersteller, die Belege über die anfängliche Funktionsprüfung sowie die Einweisung der Personen, die mit diesem Gerät arbeiten, nachgewiesen. Das Medizinproduktebuch ist für elektrische Blutdruckmessgeräte vorgeschrieben, sofern diese in der Apotheke für die Dienstleitung „Blutdruckmessen" genutzt werden. Wird das Medizinprodukt außer Betrieb genommen, müssen die Dokumentationsunterlagen noch 5 Jahre aufbewahrt werden.

35.2.2 Bestandsverzeichnis

Neben dem Medizinproduktebuch schreibt die Medizinproduktebetreiberverordnung für Leihgeräte das sogenannte Bestandsverzeichnis vor (MPBetreibV § 13). Im Bestandsverzeichnis werden die Bezeichnung des Geräts, das Anschaffungsjahr, Name und Anschrift des Herstellers und, sofern es sich um sterile, geeichte oder mit anderen Sicherheitsauflagen belegte Produkte handelt, die Kennnummer der diese Anforderungen prüfenden sogenannten benannten Stelle notiert. Außerdem muss der Standort, an dem sich das Medizinprodukt befindet, also z. B. die Anschrift des Kunden, der das Gerät ausgeliehen hat, notiert werden. Auf diese Weise kann bei einem Rückruf schnell überprüft werden, ob ein Gerät aus dem Bestand betroffen ist, und wo es sich gerade befindet. Das Bestandsverzeichnis ist kontinuierlich zu aktualisieren.

Im Rahmen der Patientenversorgung mit Leihgeräten ist es notwendig, vor einem erneuten Einsatz die Geräte zu reinigen, zu desinfizieren und kontaminationsanfällige Teile zu ersetzen (z. B. die sogenannten Year Packs der Firma Pari). Um kein eigenes standardisiertes Verfahren für die Aufbereitung der Leihgeräte entwickeln zu müssen, sollte man bei den Herstellern der entsprechenden Geräte eine detaillierte Prozessbeschreibung anfordern, die die Grundlage für die Aufbereitung in der Apotheke darstellt. Es ist sinnvoll die Aufbereitung von Leihgeräten im Qualitätsmanagementsystem zu hinterlegen und einen sogenannten Musterhygieneplan zu erstellen. Die Dokumentation ist 5 Jahre, nachdem das Medizinprodukt außer Betrieb genommen wurde, aufzubewahren.

35.2.3 Dokumentationen nach MDR

Die europäische Medical Device Regulation (MDR) ist im Mai 2017 in Kraft getreten. Die Staaten der EU hatten 3 Jahre Zeit, diese neuen Regelungen in ihr nationales Recht zu implementieren. Wegen der Corona-Pandemie wurde der Zeitraum um 12 Monate verlängert, sodass die für die Apotheke als Händler relevanten Bestimmungen, Art. 14 und Art. 25, seit dem 26.05.2021 zu beachten sind.

Die MDR bezieht im Unterschied zur Apothekenbetriebsordnung alle Medizinprodukte ein. Teil der Qualitätsprüfung ist, ob das Medizinprodukt mit einem UDI-Code (Unique Device Identifier) gekennzeichnet ist. Je nach Klassifizierung müssen die Hersteller Fristen für die Verpflichtung zur Kennzeichnung beachten (◘ Tab. 35.2). Bis zur Einführung der europäischen Datenbank EUDAMED (voraussichtlich Ende 2021) können Apotheken die Konformitätserklärungen auf den Internet-Seiten der Hersteller einsehen. Wird ein Qualitätskriterium nicht erfüllt, dann muss das Medzinprodukt in Quarantäne gestellt, der Lieferant informiert sowie das Prüfergebnis und die durchgeführten Maßnahmen für 10 Jahre dokumentiert werden.

Der Händler muss gemäß Art 14 MDR folgende Qualitätskriterien bei den von ihm zur Abgabe bereitgehaltenen Medizinprodukten prüfen:

- das Produkt trägt eine CE-Kennzeichnung,
- es liegt eine EU-Konformitätserklärung für das Produkt vor (Homepage des Herstellers),
- Gebrauchsinformation in deutscher Sprache (nach Artikel 10 Absatz 11),
- bei importierten Produkten Name und Anschrift des Importeurs (nach Artikel 13 Absatz 3),
- UDI, falls vom Hersteller bereits vergeben.

Komplett neu für Apotheken ist die **Sicherstellung der Rückverfolgbarkeit** von Medizinprodukten, wenn die Apotheke diese an Angehörige anderer Heilberufe oder

Tab. 35.2 Einführungsfristen des UDI-Codes nach Klassifizierung des Medizinprodukts

Klasse	Bedeutung	Frist
Iu	Unkritisch (nur CE)	26.05.2021
Im	Mit Messfunktion (CE mit benannter Stelle)	26.05.2025
Is	Steriles Produkt (CE mit benannter Stelle)	26.05.2025
IIa und IIb	Mit längerer Verweildauer, oft steril oder mit Messfunktion (CE mit benannter Stelle)	26.05.2023
III	Mit langer Verweildauer, oft steril oder mit Messfunktion; Implantate (CE mit benannter Stelle)	26.05.2021

an stationäre Einrichtungen abgegeben hat. Im Fall eines Rückrufs soll somit eine rasche Information aller Betreiber ermöglicht werden. Für die in öffentlichen Apotheken gehandelten Medizinprodukte muss die Rückverfolgbarkeit für 10 Jahre gewährleistet sein. Dafür sollen folgenden Angaben nach Art. 25 MDR dokumentiert werden: Bezeichnung des Medizinprodukts, Seriennummer/LOT, Hersteller, Datum des Erwerbs, Lieferant, Datum der Abgabe, Empfänger und Namenszeichen des in der Apotheke Verantwortlichen.

35.3 Gefahrstoff- und arbeitsschutzrechtliche Dokumentationen

Rund um den Umgang mit Gefahrstoffen fallen unterschiedliche Dokumentationspflichten an. Hierbei steht der Schutz von Mensch und Umwelt im Vordergrund. Das Arbeiten mit Gefahr- oder Explosivstoffen darf die Gesundheit der Mitarbeiter nicht gefährden. Der Apothekenleiter hat deshalb aufgrund seiner arbeitsrechtlich auferlegten Fürsorgepflicht die gesundheitsgefährdenden Belastungen für den einzelnen so gering wie möglich zu halten. Deshalb gehören Mitarbeiterunterweisungen, das Entwickeln von Betriebsanweisungen, das Bereitstellen der notwendigen Informationen und Schutzmaßnahmen zu seinen Pflichten. Insbesondere haben die folgenden Dokumentationen zu erfolgen (▸ Kap. 35.3.1 bis ▸ Kap. 35.3.8).

35.3.1 Gefahrstoffverzeichnis

Im Gefahrstoffverzeichnis werden auf Basis von § 6 Abs. 12 Gefahrstoffverordnung alle in der Apotheke befindlichen Substanzen, der Arbeitsbereich, in dem die Substanz verwendet bzw. gelagert wird, sowie deren Vorratsmenge aufgelistet. Dieses Verzeichnis muss jährlich aktualisiert werden und die Aufzeichnungen sollten im Rahmen des Arbeitsschutzes mindestens 2 Jahre aufbewahrt werden. Da das Gefahrstoffverzeichnis für alle Mitarbeiter der Apotheke eine schnelle Orientierungshilfe darstellen soll, sind dort die wesentlichen gefahrstoffrechtlichen Informationen wie Produktidentifikationsnummer, Gefahrenkategorie, Piktogramme, Signalwörter sowie H- und P-Sätze aufzuführen. Als Arbeitsunterstützung werden vorgefertigte Gefahrstoffverzeichnisse z. B. vom Deutschen Apotheker Verlag angeboten.

35.3.2 Dokumentation der Abgabe von Gefahrstoffen

Gefahrstoffe, die unter die Regelungen der Chemikalien-Verbotsverordnung fallen, dürfen auch in der Apotheke nur durch sachkundiges Personal abgegeben werden!

Die Chemikalien, die in der Anlage 2 der Chemikalien-Verbotsverordnung genannt werden, dürfen nur mit Sachkunde abgegeben werden:

- Gifte (gekennzeichnet mit GHS06, z. B. Methanol),
- CMR-Stoffe Kat. 1A/1B,
- brandfördernde Stoffe (GHS03, z. B. Natriumnitrat, Kaliumpermanganat, Wasserstoffperoxid > 50 %),
- bestimmte entzündbare oder explosive Gefahrstoffe.

Die Approbation als Apotheker und die Berufserlaubnis als PTA gelten als anerkannte Sachkunde-Qualifikationen gemäß Chemikalien-Verbotsverordnung. Allerdings darf der Erwerb der Qualifikation nicht länger als 6 Jahre zurückliegen. Um die Sachkenntnis aufrechtzuerhalten, ist die Teilnahme an einer von der zuständigen Behörde anerkannten Schulung alle 3 Jahre halbtägig oder alle 6 Jahre ganztägig nachzuweisen. Der Nachweis („Fortbildung zur Aufrechterhaltung der Sachkunde nach § 11 Abs. 1 Nr. 2 ChemVerbotsV“) ist auf Verlangen der Aufsichtsbehörde vorzulegen.

Tab. 35.3 Legale Verwendung und Abgabebeschränkungen für Explosivgrundstoffe an Endverbraucher (Auswahl)

Chemikalie	Verwendungszweck	Abgabebeschränkungen
Wasserstoffperoxid	Bleichmittel, Haarbleichmittel, Desinfektionsmittel, Reinigungsmittel	Wasserstoffperoxidlösung mit einem Massengehalt von mehr als 12 % darf nicht an private Endverbraucher abgegeben werden.[1]
Nitromethan	Treibstoff für Modellmotoren	Nitromethan mit einem Massengehalt von mehr als 16 % darf nicht an private Endverbraucher abgegeben werden.[1]
Salpetersäure	Ätzmittel, Metallbehandlung	Salpetersäure mit einem Massengehalt von mehr als 3 % darf nicht an private Endverbraucher abgegeben werden.
Natriumchlorat, Kaliumchlorat, Natriumperchlorat, Kaliumperchlorat	Bleichmittel, Sauerstofferzeuger	Kaliumchlorat, Kaliumperchlorat, Natriumchlorat und Natriumperchlorat mit einem Massengehalt von mehr als 40 % dürfen nicht an private Endverbraucher abgegeben werden.[1]
Ammoniumnitrat bei einer Stickstoff-Konzentration von 16 Gew.-% oder mehr im Verhältnis zu Ammoniumnitrat	Düngemittel, Kühlkompressen	Die Abgabe muss dokumentiert werden.[1]
Aceton	Nagellackentferner, Lösungsmittel	Das Grundstoffüberwachungsgesetz (GÜG, ▸Kap. 34) ist zu beachten.[1]
Hexamin	Feste Brennstoffe für Campingkocher, Dampfmaschinen	Siehe Fußnote[1]
Schwefelsäure	Abflussreiniger, Autobatteriesäure	Schwefelsäure mit einem Gehalt von mehr als 15 Gew.-% darf nicht an private Endverbraucher abgegeben werden. Das Grundstoffüberwachungsgesetz (GÜG, ▸Kap. 34) ist zu beachten.[1]
Kaliumnitrat, Natriumnitrat, Calciumnitrat	Düngemittel, Konservierungsmittel für Lebensmittel	Siehe Fußnote[1]
Kalkammonsalpeter (Calciumammoniumnitrat)	Düngemittel	Siehe Fußnote[1]
Kaliumpermanganat	In geringen Dosen für Bäder und zur Behandlung von Fischen	Unterliegt nicht den Regelungen zur EU-Verordnung, dennoch wird bei Auffälligkeiten oder Diebstahl Meldung an die Polizei empfohlen, da die Substanz auch unter das Grundstoffüberwachungsgesetz (GÜG, ▸Kap. 34) fällt.
Aluminiumpulver, Magnesiumpulver, Partikelgröße < 200 µm und mind. 70 % Anteil im Gemisch	Farbpulver und -pasten	Siehe Fußnote[1]

[1] Bei Abhandenkommen, Diebstahl, verdächtigen Transaktionen oder Nachfragen ist gemäß EU-Verordnung 2019/1148 eine Meldung an die Polizei oder zuständige Stelle des Landes verpflichtend.

Merke

④ Die Apotheke ist **nicht** zur Abgabe von Chemikalien verpflichtet!

Da für den Umgang mit Gefahrstoffen besondere Kenntnisse erforderlich sind, regelt die Chemikalien-Verbotsverordnung, was bei der Abgabe von Chemikalien zu beachten ist. So dürfen Substanzen, die der Chemikalien-Verbotsverordnung unterliegen, nur an Personen, die mindestens 18 Jahre alt sind, abgegeben werden. Für viele Substanzen müssen das Datum der Abgabe, Name und Anschrift des Erwerbers, evtl. Name und Anschrift der Empfangsperson, Verwendungszweck, die erfolgte Aufklärung zur Substanz und die Aushändigung des Sicherheitsdatenblatts dokumentiert werden. Der Erwerber oder seine Empfangsperson müssen den Empfang durch Unterschrift bestätigen. Der Abgebende muss dies ebenfalls durch seine Unterschrift bestätigen. Die Unterlagen sind 5 Jahre aufzubewahren (◘ Tab. 35.2).

Checkliste Chemikalienabgabe

- Wofür soll die Chemikalie verwendet werden?
- Ist der Verwendungszweck plausibel, legal und sicher?
- Welches Gefahrenpotenzial und welche Eigenschaften hat die Chemikalie?
- Ist die nachgefragte Menge plausibel?
- Gibt es Abgabeverbote nach § 3 Chemikalien-Verbotsverordnung, z. B. für Minderjährige?

Weiterhin dürfen ohne Sachkunde zum Beispiel Ethanol, Ammoniak, verschiedene Säuren und Wasserstoffperoxid bis 12 % abgegeben werden.

Neben den Vorgaben der Chemikalien-Verbotsverordnung sind auch die Bestimmungen der EU-Explosivstoffverordnung (EU-Verordnung Nr. 2019/1148) zu beachten (◘ Tab. 35.2). Die Abgabedokumentation zu Gefahrstoffen ist 5 Jahre aufzubewahren.

Eine stets aktuelle Zusammenstellung aller relevanten Informationen zur Abgabe von Chemikalien ist unter: www.abda.de in der Rubrik Themen → Arbeitsschutz → Abgabe von Chemikalien → Arbeitshilfe zu finden.

35.3.3 Gefährdungsbeurteilung

Die Gefahrstoffverordnung schreibt vor, dass der Arbeitgeber für Personen, die mit Gefahrstoffen arbeiten, eine Gefährdungsbeurteilung durchführen muss. Im Rahmen des Arbeitsschutzes müssen diese Unterlagen kontinuierlich aktualisiert und mindestens 2 Jahre aufbewahrt werden. Ein besonderes Augenmerk wird dabei auf die Art der Tätigkeit, die Häufigkeit bzw. den Mengenumfang, Substitutionsmöglichkeiten, Grenzwerte und sich daraus ableitende Schutzmaßnahmen gelegt. Außerdem muss eine Gefährdungsbeurteilung für möglicherweise schwangere Mitarbeiterinnen durch den Apothekenleiter vorgenommen werden. Die Bundesapothekerkammer stellt auf ihrer Homepage unter www.abda.de zahlreiche Materialien zur Verfügung: die Standards für die Gefährdungsbeurteilung im Rahmen der Rezepturherstellung, der Prüfung der Ausgangsstoffe und weiterer Tätigkeiten in Rezeptur und Apothekenlabor abdecken. Diese Vorgaben müssen individuell für den jeweiligen Apothekenbetrieb angepasst werden. Die Gefährdungsbeurteilungen können gemeinsam mit den Betriebsanweisungen als Grundlage für die Mitarbeiterschulung dienen. Der Arbeitgeber ist verpflichtet, die in den Gefährdungsbeurteilungen genannten Schutzmaßnahmen (in der Apotheker handelt es sich im Regelfall dabei um Kittel, Handschuhe, Schutzbrille und Mundschutz) den Arbeitnehmern zur Verfügung zu stellen.

35.3.4 Betriebsanweisungen

Neben der Gefährdungsbeurteilung dienen auch die Betriebsanweisungen dem Schutz der mit Gefahrstoffen arbeitenden Personen. In den Betriebsanweisungen werden Arbeitsort, Tätigkeit, mögliche Gefahren und Beschäftigungsbeschränkungen sowie Verhaltensregeln und Schutzmaßnahmen aufgeführt. Es werden außerdem Anweisungen zum Verhalten im Gefahrenfall gegeben und ein standardisiertes Verfahren im Apothekenbetrieb vorgegeben. Zur Arbeitserleichterung bietet die Bundesapothekerkammer auf ihrer Homepage www.abda.de Musterbetriebsanweisungen und allgemeine Informationen zur Umsetzung an. Betriebsanweisungen sind kontinuierlich zu aktualisieren und müssen mindestens 2 Jahre aufbewahrt werden.

35.3.5 Explosionsschutzdokument

Im Rahmen der Betriebssicherheitsverordnung ist der Apothekenleiter aufgefordert, eine Aufstellung brandgefährlicher und explosiver Gefahrstoffe, ihre Lagermenge, Lagerort und spezielle Schutzvorkehrungen sowie Besonderheiten, die bei der Verwendung der Explosivstoffe zu beachten sind, zu dokumentieren. Auch dazu sind auf der Homepage der Bundesapothekerkammer www.abda.de weitergehende Informationen und Formulare hinterlegt.

35.3.6 Sicherheitsdatenblätter

Die Sicherheitsdatenblätter zählen ebenfalls zu den vorgeschriebenen gefahrstoffrechtlichen Dokumentationen und müssen für alle Mitarbeiter in der Apotheke zugänglich sein. Die Hersteller sind verpflichtet, bei Erstlieferung der Substanz das aktuelle Sicherheitsdatenblatt mitzuliefern. Das gilt auch für den Apothekenbetrieb: Werden Gefahrstoffe abgegeben, sind die Sicherheitsdatenblätter bei der ersten Lieferung z. B. an eine Arztpraxis und bei Substanzen, die § 3 der Chemikalien-Verbotsverordnung unterliegen, auch an den Endverbraucher auszuhändigen. Bei der Abgabe von Chemikalien an Endverbraucher sind diese noch durch eine Gebrauchsanweisung, also eine laiengerechte Zusammenfassung der wichtigen Angaben des Sicherheitsdatenblatts, insbesondere zum richtigen Umgang und dem Verhalten bei Unfällen im Umgang mit der Substanz, zu ergänzen. Für vorhandene Gefahrstoffe muss der Betrieb eigenverantwortlich die Aktualisierung der Sicherheitsdatenblätter vornehmen.

35.3.7 Mitarbeiterunterweisungen

⑤ Über den Umgang mit Gefahrstoffen und die damit im Zusammenhang stehenden Gefährdungsbeurteilungen, das Gefahrstoffverzeichnis und die Explosivstoffliste sowie Sicherheitsdatenblätter und Betriebsanweisungen sind die Mitarbeiter mindestens einmal jährlich (Mitarbeiter, die das 18. Lebensjahr noch nicht vollendet haben, mindestens zweimal jährlich) zu unterweisen. Die Durchführung der Unterweisung muss dokumentiert, der Inhalt mit einigen Stichworten festgehalten und die Teilnahme von den Mitarbeitern mit ihrer Unterschrift bestätigt werden. Diese Unterlagen sind mindestens 2, besser 5 Jahre (Empfehlung der BAK) aufzubewahren.

35.3.8 Pflichtenübertragung

Sollte der Apothekenleiter die Aufgaben, die im Zusammenhang mit den gefahrstoff- und arbeitsschutzrechtlichen Bestimmungen anfallen, auf einen Mitarbeiter oder einen externen Experten übertragen, muss dies dokumentiert werden.

35.4 Dokumentationsfristen

Nachfolgend eine Übersicht der Dokumentationsfristen in der Apotheke (◘ Tab. 35.4).

◘ **Tab. 35.4** Dokumentationsfristen in der Apotheke

Dokumentation	Was	Paragraf
Stets aktuell bzw. jährlich aktualisiert		
Gefährdungsbeurteilungen	Umgang mit Chemikalien	GefStoffV § 6
Sicherheitsdatenblätter	Chemikalien	GefstoffV § 4
QM-Handbuch	Personalschulungen, wissenschaftliche Hilfsmittel, Hygienemaßnahmen, Sicherstellung der Dienstbereitschaft, Selbstinspektion, Qualitätssichernde Maßnahmen in allen Kernbereichen	ApBetrO § 2a
Befugnisse der Mitarbeiter	Teil des QM-Handbuchs, aber auch in den Personalunterlagen ablegen	ApBetrO § 20
2 Jahre		
Gefahrstoffverzeichnis	Jährlich aktualisieren, 2 Jahre aufbewahren	GefStoffV § 6
Betriebsanweisungen	Jährlich aktualisieren, 2 Jahre aufbewahren	GefStoffV § 14
Explosionsschutzdokument	Jährlich aktualisieren, 2 Jahre aufbewahren	Betriebssicherheitsverordnung § 6

Tab. 35.4 Dokumentationsfristen in der Apotheke (Fortsetzung)

Dokumentation	Was	Paragraf
Dokument zur Pflichtenübertragung	Stets aktuell, 2 Jahre aufbewahren	GefStoffV §6, OWiG §9
Mitarbeiterunterweisungen	Jährliche Unterweisung (Mitarbeiter unter 18 Jahren halbjährliche Unterweisung) im Umgang mit Gefahrstoffen 2, besser 5 Jahre (Empfehlung der BAK) aufbewahren	GefStoffV §14, ArbSchuG §12
3 Jahre		
Erwerb von Betäubungsmitteln	Lieferscheine und BtM-Kartei, vom Großhandel und im Filialverbund	BtMBinHV §6, BtMVV §§13, 14, BtMG §17
Abgabe von Betäubungsmitteln	BtM-Rezepte und BtM-Kartei an Patienten/Ärzte/Rückgabe an Großhandel und im Filialverbund	BtMBinHV §6, BtMVV §§13, 14, BtMG §17
Vernichtungsprotokoll	BtM-Vernichtungsprotokoll und BtM-Kartei	BtMVV §§13, 14, BtMG §16, BtMG §17
5 Jahre (und mind. bis 1 Jahr nach Ablauf des Verfalldatums)		
Hygienemanagement	Labor, Offizin, Lager etc.	ApBetrO §4a, §22
Temperaturdokumentation	Lager, Offizin etc.	ApBetrO §4, §22
Import von Fertigarzneimitteln	Erwerb mit Lieferschein und Abgabe mit Empfängerdaten und evtl. Verschreibung	AMG §73 (3) und (3a), ApBetrO §18, §22
Abgabe Thalidomid, Lenalidomid, Pomalidomid	Erwerb und Abgabe mit Rezeptkopie, BfArM Teil II wöchentlich zusenden!	ApBetrO §17 6b, §22
Erwerb von Tierarzneimitteln	für verschreibungspflichtige Tierarzneimittel mit Lieferschein	ApBetrO §19, §22
Abgabe von Tierarzneimitteln	Für verschreibungspflichtige Tierarzneimittel sowie umgewidmete verschriebene Humanarzneimittel mit Rezeptkopie	ApBetrO §19, §22
Arzneimittelverkehr zwischen Apotheken	Abgebende und erwerbende Apotheke bei Arzneimittelverkehr in der Einkaufsgemeinschaft, im Filialverbund, Sonderfall Zytostatika-Zubereitung, Inhaberwechsel, kollegiales Aushelfen im begründeten Einzelfall	ApBetrO §17 6 c, §22
Maßnahmen bei Arzneimittelrisiken	Rückgabe von Arzneimitteln an Großhandel oder Hersteller oder Vernichtung	ApBetrO §21, §22
Prüfung von Fertigarzneimitteln und apothekenpflichtigen Medizinprodukten	Organoleptische Überprüfung	ApBetrO §12, §22

▫ Tab. 35.4 Dokumentationsfristen in der Apotheke (Fortsetzung)

Dokumentation	Was	Paragraf
Medizinproduktebuch	Lebenslauf des MP inkl. sicherheits- und/oder messtechnischer Kontrolle	MPBetreibV §12
Bestandsverzeichnis	Bei Leihgeräten notwendig	MPBetreibV §13
Prüfung von Ausgangsstoffen und Defekturarzneimitteln; Primärpackmitteln	Identitätsprüfung und Erhalt der Qualität bzw. Sauberkeit und Funktionalität	ApBetrO §§6, 8, 11, §22
Plausibilitätsprüfung	Für Rezepturarzneimittel	ApBetrO §7, §22
Herstellungsanweisung Rezeptur und Defektur	Für Rezeptur und Defektur	ApBetrO §§7, 8, §22
Risikobeurteilung Defekturarzneimittel		ApBetrO §8, CM/ResAP (2011), Europarat §22
Herstellungs- bzw. Abfüllprotokoll	Für Abfüllungen, Rezepturen und Defekturen	ApBetrO §§7, 8, §22
Abgabe von Chemikalien nach Chemikalien-Verbotsverordnung	Anlage-2-Substanzen	ChemVerbotsV §9
Prüfprotokoll für Primärpackmittel	Identität und Qualität	ApBetrO §13//§22
Stationsbegehungen	Überprüfung der Lagerung von Arzneimitteln in Pflegeeinrichtungen	ApoG §12a, Heimvertrag, ApBetrO §22
Unterweisung zum Stellen und Verblistern	Für Mitarbeiten von Apothekenbetrieben, die regelmäßig AM stellen oder Verblistern	ApBetrO §34, §22
10 Jahre		
Überprüfung der Qualität der Medizinprodukte	Wenn ein Mangel festgestellt wird, 10 Jahre aufbewahren	Art. 14 MDR
Rückverfolgbarkeit von Medizinprodukten	Abgabe an heilberufliche Anwender	Art. 25 MDR
30 Jahre		
Abgabe von Blutprodukten	Erwerb und Abgabe von TFG-Produkten, Information des Verordners bei der Abgabe von Arzneimitteln zur Behandlung der Hämophilie	ApBetrO §17, §22

Wichtiges in Kürze

① Bei den Dokumentationen nach ApBetrO stehen die Überprüfung der Qualität der pharmazeutischen Kernprozesse und die Arzneimittel(therapie)sicherheit im Vordergrund.

② Alle Dokumentationen nach Apothekenbetriebsordnung sind mindestens bis ein Jahr nach Ablauf des Verfalldatums der betroffenen Produkte, jedoch nicht weniger als 5 Jahre aufzubewahren. Ausnahme sind aus Blutbestandteilen hergestellte Arzneimittel. Hier beträgt die Aufbewahrungspflicht 30 Jahre.

③ Bei den Dokumentationen nach Medizinproduktebetreiberverordnung stehen die Überprüfung der Funktionsfähigkeit und Sicherheit der Medizinprodukte im Vordergrund. Alle Dokumentationen nach Medizinproduktebetreiberverordnung sind mindestens 5 Jahre nach Außerbetriebnahme des Medizinprodukts aufzubewahren.

④ Die Apotheke ist **nicht** zur Abgabe von Chemikalien verpflichtet!

⑤ Aufgrund gefahrstoff- und arbeitsschutzrechtlicher Vorgaben sind das Gefahrstoffverzeichnis, die Auflistung der Explosivstoffe, Sicherheitsdatenblätter, Gefährdungsbeurteilungen und Betriebsanweisungen sowie die Dokumentation der Mitarbeiterschulungen besonders wichtig.

Weiterführende Literatur

Apothekenbetriebsordnung in der Fassung der Bekanntmachung vom 26. September 1995 (BGBl. I S. 1195), zuletzt geändert durch Artikel 2 der Verordnung vom 21. Oktober 2020 (BGBl. I S. 2260)

Betäubungsmittel-Binnenhandelsverordnung (BtMBinHV) vom 16. Dezember 1981 (BGBl. I S. 1425), zuletzt geändert durch Artikel 1 der Verordnung vom 17. August 2011 (BGBl. I S. 1754)

Betriebssicherheitsverordnung vom 3. Februar 2015 (BGBl. I S. 49), zuletzt geändert durch Artikel 1 der Verordnung vom 30. April 2019 (BGBl. I S. 554)

Chemikalien-Verbotsverordnung vom 20. Januar 2017 (BGBl. I S. 94; 2018 I S. 1389), zuletzt geändert durch Artikel 300 der Verordnung vom 19. Juni 2020 (BGBl. I S. 1328)

Drucksache des Bundesrats. Beschluss des Bundesrates: Verordnung zur Anpassung des Medizinprodukterechts an die Verordnung (EU) 2017/45 und die Verordnung (EU) 2017/746 (Medizinprodukte-EU-Anpassungsverordnung – MPEUAnpV). BR-Drs. 177/21 vom 26.03.2021

Gefahrstoffverordnung vom 26. November 2010 (BGBl. I S. 1643, 1644), zuletzt geändert durch Artikel 148 G der Verordnung vom 29. März 2017 (BGBl. I S. 629, 648)

Medical Device Regulation und dazugehörige Anpassungsverordnungen. www.dimdi.de/dynamic/de/medizinprodukte/medizinprodukterecht/ (Zugriff 06.07.2021)

Medizinprodukte-Betreiberverordnung in der Fassung der Bekanntmachung vom 21. August 2002 (BGBl. I S. 3396), zuletzt geändert durch Artikel 9 VO vom 29. November 2018 (BGBl. I S. 2034, 2197)

Schäfer C. Dokumentation. Deutscher Apotheker Verlag, Stuttgart 2015

Verordnung (EU) Nr. 98/2013 des Europäischen Parlaments und des Rates vom 15. Januar 2013 über die Vermarktung und Verwendung von Ausgangsstoffen für Explosivstoffe

Tipps für PhiPs

Machen Sie sich mit den Dokumentationspflichten in der Apotheke vertraut. Hierfür stehen Ihnen auch folgende BAK-Arbeitsbögen zur Verfügung:
→ Arbeitsbogen Nr. 4 „Prüfung von Fertigarzneimitteln und apothekenpflichtigen Medizinprodukten“
→ Arbeitsbogen Nr. 9 „Dokumentation beim Erwerb und Abgabe von Arzneimitteln“
→ Arbeitsbogen Nr. 10 „Dokumentation des Betriebs von Medizinprodukten“
→ Arbeitsbogen Nr. 17 „Abgabe von Chemikalien“

Tipps für Weiterzubildende

Die unterschiedlichen Dokumentationen gehören zu Ihren täglichen Tätigkeiten. Dieses Kapitel dient für Sie als Wiederholung und als Nachschlagemöglichkeit. Sie können das Thema auch für die Ausbildung von PhiPs, PTAs oder PKAs aufarbeiten und dadurch Ihre persönlichen Kompetenzen, z. B. im Bereich Teamführung (▸Kap. 46) ausbauen. Das können Sie z. B. auch als praktische Tätigkeit Nr. 16 dokumentieren.
→ Praktische Tätigkeit Nr. 16 „Planung, Durchführung, Dokumentation und Reflexion einer Teambesprechung“

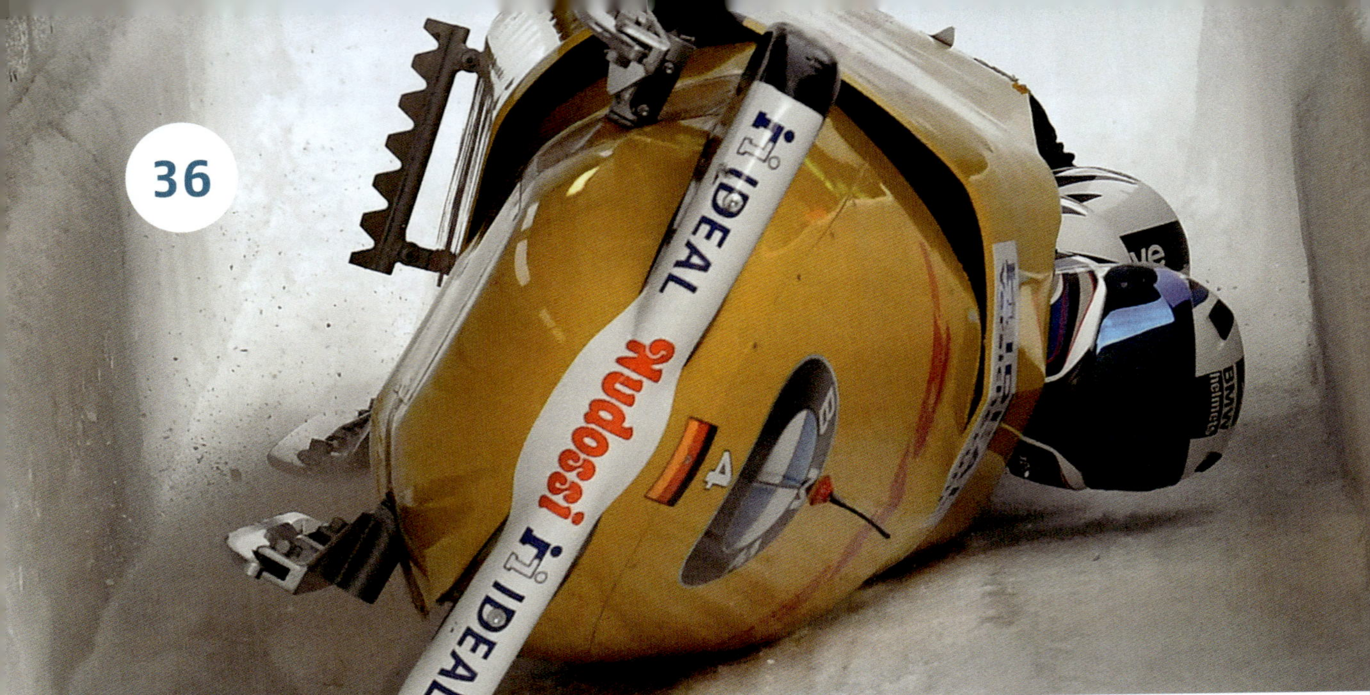

36

Arzneimittel und Fahrtüchtigkeit

Dr. Constanze Schäfer

Im folgenden Kapitel werden Grundlagen zum Thema Fahrtüchtigkeit unter Arzneimitteln vorgestellt.

36.1 Allgemeines

Nicht nur Alkohol, sondern auch Drogen und bestimmte Arzneimittel haben Einfluss auf die Reaktionsfähigkeit und damit auf die Fahrtüchtigkeit. Gelegentlich fragen Kunden aktiv nach, ob sie mit den von ihnen eingenommenen Arzneimitteln Autofahren können. Bei einigen Arzneimitteln oder während bestimmter Therapiephasen ist eine erhöhte Vorsicht angezeigt, sodass bei der Abgabe von einigen Arzneimitteln der Hinweis auf eine eingeschränkte Fahrtüchtigkeit essenziell ist.

Auch wenn bislang durch polizeiliche Kontrollen standardmäßig nur auf Alkohol und im begründeten Verdachtsfall auf Drogen getestet wird, sind nach Einschätzungen von Experten bei jedem vierten bis fünften Verkehrsunfall Arzneimittel oder Drogen (Mit-)Verursacher. In den USA wurde dazu eine Untersuchung durchgeführt: Bei 13 % der Unfallverursacher konnten Benzodiazepine nachgewiesen werden.

Ganz klar, wer durch Alkohol, Drogen, Arzneimittel oder weil er sich gesundheitlich nicht auf der Höhe befindet, in seiner Reaktionsfähigkeit eingeschränkt ist, gefährdet nicht nur sich, sondern auch andere im Straßenverkehr. Die meisten Menschen sind sich ihrer Verantwortung bewusst. Die Aufgabe von Ärzten und Apothekern ist, dem Verbraucher bei der Einschätzung möglicherweise schwer zu überblickender Folgen nach der Einnahme von Arzneimitteln beratend zur Seite zu stehen. Bei massiven Einschränkungen der Verkehrstüchtigkeit wird Ärzten empfohlen, das Aufklärungsgespräch mit dem Patienten zu dokumentieren, die Durchführung sich eventuell sogar unterschreiben zu lassen.

Definition

In der Fahrerlaubnisverordnung (FeV) wird zwischen Fahrsicherheit und Fahrtauglichkeit unterschieden:

- Fahrsicherheit oder auch Fahrtüchtigkeit dient der aktuellen, kurzfristigen Einschätzung, ob man in der Lage ist, ein Auto zu führen.
- Fahreignung oder auch Fahrtauglichkeit beschreibt langfristig die Fähigkeit zum Autofahren. Stark eingeschränkte Sehleistung, Epilepsie, schwerwiegende psychische Erkrankungen oder Betäubungsmittelabhängigkeit sind Gründe für eine fehlende Fahreignung.

36.2 Alkohol und Arzneimittel

Wirft man einen Blick in die Gebrauchs- und Fachinformationen von Arzneimitteln, so findet sich bei vielen der folgende oder ähnliche Hinweis: „Dieses Arzneimittel kann auch bei bestimmungsgemäßem Gebrauch das Reaktionsvermögen so weit verändern, dass z. B. die Fähigkeit zur aktiven Teilnahme am Straßenverkehr oder zum Bedienen von Maschinen beeinträchtigt wird. Das gilt in verstärktem Maße im Zusammenwirken mit Alkohol. Arzneimittel, die selbst Alkohol enthalten, tragen ebenfalls Hinweise, dass sie im Zusammenspiel mit anderen Wirkstoffen die Reaktionsfähigkeit und Fahrtüchtigkeit herabsetzen."

① Dieses Risiko ist nicht zu unterschätzen – auch bei Patienten mit einer Dauermedikation birgt die Kombination von Arzneimitteln und Alkohol sogar tagesformabhängig unterschiedliche Ausprägung bezüglich des Einflusses auf die Reaktionsfähigkeit. Arzneimittel, die die Alkoholdehydrogenase hemmen (z. B. einige H_2-Rezeptor-Antagonisten), verhindern unter Umständen den Alkoholabbau. Umgekehrt kann Alkohol Effekte insbesondere von ZNS-wirksamen Substanzen durch eine verringerte Metabolisierung (z. B. langwirksame Benzodiazepine, Antidepressiva) verstärken oder die Elimination von Arzneistoffen reduzieren (z. B. NSAR, MTX oder orale Antidiabetika). Die sicherste Empfehlung für Patienten, die Arzneimittel einnehmen, ist der Griff zu alkoholfreien Getränken, wenn ein Auto gefahren werden soll.

Merke

② Für alkoholhaltige Arzneimittel gilt als Grenzwert für einen Einfluss auf die Fahrtüchtigkeit 3 g Alkohol in der Einzeldosis.

36.3 Eingeschränkte Reaktion unter Arzneimitteln

③ Bei rund 5 % der Arzneimittel ist aufgrund der Arzneimitteleinnahme ein eingeschränktes Reaktionsvermögen zu erwarten. Vor allem Schlaf- und Beruhigungsmittel, Antidepressiva, Neuroleptika, Antiallergika und Analgetika bergen ein erhöhtes Risiko für eine eingeschränkte Fahrtauglichkeit. Die Einnahme solcher Präparate führt zur Ermüdung, es kommt zu einer verzögerten Wahrnehmung und verlangsamten Reaktionen. Psychostimulanzien – wie beispielsweise Coffein – beleben kurzfristig. Diese subjektiv empfundene Verbesserung kann jedoch zu einer Fehleinschätzung des

Tab. 36.1 Beeinträchtigung der Verkehrssicherheit durch verschiedene Arzneimittelgruppen. Nach Arzneimittelbrief, 43: 89, 2009

Arzneimittelgruppe	Gefährdungsindex[1] (Mittelwert)
Analgetika (Opioide)	2,2
Antikonvulsiva (Carbamazepin, Valproate, Lamotrigin)	2,4
Trizyklische Antidepressiva (z. B. Amitriptylin, Desipramin, Opipramol)	2,5
Antihistaminika (Diphenhydramin, Terfenadin, Astemizol)	2,6
Antipsychotika (Haloperidol, Quetiapin, Olanzapin)	2,8
Benzodiazepine (Diazepam, Midazolam, Oxazepam)	3,5
Anticholinergika (Butylscopolamin, Ipratropiumbromid, Trospiumchlorid)	3,6

[1] 1 keine Gefährdung, 2 leichte Gefährdung, 3 deutliche Gefährdung, 4 ernsthafte Gefährdung

eigenen Allgemeinzustands führen. Dafür sollte der Patient im Beratungsgespräch sensibilisiert werden.

Unerwünschte Arzneimittelwirkungen wie Schwindel, Übelkeit, starke Blutdruckschwankungen oder Unruhezustände sind Gründe, das Auto besser stehen zu lassen. Für einige Arzneimittelgruppen wurden Gefährdungsindices festgelegt (Tab. 36.1).

DRUID-Projekt

Ein anderer Ansatz der Folgenabschätzung hinsichtlich der Fahrtüchtigkeit ist das europäische Forschungsprojekt DRUID (DRiving Under the Influence of Drugs, Alcohol and Medicines) als eine Maßnahme zur Erhöhung der AMTS. Hierbei wird der Grad der Beeinträchtigung durch die Arzneimittelanwendung mit den Auswirkungen eines Blutalkoholspiegels von 0,3 ‰ verglichen. Im Rahmen des Projekts wurden über 1500 Arzneimittel klassifiziert. Zur Schulung von Ärzten und Apothekern wurden Datenblätter und für Patienten Icons entwickelt, deren europaweite Anwendung derzeit von der EMA vorbereitet wird.

Verweis auf Online
DRUID-Projekt

Auch Schmerzen belasten den Autofahrer. Die Einnahme einer einzelnen Schmerztablette wie Paracetamol, Ibuprofen oder Acetylsalicylsäure bedeutet jedoch nicht, dass von einer massiven Beeinträchtigung der Fahrtüchtigkeit auszugehen ist. Viel wichtiger für den Patienten ist es in einer solchen Situation ein Präparat auszuwählen, das er kennt, von dem er weiß, dass er es gut verträgt. Ähnliches gilt für Erkältungsbeschwerden oder bei einer Heuschnupfenattacke (Niesen führt beispielsweise zu einem kurzfristigen Kontrollverlust). Dass extrem massive Schmerzen wie Koliken, Migräne, Tumorschmerzen oder Symptome wie Fieber bereits zu einer deutlichen Einschränkung der Reaktionsfähigkeit führen, steht außer Frage, da ist das Bett unabhängig von einer Arzneimitteleinnahme die bessere Alternative zum Steuer.

④ Sind Sehstörungen zu erwarten, wie nach der Anwendung öliger Augentropfen, Augensalben oder Mydriatika, ist auf das Autofahren bis zum Abklingen der Sehstörungen zu verzichten. Aber auch trizyklische Antidepressiva, Neuroleptika, Parasympathomimetika und Parasympatholytika können – zumindest während der Eingewöhnungsphase – Akkommodationsstörungen auslösen. Darauf sollte man die Anwender hinweisen, damit sie sich in den ersten Tagen der Therapie darauf einstellen können. Einige als Antiallergikum (z. B. Olopatadin, Epinastin) eingesetzte Augentropfen steigern die Lichtempfindlichkeit. Da bei Schleim- und Bindehautreizung die Augen ohnehin gegen starkes Sonnenlicht geschützt werden sollten, reicht die Empfehlung, eine geeignete Sonnenbrille zu tragen.

36.3.1 Psychopharmaka und Opioide

⑤ Das Wissen über mögliche Nebenwirkungen jedoch allein reicht nicht aus, um klar zwischen nicht fahrtüchtig und fahrtüchtig zu unterscheiden. Individuelle pharmakologische Parameter wie Geschlecht, Körpergewicht und Alter spielen eine wichtige Rolle und ebenso, ob es sich um eine einmalige, kurzfristige oder langfristige Therapie handelt. Während der Initial- oder einer Umstellungsphase ist die Wahrscheinlichkeit einer eingeschränkten Reaktionsfähigkeit wesentlich höher als bei einem gut eingestellten Patienten unter Dauertherapie.

Das zeigt sich beispielsweise bei Psychopharmaka. Wenn Patienten gut mit Neuroleptika eingestellt sind, können psychotische Zustände, die eine Teilnahme als Autofahrer am Straßenverkehr ausschließen, komplett verschwinden. Auch Patienten, die wegen chronischer Schmerzen gleichmäßig Opioide einnehmen oder anwenden, können in den meisten Fällen Auto fahren. Etwas anders sieht es aus, wenn kurzfristig, beispielsweise nach der Extraktion eines Zahns für 2 oder 3 Tage ein codeinhaltiges starkes Analgetikum oder bei starkem Husten Codein bzw. Dextromethorphan eingenommen wird. Hier sind die sedierenden Eigenschaften deutlich zu spüren. Zu beachten sind außerdem die großen individuellen Unterschiede der genetischen Ausstattung: 5–10 % der Bevölkerung baut Codein und Dextromethorphan ultrarapid ab, weshalb es zu einem plötzlichen Anstieg von Morphin im Körper kommt. Auch Metoclopramid und Loperamid werden eher kritisch beurteilt, wobei akutes Erbrechen und Durchfall wegen der Auswirkungen auf Elektrolythaushalt und Kreislauf per se schon Gründe sind, die Fahrtüchtigkeit infrage zu stellen.

Praktisch umgesetzt

Bei der Beurteilung der regelmäßigen Einnahme von Cannabis als Arzneimittel scheint sich eine ähnliche Einschätzung wie bei der Behandlung chronischer Schmerzen mit Opioiden abzuzeichnen. In der Fahrerlaubnisverordnung ist Cannabis bislang nur als Droge und damit als verboten bei der Teilnahme im Straßenverkehr eingestuft.

36.3.2 Hypnotika und Sedativa

⑥ Von besonderer Bedeutung sind Benzodiazepine und Z-Substanzen, die häufig wegen längerer Halbwertszeiten zu einem Hangover und damit in den Morgenstunden zu einem verlangsamten Reaktionsvermögen führen können (◘ Tab. 36.2). Hierbei spielt das Alter der Patienten eine wichtige Rolle. Mit zunehmendem Alter kommt es wegen einer Verlangsamung des Metabolismus bei einigen Wirkstoffen zusätzlich zu einer Verlängerung der Halbwertszeit. Auch Doxylamin oder Diphenhydramin sind wegen nachlassender Leber- und Nierenleistung mit zunehmendem Alter keine Alternative. In der Unfallstatistik ist im Übrigen der Anteil der Frauen gegenüber den Männern um rund 40 % höher – Männer fallen dafür statistisch häufiger wegen alkoholbedingter Verkehrsdelikte auf. Damit spiegelt sich in der Verkehrsstatistik wider, dass von den rund 1,6 Millionen Arzneimittelabhängigen (vorwiegend von Benzodiazepinen und Z-Substanzen) in Deutschland der überwiegende Teil weiblich ist, bei den ebenfalls rund 1,6 Millionen Alkoholabhängigen jedoch der Anteil der Männer dominiert.

Merke

Benzodiazepine und Z-Substanzen können aufgrund der häufig längeren Halbwertszeiten zu einem Hangover und damit in den Morgenstunden zu einem verlangsamten Reaktionsvermögen führen. Hierbei spielt das Alter der Patienten eine wichtige Rolle. Mit zunehmendem Alter kommt es wegen einer Verlangsamung des Metabolismus bei einigen Wirkstoffen zusätzlich zu einer Verlängerung der Halbwertszeit.

36.3.3 Erkrankungen und Fahrerlaubnis

⑦ Bei der Einschätzung der Fähigkeit zum Lenken eines Kraftfahrzeugs darf nicht außer Acht gelassen werden, dass bei vielen chronischen Erkrankungen eine Arzneimitteltherapie die Teilnahme am Straßenverkehr erst möglich macht. Dazu zählen Herzrhythmusstörungen, Hypertonie, Hypotonie, Diabetes mellitus, Glaukom und andere den Visus einschränkende Erkrankungen, epileptische Anfälle und Epilepsien. Für diese Erkrankungen sind in Anlage 2 der Fahrerlaubnis-Verordnung (FeV) die Kriterien beschrieben, unter welchen Umständen die Eignung zum Autofahren kritisch überprüft werden muss. Sind die Patienten stabil eingestellt, spricht in der Regel nichts gegen den Erwerb bzw. dem Aufrechterhalten der Fahrerlaubnis. Gut eingestellte Menschen mit Diabetes oder Bluthochdruck können ohne Probleme ein Fahrzeug lenken.

Anders zu sehen sind epileptische Anfälle: Epilepsie zählt eigentlich zu den Ausschlusskriterien Auto zu fahren. Ausnahmsweise kann aber die Erlaubnis erteilt werden, wenn der Patient z. B. ein Jahr anfallsfrei war und zudem kein wesentliches Risiko für Anfälle mehr besteht. Das ist bei einigen Epileptikern durch eine gut eingestellte Arzneimitteltherapie möglich. Allerdings muss in Phasen der Therapieumstellung der Arzt engmaschig kontrollieren, ob die Voraussetzungen weiter-

36

Tab. 36.2 Halbwertszeit (HWZ) einiger als Hypnotika genutzter Arzneistoffe

Arzneistoff	HWZ (Stunden)	HWZ bei älteren Menschen[1]	Produktbeispiele
Brotizolam	4–7	Um bis zu 95 % verlängert	Lendormin®
Diazepam	> 24	Bis zu > 100 h	Diazepam-ratiopharm®
Diphenhydramin	4	Bei Patienten mit eingeschränkter Leber- und Nierenleistung soll Dosis reduziert werden, HWZ bis zu 9,3 h	Betadorm®-D
Doxylamin	8–10	Bei Patienten mit eingeschränkter Leber- und Nierenleistung sollte Dosis angepasst werden	Hoggar® night
Midazolam	2,5–5	Bis zu 7,5 h	Dormicum®
Oxazepam	6–24	–	Praxiten®
Zolpidem	1–3	Um bis zu 15 % verlängert	Bikalm®
Zopiclon	4–6	Um bis zu 60–80 % verlängert	Ximovan®

[1] In Abhängigkeit der Leber- und Nierenleistung

hin erfüllt sind. Auch eine Schwangerschaft unter Antiepileptika kann wegen der physiologischen Veränderungen eine Phase mit erhöhtem Unfallrisiko sein. Die Begutachtung führen je nach gesundheitlicher Einschränkung in der Regel spezialisierte Fachärzte oder Psychologen für verkehrsmedizinische Eignung durch (hier gibt es landesrechtlich geregelte Qualifizierungsmaßnahmen z. B. über die zuständigen Ärztekammern), die häufig auch in entsprechenden Begutachtungsstellen beschäftigt sind. Adressen möglicher Gutachter erhält man bei der jeweiligen Führerscheinstelle.

Psychische Störungen (nach FeV: organisch-psychische Störungen, Demenz und organische Persönlichkeitsveränderungen, Altersdemenz, Depressionen, Schizophrenie), Betäubungsmittelabhängigkeit und Arzneimittelmissbrauch bzw. -abhängigkeit ebenso wie Alkoholabhängigkeit werden als so schwerwiegend eingestuft, dass nur in ganz seltenen Fällen unter strengen Auflagen nach der FeV eine Fahrerlaubnis erteilt werden kann. Problematisch ist allerdings, dass ein Entzug einer bereits erteilten Fahrerlaubnis in den meisten Fällen erst nach Auffälligkeiten im Straßenverkehr unter Berücksichtigung eines medizinischen Gutachtens ausgesprochen wird. In der Beratung von Patienten mit demenziellen Erkrankungen und deren Angehörigen sollte auch seitens des Apothekers auf die Risiken beim Autofahren deutlich hingewiesen werden.

Verweis auf Online

Um Patienten und Angehörige sicher und gut beraten zu können sind folgende Leitlinien und Informationen hilfreich:

Deutsche Diabetes Gesellschaft

S2-e-Leitlinie Diabetes und Straßenverkehr

Patientenleitlinie Diabetes und Straßenverkehr 1.0

Deutsche Alzheimer Gesellschaft

Informationsblatt 19: Autofahren und Demenz

36.3.4 Exkurs: Drogen im Straßenverkehr

Apotheker übernehmen Aufgaben in der Prävention und informieren Kinder, Jugendliche, Eltern und Erzieher sowie Lehrer über Drogen. Bei dieser Gelegenheit sollte auf die Risiken hingewiesen werden, die beim Fahren unter Drogeneinfluss bestehen. So sind die individuellen Unterschiede der Verstoffwechslung von Cannabis und Ecstasy extrem groß. Anders als beim Alkohol, der innerhalb einer Stunde um 0,1–0,2 ‰ abgebaut wird, liegt die Halbwertszeit von Cannabis und Ecstasy bei 2–5 Tagen. Cannabis wirkt in der Regel dämpfend, Ecstasy euphorisierend – leider lassen sich die Wirkung und damit auch der Einfluss auf die Verkehrstüchtigkeit nur sehr schwer abschätzen. Die Polizei verfügt wegen steigender Unfallzahlen mit unter Drogen stehenden Beteiligten inzwischen über einige Schnelltestverfahren, die ähnlich wie das Pusten in das Röhrchen einen ersten Verdacht erhärten. In diesen Fällen wird zusätzlich eine Blut- oder Urinuntersuchung angeordnet. Im Internet werden zahlreiche Methoden beschrieben, wie man die Urinproben manipulieren kann. Dazu zählen Ankurbeln des Stoffwechsels durch extrem gesteigerte sportliche Aktivitäten oder Sauna, die Einnahme sogenannter Urin-Cleaner (enthalten u. a. Vitamin B und Kreatinin), Steigerung der Diurese durch die Einnahme (größerer Mengen) verschreibungspflichtiger Diuretika oder durch eine deutliche Steigerung der Flüssigkeitszufuhr 4–6 Stunden vor der Untersuchung. Alle vorgeschlagenen Methoden lassen sich mit einfachen Tests im Labor nachweisen, sodass andere Analyseverfahren genutzt werden können. Bis auf die gesteigerte Flüssigkeitszufuhr bergen die beschriebenen Maßnahmen zudem auch noch gesundheitliche Risiken.

⑧ Für Drogen existiert anders als für Alkohol (0,5 ‰-Grenze) keine Promillegrenze. Wer in einer Verkehrskontrolle oder wegen einer Unfallbeteiligung beim Fahren unter Drogen erwischt wird, muss mit einem zumindest zeitweiligen Führerscheinentzug rechnen. Deshalb unter Drogen besser Finger weg vom Steuer.

Wichtiges in Kürze

① Die Kombination von Arzneimitteln und Alkohol kann tagesformabhängig unterschiedliche Ausprägung bezüglich des Einflusses auf die Reaktionsfähigkeit haben. Die sicherste Empfehlung für Patienten, die Arzneimittel einnehmen, ist der Griff zu alkoholfreien Getränken, wenn ein Auto gefahren werden soll.

② Für alkoholhaltige Arzneimittel gilt als Grenzwert für einen Einfluss auf die Fahrtüchtigkeit 3 g Alkohol in der Einzeldosis.

③ Vor allem Schlaf- und Beruhigungsmittel, Antidepressiva, Neuroleptika, Antiallergika und Analgetika bergen ein erhöhtes Risiko für eine eingeschränkte Fahrtauglichkeit.

④ Bei der Anwendung öliger Augentropfen, Augensalben oder Mydriatika ist auf das Autofahren bis zum Abklingen der Sehstörungen zu verzichten. Auch trizyklische Antidepressiva, Neuroleptika, Parasympathomimetika und Parasympatholytika können – zumindest während der Eingewöhnungsphase – Akkommodationsstörungen auslösen.

⑤ Psychopharmaka und Opioide: während der Initial- oder einer Umstellungsphase ist die Wahrscheinlichkeit einer eingeschränkten Reaktionsfähigkeit wesentlich höher als bei einem gut eingestellten Patienten unter Dauertherapie.

⑥ Von besonderer Bedeutung sind Benzodiazepine und Z-Substanzen, die häufig wegen längerer Halbwertszeiten zu einem Hangover und damit in den Morgenstunden zu einem verlangsamten Reaktionsvermögen führen können.

⑦ Für Erkrankungen sind in Anlage 2 der Fahrerlaubnis-Verordnung (FeV) die Kriterien beschrieben, unter welchen Umständen die Eignung zum Autofahren kritisch überprüft werden muss. Sind die Patienten stabil eingestellt, spricht in der Regel nichts gegen den Erwerb bzw. das Aufrechterhalten der Fahrerlaubnis. Gut eingestellte Menschen mit Diabetes oder Bluthochdruck können ohne Probleme ein Fahrzeug lenken.

⑧ Für Drogen existiert im Gegensatz zu Alkohol (0,5 ‰-Grenze) keine Promillegrenze. Wer in einer Verkehrskontrolle oder wegen einer Unfallbeteiligung beim Fahren unter Drogen erwischt wird, muss mit einem zumindest zeitweiligen Führerscheinentzug rechnen. Deshalb unter Drogen besser Finger weg vom Steuer.

Weiterführende Literatur

Deutscher Verkehrssicherheitsrat. www.dvr.de/medikamente (Zugriff 06.11.2020)

Herrath D, Ludwig WD, Schuler J (Hrsg). Arzneimittel und Fahrtüchtigkeit im Straßenverkehr. AMB, 43: 89, 2009

Fahrerlaubnis-Verordnung vom 13. Dezember 2010 (BGBl. I S. 1980), zuletzt geändert durch Artikel 4 der Verordnung vom 20. April 2020 (BGBl. I S. 814) geändert

Labor Blackholm MVZ. www.drogenscreening.info (Zugriff 06.11.2020)

ABDA. www.abda.de > assets > Leika pdf: Beratung über Arzneimittel und Verkehrstüchtigkeit A 8 (Zugriff 06.11.2020)

Tipps für PhiPs

Besprechen Sie dieses Thema im Rahmen eines Ausbildungsgesprächs mit Ihrem ausbildenden Apotheker. Machen Sie sich eine Liste der Arzneistoffe und entsprechender Beratungssituationen, bei denen ein Hinweis zum Einfluss des Arzneimittels auf die Fahrtüchtigkeit erforderlich ist.

Tipps für Weiterzubildende

Dieses Thema sorgt für viel Verunsicherung in der Apothekenpraxis. Sie können sich im Rahmen Ihrer Weiterbildung intensiv mit diesem Thema beschäftigen und Beratungshilfen für Ihre Kollegen erarbeiten. Diese können Sie auch als Projektarbeit ausarbeiten. Tauschen Sie sich mit anderen Weiterzubildenden oder Ihrem Ermächtigten zu diesem Thema aus.

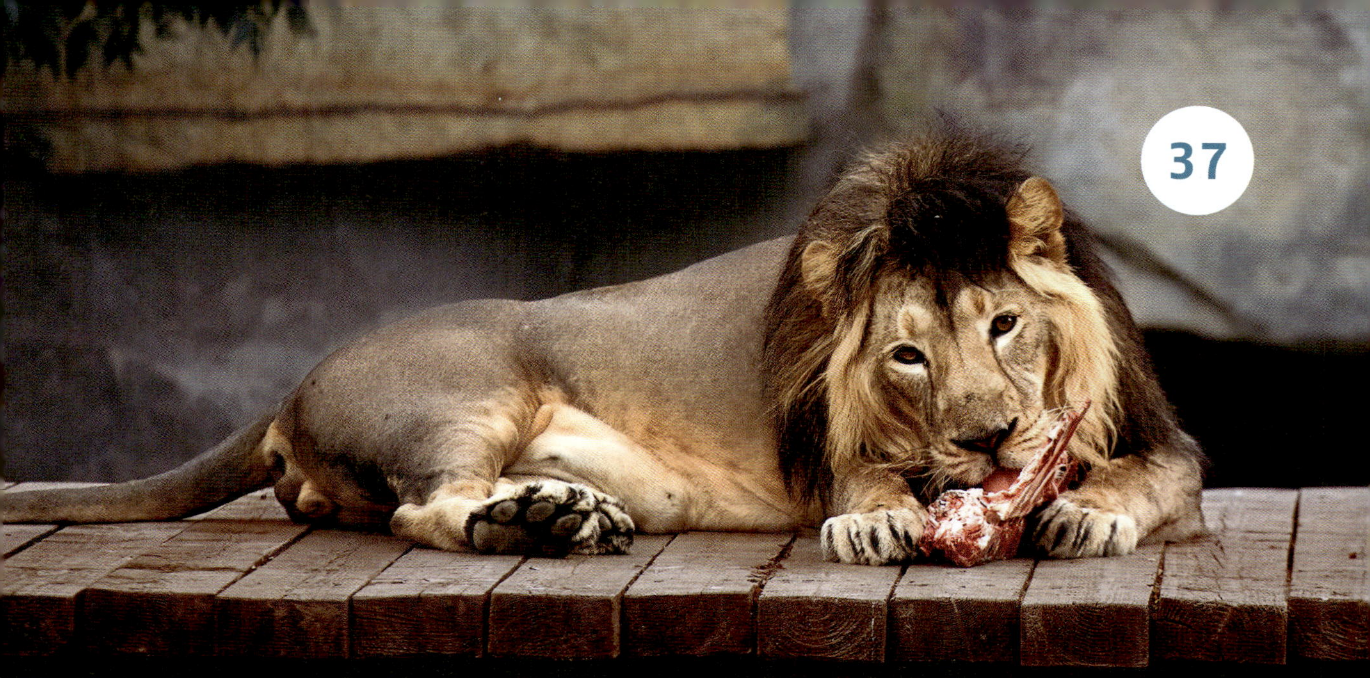

37

Ernährungsberatung

Dr. Silke Bauer

Die Apotheke ist für die Kunden eine wichtige Anlaufstelle, um sich auch über Gesundheitsthemen zu informieren. Im folgenden Kapitel wird erläutert, welche ergänzende Ernährungstipps zur Prävention und Therapie von Erkrankungen im Rahmen der Beratung zu Arzneimittel gegeben werden können.

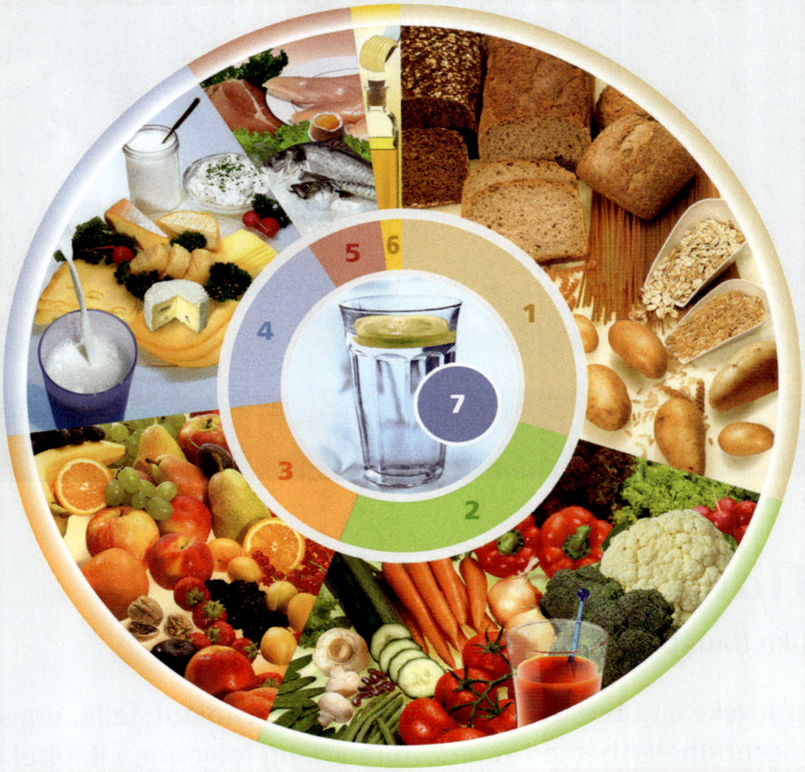

Abb. 37.1 Der Ernährungskreis (DGE-Ernährungskreis®. Copyright: Deutsche Gesellschaft für Ernährung e. V., Bonn) dient als Wegweiser für eine vollwertige Ernährung. Er teilt das reichhaltige Lebensmittelangebot in 7 Gruppen ein und erleichtert so die tägliche Lebensmittelauswahl. Je größer ein Kreissegment ist, desto größere Mengen sollten täglich aus der Gruppe verzehrt werden. Lebensmittel aus kleinen Segmenten sollten sparsam verwendet werden. Für eine abwechslungsreiche Ernährung sollte die Lebensmittelvielfalt der einzelnen Gruppen genutzt werden.

37.1 Grundlagen der ausgewogenen Ernährung

(1) Jeder Patient sollte über die Grundlagen einer ausgewogenen und vollwertigen Ernährung informiert sein. Darauf bauen die speziellen Empfehlungen bei den verschiedenen Erkrankungsbildern auf. Mithilfe des DGE-Ernährungskreises (Abb. 37.1) oder der Ernährungspyramide © BLE (Abb. 37.2) werden einfach und schnell die Zusammenhänge für eine gesundheitsbewusste Auswahl an Lebensmitteln (LM) sehr praxisnah dargestellt. Zur Aufnahme der wichtigen Nährstoffe wie Kohlenhydrate, Protein (Eiweiß), Fett, Wasser, Vitamine, Mineralstoffe, Ballaststoffe sowie der sekundären Pflanzenstoffe sollte täglich ein reichlicher Verzehr aus den Gruppen Getränke (7, energiefrei bzw. -arm), Gemüse (2) und Obst (3) sowie ein ausreichender Verzehr aus der Gruppe Getreide, Getreideprodukte und Kartoffeln (1) erfolgen. Ein maßvoller Verzehr wird aus den Lebensmittelgruppen Milch, Milchprodukte (4) sowie Fleisch, Fisch, Eier, Wurst (5) empfohlen. Weitere Richtlinien sind ein sparsamer Verzehr aus der Gruppe Fette, Öle (6) sowie ein sehr sparsamer bzw. nur gelegentlicher Konsum von süßen, salzigen, fetten oder alkoholhaltigen Produkten aus der Gruppe Genussmittel.

Darauf müssen Vegetarier und Veganer besonders achten:

Auf eine ausreichende Zufuhr an Protein (u. a. Hülsenfrüchte, Getreide), Omega-3-Fettsäuren (u. a. Leinöl), Iod (u. a. Iodsalz), Eisen (u. a. Haferflocken, grünes Gemüse), Calcium (u. a. grünes Gemüse, calciumhaltiges Mineralwasser), Zink (u. a. Vollkornprodukte), Selen (u. a. Hülsenfrüchte, Pilze) und Vitamin B_{12} (B_{12} angereicherte LM oder Supplement).

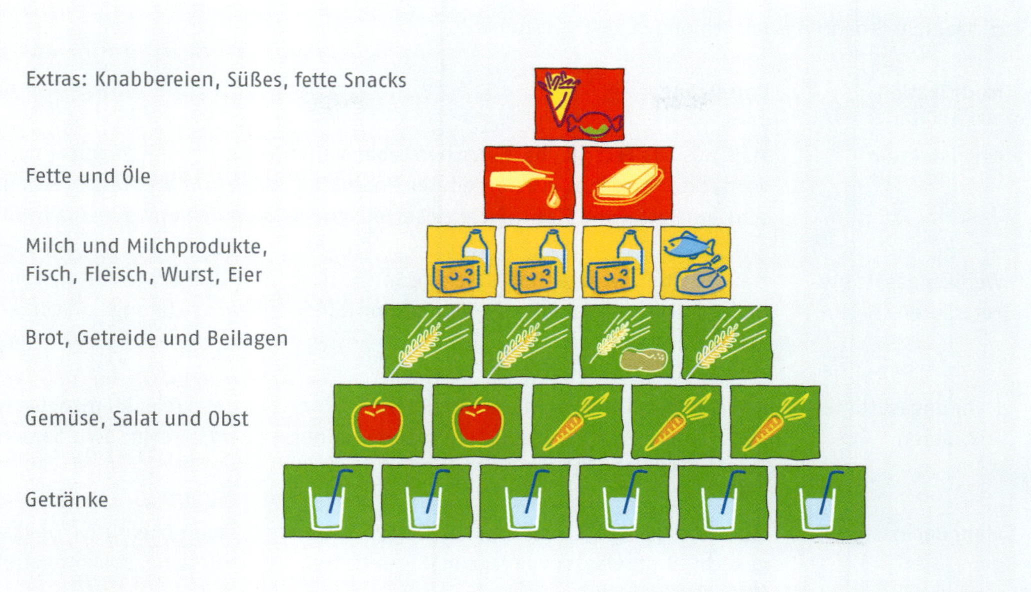

Abb. 37.2 Die Ernährungspyramide © BLE

Darauf müssen ältere Menschen besonders achten

Im Vergleich zu Jüngeren benötigen Senioren weniger Energie. Allerdings brauchen sie genauso viele Vitamine und Mineralstoffe. Der tägliche Proteinbedarf liegt mit 1 g pro kg Körpergewicht sogar etwas höher.

Merke

Die Ernährung stellt ein sehr komplexes und vielschichtiges Thema dar. Ein fundiertes Wissen ist eine wichtige Voraussetzung für die Beratung. Es gibt viele Möglichkeiten, die Ernährungsempfehlungen Ihren Kunden näher zu bringen:

- Informationsbroschüren,
- spezielle Flyer,
- themenspezifische Aktionstage,
- Vorträge,
- Einzel- bzw. Gruppenberatung.

37.2 Ernährung bei Hypertonie

② An der Entstehung der Hypertonie spielen mehrere Faktoren eine Rolle: Veranlagung, psychosozialer Stress (u.a. Umwelteinflüsse wie Lärm, soziale Konflikte, Unter- und Überforderung), Übergewicht, hohe Kochsalzzufuhr (50 % der Patienten sind kochsalzempfindlich) sowie regelmäßiger hoher Alkoholkonsum. Da die Hypertonie in der Regel symptomlos verläuft, wissen viele Patienten nichts von Ihrer Erkrankung. Für die Ernährungsumstellung wird empfohlen, die Ernährung **ausgewogen, kochsalzreduziert, fettmodifiziert, ballaststoffreich und kaliumreich** zu gestalten. Kalium ist der Gegenspieler zum Natrium und wirkt blutdrucksenkend. Bei Übergewicht sollte das Körpergewicht durch eine Änderung des Lebensstils nachhaltig reduziert werden. Bei einer Gewichtsabnahme kann der Blutdruck um mindestens 1–2 mmHg pro Kilogramm an reduziertem Körpergewicht sinken. Empfohlen wird weiterhin, das Rauchen zu beenden, den Alkoholkonsum zu reduzieren und eine regelmäßige körperliche Aktivität über mindestens 30 Minuten an 3–5 Tagen pro Woche einzubauen. Zu bevorzugen ist dabei ein Ausdauertraining (aerobes Training) oder ein Training mit vielen Ausdauerkomponenten, z.B. flottes Gehen, Nordic Walking, Jogging, Radfahren, Skilanglauf, Tanzen und Schwimmen. Vor Beginn der regelmäßigen sportlichen Betätigung ist besonders für Anfänger eine Untersuchung beim Kardiologen oder Sportmediziner notwendig.

Tab. 37.1 Ernährungsempfehlungen bei Hypertonie

Modifikation	Umsetzung
Fettreduktion	Max. 60–70 g Fett tgl., bei tierischen Lebensmitteln (außer Seefisch) fettarme Varianten, auf versteckte Fette u. a. in verarbeiteten Produkten, salzigen Snacks und Dressings achten; sparsam Koch- und Streichfette einsetzen; grillen, dämpfen und dünsten bevorzugen
Weniger gesättigte Fettsäuren	Max. 20 g tgl., weniger fettes Fleisch, Speck, Wurst und Käse sowie Butter, Schmalz, Kokos- und Palmkernfett; auf der LM-Verpackung Nährwertkennzeichnung: „davon gesättigte Fettsäuren" beachten
Mehr ungesättigte Fettsäuren	Seefisch (mind. 1 Portion pro Woche) wie Hering, Lachs, Makrele; Pflanzenöle wie Oliven-, Raps-, Soja-, Walnuss-, Leinöl; Nüsse wie Walnüsse oder Mandeln sowie Samen wie Leinsamen und Kürbiskerne
Mehr Ballaststoffe	Mindestens 30 g tgl., mehrmals am Tag (5 Portionen) Obst und Gemüse (Rohkost, Salat, gekocht, Brotbelag) sowie regelmäßig Kartoffeln, Hülsenfrüchte, Vollkorngetreideprodukte (Brot, Reis, Nudeln)
Weniger Kochsalz	Max. 5 g tgl., Verzicht auf Nachsalzen; Salz-Kennzeichnung auf den Verpackungen insbesondere bei Fertiggerichten, Konserven, Brühen, Salzgebäck, Wurst und Käse beachten; Kräuter und Gewürze statt Salz zur Zubereitung verwenden; selbst kochen mit Rohstoffen (frisch, tiefgekühlt); Mineralwasser mit < 20 mg Natrium/l, bei höherem Natriumgehalt sollte Chlorid < 100 mg/l sein
Mehr Kalium	Kaliumreich: Obst, Gemüse, Trockenfrüchte, insbesondere Kartoffeln, Spinat, Endivien-, Feldsalat, Zuckermelone, Banane, Apfel, Orange, getrocknete Bananen, Aprikosen sowie Pfirsiche, Tomaten, Kohlgemüse, Vollkornbrot, Naturreis, Apfelsaft, Orangensaft

37.2.1 Körpergewicht reduzieren

③ Für eine langfristige erfolgreiche Behandlung hilft keine kurzfristige Diät, sondern die gesamten **Ernährungsgewohnheiten** müssen **dauerhaft umgestellt** werden. Unterstützend sind dabei die Fragen an den Kunden „was, wie viel, wann, wo, wie und warum" gegessen wird.

Zusätzlich unterstützen eine regelmäßige körperliche Bewegung, ausreichende Schlafzeiten und Stressmanagement die Therapie. Eine ausgewogene und bedarfsgerechte Ernährung stellen die Basis der Ernährungstherapie dar. Bei bestehendem Übergewicht ist eine Normalisierung des Körpergewichts durch ein tägliches Energiedefizit um 500–600 kcal tgl. möglich. Empfohlen wird ein geringerer Konsum von LM mit hoher Energiedichte, eine Reduktion des Verzehrs an Fett (ca. 60 g tgl.) und Zucker (max. 50 g tgl.). Dies kann durch einfache Veränderungen in der Lebensmittelauswahl u. a. durch Beachtung der Nährwertkennzeichnung (wie Fett, gesättigte Fettsäuren und Zucker) auf den Verpackungen, verbesserte Zubereitungsformen ohne Panieren und Frittieren sowie geringeren Konsum von Limonaden, Säften und Süßigkeiten erreicht werden. Individuell zeitlich festgelegte Mahlzeiten mit langen Essenspausen und der Verzicht auf Zwischenmahlzeiten helfen vielen Patienten bei der Gewichtsabnahme.

37.2.2 Modifizierte Lebensmittelauswahl

Eine fettmodifizierte, ballaststoffreiche, kochsalzreduzierte und kaliumreiche Ernährung kann durch eine geschickte Lebensmittelauswahl praktisch umgesetzt werden (Tab. 37.1). Je nach persönlichem Tagesablauf und der weiteren ärztlichen Therapie sollten täglich 3 Mahlzeiten verzehrt werden. Ein Verzicht auf Zwischenmahlzeiten kann bei der Gewichtsreduktion unterstützen.

Merke

Eine Ernährungsumstellung mit einem höheren Verzehr pflanzlicher Lebensmittel sowie einem geringeren Verzehr von tierischen Lebensmitteln (außer Seefisch) und Fertigprodukten unterstützt die Therapie bei Hypertonie.

37.3 Ernährung bei Diabetes mellitus Typ 2

④ Während beim Typ-1-Diabetes ein absoluter Insulinmangel vorliegt und Insulin auf jeden Fall gespritzt werden muss, ist der Typ-2-Diabetes durch eine nachlassende Insulinproduktion und verringerte Insulinwirkung gekennzeichnet. Ursachen des Typ-2-Diabetes liegen in einer falschen Ernährungsweise, mangelnder Bewegung und bestehendem Übergewicht. Durch die **dauerhafte Veränderung des Lebensstils** mit regelmäßiger Bewegung sowie einer ausgewogenen **ballaststoffreichen, zuckerarmen und fettmodifizierten Ernährung** können verbesserte Blutzuckerwerte erreicht und extreme Blutzuckerschwankungen sowie diabetische Folgeschäden (u. a. Durchblutungsstörungen, Nervenstörungen, Nierenprobleme) vermieden werden. Je nach Diagnose und Entwicklung muss der Arzt zusätzlich orale Antidiabetika und/oder Insulin verordnen. Da die Wirkung des Insulins mit steigendem Körpergewicht abnimmt, ist das Erreichen des Normalgewichts für Typ-2-Diabetiker entscheidend!

Merke

Extreme Blutzuckerschwankungen sowie diabetische Folgeschäden können vermieden werden durch:

- dauerhafte Veränderung des Lebensstils mit regelmäßiger Bewegung,
- ausgewogene ballaststoffreiche, zuckerarme und fettmodifizierte Ernährung.

37.3.1 Körpergewicht reduzieren

Für eine langfristige erfolgreiche Behandlung hilft keine kurzfristige Diät, sondern die **gesamten Ernährungsgewohnheiten müssen dauerhaft umgestellt** werden. Zusätzlich unterstützen eine regelmäßige körperliche Bewegung, ausreichende Schlafzeiten und Stressmanagement die Therapie (▸ Kap. 37.1.2).

37.3.2 Modifizierte Lebensmittelauswahl

Eine ballaststoffreiche, zuckerarme und fettmodifizierte Ernährung kann durch eine geschickte Lebensmittelauswahl praktisch umgesetzt werden (◘ Tab. 37.2). Je nach persönlichem Tagesablauf und der weiteren ärztlichen Therapie sollten die Mahlzeiten zusammengestellt werden. Täglich 3 Mahlzeiten sind in der Regel ausreichend. Ein Verzicht auf Zwischenmahlzeiten kann bei der Gewichtsreduktion unterstützen. Auch Säfte sollten wie Limonaden nur in Maßen getrunken werden. Fruchtsäfte sind zwar reich an Vitaminen, Mineralstoffen und sekundären Pflanzenstoffen. Jedoch enthalten sie oft sogar mehr (fruchteigenen) Zucker als die meisten Erfrischungsgetränke und sind genauso ballaststoffarm.

37

Merke

Eine gezielte Lebensstilveränderung mit verbesserter Ernährungsweise und erhöhter körperlicher Aktivität, verbessert die Werte für den Langzeitblutzucker (HbA_{1c}). Ballaststoffe, insbesondere aus Getreide (Hafer, Weizen) sowie Gemüse (u. a. Karotten), Obst (u. a. Äpfel, Beeren, Zitrusfrüchte) und Hülsenfrüchte führen zu einer verbesserten Insulinsensitivität. Zucker (Einfach- und Zweifachzucker wie Trauben-, Frucht- und Haushaltszucker, Honig) ist nicht verboten, sollte jedoch stark eingeschränkt werden (max. 50 g tgl.) und möglichst mit anderen Nährstoffen und Lebensmitteln zusammen gegessen werden. Es ist empfehlenswert, häufiger vegetarische Gerichte zu verzehren.

37.4 Ernährung bei Rheuma

⑤ Es gibt keine „Rheuma-Diät". In den letzten Jahren haben die Wissenschaftler jedoch einige Ernährungsfaktoren entdeckt, die sich positiv oder negativ auf das Erkrankungsbild auswirken können. Zur Unterstützung der Arzneimitteltherapie wird bei allen rheumatischen Erkrankungen empfohlen, das **Körpergewicht zu normalisieren** (insbesondere bei Arthrose). Die Ernährung sollte **ausgewogen und vollwertig** sein. Weitere wichtige Kriterien sind die **Vermeidung einer Fehl- oder Mangelernährung** und eine **ausreichende Calciumzufuhr** zur Vorbeugung der Osteoporose. Bei entzündlichen rheumatischen Erkrankungen sollten **weniger entzündungsfördernde** (Arachidonsäure) und **mehr entzündungshemmende Faktoren** (langkettige Omega-3-Fettsäuren, Antioxidanzien wie Vitamin C, Betacarotin, Vitamin E und Selen) aufgenommen werden. Fastentage,

Tab. 37.2 Ernährungsempfehlungen bei Diabetes mellitus Typ 2

Modifikation	Umsetzung
Gewichtsreduktion bei Übergewicht	Vielfalt der frischen Lebensmittel genießen, mehr pflanzliche und weniger tierische Lebensmittel, weniger Kochsalz, Vermeiden von Fertiggerichten sowie süßen und pikanten Snacks; ca. 500 kcal tgl. durch eine verbesserte Lebensmittelauswahl sowie fett- und zuckerreduzierte Zubereitung einsparen
Ausreichender Verzehr	Ballaststoffreiche Lebensmittel (30–40 g Ballaststoffe tgl.) wie Gemüse, frisches Obst, Vollkorngetreideprodukte, Kartoffeln, Hülsenfrüchte; energiefreie Getränke (mind. 1,5 l tgl.) wie Mineralwasser, Trinkwasser, Tees, in Maßen Kaffee und schwarzer Tee
Regelmäßiger Verzehr	**Günstige Fettquellen:** Seefisch (mind. 1 Portion pro Woche) wie Hering, Lachs, Makrele. Pflanzenöle wie Oliven-, Raps-, Soja-, Walnuss-, Leinöl, Nüsse und Samen; insgesamt max. 60–70 g Fett tgl., **günstige pflanzliche und tierische Proteinquellen** (insgesamt 0,8 g Protein pro kg Körpergewicht): Gemüse, Kartoffeln, Naturreis, Vollkornnudeln, Hülsenfrüchte, Geflügel, mageres Fleisch und Fleischwaren wie Roastbeef, Schinken und Geflügelwurst, Eier, Fisch sowie fettarme Milch, Naturjoghurt, Quark und Frischkäse
Meiden	Keine großen Mengen an Alkohol: in Abhängigkeit von ärztlicher Diagnose max. 1 (Frau) bzw. 2 (Mann) kleine Gläser alkoholische Getränke tgl. – nur zu den Mahlzeiten trinken; keine großen Mengen an Trauben-, Frucht- und Haushaltszucker (max. 50 g Zucker tgl., auch zugesetzten Zucker in Getränken und Speisen sowie natürlicher Zucker in Honig, Sirup und Säften beachten) sowie Zuckeraustauschstoffen (wie Sorbit und Xylit); keine fettreichen Lebensmittel wie fette Wurst, fetter Käse, fettes Fleisch und fette Backwaren sowie fettreiche Produkte wie Sahne, Schokolade, Snacks, Fertigprodukte
Beachte	Nach der EU-Lebensmittelinformationsverordnung (LMIV) ist die Nährwertkennzeichnung auf verpackten Lebensmitteln verpflichtend. Insbesondere Gehalt von Zucker, Fett und Salz beachten

mit ausreichender Flüssigkeitszufuhr von 2–3 Liter, bewirken bei manchen Patienten eine Schmerzlinderung. Das Fasten sollte allerdings nicht zur Gewichtsregulation eingesetzt werden!

 Cave

Es gibt keine Rheuma-Diät! Folgende Empfehlungen sind zu beachten:
- Vermeidung einer Fehl- und Mangelernährung,
- ausreichende Zufuhr von Calcium, Omega-3-Fettsäuren, Antioxidanzien, Wasser,
- geringe Aufnahme von Arachidonsäure.

37.4.1 Körpergewicht normalisieren bzw. reduzieren

Ein Normalgewicht sollte angestrebt und gehalten werden. D. h. ohne weitere Begleiterkrankungen sollte der BMI unter 30 kg/m² und mit weiteren Begleiterkrankungen unter 25 kg/m² liegen. Als weiteres Kriterium wird empfohlen, den Taillenumfang unter 80 cm (Frauen) bzw. 94 cm (Männer) zu halten. Eine ausgewogene und bedarfsgerechte Ernährung stellt die Basis der Ernährungstherapie dar. Zusätzlich unterstützen eine regelmäßige körperliche Bewegung, ausreichende Schlafzeiten und Stressmanagement die Gewichtsregulierung.

37.4.2 Modifizierte Lebensmittelauswahl

Eine fettmodifizierte, vitamin- und calciumreiche Ernährung kann durch eine geschickte Lebensmittelauswahl praktisch umgesetzt werden (Tab. 37.3). Je

Tab. 37.3 Ernährungsempfehlungen bei Rheuma

Modifikation	Umsetzung
Fettbewusst	Bei tierischen Lebensmitteln (außer Seefisch) fettarme Varianten bevorzugen, auf versteckte Fette u. a. in verarbeiteten Produkten, salzigen Snacks und Dressings achten; sparsam Koch- und Streichfette einsetzen. Grillen, dämpfen und dünsten bevorzugen
Weniger Arachidonsäure	Am Tag max. 1 Portion Fleisch, Fisch, Wurst oder Ei; mehrere vegetarische Tage pro Woche mit fettarmen Milchprodukten einplanen; fettes Fleisch, Gans, Ente, Innereien sowie Wurst mit über 15 % Fett meiden (u. a. Salami, Leber-, Mett-, Blut, Brat-, Dauerwurst) sowie geräucherte und stark gesalzene Produkte
Mehr ungesättigte Fettsäuren, insb. Omega-3-Fettäuren	Seefisch (mind. 1 Portion pro Woche) wie Hering, Lachs, Makrele. Pflanzenöle wie Raps-, Soja-, Walnuss-, Leinöl. Nüsse wie Walnüsse, Mandeln sowie Samen wie Leinsamen sowie Kürbiskerne. Auch Olivenöl ist empfehlenswert, da es viel Ölsäure enthält (einfach ungesättigte Fettsäure)
Mehr Antioxidanzien	Mehrmals am Tag (5 Portionen) Obst und Gemüse (Rohkost, Salat, gekocht, Brot mit Belag); regelmäßig Nüsse und Samen (ca. 10–20 g tgl.) und Pflanzenöle
Ausreichend Calcium	Mineralwasser (> 150 mg Calcium/l), Milch und Milchprodukte (fettarme Produkte enthalten genauso viel Calcium wie fettreiche), Hartkäse wie Parmesan, Bergkäse, Appenzeller und Emmentaler, Hülsenfrüchte (u. a. weiße Bohnen), Samen (u. a. Sesam-, Leinsamen), Nüsse (u. a. Mandeln, Haselnüsse), grünes Gemüse (u. a. Erbsen, Grünkohl), Obst (Beeren, Feigen) → Calciumzufuhr über mehrere Mahlzeiten am Tag verteilen

nach persönlichem Tagesablauf und der weiteren ärztlichen Therapie sollten die Mahlzeiten zusammengestellt werden. Täglich 3 Mahlzeiten sind in der Regel ausreichend. Ein Verzicht auf Zwischenmahlzeiten kann bei der Gewichtsreduktion unterstützen.

Merke

Um weniger entzündungsfördernde (Arachidonsäure) und mehr entzündungshemmende Faktoren (Omega-3-Fettsäuren, Antioxidanzien wie Vitamin C, Betacarotin, Vitamin E und Selen) aufzunehmen sollte die Ernährung weniger Fleisch und Wurst, dafür jedoch mehr Getreide, Kartoffeln, Gemüse, Obst und Hülsenfrüchte sowie regelmäßig Milch, Milchprodukte, hochwertige Pflanzenöle, Nüsse, Samen und Fisch enthalten.

Cave

Fettarme Milchprodukte enthalten genauso viel Protein und Calcium wie fettreiche Milchprodukte. Vorsicht ist jedoch angebracht bei fettarmen Milchprodukten mit Früchten und Aromen. Diese enthalten oft zu viel Zucker oder Süßstoffe, die dem Produkt einen zu süßen Geschmack geben.

37.5 Ernährung bei chronisch-entzündlichen Darmerkrankungen (CED)

Patienten mit einer chronisch-entzündlichen Darmerkrankung (CED) haben eine geschwächte Darmbarriere. Symptome sind häufig Körpergewichtsabnahme, Bauchschmerzen und Durchfälle. Die Ernährung spielt bei CED wie Morbus Crohn und Colitis ulcerosa für die Verbesserung des Allgemeinzustands eine wichtige Rolle. Inwieweit Ernährungsfaktoren an der Entstehung beteiligt sind, wird kontrovers diskutiert. Bei schweren

Tab. 37.4 Ernährungsempfehlungen bei verschiedenen Phasen der CED. Nach Biesalski et al. 2018

Phase	Umsetzung
Akuter Schub	**Ziel:** die Nährstoffversorgung sicherstellen, in vielen Fällen ist eine künstliche Ernährung notwendig; wenn möglich enterale Ernährung; ansonsten auch parenterale Ernährung (stationär)
Remissionsphase	Kostaufbau nach Operationen bzw. künstlicher Ernährung: **1. Stufe:** ca. 1000 kcal., streng fettarm und lactosefrei, 5 Mahlzeiten: Tee, stilles Wasser, Hafer-, Reisschleim, Brühen entfettet, Zwieback, Anreicherungen u. a. mit Maltodextrin, **2. Stufe:** ca. 1500 kcal., fettarm, 5 Mahlzeiten passiert: Tee, Zwieback, Weißbrot, Breie mit entrahmter Milch, Magerquark, Reis, Kartoffelbrei, passiertes Gemüse und Kompotte, Gemüsesaft, verdünnte Obstsäfte, **3. Stufe:** ca. 1800 kcal., fettarm, 5–6 Mahlzeiten, nicht passiert; wie Stufe 2, zusätzlich 25 g Zubereitungs- und Streichfette, fettarme Milchprodukte, Fleisch, Fisch und Wurstwaren, verträgliches gekochtes Gemüse, Kompott, keine Salate, rohes Gemüse und Obst, **4. Stufe:** ca. 2000 kcal., angepasste Vollkost unter Berücksichtigung von allgemein gut verträglichen Lebensmitteln, individuelle Unverträglichkeiten wie evtl. Lactoseintoleranz berücksichtigen

Verläufen zeigen allerdings Studien, dass Patienten häufiger unter Nährstoffdefiziten und Mangelernährung leiden. Abhängig von Komplikationen wird eine enterale oder parenterale Ernährung durchgeführt. Untersuchungen bei Patienten mit CED deuten darauf hin, dass diese insgesamt mehr Fett, Cholesterol und Zucker mit ihrer Ernährung aufnehmen und häufig weniger Gemüse, Obst, Getreide und somit auch weniger Mikronährstoffe zuführen. Lebensmittelunverträglichkeiten (Allergien und Intoleranzen) werden auch bei manchen Patienten festgestellt.

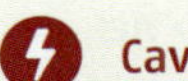

Cave

⑥ Es gibt keine spezifische CED-Diät!
Neben einer medikamentösen Therapie ist folgendes zu beachten:

- Vermeidung einer Mangelernährung,
- Verbesserung des Ernährungszustands,
- erhöhter Proteinbedarf (1–1,5 g pro kg Körpergewicht),
- individuelle Unverträglichkeiten müssen erfasst und korrigiert werden,
- Mikronährstoffmangel möglich; insbesondere Calcium, Vitamin D, Folat, Vitamin B_{12}, Eisen und Zink.

37.5.1 Modifizierte Ernährungsweise

Bei einem nachgewiesenen Eisenmangel und einer Anämie muss von ärztlicher Seite eine Eisensubstitution angewiesen werden. Abhängig von den individuellen Problemen wie Fisteln, Ileostoma, Übelkeit, Erbrechen, Blähungen und Diarrhö sind besondere Maßnahmen erforderlich (Tab. 37.4, Tab. 37.5).

Merke

Die Ernährungstherapie hat das oberste Ziel die Vermeidung einer Mangelernährung, die allgemeine Verbesserung des Ernährungszustands sowie die Erfassung und Korrektur individueller Probleme und Unverträglichkeiten.
Je nach Verlauf der Erkrankung kann eine enterale oder parenterale Ernährung notwendig sein. Ernährungsziel sollte nach einem akuten Schub in der Remissionsphase ein Kostaufbau bis hin zu einer angepassten Vollkost sein. Nährstoffsupplemente sind im Einzelfall notwendig.

37.6 Ernährung bei Gallensteinen

⑦ Die Ursachen für die Entwicklung von Gallensteinen sind sehr vielfältig. Neben genetischen Faktoren tragen Frauen ab dem 50. Lebensjahr durch die veränderte Hormonsituation ein deutlich höheres Risiko. Für die Entstehung kann auch eine zu energiereiche Ernährung, durch die zu hohe Zufuhr an Fett und schnell resorbierbaren Kohlenhydraten (Zucker) sowie die zu geringe Aufnahme an Ballaststoffen, verantwortlich sein. Für die Ernährungstherapie wird empfohlen, ein bestehendes **Übergewicht** langsam zu **reduzieren.** Spe-

Tab. 37.5 Ernährungsempfehlungen bei verschiedenen Symptomen der CED. Nach Biesalski et al. 2010

Symptom	Umsetzung
Fisteln	Enterale oder parenterale Ernährung bis zur OP
Ileostoma	Mehrere kleine Mahlzeiten (8–10), gründliches Kauen, ausreichende Flüssigkeitszufuhr, ballaststoffarm, leicht verdauliche kohlenhydratreiche Lebensmittel, Lebensmittel mit leicht stopfender Wirkung wie Bananen, geriebener Apfel, gekochte Möhren, Weißbrot, eifreie Nudeln, weißer Reis, Kartoffeln, keine Zitrusfrüchte, Obst- und Gemüsesäfte, Ernährungsberatung sehr wichtig!
Diarrhö	Wasser- und Elektrolytausgleich, leicht verdauliche Kohlenhydrate, Aufbau mit angepasster Vollkost (leicht verdaulich, fettarm), Lebensmittel mit leicht stopfender Wirkung

zielle Gallendiäten oder Schonkostformen sind überholt. Empfehlenswert ist eine angepasste **Vollkost** mit Lebensmitteln, die **wenig blähen** und persönlich gut vertragen werden.

37.6.1 Modifizierte Lebensmittelauswahl

Folgende Lebensmittel werden häufig nicht gut vertragen: frittierte Speisen, süße und fette Backwaren, stark gewürzte und stark angebratene sowie zu heiße und zu kalte Speisen, hart gekochte Eier, frisches Brot, unreifes Obst, Hülsenfrüchte, Gurken, Kohl, roher Paprika, Zwiebeln, Pilze, Lauch, Mayonnaise, kohlensäurehaltige und alkoholische Getränke, starker Kaffee. Die Patienten sollten essen, was ihnen persönlich gut bekommt. Eine ausreichende Vitamin-C-Versorgung soll zudem einer Gallensteinbildung vorbeugen.

Eine fettmodifizierte, ballaststoffreiche Ernährung kann durch eine geschickte Lebensmittelauswahl praktisch umgesetzt werden (Tab. 37.6). Je nach persönlichem Tagesablauf und der weiteren ärztlichen Therapie sollten die Mahlzeiten zusammengestellt werden. Täglich 3 Mahlzeiten sind in der Regel ausreichend. Ein Verzicht auf Zwischenmahlzeiten kann bei der Gewichtsreduktion unterstützen.

Merke

Empfohlen wird eine angepasste Vollkost mit Lebensmitteln, die wenig blähen und persönlich gut vertragen werden. Die Ernährung sollte eine geringere Zufuhr an Fett und schnell resorbierbaren Kohlenhydraten (Zucker) sowie eine ausreichende Aufnahme an Ballaststoffen aufweisen.

37.7 Lebensmittelunverträglichkeiten

⑧ Unter Lebensmittelunverträglichkeiten (LMU) werden alle nachteiligen Körperreaktionen nach dem Lebensmittelverzehr verstanden. Unterschieden werden dabei die toxischen Reaktionen (z. B. auf Pilzgifte), psychosomatische Reaktionen (Nocebo-Effekt: Symptome ohne physiologische Fehlfunktion), die **allergischen LMU** (auch Lebensmittelallergien genannt) sowie die **nichtallergischen LMU**. Zu den nichtallergischen LMU zählen Reaktionen auf Zusatzstoffe, Salicylate und Aromastoffe, Reaktionen auf biogene Amine, Malabsorption (u. a. Fructose) und Enzymdefekte (u. a. Lactose).

37.7.1 Allergische Lebensmittelunverträglichkeit

Die Prävalenz von allergischen LMU ist wesentlich niedriger als die von nichtallergischen LMU. Die Patienten klagen oft über Übelkeit, Durchfall, Juckreiz, Hautausschläge, Nesselsucht, Fließschnupfen und Atemnot. Ein anaphylaktischer Schock ist die schwerste und gefährlichste Reaktion des Körpers auf das Protein in Lebensmitteln. Die Allergien laufen mit Beteiligung des Immunsystems ab (IgE-vermittelte Reaktion). Eine ärztliche Diagnosestellung ist über eine Blutuntersuchung, Hauttests, Eliminationsdiät sowie Diät- und Provokationstests möglich. Oft **reagiert der Körper** schon auf **kleinste Mengen** des Allergens. Im Verlauf des Lebens kann sich die Ausprägung der Allergie verändern. Daher sollten in regelmäßigen Zeitabständen Kontrolluntersuchungen stattfinden.

In der Regel müssen Patienten die auslösenden Allergene meiden. Viele Allergene müssen nach der Lebensmittel-Informationsverordnung (LMIV) für den Verbraucher optisch hervorgehoben werden.

Tab. 37.6 Ernährungsempfehlungen bei Gallensteinen

Modifikation	Umsetzung
Fettreduktion	Max. 60–70 g Fett tgl., bei tierischen Lebensmitteln (außer Seefisch) fettarme Varianten bevorzugen, auf versteckte Fette u. a. in verarbeiteten Produkten, salzigen Snacks und Dressings achten, sparsam Koch- und Streichfette einsetzen, grillen, dämpfen und dünsten bevorzugen
Mehr ungesättigte Fettsäuren	Seefisch (mind. 1 Portion pro Woche) wie Hering, Lachs, Makrele, Pflanzenöle wie Oliven-, Raps-, Soja-, Walnuss-, Leinöl, Nüsse wie Walnüsse oder Mandeln sowie Leinsamen und Kürbiskerne
Mehr Ballaststoffe	Mindestens 30 g tgl., mehrmals am Tag (5 Portionen) Obst und Gemüse (Rohkost, Salat, gekocht, Brot mit Belag) sowie regelmäßig Kartoffeln, Hülsenfrüchte, Vollkorngetreideprodukte (Brot, Reis, Nudeln)
Weniger Zucker	Max. 50 g tgl., reduzierter Verzehr von u. a. Zucker, Honig, Sirup, Süßigkeiten, Kuchen, Konfitüre, Obstsäften, Konservenobst, Erfrischungsgetränken, Zucker auf der Zutatenliste und Nährwertkennzeichnung beachten, Vorsicht mit als fettarm bezeichneten Produkten, die häufig viel Zucker enthalten
Mehr Vitamin C	Mindestens 100 mg Vitamin C tgl., Vitamin-C-reich sind Paprika, Brokkoli, Johannisbeeren, Erdbeeren, Zitrusfrüchte, Kiwi, Tomaten, Kartoffeln, Obstsäfte; Vitamin C ist empfindlich gegenüber Hitze, Licht, Sauerstoff; Gemüse dunkel lagern und nur kurz dünsten; zubereitete Produkte abdecken und bald verzehren, täglich Obst und Gemüse

Manche Allergene werden durch die Zubereitung wie Backen oder Kochen zerstört. So vertragen manche Patienten, die eine Allergie auf Tomaten haben, die Tomaten in Form von Suppe oder Soße. Ein sehr hohes allergenes Potenzial sowohl in roher als auch erhitzter Form tragen Sellerie, Erdnüsse, Fische und Meerestiere.

Definition

Die Lebensmittel-Informationsverordnung (LMIV) schreibt vor, dass die 14 Hauptallergene in der Zutatenliste verpackter LM zusätzlich optisch hervorgehoben werden müssen. Weiterhin gibt es eine Informationspflicht für unverpackte Lebensmittel, z. B. Backwaren, Wurst und Käse sowie in der Gastronomie und Gemeinschaftsverpflegung eine schriftliche Dokumentationspflicht für die in Speisen verwendeten Allergene. Zu den 14 Hauptallergenen zählen Schalenfrüchte und glutenhaltiges Getreide (Getreide- und Schalenfrüchte bzw. Nusssorten müssen einzeln aufgeführt werden), Erdnüsse, Sellerie, Soja, Sesam, Senf, Lupinen, Milch, Eier, Fische, Krebstiere, Weichtiere und Sulfite.

Manche Patienten leiden auch unter einer **Kreuzallergie**. Sie haben ursprünglich eine Pollen-, Hausstaub- oder Latexallergie und reagieren zusätzlich auch auf andere Stoffe und Lebensmittel, deren Allergene strukturverwandt sind. So können, z. B. bei Baumpollenallergikern (Hasel, Erle, Birke), auch Symptome beim Verzehr von Kernobst wie rohen Äpfeln und rohen Pfirsichen oder Nüssen wie Hasel-, Walnüssen und Mandeln oder bestimmten Gemüsesorten wie Sellerie, rohen Karotten und rohen Tomaten auftreten. Kräuterpollenallergiker reagieren häufig auch auf Sellerie, rohe Kartoffeln (beim Schälen) oder verschiedene Kräuter sowie Gewürze. Gräser- und Getreidepollenallergiker können gleichzeitig Reaktionen auf Erdnüsse, Mehlstaub, rohes Getreide, Soja oder rohe Tomaten und Hausstaubmilbenallergiker auf Meeresfrüchte entwickeln. In vielen Fällen werden die pflanzlichen Lebensmittel außerhalb der Pollensaison vertragen.

Tab. 37.7 Drei-Stufen-Ernährungstherapie bei Lactoseintoleranz

Stufe	Dauer, Ziel	Umsetzung
1. Karenzphase	1 Woche, Ziel: Beschwerdefreiheit	**Meiden:** Milch und alle Milchprodukte, Produkte und Speisen mit Milch bzw. Milchprodukten, Milchpulver oder Lactose, sehr ballaststoffreiche und blähende Lebensmittel (LM), **erlaubt:** 5–6 kleinere Mahlzeiten mit Lebensmitteln entsprechend der Ernährungspyramide, lactosefreie Milch und Milchprodukte (< 0,1 g Lactose/100 g), Zutaten wie Milcheiweiß, Milchsäure (E 270), Lactate (E 325–327), Spuren von Milch, langsam essen und gründlich kauen
2. Testphase	1–3 Wochen, Ziel: Individuelle Toleranzschwelle ermitteln	**Testen:** alle 2 Tage ein gewohntes lactosehaltiges LM testen und die Menge langsam steigern, Ballaststoffzufuhr wieder steigern. **Zu beachten:** bessere Verträglichkeit lactosehaltiger LM im kalten Zustand, mit höherem Fett- und Proteingehalt sowie stichfester Joghurt.
3. Dauerernährung	Auf Dauer, Ziel: Bedarfsdeckung aller Nährstoffe und Lebensqualität	**Meiden:** große Mengen Lactose (in der Regel > 10 g Lactose tgl.), bei reiner Milch und Naturmilchprodukten entspricht der Lactosegehalt bei Nährwertangaben der Angabe „davon Zucker", **zu beachten:** ausgewogene Lebensmittelauswahl, Normaler Hart-, Schnitt- und Weichkäse sowie Butter meist verträglich da 0–1 g Lactose pro 100 g, Lactase-Präparat als mögliche, sinnvolle Ergänzung zum Verzehr außer Haus, Lactosegehalt in vielen Medikamenten meistens nur sehr gering und daher problemlos

Merke

Die meisten Obst- und Gemüsesorten (außer Sellerie) verlieren durch das Kochen ihre allergene Wirkung. Auch eine längere Verweildauer im Magen, z. B. durch den gleichzeitigen Verzehr fettreicher Lebensmittel, kann die Verträglichkeit verbessern. Im Gegensatz zu Coffein und Alkohol, die eine Schleimhautdurchlässigkeit erhöhen.

37.7.2 Nichtallergische Lebensmittelunverträglichkeiten

Die nichtallergischen LMU treten viel häufiger in der Bevölkerung auf als die allergischen LMU. Sie laufen ohne Beteiligung des Immunsystems ab. Die Symptome entsprechen allerdings denen der Lebensmittelallergie und betreffen meistens Haut, Schleimhäute, Atemwege, Magen-Darm-Trakt, Kreislauf und Kopf (Migräne).

Ein Leben mit Symptomfreiheit oder -armut ist das Ziel der Ernährungstherapie. Die Ernährung muss weiterhin ausgewogen und bedarfsgerecht zusammengestellt sein und sollte höchstmögliche Lebensqualität für den Patienten bringen. So kann z. B. die Lactoseintoleranz über eine genaue Anamnese und einen Wasserstoffatemtest beim Arzt festgestellt werden. Nach der Diagnosestellung muss der Betroffene seine **individuelle Verträglichkeit** für die Aufnahme lactosehaltiger Lebensmittel herausfinden. Dafür eignet sich eine Drei-Stufen-Ernährungstherapie.

Merke

Bei nichtallergischen LMU gibt es **keine Pauschaldiät!** Auch Triggerfaktoren wie Stress, Sport und Medikamente beeinflussen das Krankheitsbild und müssen in der Therapie berücksichtigt werden.

Lactoseintoleranz – Milchzuckerunverträglichkeit

Mit der üblichen Ernährung werden täglich ca. 20–30 g Lactose aufgenommen. Die Verträglichkeit von Lactose ist jedoch, abhängig von der Aktivität des im Dünndarm vorliegenden Enzyms Lactase individuell verschieden und kann bei einer Lactoseintoleranz von 1–10 g Lactose tgl. liegen. Die individuelle Toleranzschwelle wird mithilfe der Drei-Stufen-Ernährungstherapie über eine Karenzphase und Testphase ermittelt und führt dann zur Dauerernährung mit individueller Lebensmittelauswahl (Tab. 37.7).

Tab. 37.8 Ausgewählte fett- und wasserlösliche Vitamine

Vitamin	Tägliche Empfehlung ab 19 Jahre (Frauen/Männer)	Funktion	Vorkommen
Folat	300 µg	Schwangerschaft! Zellteilung, -neubildung, Blutbildung, Proteinstoffwechsel	Leber, Spinat, Spargel, Brokkoli, Rosen- und Blumenkohl, Tomaten, Orangen, Vollkornprodukte
Vitamin A (Retinol)	0,7/0,85 mg	Augen, Schleimhaut, Haut, Immunsystem	Leber, etwas in Butter, Fleisch, Eier, Provitamin Betacarotin: gelbes, oranges/rotes, grünes Gemüse und Obst
Vitamin B_{12} (Cobalamine)	4,0 µg	Blutbildung, Folatstoffwechsel	Leber, Fleisch, Fisch, Eier, Milch, Sauerkraut
Vitamin C (Ascorbinsäure)	95/110 mg	Wundheilung, Zellschutz, Eisenresorption, Bindegewebe	Paprika, Brokkoli, Johannisbeeren, Erdbeeren, Zitrusfrüchte, Kiwi, Tomaten, Kartoffeln, Obstsäfte
Vitamin D (Calciferol)	20 µg (über LM und bes. über UV-Licht)	Knochen- und Knorpelbildung, Regulation Calcium- und Phosphat-Stoffwechsel	Hering, Lachs, Tunfisch, Ei, Leber, Makrele, Margarine, Butter, Champignons
Vitamin E (Tocopherol)	12/15 mg	Fettstoffwechsel, Oxidationsschutz der mehrfach ungesättigten Fettsäuren	Öle insb. Weizenkeimöl, Mandeln, Haselnüsse, Oliven, Avocado, Margarine

Merke

Bei allergischen Lebensmittelunverträglichkeiten (LMU) reagiert der Körper auf das Protein in Lebensmitteln während bei nichtallergischen LMU Reaktionen auf biogene Amine, Zusatzstoffe, Malabsorptionen (u. a. Fructose) und Enzymdefekte (z. B. Lactose) vorliegen. Es gibt keine Pauschaldiäten. Zur Erhaltung der Lebensqualität sollte jeder Patient seine persönliche Toleranzschwelle kennen und kompetent beraten werden.

37.8 Vitamine und Mineralstoffe

⑨ Die Versorgungslage ist in Deutschland insgesamt recht gut. Die Zufuhr liegt bei den meisten Mineralstoffen und Vitaminen im Bereich der D-A-CH-Referenzwerte (DGE). Es gibt jedoch Risikogruppen und Situationen wie besondere Lebensabschnitte (Schwangere, Stillende, Kinder, Senioren, Leistungssport), Unverträglichkeiten, Erkrankungen, einseitige Ernährungsformen sowie chronischer hoher Tabak- und Alkoholkonsum, wo insbesondere auf die Versorgung von Vitamin B_{12}, Folat, Vitamin D, Vitamin C, Calcium, Eisen, Iod, Zink und Selen zu achten ist und dies in der Ernährungsberatung angesprochen werden muss.

Tab. 37.9 Ausgewählte Mineralstoffe (Mengen- und Spurenelemente)

Mineral-stoff	Tägliche Empfehlung ab 19 Jahre (Frauen/Männer)	Funktion	Vorkommen
Calcium	1000 mg	Baustein Zähne und Knochen, Nerven, Enzymaktivierung, Blutgerinnung	Milch, Milchprodukte, Hartkäse, Mineralwasser, Grünkohl, Spinat, Mandel, Hülsenfrüchte
Eisen	15/10 mg	Baustein: Hämoglobin-Myoglobin, Blutbildung Enzymbaustein, Gehirn	Innereien, Fleisch, Wurst, Hirse, Hafer, Gemüse, Hülsenfrüchte, Pistazien
Iod	200 µg	Bildung der Schilddrüsenhormone: Energieumsatz, Wachstum, Wärmeregulation	Seefisch, Eier, Innereien, Milch, Käse, Iodsalz, Algen
Magnesium	310/400 mg	Enzymaktivierung, Herz, Knochenaufbau, Nerven, Muskelerregbarkeit	Hafer, Hering, Naturreis, Erbsen, Banane, Samen, Geflügel, Kartoffel, Haselnuss, Mineralwasser
Selen	60–70 µg	Zellschutz, Aufbau Schilddrüsenhormone	Fleisch, Fisch, Eier, Pilze, Linsen, Spargel, Zwiebeln
Zink	7–10/11–16 mg [1]	Enzym- und Hormonbaustein und -aktivator, Insulinspeicherung, Immunsystem	Schweinefleisch, Linsen, Hafer, Käse, Geflügel, Ei, Milch, Getreide

[1] Pflanzliche Nahrung, die reich an Phytat ist, verschlechtert die Bioverfügbarkeit von Zink. Daher brauchen Kunden, die sehr viele Hülsenfrüchte und Vollkornprodukte verzehren oder sich vegan ernähren, eine höhere Zinkzufuhr.

37.8.1 Vitamine

Ausgewählte Vitamine mit dem täglichen Bedarf, der Funktion und dem Vorkommen sind in Tab. 37.8 zusammengestellt.

37.8.2 Mineralstoffe

Ausgewählte Mineralstoffe mit dem täglichen Bedarf, der Funktion und dem Vorkommen sind in Tab. 37.9 zusammengestellt.

Merke

Eine ausgewogene und vielseitige Lebensmittelauswahl liefert eine ausreichende Menge an Vitaminen und Mineralstoffen. Risikogruppen sind jedoch zu beachten! Bevorzugt sollten regionale und saisonale Lebensmittel eingekauft werden. Zubereitungs- und Lagerverluste sind zu vermeiden.

Wichtiges in Kürze

① Jeder Patient sollte über die Grundlagen einer ausgewogenen und vollwertigen Ernährung informiert sein. Darauf bauen sich die speziellen Empfehlungen bei den verschiedenen Erkrankungsbildern auf.

② Bei einer Hypertonie sollte die Ernährung ausgewogen, kochsalzreduziert, fettmodifiziert sowie reich an Ballaststoffen und Kalium sein.

③ Für eine langfristig erfolgreiche Körpergewichtsreduktion müssen die gesamten Ernährungsgewohnheiten dauerhaft umgestellt werden. Dazu gehören die Fragen was, wie viel, wann, wo, wie und warum gegessen wird.

④ Bei einem Typ-2-Diabetes können durch eine dauerhafte Veränderung des Lebensstils mit regelmäßiger Bewegung sowie einer ausgewogenen ballaststoffreichen, zuckerarmen und fettmodifizierten Ernährung verbesserte Blutzuckerwerte, extreme Blutzuckerschwankungen sowie diabetische Folgeschäden vermieden werden.

⑤ Es gibt keine „Rheuma-Diät". Allerdings sind folgende Empfehlungen in der Ernährungstherapie zu beachten: die Vermeidung einer Fehl- und Mangelernährung, eine ausreichende Zufuhr von Calcium und entzündungshemmender Faktoren wie Omega-3-Fettsäuren, bestimmte Vitamine und Selen sowie eine geringere Aufnahme entzündungsfördernder Faktoren wie Arachidonsäure.

⑥ In der Ernährungstherapie von CED ist das oberste Ziel die Vermeidung einer Mangelernährung und die allgemeine Verbesserung des Ernährungszustands. Individuelle Probleme und Unverträglichkeiten müssen erfasst und korrigiert werden.

⑦ Bei Gallensteinen sollte bestehendes Übergewicht langsam reduziert werden. Empfohlen wird eine angepasste Vollkost mit Lebensmitteln, die wenig blähen und individuell gut vertragen werden.

⑧ Bei allergischen Lebensmittelunverträglichkeiten (LMU) reagiert der Körper auf das Protein in Lebensmitteln während bei nichtallergischen LMU Reaktionen auf biogene Amine, Zusatzstoffe, Malabsorptionen (u. a. Fructose) und Enzymdefekte (z. B. Lactose) vorliegen. Es gibt keine Pauschaldiäten. Die individuelle Toleranzschwelle ist zu ermitteln.

⑨ Der Vitamin- und Mineralstoffbedarf kann in der Regel durch eine ausgewogene und vielseitige Lebensmittelauswahl gedeckt werden. Risikogruppen sind jedoch zu beachten!

Weiterführende Literatur

Biesalski HK, Bischoff SC, Puchstein C. Ernährungsmedizin. 5. Aufl., Georg Thieme Verlag, Stuttgart 2018

Bundesanstalt für Landwirtschaft und Ernährung. www.ble-medienservice.de

Bundeszentrum für Ernährung. www.bzfe.de

Deutsche Adipositas-Gesellschaft (DAG), Deutsche Diabetes Gesellschaft (DDG), Deutsche Gesellschaft für Ernährung (DGE) et al. Interdisziplinäre Leitlinie der Qualität S3 zur Prävention und Therapie der Adipositas. AWMF-Register Nr. 050/001, 2014

Deutsche Diabetes Gesellschaft (DDG). Evidenzbasierte Leitlinien. www.deutsche-diabetes-gesellschaft.de (Zugriff 06.11.2020)

Deutsche Forschungsanstalt für Lebensmittelchemie (Hrsg), Anderson G, Soyka K (Bearb). Der kleine Souci Fachmann Kraut, Lebensmittetabelle für die Praxis. 5. Aufl., Wissenschaftliche Verlagsgesellschaft Stuttgart, 2011

Deutsche Gesellschaft für Ernährung (DGE). 13. Ernährungsbericht, 2016

Deutsche Gesellschaft für Ernährung (DGE). DGE Beratungsstandards, 2020

Deutsche Gesellschaft für Ernährung (DGE). Die Nährstoffe. Bausteine für Ihre Gesundheit. 2020

Deutsche Gesellschaft für Ernährung (DGE). Evidenzbasierte Leitlinie: Fettzufuhr und Prävention ausgewählter ernährungsmitbedingter Krankheiten. 2. Version, 2015

Deutsche Gesellschaft für Ernährung (DGE). D-A-CH-Referenzwerte für die Nährstoffzufuhr. 2018

Deutsche Gesellschaft für Ernährung. www.dge.de (Zugriff 06.11.2020)

Deutsche Gesellschaft zur Bekämpfung von Fettstoffwechselstörungen und ihrer Folgeerkrankungen DGFF (Lipid-Liga). www.lipid-liga.de (Zugriff 06.11.2020)

Deutscher Allergie- und Asthmabund. www.daab.de (Zugriff 30.05.2016)

Deutsches Ernährungsberatungs- und Informationsnetz. www.ernaehrung.de (Zugriff 06.11.2020)

Scheck A. Ernährungslehre kompakt. 6. Aufl., Umschau Zeitschriftenverlag, 2017

Smollich M, Vogelreuter A. Nahrungsmittelunverträglichkeiten. Wissenschaftliche Verlagsgesellschaft, Stuttgart 2018

Vaupel P, Schaible HG, Mutschler E. Anatomie, Physiologie, Pathophysiologie des Menschen. 7. Aufl., Wissenschaftliche Verlagsgesellschaft, Stuttgart 2015

Tipps für PhiPs

Die Ernährung hat einen großen Einfluss auf die Entstehung und den Verlauf bestimmter Erkrankungen. Mithilfe dieses Kapitels können Sie sich das Basiswissen zu ernährungsbezogenen Aspekten der pharmazeutischen Beratung aneignen.

Tipps für Weiterzubildende

Aufgrund Ihrer Berufspraxis sind Sie mit ernährungsbezogenen Aspekten der pharmazeutischen Beratung vertraut. Sie können beispielsweise eine Ernährungsberatung als honorierbare Dienstleistung in Ihrer Apotheke etablieren und im Rahmen Ihrer Projektarbeit beschreiben. Vertieftes ernährungswissenschaftliches Wissen können Sie sich durch den Erwerb der Bereichsbezeichnung „Ernährungsberatung" aneignen.

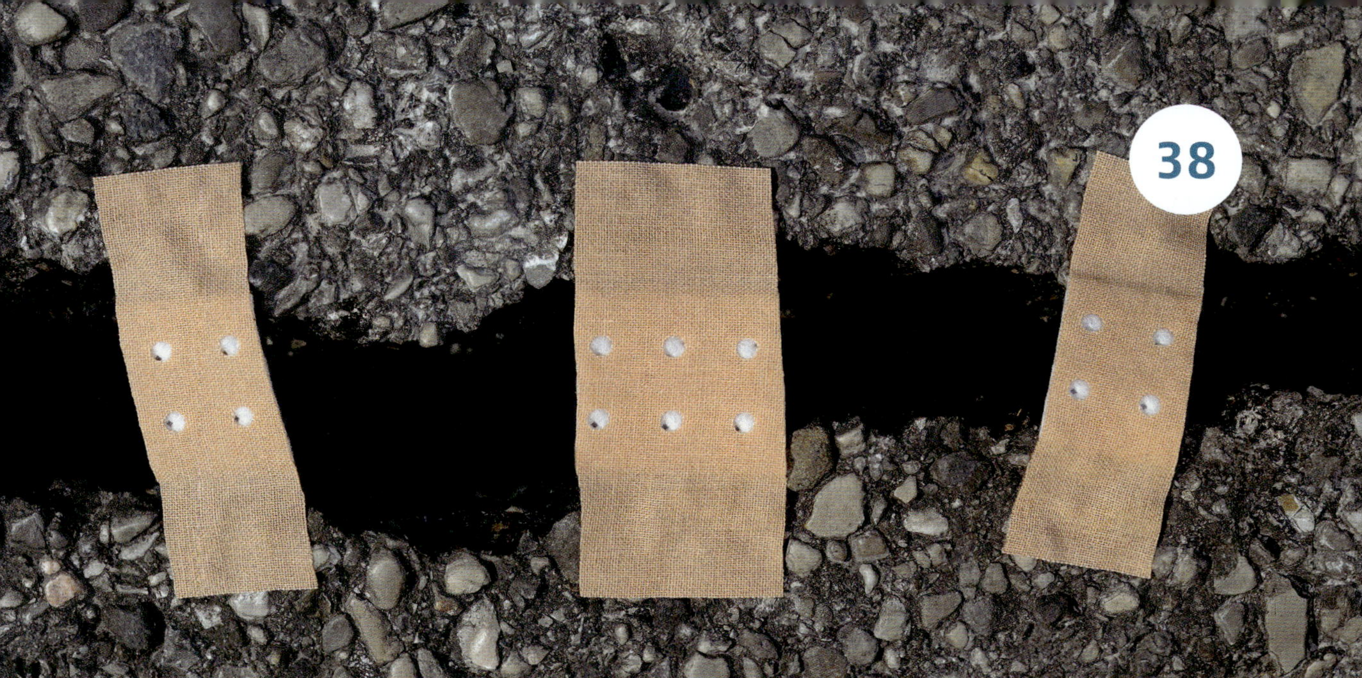

Wundversorgung

Dr. Sabine Luik

Die Versorgung akuter und chronischer Wunden stellt in jeder Phase der Wundheilung eine große Herausforderung dar, da an die Wundauflagen mehr Aufgaben gestellt werden als nur Blutstillung und Wundschutz. Dieses Kapitel bietet einen Überblick über die häufigsten Wundauflagen und deren Einsatz.

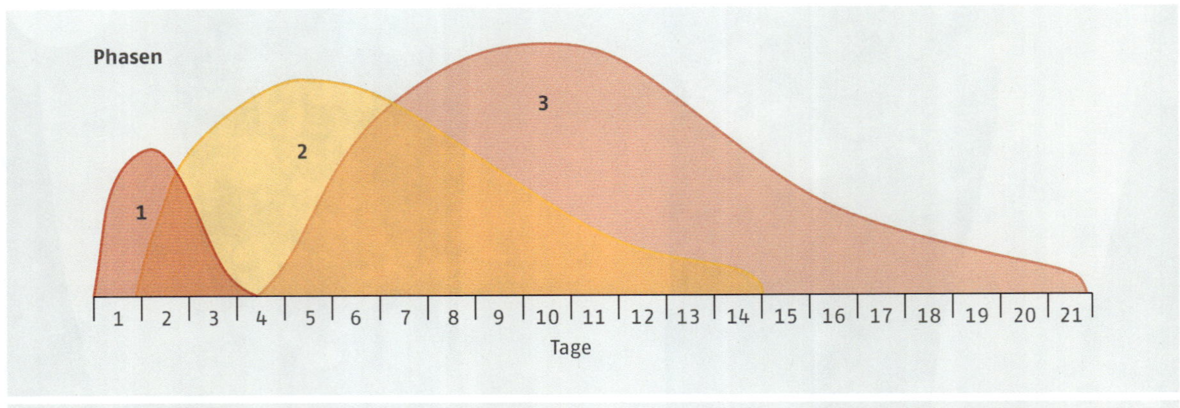

Abb. 38.1 Phasen der Wundheilung. 1 Reinigungsphase, 2 Granulationsphase, 3 Epithelisierungsphase

38.1 Grundlagen der Wundheilung

Definition

Als Wunde bezeichnet man eine körperliche Beschädigung eines Gewebes (mit oder ohne Gewebeverlust), die verschiedene Ursachen haben kann. Meist wird diese durch äußere Gewalt verursacht, kann jedoch auch eine Folge von Krankheiten sein.

Beispiele hierfür sind mechanisch verursachte Wunden wie Schürfwunden, Schnittwunden, Stichwunden, Platzwunden, Quetschwunden, thermische Wunden wie Verbrennungen (1.–3. Grades), Verbrühungen, Erfrierungen aber auch chemische Wunden oder solche, die durch Strahlen verursacht werden. Weiter gibt es schwer therapierbare, chronische Wunden wie Dekubitus oder Unterschenkelgeschwüre.

38.1.1 Physiologische Wundheilung

 Die physiologische Wundheilung gliedert sich in drei, sich zeitlich überlappende Phasen (o Abb. 38.1).

Reinigungsphase

In der Reinigungsphase wird zunächst innerhalb der ersten Minuten nach der Verletzung ein provisorischer Wundverschluss durch Fibrinbildung geschaffen, um Keime abzuhalten in die Wunde einzudringen. Im klinischen Bild zeigt sich eine lokale Entzündung. Weiter wird über eine Wasseransammlung im Interzellularraum (Ödembildung) eine Art Reinigungsflüssigkeit für die Wundexsudation bereitgestellt. Mit dem Exsudat gelangen für die Immunabwehr wichtige Leukozyten, neutrophile Granulozyten und Makrophagen in das Wundgebiet. Makrophagen produzieren Wachstumsfaktoren, die die nachfolgenden Phasen der Wundheilung stimulieren und die Gefäßneubildung einleiten. Diese Aktivität ist jedoch nur bei feuchten Wundverhältnissen und einer Wundtemperatur von mindestens 28 °C möglich. Sind Beläge oder Nekrosen vorhanden werden diese aufgeweicht und abgetragen. Bei chronischen Wunden ist die Reinigungsphase oft verlängert, da sich die dabei ablaufenden Entzündungsreaktionen negativ auf die Wundheilung auswirken.

Granulationsphase

Während der Granulationsphase sprießen Gefäße ins Wundgebiet ein, die jedoch noch äußerst empfindlich sind. Ebenfalls wird Bindegewebe durch Fibroblasten gebildet, die durch Wachstumsfaktoren angelockt werden und das Fibrinnetz, welches durch die Blutgerinnung entstanden ist, verwenden. Nicht mehr benötigtes Fibrinnetz wird durch Plasmin abgebaut. Klinisch zeigt sich ein gut durchblutetes, rötliches Gewebe.

Epithelisierungsphase

Ist das Hautniveau erreicht, wandern Keratinozyten von den Wundrändern ein. Der endgültige Umbau des Narbengewebes kann Monate bis Jahre in Anspruch nehmen. Die Narbe sinkt dabei etwas ein und verblasst. Die Wundkontraktion mit nachfolgender Narbenbildung schließt die Wundheilung ab.

38.1.2 Aufgaben von Wundauflagen

Reinigungsphase

Während der Reinigungsphase müssen Wundauflagen die gebildete Menge an Exsudat aufnehmen und Keime, Gewebetrümmer und abgestorbene Zellen sicher einschließen. Andernfalls kann die Heilung behindert und das Infektionsrisiko gesteigert werden. Hieraus ergibt sich, dass Wundauflagen in dieser Phase äußerst saugfähig sein sollten, nicht mit der Wunde verkleben und kein allergisierendes Potenzial aufweisen sollten. Gleichzeitig muss eine erneute Kontamination der Wunde ausgeschlossen werden. Je nach Zustand der Wunde und Menge an Exsudat muss der Verband gewechselt werden.

Granulationsphase

Neben einer funktionierenden Mikrozirkulation ist ein ausgewogenes feuchtes Wundmilieu für eine optimale Teilungsfähigkeit der Zellen eine wichtige Voraussetzung zum Aufbau des Granulationsgewebes. Sind diese Voraussetzungen nicht gegeben, d.h. ist die Wunde zu feucht oder trocken, kann hierdurch der Heilungsprozess verzögert werden. Es muss neben der Feuchtigkeitsregulierung gewährleistet werden, dass zum Aufbau von Granulationsgewebe ausreichend Wundruhe gegeben ist und der Verband nicht zu häufig gewechselt werden muss. Auch in dieser Wundheilungsphase müssen Verbandstoffe gewählt werden, die ein Verkleben mit der Wunde verhindern, da in dieser Phase kleinste Kapillaren gebildet werden, die leicht in die Wundauflagen einwachsen können und beim Aufreißen Entzündungen verursachen können. Darüber hinaus hat der Verband die Funktion, für einen sicheren Infektionsschutz zu sorgen.

Epithelisierungsphase

Während der Epithelisierungsphase muss nach wie vor eine optimale Feuchtigkeit gewährleistet werden, da bei zu trockener Wunde ein Schorf entsteht, der die Reepithelisierung verlangsamt, da Zellen unter den Schorf kriechen müssen. Anforderungen an Wundauflagen sind, dass das neu gebildete Gewebe mechanisch geschützt wird, eine Gas- und Wasserdurchlässigkeit ermöglicht wird und Zellwanderung und -teilung beschleunigt werden. Beim Verbandwechsel muss beachtet werden, dass das neu gebildete Gewebe nicht zerstört wird.

38.1.3 Einflüsse auf die Wundheilung

Eine optimale Wundheilung kann durch verschiedene Faktoren gestört werden. Zum einen spielen lokal bedingte Ursachen wie Zustand der Wunde (Eiter, Nekrose) oder der Wundränder (glatt, zerklüftet), Keimbesiedelung, Infektionen, Lokalisation und Alter der Wunde und das Ausmaß der Schädigung (Größe, Tiefe) eine bedeutende Rolle, andererseits aber auch systemisch bedingte Gründe wie Alter, Ernährungsstatus, Immunstatus, Grunderkrankungen, postoperative Komplikationen und Medikamente (o Abb. 38.2).

② Am besten heilen Wunden, wenn wenig Gewebe geschädigt ist und glatte, dicht aneinander liegende Wundflächen einer Schnittwunde ohne nenneswerten Substanzverlust vorhanden sind. Ebenfalls hilfreich ist es, wenn die Wunden wenig verunreinigt sind und in einem Gebiet liegen, die gut mit Blutgefäßen versorgt sind.

38.2 Materialkunde

38.2.1 Rohstoffe

③ Die Herstellung von Verbandstoffen kann aus Cellulose- oder aus Synthesefasern erfolgen.

Naturfasern

Zur Herstellung von Verbandstoffen aus Naturfasern können Cellulosefasern aus den Samenhaaren der Baumwollpflanze oder aus Bäumen gewonnen werden. Werden die Samenhaare der Baumwollpflanze als Ausgangsstoff verwendet, können daraus Watte und Baumwollgarne hergestellt werden. Je nach Baumwollart haben die Fasern eine unterschiedliche Länge, Dicke, Farbe und Eigenschaft. Wird Cellulose aus Bäumen gewonnen, entstehen Zellstoffprodukte, Viskosefasern und Acetatseide (Cellulose wird mit Essigsäure in Celluloseacetat überführt).

Nach dem Pflücken der Fruchtkapsel mit Baumwollfasern müssen diese zunächst entkörnt und von Pflanzenteilen befreit werden. Anschließend wird durch eine chemische Reinigung die natürliche Wachsschicht entfernt, das Rohmaterial gebleicht und ausgekämmt. Die parallel liegenden Fasern werden zu Wattevliesen zusammengelegt. Die Weiterverarbeitung zu Baumwollgarnen erfolgt über das Drehen zu Faserverbänden und Zwirnen.

Die Gewinnung von Cellulose aus Bäumen (v.a. Fichten-, Kiefern-, Buchen- und Pappelholz) gestaltet sich etwas schwieriger, da Cellulose hauptsächlich mit Lignin verkrustet vorliegt. Auch hier sind die Cellulosefasern je nach Herkunft unterschiedlich lang. Nach dem Entrinden von Holz und dem Zerkleinern zu Spänen erfolgt in einem Aufschlussverfahren die Entfernung von Begleitsubstanzen. Die gewonnen Cellulosefasern werden mechanisch gereinigt, gebleicht und nachbehandelt. Während der Trocknung des Faserbreis kommt es zur Verfilzung der Fasern. Das Faservlies wird abgenommen und durch Kreppung erhöht sich die Elastizität und Saugkapazität. Mehrere Einzellagen werden übereinander geschichtet.

Synthesefasern

Zur Herstellung von elastischen Binden, kaum verklebenden Wundauflagen, Folien oder Schaumstoffen werden synthetische Fasern aus Polyacrylat, Polyamid, Polyester, Polyethylen, Polypropylen, Polyurethan, Syntheselatex oder Synthesekautschuk verwendet.

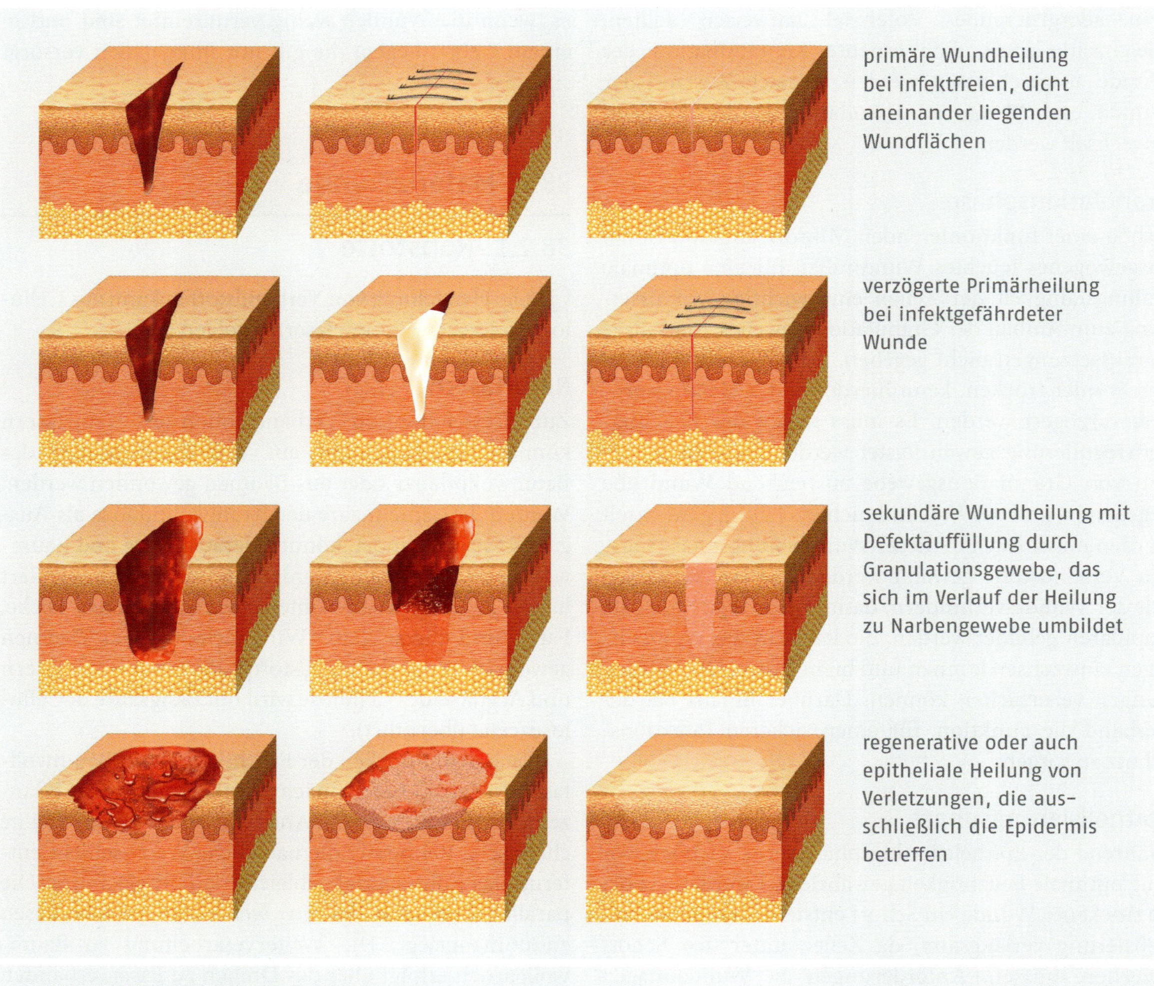

Abb. 38.2 Einflüsse auf die Wundheilung

Polyamid zeichnet sich hierbei durch hohe Zugfestigkeit, glatte Oberfläche und gute Dehnbarkeit aus und wird daher als chirurgisches Nahtmaterial oder für Wundauflagen mit nichtsaugender Oberfläche verwendet. Durch thermoplastische Verfahren können aus dem Material elastische Fixier- und Stützbinden hergestellt werden.

Bei Polyethylen handelt es sich um ein synthetisches Material, welches sehr leicht, extrem reißfest und gut dehnbar ist und wenig Flüssigkeit aufnehmen kann. Diese Eigenschaften sind bei der Pflasterherstellung oder bei der feuchtigkeitsundurchlässigen Schicht in Krankenunterlagen gefragt.

Als besonders elastisch, wasserdicht, luft- und wasserdampfdurchlässig hat sich Polyurethan erwiesen. Es wird daher zur Herstellung von Folien, Schaum, Kompressionsbinden, Kanülenverbände, Wundverbände oder als Dekubitusprophylaxe verwendet.

Vliesstoffe

Unter Vliesstoffen versteht man textile Flächengebilde, die durch Verfestigung von Faservliesen hergestellt werden. Rohstoff hierfür sind Textilfasern natürlicher oder synthetischer Herkunft. Die Verfestigung kann mechanisch, durch Vernadeln, Verfestigung mit Wasserstrahlen, adhäsiv oder kohäsiv erfolgen.

Anwendung finden Produkte aus Vliesstoff vor allem im OP-Bereich (OP-Hauben, Mundschutz, Gesichtsmasken).

Gewebe

Unter Gewebe versteht man ein textiles Flächengebilde aus Längsfäden (Kettfäden) und Querfäden (Schussfäden). Die Fäden werden hierbei im rechten Winkel zueinander verarbeitet.

Kennzahl der Gewebe ist die Fadenzahl, die angibt, wie viele Kett- und Schussfäden pro Quadratzentimeter verarbeitet sind. Je höher die Fadenzahl, desto saugfähiger aber auch luftundurchlässiger ist das Gewebe.

Tab. 38.1 Aufbau von Wundschnellverbänden

Schicht	Material
Trägermaterial	■ Engmaschige, unelastische oder elastische Gewebe aus Baumwolle bzw. Viskose, ■ elastische Vliesstoffe aus Baumwolle, Polypropylen oder Polyester, ■ Kunstseide, ■ Polyamidgewirke
Wundkissen	■ Kunstfaser-Vliesstoff mit perforierter Polyethylen- oder Polyestermembran, ■ aluminiumbedampfte Wundkissen, ■ Viskose-Gewirk, ■ Viskose-Vliesstoff
Klebemasse	■ Zinkoxid-Kautschuk (hohe Klebekraft), ■ Polyacrylat

Gewirke, Gestricke

Die Herstellung von Gewirken und Gestricken erfolgt auf Flach- oder Rundstrickmaschinen (Maschenbildung). Unterschied beider Herstellungsvorgänge ist, dass Gestricke querdehnbar sind und sich z. B. als Schlauchverband gut anpassen können. Gewirke hingegen sind in alle Richtungen gut dehnbar. Beispiel hierfür sind Netzverbände zur Fixierung von Wundauflagen.

38.3 Wundversorgung

38.3.1 Aufgabe von Wundauflagen

An Wundauflagen werden allgemein verschiedene Anforderungen gestellt:

- Wirksamkeit,
- Schutz vor Fremdkörpern, Schmutz, Infektion, Druck, Reibung, Wärmeverlust und Austrocknung,
- Schutz vor Sekundärinfektionen,
- Verhinderung einer Okklusion (kein Gasaustausch), optimaler Sauerstoffgehalt und pH-Wert,
- Unterstützung der autolytischen Wundreinigung,
- ausreichende Saugkapazität (Exsudat soll in der Materialstruktur festgehalten werden),
- Verträglichkeit,
- keine Abgabe von Fasern, Partikeln, zytotoxischen Substanzen,
- schmerzlos in der Anwendung,
- kein Anhaften an den Wundrand,
- gute Gewebeverträglichkeit,
- geringes allergenes Potenzial,
- Unterstützung der Wundruhe,
- Sterilisierbarkeit,
- Wirtschaftlichkeit.

Diese Liste zeigt, dass es keine Wundauflage gibt, die all diese Anforderungen erfüllen kann. Daher wird je nach Phase der Wundheilung eine spezifische Auswahl getroffen.

38.3.2 Konventionelle Wundversorgung

Die konventionelle Wundversorgung hat folgende Nachteile:

- Austrocknen und Verschorfen der Wunde,
- schmerzhafter Verbandwechsel,
- langsamere Wundheilung,
- geringer Schutz vor Sekundärinfektionen,
- erschwerte Epithelisierung.

Vorteilhaft ist, dass die konventionelle Wundversorgung kombinierbar mit Medikamenten ist. Die Anwendung ist einfach, kostengünstig und sie bietet einen mechanischen Schutz.

Wundschnellverbände

④ Wundschnellverbände werden zur Erstversorgung kleinerer, unkomplizierter Wunden verwendet. Der Aufbau gliedert sich in 3 Komponenten (○ Abb. 38.3): Trägermaterial, Klebemasse und Wundauflage. Je nach Bauart existieren Pflasterstrips mit einem zentralen Wundkissen, was ein Eindringen von Schmutz und Keimen reduziert, oder Meterware, die nur an 2 Seiten geschlossen ist (□ Tab. 38.1).

Neben diesen gängigen Wundschnellverbänden existieren spezielle Verbände, die z. B. an den Fingern angewendet werden können.

Praxistipp: Schürfwunden

- Entstehen, wenn der Körper an einer rauen Oberfläche entlang streift (Straße, Mauer),
- nur oberste Hautschicht betroffen,
- bluten nur wenig, da nur kleine Gefäße betroffen sind,
- sind schmerzhaft, weil Nervenenden oft mit freigelegt werden,
- heilen meist ohne Narbenbildung,
- Infektionsgefahr, weil Keime eindringen können.

Pharmazeutische Beratung

- Sorgfältig den Schmutz entfernen,
- am besten an der Luft heilen lassen, ist dies nicht möglich, Wundschnellverband verwenden,
- bei größeren Wunden Arzt aufsuchen, ggf. hydroaktive Wundauflagen verwenden.

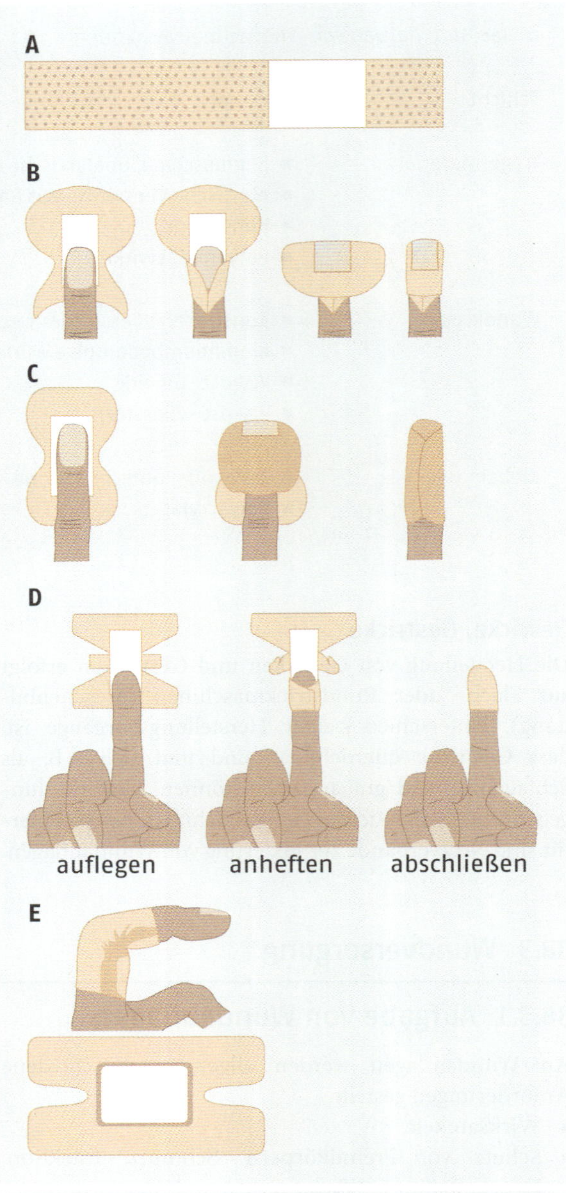

Abb. 38.3 Formen und Anlegetechniken von Fingerverbänden

Mullkompressen

Mullkompressen werden durch Weben von Kett- und Schussfäden hergestellt. Je mehr Fäden pro cm^2 vorhanden sind, desto höher ist die Fadenzahl und desto saugfähiger ist die Kompresse. Ebenfalls kann die Saugfähigkeit durch mehrere Lagen erhöht werden. Im Handel existieren genormte Ausführungen (8-, 16- und 32-fach). Dies bedeutet, dass pro Einheit 8, 16 oder 32 Lagen vorhanden sind.

Angewendet werden diese Kompressen bei der Erstversorgung und Reinigung von Wunden, beim Aufsaugen von Blut oder als Träger bei der Applikation von Salben. Ebenfalls werden sie zur Versorgung primär heilender, mit Naht verschlossener Wunden zur Aufnahme von Sickerblutungen, als Schutz vor Sekundärinfektion und als Polsterschutz gegen mechanische Irritationen verwendet.

Während der Granulationsphase sollten Mullkompressen (z. B. ES-Kompressen) nicht direkt auf die Wunde aufgebracht werden, da durch das Einwandern von Kapillargefäßen ein Verkleben mit der Wunde möglich ist. Dies führt zu einem extrem schmerzhaften Verbandwechsel, der ggf. mit einem erneuten Aufreißen der Wunde einhergeht. Ebenfalls kann eingetrocknetes Wundsekret ein Verkleben verursachen. Ablösen kann man in diesen Fällen die Kompresse mit lauwarmem Wasser oder mit einer verdünnten Kamillenlösung (Kamillosan® Konzentrat). Keinesfalls sollte die Kompresse mit Gewalt abgelöst werden.

Gegenüber Vlieskompressen (z. B. Vliwasoft®) haben Mullkompressen den Vorteil, dass sie saugfähiger sind.

Vlieskompressen

Vlieskompressen sind flexible Flächengebilde, die durch Verfestigung (mechanisch, chemisch) von Faservliesen aus Textilfasern natürlicher oder synthetischer Herkunft hergestellt sind.

Gegenüber Mullkompressen haben Vlieskompressen den Vorteil, dass sie billiger in der Herstellung, weich und anschmiegsam sind und in der Granulationsphase, bedingt durch die glatte Struktur, nicht mit den Wunden verkleben.

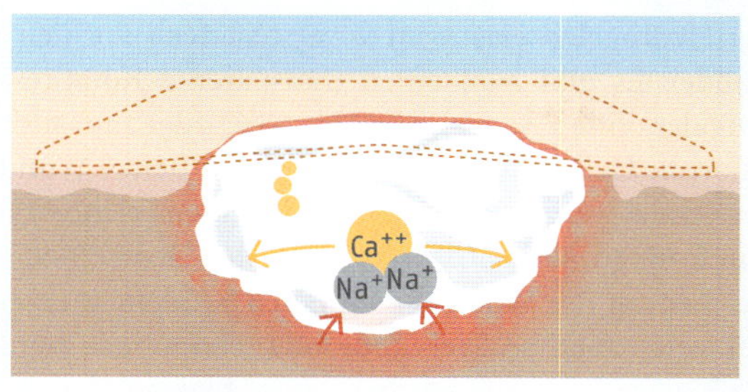

Abb. 38.4 Alginatkompresse (Suprasorb® A)

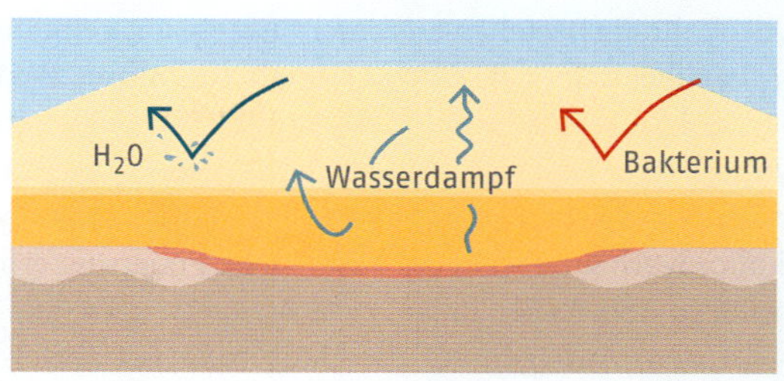

Abb. 38.5 Hydrokolloidverband (Suprasorb® H)

38.3.3 Hydroaktive Wundauflagen

⑤ Zu den modernen Wundauflagen gehören Kompressen aus Alginat, Hydrokolloid, Hydrogel, Schaumstoff, Superabsorber und semipermeable Folien. Durch das Feuchthalten der Wunde kann ein optimales Milieu geschaffen werden, um eine schnelle Zellteilung und damit eine schnelle Regeneration des defekten Gewebes zu ermöglichen.

Eigenschaften von hydroaktiven Wundauflagen:

- gutes Saugvermögen,
- Aufweichen und Einschluss von Nekrosen,
- gute Nährstoff- und Sauerstoffversorgung,
- konstante physiologische Temperatur,
- ausbalanciertes Feuchtigkeitsniveau,
- gute Keimbarriere,
- schmerzloser Verbandwechsel,
- beschleunigte Epithelisierung,
- gute Fixierung,
- Hydrogele: kühlend, schmerzlindernd.

Alginate

Calciumalginatkompressen bestehen aus Rot- und Braunalgen. Das Prinzip von Alginatkompressen beruht auf der Umwandlung von trockenem, wasserunlöslichem Calciumalginat in lösliches Natriumalginat unter Bildung eines viskösen Gels. Dieses Gel ist sehr hydrophil und kann enorme Mengen an Flüssigkeit binden. Gleichzeitig ermöglicht es die Aufnahme von Bakterien und Zelltrümmern und trägt hierbei zur Wundreinigung bei. Zusätzlich können die freiwerdenden Calciumionen als Kofaktor für die Blutgerinnung bei stark blutenden Wunden dienen (Abb. 38.4).

Im Handel existiert eine Vielzahl an Variationen dieser Alginatkompressen. Einige wirken beispielsweise durch Zugabe von Silberionen antiseptisch. Weiter gibt es verschiedene Bauarten, sodass sowohl oberflächliche als auch tiefere Wunden behandelt werden können. Zur Fixierung ist ein Sekundärverband erforderlich (z. B. Saugkompressen oder Schaumstoffkompressen), der wiederum mit Fixierbinden oder -folien befestigt werden kann.

Einsatzgebiet

- Mäßig bis stark nässende Wunden,
- tiefe Wunden, Wundhöhlen,
- infizierte Wunden (auch bei MRSA und VRE-Belastung).

Kontraindikation

- Trockene Wunden,
- nekrotische Wunden,
- Verbrennungen 3. Grades.

Praxistipp: Brandwunden

- Verbrennungsgrad I: oberste Hautschicht betroffen, Haut rot, trocken, spannt und tut weh,
- Verbrennungsgrad II: Epidermis und Lederhaut betroffen, Haut rot mit Blasen (gefüllt), Wunde nässt, Blasen nicht öffnen (Infektionsgefahr),
- Verbrennungsgrad III: gesamte Haut verbrannt (mit Haaren), Fettgewebe liegt frei, Nerven, Muskeln und Sehnen können mit betroffen sein, Haut rot-schwarz.

Pharmazeutische Beratung

- Bis zu 5 Minuten unter fließendes, kaltes Wasser halten,
- Panthenolsalbe für Grad I (evtl. Fenistil® Gel, Brand- und Wundgel Medice®, MediGel®),
- Desinfektionsmittel für offene Wunden (z. B. Octenisept®), steril abdecken,
- Gelverbände, hydroaktive Wundverbände,
- falls Blasen geöffnet werden müssen, sterile Kanüle verwenden, Exsudat abfließen lassen, steril abdecken (aufgrund der Infektionsgefahr sollte dies jedoch nur durch einen Arzt erfolgen),
- Tetanusschutz überprüfen.

38

Hydrokolloide

Hydrokolloide bestehen aus einer Suspension gelbildender Partikel wie z. B. Carboxymethylcellulose, Pektin oder Gelatine, die in einer hydrophoben Klebematrix (synthetischer Kautschuk) eingebettet sind. Trägermaterial ist eine semipermeable Polyurethanfolie. Für Hydrokolloidverbände ist keine zusätzliche Fixierung erforderlich (○ Abb. 38.5).

Vor dem Auflegen auf die Haut muss gewährleistet sein, dass diese trocken und fettfrei ist. Eine bessere Adhäsion kann durch Körperwärme erzielt werden.

Durch die Aufnahme von Wundexsudat lösen sich Partikel wie Carboxymethylcellulose aus der hydrophoben Matrix und bilden ein Gel, welches die feuchte Wundheilung ermöglicht. Das Gel ist so lange saugfähig, bis die Hydrokolloide gesättigt sind. Sichtbar wird dies durch Blasenbildung. Ein Wechsel der Wundauflage ist daraufhin erforderlich. Dieser Verbandwechsel gestaltet sich äußerst einfach, da die Klebekraft durch die Umwandlung in ein Gel nur noch am intakten Wundrand gegeben ist. Das entstandene Gel lässt sich mit der Trägerfolie einfach von der Wunde ablösen.

Einsatzgebiet

- Bei leicht bis stark sezernierenden Wunden in allen Wundheilungsphasen,
- Aufweichen von Fibrinbelägen,
- oberflächliche Wunden, da für die Wirkung ein ausreichender Kontakt zum Wundgrund nötig ist.

Kontraindikation

- Infizierte Wunden,
- freiliegende Sehnen, Knochen, Muskeln,
- Tumorwunden.

Praxistipp: Blasen

- Entstehen durch Hitzeeinwirkung oder durch Reibung,
- sind immer flüssigkeitsgefüllt (tiefere Hautschichten werden vor übermäßiger Wärme oder Druck geschützt).

Pharmazeutische Beratung

- Blasen nicht aufstechen (Infektionsgefahr!),
- die Blase desinfizieren (z. B. mit Octenisept®),
- Blasenpflaster verwenden (z. B. von Compeed®); dieses darf nicht ruckartig abgelöst werden, da sich sonst die neu gebildete Haut mit ablöst. Daher sollte gewartet werden, bis sich das Blasenpflaster von allein löst.

Hydrogele

Bei Hydrogelen existieren 2 verschiedene Formen im Handel. Es gibt zum einen transparente Kompressen mit oder ohne Fixierrand (○ Abb. 38.6) oder zum andern amorphe Gele in der Tube, die auch für tiefere Wunden verwendet werden können. Beide Formen zeichnen sich durch einen sehr hohen Wasseranteil aus (60–95 %), welcher auf der Wunde einen guten Kühleffekt erzeugt (teilweise auch schmerzlindernd). Hergestellt werden die Kompressen aus synthetischen, hydrophilen Polymeren wie z. B. Polyacrylamid oder Polyurethan. Die Kompressen sind selber nicht in Wasser löslich, weisen eine durchsichtige Konsistenz mit hoher Formstabilität auf und sind in der Lage, Feuchtigkeit aufzunehmen (unter Quellung). Durch den hohen Wassergehalt kann die Wunde autolytisch gereinigt werden und trocknet dabei nicht aus. Idealerweise wird dieser Wundverband in der Granulations- und Epithelisierungsphase verwendet. Eine Blasenbildung auf der Wunde zeigt, wann die Kompresse erschöpft und ein Wechsel notwendig ist.

Zur Herstellung des amorphen Gels werden hauptsächlich natürliche oder halbsynthetische Gelbildner wie Cellulosederivate, Pektin oder Guargum verwendet. Auch diese Form ist durchsichtig, weich und flexibel und lässt sich sehr gut in tiefere Wunden geben. Das Exsudat wird unter Quellung aufgenommen. Das feuchte Milieu fördert das autolytische Debridement (▸ Kap. 38.6) in belegten oder teilweise nekrotischen Wunden, da durch die Rehydratation die innere Festigkeit verloren geht. Die Wunde wird mit wenigen Millimetern Gel bedeckt, bei tieferen Wunden kann die Wundhöhle komplett mit Gel gefüllt werden. Eine geöffnete Tube muss nach einmaligem Gebrauch verworfen werden.

Ein schmerzfreier und rückstandsfreier Verbandwechsel muss bei diesen Wundauflagen erst nach einigen Tagen erfolgen, da die Wunde aufgrund der durchsichtigen Gelstruktur bestens beobachtet werden kann. Auf der anderen Seite muss bei stark blutenden oder nässenden Wunden ein anderer Wundverband gewählt werden. Liegen bei Patienten arterielle Beingeschwüre vor, kann der Kühleffekt auch schmerzhaft sein. Auch Allergien auf das Material sind möglich. Sind Gelreste auf der Wunde vorhanden, können diese mit physiologischer Kochsalz- oder Ringerlösung entfernt werden.

Sowohl bei den Kompressen als auch beim Gel in der Tube muss ein geeigneter Sekundärverband gewählt werden, damit die Wunde nicht austrocknet. Idealerweise werden die Wundränder ringsherum ca. 2 cm überlappt. Bei den Gelkompressen ist eine Fixierung mit Pflasterstreifen oder elastischen Binden denkbar. Ist die Wunde trocken, verwendet man semipermeable Wundfolien, bei größeren Exsudatmengen Wundgaze mit zusätzlicher Saugkompresse.

Einsatzgebiet

- Aufweichen von Nekrosen und Abtragen von Belägen,
- bei schwach bis mäßig nässenden Wunden in der Granulations- und Epithelisierungsphase,
- bei trockenen Wunden in der Granulations- und Epithelisierungsphase,
- bei Wundschmerzen.

Kontraindikation

- Stark nässende oder akut blutende Wunden,
- stark infizierte Wunden.

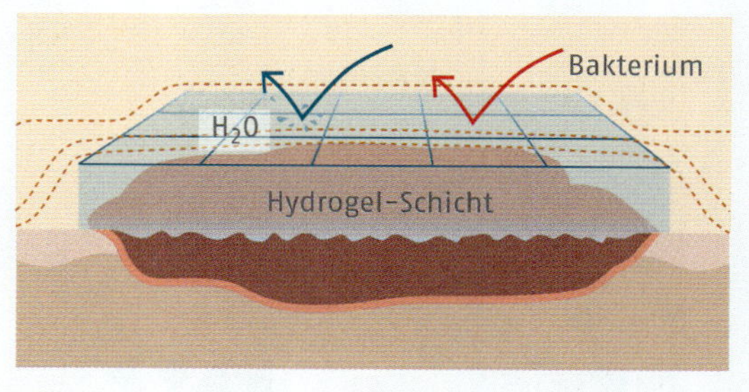

Abb. 38.6 Hydrogelkompresse (Suprasorb® G)

Schaumstoffkompressen

Die Herstellung von Polyurethan-Schaumstoffkompressen erfolgt durch Addition mehrwertiger Alkohole oder Polyester und Polyether mit freien Hydroxylgruppen an Isocyanate. Eigenschaften dieser Kompressen sind, bedingt durch die Porenstruktur, verstärkte Kapillarkräfte, die gewährleisten, dass Wundexsudat schnell abtransportiert wird, Wasserdampf- und Sauerstoffdurchlässigkeit, gute Polsterung und rückstandsfreie Entfernung (Abb. 38.7). Zur Wunde hin sind die Schaumstoffkompressen feinporig, damit diese nicht mit dem Wundgrund verkleben. Schaumstoffkompressen können das bis zu 20–30-Fache ihres Eigengewichts an Exsudat aufnehmen, ein ideal feuchtes Wundklima wird aufrechterhalten. Es kann jedoch keine Feuchtigkeit von den Kompressen abgegeben werden. Zur besseren Wirksamkeit ist eine ausreichend große Exsudatmenge erforderlich, die jedoch nicht zu zähflüssig sein darf, da ansonsten die Poren der Kompresse verstopfen. Ist die Kompresse erschöpft, kann es zu Mazeration der Wundumgebung kommen. Bei Verwendung in Wundhöhlen muss darauf geachtet werden, dass die Wundauflage nicht zu groß gewählt wird, da durch den Quellvorgang ein zu starker Druck auf das Wundgebiet erfolgen kann.

Bei der Anwendung ist weiter zu beachten, dass die Größe der Kompresse so gewählt wird, dass die Wundränder ca. 3 cm überlappt werden und die Form der Wunde angepasst wird. Ist kein Fixierrand vorhanden, kann die Kompresse mit Pflasterstreifen oder Mullbinden fixiert werden. Je nach Exsudatmenge muss der Verband nur alle paar Tage gewechselt werden.

Einsatzgebiet

- Oberflächliche, nicht infizierte Wunden,
- mäßig stark exsudierende Wunden,
- postoperative Wunden.

Kontraindikation

- Trockene, nekrotische Wunden,
- stark infizierte Wunden,
- tiefe Wunden, bei denen Muskeln oder Knochen freiliegen.

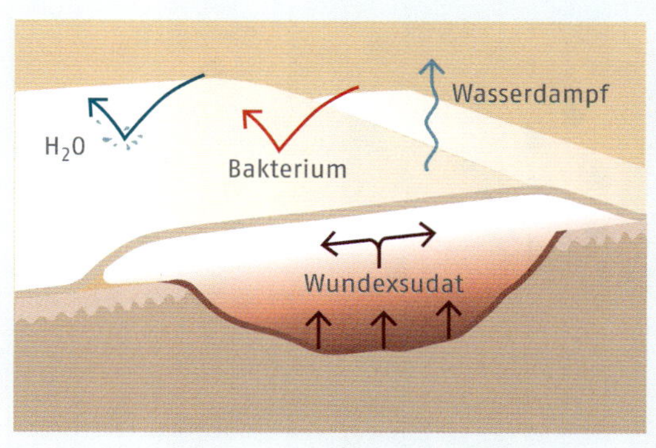

Abb. 38.7 Schaumstoffkompressen (Suprasorb® P)

Superabsorber

Superabsorber bestehen hauptsächlich aus Acrylsäure und Natriumacrylat und werden vor allem zur Wundreinigung verwendet. Die fein verteilten Polyacrylatpartikel saugen Flüssigkeit auf und halten diese unter Bildung eines voluminösen Gels fest. Gleichzeitig werden Zelltrümmer und Keime fest eingeschlossen und aus der Wunde entfernt. Positive Eigenschaften dieser Wundauflage sind eine große Saugfähigkeit, Entstehung eines optimal feuchten Wundklimas (auch bei stark nässenden Wunden), Geruchsreduktion und eine Flüssigkeitsretention auch unter Kompressionsverbänden. Auf der anderen Seite besteht die Gefahr, dass die Wunde zu trocken wird, dass vor allem bei Wundhöhlen die große Volumenzunahme kontraproduktiv sein kann, der Verband stark an Gewicht zunimmt und der Verband sich an der Wunde ansaugen kann.

Superabsorber werden bei stark nässenden, akuten und chronischen Wunden angewendet sowie bei exulzerierenden Karzinomen. In Kombination mit Ringerlösung kann diese Wundauflage als Nasstherapie bei schlechter Heilungstendenz verwendet werden oder als Wundkonditionierung vor Hauttransplantationen.

38

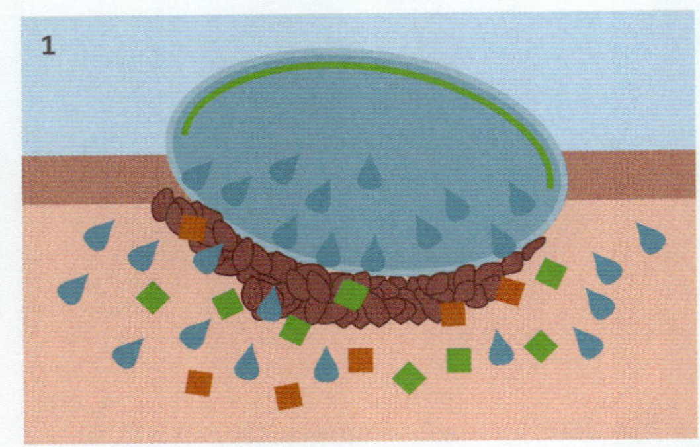

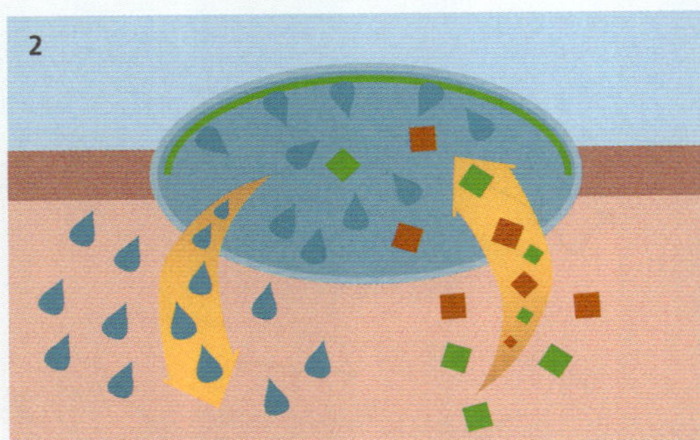

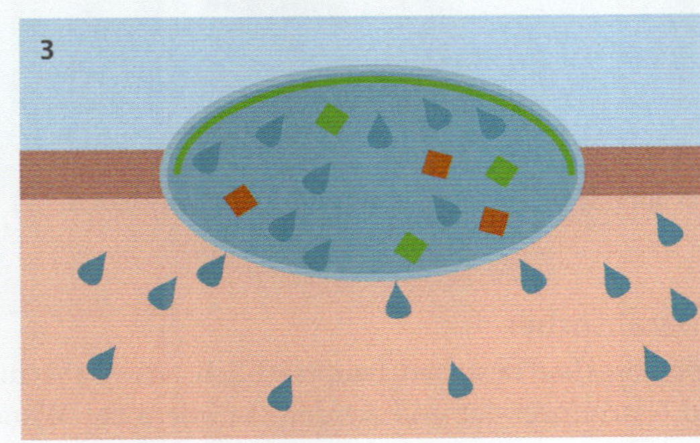

Abb. 38.8 TenderWet®: braun: Bakterien, grün: Zelltrümmer, blau: Spüllösung in TendetWet®

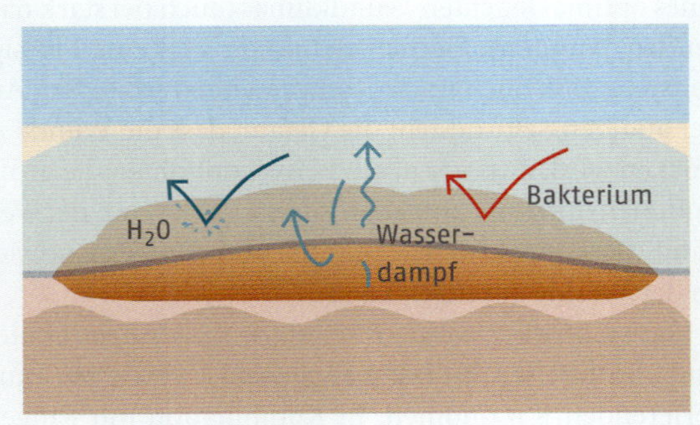

Abb. 38.9 Hydroaktive Wundauflage

Ein besonderer Vertreter dieser Superabsorber ist TenderWet® der Firma Hartmann (Abb. 38.8). Bei diesem Produkt handelt es sich um eine mehrschichtige, kissenförmige Wundauflage mit einem superabsorbierenden Polymer zwischen einem hydrophoben Gestrick. Es passt sich gut an die Wundkonturen an und lässt das Sekret ungehindert passieren. Gleichzeitig wird ein Verkleben mit der Wunde verhindert. Aus dem Speicher wird kontinuierlich Ringerlösung abgegeben und Wundexsudat aufgenommen. Dies fördert den Aufbau von Granulationsgewebe und beschleunigt damit die Heilung.

Einsatzgebiet

- Nässende akute oder chronische Wunden,
- Wundreinigung.

Kontraindikation

- Trockene Wunden.

Semipermeable Wundfolien

Bei den semipermeablen Wundfolien handelt es sich um hauchdünne, transparente Membranen aus Polyurethan (Abb. 38.9). Es wird ein Eindringen von Bakterien und Nässe in die Wunde verhindert und ein Sauerstoff- und Wasserdampfaustausch ermöglicht. Ein Verdunsten von Exsudat kann stattfinden, die Wunde trocknet aber nie aus. Als Kleber dieser Wundauflage wird meistens ein hypoallergener Acrylatkleber verwendet, der jedoch nur auf trockener und fettfreier Haut klebt. Aufgrund der Durchlässigkeit kann ein ideal feuchtes Wundklima erhalten werden, die transparente Folie ermöglicht eine genaue Inspektion der Wund, ohne ein zu häufigen Verbandswechsel durchführen zu müssen. Die wasserfesten Folien sind zum Duschen geeignet. Eine saugende Wundauflage fehlt bei diesen Folien. Zum Entfernen der Folie hebt man vorsichtig die Folie an einer Ecke an und zieht diese parallel zur Haut ab. Der Kleber verliert dadurch seine Klebkraft und kann so langsam entfernt werden. Auf behaarter Haut sollten die Folien nicht aufgebracht werden, da sie zum einen schlecht kleben und sich zum anderen nur äußerst schmerzhaft abnehmen lassen.

Einsatzgebiet

- Oberflächliche, nicht infizierte, nicht nässende oder epithelisierende Wunden,
- Operationsnähte,
- Fixierung anderer Wundauflagen.

Kontraindikation

- Stark nässende oder akut blutende Wunden,
- infizierte Wunden.

38.3.4 Sterilisation von Wundauflagen

Wundauflagen sind teilweise als sterile Produkte im Handel. Je nach Produkt stehen drei unterschiedliche Verfahren zur Auswahl. Wird Dampf oder trockene Wärme verwendet, sind die Bedingungen bei Dampfsterilisation im Autoklaven 121 °C, 2 bar und mindestens 20 Minuten und bei Heißluftsterilisation 30 Minuten bei 180 °C. Natürliche Cellulosefasern nehmen bei diesem Verfahren ein gelbliches Aussehen an und die Saugfähigkeit der einzelnen Produkte kann bei höheren Temperaturen abnehmen. Wird eine Gassterilisation mittels Ethylenoxid durchgeführt, erfolgt dies in einem Vakuum- oder Druckkammerverfahren. Die letzte Möglichkeit Verbandstoffe zu sterilisieren, ist mit β- oder γ-Strahlen (o Abb. 38.10).

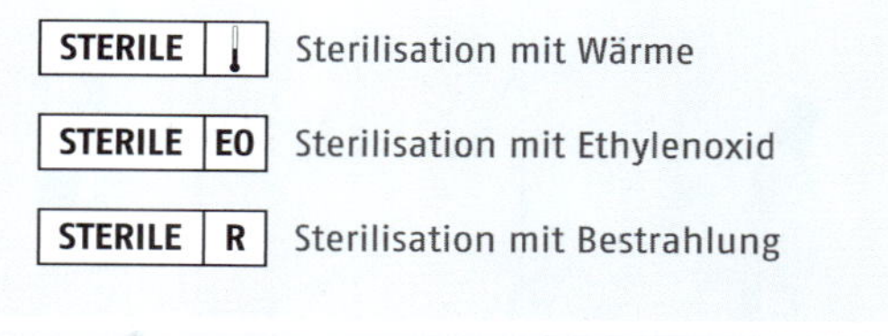

o **Abb. 38.10** Piktogramme der einzelnen Sterilisationsverfahren

38.4 Saug- und Polstermaterialien

Zu den Saug- und Polstermaterialien gehören Verbandwatte, Polsterwatte, Polsterbinden, Verbandzellstoff und Zellstofftupfer aus Verbandzellstoff.

Verbandwatte kann aus Viskose, Baumwolle oder aus einem Gemisch beider hergestellt werden. Alle Wattearten zeichnen sich durch eine hohe Bauschelastizität, gutes Saug- und Wasserhaltevermögen sowie gute Verspinnbarkeit aus, wobei Watte aus Viskose bei allen Eigenschaften der Watte aus Baumwolle unterlegen ist. Verbandwatte wird in verschiedenen Bereichen der Medizin und Hygiene angewendet (Wattestäbchen, Zahnwatterollen oder Tampons zur Monatshygiene). Da die losen Fasern der Watte die Wundheilung stören können, darf diese nie direkt auf eine Wunde gegeben werden, sondern ist meistens mit einer Vliesstoffumhüllung im Handel. Weiter wird die Verbandwatte als Ausgangsmaterial für Kosmetikwatte und Spezialerzeugnisse verwendet.

Polsterwatte wird als nichtsaugendes Material vor allem unter Gips- oder Starrverbänden verwendet. Ausgangsstoffe sind hierbei nicht entfettete Baumwolle (LR Polsterwatte), Polyester (Artiflex® soft, Cellona® Synthetikwatte, Nobapad®) oder ein Gemisch aus Polyester und Polyamid (Rolta® soft). Zum Polstern von Schienen, Starrverbänden oder schmerzhaften Wunden verwendet man saugende Polsterwatte oder Polsterbinden aus Baumwolle und/oder Viskose (Nobapad®-Natur).

Verbandzellstoff zeichnet sich durch eine gute Saufähigkeit aus, die jedoch beim Dampfsterilisieren verloren geht. Allerdings muss man Sorgfalt walten lassen, da beim Auseinanderreißen Staub entsteht, der in die Wunde gelangen kann. Verwendet wird der Zellstoff hauptsächlich zu Polsterzwecken. In Tupferform (vorgestanzt auf Rollen) wird Verbandzellstoff zur Hautdesinfektion mit Alkohol oder zur Entfernung von Pflasterresten verwendet.

Saugkompressen entstehen durch Kombination verschiedener Bestandteile. Hierfür kann z. B. eine nicht mit der Wunde verklebende Vlieshülle mit Saugkörpern aus Zellstoff und Aktivkohle bei chronischen Wunden angewendet werden. Die Aktivkohle weist hierbei geruchs- und bakterienabweisende Eigenschaften auf (ebenfalls wirksam gegen MRSA und VRE).

38

38.5 Fixiermittel für Wundauflagen

38.5.1 Fixierpflaster

⑥ Im Handel befinden sich zahlreiche auf Rollen gewickelte Heftpflaster, die je nach Anforderungen zum Einsatz kommen. Vor allem für ältere Patienten mit dünner und empfindlicher Haut werden Materialien mit gewebter Kunstseide verwendet, die einen annähernd schmerzfreien Verbandswechsel ermöglichen. Als Alternative stehen Heftpflaster aus Vliesstoff zur Verfügung (meist mit Polyacrylatkleber).

Ist ein besonders stabiles Heftpflaster erwünscht, werden Gewebe aus Viskose mit Zinkoxid-Kautschuk-Kleber verwendet. In unelastischer Form gibt es Tapeverbände, deren Einsatz zur Fixierung von Körperteilen vor allem bei Sportlern oder zur Entlastung von Gelenken oder Bändern gedacht ist.

Kenngrößen von Heftpflastern sind eine genormte Breite von 1,25 cm, 2,5 cm oder 5 cm und eine Gesamtlänge von 1 m auf der Rolle.

Verwendung

- Fixierung von Wundauflagen,
- Sicherung von Kanülen oder Kathetern,
- Fixierung von Binden,
- unterstützen die Druckwirkung bei Kompressionsverbänden.

Bei den breitflächigen Fixierpflastern kommen Materialien wie Vlies oder Polyurethanfolien zum Einsatz. Beide Trägermaterialien sind mit Polyacrylatkleber

o Abb. 38.11 Askina® Finger Bob: Anlegetechnik

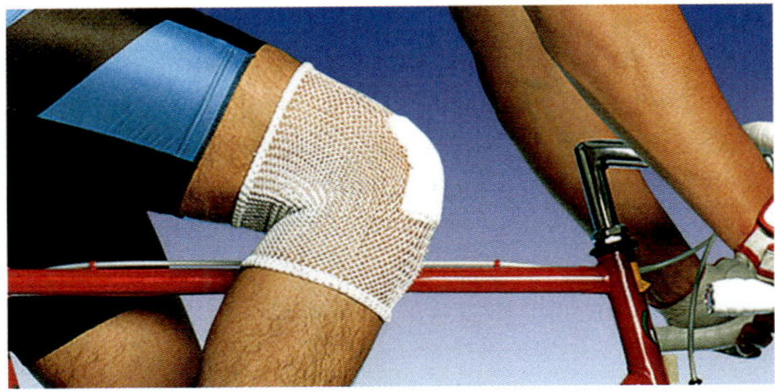

o Abb. 38.12 Sichere Fixierung durch einen Netzverband

beschichtet und verfügen über ein abziehbares Abdeckpapier, was eine bessere Applikation ermöglicht. Wundauflagen können hiermit vollflächig befestigt werden, eine bessere Anpassung an Körperteile wird erleichtert und Gelenke verfügen trotz Wundauflage über eine ausreichende Bewegungsfreiheit. Die Fixiervliese sind luft- und wasserdampfdurchlässig und müssen erst erneuert werden, wenn Exsudat durchschlägt. Bei den Polyurethanfolien kann der Patient mit dem Verband duschen und baden. Trotzdem ist die Folie atmungsaktiv und stellt eine gute Barriere gegen Bakterien dar. Bei brüchiger und empfindlicher Haut dürfen die breitflächigen Fixierpflaster nur vorsichtig angewendet werden.

38.5.2 Fixierbinden

Fixierbinden kommen meistens zum Einsatz, wenn eine Allergie gegen den Pflasterkleber vorliegt oder wenn Verbände an Extremitäten angelegt werden. Je nach Ausgangsmaterial stehen elastische (synthetische Fasern oder Baumwolle mit überdrehten Garnen) und unelastische (reine Baumwolle oder Zellwolle) Binden zur Verfügung. Durch einen Latexauftrag werden die Binden noch rutschfester und haften besser aufeinander, jedoch nicht auf der Haut. Eine Endfixierung mit Fixierpflaster ist nicht erforderlich. Die Blutzirkulation wird nicht beeinflusst.

38.5.3 Schlauchverbände

Schlauchverbände werden aus Viskose, Baumwolle, umsponnenen Gummi- oder Elasthanfäden auf Strickmaschinen hergestellt. Es existieren Verbände auf Rollen oder in gebrauchsfertiger Form. Die benötigte Menge kann ohne Laufmaschenbildung abgeschnitten werden. Sie weisen eine hohe Dehnbarkeit auf und lassen sich um das Vielfache ihres Umfangs weiten, sodass sie sich gut an die Körperformen anpassen können (o Abb. 38.11). Anwendung finden die Schlauchverbände als Unterzug bei Gips- und anderen Steifverbänden, zur Fixierung von Wundauflagen und als Überzug bei Zinkleimbinden oder Schienenbezügen.

38.5.4 Netzverbände

Netzverbände sind ein aus speziellen Maschen bestehendes Flächengebilde, die auf Wirkmaschinen hergestellt werden. Netzverbände sind quer- und längselastisch. Durch die große Rückstellkraft lässt sich ein Netzverband schnell anlegen und kann auch an schwierigen Körperstellen verwendet werden. Wie Schlauchverbände können Netzverbände an jeder beliebigen Stelle abgeschnitten werden, ohne dass Laufmaschen entstehen (o Abb. 38.12).

38.6 Wundreinigung (Debridement)

Eine wirksame und schonende Wundbettvorbereitung legt die Grundlage für den erfolgreichen Heilungsprozess, da viele moderne Wundauflagen nur so ausreichend wirksam sind. Hierfür stehen verschiedene Möglichkeiten zur Auswahl. Liegen nekrotische Defekte vor, ist ein chirurgisches Debridement möglich, bei dem vorsichtig mit einem Skalpell das geschädigte Gewebe abgetragen wird. Eine weitere mechanische Entfernung von Debris, Schuppen oder Exsudat kann mithilfe von speziellen Pads (z. B. Debrisoft®) erfolgen.

Können diese Stellen chirurgisch nicht versorgt werden, wendet man enzymatisches Debridement mit Salben wie beispielsweise Iruxol® (Kollagenase) an. Voraussetzung hierfür ist jedoch ein feuchter Wundgrund, da diese Salben nicht auf trockenen Wunden angewendet werden dürfen.

(7) Für unkompliziertere Wunden kommen Antiseptika wie Povidon-Iod (Betaisodona®, Braunol®), Octenidin (Octenisept®) oder Polyhexanid (Prontosan®) zum Einsatz.

38.6.1 Povidon-Iod

Povidon-Iod ist in Zubereitungen mit einem Gehalt von bis zu 10 % im Handel. Anwendung findet dieses Antiseptikum vor allem zur Desinfektion intakter Haut und Schleimhaut sowie zur antiseptischen Behandlung infizierter oder verschmutzter Wunden. Liegen jedoch eine Schilddrüsenerkrankung oder Überempfindlichkeiten gegen Iod vor, sollte auf Alternativen zurückgegriffen werden. Ebenfalls ist dieses Antiseptikum nicht für Schwangere ab dem 3. Monat, während der Stillzeit und für Säuglinge unter 6 Monaten geeignet.

Vorteile

- Preisgünstig,
- breites Wirkspektrum inkl. MRSA, Pilze, zahlreiche Viren,
- schnell einsetzende Wirkung.

Nachteile

- Farbige Zubereitung (Kleidung kann beschmutzt werden, Wundgrund schlecht zu beobachten),
- kann Allergien hervorrufen,
- nur bei akuten Wunden.

38.6.2 Octenidin

Octenidin ist als Wund- und Schleimhautantiseptikum zugelassen. Es kann zur wiederholten, zeitlich begrenzten antiseptischen Behandlung von Schleimhaut und angrenzender Haut verwendet werden (z. B. beim Katheterisieren). Hierbei sollte eine Einwirkzeit von 2 Minuten eingehalten werden. Spülungen der Bauchhöhle oder der Harnblase sollten mit Octenidin nicht durchgeführt werden. Ebenfalls findet es keine Anwendung am Trommelfell. Octenidin sollte auch nicht gleichzeitig mit Povidon-Iod angewendet werden, da sich die Hautareale noch intensiver verfärben könnten.

Vorteile

- Breites Wirkspektrum inkl. MRSA, Chlamydien, Pseudomonas aeruginosa, Mykoplasmen, Pilze, zahlreiche Viren,
- gute Verträglichkeit,
- farblos,
- keine Einschränkung für Kinder, Säuglinge,
- hohe Wirksamkeit.

Nachteile

- Nekrosegefahr, wenn es unter Druck in die Wundhöhlen gelangt,
- keine gleichzeitige Anwendung mit Povidon-Iod.

Praxistipp: Schnittwunden

- Wundrand glatt und klafft nur leicht auseinander,
- bluten meist stark und infizieren sich daher selten,
- tiefe Schnitte können Nerven und Muskeln mit verletzen,
- Narbenbildung häufig.

Pharmazeutische Beratung

- Blutung mit steriler Kompresse stillen (ggf. desinfizieren), dann mit Pflaster abdecken,
- Wundheilgel (z. B. MediGel®) auftragen,
- ggf. Klammerpflaster verwenden,
- tiefe, klaffende Wunden von einem Arzt behandeln lassen; Blutung mit Kompressen und Verbandspäckchen abdecken.

38

38.6.3 Polyhexanid

Polyhexanid wird als Antiseptikum für alle Knochen- und Weichteilinfektionen sowie zur intraoperativen Wundspülung oder zur Spülung infizierter Wunden oder offenen Abszessen verwendet. Je nach Wunde und Keimart muss mit einer Einwirkzeit von mindestens 15 Minuten gerechnet werden. Vorsicht ist geboten bei der Anwendung am offenen Knorpel (Gefahr der Schädigung), am Innenauge, im Bereich von ZNS, Mittel- und Innenohr. Auch in der Schwangerschaft und Stillzeit sollte dieses Antiseptikum nicht verwendet werden.

Vorteile

- Breites Wirkspektrum,
- gewebeverträglich,
- farblos,
- zur wiederholten Anwendung geeignet.

Nachteile

- Lange Einwirkzeit,
- Allergiegefahr.

38.7 Neue Therapieansätze

Für die Madentherapie werden in speziellen Laboren sterile Fliegenlarven der Gattung *Lucilia sericata*, *Wohlfahrtia nuba* oder *Chrysomya rufifacies* gezüchtet. Anwendung findet diese Therapie vor allem bei chronischen oder schwer heilenden Wunden, wenn ein chirurgisches oder enzymatisches Debridement nicht möglich ist. Die Larven können hierbei frei auf die Wunde (10/cm^2) oder in sogenannten Bio Bags (mit poröser Kunststoffmembran) aufgebracht werden. Die Larven sondern ein Sekret ab, das totes Gewebe in der Wunde auflöst. Gleichzeitig wird abgestorbenes Gewebe aufgenommen und somit die Wunde gereinigt. Das Sekret der Larven enthält außerdem Substanzen, die Keime abtöten können – selbst Bakterien wie multiresistente Staphylokokken. Um eine Abwanderung der Larven aus dem Wundgebiet zu verhindern, wird der Wundrand mit Hydrogel markiert, über die Wunde ein feinmaschiges Netzt gelegt und mit feuchten Mullkompressen abgedeckt, die z. B. mit Mullbinden fixiert werden können. Der Verband sollte alle 3 Tage gewechselt werden.

Vorteile

- Genaue Unterscheidung zwischen pathologischem und physiologischem Gewebe,
- schonende Wundreinigung,
- keine Narkose,
- keine OP-Risiken,
- bessere Wundheilung.

Nachteile

- Schmerzen,
- Juckreiz,
- psychische Belastung durch Ekel,
- bei zu vielen Larven in der Wunde kann auch gesundes Gewebe zerstört werden,
- teuer.

38.8 Narbenpflege

Bei Narben unterscheidet man atrophe (Haut zieht sich nach innen wie z. B. nach Windpocken) von hypertrophen (es wächst zu viel Bindegewebe z. B. nach Schnittwunden). Bei einer guten Narbenpflege, die bereits während der Granulationsphase oder wenn die Fäden nach Operationen gezogen sind, beginnen sollte, muss das Hautgewebe feucht gehalten und die Hautdurchblutung gesteigert werden. Zur Anwendung kommen zahlreiche Cremes, die je nach Inhaltsstoff Einfluss auf das Narbengewebe nehmen oder Pflaster mit Silikonölen. Hierbei sollte das Gel 2–3-mal täglich über mindestens 3 Monate bis zu einem halben Jahr einmassiert werden. Rötungen verschwinden und Spannungsgefühle und Schmerzen können reduziert werden. Bei den Pflastern wird ein täglicher Wechsel über eine Behandlungsdauer von 8–12 Wochen empfohlen.

Eine der bekanntesten Narbensalben ist Contractubex® mit einem Extrakt aus der Küchenzwiebel, Heparin und Allantoin. Hierbei kommen dem Extrakt aus der Küchenzwiebel antiprolieferative, antimikrobielle und antiphlogistische Eigenschaften zugute. Heparin fördert die Durchblutung des Narbengewebes und Allantoin die Penetration der Wirkstoffe, darüber hinaus wirkt es reizlindernd, hydratisierend und keratolytisch.

Vertreter der Narbensalben mit Silikonölen sind Dermatix® oder Bepanthen® Narben-Gel. Das Gel ist transparent und trocknet schnell auf der Haut ein. Dank eines dünnen Films, der sich auf der Haut bildet, verbleibt die Feuchtigkeit in der Haut. Eine übermäßige Narbenbildung wird hierdurch verhindert.

Auf natürlichen Inhaltsstoffen basierend ist das Wala® Narben Gel. Salomonsiegel und Auszüge aus dem Lebensbaum verleihen dem Gel regenerative Eigenschaften und wirken Verhärtungen und Wucherungen entgegen. Die Narbe und die Haut in der Umgebung werden durch die enthaltenen ätherischen Öle stärker durchblutet, sodass der Heilungsprozess beschleunigt wird.

Wichtiges in Kürze

① Die Wundheilung gliedert sich in drei sich überlappende Phasen: Reinigungsphase, Granulationsphase und Epithelisierungsphase.
② Bei infektfreien, dicht aneinander liegenden Wundrändern heilt eine Wunde am besten.
③ Ausgangsstoffe zur Herstellung von Verbänden können aus Cellulose oder synthetischen Fasern sein.
④ Wundschnellverbände werden hauptsächlich zur Versorgung kleiner, unkomplizierter Wunden verwendet.
⑤ Zu den modernen Wundauflagen gehören Kompressen aus Alginat, Hydrokolloid, Hydrogel, Schaumstoff, Superabsorber und semipermeable Folien.
⑥ Wundauflagen können durch Fixierpflaster, Fixierbinden, Schlauch- oder Netzverbänden befestigt werden.
⑦ Eine Wundreinigung kann mit Povidon-Iod, Octenidin oder Polyhexanid durchgeführt werden.

Weiterführende Literatur

Lohmann & Rauscher, Wundkompendium 2016
Paul Hartmann AG. Produktkatalog 2016
Paul-Hartmann AG. Hartmann Kompendium Wunde und Wundbehandlung, 2005
Probst W, Vasel-Biergans A. Wundmanagement. 2. Aufl., Wissenschaftliche Verlagsgesellschaft, Stuttgart 2010
Wilson F, Kohm B (Begr), Vasel-Biergans A, Eitel-Hirschfeld H (Bearb). Verbandmittel, Krankenpflegeartikel, Medizinprodukte, 11. Aufl., Deutscher Apotheker Verlag, Stuttgart 2021

Tipps für PhiPs

Machen Sie sich mit den Verbandmitteln, die Ihre Praktikumsapotheke vorrätig hält, vertraut. Fordern Sie darüber hinaus Muster bei den einschlägigen Herstellern an und üben Sie die Anwendung der einzelnen Wundauflagen. Mithilfe des BAK-Arbeitsbogens 13 können Sie sich auf eine Beratung zum Thema Wundversorgung vorbereiten.
→ Arbeitsbogen Nr. 13 „Wundversorgung und Verbandmittel"

Tipps für Weiterzubildende

Dieses Kapitel bietet Ihnen das erforderliche Basiswissen. Sollten Sie sich in Ihrer Apotheke besonders mit der Wundversorgung beschäftigen, bietet dieses Thema auch eine Möglichkeit zur Erstellung Ihrer Projektarbeit.

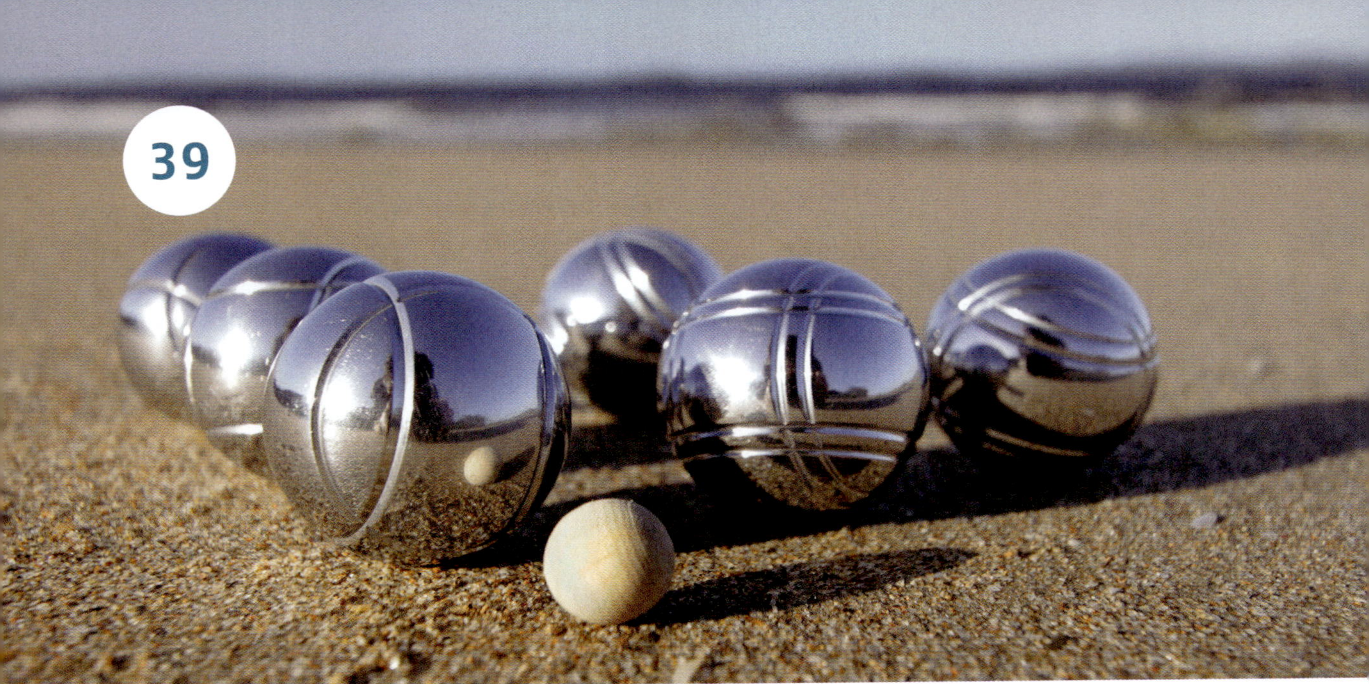

Homöopathie in der Selbstmedikation

Dr. Ines Winterhagen

Viele Patienten kommen mit dem Wunsch in die Apotheke, ihre Alltagsbeschwerden oder leichten Krankheitssymptome naturheilkundlich zu behandeln. Oft fragen diese dann auch nach einem geeigneten homöopathischen Mittel als Ergänzung oder Alternative zur Schulmedizin. Im Rahmen der Selbstmedikation kann der Apotheker der ständig wachsenden Nachfrage gerecht werden und vor allem bei bewährten Indikationen das richtige Homöopathikum empfehlen.

39.1 Therapieprinzip

① Diese in der Regel nebenwirkungsfreie Heilmethode ist eine spezifische Reiz-Regulationstherapie. Sie soll durch gezielte Reize die Selbstheilungskräfte des Körpers anregen und somit die Gesamtkonstitution des Patienten stärken.

② Ein wichtiger Grundsatz der Homöopathie ist die Ähnlichkeitsregel. Sie besagt, dass dieselbe Substanz, die beim Gesunden bestimmte Symptome hervorruft, ähnliche Symptome beim Kranken heilen kann, wenn sie verdünnt bzw. potenziert eingenommen wird.

Homöopathische Mittel werden nach den Vorschriften des Homöopathischen Arzneibuchs (HAB) hergestellt und in der Regel verschüttelt oder verrieben. Als Ausgangsmaterialien werden Pflanzen, Mineralstoffe, tierische Stoffe sowie Produkte gesunder oder erkrankter Organe eingesetzt. Voraussetzung für die Auswahl des richtigen homöopathischen Einzelmittels sind neben dem Beschwerdebild vor allem charakteristische Symptome (Leitsymptome) und Modalitäten, d.h. Bedingungen oder Einflüsse (z.B. Wärme, Kälte, Berührung), unter denen sich die Beschwerden des Patienten bessern oder verschlimmern. Sie erleichtern auch ohne tiefgreifende homöopathische Kenntnisse den Einstieg in die Homöopathie in der Apothekenpraxis.

39.2 Rechtlicher Status

Mit einigen verschreibungspflichtigen Ausnahmen sind homöopathische Arzneimittel apothekenpflichtig. Bei Kindern bis zum vollendeten 12. Lebensjahr und bei Jugendlichen mit Entwicklungsstörungen bis zum vollendeten 18. Lebensjahr werden apothekenpflichtige homöopathische Mittel von den gesetzlichen Krankenkassen übernommen und können entsprechend auf einem Kassenrezept verordnet werden. Seit Januar 2012 dürfen die gesetzlichen Krankenkassen erweiterte Satzungsleistungen anbieten und auch für Erwachsene nicht rezeptpflichtige Homöopathika erstatten. Eine Bedingung für die Erstattung von homöopathischen Arzneimitteln durch die GKV ist die Verordnung auf einem grünen Rezept oder einem Privatrezept.

Merke

Gesetzliche Krankenkassen können im Rahmen erweiterter Satzungsleistungen auch für Erwachsene nicht rezeptpflichtige Homöopathika erstatten.

39.3 Anwendungshinweise

Homöopathische Arzneimittel erfordern wegen des oft nicht aussagekräftigen Beipackzettels ein begleitendes Beratungsgespräch. Bei der Abgabe sind dem Patienten unbedingt folgende wichtige Anwendungshinweise mitzuteilen:

- die genaue Dosierungsempfehlung,
- Einnahme im Viertelstunden-Abstand zum Essen, zu Kaffee oder Schwarztee sowie zum Zähneputzen,
- Globuli oder Tabletten langsam im Mund zergehen lassen, Tropfen ca. eine Minute im Mund behalten,
- Einnahme von Stoffen, die die Heilwirkung des Homöopathikums beeinflussen, vermeiden (v.a. mentholhaltige Zahnpasta, Campher, ätherische Öle und Arzneitees).

③ Die Dosierung homöopathischer Arzneimittel richtet sich nach der Stärke der Beschwerden und nach der Höhe der gewählten Potenz. Bei Eintritt einer Besserung ist die Einnahmehäufigkeit zu reduzieren. Sind die Symptome komplett abgeklungen, wird das homöopathische Arzneimittel abgesetzt.

Dosierungsregeln für Niedrigpotenzen

Allgemeine Dosierungsregeln für die Anwendung von Niedrigpotenzen:

- sehr akute Beschwerden: viertelstündlich 1 Gabe, dann stündlich,
- akute Beschwerden: anfangs alle 2 Stunden 1 Gabe, später 3-mal täglich,
- weniger akute Beschwerden: 2-mal täglich 1 Gabe.

Die Niedrigpotenzen (D6 und D12) werden in der Homöopathie vor allem bei akuten körperlichen Beschwerden eingesetzt, beispielsweise Arnica nach einem Sturz oder Aconitum bei einem plötzlich beginnenden grippalen Infekt. Diese Potenzen sind in der Selbstmedikation besonders gut geeignet.

Äquivalente Einzeldosen

- Erwachsene, Jugendliche: 5 Globuli entsprechen 5 Tropfen oder 1 Tablette,
- Kinder: 3 Globuli entsprechen ½ Tablette,
- Säuglinge: 1–2 Globuli.

39.4 Bewährte Indikationen

39.4.1 Bauchschmerzen, Koliken

Belladonna D6: Plötzliche, spastische, schneidende Schmerzen im Oberbauch; aufgetriebener, empfindli-

39

cher, heißer Bauch; Stiche in der linken Bauchseite bei Berührung; überempfindliche Sinne; Besserung: Ruhe; Rückwärtsbeugen des Oberkörpers; Verschlimmerung: durch Geräusche, Licht, Berührung.

Chamomilla D6: Blähungskoliken, unerträgliche Schmerzen; aufgetriebener Bauch; kneifender Schmerz im Nabelgebiet; schleimiger, grüner Durchfall; unleidliche, reizbare Stimmung; Besserung: lokale Wärme; Verschlimmerung: Ärger, Aufregung.

Colocynthis D6: Kolikartige Bauch- und Unterleibskrämpfe treten anfallsartig auf; heftiger, schneidender Schmerz, sodass Patient sich zusammenkrümmt; Unruhe, gereizte Stimmung; Besserung: Wärme, fester Gegendruck, Sich-Zusammenkrümmen.

Nux vomica D6: Krampfartige Bauchschmerzen mit Blähungen oder Verstopfung; Magengebiet sehr druckempfindlich; aufgetriebener Oberbauch mehrere Stunden nach dem Essen; gereizte Stimmung; Besserung: Ruhe, Wärme; Verschlimmerung: frühmorgens, Stress, Ärger, Völlerei, Alkohol, Kaffee.

39.4.2 Blasenreizung und -entzündung

Cantharis D6: Akute Blasenentzündung mit stark brennenden Schmerzen; heftiger, dauernder Harndrang, aber nur spärlicher bis tropfenweiser Harnabgang; Schmerzen vor, während und nach dem Wasserlassen; Besserung: Wärme.

Dulcamara D6: Reizblase nach feuchtkaltem Wetter, Baden, Durchnässung, Unterkühlung; häufiges, schmerzhaftes Urinieren; Harn mit dickem, schleimigem Sediment; allgemeine Kälteempfindlichkeit; Besserung: Wärme.

Pulsatilla D6: Folgen von Verkühlung; häufiger Harndrang mit krampfartigen Blasenbeschwerden, Brennen während und nach dem Wasserlassen, fröstelnd, wechselnde, weinerliche Stimmung; Verschlimmerung: Wärme.

39.4.3 Diarrhö

Arsenicum album D6: Brechdurchfall; Übelkeit schon beim Anblick oder Geruch von Speisen; wässrige, wundmachende Durchfälle; brennende Bauch- und Magenschmerzen, fühlt sich sterbenselend, sehr geschwächt, großer Durst; Auslöser: verdorbenes Fleisch oder Wurst, zu viel wässriges Obst; Besserung: Wärme, warme Getränke.

Chamomilla D6: Auslöser: Ärger, Zahnen; Stuhl grünlich, stinkend; Blähungskoliken; unleidliche, reizbare Stimmung; Verschlimmerung: Wärme, Kaffee.

Okoubaka D3: Akuter Durchfall gefolgt von Blähungen und Verstopfung; Übelkeit, Abgeschlagenheit, Appetitlosigkeit; Auslöser: Nahrungsmittelunverträglichkeit, Antibiotika-Einnahme, Klima- und Ernährungsumstellung auf Reisen.

Veratrum album D6: Wässriger Durchfall mit schwallartiger Stuhlentleerung; Kreislaufschwäche oder Ohnmachtsneigung; kalter Stirnschweiß; Kältegefühl am ganzen Körper; Besserung: Wärme; Verschlimmerung: kalte Getränke.

39.4.4 Grippaler, fieberhafter Infekt, Erkältungskrankheiten

Aconitum D6: Auslöser: trocken-kalter Wind, Zugluft; plötzliche, heftig einsetzende Erkältungssymptome; akutes Fieber mit raschem Temperaturanstieg, Schüttelfrost; Ohrenschmerzen; heiße, trockene Haut; starke Unruhe, großer Durst.

Belladonna D6: Akutes, hohes Fieber mit heißem, hochrotem Gesicht und kalten Extremitäten; plötzlich pulsierende Kopf-, Hals- und Ohrenschmerzen; trockene Schleimhäute; Haut feucht und schwitzig; weite Pupillen; Fieberfantasien; Verschlimmerung durch Geräusche, Licht, Berührung.

Eupatorium perfoliatum D6: Schwerer, fieberhafter Infekt mit Übelkeit und Erbrechen; Zerschlagenheitsgefühl, tiefsitzende Knochen- oder Gliederschmerzen; Schüttelfrost, Kopfweh; trockener, schmerzhafter Husten; Besserung: Schwitzen.

Ferrum phosphoricum D12: Infekt entwickelt sich langsam mit Katarrh, Fließschnupfen, häufigem Niesen, Reizhusten, Ohrenschmerzen; Fieber nur mäßig; Gesichtsfarbe wechselnd blass und rot.

Gelsemium D6: Infekt ist eine (Sommer-)Grippe; allmählicher Beginn mit mäßigem Fieber; vom Nacken ausgehende Kopfschmerzen; starke Benommenheit, zittrige Schwäche, Frieren; Gesicht gedunsen, dunkelrot.

39.4.5 Halsschmerzen

Apis mellifica D6: Gaumen und Tonsillen geschwollen, blassrot; heftig stechender Schmerz, starke Schluckbeschwerden, kein Durst, trockener Mund und Hals; Besserung: Kälte.

Belladonna D6: Heftiger Halsschmerz, Tonsillen und Rachen hochrot, Himbeerzunge; heißes Gesicht mit Fieber und Schwitzen, plötzliche, pochende Schmerzen; Engegefühl beim Schlucken; stark geschwollene Mandeln.

Hepar sulfuris D12: Häufige Erkältungen und Mandelentzündungen, stechende Halsschmerzen, Splitterschmerz, beginnende Eiterung.

Phytolacca D6: Rachen und Mandeln dunkelrot, geschwollen, heftig brennender Schmerz, oft bis in die Ohren ausstrahlend; raues, enges, heißes Gefühl im Rachen; verhärtete Halslymphknoten; Besserung: kalte Getränke.

Spongia D6: Rauer, bellender, kruppartiger Husten im Kehlkopf; Erstickungsgefühl; Heiserkeit; Kloßgefühl im Hals; Besserung: warme Getränke; Verschlimmerung: nachts.

Sticta D6: In die Bronchien absteigende Erkältung, trockener, bellender Husten, nervöser Reizhusten mit wunder Kehle; Verschlimmerung: abends, nachts, im Liegen, beim Einatmen.

39.4.6 Heuschnupfen

Allium cepa D6: Fließschnupfen mit scharfem, wundmachendem Sekret, Niesen, rote, brennende Augen, mildes Tränensekret.

Euphrasia D6: Bindehautentzündung mit scharfem Tränenfluss, geschwollene, gerötete Augen, wundmachendes Sekret, Lichtscheu, Fließschnupfen mit mildem Sekret; Verschlimmerung: Licht, Wärme.

Galphimia glauca D6: Fließschnupfen mit dauerndem, heftigem Niesreiz, Tränenfluss, Atembeschwerden; Verschlimmerung: Wärme.

Luffa operculata D6: Nase trocken und borkig, ausgesprochenes Trockenheitsgefühl der Schleimhäute von Nase, Mund, Hals, Rachen; D12: dünnflüssiges Sekret bei Tierhaarallergie; Verschlimmerung: trockene Luft; zusätzlich Luffa Nasentropfen empfehlen.

Sabadilla D12: Sehr starke, krampfartige Niesanfälle, wässriger Fließschnupfen, gerötete, tränende Augen.

39.4.7 Husten

Bryonia D6: Auslöser: trockene Kälte, Ärger; trockener, krampfartiger Reizhusten, stechende Schmerzen im ganzen Brustkorb, muss sich beim Husten die Brust halten; Grippehusten mit langsam steigendem Fieber und Kopfschmerzen; Durst auf kalte Getränke; Verschlimmerung: Bewegung, im warmen Zimmer.

Drosera D6: Rasch aufeinander folgende, heftige Hustenanfälle; Erstickungsgefühl; Würgereiz, Schleimerbrechen; Keuchhusten; tiefe, heisere Stimme; Verschlimmerung: um Mitternacht, beim Sprechen, im warmen Zimmer.

Ipecacuanha D6: Husten mit Übelkeit und Erbrechen, erschöpft; anfangs trockener Husten, später Bronchien voll zähen Schleims; lässt sich nur schwer abhusten; Besserung: kalte Getränke; Verschlimmerung: nachts, bei Bewegung.

Rumex D6: Trockener, erschöpfender Kitzelhusten mit anhaltendem Reiz, entzündeter Kehlkopf; durstlos; Verschlimmerung: beim Sprechen, Einatmen von kalter Luft.

39.4.8 Kopfschmerzen und Migräne

Belladonna D6: Auslöser: Sonne, Überhitzung; plötzliche, pulsierende, pochende Schmerzen; hochrotes Gesicht, kalte Extremitäten; weite Pupillen, Verschlimmerung durch Licht, Geräusche, Erschütterung, Bewegung.

Gelsemium D6: Auslöser: Aufregung, Muskelverspannungen, Virusinfektion; Migräne; dumpfe Schmerzen beginnen im Nacken und Hinterkopf, setzen sich im Stirn-Augen-Bereich fest, Sehstörungen, starke Benommenheit, Schwindel; Gesicht gedunsen, dunkelrot.

Iris D6: Auslöser: Ruhepausen; periodisches Auftreten der Beschwerden, Migräne bei Entspannung (Wochenendmigräne), mit saurem Erbrechen, Sodbrennen, Augenflimmern, verschwommenem Sehen.

Nux vomica D6: Auslöser: Stress, Genussmittelabusus; Spannungskopfschmerzen mit Brechreiz, Übelkeit; Katerkopfschmerz; Besserung: Wärme.

Spigelia D6: Auslöser: Erregung, Wetterwechsel; Migräne, vorwiegend linksseitige, bohrende, sehr starke Schmerzen, unterhalb der Schläfen, strahlen zu den Augen aus; schmerzende, tränende Augen, Schwindel.

Sanguinaria D12: Auslöser: hormonelle Umstellungsphasen, starke Wärme, Sonneneinwirkung; vorwiegend rechtsseitig, setzt sich über dem Auge fest; Intensität steigert sich im Tagesverlauf; Übelkeit; Blutandrang zum Kopf, Gesichtsröte.

39.4.9 Magenbeschwerden

Carbo vegetabilis D6: Komplett aufgetriebener Bauch; Atemnot; übelriechende Blähungen, Luftaufstoßen; Besserung: Aufstoßen, Gasabgang; Verschlimmerung: fette Nahrungsmittel, Hinlegen.

Lycopodium D6: Heißhunger, aber Völlegefühl nach dem kleinsten Bissen, starkes Verlangen nach Süßigkeiten; Blähungen, Verstopfung; verträgt nichts Enges um den Bauch; Auslöser: Mehl, Süßspeisen, Knoblauch, Zwiebeln; Besserung: Bewegung, Aufdecken, warme Speisen und Getränke; Verschlimmerung: enge Kleidung, Wärme, nachmittags, auf der rechten Seite.

Nux vomica D6: Blähungen und Verstopfung mit krampfartigen Schmerzen; Sodbrennen; saures, bitteres Aufstoßen; Übelkeit, Erbrechen; das Essen liegt schwer im Magen; nervös, reizbar; Besserung: in Wärme, abends; Verschlimmerung: frühmorgens; nach Stress, Völlerei, zu viel Genussmittel (Alkohol, Kaffee), Medikamente.

39.4.10 Mittelohrentzündung, Ohrenschmerzen

Aconitum D6: Oft als Erstmittel, plötzliche Beschwerden, Fieber, heftiger Schmerz, unruhig, ängstlich; Verschlimmerung: nachts.

Belladonna D6: Auslöser: Zugluft, Infektion; hochakut auftretende, pulsierende Ohrenschmerzen, vor allem rechtsseitig; Hitzegefühl, hochrotes Gesicht, kalte Extremitäten; plötzliches Fieber, Ohr berührungsempfindlich; Verschlimmerung: durch Sinnesreize.

Chamomilla D6: Auslöser: Zahnungsbeschwerden bei Kindern, Erkältung; heftige, unerträgliche, stechende Schmerzen, hohe Schmerzempfindlichkeit; ärgerlich, gereizt, Kind will getragen werden; eine Wange rot, die andere blass.

Ferrum phosphoricum D12: Auslöser: Erkältung; oft im Anfangsstadium bei blassen Kindern mit geringer Widerstandskraft, Verlauf meist weniger heftig als bei Aconitum und Belladonna; leicht pochende Ohrenschmerzen, Pulsieren; mit ersten Erkältungssymptomen: Fließschnupfen, langsam steigendes Fieber.

Pulsatilla D6: Auslöser: Infekt mit starker Verschleimung, Schnupfen; rotes, geschwollenes Ohr, drückender Schmerz; dicke, gelbe Schleimabsonderung (Nase, Ohr, Bronchien); übelriechend; Gefühl der Verstopfung, daher schwerhörig; weinerliche Stimmung; Verlangen nach frischer Luft; Verschlimmerung: in der Wärme.

39.4.11 Nasennebenhöhlenentzündung, Sinusitis

Cinnabaris D12: Stirnkopfschmerz; Druck über der Nasenwurzel; zähes Sekret, auch im Rachen; Neigung zu anhaltendem und wiederkehrendem Schnupfen; schießender Stirnkopfschmerz.

Kalium bichromicum D6: Stockschnupfen, zähes Sekret, gelblich-grün, fadenziehend; klopfende Gesichtsschmerzen über den Wangenknochen oder in den Stirnhöhlen, ulzerierte Nasenscheidewand, chronische Stirnhöhlenentzündung.

39.4.12 Schlafstörungen

Aconitum D6: Auslöser sind Schreck, Schock, Angst; Schlaflosigkeit mit Angstträumen, starke Unruhe und Umherwerfen; plötzliches Erwachen und Aufschrecken aus dem Schlaf; nächtliches Herzjagen, Schweißausbruch; Verschlimmerung: um Mitternacht.

Cocculus D6: Schlafstörungen durch verschobenen Tag-Nacht-Rhythmus, z. B. Schichtarbeit, Jetlag; geistige und körperliche Erschöpfung nach zu wenig Schlaf; dauernde Benommenheit, Schwindel.

Coffea D12: Schlaflosigkeit wegen freudiger Erregung, ständiger Gedankenflut, nach geistiger Arbeit; überwach, nervös, ruhelos.

Cypripedium pubescens D6: Durchschlafstörungen v. a. bei Kindern, wacht auf und möchte spielen.

Zincum valerianicum D6: Nervöse Schlafstörungen mit unruhigen Beinen.

39.4.13 Schnupfen

Allium cepa D6: Auslöser sind Wind, Kälte; Fließschnupfen; brennendes, wässriges Nasensekret, milder Tränenfluss; häufiges Niesen; wunde, gerötete Nasenlöcher; Besserung: im Freien; Verschlimmerung: morgens, in warmen Räumen.

Arsenicum album D6: Wässriges, scharfes, wundmachendes Sekret, Nase rot und heiß; Besserung: in trockener Wärme.

Pulsatilla D6: Nasensekret mild, dickflüssig, gelb-grün; Fließ- und Stockschnupfen im Wechsel; häufig Schleimhautinfekte; Besserung: an der frischen Luft.

Sambucus nigra D6: Verstopfte, trockene Nase; Schniefen von Kleinkindern; Stockschnupfen der Säuglinge hindert am Saugen, erschwerte Nasenatmung; Verschlimmerung: nachts.

39.4.14 Verletzungen

Arnica D6: Auslöser sind Gewalt, Schlag, Stoß, Sturz; äußere, großflächige Hämatome, Prellung, Zerrung; stumpfe Verletzung, keine Abschürfung; Schmerzen und Schwellung des verletzten Bereichs, Blutungen aller Art; Erstmittel nach OP zur besseren Wundheilung.

Calendula D6: Riss- und Schürfwunden mit Hautverlust; unregelmäßige oder verschmutzte offene Wunden; schlecht heilende Wunden mit beginnender Eiterung, fördert günstige Narbenbildung.

Hypericum D6: Bei Nervenverletzung bzw. Verletzung nervenreicher Gewebe, Quetschung der Finger; heftig einschießende, ziehende oder schneidende Schmerzen; Taubheitsgefühl.

Staphisagria D12: Wichtiges Mittel zur Unterstützung der Wundheilung nach Schnittverletzung (auch nach OP); Wunde glattrandig, klaffend, sehr schmerzhaft; stechende Schmerzen, sehr berührungsempfindlich im verletzten Bereich.

Symphytum D6: Knochenverletzungen, Frakturen; Beschleunigung der Kallusbildung.

39.4.15 Verrenkungen, Verstauchungen

Arnica D6: Als Basismittel bei Prellungen und stumpfen Traumen.

Rhus toxicodendron D12: Auslöser: Überanstrengung, Durchnässung; Sehnen- und Bänderreizung mit starker Schwellung; reißende Schmerzen zu Bewegungsbeginn (Anlaufschmerz), bessern sich bei fortlaufender Bewegung; Steifheit in Muskeln, Sehnen, Gelenken; Sportverletzungen mit Dehnung, Prellung, Zerrung; große Ruhelosigkeit, Bewegungsdrang.

Ruta D6: Auslöser sind Überlastung bzw. einseitige Belastung, Verletzung; Quetschung, Verrenkung, Verletzung der Knochenhaut, Prellung, Sehnenscheidenentzündung, Bänderriss, Tennisarm.

39.4.16 Verstopfung

Alumina D12: Weniger, harter, kleinknolliger Stuhl mit vergeblichem Stuhldrang; Darmentleerung nur nach starkem Pressen möglich; trockene Haut und Schleimhäute.

Lycopodium D6: Spastisch, mit starker Flatulenz, bei Stuhlgang immer Gefühl unvollständiger Entleerung; Kollern und Rumpeln im Leib, Bauch aufgebläht; Völlegefühl nach geringster Nahrungsaufnahme; Besserung: Windabgang; Verschlimmerung: durch Wärme.

Nux vomica D6: Spastische Obstipation; Störung der vegetativen Funktionen durch Alkohol, Nicotin, Überarbeitung, Stress; sitzende Lebensweise, Missbrauch von Abführmitteln.

39.4.17 Zahnschmerzen

Arnica D6: Bluterguss, Schmerzen, Schwellung; anhaltende Wundschmerzen nach Zahn-OP; Wunde empfindlich gegen Berührung und Erschütterung; bitterer Geschmack, stinkender Atem; Besserung: Ruhe.

Belladonna D6: Schmerz kommt und geht plötzlich, pulsiert, hochrotes, heißes Gesicht; akute Zahnfleischentzündung, knallrote Schwellung; Verschlimmerung: nachts, bei Zugluft, Berührung.

Chamomilla D6: Schmerz anfallsartig, unerträglich; Unruhe; Verschlimmerung: durch kalte Luft, warme Speisen und Getränke; auch beim zahnenden, unleidigen Kind.

Wichtiges in Kürze

① Die Homöopathie ist eine spezifische Reiz-Regulationstherapie. Sie regt durch gezielte Reize die Selbstheilungskräfte des Körpers an und stärkt somit die Gesamtkonstitution des Patienten.
② Grundsatz der Homöopathie ist die Ähnlichkeitsregel. Nach dem Ähnlichkeits- oder Simile-Prinzip – similia similibus curentur – wird Ähnliches durch Ähnliches geheilt.
③ Die Dosierung homöopathischer Arzneimittel richtet sich nach der Stärke der Beschwerden und nach der Höhe der gewählten Potenz. Bei Eintritt einer Besserung ist die Einnahmehäufigkeit zu reduzieren.

Weiterführende Literatur

Boericke W. Homöopathische Mittel und ihre Wirkungen. 5. Aufl., Verlag Grundlagen und Praxis, Leer 1995
Deutsche Homöopathie-Union (DHU). Die Homöopathie in der Apotheke – Bewährte Indikationen, Karlsruhe 2010
Wiesenauer M. Homöopathie für Apotheker und Ärzte. 1. Aufl., inkl. 21. Akt.lfg. Deutscher Apotheker Verlag, Stuttgart 2020
Winterhagen I. Homöopathie nano. Wissenschaftliche Verlagsgesellschaft, Stuttgart 2012

Tipps für PhiPs

Im Studium werden homöopathische Arzneimittel und Arzneimittel der besonderen Therapierichtungen in der Regel nur wenig thematisiert. Nutzen Sie Ihre praktische Ausbildung, um sich mit diesen Arzneimitteln zu befassen. Sie werden diese Kenntnisse in der Berufspraxis benötigen, da viele Patienten eine naturheilkundliche Alternative wünschen.

Tipps für Weiterzubildende

Möchten Sie sich vertieft mit dem Thema Homöopathie und besondere Therapierichtungen befassen, steht Ihnen die 100-stündige Zusatzqualifikation „Homöopathie und Naturheilverfahren" zur Verfügung. Selbstverständlich können die komplementären Therapierichtungen bei einer entsprechenden Ausrichtung Ihrer Apotheke auch im Rahmen der Weiterbildung Allgemeinpharmazie (z. B. als Projektarbeit) vertieft werden.

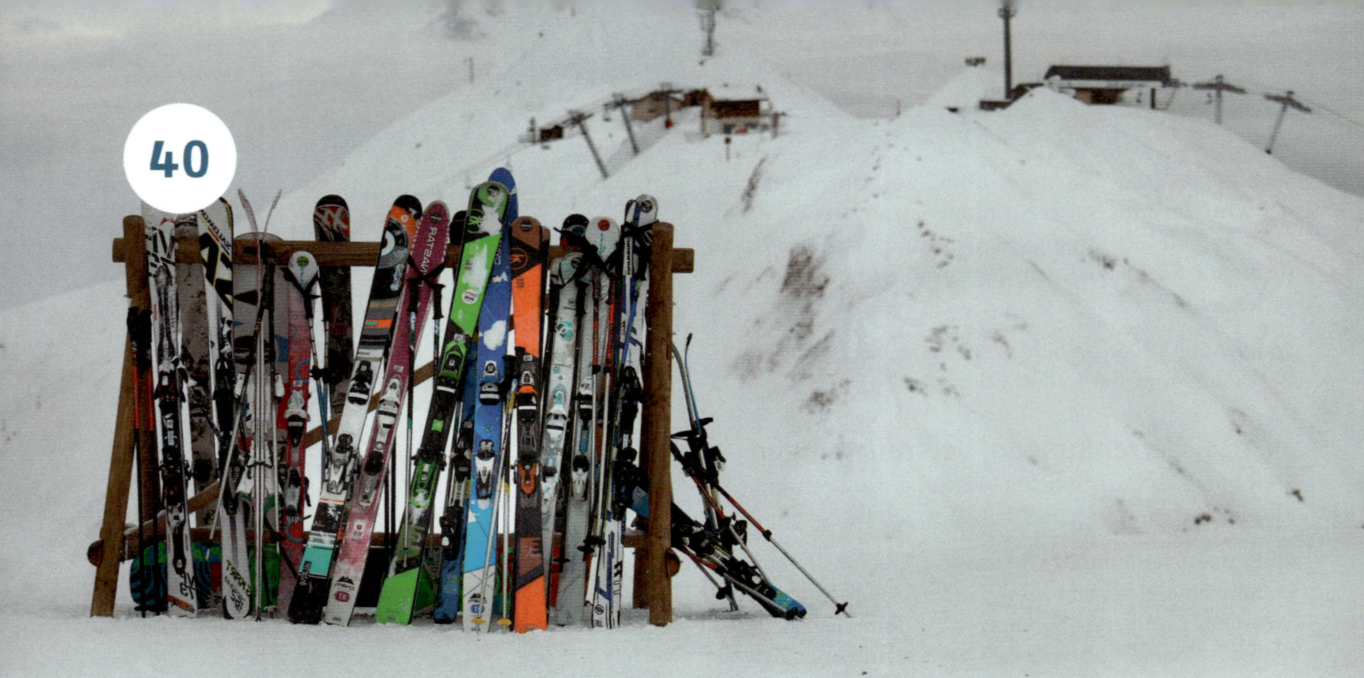

40

Lagerung und Vorratshaltung von Arzneimitteln und Medizinprodukten

Patrick Schäfer

Arzneimittel und Medizinprodukte sind Waren der besonderen Art. Dies manifestiert sich auch in speziellen Vorschriften zur Lagerung dieser Waren. In diesem Kapitel wird Wissenswertes über die ordnungsgemäße Lagerung von Arzneimitteln und Medizinprodukten in der Apotheke vorgestellt. Weiterhin werden wertvolle Tipps zur Beratung Ihrer Patienten hinsichtlich der Aufbewahrung der Arzneimittel beim Patienten gegeben.

40.1 Grundlagen

① Fertigarzneimittel werden im Rahmen der Zulassung u. a. auf die Stabilität bei Lagerung in der Primärverpackung geprüft. Je nach Wirkstoff bzw. Zusammensetzung sind Arzneimittel speziell zu lagern, um ihre Wirksamkeit mindestens bis zur ausgewiesenen Verwendbarkeitsfrist zu gewährleisten. Zu hohe oder zu niedrige Lagertemperaturen, Feuchtigkeit, UV-Strahlung oder Sauerstoff können die Qualität eines Arzneimittels, eines Medizinprodukts oder eines Ausgangsstoffs beeinflussen. Neben der Qualität der Produkte und Substanzen sind auch Sicherheitsaspekte bei der Lagerung zu beachten. Dies betrifft beispielsweise Betäubungsmittel oder Ausgangsstoffe (Gefahrstoffverordnung) für die Arzneimittelherstellung.

Das Arzneimittelgesetz (AMG) fordert den Hersteller von Arzneimitteln auf, Lagerungsinformationen auf der Packung bzw. Umverpackung anzugeben. Ebenso finden sich Informationen zur Lagerung auch in der Gebrauchs- und der Fachinformation.

AMG §10 Abs. 2

Es sind ferner Warnhinweise, für die Verbraucher bestimmte Aufbewahrungshinweise und für die Fachkreise bestimmte Lagerhinweise anzugeben, […].

 **Merke**

Die Anforderungen der Arzneimittel an die Lagerungsbedingungen sind der Kennzeichnung des Arzneimittels zu entnehmen. Zu beachten sind jedoch auch stets die Angaben in der aktuellen Fachinformation und der ABDA-Datenbank (▸Kap. 40.2.3).

Für die Lagerung (dauerhafte Aufbewahrung) der Arzneimittel und Medizinprodukte in der Apotheke schreibt die Apothekenbetriebsordnung (ApBetrO) Folgendes vor:

ApBetrO §16 Abs. 1

Arzneimittel, Ausgangsstoffe, Medizinprodukte und apothekenübliche Waren und Prüfmittel sind übersichtlich und so zu lagern, dass ihre Qualität nicht nachteilig beeinflusst wird und Verwechslungen vermieden werden. […]

40.2 Lagerung in der Apotheke

② Unter der Lagerung von Arzneimitteln versteht man die dauerhafte Aufbewahrung der Arzneimittel durch Fachkreise. Die ApBetrO sieht hierfür Regelungen für die Beschaffenheit der Lagerräume (§ 4 Abs. 2d) vor. So muss der Lagerraum ausreichend groß sein, um eine ordnungsgemäße Lagerung zu gewährleisten. Weiterhin muss eine Lagerhaltung unterhalb einer Temperatur von 25 °C möglich sein. Die Einhaltung dieser Temperaturvorgabe muss durch den Apothekenleiter überprüft werden. Dies sollte durch eine engmaschige und regelmäßige Temperaturmessungen, insbesondere im Sommer, überprüft und dokumentiert werden. Kann die Lagertemperatur unter 25 °C nicht dauerhaft gewährleistet werden, sind geeignete Maßnahmen, wie beispielweise der Einbau einer Klimaanlage, zu ergreifen.

Sollten zur Lagerung von Arzneimitteln Kellerräume verwendet werden, sollte auch hier, insbesondere im Winter, die Lagertemperatur kontrolliert werden, um Schädigungen der Arzneimittel durch zu geringe Lagertemperaturen zu vermeiden. Bei der Lagerung von Medizinprodukten spielt je nach Verpackung auch die Luftfeuchtigkeit der Lagerräume eine entscheidende Rolle (z. B. Mullkompressen in Papierverpackungen). Dies sollte bei der Auswahl des Lagerorts berücksichtigt werden. Allgemein gilt für Medizinprodukte, dass deren Lagerung staubfrei sowie vor Feuchtigkeit und Druck geschützt erfolgen soll.

Weiterhin muss ein speziell gekennzeichneter Lagerbereich für nicht verkehrsfähige oder zurückgerufene Arzneimittel, noch nicht nach ApBetrO geprüfte Ausgangsstoffe sowie für ggf. gefälschte Arzneimittel in der Apotheke vorhanden sein (Quarantäne).

Folgende **Lager- und Aufbewahrungshinweise** sind für Arzneimittel u. a. gebräuchlich:

- Nicht bei Temperaturen oberhalb von 25 °C lagern.
- Bei Temperaturen unter 25 °C lagern.
- Nicht bei Temperaturen oberhalb von 30 °C lagern.
- Bei Temperaturen unter 30 °C lagern.
- Bei Temperaturen von 2–8 °C lagern.
- Kühl lagern und transportieren.
- Kühlkette.
- Im Gefrierschrank aufzubewahren.
- Nicht im Kühlschrank oder Gefrierschrank lagern.
- Nicht im Gefrierschrank lagern.
- In der Originalverpackung aufbewahren.
- Das Behältnis fest verschlossen halten.
- Das Behältnis im Umkarton aufbewahren.

Häufig werden zur Kennzeichnung der Lagerungsbedingungen von Medizinprodukten auch folgende Piktogramme verwendet (◘ Tab. 40.1).

Tab. 40.1 Grafische Symbole zur Kennzeichnung der Lagerung von Medizinprodukten. Nach DIN ISO 7000

Piktogramm	Bedeutung
	Herstellungsdatum
	Verwendbar bis
	Vor Sonnenlicht geschützt aufbewahren
	Trocken aufbewahren
	Untere Temperaturbegrenzung
	Obere Temperaturbegrenzung
	Temperaturbegrenzung
8 °C / 2 °C	Beispiel Temperaturbegrenzung mit Angabe der Lagertemperatur in °C
	Biogefährdung
	Nicht verwenden, wenn Packung beschädigt
	Nicht zur Wiederverwendung bzw. zur Einmalanwendung
LOT	Chargenbezeichnung

Cave

Die Lagerungsbedingungen des jeweiligen Arzneimittels müssen auch bei Lieferungen des pharmazeutischen Großhandels und Lagerung in der Lieferschleuse außerhalb der Öffnungszeiten der Apotheke eingehalten werden. Deshalb muss auch in der Lieferschleuse eine Temperaturüberprüfung erfolgen. In der Regel erfolgt keine Belieferung von BtM und kühlpflichtigen Arzneimitteln während der Schließzeiten der Apotheke.

40.2.1 Lagerungsregeln

Folgende grundlegende Lagerungsregeln sind zu beachten:

- Es soll nach dem Prinzip first in – first out oder first expired – first out (Packungen mit kürzerem Verfall sollen zuerst abgegeben werden) vorgegangen werden.
- Die spezifischen Lagerungsbedingungen für das jeweilige Arzneimittel sind einzuhalten.
- Arzneimittel und Ausgangsstoffe verschiedener Chargen dürfen nicht gemischt werden.
- Die Lagerung sollte so erfolgen, dass Verwechslungen vermieden werden. Daher empfiehlt es sich, ähnlich aussehende Packungen (look-alike) bei der Lagerung deutlich und gut erkennbar zu separieren. Dadurch kann der Griff zur falschen Packung vermieden werden.
- Regelmäßige Verfalldatenkontrolle durchführen,
- das Lager auf Ladenhüter überprüfen,
- bei der Umstellung von Rabattverträgen das Lager daraufhin überprüfen, welche Präparate aus dem Rabattvertrag fallen bzw. welche neu aufgenommen wurden,
- regelmäßige Abverkaufs- und Bestandskontrolle, um eine möglichst optimale Lieferfähigkeit zu gewährleisten.

Look-alike und sound-alike

Look-alike: optisch leicht zu verwechselnde Arzneimittel bzw. Packungen. Manche Hersteller verwenden aufgrund des gewünschten Wiedererkennungseffekts und aus Designgründen sehr ähnliche Packungsdesigns für unterschiedliche Präparate, z. B. Produkte von Generikaherstellern (Abb. 40.1).

Sound-alike: Arzneimittelname oder Wirkstoffbezeichnung klingen ähnlich wie beispielsweise Azathioprin/Azithromycin, Xipamid/Cipramil® oder Metamizol/Metronidazol.

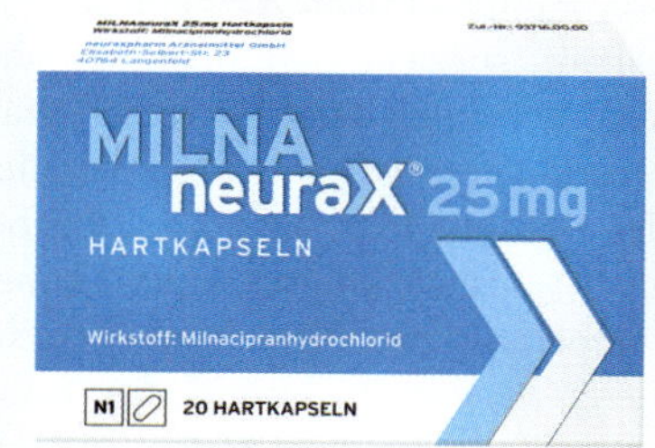

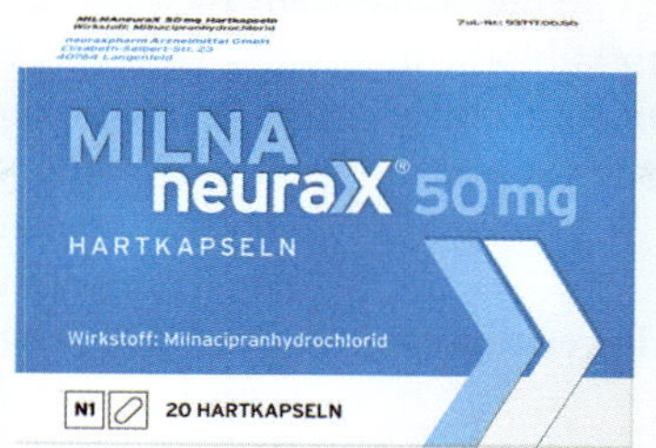

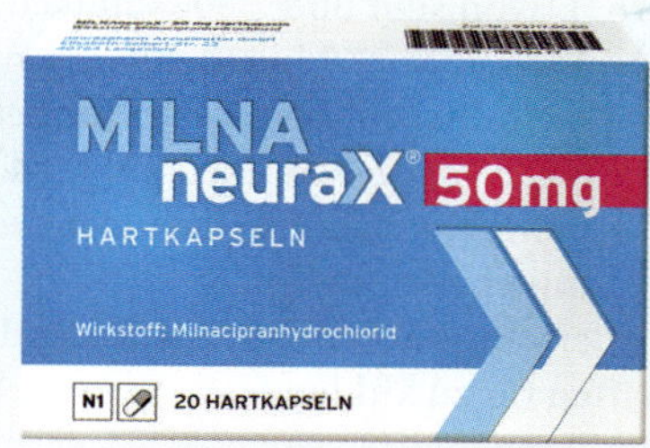

Abb. 40.1 Beispiel look alike. MILNAneuraX® 25 mg Hartkapseln versus MILNAneuraX® 50 mg Hartkapseln. Nach Meldung an die AMK und Kontaktaufnahme durch das BfArM mit dem Hersteller wurde ein neues Design der Sekundärverpackung umgesetzt. Die Stärkeangabe von Milnaneurax® 50 mg ist nun durch eine Markierung in Pink deutlich hervorgehoben.

40.2.2 Lagerung von Ausgangsstoffen

Auch für die Lagerung von Ausgangsstoffen sieht die ApBetrO Vorgaben vor.

ApBetrO §16 Abs. 2

Die Vorratsbehältnisse für Arzneimittel und Ausgangsstoffe müssen so beschaffen sein, dass die Qualität des Inhalts nicht beeinträchtigt wird. Sie müssen mit gut lesbaren und dauerhaften Aufschriften versehen sein, die den Inhalt eindeutig bezeichnen. Dabei ist eine gebräuchliche wissenschaftliche Bezeichnung zu verwenden. Der Inhalt ist durch zusätzliche Angaben zu kennzeichnen, soweit dies zur Feststellung der Qualität und zur Vermeidung von Verwechslungen erforderlich ist. Auf den Behältnissen ist das Verfalldatum oder ggf. ein Nachprüfdatum anzugeben.

③ Laut Leitlinie der Bundesapothekerkammer zur Prüfung und Lagerung von Ausgangsstoffen sind die einschlägigen Hinweise der Arzneibuchmonographien und des DAC zu beachten. Ausgangsstoffe müssen so gelagert werden, dass sie gegen Substanzverlust, mikrobielle Kontamination und Gehaltsverlust geschützt sind. Die Lagerungsbedingungen sollten auf dem Standgefäß vermerkt werden. Hierbei sind insbesondere auch die Bestimmungen des Gefahrstoffrechts zu beachten. Ob das Transportbehältnis für die Lagerung des Ausgangsstoffs in der Apotheke geeignet ist, ist aus den Informationen des Herstellers und aus den Angaben des Sicherheitsdatenblatts zu entnehmen.

Hier einige Beispiele zu **Lagerungsbedingungen** von Ausgangsstoffen:

- **Drogen** sind kühl, trocken und vor Licht geschützt aufzubewahren. Hierzu eignen sich dicht verschließbare Weißblechdosen.
- **Flüchtige Ausgangsstoffe**, z. B. ätherische Öle oder Iodoform sind dicht verschlossen, vor Licht geschützt zu lagern.
- Stabilitätsgefährdete Ausgangsstoffe, z. B. Cannabisblüten, ätherische Öle sind ggf. unter Argon-Schutzgasatmosphäre aufzubewahren.
- **Säuren und Laugen** dürfen nicht in Regalen über Kopfhöhe (Unfallverhütungsvorschriften der Berufsgenossenschaft) aufbewahrt werden.
- Für **brennbare Flüssigkeiten und Gefahrstoffe** gilt das Gefahrstoffrecht.
- Stoffe und Gemische, die als **akut toxisch** Kategorie 1, 2 oder 3, **spezifisch zielorgantoxisch** Kategorie 1, **krebserzeugend** Kategorie 1A oder 1B oder **keimzellmutagen** eingestuft sind, sind unter Verschluss oder so zu lagern, dass nur fachkundige und zuverlässige Personen Zugang haben.

Die **Kennzeichnung von Vorratsbehältnissen** muss gut lesbar und dauerhaft aufgebracht werden. Die Aufschrift muss den Inhalt eindeutig charakterisieren. Folgende allgemeine Hinweise sollten dabei berücksichtigt werden:

- Bezeichnung des Inhalts vorzugsweise in deutscher Sprache gemäß Arzneibuch bzw. Synonym-Verzeichnis,
- Angabe der Aufbrauchfrist bzw. des Verfalldatums,
- interne Prüfnummer,
- Kennzeichnung gemäß Gefahrstoffverordnung,
- ggf. vereinfachte Kennzeichnung im Fall der Anwendung des BAK-Farbkonzepts (siehe Empfehlungen der Bundesapothekerkammer zu Arbeitsschutzmaßnahmen – Standards für die Prüfung der Ausgangsstoffe in der Apotheke).

40.2.3 Kühlpflichtige Arzneimittel

Die meisten Arzneimittel sind bei Raumtemperatur zu lagern. Jedoch sind laut ABDA-Artikelstamm über 11 800 Arzneimittel besonders – nämlich kühl – zu

40

lagern. Davon sind über 3400 kühlkettenpflichtig. Jährlich werden über 27 Millionen Packungen kühlpflichtiger Arzneimittel zulasten der gesetzlichen Krankenversicherungen abgegeben. Die Zahl wird in den kommenden Jahren besonders aufgrund neuer proteinogener Arzneimittel noch steigen.

Unterschieden werden u.a. folgende **Lagerungsvorschriften** für zu **kühlende** Arzneimittel:

- bei Temperaturen von 2–8 °C lagern, im Kühlschrank lagern, kühl zu lagern,
- Kühlkette, kühl lagern und transportieren (lückenloser Transport und Lagerung bei 2–8 °C, andernfalls ist eine Wirksamkeit nicht mehr gewährleistet),
- im Gefrierschrank aufzubewahren, Beispiel: Jetrea®,
- nicht über minus 15 °C lagern, nicht unter minus 25 °C lagern.

Besondere Aufmerksamkeit bezüglich der Kühllagerung und des Transports benötigen Arzneimittel mit zentraler europäischer Zulassung, bei welchen es zu unterschiedlichen Angaben auf der Umverpackung und in der Apothekensoftware kommen kann. Aufgrund der europaweit nicht harmonisierten Termini zur Lagerung können insbesondere bei diesen Arzneimitteln Irritationen auftreten. Einige dieser zum Teil sehr teuren Arzneimittel sind **nur** im ABDA-Artikelstamm, nicht aber auf dem Umkarton, als kühlkettenpflichtige Fertigarzneimittel deklariert, obwohl ein Kühltransport laut Hersteller erforderlich ist, z.B. Aranesp® (Darbepoetin alfa), Remicade® (Infliximab), Orencia® (Abatacept) oder Prolia® (Denosumab). Die von der EMA verwendete Kennzeichnung „kühl lagern und transportieren" wird im zentralen Zulassungsverfahren nur in Ausnahmefällen und praktisch nur dann verwendet, wenn das Arzneimittel unter keinen Umständen den vorgeschriebenen Temperaturbereich verlassen darf. Um zu verhindern, dass Arzneimittel außerhalb des Kühlschranks gelagert werden, die laut Zulassung nicht zu diesen Ausnahmefällen gehören, aber nach Auffassung des Herstellers besser kontinuierlich kühl gelagert werden sollen, lassen einige Hersteller im ABDA-Artikelstamm die Kennzeichnung **Kühlkette** zusätzlich eintragen. Die AMK hatte in der AMK-Information 33/14 auf diese Problematik hingewiesen.

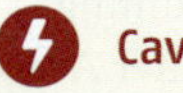

Cave

④ Die Lagerungs- und Transportvorschriften jedes einzelnen kühlpflichtigen Arzneimittels sind stets zu beachten. Diese Angaben und Kennzeichnungen sind im Rahmen des Zulassungsverfahrens geprüft und verbindlich festgelegt worden. Die Pflichtangaben findet man auf dem Umkarton sowie auch in der aktuellen Fach- und Gebrauchsinformation. Besonders bei Arzneimitteln mit zentraler europäischer Zulassung ist auch auf die Eintragung im ABDA-Artikelstamm zu achten!

Für die Lagerung von kühlpflichtigen Arzneimitteln in der Apotheke sollten spezielle Arzneimittelkühlschränke, die die Anforderungen der DIN 58345 erfüllen, verwendet werden. Diese gewährleisten in allen Kompartimenten des Kühlschranks die vorgeschriebenen Temperaturen. Haushaltskühlschränke haben unterschiedliche Temperaturzonen. So herrschen im Türfach meist höhere, an der Rückwand des Kühlschranks oft zu niedrige Temperaturen. Hierbei besteht die Gefahr des Einfrierens des Arzneimittels. Beispielsweise verlieren Proteinarzneistoffe beim Einfrieren ihre Wirksamkeit. Die Temperatur im Arzneimittelkühlschrank sollte mithilfe von Temperaturaufzeichnungsgeräten (Datenlogger) oder einem Minimum-Maximum-Thermometer überwacht und dokumentiert werden. Damit können auch die allgemeinen QM-Anforderungen in Apotheken systematisch sichergestellt werden.

Praxistipp: kühlpflichtige Arzneimittel

Bei kühlkettenpflichtigen und/oder kühl zu lagernden Arzneimitteln empfiehlt es sich, dem Patienten eine Kühltasche oder Kühlbox mit Kühlakku mitzugeben. Das Arzneimittel darf aber nicht mit dem Kühlakku in direkten Kontakt kommen. Hier besteht wiederum die Gefahr des Gefrierens. Der Kühlakku sollte daher mit Wellpappe, Luftpolsterfolie oder einem Handtuch umwickelt werden. Der Patient sowie auch Angehörige und Pflegekräfte sollten stets auf die korrekte Aufbewahrung zuhause hingewiesen werden.

Temperaturanforderungen im Versand und Botendienst

Bei der Lieferung von Arzneimitteln im Rahmen des Versands oder Botendiensts müssen die Temperaturanforderungen bis zur Abgabe an den Empfänger eingehalten werden. Hierzu müssen die Arzneimittel so verpackt, transportiert und ausgeliefert werden, dass ihre Qualität und Wirksamkeit erhalten bleiben. Bei temperaturempfindlichen Arzneimitteln muss – soweit erforderlich – die Einhaltung der Temperaturbedingungen auf dem Lieferweg durch mitgeführte Temperaturkontrollen valide nachgewiesen werden. Die Erforderlichkeit ist durch den Apothekenleiter im Rahmen einer Risikoabschätzung zu beurteilen. Dabei sind neben der Temperatursensitivität der zu transportierenden Arzneimittel auch die Transportdauer und die Wetterverhältnisse zu berücksichtigen. Die Einhaltung der Temperaturbedingungen ist durch den Einsatz von Temperaturloggern möglich. Der Sensor sollte möglichst nahe an den Arzneimitteln sowie am Ort mit der höchsten vermuteten Temperatur im Transportbehältnis platziert werden. Da warme Luft aufsteigt, kann die wärmste

Stelle in einer Transportbox nahe der obersten Schicht und des Deckels vermutet werden. Der Lieferprozess von Arzneimitteln, insbesondere bei temperaturempfindlichen Arzneimitteln, sollte im QMS der Apotheke näher geregelt werden.

40.2.4 Betäubungsmittel

⑤ Neben den Lagerungsbedingungen zum Erhalt der pharmazeutischen Qualität des Arzneimittels, spielen bei der Lagerung von Betäubungsmitteln auch Sicherheitsaspekte eine entscheidende Rolle. Das Betäubungsmittelgesetz (BtMG) schreibt eine gesonderte Lagerung vor. Die BtM sind gegen eine unbefugte Entnahme zu sichern. In der Apotheke erfolgt die Lagerung der BtM in der Regel in Tresoren. Möglich ist aber auch eine Lagerung in speziell gesicherten Räumen. Das BfArM hat hierzu die Richtlinien über Maßnahmen zur Sicherung von Betäubungsmittelvorräten im Krankenhausbereich, in öffentlichen Apotheken, Arztpraxen sowie Alten- und Pflegeheimen veröffentlicht. Darin wird u. a. beschrieben, dass zur Lagerung zertifizierte Tresore mit einem Widerstandsgrad von 1 oder höher nach EN 1143–1 zu verwenden sind. Tresore mit einem Eigengewicht unter 1000 kg sind entsprechend der EN 1143–1 zu verankern. Die Richtlinie gilt seit dem 01.01.2007. Sicherungsmaßnahmen, die vor dem 01.01.2007 nach den davor geltenden Richtlinien fertig gestellt wurden, genießen Bestandsschutz.

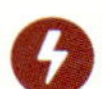
Cave

BtM dürfen nicht in Kommissionierern gelagert werden. Darin ist keine gemäß § 15 BtMG entsprechend gesonderte und gegen unbefugte Entnahme gesicherte Aufbewahrung möglich.

Bei kühlpflichtigen BtM, wie beispielsweise beim cannabinoidhaltigen Arzneimittel Sativex®, ist eine Sicherheitsvorrichtung am Kühlschrank erforderlich. Nach Auffassung des BfArM ist eine gesonderte Lagerung in einem abschließbaren Arzneimittelkühlschrank erforderlich. Besondere Sicherheitsnormen, vergleichbar zu den Vorgaben für Arzneimitteltresore, werden jedoch an einen abschließbaren Kühlschrank nicht gestellt. Die Aufbewahrung in einer Geldkassette in einem nicht abgeschlossenen Kühlschrank ist hingegen nicht ausreichend. Eine Alternative stellt die Lagerung in einem speziell gesicherten Lagerraum, in dem sich ein Kühlschrank befindet, dar.

40.3 Vorratshaltung in der Apotheke

Zur Sicherstellung der Arzneimittelversorgung ist jede Apotheke gemäß ApBetrO § 15 verpflichtet, Arzneimittel und apothekenpflichtige Medizinprodukte in einer Menge vorrätig zu halten (▫ Tab. 40.2 a bis l),, die mindestens dem durchschnittlichen **Bedarf** für **eine Woche** entspricht. Darüber hinaus muss die Apotheke folgende, selten benötigte, aber lebensrettende Arzneimittel vorrätig halten oder **kurzfristig beschaffen** können (▫ Tab. 40.2, 1–11).

⑥ Alle Apothekerkammern unterhalten sogenannte Notfalldepots. In diesen Notfalldepots sind die kurzfristig zu beschaffenden Arzneimittel unter Punkt 1–10 der ▫ Tab. 40.2 (soweit auf dem Markt verfügbar) eingelagert. Somit kann der Apothekenleiter im Fall der Verschreibung eines dieser Medikamente auf das Notfalldepot der Apothekenkammer zugreifen und muss die zum Teil sehr teuren – und auch nur in kleineren Mengen auf dem Markt verfügbaren – Arzneimittel nicht an Lager halten. Die ebenfalls in § 15 ApBetrO als vorrätig zu haltenden oder kurzfristig zu beschaffenden aufgeführten Opioide in transdermaler und in transmukosaler Darreichungsform (Punkt 11, ▫ Tab. 40.2) lagern in der Regel nicht in den Notfalldepots der Apothekenkammmern. Auch vor dem Hintergrund einer zunehmenden spezialisierten ambulanten Palliativversorgung (SAPV) sollten entsprechende Präparate für die Patienten in jeder Apotheke vorrätig oder zumindest kurzfristig beschaffbar sein.

40.4 Aufbewahrung der Arzneimittel beim Patienten

Auch nach Abgabe des Arzneimittels oder Medizinprodukts an den Patienten sind diese Produkte ebenfalls speziell aufzubewahren. Hierzu sollte der Beratende den Patienten individuelle Hinweise zum abgegebenen Arzneimittel geben. Folgende allgemeine Hinweise zur Aufbewahrung von Arzneimitteln können für die Patientenberatung hilfreich sein (analog der Empfehlungen des Bundesministeriums für Gesundheit):

- Arzneimittel sollten möglichst in der Originalverpackung aufbewahrt werden und weder die Umverpackung noch die Gebrauchsinformation sollten weggeworfen werden. Auf der Umverpackung und der Gebrauchsinformation sind besondere Lagerungshinweise aufgedruckt. Licht- oder feuchtigkeitsempfindliche Arzneimittel dürfen nicht in Dosiersysteme (z. B. Tablettenboxen) überführt werden, wenn in der Gebrauchsinformation oder Fachinformation angegeben ist, dass das Arzneimittel in der Originalverpackung aufbewahrt werden muss.

40

Tab. 40.2 Vorratshaltung in der Apotheke

In der Apotheke vorrätig zu haltende Arzneimittel	Kurzfristig zu beschaffende Arzneimittel
a) Analgetika, b) Betäubungsmittel, darunter: Opioide zur Injektion, Opioide zum Einnehmen mit unmittelbarer Wirkstofffreisetzung, Opioide zum Einnehmen mit veränderter Wirkstofffreisetzung, c) Glucocorticosteroide zur Injektion, d) Antihistaminika zur Injektion, e) Glucocorticoide zur Inhalation zur Behandlung von Rauchgas-Intoxikationen, f) Antischaum-Mittel zur Behandlung von Tensid-Intoxikationen, g) Medizinische Kohle, 50 g Pulver zur Herstellung einer Suspension, h) Tetanus-Impfstoff, i) Tetanus-Hyperimmun-Globulin 250 IE, j) Epinephrin zur Injektion, k) Kochsalzlösung 0,9 % zur Injektion, l) Verbandstoffe, Einwegspritzen und -kanülen, Katheter, Überleitungsgeräte für Infusionen sowie Produkte zur Blutzuckerbestimmung	1. Botulismus-Antitoxin vom Pferd, 2. Diphtherie-Antitoxin vom Pferd, 3. Schlangengift-Immunserum, polyvalent, Europa, 4. Tollwut-Impfstoff, 5. Tollwut-Immunglobulin, 6. Varizella-Zoster-Immunglobulin, 7. C1-Esterase-Inhibitor, 8. Hepatitis-B-Immunglobulin, 9. Hepatitis-B-Impfstoff, 10. Digitalis-Antitoxin, 11. Opioide in transdermaler oder in transmukosaler Darreichungsform

- Die meisten Arzneimittel müssen in einem der folgenden Temperaturbereiche aufbewahrt werden:
  - Raumtemperatur: 15–25 °C (oder, falls so vermerkt, 15–30 °C),
  - im Kühlschrank: 2–8 °C,
  - tiefgekühlt: bei minus 18 °C oder kälter.
- Bei Arzneimitteln, die bei Raumtemperatur gelagert werden sollen, ist eine kurzzeitige, geringfügige Unter- oder Überschreitung des angegebenen Temperaturbereichs in der Regel unproblematisch. Arzneimittel, die im Kühlschrank gelagert werden müssen, dürfen aber nicht eingefroren werden. Falls solche Arzneimittel versehentlich einfrieren, muss davon ausgegangen werden, dass sie nicht mehr verwendbar sind.
- Arzneimittel sollten niemals großer Hitze oder dem direkten Sonnenlicht ausgesetzt werden (z. B. im Auto).
- Es sollte möglichst vermieden werden, Arzneimittel im Badezimmer oder der Küche zu lagern; aufgrund der stark schwankenden Luftfeuchtigkeit und der häufig erhöhten mittleren Temperatur sind dies keine geeigneten Aufbewahrungsorte. Arzneimittel sollten nie im Auto liegen gelassen werden, da dort besonders im Sommer sehr hohe Temperaturen auftreten können.
- Arzneimittel sollen für Kinder unerreichbar sein.

In der Regel unterscheiden sich die Lagerungsbedingungen in der Apotheke nicht von den Aufbewahrungsbedingungen beim Patienten. Jedoch gibt es einige Ausnahmen, von denen Beispiele in Tab. 35.2 aufgeführt sind:

40.5 Exkurs: Entsorgung von Arzneimitteln

Nicht mehr benötigte, unbrauchbare und verfallene Arzneimittel sollen sachgerecht und umweltbewusst entsorgt werden. Altarzneimittel sind in haushaltsüblichen Mengen kein Sondermüll und werden in den meisten Kommunen über den Hausmüll entsorgt. Dieser wird in der Regel verbrannt. Somit werden Altarzneimittel der effektivsten Methode einer rückstandslosen Vernichtung zugeführt. Wird der Hausmüll nicht verbrannt, müssen andere Möglichkeiten der Altmedikamentenentsorgung in Betracht gezogen werden, z. B. die Abgabe bei Schadstoffmobilen oder Recyclinghöfen.

Verweis auf Online
Informationen zur sachgerechten Entsorgung von Altarzneimitteln

Eine Besonderheit bei der Entsorgung stellen Zytostatika dar. Diese sind Sondermüll! Sie können kostenlos bei den Sonderabfallsammelstellen der Städte und Kreise

Tab. 40.3 Praxisbeispiele für unterschiedliche Lagerungs- und Aufbewahrungsvorschriften

Arzneimittel	Lagerung in der Apotheke	Aufbewahrungshinweis für Patienten
Einige Trockensäfte: Beispiel Cefaclor Aristo 125 mg/5 ml	Die Flasche mit dem Granulat nicht über 30 °C lagern.	Nach Zubereitung der gebrauchsfertigen Suspension: im Kühlschrank lagern (2–8 °C)
Einige Augentropfen: Beispiel: Latanoprost Hexal® Augentropfen	Im Kühlschrank lagern (2–8 °C)	Nach dem ersten Öffnen nicht über 25 °C lagern (Haltbarkeit max. 4 Wochen)
Insuline	Im Kühlschrank bei 2–8 °C	Pens oder Patronen, die im Gebrauch sind: nicht im Kühlschrank aufbewahren, sondern bei Raumtemperatur, vor Kälte schützen (winterliche Außentemperaturen)
Einige Dermatika: Beispiel: Duac® Akne Gel	Im Kühlschrank lagern (2–8 °C), nicht einfrieren	Lagerung nach Abgabe an den Patienten: nicht über 25 °C lagern
Einige Dosieraerosole: Beispiel FOSTER® 100/6 µg 120 Hub Dosieraerosol	Vor Gebrauch: im Kühlschrank lagern (2–8 °C)	Nach erstem Gebrauch: Nicht über 25 °C lagern (nicht länger als 3 Monate)
NuvaRing®	Vor Abgabe max. 3 Jahre im Kühlschrank lagern (2–8 °C)	Nach Abgabe max. 4 Monate nicht über 30 °C lagern

abgeliefert werden. Diese Stellen dürfen die Annahme nicht verweigern oder gar auf die Apotheke als Entsorgungsstelle hinweisen. Apotheken haben keine Möglichkeit, diesen Problemmüll kostenlos zu entsorgen. Die Rücknahme nicht mehr benötigter Zytostatika in Apotheken erfolgt also auf freiwilliger Basis.

Folgende **Hinweise** sollten dem **Patienten** gegeben werden:

- Die Entsorgung sollte über den Hausmüll erfolgen, der in der Regel verbrannt wird.
- Es sollte darauf geachtet werden, dass Altarzneimittel im Hausmüll nicht direkt sichtbar sind, um einen Zugriff durch Unbefugte (z. B. Kinder) zu vermeiden.
- Arzneimittel dürfen wegen der Belastung des Abwassers nicht über die Toilette entsorgt werden. Flüssige Arzneiformen sollten in jedem Fall in ihrem Gefäß entsorgt und nicht ausgespült werden.
- Die Umverpackung sollte getrennt entsorgt werden.
- Benutzte Spritzen und Kanülen: Um die Verletzungs- und Ansteckungsgefahr zu minimieren, sollten diese in einem stichfesten Behälter gesammelt werden. Hierfür geeignet ist beispielsweise ein verschließbarer Joghurt-Becher, der dann über den Restmüll entsorgt wird.

Der Sonderfall der Vernichtung von Betäubungsmitteln wird im Kapitel (▸ Kap. 34.1.5) näher beschrieben.

Wichtiges in Kürze

① Arzneimittel werden im Rahmen der Zulassung auf ihre Stabilität geprüft. Je nach Wirkstoff bzw. Zusammensetzung, sind Arzneimittel speziell zu lagern, um ihre Wirksamkeit bis zum Verfall zu gewährleisten.

② Die ApBetrO sieht Regelungen für die Beschaffenheit der Lagerräume vor. So muss der Lagerraum ausreichend groß und eine Lagerhaltung unterhalb einer Temperatur von 25 °C möglich sein.

③ Ausgangsstoffe müssen so gelagert werden, dass sie gegen Substanzverlust, mikrobielle Kontamination und Gehaltsverlust geschützt sind.

④ Die Lagerungs- und Transportvorschriften jedes einzelnen kühlpflichtigen Arzneimittels sind stets zu beachten. Diese Angaben und Kennzeichnungen sind im Rahmen des Zulassungsverfahrens geprüft und verbindlich festgelegt worden. Die Pflichtangaben findet man auf dem Umkarton sowie auch in der aktuellen Fach- und Gebrauchsinformation. Besonders bei Arzneimitteln mit zentraler europäischer Zulassung ist auch auf die Eintragung im ABDA-Artikelstamm zu achten!

⑤ Neben den Lagerungsbedingungen zum Erhalt der pharmazeutischen Qualität des Arzneimittels, spielen bei der Lagerung von Betäubungsmitteln auch Sicherheitsaspekte eine entscheidende Rolle. Das Betäubungsmittelgesetz (BtMG) schreibt eine gesonderte Lagerung vor.

⑥ Alle Apothekerkammern unterhalten sogenannte Notfalldepots. In diesen Notfalldepots sind alle, soweit auf dem Markt verfügbar, in der ApBetrO verzeichneten, kurzfristig zu beschaffenden Arzneimittel eingelagert.

Weiterführende Literatur

Albert K, Reimann H. Haltbarkeit der Ausgangsstoffe und Rezepturen in der Apotheke. 3. Aufl., Govi – ein Imprint der Avoxa Medien Gruppe, Eschborn 2018

Apothekenbetriebsordnung in der Fassung der Bekanntmachung vom 26. September 1995 (BGBl. I S. 1195), zuletzt geändert durch Artikel 2 der Verordnung vom 21. Oktober 2020 (BGBl. I S. 2260)

Arzneimittelgesetz (AMG) in der Fassung der Bekanntmachung vom 12. Dezember 2005 (BGBl. I S. 3394), zuletzt geändert durch Artikel 2 Absatz 1 des Gesetzes vom 25. Juni 2020 (BGBl. I S. 1474)

Arzneimittelkommission der deutschen Apotheker. AMK-Meldung. Diskrepante Angaben zu Kühllagerung und -transport. Pharm Ztg, (159) 33: 84, 2014

BGW – Berufsgenossenschaft für Gesundheitsdienst und Wohlfahrtspflege. www.bgw-online.de

Borsch J. Nicht zu warm und nicht zu kalt. Dtsch Apoth Ztg, (155) 29: 10–11, 2015

Borsch J. Kühlkettenpflichitg oder „nur" kühl zu lagern? DAZonline, 24.08.2018

Bundesapothekerkammer (BAK). Empfehlungen zu Arbeitsschutzmaßnahmen bei Tätigkeiten mit Gefahrstoffen – Allgemeine Informationen zur Rezepturherstellung und zur Prüfung der Ausgangsstoffe in der Apotheke. Stand: 23.11.2016 www.abda.de (Zugriff 11.04.2021)

Bundesapothekerkammer (BAK). Leitlinie der Bundesapothekerkammer zur Qualitätssicherung – Prüfung und Lagerung der Fertigarzneimittel und apothekenpflichtigen Medizinprodukten. Stand: 06.06.2019, www.abda.de (Zugriff 11.04.2021)

Bundesapothekerkammer (BAK). Leitlinie der Bundesapothekerkammer zur Qualitätssicherung – Prüfung und Lagerung von Ausgangsstoffen. Stand: 06.06.2019. www.abda.de (Zugriff 11.04.2021)

Bundesinstitut für Arzneimittel und Medizinprodukte (BfArM). www.bfarm.de → Arzneimittelentsorgung (Zugriff 11.04.2021)

Bundesministerium für Gesundheit (BMG) www.bmg.bund.de → Arzneimittel richtig aufbewahren und entsorgen (Zugriff 11.04.2021)

Bundesinstitut für Arzneimittel und Medizinprodukte. www.bfarm.de → Sicherungsrichtlinien → Richtlinien über Maßnahmen zur Sicherung von Betäubungsmittelvorräten im Krankenhausbereich, in öffentlichen Apotheken, Arztpraxen sowie Alten- und Pflegeheimen. Stand: 01.01.2007 (Zugriff 11.04.2021)

Gensthaler B, Nachricht aus dem Kühlschrank. Pharm Ztg, (156) 46: 26–27, 2011

Kircher W. Cave Kühlschrank! – Arzneimittel und Medizinprodukte richtig lagern und aufbewahren, Dtsch Apoth Ztg, (161) 3: 44–50, 2021

Künnemann T. Von der Validität bis zur Zukunftsvision – Wie gelingt Temperaturkontrollen im Botendienst? Dtsch Apoth Ztg, (160) 24: 60–63, 2020

Said A. Medikationsfehler in der Praxis: Die Bedeutung von Look- und Soundalkes als Mitursache von Medikationsfehlern, Bulletin zur Arzneimittelsicherheit, 2. Ausgabe Juni 2019

Scherließ R, Hitzefrei – Wie die (Transport-)Temperatur die Stabilität von Arzneimitteln beeinflusst, Dtsch Apoth Ztg, (160) 33: 52–56, 2020

Schmidt J. Richtig lagern bei Hitze. Dtsch Apoth Ztg, (159) 35: 50–57, 2019

Stahl V. Ei, ei, ei, ein Transportproblem. Dtsch Apoth Ztg, (159) 28: 42–45 2019

Tipps für PhiPs

Beschäftigen Sie sich eingehend mit den Lagerungsbedingungen von Arzneimitteln. Machen Sie sich mit kühlpflichtigen Arzneimitteln und deren Abgabehinweisen hinsichtlich der Aufbewahrung beim Patienten vertraut.

→ Arbeitsbogen Nr. 1 „Haltbarkeit, Lagerung und Entsorgung der Fertigarzneimittel, Medizinprodukte, apothekenüblichen Waren und Ausgangsstoffe"

Tipps für Weiterzubildende

Sie sind bereits aufgrund Ihrer Praxiserfahrung mit den Lagerbedingungen von Arzneimitteln und Medizinprodukten vertraut. Überprüfen Sie den hierzu in Ihrem QMS hinterlegten Prozess und dokumentieren dies als praktische Tätigkeit Nr. 14.

→ Praktische Tätigkeit Nr. 14 „Erstellung oder Überarbeitung eines Prozesses im Rahmen des QMS und Dokumentation und Kommunikation"

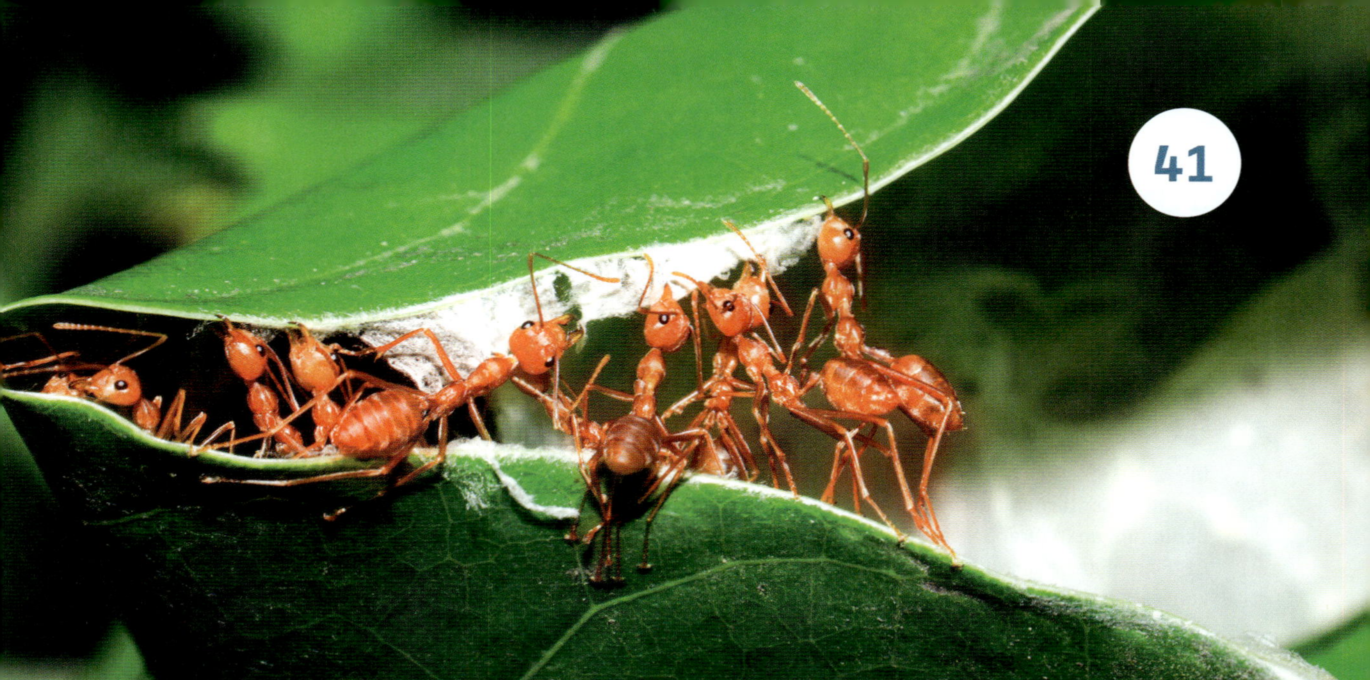

Projektmanagement

Prof. Gerold Frick

Marktdynamiken, neue Technologien, innovative Geschäftsmodelle, neue Vermarktungsformen und der damit einhergehende Wettbewerbsdruck erfordern neuartige Lösungen und Vorgehensweisen aller Marktbeteiligten. Auch Apotheken müssen agil bleiben und neben der Erfüllung der routinemäßigen Tagesarbeit die innovative Weiterentwicklung ihres Leistungs- und Serviceangebots vorantreiben. Das Projektmanagement bietet hierfür eine ideale Unterstützung mit einfach zu erlernenden Werkzeugen.

41.1 Projektbegriff

① Der Begriff Projekt findet vielfältige und teils sehr irrtümliche Verwendungen, obwohl es hierzu eine klare Definition gibt.

 **Definition**

DIN 69901–5:2009 definiert ein Projekt als Vorhaben, das im Wesentlichen durch die **Einmaligkeit der Bedingungen** in ihrer Gesamtheit gekennzeichnet ist. Einmalige Bedingungen sind beispielsweise konkrete Zielvorgaben, zeitliche, finanzielle, personelle oder andere Begrenzungen.

Wichtig ist: **Projekte sind immer zeitlich befristet** und unterscheiden sich alleine dadurch schon von Routine- bzw. Standardaufgaben. Betriebswirtschaftlich betrachtet macht es auch für Apotheken sehr viel Sinn zwischen Projekt und Nichtprojekt zu unterscheiden. Zum einen erfordert jedes Projekt zusätzliche Ressourcen und zum anderen verlangen Führung und Zusammenarbeit im Projekt andere Vorgehensweisen. Die Kriterien zum Entscheid, ob es sich bei einer Aufgabe um ein Projekt handelt, sind die **Einmaligkeit** und **Komplexität** der Aufgabe, die **zeitlichen und finanziellen Begrenzungen** und die **interdisziplinäre Zusammenarbeit**. Die Einstufung einer Aufgabe als Projekt erfordert die Erfüllung aller drei Kriterien.

Typische Beispiele für Projektthemen in einer Apotheke könnten sein: Eröffnung einer weiteren Filiale, Steigerung von Wachstum und Profitabilität in der Stammapotheke durch spezifische Programme, Planung und Durchführung von Produkt- bzw. Beratungskampagnen, Steigerung der Mitarbeiterbindung und -gewinnung, kundenoptimierte Sortimentsgestaltung und -präsentation, Optimierung des Warenbestellprozesses oder die Organisation eines Teamausflugs etc. Wie die Beispiele zeigen, kann Projektmanagement sinnvollerweise überall dort funktionsübergreifend eingesetzt werden, wo es um neuartige, einmalige und interdisziplinäre Themenstellungen geht, die innovativ und im Team gelöst werden sollen.

41.2 Charakteristik des Projektmanagements

Die bestehende Unternehmensorganisation ist zwar für die Ausführung der routinemäßig anfallenden Sachaufgaben geeignet, nicht jedoch für die Erfüllung einmaliger, neuartiger und interdisziplinärer Vorhaben. Angesichts zunehmender Komplexität und Dynamik im Wirtschaftsleben wird bei Bedarf zusätzlich zur bestehenden täglichen Regelorganisation eine flexible und rasch reaktionsfähige temporäre Organisation benötigt. Hierfür stellt das Projektmanagement eine bewährte Lösung dar.

Projektmanagement soll sicherstellen, dass die vereinbarten Projektziele im Rahmen von personellen, finanziellen, terminlichen und sachlichen Vorgaben erreicht werden.

 **Definition**

Die DIN 69901 definiert **Projektmanagement** als die Gesamtheit von Führungsaufgaben, -organisation, -techniken und -mitteln für die Abwicklung eines Projekts.

Projekte stellen daher besondere Anforderungen an die Planung, Organisation, Überwachung und Steuerung der Projektbeteiligten. Diese Tätigkeiten werden konkret durch ein Projektmanagementsystem beschrieben, das typischerweise aus den folgenden Elementen besteht:

- Prozessbeschreibungen (z. B. für die Übergabe von Arbeitspaketen),
- Wissensgebieten (z. B. zum Kostenmanagement),
- Rollenbeschreibungen (z. B. für die Projektleitung),
- Methoden (z. B. Kreativitätstechniken),
- Vorlagen (z. B. Projektstatusbericht),
- weiteren Managementsystemen oder Verweisen auf anzuwendende Managementsysteme (z. B. Qualitätsmanagementsystem).

o Abb. 41.1 veranschaulicht den Begriff Projektmanagement, der als Querschnittsaufgabe vielfältige Themengebiete umfasst.

Die am häufigsten auftretenden **Defizite** bei der Anwendung von Projektmanagement in der Praxis sind:

- Projekte überziehen die Zeit- bzw. Budgetpläne,
- mangelhafte Kompetenzaufteilung zwischen Projektleitung und Auftraggeber,
- mangelhafte Integration und Synchronisierung der verschiedenen Teilprojekte und Aktivitäten zueinander (unkoordinierter Aktionismus),
- Projektarbeit erstickt in Bürokratie,
- unklare Verantwortlichkeiten bei Projektteams: Alle reden mit, keiner entscheidet und verantwortet.

② Neben diesen organisatorischen Aspekten sind zusätzlich auch personelle Aspekte zu berücksichtigen. Die Arbeit in Projektteams erleichtert und fördert die direkte und hierarchiearme sowie die abteilungsübergreifende Zusammenarbeit und sie aktiviert das vorhandene Leistungspotenzial der beteiligten Mitarbeiter.

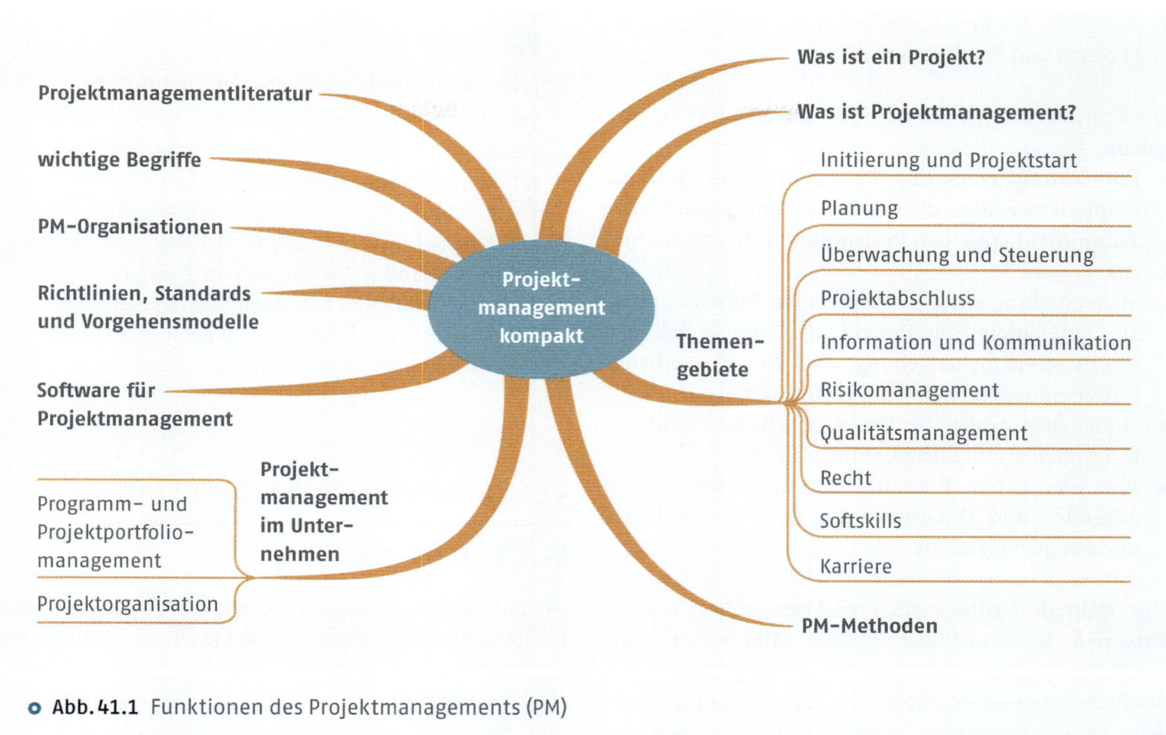

Abb. 41.1 Funktionen des Projektmanagements (PM)

Die **Erfolgsformel** von **Projektteams** lautet: **1 + 1 = 3**. Daraus ergibt sich eine Reihe von Vorteilen.

Vorteile von Projektmanagement

- Zeitgewinn bei der Abwicklung von neuartigen und komplexen Vorhaben,
- Vermeidung von Planungsfehlern,
- transparente, sachliche Entscheidungsbasis,
- Förderung der Teambildung sowie der interdisziplinären Zusammenarbeit und Kommunikation,
- Generierung von kreativen und vielfältigen Lösungsansätzen,
- Mitarbeiter- und Führungskräfteentwicklung,
- Flexibilisierung der Organisation.

Entscheidend für den Projekterfolg sind in erster Linie die Projektbeteiligten. Erst in zweiter Linie entscheiden die eingesetzten Projektmanagementsysteme, -verfahren und -methoden über den Projekterfolg. Die Qualifikation der Mitarbeitenden spielt bei Projekten eine größere Rolle als in der normalen Regelorganisation: Die Bedingungen für die erfolgreiche Arbeit sind härter. Starke Formalisierung, Spezialisierung, Kontrolle etc. lassen kaum Platz für die notwendige Motivation und Kreativität im Projekt. Deshalb gilt: **Projektteams benötigen ausreichend Freiraum!** Letztlich sind die Unternehmenskultur und die Führungsqualität dafür ausschlaggebend, welchen Stellenwert das Projektmanagement einnehmen kann und welche Erfolge es hat. Nur wenn Projektmanagement als umfassendes und integriertes Führungskonzept im Unternehmen verstanden und angewendet wird, kann es nachhaltige Erfolge erzielen.

41.3 Projektorgane

③ Zu den wichtigsten Projektorganen zählen der Auftraggeber, die Projektleitung und das Projektteam. Es empfiehlt sich, im Zuge eines Projekts die Ziele, Aufgaben und Kompetenzen der einzelnen Projektorgane klar zu unterscheiden und zu definieren. Der **Auftraggeber** übernimmt die folgenden Hauptaufgaben:

- Erteilung eines Projektauftrags,
- Freigabe der Projektziele und der angestrebten Arbeitsergebnisse,
- Ernennung der Projektleitung,
- Freigabe der Projektplanung (insbesondere Ressourcen, Termine und Berichtswesen),
- Festlegung der Projektprioritäten,
- Treffen von Grundsatzentscheidungen im Projektablauf, d. h. Entscheidung darüber, welche grundsätzlichen Lösungsalternativen im Rahmen eines Projekts einer Lösung zugeführt werden sollen,
- Verfolgung der planmäßigen Projektrealisierung,

- Abnahme der Projektergebnisse vor Beendigung des Projekts und Erfolgskontrolle.

Die **Projektleitung** übernimmt die folgenden Hauptaufgaben:
- Entwicklung eines **Projektstruktur-** und **Aktivitätenplans**, aus dem die sachlichen und terminlichen Zusammenhänge der Projektdurchführung hervorgehen,
- **Sicherstellung einer ausreichenden Information** an alle Beteiligten zum Projekt und zum Projektfortschritt sowie Sicherstellung, dass die erforderlichen Entscheidungen rechtzeitig gefällt werden,
- (Innen-)**Kontrolle** der Projektarbeit auf sachlicher, terminlicher und kostenmäßiger Ebene,
- Präsentation bzw. **Berichterstattung** an den Auftraggebenden und Dokumentation der Projektarbeiten und Projektergebnisse.

Die **optimale Größe** eines **Projektteams** liegt bei **2–5 Personen**. Im Projektteam sollten Mitarbeitende mit möglichst unterschiedlicher Kompetenz hinsichtlich des Projektthemas vertreten sein. Da nicht nur die fachliche Zusammensetzung, sondern auch die persönliche Zusammensetzung den Erfolg des Projekts prägt, gelten Teamfähigkeit, eine positive Grundhaltung der Projektaufgabe gegenüber sowie das Denken außerhalb bestehender Muster als wesentliche Auswahlkriterien für die Mitglieder eines Projektteams.

41.4 Hauptaufgaben im Projektmanagement

Die anfallenden Hauptaufgaben im Projektmanagement können in folgende Bereiche unterteilt werden:
- Initiierung und Projektstart,
- Situationsanalyse und Projektziele,
- Projektplanung (inhaltlich und zeitlich),
- Ressourcen- und Kostenplanung,
- Risikomanagement,
- Überwachung und Steuerung der Projektdurchführung,
- Information und Kommunikation im Projektmanagement,
- Projektdokumentation, -evaluation und -abschluss.

Die methodische Anwendung der genannten Hauptaufgaben wird nachfolgend beschrieben.

 Praktisch umgesetzt

Fallbeispiel: neue Filiale der Löwen-Apotheke

Zum besseren Verständnis der Methoden und Werkzeuge im Projektmanagement dient das folgende Fallbeispiel **Löwen-Apotheke**. Eine Apothekerin möchte aufgrund der sehr positiven Geschäftsentwicklung der Löwen-Apotheke eine weitere Filiale in der Region eröffnen. Diese Idee möchte sie zusammen mit ihren Mitarbeitenden und mithilfe eines professionellen Projektmanagements konkretisieren und nach Möglichkeit realisieren.

41.5 Initiierung und Projektstart

41.5.1 Projektauftrag

④ Für jedes initiierte Projekt gilt der Grundsatz: **Kein Projekt ohne schriftlichen Projektauftrag.** Idealerweise ist der Auftraggeber für die Erstellung eines schriftlichen Projektauftrags zuständig. Zum einen verpflichtet dies den Auftraggeber, sich über die konkrete Aufgabenstellung und die gewünschten Arbeitsergebnisse intensiv Gedanken zu machen und diese schriftlich niederzuschreiben. Zum anderen stellt diese Form der Auftragsklärung eine **eindeutige, verbindliche** und **nachvollziehbare** Grundlage zu den gewünschten Arbeitsergebnissen zwischen Auftraggeber und Projektleitung her. In ◻ Tab. 41.1 ist beispielhaft die Struktur eines schriftlichen Projektauftrags dargestellt.

41.5.2 Kick-off-Meeting und Teambildung

Der Start in ein neues Projekt muss für alle Beteiligten im Projektteam inhaltlich und vor allem auch persönlich ein Erfolg werden. Folgende Punkte bilden die Agenda für ein Kick-off-Meeting zum Projekt:
- Klärung der Ausgangssituation,
- Verständigung auf gemeinsame Teamregeln,
- Formulierung der Zielsetzungen für das Projekt,
- inhaltliche Planung des Projekts mit den wesentlichen Aktivitäten und Terminen.

Zielsetzung muss sein, dass das Projektteam möglichst schnell in die Leistungsphase kommt und sich nicht allzu lange mit grundlegenden Orientierungs- und Verhaltensfragen beschäftigt. Dies kann erreicht werden, indem sich das Team zu Beginn eines Projekts gemeinsame Teamregeln erarbeitet. Die **Teamregeln** sollten dabei aus dem Teamprozess heraus entstehen, indem das Projektteam die folgenden **Leitfragen** für sich beantwortet:

Tab. 41.1 Projektauftrag

Projektthema	**Neueröffnung einer Filiale der Löwen-Apotheke**
Projektnummer	04–2021
Projektleitung	Yvonne Lei-Tung
Aufgabenstellung	▪ Entwicklung eines innovativen und serviceorientierten Apothekenkonzepts, ▪ Umsetzungsplanung, ▪ Markteinführungsstrategie der Apothekenfiliale
Arbeitsergebnisse	▪ Standortsuche und Standortauswahl, ▪ eingängiger Apothekenname (Markenname), ▪ Werbekampagne zur Markteinführung, ▪ Sortiments- und Service-Mix sowie Preisgestaltung, ▪ Bereitstellung qualifizierten Personals
Budget	Max. 80 000 Euro
Randbedingungen	Termineinhaltung geht vor Kosteneinhaltung; definitives Eröffnungsdatum ist der 30.09.2X
Termine und Meilensteine	▪ Projektstart: 02.01.202X ▪ Entscheidung des Standorts: 15.03.2X ▪ Fertigstellung Innenausbau: 15.05.2X ▪ Start der Werbekampagne: 01.06.2X ▪ Eröffnung: 01.08.202X
Datum und Unterschriften	▪ Auftraggebender: ____________________ ▪ Projektleitung: ____________________

- Was sind meine Erwartungen an das Projekt?
- Was bin ich bereit, persönlich für das Projekt einzubringen?
- Was erwarte ich von den anderen, was sie für das Projekt einbringen sollten?

Aussagen der Teammitglieder zu den einzelnen Fragen sollten zunächst auf Kärtchen geschrieben, gesammelt und gegenseitig vorgestellt werden. Aus der Schnittmenge der einzelnen Aussagen werden dann die Teamregeln abgeleitet und auf Flipcharts gebracht (siehe Kasten). Die Teamregeln gelten dann als verbindlicher Referenzrahmen für alle Projektteamsitzungen und es ist Aufgabe der Projektleitung die Einhaltung der Teamregeln sicherzustellen und bei Abweichungen zu intervenieren.

Teamregeln für das Projekt Neueröffnung einer Filiale

Sachebene

- Das Projektteam unterstützt die Projektleitung bei der Wahrnehmung der Projektmanagement-Aufgaben.
- Die Teilnahme an vereinbarten Sitzungen ist für alle Projektteammitglieder verpflichtend. Zu den Sitzungen werden keine Stellvertreter entsendet.
- Sitzungsprotokolle werden innerhalb von 5 Tagen erstellt und für alle Projektteammitglieder zugänglich gemacht.
- Die Projektteammitglieder setzen entsprechend den Absprachen die Anforderungen des Projekts in den von ihnen zu verantwortenden Arbeitspaketen um.
- Arbeitsaufträge werden entsprechend der vereinbarten Frist erledigt und der Projektleitung vorgelegt (Bringschuld der Arbeitspaketverantwortlichen).

41

- Kein Projektteammitglied führt eine Aktivität im Projekt aus, die nicht vorher beschlossen wurde.
- Die Projektteammitglieder sind nicht ausschließlich Interessenvertreter ihrer Arbeitspakete, sie sollen ständig die Gesamtaufgabenstellung des Projekts im Blick haben.

Beziehungsebene

- Reden ist wichtig, das Zuhören fast wichtiger.
- Ausreden lassen, nicht vom Thema abschweifen.
- Meinungen sollen ständig herausgefordert und geäußert werden – Schweigen bedeutet nicht Zustimmung.
- Meinungsverschiedenheiten sind nicht störend, sondern sollen positiv ausgewertet werden.
- Fragen sind hilfreich.
- Kritik ist gewünscht, aber sachlich und nicht persönlich.
- Konflikte werden nicht verschleiert, sondern aufgedeckt und diskutiert.
- Jedes Projektteammitglied ist als gleichwertiger Partner anzusehen.
- Pünktliches Erscheinen zu Sitzungen ist vereinbart, Pausenzeiten werden eingehalten.
- Smartphones bleiben während der Sitzungen aus.

41.6 Situationsanalyse und Projektziele

Die Ausgangssituation eines Projekts ist den Teammitgliedern durch die unmittelbare Betroffenheit meist ziemlich klar. Dennoch sollten die wesentlichen Eckpunkte der Ausgangssituation möglichst in Form von Zahlen, Daten und Fakten (**ZDF-Formel**) nochmals gemeinsam skizziert und festgehalten werden.

Die Projektziele werden in Projekten häufig nur sehr vage formuliert. Meist gibt es nur ein Grobziel, z. B. „Eröffnung einer Apotheke zum 1. August". Eine zielgerichtete Lösungssuche ist jedoch nur dann möglich, wenn klar ist was man konkret will und dieses Wollen auch konkret zum Ausdruck gebracht wird und gemessen werden kann. Die Zielsuche und Zielbestimmung in einem Projekt ist meist der schwierigste Teil und gleichzeitig in der Praxis auch einer der größten Schwachpunkte im Projektmanagement.

⑤ Die Erarbeitung einer konkreten Zielformulierung kann im Projektteam in 3 Schritten erfolgen:

- **Sammeln** und **Ordnen** bzw. **Strukturieren** von **Zielen**,
- **Operationalisieren** der Ziele,
- **Gewichten** der Ziele.

Im **ersten Schritt** wird zunächst eine Liste von Zielideen durch Brainstorming erarbeitet. Zur raschen Erarbeitung eines Katalogs an Detailzielen wird die systematische Untergliederung und Strukturierung des Grobziels in Zielbereiche empfohlen. Das wichtigste Hilfsmittel hierfür ist die sogenannte **Zielhierarchie** (○ Abb. 41.2).

Im **zweiten Schritt** werden die Detailziele vom Projektteam mit möglichst messbaren Zielgrößen operationalisiert. Das ist nicht immer einfach. Häufig ist man versucht, mit der Zielformulierung schon einen konkreten Lösungsansatz vorzugeben. Dies ist jedoch nicht im Sinne einer offenen und lösungsneutralen Zielformulierung.

Die verschiedenen Detailziele haben in ihrer Bedeutung für den Projekterfolg meist eine unterschiedliche Wichtigkeit, deswegen gewichtet das Projektteam die Detailziele im **dritten Schritt**. Zunächst wird eine Unterteilung in **Muss-Ziele** und **Kann-Ziele** vorgenommen. Muss-Ziele sind solche Ziele, die durch die Projektlösung zwingend erfüllt werden müssen. Ratsam ist es, sich bei den Muss-Zielen auf 2–3 wesentliche Ziele zu beschränken.

Kann-Ziele wiederum sind Ziele, die durch die Projektlösung nicht unbedingt voll erreicht werden müssen. Ihre Erfüllung kann aber für das Projekt wertsteigernd sein, weshalb sie möglichst realisiert werden sollen. In einem **weiteren Schritt** werden deshalb die einzelnen Kann-Ziele durch die Vergabe von insgesamt maximal 100 Punkten gewichtet.

Ergebnis dieser anspruchsvollen Vorgehensweise ist ein klar aufgebautes Zielsystem bzw. ein sogenanntes **Pflichtenheft** mit einer gewichteten Abstufung aller Ziele entsprechend ihrer Wichtigkeit.

41.7 Projektplanung

„Ein Plan ist nichts, Planung ist alles" (Dwight D. Eisenhower) – diese Worte gelten auch im Rahmen des Projektmanagements. Planung umfasst dabei die Beantwortung der Frage: Wie packe ich das Projekt richtig an? Es geht also um die Suche von Antworten auf die Fragen: Welche Teilaufgaben muss das Projektteam in welcher Reihenfolge durchführen? Zu welchen Terminen müssen diese Teilaufgaben erledigt sein? Diese Planung umfasst 2 Stufen:

- **Inhaltliche Projektplanung** und Bestimmung der Projektstruktur. Das Ergebnis dieser Stufe ist eine Übersicht über die im Projekt anfallenden Aufgaben in einem sogenannten **Projektstrukturplan mit Arbeitspaketen** sowie die Konkretisierung der durchzuführenden Aufgaben in **Arbeitspaketbeschreibungen**.

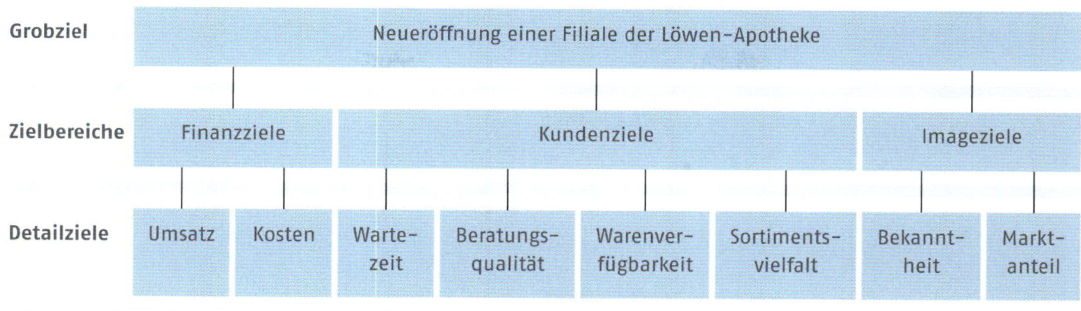

Operationale Detailziele			
1. Umsatz	M	–	Umsatz mind. xxx.xxx € im 1. Jahr; mind. yyy.yyy € im 2. Jahr nach Eröffnung
2. Kosten	M	–	Projektkosten maximal zz.zzz €
3. Wartezeit	K	10	Max. 1 Minute vom Betreten bis zum Erstkontakt im Bereich des Handverkaufs
4. Beratungsqualität	K	25	x% der Kunden sind pro Quartal mit Beratung zur Selbstmedikation zufrieden bis sehr zufrieden
5. Warenverfügbarkeit	K	15	x% der nachgefragten Artikel innerhalb von yy Stunden sind immer verfügbar
6. Sortimentsvielfalt	K	20	Angebot von mind. xxx Sortimentsartikel zum Schwerpunktthema „ABC" im OTC-Bereich
7. Bekanntheit	K	15	xx% der Einwohner im Umkreis von 4 Kilometer kennen die Filiale ein Jahr nach Neueröffnung
8. Marktanteil	K	15	Mind. xx% Marktanteil im 1. Jahr; mind. yy% Marktanteil im 2. Jahr nach Eröffnung
		100	

M = Muss-Ziel; K = Kann-Ziel; Zahlenwerte = Gewichtung der Kann-Ziele

Abb. 41.2 Zielhierarchie für das Projekt Neueröffnung einer Filiale der Löwen-Apotheke

- **Zeitliche Projektplanung** mit Festlegung der sachlogischen und zeitlichen Ablauffolge von Arbeitspaketen. Darauf aufbauend folgt die Planung von Terminen und erforderlichen Kapazitäten. Ergebnis dieser Stufe ist eine Übersicht über die zeitliche Struktur eines Projekts, über die erforderlichen zeitlichen Kapazitäten und über die arbeitsmäßige Auslastung der Projektbeteiligten.

41.7.1 Inhaltliche Projektplanung

Bei der inhaltlichen Projektplanung verschafft man sich einen Überblick, welche Teilaufgaben, sogenannte **Arbeitspakete**, in welcher Reihenfolge bis wann angegangen werden müssen. Die Festlegung und Planung von Arbeitspaketen ist eine wichtige Voraussetzung, um Arbeitsaufträge bzw. Teilprojekte zu planen, zu delegieren, zu kontrollieren und erfolgreich durchzuführen.

Erstellung eines Projektstrukturplans

⑥ Ein wichtiges Handlungsprinzip beim Projektmanagement ist: **vom Groben zum Detail**. Das heißt, es wird ausgehend vom Projektthema zunächst Schritt für Schritt eine grobe Projektstruktur erarbeitet und sukzessive detailliert. Hierfür entwirft man mit dem Projektteam einen sogenannten **Projektstrukturplan** (**PSP**). Der PSP ist ein Ordnungsschema zur systematischen Darstellung der zu bearbeitenden Teilbereiche und Arbeitspakete eines Projekts in hierarchischer Gliederung über mehrere Ebenen (Abb. 41.3). Die Funktionen des PSP sind:

- die Erfassung aller Arbeiten für das Projekt,

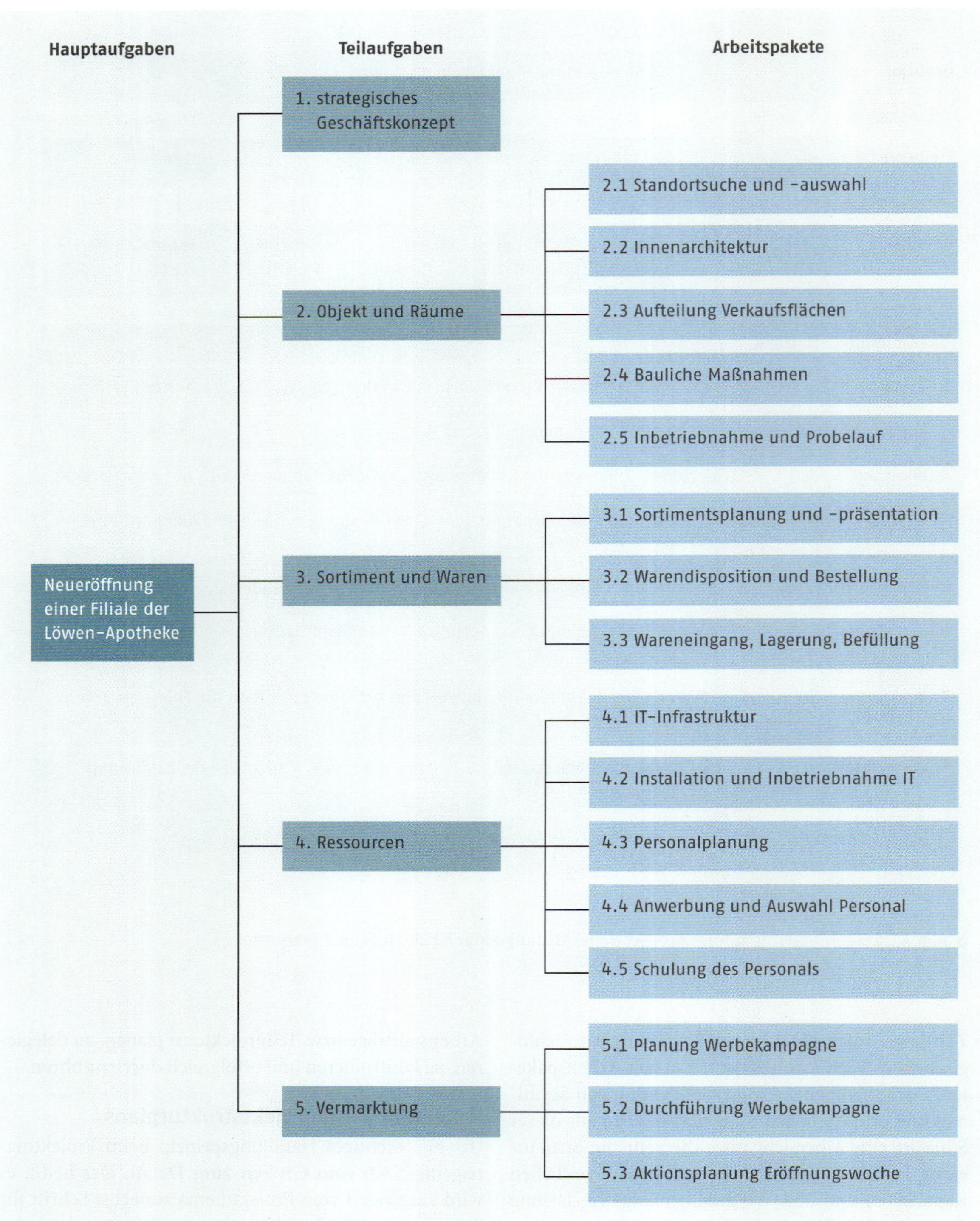

Abb. 41.3 Beispiel eines Projektstrukturplans für das Projekt Neueröffnung einer Filiale der Löwen-Apotheke

Tab. 41.2 Arbeitspaketbeschreibung für die Schulung des Personals

Projektthema	Neueröffnung einer Filiale der Löwen-Apotheke
Arbeitspaketbezeichnung	Schulung des Personals
Projektnummer	04-2021
PSP-Nummer	4.5
Tätigkeiten	▪ Schulungsinhalte definieren, ▪ Schulungskonzept erstellen, ▪ Schulungsdurchführung planen, ▪ Schulungsdurchführung, ▪ Erfolgskontrolle zu den Schulungsmaßnahmen
Voraussetzungen	▪ Ausreichend qualifiziertes Personal ist eingestellt
Probleme und Risiken	▪ Zu enge Terminplanung, ▪ kein oder zu wenig qualifiziertes Personal eingestellt
Budget	2500 Euro
Termine und Meilensteine	▪ Start: 10.07.202X ▪ Ende: 14.07.202X
Datum und Unterschriften	▪ Projektleitung: ____________________ ▪ Arbeitspaketverantwortliche: ____________________

- die Zuordnung von Verantwortungsbereichen,
- die Möglichkeit zur Ableitung sogenannter **Meilensteine** bzw. Entscheidungspunkte.

Der Projektstrukturplan besteht aus drei unterschiedlichen Gliederungsebenen:

- **Hauptaufgabe:** in der Regel die Bezeichnung des Projekts.
- **Teilaufgaben:** zu erledigende große Aufgabenblöcke, die schrittweise weiter gegliedert und präzisiert werden.
- **Arbeitspakete: kleinste Planungseinheiten** im Projektmanagement. Arbeitspakete stellen detailliert beschriebene und abgegrenzte Tätigkeiten dar, die eindeutig einzelnen Stellen oder Personen zugeordnet werden können.

Jeder Teilaufgabe und jedem Arbeitspaket wird eine sogenannte **Ident-Nummer** mit so vielen Stellen zugeteilt, wie der PSP Ebenen hat. Die oberste Ebene wird dabei nicht mitgezählt. Die Verschlüsselung erleichtert die Zuordnung von Verantwortlichkeiten und Kosten. Im Lauf der Projektbearbeitung wird der Detaillierungsgrad des PSP in der Regel zunehmen, da ein Projektteam mit zunehmendem Projektfortschritt den Erkenntnisstand erweitern und den PSP verfeinern wird.

Erstellung von Arbeitspaketbeschreibungen

Nachdem im PSP die Arbeitspaketbezeichnungen die anfallenden Aufgaben nur überschriftartig skizziert werden, ist es erforderlich, für jedes Arbeitspaket eine **Arbeitspaketbeschreibung** zu erstellen. Dadurch werden die wesentlichen Inhalte und Rahmenbedingungen jedes Arbeitspakets schriftlich bestimmt und festgehalten. Dies ist unter anderem deswegen nützlich, da man die Arbeitspaketbeschreibung quasi als einen Unterprojektauftrag an andere Personen verstehen kann. Dieser soll helfen, Missverständnisse bzw. Fehlinterpretationen zu den anfallenden Aufgaben möglichst zu vermeiden. Die Struktur und Vorlage für eine Arbeitspaketbeschreibung ist in Tab. 41.2 dargestellt.

41

◘ **Tab. 41.3** Tätigkeitsliste zum Projekt Neueröffnung einer Filiale der Löwen-Apotheke

Lfd. Nr.	Vergabe	Arbeitspaketbezeichnung	Dauer in Tagen
01	Intern	Strategisches Geschäftskonzept	20
02	Intern	Standortsuche, -auswahl und Mietvertrag	30
03	Extern	Innenarchitektur	20
04	Intern	Aufteilung und Layout der Verkaufsflächen	5
05	Extern	IT-Infrastruktur (inkl. Kassensystem)	10
06	Extern	Planung der Werbekampagne	10
07	Extern	Durchführung der baulichen Maßnahmen	15
08	Intern	Sortimentsplanung und -präsentation	15
09	Intern	Warendisposition und Bestellung	5
10	Intern	Wareneingang und Lagerung, Befüllung	3
11	Intern	Personalplanung	5
12	Intern	Anwerbung und Auswahl Personal	30
13	Extern	Durchführung der Werbekampagne	20
14	Intern	Aktionsplanung Eröffnungswoche	3
15	Extern	Installation, Inbetriebnahme IT	5
16	Extern	Schulung des Personals	3
17	Intern	Inbetriebnahme, Probelauf der Filiale	3
18	Intern	Eröffnung der Filiale (Projektabschluss)	0

41.7.2 Zeitliche Projektplanung

Nachdem nun festgelegt ist, welche Teilaufgaben bzw. Arbeitspakete im Rahmen des Projekts erledigt werden müssen, ist die sachlogische und zeitliche Abfolge der Aktivitäten zu bestimmen. Hierzu wird zunächst eine sogenannte **Tätigkeitsliste** erstellt (◘ Tab. 41.3).

Die Angaben zu der Dauer in Tagen müssen durch das Projektteam für die einzelnen Arbeitspakete geschätzt werden. Zum Teil kann das Projektteam dies selbst tun, zum Teil ist hierzu von erfahrenen Kollegen oder externen Personen eine Expertenschätzung einzuholen.

⑦ Bevor die erste Zeitplanung erstellt werden kann, ist die sachlogische Abfolge der einzelnen Arbeitspakete festzulegen. Manche Aufgaben können erst begonnen werden, wenn bestimmte andere Aufgaben erledigt sind. Deshalb ist in ◘ Tab. 41.4 die Tätigkeitsliste um die Spalte **Vorgänger** und **Nachfolger** erweitert. In diesen Spalten ist jeweils die Nummer der unmittelbaren Vorgänger- und Nachfolgeaktivitäten festzulegen und einzutragen.

Tab. 41.4 Beispiel einer Tätigkeitsliste mit Vorgänger, Nachfolger, Dauer, FA, FE, SA, SE und Puffer (in Tagen). Regeln: FE = FA der Nachfolger, SA = SE des Vorgängers

Lfd. Nr.	Arbeitspaket	Vorgänger	Nachfolger	Dauer	FA	FE	SA	SE	P
01	Strategisches Geschäftskonzept	–	02	20	1	20	1	20	0
02	Standortsuche, -auswahl und Mietvertrag	01	03	30	20	50	20	50	0
03	Innenarchitektur	02	04, 05	20	50	70	50	70	0
04	Aufteilung und Layout der Verkaufsflächen	03	07, 08	5	70	75	70	75	0
05	IT-Infrastruktur	03	15	10	70	80	110	120	40
06	Planung Werbekampagne	08	13, 14	10	90	100	105	115	15
07	Durchführung der baulichen Maßnahmen	04	10, 15	15	75	90	105	120	30
08	Sortimentsplanung und -präsentation	04	06, 09, 11	15	75	90	75	90	0
09	Warendisposition und Bestellung	08	10	5	90	95	120	125	30
10	Wareneingang und Lagerung, Befüllung	07, 09	17	5	95	100	125	130	30
11	Personalplanung	08	12	5	90	95	90	95	0
12	Anwerbung und Auswahl Personal	11	16	30	95	125	95	125	0
13	Durchführung der Werbekampagne	06	18	20	100	120	115	135	15
14	Aktionsplanung Eröffnungswoche	06	18	5	100	105	130	135	30
15	Installation, Inbetriebnahme IT	05, 07	16	5	90	95	120	125	30
16	Schulung des Personals	12, 15	17	5	125	130	125	130	0
17	Inbetriebnahme, Probelauf der Filiale	10, 16	18	5	130	135	130	135	0
18	Eröffnung der Filiale (Projektabschluss)	13, 14, 17	–	0	135	135	135	135	0

FA frühester Anfangstermin, **FE** frühester Endtermin, **SA** spätester Anfangstermin, **SE** spätester Endtermin, **P** Puffer

41

Auf Basis dieser sachlogischen Abfolge kann nun eine erste Terminplanung vorgenommen werden. Dabei wird zwischen folgenden Terminen unterschieden:

- **Frühester Anfangstermin (FA):** Wann kann eine Tätigkeit frühestens begonnen werden?
- **Frühester Endtermin (FE):** Wann kann eine Tätigkeit angesichts der geplanten Vorgangsdauer frühestens beendet sein?
- **Spätester Anfangstermin (SA):** Wann muss mit einer Tätigkeit spätestens begonnen werden?
- **Spätester Endtermin (SE):** Wann muss eine Tätigkeit spätestens beendet sein?

Vorwärtsrechnung

Die frühesten Anfangs- und Endtermine werden durch eine sogenannte Vorwärtsrechnung berechnet. Dabei beginnt man die Rechnung bei den Tätigkeiten, die keinen Vorgänger haben (FA = 1) und addiert jeweils die geschätzte Vorgangsdauer hinzu, um zum frühesten Endtermin zu kommen. Dieser früheste Endtermin ist gleichzeitig der früheste Anfangstermin für die Nachfolgertätigkeit etc. Hatte eine Aktivität mehrere Vorgänger, so war jeweils mit dem höheren Wert (spätester FE) weiterzurechnen. Der früheste Endtermin der letzten Tätigkeit im Projekt ist gleichzeitig auch der frühestmögliche Endtermin des gesamten Projekts. Mit diesem Wert kann nun auch erstmalig eine Angabe zur geplanten **Projektdauer** und zum **Fertigstellungstermin** gemacht werden.

Rückwärtsrechnung

Um die spätesten Anfangs- und Endtermine zu ermitteln, führt man eine sogenannte Rückwärtsrechnung durch. Ausgangspunkt der Rechnung ist die Tätigkeit die das Projekt beendet. Der späteste Endtermin (SE) ist gleichzusetzen mit dem frühesten Endtermin (FE), der durch die Vorwärtsrechnung ermittelt wurde. Von diesem Wert wird die Vorgangsdauer subtrahiert, um den spätesten Anfangstermin (SA) für diese Tätigkeit zu ermitteln. Der späteste Anfangstermin (SA) ist dann der späteste Endtermin (SE) der Vorgängeraktivität, etc. Hat eine Tätigkeit bei der Rückwärtsrechnung mehrere Vorgänger, so ist jeweils mit dem niedrigeren Wert (frühester SA) weiterzurechnen.

Die Berechnungsweise zur Vorwärts- und Rückwärtsrechnung kann mithilfe des dargestellten Beispiels in ◘ Tab. 41.4 nochmals nachvollzogen werden. Bei komplexeren Projekten mit zahlreichen Arbeitspaketen bzw. Tätigkeiten empfiehlt es sich, für die zeitliche Projektplanung eine Projektmanagement-Software zu nutzen.

Puffer und Balkendiagramm

Die **Pufferzeit** für eine Tätigkeit errechnet sich entweder aus der Differenz zwischen SA und FA oder aus der Differenz zwischen SE und FE. Auf beiden Rechenwegen muss sich derselbe Wert ergeben. Bei einer Tätigkeit mit einer Pufferzeit von Null, bedeutet jeder Tag Verzögerung gleichzeitig auch eine Verzögerung für das Gesamtprojekt. Die Verbindungslinie aller Tätigkeiten ohne Pufferzeit ergibt den sogenannten **kritischen Pfad.** Eine Verzögerung von Tätigkeiten, die sich auf diesem kritischen Pfad befinden, hat gleichzeitig auch eine Verzögerung des Gesamtprojekts zur Folge. Bei Tätigkeiten **mit Pufferzeit** bedeutet eine Verzögerung noch lange nicht die Verzögerung des Gesamtprojekts, wenn vor dem spätesten Anfangstermin (SA) mit der Tätigkeit begonnen wurde.

Eine in dieser Form erstellte sachlogische und zeitliche Planung eines Projekts ist damit die essenzielle Grundlage zur wirksamen Projektüberwachung und Projektsteuerung.

Die etwas unübersichtliche tabellarische Darstellung der terminlichen Planung kann ergänzend in einem **Balkendiagramm (Gantt-Diagramm)** dargestellt werden, aus dem auf einen Blick die Anfangs- und Endtermine ersichtlich sind (◘ Abb. 41.4).

41.8 Ressourcen- und Kostenplanung

⑧ Erst nachdem die inhaltliche Projektplanung abgeschlossen ist, kann eine fundierte Planung der erforderlichen Ressourcen und Kosten vorgenommen werden. Sowohl für die Ressourcenplanung als auch für die Kostenplanung ist die **inhaltliche Projektplanung** mit den Arbeitspaketen und der Tätigkeitsliste hierfür die Grundlage.

41.8.1 Ressourcenplanung

Bei der Ressourcenplanung geht es um die Frage der **benötigten Mengen** an **Personal** und **Material** sowie um die Überprüfung, ob die erforderlichen **Ressourcen** vorrätig sind. Hierbei kann die Ressourcenplanung in drei Teilschritten vollzogen werden:

- **Bedarfsermittlung:** Welche Ressourcen werden in welchem Umfang benötigt?
- **Verfügbarkeitsplanung:** Welche Ressourcen sind in welchem Umfang verfügbar?
- **Ressourcen-Engpässe:** Wo kommt es zu Engpässen, weil benötigte Ressourcen nicht oder nicht in genügendem Umfang zur Verfügung stehen?

Für jedes Arbeitspaket in der Tätigkeitsliste müssen durch das Projektteam die benötigten Personal-Ressourcen geschätzt werden. Ebenso muss die durchschnittliche Einsatzdauer bestimmt werden, die zur Ausübung der Tätigkeit benötigt wird. Die Qualität aller Schätzungen hängt zum einen vom **richtigen Durch-**

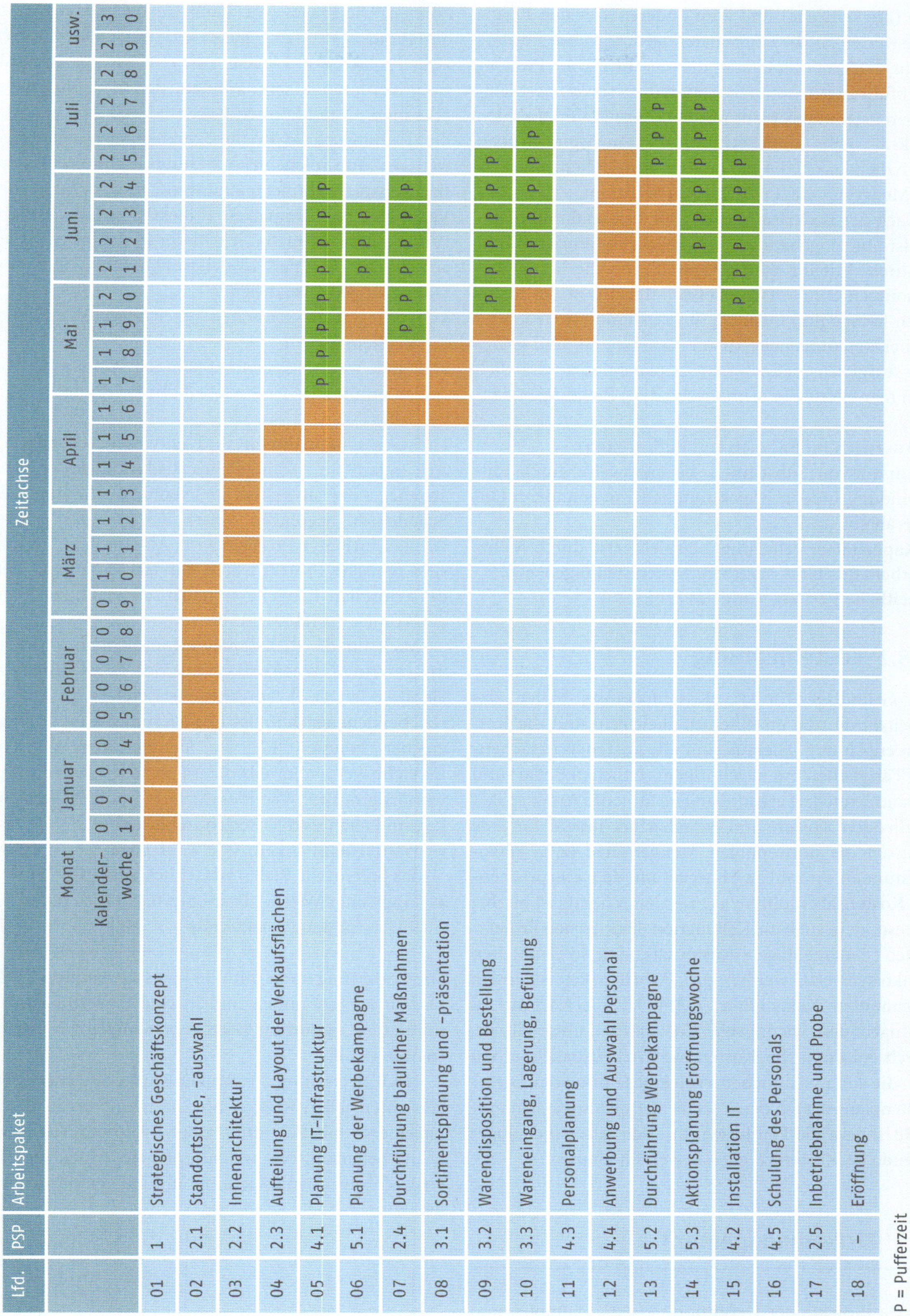

Lfd.	PSP	Arbeitspaket	Zeitachse																													
		Monat	Januar				Februar				März				April				Mai				Juni				Juli				usw.	
		Kalender-woche	01	02	03	04	05	06	07	08	09	10	11	12	13	14	15	16	17	18	19	20	21	22	23	24	25	26	27	28	29	30
01	1	Strategisches Geschäftskonzept																														
02	2.1	Standortsuche, -auswahl																														
03	2.2	Innenarchitektur																														
04	2.3	Aufteilung und Layout der Verkaufsflächen																														
05	4.1	Planung IT-Infrastruktur																	P	P	P	P	P	P	P	P						
06	5.1	Planung der Werbekampagne																					P	P	P							
07	2.4	Durchführung baulicher Maßnahmen																			P	P	P	P	P	P						
08	3.1	Sortimentsplanung und -präsentation																														
09	3.2	Warendisposition und Bestellung																				P	P	P	P	P	P					
10	3.3	Wareneingang, Lagerung, Befüllung																					P	P	P	P	P	P				
11	4.3	Personalplanung																														
12	4.4	Anwerbung und Auswahl Personal																														
13	5.2	Durchführung Werbekampagne																									P	P	P			
14	5.3	Aktionsplanung Eröffnungswoche																						P	P	P	P	P	P			
15	4.2	Installation IT																				P	P	P	P	P	P					
16	4.5	Schulung des Personals																														
17	2.5	Inbetriebnahme und Probe																														
18	–	Eröffnung																														

P = Pufferzeit

Abb. 41.4 Balkendiagramm zum Projekt Neueröffnung einer Filiale der Löwen-Apotheke

41

denken und **Planen des Projektablaufs** (Arbeitspakete und Tätigkeitsliste) und zum anderen von den Erfahrungswerten ab, die den Schätzungen zugrunde liegen.

Für die Materialplanung müssen die für die Projektdurchführung benötigten Materialien sowie die Materialbereitstellung geplant werden. Zum Material zählen alle Roh-, Hilfs- und Betriebsstoffe. Auch hier werden pro Arbeitspaket die benötigten Materialien hinsichtlich Menge, Qualität und Termin bestimmt.

Nach der Bedarfsermittlung für Personal und Material ist eine sogenannte Verfügbarkeitsplanung durchzuführen. Mit ihr wird festgestellt, ob die benötigten Ressourcen zum entsprechenden Termin in der benötigten Menge und Qualität zur Verfügung stehen. Sind hierbei Ressourcenengpässe erkennbar, so sind geeignete Ausgleichsmaßnahmen zu planen. Grundsätzlich kann man hierbei in vier verschiedene Richtungen denken:

- **Ausgleich** im Rahmen von Pufferzeiten,
- Einsatz von **Substituten**, beispielsweise durch Einbindung anderer Projektmitglieder oder anderer Lieferanten,
- **Kapazitätserweiterung**, beispielsweise durch Mehrarbeit, flexible Arbeitszeit, Neueinstellungen, etc.,
- **zeitliche Verlängerung** des Projekts.

41.8.2 Kostenplanung

Die Grundlage für die Kostenplanung bilden das Arbeitspaket, die erstellte Tätigkeitsliste und die Ressourcenplanung. Hieraus sind alle **kostenverursachenden Tätigkeiten** mit zugehörigem zeitlichen Bedarf und Ressourcenbedarf erkennbar. Die für jedes Arbeitspaket anfallenden Kosten sind zu schätzen, indem für jede Tätigkeit die notwendigen **Mengensätze** (z. B. Personenstunden, Anzahl an Material) mit dem entsprechenden **Kostensatz** multipliziert werden. Wichtig ist hierbei insbesondere auch die Kalkulation der internen Projektkosten (Personentage × Kostensatz). Die so ermittelten Plankostenwerte werden pro Arbeitspaket in einem sogenannten **Kostenplan** (o Abb. 41.5) dokumentiert, der nach den wichtigsten Kostenarten unterteilt ist. Durch Addition der Kosten aller Arbeitspakete erhält man die voraussichtlichen **Projektgesamtkosten**. Dieser Kostenplan ist auch die Basis für die spätere Kostenkontrolle, indem die Plankosten mit den tatsächlich angefallenen Ist-Kosten verglichen werden können.

41.9 Risikomanagement

⑨ Da Projekte per Definition neuartig, komplex und zielgebunden sind, bergen sie meist auch eine Fülle von Risiken, die trotz einer vollständigen und sorgfältigen Projektplanung nicht völlig ausgeschlossen werden können. Die Frage: „Was kann Unvorhergesehenes bei der Projektumsetzung passieren?" soll helfen, potenzielle Probleme und Risiken, die mit der Projektrealisierung verbunden sein können, schon frühzeitig zu erkennen. Damit können Gegenmaßnahmen bereits in der Planungsphase in die Überlegungen einbezogen werden. Eine solche **Absicherungsanalyse** schlägt die Brücke von der Projektplanung zur Projektrealisierung. Vor allem bei komplexen Projekten ist die Absicherungsanalyse als letzter Schritt der Projektplanung sehr angebracht. Bei der Absicherungsanalyse sind zwei Überlegungen anzustellen:

- Wo liegen die kritischen Bereiche bei der Planung (**Risikoanalyse**)?
- Durch welche Gegenmaßnahmen können die Risiken minimiert werden (**Risikobehandlung**)?

Die Gegenmaßnahmen sind entweder vorbeugender Art, indem sie ein mögliches Risiko bereits präventiv angehen oder sie helfen als Eventualmaßnahmen den Schaden zu begrenzen, sofern das potenzielle Risiko wirklich zu einem Problem wird. Als eine Art Checkliste sind typische Projektrisiken dargestellt, anhand derer die kritischen Bereiche systematisch identifiziert werden können (◻ Tab. 41.5).

Auch für die Risikoanalyse nimmt man am besten die einzelnen Arbeitspakete aus der Tätigkeitsliste zur Hand (◻ Tab. 41.3), um kritische Bereiche zu analysieren, bei denen sich in der Realisierungsphase Probleme ergeben könnten. Für die identifizierten kritischen Bereiche werden jeweils die potenziellen Risiken stichwortartig notiert. Die identifizierten potenziellen Risiken sind nach zwei Kriterien zu bewerten:

- **Wahrscheinlichkeit**: Wie wahrscheinlich ist es, dass das potenzielle Risiko tatsächlich auftritt?
- **Tragweite**: Welche Tragweite hat dieses potenzielle Risiko für den Projekterfolg?

Die Bewertung kann mithilfe von sogenannten Risikoklassen vorgenommen und in eine Bewertungsmatrix mit unterschiedlichen Risikozonen eingetragen werden (o Abb. 41.6).

Nach Bewertung der Risiken wird entschieden, welche potenziellen Risiken im Rahmen eines Risikomanagements mit **Präventiv**- oder **Eventualmaßnahmen** weiter behandelt bzw. welche potenziellen Risiken ohne weitere Präventivmaßnahmen in Kauf genommen werden können.

Lfd. Nr.	PSP Nr.	Arbeitspaket	Material-kosten	Personal-kosten	Arbeits-mittel	Externe Dienstleistung	Sonstiges	Summe
01	1	Strategisches Geschäftskonzept						
02	2.1	Standortsuche, -auswahl, Mietvertrag						
03	2.2	Innenarchitektur						
04	2.3	Aufteilung und Layout der Verkaufsflächen						
05	4.1	Planung IT-Infrastruktur (inkl. Warenwirtschaftssystem)						
06	5.1	Planung der Werbekampagne						
07	2.4	Durchführung baulicher Maßnahmen						
08	3.1	Sortimentsplanung und -präsentation						
09	3.2	Warendisposition und Bestellung						
10	3.3	Wareneingang, Lagerung, Befüllung						
11	4.3	Personalplanung						
12	4.4	Anwerbung und Auswahl Personal						
13	5.2	Durchführung Werbekampagne						
14	5.3	Aktionsplanung Eröffnungswoche						
15	4.2	Installation und Inbetriebnahme IT						
16	4.5	Schulung des Personals						
17	2.5	Inbetriebnahme und Probelauf Filiale						
18	–	Projektleitung						
		Summe pro Kostenart						Projektkosten

Abb. 41.5 Kostenplan für das Projekt Neueröffnung einer Filiale der Löwen-Apotheke (in Euro)

41

Tab. 41.5 Systematische Risikoanalyse

Risikobereich	Möglicher Risikofaktor	Auswirkung der Risikofaktoren auf			
		Termine	Kosten	Leistung	Sonstiges
Personal	Qualifikationen, Verfügbarkeit, Kapazität, Sonstiges	Zeitverzug da nicht genügend qualifiziertes Personal gefunden	Zu hohe Gehaltsforderung der PTA		
Einsatzmittel	Qualifikationen, Verfügbarkeit, Kapazität, Sonstiges	Keine geeignete Ladenfläche vorhanden	Zu hohe Mietkosten		
Material	Qualifikationen, Verfügbarkeit, Menge, Sonstiges				
Angewandte Technologie	Know-how, Schnittstellen, Trends, Sonstiges	Bedienfehler an der Kasse durch Mitarbeiter			
Lieferanten	Qualität, Zuverlässigkeit, Verträge, Sonstiges				
Kunden	Bedürfnisse, Konsumgewohnheiten, Krankheitsbilder, Sonstiges			Zu wenig Kunden wechseln ihre Stammapotheke	
Umfeld, Umwelt	Naturereignisse, Genehmigungsverfahren, Politik, Öffentlichkeit			Genehmigungsverfahren der Stadt dauert zu lange	
Sonstige		Zeitliche Überforderung der Projektmitglieder parallel zum Tagesgeschäft			

41.10 Steuerung und Überwachung der Projektdurchführung

Jeder Plan ist so nur so gut wie seine Umsetzung. Bei der Projektdurchführung geht es um die praktische Umsetzung der geplanten Arbeitspakete sowie um die Überwachung und Steuerung des gesamten Realisierungsprozesses.

Grundlage der Projektdurchführung und Projektsteuerung sind die erarbeiteten Arbeitspaketbeschreibungen zur **Qualitätssicherung**, die Zeitpläne zur **Terminkontrolle**, die Ressourcenpläne zur Überwachung der **Mengeneinhaltung** und die Kostenpläne zur **Kostenkontrolle**. Bei Soll-Ist-Abweichungen, die es im weiteren Projektverlauf immer wieder gibt, können kurzfristig Korrekturmaßnahmen eingeleitet werden. Bei größeren Planabweichungen muss ggf. auf die bereits

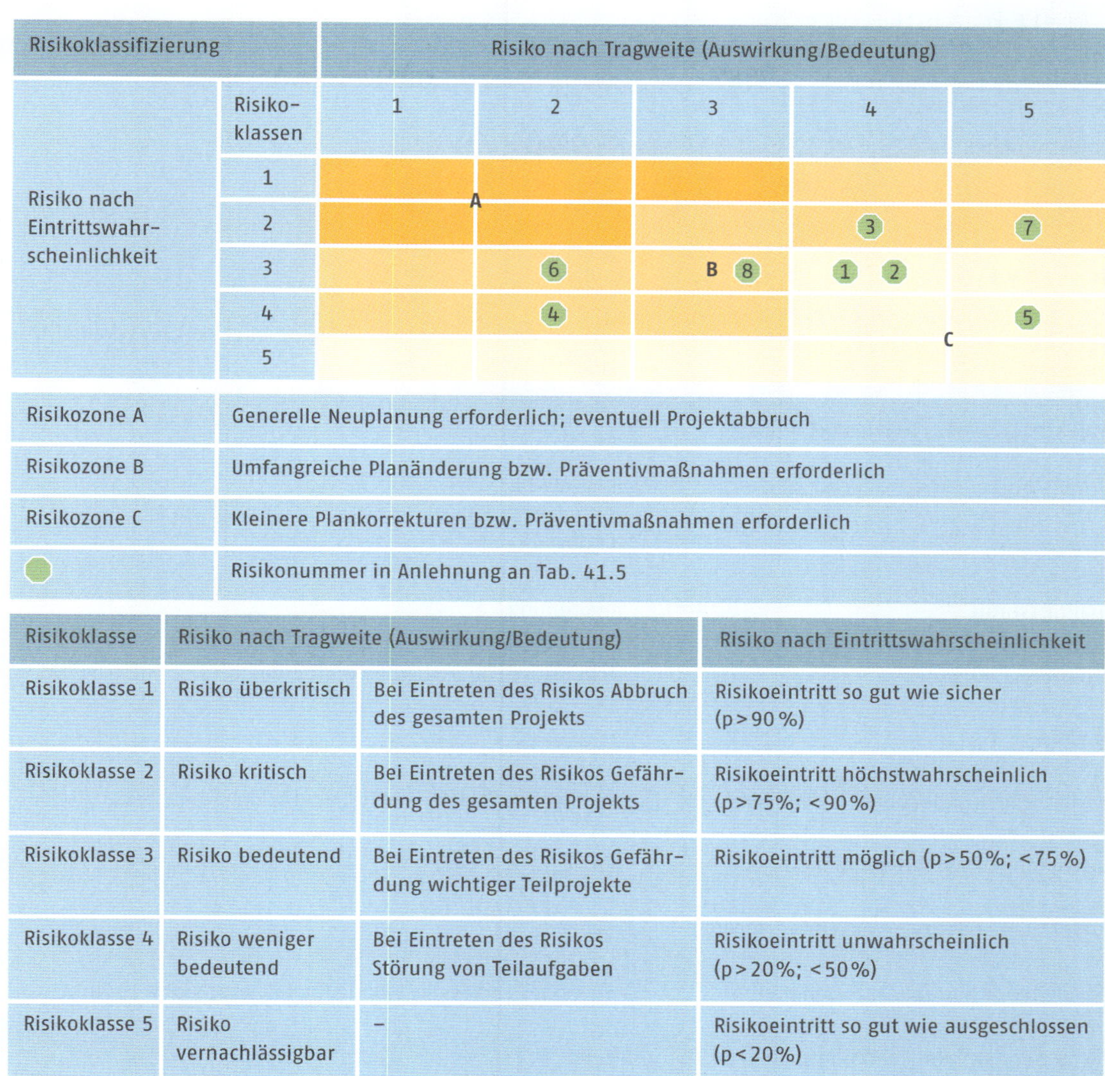

Risikoklassifizierung		Risiko nach Tragweite (Auswirkung/Bedeutung)				
	Risikoklassen	1	2	3	4	5
Risiko nach Eintrittswahrscheinlichkeit	1					
	2		A		3	7
	3		6	B 8	1 2	
	4		4		C	5
	5					

Risikozone A	Generelle Neuplanung erforderlich; eventuell Projektabbruch
Risikozone B	Umfangreiche Planänderung bzw. Präventivmaßnahmen erforderlich
Risikozone C	Kleinere Plankorrekturen bzw. Präventivmaßnahmen erforderlich
●	Risikonummer in Anlehnung an Tab. 41.5

Risikoklasse	Risiko nach Tragweite (Auswirkung/Bedeutung)		Risiko nach Eintrittswahrscheinlichkeit
Risikoklasse 1	Risiko überkritisch	Bei Eintreten des Risikos Abbruch des gesamten Projekts	Risikoeintritt so gut wie sicher (p>90 %)
Risikoklasse 2	Risiko kritisch	Bei Eintreten des Risikos Gefährdung des gesamten Projekts	Risikoeintritt höchstwahrscheinlich (p>75 %; <90 %)
Risikoklasse 3	Risiko bedeutend	Bei Eintreten des Risikos Gefährdung wichtiger Teilprojekte	Risikoeintritt möglich (p>50 %; <75 %)
Risikoklasse 4	Risiko weniger bedeutend	Bei Eintreten des Risikos Störung von Teilaufgaben	Risikoeintritt unwahrscheinlich (p>20 %; <50 %)
Risikoklasse 5	Risiko vernachlässigbar	–	Risikoeintritt so gut wie ausgeschlossen (p<20 %)

Abb. 41.6 Bewertungsmatrix für Projektrisiken

geplanten Gegenmaßnahmen aus dem Risikomanagement zurückgegriffen werden.

⑩ Die Projektdurchführung erfolgt durch die jeweils festgelegten Arbeitspaketverantwortlichen. Diese Personen berichten in regelmäßigen Abständen (z. B. wöchentlich) den Status ihrer Aktivitäten an die Projektleitung. Hierfür empfiehlt es sich, sogenannte **Projektstatusberichte** anfertigen zu lassen (Tab. 41.6). Die einzelnen Projektstatusberichte können von der Projektleitung zusammengefasst und als **konsolidierter Statusbericht** dem Auftraggebenden zur Verfügung gestellt werden. Alternativ empfiehlt sich auch die regelmäßige Durchführung eines **Projektstatus-Meetings** dessen Ergebnisse ebenfalls in einem Statusbericht dokumentiert werden.

In der Phase der Projektrealisierung muss die Projektleitung unterschiedlichste Rollen einnehmen: Anschieber, Terminjäger, Motivator, Katalysator, Integrierer, Moderator etc. An zahlreichen Punkten muss bei der Projektumsetzung geschoben und argumentiert werden. Es muss daher das ständige Wechselspiel zwischen konsequentem Schieben und Motivieren der Beteiligten durch die Projektleitung beherrscht und angewendet werden.

■ **Tab. 41.6** Projektstatusbericht

Statusbericht zum Projekt	**Neueröffnung einer Filiale der Löwen-Apotheke**
Projektnummer	04–2021
Datum, Berichtszeitraum	Kalenderwoche 17
Projektstatus	Vorwiegend im Plan
Ergebnisse, Zwischenergebnisse im Berichtszeitraum	Arbeitspaket 4.1 abgeschlossen, Arbeitspaket 2.4 voraussichtlich eine Woche verzögert
Projektbeurteilung, Zielabweichungen	
Terminstatus	In Ordnung
Kostenstatus	5000 Euro unter Plan
Qualitätsstatus	In Ordnung
Kapazitätsstatus	Teils kritisch (Krankheit Projektmitglied)
Sonstiges	–
Wesentliche Gründe für Abweichungen	Verzögerung bei der Elektroinstallation (Arbeitspaket 2.4)
Auswirkungen von Abweichungen	Keine
Aufgetretene oder zu erwartende Probleme	Keine
Einzuleitende Korrekturmaßnahmen	Elektriker sagt Fertigstellung für Kalenderwoche 19 zu
Nächste Projektschritte/Aktionsplan	Keine

41.11 Projektdokumentation, -evaluation und -abschluss

Zu einem erfolgreich umgesetzten Projekt gehört schlussendlich eine strukturierte Projektdokumentation und Projektevaluation.

Jedes durchgeführte Projekt generiert eine Menge an spezifischem Wissen und Know-how. Damit dieses Wissenskapital nicht verloren geht und man bei Bedarf zu einem späteren Zeitpunkt auf die Arbeitsergebnisse zurückgreifen kann, lohnt es sich, eine strukturierte **Projektdokumentation** zu erstellen. Bei manchen Projektthemen ist eine strukturierte und nachvollziehbare Projektdokumentation sogar gesetzlich vorgeschrieben bzw. zu empfehlen, wenn z. B. durch ein Projekt das Arzneimittelrecht oder das Apothekenrecht berührt sind. Der Kasten auf der nächsten Seite zeigt ein Beispiel für eine mögliche Dokumentationsstruktur nach der die Dokumente elektronisch archiviert und für den relevanten Personenkreis zugänglich gemacht werden können.

Strukturierungshilfe für die Projektdokumentation

Dokumente zum Projektauftrag

- Projektauftrag,
- Situationsanalyse,
- Projektziele und Pflichtenheft sowie eventuelle Korrekturen,
- Projektorganisation und Ablauforganisation im Projekt,
- Protokolle von Meetings,
- Präsentationsunterlagen zum Projektauftrag,
- Schriftwechsel (intern und extern),
- Verträge.

Planungsunterlagen

- Projektstrukturplan,
- Arbeitspaketbeschreibungen,
- Tätigkeitsliste mit Dauer,
- Termin- und Zeitpläne,
- Ressourcen- und Kostenplanung,
- Informationsmatrix,
- zusätzliche Informationen zu Rahmenbedingungen, Annahmen und Schätzungen,
- Protokolle von Meetings,
- Präsentationsunterlagen zur Projektplanung,
- Schriftwechsel (intern und extern).

Dokumente zu Arbeitsergebnissen

- Kurzdarstellung der untersuchten Lösungsvarianten sowie deren Bewertung und Lösungsempfehlung,
- Wirtschaftlichkeitsrechnungen,
- Risikoanalyse,
- Lösungsrealisierung,
- Anfragen, Bestellungen, Rechnungen und Verträge,
- Protokolle von Meetings,
- Präsentationsunterlagen zu Arbeitsergebnissen,
- Schriftwechsel (intern und extern),
- Statusberichte und Sonderberichte,
- Abschlussbericht und Schlussabrechnung.

Bei der Projektevaluation wird erhoben, ob die mit dem Projekt verbundenen Wirkungen und Ziele erreicht worden sind. Wurde für das Projekt ein detailliertes Zielsystem mit operationalen Zielen erarbeitet, dann bildet dieses die Grundlage für eine abschließende bzw. zu einem späteren Zeitpunkt durchzuführende **Projektevaluation**. Anhand der einzelnen operationalen Ziele lässt sich der Wirkungs- und Zielerreichungsgrad des Projekts messen und bewerten.

Abschließend empfiehlt es sich, im Projektteam ein sogenanntes **Debriefing-Meeting** durchzuführen. Hier bündelt das Projektteam die im Projekt gemachten Erkenntnisse und Erfahrungen zu Fragen, z. B.:

- Was lief im Projekt erfolgreich?
- Was würde man anders machen?
- Was sind die wesentlichen Projekterkenntnisse (lessons learned)?
- Was schätzt man an einzelnen Teammitgliedern?
- Welche persönlichen Empfehlungen gibt man einzelnen Teammitgliedern für zukünftige Projektarbeiten?

Um auch das Feedback des Auftraggebenden zu erhalten, kann dieser zeitweise hinzugezogen werden.

Last but not least kann bei entsprechendem Projekterfolg das Projektende mit einem Social-Event wie z. B. einem gemeinsamen Abendessen beendet werden.

Wichtiges in Kürze

① Zuerst ist immer zu klären, ob ein Projekt zusätzlich zu den Tagesarbeiten initiiert werden soll, denn Projekte erfordern auch zusätzliche Ressourcen.

② Die Formel für eine erfolgreiche Projektarbeit lautet: 1 + 1 = 3.

③ Jedes Projekt hat einen Auftraggeber, eine Projektleitung und ein Projektteam mit klar voneinander abgegrenzten Zielen, Aufgaben und Kompetenzen.

④ Kein Projekt ohne schriftlichen Projektauftrag.

⑤ Jedes Projekt benötigt ein strukturiertes und operationales Zielsystem.

⑥ Die inhaltliche Planung eines Projekts erfolgt mit einem Projektstrukturplan und Arbeitspaketen.

⑦ Für die logische und zeitliche Projektplanung entwickelt man eine detaillierte Tätigkeitsliste.

⑧ Für jedes Projekt sind die erforderlichen Ressourcen und Kosten zu planen die bei der Projektrealisierung entstehen werden.

⑨ Projekte bergen aufgrund ihres Neuigkeitsgehalts mögliche Risiken die es zu identifizieren und möglichst frühzeitig zu beseitigen bzw. zu schmälern gilt.

⑩ Projekterfolg entsteht letztendlich nur durch konsequente Umsetzung und Führung eines Projekts.

Weiterführende Literatur

Drews G., Hillebrand N., Kärner M. et al. Praxishandbuch Projektmanagement. Haufe-Lexware, Freiburg 2016

Litke HD, Kunow I., Schulz-Wimmer H. Projektmanagement. 4. Aufl., Haufe-Lexware, Freiburg 2018

Matthiesen V. Projektmanagement. Das Grundlagenbuch zu agiles Projektmanagement. 2. Aufl., Scrum & Kanban, 2019

Nöllke M. Kreativitätstechniken. 8. Aufl., Haufe-Lexware, Freiburg 2020

Olfert K. Kompakt-Training Projektmanagement. 11. Aufl., Kiehl (NWB Verlag), Herne 2019

Schwarze J. Projektmanagement mit Netzplantechnik. 11. Aufl., NBW Verlag, Herne 2014

Tipps für PhiPs

Die Kenntnisse zum Projektmanagement gehören nicht zu den Ausbildungsinhalten des dritten Prüfungsabschnitts. Nichtsdestoweniger helfen Ihnen diese Kenntnisse bei der Planung und Durchführung von Projekten, mit denen Sie in Ihrem weiteren Berufsleben konfrontiert werden.

Tipps für Weiterzubildende

Ihre Kenntnisse ergänzt das Seminar B.4 „Projektmanagement". Die erlernten Managementkompetenzen helfen Ihnen bei der Durchführung von Infotagen oder Aktionen, die Sie während Ihrer Weiterbildung durchführen. Dokumentieren Sie dies als praktische Tätigkeit Nr. 19.

→ Praktische Tätigkeit Nr. 19 „Bewertung (Kosten-Nutzen-Analyse) einer Apothekenaktion"

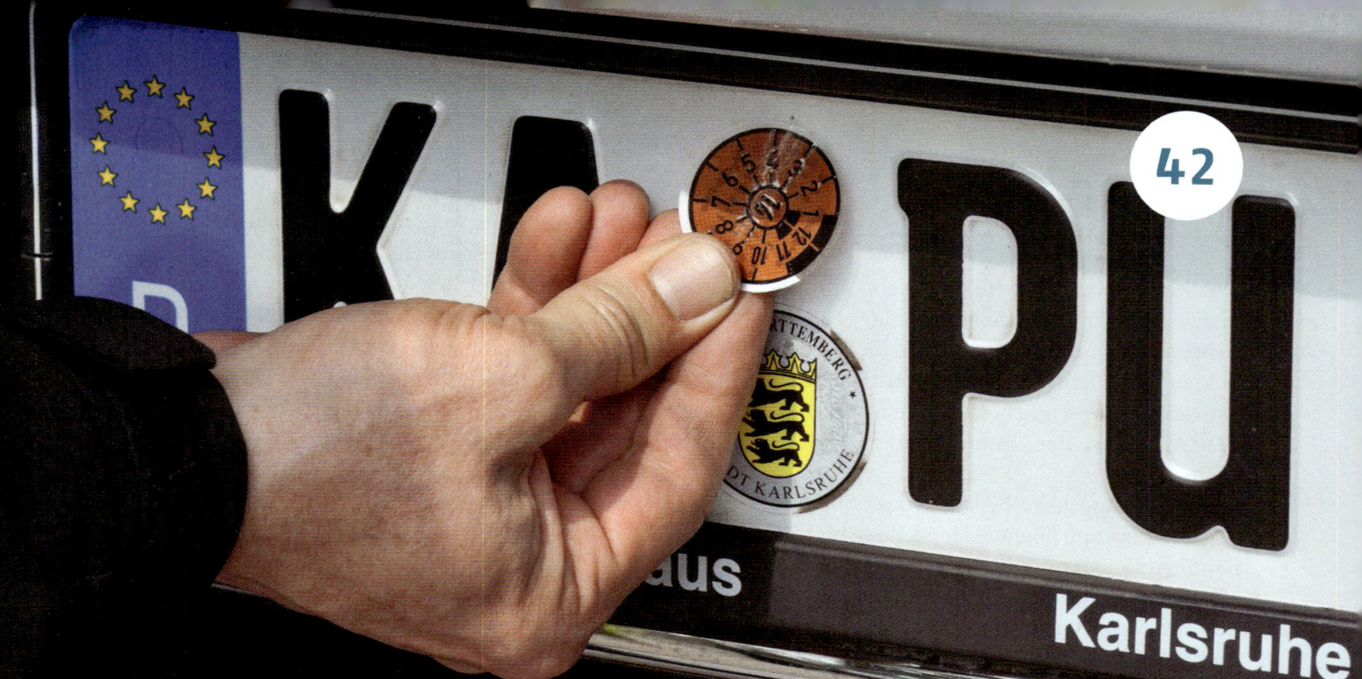

42

Qualitätssicherung

Danny Neidel

Faktoren wie die Qualität von Rezeptur und Defektur, die Informations- und Beratungsleistungen und die Wirtschaftlichkeit des Apothekenbetriebs entscheiden in einem sich stetig wandelnden Umfeld über die Zukunftschancen der Apotheke. Während Maßnahmen zur Qualitätssicherung der Sicherung eines definierten Qualitätsniveaus dienen, zielt Qualitätsmanagement vorausschauend auf eine kontinuierliche Qualitätsverbesserung. In diesem Kapitel werden die Anforderungen des apothekenspezifischen Qualitätsmanagementsystems und die Vorgaben des Apothekenrechts vorgestellt.

42.1 Grundlagen

Qualitätsmanagement (QM) ist ein sinnvolles Instrument der Unternehmensführung. Es dient dazu, Arbeitsabläufe zu optimieren und die Qualität von Produkten und Dienstleistungen zu erhalten und weiterzuentwickeln. Wesentliches Merkmal ist der sogenannte **PDCA-Zyklus**, der immer wieder durchlaufen wird (siehe Kasten).

Für die Apotheke bedeutet das: Alle Tätigkeiten – von der Beratung über die Herstellung bis hin zur Personalführung – werden systematisch und regelmäßig einer internen und ggf. externen Überprüfung unterzogen, um organisatorische Schwachstellen zu identifizieren. So wird ein kontinuierlicher Verbesserungsprozess eingeleitet, dessen Ziel es ist, die wirtschaftliche Situation der Apotheke zu stärken und eine hochwertige Versorgung der Patienten bzw. Kunden sicherzustellen. Es stehen sehr unterschiedliche Systeme für ein Qualitätsmanagement zur Verfügung. Viele basieren auf Konzepten, die für die Industrie entworfen wurden. Deshalb haben die Apothekerkammern zusätzlich ein Verfahren entwickelt, das die allgemeinen Anforderungen berücksichtigt und darüber hinaus speziell auf die Apotheke zugeschnitten ist.

42.1.1 Worin besteht der Nutzen von QM?

Ein Qualitätsmanagement sorgt für den effizienten Einsatz personeller und finanzieller Ressourcen: Verantwortlichkeiten werden klar geregelt, Arbeitsabläufe optimiert und Vorgänge nachvollziehbar dokumentiert. Das führt zu mehr Transparenz und zu Arbeitsentlastung. Die Folgen sind ein angenehmes Arbeitsklima, eine hohe Patientenzufriedenheit und eine optimale Arzneimittelversorgung. Apotheken, die bereits ein QM eingeführt haben, berichten von Zeit- und Kosteneinsparungen beispielsweise durch die Reduzierung von Überstunden, die geänderte Lagerhaltung, die Einsparung doppelter Arbeitsgänge, preiswerteren Einkauf und vieles mehr.

42.1.2 Welches QM-System ist das richtige?

Unter den bekannten Qualitätsmanagementverfahren lassen sich **branchenspezifische** von **branchenübergreifenden** unterscheiden. Naturgemäß sind branchenübergreifende Konzepte allgemeingültiger und abstrakter formuliert (z. B. DIN-EN-ISO 9000). Branchenspezifische Konzepte zeichnen sich durch einen hohen Alltagsbezug und eine konkrete, fachspezifische Sprache aus. Die Entscheidung, welches System für die eigene Apotheke passt, kann nur vor Ort in der Apotheke getroffen werden. Einen Goldstandard für das QM im Apothekenwesen gibt es nicht. Allerdings existiert auch kein Grund auf diesen zu warten. Je nach Ausrichtung und Philosophie kann das eine oder das andere Modell hilfreich sein. Dies hat auch der Gesetzgeber registriert und bisher wohlweislich entschieden, nicht ein für alle Leistungserbringer staatlich einheitliches System vorzuschreiben.

PDCA-Zyklus

① Der PDCA-Zyklus wird auch als Deming-Kreis nach dem amerikanischen Mathematiker William Edwards Deming benannt. Das universelle Modell zur Qualitätsverbesserung ist die Grundlage aller Qualitätsmanagementsysteme. Beim PDCA-Zyklus handelt es sich um einen Problemlösungsprozess, der sich in vier Phasen unterteilt:

- **P – Plan:** In der Planungsphase werden Maßnahmen zur Qualitätsverbesserung entwickelt.
- **D – Do:** Die geplanten Maßnahmen werden getestet bzw. umgesetzt.
- **C – Check:** Die Maßnahmen werden hinsichtlich ihrer Wirksamkeit kontrolliert und bewertet (z. B. Audit, Ringversuche).
- **A – Act:** Auf Grundlage des Ergebnisses der Überprüfung werden eventuelle Korrekturmaßnahmen eingeleitet.

Die Korrekturmaßnahmen der letzten Phase bilden wiederum den Ausgangspunkt für ein erneutes Durchlaufen des Zyklus.

42.2 QM-Modelle im Gesundheitswesen

② Im Kontext mit der internationalen Entwicklung ist auch in Deutschland die Qualität von Leistungen im Gesundheitswesen ein kontinuierlicher Diskussionspunkt. Einen Schwerpunkt bildet dabei die Darlegung eines Qualitätsmanagementsystems (QMS) und entsprechender Ergebnisse seitens der Leistungserbringer. So forderte die 72. Konferenz der Gesundheitsminister der Länder bereits im Juni 1999 die Einführung einer einheitlichen Qualitätsstrategie im deutschen Gesundheitswesen. In der Folge unternahmen nicht nur die Kammern zahlreiche Anstrengungen, auch der Gesetzgeber verankerte die Qualitätssicherung in mehreren Vorschriften.

Nach dem **Sozialgesetzbuch V** sind auch die Apotheker als Leistungserbringer im Gesundheitswesen zur Sicherung und Weiterentwicklung der Qualität der erbrachten Leistungen entsprechend dem Stand der wissenschaftlichen Erkenntnisse verpflichtet. Ähnliche Verpflichtungen finden sich in den **Berufsordnungen** der Apothekerkammern. Seit 2012 ist in der **Apothekenbetriebsordnung** (ApBetrO) für jede Apotheke ein Qualitätsmanagementsystem verpflichtend vorgeschrieben. Bereits zur Erteilung einer neuen Betriebserlaubnis bzw. bei der Aufnahme des Apothekenbetriebs muss ein QMS vorhanden sein. Im QMS müssen zunächst die pharmazeutischen Betriebsabläufe festgelegt sein, die in der Apotheke erfolgen müssen (z. B. Information und Beratung über Arzneimittel) und die antragsgemäß erfolgen sollen (z. B. Versandhandel). Liegt in einer Apotheke kein QMS vor, muss die Apothekenaufsicht handeln. Gemäß § 36 Nr. 2b ApBetrO handelt ordnungswidrig, wer als Apothekenleiter entgegen § 2a Abs. 1 kein QMS betreibt. Der Gesetzgeber schreibt kein bestimmtes System vor. Allerdings beschränkt er das QMS im Wesentlichen auf die pharmazeutischen Tätigkeiten und somit auf die apothekenspezifischen Abläufe.

 Merke

Die Einführung eines QMS in der Apotheke ist verpflichtend. Bereits bei der Aufnahme des Apothekenbetriebs muss ein QMS vorhanden sein.

Gemäß den Vorgaben der ApBetrO ist eine Zertifizierung des QMS nicht erforderlich. Der Pharmazierat bzw. Amtsapotheker überprüft das Vorhandensein eines QMS im Rahmen der Revision. Jedoch ist eine Zertifizierung sinnvoll (▸ Kap. 42.3.5).

42.2.1 ABDA-Mustersatzung

In der Zwischenzeit bilden sowohl die QMS-Satzungen der Kammern als auch die Normenreihe DIN-EN-ISO 9000 für eine Vielzahl von Apotheken die Basis für Qualitätssicherung und Qualitätsmanagement. Die rechtliche Grundlage für das Engagement der Apothekerkammern im Bereich der Qualitätssicherung liefern die jeweiligen Heilberufsgesetze der Länder. Vorreiter bei der Entwicklung eines apothekenspezifischen Qualitätsmanagementsystems in Deutschland war die Apothekerkammer Niedersachsen. Auf Grundlage der Ergebnisse eines Pilotprojekts wurde die Mustersatzung für das Qualitätsmanagementsystem der deutschen Apotheken im Dezember 1999 durch die Mitgliederversammlung der ABDA auf Bundesebene verabschiedet. In einem Großteil der Kammern wurden und werden die Vorgaben der Mustersatzung in den jeweiligen Landessatzungen umgesetzt. Hierfür haben die Kammern

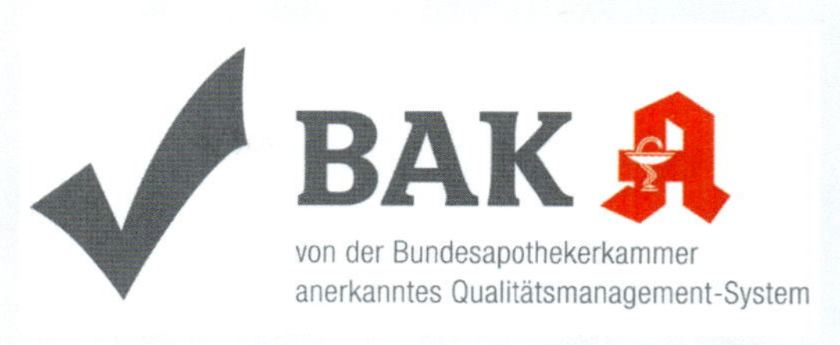

Abb. 42.1 Logo des von der Bundesapothekerkammer (BAK) anerkannten Qualitätsmanagementsystems

entsprechende Zertifizierungskommissionen eingerichtet und qualifizierte Auditoren berufen.

Gegenstand der Satzungen der Apothekerkammern sind überwiegend Maßnahmen zur Sicherung von Struktur- und Prozessqualität. Inhaltlich gehen die Kammerzertifikate über die formalen Forderungen der in Bezug auf das Apothekenwesen unspezifischen Normen hinaus.

 Merke

Die ABDA-Mustersatzung ist die Grundlage für die QMS-Satzungen der Apothekerkammern in den Bundesländern.

42.2.2 Qualitätssiegel der Bundesapothekerkammer

Neben zahlreichen Gemeinsamkeiten in den Ländern kristallisierten sich in den vergangenen Jahren verstärkt länderspezifische Besonderheiten innerhalb der Anforderungen an das QMS in einer Apotheke sowie der Zertifizierung heraus. Ein kontinuierlicher Diskussionspunkt war dabei der Umgang mit der DIN EN ISO 9001. Um die Bedeutung des apothekenspezifischen Qualitätsmanagementsystems im Rahmen der beruflichen Selbstverwaltung zu festigen, war es daher notwendig geworden, weitere bundeseinheitliche Standards zu schaffen. Die Bundesapothekerkammer beschloss 2008 in Ergänzung zur Mustersatzung einheitliche Anforderungen an die Zertifizierungsstelle, das Zertifizierungsverfahren und die Auditoren. Nach außen wird das Konzept durch das Qualitätssiegel der Bundesapothekerkammer dargestellt (Abb. 42.1).

Dieses Gütesiegel wird von der Bundesapothekerkammer an die Apothekerkammern vergeben, wenn nachgewiesen wurde, dass die vorgegebenen Kriterien von der Zertifizierungsstelle umgesetzt werden.

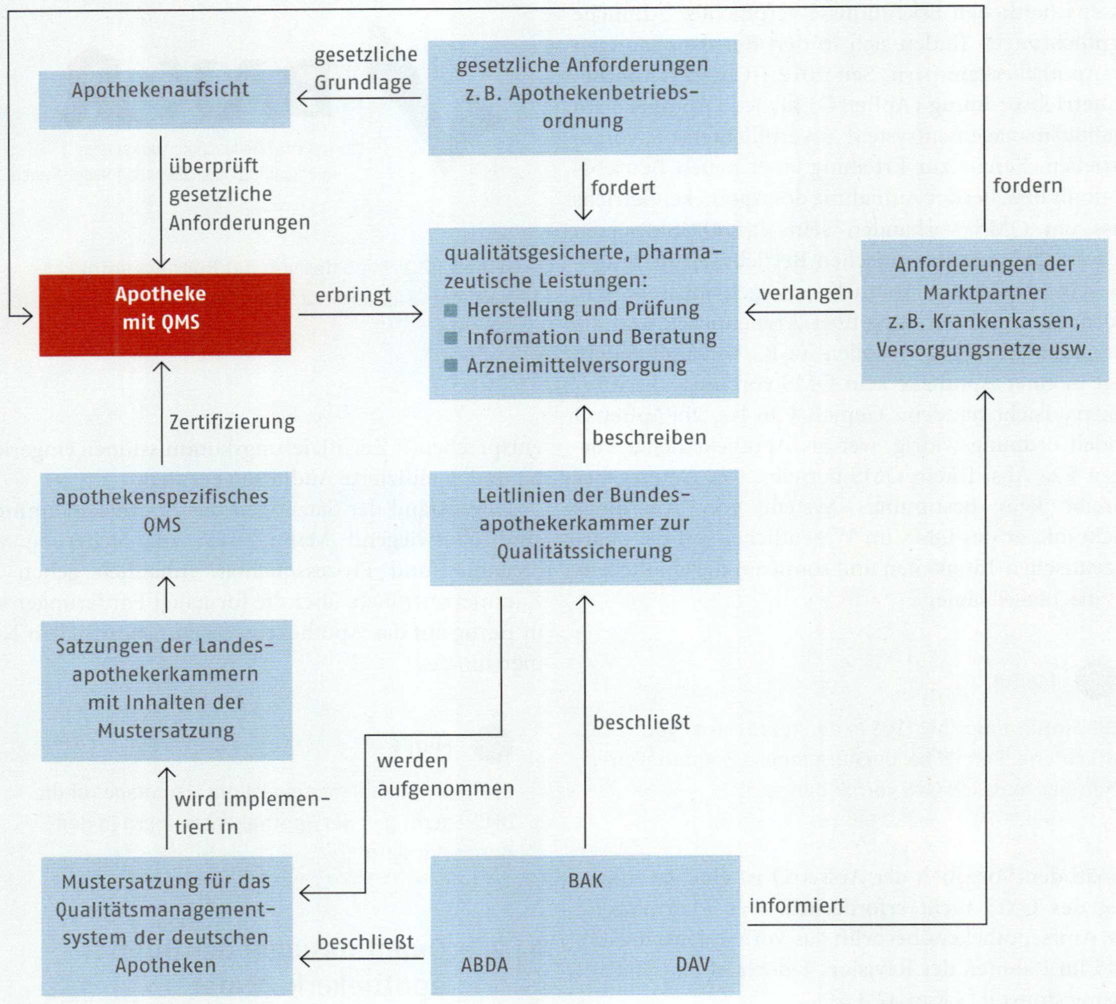

Apothekenaufsicht

gesetzliche Grundlage

gesetzliche Anforderungen z. B. Apothekenbetriebsordnung

überprüft gesetzliche Anforderungen

fordert

fordern

Apotheke mit QMS

erbringt

qualitätsgesicherte, pharmazeutische Leistungen:
- Herstellung und Prüfung
- Information und Beratung
- Arzneimittelversorgung

verlangen

Anforderungen der Marktpartner z. B. Krankenkassen, Versorgungsnetze usw.

Zertifizierung

beschreiben

apothekenspezifisches QMS

Leitlinien der Bundesapothekerkammer zur Qualitätssicherung

Satzungen der Landesapothekerkammern mit Inhalten der Mustersatzung

beschließt

werden aufgenommen

wird implementiert in

Mustersatzung für das Qualitätsmanagementsystem der deutschen Apotheken

beschließt

BAK

ABDA

DAV

informiert

Abb. 42.2 Das apothekenspezifische Qualitätsmanagementsystem im Zusammenspiel von ABDA, BAK, DAV und LAK

Merke

Die Bundesapothekerkammer hat in Ergänzung zur Mustersatzung für das Qualitätsmanagement der deutschen Apotheken die Anforderungen an die Zertifizierungsstelle, das Zertifizierungsverfahren und die Auditoren beschlossen. Durch das bundeseinheitliche Qualitätssiegel soll das apothekenspezifische Qualitätsmanagementsystem größere Anerkennung im Gesundheitswesen finden.

42.2.3 ISO-Norm und Exzellenz-Modelle

Während die Kammersatzungen ein Gerüst von auf die Apotheke zugeschnittenen Anforderungen für die Dokumentation und Umsetzung des QM-Systems definieren, liefert die DIN-EN-ISO 9000 Normenreihe ein branchenneutrales Raster, welches bei der Erarbeitung und Pflege des QM-Systems zu berücksichtigen ist.

Eine Zertifizierung, d. h. die Prüfung, ob die Anforderungen der Norm durch das QMS erfüllt werden, kann auch für Apotheken sinnvoll sein. Die Norm legt Minimalforderungen fest, ohne konkrete Lösungen vorzuschreiben (Gut-genug-Modell). Hierbei besteht jedoch eine gewisse Gefahr darin, den Aspekt der Qualitätsdarlegung nach außen überzubetonen und nur auf das Zertifikat zu zielen. Dies führt dazu, dass sich die Einrichtung einseitig an ein einmal festgelegtes System anpasst und der Aspekt der kontinuierlichen Verbesserung verloren geht.

 Merke

Steht allein die Zertifizierung im Fokus der Bemühungen, kann nicht von einer kontinuierlichen Weiterentwicklung der Organisation ausgegangen werden. Durch ein derartiges bürokratisches Abarbeiten von Normforderungen entstehen allenfalls Papierberge, die das Apothekenpersonal bei der Aufgabenerfüllung nicht unterstützen und zu keinem Qualitätsmanagement-Verständnis beitragen.

Aus diesem Grund finden Exzellenz-Modelle auch im Gesundheitswesen zunehmende Verbreitung. Ziel dieser Modelle ist es, die kontinuierliche Qualitätsverbesserung in den Organisationen zu fördern. Grundlage ist dabei die kontinuierliche Selbstbewertung unter Verwendung eines strukturierten Bewertungsmanuals und die damit verbundene Suche nach Verbesserungspotenzialen (Immer-besser-Modell). Die Selbstbewertung kann unter bestimmten Voraussetzungen durch eine Fremdbewertung ergänzt werden. Das Ergebnis der Einschätzung von speziell geschulten Gutachtern spiegelt sich in Punktwerten je Kriterium sowie einem Abschlussbericht mit Verbesserungspotenzialen wider.

Das in der Zwischenzeit u. a. im Bereich der Krankenhäuser etablierte KTQ-Verfahren (www.ktq.de) kombiniert die Elemente der Exzellenz-Modelle (Selbst- und Fremdbewertung) mit den Ansätzen eines Zertifizierungsverfahrens (Vergabe eines Zertifikats). Im Rahmen der KTQ-Zertifizierung wird der Prozess- und soweit möglich der Ergebnisqualität, angesichts einer Patienten- und Mitarbeiterorientierung eine höhere Bedeutung als der Strukturqualität eingeräumt. Ausgehend vom Ansatz eines internen Qualitätsmanagements wird der Zertifizierung nach den Regeln der KTQ-GmbH eine strukturierte Selbstbewertung durch die Mitarbeiter des Krankenhauses vorangestellt, die dem Krankenhaus bezogen auf die im KTQ-Katalog genannten Kategorien eigene Stärken und Verbesserungspotenziale aufzeigt. Die für eine Zertifizierung erforderliche Fremdbewertung wird von beruflich gleichgestellten Visitoren durchgeführt. Diese müssen neben ärztlicher bzw. pflegerischer oder ökonomischer Qualifikation über umfassende Kenntnisse im Qualitätsmanagement verfügen. Die geforderte Transparenz hinsichtlich der Leistung, der Leistungsfähigkeit und des Qualitätsmanagements eines Krankenhauses sowie der Qualität der Krankenhausbehandlung versteht sich im Sinne einer validen rechtskonformen Außendarstellung nach erfolgreicher Zertifizierung in Form des KTQ-Qualitätsberichts.

Tab. 42.1 Beispiele für Qualitätsmanagement (QM) im Gesundheitswesen

Dienstleister	QM-Modell
Apotheke	Kammermodell (www.abda.de → Qualitätssicherung)
Arztpraxis	QEP – Qualität und Entwicklung in Praxen (www.kbv.de → Service → QEP)
Krankenhaus	KTQ – Kooperation für Transparenz und Qualität im Gesundheitswesen GmbH (www.ktq.de → Zertifizierungsverfahren → Krankenhaus)

42.3 Einführung eines QM-Systems

42.3.1 Dokumentation

③ Nach § 2a Abs. 1 ApBetrO muss der Apothekenleiter ein QMS entsprechend Art und Umfang seiner Tätigkeiten betreiben und dazu die entsprechenden betrieblichen Abläufe festlegen und dokumentieren. Der Verordnungsgeber konzentriert sich allein auf die pharmazeutischen Tätigkeiten. Er gewichtet diese auch, indem er bestimmte pharmazeutische Tätigkeiten nennt, die in jedem Fall zu erfassen sind:

ApBetrO § 2a Qualitätsmanagementsystem

(1) Der Apothekenleiter muss ein Qualitätsmanagementsystem entsprechend Art und Umfang der pharmazeutischen Tätigkeiten betreiben. Mit dem Qualitätsmanagementsystem müssen die betrieblichen Abläufe festgelegt und dokumentiert werden. Das Qualitätsmanagementsystem muss insbesondere gewährleisten, dass die Arzneimittel nach Stand von Wissenschaft und Technik hergestellt, geprüft und gelagert werden und dass Verwechslungen vermieden werden sowie eine ausreichende Beratungsleistung erfolgt.
(2) Der Apothekenleiter hat im Rahmen des Qualitätsmanagementsystems dafür zu sorgen, dass regelmäßig Selbstinspektionen durch pharmazeutisches Personal zur Überprüfung der betrieblichen Abläufe und erforderlichenfalls Korrekturen vorge-

nommen werden. Darüber hinaus sollte die Apotheke an regelmäßigen Maßnahmen zu externen Qualitätsüberprüfungen teilnehmen.
(3) Der Apothekenleiter ist dafür verantwortlich, dass die Überprüfungen und die Selbstinspektionen nach Absatz 2 sowie die daraufhin erforderlichenfalls ergriffenen Maßnahmen dokumentiert werden.

Der Gesetzgeber hat in der Begründung zur ApBetrO ausgeführt: „Wesentliche Grundlage des QMS ist die schriftliche Festlegung der qualitätsbestimmenden Vorgänge und der Nachweis ihrer Einhaltung. Die Tätigkeiten einschließlich der für diese Tätigkeiten erforderlichen Räume, Ausrüstungen und Personalschulungen sind in das QMS einzubeziehen. Ziel des QMS ist es, die Fehlerquote zu minimieren." Einfach formuliert, muss die Dokumentation der betrieblichen Abläufe deutlich machen, wer was, wann, wie, wo und warum zu machen hat. Für alle von der ApBetrO geforderten Tätigkeiten gibt es Beispiele und Orientierungshilfen (z. B. Leitlinien der Bundesapothekerkammer, Rahmendokumentation der Apothekerkammern).

Pharmazeutische Tätigkeiten nach ApBetrO

Betrachtet man die Definition der pharmazeutischen Tätigkeiten nach §1a Abs. 3, so müssen mindestens die folgenden betrieblichen Abläufe im Rahmen des QMS festgelegt und dokumentiert werden:

- Herstellung,
- Prüfung und Lagerung,
- Information, Beratung und Abgabe,
- Medikationsmanagement.

Insbesondere die Lagerung als auch die Abgabe sind so zu regeln, dass Verwechslungen vermieden werden. Aus der o. g. Definition der pharmazeutischen Tätigkeiten sowie den weiteren Anforderungen der ApBetrO ergeben sich weitere Bereiche, in denen die betrieblichen Abläufe in den jeweiligen Apotheken festzulegen und zu dokumentieren sind:

- Prüfung der Arzneimittelvorräte und Umgang mit Arzneimittelrisiken (Krankenhaus- bzw. Heimversorgung),
- Herstellung von Arzneimitteln zur parenteralen Anwendung,
- patientenindividuelles Stellen bzw. Verblistern von Arzneimitteln.

Für Apotheken, die eine Erlaubnis zum Versand von apothekenpflichtigen Arzneimitteln gemäß §43 Abs. 1 Satz 1 des Arzneimittelgesetzes beantragen bzw. besitzen, ist eine Dokumentation der Prozesse zur Erzielung der in §11a Apothekengesetz genannten Vorgaben ebenfalls unerlässlich.

Nach § 2a ApBetrO müssen mit dem QMS die betrieblichen Abläufe schriftlich festgelegt werden. Nur so kann auch gewährleistet werden, dass sie nicht in Vergessenheit geraten, jederzeit auf sie zurückgegriffen werden kann und sie regelmäßig auf Aktualität nach dem Stand von Wissenschaft und Technik, aber auch auf Stimmigkeit mit den betrieblichen Erfordernissen überprüft werden können. Es geht somit nicht um die Dokumentation nur der Dokumentation willen, sondern darum, die festgelegten Prozesse regelgemäß umzusetzen und sie auch gegenüber der Aufsicht belegbar zu machen. Eine besondere Form hat der Verordnungsgeber nicht vorgeschrieben, aber aus dem Gedanken des Qualitätsmanagementsystems ergibt sich, dass auch die schriftliche Festlegung der Prozesse mit System erfolgen sollte. Es empfiehlt sich daher, ein **QM-Handbuch** anzulegen, in dem die Prozesse systematisch beschrieben sind.

Hilfreich ist zunächst die **Prüfung** der von verschiedenen **Organisationen bereitgestellten Hilfsmittel**, inwieweit diese für die eigene Apotheke passend und anwendbar sind. Sowohl die Bundesapothekerkammer als auch die Apothekerkammern haben mit den Leitlinien und der Beispieldokumentation Hilfswerkzeuge erarbeitet. Es liegt nahe, die in der ApBetrO verankerten neuen Dokumentationspflichten (z. B. Pflichtenübertragung im Rahmen der Information und Beratung, Plausibiltätsbewertung der Herstellung, Hygiene) für die Tätigkeiten zu beschreiben, die der Dokumentation zugrunde liegen. Dies ist sicher anfänglich mit Aufwand und Mühe verbunden, aber es lohnt sich in jedem Fall. Die in dem QMS zu beschreibenden Tätigkeiten und die ggf. zu führende Dokumentation ergänzen sich dann sinnvoll.

Anlagen der ABDA-Mustersatzung

Eine Orientierungshilfe für die Dokumentation innerhalb des QMS liefern die Anlagen der ABDA-Mustersatzung. In Anlage 1 sind Themen und Tätigkeiten aufgeführt, die jede Apotheke geregelt und im Fall pharmazeutischer Tätigkeiten im QMS nach § 2a ApBetrO auch in Form eines Prozesses oder einer Verfahrensanweisung beschrieben haben muss. Anlage 2 beschreibt darüber hinaus die zusätzlichen Anforderungen für die Zertifizierung des QMS durch die jeweilige Apothekerkammer. Dazu gehört neben der Regelung weiterer Tätigkeiten die Integration der Kernelemente der DIN EN ISO 9001.

Leitlinien der Bundesapothekerkammer

Der Verordnungsgeber hat ausdrücklich darauf verwiesen, dass die Herstellung, Prüfung und Lagerung der Arzneimittel nach dem Stand von Wissenschaft und Technik erfolgen muss. Die Leitlinien der Bundesapothekerkammer beschreiben dies prozessorientiert, sie sind daher für den Aufbau und die Weiterentwicklung des Apotheken-QMS eine wichtige Grundlage. Hilfreich sind auch die zugehörigen Kommentare, die einzelne Schritte der Prozesse erläutern. Darüber hinaus werden noch eine Reihe Arbeitshilfen angeboten, wie Checklisten oder Formblätter, beispielsweise zur Dokumentation der stichprobenhaften Prüfung der Fertigarzneimittel und apothekenpflichtigen Medizinprodukte.

 Merke

Die Leitlinien der Bundesapothekerkammer zur Qualitätssicherung sind als Empfehlungen zu verstehen. Sie werden regelmäßig aktualisiert, um neue Entwicklungen zu berücksichtigen und die Qualität der pharmazeutischen Leistungen ständig zu verbessern. Sie entbinden nicht von der heilberuflichen Verantwortung des Einzelnen, d. h. sie haben weder haftungsbegründende noch haftungsbefreiende Wirkung. Alle Leitlinien können unter www.abda.de heruntergeladen werden.

42.3.2 QMS als Teamaufgabe

Im § 2a betont die ApBetrO die Aufgaben bzw. Verantwortung des Apothekenleiters. Daher kann er – unabhängig davon, wer die Dokumentation erstellt – die Verantwortung für das QMS nicht delegieren. Insbesondere die nach § 2a Abs. 2 ApBetrO notwendigen Überprüfungen (Selbstinspektion) der betrieblichen Abläufe sowie deren eventuell erforderlichen Korrekturen kann ausschließlich durch das pharmazeutische Personal der Apotheke vorgenommen werden.

Daher ist die Erarbeitung des QMS Aufgabe des gesamten Teams. Zwar empfiehlt es sich, einen Verantwortlichen zu benennen, der den gesamten Prozess koordiniert. Die von den Mitarbeitern erarbeiteten Prozesse sollten jedoch im Team diskutiert werden, bevor sie abschließend festgelegt werden. Dies sorgt für die notwendige Akzeptanz, baut die gemeinsame Wissens- und Informationsbasis auf und erhält diese.

42.3.3 Externe Qualitätsüberprüfung

Die Arbeitsschritte in der Apotheke werden schriftlich niedergelegt. Diese individuellen Vorschriften sind Teil des QM-Systems einer Apotheke. Verfahrensanweisungen vermitteln selbstverständlich große Handlungssicherheit. Allerdings können die Arbeitsabläufe noch so detailliert beschrieben und standardisiert sein, sie beinhalten immer wieder Schritte, bei denen die Qualität in hohem Maße von der Qualifikation und der Gewissenhaftigkeit der Ausführenden abhängt. Beispiele sind das Einwiegen der richtigen Substanz in der richtigen Menge, hygienisch einwandfreies Arbeiten in der Rezeptur oder die angemessene Beratung bei der Abgabe von Arzneimitteln. Daher bietet u. a. das Zentrallaboratorium Deutscher Apotheker in Zusammenarbeit mit den Apothekerkammern den Apotheken die Möglichkeit, die tatsächliche Qualität bestimmter, individueller Leistungen objektiv überprüfen zu lassen. Das Angebot des ZL umfasst u. a. **physiologisch-chemische Blutuntersuchungen**, die **Rezeptur**, das Hygienemonitoring und die mikrobiologische Kontrolle von pharmazeutischem Wasser.

Auch die Untersuchungen der **Beratungsqualität** sind ein wesentliches Element der Qualitätssicherung. Sie liefern wichtige Hinweise, wie die Apotheke von ihren Patienten bzw. Kunden gesehen und wahrgenommen wird. Neben dem Pseudo-Customer-Konzept der ABDA bzw. AVOXA-Mediengruppe Deutscher Apotheker GmbH, bei denen ein Experte (Apotheker) die Apotheke besucht, werden durch Apothekerkammern auch freiwillige Testkäufe mit Laien angeboten. Es ist sicher nicht selbstverständlich, sich freiwillig Testkäufen zu stellen, denn dabei werden die (Beratungs-)Karten offen auf den Tisch gelegt. Aber richtig analysiert, bergen Testkäufe einen großen qualitätsorientierten Mehrwert.

 Definition

Ein **Pseudo-Customer** ist eine Person, die sich in der Apotheke als Kunde ausgibt. Einem exakt vorgegebenen Leitfaden folgend spielt der Pseudo-Customer seine Rolle. Dabei gibt er vor, unter einem Symptom zu leiden, ein spezielles Arzneimittel zu benötigen oder ein Rezept einlösen zu wollen. Während des Gesprächs beobachtet und bewertet er die Beratung des pharmazeutischen Personals anhand vorgegebener Kriterien. Grundlage dafür sind v. a. die Leitlinien der Bundesapothekerkammer zur Qualitätssicherung „Information und Beratung des Patienten bei der Abgabe von Arzneimitteln".
Nach dem Beratungsgespräch verlässt der Pseudo-Customer die Apotheke und dokumentiert anschließend das Gespräch mittels eines standardisierten Fragebogens, der fachliche und kommunikative Bewertungsaspekte beinhaltet. Unmittelbar im Anschluss findet in der Apotheke ein Gespräch mit dem Beratenden allein und dann zusammen mit dem Apothekenleiter bzw. dem verantwortlichen Apotheker statt. Die Apotheke erhält auf diese Weise ein unmittelbares, konstruktives Feedback, das gleichzeitig ein individuelles Coaching für den Beratenden bzw. die Apotheke beinhaltet. Das Ziel ist, konkrete Maßnahmen zu erarbeiten, mithilfe derer die Beratungsqualität verbessert werden kann. Außerdem erhält die Apotheke ein schriftliches Feedback mit den wichtigsten Stärken und Verbesserungspotenzialen sowie den erarbeiteten Veränderungsmaßnahmen.

Nach § 2a ApBetrO sollte die Apotheke an regelmäßigen Maßnahmen zu externen Qualitätsüberprüfungen teilnehmen. Die Formulierung lässt einen gewissen Interpretationsspielraum zu. Während die beiden Begriffe muss und soll im Juristischen klar definiert sind, fehlt eine derartige Auflösung für den Begriff „sollte“. Unter soll versteht man im juristischen Sinne ein „muss“, von dem dann abgewichen werden kann, wenn eine besondere begründete Ausnahmesituation vorliegt. Nimmt man nun an, dass der Gesetzgeber eigentlich „soll“ gemeint hat, dann liegt es in der Hand der Aufsichtsbehörden zu definieren, wann eine derartige Ausnahmesituation vorliegt, d. h. unter welchen Umständen von einer Teilnahme an Ringversuchen abgesehen werden kann.

So ist beispielsweise zu berücksichtigen, dass es für einige Bereiche, in denen ein QM gefordert wird (z. B. Prüfung, Lagerung), gar keine Möglichkeit der externen Qualitätsüberprüfung gibt. Allerdings lässt die Tatsache, dass die regelmäßige Teilnahme an externen Qualitätsüberprüfungen überhaupt angeführt ist, den Schluss zu, dass der Verordnungsgeber sie nicht allein dem freien Ermessen des Apothekenleiters überlassen wollte. Insofern ist davon auszugehen, dass die Teilnahme an Maßnahmen zu externen Qualitätsprüfungen im Grundsatz für jede Apotheke verpflichtend sein soll. Der Vorschrift kann jedoch nicht zweifelsfrei entnommen werden, dass eine Rechtspflicht besteht, alle pharmazeutischen Leistungen extern überprüfen zu lassen.

Externe Qualitätsprüfungen

Unter inhaltlichen Gesichtspunkten ist die Teilnahme an Maßnahmen zur externen Überprüfung der Qualität, z. B. an Pseudo-Customer-Besuchen, Beratungsuntersuchungen oder Rezepturringversuchen, unbestritten sinnvoll. Der Verordnungsgeber hat zwar nicht konkretisiert, was unter regelmäßiger Teilnahme zu verstehen ist, allerdings dürfte die jährliche Überprüfung bestimmter Tätigkeiten der Intention des Gesetzgebers entsprechen. In diesem Sinne interpretiert auch die Arbeitsgruppe Arzneimittel-, Apotheken-, Transfusions- und Betäubungsmittelwesen (AATB) den Verordnungstext.

42.3.4 Selbstinspektionen

④ Der Stand von Wissenschaft und Technik ist immer nur eine Momentaufnahme, da er sich durch neue Erkenntnisse ständig ändert. Dies bedeutet, dass beschriebene Prozesse in der Apotheke regelmäßig auf ihre Aktualität und Richtigkeit zu überprüfen sind. Daher schreibt § 2a Abs. 2 ApBetrO vor, dass regelmäßig Selbstinspektionen durch pharmazeutisches Personal zur Überprüfung der betrieblichen Abläufe durchgeführt und erforderlichenfalls Korrekturen vorgenommen werden müssen. Die Selbstinspektionen sowie die ggf. ergriffenen Korrekturmaßnahmen sind zu dokumentieren.

Der Verordnungsgeber hat nicht definiert, was er unter regelmäßig versteht. Es ist davon auszugehen, dass eine jährliche Selbstbewertung, Kontrolle bzw. Prüfung der durch die ApBetrO festgelegten Bereiche die Anforderungen erfüllt. Diesen Schluss lassen auch die von der AATB veröffentlichten Umsetzungshilfen zu.

Dies bedeutet nicht zwangsweise, dass die Selbstinspektion in einem Kraftakt zu einem definierten Zeitpunkt erfolgen muss. Da dies mit den üblichen Betriebsabläufen besser vereinbar ist, empfiehlt es sich, die Selbstinspektion thematisch gegliedert auf mehrere Zeitpunkte zu verteilen. So bleibt auch ausreichend Zeit für ggf. erforderliche Korrekturmaßnahmen.

In der **Verantwortung** des **Apothekenleiters** liegt es, dass Überprüfungen sowie die daraufhin erforderlichenfalls zu ergreifenden Maßnahmen durchgeführt und dokumentiert werden. Für unterschiedliche Bereiche (z. B. Hygiene) existieren bereits Arbeitshilfen und **Checklisten** für die jeweilige Bewertung, die auf den jeweiligen Internetseiten zum Herunterladen zur Verfügung stehen.

Verweis auf Online
Leitlinien zur Qualitätssicherung

Zusätzlich haben einzelne Kammern hilfreiche Werkzeuge für die Selbstbewertung des gesamten QMS entwickelt (Auditchecklisten, Kriterienkatalog). Anhand der Fragen kann der Stand der Qualitätsbemühungen – unabhängig vom Vorhandensein einer Zertifizierung – überprüft werden.

42.3.5 Expertenaudit und Zertifizierung

⑤ Ein denkbarer Ansatz zur Verbesserung der Genauigkeit und Zuverlässigkeit der eigenen Bewertung im Rahmen von internen Audits oder einer Selbstbewertung ist das Expertenaudit. Daher kann eine Zertifizierung des QMS – auch wenn sie durch die ApBetrO nicht gefordert wird – für die Apotheke sehr hilfreich sein.

Im Rahmen der Zertifizierung durch die Apothekerkammern kommen Apotheker mit nachgewiesener QMS-Kompetenz als Auditoren zum Einsatz. Die **Auditoren** sind Prüfer und Helfer in einer Funktion. Sie schätzen die Qualität einer Apotheke objektiv und standardisiert ein. Das Expertenaudit wird nach einer Auditcheckliste bzw. einem Kriterienkatalog durchgeführt und protokolliert. Der Auditor gewinnt ein Bild der Abläufe in der Apotheke sowie vom Wissen und

Verhalten des Teams. Als Zusammenfassung der Ergebnisse erstellt der Auditor einen Bericht und bespricht diesen mit dem Apothekenteam. Anschließend werden Protokoll und Bericht des Auditors zur Entscheidung an die Zertifizierungskommission weitergeleitet.

42.3.6 Zertifizierung und Auswertung

Nach Abschluss des Audits bzw. der Fremdbewertungen durch den Auditor prüft eine unabhängige Kommission die Unterlagen. Die Zertifizierungskommission kontrolliert die Protokolle und Berichte auf Plausibilität, vergleicht sie mit den Anforderungen der QMS-Satzung und entscheidet über die Zertifizierung der Apotheke. Auch wenn sich im Detail die Anforderungen in den Kammerbereichen unterscheiden können, sind i. d. R. folgende Punkte durch die Apotheke zu erfüllen:

- Für die Apotheke müssen individuelle Betriebs- und Handlungsabläufe geregelt, falls erforderlich in einer **QM-Dokumentation** (z. B. Verfahrensanweisungen, Standardarbeitsanweisungen, Prozessbeschreibungen, Formblätter und Checklisten) beschrieben und zur Sicherung der Qualität in der Apotheke umgesetzt werden. Der von der Zertifizierungsstelle der Kammer beauftragte Auditor muss die QM-Dokumentation geprüft haben.
- Der von der Zertifizierungsstelle der Apothekerkammer beauftragte Auditor muss ein **Vor-Ort-Audit** in der Apotheke durchgeführt und der Zertifizierungskommission bestätigt haben, dass die Apotheke das Qualitätsmanagementsystem nach den Anforderungen der QMS-Satzung aufgebaut und verwirklicht hat.
- Die Apotheke hat mindestens einmal im Jahr an jeweils einer **externen Qualitätsüberprüfung** in den folgenden Bereichen teilgenommen: Herstellung von Rezeptur- bzw. Defekturarzneimitteln, z. B. Ringversuche; Beratung, z. B. Pseudo-Customer und ggf. Blutuntersuchungen (sofern angeboten, z. B. Ringversuche). Der Nachweis der Teilnahme ist jeweils durch eine Bescheinigung zu erbringen. Für den Fall, dass die externe Überprüfung im überprüften Bereich Verbesserungspotenzial gezeigt hat, sind entsprechende wirksame Maßnahmen zur Verbesserung einzuleiten, zu dokumentieren und der Teilnahmebescheinigung beizulegen.

Erfüllt die Apotheke alle Anforderungen, darf sie das QM-Zertifikat für die Dauer von 3 Jahren führen. Für die **Rezertifizierung** gelten diese Voraussetzungen ebenfalls. Zusätzlich muss die Apotheke nachweisen, dass mindestens einmal jährlich eine entsprechende Prüfung in Form eines internen Audits sowie eine Managementbewertung durchgeführt und dokumentiert wurde.

Wichtiges in Kürze

① Das wesentliche Merkmal eines QMS ist der sogenannte PDCA-Zyklus, der immer wieder durchlaufen wird.
② Im Gesundheitswesen sind neben der Normenreihe DIN-EN-ISO 9000 verschiedene branchenspezifische Modelle die Basis für das Qualitätsmanagementsystem.
③ Die ApBetrO fordert, dass in der Apotheke ein QMS entsprechend Art und Umfang der pharmazeutischen Tätigkeiten betrieben sowie die entsprechenden betrieblichen Abläufe festgelegt und dokumentiert wird.
④ Die ApBetrO fordert weiterhin, dass regelmäßig Selbstinspektionen durchgeführt werden und die Apotheke regelmäßig an Maßnahmen zu externen Qualitätsüberprüfungen teilnimmt.
⑤ Eine Zertifizierung des QMS wird durch die ApBetrO nicht gefordert, kann aber für die Apotheke sehr hilfreich sein. Im Rahmen der Zertifizierung durch die Apothekerkammern kommen Apotheker mit nachgewiesener QMS-Kompetenz als Auditor zum Einsatz. Die Auditoren sind Prüfer und Helfer zugleich.

Weiterführende Literatur

ABDA – Bundesvereinigung Deutscher Apothekerverbände. Mustersatzung für das Qualitätsmanagementsystem der deutschen Apotheken. www.abda.de/fileadmin/user_upload/assets/Qualitaetssicherung/Mustersatzung/QMS_Mustersatzung_2015.pdf (Zugriff 15.04.2021)

Arbeitsgruppe Arzneimittel-, Apotheken-, Transfusions- und Betäubungsmittelwesen (AATB): Fragen und Antworten zur Apothekenbetriebsordnung. www.schleswig-holstein.de/DE/Landesregierung/LASD/Aufgaben/Arzneimitteluebeiwachung/Download/data/Apotheken/3105UmsetzungDerApothekenbetriebsordnungApBetrO.html#download=1 (Zugriff: 15.04.2021)

Eckert-Lill C. Apothekenbetriebsordnung – QMS – schon jetzt damit beginnen. Pharm Ztg, (157) 22: 1912–1914, 2012

Müller-Bohn T. Mustersatzung öffnet den Weg für QMS in allen Bundesländern. Dtsch Apoth Ztg, 139 (50): 4857–4861, 1999

42

Tipps für PhiPs

Jede Apotheke hat ein Qualitätsmanagementsystem. Schauen Sie sich das Handbuch Ihrer Praktikumsapotheke genau an und sprechen mit dem Qualitätsmanagementbeauftragten Ihrer Apotheke über den Nutzen eines QMS.
→ Arbeitsbogen Nr. 7 „Qualitätsmanagementsystem – QMS“

Tipps für Weiterzubildende

Jede Apotheke benötigt nach ApBetrO ein QMS. Sollten Sie darüber hinaus in Ihrer Apotheke eine Zertifizierung anstreben, können Sie dies als Projekt mit unmittelbarem Nutzen für Ihren Betrieb im Rahmen Ihrer Weiterbildung durchführen und als Projektarbeit dokumentieren. Weiterführendes Wissen können Sie sich durch den Besuch des Weiterbildungsseminars B.3 „Qualitätsmanagement“ aneignen.
Das Kapitel dient auch als Grundlage für die Durchführung der praktischen Tätigkeiten Nr. 14 und 18.
→ Praktische Tätigkeit Nr. 14 „Erstellung oder Überarbeitung eines Prozesses im Rahmen des QMS und Dokumentation und Kommunikation“
→ Praktische Tätigkeit Nr. 18 „Mitwirkung an einem internen Audit, z. B. durch Überarbeitung eines Prozesses, Aktualisierung des Audit-Plans oder Erstellung des Management-Reports“

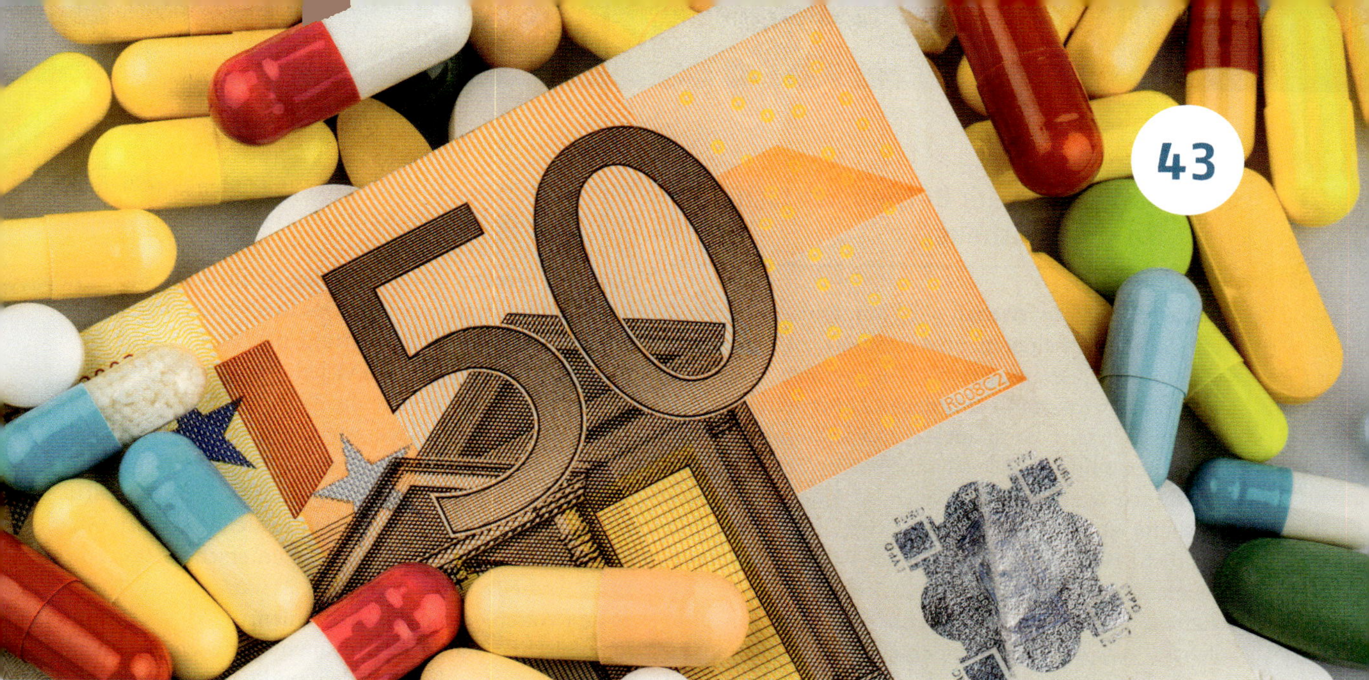

43

Allgemeine Betriebswirtschaftslehre

Prof. Dr. Andreas Kaapke

Nur eine rentabel geführte Apotheke, die alle Zahlungsverpflichtungen regelmäßig erfüllen kann, hat die Chance auf Dauer am Markt agieren zu können. Demnach bedarf es neben der pharmazeutischen Exzellenz auch kaufmännischer Kenntnisse, die in diesem Kapitel vorgestellt werden.

43.1 Bedeutung der Betriebswirtschaft für die Apotheke

Das Fach Betriebswirtschaft wird immer dann relevant, wenn Einzelwirtschaften im Gegensatz zu Volkswirtschaften oder Gesamtwirtschaften betrachtet werden. Diese Einzelwirtschaft kann neben Unternehmen auch ein Haushalt sein, denn auch dieser sollte nicht insolvent gehen und im Zweifel mindestens genauso viele Einnahmen wie Ausgaben haben. Um den Träger des Haushalts zu charakterisieren, wird in private und öffentliche Haushalte unterschieden, wiewohl es bei beiden nicht zwingend darum geht, Gewinne zu erwirtschaften. Bei erwerbswirtschaftlichen Betrieben, also solchen, die darauf ausgerichtet sind, Gewinne zu erwirtschaften, wird zwischen Sachleistungs- und Dienstleistungsbetrieben differenziert. Sachleistungsbetriebe sind klassische Hersteller, Dienstleistungsbetriebe sind z. B. der pharmazeutische Großhandel auf der Großhandelsstufe oder Apotheken auf Einzelhandelsstufe. Dass die Zuordnung selten völlig eindeutig geschieht zeigen Apotheken, denn bei der Defektur und der Rezeptur sind Apotheken selbst Herstellungs- und damit Sachleistungsbetriebe und folgerichtig nicht nur Dienstleister in einem weit verstandenen Sinne. Als zweiter wichtiger Einordnungspunkt für einen Betrieb dient die Frage der Bedarfsdeckung. Apotheken dienen der Fremdbedarfsdeckung. Es geht ihnen also nicht darum, den eigenen Bedarf des Inhabers oder des beschäftigten Teams abzudecken, wie dies bei privaten Haushalten der Fall wäre, sondern den Bedarf Dritter zu befriedigen. Zudem ist die Trägerschaft der Apotheken privatrechtlicher Natur (nicht öffentlich-rechtlich). Dies zu erwähnen erscheint notwendig, da zwar anzunehmen ist, dass dies alle Apotheker wissen, aber nicht alle Kunden richtig zuordnen können. Da ein Großteil der Medikamente auf Rezept abgegeben wird, entsteht bei einem Teil der Kunden durchaus der Eindruck der Entkopplung von klassischen Marktmechanismen. Auch mancher Politiker und auch mancher Volkswirt argumentiert in diese Richtung, wenn man den Apotheken einen schwachen oder keinen Wettbewerb attestiert. Dies mag auf gesamtwirtschaftlicher Ebene noch nachvollziehbar sein, denn gemäß Gesetz gibt es zu Apotheken hinsichtlich bestimmter Produkte keinen Wettbewerb, zumindest im rezept- und apothekenpflichtigen Bereich, aber auf einzelbetrieblicher Ebene herrscht sehr wohl Wettbewerb, denn hier kommt es nur dann zur Wertschöpfung, wenn Kunden die Apotheke aufsuchen und Rezepte einlösen oder Produkte kaufen. Da „Krankheiten" für den Apotheker schwer zu antizipieren und zu steuern sind, sind sowohl Beschaffung wie auch Absatz von Arzneimitteln keine triviale Angelegenheit. Die Beschaffungsseite wird durch einen immens leistungsstarken vollversorgenden Großhandel sichergestellt. Was die Apotheke nicht selbst auf Lager hat, kann in kürzester Zeit – wenn generell lieferbar – beschafft werden. Dies lässt den Schluss zu, dass die Beschaffung quasi banal sei. Das ist aber durchaus nicht der Fall. Vor dem Hintergrund der starken einzelbetrieblichen Konkurrenz an vielen, vor allem städtischen Standorten, spielt gerade die Warenverfügbarkeit eine große Rolle und das Nachordern von Ware – wenn diese auch schnell und zuverlässig geliefert wird – löst erhebliche Prozessaktivitäten in Apotheken aus, die darin zwar erprobt sind, dennoch den Kostenapparat signifikant erhöhen. Auf der Absatzseite unterscheidet sich die Ware Arzneimittel von anderen Artikelgruppen, da sie zu den Waren besonderer Art zählen, die sich bestimmten typischen Marktmechanismen entziehen. Kompensationen wie zwischen Knödeln und Pommes frites sind nicht gegeben, Hortungseffekte von einzelnen Produkten kommen deutlich seltener vor, eventuell bei chronisch Kranken oder im Rahmen einer Hausapotheke. Zudem ist es explizit verboten, für Arzneimittel marktschreierisch zu werben, da der Konsum nicht angeheizt werden soll. Es soll das für die Gesundheit der Bevölkerung Notwendige schnell, sicher und möglichst kostengünstig geleistet werden. Daraus wird ersichtlich, dass es für Apotheken betriebswirtschaftlich keineswegs einfach ist, das Richtige zu beschaffen und das durch die Apotheke Beschaffte dann auch zu 100 % abzusetzen. Das Verschreibungsverhalten der Ärzte, die zwischen Kassen und Herstellern ausgehandelten Rabattverträge und die schwer zu antizipierende Nachfrage tun ein Übriges.

Aus dem Status des freien Berufs heraus generiert sich für den Unternehmer Apotheker deshalb häufig der Spagat zwischen Ethik und Monet(h)ik, wie es gerne etwas umgangssprachlich geschildert wird. Der Apotheker muss neben seinem Berufsethos zweifelsfrei auch danach trachten, dem ökonomischen Prinzip zu folgen. So soll das Verhältnis des Outputs – in Apotheken gemessen als Umsatz oder Absatz – zum Einsatz von Produktionsmitteln, also dem Input, optimiert werden. Hierbei werden **3 Erscheinungsformen** des ökonomischen Prinzips unterschieden (siehe Kasten).

Erscheinungsformen des ökonomischen Prinzips

- **Maximumprinzip:** Bei einem gegebenen Input ist ein größtmöglicher Output zu erwirtschaften.
- **Minimumprinzip:** Ein gegebener Output ist mit einem geringstmöglichen Input zu erwirtschaften.
- **Optimumprinzip:** Es ist ein möglichst günstiges Verhältnis zwischen Input und Output zu erwirtschaften.

Es ist nicht zwingend vorgegeben, welchem der 3 Prinzipien zu folgen ist bzw. ob immer eines der Prinzipien verfolgt werden sollte, aber als Leitprinzip für einen ökonomisch ausgerichteten Apotheker dienen sie gleichwohl.

Zwei Erfolgsmaßstäbe für ökonomisches Handeln sind dabei besonders bedeutsam: Die Rentabilität und die Liquidität. Nur wenn sich beide Kennziffern auf Dauer in einem guten Normbereich bewegen, kann das wichtigste Ziel eines Unternehmens – den Fortbestand zu sichern – gewährleistet werden. Dieser Fortbestand bedeutet eben, dass man selbst oder ein Dritter – ungeachtet, ob dieser aus der eigenen Familie stammt oder fremd ist – die Geschäfte auf Dauer weiter führt bzw. führen kann. Denn zu einer sinnvollen Betriebswirtschaft gehört auch, dass man sein Geschäft am Ende des eigenen Berufslebens bewerten lässt und entsprechend weitergeben bzw. veräußern kann. Um dies zu erreichen, sollte man zum einen immer liquide sein und zum anderen in der Regel rentabel wirtschaften. Vielfach wird kolportiert, das oberste Ziel eines Betriebs und damit auch einer Apotheke sei ein größtmöglicher Gewinn. Dies stimmt nicht zwingend. Manchmal muss ein verlustreiches Jahr in Kauf genommen – nicht zuletzt weil viel investiert werden musste – oder auf Umsatz verzichtet werden, um dann wieder als Apotheke ertragreich arbeiten zu können und damit den Fortbestand zu sichern.

Liquidität bedeutet dabei, seinen Zahlungsverpflichtungen zu jedem Zeitpunkt termingetreu nachkommen zu können. Rentabilität wird als das Jahresergebnis betrachtet und umschrieben mit „wie verzinst sich mein jeweiliger Faktoreinsatz". Beide Kennzahlen sollen nun noch etwas näher betrachtet werden.

Banken machen es sich bei der Liquidität vergleichsweise einfach, wiewohl die von den Banken bemühten Liquiditätsgrade banaler anmuten als sie sind. Der Einfachheit halber unterscheidet man **3 Grade** (siehe Kasten).

Liquiditätsgrade

Liquiditätsgrad 1 =

$$\frac{\text{Zahlungsmittel}}{\text{kurzfristige Verbindlichkeiten}} \times 100$$

Liquiditätsgrad 2 =

$$\frac{\text{Zahlungsmittel + kurzfristige Forderungen}}{\text{kurzfristige Verbindlichkeiten}} \times 100$$

Liquiditätsgrad 3 =

$$\frac{\text{Zahlungsmittel + kurzfristige Forderungen + Vorräte}}{\text{kurzfristige Verbindlichkeiten}} \times 100$$

Zu den Zahlungsmitteln gehören alle vorhandenen Barmittel bzw. Gelder auf Girokonten, also sofort verfügbares Kapital (auch Schecks oder Wechsel). Der Begriff der Kurzfristigkeit ergibt sich zwangsläufig aus der ansonsten drohenden Insolvenz. Streng genommen sind hier sowohl bei den Verbindlichkeiten wie bei den Forderungen 30 Tage gemeint. Daraus ergibt sich, dass zur Berechnung der Liquiditätsgrade nur die Verbindlichkeiten und Forderungen eingerechnet werden, die innerhalb der nächsten 30 Tage fällig werden. Natürlich werden auch andere Forderungen und Verbindlichkeiten bei einer Gesamtbetrachtung nicht außen vor gelassen, eingerechnet werden aber nur die kurzfristig relevanten Positionen. Daraus ergibt sich auch die Bedeutung der Verlängerung des Zahlungsziels oder die Wichtigkeit der Abgabe von Arzneimitteln auf Rechnung. Wie bedeutsam das schnelle Zahlen der Krankenkassen nach Abrechnung ist, wird bei Betrachtung der übergeordneten Kennzahl Liquidität genauso deutlich wie das Stunden der gelieferten Arzneimittel durch den pharmazeutischen Großhandel. Würde man bei den Krankenkassen noch ein entsprechendes Polster vermuten, steht der pharmazeutische Großhandel genau wie die einzelne Apotheke unter einem enormen Liquiditätszwang und darf dieses hohe Gut nicht gefährden. Der Begriff der Vorräte entspricht im Wirtschaftsbereich Apotheke der auf Lager gehaltenen Ware, die sich im Eigentum befindet. Betrachtet man nun die einzelnen Liquiditätsgrade, ist ersichtlich, dass Liquiditätsgrad 1 als erstrebenswert angesehen wird. Liegt dieser Wert über 100, vermag die Apotheke alle Verbindlichkeiten termingerecht aus den Barbeständen zu begleichen. Liegt dieser Wert allerdings bei 125 oder höher, tritt der Tatbestand der Überliquidität ein, denn dann werden zu viele Barbestände vorgehalten und nicht lukrativ angelegt. In Zeiten schlechter Verzinsung ist dies weniger gravierend als in Hochzinsphasen. Rückt der Wert beim Liquiditätsgrad 1 unter 100 müssen zur Begleichung der kurzfristigen Verbindlichkeiten auch die kurzfristigen Forderungen herangezogen werden. Dies ist insofern legitim als dass die Leistung – in diesem Fall vermutlich der Verkauf von Arzneimitteln – bereits erfolgt ist und lediglich der Zahlungseingang noch aussteht. Dies ist auch der Grund, warum der Betriebswirt zwischen Einzahlung und Einnahme unterscheidet: Die Einzahlung ist bereits eingegangen, die Einnahme steht ggf. noch aus, ist aber als Leistung bereits erbracht. Analoges gilt für Auszahlung und Ausgabe. Ein Liquiditätsgrad 2 von 100 oder mehr wird folgerichtig als solide bezeichnet, da die tatsächliche Wertschöpfung erbracht, jedoch noch nicht beglichen wurde. Gleichwohl wird, so es hart auf hart kommt, ein Forderungsausfallsrisiko abgezogen. Das bedeutet, wenn in der Vergangenheit rund 2 % der offenen Forderungen nicht eingegangen sind (von den von der Apotheke im Monat erstellten Rechnungen in Höhe von 10 000 € werden im Durchschnitt pro Monat 2 % also 200 € nicht

43

oder nicht rechtzeitig gezahlt) und ausfielen, würde dies bei einer Liquiditätsberechnung berücksichtigt. Erreicht man auch beim Liquiditätsgrad 2 keinen Wert von 100 oder darüber, muss auch noch die Ware einberechnet werden (Liquiditätsgrad 3). Dieses Vorgehen wird als gerade noch zulässig umschrieben, da auf Lager gehaltene Ware erst noch verkauft werden muss, um wieder zu einem liquiden Mittel zu werden. Dieser Liquiditätsgrad muss deshalb mit Vorsicht betrachtet werden, da nicht alle Warenbestände sofort oder zum regulären Preis verkauft werden können. Wenn dies der Fall wäre, hätte bereits Liquiditätsgrad 1 oder 2 ausreichen müssen. Es wird in der Regel empfohlen, den regulär errechneten Wert um eine Abschrift (Differenzbetrag, zu dem ein Produkt im Gegensatz zum ursprünglich kalkulierten Verkaufspreis tatsächlich abgegeben wird) zu reduzieren.

Kommt man bei diesen Berechnungen nicht auf 100 oder mehr Indexpunkte, liegt eine Unterliquidität vor, das Unternehmen muss innerhalb von 3 Wochen Abhilfe schaffen oder beim zuständigen Amtsgericht Insolvenz beantragen. Insolvenz bedeutet aber keinesfalls Konkurs, sondern stellt eine Phase des Unternehmens dar, in der versucht werden soll, die Gefährdung des Fortbestands des Unternehmens abzuwenden.

Eine andere Kennzahl, die zu Liquiditätszwecken herangezogen werden kann, stellt der sogenannte Cashflow dar. Gemäß der Cashflow-Rechnung ist ein Unternehmen dann erfolgreich, wenn die Erträge die Aufwendungen übersteigen und wenn die Einzahlungen größer als die Auszahlungen sind. Während das positive Gesamtergebnis die Rentabilität betrifft, repräsentiert der Cashflow den Zahlungsmittelbestand und damit die Liquidität. Der Cashflow kann unterschiedlich ermittelt werden. Gleichwohl hat sich die indirekte Methode durchgesetzt (siehe Kasten).

Indirekte Methode der Ermittlung des Cashflow

	Ertrag
–	Aufwand
=	Gewinn/Verlust
+/–	Ab-/Zuschreibungen
+/–	Erhöhung/Minderung langfristiger Rückstellungen
=	Cashflow

Der Jahresüberschuss – unterstellt wird ein Gewinn – sowie Abschreibungen (diese sollen die Wertminderung von Vermögensgegenständen in Folge von Gebrauchs- oder Zeitverschleiß bezogen auf ihre Nutzungsdauer repräsentieren) und langfristige Rückstellungen können als Zahlungsmittel eingesetzt werden. Warum? Abschreibungen dokumentieren den Werteverzehr des Anlagevermögens eines Unternehmens und sind damit gewinnmindernd und ggf. steuersenkend. Viele sind der Ansicht Abschreibungen seien ein Steuersenkungsinstrument. Als Zusatznutzen mag dies stimmen, in erster Linie hat der Staat die Möglichkeit bzw. den Zwang zu Abschreibungen deshalb gesetzlich verankert, um den Fortbestand der Unternehmen zu sichern. Indem ein Anlagegut gemäß seiner Nutzungsdauer oder Beanspruchung abgeschrieben wird, kann sichergestellt werden, dass der hierbei im Betrieb zurückgehaltene Betrag nach Abschreibung zur Wiederbeschaffung des Anlageguts verwendet werden kann. Das im Betrieb verbliebene Geld kann als Zahlungsmittel eingesetzt werden, wenn dies auch risikoreich angesehen werden darf. Gleiches gilt für langfristige Rückstellungen, wozu nahezu ausnahmslos die Pensionsrückstellungen zählen. Gewährt ein Unternehmen seinen Mitarbeitern eine Betriebsrente und legt dieses Geld entsprechend an, friert er damit Zahlungsmittel ein. Sind diese nicht kurz- oder mittelfristig fällig, kann er quasi darauf zurückgreifen. Allerdings stellen Pensionsrückstellungen Fremdkapital dar, denn den Mitarbeitern dürfte diese Sozialleistung vertraglich zugesichert sein, somit bedient sich das Unternehmen an fremdem Kapital und muss dies entsprechend absichern.

Bei der Rentabilität – der zweiten wichtigen Kennzahl – geht es darum zu ermitteln, ob sich die Geschäftstätigkeit gerechnet hat. Während stark von saisonalen Unterschieden geprägte Geschäfte hinsichtlich der Liquidität in Bedrängnis geraten können bzw. gut planen müssen, spielt bei der Rentabilität das Jahresergebnis eine Rolle. Selbst wenn 11 von 12 Monaten isoliert betrachtet defizitär waren und der 12. Monat alles ausgeglichen hat, ist die Rentabilität in Ordnung. Die Rentabilität betrachtet immer eine Erfolgsgröße und setzt diese in Relation zu einer Basisgröße. Die Basisgröße ist namensgebend für die Rentabilität. Als Erfolgsgröße dient in der deutschen BWL in der Regel der Gewinn. So steht im Zähler einer Rentabilitätsbetrachtung der Gewinn und wird geteilt durch den jeweils interessierenden Faktor. Bei den Betriebsvergleichen – von wem auch immer durchgeführt – ist es der Umsatz. Demnach ergibt sich die Umsatzrentabilität. Banken und Sparkassen achten auch auf die Kapitalrentabilitäten. Der Kasten zeigt beispielhaft 3 Rentabilitäten.

Rentabilitäten

- Umsatzrentabilität $= \frac{\text{Gewinn}}{\text{Umsatz}}$
- Eigenkapitalrentabilität $= \frac{\text{Gewinn}}{\text{Eigenkapital}}$
- Gesamtkapitalrentabilität $= \frac{\text{Gewinn + Fremdkapitalzinsen}}{\text{Gesamtkapital (= Eigenkapital und Fremdkapital)}}$

Tab. 43.1 Gesamtkapitalrentabilität

Kapital	Apotheke A	Apotheke B
Gewinn	100 000 €	100 000 €
Eingesetztes Kapital	200 000 €	200 000 €
Davon Fremdkapital	50 % = 100 000 €	0 % = 0 €
Zinsen für Fremdkapital	Bei 10 % Zinsbelastung = 10 000 €	Bei 10 % Zinsbelastung = 0 €
Gesamtkapitalrentabilität	$\frac{100\,000\,€ + 10\,000\,€}{200\,000\,€}$	$\frac{100\,000\,€}{200\,000\,€}$
Gewinn	100 000 €	100 000 €

Bei der Gesamtkapitalrentabilität ergibt sich nun eine Besonderheit. Zum Gewinn kommen im Zähler noch die bezahlten Fremdkapitalzinsen dazu. Derlei Kennzahlen dienen dazu, unterschiedliche Objekte (wie Unternehmen) miteinander vergleichen zu können. Apotheke A und Apotheke B erwirtschaften den gleichen Gewinn von 100 000 €. Beide benötigen dazu das gleiche Gesamtkapital (200 000 €). Allerdings teilt sich das bei Apotheke A in 50 % Eigen- und 50 % Fremdkapital auf und bei Apotheke B sind es 100 % Eigenkapital. Während für das aufgenommene Fremdkapital aber Zinsen bezahlt werden müssen (der Einfachheit halber werden diese hier mit einem Zinssatz von 10 % angenommen bei einem Betrag von 100 000 € Fremdkapital), fallen bei Apotheke B keine Zinsen an. Fremdkapitalzinsen stellen aber einen Kostenblock dar, sodass diese bei Ausweisung des Gewinns beider Apotheken berücksichtigt werden müssen.

Apotheke A hat einen Gewinn von 100 000 €, nachdem bzw. obwohl weitere 10 000 € Zinsbelastung zu Buche standen, Apotheke B konnte 100 000 € erwirtschaften ohne diese Zinsbelastung. Demnach hat A besser gewirtschaftet. Um dies zu dokumentieren, müssen die Fremdkapitalzinsen zum Gewinn dazu gezählt werden. Bei A ergibt sich demnach ein Zähler von 110 000 €, bei B ein Zähler von 100 000 € bei gleichem Nenner. A ist folglich die lohnendere Alternative (Tab. 43.1).

Final für die einleitenden Bemerkungen soll noch der Unterschied zwischen Produktivität und Wirtschaftlichkeit betrachtet werden (siehe Kasten).

Unterschied zwischen Produktivität und Wirtschaftlichkeit

- Produktivität = $\frac{\text{Output (nach Menge)}}{\text{Input (nach Menge)}}$
- Wirtschaftlichkeit = $\frac{\text{Output (nach Wert)}}{\text{Input (nach Wert)}}$

Eine Apotheke A verkauft im Monat 1000 Arzneimittel und benötigt dafür 300 % Vollzeitäquivalent (auch Teilzeitkräfte werden gemäß ihrer Stunden auf 100 % hochgerechnet) an Personal. Bei Apotheke B ist dies identisch. Die Produktivität beider Apotheken ist gleich hoch. Beide erwirtschaften dadurch z. B. 40 000 €. Allerdings kosten die 300 % Vollzeitäquivalent bei Apotheke A 20 000 € und bei Apotheke B 25 000 €. Die Wirtschaftlichkeit bei A ist besser. Damit soll keineswegs immer nur auf Kostenminimierung abgezielt werden, gleichwohl sind diese Betrachtungen zur Steuerung der Apotheke unerlässlich.

43.2 Unternehmensführung in Apotheken

43.2.1 Konstitutive Entscheidungen

Die erste Frage, die im Rahmen der Unternehmensführung geklärt werden muss, ist die Betrachtung der Interessen der Anspruchsgruppen von Apotheken. So existieren interne und externe Anspruchsgruppen, die die Unternehmensführung kritisch betrachten. Interne Anspruchsgruppen sind der Apotheker selbst, ggf. leitende Angestellte, aber auch die Familie des Apothekers

43

sowie alle angestellten Mitarbeiter, das Team. Externe Anspruchsgruppen können als stille Gesellschafter Eigenkapitalgeber (z. B. Familienangehörige), Fremdkapitalgeber (Banken etc.), Lieferanten, insbesondere der pharmazeutische Großhandel, aber auch Hersteller, die direkt beliefern und natürlich die Kunden sein. Bei einer zweiten externen Gruppe machen sich die Besonderheiten des Apothekenwesens bemerkbar. Staat (Politik) und Krankenkassen sind in besonderem Maße an der Entwicklung der Apotheken interessiert. Dies mag nicht so sehr die einzelne Apotheke betreffen wie die Gesamtheit, hat aber dennoch über die Gesetzgebung und Honorierung der apothekerlichen Leistungen massive Auswirkungen auf die Betriebswirtschaft einer Apotheke. Die Kammern sowie der Pharmazierat bzw. oder Amtsapotheker stellen das ordnungsgemäße Betreiben der Apotheke nach den einschlägigen Gesetzen sicher. Bei der Führung des Betriebs muss die Apothekenleitung also Sorge tragen, dass keine Anspruchsgruppe übervorteilt wird.

In einem zweiten Schritt sind die konstitutiven Entscheidungen zu fällen. Damit bezeichnet man alle Führungsentscheidungen, die für das Unternehmen von grundlegender Bedeutung sind und die einmalig oder nur selten zu treffen sind. Dazu zählen in der Regel:

- die Wahl der Rechts- bzw. Gesellschaftsform,
- die Wahl des Standorts,
- die Wahl einer geeigneten Organisationsform,
- die Festlegung über Produkte und Märkte.

Letzteres ist schnell beantwortet, denn die Apothekenbetriebsordnung regelt im Prinzip alles, was ansonsten der Unternehmer selbst auswählen müsste. Der Markt einer Apotheke ist zudem lokal, es sei denn durch Ausweitung und Fokussierung eines Sortimentsbestandteils über das übliche Maß hinaus oder auch durch das Erwirken einer Versandhandelserlaubnis kann das Einzugsgebiet signifikant erweitert werden. Auch die Organisationsform wird weitgehend durch die Apothekenbetriebsordnung geregelt, zudem handelt es sich bei Apotheken um in der Regel Kleinstbetriebe, sodass schwerwiegende Fragen der Aufbauorganisation entfallen und Herausforderungen der Ablauforganisation oftmals durch die Lieferanten bzw. die Anforderungen des Gesetzes vorgegeben sind. Besonders interessante konstitutive Entscheidungen sind demnach Rechtsform und Standortfragen.

Zur **Rechtsformwahl** führt Müller-Bohn (2009) aus: „Zu den grundlegenden Entscheidungen bei der Aufnahme einer unternehmerischen Tätigkeit gehört, eine Rechtsform für das Unternehmen zu wählen. Die Rechtsform ist wesentlich für die rechtlichen Beziehungen des Unternehmens zu Kunden, Lieferanten und anderen Geschäftspartnern. Sie ist insbesondere für die Frage relevant, wer in welchem Maße haftet, wenn das Unternehmen in Zahlungsschwierigkeiten kommen sollte. [...] Außenstehende erkennen die Rechtsform eines Unternehmens am Rechtsformzusatz, der eine Abkürzung für die Rechtsform des Unternehmens darstellt und einen Teil des Namens bildet. Zu den Pflichtangaben für Unternehmen auf Briefen und neuerdings auch in E-Mails gehören daher die sogenannte Firma mit dem Rechtsformzusatz, die Anschrift, der Ort, an dem das Unternehmen im Handelsregister eingetragen ist, und die Nummer der Eintragung. [...] Für Freiberufler, die kein Handelsgewerbe betreiben, wie Ärzte oder Rechtsanwälte, gibt es eine solche Rechtsform im handelsrechtlichen Sinne nicht. Sie handeln eigenverantwortlich und betreiben kein Unternehmen, ihre Verantwortung ist nicht zu teilen. [...] Das Handelsgesetzbuch bestimmt, dass jeder, der ein Handelsgewerbe betreibt, einen kaufmännischen Geschäftsbetrieb einrichten muss. Da der Handel mit Arzneimitteln ein Handelsgewerbe ist, gilt dies auch für Apotheken. Sie sind sogenannte vollkaufmännische Unternehmen. Da Apotheker aber zugleich Heilberufler sind, schreibt das Apothekengesetz vor, dass ein Apotheker seine Apotheke in eigener Verantwortung betreiben muss, was die Wahl der Rechtsform einschränkt."

In der Regel sind **Rechtsformen für Apotheken**:

- Eingetragener Kaufmann (e. K. oder eKfm.) oder die eingetragene Kauffrau (e. K. oder eKfr.), was auch als Einzelkaufmann oder Einzelkauffrau bezeichnet wird.
- OHG (offene Handelsgesellschaft). Da hierfür mehrere Eigentümer notwendig sind, betreiben bei einer OHG mehrere Apothekerinnen und Apotheker gemeinsam eine Apotheke. Alle haften mit ihrem Gesamtvermögen und teilen sich den Gewinn gemäß Gesellschaftervertrag.
- Sonderfall der Verpachtung: Der Eigentümer der Apotheke betreibt die Apotheke nicht selbst.

Zur Frage der Rechtsform gehört rein formaljuristisch auch die Frage einer Kooperation (wie Linda, Guten-Tag-Apotheken, A+ etc., also freiwillige Zusammenschlüsse), denn zumindest im Bereich der wirtschaftlichen Selbstständigkeit werden zum Teil Kompetenzen abgetreten. Es besteht aber kein Zweifel daran, dass die Mitglieder von Kooperationen in jedem Fall weiter Träger von Rechten und Pflichten sind und von daher ihre rechtliche Selbstständigkeit vollinhaltlich bewahren.

Die zweite wichtige konstitutive Entscheidung stellt die Wahl des **Standorts** dar. Gerade für den Einzelhandel bzw. einzelhandelsähnliche Wirtschaftsbereiche – zu denen zweifelsfrei Apotheken gehören – ist der Standort eine zentrale Frage. In der BWL wird der Standort deshalb zu den konstitutiven Entscheidungen hinzugerechnet, da ohne Standort kein Unternehmen geführt werden kann. Vielen ist die Briefkastenfirma ein Begriff, was zum Ausdruck bringt, dass ein Betrieb in jedem Fall eine Adresse haben muss. Bei Apotheken geht es weit darüber hinaus, weil ein Ladenlokal geführt werden muss und damit automatisch eine Adresse existiert. Werden Standortfaktoren in der allgemeinen BWL aufgeführt, werden diese in der Regel in Gütereinsatz (Inputfaktoren wie das Ladenlokal, das Personal oder auch die Warenverfügbarkeit) und Güterabsatz (Outputfaktoren wie insbesondere Kunden und deren Kaufkraft und die Wettbewerbssituation) unterschieden. Dies lässt sich nur eingeschränkt auf Apotheken übertragen. Allerdings ist es auch für Apotheken extrem wichtig, ein passendes Grundstück mit einem für das Führen einer Apotheke geeigneten Gebäude zu finden. Die Apothekenbetriebsordnung ist hier sehr regulierend, sodass dies auch nicht dem Zufall überlassen sein kann. Tatsächlich ist die Standortwahl auch davon abhängig, ob man entsprechende Mitarbeiter akquirieren kann. Vielfach wird gesagt, Mitarbeiter sind dann kein Problem, wenn es am Standort auch Kunden gibt. Dies stimmt in dieser eindeutigen Konsequenz nicht. Mögen an ländlichen Standorten noch hinreichend viele Kunden sein, ist keineswegs sichergestellt, dass auch qualifiziertes Personal in entsprechender Anzahl zur Verfügung steht. Damit sind auch schon die Güterabsatz- oder Outputfaktoren angesprochen. Zwischen beiden Gruppen (Einsatz und Absatz) stehen die Verordner. Diese sind quasi wie ein Einsatz- aber auch wie ein Absatzfaktor zu betrachten. Ein Standort in unmittelbarer Nähe zu Ärzten sichert einen gewissen Grundabsatz, zwar auch nicht in einem Automatismus, aber wenn man als Apothekenleiter nicht alles falsch macht, wird ein nennenswerter Anteil der in Arztpraxen ausgestellten Rezepte auch in der unmittelbaren Nähe eingelöst. Besonders wichtig für den Output sind Kunden in entsprechender Anzahl sowie die Zahl der Wettbewerber (andere Apotheken). Auch die Anzahl von Einzelhandelsanbietern, die ebenfalls Produkte des Neben- und Randsortiment der Apotheken anbieten, ist maßgeblich. Dazu zählen Reformhäuser, Naturkostfachhändler, Sanitätshäuser und auch Lebensmittelläden, sofern sich diese auch auf diätetische Lebensmittel, Functional Food oder auch Gesundheitsprodukte fokussieren.

43.2.2 Planung

Zur Führung eines Unternehmens zählt auch die Planung. Darunter ist ein geordneter informationsverarbeitender Prozess zu verstehen, der Ziele, Handlungsalternativen und Verhaltensweisen vorausschauend und systematisch durchdenkt und formuliert. In der BWL nennt man diesen systematischen Planungs- und Entscheidungsablauf Management-Regelkreis, der unabhängig von der gewählten Quelle nahezu immer den gleichen Verlauf nimmt (○ Abb. 43.1).

Die Grundidee eines entscheidungsorientierten Ansatzes ist dabei jene Alternativen – auf strategischer (Strategieplanung) wie operativer Ebene (Maßnahmenplanung) – auszuwählen, die vor dem Hintergrund der gegebenen Situation helfen (Ist-Analysen, auch Situationsanalyse genannt) die aufgestellten Ziele (die sich aus der Ist-Analyse realistisch ergeben) am ehesten oder am besten zu erreichen. Dabei bringt der stark strukturbestimmende Charakter von Strategien das Bemühen zum Ausdruck, im Markt das Richtige zu machen (Effektivitätskriterium). Demgegenüber richtet sich die daran anschließende Maßnahmenplanung am Effizienzkriterium aus und ist darauf bedacht, das Gewollte richtig zu machen (siehe Kasten).

 Merke

Abgrenzung von Effektivität und Effizienz

- Effektivität: die richtige Sache machen,
- Effizienz: die Sache richtig machen.

43.2.3 Organisation

Wie oben bereits angedeutet sind im Rahmen der Organisation aufbau- und ablauforganisatorische Fragen zu klären. Im Rahmen der Aufbauorganisation wird festgelegt, in welchen Strukturen gearbeitet wird. Das Ergebnis aufbauorganisatorischer Überlegungen stellen oftmals Organigramme dar. Die Ablauforganisation regelt dann die Abläufe, also die Prozesse zwischen den aufgestellten Struktureinheiten und klärt damit, wer wem weisungsgebunden oder berichtspflichtig ist, wer welche Zuständigkeit übernimmt, also Kompetenzen und Verantwortungsbereiche. Durch die klare Rollenzuordnung in Apotheken ergeben sich hier wenige Spielräume. Auch die Anwesenheitspflicht eines approbierten Apothekers zeigt deutlich auf, wer welchen Verantwortungsbereich zu übernehmen hat. Das organisatorische Grundprinzip eines Unternehmens kann durch sogenannte Management-by-Konzepte festgelegt werden (□ Tab. 43.2). Es haben sich dafür eine Reihe von Ansätzen herauskristallisiert, wovon sich allerdings nicht viele in der Praxis bewährt haben bzw. andere auch einen eher zweifelhaften Hintergrund haben.

43.2.4 Personal

① Zum Management einer Apotheke zählt insbesondere auch das Führen des Personals. Während die Ware austauschbar ist, sind es die Menschen nicht ohne Weiteres. Aus der Beratung zu der Ware und den ergänzenden Hinweisen bei Abgabe der verschriebenen Arzneimittel oder der Empfehlung für einzelne Präparate im Bereich der Selbstmedikation wird aus einer soliden

43

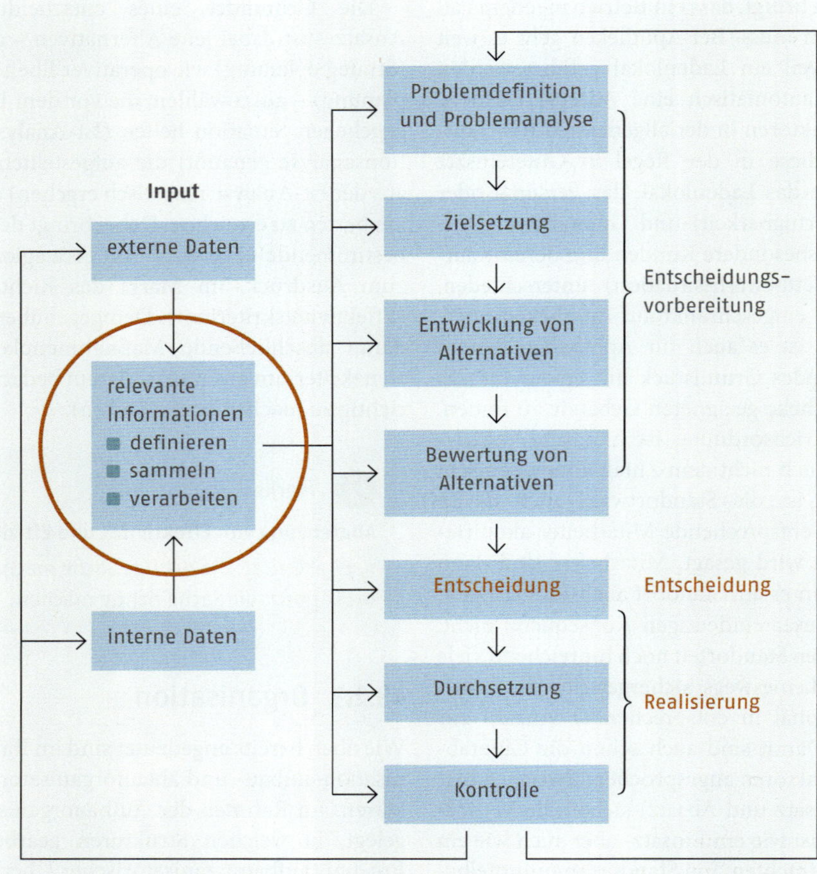

Abb. 43.1 Planungs- und Entscheidungsprozess

Tab. 43.2 Management-by-Konzepte (Auswahl)

Managementprinzip	Erläuterung
By Delegation	Führen durch Übertragung möglichst vieler Aufgaben auf Mitarbeiter.
By Exception	Führen durch Intervention in Ausnahmefällen. Dabei werden sowohl positive Ausnahmen (Kunde mit extrem hohem Kassenbon) und negative Ausnahmen (Eskalation mit einem Kunden in der Offizin) unterschieden.
By Objectives	Führen durch Zielvorgaben.
By Champignons (eher exotisch und nicht immer ernst gemeint)	Führen durch das Statuieren eines Exempels. Der erste aufmüpfige Mitarbeiter wird für alle sichtbar zurechtgewiesen.
By Helikopter (eher exotisch und nicht immer ernst gemeint)	Führen durch das Einnehmen einer Vogelperspektive und nur punktuelles Eingreifen.

Dienstleistung eine besondere Dienstleistung. Der Apotheker und sein Team dürfen sich hier durchaus als Warenveredler verstehen. Durch die Erklärung der Wirkungsweise, der Art der Einnahme, der Nebenwirkungen, der Wechselwirkungen, der Unverträglichkeiten wird das Geschäftsmodell der Apotheke erst sichtbar. Von daher ist der Inputfaktor Personal in Apotheken von besonderer Bedeutung auch hinsichtlich vieler Eigenschaften wie Sorgfalt über Kommunikations- bis hin zu Empathiefähigkeit aller Teammitglieder gegenüber den Kunden.

Die Personalwirtschaft lässt sich auf unterschiedliche Weise strukturieren. Ein Ansatz teilt in die Personalplanung auf der einen Seite und in Personalführung und -motivation auf der anderen Seite ein. Die Personalplanung soll dabei die quantitative und qualitative Anpassung der Personalkapazität an die betrieblichen Anforderungen regeln, im Rahmen der Personalführung (inkl. der Motivation) soll die Mitarbeitermotivation durch monetäre und nichtmonetäre Anreize gesteigert, zumindest aber gehalten werden und dieses immer unter Beachtung des ökonomischen Prinzips.

Zur **Personalplanung** zählt eine Reihe von Unterpunkten:

- Personal**bedarfs**planung: Wie viele Beschäftigte welcher Qualifikation werden wann für welche Aufgaben benötigt?
- Personal**beschaffungs**planung: Durch welche Alternative bei der Beschaffung kann eine bestehende Kapazitätslücke geschlossen werden?
- Personal**abbau**planung: Durch welche Maßnahmen kann eine personelle Überkapazität abgebaut werden?
- Personal**einsatz**planung: Wie viele und welche Mitarbeiter sollen wann und wo für welche Aufgaben eingesetzt werden?
- Personal**entwicklungs**planung: Durch welche Maßnahmen kann die Mitarbeiterqualifikation mittel- und langfristig gesteigert werden?

Im Rahmen der Personalführung ist zunächst festzulegen, welchen Führungsstil man wählt. Dabei muss berücksichtigt werden, dass nicht jeder Vorgesetzte jeden Führungsstil vollziehen kann und dass nicht jeder Mitarbeiter auf den einen ggf. gewählten Führungsstil anspricht. Die Konsequenz daraus wird sein, dass der Vorgesetzte ein gewisses von ihm glaubhaft zu vertretendes Spektrum an Führungsstilen anbietet je nachdem, was seine Mitarbeiter benötigen. Vertiefende Anmerkungen finden sich in ▸ Kap. 46, Teamführung.

43.2.5 Beschaffung und Einkauf

Das Agieren einer Apotheke ohne Beschaffungs- und Einkaufsvorgänge ist nicht denkbar. Um handeln zu können, müssen vor allem Sachgüter, aber auch Informationen, Personal oder Kapital beschafft werden. In der Regel kaufen Apotheken Fertigwaren ein, also industriell gefertigte Arzneimittel. Für die Rezeptur müssen darüber hinaus die Bestandteile und Substanzen beschafft werden, um Arzneimittel im Rahmen von Rezeptur oder Defektur herstellen zu können. Der Einkauf wird als Teilbereich der Beschaffung angesehen. Hier geht es darum, dass alle Fertigwaren zum richtigen Zeitpunkt bereitgestellt werden. Als Hauptziel gilt, dass die Produkte in der richtigen Qualität, zum richtigen Preis, zur richtigen Zeit, am richtigen Ort, in der richtigen Menge vorliegen. In der Regel wird hier noch „zu möglichst geringen Kosten" ergänzt. Letzteres ist deshalb wichtig, da neben Beschaffungs- und Lagerkosten auch Fehlmengenkosten entstehen können, da ein nicht vorhandenes Arzneimittel ggf. durch einen Botendienst ausgeliefert wird, was teurer sein kann als wenn es vorrätig gehalten worden wäre.

Demnach sind Apotheken angehalten, neben dem obersten Ziel wie gerade beschrieben auch Fragen des Sicherheitsstrebens (Warenverfügbarkeit), der Liquiditäts- und Rentabilitätsziele (der Warenbestand bindet finanzielle Mittel), der Flexibilität (hohe Anpassungsfähigkeit an Kundenbedürfnisse) und der Lieferantenbeziehungen (stabile und lang andauernde Partnerschaften werden in der Regel angestrebt) zu klären. Hier spielt für Apotheken der pharmazeutische Großhandel eine entscheidende Rolle, da er durch sein Geschäftsmodell genau diese Ziele für die Apotheke zu optimieren hilft. Trotzdem muss jede einzelne Apotheke genauestens überlegen, welcher Warenbestand auf Lager zu legen ist, und wie dies finanziert wird.

Mit dem Großhandel ringt der Apotheker um Rabatte. Damit will er honoriert sehen, dass ein Gutteil der beschafften Arzneimittel bei einem Großhandel bezogen werden. Damit stellt diese Art von Rabatt eine Mischung aus Mengen- und Treuerabatt dar. Kauft die Apotheke Produkte direkt beim pharmazeutischen Hersteller ein, versucht sie die Marge des Großhandels zu umgehen, schmälert damit aber auch das Einkaufsvolumen beim Großhandel und erhält ggf. einen geringeren Rabatt. Zudem wird die Apotheke für den Großhändler weniger lukrativ, da er seiner Warenlieferung das Warenvolumen gegenüberstellt. Und nicht rentable Lieferungen kann sich der Großhandel bei seiner geringen Spanne kaum mehr leisten. Deshalb ist das Bestellverhalten der Apotheke wichtig für beide Seiten. Für den Großhandel, um Rabatte geben zu können und für die Apotheke, um Rabatte zu bekommen. Zudem kann der Großhandel noch Zahlungsziele (Valuta) anbieten. Gemeint sind

◘ Tab. 43.3 Kontrollarten

Normwert	Vergleichs-wert	Kontrollart
(1) Soll	Ist	Realisationskontrolle
(2) Ist	Ist	Betriebs-, Zeitreihen-vergleich
(3) Wird	Ist	Prämissenkontrolle
(4) Soll	Soll	Zielkontrolle
(5) Soll	Wird	Fortschrittskontrolle
(6) War	Ist	Entwicklungskontrolle

damit die Verlängerungen der Wertstellung der bezogenen Ware und damit ein Liquiditätsvorteil. Da die Apotheken in der Regel die gegenüber der GKV abzurechnenden Arzneimittel schnell bezahlt bekommen, wäre das späte Zahlen der Rechnungen an den Großhandel ein echter Mehrwert. Dieser indes muss darauf achten, dass seine Liquidität aufrecht bestehen bleibt. Deshalb kommt der weiter vorne bereits besprochenen Lagerumschlagshäufigkeit auch eine besonders bedeutsame Rolle zu. Schnelldreher, also solche Artikel, die sich häufig verkaufen, können in größeren Stückzahlen bestellt werden, da deren Abverkauf in naher Zukunft vergleichsweise sicher ist. In diesem Zusammenhang sind die Rabattverträge tatsächlich auch nützlich. Langsamdreher sollten indes nur bei Bedarf bestellt werden, insbesondere wenn es sich um sogenannte Hochpreiser handelt, denn dann bindet die Apotheke ohne Not Kapital. Der Großhandel hat bei hochpreisigem Langsamdrehern gegenüber den Apotheken den Vorteil, an viele Apotheken zu liefern und demnach eine erhöhte Wahrscheinlichkeit, dass sich das Produkt in absehbarer Zeit verkauft.

43.2.6 Kontrolle und Controlling – ein Unterschied

② Als letzte Bestandteile des Managements müssen die Kontrolle und das Controlling betrachtet werden. Viele gehen davon aus, dass dies identisch sei, was nicht zutreffend ist. Während im Rahmen der Kontrolle tatsächlich eine prozessabhängige Überwachung stattfindet, die entweder durch Vorgesetzte erfolgt oder von den Mitarbeitern im Sinne einer Selbst- oder Eigenkontrolle vollzogen wird, geht es im Rahmen des Controllings um die Steuerung und Koordination aller zuvor aufgeführten Elemente. Dabei müssen konstitutive Entscheidungen gleichermaßen mit der Planung, der Organisation und der Personalwirtschaft sowie der Kontrolle synchronisiert und aufeinander abgestimmt werden.

Die Kontrolle dient den unterschiedlichsten Funktionen; sei es zur Dokumentation, um später Prüfungen vornehmen zu können, sei es zur Disziplinierung, um abweichendes Verhalten loben oder sanktionieren zu können, natürlich auch als Entscheidungsgrundlage, um gegensteuern zu können, so es zu einer zu starken Planabweichung gekommen sein sollte oder zur Sammlung von Erfahrungen. Schließlich dienen Leistungskontrollen zur Entlohnung, wenn variable Vergütungsmodelle vereinbart worden sind. Es existierten diverse Kontrollarten, wie sie in ◘ Tab. 43.3 dargestellt sind.

War-Größen sind Kennzahlenwerte der Vergangenheit. Ist-Größen repräsentieren die aktuell ermittelten Werte der Kennzahl. Soll-Größen haben Zielcharakter und bilden demnach zukünftig gewünschte Werte der Kennzahl ab. Wird-Größen sind auch auf die Zukunft bezogene Kennzahlen, die sich aber aus einer Prognose ergeben (künftige Ist-Werte). Hier einige Anmerkungen zur Erläuterung (◘ Tab. 43.3):

- (1): Bei einer Realisationskontrolle werden den ursprünglich festgelegten Zielgrößen die tatsächlich realisierten Größen gegenübergestellt.
- (2): Zwei tatsächlich realisierte Kennzahlen werden einander gegenübergestellt.
- (3): Im Mittelpunkt steht, inwieweit sich die Prognose von Kennzahlen bewahrheitet hat.
- (4): Hierbei wird die Vereinbarkeit von Zielsetzungen einzelner Betriebsteile überprüft.
- (5): Es wird untersucht, inwiefern die geäußerten Wünsche mit den Erwartungen für die Zukunft einhergehen.
- (6): Hierbei werden Werte aus der Vergangenheit mit aktuellen Werten verglichen.

③ Demgegenüber stellt Controlling die Summe aller Maßnahmen dar, die dazu dienen sollen, die Führungsbereiche Planung, Kontrolle, Organisation, Personalführung und Information so zu koordinieren, dass die Ziele des Unternehmens optimal erreicht werden. Zu diesem Zweck bedient man sich verschiedener Kennzahlen (○ Abb. 43.2).

Grundzahlen sind absolute Mengen- und Wertgrößen wie Einzelzahlen (z. B. Kassenbestand), Summen (z. B. Gesamtkosten), Differenzen (z. B. Gewinn) und Mittelwerte (z. B. durchschnittlicher Lagerbestand). Verhältniszahlen beinhalten relative Größen, bei denen Sachverhalte in Beziehung zueinander gesetzt werden, zwischen denen ein sachlicher Zusammenhang besteht. Dazu gehören Gliederungszahlen, die den jeweiligen Anteil einer bestimmten Größe an einer Gesamtmenge angeben (z. B. Anteil Personalkosten an den Gesamtkos-

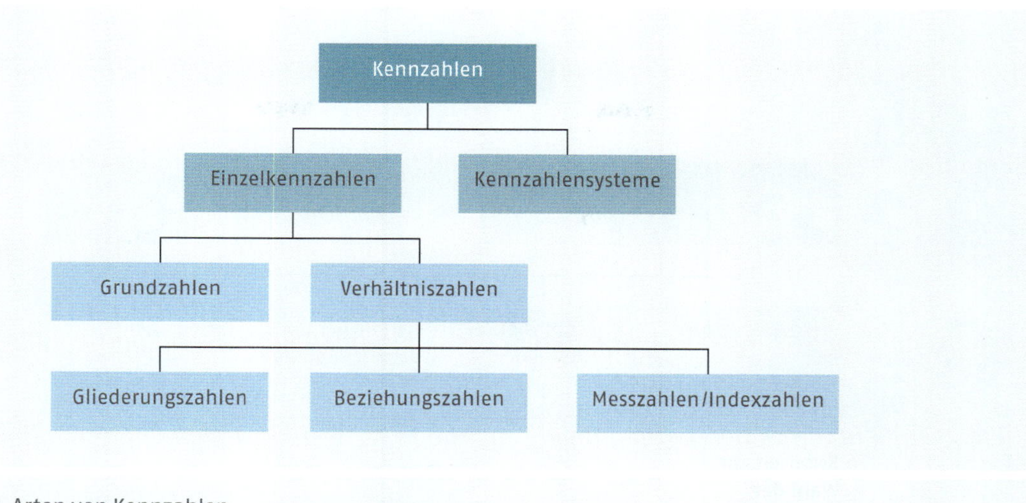

Abb. 43.2 Arten von Kennzahlen

ten), Beziehungszahlen, bei denen zwei sachlich zusammenhängende Einzelkennzahlen zueinander in Beziehung gesetzt werden (z. B. Rentabilität als Verhältnis von Gewinn zu Kapital), sowie Indexzahlen, die inhaltlich gleichartige, aber zeitlich oder örtlich unterschiedliche Größen zueinander in Beziehung setzen (z. B. Lebenshaltungskostenindex).

Für viele Betriebe haben sich Kennzahlensysteme als besonders lohnend herausgebildet. Diese versuchen Einzelkennzahlen zueinander in Beziehung zu setzen und damit quasi eine Hierarchie von Kennzahlen zu bilden. Orientieren sich alle Unternehmen einer Branche an einem einheitlichen Kennzahlensystem und werden die einzelnen Werte auf dem gleichen Weg errechnet oder gebildet, können Unternehmen miteinander verglichen werden und die Steuerung des Unternehmens fällt leichter. Beispielsweise kann eine rückläufige Kennzahl auf generelle Tatbestände zurückzuführen sein und muss nicht zwingend immer mit einem schlechten Management zusammenhängen. Welche Vergleichsobjekte existieren, zeigt Abb. 43.3.

Der Betriebsvergleich ist dabei von besonderem Interesse und wird auch von Steuerberatern und Instituten für Apotheken angeboten.

Beim Controlling bzw. Betriebsvergleich ist es besser, sich maximal eine einstellige Zahl an Kennzahlen herauszusuchen und anhand dieser die Apotheke zu führen. Von daher bleibt die gute, alte Weisheit, dass es sinnvoll ist, sich an öffentlich angebotenen Kennzahlensystemen, z. B. Betriebsvergleichen, zu beteiligen, sei es in einer Erfa-Gruppe oder in etwas größerem Stil bei Vergleichen wie von der Treuhand Hannover oder dem IfH (Institut für Handelsforschung, Köln). Denn die Kennzahlen sind eindeutig definiert und können – so die Definition vom Apotheker sachgerecht und sinnvoll angewendet wird – nicht beschönigt werden. Sollte sich der Apotheker dann doch dazu hinreißen lassen, falsche Zahlen zu melden, schadet er eher sich selbst als anderen, schön gerechnet hat noch niemandem genutzt. Der klare Vorteil einer Beteiligung an derlei Kennzahlensystemen liegt auch darin, dass man sich vergleichen kann, denn was nutzt die eigens ermittelte Kennzahl ohne Referenzwert. Und sollte man ein Faible für diese Zahlen haben, kann man sich sogar eine Referenzapotheke in Gänze suchen. Ohne zu wissen, wer sich faktisch dahinter verbirgt – da die Adresse und der Eigentümer anonymisiert sind – kann man sich vergleichen, denn ein Benchmarking oder ein Betriebsvergleich sind keine Konkurrenzanalyse, das muss jedem klar sein.

Mit einer Mär im Zusammenhang mit Controlling-Tools muss allerdings noch aufgeräumt werden. Viele verweisen darauf, dass ihnen allgemeine Durchschnittswerte vorlägen und die Orientierung an diesen völlig ausreichend sei.

Orientierung an Durchschnittswerten

So dachte auch der Vater der Zwillinge Hanni und Nanni, die beide im Zwischenzeugnis im Durchschnitt eine Drei nach Hause brachten. Während aber Hanni in allen 10 Fächern tatsächlich auch eine Drei erreichen konnte, konnte Nanni zwar in 5 Fächern eine Eins abliefern, in den anderen 5 Fächern aber eine Fünf. Der gleiche Durchschnittswert hatte somit ein völlig anderes Ergebnis zur Folge: Während Hanni versetzt wurde, hat es Nanni erwischt. Gut, wenn man als Apotheke weiß, ob man Hanni oder Nanni heißt!

In Abb. 43.4 ist ein kleiner Ausschnitt aus einem viele Kennzahlen umfassenden Betriebsvergleich abgebildet, wie er von nahezu allen Anbietern geboten wird.

Vergleich mit Werten
... anderer Betriebe (Betriebsvergleich)
... des eigenen Betriebs (War-Ist/Wird-Ist/Soll-Ist-Vergleich)
der Branche
ähnlicher Betriebe
ähnlicher und besserer Betriebe
eines „Vorbild“-Betriebs
Kriterien zur Wahl der Vergleichsbetriebe
im Erfolg
in einer Einflussgröße
in mehreren Einflussgrößen

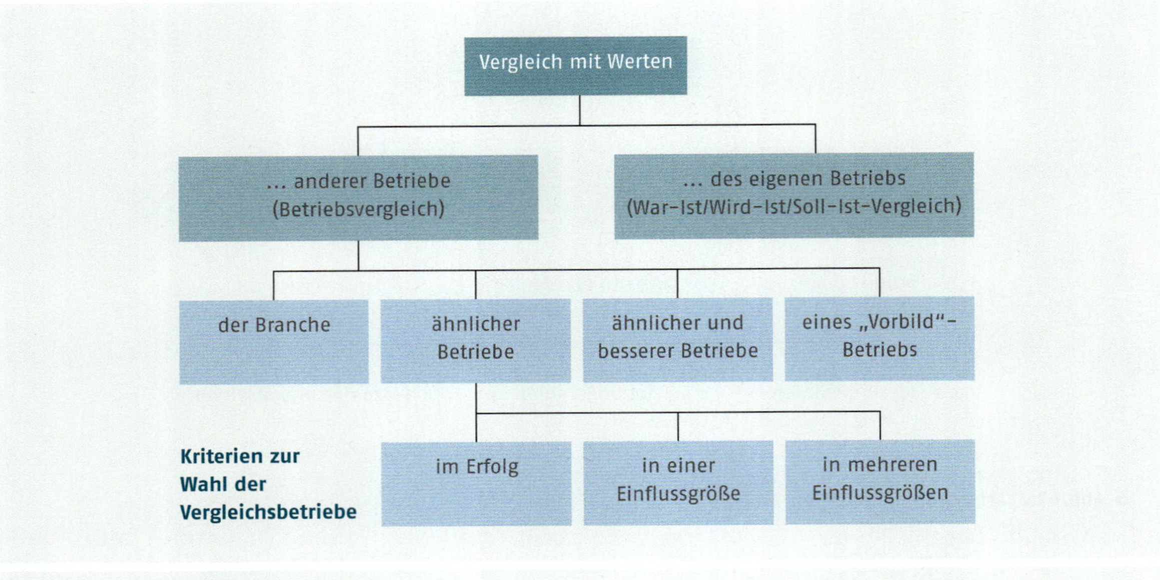

Abb. 43.3 Denkbare Vergleichsobjekte

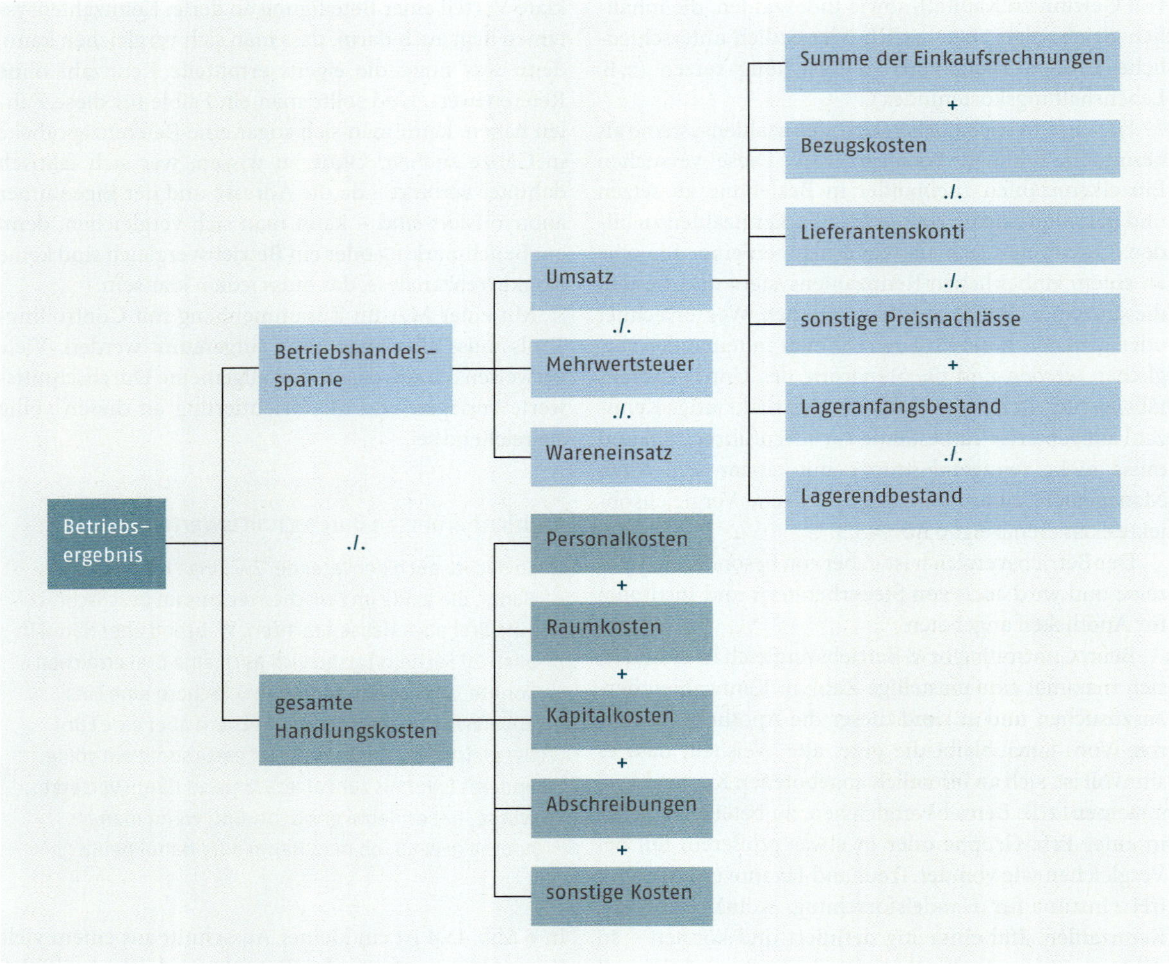

Betriebs-ergebnis
Betriebshandels-spanne
./.
gesamte Handlungskosten
Umsatz
./.
Mehrwertsteuer
./.
Wareneinsatz
Personalkosten
+
Raumkosten
+
Kapitalkosten
+
Abschreibungen
+
sonstige Kosten
Summe der Einkaufsrechnungen
+
Bezugskosten
./.
Lieferantenskonti
./.
sonstige Preisnachlässe
+
Lageranfangsbestand
./.
Lagerendbestand

Abb. 43.4 Kennzahlen des IfH-Betriebsvergleichs (Ausschnitt)

43.3 Sonderfragen des Managements

Finanzierungsfragen sind in der Regel besonders bedeutsam zur Steuerung eines Unternehmens. Steht eine Renovierung an, soll in technisches Equipment investiert werden (Kommissioniergerät, EDV-Anlage) oder wird gar der Standort gewechselt, entstehen Aufwendungen, die nicht zwingend aus dem laufenden Überschuss finanziert werden können. Finanzierungsanlässe gibt es viele:

- bei der Gründung,
- bei der Eröffnung einer Filiale,
- bei der Übernahme einer bereits existierenden Apotheke,
- bei der Sanierung des eigenen Geschäfts.

Auf der Grundlage eines kurzfristigen – und dieser eingebettet in einen mittel- bis langfristigen – Finanzierungsplans lässt sich ableiten, ob zusätzliches Kapital benötigt wird. Deshalb wird oftmals auch von Investition und Finanzierung gesprochen. In diesem Zusammenhang sind auch Anlässe zur Unternehmensbewertung anzusprechen, die aus ähnlichen Situationen heraus resultieren (○ Abb. 43.5).

Ein wichtiger Grund für die Bewertung sind Übernahmen oder auch Sanierungsanlässe, sodass durch die Bewertung überprüft wird, ob sich eine Finanzierung noch lohnt oder rechnet.

Bei den Finanzierungsquellen, die ein Unternehmen nutzen kann, wird in Außen- und Innenfinanzierung unterschieden. Bei der Außenfinanzierung kommt zusätzliches Kapital von außen in das Unternehmen entweder in Form von Fremd- oder in Form von Eigenkapital. Letzteres ist bei Apotheken aufgrund der Rechtsformlage schwierig, denn der Investor müsste selbst approbierter Apotheker sein gemäß Fremdbesitzverbot. Bei der Innenfinanzierung resultiert das genutzte Kapital aus dem laufenden Geschäft. Ideal wäre die Selbstfinanzierung, hier wird das Kapital aus den Überschüssen genommen. Finanzierungen aus Rückstellungen und Abschreibungen wurden bereits im Rahmen des Cashflows berücksichtigt. Bei der Finanzierung aus Vermögenseinrichtungen muss man vorsichtig sein. Entweder bezieht sich dies auf Anlagevermögen, was gleichbedeutend damit ist, dass Gelder dadurch gewonnen werden, dass Anlagevermögen veräußert wird. Damit kann aber der Fortbestand des Unternehmens gefährdet sein. Veräußert werden kann auch Umlaufvermögen. Dabei ist insbesondere das sogenannte Factoring gefragt. Dies ist eine Finanzierung, indem Forderungen vor Fälligkeit abgetreten bzw. verkauft werden. Dabei ist der zu entrichtende Abschlag abhängig von der Fristigkeit und dem zu bewertenden

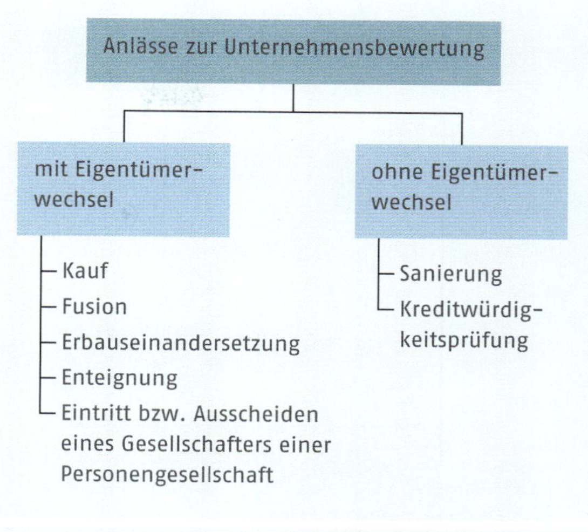

○ **Abb. 43.5** Anlässe zur Unternehmensbewertung

Risiko für einen Forderungsausfall. ○ Abb. 43.6 zeigt die Möglichkeiten im Überblick.

(4) Zudem existieren für Betriebe sogenannte Finanzierungsregeln, die sich in der unternehmerischen Praxis bewährt haben (□ Tab. 43.4).

Im ersten Semester BWL lernt man im Bereich der Finanzierung normalerweise drei Regeln, die bisweilen etwas belächelt werden, da sie sehr mechanisch wirken und an sich banal anmuten. Würden diese Regeln jedoch immer befolgt, wäre manche Investition zu Recht nicht getätigt worden, weil dann das dafür erforderliche Kapital nicht zur Verfügung gestellt worden wäre bzw. nicht zur Verfügung gestellt werden dürfte.

Zunächst gibt es die vertikale Kapitalstrukturregel. Der Zusatz vertikal ergibt sich aus der Betrachtung der Positionen auf der Passivseite einer Bilanz, also der Seite der Mittelherkunft. Demnach wird in der vertikalen Strukturregel das Verhältnis von Eigen- zu Fremdkapital thematisiert. Von sehr empfehlenswert wird dann gesprochen, wenn das Verhältnis von Eigen- zu Fremdkapital 1:1 beträgt oder besser zugunsten des Eigenkapitals ausfällt. Das heißt, von einem Investitionsvolumen von z. B. 1 000 000 € kommt mindestens die Hälfte aus der eigenen Tasche. Als sehr empfehlenswert wird dies deshalb angesehen, weil dadurch für jeden Fremdkapitalgeber sichergestellt ist, dass bei Zahlungsunfähigkeit des Schuldners selbst bei einer dann niedrigeren Bewertung des Investitionsobjekts immer noch hinreichend Substanz vorhanden ist, um den Kredit zu besichern. Als solide wird ein Verhältnis von 1:2 bezeichnet, also auf ein Drittel Eigenkapital kommen zwei Drittel Fremdkapital. Es müsste schon eine beträchtliche Wertminderung einsetzen, dass das Fremdkapital nicht durch das Investitionsobjekt abgesichert wäre. Als gerade noch zulässig wird das Verhältnis

43

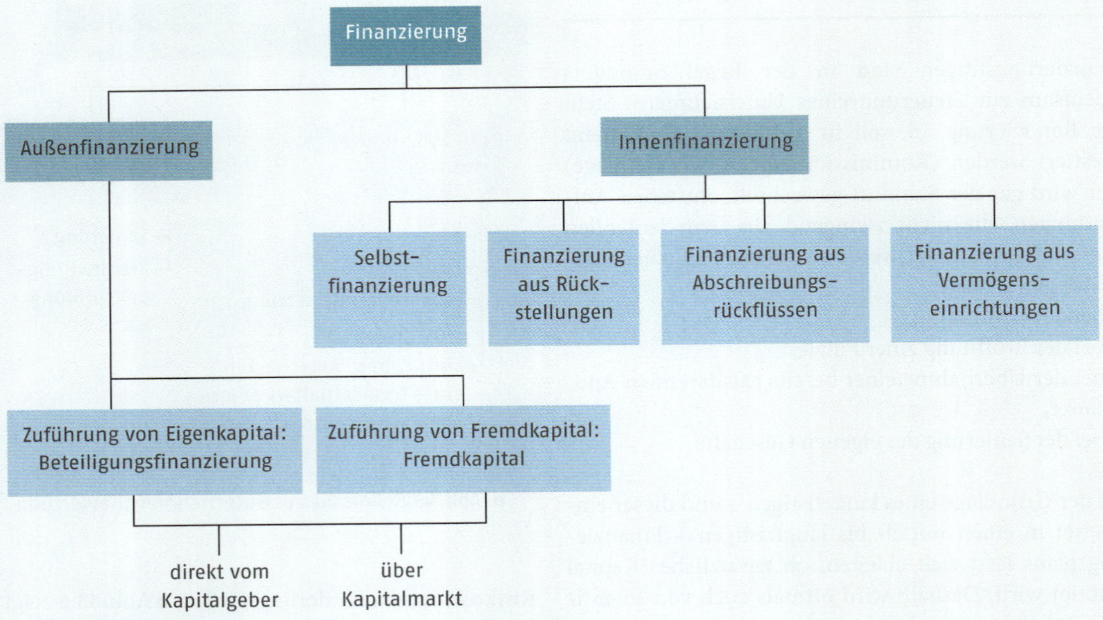

Abb. 43.6 Finanzierungsquellen eines Unternehmens

Tab. 43.4 Finanzierungsregeln. Nach Wöhe, Döring, Brösel, 2020

Vertikale	Horizontale	
Vertikale Kapitalstrukturregel	**Goldene Bankregel, goldene Finanzierungsregel**	**Goldene Bilanzregel**
EK:FK = 1:1 oder EK:FK = 1:2 oder EK:FK = 1:3	Fristenkongruenz, Dauer der Mittelbindung gleich Dauer der Mittelverfügbarkeit	EK ≥ AV oder EK + langfristiges FK ≥ AV oder EK + langfristiges FK ≥ AV + langfristiges UV

FK Fremdkapital, EK Eigenkapital, AV Anlagevermögen, UV Umlaufvermögen

1:3 betrachtet. Im Beispiel würden von 1 000 000 € aus eigener Tasche 250 000 € beigesteuert und 750 000 € fremdfinanziert. Dass diese Relation als gerade noch zulässig gilt, liegt daran, dass es nun durchaus Fälle geben kann, bei denen ein Objekt eine entsprechende Wertminderung erfährt und durch ein solches Verhältnis dann womöglich nur noch Teile besichert wären. Mit anderen Worten: Finanzierungen, die einen geringeren Eigenkapitalanteil als 25 % haben, müssen als ausgesprochen riskant angesehen werden. Nun muss trefflich differenziert werden, was finanziert werden soll. Immobilien sind sicher anders zu bewerten als Maschinen oder Anlagen, aber auch bei Immobilien hat die Immobilienblase in den USA oder auch nach dem Mauerfall in den sogenannten Neuen Bundesländern gezeigt, dass überhitzte Preise plötzlich nicht mehr gelten und zu hohe Fremdkapitalanteile dann zum Bumerang werden können.

Umso wichtiger ist, dass die zweite Finanzierungsregel eingehalten wird, und zwar die goldene Bankregel, auch goldene Finanzierungsregel genannt. Diese besagt, dass man langfristige Investitionen nur mit langfristigen Geldern finanzieren soll und nur für kurzfristige Investitionen auch kurzfristig angelegte Gelder genutzt werden dürfen. Aus Sicht einer Bank bedeutet dies, dass diese nur dann Fremdkapital für eine langfristige Finanzierung bereitstellen kann, wenn dies aus langfristigen Anlagen heraus geschieht. Die Verwendung von Geldern von Girokonten ist dafür in der Regel unbrauchbar. Diese sogenannte Mittelkongruenz mutet einleuchtend an, wird aber in finanziellen Notsituationen oder auch wenn die Bank ein besonders lukratives Geschäft zu wittern glaubt zur Seite geschoben und unbeachtet gelassen. Wenn es dann extrem schwierig läuft, kommt es zu der unguten Situation, dass sowohl der Bankkunde wie auch die Bank selbst zahlungsunfähig werden kann. Dann entsteht aus einer falschen Finanzierung durch die Bank ein ganzer Flächenbrand. An dieser Stelle sei das Beispiel der Immobilien- und Wirtschaftskrise aus den USA 2007 angeführt.

Schließlich gibt es noch die goldene Bilanzregel, die ebenfalls zu den horizontalen Regeln gehört, da sie Aktiv- und Passivseite einer Bilanz miteinander verknüpft. Dabei wird der sogenannte Anlagendeckungsgrad betrachtet. Auch hier existieren drei Anlagendeckungsgrade, wobei die Regel aussagt, dass das Anlagevermögen und damit langfristig gebundenes Kapital am besten durch Eigenkapital gedeckt sein sollte. Ggf. kann auch noch langfristiges Fremdkapital eingerechnet werden.

43.4 Fazit

Die Betriebswirtschaftslehre geht weit über das hinaus, was in diesem Kapitel dargestellt wurde. Würde man sich in das Feld Bilanzierung begeben, müsste nochmals ein Vielfaches an Seiten ergänzt werden. Der gesamte Jahresabschluss stellt ein diffiziles Gebilde dar, das nicht einfach zu erstellen und zu begründen ist.

Daneben stellt der Einkauf bzw. die gesamte Materialwirtschaft, also Einkauf – bzw. Beschaffung – und Lagerhaltung ein weiteres Thema dar, das im Rahmen der allgemeinen Betriebswirtschaftslehre besprochen wird. Ganz zu Beginn des Kapitels wurde hier kurz darauf eingegangen. Je nach Zahlungsabsprachen und gewünschter Verfügbarkeit der Produkte in der Apotheke hat man einen hohen oder geringen Lagerbestand. Die Lieferung erfolgt in der Regel für alle lieferbaren Produkte mit PZN schnell und sicher über den pharmazeutischen Großhandel. Hier kann es eher zu Konditionsunterschieden kommen.

Besonders bedeutsam – insbesondere auch nach Einführung des GKV-Modernisierungsgesetzes (GMG) im Jahr 2004 – wurde das Marketing. Entsprechend wurde diesem wichtigen betriebswirtschaftlichen Zweig ein eigener Beitrag in diesem Lehrbuch gewidmet (▸ Kap. 44).

Eine Apotheke ist ein kaufmännischer Betrieb, sodass bei aller notwendigen pharmazeutischen Kompetenz eben auch betriebswirtschaftliche Erkenntnisse erforderlich sind. Nur wenn beide Felder gut miteinander verwoben werden, ist die Apotheke erfolgreich: inhaltlich und kaufmännisch.

Wichtiges in Kürze

① Je wettbewerbsintensiver eine Branche und je erklärungsbedürftiger die angebotenen Produkte und Dienstleistungen werden, umso bedeutsamer werden die Bereiche Marketing und Personal. Beiden Themen ist deshalb über dieses Kapitel hinaus ein jeweils eigenes Kapitel gewidmet.

② Im Bereich des Managements muss Sorge getragen werden, dass die verschiedenen Bereiche optimal miteinander koordiniert werden. Nachdem alle Entscheidungen gefällt sind, übernimmt das Controlling diese Koordination und steuert das Unternehmen.

③ Kennzahlen sind ein Muss. Dabei kommt es nicht auf deren Vielzahl an, sondern auf Treffsicherheit und Aussagekraft. Zudem ist es hilfreich, wenn man sich mit anderen strukturgleichen Betrieben vergleicht.

④ Für Betriebe existieren Finanzierungsregeln, die sich in der unternehmerischen Praxis bewährt haben.

Weiterführende Literatur

Müller-Bohn T. Betriebswirtschaft für die Apotheke, Deutscher Apotheker Verlag, Stuttgart 2009

Olfert K. Personalwirtschaft. 17. Aufl., Kiehl (NWB Verlag), Herne 2019

Thommen JP, Achleitner AK. Allgemeine Betriebswirtschaftslehre, Gabler Verlag, Wiesbaden 2003

Ulrich P, Fluri E. Management. 7. Aufl., utb Verlag, Stuttgart 1995

Welge MK, Al-Laham A. Strategisches Management, 5. Aufl. Gabler Verlag, Wiesbaden 2008

Wöhe G, Döring U, Brösel G. Einführung in die Allgemeine Betriebswirtschaftslehre. 27. Aufl., Verlag Franz Vahlen, München 2020

Tipps für PhiPs

Es können durchaus auch betriebswirtschaftliche Aspekte in der Prüfung thematisiert werden. Machen Sie sich daher mit den Grundlagen der BWL vertraut. Ergänzend können Sie sich mithilfe des BAK-Arbeitsbogens 2 mit der Warenwirtschaft in Ihrer Apotheke vertraut machen.
→ Arbeitsbogen Nr. 2 „Das Warenwirtschaftssystem"

Tipps für Weiterzubildende

Betriebswirtschaftliche Kenntnisse sind für die Leitung einer Apotheke unerlässlich. Das Weiterbildungsseminar B.6 „Betriebswirtschaftliche Grundlagen der Apothekenführung" vermittelt Ihnen zusätzlich zu diesem Kapitel Basisinformationen. Wenn Sie als Apothekenleiter oder Filialapothekenleiter die Weiterbildung absolvieren, können Sie auch ein betriebswirtschaftliches Thema für Ihre Projektarbeit wählen.
Das Kapitel dient auch als Grundlage für die Durchführung der praktischen Tätigkeit Nr. 20.
→ Praktische Tätigkeit Nr. 20 „Kosten-Nutzen-Rechnung eines Direktbezuges vs. Großhandelsbezug"

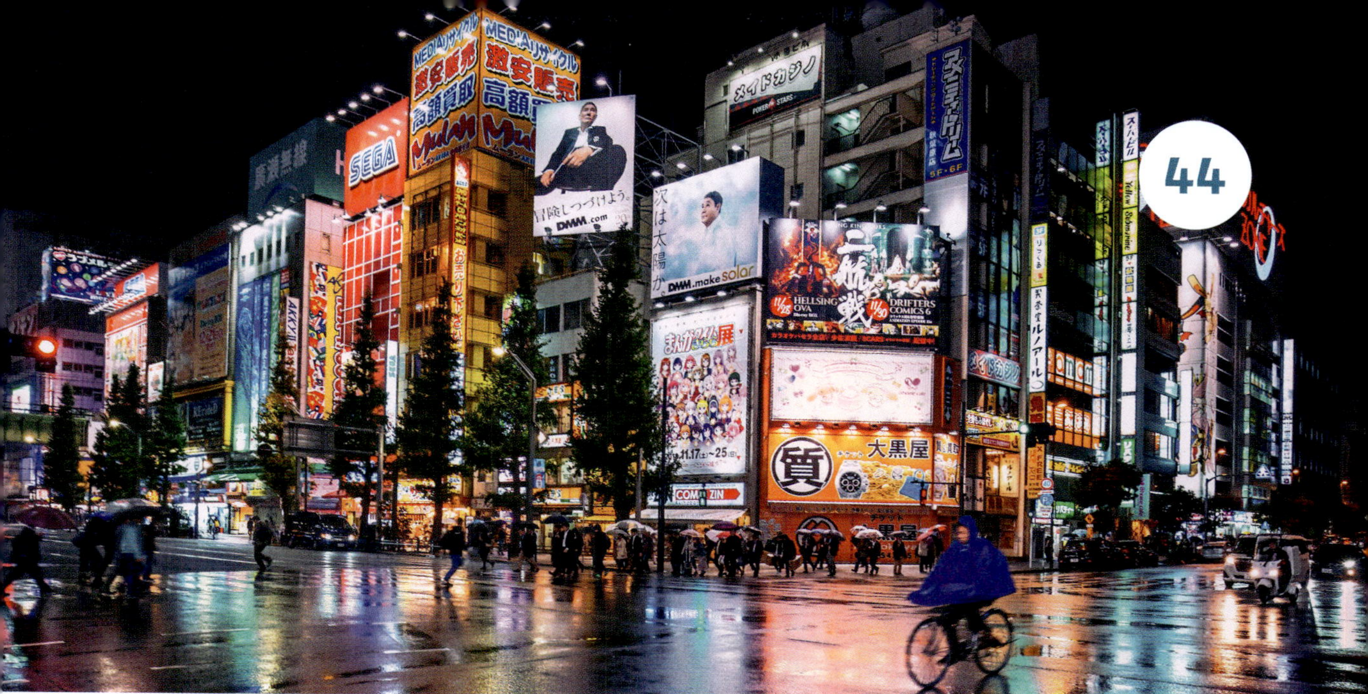

44

Marketing

Prof. Dr. Andreas Kaapke

Eine gute Leistung muss auch gut vermarktet werden. Wie eine gute Leistung zustande kommt und wie diese dann den Kunden nahegebracht wird, soll in diesem Kapitel Marketing für Apotheken verdeutlichen werden. Dabei werden zum einen strategische Aspekte angesprochen, zum anderen aber auch deren konkrete Umsetzung dargestellt.

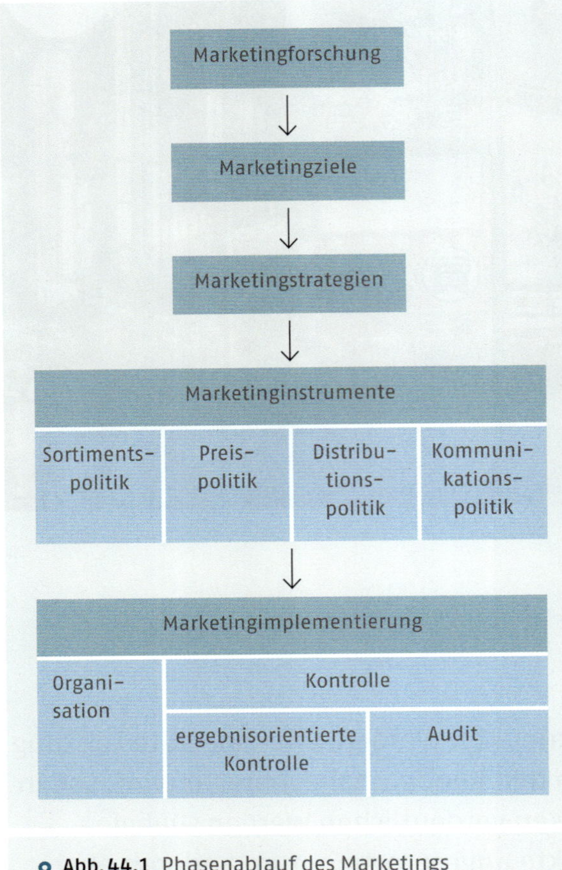

○ Abb. 44.1 Phasenablauf des Marketings

① Marketing ist in aller Munde. Während aber weite Teile der Bevölkerung ein völlig verkürztes Verständnis des Fachs haben, das sich vielfach darin erschöpft, Werbung oder – wenn es gut läuft – sogar sämtliche Kommunikationsmaßnahmen darunter zu verstehen, setzt ein modernes und weites Marketingverständnis an einer stark managementorientierten Herangehensweise an. Demnach kann man Marketing als eine generelle im Unternehmen anzutreffende Grundhaltung ansehen, die durch konsequente Ausrichtung aller unmittelbar und mittelbar den Markt berührenden Entscheidungen an dessen Erfordernissen (Marketing als Maxime) gekennzeichnet ist. Dies soll durch Schaffung von Präferenzen mittels gezielter Maßnahmen (Marketing als Mittel) sowie durch eine systematische, moderne Analysetechniken nutzende Entscheidungsfindung (Marketing als Methode) erreicht werden (Nieschlag et al. 2002). Etwas verkürzt formuliert, sehen Experten im Marketing eine marktorientiert ausgerichtete Unternehmensführung, die Kunden und Konkurrenten im Visier hat und versucht, gegenüber den Kunden echte Nutzenversprechen (Mehrwerte) zu erarbeiten, die auch eingehalten werden können. Dieses Nutzenversprechen kann gegenüber Konkurrenten einen Wettbewerbsvorteil darstellen und vom Kunden wahrgenommen und goutiert werden. Orientiert man sich an dieser Definition, folgt ein strategisches Marketing konsequenterweise auch einem sehr stringenten Ablauf, der quasi die Phasen einer Entscheidung abbildet.

44.1 Die Phasen eines Marketingkonzepts

② Ein strategisches, modernes Marketing orientiert sich bei seiner Ausgestaltung an den Phasen einer Entscheidung. Zunächst werden in einer **Situationsanalyse** alle wichtigen Parameter zusammengetragen, die benötigt werden, um auf dieser Grundlage Entscheidungen für die nahe und weitere Zukunft treffen zu können. Dazu bedient sich das Marketing der Methoden der Marktforschung im engeren Sinne oder der Instrumente der empirischen Sozialforschung im weiteren Sinne. Darauf aufbauend können nun **Ziele** festgelegt werden. Im Rahmen einer Situationsanalyse soll ermittelt werden, welche Ziele realistisch und erreichbar sind. Sind Ziele festgelegt, sollte eine **Strategie** entwickelt werden. Diese erhebt den Anspruch, nicht nur für wenige Monate gültig zu sein. Vielmehr sollte sie die Positionierung und Profilierung der Apotheke umfassen und daher eine deutlich längere Laufzeit haben. Die Strategie verkörpert somit das Gesicht der Apotheke, wofür diese steht und mit welchen Werten sie geführt wird. Ist dies erfolgt, können darauf aufbauend **Maßnahmen** entwickelt werden. Muss sich die Apotheke bei den einzelnen Strategieoptionen entscheiden, ob sie diese oder jene präferiert, handelt es sich bei den Maßnahmen um eine Sowohl-als-auch-Frage. So muss die Apotheke eine Aussage zum angebotenen Sortiment machen, kann aber auch nicht darauf verzichten, ebenfalls eine klare Aussage zu den Preisen zu machen. Das Abstimmen der unterschiedlichen Marketingmethoden aufeinander nennt man Marketing-Mix. Dies darf wie ein guter Kuchen verstanden werden, der in Summe nicht schmeckt, wenn ein Bestandteil fehlt oder zu schwach bzw. zu stark dosiert wurde. ○ Abb. 44.1 veranschaulicht den Phasenablauf des Marketings.

44.2 Marketingforschung

Im Rahmen der Marktforschung werden in der Regel etwas verkürzt dargestellt 3 Fragen zu beantworten sein:

- **Was** soll alles untersucht werden? Mit anderen Worten: Zu welchen Punkten, die für eine Marketingentscheidung relevant sind, besteht noch Informationsbedarf, der noch nicht gedeckt ist?

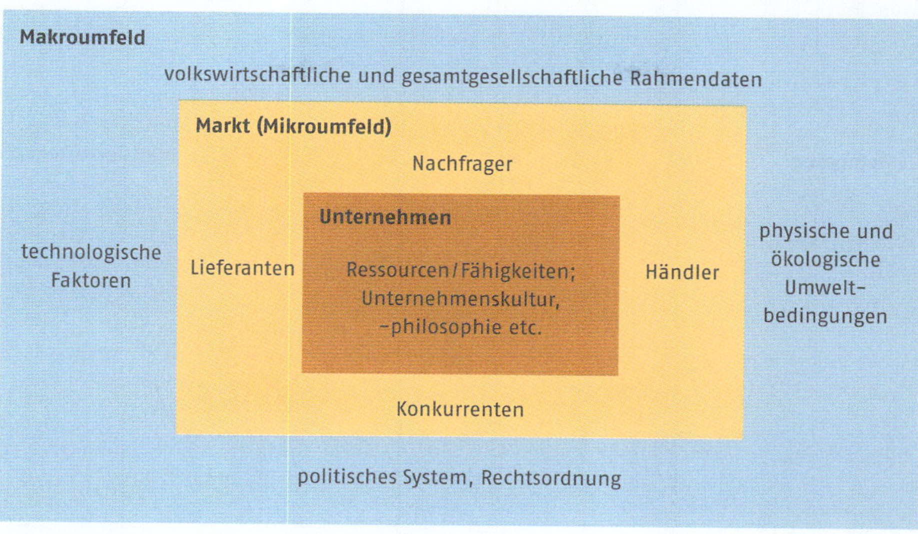

Abb. 44.2 Drei Quellen relevanter Rahmenbedingungen für Unternehmen

- **Wer** soll die Untersuchung durchführen? Hier steht die Frage im Mittelpunkt, ob die Marktforschung selbst durchgeführt oder an jemanden vergeben wird, der darauf spezialisiert ist. Derlei betriebswirtschaftliche Entscheidungen werden auch Make-or-buy-Entscheidungen genannt. Bisweilen findet sich auch die Unterscheidung in Insourcing und Outsourcing.
- **Wie** soll die Untersuchung durchgeführt werden? Hier müssen folgende Fragen beantwortet werden: Welche Methoden sollen angewendet werden? Wer, wann und wo soll untersucht werden. Man legt hier sozusagen das Untersuchungsdesign fest. Damit wird deutlich, dass die Frage nach dem „Was soll untersucht werden?" essenziell ist. Je präziser diese geklärt wird, umso klarer kann auch die Frage nach dem „Wie soll die Untersuchung durchgeführt werden?" beantwortet werden.

Bei der Frage nach dem „**Was**" sollte die Apotheke also sehr genau überprüfen, was sie tatsächlich wissen muss, um die Marketingentscheidung treffen zu können. Versucht man zu viel auf einmal zu untersuchen, macht dies die Untersuchung kosten- und zeitaufwendig. Vielfach sind es Informationen über den Kunden, die von besonderem Interesse sind. Andere Informationen können ggf. aus anderen Quellen bezogen werden, nur zum eigenen Kunden liegt in der Regel nichts Verlässliches vor oder ggf. nichts Aktuelles, sodass es erforderlich sein kann, durch Marktforschung an dieser Stelle nachzubessern.

Insgesamt dient dieses Raster zur Orientierung (Abb. 44.2). Diesem ist zu entnehmen, dass für Apotheken relevante Rahmenbedingungen aus drei Quellen herrühren können. Das Makroumfeld umfasst dabei alle Rahmenbedingungen, die für eine Apotheke relevant sein können, die aber nicht oder kaum beeinflusst werden können. Das Mikroumfeld oder der Markt umfasst Rahmenbedingungen, die für die Apotheke sehr relevant sein können und die vonseiten der Apotheke auch beeinflussbar sind. Makro- und Mikroumfeld zusammen ergeben die sogenannten externen Rahmenbedingungen, die von außerhalb auf die Apotheke einwirken. Der dritte Block sind interne Rahmenbedingungen, z. B. die Unternehmenskultur, die Mitarbeiter, der Standort oder die räumlichen Gegebenheiten der Apotheke.

Im zweiten Schritt muss geklärt werden, **wer** die Marktforschung durchführen soll. Im Folgenden sind die wichtigsten Argumente für die **Fremdforschung** (buy) und die **Eigenforschung** (make) aufgelistet:

Fremd- und Eigenforschung

Vorteile der Fremdforschung

- Keine Betriebsblindheit,
- geringere Gefahr interessengefärbter Auskünfte und tendenziöser Meldungen,
- höhere Objektivität,
- Möglichkeit des Einsatzes von Spezialisten (z. B. Statistiker, Psychologen),
- größere Aktualität des methodischen Fachwissens,
- Kosteneinsparungen möglich (Fixkosten).

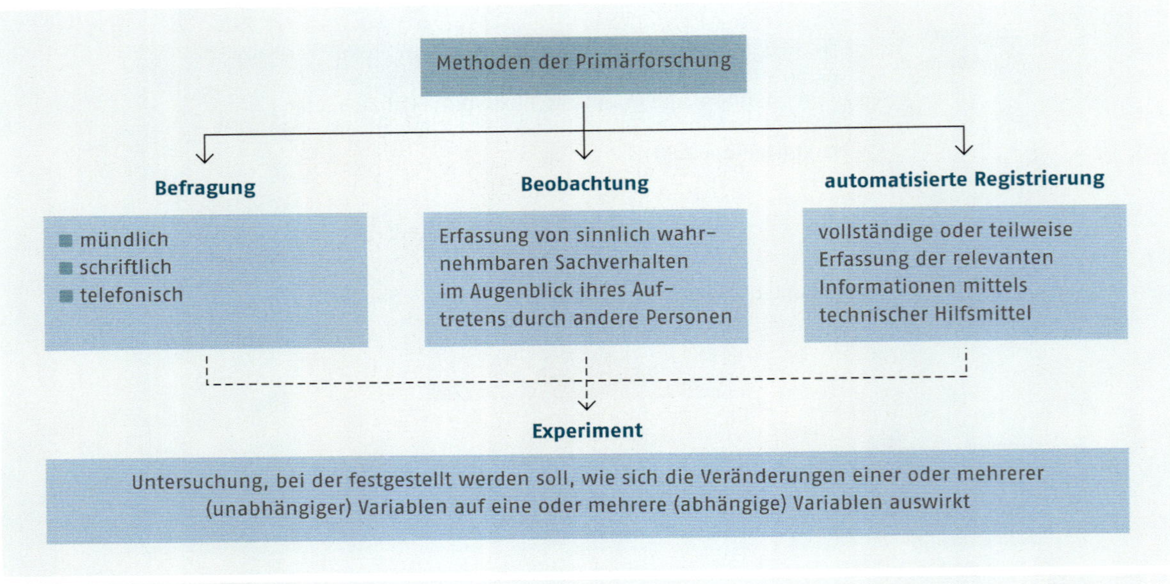

Abb. 44.3 Methoden der Primärforschung

Vorteile der Eigenforschung

- Größere Vertrautheit mit dem Problem,
- bessere Möglichkeiten der Einflussnahme und Kontrolle,
- Gewinnung von Forschungserfahrungen,
- geringeres Risiko von Indiskretionen,
- Wegfall der Kommunikationsprobleme.

Nach Sichtung der jeweiligen Vorteile fällt es nach wie vor schwer, eine klare Aussage zur optimalen Vorgehensweise zu treffen. Für die im Einzelfall gewählte Vorgehensweise sind darüber hinaus der Anwendungszweck, die Komplexität der Fragstellung und ggf. das in der Apotheke abrufbare Know-how maßgeblich. Es gibt daher Fragestellungen, bei denen es sinnvoll ist, Fremdforschung zu vergeben. Bei anderen Fragestellungen kann es sinnvoll sein, die Marktforschung selbst durchzuführen.

Merke

Je komplexer und komplizierter die Aufgabenstellung für die Marktforschung ist, desto eher sollte man sich der Fremdforschung bedienen. Denn dort arbeiten Menschen, die Marktforschung professionell und mit viel Erfahrung betreiben.

Um die Frage, **wie** untersucht werden soll, beantworten zu können, muss zunächst in Primär- und Sekundärforschung unterschieden werden. Die Primärforschung ist eine Methode der Marktforschung, bei der die interessierenden Informationen zum aktuellen Zeitpunkt neu erhoben, ausgewertet und aufbereitet werden. Die **Sekundärforschung** umfasst die Aufbereitung bereits vorhandenen Datenmaterials zum eigenen Zweck. Demnach muss geprüft werden, ob schon Informationen vorliegen und ob diese auf die gestellte Forschungsfrage ohne zu großen Informationsverlust oder Verzerrung übertragen werden kann.

Quellen für Sekundärinformationen für eine Apotheke (Beispiele):

- die statistischen Ämter (Bund, Länder, Kommunen),
- die pharmazeutische Industrie,
- der pharmazeutische Großhandel,
- Apothekenkooperationen,
- allgemeines Schrifttum,
- Periodika wie DAZ oder PZ,
- andere einschlägige Apothekenzeitschriften wie „Die erfolgreiche Apotheke, Apotheke und Recht, AWA" etc.,
- das Internet.

Die möglichen Quellen sollten daraufhin überprüft werden, ob die dort abrufbaren Daten den Gütekriterien der Marktforschung, z. B. Objektivität, Validität, Reliabilität und Repräsentativität entsprechen und auf die eigene Fragestellung übertragbar sind. Auch die Aktualität der Daten muss einer Überprüfung standhalten.

Im Rahmen der **Primärforschung** kann man sich der unterschiedlichsten Methoden bedienen, wovon die Befragung die am häufigsten verwendete Methode darstellt. **Abb. 44.3** gibt einen kurzen Überblick über die Methoden der Primärforschung.

◘ Tab. 44.1 Vor- und Nachteile quantitativer Befragungsmethoden. Nach Homburg, Krohmer 2009

Methode	Vorteile	Nachteile
Standardisiertes mündliches Interview	▪ Möglichkeit zur Erklärung komplizierter Sachverhalte durch den Interviewer, ▪ Möglichkeit von Rückfragen der Befragten bei Verständnisproblemen, ▪ Möglichkeit zur Illustration der Fragen durch ergänzende Materialien wie Produktmuster oder Bilder, ▪ Reduktion der Verweigerungsquote durch geschultes Verhalten der Interviewer	▪ Interviewer-Bias durch soziale Interaktion zwischen Interviewer und Befragtem kann die Ergebnisse des Interviews verzerren, ▪ relativ hohe Kosten der Durchführung
Standardisierte schriftliche Befragung	▪ Relativ kostengünstig, ▪ kein Vorliegen eines Interviewer-Bias, ▪ Möglichkeit für die Befragten, in Ruhe über eine Antwort nachzudenken, ▪ Erreichbarkeit großer Fallzahlen	▪ Relativ geringe Rücklaufquoten, insbesondere bei der Befragung von Privathaushalten, ▪ daraus resultierende Gefahr der mangelnden Repräsentativität, ▪ keine Möglichkeit für Verständnisfragen
Standardisiertes Telefoninterview	▪ Zeitliche Flexibilität: Durchführung zu unterschiedlichen Tages- und Wochenzeiten: Abbruchmöglichkeiten mit Fortsetzung zu späterem Zeitpunkt, ▪ Zeitersparnis aufgrund der schnellen Verfügbarkeit von Ergebnissen, ▪ relativ kostengünstig, ▪ Möglichkeit für Rückfragen und zusätzliche Verdeutlichungen, ▪ geringer Interviewer-Bias	▪ Geringe Auskunftsbereitschaft der Befragten in der relativ anonymen Befragungssituation, ▪ keine Erfassung nonverbaler Reaktionen der Befragten, ▪ Problematik der schwierigen telefonischen Erreichbarkeit bestimmter Befragungsgruppen (z. B. Manager)
Online-Befragung	▪ Relative Kostengünstigkeit, ▪ hohe Reichweite: Ansprache einer Vielzahl von Befragten möglich, ▪ schnelle Erzielbarkeit großer Fallzahlen	▪ Oftmals unzureichende Informationen über die Grundgesamtheit, ▪ Gefahr der Verzerrung durch Selbstselektion der Teilnehmer, ▪ Gefahr unseriöser Antworten aufgrund der Anonymität

Wie oben geschildert, sind insbesondere die Befragungsarten sehr relevant. Zu den drei in der Abbildung aufgeführten gesellt sich noch die Online-Befragung, die allerdings streng genommen nur eine Spezifikation der schriftlichen Befragung darstellt. Da sie einige Besonderheiten aufweist, wird sie in ◘ Tab. 44.1 gesondert aufgeführt.

Die weiteren Methoden der Primärforschung sollen an dieser Stelle nicht weiter vertieft werden, wiewohl es gute Gründe z. B. für die Beobachtung, ggf. aber auch für Experimente in Apotheken gibt.

44.3 Zielplanung

③ Ziele sind in einem betriebswirtschaftlichen Umfeld unerlässlich. Deshalb sind auf der Grundlage der durch die Marktforschung erhobenen und gesammelten Daten Ziele für die Apotheke abzuleiten. Darunter sind natürlich zum einen generelle Unternehmensziele zu verstehen, zum anderen können auf dieser Grundlage aber auch konkrete und spezifische Marketingziele abgeleitet werden.

Ziele sind zukünftig gewünschte Zustände, die erreichbar und realistisch sind. Sie sollten auf jeden

Fall operationalisiert, d.h. messbar gemacht werden. Darunter ist zu verstehen, dass

- der **Zielinhalt** eindeutig festgelegt wird (z. B. Umsatz, Gewinn, Lagerumschlagshäufigkeit),
- das **Zielausmaß** eindeutig formuliert wird; dies kann absolut (1 000 000 €) oder relativ (z. B. Steigerung um 6 %) ausgedrückt werden,
- der **zeitliche Bezug** hergestellt wird (zum 31.12.2016 oder im Jahr 2016).

Dies gilt auch für vergleichbar schwer zu operationalisierende Ziele wie Kundenzufriedenheit oder das Image der Apotheke.

Nahezu alle Apotheken verfolgen mehrere Ziele gleichzeitig. Dabei muss zunächst analysiert werden, in welcher Beziehung die parallel verfolgten Ziele zueinander stehen. Am Beispiel zweier Ziele soll dies verdeutlicht werden:

- **Komplementäre** Zielbeziehungen liegen vor: Das Erreichen von Ziel A begünstigt das Erreichen von Ziel B.
- **Konkurrierende** Zielbeziehungen liegen vor: Das Erreichen von Ziel A verhindert das Erreichen von Ziel B.
- **Indifferente** Zielbeziehungen liegen vor: Das Erreichen von Ziel A hat keinen Einfluss auf das Erreichen von Ziel B.

Es ist logisch, dass eine Apotheke komplementäre oder indifferente Zielbeziehungen anstreben, indes konkurrierende Zielbeziehungen ausschließen sollte, damit es auch bei den Mitarbeitern nicht zu Irritationen oder Rollenkonflikten kommt.

44.4 Strategieplanung

④ Aus der Vielzahl strategischer Ansätze im Marketing werden im Folgenden einige für Apotheken besonders wichtige Punkte herausgegriffen. Diese Fragen sind beispielsweise bei der Strategieplanung zu berücksichtigen:

- Was ist die generelle Positionierung der Apotheke nach außen?
- Macht ein Differenzierungskonzept für die Apotheke Sinn? Wenn ja, nach welchem Differenzierungskriterium (Indikation, Zielgruppe, Preis, Services etc.) soll vorgegangen werden?
- Soll die Apotheke in eine Kooperation eintreten? Wenn ja, in welche? Welche Art von Kooperation soll eingegangen werden (regionale Werbegemeinschaft oder eher eine auf Apotheken spezialisierte Kooperation)?
- Wie stark soll sich die Apotheke als eigenständige Marke positionieren?
- Rechnen sich Handelsmarken? Wenn ja, in welchen Indikationsgruppen?
- Macht eine Spezialisierung für die Apotheke Sinn?
- Soll die Apotheke filialisieren?
- Wie stark sollen Medikationsanalyse und Medikationsmanagement in den Geschäftsalltag der Apotheke integriert werden?

Durch diverse Gesetzgebungen mit dem Ziel der Kostendämpfung sind Apotheken bei weitem nicht mehr so homogen wie noch vor 10 Jahren. Auch die Herausnahme nicht unwesentlicher Sortimentsbestandteile aus der Erstattung durch die gesetzlichen Krankenkassen hat ein Umdenken der Apotheken hinsichtlich ihrer Ausrichtung erforderlich gemacht. Daher stellt sich nun die Frage, **womit** sich die einzelne **Apotheke positionieren, profilieren** und ggf. **differenzieren** will. Dies kann durch Schwerpunkte in besonders relevanten Indikationsgruppen erfolgen oder auch durch eine strategische Positionierung als Discount-Apotheke. Manche suchen ihr Heil auch in einer besonders hochwertigen pharmazeutischen Kompetenz, die sich in einer entsprechend qualitativen Beratung niederschlägt. Damit ist keine Standardleistung gemeint, sondern eine tatsächlich überdurchschnittliche Expertise. In eine ähnliche Richtung geht die von der Standesorganisation im Positionspapier 2030 stark promotete Medikationsanalyse und das darauf aufbauende Medikationsmanagement.

Auch bei der Frage nach **Wachstum** sind strategische Überlegungen angezeigt. Filialisierung ist nicht per se ein Wachstumstreiber. Bisweilen wird ein Wachstum lediglich auf der Aufwands- und nicht jedoch auf der Ertragsseite der Apotheke realisiert. Denn mehrere Standorte zu führen, bedeutet auch mit einer gesteigerten Komplexität umgehen zu lernen. Dem stehen jedoch Mengen- und ggf. Fixkostendegressionseffekte und/oder eine Risikostreuung gegenüber. So kann beispielsweise der Gewinneinbruch eines Standorts durch die bis zu drei anderen Standorten ggf. kompensiert werden.

Auch die Frage, inwieweit sich die Apotheke selbst als **Marke** versteht und dies nach außen in besonderer Weise zu kommunizieren trachtet, gilt als wichtiger strategischer Eckpfeiler. Dies muss in besonderem Maße bedacht sein, denn Marke bedeutet Aufwand und Verpflichtung für eine laufende Markenpflege und darf als Aufgabe keineswegs bagatellisiert werden. So müssen alle nach außen, aber auch nach innen ausgerichteten Kommunikationsmaßnahmen darauf überprüft werden, ob sich die Marke durchgängig, einheitlich und gut erkennbar abzeichnet. Sollten Markenbotschaften benutzt werden, müssen diese nicht nur kommuniziert, sondern auch gelebt werden. Die Marke muss zum Apothekenleiter und zum Team, aber auch zur Ausstattung der Apotheke genau passen.

Schließlich sind im Rahmen strategischer Überlegungen auch Fragen virulent, ob es sinnvoll sein kann, sich einer der vielen **Apothekenkooperationen** anzuschließen und wenn ja, welcher. Diese muss nicht zuletzt danach ausgewählt werden, welchen betriebswirtschaftlichen oder auch pharmazeutischen Motiven die Mitarbeit in einer Kooperation nutzt. Bei betriebswirtschaftlichen Motiven kann man an Umsatz-, Spannen- oder Kostenvorteile denken. Aber auch Image- und Bekanntheitsgrad-Motive können eine Rolle spielen. Eher nachrangig, aber nicht gänzlich zu vernachlässigen, sind Motive wie Marktzutritt durch die Kooperation bzw. die durch eine Kooperation gemeinsam erreichte Marktmacht. Neben den betriebswirtschaftlichen Fragen könnten aber auch pharmazeutische Überlegungen im Fokus stehen, wenn z. B. die Kooperation die beteiligten Apotheken bei Fragen in einzelnen Indikationsgruppen so unterstützt, wie es die einzelne Apotheke vermutlich nicht leisten könnte.

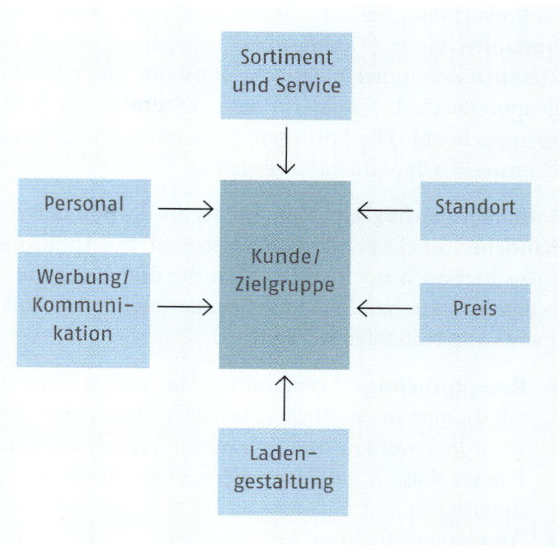

○ Abb. 44.4 Typische absatzpolitische Instrumente eines Handelsbetriebs

44.5 Maßnahmenplanung

⑤ Für viele ist das Herzstück des Marketings die Maßnahmenplanung. Bislang wurde in diesem Kapitel beschrieben, was „die richtige Sache ist", wie also z. B. der generelle Auftritt der Apotheke angegangen werden sollte. Die sich daran anschließenden Maßnahmen greifen dies auf und versuchen den durch Marktforschung, Ziel- und Strategieplanung festgelegten Rahmen mit Leben zu füllen. Dies geschieht am besten so, dass alle zuvor festgelegten Ziele mit genau darauf ausgerichteten Maßnahmen hinterlegt werden. Nur dann können die aufgestellten Ziele erreicht oder sogar übertroffen werden. ○ Abb. 44.4 zeigt einen Überblick über die wichtigsten Maßnahmenbestandteile eines Marketing-Mix. An dieser Stelle wird das Maßnahmenpaket der sogenannten **4 P** (product, price, place, promotion) durchbrochen und um handelsspezifische Bestandteile ergänzt. Da Apotheken von ihrem Geschäftsmodell her am ehesten dem Einzelhandel entsprechen, wird im Folgenden das um entsprechende Einzelhandelsspezifika erweiterte Maßnahmenbündel vorgestellt.

44.5.1 Standort

Wie schon im Kapitel zur Betriebswirtschaftslehre (▸ Kap. 43) aufgezeigt, stellt die Frage des Standorts eine konstitutive Entscheidung dar, also eine Entscheidung, die zu Beginn des Geschäftslebens geklärt wird und dann nur in seltenen Fällen geändert werden kann. Daher ist für Einzelhandelsbetriebe, wie Apotheken, die Standortfrage existenziell. Dies wird noch verstärkt durch die Abhängigkeit von Frequenzen, denn nur dort wo Kunden sind, kann auch ein Geschäft generiert werden. Aus Sicht des Marketings stellt sich also auch die Frage, wie sich der sogenannte Makrostandort (Gemeinde, Viertel, Straße) entwickelt und ob der Mikrostandort (Gebäude selbst oder Häuserblock) eine gute Entwicklung nimmt. Dies mag einfach klingen, ist aber alles andere als banal, zumal der einzelne Apotheker nur bedingt auf standörtliche Entwicklungen Einfluss nehmen kann.

44.5.2 Sortiment und Services

Natürlich stellt das Sortiment den Kern einer jeden Apotheke dar und natürlich unterliegen Apotheken bis zu einem gewissen Grad einem Kontrahierungszwang, will heißen, sie müssen dem Wunsch des Kunden entsprechen. Durch die enge Verzahnung zum pharmazeutischen Großhandel kann auch jedes lieferfähige Produkt in extrem kurzer Zeit zur Verfügung gestellt werden. Im hier verstandenen Sinne meint Sortiment aber tatsächlich, was die Apotheke auch in der Apotheke vorrätig hält. Dabei spielen die Begriffe Sortimentsbreite und -tiefe sowie Sortimentsmächtigkeit eine besondere Rolle.

Sortimentsbreite: Sie wird als die angebotene Anzahl von verschiedenen Warengruppen bezeichnet. Bietet ein Händler viele grundsätzlich verschiedene Produkte an, so weist er eine große Sortimentsbreite auf. Die Sortimentsbreite muss immer branchenspezifisch betrachtet werden.

Sortimentstiefe: Sie wird als die angebotene Anzahl von Varianten einer Warengruppe bezeichnet. Bietet ein Händler viele unterschiedliche Produkte einer Warengruppe an (z. B. Milch), so weist er eine große Sortimentstiefe auf. Die Sortimentstiefe muss immer branchenspezifisch betrachtet werden.

Sortimentsmächtigkeit: Sie wird als die Anzahl der vorhandenen Stücke pro Artikel bezeichnet. Bei Apotheken muss hier auch noch zu Recht in die drei völlig unterschiedlich zu handhabenden Bestandteile des Sortiments unterschieden werden:

- **Rezeptpflichtige Arzneimittel**: Das sind Arzneimittel, die nur in Apotheken verfügbar sind, vom Arzt verordnet werden und ggf. durch Vertrag zwischen Krankenkassen und Herstellern einem Rabattvertrag unterliegen.
- **Apothekenpflichtige Arzneimittel**: Das sind Arzneimittel, die nur in Apotheken erhältlich sind, aber ohne Rezept abgegeben werden dürfen. Dazu zählen z. B. klassische Schmerztabletten wie Acetylsalicylsäure (Aspirin®) oder Paracetamol.
- **Ergänzungsartikel**: Das sind Artikel, die weder zwingend exklusiv in Apotheken zu finden sind noch vom Arzt verordnet werden. Hier steht die Apotheke ggf. im Wettbewerb zu anderen Betriebsformen des Handels, insbesondere zu Reformhäusern, Naturkostfachgeschäften, Sanitätshäusern, Lebensmittelgeschäften und Drogeriemärkten.

Die Auflistung ist erforderlich, um zu verdeutlichen, dass je nach Standort eine Apotheke genau überlegen muss, was gemäß eines Category-Managements zum Kern- oder Pflichtsortiment, ggf. zu einem Profilierungssortiment, einem unter Umständen auch für Apotheken relevanten Saisonsortiment und zu einem Ergänzungssortiment gehört und in welcher Breite und Tiefe sowie mit welcher Mächtigkeit dies angeboten wird. Category-Management kann mit Warengruppenmanagement übersetzt werden und bedeutet, dass die Struktur der Waren kundenorientiert gebildet und in der Offizin dargeboten wird.

Zur Sortimentspolitik in einem weiteren Verständnis zählen auch ggf. angebotene Services. ◻ Tab. 44.2 gibt einen ersten Eindruck über denkbare Services.

44.5.3 Personal

Normalerweise stellt das Personal einen eigenständigen Funktionsbereich im Betrieb dar, dem Marketing quasi gleichgestellt. In Einzelhandelsgeschäften – zu denen Apotheken streng genommen gehören – wird dem Personal aber auch oder gerade eine Marketingkomponente zuteil. Durch den Verkaufsakt und insbesondere in Branchen mit erklärungsbedürftigen Produkten oder gar Produktkategorien, die für Kunden nicht frei zugänglich sind, spielt das Personal eine herausgehobene Rolle. Demnach ist es auch Teil des Marketings, dafür Sorge zu tragen, dass das Personal sich kundenfreundlich verhält. Neben der Freundlichkeit und Höflichkeit spielt gerade in Apotheken die Kompetenz eine herausragende Rolle. Kann man sich als Kunde bei technischen Produkten ggf. noch durch das Internet einen ersten Überblick verschaffen, fällt dies bei Arzneimitteln deutlich schwerer. Hier kommt dem Apothekenteam eine besondere Rolle zu. Im Übrigen sind es gerade Freundlichkeit und Kompetenz, die den entscheidenden Nutzen für die Apotheke aus Sicht der Kunden erbringen können. Denn Arzneimittel gibt es in allen Apotheken.

44.5.4 Kommunikation

Die Apotheke unterliegt hinsichtlich ihrer Außenkommunikation deutlich stärkeren Restriktionen als andere Branchen. Kommunikation aus und von Apotheken soll und darf keineswegs marktschreierisch sein. Sie soll Menschen nicht unverhältnismäßig zum Kauf verleiten oder Ängste schüren, die den Kunden zu einem Kauf oder gar Mehrkauf verleiten. Somit sind zwar alle Kanäle bespielbar, aber nicht alle Stilmittel und Botschaften erlaubt. Aggressive oder auch angsteinflößende Werbung muss vermieden werden.

Folgende **Kommunikationsinstrumente** werden unterschieden:

- Werbung,
- Verkaufsförderung (auch Sales Promotion genannt),
- Public Relations (auch Öffentlichkeitsarbeit genannt),
- Persönlicher Verkauf (auch Personal Selling genannt),
- Sponsoring,
- Product Placement (das bewusste Platzieren von Markennamen in einem redaktionellen Kontext im Fernsehen, Kino, Radio, der Begriff hat nichts mit der Anordnung von Produkten im Ladenlokal zu tun).

Bei den Kanälen gab es in den vergangenen Jahren eine Revolution. Durch das Internet und Social-Media-Angebote sind neben den FFFZZ-Medien (Film, Funk, Fernsehen, Zeitschriften und Zeitungen) und darüber hinausgehenden Werbemitteln wie Supplements, Prospekten und Plakaten, eine Reihe neuer, gänzlich anders funktionierender Kanäle entstanden, die eine große Bedeutung insbesondere bei jüngeren Zielgruppen haben. Gerade dort wird das Fernsehen von Social-Media-Angeboten nahezu vollständig kompensiert. Zeitungs-Abos verlieren zusehends an Gewicht und werden durch Newsletter oder Internetangebote mit kurzen, knappen Botschaften abgelöst. Facebook, Twit-

Tab. 44.2 Beispiele für Service und Dienstleistungen

Art	Beispiele
Finanzierung, Leasing	Klassische Teilzahlung, Zielkauf, Leasing, Mietkauf
Kundenkarten	Händlereigene Kundenkarten, City- und branchenübergreifende Systeme
Vermietung von Waren	Vermietung von Produkten, die vom Kunden i. d. R. selten benötigt werden und hochwertig sind, z. B. Dampfdruckreiniger (Baumarkt), repräsentativer Schmuck (Uhren-Schmuck-Fachgeschäft), Digitalkamera, Projektionsgerät (Unterhaltungselektronik-Fachgeschäft) etc.
Reparaturdienste	Leihgeräte im Reparaturfall, besonders schnelle Erledigung oder ein Konzept mit festen Preisen und schnellen Kostenvoranschlägen etc.
Händlergarantien	Umtauschgarantien, 5 Tage Frische-Garantie bei Blumen etc.
Wartungsverträge, Reparaturversicherungen	Gegen eine monatliche Gebühr oder eine Gebühr, die gleich beim Kauf des Produkts fällig wird, wird umfangreicher Reparaturschutz gewährt
Kundenrestaurant, Cafeteria	In Warenhäusern, aber auch in größeren Fachmärkten wie Möbelmärkten
Kataloge, Internetpräsenz	Eigene Handelskataloge oder Informationsbroschüren, Multi-Channelling
Passbild, Fotostudio	Im Fotohandel: angegliederte Studios als eigenes Profit-Center
Kosmetikbehandlungen	Im Parfümeriesektor (Nutzung der Behandlungszeit für die Lenkung der Aufmerksamkeit des Kunden auf Produktneuheiten oder Pflegesets)
Bequemlichkeit	Einpackservice, Warte- und Ruhezonen, Kinderspielecken, Kinderhort, Getränkeautomaten, Bestelldienst, Geschenkservice etc.
Informationsbedürfnis	Informationsstand mit speziell geschulter Fachkraft (im Eingangsbereich), Beratungsleistung, Mailings bzw. Newsletter, EDV-gestützte Informationssysteme, Planungsleistungen, Kundenseminare
Sicherheitsbedürfnis	Garantieleistungen wie Geld-zurück-, Zufriedenheits-, Angebots-, Bedienungs-, Fehlbon-Garantie, Entsorgung, Inzahlungnahme-Service
Emotionale Ebene	Soziale Kompetenz der Mitarbeiter (Begrüßung, Empfang, Beratung, Plausch), Giveaways, kleine Geschenke, Events

ter, Instagram, Youtube und Xing sind die Dienste der Gegenwart. Welches die Dienste der Zukunft sein werden und ob die gegenwärtig als etabliert geltenden Genannten dabei sein werden, ist noch offen. Ungeachtet der genutzten Medien bedient jedoch Kommunikation immer die gleiche Idee, wie in Abb. 44.5 erläutert.

Die Darstellung bezieht sich auf das AIDA-Schema bzw. die daraus abgeleitete Modifikation (Abb. 44.6).

Die Kommunikationspolitik unterscheidet weiterhin zwischen einseitiger und zweiseitiger Kommunikation, persönlicher und Massenkommunikation und ein- und mehrstufiger Kommunikation. Bei der **einseitigen** Kommunikation kommuniziert ein Sender an für ihn besonders relevanten Zielpersonen ohne dass diese eine Chance zur direkten Reaktion haben. Kommt die Botschaft an, ist die Chance gegeben, dass die Empfänger positiv reagieren und in die Apotheke kommen. Typisch hierfür sind z. B. Zeitungsanzeigen oder Flyer. Bei der **zwei- oder wechselseitigen** Kommunikation kann der Kunde sofort reagieren. Das Verkaufsgespräch mit all sei-

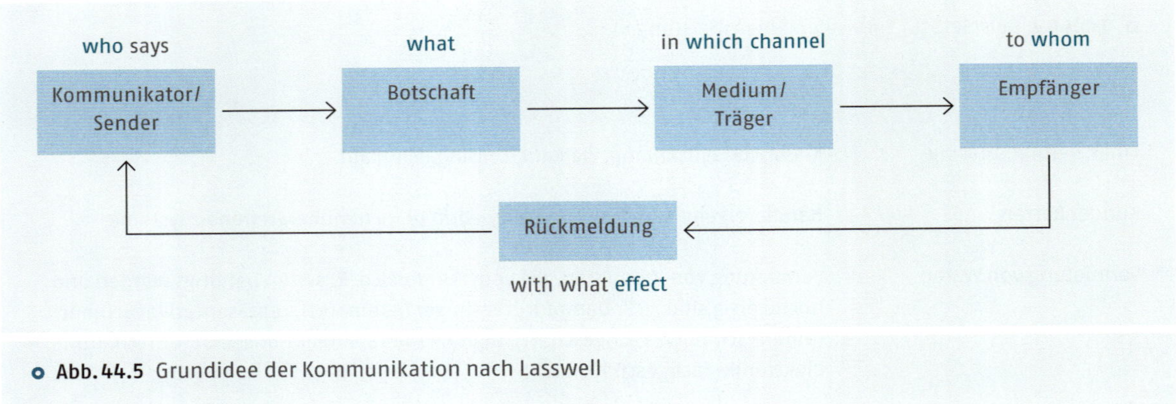

Abb. 44.5 Grundidee der Kommunikation nach Lasswell

1. Stufe	Aufmerksamkeit	Attention
2. Stufe	Interesse	Interest
3. Stufe	Kaufwunsch	Desire
4. Stufe	Kauf	Action

Abb. 44.6 AIDA-Formel

nen Facetten ist ein klassisches Beispiel hierfür. Damit wird auch klar, dass die **persönliche** Kommunikation in der Regel wechselseitig, wiewohl ein an eine Person adressierter Brief persönlich, aber einseitig ist. Typisch sind z. B. Geburtstaggrüße per Post oder E-Mail. Schließlich sind typische Instrumente der **Massenkommunikation** beispielsweise Radiospots oder Postwurfsendungen. Bei der **einstufigen** Kommunikation findet ein unmittelbarer Kontakt zwischen Sender und Empfänger statt. Der Kunde hört den Radiospot oder sieht einen Werbefilm im Fernsehen bzw. erhält beim Leeren des Briefkastens einen Werbeflyer der Apotheke. Die **mehrstufige** Kommunikation nutzt Meinungsführer als Medium und hofft auf einen „two step flow of communication". Will heißen, die Botschaft erreicht Meinungsführer, die ihrerseits die Botschaft weitertragen. So beschwerlich dies früher war, durch Empfehlungsmarketing mit den Social-Media-Anwendungen erhält diese Art der Kommunikation einen erfreulichen Aufschwung.

44.5.5 Ladengestaltung

Ein für jeden Einzelhändler extrem bedeutsames und umfangreiches Maßnahmenpaket stellt die Ladengestaltung dar. Abb. 44.7 zeigt die Bereiche, die hierbei eine Rolle spielen.

Die Apotheke hat hier eine Sonderstellung, da das Ladenlokal sichtbar in einen für Kunden zugänglichen und in einen für Kunden bewusst nicht zugänglichen Bereich mit jeweiliger Warenlagerung untergliedert ist. Zudem ist die typische Offizin-Gestaltung durch Handverkaufstische geprägt, was in vergleichbarer Form in anderen Branchen eher selten vorkommt. Fragen der Diskretion oder Anonymität sind genauso zu beantworten wie die Aufgabe der Anreize im Ergänzungsbereich oder der Aufenthaltsqualität vor dem Hintergrund nicht selten etwas länger dauernder Beratungsgespräche. Zudem stellt sich die Frage nach Sitzgelegenheiten für oftmals ältere Kunden und nach einem einsehbaren Labor, um auf besondere Kompetenzen der Apotheke aufmerksam zu machen.

44.5.6 Preis

Zwar spielen Preise auch in der allgemeinen BWL eine Rolle, wenn z. B. im Rahmen der Kostenträgerrechnung zumindest eine Preisuntergrenze für Produkte ausgewiesen wird, aber die eigentliche Preiskalkulation ist Teil des Marketings. Hier geht es darum, die Preise so festzusetzen, dass die Kosten gedeckt, das Preis-Leistungs-Verhältnis aus Sicht der Kunden erkennbar und nachvollziehbar ist und die eigenen Preise gegenüber den Preisen der Konkurrenz vertretbar sind. Damit sind dreimal die Buchstaben **K der Preissetzung** (Kosten, Kunde, Konkurrenz) angesprochen. Es muss zudem darauf hingewiesen werden, dass sich weite Teile des Sortiments einer Apotheke einer eigenen Kalkulation durch die Apotheke entziehen und damit auch keinem Preiswettbewerb unterliegen. Nur für nichtrezeptpflichtige, aber apothekenpflichtige Arzneimittel und für freie und nicht zwingend an die Apotheke gebundene Produkte sind Preise zu erstellen. Hat die Apotheke bei den apothekenpflichtigen Produkten nur andere Apotheken als Konkurrenz, steht sie bei den freiverkäuflichen Arzneimitteln auch mit Reformhäusern, Naturkostfachhändler, Lebensmittelgeschäften etc. im Wettbewerb.

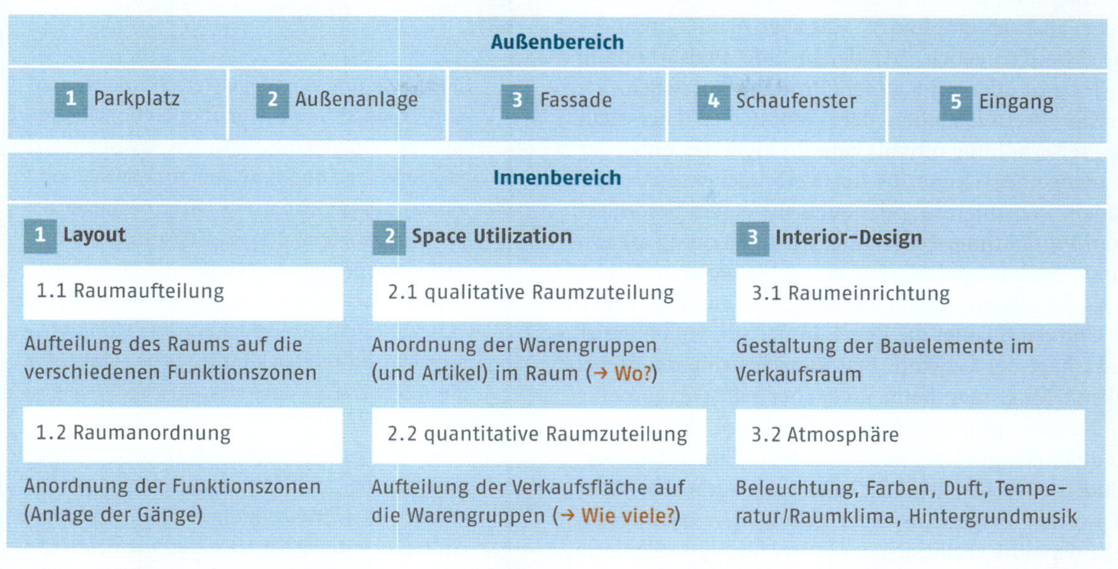

Abb. 44.7 Bereiche der Ladengestaltung

Dies macht die Kalkulation hinreichend schwierig und anspruchsvoll, je nachdem welche Rolle (▸ Kap. 44.5.2) das Produkt bzw. die Produktgruppe für die Apotheke einnimmt. Wie wichtig der Preis als Hebel wirkt, kann die nachfolgende Betrachtung verdeutlichen.

Der Preis als Hebel für den Gewinn

In diesem fiktiven Beispiel soll der Preis für ein Produkt 100 € netto betragen, einkauft wurde es für 60 € netto. Davon kann man in unserem Beispiel bei diesem Preis im Monat 1000 Stück verkaufen und das Produkt muss noch einen Fixkostenanteil in Höhe von 20 000 € mittragen.
Daraus resultiert ein Gewinn von 40 € (100 € – 60 €) mal 1000 Stück = 40 000 € minus 20 000 € anteilige Fixkosten, ergibt sich ein Gewinn von 20 000 €. Im Folgenden wird nun dieses Beispiel variiert, in dem jeder Parameter der obigen Gleichung nacheinander um jeweils 10 % verbessert und dann der Effekt vergleichen wird.
Fixkosten: Wenn anstelle von 20 000 € nur 18 000 € anteilig bezahlt werden müsste (also eine Reduzierung der Fixkosten und damit die angesprochene Verbesserung um 10 % gelänge), würde sich der Gewinn um 2000 € auf 22 000 € verbessern.
Würde man die **absetzbare Menge** erhöhen können (bei den ansonsten identischen Werten), sähe die Rechnung anders aus. Hier würden immer noch 100 € – 60 € nun multipliziert mit 1100 Stück (die 10%ige Steigerung) abzüglich der 20 000 € Fixkosten einen Gewinn von 24 000 €, also 4000 € mehr ergeben als in der ursprünglichen Gleichung und 2000 € mehr als im ersten Beispiel 1.
Könnte man nun die **variablen Stückkosten** um 10 % verbessern (im Einkauf liegt der Gewinn), müsste man dem Lieferanten – in diesem Fall dem Großhandel oder einem direkt beliefernden Hersteller anstelle von 40 € nur 36 € pro Stück bezahlen. Es ergäbe sich 46 € mal 1000 Stück und davon würde man die 20 000 € Fixkosten noch bestreiten müssen. Man hätte also einen Zugewinn von 6000 € und damit insgesamt 26 000 €.
Der Schluss liegt nahe, dass im Einkauf der Gewinn liegt und erfolgreicher zu sein scheint, als wenn man sich um Fixkosten (Beispiel 1) oder Menge (Beispiel 2) kümmert. Nun fehlt aber noch die Betrachtung des letzten Parameters, nämlich des **Verkaufspreises.** Würde man diesen im Beispiel ebenfalls um 10 % verbessern, würde aus dem Preis von 100 € ein Preis von 110 €. Der Einkaufspreis bliebe bei 60 €, Preis abzüglich der variablen Stückkosten läge also bei 50 €. Dieser Überschuss mit der absetzbaren Menge multipliziert ergäbe 50 000 €. Davon die Fixkosten von 20 000 € abgezogen, würde einen Gewinn von 30 000 € ergeben, also 10 000 € mehr als ohne diese Preiserhöhung und deutlich mehr als die anderen Varianten.

Nun mag man gerade die zuletzt dargestellte Variante als unrealistisch empfinden, was aber nicht stimmt. Es mag Produkte geben, bei denen eine Preiserhöhung schwierig ist oder wird, andere Produkte entziehen sich aber der Preissensibilität der Verbraucher. Hier stellt eine Preiserhöhung oftmals kein Problem dar, entweder aus mangelnder Kenntnis der Verbraucher, aus mangelndem Preisinteresse oder auch aus einem besonders hohen Produktinteresse. Berücksichtigt man dies, kann man die Einkaufspolitik eher vernachlässigen und muss das Verhältnis zu den Lieferanten nicht unnötig belasten. Und dann lautet die Regel: In der sinnvollen Preispolitik liegt der Gewinn. Erst danach käme der Hebel Einkauf. Muss man beim Preis aber selbst Argumente den Kunden gegenüber geltend machen, konsequent und qualitativ gut sein, nutzt man beim Einkauf die vermeintliche Nachfragemacht seitens der Apotheke. Aber mit welcher Folge: Aus einer gelungenen rabattierten Einkaufspolitik ergibt sich der Puffer für preisreduzierte Ware. Dies färbt sich auf das Image der Einkaufsstätte ab und macht diese schnell zur Discount-Apotheke, was in der Regel die Rentabilität sowohl in der Apotheke als auch beim Großhandel mittelfristig schmälert.

Weiterführende Literatur

Froböse M, Kaapke A. Marketing. Eine praxisorientierte Einführung mit Fallbeispielen, 2. Aufl., Verlag Franz Vahlen, München 2003

Homburg C, Krohmer H. Marketingmanagement. 3. Aufl., Gabler Verlag, Wiesbaden 2009

Nieschlag R, Dichtl E, Hörschgen H. Marketing. 19. Aufl., Duncker & Humboldt, Berlin 2002

Wichtiges in Kürze

1. Das Marketing wird oft unterschätzt, weil es von vielen als reines Kommunikationsinstrument gesehen wird, ohne den davorliegenden strategischen Überbau wahrzunehmen und ohne andere viel betriebswirtschaftlichere Teildisziplinen dem Marketing zuzuordnen (z. B. Preispolitik). Das Marketing wird aber dort überschätzt, wo angenommen wird, dass das Marketing alle Fehler anderer Funktionsbereiche ausbügeln könnte, so des Einkaufs, der Organisation oder strategischer Weichenstellungen.
2. Ein strategisches, modernes Marketing orientiert sich bei seiner Ausgestaltung an den 3 Phasen einer Entscheidung. Ziele festlegen – Strategie entwickeln – Maßnahmen ableiten.
3. Ziele sind in einem betriebswirtschaftlichen Umfeld unerlässlich. Deshalb sind auf der Grundlage der durch die Marktforschung erhobenen und gesammelten Daten Ziele für die Apotheke abzuleiten. Darunter sind zum einen generelle Unternehmensziele zu verstehen, zum anderen können auf dieser Grundlage aber auch konkrete und spezifische Marketingziele abgeleitet werden.
4. Eine Apotheke benötigt eine klare Strategie, um im Wettbewerb bestehen zu können.
5. Darauf aufbauend sind alle Marketingmaßnahmen konsequent auf diese Strategie auszurichten, von der Sortiments- und Servicegestaltung, der Kommunikation über die Ladengestaltung bis hin zur Preisbildung.

Tipps für PhiPs

Das Arzneimittel ist eine Ware der besonderen Art. Machen Sie sich mit den spezifischen Anforderungen des Marketings öffentlicher Apotheken vertraut.

Tipps für Weiterzubildende

Sowohl das Weiterbildungsseminar B.7 „Marketing in der Apotheke" als auch die Informationen aus diesem Kapitel sind die Grundlage für die Bearbeitung der praktischen Tätigkeit Nr. 21. Sie können auch betriebswirtschaftliche Aspekte im Rahmen Ihrer Weiterbildung vertiefen. Hier könnten Sie Marketingaktionen in Ihrer Apotheke durchführen und diese als Projektarbeit zusammenfassen.
→ Praktische Tätigkeit Nr. 21 „Entwicklung und Umsetzung einer neuen Marketingmaßnahme in die Apothekenpraxis"
Darüber hinaus bietet Ihnen das Weiterbildungsseminar B.8 „Digitalisierung in der Apotheke" Einblicke in dieses zukunftsträchtige Thema.

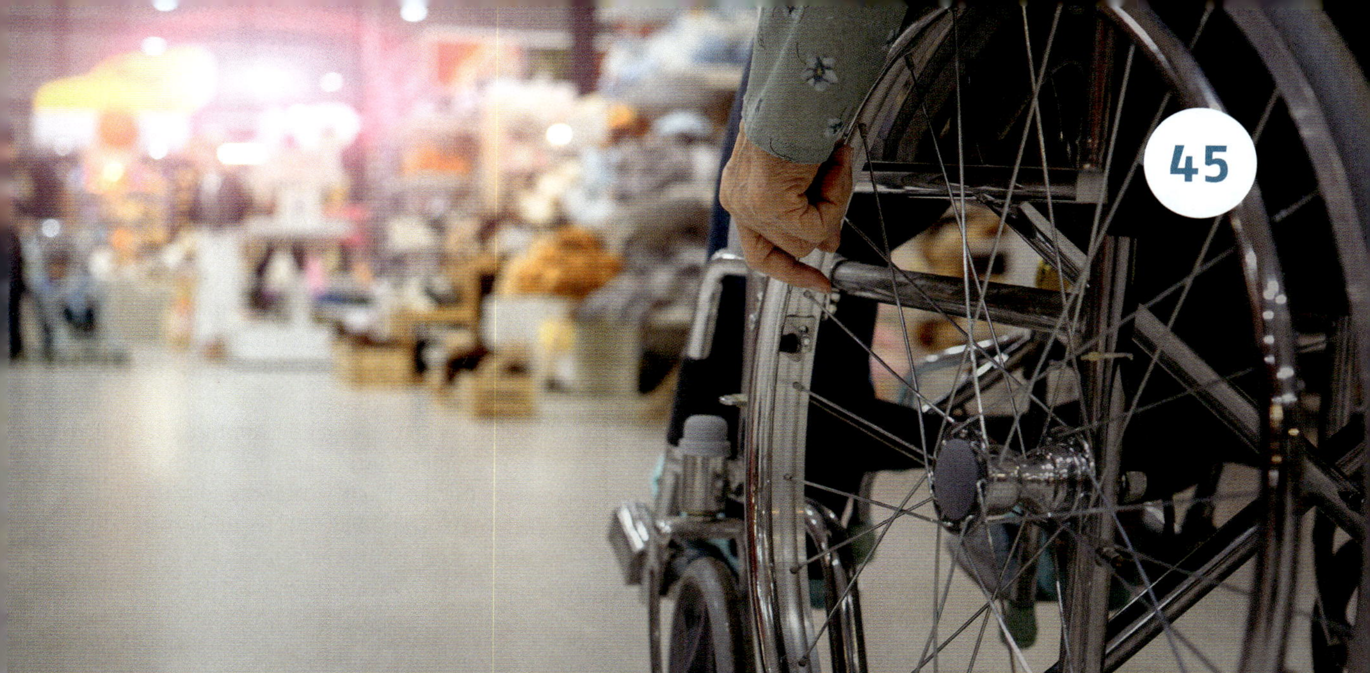

45

Heimversorgung

Kirsten Hagel

Laut Statistischem Bundesamt gab es im Jahr 2019 4,13 Millionen Pflegebedürftige in Deutschland. Die Zahl der Heime betrug im gleichen Jahr ca. 15 400. Alle diese Heime werden durch Apotheken versorgt, daher klären wir in diesem Kapitel die wichtigsten Fragen rund um die Heimversorgung.

45.1 Rechtliche Grundlagen

Die Versorgung von Menschen mit Medikamenten und apothekenpflichtigen Medizinprodukten ist eine Kernkompetenz der Apotheke. Bei einer Versorgung von Alten- und Pflegeheimen ist rechtlich und pharmazeutisch viel zu beachten.

Die Grundlage, dass Apotheken und Heime miteinander in eine Geschäftsbeziehung treten können, findet sich im § 12 Apothekengesetz und im § 1 Heimgesetz. § 2 der Apothekenbetriebsordnung (ApBetrO) fordert, dass diese Tätigkeit im Qualitätsmanagement-Handbuch der Apotheke zu beschreiben ist.

Durch Übertragung der Zuständigkeiten auf die Bundesländer wurde das Bundesheimgesetz vom Landesheimrecht der einzelnen Bundesländer und dem Wohn- und Betreuungsvertragsgesetz nach und nach abgelöst. Heute gilt Länderrecht, z. B. in Bayern regelt das Pflege- und Wohnqualitätsgesetz die Belange in den Heimen, die früher im Bundesheimgesetz festgeschrieben waren.

Das Apothekengesetz regelt u. a. auch, dass ein Versorgungsvertrag zwischen Apotheke und solchen Heimen geschlossen wird, die Heime gemäß entsprechendem Landesheimrecht sind. Die Definition des Begriffs Heim bezieht sich auf die Unterkunft, Betreuung und Verpflegung der zu betreuenden Menschen.

45.2 Versorgungsvertrag

Die Grundlage dieses Versorgungsvertrags ist § 12a Apothekengesetz und das jeweilige Landesheimrecht. Wichtige Punkte sind:

- Die Nähe zwischen Heim und Apotheke (innerhalb desselben Kreises oder kreisfreien Stadt oder in benachbarten Kreisen/kreisfreien Städten, maximal eine Stunde Fahrtzeit) muss gegeben sein.
- Die ordnungsgemäße Versorgung des Heims mit Arzneimitteln und apothekenpflichtigen Medizinprodukten muss gewährleistet sein, z. B. durch räumliche und personelle Voraussetzungen in der Apotheke.
- Die Apotheke hat das Zutrittsrecht zum Heim.
- Dokumentationspflicht: Prüfung der ordnungsgemäßen, patientenbezogenen Lagerung durch die Apotheke bei Begehungen im Heim.
- Die Informations- und Beratungspflicht der Apotheke zu den gelieferten Arzneimitteln gegenüber den Bewohnern und dem Pflegepersonal müssen erfüllt werden.
- Die freie Apothekenwahl der Bewohner darf nicht eingeschränkt sein. Bewohner, die von der Apotheke beliefert werden möchten, machen von ihrem weiteren Recht auf freie Apothekenwahl keinen Gebrauch, sie treten das Recht ab. Der Heimträger kann mit einer oder auch mehreren Apotheken einen Versorgungsvertrag abschließen. Versorgen mehrere Apotheken das Heim, so sind die Zuständigkeitsbereiche z. B. nach zeitlichem Turnus oder nach Stationen bzw. Stockwerken abzugrenzen.
- Notfallregelung: Die versorgende Apotheke ist während der offiziellen Öffnungszeiten nach Ladenschlussgesetz für das Heim zuständig, darüber hinaus ist die Notdienstapotheke für Notfälle zuständig. Im Notfall kann eine Notbelieferung auch ohne Vertrag erfolgen.

Verweis auf Online
Aponet: Notdienstapotheke finden

① Zwischen der beliefernden Apotheke und dem Alten- und Pflegeheim wird ein Vertrag zur Sicherstellung der ordnungsgemäßen Versorgung der Bewohner eines Heims geschlossen. Ziel dieses Versorgungsvertrags ist, dass

- die Heimbewohner die bestmögliche Versorgung durch die Apotheke erhalten,
- das Heimpersonal umfassend über die Medikation, die Lagerung und Zubereitung der Medikamente informiert ist,
- die Apotheke und das Heim sich gegenseitig austauschen und sich zum Wohl des Patienten unterstützen.

Sowohl die Apotheke als auch das Heim haben Rechte und Pflichten, die im Vertrag festzuschreiben sind und die es zu erfüllen gilt. Es gibt Musterverträge bei den großen pharmazeutischen Verlagen, die eine Orientierung zur Vertragserstellung bieten.

45.2.1 Pflichten der Apotheke

- Die Apotheke liefert die benötigten Arzneimittel oder apothekenpflichtige Medizinprodukte sowie nach Wunsch apothekenübliche Waren in angemessener Zeit.
- Die räumlichen und personellen Voraussetzungen müssen nach § 3 und § 4 Apothekenbetriebsordnung (ApBetrO) erfüllt sein.
- Neben der Belieferung werden mindestens alle 6 Monate Begehungen durchgeführt, um die Arzneimittelvorräte und die Lagerung zu überprüfen und dies in einem Protokoll festgehalten. Diese Begehungen werden von Apothekern abgehalten. PTA können bei Bedarf mit hinzugezogen werden. Die Doku-

mentation der Begehungen wird nach § 22 ApBetrO 5 Jahre aufbewahrt.
- Die Beratung von Pflegepersonal und Heimbewohnern nach § 20 Apothekenbetriebsordnung und die pharmazeutische Betreuung der Heimbewohner im Dialog mit dem behandelnden Arzt sind gewährleistet.
- Die Apotheke beliefert das Heim zu vereinbarten Zeiten und dokumentiert jede Lieferung.
- Die Medikamente werden bewohnerbezogen verpackt, mit allen benötigten Angaben wie Name, Lieferdatum, Aufbrauchfristen etc. gekennzeichnet.
- Die Apotheke stellt dem Heim einen gültigen Apotheken-Notdienstplan zur Verfügung.
- Wird ein Alten- oder Pflegeheim durch eine Apotheke versorgt, dann ist diese Tätigkeit laut § 2a ApBetrO im QM-Handbuch der Apotheke als Prozess zu finden, um die Fehlerquote bei der Versorgung zu minimieren.

② In den Leitlinien und Arbeitshilfen der Bundesapothekerkammer entsprechend der BAK-Leitlinie findet sich unter der Rubrik Heimversorgung die Empfehlung zur Qualitätssicherung der Versorgung der Bewohner von Heimen. Die Empfehlung gibt der Apotheke durch die enthaltenen Arbeitshilfen ein gutes Werkszeug an die Hand, den geschlossenen Vertrag korrekt umzusetzen und mit Leben zu füllen.

Verweis auf Online

ABDA Leitlinien und Arbeitshilfen: →Heimversorgung

45.2.2 Pflichten des Heims

Voraussetzung ist, dass es sich um ein Heim gemäß Landesheimrecht handelt.
- Das Heim kümmert sich um die Zustimmung der Bewohner zur Versorgung durch die Apotheke (▸ Kap. 45.3.1).
- Das Heim informiert die Apotheke über Besonderheiten ihrer Bewohner, z. B. Gabe über Sonde.
- Das Heim gewährt der Apotheke immer Zutritt, um die sogenannten Begehungen des Heims im Rahmen des medikationsbezogenen Managements durchführen zu können (▸ Kap. 45.5.1).
- Jeder Mitarbeiter des Pflegepersonals sollte mindestens einmal pro Jahr an einer von der Apotheke gehaltenen Schulung teilnehmen können.
- Spätestens bei Auslieferung der Medikamente legt das Heim der Apotheke die jeweiligen Rezepte vor.

45.3 Ablauf der Versorgung durch die Apotheke

② Sind die rechtlichen Rahmenbedingungen abgeklärt und ist der Versorgungsvertrag genehmigt, kann die eigentliche Arbeit beginnen. Sinnvoll ist es, wenn jedes Heim, bzw. bei größeren Heimen jede Wohnbereichseinheit, Ansprechpartner für die Apotheke benennt.

45.3.1 Die personenbezogenen Daten der Heimbewohner

Damit personenbezogene Daten der einzelnen Heimbewohner gespeichert werden können, bedarf es einer schriftlichen Einwilligung des Bewohners. Die Datenschutzrichtlinien müssen eingehalten werden. Die ABDA bietet hierzu eine Arbeitshilfe zur Heimversorgung. Muss die Apotheke z. B. im Rahmen der personenbezogenen Medikationsanalyse (▸ Kap. 23) oder bei Fragen zur Verordnung mit dem Arzt Rücksprache halten, so bedarf es auch hierfür der schriftlichen Einwilligung des Heimbewohners.

Wichtige Informationen über den einzelnen Patienten sind in der Kundenkartei zu vermerken. Hierzu ist es sinnvoll, eine **Checkliste** zu erstellen, die vom Heim bei Neueinzug eines Bewohners auszufüllen ist. Darin werden individuelle Besonderheiten wie Schluckstörungen, Verweigerung der Medikamenteneinnahme, Intoleranzen (z. B. Lactoseintoleranz), Art der Sonde bei Sondenpatienten etc. abgefragt.

Die Dokumentation der Medikation und weiterer wichtiger Informationen auch in der Blistersoftware ist ein wichtiges Instrument, um mögliche Fehlerquellen rund um die Versorgung mit Arzneimitteln auszuschalten. Einnahmezeitpunkte finden sich im Medikationsplan. Dies alles trägt sehr zur Arzneimitteltherapiesicherheit bei.

Eine Verweigerung der Medikamenteneinnahme kommt häufig vor. Die Arzneimittelwahl ist dann die gleiche wie bei den Sondenpatienten, es werden mörserbare oder flüssige Darreichungsformen benötigt.

Wird eine Medikation für einen Sondenpatienten bzw. Patienten mit Schluckstörungen angepasst, ist es sinnvoll, die Empfehlungen zur Gabe über die Sonde zu protokollieren und nachdem der Arzt die Empfehlung abgezeichnet hat, dem Heim den Plan zur Verfügung zu stellen (○ Abb. 45.1).

Name: Mustermann		Grund: Mörsern wegen Schluckproblemen	
Vorname: Hans		Nasogastral:	Gastral:
Geburtsdatum: 05.12.1957		PEG:	Duodenal:
Heim:	Station/Wohnbereich:	Sonstige:	Jejunal:
Diagnose:		Sondendurchmesser:	Schlucken möglich?

Aktuelle Arzneimittel	Dosierung	Vorschlag für Verabreichung
Ramipril 1A Pharma® 2,5 mg Tbl	1/2–0–0	Mörserbar: ja
Torasemid 1A Pharma® 10 mg Tbl	1–0–0	Mörserbar: ja
Levetiracetam Abz 1000 mg Tbl	1–0–1	Mörserbar: ja
Baclofen-neuraxpharm® 10 mg Tbl	1/2–1/2–1/2	Mörserbar: ja
Esomep® 40 mg Kps	0–0–1	Mörserbar: nein, Kapselinhalt in 10–15 ml Wasser suspendieren, Größe der Austrittsöffnung der Sonde beachten
Beloc-Zok® mite 47,5 mg ret. Tbl.	1/2–0–0	Mörserbar: nein, Mikroretardpellets in Wasser zerfallen lassen, sofort applizieren

Der Vorschlag wurde erarbeitet von: Apothekerin Muster   Visum Arzt: ______________

17.12.2020

Abb. 45.1 Sonden-Checkblatt

45.3.2 Versorgung der Heimbewohner mit Medikamenten

Jeder Heimbewohner wird von einem oder mehreren Ärzten betreut (Hausarzt und ggf. Fachärzte), die die Therapie festlegen und notwendige Arzneimittel verordnen. In Alten- und Pflegeheimen ist eine persönliche Beratung zu den verordneten Arzneimitteln bei den wenigsten Patienten möglich. Umso wichtiger ist hier der Kontakt zum Pflegepersonal und den behandelnden Ärzten. Der behandelnde Arzt wird im Vorfeld informiert, dass die Apotheke aufgrund des geschlossenen Versorgungsvertrags die Belieferung und ggf. das Stellen bzw. Verblistern der Arzneimittel übernimmt.

Rezeptbearbeitung

Nach Vorlage der Rezepte für den Heimbewohner werden die Rezepte bearbeitet und personenbezogen gespeichert. Jede Verordnung wird auf Wechselwirkungen und Plausibilität geprüft. Die aktuellen Medikationspläne liegen der Apotheke vor.

Sondenpatienten

Ist in der Kundendatei z. B. vermerkt, dass der Bewohner ein Sondenpatient ist oder Schluckstörungen hat, so wird auf sondenfähige Darreichungsformen geprüft. Bei Unklarheiten wird mit dem Verordner Rücksprache gehalten. Der Medikationscheck sichert, dass Doppelverordnungen oder arzneimittelbezogene Probleme geklärt werden (▸ Kap 23, ▸ Kap 28).

Um die richtige Arzneimittelauswahl zu treffen, ist es wichtig, Art und Lage der Sonde ebenso wie deren Durchmesser zu kennen. Dies wird bei Einzug eines Bewohners ins Heim mittels Checkliste (▸ Kap. 45.3.1) abgefragt.

Arzneimittelgabe über Sonde

- Flüssige Arzneiformen und auflösbare Tabletten (Brausetabletten).
- Die meisten nicht retardierten Tabletten, ob mit oder ohne Überzug, lassen sich zermörsern oder können mit Wasser suspendiert werden.
- Magensaftresistent überzogene Tabletten können gemörsert werden, wenn die Sonde jejunal liegt.
- Retardformen sind für die Sondengabe nicht geeignet.
- Ob Hartkapseln sondenfähig sind, ist vom Überzug und der Größe der in den Kapseln enthaltenen Teilchen abhängig.
- Weichgelatinekapseln enthalten meist ölige Zubereitungen, die problemlos verabreicht werden können.
- Genaue Informationen liefern die Fachinformationen der einzelnen Arzneimittel, die einschlägige Literatur (z. B. Sondenapplikation von Arzneimitteln, Deutscher Apotheker Verlag), und Internetseiten wie z. B. Pharmatrix.

Verweis auf Online
Pharmatrix

Die Apotheke ist dafür zuständig, dass die richtigen, sondenfähigen Arzneimittel geliefert werden. Das Pflegepersonal muss die Grundregeln zur Arzneimittelgabe über die Sonde beherrschen, d. h. die Zubereitung der einzelnen Arzneimittel, die Flüssigkeitsgaben und die Zeitabstände zur Nahrung beachten. Hier ist ein reger Austausch zwischen Pflegepersonal, Arzt und Apotheke sehr wichtig. Schulungen zum Thema können die Qualität der Arzneimitteltherapie verbessern (▸ Kap. 45.5.3).

Rabattverträge

Werden Medikamente nach den Aut-idem-Maßgaben oder der Importregelung ausgetauscht, wird das Heimpersonal informiert, wenn sich das Generikum oder der Name ändert. Es sind stets die individuellen Besonderheiten des Bewohners zu berücksichtigen. So ist manchmal eine Entscheidung gegen den Austausch nach Rabattverträgen und für ein bestimmtes Medikament notwendig. Dies ist dann mit pharmazeutischen Bedenken zu begründen, weiter ist es sinnvoll, darüber mit dem Arzt Rücksprache zu halten (▸ Kap. 28).

Beispiele für pharmazeutische Bedenken

- Tablettenteilung: Rabattpartner ist eine nicht teilbare Tablette. Der Patient soll eine halbe Tablette einnehmen. Beim Stellen und Verblistern muss neben dem korrekten Wirkstoffgehalt pro Tablettenteil auch die Stabilität des Tablettenteils über den Zeitraum gewährleistet sein. Arzneimitteltherapiesicherheit: die richtige Stärke soll verordnet werden, um das Teilen von Tabletten zu vermeiden. Rücksprache mit dem Arzt ist wichtig.
- Compliance: Der Patient hat sich an die Einnahme von roten Tabletten gewöhnt und verweigert nun die Einnahme der neu verordneten weißen Tabletten. Die Adhärenz ist gefährdet.
- Compliance: Asthmatiker kennen ihre Inhalationsdevices. Wenn sie damit gut zurechtkommen, sollten Wechsel vermieden werden.
- Aut idem: Viele Arzneimittel mit geringer therapeutischer Breite dürfen laut Substitutionsausschlussliste nicht mehr ausgetauscht werden, siehe Schilddrüsenhormone etc. Bei Patienten mit psychischen Störungen, Epilepsie oder Parkinson sollte ebenso auf eine Konstanz der Präparate geachtet und ggf. pharmazeutische Bedenken geltend gemacht werden. Auch hier wird der Arzt informiert, damit beim nächsten Rezept das richtige Arzneimittel mit Aut-idem-Kreuz verordnet wird.

45.4 Heimbelieferung ganz praktisch

Generell gibt es 3 Möglichkeiten, den Heimpatienten die verordneten Medikamente zur Verfügung zu stellen:

- Die bestellten Medikamente werden in den Originalverpackungen mit den erforderlichen Angaben auf den Packungen ausgeliefert. Für jeden einzelnen Bewohner werden die Medikamentenschachteln getrennt verpackt und ausgeliefert. Das Stellen wird von den Pflegekräften im Heim übernommen. Nachteile sind, dass Hygienestandards im Heim schwieriger einzuhalten als bei der Neuverpackung in der Apotheke, ebenso ist ein Stellen für das Heim zeitaufwendig und fehleranfällig.
- Die bestellten Arzneimittel werden in der Apotheke gestellt (▸ Kap. 45.4.1).
- Die bestellten Arzneimittel werden in der Apotheke verblistert (▸ Kap. 45.4.2).

45.4.1 Stellen von Medikamenten in der Apotheke

Zum Stellen von Arzneimitteln werden wiederbefüllbare Medikamentenboxen verwendet (○ Abb. 45.2).

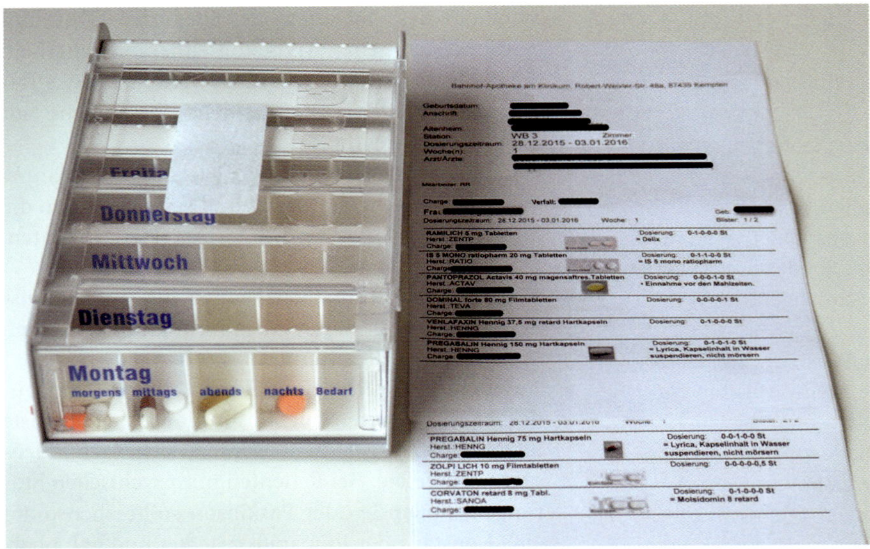

Abb. 45.2 Wiederverwendbares Wochendosiersystem

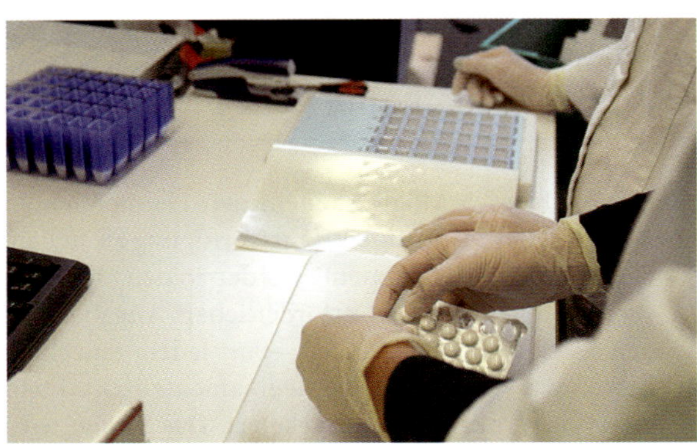

Abb. 45.3 Entblistern von Tabletten und offene Blisterkarte, Vier-Augen-Prinzip

 **Definition**

Patientenindividuelles **Stellen nach ApBetrO** ist die auf Einzelanforderung vorgenommene und patientenbezogene manuelle Neuverpackung von Fertigarzneimitteln für bestimmte Einnahmezeitpunkte des Patienten in einem wiederverwendbaren Behältnis.

Mit der Bezeichnung wiederverwendbares Behältnis sind Wochendosiersysteme wie z. B. Medi® 7 Medikamentendosierer oder Dosett® S Arzneikassette gemeint. In der Regel wird die Medikation für eine Woche vorab gestellt. Die gängigen Einnahmezeitpunkte sind: **morgens**, **mittags**, **abends** und **nachts**. Individuelle Zeitpunkte können festgelegt werden, z. B. nüchtern oder zu einer bestimmten Uhrzeit, je nach Verfügbarkeit der Einteilung.

Wochendosiersysteme sind Mehrwegsysteme, die umweltfreundlich sind, da sie helfen, Verpackungsmüll zu vermeiden. Die Reinigung der Mehrwegsysteme muss gewährleistet sein.

Wichtig ist die korrekte Beschriftung der Dosiersysteme mit allen notwendigen Angaben wie Name des Patienten, Angaben zu den enthaltenen Medikamenten, das Datum des Stellens und die Adresse der Apotheke. Beim Stellen sind die gleichen Anforderungen zu erfüllen wie beim Verblistern (▸ Kap. 45.4.3).

45.4.2 Verblistern

Bei der Verblisterung von Medikamenten werden Einwegbehältnisse verwendet, die für einen bestimmten Zeitraum, in der Regel eine Woche, bestückt werden. Nach Entnahme der Medikation wird dieser Blister, im Weiteren Wochenblister genannt, als Verpackungsmüll entsorgt. Bei einer Station in einem Alten- und Pflegeheim mit 15 Patienten entstehen pro Jahr 780 Blisterverpackungen oder mehr, die weggeworfen werden. Auf der anderen Seite sind die Blister hygienisch einwandfrei, sowohl durch Verwendung von Einmalmaterial als auch durch die korrekte Herstellung in der Apotheke (○ Abb. 45.3). Solche Wochenblister haben mehrere Möglichkeiten, die Einnahmezeitpunkte individuell festzulegen, indem sie über 5 oder mehr Vertiefungen für Medikamente verfügen.

Auch über das Verblistern findet sich fast der gleiche Wortlaut in der ApBetrO § 1a.

Definition

Patientenindividuelles **Verblistern** ist die auf Einzelanforderung vorgenommene und patientenbezogene manuelle oder maschinelle Neuverpackung von Fertigarzneimitteln für bestimmte Einnahmezeitpunkte des Patienten in einem nicht wiederverwendbaren Behältnis.

Der Ablauf und die Anforderungen sind beim Stellen und Verblistern die gleichen.

45.4.3 Anforderungen beim Stellen und Verblistern

Die ApBetrO gibt Auskunft über die Anforderungen. In § 34 finden sich die wichtigsten Regelungen, die das Qualitätsmanagementsystem (QMS), das notwendige Personal, den Raum und die korrekte Befüllung und Kennzeichnung der neuverpackten Arzneimittel betreffen.

Das QMS hat in Bezug auf das Verblistern bzw. Stellen nach § 34 (Abs. 1) Nr. 1–10 festzulegen:

- welche Arzneimittel geeignet sind,
- was gemeinsam in ein Fach sortiert werden darf,
- welche Tabletten im Einzelfall geteilt werden können,
- wie die Zwischenlagerung der verwendeten Medikamente geregelt ist,
- dass eine Herstellungsanweisung zu erstellen ist,
- alles über die Hygiene (Produkt- und Personalhygiene),
- was qualifiziertes Personal ist,
- Kennzeichnung der Maßnahmen zum Erhalt der Qualität der entblisterten Arzneimittel und zur Vermeidung von Kreuzkontaminationen und Verwechslungen.

Pharmazeutisches Personal erfüllt die personelle Voraussetzung hinsichtlich der pharmazeutischen Qualifikation. Für PTA-Praktikanten und Pharmazeuten im Praktikum ist die Mithilfe beim Verblistern oder Stellen unter Aufsicht eines Apothekers eine gute Vorbereitung auf die Prüfung, vor allem, wenn sie sich im Vorfeld mit der Medikation und den obigen Punkten im QMS befassen. So prägt sich schnell ein, dass z. B. Schilddrüsenhormone nicht mit Eisen, Magnesium etc. für den gleichen Einnahmezeitpunkt verpackt werden dürfen (▸Kap. 45.4.5, ▸Kap. 24).

Für die Tätigkeiten des Stellens bzw. Verblisterns bedarf es eines separaten Raums, der nicht zwingend in, aber in unmittelbarer Nähe zur Apotheke liegen muss. Der Pharmazierat oder Amtsapotheker genehmigt vor Inbetriebnahme nach Augenschein die Räumlichkeit. Erst dann darf mit dem Stellen bzw. Verblistern begonnen werden. Die aktuellen Hygienevorschriften müssen eingehalten werden, d. h.:

- personenbezogene Hygiene beinhaltet Arbeitskleidung, Einmalhandschuhe, Mundschutz,
- produktbezogene Hygiene beinhaltet u. a. die regelmäßige Reinigung von Arbeitsflächen, Reinigung der verwendeten Arbeitsgeräte, um Verunreinigungen zu vermeiden.

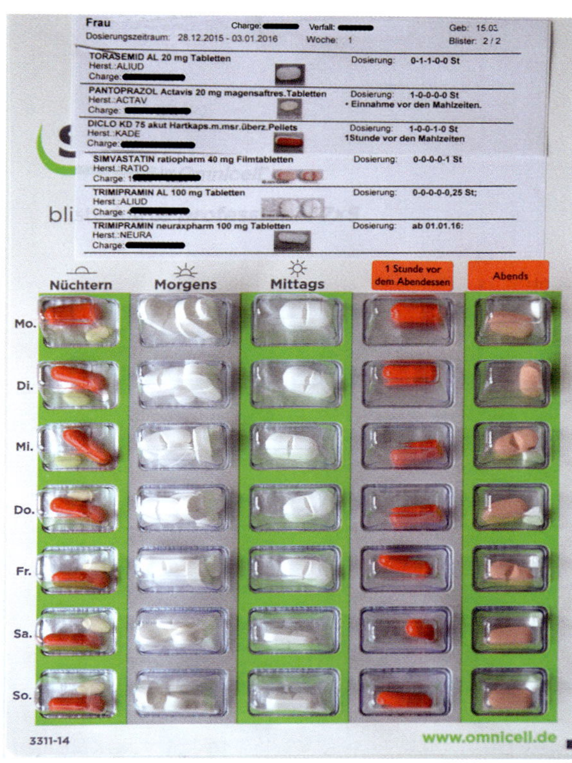

Abb. 45.4 Fertige Blisterkarte

Das Arbeiten mit 2 Personen hat sich bewährt. Durch das Vier-Augen-Prinzip wird eine maximale Sicherheit gewährleistet.

Alle Arbeitsschritte sind in einem Herstellungsprotokoll zu dokumentieren.

Die Medikation der Bewohner ist personenbezogen zu lagern. Sinnvoll sind größere Boxen mit Deckel, in denen die zu verblisternden Medikamentenpackungen gelagert werden. Auch jede dieser Packungen ist zu beschriften.

Die fertigen Wochenblister oder wiederverwendbare Wochendosiersysteme sind mit allen erforderlichen Informationen zu kennzeichnen. Sinnvoll ist die Fotodokumentation der fertigen Blister, da bei Unklarheiten auf die Bilder zurückgegriffen werden kann.

Die aktuellen Packungsbeilagen der jeweiligen Medikamente werden der Einrichtung zur Verfügung gestellt,

45

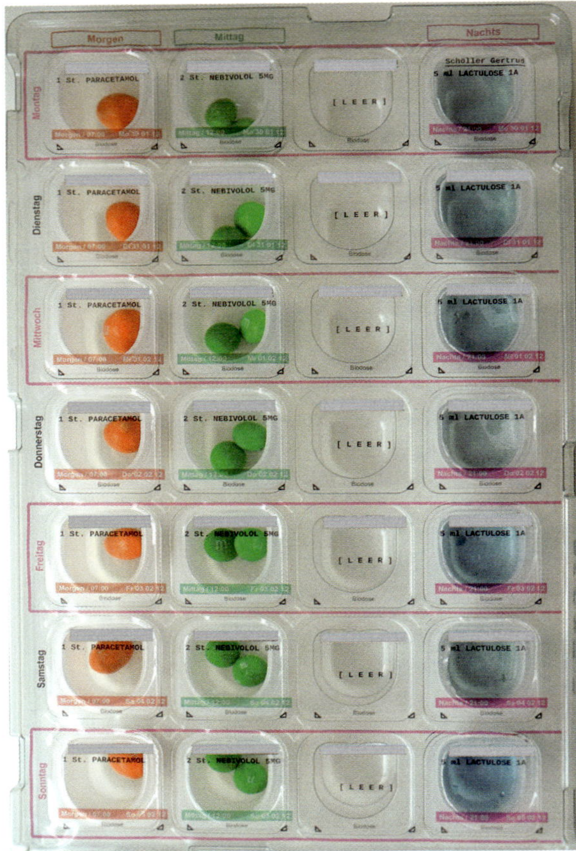

Abb. 45.5 Becherblister, auch für Flüssigkeiten geeignet

da ein Medikament immer mit einer Packungsbeilage abgegeben werden muss. § 11 Abs. 7 AMG sieht vor, dass aus Fertigarzneimitteln entnommene Teilmengen, wie beim Verblistern und Stellen, immer eine aktuelle Packungsbeilage beigefügt werden muss. Das bedeutet für die Heimbelieferung (Dauermedikation), dass immer nur dann eine neue Packungsbeilage beigelegt werden muss, wenn sich die Packungsbeilage ändert. In der Einrichtung werden die Packungsbeilagen bewohnerbezogen abgeheftet.

45.4.4 Kennzeichnung der neuverpackten Arzneimittel

Die Wochendosiersysteme oder Wochenblister (Abb. 45.4) werden mit folgenden Angaben versehen:

- Name und Geburtsdatum des Patienten,
- Dosierungszeitraum von … bis, in der Regel eine Woche,
- Arzneimittel und Charge,
- Dosierung und Einnahmehinweise, ggf. Lagerungshinweise,
- Verfalldatum des neu verpackten Arzneimittels und Charge,
- Name und Anschrift der Apotheke.

45.4.5 Wichtige Richtlinien beim Stellen und Verblistern

Was darf zusammen verblistert werden? Welche Arzneimittel dürfen überhaupt verblistert werden? Wie ist die rechtliche Einordnung? Solche Fragen sind zu klären, bevor mit dem Verblistern begonnen wird. Sehr hilfreich ist hier unten stehende BAK-Leitlinie.

Verweis auf Online

BAK-Leitlinie: → Patientenindividuelle manuelle Neuverpackung von Fertigarzneimitteln für bestimmte Einnahmezeitpunkte.

Rechtliche Überlegungen

③ Werden Arzneimittel in der Apotheke manuell gestellt oder verblistert, so hat das neuverpackte Arzneimittel den Status eines Rezepturarzneimittels nach § 7 ApBetrO und muss diesen Anforderungen entsprechen. Das bedeutet, dass ein Herstellungsprotokoll zu erstellen ist und weitere Festlegungen zu dem Verpackungsmaterial, zur Prüfung der Plausibilität, zur Hygiene bei der Herstellung, zu Dokumentation und Freigabe zu treffen sind. Die Freigabe erfolgt zwingend durch einen Apotheker.

Geeignete Arzneiformen

Halbfeste Zubereitungen, Inhalationsarzneimittel und Ampullen sind nicht zum Verblistern geeignet. Tropfen oder andere Flüssigkeiten ebenso wie Pflaster sind nur bedingt blistertauglich. Es gibt Blistersysteme, mit denen Tropfen verblistert werden können (Abb. 45.5).

Zur Verblisterung sind generell feste orale Arzneiformen geeignet. Es ist darauf zu achten, dass die neuverpackten Arzneimittel keinen Qualitätsverlust erleiden. Information darüber finden Sie in der Fachinformation des jeweiligen Fertigarzneimittels unter Punkt 6.4.

Generell ist immer das jeweilige Fertigarzneimittel und seine Stabilitätsdaten zu beachten, da bei gleichem Arzneistoff die Herstellerinformationen durchaus unterschiedlich sein können. Ist ein Fertigarzneimittel nicht stabil nach der Entblisterung aus der Primärverpackung, so sollte die Tablette im Blister gelassen und die Dosis ausgeschnitten werden. Auswirkungen einer nicht ordnungsgemäßen Lagerung können bis hin zum Wirkungsverlust des Arzneimittels gehen, mit daraus resultierenden Problemen für den Patienten.

Wichtig beim Stellen und Verblistern:

- Die Herstellerangaben zur Stabilität der Arzneimittel sind zu beachten.
- Betäubungsmittel dürfen nicht verblistert werden, da sie separat unter Verschluss aufbewahrt werden müssen.
- Bedarfsmedikation ist aufgrund ihrer nicht planbaren Anwendung ungeeignet zur Verblisterung.
- Teile von teilbaren Tabletten dürfen nur dann verblistert werden, wenn sonst die Versorgung nicht gewährleistet werden kann und die Tablette auch in geteilter Form den Stabilitätsansprüchen genügt (§ 34 ApBetrO). Einer nicht geteilten Form ist immer der Vorzug zu geben.
- Feuchtigkeitsempfindliche Tabletten wie Sublingual- oder Brausetabletten sollten nicht neu verblistert, sondern in ihrem ursprünglichen Blisterbehältnis belassen und abgeschnitten dem Wochenblisternapf hinzugefügt werden.
- Feuchtigkeitsempfindlich sind meist Kapseln oder Tabletten, denen ein Trocknungsmittel beigefügt ist.
- Zytostatika sind kritische Arzneimittel, was den Arbeitsschutz anbelangt. Auch hier ist es sinnvoll, sie nicht zu entblistern, sondern einsiegelt dem Wochenblisternapf zuzufügen. Besondere Hygienemaßnahmen sind einzuhalten. Diese Blister müssen zum Schutz des Pflegepersonals speziell mit den Hinweisen „mit Handschuhen entnehmen“ und „nicht mörsern“ gekennzeichnet sein.
- Nifedipin, Furosemid und einige weitere Arzneistoffe benötigen einen Lichtschutz, auch hier möglichst keine Entblisterung.

Aus dieser unvollständigen Liste ist zu sehen, dass doch einige Arzneimittel vom Heim zum jeweiligen Einnahmezeitpunkt individuell gestellt werden müssen.

Einnahmeabstände

Es gibt Medikamente, die nicht gemeinsam eingenommen werden dürfen. Solche Kombinationen haben natürlich auch im gleichen Blisternapf nichts zu suchen!

Der pharmazeutische Sachverstand ist hier in besonderem Maße gefragt, daher ist eine personenbezogene Medikationsanalyse (▸ Kap. 23) für jeden neuen Patienten dringend notwendig. Oft ist es ausreichend, die Einnahmezeitpunkte zu verschieben.

Die Klassiker bei den Interaktionen sind sicher zweiwertige Kationen und Schilddrüsenhormone, denn durch eine Komplexierung kommt es zu einem Wirkungsverlust. Hier kann Abhilfe geschaffen werden, der Mindestabstand soll 2 Stunden betragen. Auch bei Antibiotika, z. B. Fluorchinolonen und Doxycyclin, gibt es Wechselwirkungen, auch hier ist ein langer Einnahmeabstand einzuhalten. Das gilt auch für Bisphosphonate und Calcium (weitere Interaktionen ▸ Kap. 24).

45.5 Einrichtungsbezogenes Medikationsmanagement

Was verbirgt sich hinter dem Begriff einrichtungsbezogenes Medikationsmanagement?

Da der Apotheker die ordnungsgemäße Versorgung der Heimbewohner mit Arzneimitteln und apothekenpflichtigen Medizinprodukten gewährleisten muss, besteht für ihn auch eine Prüfpflicht im Heim.

④ Das Ziel ist, Schwächen bei der Versorgung mit Arzneimitteln zu erkennen und zu beseitigen, um eine Erhöhung der Arzneimitteltherapiesicherheit zu erreichen.

Im Rahmen des einrichtungsbezogenen Medikationsmanagement ist auf folgende Bereiche zu achten:

- die Lagerung der Arzneimittel,
- das Dispensieren (Arzneimittel zubereiten und abgeben),
- die Anwendung der Arzneimittel am Patienten,
- die Dokumentation (der Gabe, Dokumentation von Beobachtungen am Patienten, BtM-Kartei).

Instrumente zur Optimierung dieser Punkte sind die Heimbegehungen, die Schulungen des Pflegepersonals, die persönlichen Gespräche mit der Heimleitung, den Stationsverantwortlichen und den Pflegekräften.

45.5.1 Begehungen

Nach der BAK-Leitlinie wird aus Qualitätsgründen eine halbjährliche Überprüfung empfohlen. Hierbei ist ein Protokoll anzufertigen und auf Folgendes zu achten:

- Werden die Medikamente personenbezogen gelagert?
- Werden die Lagerungsbedingungen kontrolliert?
- Wird die Betäubungsmittelkartei ordnungsgemäß geführt, stimmen die Bestände? Sind die Betäubungsmittel im Tresor unter Verschluss?
- Ist mehr als eine Packung eines Arzneimittels für einen Patienten vorhanden?
- Werden die Daten des Anbruchs und das Verwendbarkeitsdatum nach Anbruch auf den Packungen notiert?
- Werden abgesetzte Arzneimitteln getrennt gelagert?

45.5.2 Umgang mit Medikamenten

Es ist darauf zu achten, dass die gelieferten Medikamente im Heim korrekt verabreicht werden. Dabei ist das Augenmerk auf kritische Arzneiformen zu legen und auf die richtige Anwendung der verordneten Medikation. Sinnvoll sind in diesem Zusammenhang z. B. Schulungen für das Pflegepersonal.

Wichtige Fragen:

- Ist die Handhabung der Inhalationsarzneimittel bekannt und geschult?

- Werden bei Gabe über die Sonde die entsprechenden Medikamente einzeln gemörsert und appliziert? Wird vorher, nachher und zwischendurch ausreichend gespült?
- Wird bei der Entnahme und Vergabe von Zytostatika mit Handschuhen gearbeitet?
- Werden die Einnahmezeitpunkte eingehalten?
- Therapieüberwachung: Wie ist das Vorgehen, wenn Verdacht auf ein arzneimittelbezogenes Problem bei einem Patienten besteht? Wie und wen informiert das Pflegepersonal?
- Wo besteht noch Schulungsbedarf beim Pflegepersonal?
- Welches Informationsmaterial benötigt das Heim für die tägliche Arbeit (z. B. Umgang mit CMR-Stoffen, Gabe von Medikamenten über die Sonde, Anwendung von Inhalationsarzneimitteln in Bildern)?

45.5.3 Schulung des Pflegepersonals

Schulungen des Pflegepersonals werden von der Apotheke nach Absprache mit der Heimleitung durchgeführt, in der Regel zweimal pro Jahr. Als Themen können Punkte aus den Begehungen gewählt werden, z. B.

- die korrekte Kennzeichnung der angebrochenen Medikamente,
- Lagerung von Arzneimitteln,
- Gabe von Arzneimitteln über die Sonde,
- Schutzmaßnahmen bei der Medikamentengabe und bei der Zermörserung von Tabletten.

Ebenfalls wichtige Themen für das Pflegepersonal sind:

- Schmerz und Schmerztherapie,
- Demenz,
- Sturzgefährdung durch Medikamente,
- Diabetes und die korrekte Blutzuckermessung.

Die Schulungsinhalte sollten in schriftlicher Form auf jeder Station zu finden sein.

Ein geschultes Pflegepersonal hat im Idealfall seine Patienten und deren Medikation besser im Blick, kann auf Veränderungen schneller reagieren, macht weniger Fehler bei der Medikamentengabe und hat Freude an der Arbeit.

45.6 Der klassische Altenheimpatient

Bei der Heimversorgung liegt der Focus auf Patienten, die sich meist jenseits der Lebensmitte befinden. Bei diesen Menschen sind einige Parameter zu beachten. Die nachlassende Nierenfunktion im Alter, das Prinzip start low, go slow bei der Arzneimitteldosierung sowie die richtigen Darreichungsformen für die individuellen Voraussetzungen des Patienten.

Multimorbidität bedeutet meist, dass mehrere Medikamente eingenommen werden müssen. Mehrere Medikamente bedeuten u. U. auch arzneimittelbedingte Schäden des Organismus. Vor diesem Hintergrund ist ein personenbezogenes Medikationsmanagement sinnvoll, um das bestmögliche Therapieziel zu erreichen. Die wissenschaftlichen Leitlinien bieten eine gute Orientierung, wenn die Diagnosen bekannt sind. Um die Relevanz der Multimorbidität zu verdeutlichen, hier ein paar Zahlen, die zeigen, wie wichtig ein fachkundiger Blick auf die Medikation der Altenheimbewohner ist: Laut verschiedener Studien und Verordnungsdaten der Krankenkassen nehmen über 40 % der Altersgruppe > 65 Jahre 5 oder mehr Medikamente ein. Bei den über 80-Jährigen geht man von ca. 50 % aus.

In der Apotheke ist es zwar nicht immer möglich, bei jedem Patienten, der im Rahmen eines Heimversorgungsvertrags versorgt wird, ein umfassendes Medikationsmanagement anzubieten. Dies entbindet die Apotheke nicht davon, arzneimittelbezogene Probleme zu detektieren.

45.6.1 Arzneimittelbezogene Probleme, Nebenwirkungen und Interaktionen

⑤ Arzneimittelbezogene Probleme (ABP) sind gerade bei den geriatrischen Patienten eine große Herausforderung. Sie gefährden die Arzneimitteltherapiesicherheit (AMTS) dadurch, dass entweder ein unerwünschtes Arzneimittelereignis hervorgerufen wird oder dass die Arzneimittel nicht in dem Maße wirken, wie sie sollen. Hier ist die pharmazeutische Kompetenz gefragt (▸ Kap. 23).

Ein gutes Hilfsmittel in der täglichen Praxis bei der Beurteilung der Medikation kann die Merkkarte der AMTS-Ampel sein (○ Abb. 45.6). In dem Projekt wurde die Arzneimitteltherapiesicherheit bei Patienten in Einrichtungen der Langzeitpflege betrachtet. Das System ist geeignet, um auf einen Blick problematische Arzneimittel zu identifizieren und mögliche Lösungen parat zu haben. Auf der Merkkarte findet der Apotheker Informationen zu kritischen Arzneimitteln, möglichen Symptomen, die auf nicht adäquate Medikation hindeuten ebenso wie Vorschläge für ein Monitoring verschiedener Parameter beim Heimpatienten. Die Karte bildet somit eine solide Basis, um die Medikation zu beurteilen.

Merke

Je mehr Medikamente ein Patient einnimmt (Polymedikation), je älter und gebrechlicher er ist, desto höher ist das Risiko für **unerwünschte Arzneimittelwirkungen.**

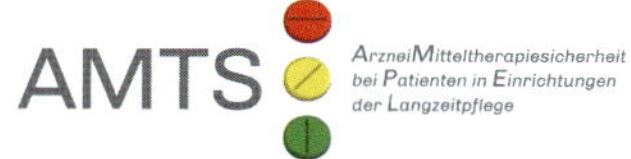

Gefördert durch:

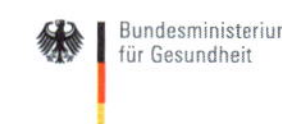

aufgrund eines Beschlusses des Deutschen Bundestages

Hinweise auf mögliche arzneimittelinduzierte Symptome

Arzneimittelinduzierte Symptome	Verdächtige Arzneimittel
- **Starke und anhaltende Sedierung** - **Sturzgefahr**	- **insbesondere langwirksame Benzodiazepine (BZD) u. a. Tranquillantien** - **Antihypertensiva** - (Trizyklische) **Antidepressiva** (z. B. Amitriptylin, Doxepin, Mirtazapin) - **NSAR**
Kognitionsstörungen: - Delir - Somnolenz - Demenz	- **Benzodiazepine** - **Trizyklische Antidepressiva (z. B. Amitriptylin, Doxepin)** - **Neuroleptika**
- **Übelkeit** - **Erbrechen** - **Magenschmerzen** - **Obstipation**	- **Antibiotika** - **NSAR** - **Herzglykoside** - **Opioide**

Arzneimittel mit hohem Nebenwirkungsrisiko ▶ möglichst vermeiden oder SEHR niedrig dosieren

Zu vermeidende Arzneimittel	Begründungen	Alternativen/Dosierung
Langwirksame Benzodiazepine (BZD): - **Nitrazepam** - **Diazepam** - **Flurazepam**	- **starke und anhaltende Sedierung** - **Sturzgefahr**	- **BZD ausschleichen** - **evtl. sedierendes Neuroleptikum niedrig dosiert (z. B. Melperon)** - **ggf. kurzwirksame BZD wie Oxazepam ≤ 30mg/d** - **Zolpidem ≤ 5mg/d**
Trizyklische Antidepressiva	- **anticholinerge Wirkungen** - **Orthostase** - **Sturzgefahr**	**SSRI** (z. B. Citalopram 10mg für Patienten ab 65 Jahren)
Metoclopramid (MCP) zur langfristigen Einnahme	**extrapyramidale Symptome (EPS)**	**Domperidon**
- **Parallele Gabe von 2 und mehr Neuroleptika** - **Parallele Gabe von 3 und mehr Psychopharmaka**	**erhöhte Sturzgefahr**	

Abb. 45.6 AMTS-Merkkarte. Die Karte wurde im Rahmen des vom Bundesministerium für Gesundheit geförderten Projekts entwickelt

Besonderes Monitoring bei Verordnung von...

Arzneimittel	Begründungen	Dosierung/Monitoring
Risperidon	- EPS - Verwirrtheit - Sturzgefahr - Thromboserisiko in Kombination mit Furosemid!	- mit 0,5mg/d beginnen, max. 1mg/d - akut: Haloperidol
Mirtazapin	- Orthostase - Sedierung	Sturzprotokolle
Herzglykoside	Intoxikationsgefahr: - Übelkeit, Erbrechen - Herzrhythmusstörungen - Verwirrtheit	- nur bei Vorhofflimmern + Herzinsuffizienz - Digitoxin max. 0,001mg/kg KG - Digoxin: 0,125mg/d + nur unter Kontrolle der Nierenfunktion!
NSAR	- erhöhtes Magenblutungsrisiko - Nierenversagen	Pflegekraft fragen nach: Zeichen gastrointestinaler Unverträglichkeit
Opioide	- ZNS-Nebenwirkungen - Cave! Kombination mit Psychopharmaka - Obstipation	Pflegekraft fragen nach: Verordnung von Laxantien
Diuretika (insbesondere Schleifendiuretika)	- Exsikkose - Elektrolytstörungen - Sturzgefahr	Pflegekraft fragen nach: Zeichen der Exsikkose, Somnolenz, Stürze, Kontrolle der Elektrolyte 1 mal jährlich

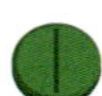

Monitoring von Laborwerten und Vitalzeichen

Serum-Kreatinin	mind. 1 mal jährlich insbesondere bei Verordnung von Diuretika, ACE-Hemmer/AT1-Blocker/Aliskiren, NSAR, Digoxin
Blutspiegel messen	mind. 1 mal jährlich und nach Dosisänderungen Digoxin, Digitoxin, Theophyllin, Amiodaron, Carbamazepin, Phenytoin, Valproinsäure
Blutdruck, Puls, Sturzprotokolle	nach Neuverordnung bzw. Dosisänderungen von Antihypertensiva
Indikationsüberprüfung	mind. 2 mal jährlich bei Antidepressiva, NSAR, PPI
	nach 6 Wochen bei Verordnungen von Neuroleptika

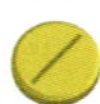 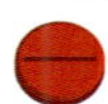 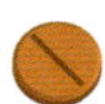 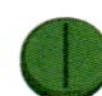

Vollständige Überprüfung der gesamten Arzneimittel 1 mal jährlich

NSAR = Nichtsteroidale Antirheumatika SSRI = Selektive Serotonin-Wiederaufnahmehemmer EPS = extrapyramidale Symptome PPI = Protonenpumpen-Inhibitoren

Abb. 45.6 AMTS-Merkkarte. Die Karte wurde im Rahmen des vom Bundesministerium für Gesundheit geförderten Projekts entwickelt (Fortsetzung)

45.6.2 Pharmakologisch relevante Veränderungen im Alter

Viele arzneimittelbezogene Probleme können bei Beachtung der pharmakologischen Besonderheiten im Alter vermieden werden, u. a.:

- Einschränkung bei Metabolisierung und Ausscheidung durch Leber und Niere,
- Nachlassende Knochendichte,
- Änderung des Verhältnis von Körperfett zu Körperwasser und damit das Verteilungsvolumen von Arzneistoffen,
- Steigende Rezeptorsensibilität, v. a. bei zentral wirksamen Arzneistoffen, teilweise sinkende Rezeptordichte,
- Verstärkung der anticholinergen Wirkungen.

Einzelne Nebenwirkungen können in der Apotheke nicht erkannt werden, dies ist Aufgabe des geschulten Pflegepersonals und der Ärzte. Was aber die pharmazeutische Beratung der Apotheke im Blick haben kann, sind Verschreibungskaskaden, da die Heimbewohner in der Regel über einen langen Zeitraum von der Apotheke pharmazeutisch betreut werden.

45.6.3 Verschreibungskaskaden

Eine Verschreibungskaskade tritt dann auf, wenn durch eine verordnete Medikation eine unerwünschte Arzneimittelwirkung auftritt, die nicht als solche erkannt, sondern als neue Erkrankung diagnostiziert und mit weiteren Medikamenten therapiert wird, die dann wiederum zu neuen UAW führen.

Solches gilt es, zu erkennen und entsprechend zu intervenieren. Hier ist dringend Rücksprache mit dem verordnenden Arzt bzw. den verordnenden Ärzten zu halten.

Häufige Verschreibungskaskaden sind:

- NSAR erhöhen bei längerer Einnahme den Blutdruck, der dann mit Antihypertensiva gesenkt wird.
- Metoclopramid verursacht als Nebenwirkung extrapyramidal-motorische Störungen, die als eigenständige Parkinsonerkrankung mit entsprechenden Medikamenten behandelt werden.
- Thiaziddiuretika können eine Hyperurikämie hervorrufen, die mit Allopurinol therapiert wird.
- Durch Calciumkanalblocker hervorgerufene Ödeme werden mit Diuretika behandelt.

Interaktionen: Bei jeder Verordnung mehrerer Arzneistoffe besteht die Möglichkeit von Interaktionen. Bei Altenheimpatienten, die oft dauerhaft 5 oder mehr Arzneimittel, oft von unterschiedlichen Ärzten verordnet, täglich einnehmen müssen, steigt die Wahrscheinlichkeit klinisch relevanter Interaktionen stark an.

Viele relevante Interaktionen sind bekannt und gut beherrschbar, z. B. zweiwertige Kationen und Schilddrüsenhormone (▸ Kap. 24). Hier reicht es aus, die Einnahmezeitpunkte auseinanderzuziehen.

Überprüfung der Medikation

Zur Beurteilung der Medikation gibt es Nachschlagewerke neben der laut Apothekenbetriebsordnung benötigten Literatur, die in heimversorgenden Apotheken bekannt sein sollten:

- PRISCUS-Liste der potenziell inadäquaten Medikation für ältere Menschen,
- Beers-Liste, ein Instrument zur Optimierung der Arzneitherapie älterer Menschen,
- FORTA-Liste (Fit fOR The Aged),
- START-STOPP-Kriterien (zur Vermeidung einer Untertherapie bzw einer Übertherapie),
- pharmazeutische Stoffliste, Wirkstoffdosiers,
- Leitlinien (AWMF),
- Pharmatrix, u. a. zur Beurteilung der Sondenfähigkeit eines Arzneimittels.

45.7 Wirtschaftliche Aspekte der Heimversorgung

Die Versorgung von Alten- und Pflegeheimen durch die Apotheke ist ein spannendes Aufgabenfeld mit vielen Herausforderungen. Einige Überlegungen zur Wirtschaftlichkeit:

- Der Personaleinsatz ist hoch, auch durch Schulungen, Begehungen und Beratungen.
- Die wirtschaftliche Auswirkung von Stellen oder Verblistern obliegt der mit dem Heim vereinbarten Honorierung für diese Dienstleistung, wobei die Kosten nicht gering sind (Personal, Raumkosten mit allen Anforderungen wie Temperaturkontrolle etc.). Berufsrechtliche Regelungen sind zu beachten.
- Die Kosten der Belieferung (wie häufig wird beliefert, wer nimmt Medikamente in Empfang, Notfallbelieferung) müssen einkalkuliert werden.
- Wer ist für die von den Heimbewohnern nicht bezahlten Rechnungen zuständig? Das Inkasso durch die Pflegeeinrichtung wird mittlerweile von vielen Heimen auf die Apotheken übertragen.

⑥ Wenn durch eine gute Zusammenarbeit aller Beteiligten wie dem Pflegeheim, den Ärzten und der Apotheke die Arzneimitteltherapiesicherheit für den Patienten erhöht wird, dann lohnt sich der Einsatz, den die Apotheke leistet. Auch die Mitarbeiterzufriedenheit steigt, wenn die pharmazeutischen Tätigkeiten nachhaltig Früchte bringen, indem das Pflegepersonal z. B. die aktuellen Schulungsinhalte nach und nach umsetzt oder Ärzte die Pharmazeuten als Fachleute für Arzneimittel sehen und pharmazeutische Anregungen zum Wohl ihres Patienten prüfen und umsetzen.

Wichtiges in Kürze

① Ohne behördlich genehmigten Versorgungsvertrag ist keine Versorgung einer Heimeinrichtung möglich.
② Versorgung bedeutet mehr als nur Belieferung mit Medikamenten.
③ Manuelles Stellen und Verblistern von Medikamenten in der Apotheke bedeutet Neuverpackung als Rezepturarzneimittel.
④ Ein gutes einrichtungsbezogenes Medikationsmanagement erhöht die Arzneimitteltherapiesicherheit.
⑤ Durch die pharmazeutische Beurteilung der Medikation der Heimbewohner kommt die Apotheke ihrem Versorgungsauftrag nach und arzneimittelbezogene Probleme können vermieden werden.
⑥ Für eine gute Versorgung der Heimbewohner ist der Dialog zwischen Apotheke, Pflegeheim, Ärzten notwendig.

Weiterführende Literatur

ABDA – Bundesvereinigung Deutscher Apothekerverbände. Grundsatzpapier zur Medikationsanalyse und zum Medikationsmanagement, 2014

ABDATA. Interaktionen in der ABDA-Datenbank. Zum 1. Juli neue Klassifikationsstufen. Pharm Ztg, (158) 25: 2236–2238, 2013

AMTS-AMPEL-Projekt. www.amts-ampel.de

Apothekenbetriebsordnung in der Fassung der Bekanntmachung vom 26. September 1995 (BGBl. I S. 1195), zuletzt geändert durch Artikel 2 der Verordnung vom 21. Oktober 2020 (BGBl. I S. 2260)

Apothekengesetz (ApoG) in der Fassung der Bekanntmachung vom 15. Oktober 1980 (BGBl. I S. 1993), geändert durch Artikel 2 des Gesetzes vom 14. Oktober 2020 (BGBl. I S. 2115)

Ärztliches Zentrum für Qualität in der Medizin. www.awmf.org/fileadmin/user_upload/Leitlinien/Werkzeuge/ll-glossar.pdf (Zugriff 30.04.2021)

Baum S, Hempel G (Hrsg). Geriatrische Pharmazie. Govi-Verlag Pharmazeutischer Verlag, Eschborn 2011

Bundesapothekerkammer (BAK). Empfehlungen zur Qualitätssicherung: Versorgung der Bewohner von Heimen. www.abda.de (Zugriff 06.11.2020)

Landesapothekerkammer Baden Württemberg. Skript: Weiterbildung Geriatrische Pharmazie, 2014

Kircher, W. Arzneiformen richtig anwenden. 4. Aufl., Deutscher Apotheker Verlag, Stuttgart 2016

Geisslinger G, Menzel S, Gudermann T et al. Mutschler Arzneimittelwirkungen. 11. Aufl., Wissenschaftliche Verlagsgesellschaft, Stuttgart 2020

O'Mahony D. STOPP/START criteria for potentially inappropriate prescribing in older people: version 2. Age Ageing, 44 (2): 213–218, 2015

Schäfer C (Hrsg). Sondenapplikation von Arzneimitteln. Wissenschaftliche Verlagsgesellschaft, Stuttgart 2010

Schäfer C, Liekweg A, Eisert A (Hrsg). Geriatrische Pharmazie, Deutscher Apotheker Verlag. Stuttgart 2015

Tipps für PhiPs

Gehört die Belieferung eines Heims zu den Dienstleistungen Ihrer Apotheke? Dann sollten Sie die Gelegenheit nutzen, sich mit diesem Thema intensiv zu beschäftigen. Führen Sie beispielsweise zusammen mit Ihrem ausbildenden Apotheker ein einrichtungsbezogenes Medikationsmanagement durch.

Tipps für Weiterzubildende

Eine Projektarbeit zum einrichtungsbezogenen Medikationsmanagement wäre für Sie als Weiterzubildender in einer heimversorgenden Apotheke eine Option. Sollten Sie eine Spezialisierung im Bereich Heimversorgung anstreben, steht Ihnen zusätzlich die 100-stündige Bereichsweiterbildung „Geriatrische Pharmazie" offen. Diese Weiterbildung kann auch parallel zur Ihrer Weiterbildung im Gebiet Allgemeinpharmazie erfolgen.

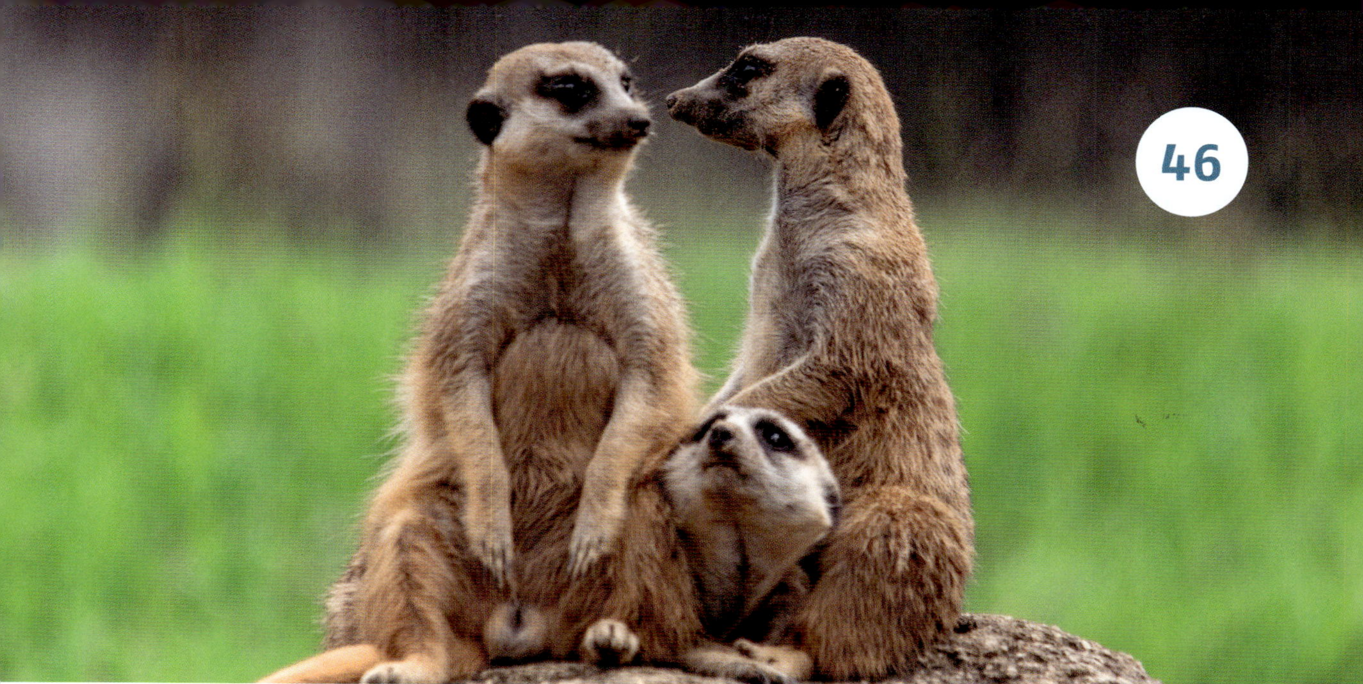

46

Teamführung

Prof. Gerold Frick

Apotheken sind Dienstleister mit Menschen für Menschen. Leistungsfähiges und zufriedenes Apothekenpersonal, das wertvolle Dienste am Menschen erbringen soll, muss zielgerichtet angeworben, erhalten, motiviert, qualifiziert und geführt werden. In diesem Kapitel werden wichtige Grundlagen guter und motivierender Personal- und Teamführung im Apothekenumfeld dargestellt.

46.1 Grundlagen der Personalführung

Die Beschäftigung mit dem Thema Führung ist vermutlich so alt wie die Führung selbst. Die grundlegenden Fragen zur Führung haben sich im Lauf der Zeit wenig verändert. Im Kern sind es immer wieder dieselben Fragen die gestellt werden:
- Was ist gute Führung?
- Welcher Führungsstil führt zum Erfolg?
- Was macht eine erfolgreiche Führungskraft aus?
- Woran erkennt man eine gute Führungskraft?

① Führungsforschung und Führungspraxis zeigen, dass es auf diese Fragen keine allgemeingültigen Antworten gibt. Führung ist für alle Akteure vielmehr ein komplexer, dynamischer und lebenslanger Lernprozess der von 3 Situationsvariablen kontinuierlich angetrieben wird:
- Einzigartigkeit menschlicher **Individuen**,
- kontinuierlicher Wandel von **Aufgabenumfang** und **-vielfalt**,
- ständiger Wechsel der **sozialen Konstellationen**.

Hinzu kommen komplexe und ebenso dynamische Einflussfaktoren aus Politik, Wirtschaft, Gesellschaft, Politik, Kultur und Technologie. Und gerade deshalb ist es unabdingbar als Führungskraft einen **Führungskompass** zu Führungsstilen, Führungsprinzipien und Führungstechniken zur Hand zu haben.

Führung ist ein Prozess der darauf ausgerichtet ist, das Verhalten der Mitarbeiter eines Unternehmens zielorientiert und bewusst zu beeinflussen. Dabei sind zu unterscheiden:
- Die Unternehmensführung, die sich auf die Festlegung der Organisationsziele sowie der grundlegenden Strategien und Entscheidungen bezieht und somit sachbezogen ist.
- Die Personalführung, mit deren Hilfe die Organisationsziele sowie die grundlegenden Strategien und Entscheidungen auf den einzelnen hierarchischen Ebenen durch Führungskräfte mit deren Mitarbeitende umgesetzt werden. Sie ist somit personenbezogen.

Unternehmensführung und Personalführung werden meist als getrennte Bereiche angesehen. Die Personalführung muss jedoch als integrierter Bestandteil eines Führungssystems betrachtet werden (○ Abb. 46.1).

Fragt man Führungskräfte nach den Aufgaben einer Führungskraft, so erhält man meist ein sehr diffuses und unterschiedliches Meinungsbild. Aus dem Führungssystem selbst leiten sich die Hauptaufgaben ab, die es von Führungskräften im Arbeitsalltag wahrzunehmen gilt. Aus der Unternehmensführung ergeben sich im Wesentlichen sachbezogene Aufgaben (**Sachaufgaben**), die normalerweise auch von jedem selbstständigen Apotheker erbracht werden. Die Personalführung umfasst hingegen personenbezogene Aufgaben (**Personenaufgaben**), die geleistet werden müssen sofern man auch Mitarbeiterverantwortung hat.

Die zu leistenden Sach- und Personenaufgaben einer Führungskraft sind in nachfolgender □ Tab. 46.1 dargestellt.

46.2 Grundlagen der kooperativen Mitarbeiterführung

46.2.1 Menschenbilder prägen den Führungsstil

② Die Grundfrage ist nun, in welcher Art und Weise man als Führungskraft die zuvor genannten Aufgaben wahrnimmt. Die Führungsarbeit und der Führungsstil einer Führungskraft werden ganz wesentlich durch deren implizit oder explizit angenommenes Menschenbild beeinflusst, das sich im Lauf der Lebensgeschichte entwickelt hat. Die XY-Theorie von McGregor basiert auf zwei unterschiedlichen Menschenbildern: die Theorie X sieht den Menschen negativ, die Theorie Y positiv (□ Tab. 46.2).

McGregor ist davon überzeugt, dass gute Führung sich auf Dauer nur an der Theorie Y ausrichten kann und die X-Perspektive aufzugeben ist. Die Führungskraft selbst muss ihr eigenes Menschenbild erkennen, überprüfen und bei Bedarf Y-orientiert verändern.

Mitarbeitende, die eher X-orientiert zu sein scheinen, sollen in Richtung Y geführt werden. Führungskräfte, die ihre Mitarbeitenden vorschnell als X-Theoretiker einordnen, machen es sich häufig zu leicht. Hier gilt es zu erkennen, welche individuellen Motive der Mitarbeitende in sich trägt und mit welchen spezifischen Anreizen diese befriedigt werden können. Andererseits werden nicht alle Mitarbeitenden wie auch Führungskräfte von einem kooperativen Führungsstil angesprochen. Dies gilt es bei der Personalauswahl frühzeitig zu erkennen, um die Weichen in Sachen Führungsstil rechtzeitig zu stellen.

46.2.2 Autoritärer Führungsstil

Beim autoritären Führungsstil führt die Führungskraft als Vorgesetzter (ein vor die Nase gesetzter) kraft seiner Legitimationsmacht. Der Vorgesetzte beteiligt die Mitarbeiter nicht am Führungsprozess und erwartet Gehorsam. Die Entscheidungen haben den Charakter von Anordnungen. Der Vorgesetzte hat ein distanziertes Verhältnis zu seinen Untergebenen, informiert sie nur

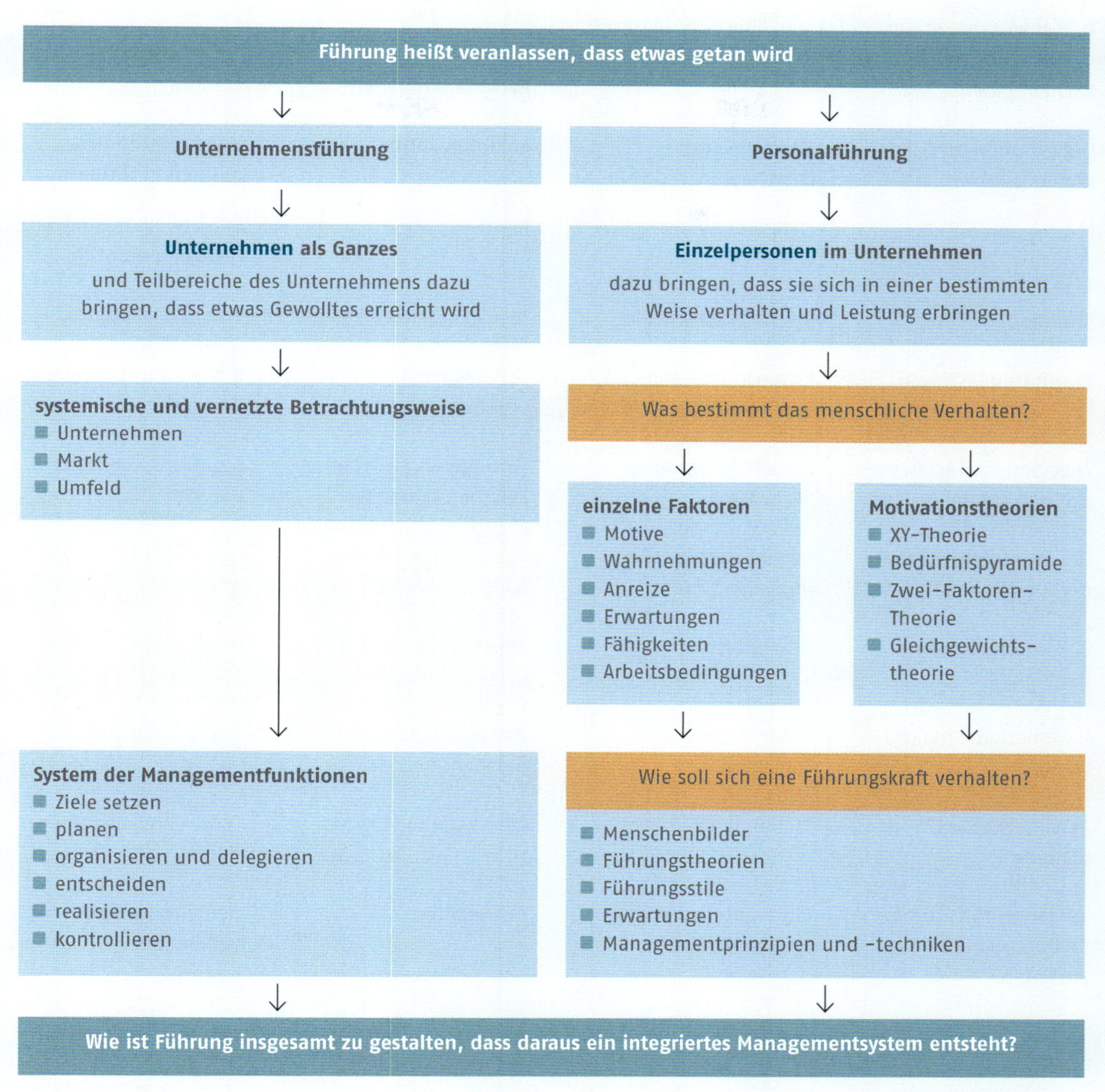

Abb. 46.1 Das Führungssystem von Unternehmen und Mensch

46

über ihre Aufgaben und kontrolliert ob und inwieweit seine Anordnungen erfüllt wurden.

Der autoritäre Führungsstil ermöglicht eine hohe Entscheidungsgeschwindigkeit und ist tendenziell bei Routinearbeiten erfolgreich. Er fördert jedoch nicht die Motivation, Selbständigkeit und Entwicklung der Mitarbeitenden und birgt die Gefahr von Fehlentscheidungen in sich.

③ Der Übergang zwischen dem autoritären und dem kooperativen Führungsstil ist fließend und wird im Wesentlichen bestimmt durch den Entscheidungsspielraum, den man als Führungskraft sich oder den Mitarbeitenden überlässt (Abb. 46.2).

46.2.3 Kooperativer Führungsstil – gemeinsam stark

Beim kooperativen Führungsstil wird der Führungsprozess im Zusammenwirken der Führungskräfte und der Mitarbeitenden gestaltet. Hier stiftet die Führungskraft den Mitarbeitenden positive Kraft, Inspiration und Orientierung durch Führung.

Die kooperative Führung zeichnet sich im Wesentlichen dadurch aus, dass Führungskraft und Mitarbeitende sowohl in der Entwicklung von Ideen als auch in der Umsetzung von Maßnahmen eng zusammenarbeiten und sich in ihren Kompetenzen ergänzen. Verant-

Tab. 46.1 Spezifische Aufgaben einer Führungskraft

Sachaufgaben		**Personenaufgaben**	
Organisation und Planung	**Managen und Entscheiden**	**Kommunikation**	**Menschenführung, Leiten und Fördern**
Strategieentwicklung	Zielkonflikte abwägen	Konflikte lösen	Aufgabenzuteilung nach Fachkompetenzen
Situationsanalyse	Fortschrittskontrolle	Teamsynergien erzeugen	Visionen etablieren
Prioritäten festlegen	Krisensituationen und Veränderungen managen	Soziales Arbeitsumfeld schaffen und fördern	Arbeitsstrukturen flexibilisieren
Ziele und Strategien setzen und kommunizieren	Klare Führungslinie vorgeben	Verringerung von hierarchischen Schranken	Schaffung von Transparenz
Organisatorische Veränderungen durchführen	Vergütungsmodelle implementieren	Unternehmenskultur weiterentwickeln	Realisierung der Vorbildfunktion
Zukunftsszenarien durchlaufen	Rekrutieren	Feedbackkultur einführen	Fähigkeiten und Motive erkennen
Informationsfluss festlegen	Schaffung von Transparenz	Präsenz als Ansprechpartner	Feedback geben
Personalbestandsplanung	Richtlinien befolgen	Ziele kommunizieren	Lernerfolge dokumentieren
Vorgänge und Prozesse im Unternehmen gestalten	Mitarbeitergewinnung und Auswahl	Fehlerkultur	Gemeinsam Ziele vereinbaren
	Aufgabenkoordination	Transparente Kommunikationswege	Mitarbeitergespräche
			Langfristige Entwicklungsplanung, Visionen etablieren
			Talente fördern
			Aufzeigen von Entwicklungsmöglichkeiten
			Beschäftigungsfähigkeit beachten

wortlichkeiten und Aufgaben werden nach Konsensfindung aufgeteilt. Eine umfassende Information, das Delegieren von Verantwortung und die Motivation der Mitarbeitenden sind wichtige Bestandteile dieses auf Mitbestimmung ausgerichteten Führungsstils. Die unabdingbare Kontrolle nimmt die Führungskraft als Ergebniskontrolle vor und nicht als Verfahrenskontrolle. Eigeninitiative wird gefördert, Kreativität freigesetzt und Selbstständigkeit gelebt. Durch die Kenntnisse der Mitarbeitenden über wichtige Vorgänge und die

Tab. 46.2 XY-Theorie nach McGregor

X-Theorie	Y-Theorie
Der Durchschnittsmensch ist träge und geht der Arbeit so weit wie möglich aus dem Weg.	Arbeitsunlust ist nicht von Natur angeboren, sondern die Folge schlechter Arbeitsbedingungen.
Mitarbeiter haben nur wenig Ehrgeiz, scheuen Verantwortung und möchten angeleitet werden.	Mitarbeiter akzeptieren Zielsetzungen. Sie besitzen Selbstdisziplin und Selbstkontrolle.
Mitarbeiter sind durch ein dominantes Sicherheitsstreben gekennzeichnet.	Die Mitarbeiterpotenziale sind größer als vermutet und damit stärker als erwartet nutzbar.
Durch Druck und mithilfe von Sanktionsmaßnahmen muss versucht werden die Unternehmensziele zu erreichen.	Durch Belohnung und die Möglichkeit zur Persönlichkeitsentfaltung werden die Unternehmensziele am ehesten erreicht.
Straffe Führung und häufige Kontrollen sind wegen der Trägheit des Menschen unerlässlich.	Bei günstigen Erfahrungen suchen die Mitarbeiter die Verantwortung, wenn sie richtig geführt werden.
Führungskraft und/oder Mitarbeiter bevorzugen eher den **autoritären Führungsstil**	Führungskraft und/oder Mitarbeiter bevorzugen eher den **kooperativen Führungsstil**

autoritärer Führungsstil

kooperativer Führungsstil

Entscheidungsspielraum der Führungskraft

Entscheidungsspielraum der Gruppe

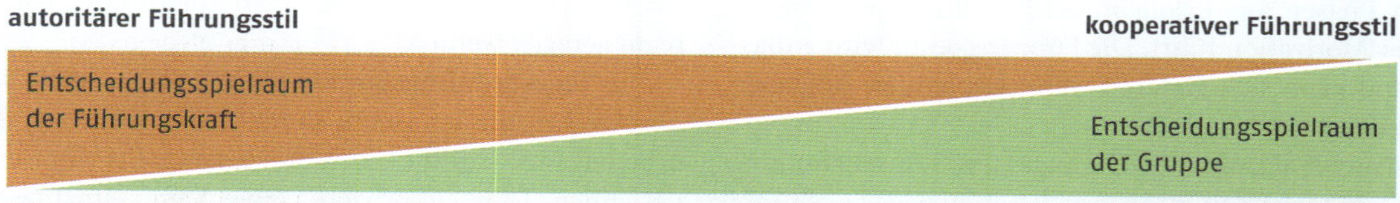

autoritär	partriarchalisch	beratend	konsultativ	partizipativ	delegativ	extrem delegativ
Führungskraft entscheidet und ordnet an	Führungskraft entscheidet; sie ist aber bestrebt, die Mitarbeiter von getroffenen Entscheidungen zu überzeugen bevor sie angeordnet werden	Führungskraft entscheidet; sie lässt jedoch Fragen zu getroffenen Entscheidungen zu, um durch deren Beantwortung eine höhere Akzeptanz zu erreichen	Führungskraft informiert die Mitarbeiter über die beabsichtigten Entscheidungen; die Mitarbeiter haben die Möglichkeit, ihre Meinung zu äußern bevor die Führungskraft eine Entscheidung trifft	Gruppe entwickelt Vorschläge; aus der Zahl der gemeinsam gefundenen und akzeptierten möglichen Problemlösungen entscheidet sich die Führungskraft für die von ihr favorisierte Lösung	Gruppe entscheidet, nachdem die Führungskraft zuvor das Problem aufgezeigt und die Grenzen des Entscheidungsspielraums festgelegt hat	Gruppe entscheidet; die Führungskraft hat die Rolle des Koordinators nach innen und außen

Abb. 46.2 Der Übergang vom autoritären zum kooperativen Führungsstil

Verteilung der Verantwortung auf mehrere Schultern kann auch der Ausfall von Verantwortungsträgern besser bewältigt werden.

Wesen eines kooperativen Führungsstils

- Klima offener Kommunikation schaffen und fördern,
- Ideen und Kritik zulassen und einfordern,
- Mitsprache- und Mitmachmöglichkeiten für die Mitarbeitenden,
- Mitarbeitende haben Gestaltungs- und Entscheidungsfreiräume,
- Beteiligung der Mitarbeitenden an Entscheidungen,
- Kultur des gegenseitigen Respekts leben.

Die Aufgabe der Führungskraft ist es dafür zu sorgen, dass alle an einem Strang ziehen und möglichst schnell gute Ergebnisse erzielen. Durch offene Kommunikation und Beteiligung der Mitarbeitenden sind die Verantwortungs- und Leistungsbereitschaft sehr hoch. Es entsteht ein Wir-Gefühl mit gegenseitiger Unterstützung und eine Dienst-nach-Vorschrift-Mentalität wird vermieden. Außerdem können die Mitarbeitenden aktiv in allen Phasen am Erfolg mitwirken was wiederum zu hoher Motivation führt. Die Führungskraft wird entlastet und kann sich anderen wertschöpfenden Aufgaben zuwenden.

Manchmal kann die Meinungs- und Konsensfindung im Team mehr Zeit in Anspruch nehmen als bei einsam getroffenen Entscheidungen. Doch holt man diese Zeit in der Umsetzungsphase meist wieder auf, weil die Mitarbeitenden bereits aus der Planungs- und Meinungsbildungsphase wissen worauf es ankommt und nicht mehr vom richtigen Lösungsweg überzeugt werden müssen.

Anforderungen an Führungskräfte beim kooperativen Führen

- Positives Menschenbild („man muss Menschen mögen"),
- Aufgeschlossenheit,
- Vertrauen und Zuversicht,
- Delegationsbereitschaft und -fähigkeit,
- Kooperationsbereitschaft und -fähigkeit,
- ausgeprägte Kommunikationsbereitschaft.

46.3 Teambesprechungen effektiv planen und durchführen

46.3.1 Planung von Teambesprechungen

Intensive und strukturierte Kommunikation ist ein wesentlicher Bestandteil kooperativer Führung. In regelmäßigen Abständen sollten deshalb Teambesprechungen durchgeführt werden.

④ Teambesprechungen sollten gut **geplant** sein. Daher ist es wichtig, bereits im Vorfeld zu klären, was alles zu besprechen, zu beschließen oder zu veranlassen ist. Da Teambesprechungen häufig die einzige Gelegenheit ist, bei der alle Mitarbeitenden anwesend sind, sollte auch genügend Raum für den mitarbeiterbezogenen Austausch gelassen werden. So kann man beispielsweise die Teamsitzungen mit einem offenen Dialog zur Frage „Was mich gerade besonders beschäftigt" beginnen oder enden lassen. Dies sollte jedoch zeitlich begrenzt sein.

Teamsitzungen brauchen eine **Gesprächsleitung** und eine **Protokollführung**. Diese müssen nicht zwangsläufig von der Führungskraft übernommen werden. Die komplette Gesprächsführung oder einzelne Themen können auch auf die Mitarbeitenden übertragen werden. Die Leitung der Teambesprechungen und die Protokollführung kann auch nach dem Rotationsprinzip im Team geregelt werden.

Die **Tagesordnungspunkte** (TOP), sollten nicht nur von der Leitung kommen, sondern vor allem aus den Arbeitsteams. Um die Themen zu sammeln kann man z. B. einen Themenkorb oder eine Sammelmappe im Teamzimmer aufstellen. Es kann auch eine Liste ausgelegt werden, in die jeder seine Vorschläge einträgt. Im Vorfeld ist dann zu prüfen, ob wirklich jeder Punkt auf die Tagesordnung muss.

Ferner ist die **zeitliche Lage und Dauer** der Teambesprechung zu planen und einzuhalten. Die zeitliche Lage des Meetings sollte in ruhigeren Zeitzonen des Tages liegen. Zudem empfiehlt sich, bei regelmäßigen Teambesprechungen diese nach einem festen Rhythmus langfristig festzulegen (z. B. jeden Montagvormittag in der Zeit von 7:00–8:00 Uhr jedoch nicht an Feiertagen). Länger als 90 Minuten sollte keine Teamsitzung dauern, da ansonsten Konzentration und Motivation der Beteiligten nachlassen. Nur in Ausnahmefällen sollte eine Teamsitzung verlängert werden. Sogenannte Open-End-Termine sind ganz zu vermeiden.

◻ **Tab. 46.3** Protokollvorlage für Teambesprechungen

Ort			
Datum, Uhrzeit			
Teilnehmende			
Verteiler			
TOP	**Thema**	**Verantwortlich**	**Termin**
1			
2			
3			

10 Regeln für erfolgreiche Teambesprechungen

Planung der Besprechung

1. Klare und kontrollierbare Ziele festlegen,
2. Zeitrahmen je Besprechungspunkt setzen und einhalten,
3. Teilnehmerkreis zielorientiert bestimmen und einladen,
4. Besprechungspunkte vorbereiten bzw. vorbereiten lassen,
5. Visualisierungshilfen (Flipchart, Pinnwand etc.) nutzen,
6. alle Beteiligten zur Selbstdisziplin anhalten.

Durchführung der Besprechung

7. Problemdefinition (eventuell neue Zielformulierung),
8. Problemanalyse und Lösungssuche,
9. Sammlung und Diskussion der verschiedenen Lösungsvorschläge,
10. Beschlussfassung und Aktivitätenplan (wer, was, bis wann).

46.3.2 Durchführung einer Teambesprechung

Bei Teambesprechungen können Diskussionen schnell in die falsche Richtung laufen. Das kann die Gesprächsleitung vermeiden, indem sie zwischenzeitlich die Beiträge zusammenfasst, gemeinsame Sichtweisen festhält und Konsensvorschläge unterbreitet. Alternativ bietet sich auch eine kurze Pause an, in der man den Raum lüftet. Hilfreich sind an dieser Stelle auch gemeinsam aufgestellte Teamregeln. Sollte es zu hitzigen Diskussionen kommen, hat die Gesprächsleitung die Möglichkeit, auf diese vereinbarten Regeln hinzuweisen und das Gespräch entsprechend zu lenken.

Der Protokollant erstellt am Ende das **Ergebnisprotokoll**. Dieses muss nicht aufwendig gestaltet werden und sollte zumindest die Ergebnisse der Teamsitzung zusammenfassen. Außerdem muss nachvollziehbar sein, wer welche Aufgabe bis wann erledigt. Die Dokumentation der Teambesprechung erfolgt nach einer festen Protokollvorlage (◻ Tab. 46.3). Damit der Aufwand auch für den Protokollanten im Rahmen bleibt, sollte er nach jeden Tagesordnungspunkt (TOP) die Runde fragen, ob und wie das Ergebnis in das Protokoll übernommen werden soll.

46.4 Personalplanung

⑤ Ein wichtiger Dreh- und Angelpunkt wirksamer, betrieblicher Personalarbeit ist die quantitative und qualitative Personalplanung und das nicht erst in Zeiten des demografischen Wandels. Mit ihrer Hilfe sollen die in Zukunft liegenden Erfordernisse ermittelt und daraus die entsprechenden Maßnahmen im Mitarbeiterbereich festgelegt werden. Durch eine fundiert durchgeführte Personalplanung ergeben sich eine Reihe von **Nutzenwirkungen**:

- Sicherung des Produktionsfaktors Personal zu wirtschaftlichen Bedingungen,
- optimaler Einsatz der Mitarbeiter durch Kenntnis der Markterfordernisse, Stellenanforderungen und Mitarbeiterqualifikationen,
- Schaffung bestmöglicher Arbeitsbedingungen für die Mitarbeitenden.

Die quantitative Personalplanung wird meist getrennt nach Arbeitsteams bzw. Organisationseinheiten (z. B. Bereich Handverkauf, Labor bzw. Rezeptur, Backoffice) und die qualitative Personalplanung getrennt nach Mitarbeitergruppen (z. B. Auszubildende, Praktikanten, PKA, PTA, Apotheker) durchgeführt.

46.4.1 Personalbestandsplanung

Die Grundlage jeder Personalplanung – von Neugründungen einmal abgesehen – ist der **aktuelle Personalbestand.** Dieser verändert sich jedoch im Zeitablauf durch Mitarbeitende, die neu in das Unternehmen eintreten oder das Unternehmen verlassen. Für die Personalplanung ist es erforderlich, den **zukünftigen Personalbestand** zu kennen. Deshalb müssen die sich im Planungszeitraum bzw. bis zum Planungszeitpunkt ergebenden personellen Veränderungen im Rahmen einer **Fluktuationsplanung** berücksichtigt werden.

Die Ermittlung des aktuellen Personalbestands ist in der Regel bei kleineren Organisationen problemlos. Sie erfordert jedoch die Festlegung, ob man in Köpfen oder in sogenannten Vollzeitäquivalenten (VZÄ) planen möchte. Das heißt, soll eine Teilzeitkraft, die anstelle von 40 Stunden pro Woche (Vollzeit) nur 20 Stunden pro Woche arbeitet, als Kopf mit dem Planwert 1,0 oder als VZÄ mit dem Planwert 0,5 geplant werden?

Zu- und Abgänge beim Personal

Typische Personalzugänge

- Eintritte aufgrund früher erfolgter Einstellungen,
- Rückkehr von Mitarbeitenden aus Beurlaubungen (z. B. Erziehungsurlaub),
- Übernahme von Auszubildenden,
- Versetzungen aus anderen Betriebsstätten,
- Rückkehr von der Bundeswehr,
- Arbeitswiederaufnahme durch Langzeitkranke,
- Arbeitsgerichtsentscheidungen.

Typische Personalabgänge

- Kündigungsbedingte Austritte,
- Freistellung für längere Fortbildungsmaßnahmen,
- gesetzliche Beurlaubungen (z. B. Mutterschutz- und Erziehungsurlaub),
- Langzeitbeurlaubungen (Sabbaticals),
- Abschluss von Aufhebungsverträgen,
- Versetzungen in andere Betriebsstätten,
- Auflösung von Betriebsstätten,
- ruhestandsbedingte Austritte,
- Todesfälle von Arbeitnehmern.

Mit der Fluktuationsplanung werden die Personalveränderungen des aktuellen Personalbestands bis zu einem zukünftigen Zeitpunkt prognostiziert und geplant. Hierbei müssen die Personalzugänge und die Personalabgänge im Planungszeitraum ermittelt werden (siehe Kasten).

Der **zukünftige Personalbestand** wird nun wie folgt berechnet:

aktueller Personalbestand
+ Personalzugänge (im Planungszeitraum)
– Personalabgänge (jeweils im Planungszeitraum)
= zukünftiger Personalbestand

 **Merke**

Zukünftiger Personalbestand = aktueller Personalbestand + Personalzugänge (im Planungszeitraum) – Personalabgänge (jeweils im Planungszeitraum).

46.4.2 Personalbedarfsplanung

Mit dieser Planung wird der Bruttopersonalbedarf zu einem bestimmten Zeitpunkt ermittelt. Der Bedarfszeitpunkt kann grundsätzlich in den folgenden Zeiten liegen:

- Gegenwart, d. h. es wird der aktuelle Personalbedarf geplant,
- Zukunft, d. h. es wird der Personalbedarf für einen späteren Zeitpunkt geplant, dessen Gegebenheiten noch unsicher sind.

Der Bruttopersonalbedarf in kleinen und mittelgroßen Betrieben kann mit unterschiedlichen, nachfolgend beschriebenen Verfahren ermittelt werden.

Schätzverfahren

Schätzungen sind möglicherweise die am häufigsten angewendete Methode zur Ermittlung des quantitativen Personalbedarfs. Wie der Name sagt, der Personalbedarf wird hier schlicht auf Basis von Erfahrungswerten geschätzt. Das Verfahren ist dabei so gut wie die Erfahrungswerte des Schätzenden. So gibt es in der Praxis immer wieder Experten die den Personalbedarf auf Basis ihrer Erfahrungen und Kenntnisse sehr genau vorhersagen können.

Das Verfahren bietet sich vor allem in kleineren Betrieben oder in den weniger personalkostenintensiven Bereichen, z. B. für das Backoffice an. Ebenso wenn die Arbeitsaufgaben klar strukturiert und definiert sind sowie ausreichend Erfahrungswerte vorliegen, wie viel Zeit zur Verrichtung der anfallenden Aufgaben benötigt wird. Auch wenn keine oder nur geringe Veränderungen der Arbeitsabläufe geplant sind, kann das Schätzverfahren angewendet werden. Sind die vorgenannten

Voraussetzungen nicht gegeben, sind Schätzungen zur Ermittlung des Personalbedarfs zu ungenau und daher nicht zu empfehlen.

Benchmarking

Benchmarking (der Vergleich mit den Besten) kann auch für die Ermittlung des Personalbedarfs eingesetzt werden. Benchmarking bedeutet in diesem Fall, dass man nach einem vergleichbaren Betrieb mit ähnlicher Struktur, vergleichbaren Aufgaben, vergleichbarem Umfeld etc. sucht und den dortigen Personalbedarf auf das eigene Unternehmen überträgt. Hilfreich ist es, mehrere Unternehmen als Benchmark auszuwählen, um einen besseren Überblick zu erhalten. Das Benchmarking als Methode zur Ermittlung des Personalbedarfs ist vor allem bei einer homogenen Apothekenlandschaft gut anzuwenden. Hier ist zu prüfen ob entsprechende Kennzahlen von einschlägigen Verbänden oder Instituten erhältlich sind.

Kennzahlenmethode

Bei der Kennzahlenmethode werden bestimmte Kennzahlen mit dem Personalbedarf verknüpft und aus der Entwicklung bzw. Prognose der Kennzahl eine Prognose des Personalbedarfs abgeleitet. Diese Verknüpfung kann mehr oder weniger komplex sein. Im einfachsten Fall lässt sich im Betrieb feststellen, dass eine direkte Beziehung zwischen einer Kennzahl und dem Personalbedarf besteht. So kann z. B. der Personalbedarf linear mit dem Umsatz zusammenhängen; d. h. je höher der Umsatz, desto höher der Personalbedarf. Hat also eine Apotheke im vergangenen Jahr einen Umsatz von 1 000 000 Euro mit 10 Mitarbeitern (VZÄ) erzielt, dann würde sich bei einem Planumsatz von 1 200 000 Euro ein Personalbedarf von 12 Mitarbeitern (VZÄ) ergeben (siehe Kasten).

Abhängigkeit des Personalbedarfs vom Umsatz

Personalbedarf =

$$\frac{\text{Outputmenge bzw. Wert des Outputs}}{\text{Leistungsmenge bzw. Leistungswert pro Mitarbeiter}}$$

Personalbedarf (ohne Produktivitätsverbesserung) =

$$\frac{1\,200\,000}{100\,000} = 12 \text{ Mitarbeiter}$$

Personalbedarf (mit 10 % Produktivitätsverbesserung) =

$$\frac{1\,200\,000}{110\,000} = 10{,}9 \text{ Mitarbeiter}$$

Solche linearen Zusammenhänge sind in der Praxis allerdings selten bzw. nicht dauerhaft stabil. So mag ein Betrieb bei steigendem Umsatz zwar mehr Personal benötigen, doch kann das auch dazu führen, dass Umstrukturierungen vorgenommen werden oder sich positive Mengendegressions- und Lernkurveneffekte bei Mitarbeitern ergeben. Gerade die zuletzt genannten Effekte führen bei einer höheren Auslastung zu größerer Routine und damit zu verbesserter Produktivität. Eine geplante Produktivitätsveränderung bei der Leistungsmenge pro Mitarbeiter könnte in der Berechnung des Personalbedarfs berücksichtigt werden (siehe Kasten).

In der Regel kombiniert man bei der Kennzahlenmethode eine Reihe von geplanten Kennzahlen. Am Beispiel der Rezeptbelieferung könnten das z. B. folgende Kennzahlen sein:

- durchschnittliche Menge der Arbeitsaufgaben eines bestimmten Typs,
- durchschnittliche Zeit für die Erledigung einer Aufgabe (z. B. Rezeptbelieferung),
- Verteilzeiten (Wartezeiten, Nebenarbeiten, Erholungszeiten),
- durchschnittliche Arbeitszeit pro Mitarbeiter,
- durchschnittliche Produktivität pro Mitarbeiter.

Kapazitätsrechnung

Um mit der Kapazitätsrechnung den Personalbedarf zu ermitteln, sind zunächst folgende Informationen erforderlich bzw. zu ermitteln:

- die **Zeitgrößen**, d. h. die erforderliche Arbeitszeit je Arbeitsgang oder Arbeitsaufgabe,
- die **Mengengrößen**, d. h. die Vorgangsmengen je Arbeitsgang oder Arbeitsaufgabe.

Der Kapazitätsbedarf lässt sich als **Nettokapazitätsbedarf** durch die Multiplikation der Zeitgrößen und Mengengrößen errechnen. Dieser Wert muss dann noch mit Zuschlagsfaktoren ergänzt werden, um den **Bruttokapazitätsbedarf** zu ermitteln (siehe Kasten).

46

Beispielrechnung zur Kapazitätsrechnung

Ausgangssituation

In einer Apotheke soll durch die Kapazitätsrechnung der Personalbedarf im Bereich des Handverkaufs ermittelt werden. Eine Bestandsaufnahme über einen Zeitraum von einem Quartal hat folgende **Mengen- und Zeitgrößen** bei einer Öffnungszeit von 8:00–20:00 ergeben:

- Aufgabe A, Rezeptbelieferung Standard: 15-mal pro Stunde; Dauer pro Vorgang 5 Minuten,
- Aufgabe B, Rezeptbelieferung komplex: 1-mal pro Stunde; Dauer pro Vorgang 15 Minuten,
- Aufgabe C, Beratung Selbstmedikation Standard: 4-mal pro Stunde; Dauer pro Vorgang 10 Minuten,
- Aufgabe D, Beratung Selbstmedikation komplex: 6-mal pro Tag; Dauer pro Vorgang 30 Minuten.

Berechnung des Nettokapazitätsbedarfs

- Nettokapazität für Aufgabe A: 15 × 12 × 5 = 900 Minuten = 15 Stunden pro Tag,
- Nettokapazität für Aufgabe B: 1 × 12 × 15 = 180 Minuten = 3 Stunden pro Tag,
- Nettokapazität für Aufgabe C: 4 × 12 × 10 = 480 Minuten = 8 Stunden pro Tag,
- Nettokapazität für Aufgabe D: 5 × 30 = 180 Minuten = 3 Stunden pro Tag,
- Nettopersonalkapazität pro Tag = 29 Stunden,
- Nettopersonalkapazität pro Woche (6 Tage): 174 Stunden,
- Nettopersonalkapazität pro Monat (4,25 Wochen): 740 Stunden,
- Kapazitätsbedarf bei einer 40-Stunden-Woche: 18,5 Mitarbeiter (VZÄ).

Berechnung des Bruttokapazitätsbedarfs

- Zuschlagsfaktor Verteilzeit: 8 %,
- Zuschlagsfaktor Krankheit: 4 %,
- Zuschlagsfaktor Urlaub: 12 %,
- Zuschlagsfaktor Weiterbildung: 1 %,
- Summe der Zuschlagsfaktoren: 25 %,
- Bruttokapazität = Nettokapazität × Summe der Zuschlagsfaktoren,
- Bruttokapazitätsbedarf = 18,5 Mitarbeiter × 1,25 = 23,1 Mitarbeiter (VZÄ).

Typische Zuschlagsfaktoren sind z. B.:

- durchschnittlicher Leistungsgrad der Mitarbeiter,
- Verteilzeitbedarf für Mitarbeiter,
- Mittelwert der krankheitsbedingten Ausfallzeiten,
- durchschnittlicher Urlaubsanspruch,
- Arbeitszeit mindernde Fortbildung.

Erfahrungsgemäß ergibt sich bei einer Gesamtbetrachtung dieser Einflussfaktoren eine Kapazitätserhöhung von ungefähr 15–30 %. Auf Basis des errechneten Bruttokapazitätsbedarfs kann nun die Personaleinsatzplanung auf Tages- bzw. Wochenbasis vorgenommen werden.

Sofern die Anzahl der unterschiedlichen Arbeitsgänge sehr groß ist oder die Arbeitsgänge und Mengengrößen größeren Schwankungen unterliegen, so kann der Einsatz des Planungsverfahrens mit erheblichem Aufwand verbunden sein.

Stellenplanmethode

Der Personalbedarf ergibt sich hier aus der Struktur der Organisation, d. h. in einem Stellenplan oder Organigramm sind bestimmte Stellen vorgesehen die notwendig sind, um die anfallenden Aufgaben zu erfüllen. Der Personalbedarf ergibt sich aus der Anzahl der geplanten bzw. erforderlichen Stellen. Um einen Stellenplan sinnvoll aufzubauen ist es notwendig, den Umfang der zu erledigenden Aufgaben hinreichend abschätzen zu können.

46.4.3 Berechnung des Personalnettobedarfs

Die Ermittlung des Nettopersonalbedarfs – also der erforderlichen Einstellungen und Freisetzungen – erfolgt nach der Formel:

Bruttopersonalbedarf (Zukunft) – zukünftiger Personalbestand = Nettopersonalbedarf.

46.5 Personalgewinnung

Die Personalgewinnung befasst sich mit der Bereitstellung der für den Betrieb erforderlichen Mitarbeitenden in qualitativer, quantitativer, zeitlicher, örtlicher und preislicher Hinsicht. Sie baut auf der Personalbedarfsplanung auf und kommt zum Einsatz wenn weniger Personal vorhanden ist als benötigt wird. Die Personalgewinnung unterteilt sich in vier Teilbereiche:

- Anforderungsprofil,
- Personalanwerbung,
- Personalauswahl,
- Integration.

46.5.1 Anforderungsprofil

⑥ Das Anforderungsprofil ist ein zentraler Bestandteil der betrieblichen Personalarbeit. Bei der Personalbedarfsplanung wurde im Wesentlichen der quantitative Bedarf ermittelt. Die qualitative Bedarfsplanung erfolgt durch das Erstellen von **Anforderungsprofilen**. In einem Anforderungsprofil wird definiert über welche Kenntnisse, Fähigkeiten, Eigenschaften, Verhaltensweisen und sonstigen Kompetenzen ein Mitarbeiter verfügen muss, um eine Stelle mit ihren spezifischen Aufgaben erfolgreich ausüben zu können.

Merke

Anforderungsprofile sind ein zentraler Baustein für folgende Teilbereiche der betrieblichen Personalarbeit: Personalanwerbung, Personalauswahl, Vergütung, Mitarbeiterbeurteilung, Ausbildung und Personalentwicklung.

Für jede Stelle bzw. Stellenfamilie (z. B. für alle PTA-Stellen im Bereich des Handverkaufs) wird ein spezifisches Anforderungsprofil erstellt (◘ Tab. 46.4).

Tab. 46.4 Grundstruktur eines Anforderungsprofils für das Apothekenpersonal

Parameter	Notwendige Kenntnisse und Fähigkeiten				
Formale Anforderungen	**Sehr hoch**	**Hoch**	**Mittel**	**Gering**	**Keine**
Schulbildung					
Ausbildung					
Zusatzausbildung					
Studium					
Berufserfahrung					
Fachspezifische Anforderungen	**Sehr hoch**	**Hoch**	**Mittel**	**Gering**	**Keine**
Produktkenntnisse					
Sprachkenntnisse					
IT-Kennnisse					
Persönliche Anforderungen	**Sehr hoch**	**Hoch**	**Mittel**	**Gering**	**Keine**
Teamfähigkeit					
Kommunikationsfähigkeit					
Beratungskompetenz					
Kontaktfreudigkeit					

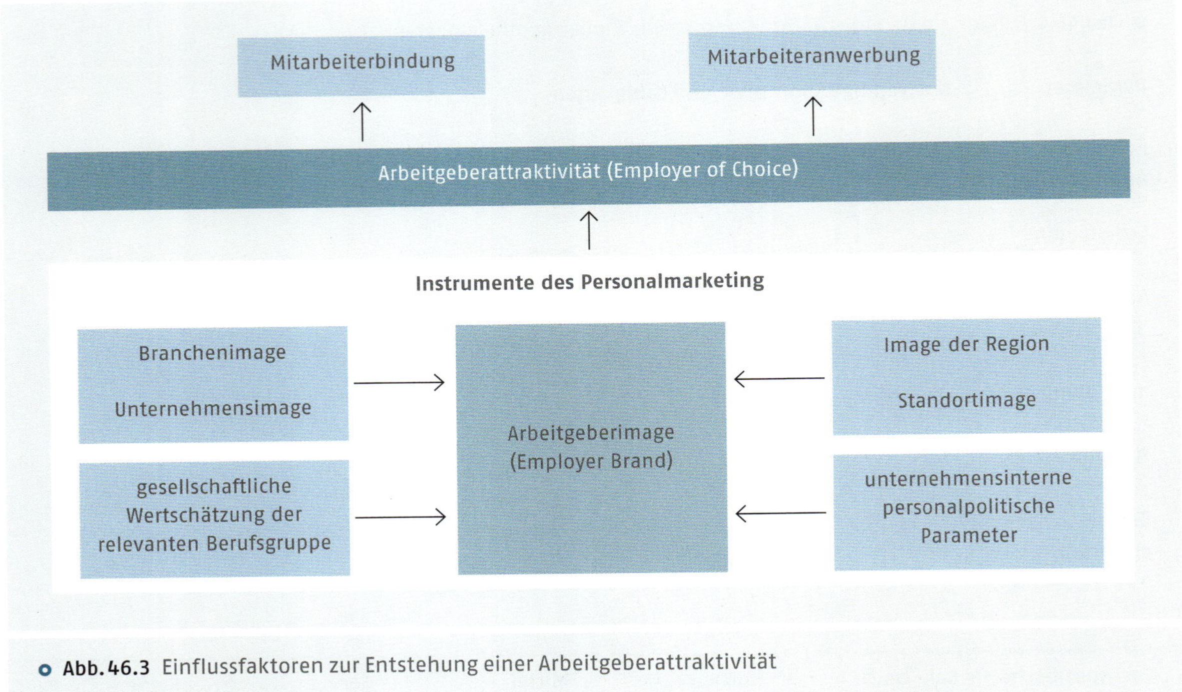

Abb. 46.3 Einflussfaktoren zur Entstehung einer Arbeitgeberattraktivität

46.5.2 Personalanwerbung

Arbeitgeberattraktivität entwickeln

Nach der Erstellung des Anforderungsprofils folgen die Überlegungen zur Anwerbung von geeigneten Kandidaten. Um qualifizierte Mitarbeiter anzuwerben, stehen den Unternehmen vielfältige Wege offen. Doch wird es im Zuge des demografischen Wandels am Standort Deutschland gerade für kleinere Unternehmen zunehmend schwierig, genügend geeignete Bewerber anzulocken. Für Apotheken ist es daher sehr bedeutsam, sich als attraktiver Arbeitgeber zu positionieren um qualifizierte Mitarbeiter anzuwerben und zu binden. Die Arbeitgeberattraktivität selbst wird bestimmt durch ein positives Arbeitgeberimage. Dieses wiederum entwickelt sich durch mehrere Einflussfaktoren die allerdings von einer einzelnen Apotheke nur bedingt direkt beeinflusst werden können (Abb. 46.3).

Im direkten Gestaltungsbereich der einzelnen Apotheke liegen vor allem unternehmensinterne personalpolitische Parameter. Hier können mit kreativen Mitteln zielgruppenspezifische Angebote für die Mitarbeitenden entwickelt werden. So haben Apotheken in der Regel einen hohen Frauenanteil und eine hohe Teilzeitquote. In diesem Fall sind flexible Arbeitszeitmodelle für Mitarbeitende und potenzielle Bewerber absolut interessant. Ebenso kann man haushaltsnahe Dienste wie z. B. einen Bügel-, Reinigungs- oder Einkaufsservice für diejenigen Mitarbeiter organisieren die Abenddienste, Notdienste oder Wochenendeinsätze übernehmen. Einige Mitarbeitergruppen schätzen auch Aus- und Weiterbildungsmöglichkeiten, die ihnen der Arbeitgeber bietet. Hier kann der Arbeitgeber sich, z. B. finanziell, an berufsbegleitenden Aus- und Weiterbildungskosten beteiligen und im Gegenzug arbeitsvertraglich eine Bindungsklausel mit dem Mitarbeitenden vereinbaren. Nach deutschem Arbeitsrecht gilt hier die Faustregel: die arbeitsvertragliche Bindungsdauer darf die Ausbildungsdauer nicht wesentlich übersteigen. Ein weiterer Gestaltungsbereich ist die Gewährung von Arbeitgeberleistungen durch Nutzung von Steuervorteilen und Arbeitgeberleistungen. So werden, z. B. die Gesundheitsförderung, Essenszuschüsse, die Bereitstellung einer Wohnung, die Umwandlung von Gehaltsbestandteilen in Maßnahmen der Altersversorgung, betriebliche E-Bikes etc. einkommenssteuerrechtlich günstiger behandelt als Barbezüge.

Zu guter Letzt zeigen Studien, dass vor allem eine gute Unternehmenskultur, ein teamorientierter und kooperativer Führungsstil, interessante Aufgaben mit Handlungs- und Entscheidungsfreiräumen, Wertschätzung und Anerkennung sowie Möglichkeiten der Selbstverwirklichung für Mitarbeitende eine hohe Bindungswirkung entfalten. Und gerade in dieser Hinsicht können die „kleinen" gegen die „großen" Arbeitgeber immer wieder punkten.

Möglichkeiten der Personalanwerbung

⑦ Bei der Personalanwerbung gilt daher zunächst der Grundsatz: Masse steht vor Klasse! Es ist wichtig zunächst einmal genügend interessierte Bewerber zu mobilisieren. Erst dann hat man die Möglichkeit zur

Personalauswahl. Neben der werblichen Gestaltung, z. B. einer Anzeige, ist daher vor allem zu planen, auf welchem Weg und mit welchem Medium die gesuchte Zielgruppe passgenau angesprochen werden kann. Eine aussagekräftige Stellenanzeige in einschlägigen Jobbörsen im Internet, in Lokal- oder Fachzeitungen und Postings oder Tweets in sozialen Medien sind nur ein paar denkbare Möglichkeiten. Generell kann die Personalanwerbung auf zwei unterschiedlichen Wegen erfolgen, entweder über interne oder durch externe Maßnahmen (siehe Kasten).

Gerade bei der Personalanwerbung ist Raum für Kreativität und Originalität. Zu beachten ist, dass je besser die Medienauswahl auf die spezifische Zielgruppe ausgerichtet ist, desto besser ist die mediale Wirkung.

Bei der Wahl des Mediums ist zu bedenken, dass dadurch bereits eine Bewerberselektion erfolgt. Wird die Stellenanzeige z. B. in einer Fachzeitschrift veröffentlicht, werden automatisch alle Personen ausgeschlossen, die nicht diesem speziellen Fachgebiet angehören. Eine solche Selektion durch die Wahl des Mediums ist dann sinnvoll, wenn man entweder mit einer sonst zu hohen Zahl an Bewerbungen rechnet oder man aufgrund der Stellenanforderungen nur an Bewerbungen aus einer ganz bestimmten Zielgruppe interessiert ist. So macht es vor allem Sinn die Stellen für die Hauptberufe Apotheker und PTA in einschlägigen Fachzeitschriften oder Webseiten auszuschreiben.

Möglichkeiten der Personalanwerbung

Interne Anwerbemaßnahmen

- Innerbetriebliche Ausschreibung,
- Mitarbeiter werben Mitarbeiterprogramm,
- Ausbildung,
- Einsatz und Test von Zeitarbeitern die bei Eignung ein Übernahmeangebot erhalten.

Externe Anwerbemaßnahmen

- Karriereseite und Stellenausschreibungen auf der eigenen Homepage,
- Stellenanzeige bei Internet-Jobbörsen,
- Stellenanzeige in der Lokalzeitung oder in Fachzeitschriften,
- Stellenaushang an der Eingangstüre zur Apotheke,
- Posting der Stellenanzeige in den sozialen Medien (z. B. Facebook, Xing, LinkedIn),
- Kontakte zu Schulen, Ausbildungsstätten und Hochschulen,
- Bundesagentur für Arbeit oder private Arbeitsagenturen,
- Auswertung von Stellengesuchen,
- Handzettel,
- Kinowerbung.

Aufgrund von Mangelsituationen bei bestimmten Berufsgruppen – wie z. B. bei kaufmännischen Fachkräften – ist zu überlegen welche artverwandten Berufsprofile die gesetzten Anforderungen ebenfalls erfüllen könnten und auf welchem Weg man diese anspricht.

Bei der Personalanwerbung sollte man bedenken, dass der Such- und Auswahlprozess auf Gegenseitigkeit beruht. Nicht nur der Betrieb, sondern auch die Bewerber – vor allem die sehr qualifizierten – wählen aus. In der Gestaltung der werblichen Aussagen sollte daher auch zum Ausdruck kommen was den Betrieb bzw. die Apotheke interessant macht. Neben grundsätzlichen Aussagen zur Positionierung und zum Profil des Betriebs ist sehr zu empfehlen, auf weitere Informationsquellen wie unternehmenseigene Webseite, Ansprechpartner etc. hinzuweisen. Grundsätzlich gilt, dass sich ein Bewerber dann am besten entscheiden kann wenn er möglichst viele authentische Vorabinformationen erhält. Darin eingeschlossen ist das Risiko, dass Bewerber ihre Bewerbung zurückziehen, weil sie sich etwas anderes vorgestellt haben. Dies ist ein durchaus gewollter Effekt, da in die engere Auswahl nur Kandidaten kommen sollten, die grundsätzlich am Betrieb und deren Aufgaben interessiert sind.

46.5.3 Personalauswahl

Die Personalauswahl ist ein mehrstufiger Prozess der Zeit, Methodik, Erfahrung und nicht wie häufig angenommen nur ein gutes Bauchgefühl erfordert.

⑧ Nachdem erste Bewerbungen eingegangen sind geht es darum, die richtige Personalauswahlentscheidung zu treffen. Ein strukturierter Personalauswahlprozess beginnt mit Analyse der Bewerbungsunterlagen und geht über das klassische Einstellungsinterview bis hin zu ergänzenden Auswahlmethoden wie Arbeitsproben etc. In diesen 3 Schritten werden die geeignetsten Kandidaten identifiziert und selektiert (o Abb. 46.4). Am Ende dieses Prozesses steht dann die Entscheidung für oder gegen einen Kandidaten sowie die arbeitsvertragliche Bindung.

Analyse der Bewerbungsunterlagen

Zunächst einmal werden die eingegangenen Bewerbungsunterlagen hinsichtlich der Mindestkriterien überprüft und vorselektiert. Anschließend sollten die passenden Bewerbungen detaillierter geprüft werden. Sehr große Aussagekraft haben dabei das Anschreiben, der Lebenslauf und die Zeugnisse. Beim **Anschreiben** sollte auf Formalien wie Briefgestaltung (sind die Regeln eines Geschäftsbriefs nach DIN 5008 weitgehend eingehalten), Satzbau und Rechtschreibung geachtet werden. Wichtig sind vor allem die Motivation und die Beweggründe der Bewerbung.

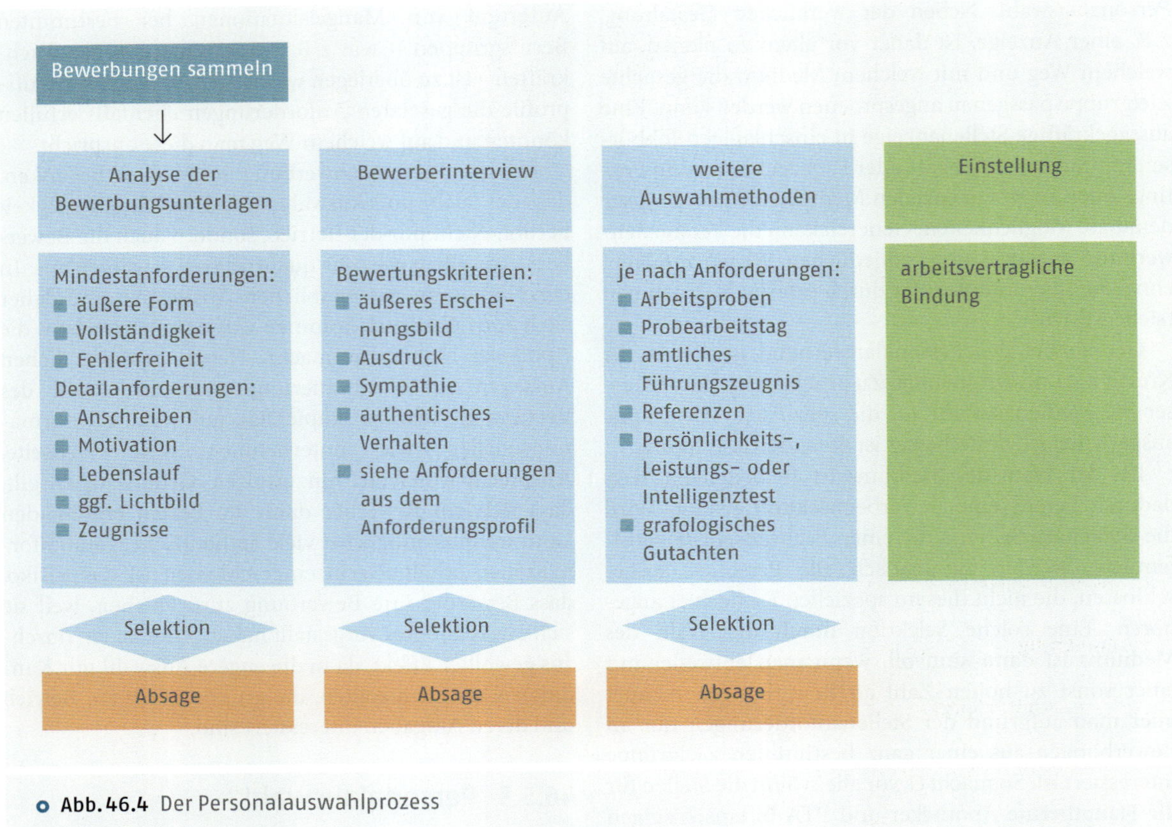

Abb. 46.4 Der Personalauswahlprozess

Beim Lebenslauf wird eine **Zeitfolgeanalyse** und eine **Tätigkeitsfolgeanalyse** vorgenommen. Bei der Zeitfolgeanalyse wird geprüft, ob es zwischen den Ausbildungs- und Berufsabschnitten größere zeitliche Lücken gibt und ob die Bewerber ihre beruflichen Tätigkeiten häufig gewechselt haben (Achtung: Jobhopper!). Bei der Tätigkeitsfolgeanalyse wird geprüft, ob die einzelnen Ausbildungs- und Berufsabschnitte in sich schlüssig aufeinander aufbauen und eine berufliche Erfolgsstory ergeben. Hier ist es wichtig auf Brüche im Lebenslauf zu achten sowie im weiteren Verlauf des Auswahlverfahrens auf deren Gründe einzugehen.

Arbeitszeugnisse können ebenfalls sehr aussagekräftig sein, denn sie enthalten wichtige Informationen zu den ausgeübten Tätigkeiten und Hauptaufgaben sowie eine qualitative Bewertung durch frühere Führungskräfte, sofern der in Deutschland übliche Zeugniscode dem Verfasser und dem Leser bekannt ist. Arbeitszeugnisse müssen nach deutschem Arbeitsrecht wahrheitsgemäß sein und dürfen das berufliche Fortkommen des Mitarbeiters nicht behindern. Diese Ambivalenz der Forderung führte zur Entwicklung von Zeugniscodes. Entgegen allen Gerüchten gibt es kein einheitliches Codebuch für Arbeitgeber. Die folgenden Formulierungen finden sich jedoch in sehr vielen Zeugnissen mit der einen oder anderen Variation (Tab. 46.5 bis Tab. 46.7).

Um die gesammelten Eindrücke aus der Analyse der Bewerbungsunterlagen zu konsolidieren kann das Bilden von Bewertungskategorien hilfreich sein. Dies kann in den **Kategorien A, B und C** erfolgen. A steht für Einladung zum Interview, B für Wartestatus und C für Absage. Auf jeden Fall ist es im Sinne eines guten Arbeitgeberimages immer wichtig, die vollständigen Bewerbungsunterlagen mit einer schriftlichen Nachricht zügig an die Bewerber zurückzusenden. Bei qualifizierten Bewerbungen kann es in Absprache mit dem Bewerber auch Sinn machen die Unterlagen aufzubewahren, um zu einem späteren Zeitpunkt wieder darauf zurückgreifen zu können. Dies gilt insbesondere bei Initiativbewerbungen.

Einstellungsinterview

Das Einstellungsinterview ist das bedeutendste Element im Personalauswahlprozess. Hier hat man die beste Möglichkeit die Bewerber persönlich kennenzulernen, mehr zu deren Motivation und Zielen zu erfahren sowie die Passgenauigkeit zum Team und zum Betrieb zu prüfen.

Das Einstellungsinterview sollte ungestört in einem ruhigen Bereich des Betriebs stattfinden. Nach der gemeinsamen Begrüßung und einem kurzen Smalltalk wird der Bewerber gebeten, seinen persönlichen Werde-

Tab. 46.5 Bewertung der Arbeitsleistung im Zeugniscode

Formulierung	Bewertung
Stets zu unserer vollsten Zufriedenheit	Sehr gut
Stets zu unserer vollen Zufriedenheit	Gut
Stets zu unserer Zufriedenheit	Befriedigend
Zur Zufriedenheit	Ausreichend
Im Großen und Ganzen zu	Mangelhaft
Zu unserer Zufriedenheit zu erledigen versucht	Ungenügend

Tab. 46.6 Bewertung des Arbeitserfolgs und der Arbeitsweise

Formulierung	Bewertung
Stets mit größter Sorgfalt und Genauigkeit	Sehr gut
Mit großer Sorgfalt und Genauigkeit	Gut
Mit Sorgfalt und Genauigkeit	Befriedigend
Im Allgemeinen mit Sorgfalt und Genauigkeit	Ausreichend
Keine vorhandene Formulierung im Zeugnistext	Mangelhaft/ungenügend

Tab. 46.7 Bewertung des Verhaltens gegenüber Führungskräften und Kollegen

Formulierung	Bewertung
Stets einwandfrei/vorbildlich **und/oder** durch charakterliche Integrität/Vertrauenswürdigkeit etc. trug Herr/Frau ... in höchstem Maße zu einem guten Betriebsklima bei und war bei Führungskräften und Mitarbeitern gleichermaßen sehr anerkannt und beliebt.	Sehr gut
Einwandfrei **und/oder** durch Integrität und ... aktives und kooperatives Wesen hat Herr/Frau ... wesentlich zu einem guten Betriebsklima beigetragen und war bei ... gleichermaßen sehr anerkannt und beliebt.	Gut
Gut und/oder Durch ... Wesen und ... Vertrauenswürdigkeit bei ... gleichermaßen anerkannt und beliebt/geschätzt **und/oder** aufgrund kooperativen Wesens/verbindlichen Verhaltensweise war Herr/Frau bei ... anerkannt und geschätzt.	Befriedigend
Zufriedenstellend **und/oder** ... allseits anerkannt.	Ausreichend
Insgesamt einwandfrei **und/oder** aufgrund ... kooperationsgeneigter Art bei ... anerkannt **und/oder** ... aufgrund ... verbindlicher Verhaltensweise allseits anerkannt und geschätzt.	Mangelhaft/ ungenügend

gang kurz darzustellen und zu berichten, wodurch seine Persönlichkeit im Lauf des Lebens besonders geprägt wurde. Es ist darauf zu achten, dass die Redeanteile während des Gesprächs zu ca. 80 % beim Bewerber und zu ca. 20 % bei der Führungskraft liegen. Hierbei kann durch möglichst offene Fragestellungen (W-Fragen) der eigene Redeanteil reduziert und die volle Aufmerksamkeit auf das gute Zuhören und Beobachten gelegt werden.

Neben diesen typischen W-Fragen ist es vor allem sehr wichtig auch Fragen zu stellen, die es ermöglichen eine Einschätzung darüber zu treffen, in welchem Umfang ein Kandidat die im Anforderungsprofil definierten Anforderungen erfüllt. Diese Fragen sind entsprechend vorzubereiten. Hierbei können zum einen Fachfragen formuliert werden und zum anderen Fragen zu den persönlichen Anforderungen.

Typische W-Fragen im Einstellungsinterview

- Wie sind Sie auf unseren Betrieb und die vakante Position aufmerksam geworden?
- Welche Dienstleistungen und Produkte unseres Betriebs kennen Sie?
- Warum haben Sie sich bei unserem Betrieb beworben?
- Für welches Image steht unser Betrieb aus Ihrer Sicht?
- Was sind Ihre Motive für einen Arbeitsplatzwechsel?
- Wie gehen Sie mit (kurzfristig) hoher Arbeitsbelastung um?
- Welche Erfahrungen haben Sie im Umgang mit Kunden?
- Woran machen Sie fest, dass Sie teamfähig sind?
- Warum denken Sie, dass Sie in unser Team passen?
- Wie würden Ihre Kollegen und Führungskräfte Sie beschreiben?
- Woran möchten Sie sich selbst noch weiterentwickeln?
- Welche mittelfristigen Berufs- und Lebensziele haben Sie?
- Wie verschaffen Sie sich in der Freizeit einen Ausgleich zum beruflichen Tun?

Um die Erfüllung von persönlichen Anforderungen besser einschätzen zu können, ist es besonders hilfreich, Fragen nach der **SVE-Methode** (Situation – Verhalten – Ergebnis) zu stellen. Zu jeder persönlichen Anforderung sind Fragen zu formulieren, die Aussagen zu erlebten Situationen, zu gezeigtem Verhalten und zu erzielten Ergebnissen des Bewerbers erlauben. So könnte man beispielsweise zur Anforderung „Serviceorientiertes Verhalten“ folgende Fragen stellen:

- **Situation:** In welchen Situationen kommt es in einer Apotheke Ihrer Meinung nach besonders auf Serviceorientierung an?
- **Verhalten:** Wodurch kommt Ihr Serviceverhalten in den von Ihnen genannten Situationen zum Ausdruck? Was ist für Sie serviceorientiertes Verhalten?
- **Ergebnis:** Woran machen Sie fest, dass der Kunde Sie als serviceorientiert erlebt hat?

Die Fragen können auf vergangenheitsorientierte Situationen und Erfahrungen zielen (Welche Erfahrungen haben Sie beim Arbeiten in Teams gemacht?) oder hypothetischer Natur sein (Stellen Sie sich vor ein Teammitglied grenzt Sie aus: Wie reagieren Sie?). Wichtig ist, dass sich zu jeder erfragten Anforderung ein in sich geschlossenes Bild zu Situation, Verhalten und Ergebnissen ergibt, um fundierte und valide Einschätzungen treffen zu können.

Merke

Die SVE-Methode stellt im Eignungsinterview bezogen auf persönliche Anforderungen vergangenheitsorientierte oder hypothetische Fragen zu: Situation, Verhalten und Ergebnis.

Zu berücksichtigen ist, dass es auch Fragen und Themenbereiche gibt, die vom deutschen Gesetzgeber als nicht zulässig gelten. Es darf danach also nicht gefragt werden bzw. wenn danach gefragt wird, darf der Bewerber darauf nicht wahrheitsgemäß antworten oder auch die Antwort verweigern.

Unzulässige Fragen im Einstellungsinterview

- Bestehende Krankheiten,
- Heiratsabsichten und Kinderwünsche,
- Intimsphäre des Bewerbers (z. B. Partnerschaft, sexuelle Neigungen),
- Vorliegen einer Schwangerschaft,
- Vorstrafen,
- Vermögensverhältnisse,
- Konfessions-, Gewerkschafts- oder Parteizugehörigkeit,
- Trink- und Genussverhalten.

Neben der umfassenden Befragung der Bewerber sollten diesen auch Informationen über den Betrieb, über strategische Ambitionen und Ziele sowie über die Aufgaben und die Arbeitsatmosphäre und das Arbeitsteam gegeben werden. Gerade bei kleineren Betrieben ist eine Betriebsbegehung sinnvoll, um den Kandidaten einen Vor-Ort-Eindruck zu ermöglichen. Sehr zu empfehlen ist auch die Möglichkeit zum Dialog zwischen Arbeitsteam und Kandidaten. Häufig haben die Teammitglieder eine sehr gute und schnelle Einschätzung dazu, ob der Bewerber ins Team passt.

Insgesamt sollte das Gespräch von Anfang bis zum Schluss offen und in einem positiven Rahmen stattfinden. Sollte sich bereits herauskristallisieren, dass der Bewerber für die Stelle ungeeignet ist, kann dies durchaus bereits als Fazit dem Bewerber kommuniziert werden. Mögliche Zusagen sollten dagegen nicht unmittelbar, sondern erst nach Ablauf von wenigen Tagen Bedenkzeit bzw. nach Durchführung aller Bewerberinterviews gemacht werden. Es empfiehlt sich, mit den Bewerbern einen konkreten Termin zu vereinbaren bis zu dem man über das weitere Vorgehen informiert.

Weitere Auswahlverfahren

Ergänzend zum Bewerberinterview können je nach Anforderung noch weitere Auswahlverfahren eingesetzt werden, um vertiefende Einschätzungen machen zu können.

Bei bestimmten Anforderungen bieten sich **Arbeitsproben** an. Hier werden für typische Aufgaben der Stelle praktische Anwendungsübungen überlegt. So können einem Bewerber für eine Lagerstelle mehrere Packlisten übergeben werden, die er in einer vorgegebenen Zeit korrekt kommissionieren und zusammenstellen soll. Mit einem Bewerber für eine Apothekerstelle kann man beispielsweise ein komplexes Beratungsgespräch zur Selbstmedikation oder ein Reklamationsgespräch simulieren und dabei ein besseres Bild zu seiner Expertise, Gesprächsführung, Empathie etc. erhalten. Eigentlich gibt es keine Funktion in einem Betrieb für die man nicht solche tätigkeitstypischen Arbeitsproben durchführen und dabei sehr gut das gezeigte Verhalten beobachten und bewerten kann. Möchte man die Bewerber über einen längeren Zeitraum im späteren Arbeitsumfeld agieren sehen so kann auch ein Probearbeitstag vereinbart werden sofern der Vertrauensschutz für den Bewerber dabei gewahrt bleibt. Es wäre unglücklich wenn derzeitige Kollegen den Bewerber an einem anderen Arbeitsort arbeiten sehen.

Sollen Testverfahren wie **Persönlichkeits-, Leistungs- oder Intelligenztests** eingesetzt werden, so ist es ratsam, diese von Experten durchführen und auswerten zu lassen. Dasselbe gilt auch für **grafologische Gutachten**. Hier werden anhand der Handschrift eines Kandidaten Rückschlüsse und Interpretationen zu dessen Persönlichkeit gebildet.

Mitunter ein sehr einfacher und aussagekräftiger Weg ist die Einholung von **Referenzen** bei früheren Arbeitgebern. Über die in Arbeitszeugnissen verwendeten Klauseln hinaus machen die früheren Führungskräfte bei der Referenzauskunft meist sehr klare Aussagen zu Bewerbern, und es besteht die Möglichkeit für gezielte Rückfragen beim Referenznehmer. Allerdings muss beachtet werden, dass Arbeitsverhältnisse immer in einem spezifischen Kontext zueinander stehen und diese nur bedingt miteinander verglichen werden können. Ein Mitarbeiter der sich z. B. bei einer autoritären Chefin sehr passiv verhalten hat, kann bei einer kooperativen Führungskultur unter Umständen großes Engagement und Eigeninitiative entwickeln.

46.5.4 Integration neuer Mitarbeiter

⑨ Mit der Einstellung ist der Prozess der Personalgewinnung noch nicht abgeschlossen. Nun gilt es, den neuen Mitarbeiter im Betrieb zu integrieren und für eine Bindung zu sorgen. Wesentliche Erfolgsfaktoren bei Neueinstellungen sind vor allem die bestehende Sozial- und Machtstruktur sowie die gelebte Kultur des neuen Arbeitsumfelds zu verstehen, zu akzeptieren und zu adaptieren. Schon der erste Arbeitstag hat für neue Mitarbeiter einen hohen emotionalen Stellenwert und bleibt meist lebenslang in Erinnerung, d. h. dieser Tag ist als positives Event mit Erinnerungscharakter zu gestalten. Der erste Arbeitstag kann z. B. mit der Begrüßung mit einer kleinen Aufmerksamkeit oder mit einem gemeinsamen Teamfrühstück beginnen. Der Arbeitsbereich und die zugehörigen Arbeitsmittel sollten vorbereitet und bereitgestellt sein. Als erste Orientierung ist der neue Mitarbeitende mit den betrieblichen Gegebenheiten vertraut zu machen, der **Einarbeitungsplan** zu erläutern und selbstverständlich können erste Arbeitsaufgaben wahrgenommen werden (▫ Tab. 46.8). Letztendlich möchte der Mitarbeitende vom ersten Tag an im Team mitanpacken. Sollte man als Führungskraft in der Einarbeitungsphase nicht genügend Zeit für den neuen Mitarbeitenden haben, so kann aus dem Mitarbeiterteam auch ein **Pate** benannt werden, der sich als Vertrauensperson in der Anfangsphase in besonderem Maße um den Neuen kümmert.

46.6 Ausbildung

46.6.1 Pharmazeutisch-kaufmännische Angestellte (PKA)

Die PKA-Ausbildung ist eine berufliche Erstausbildung, die in einem anerkannten Ausbildungsberuf erfolgt. Im Berufsbildungsgesetz wird diese als **Berufsausbildung** bezeichnet. Beim Berufsbild des PKA liegen die Aufgabenschwerpunkte auf den kaufmännisch-verwaltenden Tätigkeiten die in einer Apotheke typischerweise anfallen. Die Hauptaufgabengebiete sind Warenbewirtschaftung, Buchführung, Rezeptabrechnung, Posteingang, Rechnungen/Lieferscheine schreiben, Büroorganisation u. a.

Tab. 46.8 Beispiel für einen Einarbeitungsplan

In den ersten Arbeitstagen	Wer?	Bis wann?	Ok!
Begrüßung und erstes Gespräch			
Einarbeitungsplan aushändigen und besprechen			
Vorstellen bei Führungskräften und Kollegen, beim Paten (später: bei Kollegen in anderen Organisationseinheiten)			
Besprechen, zu welchen Schulungen der Mitarbeiter angemeldet wird (z. B. IT-Schulung, Warenwirtschaftssystem, Produkttraining etc.)			
Kurzinformationen zum Betrieb			
Organisationsstruktur			
Unternehmensziele			
Überblick über Sortiment			
Qualitätsgrundsätze, -ziele und -richtlinien darstellen (ISO 9000)			
Informationen zum Arbeitsteam			
Aufgabenteilung (Wer macht was?)			
Aktuelle Jahresziele			
Stellenwert der Aufgaben (Was trägt das Team zum Unternehmenserfolg bei?)			
Stellenbeschreibung und Aufgabengebiet erläutern			
Organisationsregelungen			
Arbeitszeitregelung, Pausenregelung			
Zeiterfassung (Ausweis, Stempeluhren)			
Dienstplan			
Sicherheits- und Schließsysteme			
Büromaterialbestellung			
Ablagesysteme			
Arbeitsmittel			
Telefonanlage (insbesondere Anrufe weiterleiten)			

Tab. 46.8 Beispiel für einen Einarbeitungsplan (Fortsetzung)

In den ersten Arbeitstagen	Wer?	Bis wann?	Ok!
Fax und Kopierer			
Kassen- und Abrechnungssystem			
IT-Infrastruktur, Passwort, Anwendungen			
Infrastruktur im Umfeld des Arbeitsplatzes			
Umweltgerechtes Verhalten erläutern (z. B. Mülltrennung, Kaffeetassen)			
Toiletten, Waschräume			
Verpflegung, Essenbestellung			
Fluchtwege, Feuermelder, Feuerlöscher			
Parkplatz, Parkberechtigung			
Sanitätseinrichtungen, Erste Hilfe			
Verhalten bei Notfällen, Unfällen, Notruf			
Einführung in die Arbeitsaufgaben			
Zielvereinbarung für das laufende Geschäftsjahr			
Stellenziele und Aufgaben			
Bedeutung der Tätigkeit für den Betrieb und das Team			
Einordnung der Tätigkeit in den Gesamtbetrieb			
Anforderungen an die Arbeitsqualität und den Servicegrad			
Erforderliche Kompetenzen			
Verantwortungsumfang für die übertragenen Aufgaben			
Stellvertretungsregelung			
Unterschriftsregelung und -berechtigungen			
Verhaltenskodex gegenüber Kunden und im Team			
In den ersten Arbeitswochen			
Weiterbildungsmöglichkeiten aufzeigen			

46

Tab. 46.8 Beispiel für einen Einarbeitungsplan (Fortsetzung)

In den ersten Arbeitstagen	Wer?	Bis wann?	Ok!
Erfolgskontrolle, Feedback			
Laufende Unterstützung: Fragen beantworten, ggf. zusätzliche Hilfestellung geben			
1.–4. Woche wöchentliche Erfolgskontrolle: Nach Lernfortschritten fragen und Fortschritte anerkennen			
Feedbackgespräche und Ideenaustausch einplanen (Frage: Was würde der Mitarbeiter im Unternehmen verändern?)			
Feedbackgespräch zum Ende der Probezeit			

Tab. 46.9 Duale Ausbildung in Apotheke und Berufsschule

Betriebliche Planung	Schulische Planung
Basiert auf dem Ausbildungsrahmenplan und wird im **betrieblichen Ausbildungsplan** für jeden Auszubildenden dokumentiert. Der Plan legt fest, wann und wie lange der Auszubildende in welchem Ausbildungs- bzw. Arbeitsbereich zu sein hat. Ggf. ist zusätzlich auch noch ein **innerbetrieblicher Unterricht** einzuplanen.	Der **Rahmenlehrplan** ist die Grundlage auf der festgelegt wird, wann welche Lehrinhalte vermittelt werden. Auch muss geregelt werden wie der **Berufsschulunterricht** organisiert ist (z. B. wöchentlich, verblockt)

Die PKA-Ausbildung erfolgt in Deutschland nach dem bewährten System der dualen Ausbildung (Tab. 46.9). Die duale Ausbildung erfolgt an zwei Lernorten, der Apotheke und der Berufsschule. Der Ablauf der dualen Ausbildung muss von den ausbildenden Apotheken sorgfältig gestaltet werden und umfasst die folgenden Bausteine:

- Die **Planung**, die inhaltlich, sachlich und zeitlich vorzunehmen ist.
- Die **Durchführung**, die an unterschiedlichen Plätzen des Betriebs erfolgen kann. Dabei ist darauf zu achten, dass die didaktische Kompatibilität sichergestellt wird, d. h. möglichst eine enge Verzahnung praktischer und theoretischer Ausbildungsinhalte erfolgt.
- Die **Kontrolle**, die in Form von schriftlichen Ausbildungsberichten, einer Zwischenprüfung und einer Abschlussprüfung erfolgt. Auch dienen die Beurteilungen von Leistung und Verhalten des Auszubildenden in den einzelnen Ausbildungsstationen als Kontrollinstrumente.

46.6.2 Apotheker und pharmazeutisch-technische Assistenten (PTA)

In der Apotheke werden neben der dualen Ausbildung im Berufsbild PKA auch die praktischen Ausbildungsanteile der Apotheker- bzw. PTA-Ausbildung durchgeführt. Hierbei sind die gesetzlich vorgeschriebenen Ausbildungsinhalte zu planen und zu vermitteln:

- für Apotheker: siehe Approbationsordnung für Apotheker (Anlage 8),
- für PTA: siehe Ausbildungs- und Prüfungsverordnung für pharmazeutisch-technische Assistentinnen und pharmazeutisch-technische Assistenten.

46.7 Personalentwicklung

Chinesische Weisheit

Willst Du ein Jahr vorausplanen, so baue Reis an!
Willst Du ein Jahrzehnt vorausplanen, so pflanze Bäume!
Willst Du ein Jahrhundert vorausplanen, so bilde Menschen!

⑩ Die Personalentwicklung umfasst alle Maßnahmen zur Erhaltung und Verbesserung der Qualifikation von Mitarbeitenden für den gegenwärtigen und zukünftigen Bedarf des Betriebs. Mithilfe der Personalentwicklung sichern sich die Betriebe langfristig die qualitative Verfügbarkeit geeigneter Fach- und Führungskräfte. Hierbei soll die **Handlungskompetenz** der Mitarbeitenden gefördert werden, die sich aus folgenden Kompetenzbereichen ergibt:

- **Fachliche Kompetenzen**, die sich insbesondere auf fachliche Kenntnisse, Fähigkeiten und Fertigkeiten für die beruflichen Aufgaben und Erfordernisse beziehen.
- **Methodische Kompetenzen**, die sich auf Kenntnisse, Fähigkeiten und Fertigkeiten im Bereich der Problemlösungs- und Managementtechniken beziehen.
- **Soziale Kompetenzen** die dazu befähigen wirksam zusammenzuarbeiten, zu kommunizieren, sich anforderungsgerecht zu verhalten und bei Bedarf andere Mitarbeiter zu führen.

Für die Personalentwicklung sind gleichermaßen die Führungskräfte und die Mitarbeitenden verantwortlich. Die Führungskräfte treffen Grundsatzentscheidungen zur Entwicklung des Betriebs, zu den sich hieraus ergebendem Qualifizierungsbedarf sowie zu den Weiterbildungsbudgets. Die Mitarbeitenden setzen sich mit dem betrieblichen und persönlichen Qualifizierungsbedarf auseinander und vereinbaren in Abstimmung mit ihrer Führungskraft die Maßnahmen der Personalentwicklung in einer Zeitperiode.

Als Grundlage für die Identifikation des Personalentwicklungsbedarfs dienen die strategische Geschäftsplanung, die Stellenbeschreibungen, die Anforderungsprofile und sowie die Mitarbeiterbeurteilungen. Die strategische Geschäftsplanung sollte Aussagen machen, in welche Richtung sich der Betrieb entwickeln möchte und welche Positionierung am Markt eingenommen werden soll. Davon abgeleitet ist die Frage zu beantworten, über welche relevanten Kernkompetenzen der Betrieb zukünftig verfügen muss. Daraus ergibt sich zunächst der **betriebsübergreifende Qualifizierungsbedarf**, der **zukunftsorientierte** und geschäftsbezogene Entwicklungen berücksichtigt.

Auf Basis der Stellenbeschreibungen, der Anforderungsprofile und der Mitarbeiterbeurteilungen wird der **individuelle Qualifizierungsbedarf** pro Mitarbeiter ermittelt, der den **gegenwartsorientierten** Personalentwicklungsbedarf berücksichtigt. Durch den **Soll-Ist-Abgleich** der gewünschten Anforderungen aus dem Anforderungsprofil (Soll) mit den tatsächlich erbrachten Leistungen des Mitarbeiters (Ist) können qualifikationsbedingte Abweichung leichter festgestellt und geeignete Qualifizierungsmaßnahmen identifiziert werden. In der Summe ergibt der zukunfts- und gegenwartsbezogene Qualifizierungsbedarf den individuellen Qualifizierungsplan pro Mitarbeiter.

Hiervon ausgehend kann dann nach geeigneten Qualifizierungsmaßnahmen Ausschau gehalten und diese passgenau durchgeführt werden.

Wichtiges in Kürze

① Für Personalführung gibt es kein Allheilmittel, Personalführung ist vielmehr ein komplexer, dynamischer und lebenslanger Lernprozess für den man Menschen mögen muss.
② Unser persönliches Menschenbild prägt unsere Art mit Menschen umzugehen und sie zu führen.
③ Der autoritäre Führungsstil wird vermehrt durch den kooperativen Führungsstil abgelöst.
④ Das A und O einer guten Teambesprechung ist die gute Planung, klare Teamregeln und die konsequente Durchführung.
⑤ Personalplanung ist der Schlüssel für die passgenaue betriebliche Personalarbeit in Apotheken.
⑥ Ein Anforderungsprofil ist die „Einkaufs- und Kriterienliste" bei der Anwerbung, Suche und Auswahl von geeignetem Personal.
⑦ Mit cleveren Anwerbemaßnahmen und positivem Arbeitgeberimage können die Apotheken in die Rolle des David gegen Goliath schlüpfen.
⑧ Die Auswahl geeigneter Mitarbeiter braucht Zeit und Methode; allein das Bauchgefühl täuscht.
⑨ Gute Integration neuer Mitarbeiter erhöht die Bindung an das Team und die Leistungsfähigkeit des Mitarbeiters.
⑩ Die Investition in kontinuierliche Personalentwicklung zahlt sich durch erhöhte Handlungskompetenz und Motivation der Mitarbeitenden aus.

Weiterführende Literatur

Bartscher T, Nissen R. Personalmanagement: Grundlagen, Handlungsfelder, Praxis. Pearson Studium, Hallbergmoos 2017

Hofbauer H, Kauer A. Einstieg in die Führungsrolle. Carl Hanser Verlag, München 2018

Malik F. Führen leisten leben. Campus Verlag, Frankfurt/M 2019

Olfert K. Personalwirtschaft. 17. Aufl., Kiehl (NWB Verlag), Herne 2019

Rowold J. Human Resource Management. 2. Aufl., Springer Gabler, Berlin 2015

Sewell K. Führungskraft: Wie Sie als Chef ein erfolgreiches Leadership und Team Management System aufbauen. Stuttgart 2019

Weibler J. Personalführung. 3. Aufl., Verlag Franz Vahlen, München 2016

Tipps für PhiPs

Am Anfang Ihrer beruflichen Karriere scheint das Thema Personalführung weit weg zu sein. Während Ihrer Ausbildung sollten Sie sich jedoch schon mit den Grundlagen der Personalführung beschäftigen. Denn mit der Erteilung der Approbation übernehmen Sie auch im Angestelltenverhältnis Verantwortung für das Apothekenteam.

Tipps für Weiterzubildende

Das Seminar B.2 „Teamführung“ vermittelt Ihnen zusätzlich zu diesem Kapitel Kenntnisse im sogenannten „persönlichen Kompetenzbereich“. Diese sind wichtig für Ihre berufliche Weiterentwicklung, egal ob in angestellter oder selbstständiger Position. Nutzen Sie auch hier die Gespräche mit Ihrem Ermächtigten, um Erfahrungen auszutauschen. Ihre Kenntnisse können Sie in der praktischen Tätigkeit Nr. 16 umsetzen.

→ Praktische Tätigkeit Nr. 16 „Planung, Durchführung, Dokumentation und Reflexion einer Teambesprechung“

Darüber hinaus können Sie das Weiterbildungsseminar B.5 „Selbstmanagement“ besuchen.

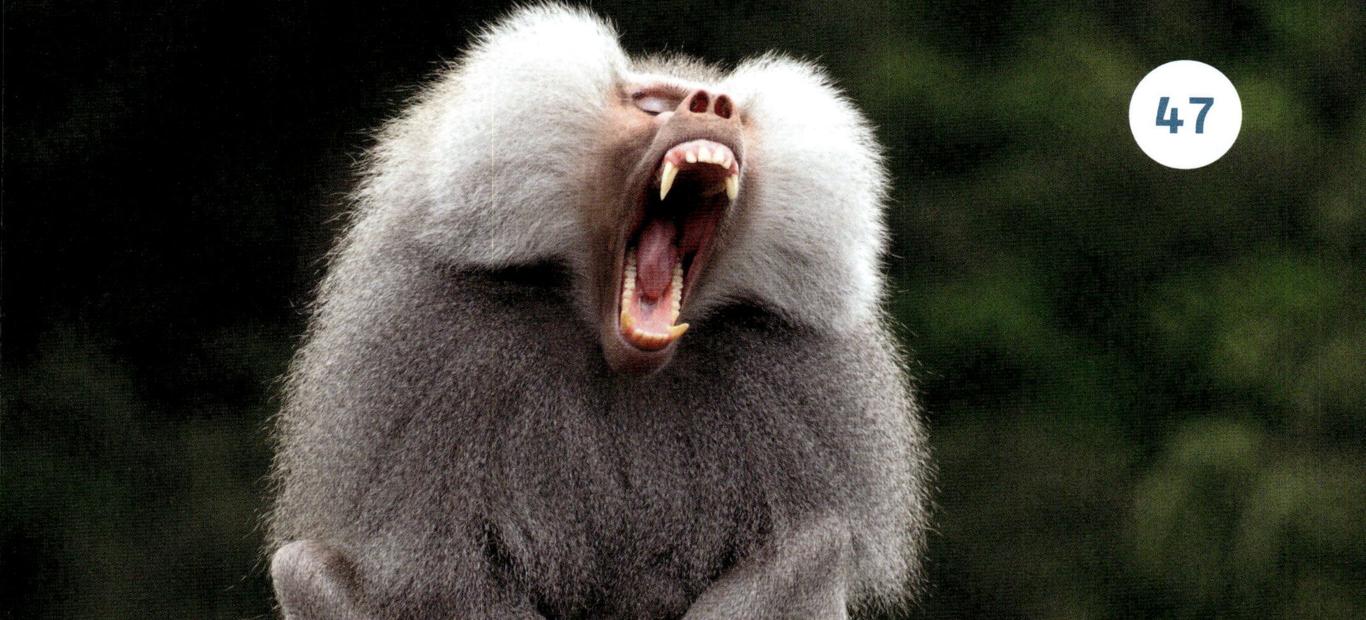

Kommunikation

Dorothee Hempel

Die Qualität eines Beratungsgesprächs ist abhängig von gutem Fachwissen und von den kommunikativen Fähigkeiten des Apothekenmitarbeiters. Fachliche Kompetenz, verbunden mit einer sicheren Ausstrahlung und kundengerechter Sprechweise sind entscheidend, ob Kunden Beratungshinweise oder Therapieempfehlungen annehmen. In diesem Kapitel werden die Grundlagen der Kommunikation vorgestellt, die helfen, die Beratungstätigkeit in der Apotheke zu verbessern.

47.1 Grundlagen

„Man kann nicht nicht kommunizieren." Dieser Satz von Paul Watzlawick besagt, dass in jeder Situation des Lebens eine Nachricht ausgesendet wird. Sobald ein Kunde die Apotheke betritt, sendet der Apothekenmitarbeiter, auch ohne ein Wort zu sprechen, bereits eine Botschaft aus. Denn Kommunikation geht über das gesprochene Wort hinaus. Körpersprache, Gestik, Mimik und Blickkontakt haben einen starken Einfluss auf den Verlauf von Beratungsgesprächen.

Ob Kunden einem Apothekenmitarbeiter vertrauen und dieser sympathisch, offen, kompetent und selbstsicher wirkt, hängt entscheidend von dessen Körpersprache und Sprechweise ab. Die Bedeutung einer gesprochenen Botschaft wird lediglich zu 7 % durch Wörter kommuniziert, zu 38 % ist die Sprechweise und zu 55 % die nonverbale Kommunikation oder Körpersprache daran beteiligt.

Hinzu kommt, dass Kunden i. d. R. nur 10–15 % der Informationen aus dem Beratungsgespräch aufnehmen. Und dies auch nur unter der Voraussetzung, dass die Beratung in einer verständlichen und deutlichen Sprechweise verläuft und das Interesse an einer Beratung überhaupt geweckt wird.

47.1.1 Sender-Empfänger-Modell

Zum Grundmodell der zwischenmenschlichen Kommunikation gehören der Sender und der Empfänger. Das **Sender-Empfänger-Modell** hilft den Grundvorgang zwischenmenschlicher Kommunikation zu verstehen: Ein Sender teilt dem Empfänger etwas mit. Der Empfänger nimmt diese Nachricht wahr und interpretiert sie. Dies wiederum löst eine Reaktion beim Empfänger aus, er wird nun zum Sender und schickt eine Nachricht zurück. Im Gespräch findet also ein permanenter Wechsel zwischen Sender- und Empfängerfunktion statt. Auf diesem Weg treten mehr oder weniger häufig äußere Störfaktoren (z. B. Gestik, Mimik) auf, was dazu führen kann, dass der Empfänger die Nachricht falsch interpretiert. Eine wichtige Aufgabe des Senders ist, seine Botschaften so einfach und verständlich wie möglich zu formulieren. Der Empfänger hingegen sollte engagiert und konzentriert bei der Übermittlung der Nachricht zuhören, um einerseits inhaltliche Verluste zu vermeiden und um andererseits weiterführende Fragen stellen zu können oder um Nachrichten, die zwischen den Zeilen gesprochen werden, zu erfassen.

Zwischenmenschliche Kommunikation setzt sich aus einem verbalen (sprachlichen) und einem nonverbalen (körpersprachlichen) Anteil zusammen.

47.1.2 Verbale Kommunikation

Unter verbaler Kommunikation versteht man alle sprachlichen Anteile in einem Gespräch. Dazu zählen u. a. Sprechgeschwindigkeit, Sprechweise, Tonlage und Wortwahl. Je besser sich die Apothekenmitarbeiter in ihrer Sprechweise auf die Sprechweise ihrer Kunden einstellen können, umso wohler wird sich ein Kunde im Kundengespräch fühlen, umso leichter wird es ihm fallen, sich zu öffnen und Fragen zu stellen. Die Akzeptanz für die Hinweise und Empfehlungen des Apothekenmitarbeiters wird deutlich steigen. Menschen empfinden andere Menschen in der Regel als sympathisch, wenn sie in einer ähnlichen Art und Weise wie sie selbst sprechen. Auch die Sprechgeschwindigkeit und der Sprechrhythmus sollten dem Stil des Kunden angepasst werden.

Merke

① Eine wichtige Regel im Beratungsgespräch lautet also: Anpassung an die verbale Kommunikation des Kunden schafft Akzeptanz.

Das Geheimnis von erfolgreichen Beratungsgesprächen basiert darauf, **individuelle** Kundengespräche zu führen. Jede Beratungssituation in der Apotheke ist eine individuelle und jede Kundensituation bedarf einer individuellen Vorgehensweise. Oftmals wird dies vom Apothekenmitarbeiter jedoch in der Kundenansprache vergessen und es werden nur allgemeingültige Hinweise gegeben, z. B., dass es wichtig sei viel zu trinken. Ein Apothekenmitarbeiter sollte die Exklusivität seiner Empfehlungen betonen und die Kunden nicht nur mit Namen ansprechen, sondern auch die Wichtigkeit der Aussagen für den speziellen Fall des Kunden hervorheben, z. B.: Herr YX, in **Ihrem** Fall ist es wichtig, dass **Sie** daran denken, **Ihr** Dosieraerosol vor jeder Anwendung kräftig zu schütteln.

Stimmlage und Betonung

Folgende Aspekte sind im Bereich der Stimmlage und Betonung wichtig:

- authentisch sprechen und die Stimme nicht verstellen oder mit Dialekt reden, kann den Vertrauensaufbau erleichtern,
- laut und deutlich sprechen,
- schwerhörige Menschen nicht anschreien, sondern deutlich sprechen, Blickkontakt halten, kurze, knappe Sätze sagen und mit Gesten verdeutlichen, evtl. das Gespräch in einem ruhigen Raum (Beratungszimmer) fortführen, Informationsmaterialien zum Nachlesen für zu Hause mitgeben,

Tab. 47.1 Vergleich von Negativ- und Positivformulierungen

Negativformulierung	Positivformulierung
Machen Sie sich keine **Sorgen**, wenn Sie Ihr Medikament regelmäßig einnehmen, werden Sie nicht so lange **krank** sein.	Nehmen Sie Ihr Medikament regelmäßig ein. Sie werden sich schnell besser fühlen.
Kein **Problem.**	Das erledige ich gerne für Sie.
Das kann ich Ihnen nicht sagen.	Ich informiere mich und melde mich bei Ihnen. Wie kann ich Sie erreichen?
Da haben Sie mich falsch verstanden.	Da habe ich mich falsch ausgedrückt.
Heute geht nichts mehr.	Ab morgen früh um 8:30 Uhr …
Dafür bin ich nicht zuständig.	Zuständig dafür ist Frau XY.
Frau XY ist nicht da.	Frau XY ist ab 16:00 Uhr zu erreichen. Soll ich ihr etwas von Ihnen ausrichten?

- wichtige Aussagen durch eine modulierte Sprechweise betonen und in einer tieferen Stimmlage sprechen, das hilft, besser im Gedächtnis zu bleiben und als kompetent wahrgenommen zu werden.

Sprechgeschwindigkeit

Folgende Hinweise zur Sprechgeschwindigkeit helfen, das Beratungsgespräch erfolgreich zu gestalten:

- ruhig und entspannt sprechen,
- sich, wenn möglich, der Sprechgeschwindigkeit des Kunden anpassen,
- in kurzen Sätzen sprechen und Pausen einlegen, das vermittelt Kompetenz und bietet dem Kunden die Möglichkeit, Fragen zu stellen.

Wortwahl und Verständlichkeit

Bei der Wortwahl und Verständlichkeit sind folgende Tipps hilfreich:

- Konkrete Empfehlungen wirken sicherer und kompetenter. So sollte der Beratende nicht im Konjunktiv, sondern am besten in der Gegenwartsform sprechen. Solche Aussagen wirken verbindlicher:
  - Statt: Ich würde/könnte Ihnen Folgendes empfehlen.
  - Besser: Frau XY, ich empfehle Ihnen …
- Es sollten möglichst keine Fremdwörter verwendet werden. Falls Fachbegriffe erforderlich sind, sollten diese erklärt werden. Es sollten auch Begriffe gemieden werden, die für viele Pharmazeuten zum allgemeinen Sprachgebrauch zählen, die jedoch oftmals von Kunden nicht verstanden oder anders gedeutet werden.
  - **Apothekenmitarbeiter:** Ihr Artikel ist defekt, den muss ich disponieren.
  - **Kunde:** Wieso? Ich möchte doch keine kaputte Packung!
  - **Apothekenmitarbeiter:** Ihr Medikament haben wir nicht an Lager. Darf ich es Ihnen bestellen?
  - **Kunde:** Wenn Sie schon so ein großes Lager haben, warum sind dann immer meine Medikamente nicht vorrätig?
- Ein Apothekenmitarbeiter sollte positiv denken und formulieren (Tab. 47.1). Fast jeder Mensch kennt den psychologischen Unterschied zwischen einem halbvollen und halbleeren Glas. Das halbleere Gefäß suggeriert Mangel und wirkt daher negativ; halbvoll dagegen betont das Positive, das Guthaben. Worte wecken also Gefühle und beeinflussen das Gesprächsklima. Oft lassen sich eher negativ besetzte Aussagen auch leicht positiv ausdrücken. Dazu kommt, dass das Unterbewusstsein eine merkwürdige Eigenschaft hat: Es stellt Negatives in den Vordergrund. Auch dann, wenn hauptsächlich positive Worte gefallen sind. Oftmals reicht schon ein negativ behafteter Ausdruck, um gut gemeinte Worte in ihr Gegenteil zu verkehren.
- Vorteile von Positiv-Aussagen:
  - Der Sprachstil verbessert sich, man wird besser verstanden.
  - Die Kommunikation wird zielgerichteter und man selbst fühlt sich besser.

Füllwörter sind meist ein Zeichen von Unsicherheit und werden oft unbewusst verwendet. Erst der Hinweis von anderen Personen kann dafür sensibilisieren und helfen, Füllwörter vermeiden zu lernen.

 **Merke**

Bewusst sprechen, kurze Sätze bilden sowie Pausen einlegen.

Beispiele für Füllwörter

- So, ah, Hmm, ja,
- eigentlich, vielleicht, wahrscheinlich, eventuell, möglicherweise, im Prinzip, meistens,
- ständiges Räuspern,
- ich könnte/würde Ihnen … empfehlen,
- das muss ich Ihnen leider bestellen,
- oh, das ist problematisch.

Welche Aussage wirkt kompetenter?

- Ich könnte Ihnen diesen Blasentee empfehlen, eigentlich müsste der Ihnen gut helfen.
- Ich empfehle Ihnen diesen Blasentee. Trinken Sie 4–5 Tassen davon täglich und Sie werden sehen, dass sich Ihre Beschwerden schnell bessern.

Bilder

Bilder verbessern das Erinnerungsvermögen. Sie bleiben besser im Gedächtnis haften. Ein Apothekenmitarbeiter sollte daher Bilder aus dem Alltag seines Kunden malen und seine Aussagen wenn möglich mit der entsprechenden Gestik unterlegen.

Beispiel: Für die richtige Dosierung Ihres Antibiotikums ist es wichtig, dass Sie den Saft vor jeder Anwendung kräftig schütteln!

Während Sie dies sagen, schütteln Sie kräftig pantomimisch die Antibiotikumflasche in der Luft.

Gesprächsaufbau

Achtet der Apothekenmitarbeiter auf eine logische Struktur des Gesprächs, kann der Kunde den „roten Faden“ erkennen und nachverfolgen. Dabei ist es hilfreich, klar und konkret zu argumentieren. Den Kunden nicht mit Informationen überfluten. Weniger ist mehr, denn ein Kunde nimmt maximal 10–15 % des Beratungsgesprächs dauerhaft mit nach Hause.

47.1.3 Nonverbale Kommunikation oder Körpersprache

Nonverbale Kommunikation bezieht sich auf tonlose Signale, die vom Menschen ausgesendet werden. Dazu zählen Körperhaltung, Mimik, Gestik und Blickkontakt.

Körperhaltung

Eine aufrechte und offene Körperhaltung zeugt von Selbstsicherheit und Kompetenz. Für eine solche Haltung steht der Beratende mit beiden Beinen schulterbreit fest auf dem Boden und hebt das Brustbein leicht an. Auf einen festen Stand ist zu achten. Die Beine sollten nicht übereinander geschlagen werden. In dieser Haltung gehen die Schultern nach unten und das Brustbein sinkt ein. Unbewusst sendet dies das Signal, welches ein Kunde als Unsicherheit, mangelnde Kompetenz oder Unlust deuten kann. Besonders in der Preisnennungsphase sollte auf eine kompetente Körperhaltung geachtet werden. Hier überprüft der Kunde (unbewusst), ob der Beratende „hinter dem Preis“ steht. Sollte die Körpersprache des Beratenden dies nicht ausdrücken, ist dies für einen Kunden oftmals ein Grund, das Gespräch zu beenden.

Mimik

„“Lächele mehr als alle anderen und lächele authentisch.“ Kunden erkennen ein unechtes Lächeln. Sie erkennen es u. a. daran, dass die Augenpartie nicht mitlächelt. Bei einem echten Lächeln zeigen sich viele kleine Fältchen um die Augen. Zahlreiche Studien belegen, dass ein Lächeln oder Lachen über eine gesteigerte Endorphinproduktion unsere Laune hebt. Darüber hinaus zeigt ein Lächeln einem Kunden, dass der Beratende sich freut, ihn zu sehen und für ihn tätig zu sein.

Gestik

Im Bereich der Gestik lautete eine wichtige Regel: **authentisch und ruhig bleiben.** Ruhige Gesten vermitteln dem Kunden das Gefühl von Sicherheit. Sobald hektisch gestikuliert wird, verliert der Beratende an Kompetenz.

 **Cave**

Den belehrenden Zeigefinger oder das hektische Hantieren mit dem Kugelschreiber in Beratungsgesprächen sollte vermieden werden. Auch der Kontakt der Hände zum Körper ist aussagekräftig. So kann z. B. das Spielen mit den Haaren oder Schmuckstücken (Ringe, Kette, Ohrringe), das Berühren an der Nase oder am Kinn, Unsicherheit, Verlegenheit oder Unbehagen ausdrücken.

Blickkontakt

Unsere Augen sind sehr ausdrucksstark und ein offener Blick in die Augen eines anderen Menschen zeigt Gesprächsbereitschaft. Durch Blickkontakt werden wichtige Aussagen im Beratungsgespräch unterstrichen. Wartende Kunde so früh wie möglich mit einem kurzen Blickkontakt begrüßen. Natürlich sollte dies nicht auf

Kosten des aktuell geführten Kundengesprächs gehen. Es bietet sich immer eine Möglichkeit, den Blick durch die Offizin schweifen zu lassen, um wartenden Kunden kurz zuzunicken. Viele Kunden deuten dieses Signal, dass sie wahrgenommen werden und ein Apothekenmitarbeiter demnächst Zeit hat. Untersuchungen zeigen, dass sich die Wartebereitschaft von Kunden durch diese körpersprachliche Begrüßung deutlich erhöht.

Merke

② Wir sprechen mit unseren Stimmorganen, aber wir reden mit unserem ganzen Körper (Abercrombie). Es kommt nicht nur darauf an, **was** ich sage, sondern **wie** ich es sage, ist ebenso wichtig!

47.1.4 Fragetechniken

Mithilfe von geeigneten Fragetechniken ist es möglich, gezielt zu beraten. In vielen Beratungsgesprächen wird immer noch zu wenig gefragt. Ohne eine strukturierte Analyse ist es jedoch nicht möglich, den Beratungs- und Informationsbedarf der Kunden zu ermitteln. Auch für die Auswahl einer pharmazeutisch sinnvollen Zusatzempfehlung ist eine ausführliche Analyse der Kundensituation die Grundvoraussetzung. Wenn der Beratende nicht weiß, wofür bzw. wogegen ein Kunde z. B. sein gewünschtes Ibuprofen-Präparat oder sein verordnetes Breitspektrum-Antibiotikum benötigt, kann der Kunde nicht optimal beraten werden. Für die Apotheke sind die folgenden Fragetechniken von Bedeutung.

Offene Fragen (W-Fragen): Offene Fragen öffnen den Kunden und geben Gesprächen eine Struktur. Sie bieten ein breites Spektrum an Antwortmöglichkeiten. Mit der Antwort werden die gewünschten Informationen, aber auch Wünsche und Meinungen der Gesprächspartner wiedergegeben. W-Fragen beginnen mit den klassischen Fragewörten wer, wann, welche, wie, was, woher:

- Welche Beschwerden haben Sie?
- Seit wann haben Sie die Beschwerden?
- Welche Ursache könnte der Auslöser für Ihre Beschwerden sein?

Geschlossene Fragen (Ja-nein-Fragen): Geschlossene Fragen sind Entscheidungsfragen. Sie schränken die Antwort meist auf ein ja/nein oder eine kurze Antwort ein. Sie dienen dazu, konkrete Informationen zu erhalten, den Gesprächsverlauf zu ordnen und das Kundenverständnis zu überprüfen:

- Haben Sie schon etwas dagegen unternommen?
- Kennen Sie Ihr Medikament?

Merke

Offene Fragen sind gut geeignet, um den tatsächlichen Beratungs- bzw. Informationsbedarf zu ermitteln. Statt: „Sie wissen, wie Sie Ihr Medikament anzuwenden haben?" besser fragen: „Wie sollen Sie Ihr Medikament anwenden? Was hat Ihnen Ihr Arzt dazu gesagt?"

Alternativfragen: Hier erhält der Kunde eine Auswahl von Alternativen, zwischen denen er sich entscheiden kann. Die Vorauswahl der Alternativen liegt beim Beratenden. Diese Frageform ist bei Kunden, die Schwierigkeiten haben sich zu entscheiden sehr hilfreich. Doch auch hier ist Vorsicht geboten, denn es besteht die Gefahr den Kunden in eine bestimmte Richtung zu lenken:

- Möchten Sie lieber einen Saft oder die Tropfen? In diesem Fall wird der Kunde über die Möglichkeit der Einnahme anderer Applikationsformen nicht informiert.
- Möchten Sie eine 30er Packung oder lieber die preisgünstigere Großpackung für 12 Wochen?

Engagiertes und aufmerksames Zuhören

Engagiertes Zuhören bedeutet weitaus mehr, als nur akustisch zuzuhören. Es bedeutet aktiv nachzufragen und gegebene Informationen zu hinterfragen. Engagierte Zuhörer hören nicht nur mit voller Aufmerksamkeit zu, sie beobachten auch die Körpersprache ihres Gegenübers, bemerken stimmliche Veränderungen, z. B. das Leiserwerden oder das Flattern der Stimme. Sie zeigen wertschätzendes Interesse, indem sie körpersprachliche Signale (Blickkontakt, Kopfnicken) oder verbale Bestätigungslaute aussenden, z. B. aha, hm, ich verstehe.

Weiterführende Fragen werden in „Ich-Botschaften", z. B. „mich interessiert" formuliert und gegebene Kundeninformationen werden ebenfalls auf diese Art und Weise zusammengefasst, z. B. „Wenn ich Sie richtig verstanden habe".

Engagierte Zuhörer zeigen Empathie und äußern emotionales Verständnis, beispielsweise in für den Kunden sehr belastenden Situationen oder im Fall von Beschwerden oder Reklamationen.

Empathie

Empathie ist – laut Duden – die Bereitschaft und die Fähigkeit, sich in die Einstellung anderer Menschen einzufühlen. Dies bedeutet nichts anderes, als sich in Situationen hineinzudenken und nachzuspüren, wie es dem Gesprächspartner geht. Der Beratende fragt sich immer wieder, wie viel Aufmerksamkeit, Anteilnahme und Mitgefühl der Kunde in diesem Moment benötigt. Hat man eine gestresste Mutter mit zwei Kleinkindern vor sich? Oder eine alleinstehende Rentnerin, die mitteilt, dass ihr Arzt eine schwere Erkrankung bei ihr festgestellt hat?

Merke

Empathie schafft Vertrauen, birgt aber auch die Gefahr, vereinnahmt zu werden. Es ist daher notwendig, ein Gleichgewicht von Nähe und Distanz zu wahren.

Praktisch umgesetzt

Kommunikation mit Kunden

- Wahrung der Diskretion bzw. Vertraulichkeit,
- engagiertes Zuhören,
- Ich-Botschaften,
- Fragen bzw. weiterführende Fragen stellen,
- deutliche, prägnante und anregende Sprechweise,
- verständliche Wortwahl, kurze Sätze und Pausen,
- Fokussierung auf den jeweiligen Kunden,
- ruhige Ausstrahlung, Gestik und Atmosphäre.

47.2 Gesprächsatmosphäre

47.2.1 Diskretion

Die Wahrung der Diskretion ist eine wichtige Grundvoraussetzung für ein gelungenes Beratungsgespräch. In vielen Apotheken wird mit Wartezonenschildern oder Diskretionsstreifen auf den zu wahrenden Abstand hingewiesen.

Fingerspitzen- und Feingefühl im Beratungsgespräch sind wichtig. Nicht nur darauf achten, dass der wartende Kunde den nötigen Abstand wahrt, sondern auch dessen Körpersprache und Sprechweise berücksichtigen und darauf eingehen. Ein mit sehr leiser Stimme geäußerter Arzneimittelwunsch oder eine abwehrende Körperhaltung sind deutliche Anzeichen dafür, dass der Kunde sich in seiner Situation unbehaglich fühlt. Auch wenn es im Einzelfall nicht immer nachvollziehbar ist, dem Kunden seinen (unausgesprochenen) Wunsch nach mehr Vertraulichkeit so schnell wie möglich erfüllen, indem der Beratende zu einer Beratungsstelle am Handverkaufstisch wechselt, an der ein ungestörtes Gespräch möglich ist oder das Beratungszimmer als Besprechungsort anbietet.

Merke

Der Diskretionsbedarf ist abhängig vom subjektiven Empfinden des Kunden. Vielen Kunden ist es schon unangenehm, wenn ihr Name samt Medikament und Dosierung in einer Lautstärke genannt werden, die es anderen Anwesenden ermöglicht, zu erfahren, unter welcher Krankheit er leidet.

47.3 Strukturierte Beratungsgespräche

Die Leitlinien der Bundesapothekerkammer zur Qualitätssicherung sind Empfehlungen, die helfen, Beratungsgespräche in der Apotheke besser zu strukturieren. Mithilfe von ausgewählten W-Fragen wird nicht nur der Bedarf des Kunden analysiert, sondern es werden auch wichtige Informationen, beispielweise für die Arzneimittelauswahl, erhoben.

47.3.1 Erster Eindruck

③ In kürzester Zeit entscheidet ein Kunde, ob er den Beratenden als kompetent oder unsicher, vertrauenserweckend oder abweisend, sympathisch oder desinteressiert empfindet. Dieser erste Eindruck ist nachhaltig und ändert sich auch bei einem längeren Gesprächsverlauf i. d. R. nur unbedeutend. Wie sagt schon der Volksmund: Für den ersten Eindruck gibt es keine zweite Chance. Die Entscheidung über den ersten Eindruck fällt unbewusst, sozusagen aus dem Bauch heraus. Ein Kunde, aber auch ein Apothekenmitarbeiter, achtet hauptsächlich auf die körpersprachliche und stimmliche Ausstrahlung des Gegenübers. Entscheidend für den ersten Eindruck ist u. a.:

- wie der Beratende am Handverkaufstisch oder im Freiwahlbereich steht,
- ob der Beratende den Kunden mit Blickkontakt und einem Lächeln begrüßt,
- mit welcher Tonlage, Sprechweise und Geschwindigkeit der Beratende den Kunden anspricht.

47.3.2 Begrüßung und Gesprächseinstieg

Bei der Begrüßung der Kunden sind folgende Aspekte zu beachten:

Dem Kunden sollte die sofortige Aufmerksamkeit gewidmet werden. Falls sich der Apothekenmitarbeiter nicht unmittelbar um den wartenden Kunden kümmern kann, sollte dieser den Kunden entsprechend

Tab. 47.2 Vorschläge für die Kundenansprache

Beispiel	Formulierung
Gesprächseinstieg bzw. Überleitung zur Analyse	Individuelle Begrüßung je nach Region. Die Ansprache sollte mit dem Wort „gerne" eingeleitet werden. Dieses Wort signalisiert dem Kunden, dass der Beratende sich freut, für ihn tätig zu werden.
Kunde mit Rezept	Guten Tag, Frau Schmidt, was kann ich für Sie tun? Guten Morgen Frau Schmidt, ich sehe Ihr Arzt hat Ihnen ein Antibiotikum verordnet. Gegen welche Beschwerden sollen Sie es denn nehmen? Moin Herr Müller, ich sehe Ihr Arzt hat Ihnen …
Selbstmedikation, Produktwunsch	Gerne, die hustenlösenden Brausetabletten zum Auflösen in Wasser. Sind diese für Sie persönlich?
Selbstmedikation, Eigendiagnose Kopfschmerzen	Gerne, ist es für Sie persönlich?
Freiwahlsortiment	Guten Tag, ich sehe Sie interessieren sich für …

informierten, z. B. „Einen kleinen Moment noch Frau Schmidt, in einer Minute bin ich ganz für Sie da." Wenn ein Kunde Bescheid weiß, warum der Apothekenmitarbeiter ihn nicht sofort bedienen kann, wird er die Wartezeit eher akzeptieren.

Lächeln und Blickkontakt sind die Brücke zum Kunden. Sie untermauern die Beratungsbereitschaft und gelten als ein Willkommensgruß nach dem Motto: Schön, dass Sie da sind!

Wichtig sind eine offene Körperhaltung und ruhige Ausstrahlung. Hektik überträgt sich auf das Gegenüber. Unbewusst nimmt der Kunde die Mitteilung auf, es sei ein ungünstiger Moment und man habe keine Zeit für ihn. Der Kunde sollte jedoch zu jeder Zeit merken, dass er im Mittelpunkt steht und alles andere warten kann. Kunden schätzen eine persönliche Ansprache (Namensnennung, Tab. 47.2).

47.3.3 Bedarfsanalyse

Die Bedarfsanalyse in der Selbstmedikation

Die Bedarfsanalyse ist die zentrale und wichtigste Phase in der Beratung, kommt jedoch in vielen Beratungsgesprächen zu kurz. Nur wenn der Beratende umfassend die Beschwerden, Krankheits- und Lebensbedingungen des Kunden kennt, kann optimal beraten werden. Ggf. ist eine Ankündigung, dass der Beratende eine Serie von Fragen stellen wird, sinnvoll. Durch die Ankündigung wird vermieden, dass der Kunde sich ausgefragt fühlt. Sobald der Kunde weiß, warum ihm Fragen gestellt werden, zeigt er in der Regel hierfür Verständnis und wird die Fragen beantworten. Beispiele:

- Ich möchte Ihnen gerne ein paar Fragen stellen,
  - damit wir das Passende für Sie finden können,
  - damit ich Ihnen das richtige Medikament empfehlen kann,
  - denn hier kann es zu Wechselwirkungen kommen.

Offene Fragen strukturieren die Analyse. Sie dienen der Klärung, ob eine Beratung überhaupt möglich ist oder ob die Grenzen der Selbstmedikation überschritten sind.

- Die erste Frage sollte immer klären, für **wen** das Medikament ist. Fungiert ein Kunde nur als Bote, nimmt das Beratungsgespräch einen anderen Verlauf, denn viele Fragen bleiben oft unbeantwortet.
- Die Frage „Für **wen**?" berücksichtigt auch die Tatsache, wer vor einem steht: ein Kind, ein junger Mensch, ein Erwachsener, ein älterer Mensch über 65 Jahre, eine Schwangere oder ein sehr kranker Mensch? Bemerkt der Beratende kognitive oder motorische Einschränkungen beim Kunden?

Der strukturierte Ablauf einer Beratung im Rahmen der Selbstmedikation gemäß den Leitlinien der Bundesapothekerkammer wird ausführlich in ▸ Kap. 1 dargestellt.

Bedarfsanalyse bei der Abgabe eines verschriebenen Arzneimittels

④ Mit der Frage: „Was hat Ihnen Ihr Arzt dazu gesagt?" wird in kürzester Zeit der notwendige Informations-

47

Tab. 47.3 Formulierung der Bedarfsanalyse

Frage	Grund
Welche Erfahrungen haben Sie ...	Einschätzung des Informationsbedarfs
Wogegen bzw. wofür haben Sie das Medikament verordnet bekommen?	Erfragen der Beschwerden oder der Indikation
Wie sollen Sie Ihr Medikament einnehmen oder anwenden?	Klärung der Dosierung und der Art der Anwendung
Wie lange sollen Sie Ihr Medikament einnehmen?	Klärung der Therapiedauer bzw. Adhärenzförderung
Nehmen Sie noch weitere Medikamente ein? Wenn ja, **welche**?	Klärung möglicher Wechselwirkungen und Kontraindikationen

und Beratungsbedarfs eines Kunden ermittelt. Weiterführende Fragestellungen sind alternativ möglich (Tab. 47.3).

47.3.4 Produktpräsentation und Information

Bei der **Produktpräsentation** sind folgende Aspekte wichtig:

- Das Medikament sollte so vor den Kunden gelegt werden, dass er den Namen lesen kann.
- Bei verordneten Medikamenten sollte der Beratende den Namen und die Wirkstärke vorlesen.
- Pharmazeutische Therapieergänzungen sind sinnvoll, jedoch sollten nicht zu viele Empfehlungen ausgesprochen werden.
- ⑤ Konjunktivfrei sprechen und den Kundennutzen (▸ Kap. 47.3.5) des ausgewählten Medikaments betonen, z. B. „Frau Schmidt, ich empfehle Ihnen Lamisil® Creme. Die Creme bekämpft wirksam und schnell Ihren Fußpilz und lindert so Ihre Beschwerden. Gleichzeitig pflegt die Creme trockene und rissige Fußhaut."

Information zum Arzneimittel: Weniger ist mehr – Der Beratende achtet darauf, dass der Kunde nicht mit zu vielen Informationen überflutet wird. Am besten eine Auswahl treffen, denn zu ausführliche Beratungsgespräche können Kunden überfordern und zu Kompetenzverlust führen.

Beratungstrio© nach Anna Laven

- **Dosierung:** Wie, wann, womit wird das Arzneimittel eingenommen?
- **Dauer:** Wie lange soll es eingenommen werden?
- **Dritte Arzneimittelinformation:** Welche weitere, dritte Information ist die wichtigste, die verbleibt?

Die Entscheidung, welche dritte Information ausgewählt wird, ist abhängig von der jeweiligen Situation. Sind mehr als 3 Informationen zur sachgerechten Anwendung des Arzneimittels erforderlich, ist es empfehlenswert, diese schriftlich zu vermerken oder entsprechende Informationsbroschüren aktiv anzubieten. Vorteile dieser Broschüren sind, dass wichtige Informationen in einer laiengerechten Art und Weise dargestellt werden und diese anschauliches Bildmaterial und weiterführende Empfehlungen, Tipps oder Kontaktadressen enthalten. Mittlerweile erstellen auch immer mehr Apotheken zu bestimmten Themen apothekeneigene Patienteninformationen.

47.3.5 Kundennutzen und Therapieergänzungen

⑥ **Kundennutzen:** Der Kundennutzen ist nicht gleich Produktnutzen. Der Kundennutzen beschreibt den Nutzen des ausgewählten Medikaments für den Betreffenden und dient als Entscheidungshilfe. Er sollte daher bei der Präsentation des ausgewählten bzw. abgegebenen Medikaments immer im Vordergrund stehen.

Bei der Formulierung des Kundennutzens sollte sich der Beratende folgende Fragen stellen:

- Welche Beschwerden wurden beschrieben?
- Wie lindert das ausgewählte Medikament die vom Kunden genannten Beschwerden bzw. was hat der Kunde davon, wenn er dieses Produkt kauft.

Beispiele für die Formulierung des Kundennutzens

- Befreit Sie schnell und zuverlässig von Ihren Kopfschmerzen.
- Löst Ihren festsitzenden Schleim und beruhigt Ihre gereizten Bronchien.
- ... befreit Sie von Ihrem lästigen Juckreiz und lässt die entzündeten Stellen verschwinden. Zusätzlich wird Ihre Haut noch nachhaltig gepflegt.

Therapieergänzungen: Pharmazeutisch sinnvolle Therapieergänzungen runden nicht nur ein Beratungsgespräch ab, sondern sind das „i-Tüpfelchen" in jedem Beratungsgespräch. Hierbei gibt es die Möglichkeit, nichtmedikamentöse Tipps zu geben oder pharmazeutisch sinnvolle Zusatzempfehlungen (▸ Kap. 47.4) anzubieten, die die Behandlung der Erkrankung oder deren Heilungsprozess unterstützen, das Auftreten von unerwünschten Nebenwirkungen lindern oder vermeiden können.

Beispiele für nichtmedikamentöse Tipps

- Viel trinken, damit sich der festsitzende Schleim besser löst,
- die Luftfeuchtigkeit im Schlafzimmer durch Aufhängen von feuchten Tüchern zu erhöhen, um einen lästigen Hustenreiz zu mildern,
- weiterführende Kontaktdaten, Internetadressen oder Literatur.

47.3.6 Abschlussfrage

Mit einer abschließenden Frage, z. B. ob der Kunde noch eine Frage hat oder er noch gerne etwas wissen möchte, wird dem Kunden die Möglichkeit gegeben, eine weiterführende Frage zu stellen oder nochmals auf bereits erwähnte Aspekte zu sprechen zu kommen.

47.3.7 Verabschiedung

Der erste und der letzte Eindruck sind am prägendsten und bleiben am längsten in Erinnerung. Den Kunden mit einem **Lächeln**, **Blickkontakt** und **persönlicher Ansprache** begrüßen und verabschieden. Zeitschriften oder eine passende Zugabe immer aktiv abgeben.

- Frau Müller, möchten Sie noch unseren Ratgeber mitnehmen. In der aktuellen Ausgabe ist ein sehr interessanter Artikel über ...
- Frau Müller ich gebe Ihnen noch eine Probe von unseren Fußpflegeprodukten mit. Cremen Sie Ihre Füße heute Abend kurz vor dem Schlafengehen einmal damit ein. Sie werden überrascht sein, wie sich die Haut am nächsten Morgen anfühlt.

Statt nur „auf Wiedersehen" zu sagen, ist eine persönliche Abschiedsformulierung passend zum geführten Beratungsgespräch sinnvoll.

- Auf Wiedersehen und
- gute Besserung,
- einen schönen Tag noch.

Diese Floskeln werden sicherlich sehr häufig von Apothekenmitarbeitern verwendet, doch sollte man immer daran denken: Jeder Kunde bekommt sie nur **einmal** zu hören.

47.4 Pharmazeutisch sinnvolle Zusatzverkäufe

Viele Kunden sind dankbar für Hinweise oder Produktempfehlungen, die den Heilungsprozess beschleunigen oder ihre Krankheitssymptome oder unerwünschten Nebenwirkungen lindern.

Ein Patient mit Angina, der sein Antibiotikum-Rezept einlöst, ist dankbar über den Hinweis, schmerzlindernde Halsschmerztabletten noch 1–2 Tage anzuwenden, da das Antibiotikum i. d. R. erst nach 1–2 Tagen seine volle Wirkung zeigt.

Zusatzverkäufe werden von vielen Apothekenmitarbeitern nur als Mittel für eine Umsatzsteigerung betrachtet. Pharmazeutisch sinnvolle Zusatzverkäufe dienen jedoch in vielen Fällen dazu, Kundenbeziehungen bzw. Kundenbindungen zu verbessern. Hat ein Apothekenkunde eine Empfehlung vom Apothekenmitarbeiter bekommen, die seine Krankheitssituation deutlich verbessert hat, so wird er es möglicherweise in seinem Umfeld erzählen, dies fördert wiederum das Beratungsimage einer Apotheke.

⑦ Je häufiger pharmazeutisch sinnvolle Zusatzempfehlungen dem Kunden gegenüber ausgesprochen werden, umso kompetenter und qualifizierter werden die Apothekenmitarbeiter vom Apothekenkunden wahrgenommen.

Pharmazeutisch sinnvolle Zusatzempfehlungen sollten evidenzbasiert sein und erfordern ein gutes Fach- und Produktwissen. Eine Vorbereitung auf saison- oder indikationsbedingte Empfehlungen sollte im Team vorab erarbeitet werden.

Vielen Apothekenmitarbeitern fällt die Überleitung zu einer Empfehlung schwer. Hier gilt die Regel: Wenn man selbst von seiner Empfehlung überzeugt ist, sollte dies nicht nur verbal, sondern auch nonverbal kommuniziert werden. Die Empfehlung sollte mit einfachen Worten dargestellt werden: „Zusätzlich empfehle ich Ihnen ...". Beispiele:

- Frau XY, zum Lösen Ihres festsitzenden Husten empfehle ich Ihnen noch zusätzlich die Einnahme dieses pflanzlichen Mittels …
- Zur Stärkung Ihrer Abwehrkräfte empfehle ich Ihnen …

Merke

Pharmazeutisch sinnvolle Zusatzempfehlungen erhöhen die Adhärenz der Kunden und stärken die Kompetenz des Beratenden. Sie sollten im Team vorbereitet werden. Die Auswahl sollte an Hand von Studien (evidenzbasierte Therapieergänzungen) oder aufgrund von eigenen positiven Erfahrungen erfolgen.

Wichtiges in Kürze

① Passen Sie sich an die verbale und nonverbale Kommunikation des Kunden an.
② Es kommt nicht nur darauf an, was der Beratende sagt, wie er es sagt, ist genauso wichtig.
③ Der erste Eindruck entscheidet, ob der Beratende kompetent, sympathisch und vertrauenswürdig auf den Kunden wirkt.
④ Der Beratende sollte aktiv Fragen stellen und engagiert zuhören.
⑤ Der Beratende sollte positiv und kundenorientiert formulieren.
⑥ Der Kundennutzen sollte jeweils im Vordergrund stehen.
⑦ Therapieergänzungen sind das „i-Tüpfelchen" im Beratungsgespräch.

Quellen und weiterführende Literatur

Berr M, Rutschke R. Kommunikation – Erfolgsfaktor in der Apotheke. Springer Verlag, Berlin 2011

Brandt H. CheckAp, Kunden suchen Führung. Deutscher Apotheker Verlag, Stuttgart 2013

Braun R, Schulz M. Selbstbehandlung, Beratung in der Apotheke. Govi-Verlag Pharmazeutischer Verlag, Eschborn 2009

Braun R. NLP eine Einführung. Wirtschaftsverlag Carl Ueberreuter, Frankfurt 2003

Bundesapothekerkammer (BAK). Leitlinien zur Qualitätssicherung, www.abda.de (Zugriff 06.11.2020)

Keller G, Thiele M. Kommunikationspraxis für Apotheker. Deutscher Apotheker Verlag, Stuttgart 2001

Laven A. Hilfe, ein Kunde! 3. Aufl., Govi-Verlag Pharmazeutischer Verlag, Eschborn 2014

Lennecke K. Das Kundengespräch in Apotheken. 4. Aufl., Deutscher Apotheker Verlag, Stuttgart 2016

Lennecke K. Zusatzempfehlungen – Zusatzverkauf. 2. Aufl., Deutscher Apotheker Verlag, Stuttgart 2008

Matschnig M. Körpersprache. Gräfe und Unzer Verlag, München 2016

Rapp S. Erfolgreiche Zusatzempfehlung. Deutscher Apotheker Verlag, Stuttgart 2012

Tipps für PhiPs

Machen Sie sich mit den Grundlagen der Kommunikation vertraut. Im Rahmen Ihrer praktischen Ausbildung lernen Sie die kommunikativen Aspekte der pharmazeutischen Beratung kennen. Hier empfiehlt es sich, zu Beginn der Ausbildung bei vielen Beratungsgesprächen erfahrener Kollegen zuzuhören und speziell auch auf die Kommunikation zwischen dem Beratenden und dem Patienten zu achten.

Tipps für Weiterzubildende

Kommunikation ist der Schlüssel zu einer guten pharmazeutischen Beratung. Mit dem Weiterbildungsseminar B.1 „Kommunikation" und den in diesem Kapitel dargestellten Praxistipps können Sie Ihre kommunikative Kompetenz im Laufe Ihrer Weiterbildung optimieren. Tauschen Sie hierzu auch Erfahrungen und Hinweise mit anderen Weiterzubildenden aus.

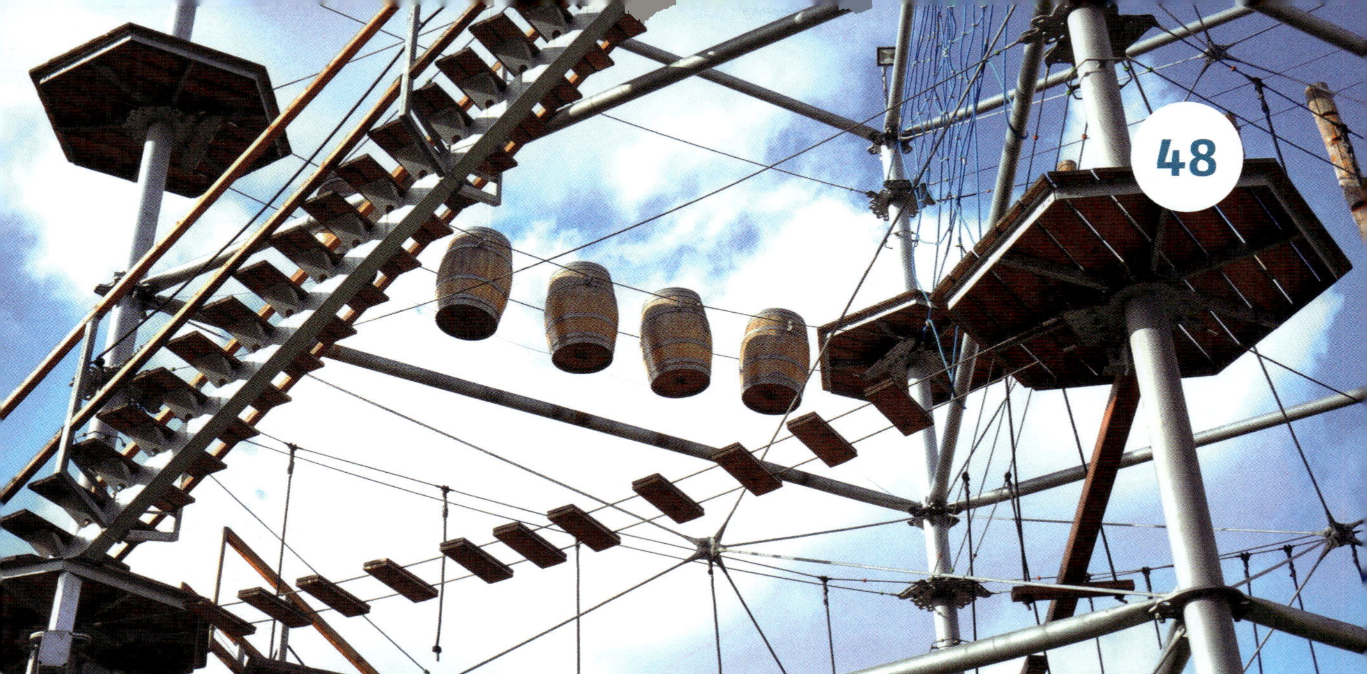

48

Hinweise für PhiPs und Weiterzubildende

Patrick Schäfer

48.1 Pharmaziepraktikum

Nach Abschluss der universitären Ausbildung mit dem Hochschulstudium der Pharmazie folgt das Praktische Jahr. In diesem Ausbildungsabschnitt sollen die an der Universität vermittelten Kompetenzen und Kenntnisse vertieft, erweitert und praktisch angewendet werden.

Die ganztägige praktische Ausbildung wird durch einen Apotheker, der hauptberuflich an der Ausbildungsstätte beschäftigt ist, betreut und geleitet. Während der praktischen Ausbildung darf der Pharmazeut im Praktikum (PhiP) nur mit Tätigkeiten betraut werden, die seine Ausbildung fördern. Dem PhiP müssen die für seine Ausbildung notwendigen Ausbildungsmittel zur Verfügung gestellt werden. Die EDV- und Literaturausstattung der Apotheke kann er voll nutzen.

Das 12-monatige Praktikum kann in folgenden Institutionen abgeleistet werden, wobei mindestens 6 Monate in einer öffentlichen Apotheke in Deutschland zu absolvieren sind:

- öffentliche Apotheke,
- Krankenhaus- oder Bundeswehrapotheke,
- pharmazeutische Industrie,
- Universitätsinstitute oder andere geeignete wissenschaftliche Institutionen einschließlich solchen der Bundeswehr,
- Arzneimitteluntersuchungsstellen oder vergleichbare Einrichtungen einschließlich solcher der Bundeswehr.

Erfolgt die Ausbildung in einer Krankenhausapotheke, können auch bis zu 3 Monate auf der Station eines Krankenhauses oder Bundeswehrkrankenhauses abgeleistet werden.

Um die 6- bzw. 12-monatige Ausbildung in der öffentlichen Apotheke strukturiert und effektiv zu gestalten, hat die Bundesapothekerkammer einen Leitfaden für die praktische Ausbildung von Pharmazeuten im Praktikum in der Apotheke erstellt.

Verweis auf Online

Der BAK-Leitfaden für die praktische Ausbildung von Pharmazeuten im Praktikum in der Apotheke

Der Leitfaden besteht aus dem Musterausbildungsplan sowie Arbeitsbögen. Ergänzend zu den Inhalten dieses Lehrbuchs empfiehlt es sich, die Arbeitsbögen des BAK-Leitfadens zu bearbeiten. Obwohl sich der Musterausbildungsplan und die Arbeitsbögen an der Ausbildung in einer öffentlichen Apotheke orientieren, können beide in vielen Teilen auch für die Ausbildung in einer Krankenhausapotheke verwendet werden.

48.1.1 Musterausbildungsplan

Es ist sehr wichtig, die Ausbildung im Praktischen Jahr zu planen und zu strukturieren. Der Musterausbildungsplan des BAK-Leitfadens stellt eine Empfehlung für die zeitliche und inhaltliche Strukturierung der Ausbildungsinhalte dar. Er ist auf 6 Monate ausgelegt, kann aber auch auf 12 Monate angewendet werden. Die Ausbildungsinhalte bauen aufeinander auf und sind kompetenzorientiert formuliert, d. h. es wird beschrieben, was der PhiP zu einem bestimmten Zeitpunkt der praktischen Ausbildung verstehen bzw. in der Lage sein sollte zu tun. Dieser Musterausbildungsplan muss an die spezifischen Gegebenheiten der Ausbildungsstätte angepasst werden. Regelmäßig sollte der Ausbildungsplan daraufhin kontrolliert werden, ob die Ausbildungsinhalte wie geplant vermittelt wurden. Gegebenenfalls muss dieser gemeinsam mit dem ausbildenden Apotheker angepasst werden.

48.1.2 Arbeitsbögen

Die Arbeitsbögen dienen dem PhiP dazu, sich ergänzend zu den Inhalten dieses Lehrbuchs mit praxisrelevanten Themen in der Apotheke zu beschäftigen. Die Bearbeitung der einzelnen Themen soll während der Arbeitszeit in der Apotheke erfolgen.

Durch Sammlung der bearbeiteten Arbeitsbögen in Form eines Tagebuchs können viele Themen im Nachhinein gut rekapituliert werden. Die Arbeitsbögen dienen damit als gute Vorbereitung für das 3. Staatsexamen.

Tipps für PhiPs

Am Ende jedes Kapitels befindet sich ein solcher Kasten mit Hinweisen zur Vertiefung der Lerninhalte. Es wird jeweils auf die entsprechenden Arbeitsbögen des BAK-Leitfadens verwiesen. Mithilfe dieser Arbeitsbögen kann der PhiP die Inhalte des Kapitels selbstständig nacharbeiten und praktisch umsetzen. Jeder bearbeitete Arbeitsbogen sollte mit dem Ausbilder im Rahmen eines Ausbildungsgesprächs besprochen werden.

48.1.3 Ausbildungsgespräche

Im Rahmen der Ausbildung sollen neben der täglichen Betreuung durch den ausbildenden Apotheker oder eines Stellvertreters regelmäßige Ausbildungsgespräche zwischen dem PhiP und dem Ausbilder erfolgen. Diese sollen mindestens einmal pro Monat, wenn möglich wöchentlich erfolgen. In den Ausbildungsgesprächen können Fragen aus der Praxis geklärt, Arbeitsbögen besprochen, Fortschritte im Praktikum festgestellt und der weitere Ablauf des Praktikums geplant werden. Es empfiehlt sich, dass die Ausbildungsgespräche durch den PhiP kurz protokolliert werden. Dies ist besonders wichtig, wenn im Ausbildungsgespräch ein fachliches Thema erörtert wird.

48.1.4 Begleitende Unterrichtsveranstaltungen

Die Teilnahme an den Begleitenden Unterrichtsveranstaltungen ist gemäß der Approbationsordnung für Apotheker (AAppO) verpflichtend. Die Apothekerkammern organisieren für die PhiPs des jeweiligen Kammergebiets diese ausbildungsbegleitenden Vorlesungen und Seminare. In der Regel finden diese aufgeteilt in 2 zweiwöchige Blöcke während des Praktischen Jahrs statt. Die Inhalte der Begleitenden Unterrichtsveranstaltungen sind ebenfalls in der AAppO (Anlage 8) normiert. Die Ausgestaltung der Inhalte obliegt den Apothekerkammern. Diese orientieren sich dabei an den Empfehlungen der Bundesapothekerkammer über die Lehrinhalte der Begleitenden Unterrichtveranstaltungen. Die Vorlesungen und Seminare ergänzen die praktische Ausbildung und bereiten auf das 3. Staatsexamen vor.

48.2 Prüfungsvorbereitung für PhiPs

Das 3. Staatsexamen schließt den dritten Abschnitt der pharmazeutischen Ausbildung, das Praktische Jahr, ab. Die praktische Ausbildung ist nicht Teil des vorangegangenen Pharmaziestudiums, sondern eine selbstständige Voraussetzung für die Zulassung zum Dritten Abschnitt der Pharmazeutischen Prüfung. Diese Prüfung (3. Staatsexamen) erstreckt sich gemäß § 19 Abs. 1 AAppO auf folgende Fächer:

- Pharmazeutische Praxis,
- Spezielle Rechtsgebiete für Apotheker.

Die Prüfung soll für einen Prüfling mindestens eine halbe und höchstens eine Stunde dauern. Die Prüfungsfragen müssen auf den in der Anlage 15 der Approbationsordnung für Apotheker festgelegten Prüfungsstoff abgestellt sein. In der Prüfung ist festzustellen, ob der Prüfling die zur Ausübung des Apothekerberufs erforderlichen Kenntnisse besitzt. Dabei sollte kein Spezialwissen abgeprüft werden, sondern das Verständnis für pharmazeutische und rechtliche Fragen.

Dieses Lehrbuch dient als **Vorbereitung** auf das **Prüfungsfach Pharmazeutische Praxis**. Die wichtigsten Prüfungsthemen sind in diesem Lehrbuch abgehandelt. Ergänzt werden diese durch die praktische Ausbildung an der Ausbildungsstätte und durch die Begleitenden Unterrichtsveranstaltungen.

Zur Prüfungsvorbereitung bietet sich in **Ergänzung** zu diesem Lehrbuch der Prüfungstrainer Pharmazeutische Praxis und Recht (Piening A. Prüfungstrainer – Pharmazeutische Praxis und Recht. 5. Aufl., Deutscher Apotheker Verlag, Stuttgart 2018) an. Für die Zusammenstellung der Prüfungsfragen wurden die Originalprüfungsprotokolle herangezogen.

Erfahrungsgemäß stellt das Thema Information und Beratung über Arzneimittel einen Schwerpunkt der Prüfung im Fach Pharmazeutische Praxis dar.

Zur Vorbereitung auf das zweite Prüfungsfach **Spezielle Rechtsgebiete für Apotheker** sind neben den Vorlesungen in Rahmen der Begleitenden Unterrichtsveranstaltungen folgende Bücher empfohlen:

- Neukirchen R. Pharmazeutische Gesetzeskunde. 8. Aufl., Deutscher Apotheker Verlag, Stuttgart 2020,
- Kurz C. Gesetzeskunde für Apotheker. 18. Aufl., Govi – ein Imprint der Avoxa Medien Gruppe Eschborn 2019.
- Hügel H, Mecking B, Kohm B. Pharmazeutische Gesetzeskunde – Textsammlung mit Erläuterungen für Studium und Praxis. 35. Aufl., Deutscher Apotheker Verlag, Stuttgart 2013,

Darüber hinaus ist es sehr wichtig, immer auch die jeweils aktuellen Gesetzestexte online zu recherchieren und mit diesen in der Prüfungsvorbereitung zu arbeiten. Es empfiehlt sich, auch aktuelle Gesetzesänderungen (Berichterstattung in der Deutschen Apotheker Zeitung oder der Pharmazeutischen Zeitung) zu kennen.

Verweis auf Online
Aktuelle Gesetzestexte

48.2.1 Prüfungsfach Pharmazeutische Praxis

Folgende Prüfungsinhalte gemäß Anlage 15 AAppO werden in diesem Buch besprochen:

- Grundprinzipien der Rezeptur und Defektur; Inkompatibilitäten,
- Möglichkeiten der Beeinflussung der Haltbarkeit von Arzneimitteln,
- Beschaffung, Dokumentation, Auswertung, Bewertung und Weitergabe von Informationen über Arzneimittel und Medizinprodukte,
- Information und Beratung von Patienten, Ärzten und Angehörigen anderer Gesundheitsberufe über Arzneimittel und Medizinprodukte, die in den Apotheken in den Verkehr gebracht werden, insbeson-

dere über sachgemäße Aufbewahrung und Anwendung, Neben- und Wechselwirkungen,
- Gefahren des Dauergebrauchs und Missbrauchs von Arzneimitteln,
- Aspekte der Qualitätssicherung,
- angewandte Pharmakotherapie,
- Arzneimittelberatung und -auswahl in der Selbstmedikation,
- Interpretation ärztlicher, zahnärztlicher und tierärztlicher Verschreibungen sowie deren Terminologie,
- praktische Aspekte der pharmazeutischen Betreuung,
- apothekenübliche Dienstleistungen,
- Blut und Blutprodukte,
- Produkte für die Säuglings- und Kinderernährung sowie für Ernährungsmaßnahmen bei Erkrankungen,
- Nahrungsergänzungsmittel,
- Produkte und Gegenstände zur Körperpflege,
- Gesundheitsförderung,
- betriebswirtschaftliche Grundlagen des Apothekenbetriebs, insbesondere Buchführung, Jahresabschluss, Rentabilität, Rationalisierung, Steuern.

Einige Prüfungsinhalte werden in diesem Buch nicht thematisiert. Diese Themen werden selten geprüft. Trotzdem empfiehlt es sich, sich mit diesen Themen im Rahmen der Prüfungsvorbereitung und im Praktischen Jahr zu beschäftigen. In der folgenden Übersicht finden sich Hinweise zur Erarbeitung dieser Inhalte.

Grundprinzipien der Entwicklung, Herstellung und Zulassung von Fertigarzneimitteln

- Vorlesung im Rahmen der Begleitenden Unterrichtsveranstaltungen,
- Eckstein N. Arzneimittel – Entwicklung und Zulassung. 2. Aufl., Deutscher Apotheker Verlag, Stuttgart 2018,
- Hügel H, Mecking B, Kohm B. Pharmazeutische Gesetzeskunde – Textsammlung mit Erläuterungen für Studium und Praxis. 35. Aufl., Deutscher Apotheker Verlag, Stuttgart 2013,
- ggf. eine Hälfte des Praktischen Jahrs in der pharmazeutischen Industrie absolvieren,
- Homepage BfArM: www.bfarm.de → Arzneimittel → Arzneimittelzulassung,
- Homepage Paul-Ehrlich-Institut www.pei.de → Regulation → Zulassung (human).

Konformitätsbewertung von Medizinprodukten

- Vorlesung im Rahmen der Begleitenden Unterrichtsveranstaltungen,
- Hügel H, Mecking B, Kohm B. Pharmazeutische Gesetzeskunde – Textsammlung mit Erläuterungen für Studium und Praxis. 35. Aufl., Deutscher Apotheker Verlag, Stuttgart 2013,
- Homepage BfArM: www.bfarm.de → Medizinprodukte.

Krankenhaushygiene

- Vorlesung im Rahmen der Begleitenden Unterrichtsveranstaltungen,
- ggf. eine Hälfte des Praktischen Jahrs in einer Krankenhausapotheke absolvieren,
- Homepage der Deutschen Gesellschaft für Krankenhaushygiene e. V.: www.krankenhaushygiene.de,
- Homepage des Robert Koch-Instituts: www.rki.de,
- Bergen P. Basiswissen Krankenhaushygiene. 4. Aufl., Schlütersche Verlagsgesellschaft, Hannover 2014.

Ökonomische Aspekte des Einsatzes von Arzneimitteln und Medizinprodukten

- Vorlesung im Rahmen der Begleitenden Unterrichtsveranstaltungen und Vorlesung Pharmakoepidemiologie und Pharmakoökonomie im Studium,
- Pharmaökonomie in Jaehde U, Radziwill R, Kloft C (Hrsg). Klinische Pharmazie – Grundlagen und Anwendung. 4. Aufl., Wissenschaftliche Verlagsgesellschaft, Stuttgart 2017.

Produkte zur enteralen und parenteralen Ernährung

- Ernährungstherapie in Jaehde U, Radziwill R, Kloft C (Hrsg). Klinische Pharmazie – Grundlagen und Anwendung. 4. Aufl., Wissenschaftliche Verlagsgesellschaft, Stuttgart 2017,
- Vorlesung im Rahmen der Begleitenden Unterrichtsveranstaltungen,
- Homepage der Deutschen Gesellschaft für Ernährungsmedizin: www.dgem.de.

Pflanzenschutz- und Schädlingsbekämpfungsmittel

- Emsbach MR. Gefahrstoffe, Pflanzenschutz, Umweltschutz. 2. Aufl., Deutscher Apotheker Verlag, Stuttgart 2017.

Unfallverhütung, Arbeitsschutz und Maßnahmen der Ersten Hilfe

- Vorlesung im Rahmen der Begleitenden Unterrichtsveranstaltungen,
- es empfiehlt sich, im Rahmen der Praktischen Ausbildung einen Ersthelferkurs zu absolvieren,
- Homepage der Berufsgenossenschaft für Gesundheitsdienst und Wohlfahrtspflege: www.bgw-online.de → Medien & Service → Medien-Center → BGW Kompakt → Pharmazie|5GU.

48.3 Weiterbildung zum Fachapotheker für Allgemeinpharmazie

Nach Abschluss der pharmazeutischen Ausbildung und Erhalt der Approbation stehen einem Apotheker vielfältige berufliche Entwicklungsmöglichkeiten offen. Für die Tätigkeit in der öffentlichen Apotheke, der Krankenhausapotheke, der Industrie oder der Verwaltung benötigen Apotheker Spezialwissen. Um sich dieses Spezialwissen zu Beginn der beruflichen Karriere anzueignen, bieten die Apothekerkammern die Weiterbildung zum Fachapotheker an. Apotheker können sich beispielsweise in den Gebieten Allgemeinpharmazie, Klinische Pharmazie und Arzneimittelinformation weiterbilden. Neben diesen Weiterbildungsgebieten steht Interessierten der Erwerb einer Vielzahl von Bereichsbezeichnungen (z. B. Naturheilverfahren und Homöopathie, Ernährungsberatung, Geriatrische Pharmazie) offen. Nähere Informationen zur Weiterbildung sind auf den Homepages der ABDA (www.abda.de) und der Apothekerkammern zu finden.

Verweis auf Online
Informationen zur Weiterbildung

Um die Weiterbildung im Gebiet Allgemeinpharmazie absolvieren zu können, muss man als Approbierter in einer öffentlichen Apotheke tätig sein, die von der zuständigen Apothekerkammer als Weiterbildungsstätte zugelassen ist. Die Weiterbildung dauert mindestens 3 Jahre in Vollzeitbeschäftigung. Bei Teilzeittätigkeit verlängert sich die Weiterbildungszeit entsprechend. In der Weiterbildung erwirbt oder vertieft der Weiterzubildende seine pharmazeutischen, persönlichen und Managementkompetenzen. Dabei wird er von einem Apotheker beraten und begleitet, der selbst Fachapotheker für Allgemeinpharmazie ist und von der Apothekerkammer als Betreuer (ermächtigter Apotheker) zugelassen wurde.

Für die Durchführung der Weiterbildung sind die jeweiligen Heilberufekammergesetze und die Weiterbildungsordnung der Apothekerkammer maßgebend. Um eine möglichst einheitliche Weiterbildung in ganz Deutschland zu gewährleisten, arbeiten die Apothekerkammern auf Bundesebene zusammen und entwickeln unter dem Dach der Bundesapothekerkammer Empfehlungen zur Durchführung der Weiterbildung. An diesen Empfehlungen orientieren sich die einzelnen Apothekerkammern, jedoch kann es kammerspezifische Abweichungen geben. Daher ist es wichtig, sich bei der für den Weiterzubildenden zuständigen Apothekerkammer nach der jeweiligen Weiterbildungsordnung und den ergänzenden Regelungen zu erkundigen.

Dieses Lehrbuch orientiert sich an der Musterweiterbildungsordnung und den Durchführungsempfehlungen der Bundesapothekerkammer, da diese in den wesentlichen Elementen von allen Apothekerkammern übernommen wurden.

48.3.1 Weiterbildungsplan

Der zeitliche Ablauf des Kompetenzerwerbs wird im Weiterbildungsplan festgelegt. Dieser wird zu Beginn der Weiterbildung von Ermächtigtem und Weiterzubildendem gemeinsam erstellt. Der Weiterbildungsplan dient zur Orientierung und kontinuierlichen Kontrolle über den fortschreitenden Kompetenzerwerb. Der Weiterbildungsplan soll in regelmäßigen Abständen auf seine Aktualität überprüft und bei Abweichungen gemeinsam durch den Ermächtigten und den Weiterzubildenden angepasst werden.

48.3.2 Fachgespräche

Während der Weiterbildung soll eine kontinuierliche Betreuung des Weiterzubildenden durch den Ermächtigten gewährleistet sein. Daher treffen sich der Weiterzubildende und sein betreuender Apotheker mindestens zweimal pro Jahr zu sogenannten Fachgesprächen. Die Fachgespräche dienen dazu, den zurückliegenden Weiterbildungsabschnitt auszuwerten, ggf. anstehende Defizite aufzuzeigen und darauf aufbauend den nächsten Weiterbildungsabschnitt zu planen. Sie sind vom Weiterzubildenden zu protokollieren.

48.3.3 Weiterbildungsseminare

Begleitend zu der praktischen Weiterbildung sind Weiterbildungsseminare im Gesamtumfang von 120 Stunden zu absolvieren. Diese Seminare werden bundesweit einheitlich von den Apothekerkammern angeboten. Anerkannte Weiterbildungsseminare haben eine Akkreditierungsnummer der Bundesapothekerkammer.

48

48.3.4 Weiterbildungszirkel

In einigen Kammerbereichen ist der Besuch von Weiterbildungszirkeln vorgeschrieben. Diese Zirkel sind regionale Arbeitsgruppen aus bis zu 15 Weiterzubildenden. Der Weiterzubildende soll an mindestens 2 Weiterbildungszirkeltreffen pro Jahr teilnehmen. Die Weiterbildungszirkel können von den Weiterzubildenden selbst oder von der Apothekerkammer organisiert werden. In der Zirkelarbeit werden Themen aus dem Kompetenzkatalog für die Weiterbildung im Gebiet Allgemeinpharmazie bearbeitet. Die Schwerpunkte werden von den Weiterzubildenden selbst festgelegt. Themen, Zielstellung und Ergebnisse werden dokumentiert.

48.3.5 Praktische Anforderungen

Während der Weiterbildung hat der Weiterzubildende verschiedene praktische Tätigkeiten durchzuführen und zu dokumentieren. Ein Katalog der zu bearbeitenden praktischen Tätigkeiten wird dem Weiterzubildenden von der zuständigen Apothekerkammer zur Verfügung gestellt. Der Ermächtigte bzw. der Apothekenleiter bestätigt auf einem Dokumentationsbogen, dass der Weiterzubildende die jeweilige praktische Tätigkeit erfolgreich durchgeführt hat.

Darüber hinaus bearbeitet der Weiterzubildende im Rahmen seiner Weiterbildung 2 Medikationsanalysen vom Typ 2a (▸Kap. 23) anhand realer Patientenfälle. Diese Fälle sind gemäß der entsprechenden Leitlinie der Bundeapothekerkammer zu bearbeiten und zu dokumentieren. Diese Dokumentation wird der zuständigen Apothekerkammer eingereicht. Der Weiterzubildende erhält dann ein schriftliches Feedback zu der von ihm durchgeführten Medikationsanalyse.

48.3.6 Projektarbeit

Während der Weiterbildung erstellt jeder Weiterzubildende eine Projektarbeit. Diese muss einen unmittelbaren Bezug zu den Weiterbildungsinhalten des Gebiets Allgemeinpharmazie haben und im Rahmen der praktischen Weiterbildung erarbeitet werden. Der Umfang der Projektarbeit sollte zwischen 5–10 Seiten liegen, wobei die Anforderungen der einzelnen Kammern variieren können.

Tipps für Weiterzubildende

Am Ende jedes Kapitels ist ein solcher Kasten mit praktischen Hinweisen zu finden. In diesem Kasten wird auf die entsprechenden Weiterbildungsseminare und praktische Tätigkeiten hingewiesen, die für die Vertiefung der Lerninhalte geeignet sind. Weiterhin sind Vorschläge für Themen der Projektarbeit enthalten.

48.4 Prüfungsvorbereitung für Weiterzubildende im Gebiet Allgemeinpharmazie

Die Weiterbildung zum Fachapotheker für Allgemeinpharmazie schließt mit einer Prüfung ab. Darin weist der Weiterzubildende nach, dass er die in der Anlage der Weiterbildungsordnung der jeweiligen Apothekerkammer vorgeschriebenen Kenntnisse und Fertigkeiten im Rahmen der praktischen und theoretischen Weiterbildung erworben hat.

Wie bereits erwähnt, orientiert sich dieses Lehrbuch an der Musterweiterbildungsordnung und den Durchführungsempfehlungen der Bundesapothekerkammer, da diese in den wesentlichen Elementen von allen Apothekerkammern übernommen wurden.

 **Merke**

Die **Anlage zur Musterweiterbildungsordnung** der Bundesapothekerkammer im Gebiet Allgemeinpharmazie definiert in den Weiterbildungszielen die Kenntnisse, Erfahrungen und Fertigkeiten, die während der Weiterbildung erworben werden sollen. Diese stellen gleichzeitig auch den Prüfungsgegenstand dar.
Dazu zählen vor allem die pharmazeutische Information und Beratung von Patienten und Angehörigen der Heilberufe, das Medikationsmanagement zur Optimierung der Arzneimitteltherapie sowie die qualitätsgesicherte Herstellung, Prüfung und Lagerung der Arzneimittel.

48.4.1 Weiterbildungsziele gemäß Musterweiterbildungsordnung der BAK

Erwerb eingehender Kenntnisse, Fertigkeiten und Kompetenzen, sodass der in diesem Gebiet weitergebildete Apotheker:

- Patienten bei der Abgabe von Arzneimitteln im Rahmen der ärztlichen Verordnung und der Selbstmedikation individuell, umfassend und unabhängig berät. Er erkennt, bewertet, löst und vermeidet arzneimittelbezogene Probleme, optimiert dadurch die Arzneimitteltherapie der Patienten und erhöht somit die Sicherheit ihrer Arzneimitteltherapie.
- Strukturiert die aktuelle Gesamtmedikation eines Patienten analysiert. Durch das Erkennen, Bewerten und Lösen detektierter arzneimittelbezogener Probleme trägt er dazu bei, die Effektivität und Effizienz der Arzneimitteltherapie zu erhöhen und Arzneimittelrisiken zu minimieren.
- Individuelle Arzneimittel im Rahmen der Rezeptur und Defektur in der nach der pharmazeutischen Wissenschaft erforderlichen Qualität herstellt und deren Qualität sichert.
- Anfragen zu verschiedenen Themengebieten erfasst und analysiert. Er recherchiert, bewertet, kommuniziert und dokumentiert pharmazeutische Informationen bzw. Gesundheitsinformationen, um individuelle Anfragen von Kunden und Fachkreisen zielgruppenspezifisch zu beantworten.

- Unterschiedliche Kommunikationstechniken bei Gesprächen mit Patienten, Ärzten, Pflegekräften, Mitarbeitern und Kollegen anwendet. Er führt Informations-, Beratungs- und Motivationsgespräche mit Patienten unter Beachtung ihrer individuellen Bedürfnisse und Fähigkeiten durch.
- Unterschiedliche Führungsstile kennt und versteht, welche Wirkungen diese auf Mitarbeiter haben können. Er versteht die Bedeutung von Instrumenten zur Personalführung. Bei Konflikten innerhalb des Apothekenteams wendet er geeignete Strategien an, um diese zu lösen bzw. zu entschärfen.
- Aufbau und Nutzen des Qualitätsmanagements der Apotheke kennt. Er entwickelt das Qualitätsmanagementsystem durch Implementierung geeigneter Maßnahmen weiter.
- Projekte ziel- und aufgabengerecht strukturiert. Er plant, steuert und kontrolliert diese mittels geeigneter Methoden und Werkzeuge des Projektmanagements.
- Grundlegende Selbstmanagementtechniken anwendet, um seine persönliche und berufliche Entwicklung zu reflektieren und aktiv zu gestalten.
- Mit digitalen Medien umgehen kann, Daten und Informationen nutzt, aus Daten Wissen generiert und daraus kompetent Entscheidungen ableitet.
- Die wirtschaftliche Situation einer Apotheke anhand betriebswirtschaftlicher Auswertungen realistisch einschätzt. Er kennt die wirtschaftlichen Kennzahlen einer Apotheke, interpretiert diese und leitet Maßnahmen zu ihrer Optimierung ab. Er nutzt verschiedene Strategien, um Einkauf und Lagerhaltung zu optimieren.
- Die Grundlagen von Marketingkonzepten kennt, Marketinginstrumente im Rahmen des Marketing-Mixes der Apotheke entwickelt, diese sinnvoll einsetzt und evaluiert.

Die als handlungsorientierte Weiterbildungsziele beschriebenen **Kenntnisse, Erfahrungen** und **Fertigkeiten** sollen durch den Weiterzubildenden an der Weiterbildungsstätte im Rahmen der praktischen Weiterbildung erworben werden. Ergänzt wird der Kompetenzerwerb an der Weiterbildungsstätte durch den Besuch der Weiterbildungsseminare.

Dieses Buch thematisiert alle Weiterbildungsziele und eignet sich daher zur Vorbereitung auf die Weiterbildungsprüfung. Das im Buch beschriebene Wissen ist durch die praktische und theoretische Weiterbildung zu ergänzen.

48.4.2 Durchführung der Prüfung

Die Prüfung dauert in der Regel 30 bis maximal 60 Minuten. Die Weiterzubildenden werden meist einzeln geprüft. Die jeweilige Apothekerkammer beruft zur Durchführung der Prüfung Prüfungskommissionen. Die Mitglieder der Prüfungskommission sind Fachapotheker für Allgemeinpharmazie. Die Prüfung wird von 3 Prüfern abgenommen.

Ziel der Prüfung ist es, nicht nur Wissen abzufragen, sondern den Transfer und die Anwendung des Wissens durch den Prüfling festzustellen. Die Prüfung soll anhand von praxisnahen Inhalten und Fallbeispielen durchgeführt werden und in einer kollegialen Atmosphäre stattfinden.

48.4.3 Prüfungsablauf

Die 3 Prüfer erhalten in Vorfeld der Prüfung die vom Weiterzubildenden mit der Anmeldung zum Fachgespräch eingereichten Unterlagen. Diese sind in der Regel:

- Projektarbeit,
- Protokolle der Fachgespräche,
- Dokumentationsbogen der praktischen Tätigkeiten,
- Dokumentation und Feedback zu den beiden durchgeführten Medikationsanalysen,
- Weiterbildungszeugnis.

Die einzureichenden Unterlagen variieren zum Teil bei den einzelnen Apothekerkammern. Daher ist es wichtig, sich im Vorfeld bei der jeweiligen Apothekerkammer zu erkundigen, welche Unterlagen für die Prüfung eingereicht werden müssen.

Diese Unterlagen erhalten die Prüfer im Vorfeld der Prüfung und können sich damit ein Bild über den Ablauf und die Schwerpunkte der Weiterbildung des Prüfungskandidaten verschaffen. Meist dient das Thema der Projektarbeit zum Einstieg in die Prüfung.

Der Prüfungsverlauf wird vom Prüfungsausschuss protokolliert. Direkt im Anschluss an die Prüfung wird dem Prüfling das Ergebnis mitgeteilt.

Nach erfolgreichem Ablegen der Prüfung darf der Titel **Fachapotheker/in für Allgemeinpharmazie** geführt werden.

Bildnachweis

Abb. 1.1 Nach ABDA – Bundesvereinigung Deutscher Apothekerverbände e. V. Geschäftsbereich Arzneimittel
Abb. 1.2 ©Bundesapothekerkammer (BAK). Leitlinie der Bundesapothekerkammer zur Qualitätssicherung. Information und Beratung des Patienten bei der Abgabe von Arzneimitteln – Selbstmedikation. Stand 13.11.2019
Abb. 1.3 Beratungsschema Migräne nach Leitlinie der Bundesapothekerkammer zur Qualitätssicherung
Abb. 2.1 Kassenrezept (Muster 16) Stand 10/2014
Abb. 2.2 Privatrezept
Abb. 2.3 Grünes Rezept
Abb. 2.4 BtM-Rezept
Abb. 2.5 T-Rezept
Abb. 2.6 Entlassrezept
Abb. 3.1 Beratungsschema Kopfschmerzen nach Leitlinie der Bundesapothekerkammer zur Qualitätssicherung
Abb. 3.2 Nach Teamschulung Nr. 5. Dtsch Apoth Ztg, 10, 2015
Abb. 3.3 ©DAZ/Hammelehle, aus: Deutsche Apotheker Zeitung Nr. 49, Seite 38 vom 05.12.2019
Abb. 3.4 Nach S1-Leitlinie Prophylaxe der Migräne mit monolonalen Antikörpern gegen CGRP oder den CGRP-Rezeptor, Stand 30.08.2019
Abb. 3.5 Nach WHO Stufenschema der Schmerztherapie
Abb. 4.1 Nach Schrulle H. Säurebedingte Magenerkrankungen. Deutscher Apotheker Verlag 2013
Abb. 4.2 Beratungsschema Durchfall nach Leitlinie der Bundesapothekerkammer zur Qualitätssicherung
Abb. 4.3 Boehringer Ingelheim. www.laxoberal.de/docs/laxoberal_Ratgeber_Reizdarmsyndrom.pdf
Abb. 4.4 bilderzwerg/stock.adobe.com
Abb. 4.5 Henrie/stock.adobe.com
Abb. 4.6 PTAheute Ausgabe 17/2018, Seite 33
Abb. 4.7 PTAheute Ausgabe 17/2018, S. 34
Abb. 5.1 Ingo Bartussek/stock.adobe.com
Abb. 5.2 ©bmf-foto.de/fotolia.com
Abb. 5.3 ©phadungsakphoto/fotolia.com
Abb. 5.4 ©Dr P. Marazzi/Science Photo Library/Agentur Focus
Abb. 5.5 ©Dr P. Marazzi/Science Photo Library/Agentur Focus
Abb. 5.6 ©Dr P. Marazzi/Science Photo Library/Agentur Focus
Abb. 5.7 ©Dr P. Marazzi/Science Photo Library/Agentur Focus
Abb. 5.8 ©Birgit Reitz-Hofmann/fotolia.com
Abb. 6.1 Robert Koch-Institut. Impfkalender (Standardimpfungen). Epidemiologisches Bulletin 34, 2020
Abb. 6.2 Nach Halperin SA et al., Vaccine 2011
Abb. 7.1 Adler Y. Hautkrankheiten im Blick. 3. Aufl., Wissenschaftliche Verlagsgesellschaft Stuttgart, 2016
Abb. 7.2 Adler Y. Hautkrankheiten im Blick. 3. Aufl., Wissenschaftliche Verlagsgesellschaft Stuttgart, 2016
Abb. 7.3 Adler Y. Hautkrankheiten im Blick. 3. Aufl., Wissenschaftliche Verlagsgesellschaft Stuttgart, 2016
Abb. 7.4 Adler Y. Hautkrankheiten. Wissenschaftliche Verlagsgesellschaft, Stuttgart 2012
Abb. 7.5 Adler Y. Hautkrankheiten. Wissenschaftliche Verlagsgesellschaft, Stuttgart 2012
Abb. 7.6 Nach Winterhagen I. Neurodermitis. Deutscher Apotheker Verlag, 2011
Abb. 7.7 Adler Y. Hautkrankheiten im Blick. 3. Aufl., Wissenschaftliche Verlagsgesellschaft Stuttgart, 2016
Abb. 7.8 ©DAZ/Hammelehle, aus: Deutsche Apotheker Zeitung Nr. 31, Seite 42, 02.08.2018
Abb. 7.9 ©DAZ/Hammelehle, aus: Deutsche Apotheker Zeitung Nr. 44, Seite 48, 31.10.2019; Wohlrab J, Staubach P. Augustin M et al. S2k-Leitlinie, AWMF-Registernummer 013-092
Abb. 7.10 Nach Winterhagen I. Neurodermitis. Deutscher Apotheker Verlag, 2011 und Mutschler E et al. Arzneimittelwirkungen, 10. Auflage, Wissenschaftliche Verlagsgesellschaft Stuttgart, 2013
Abb. 7.11 Adler Y. Hautkrankheiten im Blick. 3. Aufl., Wissenschaftliche Verlagsgesellschaft Stuttgart, 2016
Abb. 7.12 Adler Y. Hautkrankheiten. Wissenschaftliche Verlagsgesellschaft, Stuttgart 2012
Abb. 7.13 Nach Nast A et al. S3-Leitlinie Therapie der Psoriasis vulgaris. AWMF-Register Nr. 013/001, Stand 02/2021
Abb. 7.14 Nach Arbeitsgemeinschaft Dermatologische Prävention
Abb. 7.15 ©DAZ/Hammelehle, aus: Deutsche Apotheker Zeitung Nr. 27, Seite 64, 03.07.2014
Abb. 7.16 ©DAZ/Hammelehle, aus: Deutsche Apotheker Zeitung Nr. 13, Seite 52, 29.03.2018; nach www.bfs.de
Abb. 7.17 Nach Beiersdorf AG, Hamburg
Abb. 7.18 Nach Hohenstein Laboratories GmbH & Co. KG
Abb. 8.1 Nach Vorlage von Daniela Klebes
Abb. 8.2 Beratungsschema Heuschnupfen nach Leitlinie der Bundesapothekerkammer zur Qualitätssicherung
Abb. 8.3 Adler Y. Hautkrankheiten im Blick. 3. Aufl., Wissenschaftliche Verlagsgesellschaft Stuttgart, 2016
Abb. 8.4 Adler Y. Hautkrankheiten im Blick. 3. Aufl., Wissenschaftliche Verlagsgesellschaft Stuttgart, 2016
Abb. 8.5 Adler Y. Hautkrankheiten im Blick. 3. Aufl., Wissenschaftliche Verlagsgesellschaft Stuttgart, 2016
Abb. 9.1 Nach Vorlage von Dr. Eric Martin
Abb. 9.2 Beratungsschema Erkältung nach Leitlinie der Bundesapothekerkammer zur Qualitätssicherung
Abb. 9.3 Nach Nationale Versorgungsleitlinie Asthma, nvl-002, 4. Aufl., 2020
Abb. 9.4 Nach Tyco Healthcare, Neustadt/Donau
Abb. 9.5 Nach GOLD (Global Initiative for Chronic Obstructive Lung Disease
Abb. 9.6 Beratungsschema Kopf- und Gliederschmerzen nach Leitlinie der Bundesapothekerkammer zur Qualitätssicherung
Abb. 10.1 Nach Vorlage von Ina Richling
Abb. 10.2 Nach ESC/ESH Hypertonie Leitlinien (2018)
Abb. 10.3 Nach ESC/ESH Hypertonie Leitlinien (2018)
Abb. 10.4 Beratungsschema Reizhusten nach Leitlinie der Bundesapothekerkammer zur Qualitätssicherung
Abb. 10.5 Nach Herdegen T. Pharmako-logisch! Kardiale Erkrankungen – Pharmakotherapie. Dtsch Apoth Ztg, 149 (39): 90–104, 2009
Abb. 10.6 Nach Herdegen T. Pharmako-logisch! Kardiale Erkrankungen – Pharmakotherapie. Dtsch Apoth Ztg, 149 (39): 90–104, 2009
Abb. 11.1 Nach Trenk D, Kupka D, Fettstoffwechselstörungen, Govi Verlag 2020
Abb. 11.2 Nach Leitlinien der Europäischen Gesellschaft für Kardiologie (2019)
Abb. 11.3 Nach Trenk D, Kupka D, Fettstoffwechselstörungen, Govi Verlag 2020
Abb. 11.4 Nach Trenk D, Kupka D, Fettstoffwechselstörungen, Govi Verlag 2020
Abb. 11.5 Stiefelhagen P. Kardiovaskuläre Prävention. RNA-basierter Lipidsenker halbiert das LDL-C. Arzneimitteltherapie, 39: 228–229, 2021; nach: Neue Arzneimittel, Oberst/Dr. Monika Neubeck
Abb. 12.1 Nach Vorlage von Prof. Dr. Dietmar Trenk
Abb. 12.2 Nach Witzenbichler B. Antikoagulation bei chronischen Herzerkrankungen: Vorhofflimmern, Herzklappenerkrankungen, Herzinsuffizienz. Internist, 52: 1301–1309, 2011
Abb. 12.3 Nach Lyman GH. Venous thromboembolism in the patient with cancer: focus on burden of disease and benefits of thromboprophylaxis Cancer; 117: 1334–1349, 2011

Abb. 12.4 Nach Lankeit M, Konstantinides S. Aktuelle Therapie und Sekundärprävention der Lungenembolie. Der Kardiologe, 7: 217–230, 2013
Abb. 12.5 Nach Neumann FJ, Sousa-Uva M, Ahlsson A et al., 2018 ESC/EACTS Guidelines on myocardial revascularization. Eur Heart J, 40 (2) 87–165, 2019
Abb. 13.1 Cathy_Britcliffe/istockphoto.com
Abb. 13.2 Nach Kircher W. Anwendung von Insulinpens. Dtsch Apoth Ztg, 142: 3863–3873, 2002
Abb. 14.1 ©DAZ/Hammelehle, aus: Deutsche Apotheker Zeitung Nr. 44, Seite 46, 03.11.2016
Abb. 14.2 Beratungsschema Schlafstörung nach Leitlinie der Bundesapothekerkammer zur Qualitätssicherung
Abb. 14.3 Nach Deutsche Gesellschaft für Psychiatrie und Psychotherapie, Psychosomatik und Nervenheilkunde (DGPPN), Bundesärztekammer (BÄK), Kassenärztliche Bundesvereinigung (KBV) et al. S3-Leilinie Nationale Versorgungsleitlinie Unipolare Depression, 2015
Abb. 14.4 Vorlage aus unbekannter Quelle
Abb. 14.5 Beratungsschema Vergesslichkeit nach Leitlinie der Bundesapothekerkammer zur Qualitätssicherung
Abb. 14.6 Nach www.demenz-nok.de/allgemeine-grundlagen-zur-krankheit/fach%C3 %A4rztliche-versorgung/
Abb. 14.7 Nach Pharm Ztg, Stephan Spitzner
Abb. 15.1 Verwendung des Fotos von Olga/stock.adobe.com
Abb. 15.2 chaowalit407/istockphoto.com
Abb. 15.3 Nach S2e-Leitlinie Therapie der rheumatoiden Arthritis mit krankheitsmodifizierenden Medikamenten, AWMF-Register Nr. 060/004, Stand 01.04.2018
Abb. 15.4 Nach PTA heute, 21: 37, 2013
Abb. 15.5 Beratungsschema Gelenkbeschwerden nach Leitlinie der Bundesapothekerkammer zur Qualitätssicherung
Abb. 15.6 Nach S2k-Leitlinie Gonarthrose, AWMF Registernummer: 033-004, Stand 18.01.2018
Abb. 15.7 MediaProduction/istockphoto.com
Abb. 15.8 **A** Science Photo Library/Marazzi, Dr. P. **B** Science Photo Library
Abb. 16.1 Nach Vorlage aus unbekannter Quelle
Abb. 16.2 Nach Vorlage Dr. Andrea Gerdemann
Abb. 16.3 Nach Vorlage Dr. Andrea Gerdemann
Abb. 17.1 Dr. E. Paul Scheidegger, Haut-, Allergie- und Venenpraxis, CH 5200 Brugg
Abb. 17.2 Nach Leitlinienprogramm Onkologie, S3-Leitlinie Supportive Therapie 02/2020 (modifiziert nach Benson Ajani et al. 2004)
Abb. 17.3 Prof. Dr. Wolfram Brugger, Schwarzwald-Baar Klinikum, Villingen-Schwenningen
Abb. 17.4 Prof. Dr. Wolfram Brugger, Schwarzwald-Baar Klinikum, Villingen-Schwenningen
Abb. 18.1 Milek I. Das große PTAheute Handbuch, Deutscher Apotheker Verlag 2019
Abb. 18.2 Nach Dr. Kade/Besins Pharma GmbH, Berlin. www.sicher-verhueten.de/die-pille/pillenarten
Abb. 18.3 Deutscher Apotheker Verlag, Stuttgart 2016
Abb. 18.4 ©DAZ/Hammelehle, aus: Deutsche Apotheker Zeitung Nr. 6 Seite 58 vom 08.02.2018
Abb. 19.1 Beratungsschema Wechseljahresbeschwerden nach Leitlinie der Bundesapothekerkammer zur Qualitätssicherung
Abb. 19.2 Milek I. Das große PTAheute Handbuch, Deutscher Apotheker Verlag 2019
Abb. 20.1 Nach www.blutwert.net
Abb. 20.2 ©photophonie/fotolia.com
Abb. 20.3 ©Dr P. Marazzi/Science Photo Library/Agentur Focus
Abb. 20.4 ©lisalucia/fotolia.com
Abb. 20.5 Deutscher Apotheker Verlag, Vorlage von Christine Bender-Leitzig
Abb. 20.6 Vitalinka/stock.adobe.com
Abb. 20.7 Adler Y. Hautkrankheiten im Blick. 3. Aufl., Wissenschaftliche Verlagsgesellschaft Stuttgart, 2016
Abb. 20.8 Adler Y. Hautkrankheiten im Blick. 3. Aufl., Wissenschaftliche Verlagsgesellschaft Stuttgart, 2016
Abb. 20.9 ©Dr P. Marazzi/Science Photo Library/Agentur Focus
Abb. 21.1 Nach VWL Kassenärztliche Vereinigung Westfalen-Lippe, Arzneimittel in Schwangerschaft und Stillzeit, 1. Aufl. 01/2018, Rath W. Erkrankungen in der Schwangerschaft, Georg Thieme Verlag 2009, S. 11
Abb. 21.2 Beratungsschema Husten nach Leitlinie der Bundesapothekerkammer zur Qualitätssicherung
Abb. 22.1 Beratungsschema Schwindel nach Leitlinie der Bundesapothekerkammer zur Qualitätssicherung
Abb. 23.1 Geschäftsbereich Arzneimittel der ABDA
Abb. 23.2 Geschäftsbereich Arzneimittel der ABDA, erstellt mit WINAPO® 64
Abb. 23.3 Bundeseinheitlicher Medikationsplan, Geschäftsbereich Arzneimittel der ABDA
Abb. 23.4 Erfassung der Medikationsdaten. Bundesapothekerkammer, 06.04.2016
Abb. 23.5 Medikationsliste, Geschäftsbereich Arzneimittel der ABDA
Abb. 24.1 Geschäftsbereich Arzneimittel der ABDA, erstellt mit WINAPO® 64
Abb. 24.2 Geschäftsbereich Arzneimittel der ABDA, erstellt mit WINAPO® 64
Abb. 26.1 Nach PTA heute
Abb. 26.2 Nach Kircher W, Arzneiformen richtig anwenden, Deutscher Apotheker Verlag, 4. Aufl., 2016
Abb. 26.3 Nach Prof. Walter E. Haefeli, Universitätsklinikum Heidelberg, Abteilung Klinische Pharmakologie und Pharmakoepidemiologie
Abb. 26.4 Nach Prof. Walter E. Haefeli, Universitätsklinikum Heidelberg, Abteilung Klinische Pharmakologie und Pharmakoepidemiologie
Abb. 26.5 Nach Prof. Walter E. Haefeli, Universitätsklinikum Heidelberg, Abteilung Klinische Pharmakologie und Pharmakoepidemiologie
Abb. 26.6 Nach Prof. Walter E. Haefeli, Universitätsklinikum Heidelberg, Abteilung Klinische Pharmakologie und Pharmakoepidemiologie
Abb. 26.7 Nach Prof. Walter E. Haefeli, Universitätsklinikum Heidelberg, Abteilung Klinische Pharmakologie und Pharmakoepidemiologie
Abb. 26.8 Nach Deutsche Atemwegsliga e. V.
Abb. 26.9 Nach Kircher W, Arzneiformen richtig anwenden, Deutscher Apotheker Verlag, 4. Auflage 2016
Abb. 26.10 Nach Gebrauchsinformation Batrafen® Vaginalcreme, Sanofi Aventis
Abb. 27.1 Nach Horne R. Compliance, adherence and concordance. In: Taylor K, Harding G. Pharmacy Practice: 148–168. Taylor & Francis, New York 2005
Abb. 27.2 Nach Horne R. Compliance, adherence and concordance. In: Taylor K, Harding G. Pharmacy Practice: 148–168. Taylor & Francis, New York 2005
Abb. 27.3 Nach Horne R. Compliance, adherence and concordance. In: Taylor K, Harding G. Pharmacy Practice: 148–168. Taylor & Francis, New York 2005
Abb. 27.4 Nach Miller W, Rollnick S, Butler C. Motivierende Gesprächsführung in den Heilberufen. Probst Verlag, Lichtenau (Westf.) 2012
Abb. 28.1 ©2016 Deutsches Arzneiprüfungsinstitut e. V. (DAPI), Berlin, www.dapi.de, PharmBedenken_TopWirkst_2018_DAPI_1512_Stand20190816, Stand 16.08.2019
Abb. 28.2 Geschäftsbereich Arzneimittel der ABDA, erstellt mit WINAPO® 64

Abb. 28.3 Geschäftsbereich Arzneimittel der ABDA, Rezeptvorlage
Abb. 29.1 Nach Vorlage von Dr. Detlef Klauck
Abb. 29.1 Nach Vorlage von Dr. Detlef Klauck
Abb. 29.1 Nach Vorlage von Dr. Detlef Klauck
Abb. 30.1 Andreas S. Ziegler, Deutscher Apotheker Verlag, 2016
Abb. 30.2 Foto Andreas S. Ziegler, Deutscher Apotheker Verlag, 2020
Abb. 30.3 Andreas S. Ziegler, Deutscher Apotheker Verlag, 2016
Abb. 30.4 Andreas S. Ziegler, Deutscher Apotheker Verlag, 2016
Abb. 30.5 Andreas S. Ziegler, Deutscher Apotheker Verlag, 2016
Abb. 30.6 Andreas S. Ziegler, Deutscher Apotheker Verlag, 2016
Abb. 30.7 Nach Wessinger S, Mecking B. Vademecum für Pharmazeuten. Deutscher Apotheker Verlag, 2013 und Fahr A. Voigt Pharmazeutische Technologie. Deutscher Apotheker Verlag, 2015
Abb. 30.8 Andreas S. Ziegler, Deutscher Apotheker Verlag, 2020
Abb. 30.9 Andreas S. Ziegler, Deutscher Apotheker Verlag, 2020
Abb. 30.10 Andreas S. Ziegler, Deutscher Apotheker Verlag, 2020
Abb. 30.11 Nach Wessinger S, Mecking B. Vademecum für Pharmazeuten, Deutscher Apotheker Verlag, 2013
Abb. 30.12 Ziegler AS. Defektur. Deutscher Apotheker Verlag, 2020
Abb. 30.13 Ziegler AS. Defektur. Deutscher Apotheker Verlag, 2014
Abb. 31.1 Deutsche Diabetes-Stiftung, München (www.diabetesstiftung.de → Prävention, mit Auswertung)
Abb. 31.2 Nach Qualitätszirkel Pharmazeutische Betreuung, Cham
Abb. 32.1 Modifiziert nach: Shun-Shin MJ, Howard JP, Francis DP. Removing the hype from hypertension. BMJ 2014; 348: g1937
Abb. 32.2 Nach www.riskofbias.info/welcome/rob-2-0-tool/current-version-of-rob-2
Abb. 34.1 Nach Bundesdruckerei, Berlin
Abb. 34.2 Nach Schäfer C. Dokumentation Deutscher Apotheker Verlag, 2015
Abb. 34.3 Deutscher Apotheker Verlag, Stuttgart 2016
Abb. 37.1 DGE-Ernährungskreis®. ©Deutsche Gesellschaft für Ernährung e. V., Bonn
Abb. 37.2 Bundesanstalt für Landwirtschaft und Ernährung (©BLE). www.bzfe.de/ernaehrung/die-ernaehrungspyramide/die-ernaehrungspyramide-eine-fuer-alle/
Abb. 38.1 Nach Vasel-Biergans A, Probst W. Wundversorgung für die Pflege. 2. Aufl., Wissenschaftliche Verlagsgesellschaft Stuttgart, Stuttgart 2011
Abb. 38.2 Hartmann Kompendium Wunde und Wundbehandlung, Paul-Hartmann AG 2005
Abb. 38.3 Wilson F, Kohm B. Verbandmittel, Krankenpflegeartikel, Medizinprodukte. 10. Aufl., Deutscher Apotheker Verlag, 2014
Abb. 38. Nach Lohmann & Rauscher, Neuwied
Abb. 38.5 Nach Lohmann & Rauscher, Neuwied
Abb. 38.6 Nach Lohmann & Rauscher, Neuwied
Abb. 38.7 Nach Lohmann & Rauscher, Neuwied
Abb. 38.8 Nach Paul Hartmann AG, Heidenheim
Abb. 38.9 Nach Lohmann & Rauscher, Neuwied
Abb. 38.10 Nach DIN
Abb. 38.11 B. Braun Melsungen AG, Melsungen
Abb. 38.12 Paul Hartmann AG, Heidenheim
Abb. 40.1 Said A. Medikationsfehler in der Praxis: Die Bedeutung von Look- und Soundalikes als Mitursache von Medikationsfehlern. Bulletin zur Arzneimittelsicherheit, 2. Ausgabe Juni 2019/ neuraxpharm
Abb. 41.1 Nach Berleb Media GmbH, Taufkirchen. www.projektmagazin.de/projektmanagement-kompakt (Zugriff 30.05.2016)
Abb. 41.2 Nach Vorlage von Prof. Gerold Frick
Abb. 41.3 Nach Vorlage von Prof. Gerold Frick
Abb. 41.4 Nach Vorlage von Prof. Gerold Frick
Abb. 41.5 Nach Vorlage von Prof. Gerold Frick
Abb. 41.6 Nach Vorlage von Prof. Gerold Frick
Abb. 42.1 ©ABDA – Bundesvereinigung Deutscher Apothekerverbände
Abb. 42.2 Nach ABDA – Bundesvereinigung Deutscher Apothekerverbände
Abb. 43.1 Nach Ulrich P, Fluri E. Management. utb Verlag 1975
Abb. 43.2 Nach Wöhe G, Döring U. Einführung in die Allgemeine Betriebswirtschaftslehre. 24. Aufl., Verlag Franz Vahlen, 2010
Abb. 43.3 Nach IFH Institut für Handelsforschung, Köln
Abb. 43.4 Nach IFH Institut für Handelsforschung, Köln
Abb. 43.5 Nach Nach Wöhe G, Döring U. Einführung in die Allgemeine Betriebswirtschaftslehre. 24. Aufl., Verlag Franz Vahlen, 2010
Abb. 43.6 Nach Thommen JP, Achleitner AK. Allgemeine Betriebswirtschaftslehre, Gabler Verlag, 2003
Abb. 44.1 Nach Prof. Dr. Andreas Kaapke
Abb. 44.2 Nach Prof. Dr. Andreas Kaapke
Abb. 44.3 Nach Prof. Dr. Andreas Kaapke
Abb. 44.4 Nach Prof. Dr. Andreas Kaapke
Abb. 44.5 Nach Prof. Dr. Andreas Kaapke
Abb. 44.6 Nach Prof. Dr. Andreas Kaapke
Abb. 44.7 Nach Prof. Dr. Andreas Kaapke
Abb. 45.1 Nach Wolz D. Bahnhof-Apotheke am Klinikum, Kempten
Abb. 45.2 Foto Bahnhof-Apotheke am Klinikum, Kempten
Abb. 45.3 Foto Bahnhof-Apotheke am Klinikum, Kempten
Abb. 45.4 Foto Bahnhof-Apotheke am Klinikum, Kempten
Abb. 45.5 Foto Bahnhof-Apotheke am Klinikum, Kempten
Abb. 45.6 AMTS-AMPEL-Konsortium. Arzneimitteltherapiesicherheit bei Patienten in Einrichtungen der Langzeitpflege; 2016. Die Karte wurde im Rahmen des von Bundesministerium für Gesundheit geförderten Projekts entwickelt. Weitere Informationen: www.amts-ampel.de
Abb. 46.1 Nach Vorlage von Prof. Gerold Frick
Abb. 46.2 Nach Tannenbaum R, Schmidt WH. How to choose a leadership pattern. In: Harvard Business Review 35 (1998): 96, 1991
Abb. 46.3 Nach Vorlage von Prof. Gerold Frick
Abb. 46.4 Nach Bartscher T, Stockl J. Personalmanagement: Grundlagen, Handlungsfelder, Praxis. S. 228, Pearson Studium, Hallbergmoos 2012

Fotos Kapiteleinstieg: Kap. 1 Jo Panuwat D/stock.adobe.com | Kap. 2 Marco2811/stock.adobe.com | Kap. 3 arnold_oblistil/stock.adobe.com | Kap. 4 Roman/stock.adobe.com | Kap. 5 hrui/stock.adobe.com | Kap. 6 Bernard GIRARDIN/stock.adobe.com | Kap. 7 besjunior/stock.adobe.com | Kap. 8 Przemyslaw Iciak/stock.adobe.com | Kap. 9 italita/stock.adobe.com | Kap. 10 Tatyana A. – tataks/stock.adobe.com | Kap. 11 HLPhoto/stock.adobe.com | Kap. 12 rappensuncle/istockphoto.com | Kap. 13 Jesse/stock.adobe.com | Kap. 14 горь Кислинский/stock.adobe.com | Kap. 15 mars58/istockphoto.com | Kap. 16 Aliaksei/stock.adobe.com | Kap. 17 petrovval/stock.adobe.com | Kap. 18 ArTo/stock.adobe.com | Kap. 19 Bowonpat/stock.adobe.com | Kap. 20 drubig-photo/stock.adobe.com | Kap. 21 Fabian/stock.adobe.com | Kap. 22 Sina Ettmer/stock.adobe.com | Kap. 23 Deutscher Apotheker Verlag | Kap. 24 Xaver Klaussner/stock.adobe.com | Kap. 25 Monster Ztudio/stock.adobe.com | Kap. 26 Deutscher Apotheker Verlag | Kap. 27 Tomasz/stock.adobe.com | Kap. 28 benjaminec/stock.adobe.com | Kap. 29 uslatar/stock.adobe.com | Kap. 30 rostock-studio/stock.adobe.com | Kap. 31 SKatzenberger/stock.adobe.com | Kap. 32 unpict/stock.adobe.com | Kap. 33 THAWISAK/stock.adobe.com | Kap. 34 peshkov/stock.adobe.com | Kap. 35 wip-studio/stock.adobe.com | Kap. 36 picture alliance/ASSOCIATED PRESS | Kerstin Joensson | Kap. 37 Savory/stock.adobe.com | Kap. 38 belamy/stock.adobe.com | Kap. 39 Chris Ison/stock.adobe.com | Kap. 40 Gudellaphoto/stock.adobe.com | Kap. 41 Nattawut/stock.adobe.com | Kap. 42 Henry Schmitt/stock.adobe.com | Kap. 43 Gina Sanders/stock.adobe.com | Kap. 44 Nataliya Hora/stock.adobe.com | Kap. 45 Natnan/stock.adobe.com | Kap. 46 Atsushi/stock.adobe.com | Kap. 47 Anolis01/istockphoto.com | Kap. 48 Hermann/stock.adobe.com

Sachregister

A

B

C

E

F

G

H

I

J

K

L

M

N

O

P

Q

R

S

T

W

X

Y

Z

Autorenverzeichnis

Silke Bauer

Dr. oec. troph. Silke Bauer
Diplom-Oecotrophologin
Oberdorfstr. 97
77723 Gengenbach

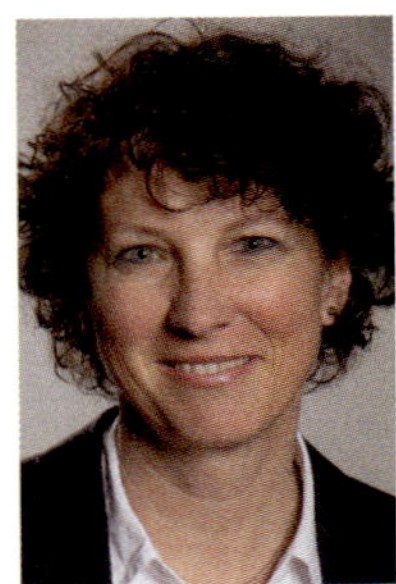

Christine Bender-Leitzig

Christine Bender-Leitzig
Fachapothekerin für Offizinpharmazie, Ernährungsberatung, Geriatrische Pharmazie
Hessel-Apotheke
Hesselgasse 46
69168 Wiesloch

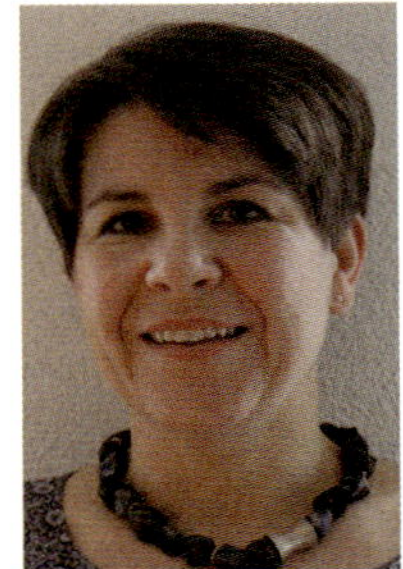

Gerold Frick

Prof. Gerold Frick
Professor für Personalmanagement, Führung & Organisation
Studienbereich International Business Studies
Hochschule für Technik und Wirtschaft Aalen
Beethovenstr. 1
73430 Aalen
und
ProActive Personal- und Managementberatung
Eichenweg 14
71334 Waiblingen

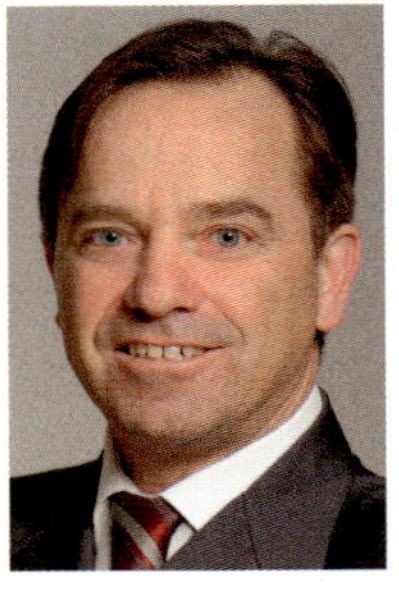

Ulrich Gehring

Ulrich Gehring
Diplom-Psychologe
GK-Quest Akademie
Maaßstr. 28
69123 Heidelberg

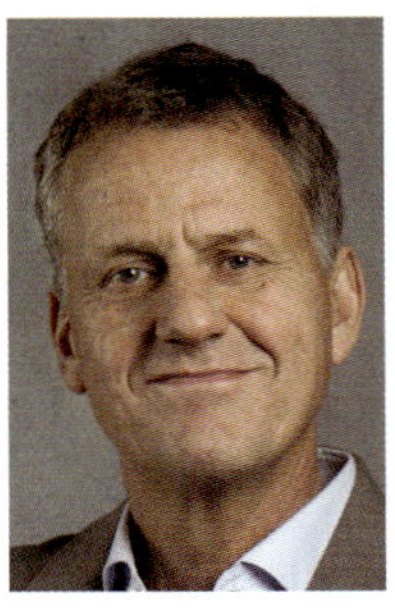

Andrea Gerdemann

Dr. Andrea Gerdemann
Apothekerin
Anker-Apotheke
Waldlustsr. 1
85540 Haar

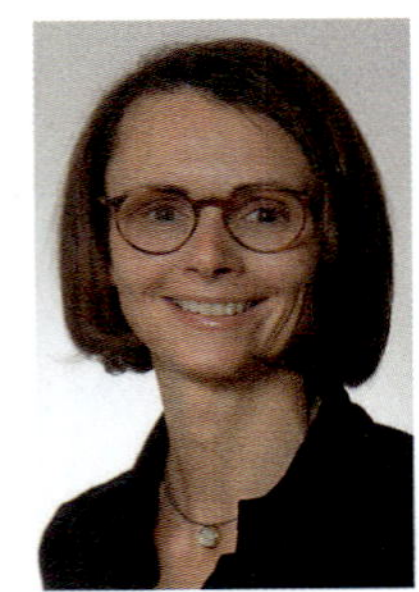

Kai Girwert

Kai Girwert
City Apotheke
Marktplatz 5
30853 Langenhagen

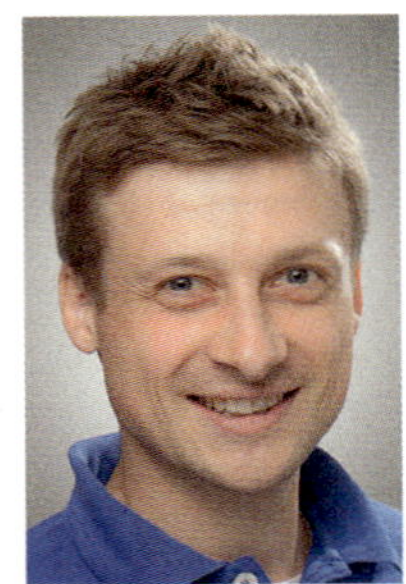

Ralf Goebel

Dr. Ralf Goebel
Fachapotheker für Arzneimittelinformation
Leiter der PharmaSat-Akademie
Wulfsheinstraße 5
10585 Berlin

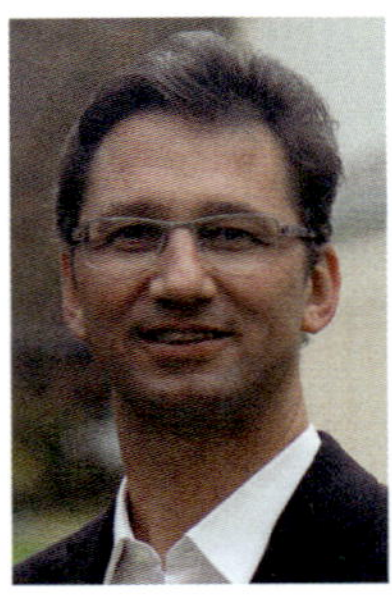

Nina Griese-Mammen

Dr. Nina Griese-Mammen
Apothekerin
Geschäftsbereich Arzneimittel
Abteilungsleiterin Wissenschaftliche Evaluation
ABDA – Bundesvereinigung Deutscher Apothekerverbände e. V.
Bundesapothekerkammer
Deutscher Apothekerverband e. V.
Heidestr. 7
10557 Berlin

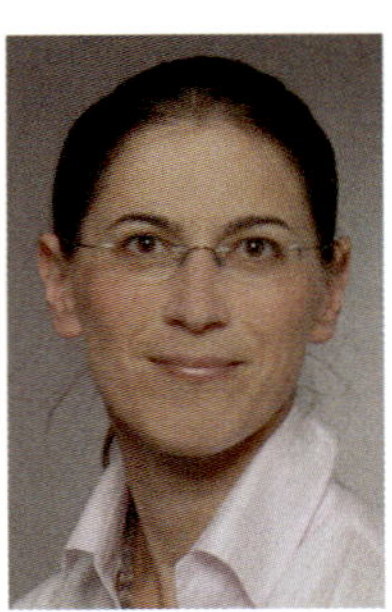

Walter E. Haefeli

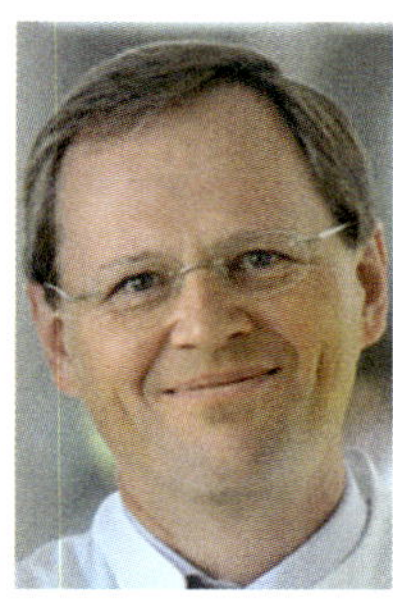

Prof. Dr. med. Walter E. Haefeli
Facharzt für Innere Medizin (FMH)
und Facharzt für Klinische
Pharmakologie
Ärztlicher Direktor
Abteilung Klinische Pharmakologie
und Pharmakoepidemiologie
Medizinische Klinik (Krehl Klinik)
Universitätsklinikum Heidelberg
Im Neuenheimer Feld 410
69120 Heidelberg

Andreas Kaapke

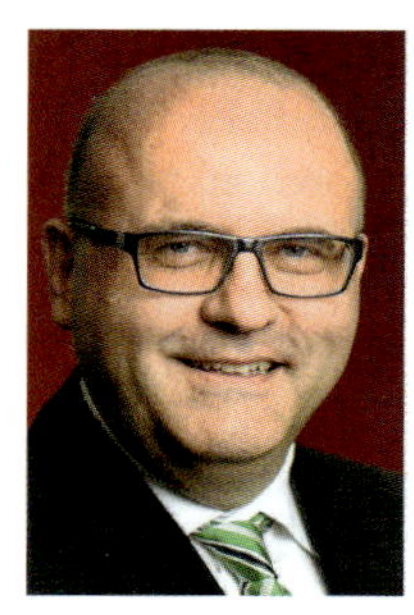

Prof. Dr. Andreas Kaapke
Diplom-Ökonom
Duale Hochschule Baden-
Württemberg
Theodor-Heuss-Str. 2
70174 Stuttgart
und
Prof. Kaapke Projekte
Am Zuckerberg 27
71640 Ludwigsburg

Kirsten Hagel

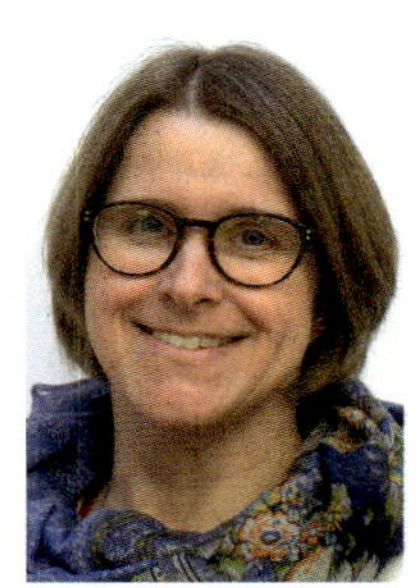

Kirsten Hagel
Fachapothekerin für
Allgemeinpharmazie,
Homöopathie und Naturheilkunde,
Geriatrische Pharmazie
Bahnhofapotheke
Bahnhofstr. 12
87435 Kempten/Allgäu

Detlef Klauck

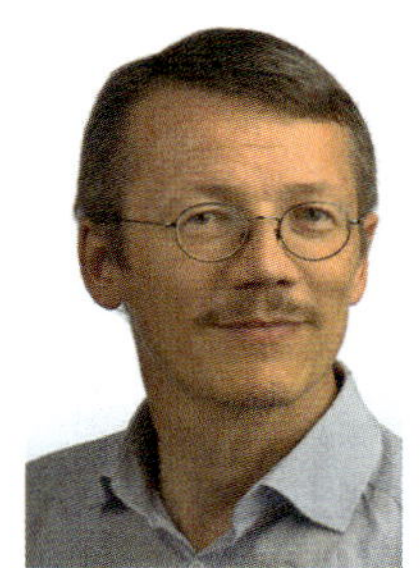

Dr. Detlef Klauck
Fachapotheker für Arzneimittel-
information
Arzneimittel-Informationsstelle
der Apothekerkammer
Sachsen-Anhalt
Doctor-Eisenbart-Ring 2
39120 Magdeburg

Dorothee Hempel

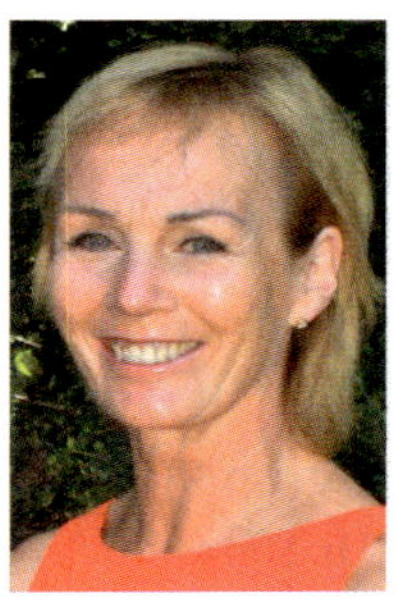

Dorothee Hempel
Apothekerin, Kommunikations-
und Business Managerin (IHK)
Schulweg 17
66129 Saarbrücken

Ulrike König

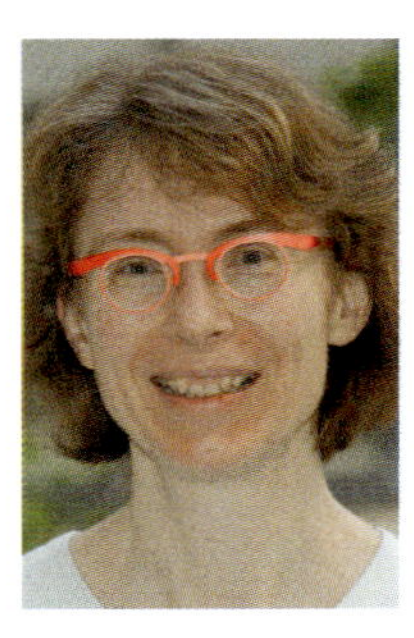

Dr. Ulrike König
Fachapothekerin für Arzneimittel-
information, Onkologische
Pharmazie
Schwarzwald-Baar Klinikum
Villingen-Schwenningen GmbH
Apotheke
Klinikstr. 11
78052 Villingen-Schwenningen

Isabel Justus

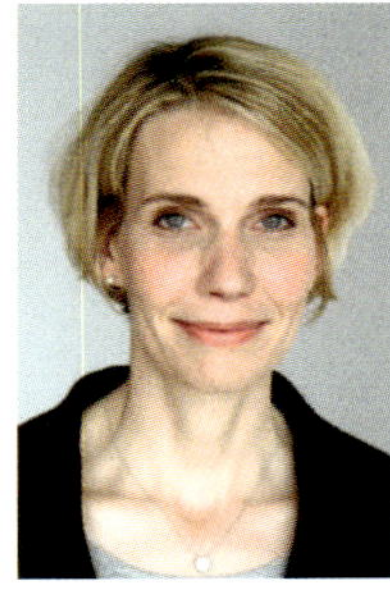

Dr. Isabel Justus
Fachapothekerin für Öffentliches
Gesundheitswesen
Geschäftsführerin
Apothekerkammer Bremen
Eduard-Grunow-Str. 11
28203 Bremen

Anette Lampert

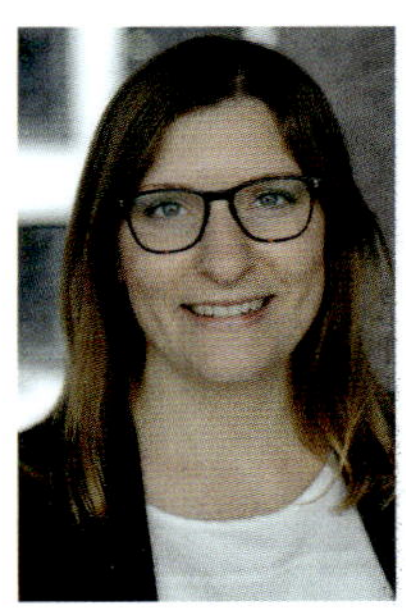

Dr. Anette Lampert
Fachapothekerin für
Arzneimittelinformation
55294 Bodenheim

Sabine Luik

Diplom Pharm. Dr. Sabine Luik
Apothekerin
Storchen-Apotheke
Grabenstr. 32
73033 Göppingen

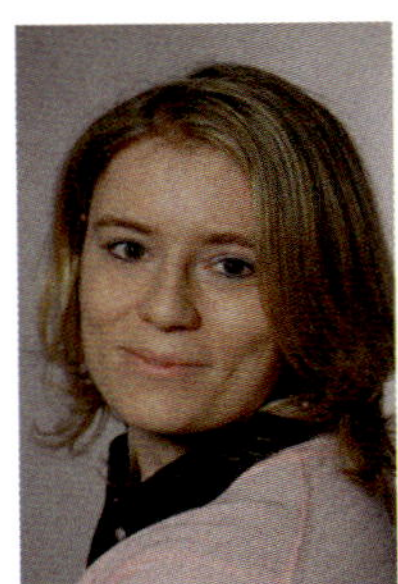

Danny Neidel

Danny Neidel
Apotheker
Geschäftsführer
Landesapothekerkammer
Thüringen
Thälmannstraße 6
99085 Erfurt

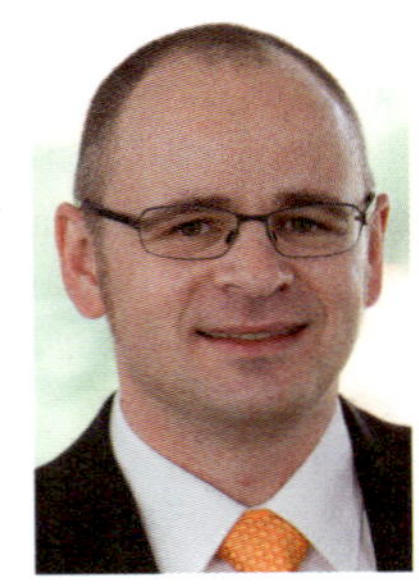

Eric Martin

Dr. Eric Martin
Fachapotheker für Allgemeinpharmazie, Schwerpunkt Diabetes
Hubertus-Apotheke
Luitpoldstr. 31
97828 Marktheidenfeld

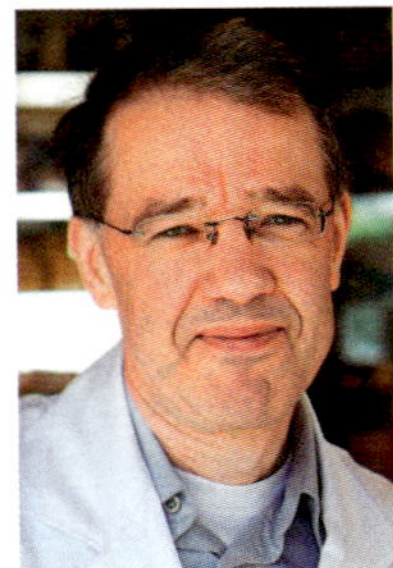

Ernst Pallenbach

Dr. Ernst Pallenbach
Fachapotheker für Klinische Pharmazie
Suchtpräventionsbeauftragter der Landesapothekerkammer Baden-Württemberg
Villastr. 1
70190 Stuttgart

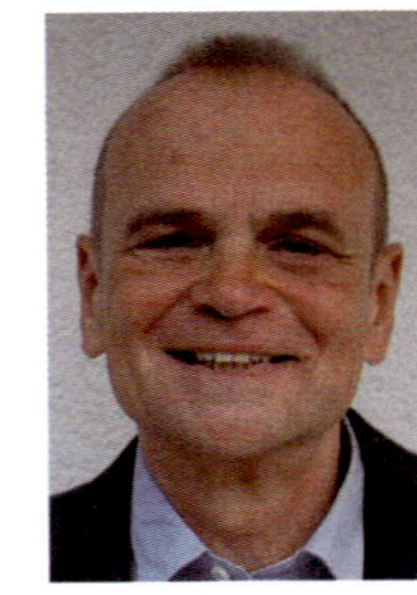

Thomas Messner

Prof. Dr. Thomas Messner
Diplom-Sportwissenschaftler, Physiotherapeut
GK-Quest Akademie
Maaßstr. 28
69123 Heidelberg

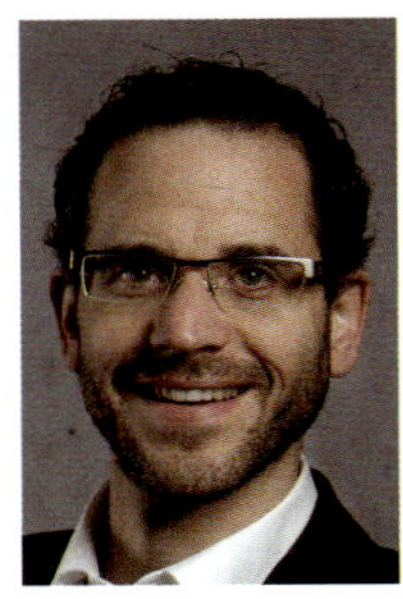

Katja Renner

Dr. Katja Renner
Apothekerin
Apotheke am Medizinzentrum
Stiftstr. 1
52525 Heinsberg

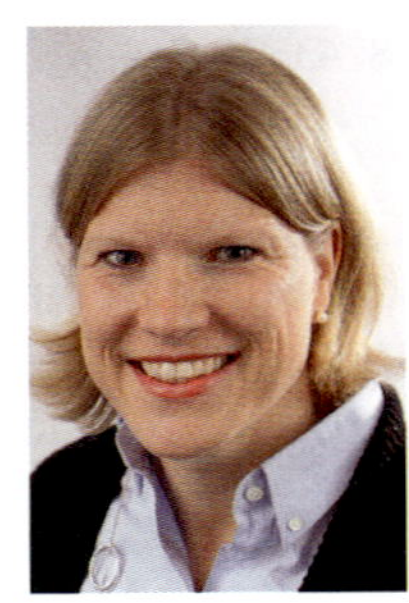

Uta Müller

Dr. Uta Müller, MPH
Apothekerin, Gesundheitswissenschaftlerin, Gesundheitsökonomin (FH)
Geschäftsbereich Arzneimittel
Abteilungsleiterin Wissenschaftliche Entwicklung
ABDA – Bundesvereinigung Deutscher Apothekerverbände
Bundesapothekerkammer Deutscher Apothekerverband e. V.
Heidestr. 7
10557 Berlin

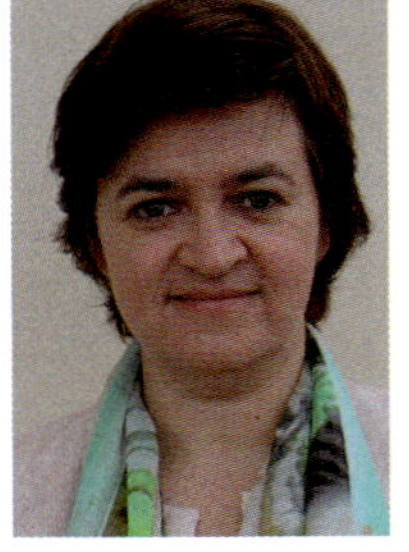

Sigrun Rich

Dr. Sigrun Rich
Fachapothekerin für Arzneimittelinformation
Leiterin Pharmazie & Wissenschaft
Landesapothekerkammer Baden-Württemberg
Villastr. 1
70190 Stuttgart

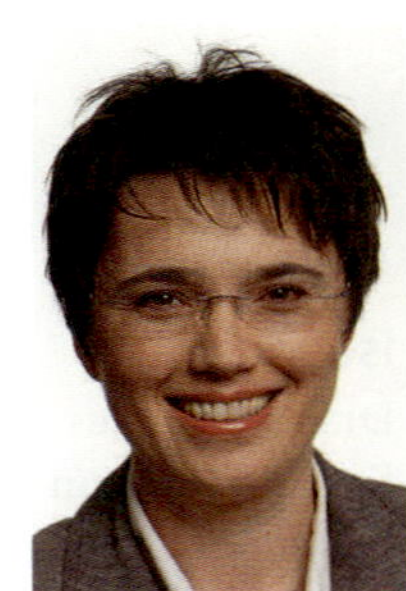

Ina Richling

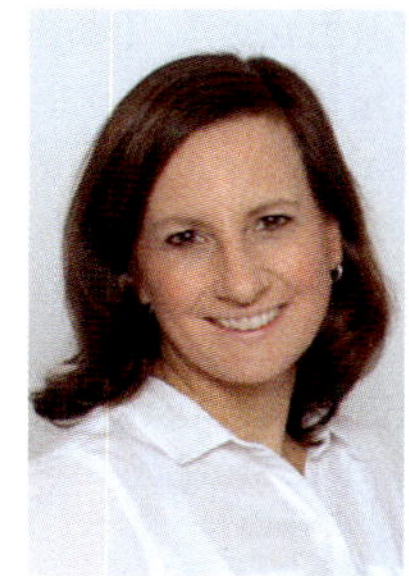

Ina Richling, Pharm. D.
Apothekerin, Doctor of Pharmacy (University of Florida, USA)
Kant-Apotheke
Hagener Str. 117a
58642 Iserlohn

Helmut Schlager

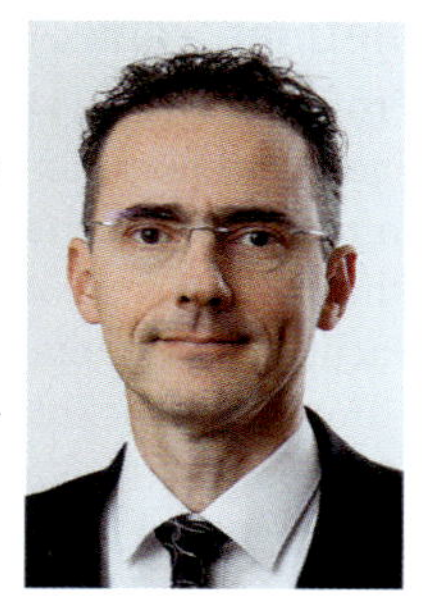

Dr. Helmut Schlager
Fachapotheker für Pharmazeutische Analytik, Ernährungsberatung, Homöopathie und Naturheilverfahren, Prävention und Gesundheitsförderung, Präventionsmanager WIPIG®
Geschäftsführer
Wissenschaftliches Institut für Prävention im Gesundheitswesen der Bayerischen Landesapothekerkammer
Maria-Theresia-Str. 28
81675 München

Constanze Schäfer

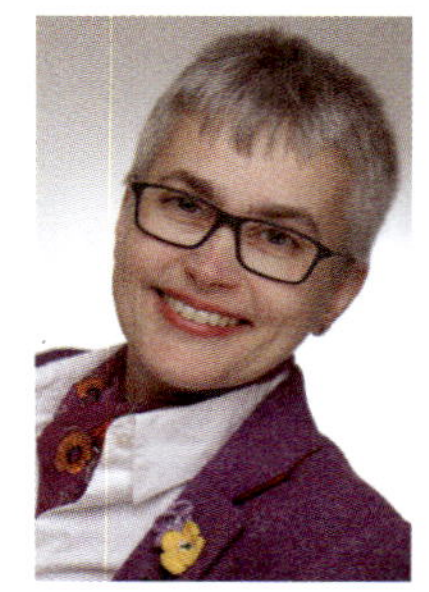

Dr. rer. nat. Constanze Schäfer
MHA
Apothekerin
Leiterin Aus- und Fortbildung
Apothekerkammer Nordrhein
Poststr. 4
40213 Düsseldorf

Christian Schulz

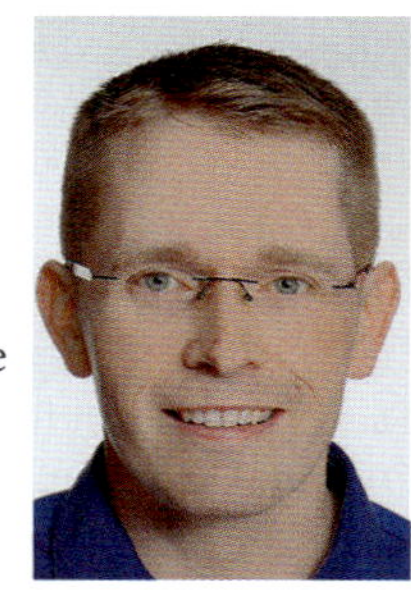

Christian Schulz
Fachapotheker für Allgemeinpharmazie
Geriatrische Pharmazie
Naturheilverfahren & Homöopathie
AMTS-Manager (AKWL)
Kantstraße 15
32120 Hiddenhausen

Patrick Schäfer

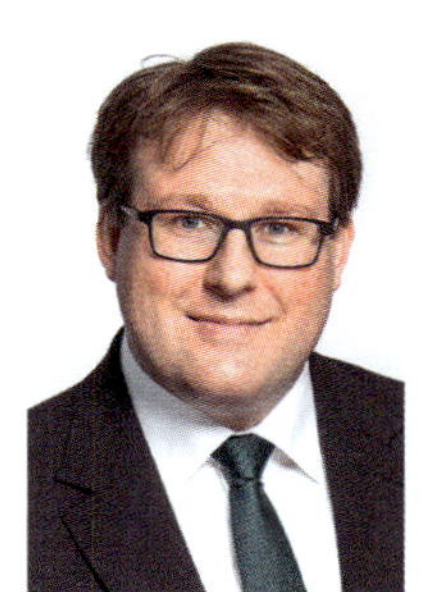

Patrick Schäfer
Apotheker
Leiter Aus-, Fort- und Weiterbildung
Landesapothekerkammer Baden-Württemberg
Villastr. 1
70190 Stuttgart

Martin Schulz

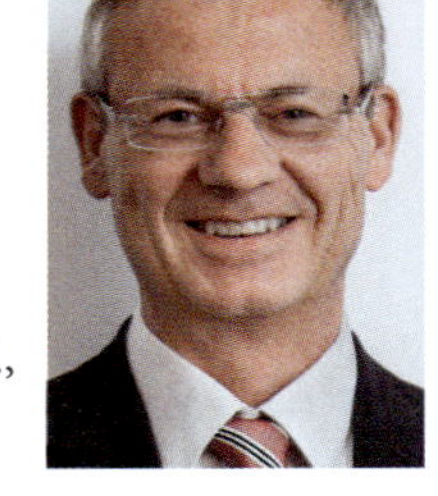

Prof. Dr. Martin Schulz
Fachapotheker für Arzneimittelinformation
Fachpharmakologe DGPT
Geschäftsführer Arzneimittel
ABDA – Bundesvereinigung Deutscher Apothekerverbände e. V., Bundesapothekerkammer
Deutscher Apothekerverband e. V.
Vorsitzender der Arzneimittelkommission der Deutschen Apotheker (AMK)
Heidestr. 7
10557 Berlin

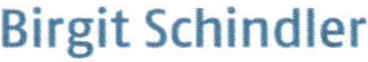

Birgit Schindler

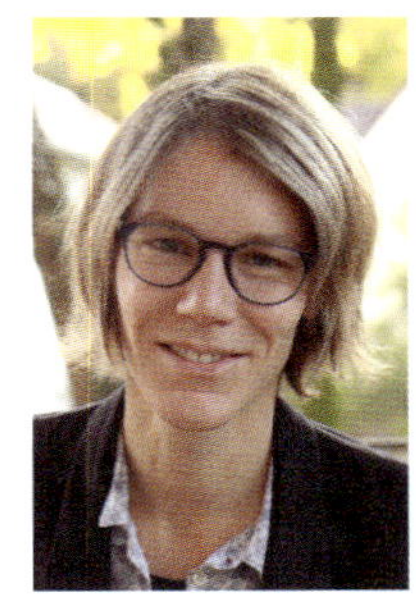

Dr. rer. nat. Birgit Schindler
Fachapothekerin für Arzneimittelinformation
PharmaFacts GmbH
Wilhelmstr. 1e
79098 Freiburg

Hanna M. Seidling

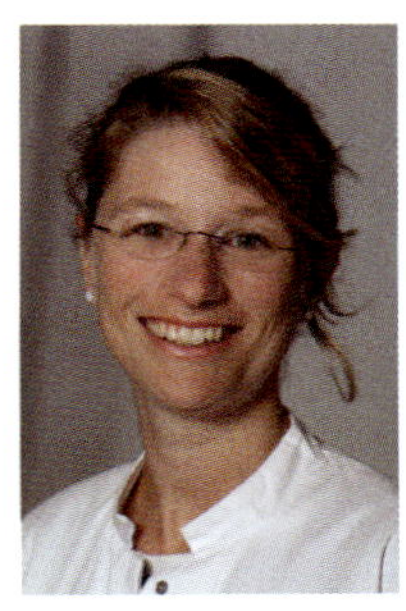

Prof. Dr. sc. hum. Hanna M. Seidling
Fachapothekerin für Arzneimittelinformation
Leiterin Kooperationseinheit Klinische Pharmazie
Abteilung Klinische Pharmakologie und Pharmakoepidemiologie
Universitätsklinikum Heidelberg
Im Neuenheimer Feld 410
69120 Heidelberg

Dietmar Trenk

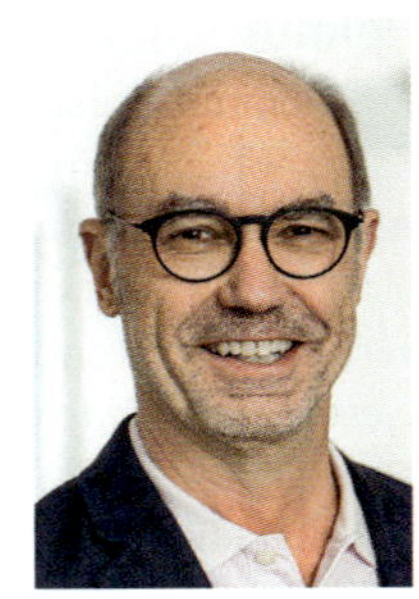

Prof. Dr. rer. nat. Dietmar Trenk
Fachapotheker für Arzneimittel-information, Fachapotheker für Pharmazeutische Analytik,
Fachpharmakologe DGPT,
Humanpharmakologe DGPT
Universitätsklinikum Freiburg
Universitäts-Herzzentrum
Klinik für Kardiologie und Angiologie II
Klinische Pharmakologie
Südring 15
79189 Bad Krozingen
und
Institut für Pharmazeutische Wissenschaften
Albert-Ludwigs-Universität Freiburg
79104 Freiburg im Breisgau

Ines Winterhagen

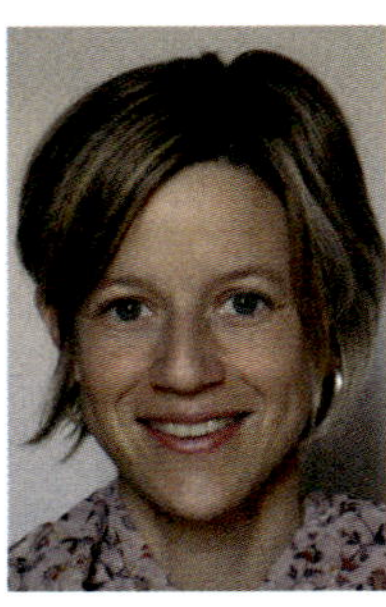

Dr. Ines Winterhagen
Fachapothekerin für Offizinpharmazie, Homöopathie und Naturheilkunde
Sonnen-Apotheke
Friedrichstr. 25–27
67433 Neustadt

Andreas S. Ziegler

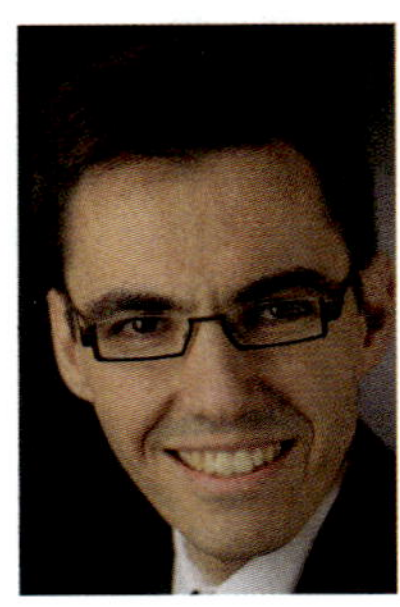

Dr. Andreas S. Ziegler
Fachapotheker für Pharmazeutische Technologie
Verlagsleiter Pharmazie
Deutscher Apotheker Verlag
Birkenwaldstr. 44
70191 Stuttgart